全国造价工程师执业资格考试培训教材

2009年版
工程造价计价与控制

全国造价工程师执业资格考试培训教材编审组

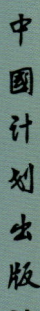

中国计划出版社

国家科学技术学术著作出版基金资助出版

比较神经影像学
COMPARATIVE NEUROIMAGINOLOGY
（第二版）

主　编　李坤成
副主编　杨小平

编委成员

曹丽珍	陈　楠	董岩青	杜祥颖	段云云	高　艳
高勇安	李坤成	李慎茂	梁志刚	刘　英	刘江涛
刘亚欧	卢　洁	马云川	梅其在	孟亚丰	彭　靖
齐志刚	苏玉盛	许　卫	王　蕊	王　萍	王志群
杨　旗	杨小平	杨延辉	尹建国	于春水	张　苗
张开元	张海琴	张琳瑛	张念察	赵　逸	赵志莲
郑金兰	朱凤水

科学技术文献出版社
Scientific and Technical Documents Publishing House
北　京

(京)新登字130号

内 容 简 介

本书首先分别介绍各种医学影像学技术的基本原理，设备的主要构成，其主要优缺点，适应证和禁忌证以及正常所见等。然后按神经系统疾病分章节，针对具体疾病，对比分析多种医学影像学技术各自的诊断价值和限度，再提出临床应用的优选检查路线。神经影像学技术包括：普通X线摄片，X线脊髓造影，X线血管造影（及DSA），X线CT，MRI及MR血管造影（MRA），灌注加权成像（PWI），扩散加权成像（DWI）及扩散张量成像（DTI），磁共振波谱（MRS）和基于血氧依赖技术的脑功能磁共振（fMRI），放射性核素显像（SPECT和PET）和超声、特别是经颅多普勒（TCD）。

本书是首次在国内将全部神经影像学技术针对具体疾病进行横向对比的专著，并且提出优选检查路线，具有较大的临床实用价值。

书中兼顾普及与提高，读者对象为县级以上医院的影像学科（包括放射科、超声科、核医学科），神经内、外科和急诊科医生，也可作为医学生和上述各专业研究生学习的参考书。

科学技术文献出版社是国家科学技术部系统惟一一家中央级综合性科技出版机构，我们所有的努力都是为了使您增长知识和才干。

作者简介

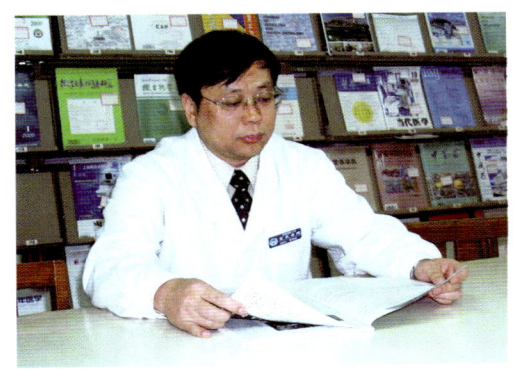

李坤成，主任医师、教授，医学博士，博士研究生导师，首都医科大学宣武医院放射科和医学影像部主任，首都医科大学医学影像研究所所长。

1982年毕业于中国医科大学医疗系（获医学学士学位），任附属第三医院放射科住院医师。1984年至1987年在中国医科大学第一临床学院放射诊断专业，攻读神经放射学和CT诊断学研究生，获医学硕士学位。1987年考取中国协和医科大学医学影像学专业博士研究生，主攻心血管影像学和磁共振成像（MRI）学，1990年毕业获医学博士学位，留校于1990年至1993年期间，任中国医学科学院阜外心血管病医院放射科主治医师、1993年晋升副主任医师。1994年调任首都医科大学宣武医院放射科主任，次年破格晋升主任医师，1998年被聘为首都医科大学的教授。

专长神经和心血管影像学。在《中华放射学杂志》和《中国医学影像技术》等国内核心期刊上发表文章480余篇，SCI收录英文杂志上发表论文65篇，主编出版学术专著10余部，参编学术专著35部。参加国内全国学术会议交流论文260余篇，其中183篇为大会报告、讲座或特邀报告。参加国际学术会议交流论文115篇，其中大会报告3篇。

已经承担或已经完成国家自然基金委员会重点项目1项、国际合作项目1项、面上项目2项，"863"项目1项，"973"项目子课题3项，国家"七·五"、"九·五"、"十一·五"分课题，北京市科委重点项目2项，北京市自然基金委员会面上项目2项，北京市其他项目21项，累计获得各级科研经费资助900余万元。已经获得省部级奖励二等奖3项、三等奖7项。

1993年被中国医学科学院、协和医科大学批准为硕士研究生导师，1998年被首都医科大学批准为博士研究生导师。共培养硕士研究生38名，博士研究生25名，博士后研究人员9名。

主要社会兼职有：中华医学会放射学分会副主任委员、医学工程分会全国委员兼数字医学影像工程与技术学组组长、中国医学影像技术研究会常务理事、中国医师协会放射医师分会常委、中国生物医学工程学会信息与控制分会副主委、中国图像图形学会医学影像专业委员会副主委，《中国医学影像技术》杂志主编，《中华放射学杂志》、《临床放射学杂志》和《中国CT和MR杂志》副主编，《中华老年心脑血管病杂志》等21种杂志的编委。现任中国科学院"认知科学实验室"和北京师范大学"认知神经科学与学习实验室"两个国家重点实验室学术委员会委员。

为享受国务院特殊津贴专家、卫生部有突出贡献的中青年专家，北京市人大常务委员会常委，中国农工民主党中央委员会委员和北京市委副主任委员，获中共北京市委颁发："为首都建设做出突出贡献的统一战线先进个人"称号。被北京市总工会评为2006年群众性经济技术创新工程的教育创新标兵，被北京市卫生局评为领军人才，任"北京市医学影像质量控制和改进中心"主任。北京市卫生局十百千人才工程的十层次人才。

主编的《临床医学影像学》教材选为"十一·五"规划教材，北京市"市级精品教材"，所主讲的《医学影像学》被评为北京市精品课程。

前　言

医学影像学是近年来临床医学领域发展最快的学科之一，多种医学影像学新技术相继问世，使中枢神经系统疾病的诊断更简单、快速和准确，在形态、功能和代谢水平上全面显示疾病所致的异常改变，进而将影像学诊断和手术治疗一体化，形成脑立体定向手术和介入影像学等新的治疗手段，极大地推进了神经内、外科学的进展。目前神经系统疾病的诊断和鉴别诊断已经主要依赖于影像学检查。

应用于中枢神经系统疾病的医学影像学技术，包括传统X线平片、X线脊髓造影、X线血管造影和新技术：数字减影血管造影（DSA）、X线、CT、MRI以及磁共振血管造影（MRA）、磁共振波谱（MRS）和功能磁共振成像（fMRI）、放射性核素显像主要有单光子发射计算机体层摄影（SPECT）和正电子发射体层摄影（PET）、经颅多普勒超声（TCD）等。上述检查方法各有优缺点，价格相差悬殊，分属有创伤或无创伤、有射线或无射线技术，并分别侧重于显示形态、功能或代谢的异常改变。它们在具体疾病诊断中的作用不同，进行比较影像学研究，优选检查路线，合理进行医学影像学检查，有重大的学术意义和临床实用价值。

首都医科大学宣武医院是一所以神经科学为重点学科的综合医院，影像学设备齐全，多年来积累了许多宝贵的影像学病理资料，有较丰富的神经影像学经验，并于1995年成立医学影像学部，已经开展了比较影像学的研究工作。在此基础之上，我们对资料进行总结，并参考国际新的研究成果，编写了《比较神经影像学》一书。该书以普及为主，兼顾提高，读者对象为县级以上医院的影像学科（包括放射科、核医学科和超声科），神经内、外科和急诊科医生，也可作为医学院学生和上述专业的研究生学习的参考书。

目前，国内尚无比较影像学的专著出版，希望本书的问世能够起到抛砖引玉的作用，推进此领域的研究深入发展。由于我们的学术水平所限，不当和错误在所难免，恳请广大同道批评指正。

值本书出版之际，首先感谢科学技术文献出版社的支持，同时向一贯支持我们进行临床和科学研究工作的首都医科大学宣武医院领导以及有关兄弟科室的同志们表示衷心地感谢！并对放射科赵欣、杨小平、刘英、尹建国、李慎茂、冯国江、王慧霞、陈宁等同志，在图片制作和文稿打印等方面提供的帮助表示衷心地感谢！

首都医科大学宣武医院医学影像学部　　李坤成　张念察

第二版前言

2002年1月笔者和放射科老主任张念察教授共同主编出版了《比较神经影像学》一书，该书作者都是宣武医院影像学科的医生，在总结首都医科大学宣武医院影像学科长期积累资料的基础上，从各种影像学检查技术基本原理、优缺点、适用证、禁忌证和优选检查路线的全新角度编排写作内容，不仅受到广大影像学同道的好评，而且得到神经内、外科等相关临床学科医师的欢迎。

本书问世8年来，医学影像学技术又取得突飞猛进的发展，尤其磁共振成像（magnetic resonance imaging，MRI）和多排螺旋CT（multi-detector spiral CT，MSCT）技术进步的幅度更大，这都促使中枢神经系统影像学检查的临床意义和指导价值得到很大提高，影像学检查内容和路线也有所改变。因此，我们申请再版本书，以补充新的内容。在2007年得到国家出版基金的资助之后，我们重新组织编者，并调整了章节设置内容。鉴于张念察教授已经退休多年，而杨小平主任医师一直工作在临床医疗一线，积累了较丰富的临床经验，第二版的合作主编由张念察教授换为杨小平主任。编者仍然以宣武医院影像学科医师为主，但是包括少数已经分配到外院工作的研究生。

《比较神经影像学》第二版的读者对象不变，仍为县级以上医院的影像学科（包括放射科、核医学科和超声科），神经内、外科和急诊科医生，也可作为医学生和上述专业研究生的学习参考书。

值本书再版之际，本人代表全体作者向首都医科大学和宣武医院党委、行政领导表示衷心感谢！感谢张世娟、刘杰在组稿和文字编辑，赵欣在图片制作等方面提供的帮助。

首都医科大学宣武医院医学影像学部放射科　李坤成

目录

第一章　总论 1

　第一节　普通X线检查 1
　　一、X线检查的基本原理 1
　　二、X线检查在中枢神经系统疾病诊断
　　　　的应用与限度 3
　　三、头颅X线平片的常规投照技术和正
　　　　常所见 3
　　四、头颅特殊投照位置及正常X线表现 5
　　五、X线气脑和气体脑室造影 8
　　六、X线阳性对比剂脑室造影 9
　　七、脑室和蛛网膜下腔解剖和正常X线
　　　　表现 9

　第二节　计算机体层摄影 15
　　一、CT的历史发展、现状及前景 15
　　二、CT的基本原理 16
　　三、CT的临床应用 18
　　四、CT的检查方法 18
　　五、正常头颅CT横断面解剖（见图
　　　　1-27a～j） 22

　第三节　磁共振成像 25
　　一、磁共振成像的发展历史和现状 25
　　二、磁共振成像的基本原理 25
　　三、磁共振成像设备构造简介 49
　　四、磁共振成像的临床应用 50
　　五、MRI扫描的实施 51
　　六、颅脑MRI的正常所见 52
　　七、脊柱和脊髓MRI正常所见 57

　第四节　X线血管造影 59
　　一、历史与现状 59
　　二、X线血管造影的基本原理 60
　　三、X线血管造影的临床应用 60
　　四、X线血管造影的检查方法 61
　　五、脑血管造影的正常所见 62

　第五节　核医学显像 71
　　一、发展简史、现状和前景 71
　　二、放射性核素显像基本原理 74
　　三、脑的解剖与生理基础 83
　　四、神经核医学显像方法与正常图像 85
　　五、神经核医学显像法临床应用概况 93

　第六节　超声 95
　　一、超声诊断学的历史发展、现状和前
　　　　景 95
　　二、超声波成像的基本原理 96
　　三、颅脑超声的临床应用 98
　　四、超声的检查方法 98
　　五、颅脑超声检查的常用基本切面及正常
　　　　图像所见 99

参考文献 100

第二章　脑血管病 103

　第一节　概论 103
　　一、脑血管病的流行病学 103
　　二、我国脑血管病的分类 104
　　三、脑血管病的影像学诊断 105

第二节 脑梗死 ... 107
一、病因与发病机制 ... 108
二、病理 ... 108
三、临床表现 ... 108
四、治疗与预后 ... 109
五、影像学检查 ... 110
六、各种影像学方法的优缺点比较 ... 120
七、脑梗死的临床优选检查路线 ... 121
八、展望 ... 122
附：新生儿缺氧缺血性脑病 ... 122

第三节 颅内出血 ... 125
一、病因与发病机制 ... 125
二、病理 ... 125
三、主要临床表现 ... 126
四、治疗与预后 ... 126
五、CT 检查 ... 127
六、MRI 检查 ... 129
七、X 线脑血管造影检查 ... 134
八、SPECT 检查 ... 134
九、各种影像学方法的优缺点比较 ... 134
十、临床优选检查路线 ... 135
十一、展望 ... 136

第四节 颈动脉-海绵窦瘘 ... 136
一、海绵窦区的简单血管解剖 ... 136
二、病因及病理 ... 136
三、发病机制 ... 137
四、主要临床表现 ... 137
五、治疗与预后 ... 138
六、CT 检查 ... 138
七、MRI 检查 ... 139
八、X 线脑血管造影检查 ... 139
九、SPECT 检查 ... 139
十、TCD 检查 ... 139
十一、各种影像学方法的优缺点比较 ... 140
十二、临床优选检查路线 ... 141

第五节 颅内血管畸形 ... 141
一、脑动静脉畸形 ... 141
二、海绵状血管瘤 ... 149
三、脑静脉畸形 ... 152
四、毛细血管扩张症 ... 155
附：Galen 静脉瘤 ... 156

第六节 烟雾病 ... 157
一、病因 ... 157
二、病理 ... 157
三、发病机制 ... 157
四、临床表现 ... 157
五、治疗与预后 ... 158
六、影像学检查 ... 158
七、各种影像学方法的优缺点比较 ... 161
八、临床优选检查路线 ... 161

第七节 脑动脉瘤 ... 162
一、病因 ... 162
二、病理 ... 162
三、发病机制 ... 162
四、主要临床表现 ... 163
五、治疗和预后 ... 163
六、影像学检查 ... 164
七、各种影像学方法的优缺点比较 ... 168
八、临床优选检查路线 ... 169
九、展望 ... 169

第八节 脑静脉系统血栓形成 ... 170
一、脑静脉系统的解剖 ... 170
二、脑静脉系统血栓形成的病因与发病机制 ... 171
三、脑静脉系统血栓形成的病理 ... 171
四、脑静脉系统血栓形成的临床表现 ... 171
五、脑静脉系统血栓形成的治疗与预后 ... 172
六、影像学检查 ... 172
七、各种影像学方法的优缺点比较 ... 176
八、临床优选检查路线 ... 176
九、展望 ... 176

参考文献 ... 177

第三章 颅脑肿瘤 ... 180
第一节 概论 ... 180
一、流行病学 ... 180

二、组织学分类 181
三、临床表现 183
四、影像学诊断 183
五、治疗与预后 192

第二节 神经上皮组织肿瘤 192
一、星形细胞肿瘤 192
二、少突胶质细胞肿瘤 218
三、少突星形细胞肿瘤 223
四、室管膜肿瘤 226
五、脉络丛肿瘤 232
六、其他神经上皮肿瘤 234
七、神经元和混合性神经元-胶质肿瘤 236
八、松果体区肿瘤 247
九、胚胎性肿瘤 250

第三节 颅神经和脊神经肿瘤 255
一、神经鞘瘤 255
二、神经纤维瘤 262

第四节 脑膜肿瘤 263
一、脑膜瘤 263
二、间叶肿瘤 281
三、原发性黑色素细胞病变 286
四、脑膜相关的其他肿瘤 288

第五节 淋巴和造血组织肿瘤 290
一、恶性淋巴瘤 290
二、浆细胞瘤 297

第六节 生殖细胞肿瘤 299
一、生殖细胞瘤 299
二、非松果体区生殖细胞瘤 303
三、畸胎瘤 307
附：上皮样囊肿和皮样囊肿 308

第七节 鞍区肿瘤 312
一、垂体腺瘤 312
二、垂体癌 323
三、颅咽管瘤 325
四、颗粒细胞瘤 331
五、垂体细胞瘤 331
六、腺垂体梭形细胞嗜酸性细胞瘤 332

第八节 转移性肿瘤 332
一、转移方式 333
二、转移来源 333
三、好发部位 333
四、转移瘤数量 333
五、病理表现 333
六、临床表现 334
七、影像学检查 334
八、鉴别诊断 345
九、治疗与预后 345

第九节 局部扩展性肿瘤 345
一、副神经节瘤（又称化学感受器瘤）......... 345
二、脊索瘤 348

第十节 脑肿瘤的影像学优选检查路线 351

参考文献 352

第四章 颅脑损伤 357

第一节 概论 357
一、颅脑损伤的分类 357
二、颅脑损伤的机制 357
三、临床表现 358
四、影像学检查方法 358

第二节 颅骨骨折 359
一、颅盖骨折 359
二、颅底骨折 362

第三节 颅内血肿 363
一、硬膜外血肿 364
二、硬膜下血肿 368
三、外伤性蛛网膜下腔出血 371
四、外伤性脑内血肿 372
五、脑内血肿的特殊类型 373

第四节 其他颅脑损伤 376
一、脑挫裂伤 376
二、脑水肿和脑肿胀 378
三、脑白质弥漫性损伤 378
四、脑干损伤 380

第五节　脑外伤的并发症和后遗症......381
　　一、外伤性颅内积气......381
　　二、鼻窦积液......382
　　三、外伤性海绵窦动-静脉瘘......383
　　四、脑室穿通畸形和脑萎缩......384
　　五、外伤性脑积水......385
　　六、外伤性感染......385
　　七、颅神经损伤......387
　　八、外伤性癫痫......387
　　九、外伤性低颅压症......387
　　十、颅脑外伤后综合征......387

第六节　颅脑外伤的影像诊断比较......388
　　一、X线摄片检查......388
　　二、X线气脑造影与脑室造影检查......388
　　三、X线脑血管造影检查......388
　　四、CT检查......388
　　五、MRI检查......389
　　六、放射性核素显像检查......389

第七节　颅脑损伤的影像学优选检查路线......390
　　一、严重的急性颅脑外伤......390
　　二、亚急性和慢性颅脑外伤出血......390
　　三、后颅窝病变或颅内皮层表面薄层病变......390
　　四、出血性轴索剪切伤、脑干和胼胝体损伤......390
　　五、颅脑损伤后遗症......390
　　六、颅脑损伤的影像学优选检查路线......390

参考文献......391

第五章　颅内感染性疾病......393

第一节　概论......393
第二节　脑膜炎......393
　　一、急性化脓性脑膜炎......394
　　二、急性病毒性脑膜炎......398
　　三、结核性脑膜炎......399

第三节　脑炎......402
　　一、化脓性脑炎......402
　　二、单纯疱疹病毒性脑炎......403

第四节　脑脓肿......408
　　一、化脓性脑脓肿......408
　　二、脑室炎和室管膜炎......413

第五节　脑肉芽肿......414
　　一、脑结核瘤......414
　　二、结节病......418
　　三、脑霉菌病......419

第六节　脑寄生虫病......420
　　一、脑囊虫病......420
　　二、脑包虫病......425
　　三、脑血吸虫病......427
　　四、脑型肺吸虫病......428

第七节　硬膜外和硬膜下脓肿......430
　　一、病因......430
　　二、病理和发病机制......430
　　三、临床表现......430
　　四、治疗与预后......430
　　五、影像学诊断和鉴别诊断......430
　　六、影像学优选检查路线......432

第八节　获得性免疫缺陷综合征中枢神经系统病变......432
　　一、概论......432
　　二、机会性感染......432
　　三、肿瘤......437
　　四、HIV感染对中枢神经系统的直接影响......438
　　五、各种影像诊断方法的优缺点比较和优选检查路线......438

第九节　克-雅病......439
　　一、概论......439
　　二、分类及病因......439
　　三、病理改变......439
　　四、临床表现与诊断......439

五、治疗与预后 ……………………… 440
　　六、影像学表现 ……………………… 440
　　七、影像学优选检查路线 …………… 441
　参考文献 ………………………………… 441

第六章　颅脑先天性发育畸形 ……… 443
　　一、概论 ……………………………… 443
　　二、背侧导入 ………………………… 443
　　三、腹侧导入 ………………………… 443
　　四、神经元增殖 ……………………… 443
　　五、神经元移行 ……………………… 444
　　六、组织发生（神经的组成和排列）和
　　　　髓鞘的形成 ……………………… 444

　第一节　颅脑闭合性畸形 ……………… 444
　　一、颅裂及脑膨出 …………………… 444
　　二、先天性皮毛窦 …………………… 448
　　三、积水型无脑畸形 ………………… 451
　　四、胼胝体发育不良 ………………… 451
　　五、小脑扁桃体延髓联合畸形 ……… 454
　　六、先天性第Ⅳ脑室中侧孔闭锁 …… 457

　第二节　脑憩室性畸形 ………………… 459

　第三节　神经元移行畸形 ……………… 461
　　一、无脑回畸形 ……………………… 461
　　二、多微脑回畸形 …………………… 462
　　三、脑灰质异位症 …………………… 463
　　四、脑裂畸形 ………………………… 464

　第四节　脑大小先天性发育畸形 ……… 466
　　一、脑小畸形 ………………………… 466
　　二、巨脑畸形 ………………………… 467
　　三、先天性中脑导水管狭窄 ………… 467

　第五节　脑穿通畸形 …………………… 469
　　一、病因、病理和发病机理 ………… 469
　　二、临床表现 ………………………… 469
　　三、影像学检查 ……………………… 469
　　四、影像学检查的优缺点比较和优选检
　　　　查路线 …………………………… 469

　第六节　蛛网膜囊肿 …………………… 471
　　一、病因和病理 ……………………… 471
　　二、临床表现 ………………………… 471
　　三、影像学检查 ……………………… 471
　　四、治疗 ……………………………… 474

　第七节　脑组织发育畸形 ……………… 475
　　一、结节性硬化 ……………………… 475
　　二、颅颌面血管瘤病 ………………… 477
　　三、神经纤维瘤病 …………………… 481

　第八节　寰枕部畸形 …………………… 483
　　一、病因和病理 ……………………… 483
　　二、临床表现 ………………………… 483
　　三、影像学检查 ……………………… 484
　　四、治疗 ……………………………… 488

　附：胎儿中枢神经系统畸形的超声
　　　检查 ………………………………… 488
　　一、无脑畸形 ………………………… 490
　　二、脑积水 …………………………… 491
　　三、脊柱裂 …………………………… 491
　　四、脑膜膨出与脑膜脑膨出 ………… 492
　　五、小头畸形 ………………………… 492
　　六、脉络丛囊肿 ……………………… 493
　　七、先天性第Ⅳ脑室中侧孔闭锁 …… 493
　　八、胎儿宫内窒息 …………………… 493

　参考文献 ………………………………… 495

第七章　脑白质病 ……………………… 498
　第一节　概论 …………………………… 498
　　一、正常脑白质结构、发育及
　　　　影像学表现 ……………………… 498
　　二、脑白质疾病的影像学检查 ……… 499

　第二节　脱髓鞘性脑白质病 …………… 500
　　一、多发性硬化 ……………………… 500
　　二、视神经脊髓炎 …………………… 504
　　三、进行性多灶性脑白质病 ………… 505
　　四、急性播散性脑脊髓炎 …………… 507

五、亚急性硬化性全脑炎 ………………… 508
　　六、桥脑中央髓鞘溶解症 ………………… 510
　　七、同心圆硬化 …………………………… 512

第三节　髓鞘发育不良性脑白质病 …… 513
　　一、肾上腺脑白质营养不良 ……………… 513
　　二、异染性脑白质营养不良 ……………… 515
　　三、球样细胞脑白质营养不良 …………… 516
　　四、海绵状脑病 …………………………… 518
　　五、亚力山大病 …………………………… 519

第四节　皮层下动脉硬化性脑病 ……… 521
　　一、病因和病理 …………………………… 521
　　二、临床表现 ……………………………… 521
　　三、CT 和 MRI 检查 ……………………… 521
　　四、影像学鉴别诊断和评价 ……………… 522

参考文献 ………………………………………… 522

第八章　痴呆和神经变性病 ……………… 525

第一节　老年性痴呆 ……………………… 525
　　一、病因 …………………………………… 525
　　二、AD 的分类 …………………………… 526
　　三、病理 …………………………………… 526
　　四、发病机制 ……………………………… 526
　　五、临床表现 ……………………………… 527
　　六、临床诊断标准 ………………………… 527
　　七、AD 的神经心理学检查 ……………… 528
　　八、AD 的治疗 …………………………… 529
　　九、影像学在 AD 诊断中的应用 ………… 529
　　十、AD 的影像学鉴别诊断 ……………… 543
　　十一、多种医学影像学技术联合应用对
　　　　　AD 的诊断价值 …………………… 545
　　十二、影像学优选检查路线 ……………… 546

　附：轻度认知障碍 ……………………… 546
　　一、MCI 的分类 ………………………… 546
　　二、病理改变 ……………………………… 546
　　三、MCI 的诊断标准 …………………… 547
　　四、临床和神经心理检查 ………………… 547
　　五、轻度认知障碍的治疗 ………………… 547
　　六、轻度认知功能障碍的影像学检查 …… 548

第二节　血管性痴呆 ……………………… 550
　　一、血管性痴呆的分类 …………………… 550
　　二、血管性痴呆的发病机理 ……………… 550
　　三、血管性痴呆的危险因素 ……………… 551
　　四、血管性痴呆的病理表现 ……………… 551
　　五、血管性痴呆的诊断标准 ……………… 551
　　六、血管性痴呆的临床表现 ……………… 551
　　七、血管性痴呆的防治 …………………… 552
　　八、血管性痴呆的影像学检查 …………… 552

第三节　慢性进行性舞蹈病 ……………… 555
　　一、慢性进行性舞蹈病病因和病理 ……… 555
　　二、慢性进行性舞蹈病临床表现 ………… 555
　　三、慢性进行性舞蹈病临床诊断依据 …… 555
　　四、慢性进行性舞蹈病影像学检查 ……… 556

第四节　肝豆状核变性 …………………… 557
　　一、肝豆状核变性的病因和病理 ………… 557
　　二、肝豆状核变性的临床表现 …………… 557
　　三、肝豆状核变性的 CT 和 MRI 检查 …… 557
　　四、肝豆状核变性的诊断和鉴别诊断 …… 559
　　五、肝豆状核变性的影像学优选检查路
　　　　线 ………………………………………… 559

第五节　橄榄体桥脑小脑萎缩 …………… 560
　　一、橄榄体桥脑小脑萎缩的病因和病理 … 560
　　二、橄榄体桥脑小脑萎缩的临床表现 …… 561
　　三、橄榄体桥脑小脑萎缩的临床诊断 …… 561
　　四、橄榄体桥脑小脑萎缩的影像学检查 … 561
　　五、橄榄体桥脑小脑萎缩的鉴别诊断 …… 563
　　六、橄榄体桥脑小脑萎缩的影像学优选
　　　　检查路线 ………………………………… 563

第六节　肝性脑病 ………………………… 564
　　一、肝性脑病的病因 ……………………… 564
　　二、肝性脑病的病理改变 ………………… 564
　　三、肝性脑病的临床分类 ………………… 564
　　四、肝性脑病的临床表现 ………………… 565
　　五、肝性脑病的诊断标准 ………………… 565
　　六、肝性脑病的治疗 ……………………… 565
　　七、肝性脑病的影像学检查 ……………… 565
　　八、肝性脑病的鉴别诊断 ………………… 567

九、肝性脑病的影像学优选检查路线 567

第七节　帕金森病 567
　　一、帕金森病的病因 567
　　二、帕金森病的病理 567
　　三、帕金森病的临床表现 568
　　四、帕金森病的诊断和鉴别诊断 568
　　五、帕金森病的临床治疗 568
　　六、帕金森病的影像学检查 568
　　七、帕金森病鉴别诊断 571
　　八、帕金森病的影像学优选检查路线 573

参考文献 573

第九章　癫痫 578

第一节　概论 578
　　一、癫痫的分类 578
　　二、癫痫的影像学检查 579

第二节　海马硬化 580
　　一、海马结构的解剖和组织学特征 580
　　二、海马硬化的病因和发病机制 581
　　三、海马硬化的治疗和预后 581
　　四、海马硬化的影像学检查 581
　　五、影像学优选检查路线 585

第三节　肿瘤和血管畸形 585
　　一、关于继发癫痫的脑肿瘤 585
　　二、关于继发癫痫的脑血管畸形 589

第四节　脑皮层发育不良 592
　　一、病因和发病机制 592
　　二、脑皮层发育不良的临床表现 592
　　三、脑皮层发育不良的影像学检查 593

第五节　脑胶质细胞增生 594
　　一、脑胶质细胞增生的病因和发病机制 594
　　二、脑胶质细胞增生的病理 595
　　三、脑胶质细胞增生的临床表现 595
　　四、脑胶质细胞增生的影像学检查 595
　　五、脑胶质细胞增生的鉴别诊断 596

参考文献 596

第十章　脑理化生物学损伤 599

第一节　概论 599
　　一、病因 599
　　二、临床表现 599
　　三、临床诊断 600
　　四、影像学检查 600
　　五、治疗与预防 601

第二节　一氧化碳中毒 601
　　一、中毒原因 601
　　二、中毒原理 602
　　三、临床表现 602
　　四、防治和预后 602
　　五、临床诊断和鉴别诊断 602
　　六、影像学检查 602

第三节　霉变甘蔗中毒 605
　　一、病因及发病机制 605
　　二、病理改变 605
　　三、临床表现 606
　　四、治疗和预后 606
　　五、影像学表现 606
　　六、鉴别诊断 606
　　七、各种影像学检查方法的优缺点比较 606
　　八、临床优选检查路线 606

第四节　慢性酒精中毒性脑病 607
　　一、病因及发病机制 607
　　二、病理变化 607
　　三、临床表现 607
　　四、诊断与治疗 607
　　五、影像学检查 608
　　六、优选检查路线 609

第五节　有机磷中毒性脑病 609
　　一、病因及发病机制 609
　　二、病理改变 609
　　三、临床表现 609
　　四、影像学表现 609

五、优选检查路线 609
　　六、其他的有机溶剂中毒 609

第六节　放射性脑病 610
　　一、病因 610
　　二、病理 610
　　三、临床表现 610
　　四、治疗及预后 610
　　五、影像学检查 610
　　六、放射性脑脓肿的影像学检查 612
　　七、CT与MRI的优缺点比较 613
　　八、放射性脑病及放射性脑脓肿的影像
　　　　学优选检查 613

参考文献 613

第十一章　脑积水 615

第一节　概论 615
　　一、病因、发病机制和分类 615
　　二、影像学检查 615

第二节　脑积水 621
　　一、先天性脑积水 621
　　二、梗阻性脑积水 621
　　三、交通性脑积水 623
　　四、正常压力性脑积水 625

参考文献 627

第十二章　脑萎缩 628

第一节　概论 628
　　一、一般资料 628
　　二、影像学检查 628

第二节　局限性脑萎缩 630
　　一、出血吸收后局部脑萎缩 631
　　二、感染后脑萎缩 631
　　三、脑梗死后脑萎缩 631
　　四、Pick病 631
　　五、大脑半球萎缩 632

第三节　弥漫性脑萎缩 634
　　一、老年性脑萎缩 634
　　二、Alzheimer病 634
　　三、Hungtington病 635
　　四、Parkinson病 635
　　五、多发性硬化 635
　　六、Creutzfeldt-Jacob病 635
　　七、缺氧性脑萎缩 637
　　八、中毒性脑萎缩 637
　　九、全身消耗性疾病所致脑萎缩 637

第四节　小脑萎缩 638
　　一、病因 638
　　二、CT和MRI检查 638

第五节　关于脑萎缩研究的新进展 639

参考文献 639

第十三章　脊柱和脊髓肿瘤 641

第一节　概论 641

第二节　髓内肿瘤 641
　　一、室管膜瘤 642
　　二、星形细胞瘤 644
　　三、血管母细胞瘤 646
　　四、脊髓的其他髓内肿瘤 647

第三节　髓外硬膜下肿瘤 650
　　一、脊膜瘤 650
　　二、神经根瘤 652

第四节　椎管内硬膜外肿瘤 655
　　一、椎管内转移瘤 656
　　二、脊索瘤 658
　　三、淋巴瘤 659

第五节　椎管内先天性肿瘤及
　　　　瘤样病变 660
　　一、畸胎瘤 660
　　二、脂肪瘤 661
　　三、表皮样囊肿和皮样囊肿 662

四、肠源性囊肿 664

第六节　椎管内肿瘤影像学检查方法的评价 665

参考文献 666

第十四章　脊椎病 668

第一节　概论 668

第二节　椎间盘突出 669
　　一、腰间盘突出 670
　　二、颈椎间盘突出 673
　　三、胸椎间盘突出 675
　　四、各种影像学技术诊断椎间盘突出性能比较 677
　　五、腰间盘突出的临床优选检查路线 677

第三节　增生性骨关节病和椎管狭窄 678
　　一、脊椎退行性改变 678
　　二、椎管狭窄 681

第四节　脊椎术后评价 684

参考文献 686

第十五章　椎管内血管畸形 688
　　一、概论 688
　　二、脊髓血管畸形的分型和病理 688
　　三、脊髓血管畸形的临床表现 689
　　四、脊髓血管畸形的影像学检查 690

参考文献 695

第十六章　脊柱脊髓感染 697
　　一、概论 697
　　二、脊柱脊髓感染的影像学检查 697

第一节　脊柱结核 698
　　一、脊柱结核的病理 698
　　二、脊柱结核的临床表现 698
　　三、脊柱结核的诊断 698
　　四、脊柱结核的治疗 698
　　五、脊柱结核的影像学检查 698

第二节　脊柱化脓性骨髓炎 701
　　一、脊柱化脓性骨髓炎的病因 701
　　二、脊柱化脓性骨髓炎的病理 701
　　三、脊柱化脓性骨髓炎的临床表现 702
　　四、脊柱化脓性骨髓炎的诊断 702
　　五、脊柱化脓性骨髓炎的治疗 702
　　六、脊柱化脓性骨髓炎的预后 702
　　七、脊柱化脓性骨髓炎的影像学检查 702

第三节　脊髓硬膜外脓肿 704
　　一、脊髓硬膜外脓肿的病因 704
　　二、脊髓硬膜外脓肿的病理 704
　　三、脊髓硬膜外脓肿的临床表现 704
　　四、脊髓硬膜外脓肿的诊断 704
　　五、脊髓硬膜外脓肿的治疗 704
　　六、脊髓硬膜外脓肿的预后 704
　　七、影像学检查 704

第四节　急性脊髓炎 706
　　一、急性非特异性脊髓炎 706
　　二、急性化脓性脊髓炎 708
　　三、结核性脊膜脊髓炎 709

第五节　脊髓蛛网膜炎 710
　　一、脊髓蛛网膜炎的病因 710
　　二、脊髓蛛网膜炎的病理 710
　　三、脊髓蛛网膜炎的临床表现 711
　　四、脊髓蛛网膜炎的诊断 711
　　五、脊髓蛛网膜炎的治疗 711
　　六、脊髓蛛网膜炎的影像学检查 711

参考文献 713

第十七章　脊髓脊柱先天性畸形 715

第一节　显性脊椎裂 716
　　一、单纯后位脊膜膨出 716
　　二、脊髓脊膜膨出 717
　　三、脂肪脊髓脊膜膨出 717

四、脊膜脊髓囊性膨出 719
　　五、显性脊柱裂各种影像学检查方法的
　　　　优缺点比较 720
　　六、显性脊柱裂的影像学优选检查路线 720
第二节　隐性脊椎裂 720
　　一、脊髓纵裂 720
　　二、脊髓低位 721
　　三、背部皮毛窦 722
参考文献 723

第十八章　脊柱脊髓外伤 725

第一节　脊柱脊髓急性损伤 725
　【脊柱的骨折和脱位】 725
　　一、脊柱骨折 725
　　二、脊柱脱位和特殊类型骨折 728
　　三、各种影像学检查方法对脊柱骨折
　　　　及脱位诊断的优缺点比较 730
　　四、影像学的优选检查路线 731
　【脊髓损伤】 731
　　一、脊髓损伤的分类 732
　　二、脊髓损伤的临床和影像学表现 732
　　三、各种影像学方法脊髓损伤诊断的
　　　　优缺点比较 736
　　四、脊髓损伤的影像学优选检查路线 736
　　五、脊髓损伤的磁共振研究进展 736
第二节　脊柱脊髓的陈旧性损伤 738
　【脊柱畸形愈合】 738

　　一、脊柱畸形愈合的病因和病理 738
　　二、脊柱畸形愈合的临床表现 738
　　三、脊柱畸形愈合的影像学检查 739
　　四、脊柱畸形愈合各种影像学检查方
　　　　法的比较 739
　　五、脊柱畸形愈合的影像学优选检查
　　　　路线 739
　【脊髓萎缩囊变】 740
　　一、脊髓萎缩囊变的病因和病理 740
　　二、脊髓萎缩囊变的临床表现 740
　　三、脊髓萎缩囊变的影像学检查 740
　　四、脊髓萎缩囊变的影像学检查方法
　　　　比较 740
参考文献 742

第十九章　脊髓空洞症 744

　　一、脊髓空洞症的病因和发病机制 744
　　二、脊髓空洞症的病理 744
　　三、脊髓空洞症的临床表现 744
　　四、脊髓空洞症的治疗和预后 744
参考文献 748

第二十章　药物成瘾和戒毒 750

参考文献 752

中英文对照索引 754

第一章 总论

第一节 普通X线检查

一、X线检查的基本原理

1895年，德国物理学家（Wilhelm Konard Röntgen）发现了肉眼看不见、具有很高能量、能穿透不同物质、使胶片感光的射线。因为当时不了解其性质而称之为X射线，为纪念发现者，又称之为伦琴射线。

（一）X线的产生

X线是由高速运行的电子群撞击到一定的物质突然受阻而产生的。产生X线必须具备以下3个条件：

1. 自由活动的电子群。
2. 电子群以高速度运行。
3. 电子群在高速度运行中突然受阻。

产生X线需要两个基本设备，以满足上述条件：即X线球管和高压发生器。X线球管为一个高度真空的玻璃管，其一端为钨制斜形靶面称之为阳极，另一端为钨制灯丝为阴极。当灯丝加热后其周围产生大量自由电子。当球管通入高压时，灯丝周围的自由电子即以极快的速度冲击阳极靶面，其中0.2%的能量形成X线，其余绝大部分能量转化为热能后被散发。

（二）X线的特性

X线是一种波长很短的电磁波。波长范围 0.006~500Å（Å即 Angstrom的缩写，为波长单位，$1Å = 10^{-8}cm$），目前X线诊断常用波长范围为 0.08~0.31Å，相当于X线球管在40~150 kV时产生的X线。X线以光速度直线传播。

X线具有以下特性

1. **穿透性** X线的波长很短，对物质有很强的穿透性，能穿透普通光线所不能穿透的物质，在此穿透过程中，有一部分X线被所穿透的物质吸收。X线的穿透力与X线的管电压成正比，管电压高，所产生X线的波长短，穿透力强；而管电压低，所产生的X线的波长长，其穿透力即较弱。另一方面，X线的穿透力与被穿透物质的原子序数有关，原子序数高，X线难穿透；原子序数低，容易穿透。X线的穿透力还与被穿透物的密度、厚度有关，密度高、厚度大者不易被穿透，反之容易穿透。X线的穿透性是X线成像的基础。

2. **荧光效应** 肉眼看不见X线，但X线能激发某些荧光物质（钨酸钙、铂氰化钡等）产生肉眼可见的荧光。其本质是X线作用于荧光物质，使波长短的X线转换成波长较长的荧光，称之为荧光效应，X线的此特性是曾经在临床广泛应用的普通透视检查的基础。

3. **摄影效应** X线与日光一样可以使胶片感光。不同的是X线可以透过多种物质（包括人体），而日光的透过力弱得多。当X线照射胶片后，能使感光胶片中溴化银中的银离子还原成金属银，经过显影液和定影液处理后，产生黑白影像，这个特性是普通X线摄影的基础。

4.电离效应　X线照射可以使物质发生电离作用，将组成物质的分子分解成正、负离子。由于X线通过空气时，空气的电离程度（即产生正、负离子的量）与空气所吸收的X射线量成正比，因此通过测量空气电离的程度可计算出X射线的辐射剂量，其国际单位为"伦琴"（R）。

5.生物效应　X线穿透机体后可使活的组织细胞和体液产生一系列生物学变化，导致组织细胞的生长受到阻碍和破坏。X线的生物效应对机体主要产生损害作用，其损害的程度，依X射线量的大小而定。该特性在医学领域有相互对立的两方面作用，一方面在人体进行X线检查和介入治疗时产生副损伤，应该加以防护；另一方面可以应用此特性对肿瘤疾病进行治疗（即放射治疗），因此，X线的此特性是放射防护学和放射治疗的基础。

（三）X线成像的基本原理

X线能使物体在荧光屏上或胶片上形成影像，首先是由于它具有穿透性、荧光效应和摄影效应等特性，其次是由于X线通过人体各种不同组织结构时，其被吸收的程度不同，使达到荧光屏或X线胶片上的X线量产生差异，因而在荧光屏或X线胶片上形成黑白对比的影像。

形成X线影像必须具备以下三个条件：

（1）X线具有足够穿透力，以穿透被照射的组织结构。

（2）被照射的组织结构必须存在密度和厚度差异，即当X线穿透高密度组织结构或较厚的组织、器官时，被吸收X线量多；而穿透低密度或较薄的组织、器官时，被吸收的X线量少，由于被吸收的X线量不同，达到胶片上的剩余X线量出现差异，从而形成黑白对比的X线图像。

（3）剩余下来有差异的X线照射在胶片上，必须经过显影、定影等暗房处理后，才能显示有不同黑白对比度和层次差异的X线影像，用于X线诊断。

传统普通X线检查主要有透视和摄影两种方法，近年来X线成像技术取得巨大进步，由于计算机摄影（computed radiography，CR）和数字化摄影（digital radiography，DR）的问世，已经进入数字化图像时代，并开始在临床普及应用。下面分别介绍CR和DR的原理。

1.计算机摄影的基本原理　CR成像应用成像板（image plate，IP）取代传统X线胶片作为X线影像的载体，摄影时成像板把穿过被照射体的X线光子以潜影的形式贮存起来，然后再应用激光束扫描曝光的成像板，使贮存的潜影激发出不同强度的荧光，继之由光电倍增管将荧光转换为相应强弱的电信号，再由模数转换器将之转换为数字信号输入计算机，上述过程即完成了X线图像的数字化。CR图像可以打印成传统胶片，也可以贮存于硬盘、磁带和光盘之中加以保存。临床应用的CR系统包括：若干个成像板、激光阅读器、图像处理工作站、图像存储系统和打印机等部分。

通常CR摄影能降低X线的辐射剂量，有利于患者和医务人员的防护。CR的成像板可以直接放在暗盒之中代替传统胶片，不必更换原来的X线设备，成本较低。由于CR图像的宽容度较大，后处理功能较强，使X线摄影的废片率几乎降低为零，因此，也非常适用于移动X线机拍摄床旁片。成像板可在明室操作，并能反复使用，显著改善了技术员的工作环境。正是由于CR具有上述优点，所以近年来其临床装机量逐年增加，目前已经达到普及应用水平。

2.数字化摄影的基本原理　DR是指在具有图像处理功能的计算机控制下，采用一维（线阵）或二维（面阵）X线探测器直接把X线影像信息转化为数字信息的技术。其成像方法主要有线扫描探测器、数字平板探测器（flat panel detector，FPD）和影像增强器－电荷耦合器三种。

线扫描探测器应用窄缝X线束逐行扫描成像野，具有价格便宜、射线辐射剂量低的优点，但其成像时间较长，受扫描机械运动的影响，图像质量随应用时间的增加会降低，为其缺点。数字平板探测器利用半导体（非晶硅或非晶硒阵列）将X线能量直接转换为电信号，并形成数字影像的探测器，其成像质量好，但价格较贵。影像增强器－电荷耦合器数字化系统由影像增强管将X线转换成可见光，再由电荷耦合器或光电摄像管将可见光转换成视频信号，然后经图像卡进行模/数转换成数字化矩阵图像，其图像质量和价格均居前二者之间。

DR与CR比较，其投照的X射线辐射剂量更小，时间分辨力、动态范围和密度分辨力均更高，操作更加简便、快速。CR和DR的应用提高了普通X线图像的质量，实现了普通X线图像的数字化，使图像的后处理功能得到极大增强，并且为实现图像存储与传输系统(picture archiving and communication system, PACS)和远程影像学奠定了坚实的基础。

（四）X线临床诊断应用的原理

1. 天然对比　由于人体各部位的组织密度有差异，使荧光屏或X线胶片上产生黑白不同灰度的阴影，形成天然对比。例如：

（1）骨骼的含钙量高达68%，在人体组织中密度最高，吸收的X线量最多，在X线胶片上骨骼显示为白色阴影，在荧光屏上则相反为黑暗阴影。

（2）人体大部分由软组织和体液构成，软组织包括皮肤、肌肉、结缔组织、淋巴组织和内脏等；体液主要有血液、淋巴液、脑脊液、胃液、尿液等，此外组织和细胞内还存在大量水分。虽然上述体液中含有蛋白质、碳水化合物、脂肪等有机物质，但是其成分主要是水，比重与水相似，在X线胶片上均为灰白影像。

（3）脂肪的密度与比重均较上述软组织低，在X线胶片上所显示的密度亦较软组织略低，呈灰黑阴影。

（4）气体的密度和比重很低，吸收X线最少，与其他组织形成良好对比，在X线胶片上呈黑色阴影。

这四大类组织由于它们的密度和比重不同，吸收X线的量不同，在X线胶片上彼此形成良好的天然对比度。我们在X线图像上观察到的黑白阴影或者荧光屏上的明与暗，可反映被照物质的差别。在X线检查中通常使用密度这一术语，X线图像上的高密度为白色，低密度为黑色；而透视则相反。有时还用透明、半透明和不透明来表示物质的密度。若人体组织密度发生改变，也同样可以用密度增高或密度减低来表达，可见物质的密度与其影像的密度是一致的。

2. 人工对比　由于人体各部位的组织或器官内部，以及它们之间，大部分由密度大致相近的软组织和体液所组成，多数人体组织和器官之间缺乏天然对比，例如腹腔和颅腔的天然对比度就较差。即使是有较好对比度的胸部和四肢，有时单凭天然对比条件进行检查，诊断上也会受到一定限制。因此，如果能增加组织或器官之间的对比度，就能获得更多的诊断信息。以人为的方法，向体内引入一定量高密度或低密度的物质，用以产生对比度的方法，被称之为人工对比法或造影法，用于造影检查的物质被称之为对比剂或造影剂。常用对比剂有高密度对比剂，主要是钡剂和碘剂，也有低密度对比剂，包括空气、二氧化碳气和氧气等。

二、X线检查在中枢神经系统疾病诊断的应用与限度

X线可用于人体各系统疾病的诊断。对中枢神经系统的某些器质性病变，可以做出明确诊断或者提供有力的诊断依据。对中枢系统疾病诊断而言，头颅X线平片在颅脑损伤中的颅面骨骨折、颅脑肿瘤、颅骨骨髓炎等少数疾病能做出明确诊断。颅内脑组织和脑脊液的密度相似，彼此缺乏对比，头颅X线平片难以达到诊断目的，诊断的限度较大，必须应用人工对比法，向颅内引入对比剂进行造影检查（例如：脑血管造影，脑池、脑室造影）才能用于诊断。目前，由于CT和MRI的广泛应用，诊断性脑血管造影的应用已经有所减少，而脑池和脑室造影检查已经废弃不用。

三、头颅X线平片的常规投照技术和正常所见

头颅X线平片在神经系统影像学诊断中具有一定价值，是诊断颅骨疾病的基本方法。头颅的解剖结构很复杂，各种组织结构大部分互相重叠，颅骨密度又很高，不同于身体其他部位，头颅的投照技术比较困难，必须根据诊断要求，准确投照出高标

准图像。

（一）头颅常规投照位置

1.头颅后前位 患者俯卧，头颅矢状面垂直于胶片（台面），两侧耳屏距台面等高，听眦线垂直台面，中心线垂直通过枕骨结节射入胶片中点。

2.头颅前后位 患者仰卧，下颌内收，矢状面垂直胶片，两侧耳屏距台面相等，中心线向足侧倾斜50°～150°角通过眉间达胶片中点。

3.头颅侧位（垂直侧位） 患者俯卧，头转向患侧，头颅矢状面平行于台面，瞳间线与胶片垂直，中心线垂直通过蝶鞍（外耳孔上方2cm，向前2～2.5cm）达胶片中点。

4.头颅水平侧位 患者仰卧，头下垫一特制木枕，两臂放置身体两旁，头颅矢状面垂直台面，胶片放置患侧，与头颅矢状面平行，下颌稍上抬，瞳间线垂直胶片。中心线通过蝶鞍垂直射入。

（二）头颅正常X线表现（图1-1～图1-3）

1.头颅的大小和形状 头颅的大小形状因人的年龄、性别而异。通常按照头颅形状可将之分为短、中和长头型。

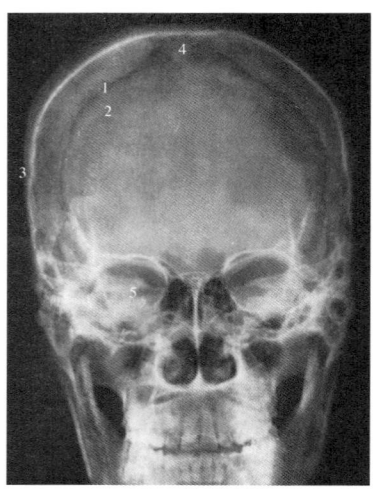

图1-1 正常头颅正位像
1.显示冠状缝 2.人字缝 3.颞鳞缝 4.矢状缝 5.内听道。

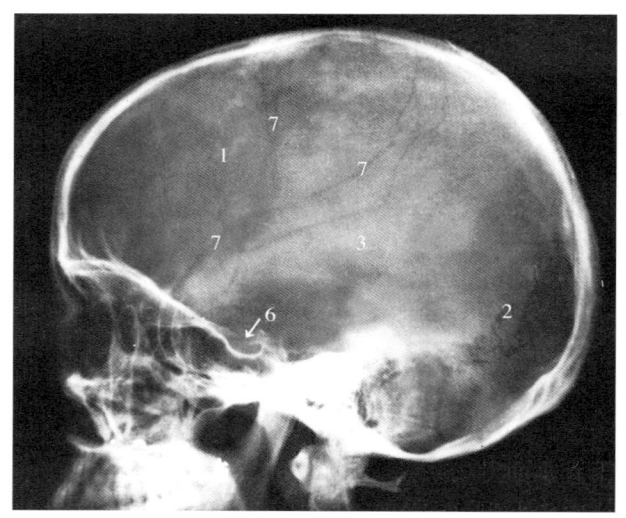

图1-2 正常头颅侧位像
6.显示蝶鞍 7.脑膜中动脉。

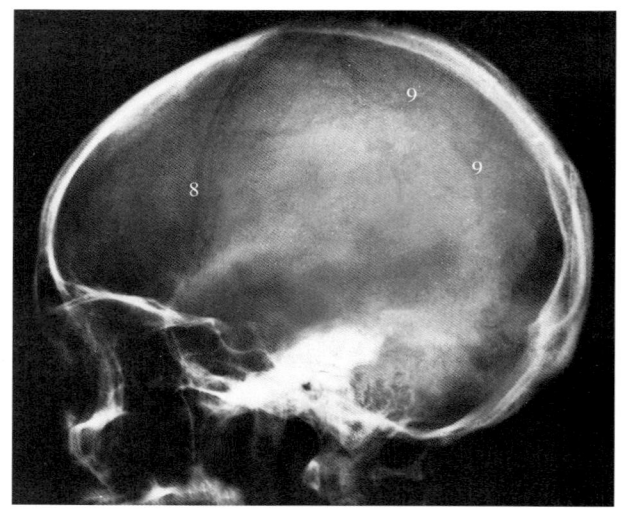

图1-3 正常头颅侧位像
8.显示脑膜中静脉 9.板障血管压迹。

2. 颅骨的厚度与结构 颅盖骨来源于膜性化骨，其厚度、密度及结构因人的性别、年龄而异。6岁以下颅板分层不清，仅为一层结构。6岁以后，随年龄增长，逐渐形成内板、外板和板障3层，并可见脑回和血管压迹。同一块颅骨的颅板厚度也不一致，颅骨在前囟、后囟和枕粗隆处最厚，可达0.5cm。颞骨鳞部最薄，仅为0.2cm。老年人颅板分层不清，而且密度减低。

3. 颅缝与囟 颅骨为膜性化骨，新生儿膜性骨间为结缔组织，小者为缝，大者为囟，新生儿有6个主要的囟，分别为前囟、后囟，前外侧囟（左右各一）和后外侧囟（左右各一），分别在出生后2个月~2岁期间闭合。此外，于正中矢状线常有副囟存在，以眉间、额中、顶间和枕中等部位常见，为脑膜膨出的好发部位。

颅缝分为：冠状缝、矢状缝、人字缝、额缝（位于两个额骨之间，3岁以下存在）、鳞状缝、顶乳缝及枕乳缝等。颅缝的外板呈锯齿状，内板为直线状。只有蝶枕缝在20~25岁时闭合，其他颅底缝出生即闭合；颅顶诸缝通常在30岁以后开始闭合，闭合的顺序依次为：矢状缝→冠状缝→人字缝。枕乳缝的闭合最晚，可终生不闭合。3岁以下可有多余缝间骨，无病理意义，但需要与骨折线相鉴别。

4. 脑回压迹（指压迹） 在头颅X线片上，可见类似手指压迹的圆形或卵圆形较低密度区，多位于额颞部，15岁以前较明显，21岁以后逐渐变浅减少，40岁以后明显减少。

5. 血管压迹

（1）脑膜中动脉 脑膜中动脉穿过棘孔入颅，在颅骨内板形成压迹，该压迹在侧位X线片上很容易见到，在中颅凹沿蝶骨及颞骨向前、向上、向外走行，分成前、后两支，前支较粗大，压迹清晰，沿冠状缝后走行，分布于颅顶部；后支较细，沿颞鳞部向后横行分布，末梢终于顶枕部。脑膜中动脉的压迹清晰度随个体颅板厚薄、血管粗细不同而异，但3岁之前的小儿少见。

（2）板障血管压迹 板障静脉为颅骨板障层营养静脉，常见于额顶部，粗细不均，分支不规则，边缘锐利，分支可自由相连，跨越颅缝，常呈星芒状，网状排列。应与脑膜中动脉压迹及骨折线相鉴别。

（3）静脉窦压迹 头颅正位X线平片常显示横窦压迹。在侧位片上，可见横窦于枕内粗隆向前下与乙状窦相连；在汤氏位片可见横窦自枕内粗隆两侧向外下方横行。侧位片有时在冠状缝后方显示蝶顶窦。

6. 蛛网膜粒压迹 蛛网膜粒吸收脑脊液进入静脉窦，在颅骨内板造成压迹，多见于额顶部矢状窦两侧4cm之内，排列不规则，呈边缘锐利的低密度区，大小及多少均因人而异。

四、头颅特殊投照位置及正常X线表现

1. 眼眶后前位像 患者俯卧于摄影台上，两上肢屈曲置于头两侧，头颅正中线置于摄影台中心线上，听眦线垂直胶片，两侧耳屏距台面相等，中心X线向足侧倾斜23°角，通过鼻根达胶片中点。

标准片：两侧眼眶大小对称，颞骨岩部位于眼眶下缘以下，两侧眼眶清楚显示。可以观察眼眶诸骨，蝶骨大、小翼，眶上裂和额骨眶顶部。

眶上裂：位于蝶骨大小翼之间，边缘光滑，两侧可不对称，长约15mm，宽约5mm，有三叉神经眼支，动眼、滑车、外展神经和许多小动脉及交感神经通过（图1-4）。

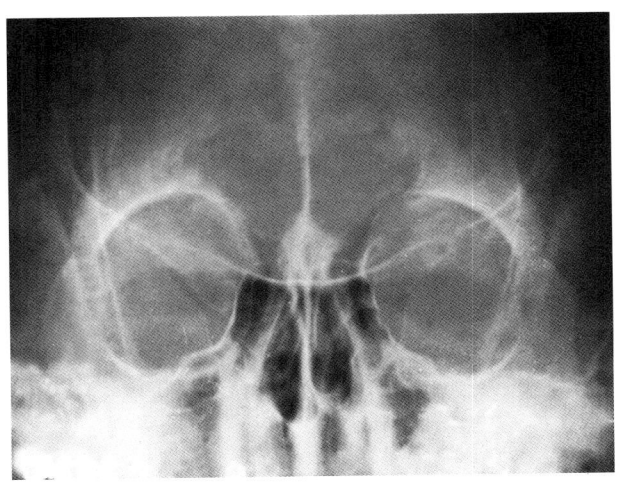

图1-4 正常眼眶位像
显示眼眶诸骨和眶上裂。

2. 汤氏位(Towne)像 患者仰卧于摄影台上，头颅矢状面垂直台面，听眶线垂直胶片，两侧耳屏与台面距离相等。中心线向足侧倾斜30°～35°角，通过外耳孔上缘达胶片中点。

标准片：枕骨，枕大孔，颞骨岩锥内听道等结构均能清楚显示。内听道呈水平横行于岩骨，其骨壁光滑，两侧大小可不对称。成年人内听道宽度在3～10mm之间，左侧平均5.8 mm，右侧平均5.7mm（图1-5）。

3. 岩骨斯氏位（Stenver）像 患者俯卧于摄影台上，头转向患侧，头颅矢状面与台面成45°角，水平线垂直胶片，下颌小头位于台中线后2cm。中心线X向头侧倾斜12°角，通过枕骨结节下2cm与乳突尖连线中点，向下1.5cm达胶片中心。

标准片：显示颞骨岩部的后前斜位像，观察岩锥，内听道，乳突和内耳结构。成年人斯氏位内听道宽度为3～10mm，左侧平均5.2 mm，右侧平均5.2mm（图1-6）。

4. 颈静脉孔位像 患者仰卧摄影台上，两臂放在身体两侧，头颅正中线对准台面中线，下颌上抬，口尽量张开，使上门齿尖与外耳孔连线垂直台面，两侧耳屏至台面距离相等。中心线垂直或向头侧倾斜5°～10°角，通过口裂中心射入胶片中点。

标准片：两侧颈静脉孔位于岩骨内侧向上延伸。可见颈静脉孔位于颈动脉管的后方，茎突根部的内面，前为岩骨，后为枕骨，在内听道下缘水平。两侧大小可不对称，分为内侧神经部和外侧血管部两个部分，颈内静脉、咽升动脉脑膜支，以及舌咽、迷走和副神经通过（图1-7）。

5. 视神经孔位像 患者俯卧于摄影台上，头转向患侧，头颅矢状面与胶片成53°角，患侧鼻翼与外耳孔连线垂直胶片，患侧鼻尖、颧骨及前额贴片，胶片中心放在患侧眼眶中点。中心X线垂直通过患侧眼眶达胶片中点。

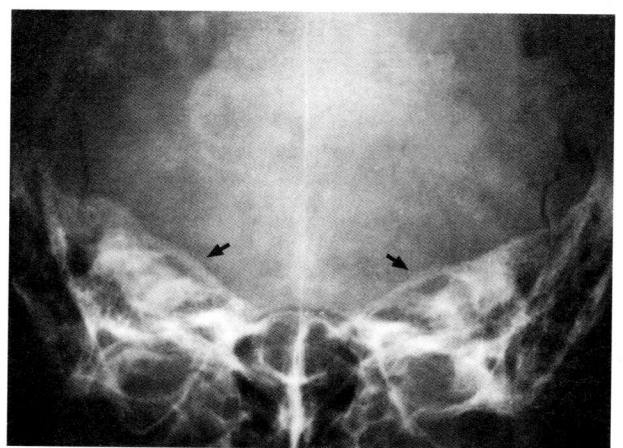

图1-5 头颅汤氏位像
显示双侧岩骨尖、内听道，后者位于岩骨体（↑）的中部。

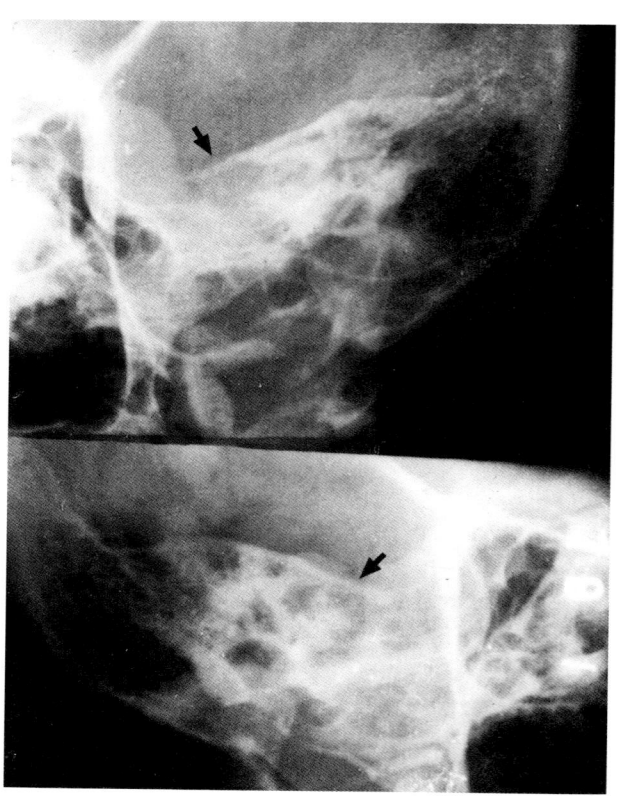

图1-6 岩骨斯氏（Stenver）位像
显示正常内听道（↑）

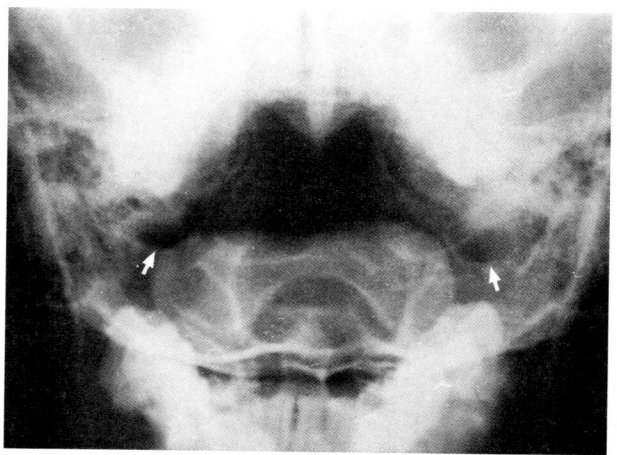

图1-7 颈静脉孔位像
显示双侧正常颈静脉孔（↑）。

标准片：视神经孔位于眼眶外下1/4处清楚显示。

视神经孔位于眶上裂的内上方，常为圆形或卵圆形，两侧可不对称，平均值：右侧4.8mm×5.3mm、左侧4.3mm×5.2mm，视神经和眼动脉由此通过（图1-8）。

6.舌下神经孔位像　患者仰卧于摄影台上，患侧抬高，头颅矢状面与胶片成45°～53°角，健侧鼻翼外耳孔连线垂直胶片，胶片中心置于鼻听线上。中心X线通过患侧鼻听线外耳孔前3cm垂直射入胶片中点。

标准片：舌下神经孔位于枕骨髁的前1/2部位的两侧壁上，呈边缘锐利的圆形低密度影，位于同侧下颌骨髁突与喙突之间，其中有舌下神经通过（图1-9）。

7.颅底位（颏顶位）像　患者仰卧于一个特别摄影架上，两下肢屈膝，两臂放于身体两侧，下颌尽力上抬，头颅水平线平行胶片，矢状面与胶片垂直，两侧耳屏与胶片距离相等。中心X线向头侧倾斜37°角，通过两下颌角连线中点向下2cm处，垂直射入胶片。

标准片：显示颅底、蝶窦、筛窦蜂窝等结构，主要观察颅底卵圆孔、棘孔、破裂孔、颧骨弓、岩骨和内听道。

卵圆孔：位于蝶骨大翼外后角，棘孔的前内侧，两侧常不对称，成年人大小约2mm×5mm～10mm×15mm，三叉神经下颌支通过该孔。

棘孔：位于卵圆孔的外后方，随年龄增长而加大，脑膜中动脉由此通过。

破裂孔：位于岩骨尖的内下方，颈内动脉和交感神经丛通过（图1-10）。

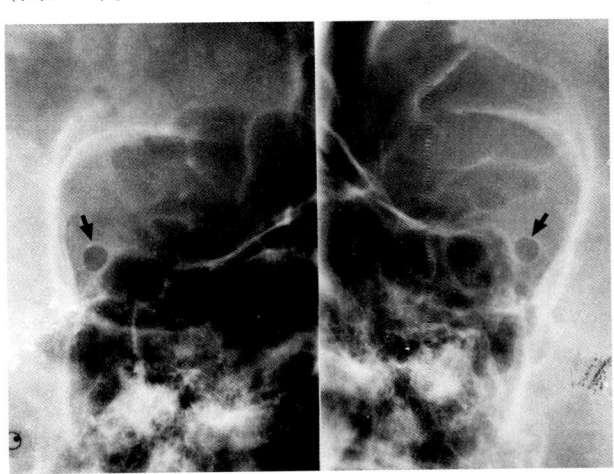

图1-8　视神经孔位像
显示正常视神经孔（↑）。

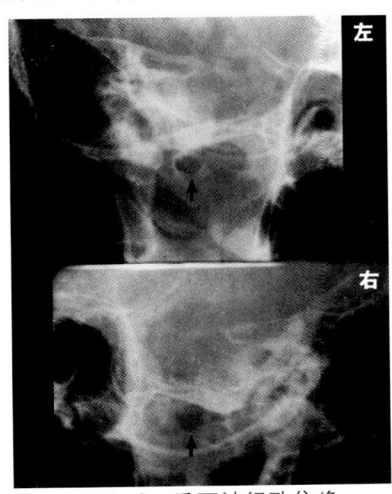

图1-9　舌下神经孔位像
显示正常舌下神经孔（↑）。

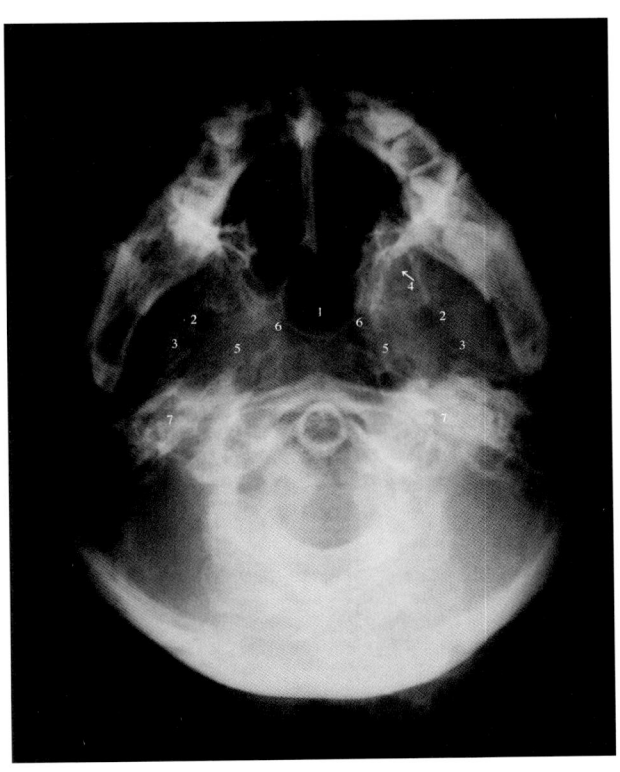

图1-10　颅底位（颏顶位）像
1.显示正常蝶窦　2.卵圆孔　3.棘孔　4.圆孔　5.颈动脉管
6.破裂孔　7.内听道。

8.蝶鞍侧位像　蝶鞍侧位的投照方法与头颅侧位相同，主要用于观察蝶鞍部骨质结构和局部有无钙化斑。蝶鞍位于颅底中央，两侧为中颅凹，鞍内为垂体所在，前上方为视交叉，两旁有颈内动脉及海绵窦，鞍底下方为蝶窦。蝶鞍为颅内病变最易引起变化的部位，具有较高的诊断价值。正常蝶鞍形态因人及头型而异，可为卵圆形、圆形、扁圆形。儿童多为圆形，幼儿的蝶鞍较浅（图1-11）。

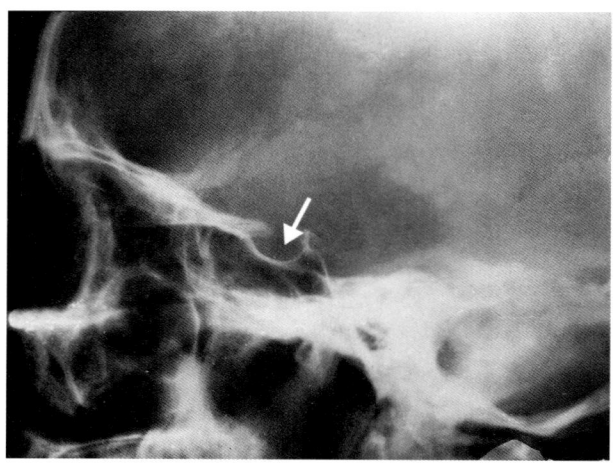

图1-11　蝶鞍侧位像
显示正常蝶鞍。

蝶鞍有以下解剖特点：

（1）两侧无骨壁支撑，抵抗力小；

（2）垂体的体积约为0.8～2.0cm³，平均为1.2cm³，蝶鞍的容积相当于垂体体积的2倍，因此垂体即使增大2倍，蝶鞍也可无骨质破坏；

（3）前床突远离中线，不构成鞍顶；

（4）蝶鞍下方为蝶窦，鞍底是颅内骨结构的一个薄弱点，鞍底受压可使其局部或全部下陷。蝶鞍依年龄不同骨质结构及密度的变异很大。

蝶鞍测量：蝶鞍的前后径为蝶鞍前后壁之间的最大距离，正常成年人为7～16mm，平均11.7mm，蝶鞍的深径为鞍结节和后床突连线至鞍底最低点的垂直距离，正常成年人为7～14mm，平均9.5 mm。

五、X线气脑和气体脑室造影

X线气脑和气体脑室造影在CT问世前曾经被广泛用于颅内非占位性病变和脑深部占位性病变的检查。

（一）X线气脑造影

X线气脑造影是将气体引入颅内，使脑室和蛛网膜下腔显影的检查技术，可分为大剂量气脑造影和小剂量定向气脑造影两种方法。

1.适应证　脑萎缩，颅脑外伤或颅内炎症的后遗症，颅内占位病变或颅压增高而无明显神经定位体征者和脑先天性异常及畸形。

2.禁忌证　严重颅内压增高有脑疝先兆，视力极度减退，急性颅内出血和颅内急性炎症或穿刺部位感染者。

3.术前准备　造影前一天晚给患者服用镇静剂，造影检查前6小时禁食。有颅内压增高者，先给予甘露醇进行脱水治疗。

4.造影方法　X线气脑造影检查要想得到满意的影像，患者必须采取一定体位，使气体顺利进入脑室、各脑池及大脑表面。

（1）大剂量X线气脑造影　患者取坐位，腰穿后先放出脑脊液，再以2ml/min的速度缓慢注入过滤空气或氧气，进行等量气-液交换。脑室不扩大者注入40～50ml气体，脑室扩大时适当增加注气量，一般气体占脑室容积2/3时，拔除穿刺针变换头的位置，使进入脑室的气体均匀分布在蛛网膜下腔。然后进行前后位、后前位、左侧位和右侧位投照。

（2）小剂量定向X线气脑造影　腰穿后注入过滤空气或氧气，不放出脑脊液，或先注气后放脑脊液，放液量约为注入气量的1/2或1/4，以1～2ml/min的速度缓慢注入气体，总气量控制在30ml以下。掌握好气体入颅后的流径，使气体在所需要的脑室或蛛网膜下腔显影并摄片。

X线气脑造影可引起不良反应，以头痛、恶心、呕吐常见，甚至可出现虚脱、癫痫发作等症状。患者出现副反应的轻重与注入气体量、注入速度以及气体的种类有关。上述症状为气体刺激脑膜所致，患者取头低足高位休息数天症状即可消失。颅内占位病变患者，在造影过程中或造影后短时间内，可诱发脑疝。放出脑脊液使椎管内压力下降，或者注入气体刺激脑脊液分泌增加，引发颅内压迅速增高是脑疝发生的机制。因此，造影前应严格掌握检查的适应证和禁忌证，造影后需要对患者进行加强脱水治疗。

(二) X线气体脑室造影

X线气体脑室造影是将气体直接注入侧脑室显示脑室的检查方法，一般注入空气或氧气。

1. 适应证　颅内压增高有脑疝前驱症状、中线和后颅凹占位性病变和阻塞性脑积水。

2. 禁忌证　弥漫性脑肿胀而脑室不大、颅内感染未得到满意控制和颅内压增高导致视力极度减退至0.1以下，造影检查有引起失明危险者。

3. 术前准备　与X线气脑造影术相同。

4. 造影方法　X线脑室造影多采用侧脑室额角穿刺，先放出脑脊液，再缓慢注入足量气体，使气-液进行交换后摄片。注入气量的多少视脑室大小而定，最少注气量应使仰卧位侧脑室前部气柱高度超过室间孔。注气后需要变换头位使脑室各部分显影。

5. 显示幕下病变的投照位置和所示脑内结构

(1) 坐位水平投照　患者头前倾15°～200°角，胶片置头的一侧与头颅矢状面平行，中心X线通过耳壳上缘垂直射入。照片显示第Ⅳ脑室、中脑导水管、第Ⅲ脑室、侧脑室后角、枕大池和基底池等结构。

(2) 第Ⅳ脑室位　患者俯卧位，将胶片置于头的一侧，与头颅矢状面平行，中心线通过耳壳上缘垂直射入。照片显示：第Ⅳ脑室、中脑导水管、第Ⅲ脑室、侧脑室后角和枕大池等。

(3) 坐位反汤氏位　患者坐位头向前倾20°～25°，或者管球向头侧倾斜20°～25°角投照，中心X线通过枕骨粗隆下射入。照片能显示中脑导水管和第Ⅳ脑室，对显示中线结构的移位有重要意义。

6. 幕上病变投照位置和所示脑内结构

(1) 侧位　患者俯卧，靠胶片侧身体略抬高，头颅矢状面与胶片平行，水平面与胶片垂直，中心X线通过耳壳上缘垂直射入，照片能显示整个脑室系统。由于气体和脑脊液的比重不同，欲观察左侧病变时，右侧靠片，反之左侧靠片。

(2) 前后位　患者仰卧，眶下缘与外耳孔联线垂直胶片，中心X线由眉间上2cm处射入。照片显示侧脑室前角、侧脑室体部前中部分、第Ⅲ脑室前部和颞角的前部。

(3) 前角位　患者仰卧，头略向后仰，头颅矢状面与胶片平行，瞳间线与胶片垂直，中心X线通过耳壳上缘射入。照片显示侧脑室前角、第Ⅲ脑室前部和颞角前部。

(4) 后角位　患者俯卧，眶下缘与外耳孔联线垂直胶片，两耳屏与胶片距离相等，中心X线通过枕骨粗隆上2cm射入。照片显示侧脑室体部、枕角、颞角后部，第Ⅲ脑室后部，中脑导水管和第Ⅳ脑室。

六、X线阳性对比剂脑室造影

X线阳性对比剂脑室造影，是将有机碘水溶液直接注入脑室显示脑室的造影方法。对比剂通常为60%的碘卡明（Amipaque）和60%的康锐（Conray）。此方法显示第Ⅲ脑室、中脑导水管及第Ⅳ脑室的效果较好，对诊断中线和后颅凹病变的定位诊断效果较佳。

1. 适应证　颅内中线和后颅凹病变和梗阻性脑积水，而脑室扩大不显著者。

2. 禁忌证　颅内炎性病变控制不满意者。

3. 造影方法　患者俯卧，颅骨钻孔，穿刺一侧侧脑室前角，吸出3～5ml脑脊液，与等量60%Conray混合后，注入侧脑室，然后调整头颅位置，拍摄汤氏位（30°前后位）和侧卧水平位照片。

阳性对比剂X线脑室造影比气体X线脑室造影更安全，显示第Ⅲ脑室、中脑导水管和第Ⅳ脑室的效果较气体脑室造影为佳，易于观察脑室变形、移位等变化。但是个别患者对含碘对比剂过敏，术中或术后可有头痛、发热、呕吐等不良反应，若对比剂进入蛛网膜下腔可引起患者抽搐，甚至昏迷，需紧急处理。

七、脑室和蛛网膜下腔解剖和正常X线表现

(一) 脑室系统解剖（图1-12～图1-14）

脑室是一系列互相沟通的脑内腔室，包括两侧侧脑室、第Ⅲ脑室和第Ⅳ脑室。两侧侧脑室经孟氏

孔（Monro）与第Ⅲ脑室相通，中脑导水管连通第Ⅲ脑室与第Ⅳ脑室。后者下方与延髓中央管相连，并经中孔和侧孔与小脑延髓池沟通。脑室内壁衬有室管膜，脑室腔内充满脑脊液，并与蛛网膜下腔相通。

1. 侧脑室　侧脑室位于大脑半球内部，分前角（额角）、体部、后角（枕角）、下角（颞角）和三角区5个部分。侧位观察：额角、体部、三角区及枕角沿颅骨穹窿的曲线形成纵贯前后的主体，颞角则是由三角区向前下方延伸的分支。正位观察：左右两侧侧脑室对称分列于中线两侧，额角的前部稍向外展，两侧体部相邻，中间为透明隔。体后部又逐渐向两侧分离，三角区、枕角和颞角依次远离中线。额角为室间孔前的部分，并向前、向下、向外伸入额叶，额角的前壁和顶为胼胝体的嘴部和膝部，内侧后部为透明隔和穹窿柱，额角底部和侧壁为尾状核头部。

自室间孔向后至胼胝体压部为侧脑室体部，体部顶为胼胝体，内侧壁为透明隔，底部自前向后分别为尾状核、视丘、脉络丛和穹窿，外侧壁为尾状核尾部。两侧额角后部和体前部内侧的透明隔为双层薄膜，其间有一个潜在间隙。枕角伸向后外方，长短不定，可两侧不对称或一侧缺如。枕角顶和外侧壁为胼胝体毯，内侧为大钳和禽距。颞角向前向下、向外，远端稍向内弯，颞角顶大部为胼胝体毯，内侧为尾状核尾部。其底部由海马形成，内侧有脉络丛。侧脑室体部、后角和颞角汇合处为三角区。

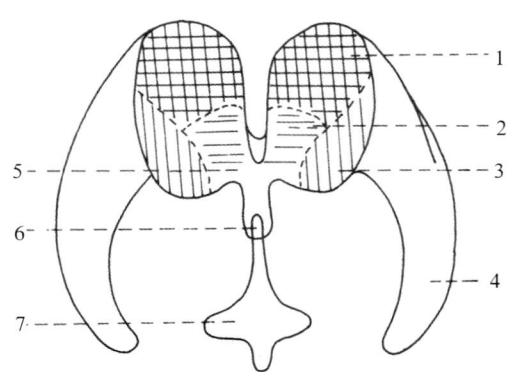

图1-12　脑室前后位
1. 侧脑室体部　2. 侧脑室前部　3. 侧脑室前角
4. 侧脑室下角　5. 室间孔　6. 导水管　7. 第Ⅳ脑室

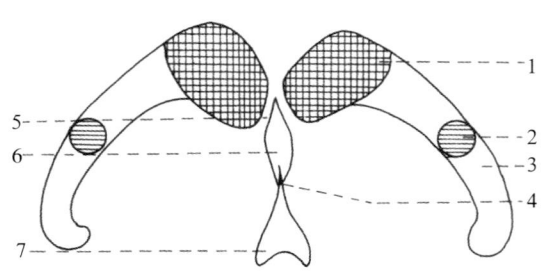

图1-13　脑室后前位
1. 侧脑室体　2. 侧脑室后角　3. 侧脑室下角　4. 中脑导水管
5. 松果体上隐窝　6. 第Ⅲ脑室　7. 第Ⅳ脑室

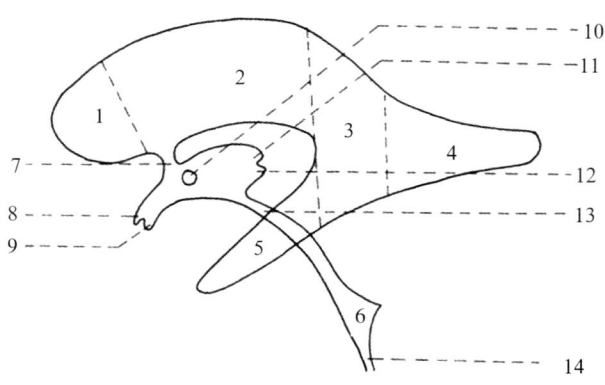

图1-14　脑室侧位
1. 侧室前角　2. 侧室体部　3. 侧室三角区　4. 侧室后角　5. 侧室下角　6. 第Ⅳ脑室　7. 室间孔　8. 视隐窝　9. 漏斗隐窝　10. 中间块　11. 松果体上隐窝　12. 松果体隐窝　13. 中脑导水管　14. 正中孔

侧脑室各部与脑叶的对应关系如下：侧脑室额角和体前上部在额叶内，额角端距额极3～4cm。体后下部和三角区上部在顶叶内。枕角在枕叶内。颞角在颞叶内，颞角前端距颞极2.5cm，三角区上部入顶叶，下部入颞叶，后部在顶枕叶之内。

2. 第Ⅲ脑室　第Ⅲ脑室位于两侧丘脑之间的狭窄间隙，前上方经室间孔与两侧侧脑室相通，后下方与中脑导水管相连。在矢状切面上近似四边形。前壁为穹窿柱、前连合和终板，后壁为松果体隐窝、松果体、松果体下隐窝、后连合和中脑导水管。第Ⅲ脑室上壁（又称第Ⅲ脑室顶）是中间帆，由一薄层上皮构成，有脉络丛伸入。第Ⅲ脑室侧壁为视丘和下视丘的内面，下壁自前向后依次为视交叉、漏斗、灰结节、乳头体、后穿质、大脑脚和中脑被盖。第Ⅲ脑室中央有灰质块连接两侧视丘，即中间连合又称之为中间块。

3. 中脑导水管　中脑导水管为连接第Ⅲ脑室和第Ⅳ脑室的细长通道，长约1.5cm，宽约0.1～0.2cm，背侧为四叠体，腹侧为中脑被盖和大脑脚。

4. 第Ⅳ脑室　第Ⅳ脑室位于小脑腹侧、桥脑和延髓背侧，上与中脑导水管相通，下与延髓中央管相连，下方和两侧以中孔和侧孔与小脑延髓池沟通，两侧扁桃体之间为小脑溪。第Ⅳ脑室底为菱形窝，顶为前髓帆和后髓帆，二者连接成幕状尖顶，为小脑、小脑脚所覆盖，后髓帆上有脉络丛附着。

（二）蛛网膜下腔（图1-15，图1-16）

蛛网膜位于硬脑膜与软膜之间，为三层脑膜之一。蛛网膜与软脑膜之间为蛛网膜下腔。脑回表面的蛛网膜下腔较窄，而脑沟处较深，使蛛网膜下腔的剖面呈三角形间隙。在颅底和脑干周围，蛛网膜下腔宽大，称之为脑池，可分为基底池和交通池。

1. 位于脑底与颅底之间者为基底池，包括以下脑池：

（1）小脑延髓池（枕大池）　位于后颅凹底部的后方，小脑与延髓之间。前与小脑溪、第Ⅳ脑室相通，经小脑扁桃体外围与桥池相连，向上至小脑蚓部此脑池变窄，下与椎管蛛网膜下腔连续。

（2）桥池　位于桥脑前方，内有基底动脉通过，两侧为桥小脑角，前为岩锥，后为小脑，上为穹窿。前上方与脚间池相通，后下方与小脑延髓池相连。

（3）脚间池　位于中脑大脑脚之间，向前与交叉池、向后上与环池相通，其内有脑基底动脉环。

（4）交叉池　位于中线，额叶底的后方，从视神经的内侧面到视交叉的下方，外侧为颈内动脉，前上经终板池与胼胝体池相通，下方与垂体周围的蛛网膜下腔相通。

（5）嗅池　位于额叶底面，距中线1～2cm。

2. 脑池位于半球表面蛛网膜下腔与基底池之间的通路上，称为交通池，包括以下各池：

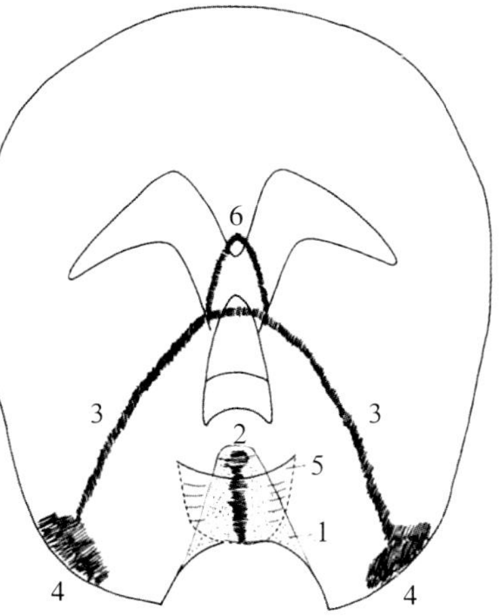

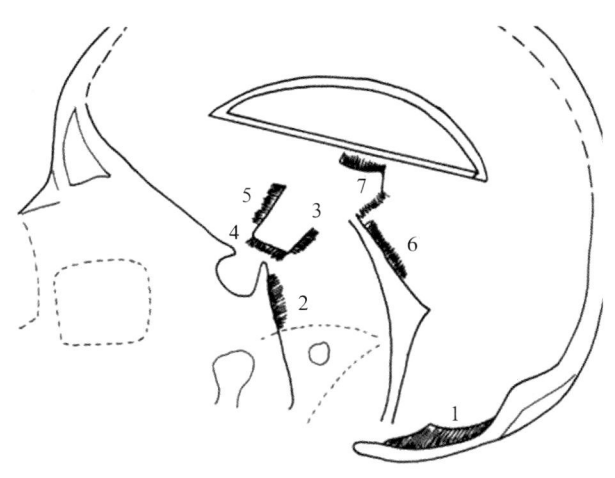

图1-15　脑池反汤氏位
1.桥小脑脚池　2.小脑溪　3、4.环池　5.大脑脚池及脚间池　6.四叠体池

图1-16　脑池侧位
1.枕大池　2.桥池　3.脚间池　4.交叉池　5.终板池　6.四叠体池　7.三室上池

(1) 终板池　位于两侧额叶内面之间终板的前方，为交叉池沿第Ⅲ脑室前壁终板之延伸部。

(2) 大脑外侧裂池　位于额底与颞叶前端之间的颞角外上方，在颅底向前、向外延伸，转向后上方，沿侧裂入大脑半球表面脑沟，内有大脑中动脉走行。

(3) 胼胝体池（胼胝体沟）　在大脑半球的内侧，绕胼胝体膝部、体部和压部与大脑大静脉池相通。

(4) 大脑大静脉池　为第Ⅲ脑室后方的间隙。

(5) 四叠体池　位于天幕裂孔的后上部，上为胼胝体压部，下为四叠体和小脑前髓帆，后为小脑上蚓部，前有松果体。大脑大静脉位于其中。

(6) 第Ⅲ脑室上池　为第Ⅲ脑室膜性顶上方的间隙，由两层蛛网膜反折而成。

(7) 环池　位于中脑大脑脚的外侧，环绕脑干，上部为四叠体，向外后伸向视丘枕部，向前沿颞角方向走行，侧界为海马回。

(8) 小脑上池　为天幕与小脑之间的间隙，向前与四叠体和大脑大静脉池相通，向后与小脑延髓池相通。

(9) 大脑纵裂池　两大脑半球之间的间隙。

（三）正常脑室造影的X线表现

以X线脑室造影为例加以说明，若为阴性对比剂，则黑白对比度反转。

1. 脑室系统

(1) 侧脑室

①前后位像（图1-17）　显示两侧额角、体前部和颞角前部，两侧对称，以透明隔为界位于中线两旁。额角呈高密度较大长方形，靠中线的高密度为三角形区，其上方密度度最高的方形影为侧脑室体的轴位投影，其下缘可见丘形突起的充盈缺损为匍形的脉络丛。透明隔呈一条致密直线，中段宽约1~2mm，长度为15~25mm。

正常人侧脑室外上角应为锐角，左右对称，两侧外上角之间的距离约为颅腔最大横径的1/4。侧脑室颞角在眼眶内显示，呈凸面向外的半环形，两侧对称，内缘向室腔内凹陷，为海马回压迹。

②后前位像（图1-18）　显示两侧侧脑室枕角、三角区、体部和颞角后部。两侧侧脑室分开呈"八"字形，稍向内突出的部分为枕角，靠近中线部位的是侧脑室体部，向外向下延伸的部分为颞角。两侧侧脑室可不对称。

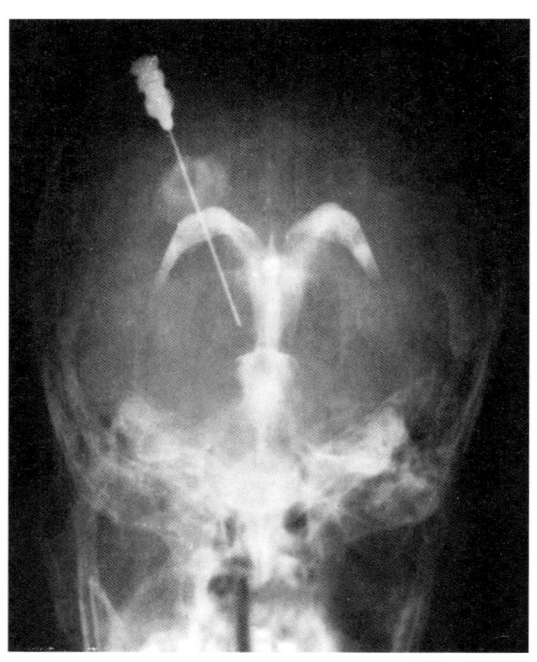

图1-17　脑室造影前后位像
显示正常脑室系统。

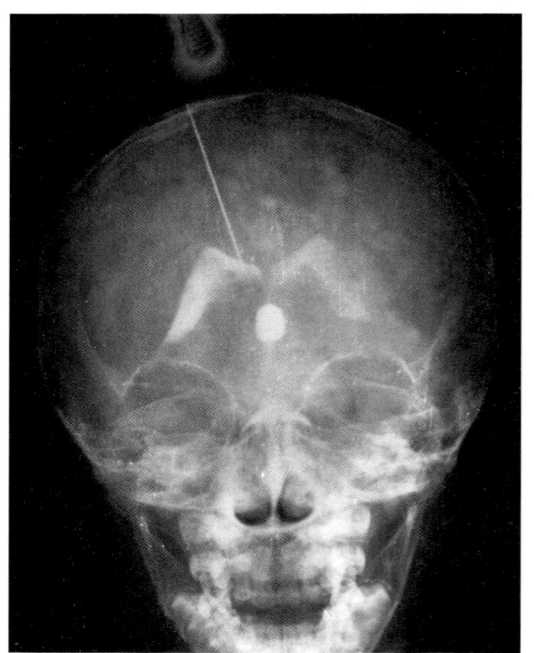

图1-18　脑室造影后前位像
显示正常脑室系统。

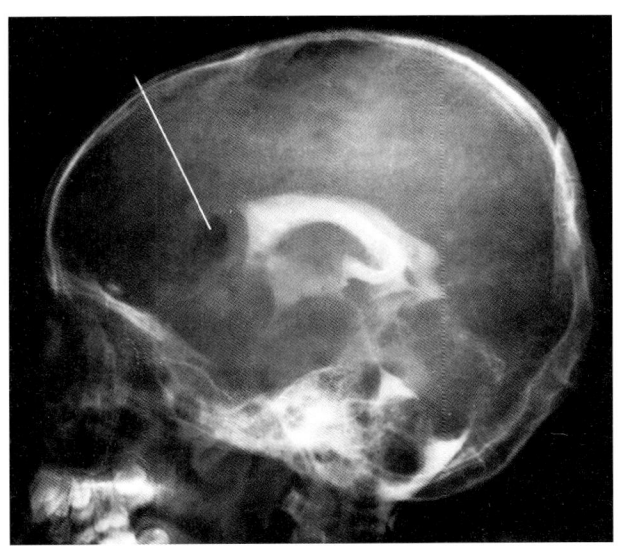

图1-19 脑室造影侧位水平投照像
显示正常脑室系统。

③侧位像（图1-19）　如充气良好，可显示远离胶片侧的侧脑室全貌。侧脑室以室间孔与第Ⅲ脑室相通，室间孔前为较膨大的前角（额角），其下缘轻度内凹，密度较高为尾状核影。室间孔之后、三角区之前为稍向上弓形的侧脑室体部。枕角伸向后方两侧常不对称，甚至缺如。颞角伸向前下方，两侧对称，体部、枕角和颞角汇合成三角区，分界不清，其前缘可见软组织密度的脉络丛影。侧脑室额角、体部、三角区和颞角构成一个横置的倒"U"形环，第Ⅲ脑室投影在其中，呈近似四边形。

侧脑室枕角的变异最多，两侧可不对称，甚至缺如。在三角区和枕角移行部上缘可见较大的禽距凹形压迹，类似肿块，可两侧不对称。三角区脉络丛球可类似软组织肿块，易误诊为肿瘤。

透明隔由两层薄膜构成，其间隙含有液体，若此间隙增宽，并与脑室相通，对比剂可进入此腔，称透明隔间腔或第Ⅴ脑室。前后位片上第Ⅴ脑室介于两侧脑室之间，上下缘与侧脑室顶、底相平，下缘可与第Ⅲ脑室部分投影重叠。侧位片重叠在侧脑室体前部。第Ⅴ脑室之后有时伴有第Ⅵ脑室。第Ⅴ、第Ⅵ脑室的内壁不衬以室管膜，不属于真正的脑室系统，在梗阻性脑积水时可见其显影。

(2) 第Ⅲ脑室
①前后位　第Ⅲ脑室位于中线，在透明隔的下方，呈窄条带状，第Ⅲ脑室上端与侧脑室间有厚约2～3mm的软组织影，为穹窿前支。充气较多时，第Ⅲ脑室后部可与侧脑室及透明隔下端重叠。中间块在第Ⅲ脑室中段形成高密度影。

②后前位　在后前位上，第Ⅲ脑室较前后位稍大，其上下方可见透过度更高的小圆形影，为松果体上隐窝和中脑导水管的轴位投影。第Ⅲ脑室前部充盈呈窄带状向下延长。

③侧位　第Ⅲ脑室呈不规则的四边形，上下缘较长而光滑，呈凸面向上的弧线状，前后缘较短，不平整。前上方有室间孔与侧脑室相通，后下端与中脑导水管相连。四边形的前缘较低，上部平滑为终板，与室间孔相接，下部有前后两个尖锐突起，分别为视隐窝和漏斗隐窝，位于蝶鞍上。视隐窝后缘为视交叉。正常人视隐窝的前后位置变异很大。四边形后缘的位置较高，有上下两个突起，分别位于松果体的上下，为松果体上隐窝及松果体隐窝，其下方为中脑导水管开口。四边形的上缘自室间孔至松果体上隐窝，呈弓形弯曲状为第Ⅲ脑室的顶，与侧脑室底接近平行。四边形的下缘自漏斗隐窝至中脑导水管的前缘，为第Ⅲ脑室的底，平滑并略呈弓形。第Ⅲ脑室的中心部稍上方，有一小圆形或卵圆形致密影长约4～8mm，为中间连合或中间块。

第Ⅲ脑室的正常变异以松果体上隐窝最多，它可宽可窄、可长可短，也可缺如。中间连合可以很大，形成脑室内的充盈缺损样改变，易误诊为肿瘤；部分正常人的中间连合也可缺如。

(3) 中脑导水管
①前后位　中脑导水管一般在前后位上不显影。后前位片在中线可见其细条状透光影，上端与第Ⅲ脑室下部重叠，下端变大接第Ⅳ脑室。

②侧位　显示中脑导水管自第Ⅲ脑室后下缘开始，呈凸面向后上的轻微弧形小管形，向后下方走行进入第Ⅳ脑室。

(4) 第Ⅳ脑室
①前后位　一般第Ⅳ脑室不显影。
②后前位　显示第Ⅳ脑室居中，上接中脑导水管，可呈菱形或伞形，第Ⅳ脑室两侧端透过度低处为侧孔。

③ 侧位 第Ⅳ脑室呈幕状，底向前，顶向后。其下缘有后髓帆凹入，可不光整，为小脑蚓结节和脉络膜丛附着所致。第Ⅳ脑室的上缘平直，上端稍隆起处为四叠体的下界。

2. 蛛网膜下腔 蛛网膜下腔气脑造影（图1-20，图1-21）可显示宽大的脑池和脑沟，由于蛛网膜小梁的影响，蛛网膜下腔的显影不如脑室系统清楚，其充气显影的清晰度与注气量多少和头位有关，在X线片上蛛网膜下腔呈低密度或高透过度。

（1）基底池

①枕大池（小脑延髓池） 位于小脑下蚓和小脑扁桃体的下后方，延髓后上、枕骨内面和枕大孔后缘的前方。侧位呈三角形，前后径为0.5～2.0cm。小脑溪在中线上为枕大池向上延伸的部分，位于两侧小脑扁桃体之间和下蚓的后方。反汤氏位枕大池呈三角形。

②桥池 位于桥脑的腹侧面，前界为斜坡，前后径为5～12mm。有听、面、外展、三叉神经和基底动脉通过。

③桥小脑角池（桥池侧突） 前界为岩骨锥体后面，后界为小脑半球及小脑脚，内侧为桥脑侧面，下面为桥脑延髓伸展而来的蛛网膜。反汤氏位观察，桥小脑角池位于内听道开口的附近，呈线条状或三角形，宽度不一，两侧可不对称。

④脚间池 位于交叉池的后方，下缘为鞍背，上缘为大脑脚前方及大脑脚之间。脚间池的前界是漏斗和视交叉，后缘为桥脑的腹侧面，气脑造影的显影率为90%。池内有大脑后动脉或基底动脉和第Ⅲ对颅神经显示。

⑤交叉池 为视交叉的间隙，绝大多数位于鞍膈上方，少数在鞍背上方。其前上与终板池、后与脚间池相通。其宽度一般为1mm左右，也可达10mm。

⑥嗅池 位额叶底面，前后位见两条带状气影，长约1.5cm，距中线1～2cm，其下方接近中线。

（2）交通池

①终板池 位于第Ⅲ脑室前部，为交叉池沿第Ⅲ脑室前壁终板的延伸部，充气时似逗点状。

②外侧裂池 额底及颞叶前端之间颞角外上方，正位像观察其位于眼眶的外上缘，其外侧与脑表面的蛛网膜下腔相通。

③胼胝体池 正位像位于中线胼胝体的上方，侧位观沿侧脑室顶向后走行，与大脑大静脉池相通。

④大脑大静脉池 侧位像位于第Ⅲ脑室的后部。

⑤四叠体池 侧位像显示四叠体池位于中脑导水管后，上接大脑大静脉池，后接小脑上池。

⑥第Ⅲ脑室上池 侧位像显示清楚，位于大脑大静脉池的前方，第Ⅲ脑室的上方。

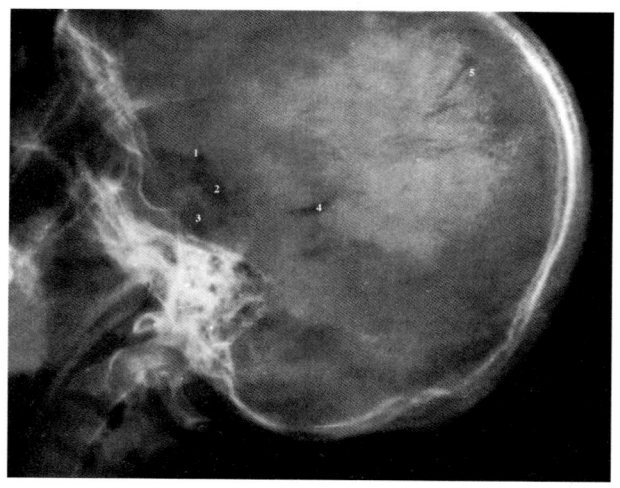

图1-20 气脑造影侧位像
1.显示交叉池 2.脚间池 3.桥池 4.环池 5.顶部脑沟

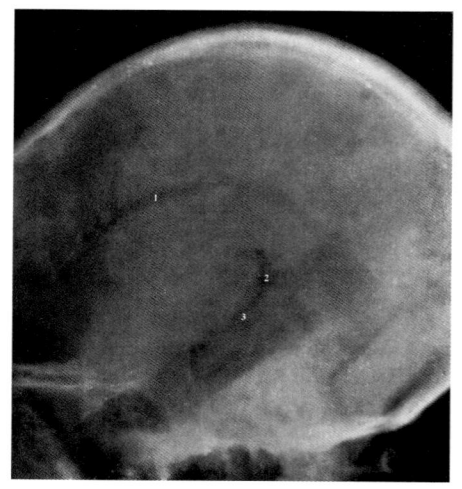

图1-21 气脑造影侧位像
1.显示胼胝体池 2.四叠体池 3.环池

⑦环池 位于中脑周围,约在小脑幕切迹水平,可分为:

A.翼部,延伸至视丘枕。

B.上部,在四叠体的上方,位于中线上,宽约5~7mm。

C.侧部,又分:侧池(环池本部),包绕脑干;环池窦部,自大脑大静脉的起始部向前沿颞角方向走行,其侧界为海马回,在侧位像上可清楚显示。

⑧小脑上池 侧位显示最佳,上为天幕,下为小脑,前与四叠体和大脑大静脉相通,后与小脑延髓池相通。

⑨大脑纵裂池 两大脑半球之间隙,正位像见于中线,自顶部内板垂直下行至室顶上方。

(刘 英 李坤成)

第二节 计算机体层摄影

一、CT 的历史发展、现状及前景

计算机体层摄影(computed tomography,CT)以 X 线为能源,曾被称为 X 线 CT(X-ray CT)以区别其他体层摄影技术(如SPECT等)。目前CT已经成为一个通用汉语词汇,直接在日常生活中广泛应用。

CT 由扫描架、扫描床、控制台、计算机、资料记录存贮系统、图像显示及摄影系统等部分组成。为了阐述方便,将 CT 整体设备简称为 CT 扫描机或 CT 机(CT Scanner)或者直称为 CT。

CT 问世于1971年,由英国计算机工程师 G N Hounsfield发明,1972年首台头颅CT机用于临床,1973年第一篇关于中枢神经系统疾病CT诊断的文章发表在英国放射学杂志上。CT 具有图像清晰、检查简便快速、诊断准确、安全无创伤等显著优点,迅速在临床普及应用。CT 是 20 世纪改变人类生活的10项重大发明之一,从根本上改变了传统放射学的面貌,奠定了现代医学影像学的基础,CT 是医学影像学发展史的重要里程碑。由于 Hounsfield 的卓越贡献,1979年他与提出CT成像重建数学理论模式的美国科学家 A M Cormack 共同获得诺贝尔生理学和医学奖。

Hounsfield发明并用于临床的 CT 机仅能进行头颅扫描。1974年,美国工程师 R Ledley 设计开发出全身CT。在其后若干年内,CT 技术发展的重点集中在缩短扫描时间和提高图像质量等两个方面。迄今为止,CT 机的发展大体经历了体轴横断位扫描、螺旋扫描和多排螺旋扫描三个阶段。体轴横断位扫描阶段在习惯上又可分为五代,系1976年由 GL Brownell 提出,主要根据扫描方式和探测器数目进行分类。

至20世纪80年代后期,伴随滑环技术的问世,螺旋扫描开始用于临床,使CT扫描速度、覆盖范围、图像质量、诊断价值和临床应用都得到重大改进,从而掀开CT技术新的篇章。CT的螺旋扫描改变了传统CT往复式扫描方式,使扫描时间大为缩短,进入亚秒时代。螺旋CT连续获得大量数据,有利于进行图像的三维重组,其技术进步主要体现在以下几个方面:

1. 实现 CT 血管成像(CT angiography,CTA)。

2. 能进行组织器官的CT灌注扫描。

3. 具有多种图像重组功能,主要包括最大强度投影(maximal intensity projection,MIP)、多平面重组(multi-planar reformation,MPR)、容积再现(volume rendering,VR)、仿真内镜(virtual endoscopy,VE)和表面遮盖显示(surface shaded display,SSD)等功能,显著提高了CT的显示能力,在CTA、各种器官及复杂组织结构的三维显示方面取得突破性进展。

在此期间美国加州大学旧金山分校放射科设计出最初被称为超高速CT(ultrafast CT,UFCT)、后改称电子束CT(electron beam CT,EBCT)的设备。这种CT利用电子枪形成的电子束,经聚焦

对靶环进行快速旋转冲击而产生X线,使扫描速度得到极大提高。由美国Imatron公司设计EBCT的扫描速度可达50ms,管电流达到600mA,其主要优点是时间分辨力高,能有效冻结心脏的跳动,故主要用于心血管系统的检查。EBCT设备昂贵,由电子枪射线束产生的X线质量欠佳,空间分辨力较低,图像质量较差为其主要缺点。在多排螺旋CT(multi-detector spiral CT,MSCT)问世后,尤其在64排MSCT临床应用(2004年)以后,EBCT基本退出历史舞台。

MSCT采用4排以上的多排探测器,配以大容量X线球管,高性能计算机和快速旋转的球管/探测器组合体,使CT的性能得到飞跃性提高。目前64排以上MSCT的基本性能如下:

1. 由于X线球管和探测器复合体的旋转速度最快可达0.27s,其扫描速度显著更快,目前最快5sl即可完成全身扫描(身高2m)。

2. 时间分辨力大幅度提高,采用单球管最高时间分辨力达135ms,双球管可达75ms,加上应用多扇区重建技术或者在2个以上心动周期采集数据,使心脏冠状动脉成像的检查成功率达到98%左右。

3. 一次扫描的成像范围更大(可覆盖整个体部,甚至全身)。

4. 扫描直接获得容积数据,得到各向同性的亚毫米(最高分辨力达0.2mm)高分辨力图像,从根本上改变了CT的本质。

5. 大范围覆盖使整个器官的血流灌注检查成为可能。

6. 被检查者遭受辐射剂量和对比剂用量均大幅度降低。

二、CT的基本原理

CT将传统X线摄影原理与电子计算机技术相结合,与传统X线摄影相同,CT也是先由X线穿透人体,由于人体各部位的组织成分不同,对X线吸收程度亦不相同,因此透过人体X线的强度产生差异。普通X线摄影应用胶片或荧光屏显示其差别,从而形成从黑到白(或从暗到亮))的灰阶图像。普通X线摄影图像,是在一个平面上显示各种组织结构相互重叠的整体影像,为一次(或直接)成像。而CT则是X线透过人体后由探测器接收,通过光电信号转变使之数字化,再经计算机处理,然后按照一定的数学计算方法排列组合成矩阵形式,再以明暗不同的亮度(灰阶)在显示器上形成图像。这个信息采集转变过程是通过X线束对人体不同部位的一个断面进行扫描完成的,它是属于数字化的断面(或称体层)图像,相对于传统X线成像而言,CT是间接成像。

上面介绍了普通X线摄影和CT成像的主要区别和特征,已经涉及到一些CT基本原理的问题,本书不深入探讨与CT有关的X线物理,与成像有关的各种数学计算方法,以及CT设备的组成和性能评价等问题,仅扼要介绍临床诊断医生所必须了解的有关CT的一些基本概念。

(一)CT的基本工作方式及步骤

1. 体层扫描　前面已经提到CT是利用X线对人体的一个断面(或部分)进行扫描,采集X线衰减数据,再通过计算机处理,模拟成亮度灰阶而形成的图像,传统CT的基本特点之一是体层成像。体层扫描球管发出的X线经准直器校准,形成一个笔形或扇形的特定X线束,然后对人体某一部位进行扫描。扫描方式可以从一端到一端的横行(或称平移)扫描,也可绕人体旋转扫描,或者两种方式结合应用。传统CT最初采用往复式扫描方式,后来应用滑环技术,X线管和探测器复合体围绕人体进行单方向间断或连续扫描,即所谓螺旋扫描方式。其获得的CT图像的厚度可经准直器调节。CT的扫描时间、X线条件设置等,各厂家及机型都可略有不同,具体参数可根据临床需要进行选择。目前,经过多年临床实践,CT机均有内定扫描方案(protocols),可基本适用于人体不同部位的检查。在进行CT扫描前,通常先获取定位像(英文称scout view,topogram,pilot scan等),以确定扫描范围、层厚、层间距等条件,待设定所有扫描条件后,整个扫描过程都由计算机控制自动进行。

64排以上MSCT直接获得容积数据,在此基础上再进行体层图像的重建,已经改变了传统CT体层扫描的特征,但是由于CT的名称已经约定俗成,只能继续沿用。

2. 探测器 探测器（detector）是X线扫描信息采集的主要部件，数据采集系统的核心部分，其物理基础是记录X线穿透人体组织后透过的射线量。探测器基本有两种类型：一种是固态的，如闪烁晶体（可由碘化钠、氟化钙、碘化铯等组成）和稀土陶瓷；另一种是气体的，如高压氙气。分别应用光电效应及电离化产生电信号，经模/数转换器（analog to digital converters, ADC）使之数字化，再经计算机处理重建图像。探测器作为信息采集部件，其数量、质量和稳定性等，直接关系到CT的图像质量。从发展看，先有气体探测器，然后是固体探测器，后来发展为稀土陶瓷探测器，最近又出现晶体探测器，使探测器的效率不断提高、敏感性增加、余辉降低。探测器的大小是决定CT空间分辨力的主要因素，目前MSCT的最小探测器体积为$0.5mm^3$。

3. 计算机重建 探测器接收扫描信息后输入计算机，由计算机计算出扫描部位人体组织每一个点（体素）吸收的X线量（或称衰减值），这些数值再按一定矩阵排列加以显示。那些最初采集的、每一个体素的X线值被称之为原始数据；而经计算机处理后按一定大小（像素）排列成矩阵的数值则称显示数据。由原始数据经计算而变成显示数据的过程称之为重建（reconstruction）。重建可以通过不同数学计算模式进行，由于重建方法和运算对临床医生并不重要，本书不加以重点介绍。应该指出，CT的成像速度及分辨力也与计算机容量和运算速度有关。

4. CT图像显示、记录与存贮 经计算机处理后的数字化信息，再经数模转换器（digital to analog converter, DAC）按照矩阵方式以不同亮度的像素组成CT图像。图像可以在显示器上显示，也可打印到胶片上。目前由于PACS的应用，图像的在线存储以磁盘阵列为主，离线存储以DVD为主，曾经在临床广泛应用的软盘、磁带、可擦写光盘等均废弃不用。

（二）与CT有关的一些重要术语、概念及应用技术

1. 分辨力 分辨力（resolution）是衡量CT性能的一项重要指标，CT的分辨力可再进一步分为空间分辨力（高对比分辨力）和对比度分辨力（密度分辨力或低对比分辨力）。

（1）空间分辨力（spatial resolution） 表示在图像中可能被分辨出最小物体的能力。其影响因素有CT成像的数学模式、像素大小、探测器大小，以及所用重建算法等，通常以线对数/毫米（LP/mm）表示，线对数越多，其图像的空间分辨力越高。由于CT的空间分辨力与X线束的几何图形有关，而探测器又不可能小于X线胶片的像素颗粒，故其空间分辨力远不如普通X线成像。

（2）对比分辨力（contrast resolution） 表示图像能分辨最小密度差的能力，又称CT值敏感度，常以百分数（%）表示。CT的对比分辨力约在0.3%～2%/mm之间。其影响因素有层面厚度、X线剂量（即检测到的光子量），以及显示器大小等。层面越薄、X线剂量越高、显示器越大，其对比分辨力越高。此外，CT成像的固有噪声可降低对比分辨力。改善探测器效率，增加X线剂量，提高信噪比等均可增强CT的对比分辨力。

2. CT值 CT值（CT number）又称Hounsfield单位（Hounsfield unit）是CT图像专用密度计量单位，用以区分组织的密度差。CT值并非是绝对值，而是组织之间进行比较的相对值。其物理基础是以X线穿透人体组织时，不同物质对X线吸收不同（或X线衰减值不同）为根据。人体内因水的含量最高，故以水的吸收系数为0，其他组织与水进行比较，为了容易彼此区分，Hounsfield将骨与气体之间的差别分为2000等份，规定骨的CT值为+1000，而气体的CT值为-1000，水的CT值居中为0。CT值具体表示为如下（公式1-1）：

$$公式1-1 \quad CT值 = \left[\frac{\mu - \mu_w}{\mu_w}\right] \cdot \alpha$$

μ：为被测组织的吸收系数，μ_w：为水的吸收系数，

α：为各厂家自定的常数值

在所有医学影像学技术中CT的密度分辨力最高，通过CT值测量，能得到组织密度的定量值，有助于区分不同密度组织，进而有利于病变的定性诊断，CT值测量是CT特有的主要优点。CT值测量的准确性受X线剂量、图像信噪比、像素大小等因素的影响。为了使测量准确性保持在0.5%的范围（或者测量误差在5个CT值单位）之内，必须应用专门测量体模及相应软件，对CT值进行日常校正。

3. 窗技术　根据CT值测量，CT可以分辨2000个密度差，而后者在CT图像上是以灰阶体现的。由于人眼仅能分辨16~24个等级的灰阶差，因此，为了充分发挥CT高密度分辨力的优势，采用了窗技术，将成像组织在一定CT值范围内加以显示。通常以感兴趣区内组织的平均CT值为中心，又称窗中心（window level，WL），以其相近组织的上、下CT值范围为窗宽（window width，WW）。由于人体不同部位组织结构的成分不同，选择不同窗中心和窗宽有利于区分不同密度的组织。取不同CT值范围（即窗宽），图像灰阶代表的CT值即不同。例如：窗宽为+1000~-1000，若灰阶设为16，则灰阶差为2000÷16=125Hu。通常头颅CT的窗宽取100，则灰阶差为100÷16=6.25Hu。

三、CT的临床应用

第一代CT仅能用于头部检查，其扫描时间长，图像质量不佳，很快被第二代CT所取代。第二代CT中大部分仍然是头颅专用机，至第二代改进型CT才可用于全身检查。

颅脑是一个静止器官，其结构的密度差较大，颅内结构的天然对比度好，受人体固有生理运动的干扰很小，故颅脑结构能在CT图像上清晰显示。传统CT因颅底部有骨质、气体、脑脊液和脑实质等多种高反差组织成分的重叠，使之产生较多伪影干扰，为CT的主要缺点。目前，64排以上MSCT直接获取容积数据，然后再重组出各方位图像，故后颅凹伪影干扰问题已经解决，整个颅脑结构都显示得十分清楚。

由于颅脑作为人体神经中枢，对维持生命活动有其特殊重要性，累及颅脑的中枢神经系统疾病的致残、致死率均较高，因此对之进行早期诊断和早期治疗，历来是神经学科的重要课题。20世纪70年代以前，神经系统的影像学检查主要是X线脑血管造影、气脑或脑室造影检查，这些方法曾经对神经学科的发展，特别是近代神经外科的进步发挥过重大作用；但这些方法也有缺点，比如因其属于创伤性技术，故操作复杂，诊断效果有限，尤其对神经科急危重症（如颅脑外伤、中风等），常由于得不到及时诊断而丧失抢救机会。CT具有检查简便快速、无创伤、图像质量优良、诊断准确等显著优点，使之迅速在临床得以普及应用，挽救了数以千万计的生命，已经成为常规检查方法。CT和随后问世的磁共振成像检查，对神经和其他临床学科的发展与进步，发挥了不可估量的推动作用。

CT通过显示细微密度改变和形态学变化能早期发现病变，在中枢神经系统疾病被广泛应用，除其具有诊断和鉴别诊断价值外，CT还可用于评价病情、估计预后、观察疗效和患者的康复情况等，并可用于脑组织活检。

四、CT的检查方法

（一）CT检查前的患者准备

1. 平扫　一般无需特殊准备。对婴幼儿或因躁动等原因不能配合检查者，酌情给予镇静剂，个别情况可先施行麻醉再进行扫描。

2. 增强扫描　检查前应禁食4小时，以防止因对比剂副反应引起呕吐窒息，并要求被检查者或家属签署检查知情同意书。为防止发生对比剂副反应可在增强扫描前静注地塞米松或异丙嗪等脱敏药物。在扫描期间应密切观察被检查者反应，一旦发生不良反应，应及时进行抢救。增强扫描结束后，应留观被检查者1小时，确认无不良反应后再让其离开。

（二）CT扫描方法

1. CT常规扫描方法

（1）CT平扫（plain CT）　即不使用人工对比剂的扫描方法。该扫描方法利用人体组织的天然对比，根据密度差区分不同组织结构，是CT最常用的检查方法，适用于颅脑常见病的诊断。

（2）增强扫描（contrast enhancement，CE）

先经静脉注射含碘X线对比剂，后者经血液循环分布于全身各种组织之中，使组织之间的对比度增加，进而有利于区分病变与正常组织，以及不同病变组织，为疾病的定位、定性诊断提供更多信息。

①对比剂的种类及选择　目前临床应用的对比剂按理化性质可分为离子型和非离子型两大类。

A．离子型对比剂：最常用的离子型对比剂是国产泛影葡胺，其含碘浓度为60%（含碘量282mg/ml）。常用剂量：小儿为1.5~2ml/（kg·次），成年人一般用量为100ml/次。该型对比剂因其价格较低，在我国曾经广泛使用，但是其毒副反应发生率高，反应较为严重。伴随我国经济实力的不断增长，目前此类对比剂的应用已经逐年减少，在许多大城市的三级医院已经基本废弃不用。

B．非离子型对比剂：非离子型对比剂的理化特性接近于人体内环境，该对比剂进入人体不解离成阴、阳离子，故渗透压无显著增高，实践证明，与离子型对比剂比较，其毒副作用明显降低。但是该类对比剂的价格较贵，使其临床应用受到一定程度限制。由于近年来国产种类增多，其价格下降，使之成为临床应用最多的对比剂。常用非离子型对比剂主要有：优维显（Ultravist）300~370mgI/ml，欧乃派克（Omnipaque）300~350mgI/ml，用量为50~100ml/次。

②对比剂的给药方法　根据不同检查部位及病变特点，可选用静脉推注、静脉滴注、静脉团注等给药方法，或者上述两种方法结合应用，以保证检查部位对比剂浓度较高，达到最佳增强效果。颅脑CT增强扫描可用手法推注，100ml对比剂在40~50秒内注完，其缺点是进药速度不匀，难以获取质量稳定的图像。优点是近台操作，可以密切观察患者的反应及技术失误（例如：对比剂外漏等）。目前多使用CT扫描专用高压注射器，以满足不同条件的注药要求，保证图像质量。

A．对比剂的不良反应：血管内应用含碘类对比剂的不良反应尚难以避免，临床曾长期在检查前进行过敏试验，主要用于离子型对比剂（如泛影葡胺），常规静脉内注射1ml浓度为30%的对比剂，观察15分钟无不良反应后才可注入全量对比剂。我国药典对非离子型对比剂并未规定必须进行过敏试验，事实上非离子型对比剂也并非完全不发生不良反应，为安全起见，可于注射全量对比剂（无论使用离子型还是非离子型对比剂）之前，经静脉注入常规剂量的地塞米松或者异丙嗪等脱敏药物，实践证明该方法使不良反应的发生率大为降低，提高了CT增强扫描的安全度。此外，在进行CT增强扫描之前，必须询问患者是否为过敏体质，有无碘或其他药物过敏史，以综合考虑是否对该患者进行增强扫描。

B．增强扫描的适应证：头颅CT增强扫描主要用于：脑血管病（脑动脉瘤，血管畸形等），脑肿瘤（包括原发和继发性），脑内炎性病变（如脑脓肿、结核等）及寄生虫病感染等。有时可不作平扫而直接进行增强扫描，例如肿瘤术后判定有无复发或垂体微腺瘤。

应该指出　由于磁共振成像的广泛应用，以及其优良的软组织对比度、无射线辐射危害等优点，通常在CT平扫发现病变后，即选择进行磁共振成像检查，因此目前CT增强扫描的临床应用已经大为减少。

2．CT的特殊扫描方法

（1）特殊重建法扫描　有些CT机设有专门软件技术，对原始数据采取不同算法，以观察人体不同组织的结构。例如采用高对比重建算法观察骨结构清晰，可显示内耳听小骨及迷路的微细结构，而采用低对比算法则主要用于观察软组织结构。

（2）薄层扫描　主要用于特定区域微小病变的检查。例如，为显示垂体微腺瘤、脑内小型病灶，可进行1mm层厚扫描，目前MSCT进行薄层重组即可。

（3）脑室、脑池及脊髓造影CT扫描　某些位于脑室、脑池内的病变，特别是低密度病灶，与脑脊液的密度差别不大，CT有时难以判断病灶部位及其表现，故需借助对比剂进行检查。

①脑室造影CT扫描　脑室造影CT扫描（computed tomography ventriculography，CTV）是经脑室穿刺或脑室引流管注入对比剂3~5ml，4~6小时后再进行头颅CT扫描。此时对比剂在脑室内扩散均匀，对比度适中。若临床紧急检查，则适当减少对比剂用量，如应用1ml对比剂即可显示

中脑导水管，2～3ml 可显示脑室内的较大囊性占位病变。检查时还应根据病变部位、大小等具体情况调整患者的头位，利用重力作用使对比剂集中于病变区。也可经腰穿或引流管注入对比剂后反复抽吸脑脊液，使脑脊液与对比剂充分混合。

②脑池造影CT扫描 脑池造影CT扫描（computed tomography cisternography, CTC）是经腰穿将对比剂注入蛛网膜下腔，利用体位使对比剂上行至颅内。对比剂可使用阳性或阴性对比剂（图 1-22a～d）。该方法曾经用于临床有明确症状和体征，而常规 CT 检查未检出病变的微小听神经瘤（图 1-23a～b）。

③脊髓造影CT扫描 脊髓造影CT扫描（computed tomography myelography, CTM）通常使用阳性对比剂，经腰穿注入蛛网膜下腔，也可在常规脊髓造影检查后 4～6 小时进行。若直接行 CTM 检查，对比剂用量及浓度均应适当减少。常用对比剂用量为 10ml/次（240mgI/ml）或 8ml/次（300mgI/ml）。CTM 主要用于椎管内占位病变的检查，例如脊髓肿瘤及肿瘤样病变、椎间盘突出（图 1-24）、某些先天变异或发育畸形等。

由于磁共振成像能不用造影检查即可清晰显示脑室、脑池和椎管，其得到广泛临床应用，目前上述三种造影方法已经基本废弃不用。

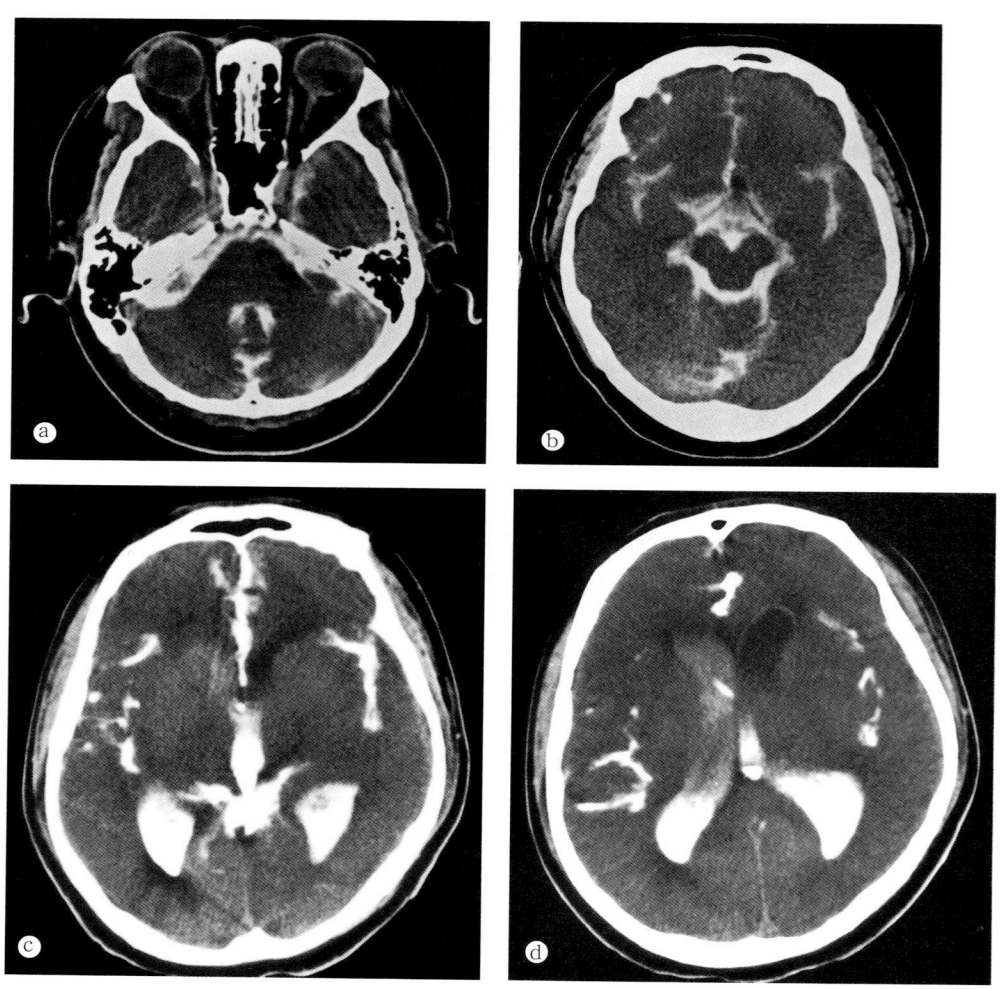

图 1-22（a～d） 脑池造影CT扫描

经腰穿注入欧乃派克后行CT扫描，脑池内可见高密度造影剂充盈，部分造影剂经第Ⅳ脑室入口逆流进入脑室内，导致第Ⅳ和第Ⅲ脑室及部分侧脑室显影。

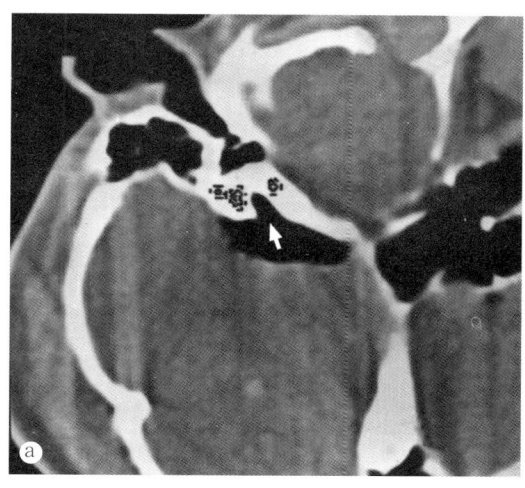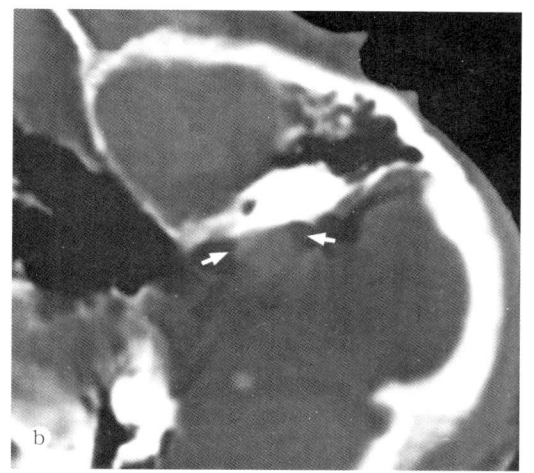

图1-23（a~b） 脑池气造影CT扫描

经腰穿注入过滤空气后行CT扫描（a），气体进入左侧桥小脑角池，清晰显示内听道（↑）。(b) 右侧位桥小脑角池气体造影，可见内听道消失，脑池内有软组织影（听神经瘤，↑）。

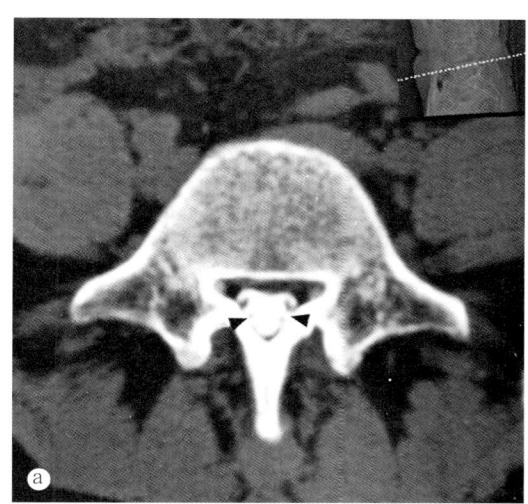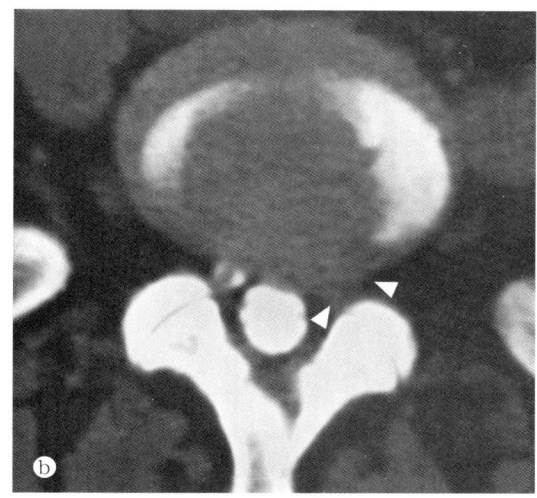

图1-24 脊髓造影CT扫描

经腰穿注入含碘对比剂后的CT横断位图像（a）：显示正常腰段椎管蛛网膜下腔造影所见（▲）。L_5~S_1椎间盘突出CT平扫图像（b）：示突出的椎间盘（↑）和左侧神经根鞘消失。

（4）CT血管造影 CT血管造影（CT angiography，CTA）是随CT三维重建技术发展起来的一种血管成像方法，其成像基础由螺旋扫描所奠定，在MSCT应用后得到显著进步，在64排以上MSCT的容积扫描实现后得到飞跃发展。

（三）CT扫描技术

CT扫描技术包括球管曝光条件选择、检查部位定位、确定扫描基线、层厚以及层间距，图像后处理，照片和存档等。

1. X线球管曝光条件 CT扫描按不同检查部位，被检查者年龄、身高体重等具体情况而设定扫描方案（protocols）。选择原则是既保证图像质量满足诊断需要，又最大限度地降低被检查者遭受的X线辐射剂量。

2. 头颅扫描基线设定

（1）体轴横断位（简称横断位）扫描 患者仰卧于CT检查床上，头部位于支架内并适当固定。然后将患者送入扫描架圆孔内，使水平准直线与瞳间线平行，垂直准直线与正中矢状面平行。

扫描基线选择（图1-25）：

①听眦线（canthomeatal line, CML）又称眶耳线（orbitomeatal line, OML）即外眦与外耳孔的连线。应用该基线扫描获得的图像兼顾幕上和幕下结构的显示，操作方便。

②上眶耳线（supraorbitomeatal line, SML），体表标识为眉间与外耳孔的连线。该基线因向足侧倾角大，有利于观察小脑、脑干等幕下结构。有人主张以此线代替听眦线作为头颅横断位扫描基线，可避免双眼晶体的X线照射。

③下眶耳线（infraorbitomeatal line, IML），系眶下缘中点至外耳孔上缘的连线，又称Reid线或Frankfurt线等。因视神经、眼外肌等眶内结构与此基线平行，故主要用于视神经、眼外肌等眶内结构的检查。

(2) 冠状位扫描　某些靠近颅底、小脑幕、大脑半球凸面或位于眶内，以及颅内外沟通性病变等，除常规横断位扫描外，尚需进行冠状位扫描，以利于病变的准确定位，有时对病变的定性诊断也有重要参考价值。由于头颅可以作前屈和后伸运动，因此可进行直接冠状位扫描，而身体其他部位（如胸、腹等）则只能进行横断位扫描，再应用后处理方法获得冠状或矢状位重组图像。

进行头部冠状位扫描时，患者多取仰卧位，令其头部尽力后仰，结合扫描架的倾斜，使CT的垂直准直线与眶耳线相垂直（最少不小于80°角）。对颈部粗短者也可采取俯卧位扫描，角度要求与仰卧位相同。在进行前颅凹或鞍区扫描时，容易受牙齿的金属性异物干扰而产生伪影，故检查前应取下义齿。在定位像上作扫描区域设计时，应尽量避开牙齿伪影（图1-26）。

五、正常头颅CT横断面解剖（见图1-27a～j）

（李坤成　张念察）

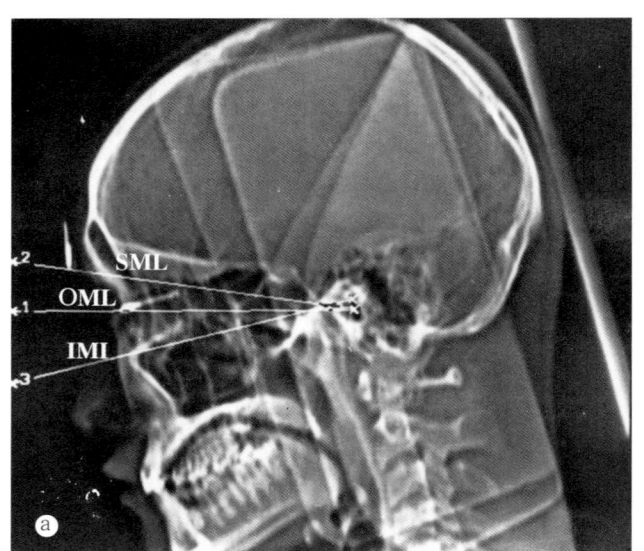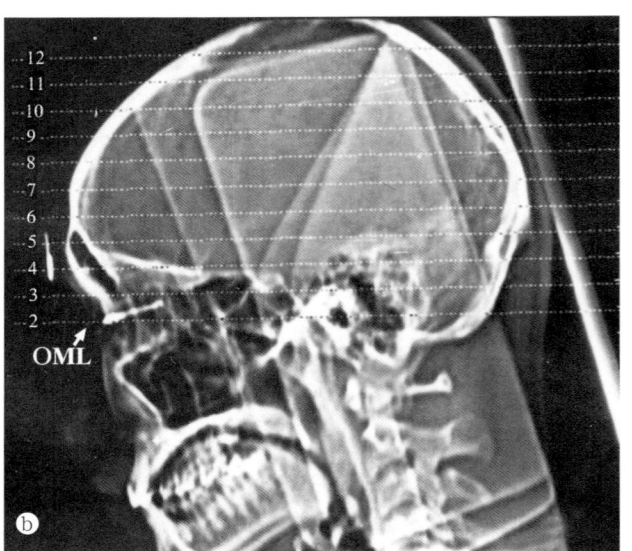

图1-25（a～b）　头颅横断位扫描基线

CT头颅扫描常用横断面基线（a）：1.眶耳线（OML）　2.上眶耳线（SML）　3.下眶耳线（IMI）。标准OM线扫描层面示意图（b）。

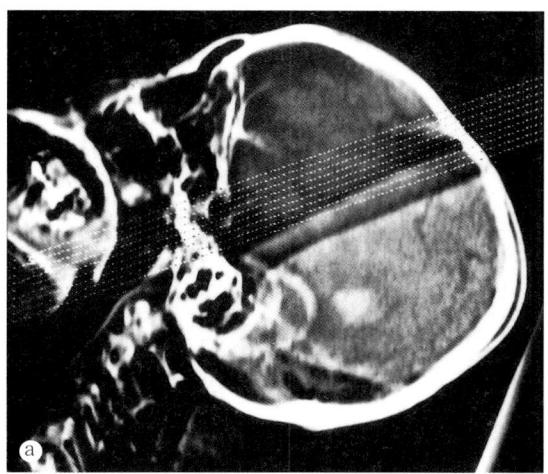 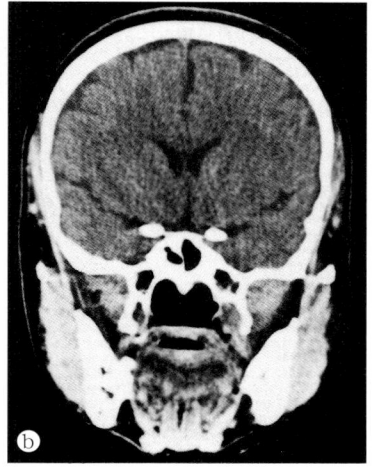

图1-26（a～b） 头颅冠状断面CT扫描

CT头颅经蝶鞍区冠状断面扫描定位线示意图（a）。经鞍结节、侧脑室前角、第Ⅲ脑室前部的冠状断位图像正常所见（b）。

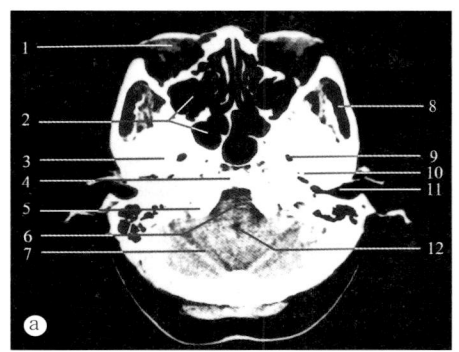 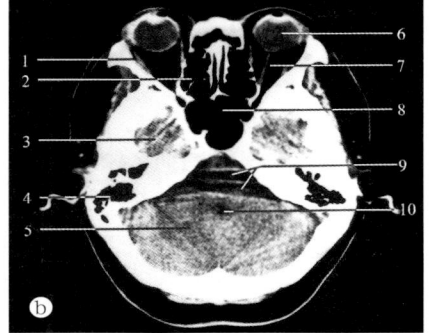

图1-27 a.外耳道-眶下部层面

显示眶下部结构，筛窦、蝶窦、中颅凹、外耳道水平颞骨、部分斜坡、颈静脉结节、桥脑下部、小脑半球和第Ⅳ脑室中孔区。
1.下直肌 2.筛窦及蝶窦 3.中颅凹底 4.斜坡 5.颈静脉结节 6.桥脑下部 7.小脑半球 8.翼腭窝 9.卵圆孔 10.棘孔 11.外耳道 12.第Ⅳ脑室下部

b.第Ⅳ脑室-眼球层面

显示眼球、视神经、筛窦、蝶窦、颞叶前下部和岩骨。骨窗像可显示两侧内听道，该层于脑干区可显示横行条带状黑影（亨氏暗区），系岩骨与脑池高反差效果所致伪影。其后为第Ⅳ脑室，近似于菱形。其后外为两侧小脑半球。
1.眼外直肌 2.筛窦 3.颞叶前下部 4.乳突 5.小脑半球 6.眼球 7.视神经 8.蝶窦 9.亨氏暗区 10.第Ⅳ脑室

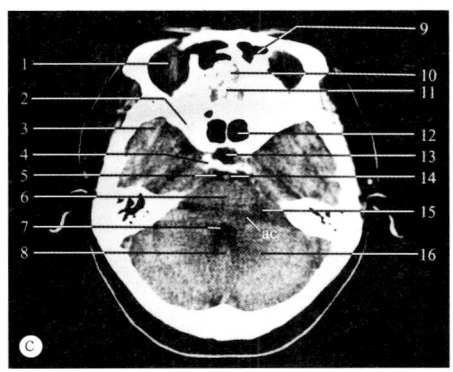 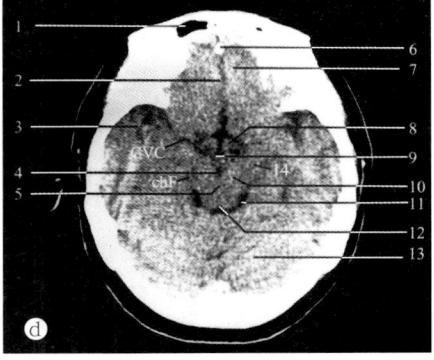

c.第Ⅳ脑室-眶上部层面

显示眼眶上部结构、额叶底部、鸡冠、两侧蝶骨嵴、蝶窦、鞍窝、鞍背、两侧颞叶下部、桥脑、桥前池、桥小脑角池、第Ⅳ脑室岩骨中后部及小脑半球。
1.眼上直肌 2.蝶骨嵴 3.颞叶下部 4.鞍背 5.桥前池 6.桥脑上部 7.第Ⅳ脑室 8.小脑下蚓部 9.额窦 10.鸡冠 11.额叶底部 12.蝶窦 13.鞍窝 14.基底动脉 15.桥小脑角池 16.小脑半球 ac.环池

d.鞍上池-中脑层面

显示额叶下部、颞叶、鞍上池、外侧裂全部、中脑、四叠体池、小脑半球上面或小脑幕。
1.额窦 2.大脑纵裂 3.外侧裂 4.脚间窝 5.中脑 6.鸡冠 7.额叶直回 8.乳头体 9.鞍上池 10.大脑脚 11.四叠体池 12.中脑导水管 13.小脑半球凸面 14.海马 CVC.大脑溪 chF.脉络膜裂

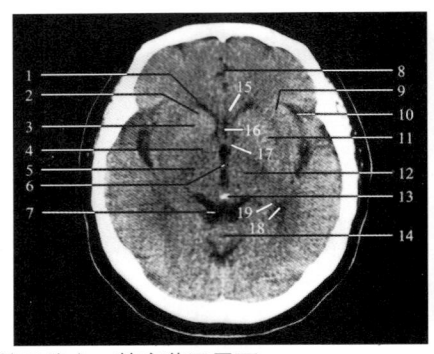
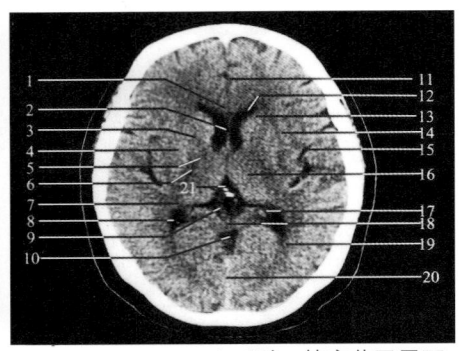

e.第Ⅲ脑室-基底节区层面

显示两侧大脑半球深部以基底节为主的解剖结构。前部为额叶，其后为两侧侧脑室前角，中间为第Ⅲ脑室，两侧为基底节，可见内囊、外囊及丘脑下部。第Ⅲ脑室后部为四叠体池，小脑上蚓部。两侧基底节外为大脑外侧裂，再向外为颞叶，后部为枕叶。

1.侧脑室前角　2.尾状核头　3.内囊前肢　4.内囊膝部　5.内囊后肢　6.第Ⅲ脑室　7.四叠体池　8.大脑纵裂　9.外囊　10.外侧裂　11.豆状核　12.丘脑　13.松果体　14.小脑上蚓部　15.胼胝体膝部　16.透明隔间腔　17.穹窿　18.海马　19.海马伞

f.丘脑-基底节区层面

显示基底节偏上部结构，但以丘脑本部为主。侧脑室前角显示清楚，其后部为第Ⅲ脑室上池，其内有可见壶腹样成对的大脑内静脉，后方汇聚为大脑大静脉，再后大脑大静脉池，两侧为侧脑室三角区。

1.胼胝体膝部　2.透明隔　3.内囊前肢　4.豆状核　5.内囊膝部　6.内囊后肢　7.丘脑后池　8.侧脑室三角区（其内小结节状软组织影为脉络丛球，常伴有钙化）　9.大脑内静脉　10.大脑大静脉池　11.大脑纵裂　12.侧脑室前角（额角）　13.尾状核头　14.外囊　15.外侧裂　16.丘脑　17.脉络丛球　18.大脑大静脉　19.侧脑室后角（枕角）　20.直窦　21.后连合及松果体钙化

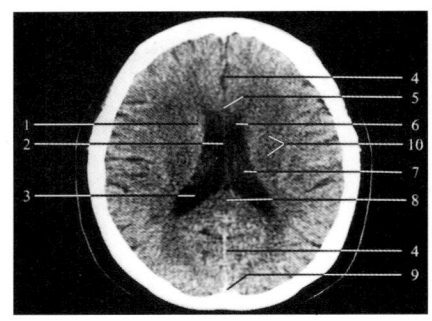
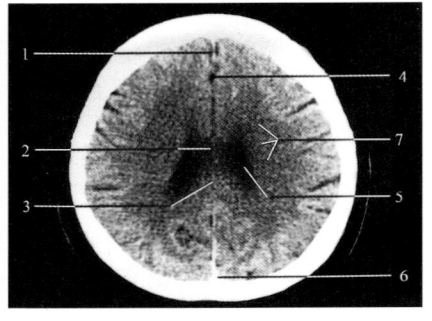

g.侧脑室体部层面

显示侧脑室体全貌，其内可见成对的稍高密度条带影为侧脑室脉络丛。紧靠侧脑室体旁可见条带状稍高密度影为尾状核体部，其外侧为脑白质区（放射冠区），最外侧为大脑半球皮质。

1.尾状核体部　2.透明隔　3.侧脑室体后部　4.大脑纵裂　5.胼胝体膝部　6.侧脑室体前部　7.侧脑室脉络丛　8.胼胝体压部　9.上矢状窦　10.放射冠

h.侧脑室顶部层面

显示侧脑室体部的最高部分，中间为胼胝体水平部（或称体部）。侧脑室周边为脑白质（放射冠），其外侧为皮质。

1.大脑镰　2.胼胝体体部　3.胼胝体压部　4.大脑纵裂　5.侧脑室顶部　6.上矢状窦　7.放射冠

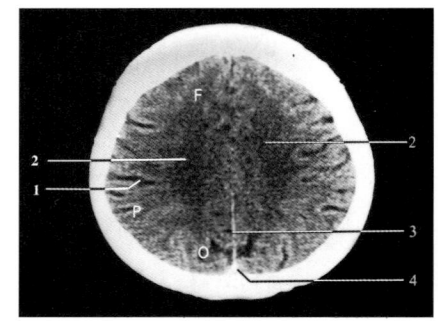
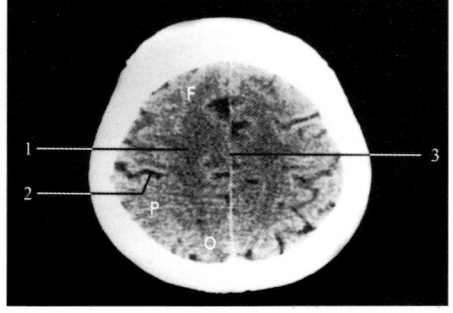

i.半卵圆中心层面

显示侧脑室上部脑白质区，即解剖上所称半卵圆中心。以中央沟为界，前部为额叶，后部为顶叶及小部分枕叶。

1.中央沟　2.半卵圆中心　3.大脑半球纵裂及其间的大脑镰　4.上矢状窦　F.额叶　P.顶叶　O.枕叶

j.半卵圆中心上部层面

显示额、顶叶皮层下白质。以中央沟为界，前部为额叶，后部为顶叶。可见皮质脑沟、脑回显示。

1.半卵圆中心　2.中央沟　3.大脑纵裂及其间的大脑镰或部分上矢状窦　4.顶叶皮质　F.额叶　P.顶叶　O.枕叶

第三节 磁共振成像

一、磁共振成像的发展历史和现状

核磁共振（nuclear magnetic resonance，NMR）是一种物理现象，系美国哈佛大学的EM Purcel和斯坦福大学的F Bloch于1946年分别同期发现的，他们为此荣获1952年度诺贝尔物理奖。此后，根据此原理研制的NMR谱仪作为一种研究物质分子结构的重要分析工具，一直在物理、化学、生物和医学等领域广泛应用。1971年美国医生R Damadian发现肿瘤组织的NMR纵向弛豫时间（T_1）和横向弛豫时间（T_2）均比正常组织长，从而提出将NMR用于医学的可能性。1973年美国人PC Lauterbur发表了NMR体层成像的文章开创了磁共振成像（magnetic resonance imaging，MRI）的先河。Damadian等人于1977年试制成功MRI扫描机，到1980年推出世界上首台商用机。以后世界各大医疗器械公司集中资金，组织大批科学家，投入MRI技术的研究开发，1982以后MRI迅速应用于临床。

目前，发达国家MRI设备已达普及水平，美国、日本等国家拥有量已达2000台以上，中小医院，甚至私人诊所已装备MRI扫描机，大学医院或高级研究所甚至拥有数十台设备，分别用于科研和临床工作。我国自1986年引进首台MRI扫描机以来，据不完全统计已运行的设备截止2008年12月止，已经约1500台，随进一步引进国外设备，国产机器的批量生产，MRI扫描机在大、中型医院逐渐普及，甚至发达地区的一级医院已经有MRI设备安装。

二、磁共振成像的基本原理

（一）核磁共振和磁共振成像

某些质子数与中子数之和为奇数的原子核如：^1H（氢）、^{31}P（磷）、^{23}Na（钠）、^{13}C（碳）、^{19}F（氟）等，不仅具有一定的质量，带有一定的正电荷，还具有两个彼此相关的特征性参数，自旋（spin）和磁矩（magnetic moment），自旋与磁矩呈正比关系，见公式1-2

公式1-2　$\mu = \gamma S$

γ：比例常数又称原子核的旋磁比；μ：核磁矩；S：原子核的自旋角动量

不同原子核的γ值各异，换言之每一种原子核都有自己固定的γ值。在上述原子核中氢核（^1H），即质子的结构最简单，但其磁性较强，是构成水、脂肪和碳水化合物等有机物质的基本成分，人体内含量高，在各器官、组织中分布广泛，所以临床主要应用质子进行磁共振成像（magnetic resonance imaging，MRI）。为了理解方便，并将之形象化，可以把质子看作是一个具有固定质量、带单位正电荷、不停绕自身轴旋转的小磁针（图1-28）。人体内存在大量质子，在自然状态下，其磁矩指向在36°不同方向上，呈杂乱无章地分布，其磁矩互相抵消，故宏观上人体不显磁性（图1-29）。

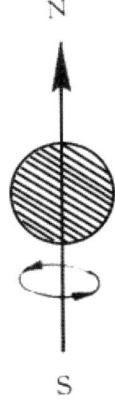

图1-28　质子自旋的示意图

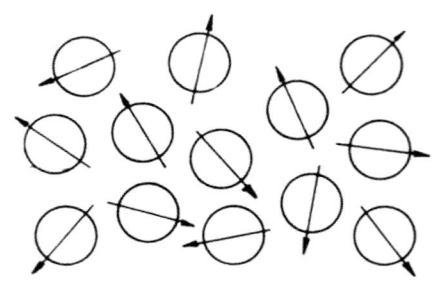

图1-29 常态下质子自旋的状态示意图
质子自旋指向呈杂乱无章排列，磁矩相互抵消，宏观无磁性。

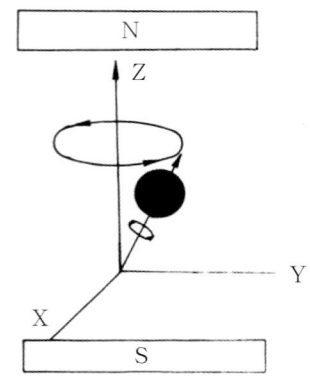

图1-30 质子进动的示意图
黑球代表质子

当将人体置于外加强磁场中时，质子除绕自身轴旋转外，同时还围绕外磁场的磁矩转动（呈陀螺样运动），这种运动方式称进动（precession）（图1-30）。又称拉莫（Lamor）旋进，质子绕外磁场磁矩进动的角频率（Wo）称拉莫频率，其大小与外磁场强度成正比，见公式1-3。

公式1-3　$Wo = \gamma Bo$

Bo：外磁场的磁感应强度，单位为Tesla，简称T；γ：为旋磁比

原来杂乱无章排列的质子磁矩受外磁场的影响，不停自旋的磁矩指向发生偏转，部分质子的磁矩与外磁场磁矩的夹角小于90°，质子磁矩指向外磁场磁矩（B_0）的方向，处于低位能状态；另一部分质子磁矩的夹角大于90°，其质子磁矩与B_0方向相反，处于高位能状态。由于顺外磁场方向的质子比逆外磁场方向的质子大约多百万分之一，而质子的数量极多，将全部质子的磁矩叠加起来，就产生一个沿外磁场磁矩方向的宏观磁矩；换言之，由于人体置于外磁场内，质子磁矩受外磁场磁矩的影响，呈有序化排列，使人体产生了磁性（图1-31）。此时，在外磁场垂直方向上加入射频脉冲（即高频无线电波），当其频率与质子进动频率相同时，便发生核磁共振（NMR）现象：质子吸收射频脉冲能量，磁矩发生偏转，整个自旋系统偏离平衡状态（图1-32）。当射频脉冲去除后，自旋系统自发地恢复到平衡状态，并将所吸收的能量仍以射频脉冲方式释放，此射频脉冲即为NMR信号。用线圈接收NMR信号，经计算机处理后，就得到MRI图像（图1-33）。由此可见MRI是核磁共振与计算机成像相结合的医学影像学新技术。

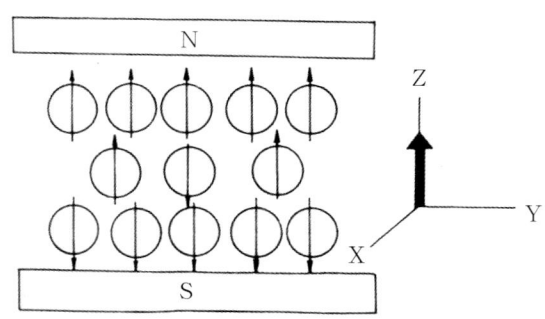

图1-31 质子在外加强磁场中磁矩叠加产生宏观磁矩

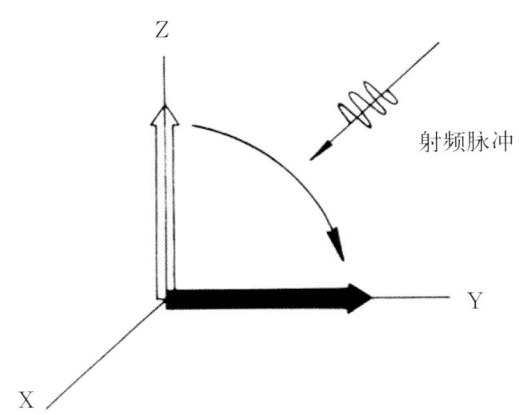

图1-32 射频脉冲与质子发生核磁共振使宏观磁矩由Z轴偏转至X-Y平面

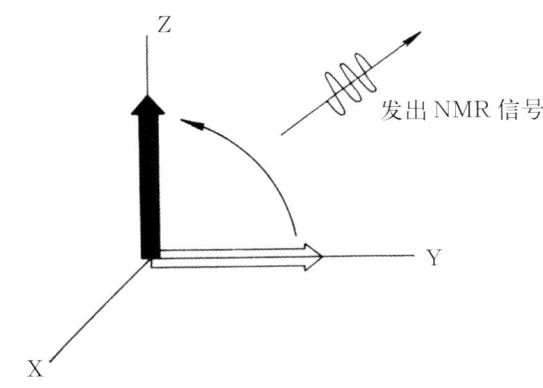

图1-33 自旋系统恢复至稳态的过程中,仍以射频脉冲的方式发射所吸收的能量,即为MRI信号

使宏观磁矩偏转90°的脉冲称90°脉冲,使之偏转180°的脉冲称180°脉冲。实际应用时,射频脉冲常以组合方式发放,组合脉冲又称脉冲序列。

宏观磁矩在射频脉冲的作用下吸收能量发生偏转,使整个自旋系统偏离平衡状态,当去除射频脉冲后,自旋系统自发地恢复到平衡状态,此过程称为弛豫(relax)。为了便于分析,引入坐标系,以90°脉冲为例说明弛豫过程:X、Y和Z轴代表空间三维方向,彼此相互垂直,质子自旋系统置入外磁场中时,Z轴方向为宏观磁矩指向,其磁矩最大,而Y轴方向磁矩为零。当引入90°脉冲后,宏观磁矩由Z轴倒入Y轴,致Y轴上磁矩最大,而Z轴上为零。射频脉冲去除后,自旋系统的弛豫过程由两种成分组成:

1. 纵向弛豫 纵向弛豫(longitudial relaxation)是指宏观磁矩在纵向(Z轴方向)上由零恢复至最大的过程。此过程质子释放NMR所吸收的能量,即自旋系统与外界环境发生能量交换,故反映了质子自旋系统与外界环境之间的关系,又称自旋-晶格弛豫(spin-lattice relaxation)(图1-34上)。此弛豫曲线为指数递增曲线,Z轴宏观磁矩从零恢复到最大值的63%时,称纵向弛豫时间,用T_1标示,通常人体组织的T_1值为数百毫秒。

2. 横向弛豫 横向弛豫(transverse relaxation)是指宏观磁矩在水平方向(Y轴方向)上由最大趋于零的过程,表示各个质子磁矩进动的相位由有序恢复到杂乱无章的状态,此过程不发生质子与外界环境之间的能量交换,反映质子与质子之间的相互关系,即质子自身的情况,故横向弛豫又称自旋-自旋弛豫(spin-spin relaxation)(图1-34下)。此弛豫呈指数衰减曲线,Y轴磁矩由初始最大值衰减63%,或衰减至37%所需时间称T_2弛豫时间,通常人体组织的T_2时间较短,远小于T_1值,为数十毫秒。

NMR的质子数量与MRI信号强度成正比关系,某器官或组织含质子数量多,则发出的MR信号就强;反之,则弱。由于人体各器官及不同组织的质子含量有一定差别,所发出的MR信号强度强弱不等,就构成了MRI图像的基础对比度。但人体各组织器官的T_1和T_2长短的差别远大于质子含量的差异,尤其病变组织与正常组织之间更是如此,故临床应用时常突出T_1和T_2的差别,获取T_1加权像和T_2加权像,以形成更大的对比度,有利于显示病变。应当指出,在外磁场确定不变的情况下,具体组织的T_1和T_2值均为常数,两种弛豫过程均呈指数形式,一开始递增或递减的速度较快,然后愈来愈慢。

(二) 磁共振成像的立体定位

前述MR成像过程尚不能进行三维立体定位,为使引出的信号与空间位置对应,采用了"空间编码"技术,即在原外加强磁场上再分别叠加三个、在三维方向(即X、Y、Z轴)上,随空间位置改

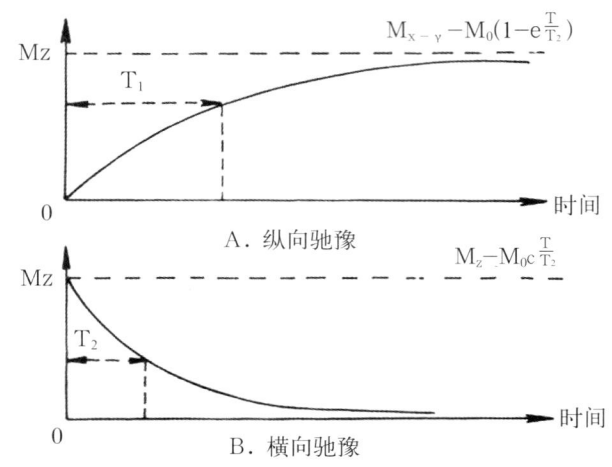

图1-34 核磁共振弛豫曲线
Z轴磁矩恢复至最大值的63%时所需时间称T_1（上），X-Y平面内的横向磁矩由最大衰减了63%的时间称T_2（下）。

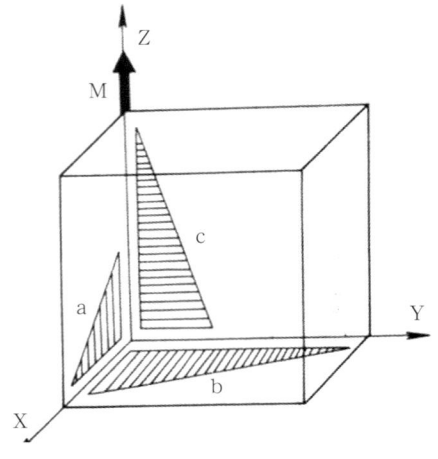

图1-35 MR空间定位示意图
在主磁场上叠加三维梯度场（a, b, c）实现MR的空间定位。

变而呈直线性变化的磁场，称梯度磁场（图1-35）。为与原外加强磁场相区别，后者称静磁场或主磁场。人体置于叠加梯度场的磁场中时，根据公式1-2，由于处于不同空间位置的质子（以X、Y和Z三维方向标示）的磁场强度不同，所以，它们具有不同的共振频率；反之，依赖质子在三维方向上的频率差别，可确定具体质子的空间位置。应用梯度场技术可任意选择MR成像平面，并使图像的立体定位得以实现，这是实现MRI技术的关键之处。

（三）磁共振成像图像重建方法

MRI具体图像重建实施过程如下：Z轴为宏观外磁场磁矩方向，在叠加梯度场后，垂直于Z轴各平面的磁场强度呈线性变化，故每一个层面的拉莫进动频率各不相同，用确定频率的射频脉冲激发人体自旋系统，则仅有一个层面的质子与此射频脉冲发生共振，而其他层面的质子因进动频率不同而不被激发，这就完成了MR成像的选层。

确定选层后，在所选定层面的X和Y轴方向上，再分别叠加梯度场，进行频率和相位编码。Y轴叠加梯度场后，使垂直于Y轴的各条直线上的质子磁矩进动速度呈线性变化，产生相位差，称相位编码。在X轴上叠加梯度场使垂直于X轴的各条直线上的质子磁矩的进动频率呈线性变化，称频率编码，由相位编码和频率编码线数组成MRI图像的矩阵。

有多种方法能用于MRI的图像重建，但其中最重要的是二维傅里叶转换，傅里叶转换的本质是将振幅对时间的曲线转换成振幅对频率曲线。确定MRI的选层之后，在X-Y平面叠加X和Y梯度场是进行傅里叶转换的基础。沿X轴获取Nx个点数据，并重复沿Y轴测量获取Ny次数据，则产生矩阵为$Nx \times Ny$的振幅点，对应于MRI图像的像素。分别沿X轴和Y轴进行两次傅里叶转换，便获取了$Nx \times Ny$个像素的二维频谱，像素的强度代表成像层面的信号分布。为获取一幅MR图像，必须在相位编码轴上重复激发，激发次数等于相位编码数，而频率编码不必重复。

（四）磁共振成像的脉冲序列

MRI过程中，向自旋系统发射射频脉冲是重要环节，而通常射频脉冲是以脉冲序列的方式进行发放的。迄今为止，应用最广泛的是自旋回波（spin echo, SE）脉冲序列：先发射一个90°脉冲，间隔τ时间后，再发射一个180°脉冲。其次为反转恢复（inversion recovery）序列，先发放180°脉冲，使质子的宏观磁矩反转，间隔τ时间后，再加一个90°脉冲。应用较少的还有饱和恢复（saturation recovery）序列，先加一系列90°脉冲，使自旋系统进入饱和状态（即顺逆主磁场的自旋数量相等，故自旋系统没有纵向磁矩），再加180°脉冲，为变相的SE脉冲序列，由于后两种方法临床应用较少，故重点介绍SE脉冲序列（图1-36）。

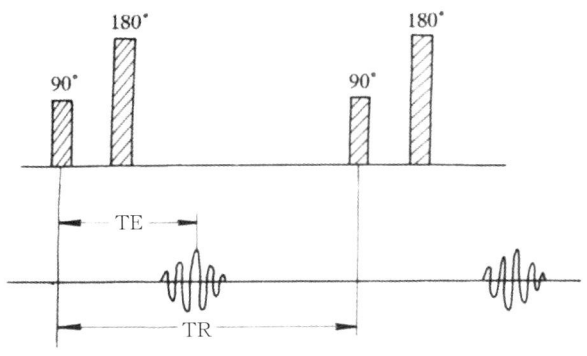

图1-36 自旋回波脉冲序列的示意图

1. 自旋回波脉冲序列 先发射一个90°脉冲，使宏观磁矩从Z轴倒入Y轴（由纵向倒入横向），即进入X-Y平面。由于磁场的不均匀性，进动中的各质子相位由同步逐渐变为异步，称去相位（dephasing）。伴随去相位过程，横向磁矩由刚从Z轴倒入Y轴时的最大逐渐变小，最终趋于零，与此相对应，产生了一个自由感应信号（free induction decay FID）。间隔τ时间后，在Y轴上加一个180°脉冲，宏观磁矩绕X轴转180°至−Y轴方向，使异步进动的质子重新趋于同步状态，称相位重聚（rephasing），从而使自旋系统的横向磁矩出现先趋于零、又接近最大、然后又趋于零的变化过程，与此相适应，产生一个由小至大，又由大至小的回波信号，即SE信号。90°脉冲发放至产生回波的时间称回波时间（time of echo，TE），两个90°脉冲的间隔时间称重复时间（time of repetition，TR），SE脉冲序列所得MR信号的振幅，见公式1-4。

公式1-4 $I = N(H)(1-e^{-TR/T_1})^{-TE/T_2}$

I：MRI信号振幅 N（H）：质子密度

从公式中可以看出决定SE序列MRI图像黑白对比度的因素有5个：质子密度、T_1和T_2值、TR和TE时间，再加上"流空效应"（Effect of Flow，EF），共6个因素，其中有4个因素由被检查者组织特性所决定：

（1）质子密度（NH） 被成像组织单位体积内质子数越多，产生的信号就越强，例如脂肪组织含质子数量多，在MRI图像上呈白色；纤维组织含质子少，呈灰黑色；骨皮质、钙化灶等不含质子，则无信号。应用SE脉冲序列，被成像组织内所含质子的多少（即质子密度）决定MRI图像的基本对比度。

（2）T_1时间 T_1短的组织在第2个射频脉冲序列发放之前，纵向弛豫完全，其磁矩大，产生的MRI信号强，在图像上呈白色；相反，T_1长的组织，纵向弛豫不完全，其磁矩小，发出的MRI信号弱，呈黑色。

（3）T_2时间 长T_2组织的横向磁矩衰减得慢，产生的MRI信号就强；相反，T_2短的组织，横向磁矩衰减得快，信号就弱。

（4）流空效应 应用SE技术，以一定速度流动的液体产生流空效应，呈无或低信号。产生此效应的原因在于：射频脉冲所激发的质子在接收线圈获取MR信号时，因流动已移出成像层面，而此时成像层面内原部位的质子为新流入的未激发质子，故不产生MRI信号。与流动的液体相比，周围静止组织发出的MRI信号强度不变。血液在血管中流动是产生流空效应的典型事例，较快速流动的血液呈无或低信号，与呈中等信号强度的血管壁形成鲜明对比，从而清楚显示出血管的形态结构，这是SE脉冲序列的一个显著优点。如果血流速度较慢，在SE脉冲序列MRI图像上慢速血流表现为高信号，分析图像时应注意此效应所致的血管内信号的变化。此外，脑脊液、心包内的液体亦因流空效应而呈低信号。

其余二个因素由操作者选择，以获取不同对比度的图像，从而有利于作出正确的诊断。

（5）脉冲重复时间（TR） 如果TE不变，TR越长，组织的纵向弛豫越完全，则MRI信号强度就越强；反之，亦然。

（6）回波时间（TE） 如TR不变，TE越长，横向弛豫就越完全，产生的MRI信号就越弱；相反，TE越短，MRI信号越强。

进行SE脉冲序列MRI扫描时，操作者可以选择不同TR与TE组合，获取3种不同性质的MRI图像。

① 取TR远大于组织的T_1值，TE远小于组织的T_2值，则e^{-TR/T_1}近似为零，可忽略不计，而e^{-TE/T_2}近似为1，故公式1-4可简化为公式1-5：

公式1-5　$I = N(H)$

可见此参数组合所获图像为质子密度加权像（proton density weighted imaging，PD加权像），实际应用时常选TR=2000ms左右，TE=30ms以下。质子密度加权像的信噪比最高，故图像质量较好，但是由于各种器官、组织的水含量彼此相差较小，故图像的组织对比度较差。

② 取TR约等于成像组织的T_1值，TE远小于T_2值，此时e^{-TE/T_2}近似于1，故公式1-4简化为公式1-6：

公式1-6　$I = N(H)(1-e^{-TR/T_1})$

可见此时MRI信号强度除与质子密度有关外，主要与组织的T_1值有关，用此信号重建所获图像称T_1加权像。实际应用时常选TR约500ms，TE小于30ms。T_1加权像主要受被成像组织的T_1值的影响，反映质子与周围环境的关系，故有利于显示组织器官的解剖结构，而且信噪比较高，图像质量较好。

③ 取TR远大于被成像组织的T_1值，TE约等于其T_2值，则e^{-TR/T_1}近似为零，可忽略不计，e^{-TR/T_2}小于1，故公式1-4简化为公式1-7：

公式1-7　$I = N(H)e^{-TR/T_2}$

此时，信号强度除与质子密度有关外，主要与组织T_2值有关，用此信号重建的图像称T_2加权像。实际应用时常选TR约2000ms，TE约90ms。T_2加权像主要受组织T_2值的影响，故有利于显示病变本身的情况，但其信噪比较低，图像质量略差。

由此可见，SE脉冲序列方便实用、变化多、信息量大，故临床应用较多。有一点值得强调，所谓加权像在医学影像学术语中是比较特殊的，其他影像学方法如X线、超声、放射性核素显像等仅由单一因素决定图像的对比度，一张X线照片的灰阶，是由组织对X线的衰减差形成的。而SE脉冲序列MRI图像则不同，其对比度是由前述4种组织特性因素共同形成的，所谓加权像表示在成像诸因素中，有一种因素对图像的对比度影响最大，而决非仅此一种因素单独起作用。以T_1加权像为例，表示组织的T_1值对图像对比度影响最大，但图像的成像基础仍为质子密度，同时，组织的T_2值和流动液体产生的流空效应也对图像的对比度有影响。阅读SE脉冲序列MRI图像时，必须注意TR和TE值及其组合，以辨明其属于何种图像。同一种组织在TR和TE不同组合的图像上，信号可能完全不同，甚至反转。例如：自由水在T_1加权像上呈黑色低信号，而在T_2加权像则呈亮白高信号。高、低信号在不同类别图像上所代表的组织或病变也可能完全不同，分析图像时应注意鉴别信号强度的差异，避免将之简单地归于某种单一因素的影响。

由于SE脉冲序列MRI扫描时间较长，为了克服此缺点，工程技术人员研制出了快速扫描技术。

2. 快速扫描脉冲序列　快速扫描技术有两个要点：小角度激发（<90°角）和反转梯度回波。

（1）小角度激发　常规SE脉冲序列扫描，向质子系统发射90°脉冲，使宏观磁矩倒入X-Y平面，每次激发后，都要经过相当长的重复时间，以完成纵向弛豫，进而再行第二次激发，故成像速度较慢。改用小于90°的脉冲取代常规SE应用的90°脉冲，对质子自旋系统进行小角度激发（图1-37），Z轴上的纵向磁矩与平衡态相比，小角度倾斜（例如30°），其纵向磁矩降低并不明显，而横向Y轴的磁矩增加幅度仍较大，激发后磁矩大部分保持在纵向，仅需很短时间即恢复到平衡状态。TR可取很短，例如：5ms。小角度激发的角度小于45°时，所得图像含较强的T_2加权因素，称准T_2加权像，由于磁矩较90°脉冲小，其信噪比较低，图像质量不如SE脉冲序列。当激发角接近90°角时，所获图像含T_1因素多，称准T_1加权像，图像信噪比较高，质量接近SE脉冲序列。

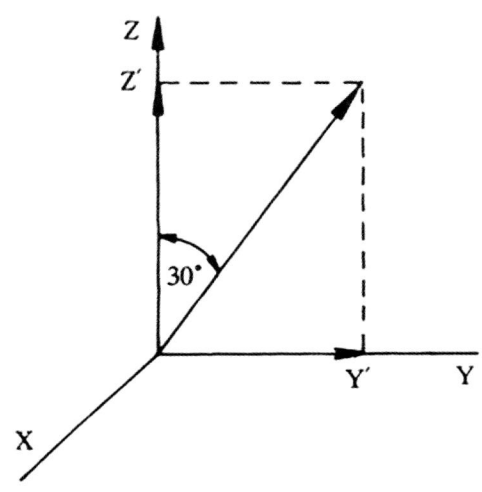

图1-37 小角度激发示意图

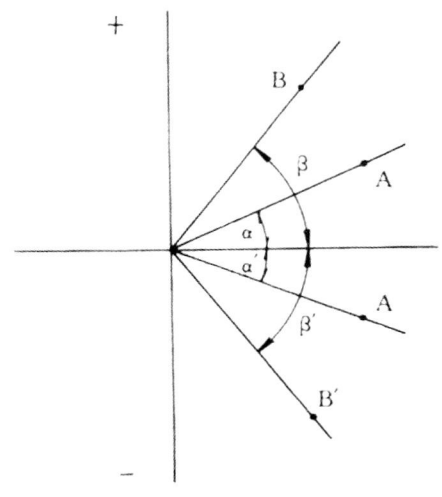

图1-38 梯度回波示意图

(2) 梯度回波 利用反转梯度场取代SE脉冲序列的180°脉冲产生回波，称梯度回波（gradient echo，GE）。GE的实施过程如下：在X轴（频率编码）上加双极梯度，首先负向梯度场通过选择层面，使自旋系统去相位，自旋逐渐散开，彼此形成相位差；继之梯度场反转，加一个与负向梯度大小相等、时间相同的正向梯度场，使自旋瞬间反向，原来具有较大相位的自旋转为较小，自旋以与去相位相同的速率复相位，并产生一个回波信号，此信号即为GE（图1-38）。应用GE可使TE大为缩短，甚至可短至1.5ms。

快速扫描脉冲序列结合应用小角度激发和梯度回波技术，使扫描速度大为加快，但图像质量较SE脉冲序列略差。

3．多回波脉冲序列 多回波脉冲序列（multiple echo pulse sequences，MEPS）与SE不同，在固定TR时间内，由一个90°脉冲和其后一系列180°脉冲组成（图1-39）。每一个180°脉冲都能产生一个MRI回波，其信号强度依次按指数规律递减。如果应用每一个回波信号重建一幅图像，那么，一次扫描即可得到同一层面的一系列图像。由于越靠后的回波信号越弱，实际应用时以不超过4个回波为宜。如果多回波序列取TR值远大于组织的T_1值（通常选2000ms），第一个TE值远小于组织的T_2值（一般30ms）时，第一回波图像为质子密度加权像；第二回波图像TE值加倍，即60ms，第三回波TE为90ms，第四回波为120ms，后三个回波所获图像均为T_2加权像，但其加权程度各不相同，回波数越高，图像的T_2加权程度越重。若取TR值等于组织的T_1值（如500ms），则第一个回波图像为T_1加权像，以后各回波图像为T_1与T_2混合图像，但回波数越高，T_2加权的成分亦越重。应用多回波技术，一次扫描可获取两种以上不同性质的图像，进行同层面各回波图像的对比，增加了信息量，有利于诊断和鉴别诊断。

4．快速自旋回波序列 快速自旋回波序列（fast spin echo sequences，FSES）是多回波序列的改良，在TR固定的情况下，它也是先发放一个90°脉冲，然后再加一系列180°脉冲组成脉冲序列，但是它与多回波序列的区别在于：90°脉冲后的一系列180°脉冲所产生的回波，不是用来分别重建各自的图像，而是用于共同填充一个K空间，即X-Y平面，组成一幅SE图像，故扫描时间大为缩短（图1-40）。180°脉冲的数目越多，扫描时间就越短，但图像质量随180°脉冲的数目增多而下降。如果有8个180°脉冲，扫描时间将缩短为原SE脉冲序列的1/8，一般应用4～8个脉冲，即能兼顾缩短扫描时间和保证图像质量两个方面的要求。

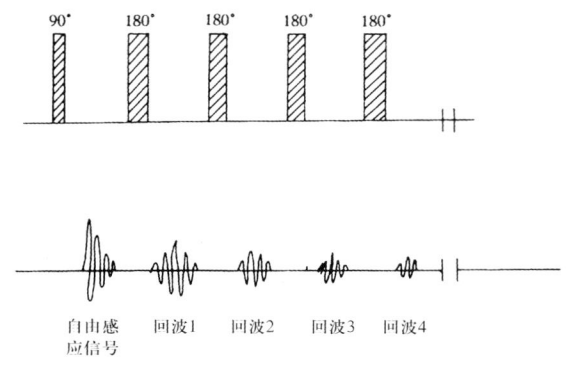

图1-39 多回波脉冲序列示意图

在90°脉冲后面连续发放一系列180°脉冲，每一个脉冲都产生一个回波信号，但是其振幅按指数规律依次衰减。

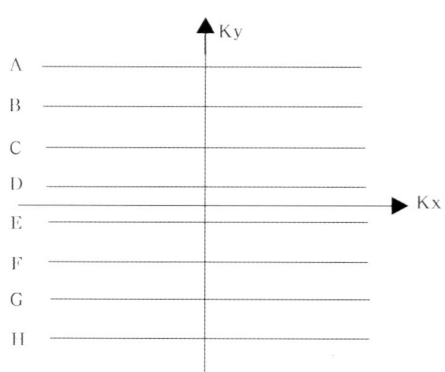

图1-40 快速自旋回波脉冲序列示意图

以8个回波（A～H）为例，它们共同填充K空间，形成一幅图像。

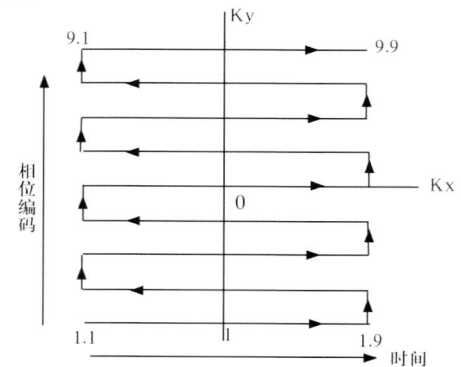

图1-41 回波平面脉冲序列示意图

EPI脉冲一次激发，应用波动梯度场覆盖整个K空间。

K空间有一个特性，即外围80%的空间决定图像的分辨力，中心20%的空间决定图像的对比度。所以，只要调整K空间的中心回波，即可选择图像的性质，以TR取3500ms，第一个回波TE取30ms为例，如将第一个回波放在K空间的中心，所获图像为质子密度像，将第四个回波放在K空间的中心位置（即TE为120ms），所获图像即为T_2加权像。也可以一次扫描获取双回波图像，在同一个层面，一幅图像为质子密度加权像、另一幅图像为T_2加权像，但是此时如果回波数目不变，所获图像幅数加倍，故成像时间比获取单纯一种性质的图像长1倍，即加快扫描速度的程度减半。目前，新型扫描机已常规配置FSES序列，特别是以FSES的T_2加权像代替SE序列的T_2加权像，使扫描时间缩短至1～2min，得到了广泛的临床应用。

5. 超快速成像　超快速成像（ultrafast MR imaging, UFMRI）的扫描速度进入毫秒级，目前临床应用的基本技术有数种，其中最重要的是回波平面成像（echo-planar imaging，EPI），此技术能瞬间获取二维图像，甚至不用心电图门控即可进行心脏实时扫描。早在1977年MRI开发的早期，Mansfield根据其资料采集方式就提出此成像方法，但当时所获图像的信噪比低、有几何变形和化学位移伪影干扰，重建方法复杂，需要较高的梯度场和梯度场转换速度，以及高磁场均匀度等，最初未能很好解决，所以，初期10年此技术未获临床应用。近年来，上述问题逐一解决，高场MRI扫描机均常规配置此功能，在临床已经广泛应用。

（1）回波平面成像的基本工作方式　对横断面而言，继Z轴层面选择90°脉冲后，立即在X轴加180°脉冲，随后在Y轴应用波动或双向梯度场（正负转换频率约1000Hz），在X-Y平面上反复进行磁化的去相位和复相位，将诱发出的一系列回波充填K空间，此过程组成一个光栅样轨迹（图1-41）。然后再进行傅立叶转换，产生一系列条形频谱，一次激发即收集到重建图像所需的所有数据。EPI不必进行相位编码,应用波动式或双向梯度场,又称"梯度场振荡",使读出速度大为加快,属读出模式,成像速度主要取决于梯度场振荡的读出速度,即梯度场的切换速度。为了提高信噪比和图像质量,临床实际应用时,EPI技术与SE或GE脉冲序列相结合应用,称为混合(hybrid)技术。例如:在一次成像中,采用8个相位编码的SE加8次波动梯度场,所获图像与SE类似,但成像速度极快。

(2) 回波平面成像的临床应用　EPI的特点是成像速度极快,有效地消除了各种运动伪影,包括周期性(呼吸和心跳)运动和非周期性(吞咽、胃肠蠕动等)运动。应用EPI序列可进行脑扩散成像,与对比剂结合可进行脑灌注成像,在缺血性脑血管病的诊断上发挥重要作用。同时,在脑功能成像方面也得到广泛应用,随深入进行脑功能成像研究及其临床应用的进一步普及,EPI必将发挥更大的作用。

6. 磁共振血管造影　磁共振血管造影(magnetic resonance angiography,MRA)技术已经广泛应用于临床,它与传统X线血管造影不同,不是显示血管腔,而是血流成像。在MRA初期阶段主要应用两种基本技术:

(1) 时间飞越　时间飞越(time of flight,TOF)应用快速扫描GE技术,选取适宜的TR值和激发角,可使血流产生流入增强效应。由于脉冲间隔时间很短,扫描层面内的静止组织(包括血管壁)反复被激发,纵向磁矩不能充分弛豫而处于饱和状态,信号很弱,呈灰黑色;而血管内的血液流动,当采集MR信号时,如果血流速度足够快,成像容积内被激发的饱和质子流出扫描层外,而成像容积外完全磁化的自旋(又称不饱和自旋)流入扫描层面,其纵向磁矩大,发出强信号呈白色,于是,血管内外信号差别拉大,使血管显影(图1-42)。TOF法利用MR的纵向磁化矢量成像,对快速血流敏感,但是,除流动组织外,短T_1的组织也呈亮白信号,故亚急性期血肿可被误认为异常血管,而附壁血栓也为高信号,与正常血管难以区分易造成误漏诊,分析图像时应该加以注意。

(2) 相位对比　相位对比(phase contrast,PC)应用快速扫描GE技术和双极流动编码梯度脉冲,对成像层面内质子加一个先负后正、大小相等、方向相反的脉冲,使静止组织的横向磁矩亦对应出现一个先负后正、大小相等、方向相反、对称性的相位改变,将正负相位叠加,总的相位差为零,故静止组织呈低信号或无信号;而血管内的血液由于流动,正负方向上的相位改变不同,叠加以后总的相位差大于零,该相位差与血流速度成正比,故血流呈亮白高信号,所以,血流与静止组织之间产生良好的对比(图1-43)。PC法MRA利用MR信号的横向磁矩成像,扫描时间比TOF法长,但是PC可测量血流速度和标示血流方向。PC法MRA对极慢血流敏感,可区分血管闭塞与极慢血流。

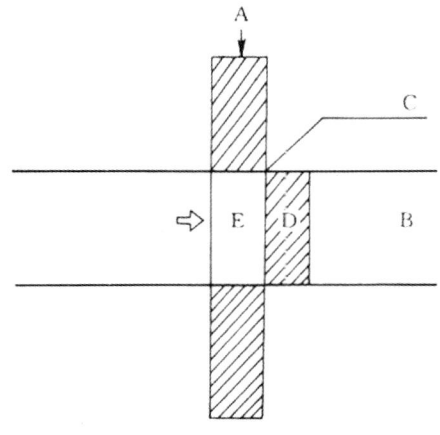

图1-42　时间飞跃法MRA原理示意图
A.激发层面;B.血管腔;C.血管壁反复激发被饱和呈黑灰信号;D.饱和质子随血液流出成像层面;E.不饱和质子流入成像层面呈亮白高信号。

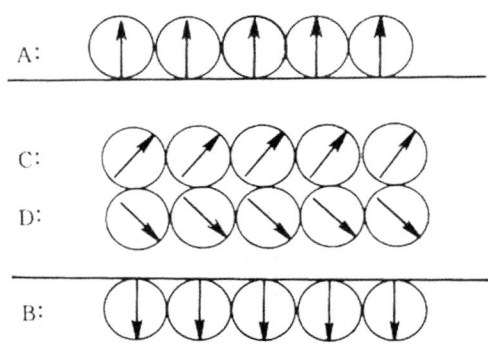

图1-43　相位对比法MRA原理示意图
A.静止组织的正相位;B.静止组织的负相位,A+B=0为低信号;C.血流的正相位;D.血流的负相位,C+D>0呈高信号。

上述MRA成像有两种采集数据的方式：

A．二维法，采集数据时将感兴趣区分割为若干个无间隔或负间隔层面，获取数据后，再将各层面叠加。此方法成像时间短，可屏息成像，能消除呼吸伪影，成像范围大，血流信号强；但其血管边缘欠光滑，图像的空间分辨力较低，对缓慢或中等流速的血流敏感，用于评价静脉和严重狭窄的动脉效果较好。

B．三维法（即容积成像），直接对感兴趣区进行立体数据采集，一旦获取图像，即可进行任意方向的图像重建，其信噪比高，图像质量好，MRA血管边缘平滑，对快速血流敏感，空间分辨力高；但成像范围小，对慢速血流不敏感，扫描时间长，适用于病变的初步筛选。

上述两种MRA技术均为血流成像，有夸大血管狭窄程度、显示小血管较差等主要缺欠，而且PC法的扫描时间较长，因此临床主要应用TOF技术进行MRA检查，鉴于MRA的上述缺点，在相当长的一段时期内MRA仅作为一种血管疾病的筛选检查方法，其实用价值受限。

（3）对比增强磁共振血管造影　研究表明，经静脉团注Gd-DTPA能显著缩短血液驰豫时间，使其信号增强，再行MRA扫描（特别是TOF法）可明显提高对小血管的显示能力，有助于显示病灶与血管的关系，尤其肿瘤血运和血供（包括供血动脉、引流静脉及其走行等）情况。其缺点是动静脉同时显影，不利于单独分辨动脉或静脉的细节，而且注射对比剂增加了检查成本。

伴随MRI超快速扫描技术的进展，首次通过对比增强MRA（contrast enhancement MRA，CE-MRA）受到人们的普遍重视。在经静脉团注Gd-DTPA后，即刻进行超快速扫描，通过调整扫描启动时间，可分别获取动脉、静脉或毛细血管图像。利用三维CE-MRA序列采集的原始图像，由专业图像处理工作站进行后处理，也可以像CTA那样获得最大强度投影（maximal intensity projection，MIP）、多平面重组（multi-planar reformation，MPR）、容积再现（volume rendering，VR）、仿真内镜（virtual endoscopy，VE）和表面遮盖重建（surface shaded display，SSD）等重组图像。

CE-MRA与利用血液流动成像的TOF、PC技术相比，具有显示细小血管更可靠，判断血管狭窄程度更准确，一次扫描可分别显示动脉、静脉和毛细血管，成像速度快等显著优点。需要注射对比剂增加检查成本和不能提供血液流动信息为其主要缺点。其次，近年来发现肾功能不全患者应用含钆对比剂（如Gd-DTPA）会引起肾源性系统性纤维化症（nephrogenic systemic fibrosis，NSF），本病在注射含钆对比剂后2天至18个月起病，主要表现为下肢的皮肤纤维化，类似硬皮病的临床表现，可以累及躯干，但是不累及面部和颈部皮肤。近5%的患者病情急剧恶化而致死。本病还累及肝脏、肺脏、肌肉和心脏，一旦累及这些脏器，即增加患者的死亡率。因此，对中重度肾功能不全的患者应禁用含钆对比剂。

最近几年3.0T的MRI设备迅速在临床普及应用，高场强所带来的信噪比的提高，转化为MRA的时间和／或空间分辨力的明显提高，使MRA的图像质量得到显著改善。例如应用TOF技术MRA即可清楚显示细小的大脑豆核纹状体动脉，而CE-MRA的显示效果更佳，尤其后者已经可以满足临床诊断需要。由于MRA属于无损伤、无射线辐射危害技术，因此，其具有广阔的临床应用前景。

（4）血流磁共振血管成像　该技术最初由东芝公司提出，利用血流在心动周期中所处时相不同而成像，其脉冲序列被称为新鲜血流成像（fresh blood imaging，FBI）。该序列应用心电图门控基于快速自旋回波技术，当将延迟时间选择在收缩期时，即抑制显示将快速流动的动脉血信号而显示静脉图像，而在舒张期触发则可获得动静脉图像。应用一个反转恢复脉冲和减影方法，可抑制血管周围组织的信号，而增加目标血管与周围组织的对比度，并分别显示动、静脉，尤其适用于显示血流缓慢的下肢动脉和静脉。由于该脉冲序列可在冠状和矢状位获取三维数据，其成像时间短。在实施该脉冲序列时，成像血管的走行应该与相位编码的方向一致，以消除T_2的影响、增加血流信号强度。

由于该成像方法无需使用对比剂，成像时间

短,目前得到各MRI厂家的高度重视,都在加紧研发基于此技术的新脉冲序列。有理由预见该技术将会得到更广泛的临床应用。

7. 扩散成像　扩散成像(diffusion imaging, DI)是目前唯一能活体显示水分子在体内扩散的影像学技术。MRI的扩散成像具有无创伤、无需使用外源性对比剂,能反映机体的微观结构、物理特性、生物学和临床信息,具有重要的临床应用价值和极大的开发前景。

水分子的热平衡(即布朗运动)是MRI扩散成像的基础,扩散是水分子自身运动或与其他颗粒之间随机碰撞而产生的输运过程,通常用扩散系数D来衡量其大小,反映分子扩散运动的速度,以水分子单位时间内随机扩散运动的范围为计算标准(mm^2/s)。水分子在不同组织中的扩散系数不同,它依赖于水分子所处的环境。在相同时间内扩散系数越大,分子的位移距离就越远。由于机体内的扩散强弱主要由压差、浓度差、渗透压差和温度差等因素所决定,并受细胞外间隙的大小、形状以及正负离子的相互作用等因素的影响,此外,受检者的任何运动(如动脉搏动、呼吸和微循环等)均可影响分子的扩散,只能用表观扩散系数(apparent diffusion coefficient, ADC)来描述在活体扩散成像上所观察到的水分子扩散运动的速度和范围等表观特征。ADC值主要是根据扩散加权像上的信号强度的变化计算出的,计算公式见公式1-8。

公式1-8　$ADC = (\ln S_1/S_2) / (b_2 - b_1)$

S_1、S_2分别为施加梯度脉冲前后同一部位的组织信号强度,b_2、b_1分别为施加的扩散敏感因子

与自由水分子的各向同性扩不同,机体不同组织器官的微观结构不同,对水分子扩散的阻碍各异,因此,人体内水分子的扩散是各向异性的。正是基于扩散的各向异性,MR扩散成像只能测量施加梯度磁场的三个方向ADC_{read}、ADC_{slice}、ADC_{phase}值及三个方向的平均值。

正常情况下每一种组织均有自己特有的扩散系数,例如:在脑脊液和灰质之间,扩散系数为4。如果扩散系数在各个方向上均相同,称为各向同性扩散,反之,在不同方向上的扩散系数差别较大。例如:脑白质在平行于纤维束方向上的扩散比垂直于纤维束方向大得多,称各向异性扩散,可得出各向异性指数(index of diffusion anisotropy, IDA)。同一种组织在不同的病理情况下,例如:细胞中毒性水肿和脱髓鞘时,亦能导致扩散系数发生改变。

应用与相位对比血管造影序列完全相同的特殊梯度对梯度脉冲,增加梯度的振幅,可进行MRI的扩散加权成像(diffusion weighted imaging, DWI)。由于DWI受T_2的影响较大,易于显示病变,临床上通常应用DWI进行疾病的诊断。利用水分子的表观扩散系数差别产生对比度可获取表观扩散系数图像,当DWI图像显示病灶而不能排除T_2的影响时,可选择应用表观扩散系数图像作为补充。在表观扩散系数图像上,扩散强的部位信号强度相对较低,相反,扩散弱的部位信号强度增高。

进行DWI施加的扩散梯度场的强弱不同,因此引入扩散敏感因子b值(b value)的概念,b值是MRI检测扩散运动能力的指标,单位为s/mm^2,其高低与所施加扩散敏感梯度场强、持续时间和间隔有关,MRI对水分子的扩散敏感性随b值增加而增加,但其图像信噪比相应下降。b值和ADC值与NMR信号强度变化A(b)/A(0)有以下关系(见公式1-9):

公式1-9　$\ln\left[\dfrac{A(b)}{A(0)}\right] = -b\,ADC$

A(b)为测量的回波强度,b为测量的扩散加权程度,取决于扩散梯度脉冲的时间和强度,A(0)是不施加扩散梯度时的回波强度

应用单次激发回波平面扩散加权MRI技术,在40秒内可完成全脑MRI检查。目前已知缺血性脑血管病,在发病初期细胞中毒性水肿阶段,水分子的扩散增强。发病3小时内,在常规T_2加权像未见异常改变时,DWI图像能清楚显示脑缺血病灶,在脑梗死的早期诊断上发挥重要作用。其次,在亚急

性脑梗死时，DWI图像显示梗死灶呈高信号，而其他在常规T_2加权像上表现为高信号的病灶的信号强度不增加，从而能准确做出鉴别诊断。由于新生儿和髓鞘尚未形成时的小儿的脑白质，在常规MRI图像上不能与急性或亚急性脑梗死相鉴别，而DWI图像显示梗死灶为高信号，正常脑白质的信号强度不增加，可以区分两者。DWI还能鉴别上皮样囊肿与蛛网膜囊肿，前者在DWI图像上呈高信号，而后者呈低信号。DWI在脑白质病的诊断上也具有重要的诊断意义。此外，DWI还在脑肿瘤、多发性硬化、血肿、脓肿等其他中枢神经系统疾病的诊断和鉴别诊断中发挥重要作用。

8. 扩散张量成像　扩散张量成像（diffusion tensor imaging, DTI）是在DWI基础上发展起来的MR技术，为了更好地理解DTI的原理，有必要复习一下分子扩散三维运动的知识。

理解三维扩散最简单和直接的方法是模拟布朗运动，追踪一个标记过放在盒子正中的水分子，如果其所有方向的扩散率均相同，扩散即为各向同性，提示分子扩散与介质的方向无关，其相应扩散张量也是各向同性张量，表现为标准的球形。但是水分子在人体内的扩散受组织结构的影响，其三维方向上的扩散快慢不一，表现为各向异性扩散，其扩散张量即为三维椭球体。

DTI扫描至少在6个以上方向施加扩散敏感梯度场，最多可施加256个方向的扩散敏感梯度场，施加扩散敏感梯度场方向数目越多，DTI图像显示体素内扩散椭球的大小、形状、方向和空间分布等越准确，但是扫描时间越长。为了在图像准确性和扫描时间之间达成平衡，目前临床多选择25~30个方向进行DTI扫描。

DTI检查目前主要应用υ_1、υ_2、υ_3等3个本征向量（eigenvector）来分别表示单个体素内主要纤维束的走行方向、主要纤维束的成角走行方向，以及次要纤维束的交叉走行方向等，并由λ_1、λ_2和λ_3 3个本征值（eigenvalue）来描述扩散椭球的大小和形状（图1-44），一般情况下λ_1与λ_2大小相似，λ_3远远小于前两者。其次还有其他指标，例如：相对各向异性（relative anisotropy，RA）和分数各向异性（fractional anisotropy，FA），可以定量测量的单个体素内的各向异性值。而度量DTI图像体素内各方向扩散幅度的均值为平均扩散率（mean diffusivity，MD），能反映水分子扩散的强度，其计算见公式1-10：

公式1-10　$\langle D \rangle = (\lambda_1 + \lambda_2 + \lambda_3)/3$

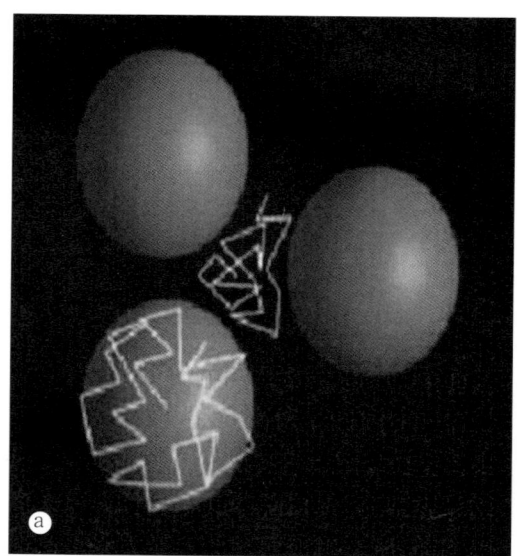
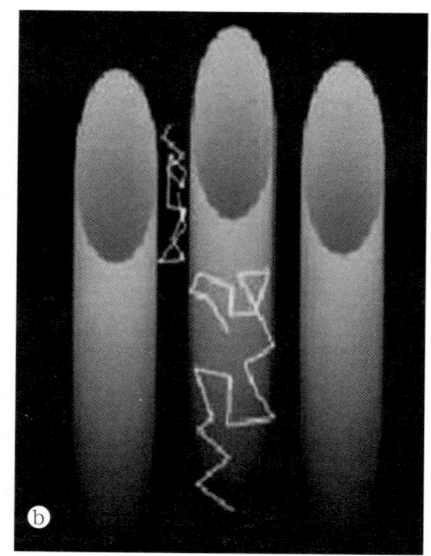

图1-44　扩散张量成像原理示意图（附彩图）

DTI原理图：a. 圆球体中的水分子在各个方向上的运动范围和弥散速率相同，称为各向同性。b. 生理条件下体内水分子的运动轨迹近似为椭球体，在垂直于椭球体长轴方向上的弥散速率低于平行于长轴方向上的弥散速率，称为各向异性。

在颅脑应用DTI扫描可进行扩散张量纤维束跟踪成像（diffusion tensor tractography，DTT），是一种利用弥散张量成像数据显示脑白质纤维束的方法，主要有基于张量域和基于统计学的两大类算法，临床主要应用前者，通过张量域线性内插的方法建立连续张量域。然后，自一个种子点开始，在最大本征向量方向上、向前、后方向各延伸一个步长，计算步长末端的最大本征向量，沿新方向再延伸一个步长。多次重复此步骤，直至符合某种终止条件，即可得到纤维束图像。应该指出：这种DTT图像只是脑白质纤维束的可视化，其形态比实际纤维束粗得多，其显示结果还受所用计算方法、所选像素大小、灰度阈值等众多因素的影响。此外，因电涡流引起配准不良、被检查者运动引起的伪影和磁敏感性所致的信号丢失等均可影响计算结果的准确性，尽管其中许多问题已经得到改善，但是仍然存在较大局限性。虽然DTT是活体显示神经纤维束的唯一方法，但是由于组织标本在进行解剖、冷冻、脱水、固定、切片和溶解等处理过程中，其微观结构必然发生变化，进而产生几何变形，应用组织学方法在体外验证活体纤维束跟踪结果有很大难度。目前，DTT活体脑白质纤维跟踪尚缺乏验证其准确性的"金标准"。

纤维束成像的结果还受ROI放置、控制参数及操作者对相关解剖知识熟悉程度的影响。操作者只有熟练掌握各纤维束的解剖学特点，才能在断面图像上辨认出目标纤维束，准确设置ROI，进而正确评价重建出的纤维束。设置ROI是纤维束成像的关键，设置原则如下：①在与目标纤维束长轴方向垂直的层面上选择感兴趣区，以保证目标纤维束的完整性；②将ROI置于目标纤维束排列紧密且与其他邻近纤维束易于区分的区域；③如果认为ROI内可能含有其他纤维束成分，可在距离第1个ROI一定距离处放置第2个ROI，使之仅包含目标纤维束，而不包含任何通过第1个ROI的非目标纤维束。控制参数包括FA阈值、角度阈值、步长、体素长度内采样数目及显示纤维的半径等。FA阈值是控制纤维跟踪的主要参数，当纤维延伸至FA低于阈值区时，则停止延伸，以防止纤维误入灰质或脑脊液内。该值可在一定范围内进行调整，使重建纤维束与经典解剖学描述相一致。角度阈值是指相邻两个步长间最大本征向量所成角度，该值设置过大可产生虚假纤维，过小则可能丢失目标纤维。步长是指计算纤维轨迹时，在最大本征向量方向上传播的最小距离，理论上步长越小，结果越可靠，但同时会增加重建时间。体素长度内采样数目是指一个体素长度上采样点的个数，如该值为2，则一个体素内采样点的个数为2×2×2=8个。

实践表明，DTT在研究人脑纤维连接方面具有巨大的潜力，随算法改进和积累足够的经验，它必将在研究脑功能连接和白质病变方面发挥巨大作用。

应该指出：水分子在脑实质内扩散的各向异性尚未完全清楚，除白质髓鞘外，脑实质内还有不同种类排列有序的成分，例如：有方向性的细胞内和细胞外大分子、超大分子集团、细胞器和细胞膜等，这些成分也影响中枢神经系统扩散的各向异性。例如：经研究证明在髓鞘形成前，DTI就可以测到各向异性扩散，实际上各向异性并非仅由白质髓鞘所决定。

DTI和DTT检查可以定量测量脑实质及其病变微结构的改变，追踪白质纤维束的走行，对判断各种病灶（尤其肿瘤病灶）对周围组织（尤其白质束）的影响、指导手术方案的制定、避免重要白质束副损伤等方面都有重要临床应用价值，还有助于提高人们对神经传导通路、纤维束连续性、脑和脊髓功能连接的理解和认识。因此，DTI和DTT在神经科学研究和临床工作中均能发挥重要作用。

9. 化学位移成像　众所周知，根据拉莫公式，质子的共振频率与外磁场强度成正比。但是实际上，质子在不同分子中或在相同分子中的不同空间位置上，受核外电子的影响，其共振频率略有差异。由于原子核外有绕核旋转的轨道电子，多个电子组成"电子云"，后者产生一个环行电流，进而形成一个较弱的磁场。按照Lenz定律：感应电流的方向与产生它的方向相反；与之相似，感应磁场的方向也与所应用的磁场相反。于是，电子云的作用是减弱外磁场，使其场强轻微降低，结果改变了局部磁场强度。因此，在外磁场不变的情况下，相同的原子核在不同分子中，具有不同的共振频率，这就是"化学位移"（chemical shift, CS）。一般质子的CS为数十至数百赫兹（Hz）。通常化学位移（δ）以百万分率（parts permillion, ppm）的方式来表达，计算公式见1-11：

公式1-11 $$\delta = \frac{W_o - W_{ref}}{W_{ref}}$$

δ：化学位移　W_o：谱线的共振频率　w_{ref}：相关峰频率

利用化学位移原理获取成像容积中单一化学成分的图像称化学位移成像（chemical shift imaging, CSI），例如：当某种组织由水和脂肪两种成分组成，此两种成分均含有质子，并具有不同化学位移时，CSI能对水或脂肪分别进行成像。

10. 脂肪抑制技术和脂肪抑制成像　MRI图像中脂肪组织呈高信号，经常干扰某些亦表现为高信号病灶的显示，应用脂肪抑制（fat suppression, FS）技术将脂肪高信号压低，即可增加病灶与周围组织的对比度，在与造影增强共用时其增加对比度的效果更明显。实施脂肪抑制成像通常有以下几种方法：

（1）化学饱和法　化学饱和法（chemical saturation, CS）先应用一个频率选择饱和脉冲激发脂肪，使之在Z轴的磁化转变为零。随后紧跟一个去相位梯度，使脂肪的相位分散，造成其横向磁化亦为零。在饱和脉冲发放之后，再发放标准成像脉冲序列（如SE），被抑制的脂肪成分则无信号发出。此技术在临床应用得最多，脂肪抑制的特异性较好，但是受磁场均匀度的影响较大，图像的信噪比有所降低。

（2）反转恢复法　在应用反转恢复法（inversion recovery, IR）进行脂肪抑制时，以短时反转恢复法（short time inversion recovery, STIR）最常用。取T_1时间与脂肪的T_1弛豫时间相同，即可将脂肪信号完全抑制。若将T_1设定与水的T_1值相同，还可以选择性抑制水的信号。其选择抑制脂或水的基础是这两种成分的T_1值不同。IR法的优点是脂肪抑制效果好，受磁场均匀度的影响小，但是扫描时间较长，抑制的特异性差，除抑制脂肪外，其他与脂肪T_1值相近的组织也同时被抑制。

（3）狄克森法　狄克森法（Dixon）先获取两幅相位图像，一幅图像脂肪和水的相位差为180°，另一幅图像脂肪和水的相位差相同，将两幅图像进行减影处理，即可将脂肪的信号去除，仅获取水的图像，从而得到脂肪抑制的效果。

11. 磁共振灌注成像　组织灌注定义为每单位时间通过定量组织的血容量，对脑而言是脑血流量，即每分钟、每100克脑组织含多少毫升血液[ml/(100g·min)]，正常成年人的平均脑血流量为40~60 ml/(100g·min)。脑灌注值与所使用的测量技术无关，可以对应用不同成像方法测得的灌注值进行比较。

由于灌注需要运输物质通过组织，因此需要采用示踪剂定量体层成像技术来加以观察。最早使用PET和SPECT等应用核医学技术进行灌注成像，临床广泛应用的示踪剂分别为H_2O^{15}和Tc-HMPAO。1998年X线CT脑灌注方法问世，多使用含碘对比剂为示踪剂。MR灌注成像可以使用多种不同的示踪剂，其中主要有两种MR质子灌注技术用于临床，其一是团注对比剂方法或称顺磁性对比剂动态增强（DSC）技术，实施检查时需要团注对比剂，同时进行重复扫描；其二是动脉自旋标记技术（arterial spin labeling, ASL），该技术无需使用外源性对比剂，应用射频脉冲标记流入动脉的自旋，再测量进入层面被标记自旋的信号强度，即可评价脑灌注情况。

（1）动态顺磁性对比成像　目前使用的顺磁性和超顺磁性对比剂分子都太大，不能通过血脑屏障，所有对比剂均存留在正常脑组织的血管内，但对比剂的影响能达到血管外。首先，水分子在相邻毛细血管之间出入，使对比剂的影响达到血管容量之外；其次，更重要的是血管内对比剂导致邻近组织的磁场不均匀，进而使自旋去相位，造成信号降低，这被称之为T_2衰减，磁场不均匀是导致T_2降低的主要原因。

MR灌注加权图像(perfusion weighted imaging, PWI)应用MR对比剂的上述T_2或T_2^*敏感性效应，显示组织水平的血流灌注情况。脑灌注成像有三个主要成像指标：平均经过时间（mean transit time, MTT）、局部脑血容量（regional cerebral blood volume, rCBV）和局部脑血流量（regional cerebral blood flow, rCBF）。

灌注成像所用对比剂为Gd-DTPA、Dy-DTPA和超顺磁性氧化铁颗粒（SPIO），以前者应用得最多，剂量为0.1~0.2mmol/kg，其T_2^*作用在几分钟内即下降50%，30min作用消失。Dy-DTPA的T_2^*作用比Gd-DTPA强，但是其毒副作用大，所以临床应用较少。SPIO的T_2作用强，而且毒副作用小，有较大的临床应用潜力。

注射对比剂后，血管内高浓度对比剂即引起T_2和T_2^*值降低，在T_2和T_2^*加权图像上使血流灌注区的信号强度降低。灌注扫描必须团注对比剂，以保证血液内对比剂浓度较高，并能根据MRI信号改变，推测对比剂随时间延长发生的浓度变化。MRI信号强度下降程度取决于所用对比剂、选用成像参数和组织内的血管容积。

当顺磁性对比剂快速通过毛细血管床时，由于磁敏感性效应使自旋去相位，导致在T_2或T_2^*MRI图像上，脑组织局部信号强度下降，进而计算出局部脑组织的血流灌注量。脑组织局部信号下降的幅度取决于对比剂在血管内的浓度和组织每个体素内小血管（3~10μm）的密度这两个主要因素。应用轨迹动力学原理，由每一个体素对应的信号-时间曲线的积分，即获得rCBV图。由于没有对动脉输入功能进行经典测定，此rCBV图是"相对"的，因此，通常并未测量真实的、定量的容积。

rCBV图的成像需要MR仪具有快速扫描和对T_2或T_2^*敏感的能力。虽然EPI技术适用于获取rCBV图，但是应用常规MR扫描仪对T_2^*敏感的标准GE序列，也能进行有限的灌注成像。△R_2是T_2弛豫率的变化，与组织内对比剂浓度的比例几乎呈线性关系。rCBV图是对成像层面的每一个体素的△R_2-时间曲线进行积分获取的。从覆盖颅内大血管的感兴趣区直接测量动脉的动态输入功能，可精确测量脑血流量（CBF）。应用示踪剂稀释理论，同时获得组织和血管的浓度-时间曲线可计算出真正的脑血流图。

达峰时间图（time to peak, TTP）是使用最广泛的对比剂团注参数图，可以测量组织内对比剂浓度达到峰值的时间。当组织内对比剂浓度最高时，其信号强度最低。TTP图是广泛应用于测量对比剂延迟的方法，但不能判断通过组织对比剂的量。

还可以计算出对比剂的平均通过时间（mean transit time, MTT），表示血流清除时间，MTT取决于血流量F和血容量V的比率，其计算见公式1-12：

公式1-12　$MTT = V/F$

MTT还表示血流量为F时，血容量V进入立方体所需的时间，即反映新鲜血液充满整个血管容积，对比剂从组织内被清除的时间。在某种程度上MTT比TTP更为精确，但是并不等于TTP。

（2）动脉自旋标记　应用MR空间选择性射频激发和反转脉冲可进行完全无创性脑灌注测量，被称为ASL，成像原理简单，完全无创伤、无需使用外源性对比剂为其主要优点（图1-45）。如果组织内有血流通过，必定由组织外的动脉供血，在组织外空间选择性改变自旋，则供血动脉的自旋也随之改变，这些已经改变的自旋进入组织导致组织内自旋也发生改变，后者的数量取决于灌注率，所以，该方法能获取与灌注相关的MR信号变化。与其他灌注成像的方法不同，该方法与时间飞跃法血管成像相似，示踪剂就是血液水分子内磁化传递的质子，这些质子进入供血动脉就完成动脉自旋。

有多种ASL的标记方法，其中主要为连续和脉冲ASL，连续标记系自旋在进入组织之前的特定位置进行连续反转，最先进入组织的自旋首先被标记，而后进入者就后标记；脉冲标记仅对层面外的自旋施加干扰脉冲，然后等待自旋进入组织，因干扰脉冲比连续脉冲早，使标记增加了额外的T_1衰减，所以信号变化通常比连续脉冲小。下面首先简单介绍脉冲标记技术。

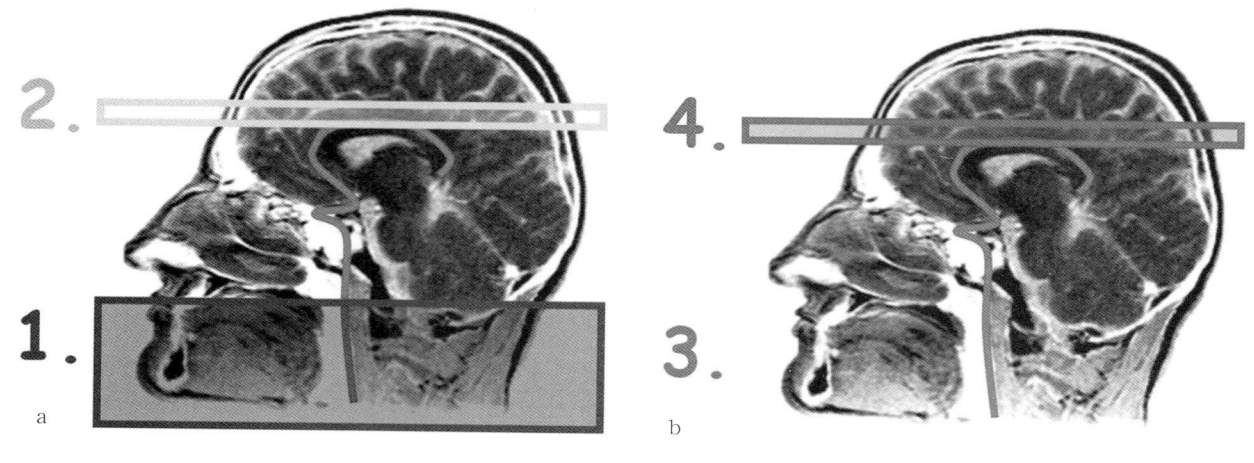

图1-45 ASL原理示意图(附彩图)

ASL原理图：a. 利用反转恢复脉冲序列标记动脉血中的水质子（1），位于成像层面（2）的近端；b. 标记过的水质子（3）流入成像层面后，与组织中未标记过的水质子混合（4），引起局部组织纵向弛豫时间T_1变化；c. 将所得图像与没有标记的图像相减，从而得到灌注的CBF图像。

在成像前1秒应用标记射频脉冲，通常使用产生动脉磁化最大、与反转恢复相似的反转射频，成像前的时间称TI。最简单的脉冲反转方法是在成像脑组织下方应用选择性层块反转脉冲，以标记动脉自旋，在控制图像准备期间其上方再应用层块反转，使2个准备脉冲的磁化传递相同。也可应用非选择性反转脉冲标记，层块选择性反转包含整个控制区，层面以下的流入自旋效应与第一种标记一样，成像块内的自旋均被反转。

连续ASL通常使用特殊射频标记方法，称为血流驱动绝热反转。即当血流通过特定的平面时，反复施加一系列薄层饱和脉冲，使自旋达到接近连续饱和。这项技术使所有自旋通过平面同时被反转。

脉冲ASL本质上与团注对比剂的衰减相同，标记的血液瞬间通过组织，而连续ASL标记保持时间很长，组织内新进入的标记自旋和已标记自旋的T_1衰减达到平衡，使灌注定量测量相对简单。连续ASL最大的优点是信号强度比脉冲ASL大2~3倍。

连续ASL通常比脉冲ASL更敏感，其主要缺点是需要应用特殊射频进行标记，长时间持续标记还会导致射频能量在体内过量沉积超过安全阈值。尽管如此，只要在调节范围内，许多高场强MR设备可以进行连续标记检查。

ASL灌注测量与DSC成像在几个方面都存在不同。首先，ASL自旋的水示踪剂很容易弥散进入组织，所以不能测量血容量，其对血管通透性不敏感，而DSC灌注成像受血脑屏障损伤的影响；其次，ASL的示踪剂衰减得很快；第三，ASL不需要去卷积运算，典型的动脉输入函数取决于所施加的是脉冲标记，还是连续标记。

使用层面选择饱和和反转脉冲成像的方法，可以抑制背景信号，在选择性或非选择性反转脉冲后施加饱和脉冲，再在TI间期内施加连续的非选择性脉冲，如果反转脉冲时间选择合适，能使背景信号低于脑灰质的灌注信号。使用背景抑制连续ASL和三维快速自旋回波序列，能获得全脑三维灌注图像。

对比剂灌注成像的定量分析需要后处理，极大降低了其敏感性。而ASL灌注具有完全无创伤，使用背景抑制可以减少运动伪影，时间分辨力比DSC高，自身自旋标记与组织结合得更加紧密，不需要使用对比剂费用较低等优点，其临床应用前景更好。

MR灌注成像诊断缺血性脑血管病最敏感的指标是MTT，表现为MTT时间延长。rCBV能提供常规MRI所不能获得的生理学资料。对未经治疗的胶质瘤，rCBV图像的阴性预测值很高，无论病灶是否增强，若血容量不增加，则可排除高度恶性肿瘤。评价治疗后的脑肿瘤更为复杂，但是有学者认为灌注MRI优于常规MRI和其他MRI成像技术。MRP对缺血性脑血管病、痴呆、精神疾病、头痛和外伤等疾病的诊断、治疗方法的选择和评价疗效等方面，均有临床应用价值，MRP至少可提供与放射性核素显像相同的敏感度和特异度，但是其固有分辨力更高，易于与常规MRI图像融合，检查省时、性能价格比更佳等，均优于放射性核素技术。

12. 磁化转移对比　磁化转移对比（magneti-zation transfer contrast, MTC）是由物理而非化学方法增加MR图像对比度的技术。其应用前提是被成像部位必须至少存在两种自旋系统，其中一种自旋的T_2必须比另一个系统的T_2短得多，以便能量在两个系统之间进行交换。MTC的脉冲序列看起来与前述脂肪抑制成像相似，首先应用偏离中心频率大约1000Hz的饱和脉冲，然后跟随GE或SE脉冲序列。通常两个自旋系统为蛋白质和水，蛋白质比水的T_2短得多，其MR波谱为宽峰，而水峰很窄。由于T_2长短和谱线宽度呈相反关系，蛋白质的谱线宽导致其信号在整个图像范围散开，常规MRI图像上看不到蛋白质的信号。MTC应用饱和脉冲，直接饱和了蛋白质自旋系统，所有与蛋白质相连的水分子能够与蛋白质进行磁化交换，所以饱和的蛋白质将影响与之结合水的信号，使结合水和游离水的对比度增加，从而将彼此区分开来。

为形象理解MTC，可以将水和蛋白质自旋系统想像为贮存能量的水库。一个蛋白质能量库与水的能量库相通连（结合水），而另一个蛋白质库与y与水的能量库不通连（游离水），任何一个蛋白质能量库中的MR能量，可经自旋–晶格弛豫返回到晶格或周围环境中。如果应用MTC脉冲序列，由频率选择性饱和脉冲仅激发蛋白质库，将影响与之相连的水自旋系统（结合水）的能量。即使结合水和游离水系统的T_1值相同，与蛋白质相连的结合水系统与短T_2组织一样，其信号强度增高，而与蛋白质不相连的游离水系统在MTC图像上的强度减低，类似长T_2的组织。

MTC能增强TOF法MRA的血流信号，显示较小的血管，与脂肪抑制技术并用显示小血管更佳。MTC与顺磁性MRI对比剂有协同作用，使造影增强血管信号进一步加强，或／和减少对比剂的用量。在中枢神经系统MTC能增加灰白质、脊髓与脑脊液的对比分辨力。

13. 血氧水平依赖法脑功能成像　脑功能成像（functional magnetic resonance imaging, fMRI）通常是指在进行身体功能运动时，应用MR超快速（毫秒级）扫描（以最常用的EPI为例，其扫描速度可达1幅图像/20ms）实时动态显示脑特定功能区。fMRI基于血氧水平依赖（blood oxygen level dependent, BOLD）技术成像。当脑特定功能中枢被激发活动时，其局部血流量瞬间快速增加。例如：当运动右手食指时，控制食指运动的大脑中央前回（运动中枢）的循环血量瞬间快速增多，由于动脉血氧含量高，局部血流量增加导致氧合血红蛋白含量增加，而脱氧血红蛋白含量减少。众所周知，脱氧血红蛋白是一种顺磁性物质，使局部脑组织的T_1和T_2值均缩短，并且缩短T_2的作用更显著，所以在MR图像上脱氧血红蛋白存在区域的局部信号强度下降。脑功能区被激发，氧合血红蛋白增加、脱氧血红蛋白减少，导致被激发的脑功能区的T_2加权像或T_2^*加权像信号强度增加，从而与周围组织产生对比度。在fMRI图像上，可以应用不同色彩标示脑功能区血氧含量的改变，直接实时显示脑功能的变化。

fMRI突破了既往研究脑功能"黑箱"的限制，其时间分辨力和空间分辨力均较高，是迄今为止研究认知科学的最佳工具。科学家设计了很多fMRI

实验,研究视觉、听觉、运动、感觉,以及认知功能,例如:在人进行联想、数学计算、回忆某个事件时,进行fMRI扫描,显示大脑皮层各部位的信号改变,深入研究这些信号改变之间的联系,有助于揭示思维的秘密。在中枢神经系统,fMRI主要用于神经中枢的定位研究,目前,已经纠正了一些既往应用动物或尸体解剖研究所得出的、有关脑功能区定位的错误认识,并将fMRI定位脑功能区用于神经外科手术前手术入路设计,从而避免手术对重要脑功能区的副损伤,取得良好的效果。广义讲扩散和灌注成像也属于脑功能成像的范畴,但是通常fMRI特指基于BOLD的技术。

14. 磁共振波谱　磁共振波谱(magnetic resonance spectrum, MRS)并非是一种新技术,核磁共振问世后不久,即研制出高场强体积较小的磁共振谱仪,作为一种研究工具,在物理、化学、生物和医学等方面,用于小块离体组织的分子结构分析。目前,高场强扫描机(场强≥1.5T)以MRI定位应用 MRS技术,可进行活体定域脑组织的代谢研究。除常用的质子(^1H)外,还可进行^{31}P、^{13}C等MRS检查。

(1) 磁共振波谱的基本原理　MRS在接收MR信号以前的过程与MRI相同,与MRI不同的是MRS接收自由感应衰减信号(FID),而非自旋回波或梯度回波信号。

自旋在外加强磁场中的共振频率主要由磁场强度和原子核的种类决定,但也受原子核所在环境的影响。因此,在外磁场不变的情况下,相同的原子核在不同分子中,具有不同的共振频率,这就是"化学位移"现象。不同原子核化学位移的范围各异,^{31}P、^1H和^{13}C分别为40 ppm、15 ppm和200 ppm。

MRS应用快速傅里叶转换将FID转换为振幅对频率的形式,以频谱显示MR信号。在频谱内可确认由化学位移产生的共振峰,频谱峰下面积与特定频率原子核的共振数目成正比,并受组织T_1和T_2值的影响。于是,从确定部位组织中得出的频谱峰面积,反映在组织中特定代谢物的相对浓度。

MRS基于原子核在组织中的浓度、自然丰度和固有MR敏感度,很容易检出确定的原子核,它不破坏被检查组织,属于无创性分析组织代谢的方法。用于研究的原子核主要包括:^{31}P、^1H、^{13}C、^{23}Na、^{39}K和^{19}F,其中以^{31}P频谱研究得最广泛,而^1H的敏感度最高,如果将^1H的敏感度定义为1.0,数量相等的^{19}F、^{23}Na和^{31}P的敏感度分别为0.83、0.093和0.066。MRS的信号强度还取决于被检测原子核在组织中的自然丰度,在人体组织内也是^1H的丰度最高,^{13}C的自然丰度低,但可给予外源性含^{13}C的化合物来增强。^{19}F的自然丰度高,但其组织浓度较低,MRS的信号强度亦较低。因此,临床上进行MRS检查以^1H最为常用。

与其他技术相比,MRS相对不敏感为其主要缺点。MRS的敏感性与磁场强度和取样容积成正比,也受射频线圈种类和填充因子的影响。采用大线圈小采样容积,比应用小线圈相同采样容积所获图像的信噪比小得多,因此,MRS检查最好应用表面线圈和适当采样容积,以提高图像的信噪比。与之相矛盾,采样容积被限制在所用线圈半径范围之内,大线圈尽管相对不敏感,但能提供更均匀的射频场,以精确地发射射频脉冲,所以,通常应用大线圈进行射频激发,用小型表面线圈接收射频信号,以增加 MRS的敏感性,并且应用多次信号平均,以进一步增加频谱的信噪比。

MRS的分辨力由磁场均匀度和原子核的弛豫时间所决定。理论上讲,在高均匀度磁场之中,如果确定原子核的化学环境均匀一致,仅以拉莫频率共振,MRS仅产生单一共振峰。实际上则不然,自旋与自旋相互作用,引起横向磁化的相位相干性丧失,使接收线圈中诱发出的电压随T_2常数呈指数衰减,于是,出现多种频率成分,经傅里叶转换后,表现为劳伦兹线加宽。因此,MRS的频谱分辨力由样本固有T_2所限定。其次,主磁场总有一些不均匀,导致确定样本中的原子核有拉莫频率的空间分布。由于主磁场不均匀、拉莫频率变化,加速了横向磁化去相位的速率,因此,观察到的横向弛豫时间T_2^*比真实T_2短,并使观察到的线宽增加。获得较高频谱分辨力的关键是主磁场的高均匀度,特别在进行活体MRS检查时,更是如此。由于活体情况下,邻近组织通常完全不同,尤其在软组织与骨或空气等其他组织相邻时，引起采样容积几何形态不均匀变形和磁场均匀度下降，使MRS频谱的线宽增加、敏感性降低、分辨力下降。针对上述问题，应用体积选择技术仅在样本内由均匀组织构成的很小区域采集信号，已经使MRS的质量大为改善。但是，如果检出信号区域定在两种组织的界面上时，还是难以调整理想化匀场。

(2) 磁共振波谱的基本技术　活体MRS检查必须应用表面线圈，其采集信号范围，在各方向上均接近线圈的半径。其次，应用主磁场与表面线圈结合进行空间定位，可在一个很小区域内产生均匀磁场，有利于MRS的空间定位。

在表面线圈的特定距离内，应用相位交替的"深度"脉冲，可有效去除检查平面上下方的信号，提高MRS空间定位能力。如果再应用两个射频线圈放置在一个平面上或略微偏一点，其中一个激发选择层面，另一个接收射频信号，两个线圈的敏感范围重叠，确定MRS的定位体积，则可进一步改善空间定位能力。

应用选择射频脉冲在选定层面激发信号的脉冲；梯度技术可分为两类：在检查范围内确定检出信号的区域，再应用单脉冲产生一个自由感应信号，以获取图像；或者由自旋回波或类似的回波确定检查范围。应用脉冲梯度系统，选择射频脉冲能激发任意大小的单平面，与行快速简易定位的表面线圈共用，称深度～分辨表面线圈频谱（DRESS）。为了三维立体定位，需要激发三个互相垂直平面的自旋，此三个平面的交叉点即为定位区。

应用选择激发技术，通过改变激发频率、相位或梯度脉冲强度，很容易确定检查区域的位置和大小。成像过程也能与MRI脉冲序列结合，用来检验检查区域的位置和定位的准确程度。

(3) MRS的应用

① ^{31}P-MRS　应用1.5T设备扫描正常志愿者脑部所得典型^{31}P-MRS表现为7个主峰，分别为：磷酸单酯（PME）、无机磷（Pi）、磷酸二酯（PDE）、磷酸肌酸（Pcr）以及ATP内的α、β、γ磷原子。由于Pi在波谱中的位置（即化学位移）依赖于pH的变动，根据Pi峰的位置可测定组织的pH值。^{31}P-MRS主要用于能量代谢研究（图1-46）。

② ^{1}H-MRS　^{1}H-MRS能检测脂肪、氨基酸、酮体和乳酸等重要代谢物质，其固有敏感性比^{31}P-MRS高1.5倍以上。使用水抑制、长回波时间（TE 136或272ms）获得正常人脑的^{1}H-MRS波谱，显示6个主要的共振峰（图1-47）：

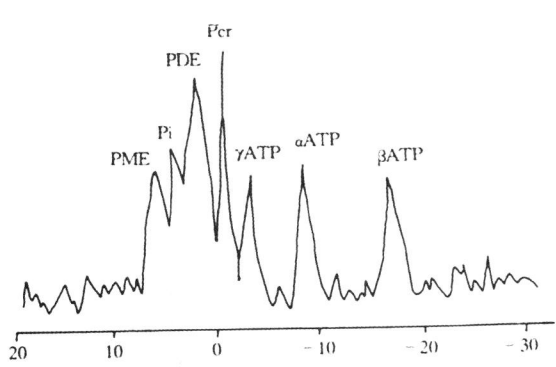

图1-46　正常^{31}P磁共振波谱

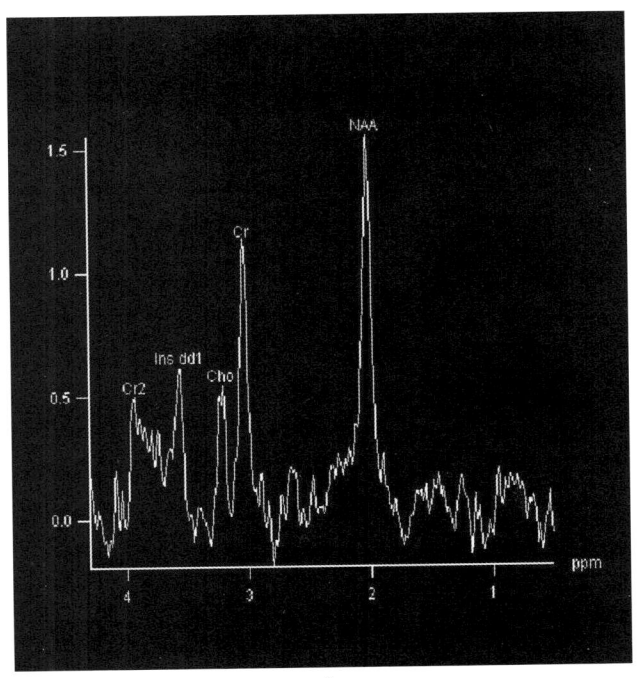

图1-47　正常^{1}H磁共振波谱

A．位于3.56ppm的肌醇峰；

B．位于3.22ppm的胆碱（Choline）峰；

C．位于3.0ppm的肌酸（Cr）峰，以Cr或者PCr的形式存在；

D．位于2.6ppm的谷氨酸盐峰；

E．位于2.0ppm的N-乙酰天冬门胺酸（NAA）峰；

F．位于1.3ppm的乳酸（Lac）峰。

正常情况下^{1}H-MRS见不到Lac峰，病理情况下乳酸含量可增加10～100倍。Lac峰是双峰，并且相位的变化取决于回波时间（图1-48）。TE为272ms时乳酸峰相位相同，表现为单峰。

在某些病理情况下，^{1}H-MRS可见脂质或丙氨酸峰，通常位于0.9ppm处。因为脂质的T$_2$值很短，只有长TE时才能显示脂质峰。

^{1}H-MRS主要有两种技术，一种称调制回波获取方式(stimulated echo acquisition mode, STEAM)，应用连续90°脉冲然后获取回波，属于梯度回波技术，其信噪比较低，对运动极敏感，但所用TE短（通常为20ms），检查速度快。另一种称点解析波谱（point resolved spectroscopy, PRESS），属于自旋回波技术，其信噪比较高，但所用TE较长（通常为135ms），扫描时间长，可能漏掉短TE的物质。

短TE的STEAM技术适合发现短T$_2$信号的化合物，如脂质、肌醇、谷氨酰胺、谷氨酸酯，以及γ-氨基丁酸（GABA）等。因为它们之间互相重叠，并且结构和相位调节复杂。谷氨酸酯和谷氨酰胺很难定量。GABA浓度很低，处于观察范围的低限，最好应用特殊脉冲序列加以显示和进行定量测量。临床应用^{1}H-MRS，应注意将感兴趣区像素与对侧相同部位进行比较,这对^{1}H-MRS检查具有重要意义。

NAA是评价脑病理改变最重要的^{1}H-MRS信号，主要存在于成熟神经元或神经通路（如轴突）之中，可以用作神经元完整性的标志。在妊娠第16周胎儿脑皮层和白质就可以发现NAA，婴儿期的头几年，NAA/Cr比值快速增长，以后每年增长水平小于1%，直到16岁达到顶峰。能引起神经元坏死或破坏的脑疾病，在^{1}H-MRS上均出现NAA峰降低，因此，活体定量测量神经元丢失或破坏是^{1}H-MRS最重要的临床应用价值。

产生^{1}H-MRS的Cho峰的胆碱类物质主要包括胆碱、磷酸胆碱、甘油磷酸胆碱，某些时候还有甜菜碱，任何引起脱髓鞘病变的疾病都使胆碱峰增高，主要因髓鞘分解释放膜磷脂所致，故Cho峰是髓鞘分解的标志。许多脑肿瘤出现Cho峰增高，可能与肿瘤组织细胞密度增加、周围脑组织受压有关。与成年人相比，婴儿期髓鞘形成活跃在^{1}H-MRS上 Cho和MI峰均增高。

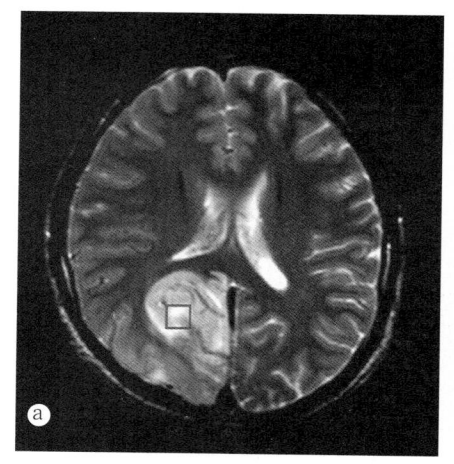 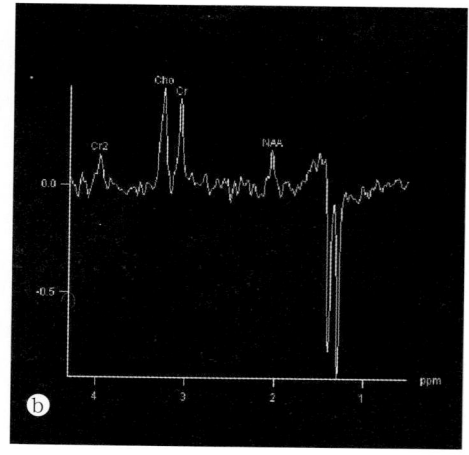

图1-48 患者，男，23岁，头痛，视物不清10天，临床及病理证实为线粒体脑病。MRI的T$_2$加权像（a）：显示右枕叶异常高信号，将MRS的采样容积放置在此区域；MRS（b）：显示NAA（2.02ppm）明显减低，出现倒置的Lac双峰（133ppm）。

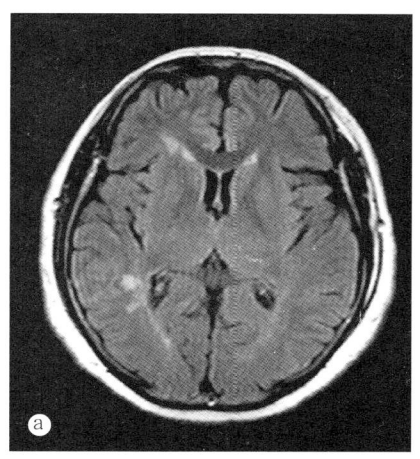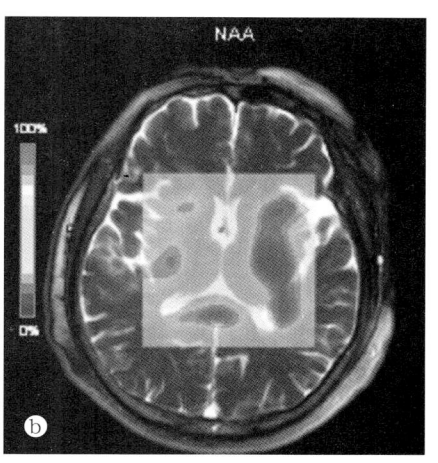

图1-49 磁共振波谱成像(附彩图)

男，60岁，发作性左肢无力3月，DSA证实为右侧大脑中动脉狭窄。MRI平扫FLAIR像（a）：显示两侧基底节区无显著差异，而两侧脑室旁白质有轻度变性改变。MRSI图像（b）：以颜色标示NAA的浓度，红色代表高浓度、蓝色代表NAA低浓度，结果显示右侧基底节区NAA浓度显著低于左侧，为脑缺血所致异常改变。

由于脑内肌酸浓度相对恒定，^{1}H-MRS的Cr峰基本保持不变，因此其峰值可以作为其他代谢物浓度标准化的内部参考指标。但是，应该注意：当发生恶性肿瘤等急性脑实质破坏性病变时，也会引起肌酸浓度下降，此时则不能应用^{1}H-MRS的Cr峰作为参考标准，必要时可以通过与对侧区域比较而进行标准化处理。

乳酸是糖酵解的最终产物，当有氧代谢不能满足机体对能量的需求时，糖酵解加速即导致体内LA堆积，后者通常存在于坏死组织和液性囊肿的细胞外间隙。胶质瘤病灶由于糖酵解增加，其LA浓度亦可增加，但是与缺氧代谢无关。LA堆积也可继发于炎性细胞浸润，脑梗死后LA长期增高就是由巨噬细胞浸润所致。

与每升水含100摩尔的质子相比，MRS能检测的组织内代谢物浓度非常低，仅为每升几个毫摩尔数量级水平，二者相差数千倍。故临床应用1.5T场强设备获取的MRS信号非常微弱，很容易被背景噪声所掩盖。为了弥补此缺陷，MRS的采样容积通常也大几千倍。

由于信号噪声比与扫描次数的平方根成正比，MRS通常采取多次叠加信号的方法提高NMR。通常^{1}H-MRS的最小采样容积为1mm^3。^{31}P核的信号强度约比^{1}H核低10倍，故其最小采样容积应该比^{1}H核大10倍，这就严重限制^{31}P-MRS在脑疾病的应用。

由于组织内水和脂肪的浓度比MRS所示的代谢物高数千倍，所以它们产生的信号也高几千倍。因此记录代谢物的微小信号时，必须应用MR技术抑制水和脂肪的强信号，或者避免首先激发它们。

MRS主要有三种采集数据的方式并进行定位，最常用的是单体素采集，应用选择性射频脉冲和切换磁场梯度，采集单一感兴趣区内的信号。第二种方法是采集二维数据，又称化学移位成像（chemical saturation imaging，CSI）或磁共振波谱成像（MRS imaging，MRSI），该方法通常使用相位编码的波谱信息，与MRI空间信息的相位编码类似，由每个体素的波谱信息形成一幅代谢物图像，后者可以灰阶显示，灰阶的信号强度与组织特定代谢物物浓度成正比，也可以用伪彩色标示代谢物浓度的高低。第三种方法是直接获得容积数据，然后重组出MRSI图像（图1-49）。

应用MRS进行活体代谢物定量测量十分困难。为得到准确测量值，必须对许多影响因素进行校正，这些因素主要有：射频脉冲的不均匀性、接收线圈内部样本不同区域的联结、采集信号容积，以及T_1和T_2弛豫效应等。此外，还要有标准浓度进行对照。由于实际上根本无法完全掌握所有这些因素，因此，测量通常在一些假设基础上进行，其结果并不可靠。

中枢神经系统MRS检查已经在临床得到比较广泛应用，其中以^{1}H-MRS为主。原因如下：

① ^{1}H-MRS的硬件要求与常规MRI相同,而其他核的MRS检查需要特殊硬件。② ^{1}H-MRS显示代谢物改变更敏感,采样空间分辨力较高,仅为1mm^3,而^{31}P-MRS为10～20 mm^3,故^{1}H-MRS更适用于脑的检查。③ ^{1}H-MRS通过检测NAA的变化,获得神经元损伤和破坏证据,而其他核的MRS检查无法获得该信息。

随着MRI设备的不断进步,目前3.0 T设备已经开始在临床使用,并快速普及到地区级医院,磁场强度的提高带来信噪比的显著增加,有利于MRS信号的检出,使MRS在中枢神经系统疾病的应用价值大为提高。^{1}H-MRS在脑肿瘤诊断、良恶性鉴别和分级方面可以发挥更为重要的作用。高质量^{1}H-MRS能区分常见脑肿瘤与放射性坏死、脓肿,以及艾滋病脑内病变。对脑肿瘤术后患者,可以鉴别放射性坏死与肿瘤复发或新发占位病变。^{1}H-MRS检查可用于指导立体定向活检和确定肿瘤切除范围,介入治疗前预测化疗药物的敏感性,以及监测药物或放射治疗的疗效。

^{1}H-MRS和^{31}P-MRS已用于定位癫痫灶,是诊断颞叶癫痫最准确、最敏感的方法。在多发性硬化(MS)分期、分型,发现常规MRI表现正常的脑白质病变,判断病情程度,评价疗效等方面均有价值。^{1}H-MRS根据代谢物改变的特征,能鉴别艾滋病合并的进行性多灶性脑白质病、脑弓形体病与原发神经系统淋巴瘤,并在监测抗逆转录酶病毒的疗效和预测药物治疗反应等方面发挥作用。

^{1}H-MRS在新生儿缺血缺氧和溺水后缺氧性脑病,成年人急性脑梗死的诊断和鉴别诊断可提供有价值的信息。此外还在肌萎缩侧索硬化、老年痴呆、帕金森病、亨廷顿病等变性疾病,神经分裂症和代谢障碍病的诊断、鉴别诊断、监测病情发展和评价疗效预后方面有重要价值。

^{13}C、^{23}Na和^{39}K的自然丰度低,须将外源性标记的化合物(例如:^{13}C葡萄糖)引入人体内,才能进行MRS检查。应用^{13}C-MRS可检测葡萄糖无氧酵解过程,而^{23}Na和^{39}K的MRS,则提供了观察钾、钠离子动力学变化的一种无创性手段。

MRS能显示机体的代谢改变,其最重要的价值是定量测量神经元缺失及显示可逆性神经元损伤。由于MR设备的软、硬件及脉冲序列的不断发展,MRS的临床应用愈来愈普及。MRS与多种MRI技术联合应用一定会发挥更大的作用。

15. **磁共振成像的对比剂** 经适当途径引入体内改变组织间对比度的化学物质称之为对比剂。MRI的信号强度以SE脉冲序列为例,取决于组织的质子密度(H)、纵向弛豫时间T_1、横向弛豫时间T_2、脉冲重复时间TR和回波时间TE。TR和TE由操作者选择,而(H)、T_1和T_2则由成像组织本身所决定。信号强度与质子密度(H)成线性关系,但是与T_1和T_2则呈指数关系,这意味着T_1和T_2的轻度改变即导致信号强度的明显变化。T_1缩短MRI信号强度增加,反之信号强度减低;T_2缩短信号强度减低,反之信号强度增加。因此,在MRI扫描时,若能人为改变正常或病变组织的T_1和T_2,就能改变这两种组织在MRI图像上的对比度,从而将它们彼此区分开来。目前临床应用的MRI对比剂,绝大多数都是通过改变组织的T_1和T_2的方式,使MRI的信号强度发生改变,达到增强的目的。

MRI的对比剂可分为两大类:

(1) 顺磁性对比剂(paramagneitic contrast medium,PCM),通常称阳性对比剂。

顺磁性对比剂应用得最广泛,该对比剂主要由顺磁性物质组成。顺磁性物质的原子至少含有一个不成对的轨道电子,这个电子的磁矩比质子大约1000倍,由于其固有运动(如扩散和翻转等)形成杂乱而变动着的电磁场,在此迅速转换电磁场的作用下,使邻近被激励的质子加速将其能量扩散到周围环境(晶格)而缩短T_1时间;同时使质子去相位作用加速缩短T_2时间。对比剂的这种作用机制如同化学反应的催化剂(酶)的作用,它能加速化学反应速度,促使反应迅速达到平衡,但不能改变这种平衡状态。同样顺磁性对比剂促使受激励质子迅速回到平衡(低位能)状态,它们只能缩短而不能延长弛豫时间。

常见顺磁性物质包括:钆(Gd^{+3})、锰(Mn^{+2})、铁(Fe^{+3})、镝(Dy^{+3})等,以金属钆(gadolinium)的顺磁性最强,具有7个不成对电子。由于游离型

Gd^{+3}对肝、脾和脊髓等有毒害,为了降低其毒性,常将之与一些有机物质组成螯合物,例如:Gd-EDTA、Gd-DTPA和Gd-DOTA等,再用于人体。由于Gd^{+3}与DTPA螯合,其顺磁性有所减弱,但螯合物减慢了离子的旋转速度,反使Gd^{+3}弛豫性比游离型更强。Gd^{+3}有9个协调配位,它与DTPA螯合占去8个配位,与之相结合的是配体DTPA结构的5个氧原子和3个氮原子,剩下1个配体供水分子中的氧原子利用。Gd-DTPA的LD50为20mmol/kg左右,而其常见剂量为0.1mmol/kg,它的安全系数大于200倍,比X线血管造影所用含碘对比剂(安全系数为8~10)安全得多。Gd-DTPA经静脉团注7天后,90%经尿液排出,7%经粪便排泄,体内仅剩下不到3%,主要潴留在肝脏和脾脏之中。Gd^{+3}与DTPA具有很强的亲和力,其复合物在体内非常稳定,极少分解,故安全性很高。Gd-DTPA引起对比剂过敏者少见,导致过敏性休克十分罕见。

顺磁性对比剂以钆-二乙烯三胺五乙酸(gadolinium diethylene triamine pentecetic acid, Gd-DTPA)为代表,虽然Gd-DTPA具有缩短T_1和T_2的作用,但是缩短的程度并不一致,这主要取决于对比剂的用量和所用脉冲序列。在剂量低于1mmol/kg范围之内,以缩短T_1的作用为主,在T_1加权像上表现为高信号;反之,在大剂量范围内(>1mmol/kg),其缩短T_2的作用更强,在T_2加权像上表现为信号丧失。所谓剂量依赖性效应仅限于一定剂量范围之内。临床应用常规剂量的Gd-DTPA主要是使T_1缩短,因此通常选用SE或反转恢复脉冲序列进行T_1加权扫描,强化部位表现为高信号,所以称之为阳性对比剂。

Gd-DTPA属于小分子化合物,经静脉注入后迅速分布到全身血管系统,继之很快扩散至细胞外液,引起质子(主要是水和脂肪)弛豫时间缩短,改变组织的信号强度。但是Gd-DTPA不能进入细胞之内,亦不能通过血脑屏障,故无特殊靶器官。其半衰期约20分钟,主要经肾小球滤过,以原形经尿排出。Gd-DTPA的分子式为$C_{21}H_{37}O_{15}N_4Gd$,分子量742.79。

(2)磁敏感性对比剂 磁敏感性对比剂(magnetic susceptibility contrast medium, MSCM)以Dy-DTPA为代表,是镝离子(Dy^{+3})与DTPA的螯合物。Dy^{+3}的磁矩很大,具有很强的磁敏感性,注入体内导致局部磁场不均匀,进而扰乱质子横向磁化相位的相干性,加速去相位过程,使T_2显著缩短,组织信号降低呈黑色,所以,又称阴性对比剂。该类对比剂缩短T_1的作用很轻,在临床应用时应选择T_2加权或T_2^*加权扫描脉冲序列。

超顺磁性氧化铁颗粒($SPIO_S$)也属于阴性对比剂,其作用机制类似Dy-DTPA,主要用于网状内皮系统显像,增加肝、脾肿瘤的检出率。但是它在极低剂量时,在T_1加权像上也表现为阳性增强效应。

(3)大分子对比剂 由于上述MRI对比剂都是小分子复合物,经静脉注射后迅速穿透毛细血管壁到达细胞外液中,例如:Gd-DTPA首次通过毛细血管床即有约50%扩散至间质,5分钟后,血浆有效浓度不足30%,为了增加对比剂在血管内的作用时间,若干种大分子对比剂正在研制之中,主要有白蛋白(albumin)-(Gd-DTPA)$_{30}$、右旋糖酐(dextra)-(Gd-DTPA)$_{15}$和聚赖氨酸(polylysine)-(Gd-DTPA)$_{60}$等。每一个多聚体与大量钆离子结合(可多达170个之多),并且多聚体使离子的旋转速度减慢,进一步增加了其弛豫性,因此其增强效果比Gd-DTPA单体高40~1070倍。大分子对比剂在中枢神经系统的主要用途是进行脑灌注成像,与超快速扫描脉冲序列并用,经静脉团注对比剂后动态显示脑组织的灌注情况,以早期发现脑缺血,在缺血性脑血管病的诊疗中发挥重要作用。

(4)MRI对比剂在中枢神经系统的应用 MRI对比剂最初仅用于中枢神经系统,以Gd-DTPA应用得最广泛,以后逐渐扩展应用于全身各部位。通常在平扫发现病变后再行增强扫描,能获得更多的诊断和鉴别诊断信息。MRI增强扫描可显示平扫未发现的病灶(特别是较小的病灶),是显示转移瘤病灶最敏感的影像学检查方法,有利于显示肿瘤的全面情况,鉴别肿瘤与瘤周水肿,对部分脑血管病、炎症、寄生虫病变、脱髓鞘病变和先天畸形等的诊断和鉴别诊断也有一定帮助。

16. 磁敏感加权成像　磁敏感加权成像(susceptibility-weighted imaging, SWI)是一组利用组织磁敏感性不同而成像的技术，其应用长回波时间、在三个方向均有流动补偿的梯度回波脉冲序列，与传统 T_2^* 图像比较，具有三维成像、高分辨力、高信噪比的特点。SWI 包括相位和幅度两种图像，可以分别加以分析或者融合成一幅图像。

(1) 磁敏感加权成像基本原理

① 血液产物及其磁敏感效应　磁敏感性可以用磁化率来度量，反映物质在外磁场作用下的磁化程度，是与质子密度、弛豫时间、弥散系数等不同的另一个反映组织特征的指标。生物组织在外加磁场作用下会产生特定感应磁场，该感应磁场依赖于外磁场强度和组织分子的磁敏感性。

绝大多数磁敏感改变与血液中不同形式的铁或者出血相关。血红蛋白是血氧的载体，由 4 个球蛋白亚单位组成，每个亚单位包含 1 个亚铁血色素分子，由卟啉环包绕一个铁原子（Fe^{2+}）组成。当铁原子与氧结合时，无不成对电子，因此氧合血红蛋白呈反磁性；当氧与铁原子分离时，形成脱氧血红蛋白，其导致的构象改变阻碍周围水分子接近铁原子，脱氧血红蛋白有 4 个不成对电子，呈顺磁性；脱氧血红蛋白若进一步被氧化成高铁血红蛋白（含 Fe^{3+}），就具有 5 个不成对电子，其构象改变使水与血红素铁之间发生相互作用，产生质子、电子间的偶极子-偶极子效应。正常情况下在红细胞内，脱氧血红蛋白氧化成高铁血红蛋白的过程被还原型辅酶Ⅱ所抑制，出血时此机制失效就产生高铁血红蛋白，后者仅有很弱的磁敏感效应，而且稳定性差，易于解体。出血病灶的高铁血红蛋白最终被巨噬细胞吞噬，就引起组织内含铁血黄素的沉积，后者为高顺磁性物质。无论是顺磁性还是反磁性物质，均可引起质子去相位而导致局部磁场强度改变，其去相位程度仅取决于像素内磁场变化的大小。

② 非血红素铁和钙及其磁敏感效应　非血红素铁是组织中另外一种高磁敏感性物质，通常以铁蛋白的形式存在，表现为反磁性。虽然钙化灶的磁敏感效应比铁弱，但是通常也呈反磁性，可以引起局部组织的磁敏感性改变。

③ 静脉结构显像　含脱氧血红蛋白的静脉血引起磁场的不均匀性增加，产生 T_2^* 时间缩短和血管与周围组织的相位差加大等两种效应。第一个效应是指含脱氧血红蛋白的红细胞与血浆之间的容积磁化率差别，使动-静脉的 T_2^* 时间差异加大，例如：在 1.5T 的 MR 仪上动脉血的 T_2^* 时间约为 200ms，而对血氧饱和度 70% 的静脉血而言，T_2^* 时间就缩短至 100ms，这样应用长 TE 脉冲序列就可以将动-静脉区分开来，此时，脱氧血红蛋白便成为一种内源性对比剂使静脉显影。第二种效应为静脉内的容积磁化率引起血管内质子的频移，使静脉血与周围组织之间产生相位差，选择适当的回波时间（例如在 1.5T 的 MR 仪上可选择 TE 40ms）可以使体素内静脉与周围组织的信号差达到最大，从而减少部分容积效应的影响，清晰显示细小静脉。

(2) 磁敏感加权成像在中枢神经系统的临床应用

① 显示血管畸形　静脉畸形、毛细血管扩张症、海绵状血管瘤等都属于低流速血管畸形，常规 MRI 的 T_2 加权像受血液流空效应的影响，显示高速血流敏感，对管径细小、流速低血管的显示敏感性下降。而 SWI 发现静脉畸形非常敏感，若应用较小体素，则可进一步降低部分容积效应的影响，结合图像的相位信息能发现常规 MRI 无法显示的血管结构。临床应用证明 SWI 可早期发现其他影像方法显示欠佳的小动静脉畸形（AVM）。有报道对 17 名 AVM 患者进行常规 MRA 与 SWI 的对比研究，结果 SWI 发现 3 个常规 MRA 漏诊的病灶，显示引流静脉的效果明显优于 TOF 法的 MRA，但是显示供血动脉、位于颅底病灶的效果较差。

小静脉与小出血灶或血栓栓子的信号强度相似，在 SWI 上难以做出鉴别诊断，为其不足之处，但是进行 SWI 增强，对比增强前后图像或者分析相位图像，则可以进行鉴别诊断，部分弥补此不足。

② 在脑血管病的应用　SWI 是显示颅内出血最敏感的脉冲序列之一。有研究表明最早在发病 23min 时 SWI 就能发现病灶，与 CT 比较，SWI 显示脑出血灶的敏感性、特异性和准确性均高达 100%。

SWI 显示脑梗死伴出血也十分敏感，结合其他脉冲序列（如DWI）所见可以对脑血管病的病情做出更全面的评价。CT难以鉴别脑梗死动脉溶栓后颅内对比剂渗出与少量出血，而SWI可以将二者区分开来，从而指导抗凝治疗，而且SWI显示远段小血管的效果更佳。

SWI显示脑静脉血栓的效果甚佳，尤其在显示皮质静脉血栓方面具有优势。有报道对比SWI和常规SE的T_1加权像检出发病第1~3天脑静脉血栓形成的敏感性分别为90%和71%，SWI的显示率显著高于T_2加权、FLAIR及DWI图像，而且SWI在发病第1周内显示病变的敏感性稳定。此外，SWI显示皮质静脉血栓的敏感性显著高于常规MRI和MRV，且可确定静脉性脑梗死伴发的出血。

③在脑肿瘤的应用　SWI可显示肿瘤内部出血灶和静脉结构。由于肿瘤生长依赖病理血管形成，恶性肿瘤通常具有丰富的血管结构和多发微出血灶，因此，应用SWI有助于鉴别肿瘤的良恶性，并判断其恶性程度的分级。SWI还可以提供类似FLAIR的图像对比度，使脑脊液的信号得到抑制，有助于显示高信号的脑水肿，更有利于发现脑内肿瘤病灶。

④在颅脑创伤的应用　脑外伤是否合并颅内出血对评估病情、判断预后和选择治疗方法都有重要意义，由于出血病灶在常规MRI图像上的表现复杂多样，很容易漏诊小出血灶。SWI在显示出血病灶方面有明显优势。

弥漫性轴索损伤是由剪切力引起脑白质的弥漫损伤，常伴多发小出血灶，但这些病灶在常规MRI图像显示欠佳。SWI能清晰显示多发小出血灶的数目、大小和部位，而且SWI显示病变的严重程度与患者6~12个月后Glasgow昏迷评分（Glasgow coma scale，GCS）分值相关。

⑤在其他颅脑疾病的应用　亨廷顿病、帕金森病、阿尔茨海默病、多发性硬化、脊髓侧索硬化、地中海贫血等多种疾病均可发生脑内铁含量增加，对体内非血红素铁的显示和测定不仅有利于增加对这些疾病的理解，而且可以提高判断预后的准确性。发现脑内钙化对某些疾病的诊断有重要作用，例如：根据帕金森病患者脑内钙化灶，可以区分患

者是否抗药。既往CT是评估矿物质脑沉积的首选影像学检查方法，由于铁和钙都有不同程度的磁敏感效应，所以SWI显示其脑内沉积比CT更为敏感。SWI除可显示黑质、苍白球、丘脑等处的铁质沉积外，还能发现皮质内的铁含量增加。

目前，SWI刚开始用于临床，还需要进一步优化脉冲序列，提高扫描速度、信噪比和空间分辨力，以更加清晰地显示颅内细小血管，辨别颅内细微结构。鉴于SWI具有BOLD效应，有可能将其应用于高分辨脑fMRI检查。

三、磁共振成像设备构造简介

MRI设备主要由五部分组成：磁体系统，射频发射和接收系统，计算机，检查床及操作台或工作站（图1-50）。

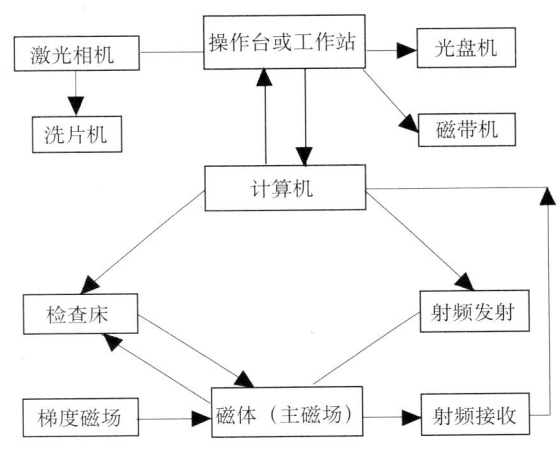

图1-50　MRI设备组成框图

（一）磁体系统

1. 主磁体，即用来产生静磁场的磁体，它是设备的主体部件，按其构造分为三种类型：

（1）永久磁体，简称永磁型。采用永磁材料（例如：铁氧体）制成，其体积较大，磁场强度较低（一般<0.3 T），对环境温度变化敏感，磁场稳定性不佳，主要用于场强低于0.5 T的低场设备。

（2）阻抗式磁体，又称常导型磁体，系在常温下应用励磁电流通过线圈产生磁场。其安装容易，造价低廉，但设备运行的水电消耗大，磁场稳定性较差。此种磁MRI问世早期曾经在临床应用，由于

其缺点显著，目前已经基本废弃。

（3）超导磁体，将线圈置入温度为绝对零度的液氦中，使线圈的电阻为零，开通励磁电源后，电流在闭合的超导线圈中循环流动，产生高强稳定的磁场。它的磁场稳定性好、磁场强度高（一般临床应用场强为0.5～3.0 T），但是造价和维持运行费用较高。由于其优点显著，目前此种磁体应用得最为广泛。

2.梯度磁场系统，包括梯度线圈和梯度电源。

（二）射频发射和接收系统

此系统包括信号源，用以产生射频信号，脉冲形成经加工装置处理后，再经功率放大器放大，最后经天线向人体发射射频信号。人体组织与射频脉冲发生NMR，再由接受线圈接收人体发出的MR信号，经功率放大器和模／数（A/D）转换器转换成数字信号，输入计算机进行图像处理。最初发射天线和接收射频信号应用同一个线圈，目前二者分离，即分别应用不同线圈进行射频的发射和接收。

长期以来，仅有一个射频发射天线，导致射频场不均匀激发成像区域，使一幅图像不同部位的信号强度不均匀，影响图像质量。近年开发出多射频发射天线，使成像区域均匀激发，图像质量显著提高。

最初仅有一个接收线圈，继之发展为由多个线圈排列成阵的相控阵线圈，最初后者通常由4个子线圈组成，后来发展出8个、16个、32个以上的子线圈，接受信号的通道数也由1个相应增加至32个以上。配合应用并行采集技术，使成像速度成倍增加，并可用于提高MRI扫描的时间或空间分辨力。

（三）计算机

MRI扫描机配置的计算机最初属于小型机的范畴，计算机通常具有阵列处理机和海量存储器。目前，已经逐渐过渡到使用微机，但是其性能已经大大超过原来小型机，通常具有多核或多个中央处理器（CPU），分别负责扫描、存储、图像重建和后处理等。

MRI扫描机的全部工作由计算机控制，其中主要对输入计算机的MR数字信号进行处理，重建图像，并对图像进行加工和处理，再应用计算机本身配置的磁盘、光盘或者可重复使用的光磁盘、磁带等记录和储存图像。上述这些存储介质曾经广泛应用，但是目前已经基本仅应用磁盘，其他存储介质已经基本废弃不用。

图像记录系统还曾包括激光或多幅照相机，将图像打印在胶片上保存。后来图像存储与传输系统（picture archiving and communication system, PACS）开始在临床广泛应用，图像在线存储主要以大型磁盘阵列为主，离线存储多选择DVD光盘。老式多幅照相机、湿式激光打印机也逐渐退出历史舞台。伴随应用工作站及显示器进行"软读片"的进程，胶片的用量显著减少。

MRI设备的计算机出厂时都带有系统完善的软件系统，由于MR技术发展飞速，软件系统更新较快，一般8个月左右即升级一次。借助软件升级，MRI扫描机的功能得到不断提高和完善。

（四）检查床

MRI扫描机必须有能垂直升降和水平移动的检查床，保证患者方便地出入磁体。个别厂家的设备还配有非金属的输液架，以及可灵活拆卸的扫描床。

（五）操作台

MRI扫描机的操作台一般配有大屏幕高清晰度的液晶显示器，以及键盘、鼠标或触摸屏。多数厂家还配备一个工作站，以便于与扫描同步进行图像后处理。

四、磁共振成像的临床应用

（一）MRI在中枢神经系统的适应证

目前，MRI在中枢神经系统应用广泛，根据北京多家大型综合医院统计，颅脑和脊柱扫描约占全部磁共振检查的70%。MRI在中枢神经系统应用的主要适应证有：脑梗死，脑出血的亚急性和慢性阶段，各种脑血管畸形，脑动脉瘤和脑静脉窦血栓形成等脑血管病；各种颅脑原发性肿瘤和脑转移瘤；脑囊肿和感染性病变；脑白质病及变性疾病；脑积水，以及各种颅脑先天发育畸形；脑萎缩和理化损伤等；脊柱和脊髓肿瘤；脊椎病；脊髓血管病；脊髓炎症和变性病变；脊柱脊髓外伤；脊髓空洞症和先天性畸形等。MRI对小脑幕下和脊髓病变的诊断效果最佳,是唯一在纵向直接显示脊髓的影像学技术。

对大多数中枢神经系统疾病检查而言,MRI是确证性影像学检查技术,某些疾病同时还是首选检查方法。

(二) MRI的优点

1. 在已有众多医学影像学检查方法中,其软组织对比度最高,例如:它可以清楚地分辨肌肉、肌腱、筋膜、脂肪等软组织;准确区分脑灰、白质。

2. MRI具有任意方向直接切层的能力,而不必变动被检查者的体位,结合不同方向的切层,可全面显示被检查器官或组织的结构,无观察死角,优于其他影像学方法。容积扫描能获取三维数据,可随意进行各种平面、曲面或不规则切面的实时图像重组,便于进行解剖结构或病变的立体追踪。尽管螺旋CT也能进行容积扫描,但其属有射线技术。

3. MRI属于无创伤技术,并且无射线辐射危害。

4. MRI成像参数多,包含信息量大,以SE脉冲序列为例,可获取T_1加权像、T_2加权像和质子密度加权像三种性质不同的图像。目前已知MR成像技术已达十余种,再加上百种以上的脉冲序列组合,许多特殊成像技术的应用(如水或脂肪抑制、扩散、灌注、波谱等),成像潜力十分巨大,一次检查可以得到解剖、生理、病理、血管及血流、组织灌注、代谢、功能,甚至心理的信息,成为"一站式"(one stop shop)检查,为临床应用提供广阔领域,这是其他任何一种医学影像学技术所不及的。

5. MRI具有较高的时间和空间分辨力。MRI的时间分辨力达到毫秒级,能满足显示动态器官(如心脏)的要求。尽管MRI的空间分辨力还不及X线片、X线心血管造影,但是优于超声心动图和放射性核素显像,接近DSA和CT的水平。随近年开发应用的多通道相控振线圈,以及超快速成像技术取得突破性进展,已有报道提供1024×1024矩阵、小视野、高分辨力的MRI图像,在显示细小解剖结构时,可与40倍光学显微镜下病理切片所见相媲美。可以预言MRI的空间分辨力将进一步提高。

(三) MRI的缺点

1. 设备和检查费比较昂贵,除X线心血管造影、电子束CT和PET外,其他影像学检查的费用均比MRI低。

2. 早、中期MRI设备扫描时间较长,为其主要缺点,新型MRI扫描机配有超快速扫描序列,其扫描速度最快已达20ms一幅图像,可行心脏实时动态扫描。但其扫描速度还远不如CT。

3. 国内MRI就设备普及率而言,还不如普通X线、超声心动图、CT等影像学技术。

4. 尽管已经有能在MRI机房内使用的专用监护和抢救设备,但是目前这些设备尚未普及应用。加之MRI对患者体动产生的伪影敏感,通常不适用于对急诊和危重患者的检查。

5. 个别患者进入MRI扫描室可产生幽闭恐惧症(claustrophobia),自诉有一种难以名状的恐惧感,会导致检查失败。西方国家报道其发生率较高,甚至达到15%以上,而我国的发生率较低,不足1%。

6. 由于钙化灶内不含质子,不产生MRI信号,MRI对钙化不敏感。小钙化灶因容积效应常被模糊掉而不能显示,较大钙化灶表现为无信号区,亦缺乏特征性。钙化有助于显示病变和做出定性诊断,故MRI对钙化不敏感不利于诊断和鉴别诊断。

(四) MRI扫描的禁忌证

1. 置有心脏起搏器者为绝对禁忌证。

2. 术后体内置有大块金属植入物(如人工股骨头、胸椎矫形钢板等)。

3. 术后体内置有动脉瘤止血夹。

4. 心力衰竭、不能平卧。

5. 昏迷躁动、不能配合检查。

6. 人工瓣膜置入术后,应用高场强机(≥1.5T)时。

7. 眼球内或颅内疑有金属异物。

8. 重症糖尿病胰岛素依赖,用微量泵输入胰岛素者。

9. 有不自主运动或精神病不能保持静止不动者。

五、MRI扫描的实施

临床最常应用的脉冲序列是SE,一般行T_1加权像和T_2加权像扫描以进行对比。目前后者多由FSE脉冲序列所代替,以加快扫描速度。根据临床的不同要求及疾病不同，灵活选取体轴横断位、矢状位、冠状位，以及各方向的斜位成像。发现病变后，一般还需要进行增强扫描。MRA通常主要用于血管病变的筛选和治疗后随访，以及不能行X线血管造影者，但对脑动脉瘤、脑肿瘤、脑血管主支病变的诊断，基本上能取代X线血管造影检查。活体定域MRS已经成为临床实用技术。超快速扫描技术在场强超过1.5T的新型扫描机上已经广泛应用，并用于外科手术前定位脑功能区，以帮助制订手术方案，实现最大限度切除肿瘤等病灶，而避免损伤脑功能区，使外科疗效提高，副损伤减少。

MRI扫描前一定要去除被检查者身上，尤其在扫描部位的一切金属物品，如：发卡、项链、领钩、别针、拉链、钥匙、金属纽扣和硬币等。否则，导致局部磁场扭曲，图像变形，甚至检查失败。扫描中被检查者保持静止不动是完成检查的保证，小儿或不配合的患者可以应用镇静剂，必要时可先实施麻醉然后进行检查。

六、颅脑MRI的正常所见

（一）头颅体轴横断位MRI扫描正常所见（图1-51～图1-60）。

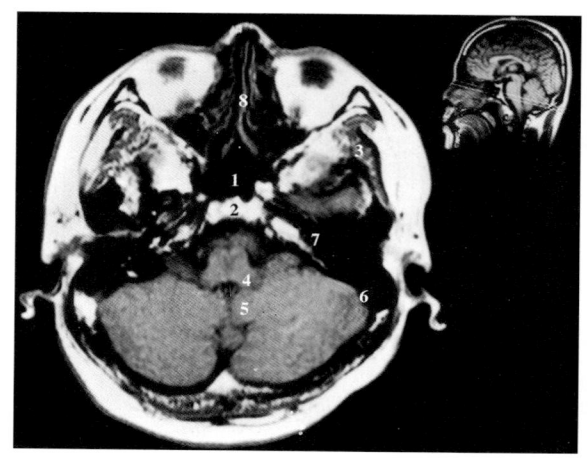

图1-51

1.蝶窦 2.斜坡 3.颞肌 4.小脑下脚 5.小脑扁桃体 6.乙状窦 7.颈内动脉（走行于颈内动脉管内） 8.鼻中隔。

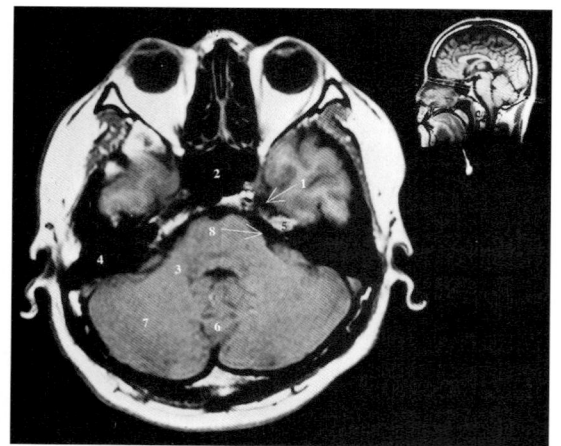

图1-52

1.美克尔腔（←示） 2.蝶窦 3.桥臂 4.乳突 5.岩骨尖脂肪 6.小脑下蚓 7.小脑半球 8.桥小脑角池（→示）。

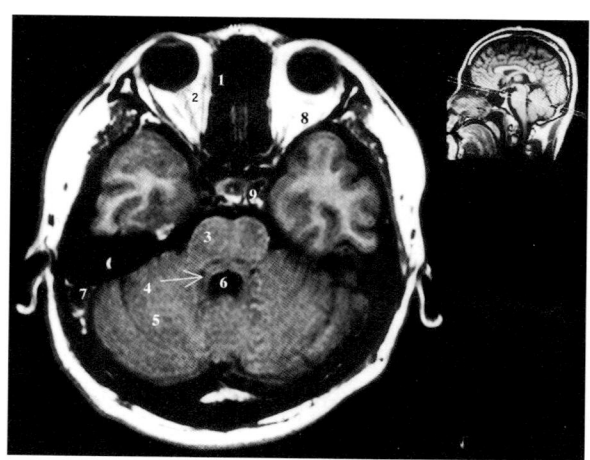

图1-53

1.筛窦 2.视神经 3.桥脑 4.小脑上脚（→示） 5.小脑半球 6.第Ⅳ脑室 7.横窦 8.球后脂肪 9.颈内动脉。

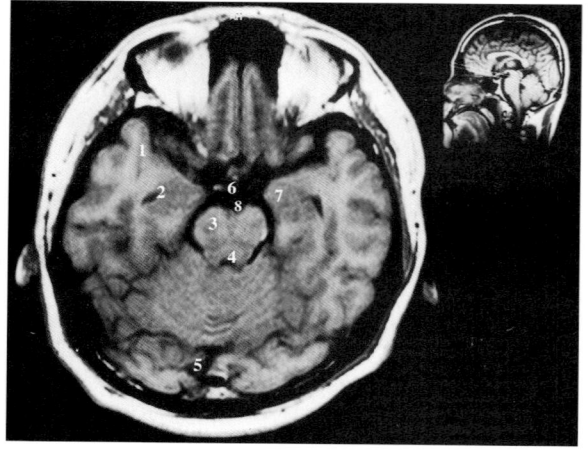

图1-54

1.颞叶 2.颞角 3.桥脑上部 4.第Ⅳ脑室 5.窦汇 6.鞍上池 7.钩 8.基底动脉。

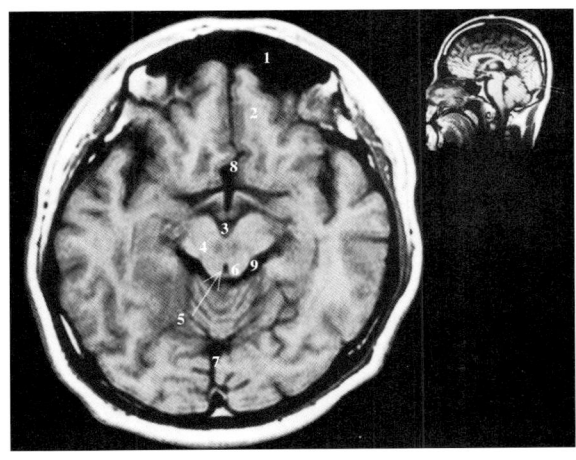

图 1-55

1.额窦 2.直回 3.中脑脚间池 4.中脑大脑脚 5.中脑导水管（↑示） 6.四叠体下丘 7.直窦 8.前纵裂池 9.环池。

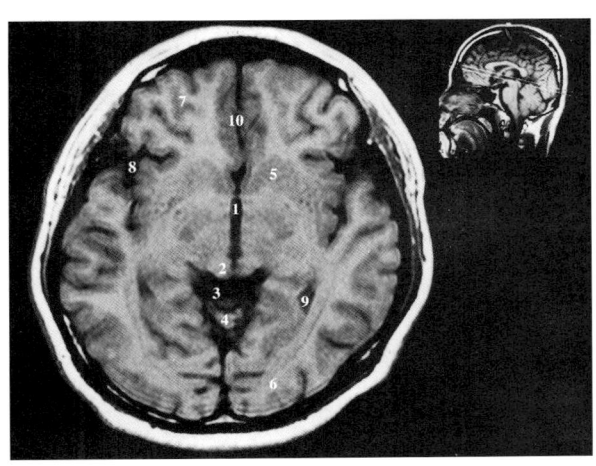

图 1-56

1.第Ⅲ脑室 2.四叠体上丘 3.四叠体池 4.小脑上蚓 5.豆状核下部 6.枕叶 7.额叶 8.外侧裂 9.侧脑室三角区 10.大脑半球前纵裂。

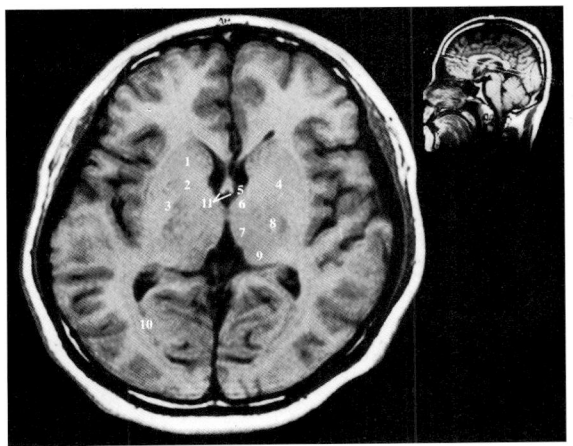

图 1-57

1.内囊前脚 2.内囊膝部 3.内囊后脚 4.豆状核 5.室间孔 6.丘脑前核群 7.丘脑内侧核群 8.丘脑腹外侧核群 9.丘脑枕 10.视放射 11.穹窿柱。

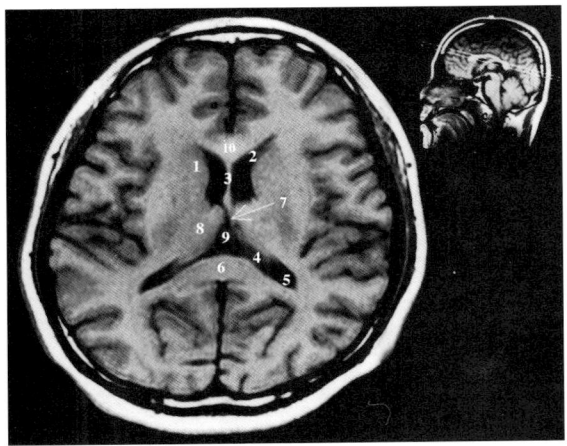

图 1-58

1.尾状核头 2.侧脑室额角 3.透明隔 4.侧脑室脉络丛 5.侧脑室三角区 6.胼胝体压部 7.穹窿体（←所示） 8.丘脑 9.中间帆腔。

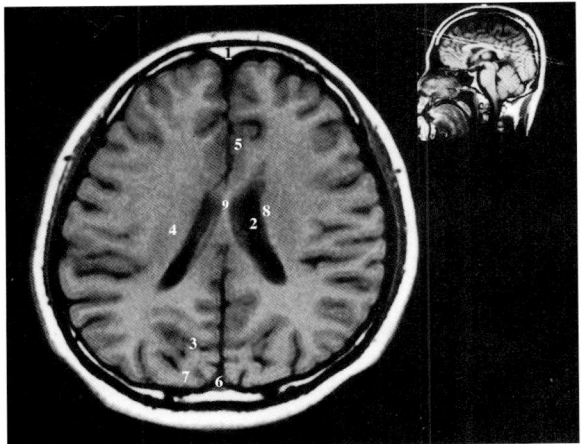

图 1-59

1.额骨 2.侧脑室体部 3.顶枕沟 4.放射冠 5.扣带回 6.上矢状窦 7.楔叶 8.尾状核体部。

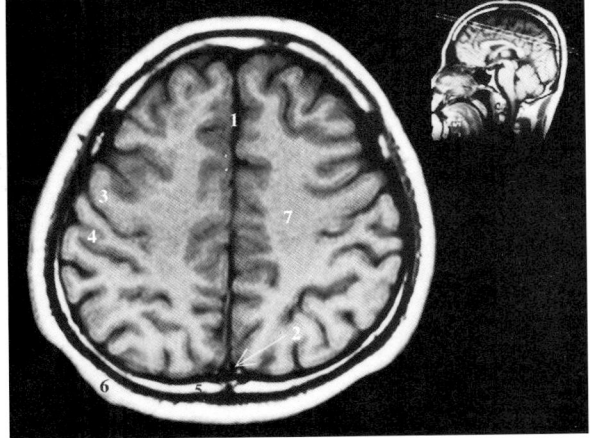

图 1-60

1.大脑半球纵裂 2.上矢状窦（←所示） 3.中央前回 4.中央后回 5.颅骨板障 6.皮下脂肪 7.半卵圆中心。

（二）头颅矢状断位 MRI 扫描正常所见

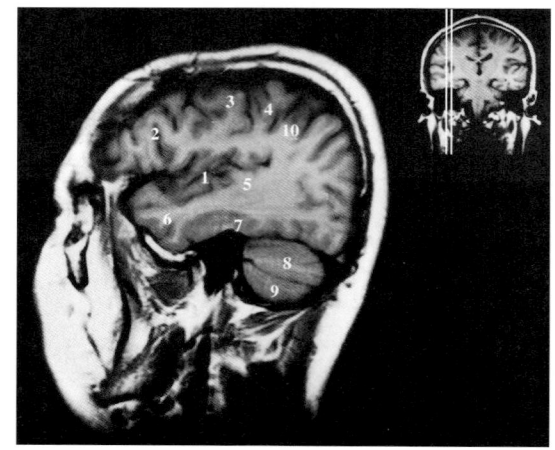

图 1-61

1.外侧裂 2.额叶 3.中央前回 4.中央后回 5.颞上回 6.颞中回 7.颞下回 8.上半月叶 9.下半月叶 10.顶叶。

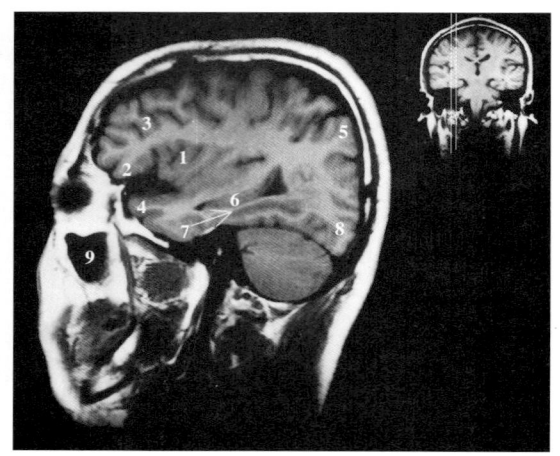

图 1-62

1.岛叶皮层 2.眶回 3.额叶 4.颞叶 5.楔前叶 6.海马 7.海马旁回 8.枕叶 9.上颌窦。

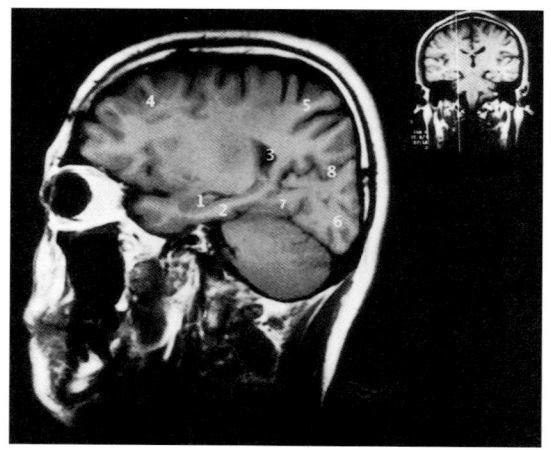

图 1-63

1.海马头部 2.海马旁回 3.侧脑室三角区 4.额叶 5.顶上小叶 6.枕叶 7.舌叶 8.顶枕沟。

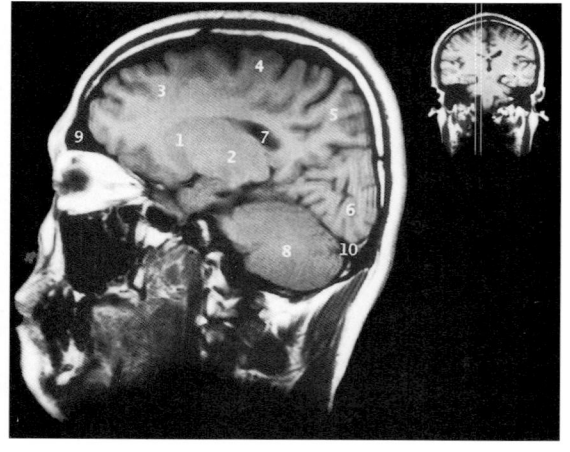

图 1-64

1.尾状核 2.丘脑 3.额叶 4.中央前回 5.顶叶 6.枕叶 7.侧脑室三角区 8.小脑半球 9.额窦 10.横窦。

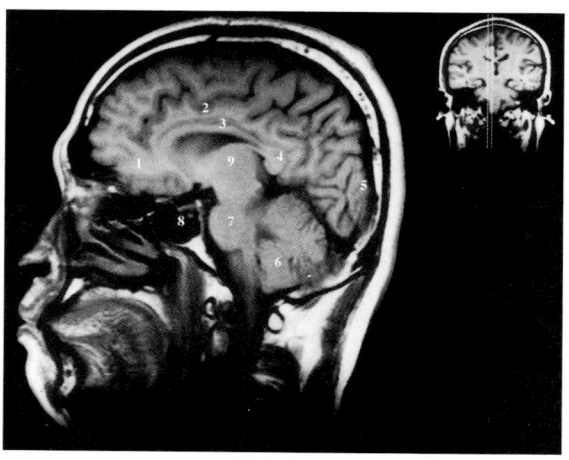

图 1-65

1.直回 2.扣带回 3.胼胝体体部 4.胼胝体压部 5.楔叶 6.小脑扁桃体 7.桥脑 8.蝶窦 9.丘脑。

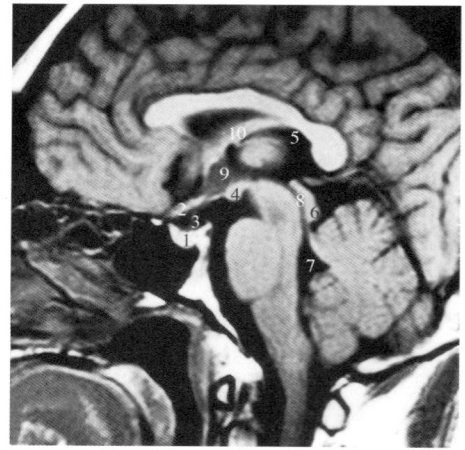

图 1-66

1.垂体 2.视交叉 3.漏斗 4.乳头体 5.中间帆腔 6.四叠体板 7.第Ⅳ脑室 8.中脑导水管 9.下丘脑 10.穹窿体部。

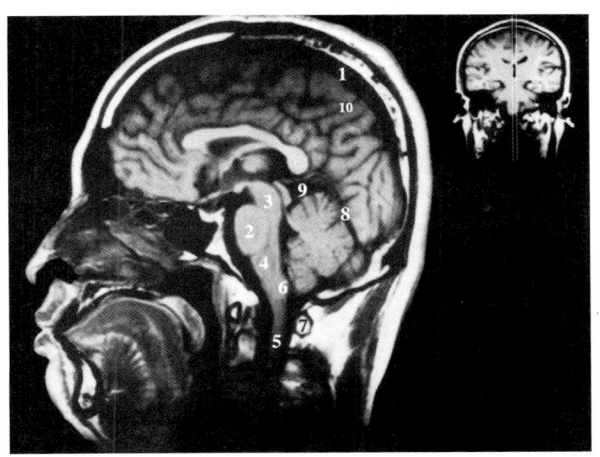

图 1-67

1.上矢状窦 2.桥脑 3.中脑 4.延髓 5.颈段脊髓 6.斜坡 7.颈₁椎体后弓 8.直窦 9.四叠体池 10.扣带沟缘部。

（三）头颅冠状断位 MRI 扫描正常所见

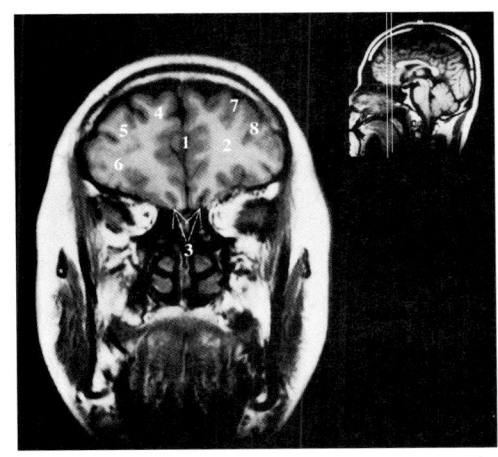

图 1-68

1.大脑半球纵裂 2.额叶白质 3.嗅沟 4.额上回 5.额中回 6.额下回 7.额上沟 8.额下沟。

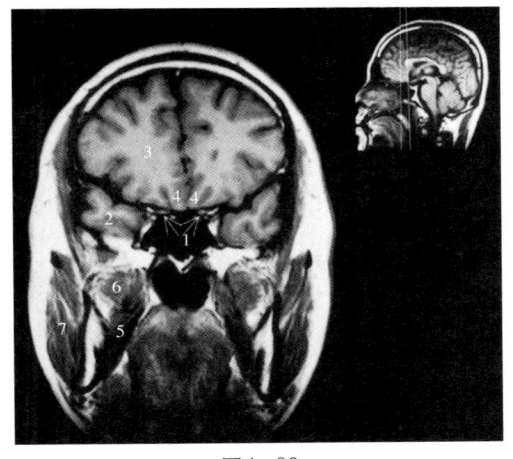

图 1-69

1.视神经 2.颞极 3.额叶白质 4.直回 5.翼内肌 6.翼外肌 7.咬肌。

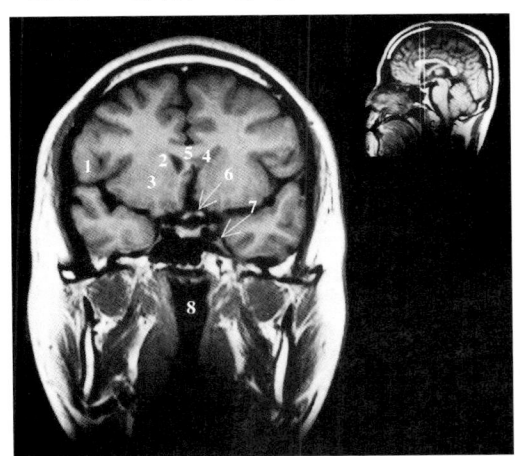

图 1-70

1.额叶被盖 2.尾状核头 3.豆状核 4.侧脑室额角 5.胼胝体 6.视交叉 7.美克尔腔 8.口咽部。

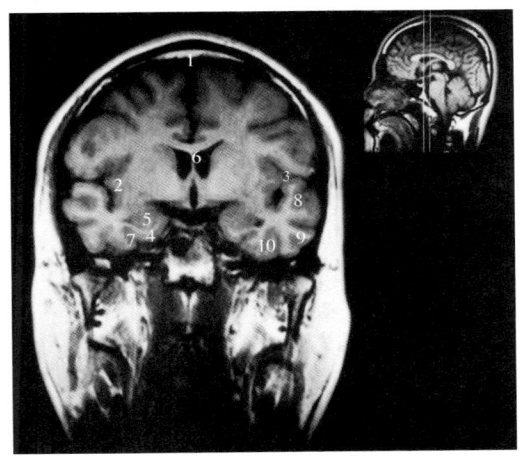

图 1-71

1.上矢状窦 2.岛叶皮质 3.外侧裂 4.海马旁回 5.海马头 6.透明隔 7.侧副沟 8.颞上回 9.颞中回 10.颞下回。

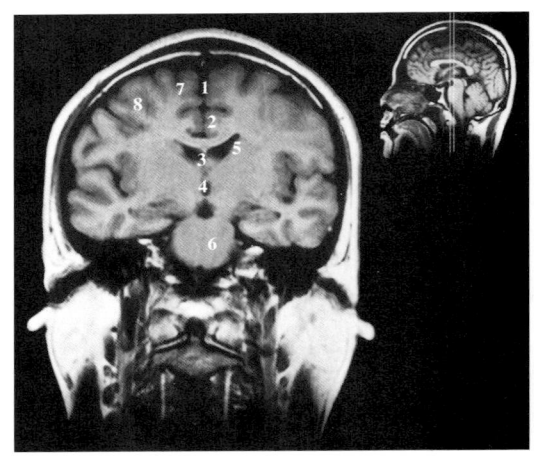

图 1-72

1.大脑半球纵裂 2.扣带回 3.穹窿 4.第Ⅲ脑室 5.尾状核体部 6.桥脑 7.额上回 8.中央前回。

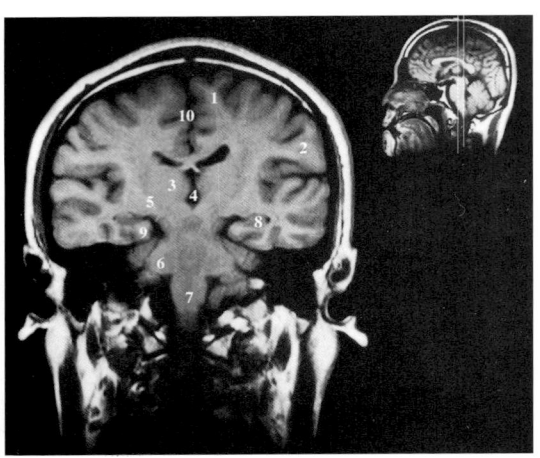

图 1-73

1.旁中央小叶 2.缘上回 3.丘脑 4.第Ⅲ脑室 5.内囊 6.桥臂 7.延髓 8.海马尾 9.海马旁回 10.大脑半球纵裂。

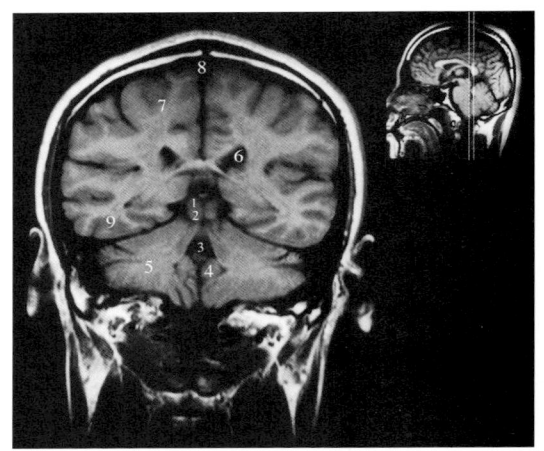

图 1-74

1.四叠体上丘 2.四叠体下丘 3.第Ⅳ脑室 4.小脑蚓 5.小脑半球 6.侧脑室三角区 7.旁中央小叶 8.上矢状窦 9.颞下回。

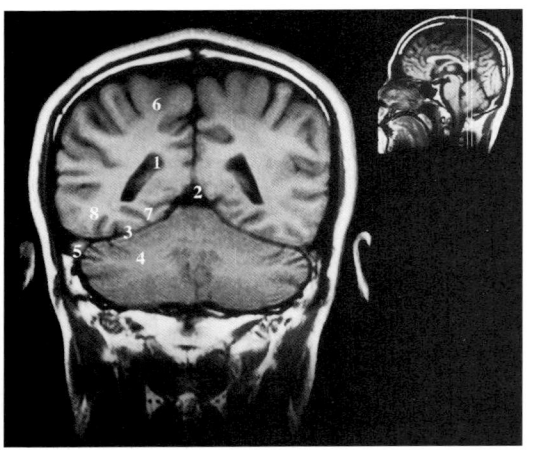

图 1-75

1.侧脑室三角区 2.小脑上池 3.小脑幕 4.小脑半球 5.横窦 6.旁中央小叶 7.舌回 8.颞叶后部。

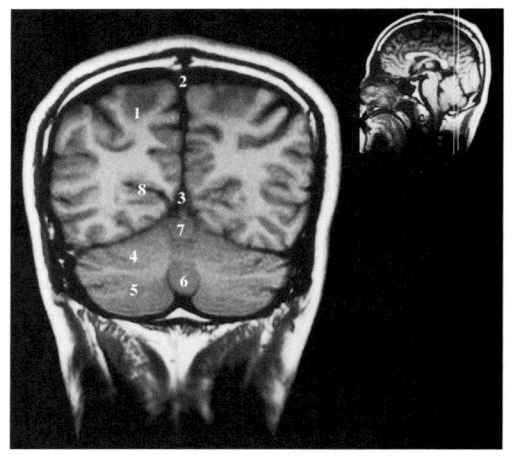

图 1-76

1.顶上小叶 2.上矢状窦 3.直窦 4.上半月叶 5.下半月叶 6.蚓垂 7.小脑上蚓 8.顶枕沟。

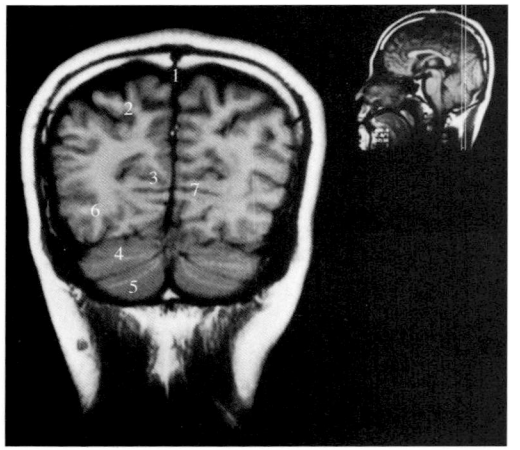

图 1-77

1.上矢状窦 2.楔前叶 3.顶枕沟 4.上半月叶 5.下半月叶 6.枕叶 7.距状沟。

七、脊柱和脊髓MRI正常所见

(一) 颈段MRI正常所见

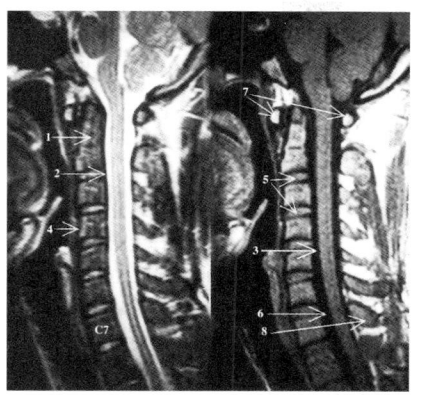

图1-78　C₇颈正中矢状位像
1.齿突　2.后纵韧带　3.颈膨大　4.前纵韧带
5.颈椎间盘　6.蛛网膜下腔及脑脊液　7.颈₁前弓及后弓　8.颈₇棘突　C₇：颈₇椎体。

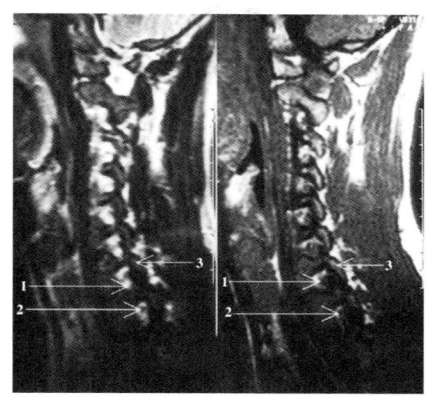

图1-79　颈旁正中矢状位像
1.颈椎间孔　2.颈神经根节　3.椎弓根。

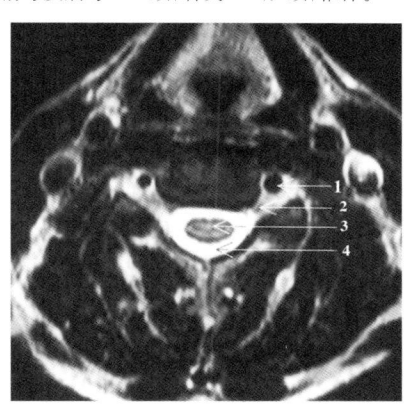

图1-80　颈椎体轴横断位像
1.椎动脉　2.颈神经根节　3.颈段脊髓
4.蛛网膜下腔及脑脊液。

(二) 胸段MRI正常所见

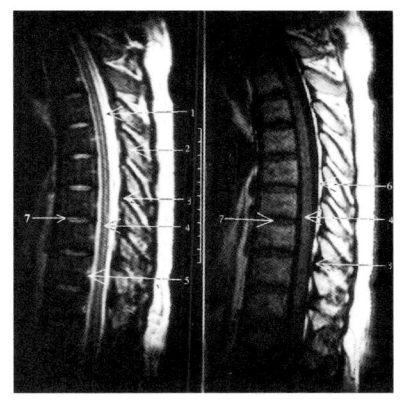

图1-81　胸椎正中矢状位像
1.蛛网膜下腔（内有脑脊液及神经根）
2.胸椎棘突　3.黄韧带　4.胸段脊髓
5.椎基底静脉丛　6.硬膜外脂肪　7.胸椎间盘。

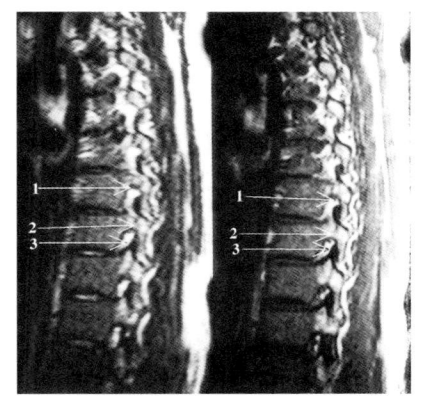

图1-82　胸椎旁正中矢状位像
1.神经根　2.椎弓根　3.椎间孔。

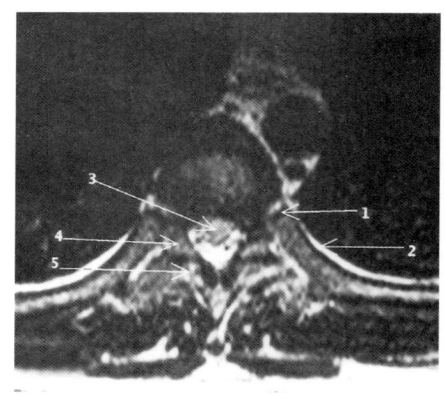 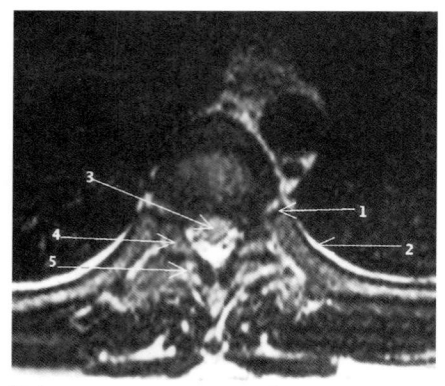

图1-83 胸椎体轴横断位像
1.胸椎椎体 2.椎弓板 3.肋骨（与胸椎相关节） 4.黄韧带 5.腹侧神经根 6.背侧神经根。

图1-84
1.胸肋关节 2.胸膜腔 3.胸段脊髓 4.上关节突 5.下关节突。

（三）腰段 MRI 正常所见

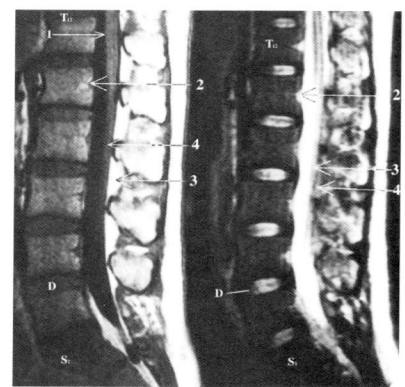 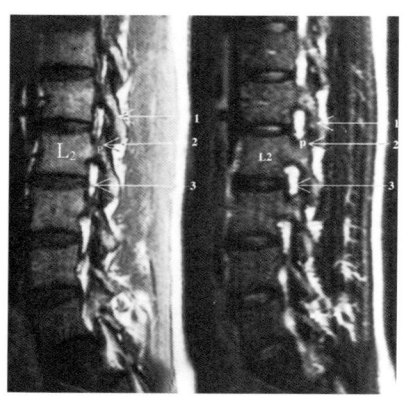

图1-85 腰椎正中矢状位像
1.脊髓腰膨大 2.椎基底静脉丛 3.硬膜外脂肪 4.马尾神经 T_{12}：胸$_{12}$椎体 S_1：骶$_1$椎体 D：椎间盘。

图1-86 腰椎旁正中矢状位像
1.下关节突 2.上关节突 3.侧隐窝（箭示神经根出口部） L_2：腰$_2$椎体 P：椎弓根。

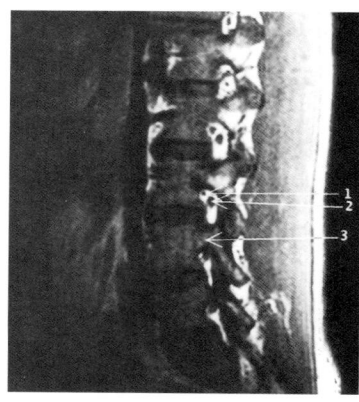 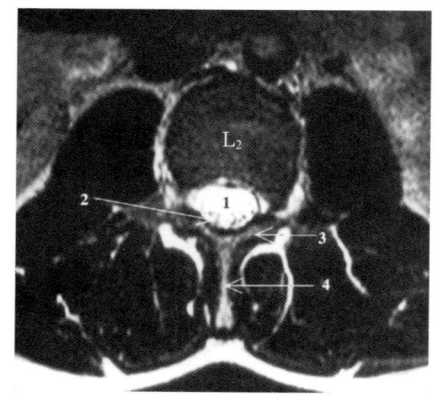

图1-87 腰椎旁正中矢状位像
1.神经根入口部 2.背侧神经根节 3.椎弓。

图1-88 腰椎体轴横断位像
1.蛛网膜下腔 2.马尾神经 3.椎弓板 4.棘突 L_2：腰$_2$椎体。

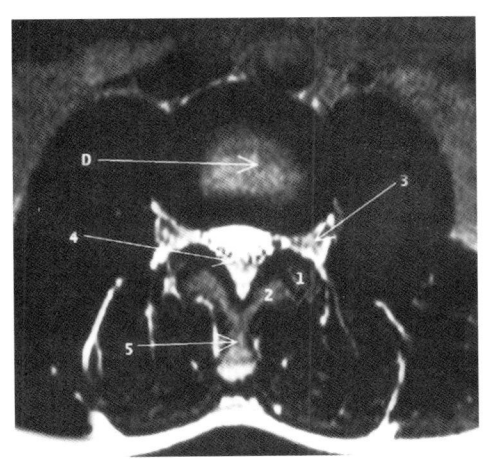
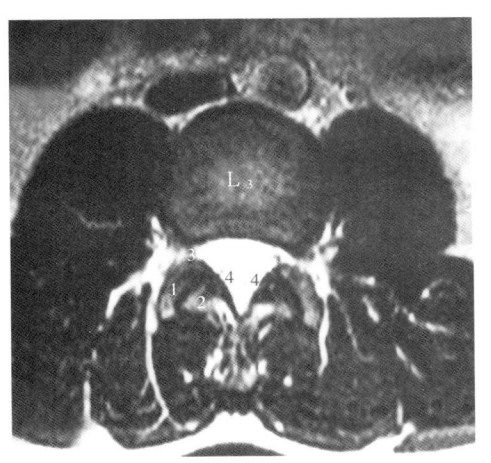

图1-89 腰椎横断位像
1.上关节突 2.下关节突 3.背侧神经根节 4.马尾神经 5.棘突 D：椎间盘。

图1-90 腰椎横断位像
1.上关节突 2.下关节突 3.侧隐窝 4.黄韧带
L_3：腰$_3$椎体。

（李坤成）

第四节 X线血管造影

一、历史与现状

X线血管造影（X-ray angiography）是将含碘对比剂引进动脉或静脉系统，通过X线使其显影的影像学检查技术，X线血管造影（以下简称血管造影）可以观察血管本身情况，或根据血管的走行及形态改变，对被检部位的占位性病变和其他病变做出定位、定性诊断。

脑血管造影（cerebral arteriography）于1927年由E Moniz首先创立并使用。开始阶段，必须切开暴露颈总动脉行脑血管造影，对患者的创伤大，而且操作不方便。1936年Loman和Myerson采用经皮穿刺颈动脉的方法，简化了手术操作，使颈动造影得以普及。此后，对颈动脉造影方法几经改进，1947年Ecker和Chambelain单独穿刺颈内动脉成功。关于椎动脉造影，1949年Sugar、Holden和Powell报道了自颈前方穿刺椎动脉的经验；1954年Namin报道了自颈后穿刺椎动脉的方法。在1953年Seldinger首先采用经皮穿刺股动脉，经引导钢丝导入导管的技术，奠定了现代导管法进行血管造影技术的基石，但因当时受X线机及导管等材料所限，这项技术并未得到广泛开展。此方法经几十年的改进和发展，尤其是近年来，性能优良的数字减影血管造影机的问世和应用先进材料、工艺所制造的各种优良导管，使血管造影包括脑血管造影有了飞速发展。作为一门新兴的边缘学科"介入放射学"亦由此派生，并蓬勃发展起来，不仅为血管造影注入了新的活力，而且使诊断与治疗相结合。

血管造影分传统血管造影和数字减影血管造影（digital subtraction angiography，DSA）两种。传统血管造影和DSA的手术操作方法基本相同，区别在于前者直接在胶片上显示X线影像或采用录像方式进行直接存储，而DSA则是通过计算机对对比剂注射前后的图像进行减影处理，从而获得没有其他结构干扰的更加清晰的血管影像。传统意义的DSA图像是由模拟图像进行模数转换后的数字影像，而非直接数字采集。目前，随着数字平板技术的发展，传统血管造影机正在逐步被数字平板血管造影机所替代。数字平板技术的应用，使血管造影的数字化图像更加清晰，减影效果也更有保障。但是无论应用何种方法进行血管造影，为了清楚地显示血管，都必须采取有创伤方法将不透X线的对比剂注入血管，这是传统血管造影和DSA都必不可少的。

此外，随着数字平板技术的发展和C形臂血管造影系统硬件水平的提高，具有数字化采集能力和更快旋转速度的血管造影系统能完成造影瞬间快速多角度图像采集，从而实现了血管的三维显示，显示病变更准确，更大程度避免了出现检查盲区。血管造影计算机体层成像（angiographic computed tomography，ACT）是应用在数字平板血管造影系统的另一项创新技术，它采用平板C形臂的旋转采集技术以实现血管造影和CT软组织可视化功能。该技术可发现介入操作过程中发生的颅内出血，显示血管病变与颅骨结构的关系，以及检验栓塞治疗的效果等，因此，对颅内血管病变介入治疗过程实施监测，以防范并发症具有很高实用价值。

近年来，随着新型影像学技术的不断进步，CTA和MRA得以临床应用，并不断发展壮大。随MSCT的发展，CTA图像的空间分辨力得到显著提高，已经达到亚毫米水平，在诊断性血管成像方面，CTA已经显示出取代X线血管造影的趋势。同时，随MR场强提高，以及MR对比剂的应用，MRA的诊断准确性也在不断提高，已经接近X线血管造影的水平。由于CTA和MRA具有无创伤、操作简便的明显优势，在诊断性血管成像上，二者正在不断替代X线血管造影在临床的应用。但是，由于种种原因，CTA和MRA还没有作为诊断血管疾病的"金标准"，加之介入性血管造影具有一次完成诊断和治疗的优势，因此在脑血管病的诊断及介入治疗上，仍大量应用传统X线血管造影和DSA。

二、X线血管造影的基本原理

传统血管造影是通过导管或穿刺针将含碘对比剂注入选定动脉或静脉，由于含碘对比剂不透X射线，当X线照射含对比剂的血管时，在荧光屏、影像增强器或胶片上就留下血管内腔的影像。

DSA的基本原理：将探测到的X线信息输入计算机，经模/数转换器将模拟信号数字化，在对比剂抵达感兴趣区之前，摄取无血管影像作为"蒙片"（mask），在对比剂抵达感兴趣区时，再摄取含血管的影像作为"被减影片"，将蒙片与被减影片的数据相减，即可去除背景结构数据，仅保留血管的影像数据，再经数/模转换，将数字信号还原成为仅显示血管影像的减影片。

DSA主要有以下三种减影方式：

1. 时间减影　在注射对比剂前先摄取感兴趣区图像，在其中选取1张作为蒙片。然后注射对比剂，在造影片中取一幅含对比剂浓度最高、影像最清晰的图像，与蒙片进行数字减影处理。此方法称为时间减影，消除背景中骨骼影的效果较好。

2. 能量减影　由于对比剂中碘与周围软组织的能量衰减有差别，碘在33keV水平的衰减系数明显不连续，此临界值称K缘；而软组织的衰减系数无此特性。利用这一差别，使用高于和低于K缘两种不同能量的X线，摄取同一感兴趣区的两幅影像，然后彼此进行减影，可保留含碘血管影而消除软组织的影像。此减影方法能有效地消除背景中的软组织影，但是不能消除骨骼影像。

3. 混合减影　1981年，Brody先应用能量减影方法消除软组织影像，保留碘和骨骼影像；在此基础上，再进行时间减影消除骨骼影像，最终仅保留由含碘对比剂充盈的血管内腔影像。这种以一种物理变量的减影影像与另一种物理变量的减影影像进行减影处理的方法称为混合减影。因此，混合减影是用时间减影所获得影像与能量减影所获得影像再进行减影的处理方法。

三、X线血管造影的临床应用

20世纪70年代以前，血管造影曾经在神经系统疾病的诊断和鉴别诊断中占据主导地位，几乎所有神经外科疾病，都应用血管造影作出直接或间接诊断和鉴别诊断。70年代初期CT问世以后，作为主要检查手段的血管造影逐渐让位于CT，以及其后在临床上应用的MRI。目前，血管造影在对脑和脊髓血管性病变的诊断和鉴别诊断、介入神经放射学、经血管进行治疗这些方面，仍发挥着不可替代的作用。在其他疾病的诊断方面，血管造影仅作为一种辅助检查或必要的鉴别诊断手段而选择应用。

四、X线血管造影的检查方法

（一）适应证

1. 脑、脊髓血管病。
2. 颅内和椎管内占位病变。
3. 颅脑和脊柱、脊髓外伤。
4. 脑脊髓血管病和颅内占位病变的介入治疗。

（二）禁忌证

X线血管造影无绝对禁忌证，临床可根据病情需要具体掌握是否实施该项检查。但是，以下情况应属禁忌：

1. 严重出血。
2. 碘过敏。
3. 肝、肾功能衰竭。

（三）术前准备

1. 进行肝功、肾功的实验室检查。
2. 凝血酶原时间、出凝血时间在正常范围。
3. 碘过敏实验阴性。
4. 检查患者穿刺部位皮肤完好，无局部感染。
5. 穿刺部位备皮。
6. 术前禁食、禁水4小时。
7. 术前半小时肌注地西泮10mg。
8. 对于术中可能出现的危险和并发症要征得家属理解，并请家属签署书面同意意见。
9. 术前建立静脉通道，以利于麻醉和治疗，必要时留置导尿管。

（四）X线对比剂

对比剂是X线检查的重要手段，自X线应用于临床以来，对比剂就应运而生。随着科学技术的进步，对比剂也取得很大进展。目前用于脑血管造影的对比剂分离子型和非离子型两种，而离子型又分离子型单体对比剂和离子型双聚体对比剂。

目前临床上常用的离子型单体对比剂为泛影葡胺、泛影酸钠，离子型双聚体对比剂为低渗泛影葡胺钠（Hexabrix），非离子型对比剂主要有优维显（Isovue）、欧乃派克（Omnipaque）、碘必乐（Iosimide）、安射力（Optiray）等。离子型对比剂的浓度为60%，而非离子型对比剂的浓度标记为300~400mgI/ml。

（五）对比剂过敏反应及其预防

部分患者对碘剂过敏，常见过敏症状有：颜面及全身皮肤潮红、荨麻疹、恶心呕吐、寒战、呼吸困难等，严重者出现血压降低、休克、心肾功能衰竭，甚至导致死亡。为预防对比剂过敏的发生，术前应认真了解患者是否有过敏史，以前曾长期在造影前进行碘过敏试验，但过敏试验并不十分可靠，例如：极个别患者试验剂量即出现过敏性休克，个别患者碘过敏试验阴性，但在造影过程中却发生过敏反应。故进行X线造影检查时应做好抢救治疗的准备，以及时治疗发生过敏反应的患者，尤其对有高危因素（例如：有过敏史、肝肾功能不全）而又必须进行脑血管造影的患者，最好使用非离子型对比剂，并在术前或术中肌肉或经静脉注射抗组胺药或者地塞米松，以预防过敏反应的发生。

（六）X线血管造影的手术操作

脑血管造影可分直接穿刺法和导管法，由于直接穿刺法技术陈旧，目前已被导管法替代，故从略。导管法以常见的股动脉插管脑血管造影为例进行介绍。

经股动脉穿刺插管脑血管造影手术步骤如下：

1. 备皮 范围包括从脐下到膝上（包括双侧腹股沟、阴部）的区域。
2. 消毒 常规应用碘酒和酒精对备皮范围进行消毒，并在手术野铺无菌单。
3. 选择穿刺点 在耻骨联合－髂前上嵴连线中点、腹股沟韧带下1~2cm，股动脉搏动最强处进行穿刺。
4. 局部麻醉 用0.5%~2.0%普鲁卡因于穿刺点进行皮肤及血管两侧浸润麻醉。
5. Seldinger导管法
    (1) 用穿刺针穿刺股动脉，穿刺针与皮肤成30°~45°角；
    (2) 将穿刺针芯退出股动脉，可见针尾喷出动脉血；
    (3) 将导丝送入血管20cm左右；

(4) 撤出穿刺针；

(5) 沿导丝送入导管鞘，再沿导丝经导管鞘将导管插入股动脉；

(6) 撤出导丝；

至此，完成插入导管的过程。

目前，随着穿刺器材的改进，在脑血管造影方面，传统Seldinger技术的应用已经明显减少，而较多采用细针穿刺的改良Seldinger技术，应用细针穿刺的优势是可以不采用快速穿针的手法，只穿透血管前壁，对血管的损伤较小，但由于多了一次导丝交换过程，操作相对复杂一些，所用器材的成本较高。

6．操纵导管进入欲造影的头臂动脉及其分支：常用猎头（HeadHunter）5.0～6.5 F的导管。

(1) 右颈总动脉　将导管前端送至升主动脉与主动脉弓交界处，逆时针旋转，导管即进入无名动脉，然后将导管尖端旋转向内、向上进入右颈总动脉。此后，可再继续向上送入导管，选择进入颈内动脉和颈外动脉。

(2) 右椎动脉　同前导管进入无名动脉，导管尖旋转向外，进入右锁骨下动脉，然后将导管尖端转向上，即可进入右椎动脉。

(3) 左颈总动脉　方法A．将导管尖端置于无名动脉开口稍偏左，逆时针旋转导管可进入左颈总动脉。方法B．将置于无名动脉中的导管尖端旋转向上，轻拉导管可使导管弹入左颈总动脉。

(4) 左椎动脉　先将导管置于降主动脉，导管尖端向外、向上送入左锁骨下动脉，然后旋转导管尖端向内、上送进入左椎动脉。

(5) 颈外动脉和颈内动脉　颈外动脉与颈内动脉起始部的解剖为内前与外后的关系。正位像：颈外动脉位于颈内动脉的内侧。侧位像：颈外动脉位于颈内动脉的前方。将置于颈总动脉的导管向上送至第4颈椎及下颌角水平，此处为颈总动脉的末端，颈外动脉与颈内动脉的分叉处，而后选择进入颈外或颈内动脉。

7．进入靶动脉后，注射少量对比剂确认无误后，再进行正式血管造影检查。

附：X线脊髓血管造影

造影方法：X线脊髓血管造影应该包括双侧椎动脉、甲状颈干、肋颈干、各肋间动脉、腰动脉和髂内动脉等所有供应脊髓的根动脉。在有DSA装置的情况下，可先行胸主动脉造影，显示胸腰段血管，双侧椎动脉造影显示颈部血管，同时显示髂动脉及腰骶段血管，然后再进行有目地的选择性插管。

椎动脉和甲状颈干可用一般脑血管造影所用导管，肋间动脉和腰动脉造影导管远端则应塑成S形。通常肋间动脉的开口与椎体的关系恒定，因此，确定第1支肋间动脉十分重要，当术者感觉导管尖端进入肋间动脉开口后，试验注射少量对比剂，可确定导管所在位置是否正确。有时可以经一支肋间动脉的开口同时显示2～3个节段的肋间动脉，即所谓2分叉或3分叉肋间动脉。椎动脉的选择性造影常规注射量为1ml/s，注射总量为2～5ml。腰$_1$水平因有腹腔动脉、双侧肾动脉开口，使导管插入第1腰动脉较为困难。最后则分别将导管置入双侧髂内动脉造影。

通常脊髓前动脉（ASA）起自双侧椎动脉接近汇合的部位，在颈髓$_{2～3}$水平，双侧汇合并沿中线下行，与颈深动脉发出的颈膨大动脉相连接，成为脊髓前动脉。脊髓后动脉（PSA）较脊髓前动脉细得多，走行于脊髓旁沟内，在正位造影片上观察，位于后中线旁，起始于椎动脉和颈深动脉。脊髓后动脉在胸$_{4～5}$水平左或右侧，发出根髓动脉加入脊髓动脉前轴。此段动脉很细，有时在造影片上很难辨认，甚至缺如，而由起点较高的根髓大动脉（Adamkiecz动脉）所替代。胸腰段脊髓前动脉轴由Adamkiecz动脉发出。胸$_{6～9}$处发出的Adamkiecz动脉的根髓段较短，腰$_{1～4}$处发出的根髓段则较长。圆锥的吻合袢和腰骶根动脉在常规血管造影中不能显示。常规X线脊髓血管造影不能显示脊髓实质内的静脉。正常情况下，Adamkiecz动脉造影的静脉期（10～20s），可以看到发夹样静脉及引流的根髓静脉。

五、脑血管造影的正常所见

脑血管包括颈动脉系统和椎-基底动脉系统以及静脉系统。了解并熟悉其正常影像所见是认识异常改变的基础。

(一)颈动脉系统

1. 颈总动脉(common carotid artery) 右颈总动脉起源于无名动脉,左颈总动脉直接起自主动脉弓。颈总动脉上行至甲状软骨、第4颈椎水平,分为颈内和颈外动脉。

2. 颈外动脉(external carotid artery) 颈外动脉是颈总动脉的终支之一,在其经过途中发出9个分支。向前3支:甲状腺上动脉、舌动脉和面动脉;向后3支:胸锁乳突肌动脉、枕动脉和耳后动脉。向内1支:咽升动脉;向上2支:上颌动脉与颞浅动脉。下面依次介绍。

(1) 甲状腺上动脉(thyroid superior artery) 在舌骨大角的下方,起于颈外动脉的根部前壁,发出后转向前下,沿甲状软骨外侧经颈动脉三角下行,然后分出如下分支:

①舌骨支(hyoidian branch)

②喉上动脉(superior laryngeal artery)

③腺支(glandular branch)等。3个分支分布于喉、颈及甲状腺部。

(2) 舌动脉(lingual artery)起于甲状腺动脉稍上,颈外动脉的前壁偏内,为颈外动脉第2个向前的动脉。其走行先向内上而后转向前下,然后再向上。舌动脉的行程分为两段,发出后向下的一段称为咽段,而邻近颈动静脉的部分称为颈段。其主要分支为:

①舌背动脉(dorsal lingual branches)为2~3支,分布于舌黏膜、舌腭弓、腭扁桃体、软腭及会厌。

②舌下动脉(sublingual branch)在舌骨舌肌前缘处发出,是舌动脉的最大分支,供应舌底部和邻近肌群。

③舌深动脉(profound lingual artery)是舌动脉的终支,分成许多细小分支供应舌黏膜,并与对侧同名动脉吻合。

(3) 面动脉(facial artery)亦称颌外动脉(maxillary external artery),起自舌骨大角稍上方的颈外动脉前壁,是颈外动脉向前发出的第3个分支。主要供应颜面皮肤、咬肌、唾液腺及口腔黏膜的大部分。其主要分支有:

①腭升动脉(ascending palatine artery)起自面动脉根部,上行至颅底,供应腭部、扁桃体及软腭。

②扁桃体动脉(tonsillar branch)起自面动脉或与腭升动脉共干,供应腭扁桃体和舌根。

③颏下动脉(submental artery)面动脉最大分支,沿下颌骨上缘走行,供应口腔、下唇及颏部肌肉与皮肤,与舌下动脉及下颌舌骨动脉吻合。

④腺支(glandular branches)自面动脉发出3~4支,供应颌下腺、邻近肌肉组织等。

⑤上唇动脉(superior labial artery),下唇动脉(inferior labial artery),均发自面动脉近口角处,行于上下口轮匝肌内,与对侧同名动脉吻合。

(4) 胸锁乳突肌动脉(sternocleidomastoid artery)起于面动脉的高度,颈外动脉后壁,为颈外动脉向后发出的第1支,分布于胸锁乳突肌。

(5) 枕动脉(occipital artery)起于颈外动脉后壁,为颈外动脉向后发出的第2支,供应枕部肌肉、皮肤及骨膜。

(6) 耳后动脉(posterior auricular artery)起自颈外动脉后壁,是颈外动脉向后发出的第3支,在乳突前上行,供应耳廓及其以上皮肤。

(7) 咽升动脉(pharyngeal ascending artery)自颈外动脉起始部内侧发出,亦可直接发自颈总动脉,沿咽侧壁上升至颅底。供应咽部肌肉、脑膜、神经及骨膜。其影像对耳、鼻、喉及神经系统的病变有重要的研究价值。造影时需超选择插管并多角度观察。其分支为:

①咽支(pharyngeal branches)为2~3支细小分支,分布于咽上及咽黏膜。

②鼓室下动脉(inferior tympanic artery)伴随鼓室神经,经鼓室管入鼓室,分布于鼓室的内壁,与其他鼓室动脉吻合。

③脑膜后动脉(posterior meningeal artery)为几支小动脉,经颈静脉孔或舌下神经管至后颅窝的硬脑膜,或有小支经破裂孔入中颅窝的硬脑膜。对于中、后颅窝的肿瘤尤其是脑膜瘤,其影像有重要意义。

(8) 颞浅动脉(superficial temporal artery)

是颈外动脉的终支之一，为颈外动脉的直接延续。供应前侧头皮及面外侧上部。其主要分支如下：

①腮腺支（parotid branches）有数小支至腮腺。颈外动脉介入栓塞时应避开腮腺支，以免并发无菌炎症。

②面横动脉（transverse facial artery）与颧弓平行走行，供应面部皮肤及咬肌、颊肌。

③耳前支（anterior auricular branches）为2~3小支，在耳廓前由颞浅动脉发出，供应耳廓及外耳道。与耳后动脉有吻合。

④颧眶动脉（zygomaticorbital artery）自颞浅动脉发出后，行于颧弓上方，分布于眼轮匝肌。

⑤颞中动脉（middle temporal artery）自颞浅动脉发出后，于颧弓上方穿颞筋膜入颞肌，并与颌内动脉分支吻合。

⑥顶支（parietal branch）和额支（frontal branch）：为颞浅动脉的2个终支，供应头皮。与其他头皮血管有丰富的吻合。

（9）上颌动脉（maxillary artery）或称为颌内动脉（internal maxillary artery），是另一颈外动脉的终支。在下颌颈处呈直角发自颞浅动脉，经下颌颈进入颞下窝，向内进入翼腭窝。其主要分支如下：

①耳深动脉（deep auricular artery）发自上颌动脉，分布于下颌关节、外耳道及鼓室。

②鼓室前动脉（anterior tympanic artery）发自上颌动脉的根部，经岩鼓裂入鼓室，供应鼓室腔、中耳及颞颌关节。

③下齿槽动脉（inferior alveolar artery）为上颌动脉分支，经下颌孔入下颌管，最后自颏孔穿出续为颏动脉。

④脑膜中动脉（middle meningeal artery）是上颌动脉的重要分支，向上穿棘孔入颅腔。供应幕上脑叶的硬膜、脑镰等，在影像学及神经介入治疗中有重要意义。

⑤脑膜副动脉（accessory meningeal artery）起自脑膜中动脉之后，经卵圆孔或翼棘孔入颅，供应邻近脑膜、咽鼓管等，可参与脑膜瘤的供血。

⑥颞深动脉（deep temporal artery）发自上颌动脉，沿颅骨与颞肌之间上行，供应颞肌，并与部分脑膜支吻合。

⑦蝶腭动脉（sphenopalatine artery）为上颌动脉的终支，经蝶腭孔至鼻腔后部，供应鼻腔内、外侧壁、蝶窦、筛窦及上颌窦。此动脉亦是鼻腔部介入治疗的重要血管。

3.颈内动脉（internal carotid artery）：颈内动脉是颈总动脉的另一终支，从发出后上行至颅底，经颈动脉孔入颈动脉管入颅，至床突上发出大脑前、中动脉止，全程分颅外段和颅内段。

（1）从发出至颅底为颈内动脉颅外段，其特点如下：

①无分支。

②起始部梭形膨大，为颈动脉窦。

（2）颈内动脉颅内段又分为5段。

①岩骨段（C_5），本段起于颈动脉管外口至穿过硬脑膜进入海绵窦之前止。

②海绵窦段（C_4），为岩骨段的延续，走行于海绵窦内。

③膝段（C_3），又称虹吸弯（siphon），是海绵窦段和床突上段的转折处。

④床突上段（C_2），此段穿出硬脑膜行于蛛网膜下腔。

⑤终段（C_1）。

（3）颈内动脉有5个主要分支：

①眼动脉（ophthalmic artery）发自C_3和C_2的交界处，向前外走行，供应眶内结构。

②后交通动脉（posterior communicating artery）发自C_1和C_2的交界处，向后走行，连接大脑后动脉。

③脉络膜前动脉（anterior choroidal artery）发自C_1、C_2交界处，后交通动脉外1~3mm处。向后供应脉络丛。

（4）大脑前动脉（anterior cerebral artery）大脑前动脉和大脑中动脉均为颈内动脉的终支，大脑前动脉较细小，于视交叉外侧正对嗅三角，以近乎直角的方向自颈内动脉发出，向中线走行，于中线处双侧大脑前动脉平行转入纵裂，沿胼胝体沟走行至压部，沿途发出眶动脉、额极动脉、胼缘动脉、胼周动脉等。

大脑前动脉全程分5段：

①水平段（又称A_1段），自颈内动脉发出，由外向内走行，越视交叉上方入纵裂，止于前交通动脉。而前交通动脉连接左右两侧大脑前动脉。

②上行段（又称A_2段），自前交通动脉起，至胼胝体膝部下方止。此段向上、向前走行于终板池。

③膝段（又称A_3段），此段是上行段的延续，绕胼胝体膝部走行。

④胼周段（又称A_4段），是膝段的延续，由前向后走行于大脑镰下方、胼胝体上方的胼胝体沟内，即胼周动脉，此段发出的动脉为胼缘动脉。

⑤终段（又称A_5段），延续胼周段走至胼胝体压部，移行为楔前动脉。

大脑前动脉分支如下：

A. 眶额动脉（orbitofrontal artery），亦称额底动脉或眶动脉，起自大脑前动脉上行段的起始部（或与额极动脉共干），越额叶眶面向前，供应直回、嗅叶及眶回内侧部分。在脑血管造影上此动脉向上移位是确定前颅窝底占位病变的重要依据。

B. 前交通动脉（anterior communicating artery），此动脉位于视交叉处，连接双侧大脑前动脉，其长度约4mm，与视交叉的关系，是以位于视交叉上者居多，偶见位于视交叉前方或侧方。它是双侧颈内动脉的重要吻合通道。

C. 额极动脉（frontopolar artery）起自大脑前动脉的膝段，沿大脑半球内侧额底沟向前上行至额极，供应额叶前部和额极内、外侧。

D. 胼周动脉（pericallosal artery），较恒定地走行于胼胝体沟内，故在脑血管造影中该动脉是胼胝体上缘和扣带回下缘的定位标志。

E. 胼缘动脉（callosomarginal artery）是胼周动脉向上发出分支的总称。其形态可分为3型：

Ⅰ型，胼缘动脉为单干型，由胼周动脉起始部发出，由前向后走行于扣带沟，沿途发出额内前、额内中、额内后和旁中央动脉，这些分支于额叶及顶叶前部分的内侧面上行并翻越至半球的背外侧面即半球凸面。

Ⅱ型，胼缘动脉为无主干型，额内前、中、后及旁中央动脉均直接从胼周动脉依次发出，其走行同前。

Ⅲ型，胼缘代胼周动脉型，胼周动脉发育不良时，胼缘动脉代偿供血；亦可视胼缘动脉为大脑前动脉的延续。

胼缘动脉供应区：部分扣带回、额上回、旁中央小叶、额中回上缘及中央前、后回的上1/4。

F. 楔前动脉（precuneus artery），大脑前动脉的主干胼周动脉于胼胝体压部稍前，向上弯曲移行为楔前动脉，供应扣带回上部的一部分、楔前叶的前2/3、顶上小叶及顶下小叶上缘。

G. 胼胝体动脉（callosal artery），于胼胝体压部前方，由胼周动脉末端发出，故亦称后胼周动脉（posterior pericallosal artery）。此动脉沿胼胝体沟向后走行，深入沟内，分布至胼胝体及附近皮质。此动脉与大脑后动脉的胼胝体支形成吻合，是颈内动脉与椎-基底动脉系统的吻合通道之一。

（5）大脑中动脉（middle cerebral artery）大脑中动脉是颈内动脉的终支。大脑中动脉在视交叉外侧，嗅三角和前穿支的下方，由颈内动脉发出。以近乎水平位向外走行，在前床突附近侧裂窝（sylvius氏窝）进入大脑外侧裂（sylvius氏裂）。大脑中动脉途径前穿质至侧裂窝时，发出许多细小的中央支进入前穿质，其主干在岛盖的深部，动脉走行与大脑外侧裂方向一致，亦由前下向后上，途中发出多支皮质支。

大脑中动脉亦分5段：

①水平段（又称M_1段），是指中动脉发出至侧裂窝止的一段，由此段发出豆纹动脉（lenticulostriate artery），亦称纹状动脉（striate artery）。此动脉为一簇动脉，通常分为两组：内侧豆纹动脉（medial lenticulostriate artery）和外侧豆纹动脉（lateral lenticulostriate artery），其供应范围主要是壳核、尾状核，内囊前肢、内囊膝部的背外侧和内囊后肢的背侧，及外囊和屏状核。

②回转段（又称M_2段），此段动脉于侧裂窝外方，环绕岛叶前端，进入大脑外侧裂。

③侧裂段（又称M_3段），延续回转段后，隐行于大脑外侧裂内，可为单干、双干或三干，我国以

双干多见。

④分叉段（又称 M_4 段），系大脑中动脉从外侧裂浅出，至发出角回动脉和颞后动脉一段。

⑤终段（又称 M_5 段），是指大脑中动脉的终支角回动脉而言。

大脑中动脉分支如下：

A.眶额动脉（orbitofrontal artery），从侧裂动脉或大脑中动脉主干发出，经外侧裂深面浅出，向前上方走行，在大脑外侧裂的前升支与前水平支附近分为前后两支。前支沿大脑外侧裂水平支向前，分布至眶部外侧。后支即额前动脉（prefrontal artery），沿大脑外侧裂前升支上行并分为2~3支，其形状如烛台，故又名蜡台动脉。此动脉分布于三角部、盖部及额中回后部。

B.前中央动脉（precentral artery）从侧裂动脉发出，经大脑外侧裂深面浅出，斜向后上，并分为2~3支。前部分支分布至盖部的后部及额中回后部，后部分支分布至中央前回前部下3/4皮质。此动脉最终进入中央前沟，并恒定于此沟至上端，故以此动脉为中央前沟的定位标志。

C.中央动脉（central artery）从侧裂动脉发出，经大脑外侧裂深面浅出，沿中央沟上行，部分经中央沟前缘或后缘上行。主要供应中央沟两岸下3/4的皮质。此动脉与中央沟有显著的恒定关系，可确定中央前、后回。

D.顶前动脉（anterior parietal artery）从侧裂动脉发出，经大脑外侧裂深面浅出，于中央后沟上行并分为两支，一支向后伸入顶间沟，另一支沿中央后沟继续上行。供应中央后回下3/4的皮质及顶间沟的两侧皮质的前部。

E.顶后动脉（posterior parietal artery）亦称缘上回动脉。此动脉常为双干型上干的终支，经大脑外侧裂深面浅出，沿大脑外侧裂的后支上行，越缘上回没入顶间沟，供应缘上回及顶上小叶下缘皮质。

F.角回动脉（angular artery）为单干型的终支动脉，是大脑中动脉中最恒定的一支。从主干发出后先在大脑外侧裂深面走行一段，然后浅出沿颞上沟后行，越角回至顶间沟后部。通常，角回动脉浅出前是颞平面后界的定位标志，浅出的起始处是大脑外侧裂末端与缘上回的标志。

G.颞后动脉（posterior temporal artery）从侧裂动脉下干发出，经大脑外侧裂深面，在大脑外侧裂后端浅出，越过颞上回向后。主要供应颞上回后部以及颞中回和颞下回后部。

H.颞前动脉（anterior temporal artery）多在大脑中动脉主干进入大脑外侧裂以前发出，绕至颞极及颞叶突面，分出若干细小分支向前、向下及向后，供应颞极及颞上、中、下回前部。其中向前到颞极的动脉，又称颞极动脉（temporopolar artery）。颞极动脉供应颞极，并和大脑后动脉的分支共同供应海马回沟。

正常人颈内动脉造影动脉期所见（图1-91）

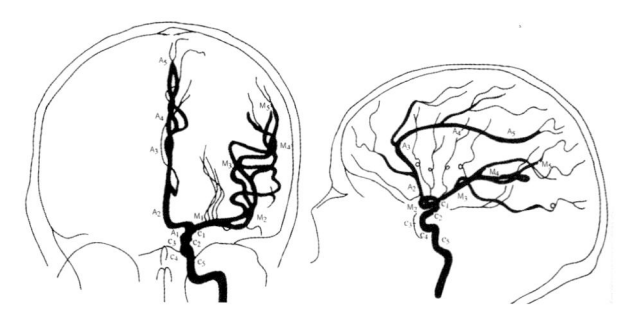

图1-91 正常颈动脉造影所见示意图
C_1~C_5：颈内动脉第1~5段；A_1~A_5：大脑前动脉第1~5段；M_1~M_5：大脑中动脉第1~5段

（二）椎-基底动脉系统

1. 椎动脉（vertebral artery） 椎动脉为椎-基底动脉系统的主干动脉，左右各1支。起自锁骨下动脉，向上穿行于第6颈椎至第1颈椎的横突孔，由寰椎，即第1颈椎的横突孔穿出，向后绕行寰椎侧块，穿过寰枕后膜及硬脑膜，经枕骨大孔入颅，于桥脑下缘与对侧椎动脉汇合，形成基底动脉，故称椎-基底动脉系。

椎动脉的主要分支：

(1) 脑膜支（meningeal branch） 通常为1或2支。如果是2支，则前支起自椎动脉第2颈椎水平，经枕骨大孔前部入颅，供应枕骨大孔前面的硬脑膜。后支起自椎动脉寰椎椎弓上方，供应小脑幕、大脑镰及邻近的硬脑膜。

（2）脊髓后动脉（posterior spinal artery）为椎动脉入颅后第1对分支，也可与小脑后下动脉共干，发出后绕行颈髓的外侧，于脊髓后外侧面，沿外侧沟下行，途中与多支根动脉相交通，一直延伸至脊髓下部，形成脊髓动脉的后纵轴。

（3）小脑后下动脉（posterior inferior cerebellar artery）为椎动脉入颅后第2对分支，也是最大的分支。其发出点较脊髓后动脉高，相当于延髓橄榄中部水平，有时亦可发自基底动脉，或与小脑前下动脉共干。小脑后下动脉的起始与走行多不恒定，但与脑干和小脑扁桃体有关。其发出后向后弯行，在舌咽神经（Ⅸ）、迷走神经（Ⅹ）和副神经（Ⅺ）背面上行至延髓上端，转折向下，沿第Ⅳ脑室脉络丛下外侧缘，进入小脑溪至小脑后下面。供应延髓、第Ⅳ脑室脉络丛和小脑。其走行过程中有3个弯曲：第1弯曲为发出后的小弯，其形态各异，可向上或向下；第2个弯曲较深，又称尾袢（caudal loop），位于小脑扁桃体内下，血管造影中此袢60%位于枕骨大孔水平以上，35%位于枕骨大孔以下，5%平枕骨大孔；第3个弯曲亦较深，称头袢（rostral loop），位于第Ⅳ脑室的下端偏外。

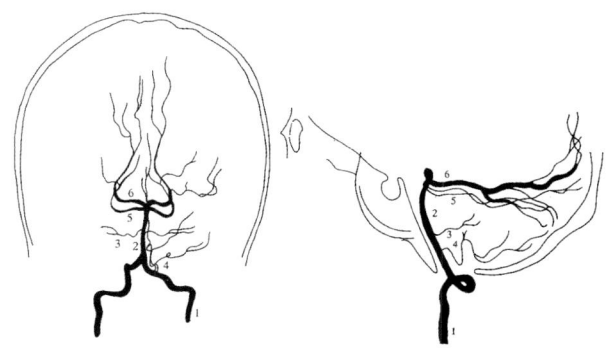

图1-92　正常椎动脉造影所见示意图
1.椎动脉　2.基底动脉　3.小脑前下动脉　4.小脑后下动脉　5.小脑上动脉　6.大脑后动脉

小脑后下动脉的分支：

①小脑支（cerebellar branch）为小脑后下动脉头袢后的延续，于小脑溪处分为两支，即蚓支和半球支。

A.蚓支：至小脑下蚓部，供应蚓结节、蚓锥和蚓垂等结构。

B.半球支：供应小脑半球下面，其形态变异较多，一般分为如下3支：

内侧支，供应小脑半球下面内侧部分。
中间支，供应小脑半球下面中间部分。
外侧支，供应小脑半球下面外侧部分。

②脉络膜支（chorioid branch）由头袢发出参与构成第Ⅳ脑室脉络丛的垂直部。

③延髓支（medullary branch）供应延髓的背外侧部分。

④脊髓前动脉（anterior spinal artery）为椎动脉入颅后第3对分支，发出后于延髓前向下内走行约2cm左右，与对侧分支汇合，在脊髓前正中沟下行，下行中在不同阶段接受来自椎动脉、颈升动脉、肋间动脉和腰动脉的补充，形成脊髓前动脉前纵轴。

2.基底动脉（basilar artery）　基底动脉为两侧椎动脉于桥脑下缘桥延沟中点汇合而成，走行于桥脑腹侧正中沟内，至桥脚沟中点止，分出左右大脑后动脉，全长约33mm。其走行基本居中，亦可有左右偏移。其形态以单干为绝大多数，也有基底动脉上出现"小窗"，和基底动脉呈丛状改变的情况。

基底动脉分支

（1）桥脑支（pontine branch）是基底动脉至脑桥的众多小支的总称，分为内侧组和外侧组。供应脑桥、小脑皮质的腹侧部分以及部分中脑。

（2）小脑前下动脉（anterior inferior cerebellar artery）自基底动脉近端发出，向外下走行，在桥小脑角池于外展神经（Ⅵ）、面神经（Ⅶ）和听神经（Ⅷ）腹侧通过，在内听道口处形成1个动脉袢，称内听道袢。袢上通常发出迷路动脉（labyrinthine artery），亦称内听动脉（internal auditory）。此袢远端分成内侧支和外侧支2支，供应小脑下部的前内侧和前外侧。

（3）小脑上动脉（superior cerebellar artery）自基底动脉近终点发出，是基底动脉的最后一对幕下分支。此动脉与大脑后动脉的起始和走行很近，相距约5mm。动眼神经（Ⅲ）从上述2支动脉之间通过。小脑上动脉发出后在环池内绕大脑脚向后走

行,转至中脑背侧,走行于结合臂上方、小脑幕游离缘的下方,后经小脑前上方至四叠体后部并沿途发出分支:

①蚓支,为小脑上动脉的终支,小脑上动脉于小脑顶端近于直角向下后行,在上蚓部延伸为小终支,亦称上蚓动脉,供应小脑上蚓部。

②半球支,共有四支,即内侧支、中间支、外侧支和缘支,呈扇形分布,其中缘支最大,又称外侧缘支,供应小脑上部。

(4) 大脑后动脉(posterior cerebral artery)是基底动脉的终末分支。在小脑上动脉稍上方发出双侧大脑后动脉,在环池内绕中脑走行,一般分为大脑脚段,环池段和四叠体段。其分支为:

①丘脑后穿支(posterior thalamoperforating branches),起于大脑后动脉的大脑脚段的近端,供应后穿质、脚间窝、乳头体后区下丘脑后部,及中脑上部的内侧。此外,还有前穿支为后交通动脉发出。

②脉络膜后内动脉(medial posterior choroid artery),起于大脑后动脉与后交通动脉交界之后,与大脑后动脉并行,环绕脑干向后行至四叠体池,于松果体外侧向前,沿第Ⅲ脑室上缘行至室间孔与脉络膜后外动脉吻合。

③脉络膜后外动脉(lateral posterior choroid artery),起于大脑后动脉的环池段,一般为每侧2支:前支向前伸,经海马裂入侧脑室,在侧脑室下角内与脉络膜前动脉吻合,其粗细与脉络膜前动脉成反比;后支向后绕,供应枕部、三角区和侧脑室脉络丛。

④后胼周动脉(posterior pericallosal artery)亦称胼胝体压部动脉。起于大脑后动脉或顶枕分支,于脉络膜后外动脉的后方,向上、向前走行,绕胼胝体压部与大脑前动脉的胼周动脉吻合。

⑤皮质支,大脑后动脉自基底动脉发出后,沿环池向后走行,越海马,行于海马裂,至胼胝体压部的后下,再越海马回后部进入距状裂,然后分成2个终支,即顶枕动脉(parieto-occipital artery)和距状裂动脉(calcarine artery)。沿途发出皮质支:颞下前动脉(anterior infratemporal artery)、颞下后动脉(posterior infratemporal artery)。

A.颞下前动脉自海马钩处向前外走行,分布于颞下回的前部及背外侧。

B.颞下后动脉起自大脑后动脉的环池段,越过海马回及侧副裂后部,向后外斜行,供应梭状回后部、舌叶以及枕叶的背外侧。

C.顶枕动脉为大脑后动脉的终支之一,沿顶枕裂底部行向外上,供应楔叶及楔前叶的后部,并绕至大脑半球的背外侧面分布。

D.距状裂动脉亦为大脑后动脉的终支,走行于距状裂,分布于视觉区。此动脉也延伸至大脑半球的外侧,供应颞下回、枕区外侧一部及顶上小叶的大部。

正常人椎动脉造影汤氏位和侧位所见图1-92。

(三) 脑静脉系统

脑静脉系统的血液经浅、深静脉引流至硬脑膜静脉窦,再汇流至颈内静脉。

1.大脑浅静脉(superficial cerebral vein) 大脑浅静脉主要收集大脑半球的皮质和髓质的静脉血,形成静脉丛,再由细小的静脉合并为大静脉,注入各静脉窦。其特点为:个体变异大,无静脉瓣,浅静脉之间存在广泛的吻合,但大脑深、浅静脉之间仅有较少的吻合。大脑浅静脉一般分大脑上静脉,大脑中静脉和大脑下静脉三组,它们之间有着丰富的吻合,其中两个最显著的吻合通道为Trolard静脉和 Labbe静脉。

(1) 大脑上静脉(superior cerebral vein)约6~16条,主要收集大脑半球背外侧面、背面和内侧面的皮质和皮质下髓质的血液。其中主要的一条为中央静脉(Rolando静脉),位于中央沟附近,收集中央前、后回的血液。各静脉呈放射状分布于大脑半球突面,以额部数目最多,顶部次之,枕部最少。前部静脉呈顺流形式注入上矢状窦,中部静脉呈垂直形式注入上矢状窦,后部静脉呈逆流形式注入上矢状窦。

(2) 大脑中静脉(middle cerebral vein)以1~3条为多见,因其多位于大脑背外侧面的外侧裂内,故亦称Sylvian静脉。主要收集外侧裂附近额、颞、顶叶的血液,向前下汇入蝶顶窦,然后再汇入海绵窦。

大脑中静脉与其他浅、深静脉有着广泛的吻合，最典型的吻合是：

①大脑中静脉后端通过Trolard静脉与上矢状窦相连；

②通过Rolando静脉与上矢状窦相连；

③大脑中静脉的后端，通过Labbe静脉与横窦吻合。

（3）大脑下静脉（inferior cerebral vein）1～7条多见，主要将大脑下部包括额叶眶侧面的血液引流入上矢状窦的前部，其中嗅静脉和眶静脉亦可引流入大脑中静脉或基底静脉，颞叶的静脉通过Labbe静脉回流到横窦。

2．大脑深静脉　大脑深静脉系指大脑深部的静脉，主要收集大脑半球髓质（包括内囊）、基底节、间脑及脑室脉络丛等的静脉血。一般将深静脉分为大脑大静脉系（亦称Galen静脉系）和基底静脉系两部。

（1）大脑大静脉（great cerebral magna）又称Galen大脑大静脉（great cerebral vein of Galen）。Galen静脉系的血液最终汇集于此，而后注入硬膜窦。故大脑大静脉是Galen静脉系的主干静脉。

大脑大静脉是由左右大脑内静脉于胼胝体压部的下方汇合而成。由前至后，在大脑镰与小脑幕相连处的前方与下矢状窦汇合续为直窦。

（2）大脑内静脉（internal cerebral vein）又称Galen大脑小静脉（small cerebral vein of Galen）。位于第Ⅲ脑室上方，由隔静脉和丘纹静脉在室间孔的后上缘汇合而成。左右各1条，由前向后，相距中线2mm，主要收集豆状核、尾状核、胼胝体、第Ⅲ脑室和侧脑室脉络丛的血液。

大脑内静脉的主要属支：

①隔静脉（septal vein）在透明隔两侧、侧脑室前角的内侧壁上由前向后走行，经室间孔上缘至后上，与丘纹静脉汇合成大脑内静脉。收集透明隔、胼胝体嘴部及额叶深部的静脉血。

②丘纹静脉（thalamostriate vein）为前、终静脉汇合而成，起于侧脑室体与前房的交界处，于尾状核与丘脑之间向前走行，在室间孔的后缘注入大脑内静脉。

（3）基底静脉（basilar vein）是深静脉系的重要主干静脉，因其首先被Rosenthal（1824）所描述，故亦称Rosenthal基底静脉。其走行长且迂曲，一般分为3段：第1段：自前穿质至大脑脚前，由前向后走行，收集大脑中静脉、额眶静脉、嗅静脉、胼周静脉等静脉血。第2段：绕大脑脚走行，收集脉络膜下静脉和脑室下静脉的血液，并在脚间窝与大脑脚静脉和后交通静脉相连。第3段：起自间脑外侧，注入大脑大静脉的一段。

基底静脉的变异较多，常见的可以直接引流至蝶顶窦、岩上窦、直窦和横窦。

3．硬膜窦　硬膜窦（dural sinuses）是脑静脉系统的重要组成部分，它将脑内的血液引流至颈内静脉。其结构与静脉不同，它是硬脑膜在特定部位的间腔，位于两层硬脑膜之间，内衬一层内皮细胞。管壁无瓣膜、无弹性。

硬膜窦系统由上矢状窦、下矢状窦、直窦、横窦、乙状窦、海绵窦、蝶顶窦、岩上窦、岩下窦等组成，穿出颈静脉孔，续为颈内静脉。

（1）上矢状窦（superior sagittal sinus）起自额骨的盲孔，沿颅骨的矢状沟向后延伸，至枕内隆突附近的窦汇。然后分为左、右横窦。上矢状窦的截面为倒三角形，自前向后逐渐加宽，其侧壁上有蛛网膜绒毛（arachnoid villi）或蛛网膜颗粒（granulationes pacchioni）深入其中。

上矢状窦收集脑表面包括硬脑膜、枕导静脉及板障静脉的血液。

（2）下矢状窦（inferior sagittal sinus）位于大脑镰游离缘上1cm左右，呈弓形向后，与大脑大静脉汇合并注入直窦。接受大脑内侧面、大脑镰及胼胝体的血液。

（3）直窦（straight sinus）起自大脑大静脉与下矢状窦汇合的膨大处，向后下走行，至窦汇止，接受大脑大静脉和下矢状窦的静脉血。

（4）横窦（lateral sinus）起于窦汇，分为左右横窦，行于枕骨的横沟，向外向前走行至岩枕裂后转向下，续为乙状窦。双侧横窦可不对称。

横窦在其行程中，可接受岩上窦、后髁静脉、小脑下静脉、大脑枕静脉、枕窦及小脑幕窦和板障静脉等血液。

(5) 乙状窦 (sigmoid sinus) 和横窦一样，是成对的硬膜窦。它续横窦后行于颞骨乳突部和枕骨内侧的乙状沟内，上接横窦，向下通过颈静脉孔续为颈内静脉。

(6) 海绵窦 (cavernous sinus) 位于颅中窝，蝶鞍的两侧，呈不规则形，接受眼上、下静脉的血液，其后通过岩上窦与横窦交通，通过岩下窦与乙状窦或颈内静脉交通，通过基底丛与椎内静脉丛交通，通过基底静脉、大脑大静脉与直窦相连，并借大脑中静脉、Trolard静脉、Labbe静脉与上矢状窦相连。海绵窦内有动眼神经、滑车神经、三叉神经和颈内动脉通过。经研究，海绵窦壁内有大量神经末梢和感觉神经细胞，临床上认为海绵窦参与脑血循环的调节，并影响血压、呼吸。

(7) 岩上窦 (sinus petrosus superior) 位于颞骨岩部上缘的岩上沟中，前接海绵窦后缘，向后外走行止于横窦。

(8) 岩下窦 (sinus petrosus inferior) 位于颞骨岩部后缘的岩下沟，与岩上窦同是成对的小窦。起自海绵窦的后缘，向后下斜行，至颈静脉孔前注入颈内静脉，接受内耳、桥脑和小脑的部分静脉血。

(9) 蝶顶窦 (sinus sphenoparietalis) 位于蝶骨小翼的后缘，向内走行，汇入海绵窦。

正常人脑静脉正侧位所见图 1-93。

正常人脊髓动脉见图 1-94 和脊髓静脉图 1-95

(李慎茂　李坤成　杜祥颖)

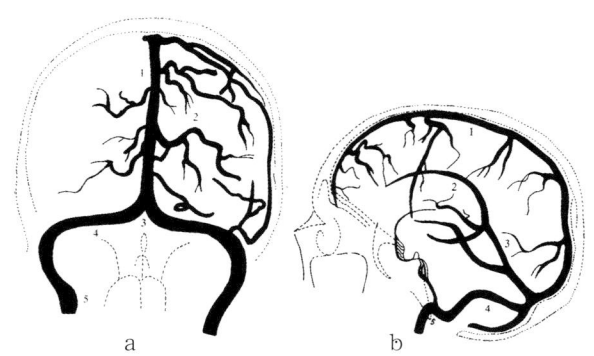

图 1-93　正常脑静脉正侧位所见示意图
a：正位　b：侧位
1.上矢状窦　2.下矢状窦　3.直窦　4.横窦　5.乙状窦

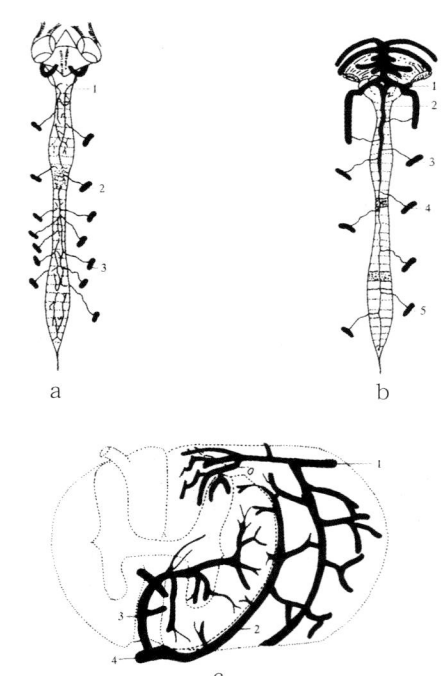

图 1-94　正常脊髓动脉示意图
a.1.脊髓后动脉　2.肋间动脉　3.腰动脉
b.1.椎动脉　2.脊髓前动脉　3.颈升动脉　4.肋间动脉　5.腰动脉
c.1.脊髓后动脉　2.冠状动脉　3.沟动脉　4.脊髓前动脉

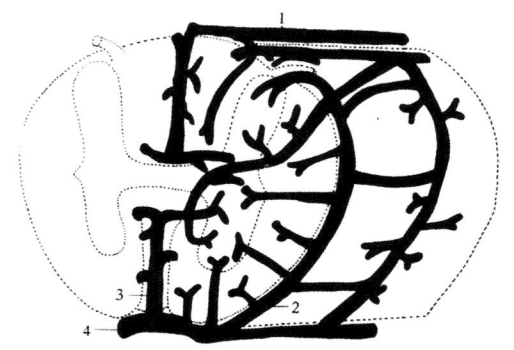

图 1-95　正常脊髓静脉示意图
1.脊髓后静脉　2.静脉冠　3.沟静脉　4.脊髓前静脉

第五节 核医学显像

一、发展简史、现状和前景

(一) 放射性发现

早在 1869 年俄国化学家门捷列夫就发现了元素周期表。继 1895 年 11 月德国物理学家伦琴发现X线不久，法国物理学家贝克勒尔 (Becquerel) 于 1896 年 2 月发现放射性。他将感光胶片包在黑纸内，再将硫酸双氧铀钾放在纸包上，结果发现冲洗后的感光片上有黑点状阴影，由此推断是铀化合物发出的辐射使胶片感光。相隔约 2 年，居里 (Curie) 夫妇经过对铀矿盐的仔细研究和分离，分别于 1898 年 7 月和 1898 年 12 月提取出两种新元素即钋和镭。居里夫人将这种化合物发出辐射现象称为放射性，称铀的射线为贝克勒尔射线。居里夫妇的研究工作主要致力于发现天然放射性元素和同位素，研究它们的性质，确定它们在元素周期表中的位置以及母子体关系。在这一时期发现了约 40 种天然放射性同位素和 5 种新的放射性元素 (钋、氡、镭、锕、镤)。由于贝克勒尔发现放射性以及居里夫妇的杰出贡献，他们共同获得了 1903 年诺贝尔物理学奖。

1911 年卢瑟福提出原子结构的行星式模型，即原子是由一个原子核和若干个围绕核运动的电子组成。1913 年波尔在卢瑟福模型基础上提出量子理论。1932 年伊凡宁柯提出了关于原子核组成的质子、中子理论。所有这些研究工作都为揭示放射性的本质做出了贡献。

1934 年约里奥·居里 (Joliot-Curie) 夫妇第一次用人工方法获得了放射性 ^{30}P，确定了人工制备几乎所有已知稳定元素的放射性同位素的可能性，发现了对制备放射性同位素以及合成包括超铀元素在内的新元素来说具有非常重要意义的核反应，从此，开始了人工利用放射性核素的历史。今天广泛应用的放射性核素主要通过核反应堆、加速器、发生器等人工方法制备，极少数是由天然放射性核素提取获得。

(二) 核医学定义、分类和发展简史

核医学或称原子医学，是原子核科学技术和医学相结合的产物，是研究核素和核射线在医学上的应用及其理论的学科。核医学可分为实验核医学和临床核医学两大部分。

1. 实验核医学重点进行生物医学基础研究，以探索生命现象的本质及其物质基础，包括正常生理、生化过程以及病理过程。核素的应用给基础医学研究带来了划时代的变化。过去采用大剂量代谢物质、进行外科手术或者借助于能停止某一正常功能的毒性物质来研究体内代谢，但这些手段并不是在完全符合自然生理状态下应用的。当采用核素示踪方法后，人们可以在活体完全符合生理情况的条件下，在分子水平研究各种物质的体内代谢，揭示生理和病理过程的本质。通过核素示踪研究极大丰富了基础医学的生物化学、生理学、药理学、微生物学、免疫学、分子生物学和病理生理学等学科的内容。

2. 临床核医学的主要任务是利用开放型放射性核素对疾病进行诊断、治疗和临床研究。临床核医学可分为诊断核医学和治疗核医学，诊断核医学根据放射性核素是否引入人体，又进一步分为体内检查法和体外检查法，体内检查法包括放射性核素显像 (脏器显像) 和非显像体内检查 (功能测量)。通常临床核医学可做如下分类：

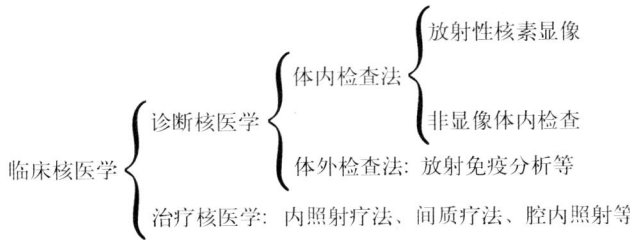

核医学是现代医学的重要组成部分，它与许多自然科学如核物理、放射化学、电子学、生物学、

医学工程、计算机等学科均有密切联系和交叉，是多种科学技术的综合应用。核医学初创于20世纪20年代中期，在核探测仪器及相关设备、放射性核素及标记化合物、核医学方法学及医学应用三条主线上不断发展、丰富，并走向成熟。

20年代中期至40年代初，放射性探测器只有盖革计数器和定标器，这一阶段的医用放射性核素仅有^{131}I（碘）、^{32}P（磷）、^{198}Au（金）和^{24}Na（钠）等，其中^{131}I和^{32}P成为当时诊断和治疗疾病的重要核素。1923年Hevesy G首先把核素示踪方法用于生物学研究，1925年Blumgart HL第一次采用示踪方法测定了正常人和心脏病患者的血流速度。20世纪40年代中期以后，随着核反应堆的投产，使^{131}I、^{198}Au、^{203}Hg（汞）、^{51}Cr（铬）、^{85}Sr（锶）、^{133}Xe（氙）、^{60}Co（钴）等放射性核素得以大量生产。同时，伴随标记技术的进步，成功制备出多种复杂放射性核素标记化合物，如^{131}I-人血清白蛋白、^{51}Cr-红细胞等。1950年美国加里福尼亚大学Casson B研制成功第一台自动闪烁扫描机，并建立脏器扫描显像法。最初此方法仅用于甲状腺，随后进一步用于体内大多数器官（如肝、肾、脑、肺、心脏和骨髓等）的检查。1953年Anger H O提出利用照相方式记录扫描图像的方法，1957年第一台Anger型γ闪烁照相机研制成功，使脏器动态显像和全身扫描一次成像成为可能。1959年Richards P报道了钼-锝发生器。1961年Harper P首先在人体上试用^{99m}Tc（锝）。此后，多种^{99m}Tc标记的显像剂被广泛用于临床诊断。1959年Berson S A和Yalow R A创立了放射免疫分析法（RIA），从而建立了今天在临床上普遍应用的体外放射分析检查法，目前已可测量300多种人体微量生物活性物质，其中100种已制成试剂盒用于常规检测。这两位科学家因此获得1977年诺贝尔医学奖。

进入20世纪70年代后期，放射性核素体层显像仪问世，许多短半衰期核素与新放射性药物的不断出现，以及电子计算机技术在核医学中的应用，推动了现代核医学迅猛发展。早在1963年Kuhl和Edwards等人就提出了脏器体层扫描成像的设想，并研制了一种称为横向断面的扫描仪，他们的工作成为现在所有医学体层显像的先驱。1971年英国人Hounsfield发明X线CT机。1979年，Kuhl等人经过不懈努力终于研制出第一台头部单光子发射计算机体层显像仪（single photon emission computed tomography，SPECT）。经过以后十几年的改进，SPECT显像仪已经十分成熟，它与以^{99m}Tc标记药物为主导的各类显像剂相配合，成为现在临床常规应用的放射性核素显像手段。尽管E O Lawrence等人早在1930年就研制成功回旋加速器，1975年第一台正电子发射计算机体层显像仪（positron emission tomography，PET）才问世，至1985年全世界仅有50多个PET中心在运转，PET真正进入临床应用是在1990年以后。经过约30年对医用小型回旋加速器的不断完善，以及PET显像仪和显像技术的日趋成熟，临床医生对PET已经不再陌生，而PET解决临床问题的能力不断提高。目前全世界约有3000台PET供临床使用。同时，电子计算机技术在核医学中的应用越来越多，它不仅把核医学由定性分析推进到定量分析，由手工操作转变为程序控制，而且成为促进核医学发展的重要支柱。

（三）我国核医学发展

我国核医学事业起步于20世纪50年代，大致经历4个发展阶段：

1. 开创时期（1956—1958年） 1956年在第四军医大学开办了我国第一个同位素仪器及同位素应用训练班，下设物理、化学、生物三个组，培训历时2个月。1958年3月在北京开办了第一个放射性同位素临床应用训练班，课程除讲授放射物理学、放射生物学和放射卫生学外，还重点讲授了同位素的临床应用。当时可用的同位素只有^{131}I和^{32}P，包括甲状腺吸^{131}I率测定、尿^{131}I含量测定、甲状腺功能亢进的治疗、^{32}P标记红细胞测定血容量和红细胞通透性，以及^{32}P治疗血液病等。

2. 推广时期（1959—1971年） 随着放射性同位素临床应用训练班的巡回举办和第一代核医学工作者的努力，^{131}I、^{32}P和^{198}Au等核素得以在临床广泛应用。吸^{131}I试验、放射性肾图首先用于甲状腺疾病和肾脏疾病的检查。自1959年起，逐步开展了各种脏器扫描,进一步丰富了临床诊断手段。同时,核素示踪方法在生物化学、药理学、形态学、病理生理学和微生物学等基础学科中开展起来。

3.稳定发展时期(1972—1979年) 1972年中国科学院召开了全国原子医学专题经验交流会,翌年,卫生部又举办了全国同位素新技术经验交流学习班。70年代中后期,除^{131}I外,钼-锝和锡-铟发生器成为临床的主要核素来源。引进γ照相机,以及后来逐步国产化,为开展核素动态显像和全身显像提供了新手段。放射免疫分析开始应用于临床,尤其在体内激素定量测定方面取得明显成效。另一方面,核素示踪技术在国家重点科研项目的许多课题中也发挥了重要作用。

4.迅速发展时期(1980—迄今) 1980年5月召开了第一次全国核医学大会,成立了"中华医学会和中国核学会下属核医学学会",受两会双重领导。1981年8月,《中华核医学杂志》创刊,这两件事是我国现代核医学发展的重要里程碑。1983年,我国引进第一批SPECT设备,至今已有700台SPECT陆续投入使用。经过二十几年积累经验,SPECT已经成为当前临床核医学显像的主要手段,每年检查患者100万人次以上,尤其在心脑疾患和肿瘤检查方面发挥了重要作用,其价值已被公认。80年代以来,体外放射免疫分析有了进一步发展,放免试剂盒大量国产化,检测项目扩展到肿瘤标志物,生物代谢原料、中间物或产物,抗体,病原体,以及药物浓度测定等。全国每年进行体外放射分析约2500万份样品,充分显示了该技术的广泛应用。1988年,中国科学院高能物理所成功研制我国第一台PET样机,北京中日友好医院也同期引进一台PET。1995年,山东淄博万杰医院引进现代PET。随后,北京、上海等地也相继引进,从而使PET技术在我国进入临床实用阶段。中华核医学会在学术交流方面取得显著成效,除举办每4年1次的全国核医学大会外,还举办过20多次专题性学术会议和7次比较大规模的国际学术会议。《中华核医学杂志》作为核医学专业国家级学术刊物,20多年来,不仅发表各类论著、摘要、工作报道、病例报道、述评和基础圆地的实验性研究等3000余篇,而且被国内外17种数据库和文摘期刊录用;曾多次荣获优秀期刊二、三等奖,为发展我国核医学事业做出了重要贡献。

(四)现代神经核医学研究重点与展望

随着核医学科学的发展,20世纪80年代以来,临床核医学已经逐步形成心脏核医学、肿瘤核医学、内分泌核医学、神经核医学等分支学科。

利用放射性药物、核医学设备和各种核医学技术对人体神经系统疾病进行诊断、治疗和研究的科学称神经核医学。检查局限于中枢神经(包括脑实质和脑池),主要用于多种神经系统疾病的诊断和鉴别诊断,部分用于治疗和估计预后。20世纪60~70年代,放射性核素脑扫描曾大量应用于颅内占位病变的诊断。80年代以来,伴随CT、MRI、超声技术的飞速发展,以及核医学本身的进步,神经核医学的检查重点已发生明显转变。现代神经核医学主要应用于脑血流、脑功能、脑受体和脑代谢的分析与评价。

脑垂体和下丘脑分泌的许多种有重要生理功能的激素,诸如生长激素(GH)、泌乳素(PRL)、促卵泡成熟素(FSH)、促黄体生成素(LH)、促肾上腺皮质激素(ACTH)、促甲状素激素(TSH)、促甲状素激素释放激素(TRH)、抗利尿激素(ADH)等,均可采用体外放射分析方法进行定量测量。精确测量这些微量物质对于诊断生长素瘤、泌乳素瘤、特发性侏儒症、皮质醇增多症、卵巢性闭经、垂体性闭经或下丘脑性闭经、甲状腺功能亢进或低下、尿崩症等均具有重要意义。但是神经核医学的主要检查手段还是放射性核素显像。这类检查一方面可获得脑内放射性示踪分布图像,另一方面,在计算机的帮助下,经过对脑显像图的特殊处理,还可得到多项半定量或定量分析数据,对深入细致地评价脑部疾病具有重要意义。神经核医学除主要用于诊断之外,采用间质疗法注射^{32}P-磷酸铬胶体是治疗星形细胞瘤囊性变的一种手段,它用于Ⅲ~Ⅳ级脑肿瘤,对控制手术后瘤体液化和复发具有肯定疗效,该方法还被用于垂体瘤和颅咽管瘤的治疗。此外,利用放射性核素示踪技术的独特优势,对正常人脑和多种脑疾患,以及中医经络理论进行科学研究是神经核医学又一发展方向。完整的神经核医学应该包括诊断、治疗和科学研究。

展望未来，神经核医学将继续保持自己的特色，以脑血流、脑功能、脑受体和脑代谢四个方向为应用研究的重点，不断向前发展。21世纪被称为生命科学的世纪，而脑科学研究是生命科学研究的中心之一。在这方面，脑PET的应用具有重要意义，它不但可与MRI、MRS、fMRI和MSCT等尖端技术形成互补，还可促进脑SPECT的研究水平进一步提高。

二、放射性核素显像基本原理

（一）基本概念

所谓放射性核素显像（简称核素显像）是指放射性药物（即显像剂）通过注射、口服、吸入等途径引入人体，使得某种器官或组织显影成像。完成任何器官或组织的核素显像都需要具备显像设备和显像剂这两个基本条件，而且它们的性能和质量直接影响显像结果。

（二）分类

放射性核素显像有多种分类方法：

1. 按照显像设备可分为4类 脏器扫描、γ照相、SPECT和PET，相应设备为扫描机、γ照相机、SPECT显像仪和PET显像仪。

2. 按照显像部位分为2类

（1）局部显像 采用任何显像设备均可完成局部显像，一次检查仅显示一个或几个器官。扫描机仅能进行局部显像，不能进行全身显像。

（2）全身显像 应用γ照相机和SPECT可完成全身显像，多从身体一端向另一端匀速连续移动显像仪进行数据采集，一次显像仅显示一种组织结构（如全身骨显像）。PET全身显像多以扫描床水平匀速移动方式完成，一次显像可同时显示几个器官和组织（如脑、心脏、软组织等）。

3. 按照显像方式分为以下若干种类

（1）平面显像 平面显像能获得被显影器官的整体影像，用以观察其位置、形态、大小、整体放射性分布及其变化，以及与毗邻器官的关系等。平面显像又进一步分为静态显像、动态显像和门控显像。

①静态显像 静态显像是指显像剂在显影器官内放射性浓度达到相对平衡时的显像，所以是一种平衡期显像。它允许较长时间采集图像，获得的影像清晰可靠，同时可计算整体或局部放射性浓度，获得多项参数，用以定量表达平衡情况下的血流分布、功能状态及代谢水平。若将局部参数值用不同颜色或不同灰阶线显示，则为"参数影像"或称功能影像，它能方便、直观地显示被检查器官和组织。

②动态显像 动态显像是指显像剂随血流灌注首次通过被显像器官或显像剂被显影器官不断摄取直至达到高峰，然后又不断清除的过程；或者显像剂在脏器内反复充盈的过程。动态显像经常被称为时相性，即放射性示踪强度随时间推移而变化。动态显像可获得系列动态影像进行直观判断，然后再利用计算机感兴趣区（region of interest，ROI）技术分析获得的时间－放射性活度曲线，以及多项反映放射性动态变化的参数。所以，动态显像是临床研究活体状态下器官血流、功能和代谢变化的良好手段。

③门控显像 门控显像主要用于心脏检查，有时也用于肺脏检查。

（2）体层显像 体层显像用于观察脏器内部情况，主要显示深层放射性的分布。

扫描机仅能进行平面静态显像，γ照相机可以进行平面动、静态显像，门控显像和全身显像，SPECT和PET除能作平面显像外，还可进行体层显像。

现将不同显像设备的主要特征归纳如下：

扫描机 ——→ γ照相机 ——→ SPECT仪 ——→ PET仪
逐行打点成像　一次平面成像　γ照相机全部功能　正电子发射核素
静态显像　　　多种方式显像　脏器体层显像　　　活体生物代谢显像
分辨力2cm　　 分辨力1.5cm　 分辨力1.0cm　　　分辨力0.5cm

4. 按照显像示踪强度分为阴性显像和阳性显像

（1）阴性显像 在静态显像图上，若病变部位的放射性强度低于周围正常组织，表现为示踪减低或缺损区，为阴性显像，又称"冷区"显像。

（2）阳性显像 与阴性显像相反，若病变部位的放射性强度高于周围正常组织，表现为示踪增高区，为阳性显像，又称"热区"显像。阳性显像可提高显示病变的分辨力，有利于早期发现病变。

（三）核素显像的本质及客观基础

显像剂是完成放射性核素显像所必备的2个基本条件之一。所谓显像剂是指用于核素显像的放射性药物，它可以是单一放射性核素，也可以是放射性核素标记的化合物。核素显像的本质就是显像剂在不同器官或同一器官不同组织或细胞之间存在浓度差别，而这种差别能被显像设备所探测，并以放射性示踪分布图像、时间-放射性活度曲线，以及各种定量参数的方式表达出来。产生放射性示踪浓度差的原因是不同器官之间或同一器官不同组织细胞之间的血流分布、功能状态或代谢水平不同，导致对同一种显像剂的摄取、保留、转运和清除过程出现差异。

显像剂所具有的物理和生物学特征被称为核素显像的物理学和生物学基础。物理学基础是指显像剂中含一定种类的放射性核素，能发射出具有一定特征的核射线，并可被显像设备所探测和记录。生物学基础是指显像剂能被一个器官或组织特异性、高选择性地摄取，这种浓聚显像剂的器官或组织被称之为靶器官或靶组织。它们摄取显像剂的机制主要有以下几种：

1. 生物替代和参与　当显像剂具有与人体生物代谢反应所需原料或代谢产物或异物完全相同的生物学和化学性质时，即可被靶器官摄取利用。例如放射性^{131}I与天然^{127}I具有完全相同的化学特性，引入人体后，^{131}I可作为原料参与甲状腺激素的合成代谢而被甲状腺所摄取。放射性^{131}I标记的胆固醇与天然胆固醇的生物学性质相同，它可作为合成皮质类固醇的特殊原料被肾上腺皮质摄取。+1价阳离子放射性铊（^{201}Tl$^+$）具有与天然钾离子（^{39}K$^+$）相似的化学性质，依靠Na$^+$/K$^+$-ATP酶系统的作用主动转运进入心肌细胞。肾小管上皮细胞可以摄取血液中的代谢产物马尿酸，并将它分泌后随尿液排出。放射性^{131}I-邻碘马尿酸（^{131}I-OIH）类似天然马尿酸，故也能被肾小管摄取。而^{99m}Tc-双半胱氨酸（^{99m}Tc-EC）具有与^{131}I-OIH相似的生物学性质，同样可被用作肾动态显像剂。由于^{99m}Tc具有比^{131}I更优越的物理学特性，所以实际上，^{99m}Tc-EC是较^{131}I-OIH性能更好的显像剂。肝、脾、骨髓中的网状内皮细胞具有吞噬体内异物的功能，将^{99m}Tc标记在植酸钠上（^{99m}Tc-phytate）形成放射性胶体微粒，即可被肝、脾、骨髓吸收而显影。

2. 免疫反应和受体结合　放射性核素标记的抗体可与相应特异抗原结合而显示病灶，这种方式称放射免疫显像，尤其适用于肿瘤的鉴别诊断。放射性核素标记的受体配体仅与相应专一受体结合而显影，被称为受体显像，它对神经和精神疾病的研究具有重要意义。

3. 化学吸附和有机成分结合　羟基磷灰石晶体是骨骼组织中的基本成分，具有高度吸附^{99m}Tc-亚甲基二磷酸盐（^{99m}Tc-MDP）的功能，骨外钙化灶或部分急性心肌梗死灶也可吸附^{99m}Tc-MDP。此外，骨骼中未成熟胶原纤维作为一种有机成分也与^{99m}Tc-MDP有极高亲合力。

4. 血流循环和微血管栓塞　经静脉团注显像剂，使之随血流一次性通过体循环及体内脏器，心脏、大血管和实质性脏器的动脉系统均一过性充盈显影，称首次通过法核素造影。^{99m}Tc标记红细胞（^{99m}Tc-RBC）可在体内大血管、血窦器官和心腔内反复循环，而使这些结构持续显影。缓慢经静脉注射^{99m}Tc标记的大颗粒聚合白蛋白（^{99m}Tc-MAA），经过肺脏时，由于放射性颗粒的直径大于肺泡毛细血管，可暂时嵌顿在毛细血管床而形成肺灌注显像。

（四）放射性核素与显像剂

1. 原子结构及相关概念　早在1803年 J Dalton就提出原子论，认为原子是物质化学性质的最小单元。1911年 E Rutherford通过α粒子散射实验，证明了原子内部有一个体积很小、几乎集中了原子全部质量的正电荷中心体，即原子核。原子核作为一个整体具有一些基本性质，如原子核具有电荷、质量、半径、自旋、磁矩、电四极矩、宇称和统计性等。1919年他又发现质子，并推测原子核内应存在一种与质子质量相近、不带电荷的粒子。1932年 J Chadwick发现中子。随后，D Iwanenko和

W Heisenberg提出原子核由质子和中子组成的理论，质子和中子统称为核子。

原子 = 原子核 + 核外电子
　　　└ 质子 + 中子（统称核子）

核物理的相关概念

(1) 元素　质子数相同的一类原子称为元素，它们具有共同的核外电子数目和化学性质。目前共发现109种元素。

(2) 核素　指质子数和中子数均相同，并处于同一能量状态的原子。表达核素的通式有几种：$^A_ZX_n$、^A_ZX、^AX。

比较常用的是^AX，式中X为元素符号，A为质量数，它等于组成该原子核的核子数，即质子数 + 中子数。Z为质子数，它等于核电荷数，也称原子序数，表示在元素周期表中的位置。n为中子数，它等于 A − Z。

(3) 同位素　属于同一种元素的不同核素，其质子数相同但中子数不同，例如^{123}I、^{125}I、^{127}I和^{131}I互为碘的同位素。一种元素的化学性质完全取决于其原子核外电子的数目，而核外电子数又等于原子序数，这表明同位素的化学性质是彼此相同的。但由于中子数不同，而使其同位素的物理学性质有所不同。

(4) 同质异能素　由于核子不断运动使原子核具有一定能量称能级。原子核处于最低能量状态时称基态。遭受高能粒子轰击后，原子核到达较高能量状态，称激发态或亚稳态。处于不同能量状态的同一种核素称互为同质异能素，如^{99m}Tc和^{99}Tc，它们的质子数和中子数都相同，只是能量状态不同，m表示具有较高能量。

2.核衰变和放射性核素　某些原子核能自发地放出射线（粒子流）而转变成另一种原子核，这种自发转变的过程称核衰变。具有核衰变性质的核素称放射性核素。

迄今为止，已发现2300多种核素，其中稳定性核素不到300种，绝大部分属于放射性核素。放射性是化合物放出辐射的现象，射线（即粒子流）是辐射的本质。原子核不稳定多与核内中子数与质子数比例失去平衡有关。研究表明，对Z小于20的核素，若要原子核稳定，N/Z比值约为1；Z为中等数值时，N/Z比值约为1.4；Z等于或大于90时，N/Z比值约为1.6。某些原子核的中子数目相对过多或不足，就会发生核衰变。

3.核衰变类型及射线性质　核衰变可分为5种基本类型。有些类型会发生原子核内结构的变化，即衰变后的子核与衰变前的母核比较，发生了质子和中子数的变化。有些类型则不发生核内结构变化，但衰变前后原子核的能量状态有明显变化。任何类型核衰变都有射线发出，并产生衰变能。

(1) α衰变

$$\begin{bmatrix} ^A_ZX \longrightarrow ^{A-4}_{Z-2}Y + \alpha \\ ^{226}Ra(镭) \longrightarrow ^{222}Rn(氡) + \alpha \end{bmatrix}$$

主要发生于原子序数>82的重元素核素。此类型母核失去2个质子和2个中子，子核原子序数减少2，质量数减少4。发出的射线称α粒子（α射线），其本质为氦（He）原子核。α粒子具有较高的能量和较强电离作用，一旦进入人体危害极大。

(2) β^-衰变

$$\begin{bmatrix} ^A_ZX \longrightarrow ^A_{Z+1}Y + \beta^- + \bar{\upsilon} \\ ^{32}P(磷) \longrightarrow ^{32}S(硫) + \beta^- + \bar{\upsilon} \end{bmatrix}$$

此类型母核中子数目偏多，衰变时核内一个中子转化为质子，故子核原子序数增加1，但质量数未变。发出的射线称β^-粒子即负电子。在β^-衰变中，还释放一个反中微子（$\bar{\upsilon}$），它是一种质量比电子还小得多且不带电的基本粒子，穿透性极强，一般难以探测到。

(3) β^+衰变

$$\begin{bmatrix} ^A_ZX \longrightarrow ^A_{Z-1}Y + \beta^+ + \upsilon \\ ^{11}C \longrightarrow ^{11}B + \beta^+ + \upsilon \end{bmatrix}$$

可看作是β^-衰变相反的过程。此类型母核中子数目偏少（质子数目相对过多），衰变时核内一个质子转化为中子，子核原子序数减少1，质量数不变。发出的射线称β^+粒子，即正电子，同时释放一个中微子（υ）。在天然存在的放射性核素中没有发生β^+衰变的，故此类型核衰变均为人工放射性核素。

(4) 电子俘获（electron capture, EC）

$$^A_ZX_n + e^- \to ^A_{Z-1}Y + v$$
    └ 特征X线或俄歇电子   └ 特征X线或俄歇电子

也发生于贫中子核素，可看作是与β$^+$衰变相竞争的过程。如果原子核能量小于1.02MeV，则原子核可从核外近层轨道上俘获一个电子，实现质子转化为中子，同时发射出一个中微子。当外层电子跃入内层填补空缺时，多余的能量可产生特征X线或俄歇电子。

（5）γ跃迁和同质异能跃迁　上述4种衰变的子核常处于激发态或亚稳态，多余的能量通过发射γ光子释放，并使能级回复到基态，此过程称γ跃迁（γ transition）或γ衰变。γ跃迁总是伴随其他衰变，它本身并不是一个独立的过程。有时处于激发态的原子核可经过数次γ跃迁，并维持很长时间才退激，母核与子核之间原子序数和质量数相同，只是能级不同，故是一种同质异能素之间的变化，这种延迟的γ跃迁被称为同质异能跃迁（isomeric transition，IT）

$$^{Am}X \to ^AX_z + \gamma$$
$$^{99m}Tc \to ^{99}Tc + \gamma$$

此外还存在一种与γ跃迁相竞争的过程叫内转换（Interal conversion）。激发态原子核在能级跃迁时不释放γ射线，而将多余能量给予核外电子，使之脱离轨道发射出去，这种电子称内转换电子。与电子俘获相似，内转换过程中也产生特征X线或俄歇电子。

以上基本衰变方式对任何单个原子来说都只以其中一种方式衰变，但对于某些核素的许多原子，却可以有两种或更多种衰变方式，各占一定比率。例如^{64}Cu（铜），β$^-$占31%，β$^+$占15%，EC占54%。有关射线的基本性质见表1-1。

表1-1　几种射线的基本性质

名称	本质	电性	电离	穿透力	应用	防护
α射线	氦原子核	+2	强	弱	—	石蜡
β$^-$射线	负电子	-1	中	弱	治疗	水，有机玻璃
β$^+$射线	正电子	+1	弱	弱	诊断	铅，混凝土
γ射线	光子	0	弱	强	诊断	铅，混凝土
X射线	光子	0	弱	强	诊断	铅，混凝土

注：β$^+$射线防护是针对湮没辐射产生的γ射线

4．放射性单位和半衰期

（1）能量单位　能量单位是电子伏特（eV）。1 eV指一个电子在真空中通过电位差为1伏特的电场所获得的能量。能量用来表示放射性的穿透力，能量越高，穿透力越强。经常用的能量单位是千电子伏特（keV）或兆电子伏特（MeV）。

它们的关系是：

1MeV = 1×10^3 keV = 1×10^6 eV

（2）活度单位　活度单位又称强度单位，表示放射性的大小。由于放射性核素处于不断衰变中，所以放射性活度反映的是放射性核素的衰变率，即在单位时间内原子核衰变的数量。现用国际制单位是贝克勒尔（Bq），即每1次衰变；此外，还采用千贝克（kBq）和兆贝克（MBq）。

1MBq = 1×10^3 kBq = 1×10^6 Bq

还有一种旧的活度单位称居里（Ci），以及较小的毫居里（mCi）和微居里（μCi）。

1Ci = 3.7×10^{10} 衰变/s

1mCi = 3.7×10^7 衰变/s

1μCi = 3.7×10^4 衰变/s

1Ci = 1×10^3 mCi = 1×10^6 μCi　1mCi = 1×10^3 μCi

居里制单位与贝克勒尔制单位的换算：

1Ci = 3.7×10^{10} Bq = 3.7×10^4 MBq

1mCi = 3.7×10^7 Bq = 37MBq

1Bq = 2.7×10^{-5} μCi

1MBq = 27 μCi

(3) 比活性　比活性又称比活度或比放射性。在放射性样品中，有时还含有稳定同位素，如 ^{131}I 样品中可含 ^{127}I，这种稳定的同位素称为载体。若表示单位质量物质的放射性活度即采用比活性，单位是MBq/g（mCi/g）。同样，可将单位体积溶液内所含放射性活度称为放射性浓度，单位是MBq/ml（mCi/ml）。在多数情况下应追求相对较高的比活性。

(4) 半衰期　半衰期通常指物理半衰期（physical half life，$T_{1/2}$）。大量原子核衰变遵循指数衰减规律，半衰期表示不同原子核衰变的速率。它的含义是放射性活度减少至一半所用时间，如 ^{131}I 的 $T_{1/2}$ 为8天；^{99m}Tc 的 $T_{1/2}$ 为6小时。此外，有时还用生物半衰期（biological half life，Tb），生物半衰期是指放射性核素经过生物体代谢和排泄，而使放射性活度减少至一半所用的时间。有效半衰期（effective half life，Teff）指放射性核素经过物理衰变和生物代谢两方面作用，而使放射性活度减少至一半所用时间。它们的关系见公式1-13。

公式1-13
$$T_{eff} = \frac{T_{1/2} T_b}{T_{1/2} + T_b}$$

5. 放射性核素和显像剂

(1) 相关概念

① 药物　用于人体治疗、预防或诊断疾病的化学物质，这些物质具有化学活性，在一定剂量下能影响机体细胞的生理活动及代谢过程。

② 放射性药物　在分子内含有放射性核素，能直接用于人体，用于医学诊断、治疗和研究的特殊药物。在临床上，将近95%的放射性药物被用于诊断，其中大部分作为显像剂。

③ 显像剂　显像剂是用于核素显像的放射性药物。它可以是单一放射性核素（如 ^{133}Xe、^{85}Cr）或者是简单无机化合物（如 $Na^{131}I$、$Na^{99m}TcO_4$）、核素标记形成的复杂有机化合物（如 ^{99m}Tc-MIBI、^{99m}Tc-HMPAO）、核素标记的生物活性成分（如 ^{131}I-AFP抗体、^{99m}Tc-RBC），甚至是核素标记的胶体或颗粒物质（如 ^{99m}Tc-phytate、^{99m}Tc-MAA）。

④ 放射性核素纯度　又称放射性纯度，指所需或标明的放射性核素的放射性活度占样品总放射性活度（包括杂质核素的放射性）之比，以百分数表示，可应用β和γ谱仪测量，一般要求在99.99%以上。

⑤ 化学纯度　化学纯度指以某一种化学形式存在的物质重量在该样品总重量中所占百分比。可用普通化学方法、发射光谱、红外光谱、紫外光谱等仪器分析测定。

⑥ 放射化学纯度　放射化学纯度指所需或标明化学形式的放射性活度占样品总放射性活度的百分比，一般要求在95%以上。通常采用纸层析法检定，也可用电泳、凝胶过滤、薄层层析（TLC）、高压液相色谱（HPLC）等方法检测。

(2) 显像剂与普通药物的区别

① 由于化学量微小，因此化学作用微弱，一般不影响正常生理代谢活动。

② 具有放射性及核射线的物理学性质（如能量、半衰期、放射性活度等）。

③ 经过严格质量控制（物理学检定、化学检定、生物学检定、放射性检定等），可以安全用于临床。

(3) 显像剂的开发及应用

① 理想显像剂　研究各种新型显像剂及其应用一直是临床核医学的一项主要任务。理想显像剂应具备以下条件：

A．核物理性能理想，例如射线种类应为纯γ射线，能量在100~300keV之间，在满足显像要求基础上，物理半衰期相对较短等。

B．化学性能理想，包括化合物的可标记性、分子大小和电荷、溶解度和pH值等化学性能。

C．生物学性能理想，主要是定位迅速、在靶器官与非靶器官的放射性比值高、血液清除快、对正常生理代谢无影响等。

D．容易获得，便于生产和制备，价格合理。

② 放射性核素的生产　核素显像所用放射性核素都是以人工方法生产的，通常应用以下4种方式生产：

A．反应堆生产：核反应堆是一种能使核燃料在其内部进行连续可控核裂变的大型设施。在核反应堆中发生裂变反应释放能量的物质称核燃料,常用者有 ^{235}U（铀）、^{233}U 和 ^{239}Pu（钚）。核裂变是指质量较大的原子核（称重核）分裂成质量较小原子核的过程。除某些原子核的自发裂变外,应用更多的是借助原子核反应产生的诱发裂变。所谓原子核反应是指 2 个原子核或 1 个原子核与 1 个粒子（如中子、γ 光子等）接近到间距为 10^{-15} m 量级时,二者相互作用所引起的各种变化过程。核反应常涉及巨大的能量变化。

核反应的通式为：A（a, b）B

其中 A 为靶核,a 为入射粒子,B 为生成核,b 为出射粒子即发出的射线（如质子、α 粒子、γ 射线等）。反应堆生产放射性核素最常用的核反应是中子俘获（n, γ）反应。将适量靶物质放入反应堆,用中子源照射靶物质,得到的放射性核素是富中子的。这些原子核不稳定,需要进行 β^- 衰变,发射 β^- 粒子、中微子,并伴发 γ 光子,最后生成稳定核素。

除（n, γ）反应外,还有（n, p）、（n, α）等核反应。正是利用这些核反应大量生产出 ^{32}P、^{75}Se（硒）、^{60}Co、^{86}Rb、^{14}C、^{131}I、^{125}I 等多种放射性核素。

B.裂变产物提取：核燃料经过核裂变会产生大量复杂裂变产物,如 ^{235}U 的裂变产物有 300 多种。这些裂变产物都具有过多的中子,因而都具有放射性。经过复杂化学分离和提取并严格控制长寿命裂变产物的沾污,可以制取很有价值的放射性核素显像剂,如 ^{131}I 和 ^{99}Mo,它们均具有较高比活性而且无载体,其中 ^{99}Mo（钼）可用于生产 $^{99}Mo-^{99m}Tc$ 发生器。

C.发生器分离：放射性核素发生器俗称"母牛",是一种可以在医院现场获得放射性核素的装置,其内装有半衰期较长的母体放射性核素和半衰期较短的子体放射性核素。根据分离技术不同,可将核素发生器分为层析型、萃取型和升华型三种,其中以层析发生器最常用。在这种发生器上,母体核素通过吸附剂吸附于层析分离柱,使用时以合适的淋洗液洗脱层析柱。由于母体不溶于淋洗液而子体溶于此液体,所以通过淋洗可将子体与母体分离开来,获得的液体称淋洗液,其中含有大量子体放射性核素。目前最常用的发生器是 $^{99}Mo-^{99m}Tc$ 发生器,其他还有 ^{113}Sn（锡）$-^{113m}In$（铟）发生器,以及正电子核素发生器如 ^{68}Ge（锗）$-^{68}Ga$（镓）发生器、^{82}Sr（锶）$-^{82}Rb$（铷）发生器等。核素发生器极大地方便了核素显像的临床普及应用。

D.加速器制备：粒子加速器是一种加速带电粒子束并使粒子获得很高能量的装置,可被加速的带电粒子包括电子、正电子、质子、氘核、α 粒子以及重离子等。应用这些加速高能带电粒子轰击合适的靶,可产生带电或不带电的次级粒子,如 X 线、γ 线、中子、介子、超子和中微子等。医用加速器在医学上有广泛应用,它被用于肿瘤治疗、辐射消毒、放射诊断、科学研究和生产多种放射性核素等。

利用加速器制备放射性核素多采用回旋加速器,尤其是小型医用回旋加速器安装在医院内,用于制备正电子发射放射性核素,并供 PET 显像使用。回旋加速器主要具有以下特点：

A.加速的粒子是质子、氘核和 α 粒子,轰击靶核材料后引起的核反应为（p, n）、（d, n）和（α, n）等。

B.所制备的放射性核素是缺乏中子的,其衰变方式为 β^+ 衰变或电子俘获,适用于 PET 和 SPECT,这些核素都是反应堆所不能生产的。

C.所制备的核素与靶物质的元素不同,易于用化学方法分离,可制成无载体的放射性核素,其纯度和比放射性都较高。

D.加速器生产的正电子放射性核素均为短寿命或超短寿命核素,加之不发射 β^- 粒子,对受检者辐射剂量小,允许反复多次检查。特别是 ^{11}C、^{15}O 等核素是人体生物分子所含元素的同位素,因而对研究生理、生化和许多病理过程有重要意义。

E.目前采用回旋加速器制备的核素主要有：^{11}C、^{13}N、^{15}O、^{18}F、^{67}Ga、^{111}In、^{123}I 和 ^{201}Tl（铊）等。

③标记化合物的研制　在核素显像中,直接使用放射性核素或简单无机化合物作为显像剂者仅占很小部分,绝大多数是将放射性核素与复杂有机化合物相结合,而形成标记化合物。放射性标记化合物是指化合物分子内某个或某些原子被放射性核素取代或与放射性核素相结合。临床应用放射性标记

化合物作为显像剂者80%以上是锝的标记化合物，其余是碘或其他核素的标记化合物。标记化合物的研制，包括化合物合成和化合物标记2个环节。放射性碘标记分为同位素交换法和非同位素碘标记法，如 ^{123}I-MIBG 和 ^{131}I-HSA。放射性锝标记则先将高价锝还原为低价锝，再与含有2个或2个以上配位键的配体（称螯合剂）络合，最后形成 ^{99m}Tc 螯合物，如 ^{99m}Tc-DTPA 和 ^{99m}Tc-MIBI。在PET显像中，将正电子放射性核素标记在人体天然代谢底物上，如 ^{18}F-FDG、^{11}C-棕榈酸等。临床常用显像剂见表1-2。

表1-2 临床常用显像剂

核素	化合物	物理半衰期	射线	γ射线能量（keV）	显像器官
^{99m}Tc	Na^{99m}TcO$_4$	6小时	γ	140	甲状腺、唾液腺、消化道憩室
	^{99m}Tc-MDP				肾
	^{99m}Tc-EC				肾
	^{99m}Tc-DTPA				肾
	^{99m}Tc-MAA				肺
	^{99m}Tc-MIBI				心肌、肿瘤
	^{99m}Tc-HMPAO				脑血流
	^{99m}Tc-ECD				脑血流
	^{99m}Tc-phytate				肝实质
	^{99m}Tc-EHIDA				肝胆
	^{99m}Tc-RBC				血窦器官、大血管
^{131}I	^{131}I	8天	β^-，γ	364	甲状腺
	^{131}I-MIBG				肾上腺髓质
	^{131}I-OIH				肾
^{201}Tl	^{201}TlCl	73小时	γ	135，167	心肌肿瘤
^{67}Ga	^{67}Ga-Citrate	78小时	γ	93	肿瘤、炎症
^{18}F	^{18}F-FDG	108分钟	β^+，γ	511	肿瘤、心肌、脑葡萄糖代谢
^{15}O	^{15}O$_2$	2分钟	β^+，γ	511	心、脑氧代谢
	^{15}O-Water				
^{13}N	^{13}N-Ammonia	10分钟	β^+，γ	511	心、脑血流
^{11}C	^{11}C-Methionine	20分钟	β^+，γ	511	心肌血流
					肿瘤蛋白质代谢
	^{11}C-NMSP				脑受体
	^{11}C-Palmitate				心肌脂肪酸代谢
	^{11}C-MQNB				心肌受体

（五）显像设备和显像原理

显像剂进入人体并定位于靶器官，显像剂内包含的放射性核素发射γ射线，并被显像设备探测及处理而形成影像。显像设备根据所探测γ光子不同分为两大类：单光子显像设备（扫描机、γ照相机、SPECT）和正电子显像设备（PET），其中以SPECT最为常用，而PET将成为21世纪的一项重要显像技术。

1. 单光子发射计算机体层显像　单光子发射计算机体层显像（简称SPECT）这一概念包含两个含义：一是指单光子发射计算机体层显像技术；二是指单光子发射计算机体层所用显像设备。有时直接使用"SPECT显像"或"SPECT显像仪"。SPECT探测的γ光子来自γ跃迁或同质异能跃迁，它们都是单一方向的，故称为单光子。又由于这些γ光子是从人体内部器官发射出来而被成像，所以称发射型；而CT利用安置在人体外的X线源穿透组织而成像，故称之为穿透型。

尽管SPECT显像仪有扫描机型、多探头环型、γ照相机型等几种类型，但目前应用最多的是γ照相机型。这类SPECT由两部分组成：第一部分是主机，由γ照相机加上可使探头旋转的机械支架组成，探头在计算机控制下围绕人体某个部位（头部、胸部、腹部等）做360°或180°旋转；第二部分是计算机，在SPECT中发挥极其重要的作用。利用计算机完成各个角度投影图像的数据采集，然后进行图像重建，可获得显影器官或组织的横断面、冠状面和矢状面的三维体层影像。从功能上看，SPECT具备γ照相的全部功能，可完成各种平面显像，再通过体层成像，发现深层较小病变，对病变的定位诊断较γ照相更为准确，同时还能进行比较精细的定量分析。所以，SPECT显像可概括为γ照相加体层显像。

SPECT的主机部分包括探头、电子学线路、显示器和记录装置等，探头又由准直器、晶体、光导、光电倍增管（PMT）及定位线路组成。探头即探测器，用于接收γ射线。准直器位于探头的最表面，可将γ射线进行限束和定位，使射入晶体的射线带有一定方向性。晶体用碘化钠（NaI）材料作成，它可作为一种光的波长转换器，将高能γ光子转换成低能可见光，称闪烁荧光或闪烁光，再经过PMT的光阴极将闪烁光（光信号）转换成光电子（电信号）并加以放大，最后在阳极形成电脉冲输出。光导位于晶体与PMT之间，由光学有机玻璃制成，可提高光的传输效率。定位线路由PMT和电阻矩阵组成，可将PMT输出的电信号根据其位置进行权重电阻的运算和处理，最后确定探头视野内任何闪烁光点的位置。电子学线路包括线性放大器、多通道脉冲高度分析器（MCA）、定标电路、定时电路、门电路等，其功能是将探头输出的位置信号和能量信号按显像要求进行处理。显示器主要有余辉显示器和高分辨率显示器，前者常安装于探头支架上，用于受检器官的对位和显像中的初步观察；后者用于实时显示、重放精细观察和照相。记录装置可有多幅照相机、Polaroid照相机、激光打印机等。

几乎所有核素显像均使用计算机。临床常用的核医学计算机可以是专用电子计算机，也可以是通用计算机为基础配备专用软件系统。计算机在核素显像中的主要功用包括图像的采集、显示、处理和存储等。计算机图像采集有多种方式，包括静态采集、动态采集、门控采集、全身扫描采集和体层采集。图像显示也包括彩色显示、局部放大显示、重叠显示、电影显示等多种方式。图像处理是计算机的主要功能，包括对原始图像的噪音消除、图像增强和图像运算等各种处理，定量或半定量计算（ROI技术），以及体层图像的重建。体层显像过程不同于平面显像，后者只需通过电子学技术（定位线路等）就可以确定探头晶体内闪烁点的位置，并立刻将其显示出来；而获得体层图像则要综合利用核物理、电子学、计算机和专门图像重建技术才能实现。最常用的图像重建方法是滤波反投影法，其他还有傅里叶变换法等。经过图像重建，将SPECT探头旋转采集获得的多角度平面投影图像处理为体层图像，实现脏器的三维显示。核医学图像可临时储存于计算机硬盘，或永久性储存于软盘或光盘之中。计算机在核素显像的应用提高了显像方式的灵活性，并增强了对显像结果和相关信息的分析功能，极大提高了核素显像技术的实用价值。

SPECT显像尤其是体层显像程序复杂，在其实施的整个过程中，可能受到有许多因素的影响和干扰。为保证SPECT显像结果可靠，必须经常、定期对设备性能进行测试和调整，检测对象包括均匀度、旋转中心、灵敏度、分辨力、空间线性、衰减和散射等指标，称之为SPECT显像仪的质量控制。显像仪质控和显像剂、临床显像方法质控共同构成了SPECT比较完整的质量保证系统。近年来，已经有双探头和三探头SPECT显像仪投入临床应用，所配计算机也多为工作站方式，其处理功能更为强大，这些技术的进步无疑会促进SPECT临床应用的深入发展。

2.正电子发射计算机体层显像　与SPECT相似，正电子发射计算机体层简称PET，这一概念也包含显像技术和显像设备两层含义。PET显像中应用发射正电子的放射性核素，包括^{11}C、^{13}N、^{15}O、^{18}F等，它们具有以下共同基本特征：

(1) 核衰变方式为β⁺衰变，产生β⁺粒子，即正电子，其质量与电子相等，带一个单位正电荷，此过程称正电子发射。

(2) 正电子产生后具有动能，其寿命极短，平均10^{-7}s，很快与周围介质中的负电子结合而消失，并形成一对方向相反（180°）、能量相等（511keV）的γ光子，此过程称湮没辐射。

(3) 利用符合电路和专用探测元件可以记录到上述成对出现的γ光子。

(4) 正电子核素必须用回旋加速器生产，物理半衰期很短。

(5) C、N、O、H是组成成年人体生物分子的基本元素，^{11}C、^{13}N、^{15}O的生物学特性与天然元素完全相同，而^{18}F与H的性能十分近似。因此，当它们进入人体后，一方面可参与生物分子代谢，另一方面发射高能γ射线并被PET显像仪所探测。

PET显像仪是用来探测进入人体的正电子发射体，放射性核素在组织中的分布和放射性浓度差别的大型医学影像设备。探测正电子的基本方法是测量湮没辐射产生的γ光子。在PET中采用了包括探头、电子准直、符合探测电路等与SPECT和γ照相机有很大差别的几项技术。现代PET的探头多采用锗酸铋（BGO）作为闪烁晶体的材料。晶体排列大致有两种类型：一种是多晶体多环型，系由数千块晶体按多环形结构排列；另一种是多探头SPECT型，晶体排列类似双探头SPECT，此种设计可降低PET的造价，故又称经济型。PET显像仪利用电子准直而没有铅准直器。湮没辐射产生的γ光子是在同一直线上、方向相反的两个γ光子，若将两个闪烁探测器排列成180°，即可探测到这两个光子，而在探测视野之外的γ光子不被记录，这种利用湮没辐射和两个成对探头确定闪烁光点位置的方法称电子准直。由于该技术免去了铅制屏蔽型机械准直器，使PET具有极高的探测效率。PET探测系统中，除电子准直外，还有符合探测电路，其作用是将同时进入两个闪烁探测器的两个γ光子作为有效事件记录下来，否则就不予接受，这样可排除一些散射光子的进入。电子准直和符合探测电路共同组成湮没符合探测装置。PET显像仪亦需定期进行性能校正和质量控制，质控对象包括均匀度、灵敏度、分辨力、线性等。随着PET探头新材料的研制，例如：氟化铯晶体（CsF），以及时间飞跃技术（TOF）的应用，PET显像仪的性能得到进一步提高。近年来，一些SPECT显像仪配备符合探测或高能准直器，也能探测正电子，为开展临床PET显像提供一种新手段。

（六）放射性核素显像的基本特征

1. 显像器官及其属性取决于显像剂　在核素显像中器官、组织显影完全取决于显像剂的种类及其生物学性质。具体分为以下几种情况：

(1) 不同显像剂使不同器官显影

A. ^{99m}TcO$_4^-$用于甲状腺、唾液腺、消化道憩室显像。

B. ^{99m}Tc-MAA用于肺灌注显像。

(2) 不同显像剂使同一器官不同组织结构显影

A. 肝脏网状内皮细胞显像使用^{99m}Tc-phytate。

B. 肝脏实质细胞显像使用^{99m}Tc-EHIDA。

C. 肝脏血池显像使用^{99m}Tc-RBC。

D. 肝脏肿瘤显像使用^{99m}Tc-PMT或^{67}Ga-Citrate。

(3) 同一显像剂使不同组织显影　^{99m}Tc-MIBI可用于心肌显像、肿瘤显像、炎症显像、结核显像。

核素显像是显像剂被显影器官的组织细胞摄取、转运、清除的过程，其生物学基础决定核素显像主要用于血流、功能、受体和代谢显像，同时也显示解剖结构，这种属性决定核素显像与X线摄影、CT、MRI、X线血管造影，以及超声等影像学检查的不同之处。

2. 显像方法及其形式取决于显像仪

(1) γ照相机：平面显像 $\begin{cases} 动态显像 \\ 单帧或多帧静态显像 \\ 全身显像 \\ 门控电路心血池显像 \end{cases}$

(2) SPECT：各种平面显像＋体层显像（脑、心、肺、肝、肾、骨等）

(3) 准直器 $\begin{cases} \text{针孔型：甲状腺} \\ \text{低能通用型：肝、肾等} \\ \text{低能高分辨型：ECT 体层} \\ \text{全身扫描型：骨} \\ \text{中-高能型：}^{131}\text{I 照相} \end{cases}$

γ 照相机只能用作平面显像，无法完成心肌体层显像、脑血流体层显像等检查。SPECT 显像仪既能进行平面显像也能做体层显像，其显像能力大为提高。每套显像设备配备不同的准直器，可完成不同显像。例如：^{131}I 显像需要应用中～高能准直器，否则无法显像。核素显像结果可以用黑白胶片、黑白图纸、彩色图纸等不同方式打印，胶片又可使用多幅照相机、湿式激光照相机和干式激光照相机等。

3．显像结果及其诊断可靠性取决于质量保证　追求高质量的核素显像结果是用好此技术的前提。只有获得的图像清晰、曲线可靠、数据准确的显像结果才能结合临床资料做出正确诊断。为了保证高质量显像，必须依靠建立完整的质量保证体系，质量控制的实施包括显像剂、显像设备、显像方法和显像过程等各个环节（尤其关键环节）。

放射性核素显像是医学影像学中的一种检查手段，其应用目的在于解决临床的诊断和治疗问题。故从事临床核医学的专业人员应当努力学习临床医学知识，经常与临床医生沟通，只有掌握临床第一手资料，才能正确分析显像结果。

三、脑的解剖与生理基础

（一）脑的大体解剖结构

脑位于颅腔内，由端脑、间脑、脑干和小脑组成。中脑、桥脑和延髓合称为脑干。端脑由左右大脑半球组成，每侧大脑半球以中央沟、外侧裂、顶枕裂 3 条较为恒定的沟分成额叶、顶叶、颞叶、枕叶和岛叶。端脑表面为大脑皮质，皮质深面白质为大脑髓质。大脑半球底部深埋于端脑白质中的一群灰质核团为基底神经核，其中，壳核和苍白球合称为豆状核，位于岛叶和丘脑之间；尾状核沿着侧脑室卷伏在丘脑背部，前端膨大，称尾状核头，与豆状核合称纹状体。间脑位于两侧大脑半球之间，连接端脑和中脑。小脑的组织结构与大脑类似，灰质（皮质）在表面，内部为白质（髓质），两叶之间的缩窄部分为蚓部。

（二）脑的血液供应

1．动脉系统　脑由颈内动脉系统和椎基底动脉系统供应血液。颈内动脉和椎动脉入颅后在颅底连接形成脑底动脉环（Willis 环），平衡两半球的血液供应。脑动脉在脑实质中反复分支直至毛细血管，后者彼此交织成连续的吻合网，为脑的物质交换提供充分的条件。

颈内动脉经颈动脉孔入颅，在视交叉外侧部分为大脑前动脉、大脑中动脉和后交通动脉，两侧大脑前动脉间有一短的前交通动脉。额叶内侧面的血液供应来自大脑前动脉，额叶外侧面和底面、顶叶的大部分、颞叶外侧面以及岛叶的血液供应来自大脑中动脉。此外，颈内动脉系统还向基底节和丘脑前半部分供应血液。

椎动脉经枕骨大孔入颅，沿途分出小动脉，在脑桥下缘，两侧椎动脉汇合形成基底动脉，后者至脑桥上缘分为左、右大脑后动脉。椎基底动脉系统包括两侧椎动脉、基底动脉、小脑上动脉、小脑下前动脉、小脑下后动脉和大脑后动脉，负责枕叶、丘脑后半部、脑干和小脑的血液供应。由于大脑后动脉的皮质支与大脑前、中动脉的皮质支之间，脉络丛前、后动脉间吻合极为丰富，所以大脑后动脉不完全性或缓慢闭塞往往没有显著症状。

Willis 环由一条前交通动脉和成对的大脑前动脉近侧段、颈内动脉、后交通动脉及大脑后动脉近侧段组成。它是两侧颈内动脉系之间、颈内动脉系和椎动脉系之间的吻合。作为一个吻合系统，脑底动脉环在病理条件下，特别是在血管闭塞时，起到平衡血流、保持脑血液均衡配布的作用，是一潜在的侧支循环代偿装置。正常情况下，左、右动脉环间的血流互不沟通，当环的某一部分的动脉血流量突然变化时，血液可由一侧流向另一侧，从而保证各部脑组织血流量相当或起侧支循环作用。

2．脑的静脉回流　脑的毛细血管逐渐汇集成静脉。脑的浅、深静脉先回流至硬膜窦，再经颈内静脉等回心。人脑没有淋巴系统，静脉是血液回流的唯一途径。脑静脉多数不与动脉伴行。脑浅、深静脉之间有广泛的吻合，浅静脉收集皮质及皮质下白质的静脉血，深静脉收集大脑深部白质、基底核、脉络丛的静脉血。

大脑浅静脉可分为三组：大脑上静脉、大脑中浅静脉和大脑下静脉。颅内静脉窦包括上矢状窦、下矢状窦、直窦、横窦和海绵窦。

（三）脑功能定位

1．大脑半球 人类大脑的一个主要特征为两侧半球的功能不对称性，即存在半球优势，在产生行为、高级心理活动或认知功能的过程中，左右半球分别发挥不同作用。通常语言功能、运用技巧主要由左侧半球掌管，而空间功能则主要依赖右半球。额叶的主要功能为控制随意运动、语言表达和精神活动等，顶叶主要是管理皮层性感觉，视觉是枕叶的主要功能，而颞叶的主要功能为听觉，岛叶负责管理内脏、味觉、第二感觉及痛觉等功能。

2．基底节、丘脑和脑干 基底节是锥体外系的主要解剖基础之一，尾状核头与豆状核之间为内囊前支，丘脑与豆状核之间为内囊后支，二者在丘脑与尾状核头之间会合称内囊膝。内囊是皮质脊髓束的通道。脑干中很多重要神经中枢，同时又有许多神经纤维经过，在传递上下、左右信息方面发挥重要作用。

3．小脑 主要功能是维持身体平衡，调节肌张力和协调肌肉的运动。

（四）脑的代谢和血液供应的特点

脑组织脑血流量大、代谢率高。脑细胞能量的绝大部分（90%以上）来自葡萄糖的有氧代谢，其消耗的葡萄糖和耗氧量占全身总消耗量的20%。正常情况下，葡萄糖主要通过有氧代谢提供能量，当氧分压下降至6.67 kPa（50mmHg）时，即通过无氧酵解供能。儿童期代谢旺盛、氧耗量更高，可占全身氧耗量的50%左右，随着年龄增长，氧耗量逐渐下降，每年约下降0.5%，但小脑氧耗量不随年龄变化而基本恒定。此外，神经细胞对缺氧的敏感性很高，而脑组织几乎没有能源储备，这就要求脑循环必须具备充足的血流，连续不间断地供应氧和葡萄糖，以维持正常脑功能。

脑血流量的调节受到很多因素的影响，其中最主要因素有动脉血压、体液和脑血管自身的调节作用，其中二氧化碳是使脑血管舒张、血管阻力下降、脑血流量增加的最主要的影响因素。脑血管自身调节在保证脑血液供应上也极为重要，通过脑血管的自身调节，脑血流量在动脉血压波动的情况下仍能基本保持恒定，只有当动脉血压下降至低于正常值的50%时，脑血流量才出现明显减少。脑血管的自身调节作用还与代谢状态有关。若血压下降、血供不足，脑组织局部代谢产物积聚，则引起脑血管舒张，使脑血流量恢复正常。反之，血压升高、血流增多，代谢产物被清除，则引起脑血管收缩，脑血流量减少。

（五）脑屏障

脑屏障是存在于中枢神经系统毛细血管与神经组织之间的调节界面，其功能在于控制进入神经组织内的物质，从而保证中枢神经系统内环境的稳定与平衡。脑屏障分为血脑屏障、血脑脊液屏障和脑脊液脑屏障等三种。其中与核医学联系最多、最为重要的是血脑屏障的功能。

血脑屏障的主要解剖基础是脑毛细血管内皮细胞的结构特征和它们之间的紧密连接。脑毛细血管周围有一层胶质界膜，对大分子物质有屏障作用；脑毛细血管内皮外面有一层连续的基膜，构成血脑屏障的第二道隔膜；脑毛细血管内皮细胞的质膜无窗孔，细胞之间紧密连接成一个整体，内皮细胞之间的间隙很小，仅允许小分子量物质通过；脑毛细血管内皮细胞没有或很少有吞饮小泡，因而不具备主动转运高分子物质和低分子离子化合物的功能，以上特征是构成血脑屏障的结构基础。脑毛细血管内皮细胞还具有嗜脂性，溶解于脂性物质中的物质易于通过血脑屏障，水溶性物质则不易通过。仅小分子（分子量小于500）、脂溶性、电中性的物质才能通过完整的血脑屏障。

血脑屏障对保持脑组织周围稳定的化学环境和防止血液中有害物质入侵具有重要生理意义。中枢神经系统肿瘤、炎症、外伤、缺血等疾病可引起局部或广泛血脑屏障损害（包括通透性改变，受体改变和酶屏障损害等），就使原来不容易通过血脑屏障的物质进入脑实质，这也是核素脑显像的某些示踪剂进入脑内的基础。

四、神经核医学显像方法与正常图像

（一）放射性核素脑血管造影

1. 显像剂和显像原理　放射性核素脑血管造影又称脑动态显像。显像剂多为$^{99m}TcO_4^-$，也可用^{99m}Tc-DTPA、^{99m}Tc-GH。检查时经肘静脉"弹丸"式注射显像剂，后者随血流在头颈部快速通过，同时采用动态显像方式记录，可获得显像剂在脑血管内灌注、充盈、分布和清除全过程的图像。

2. 显像设备和显像方法　显像设备为γ照相机或SPECT仪，并匹配计算机系统。以$^{99m}TcO_4^-$为显像剂者，检查前1小时口服过氯酸钾200～400mg以封闭脉络丛和甲状腺；如使用其他显像剂如^{99m}Tc-DTPA等则无需特殊准备。检查时患者取坐位或仰卧位，鼻尖靠近探头中心。显像剂用量为555～740MBq，体积小于0.5ml（形成所谓"弹丸"）。快速注射后，立即启动γ照相机和计算机，以1～3s 1帧的速率连续采集1～2min。

3. 正常图像　应用上述方法可得到动态显像图、血流曲线和多项血流参数。正常核素脑血管造影（图1-96）按显影时相分为动脉相、毛细血管相、静脉相和清除相。动脉相（注射后8～12s）可见颈内动脉、大脑中动脉、大脑前动脉、颅底Willis环依次显影，呈两侧对称的五叉影。毛细血管相（12～16s）见五叉影消失，放射性在脑内呈均匀扩散分布，又称脑实质相。静脉相（14～18s）见脑内放射性逐渐减淡，上矢状窦明显显影，头颅周边出现少量放射性分布。清除相（18～25s）见脑内放射性明显减少，重新呈现"空白区"，上矢状窦影减淡。利用计算机技术，可在颈动脉、大脑中动脉、大脑前动脉供血区设置感兴趣区（ROI），获得时间-放射性计数曲线（脑血流曲线），并半定量计算两侧大脑血流灌注和清除速度、高峰幅度和清除率等指标。

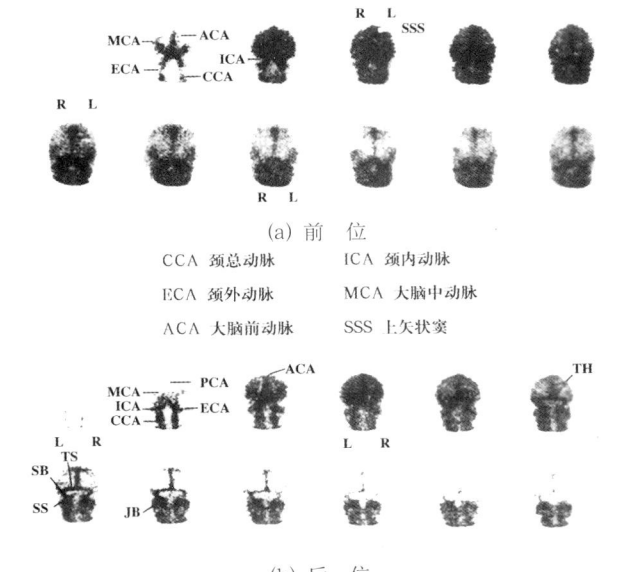

CCA 颈总动脉　　ICA 颈内动脉
ECA 颈外动脉　　MCA 大脑中动脉
ACA 大脑前动脉　SSS 上矢状窦

PCA 大脑后动脉　TH 窦汇　　TS 横窦
TB 乙状曲　　ss 乙状窦　　JB 颈静脉球

图1-96　正常放射性核素脑血管动态显像

（二）脑显像

1. 显像剂和显像原理　脑显像的显像剂与放射性核素脑血管造影相同，但其又称脑静态显像，是指在脑动态显像后间隔一定时间的再次显像。由于正常生理条件下存在血脑屏障，因此凡水溶性带电荷的放射性显像剂均不能进入脑实质，如$^{99m}TcO_4^-$、^{99m}Tc-DTPA、^{99m}Tc-GH、^{113m}In-DTPA、^{131}I-HSA和近年来使用的^{201}Tl、^{99m}Tc-MIBI等。当存在脑病变时，其病变损伤部位的毛细血管内皮细胞成分或结构改变，细胞外间隙扩大，使血脑屏障的完整性遭到破坏，故显像剂穿过血脑屏障。但是核素脑显像并不能使整个脑实质显像，显像剂仅在病变部位浓聚，所以它是一种热区显像或称阳性显像。

2. 显像设备和显像方法　显像设备为γ照相机和SPECT仪。在多数情况下，脑动态显像完成后，接着进行脑静态显像，根据显像时间可分为间隔5～15min的早期显像，间隔1h的标准显像和间隔2～3h的延迟显像。如采取口服$^{99m}TcO_4^-$的方法，显像时间多在2h。常规取前位、后位、左侧位、右侧位及顶位进行平面显像，采用低能通用型或高分

辨准直器，每个体位采集 500×10^3 计数，对深部病变加作体层显像。

3. 正常图像　正常图像的基本特征是两侧大脑半球呈类圆形（随显像体位不同，形状有所不同）放射性空白区。可见包括头皮、颅骨和颞肌等的头颅外周组织，上矢状窦、乙状窦、横窦、窦汇等硬脑膜静脉窦和眼眶、颅底骨、鼻窦、口腔等颅底组织显影。后位图像可见小脑也呈放射性空白区（图1-97）。

4. 脑血池显像　对于脑动静脉畸形（AVM）及其他血流丰富的病变，可进行脑血池显像检查。使用显像剂为 ^{99m}Tc-红细胞（^{99m}Tc-RBC），一般采用体内标记法。首先经静脉注射一支亚锡焦磷酸盐，其中含有 Sn^{+2} 离子可与血红蛋白结合而使红细胞亚锡化。15～20min 后注射 ^{99m}TcO$_4^-$，高价 ^{99m}Tc 遇到亚锡化的红细胞便被 Sn^{+2} 还原为低价 ^{99m}Tc，并与血红蛋白形成络合物，可以较长时间（若干小时）稳定存在于心脏、大血管及肝脏和脾脏等血窦器官。此方法称为血池显像，对诊断血管瘤具有很高的特异性。将血池显像方法用于脑部，可使颅内大血管和血运丰富的部位较为清晰地显示。脑动静脉畸形病灶存在异常血流通路，也能清晰显示。脑血池显像包括动态显像、静态显像和体层显像，它与普通脑显像的主要区别在于所用显像剂不同。通过这种显像，利用计算机技术可以准确计算脑动静脉畸形的血流动力学改变情况，为选择治疗方案提供帮助。

（三）脑池显像

1. 显像剂和显像原理　蛛网膜下腔是蛛网膜与软脑膜之间的腔隙，在某些部位（如大脑沟回和脑底部）腔隙较大形成脑池，如位于小脑与延髓之间的小脑延髓池，两大脑脚之间的脚间池，胼胝体表面的胼胝体池等。脑的室腔及蛛网膜下腔内充满无色透明的脑脊液。脑脊液由各脑室脉络丛（70%）、室管膜和脑实质分泌生成，正常人每6～8小时更新一次。由侧脑室脉络丛分泌的脑脊液，经室间孔流入第Ⅲ脑室，再经中脑导水管流至第Ⅳ脑室，继而流入小脑延髓池和蛛网膜下腔，最后经蛛网膜颗粒渗透至上矢状窦内。许多部位可吸收脑脊液。脑脊液不断由脉络丛等产生，又不断经蛛网膜颗粒回流至血液中，形成脑脊液循环。将无菌、无毒、无热源、对脑膜无刺激，并且不易透过血脑屏障的显像剂注入蛛网膜下腔，再应用照相机跟踪显示，便可得到各脑池的影像。

2. 显像设备和显像方法　显像设备为照相机或SPECT仪，经腰穿注入 ^{99m}Tc-DTPA，剂量74～185MBq，容积小于0.5ml。注射时用脑脊液稀释至2～3ml，再缓慢注入。采用低能通用型准直器，患者平卧，于给药后1、3、6和24小时分别行前、后及侧位头部显像，每幅图像采集（$100 \times 10^3 \sim 150 \times 10^3$）计数。必要时行体层显像和48～72h延迟显像。

3. 正常图像　正常人于注药后1h见小脑延髓池显影，3h各基底池显影清晰，在前后位图像上呈典型的三叉影，侧位像可见胼胝体池显影。6h各脑池影延长，突起更明显，并向矢状窦延伸。24h放射性主要浓集于矢状窦和大脑凸面蛛网膜下腔，侧位像可见额顶区蛛网膜颗粒部示踪剂聚集，各基底脑池的放射性明显减淡，整个显影过程脑室均不显影（图1-98）。

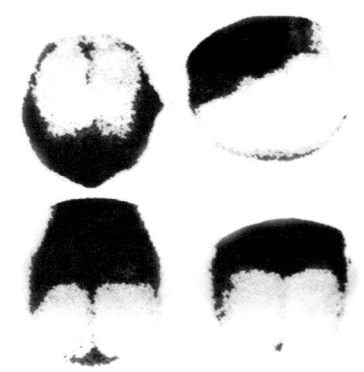

图1-97　放射性核素正常脑显像

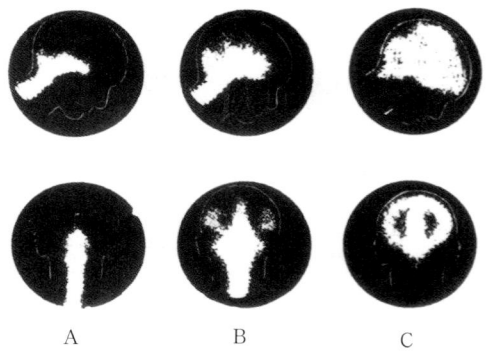

图1-98　放射性核素正常脑池显像
1小时（A），3小时（B），24小时（C）

(四) 脑血流灌注体层显像

早年曾经应用照相机 ^{133}Xe-生理盐水经颈动脉注射法测量大脑各部位的局部血流量，后来又用多探头探测器及 ^{133}Xe 吸入法测量，以清除曲线计算脑血流量。但这些方法都不够准确，一直未能普遍应用。PET可精确测量脑血流量，但是其设备昂贵、技术复杂，也在一定程度上限制了其使用。随显像技术发展和一些较好脑血流显像剂的开发应用，SPECT脑血流灌注体层显像（又称脑血流显像）及其定量分析，已经成为一种研究全脑血流量（CBF）和局部脑血流量（rCBF）非常有效的方法，得到广泛临床应用。

1. 显像剂和显像原理　SPECT脑血流灌注有：^{99m}Tc 标记的显像剂（如 ^{99m}Tc-ECD、^{99m}Tc-HMPAO）；^{123}I 标记的显像剂（如 ^{123}I-IMP、^{123}I-HIPDM）；惰性气体类显像剂（如 ^{133}Xe 等）等三大类显像剂。理想的脑灌注显像剂应具备以下特性：① 具有穿透血脑屏障的能力；② 在脑内滞留足够长时间；③ 具有确定的脑区域分布。目前临床以 ^{99m}Tc-ECD 最为常用。

1985 年研制成功的 ^{99m}Tc-六甲基丙二胺肟（^{99m}Tc-HMPAO）和 1988 年研制的 ^{99m}Tc-乙撑双半胱氨酸二乙酯（^{99m}Tc-ECD）是目前临床常用的两种脑血流显像剂，尤其后者近年来应用得更多。^{99m}Tc-HMPAO 有两种化学构型：外消旋（d，l）和内消旋（meso）型。研究表明：脑对 d，l 型 ^{99m}Tc-HMPAO 的摄取较多，因此，用于脑血流显像的实际是该型。制备时将 1～5ml 的 ^{99m}TcO$_4^-$ 淋洗液注入装有冻干 HMPAO 或 ECD 药瓶之中（其内含有氯化亚锡作为还原剂），轻微振荡溶解，放置片刻即可使用，一般化学纯度大于 90%。

^{99m}Tc-HMPAO 和 ^{99m}Tc-ECD 均具有以下特点：

(1) 脂溶性高，电中性和分子量小的化合物。

(2) 经静脉注射后，依靠单向被动扩散等途径穿透功能正常、完整无损的血脑屏障进入脑组织，其进入量与局部脑血流灌注量呈正相关。脑摄取高峰多在注射后 1min 左右，脑摄取量一般为注射量的 3.5%～7.5%。

(3) 进入脑实质后其迅速失去脂溶性和电中性，变为带电荷的亲水化合物，不能再反方向通过血脑屏障，并较长时间停留在脑内。例如：^{99m}Tc-ECD 进入脑后在脱脂酶的作用下，水解成羧酸化合物滞留在脑内；而 ^{99m}Tc-HMPAO 的极性转换过程依赖于脑内存在谷胱甘肽。

(4) 二者对脑和全身的内照射剂量都很低，安全性高，主要经肝、肠道和肾脏排出体外。

^{99m}Tc-ECD 和 ^{99m}Tc-HMPAO 比较有如下优点：

(1) 体外稳定性好，可在标记后 6h 内使用（放化纯度仍大于 90%），而 ^{99m}Tc-HMPAO 则要求在标记后 20min 内使用。

(2) 脑摄取量较 ^{99m}Tc-HMPAO 高，头部软组织吸收较少，因而显示的图像更为清晰。

(3) 血液清除快，主要经肾脏排泄，便于重复检查。

^{99m}Tc-ECD 的主要缺点是脑内放射性分布随时间延长缓慢下降，脑中清除的半衰期约为 2h。

2. 显像设备和显像方法　脑血流显像必须应用 SPECT，计算机还应具有半定量、甚至定量计算的程序。

(1) 检查方法　应用 SPECT 进行脑血流检查的方法根据所得结果差异分为三类：

① 影像法，检查结果为横断、冠状和矢状断位的脑血流灌注体层影像，各部位放射性强度即表示该部位的血流情况。

② 半定量定法，除获得脑血流体层影像外，通过半定量计算方法获得 rCBF，主要为两侧计数比值。

③ 定量测定法，除获得脑血流体层影像外，通过定量测定方法经计算求得 CBF 和 rCBF 的绝对值，单位为 ml/（100g·min）。

影像法操作简单，患者无痛苦，可基本满足临床要求，但是无定量数据，不能准确判断和精确表达脑血流量。定量法为一种精细分析方法，但操作复杂，对技术要求高，患者有一定痛苦。所以，目前临床应用影像法最多，有时加半定量分析法，仅在研究工作中采用绝对定量法。

(2）检查前准备　给药前1小时口服过氯酸钾400mg，以封闭甲状腺和脉络丛。由于脑血流变化受环境的影响较大，许多因素可能成为刺激因素，因此，要求对影响因素加以控制，主要是视觉和听觉。一般采取给药前10min用黑眼罩蒙眼和戴上耳塞（称视听封闭），并在给药后至少维持5min。检查室应无噪音，无强光源。为减少疼痛刺激，可预先建立静脉通路。

(3）影像检查法　经静脉注射脑血流显像剂740～1110MBq的^{99m}Tc-HMPAO，于注射后10min开始检查（如应用^{99m}Tc-ECD，则于注射后15min开始检查）。患者仰卧于SPECT检查床上，头部以头托固定，调节眼外眦与外耳孔中心线（即OM线）与地面垂直。采用低能高分辨准直器，探头避开双肩后尽量接近头部，探头的中心对准OM线距离2cm处。以64×64或128×128矩阵，放大1.0～1.6，每5.6～6.0s 1幅，每采集15～20s（计数70×10^3～100×10^3），旋转SPECT的探头做360°采集，总计采集60～64幅图像。采集完成后行计算机处理和图像重建，按一定顺序显示横断、冠状和矢状断位的脑血流灌注体层图像。

(4）半定量计算法　原始图像的采集同影像法，然后利用感兴趣区（ROI）分析技术行两侧对称区域的单位放射性计数，通常在不同水平横断面图像上划出ROI，例如：额叶、顶叶、枕叶、颞叶、基底节、丘脑、小脑等，然后以右/左、或患侧/健侧求出两侧的比值。

(5）定量测定法　定量测定法是以绝对测量值[ml/（100g·min）]作为指标的分析方法，而SPECT采集到的只是每一幅图像所含放射性的计数。如何从后者求出前者，涉及的问题较多，其中主要有：采用何种生理数学模型作为算式、如何求出算式中各项参数、如何根据不同情况（如不同显像仪、不同显像剂等）进行校正等。因此需要考虑以下因素：

①显像剂的放射化学因素，如化学成分、比活度、放化纯度、显像剂在脑动脉血中的浓度等。

②脑摄取显像剂的动力学模型，如脑组织摄取、洗出和存储，以及心血排出量和肺摄取率的影响等。

③生物物理和数学模型，如运用Fick物质守恒定理和"化学微栓子"理论。在定量测定的具体操作过程中，采用一些特殊技术，如高质量"弹丸"注射技术，动脉化静脉血同步采血技术，血样计数和脑计数的活度换算及归一化，全脑和局部ROI的框取技术等，最后将各种数据代入计算公式，才能求出CBF和rCBF。可见定量测量方法复杂，使用时应充分考虑其复杂性，以求其测量结果的准确。此外，如何使定量测量方法简化是个有待于解决的问题。

(6）介入试验和影像对比研究　通过外部各种因素的介入，引起对该因素具有反应应答部分的局部脑血流量发生改变，以显示与其他部位之间的差异，此为介入试验的基本原理。常用的介入方式包括生理刺激和药物刺激两种。生理刺激，如简单的肢体（上肢或下肢）活动、视觉（光）刺激、听觉（音乐和语言）刺激以及认知、判断、言语、计算等高级脑神经活动刺激。药物刺激，如二氧化碳试验、乙酰唑胺试验以及能引发癫痫发作从而确定癫痫病灶部位的药物刺激试验等。其他介入试验还有直立负荷试验、Matas试验（颈动脉压迫试验）、Wada试验等。在视听封闭和安静环境中做的脑血流显像称静态显像。在刺激等条件下完成的脑血流显像，称介入试验显像或负荷显像。

介入试验是研究不同刺激作用下脑CBF和rCBF变化的有效手段，无论对于了解人脑的生理调节、病理反应，还是判断药物、手术等治疗效果均有重要意义。以乙酰唑胺负荷试验为例，乙酰唑胺（ACZ，商品名Diamox）是一种碳酸酐酶抑制剂，能高度选择性地引起脑血管扩张。静脉注射1g的Diamox后20～30min可以使正常脑组织局部脑血流量可增加20%左右，病变血管的反应则不明显，这样就可以使病变区局部脑血流量减低，从而增加病变区与正常脑区之间脑血流量的差异，提高对缺血性病灶的检出率。它的作用机制尚未完全明确。目前较为流行的看法是Diamox抑制红细胞中的碳酸酐酶的活性，引起二氧化碳与水结合生成碳酸的反应迟缓，从而造成血液中及脑组织中二氧化碳的浓度增加，引起正常反应的脑血管扩张。

要想获得真实可靠的脑介入试验显像图像，除了必须具备合适的显像剂以及合理且实用的介入方法外，还必须保证几次试验之间具有可比性，这具有十分重要的意义。从广义讲，影像的对比研究不仅包括某种影像技术本身的对比，还包括与其他影像技术（如SPECT与MRI或CT）之间的对比。为使之具有可比性，经常采取以下措施：

①尽量使两次检查的条件一致，如某些显像仪装备有激光自动定位装置，可准确地确定OM线的位置。

②对应用^{99m}Tc-ECD所作的两次相邻显像，可采用减影技术。

③利用某些计算机软件对影像进行平移和转角等校正和匹配。

至于SPECT与MRI（或CT）之间的对比研究，目前多采用图像融合技术，即将原始图像存入光盘，然后利用计算机技术读取数据，并在同一层面上进行叠加，最后形成在MRI（CT）图像上出现放射性分布区的效果。也可采用专门设备读取SPECT与MRI（CT）的图像，再利用计算机进行图像融合。

（7）图像的三维显示　目前多采用三维表面显示立体图像，可作不同角度的投影观察，增加真实感和直观感，受到临床医师的欢迎。

3．正常图像

（1）显像顺序排列　基本方法是将横断、冠状和矢状位三个方向的脑血流体层影像分别全屏显示（图1-99）。横断位排列顺序可由脑顶部至底部，也可相反排列。冠状位经常由前向后，矢状位图像由左向右或由右向左排列。实际工作中影像的排列顺序可根据自己的习惯或统一要求而定。可选择病变部位的放大图像或将三个方向的图像显示在同一个屏幕之上。获取图像后，根据视觉判断将图像调节（如图像增强、本底扣除等）至最佳条件，再排摄黑白胶片或彩色打印图像。

（2）横断位图像的定位标志　横断位图像可显示脑内前、后、左、右、上、下各部位的示踪剂分布，有利于与其他CT图像（如CT、MRI、PET等）进行对比，意义最为重要。SPECT的横断位脑血流体层多采用OM线为基线，再以OM线上若干mm表示各层面的位置，层厚与显像仪的性能有关，通常单探头SPECT的层厚为6mm、6.25mm、7mm或8mm；而三探头SPECT的层厚可薄至3.4mm。经OM线层面的图像显示小脑呈横条状，其前方两侧的颞下回很小而且较淡。除以OM线作为基本定位标志外，脑内的一些沟裂（如中央沟、中央前沟、大脑纵裂、大脑外侧裂等）也可作为定位标志。

（3）正常影像的基本特征

①脑血流体层图像有放射性浓聚区和放射性减低区，以及介于二者之间的放射性中等浓度区。由于显像剂（^{99m}Tc-HMPAO或^{99m}Tc-ECD）在脑血流丰富的部位明显浓集，故在脑神经元胞体集中的部位如大脑皮质、小脑皮质、神经节、神经核团等处呈现高或中等浓聚区；而在脑白质及脑室、脑池部位呈放射性减低区。此外，随体层方向和水平不同，可显示不同的脑内结构。

②横断位图像上呈浓聚区的主要结构有：大脑皮质各脑叶（额叶、顶叶、枕叶、颞叶）以及小脑皮质。呈中等浓聚区的有：基底神经节（尾状核、豆状核）、丘脑和脑桥。呈放射性减低区的有：大脑和小脑的白质、胼胝体、侧脑室、四叠体池和脑桥臂等。冠状位图像主要用于比较左、右侧的放射性和显示上、下结构。矢状位图像主要用于前、中、后结构的观察。一个或两个层面方位图像显示某些结构可能特别清楚，但综合三个方位的图像有利于全面观察脑结构。

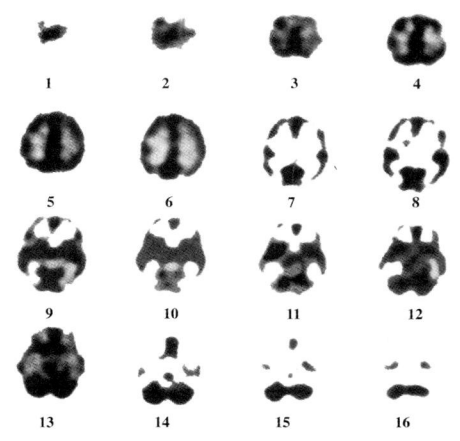

图1-99　正常脑血流横断位体层显像

③无论何种方位的体层图像,其脑内的放射性分布基本左右对称,极个别正常人由于颅骨不对称,可表现为左右两侧不对称。

④脑血流半定量和定量测定的正常值:采用半定量测定法求得两侧对称区域ROI放射性计数比值,正常人(右/左)多为0.97±0.02,两侧差值小于6%~7%。定量测定法所得正常值随显像剂、测定方法和仪器设备不同而有所差别,一般正常人CBF的范围约为40~55ml/(100g·min),皮质rCBF约为50~80ml/(100g·min),白质rCBF约为20~30ml/(100g·min)。儿童的CBF和rCBF值高于成年人,而成年以后随年龄增长,CBF和rCBF逐渐下降。

(五) 脑受体显像

1. 显像剂和显像原理　神经组织的基本结构单位是神经元,它由胞体、树突和轴突三部分组成。神经系统的基本活动方式是反射,完成反射的神经通路是反射弧,它由感受器、传入神经元、中枢联络神经元、传出神经元、效应器5部分组成。两个神经元之间或神经元与效应器之间的联系不是通过胞浆,而是通过一种特殊结构(突触)相互沟通的。突触由一个神经元的轴突末梢与另一个神经元的胞体或树突构成,二者之间为宽150~500Å的突触间隙。当神经冲动(生物电现象)传达至突触前神经元轴突末梢时,引起突触前膜电位变化,但是这种变化并不直接传导至突触后膜。从分子水平看,突触联系是通过神经递质和神经受体相互作用实现的。神经递质是指可以引起突触后神经元(或效应器)产生各种生理效应(兴奋、抑制)的特殊化学物质。受体则是位于突触后膜能够选择性地与某种递质发生特异性结合的大分子物质(蛋白质或糖蛋白)。在突触前膜内含有储存递质的细胞器称突触囊泡,它利用神经末梢去极化作用下将递质释放至突触间隙(称胞溢作用),然后递质作用于相应的受体,并引发突触后膜去极化而兴奋,或超级化而抑制,再继续发出电信号下传。神经递质可从不同角度进行分类,如中枢神经递质和外周神经递质,兴奋性递质和抑制性递质,以及按化学结构将之分类为:多巴胺、乙酰胆碱、5-羟色胺、γ-氨基丁酸等类型。神经受体的种类众多,并有多种亚型存在,具有多种不同的功能,与神经系统疾病的产生、发展和症状有密切的联系。按递质归属分类,常见的神经受体有:

(1) 乙酰胆碱受体　中枢神经系乙酰胆碱受体分布在大脑皮层、新纹状体的尾状核和壳核、隔区、海马、下丘脑、杏仁核、脑干网状结构和小脑皮层。毒蕈碱型(M型)受体的激动剂为毒蕈碱,拮抗剂为阿托品;烟碱型(N型)受体的激动剂为烟碱,拮抗剂为箭毒。中枢神经系统乙酰胆碱受体与乙酰胆碱结合后对运动、感觉、记忆、食欲、体温和心血管运动等方面起着重要的调节作用。

(2) 多巴胺受体　是研究和应用得最多的一种。多巴胺受体广泛分布于中枢神经系统中的多巴胺通路,主要是黑质和纹状体系统。D_1分布在纹状体非胆碱能中间神经元胞体的突触后,是突触后受体;D_2分布在黑质、纹状体多巴胺神经元的胞体和突触前末梢,既是突触前也是突触后受体。D_1和D_2受体功能之间存在协同作用。中枢多巴胺系统与姿势反射、运动调节、抑制运动行为和情感行为的调节,以及垂体内分泌功能调节有关。

(3) 肾上腺素能受体　中枢神经系统肾上腺素能受体分布于脑干、蓝斑核、下丘脑、丘脑、杏仁核、隔区和扣带回,其作用与血压调节、情绪反应、觉醒状态和下丘脑激素调节有关。

(4) 5-羟色胺(5-HT)受体　5-羟色胺受体分为$5-HT_{1A,B,C}$和$5-HT_{2,3}$亚型,其中$5-HT_2$受体在调节诘抗剂药物和引幻觉药物的作用上具有重要作用。5-HT受体富集于杏仁核、丘脑中部、尾状核、额叶皮质、颞叶皮质和脊髓,与睡眠、感觉、体温调节密切相关,与神经精神性疾病,如神经分裂症、抑郁症、孤独癖、阿尔茨海默病(Alzheimer's disease, AD)和帕金森病(Parkinson's disease, PD)病有关。

(5) γ-氨基丁酸(GABA)受体　GABA受体属抑制性神经元递质受体,其活性减低可引起原发性癫痫、躁狂症、Alzheimer's病和Huntington病、Parkinson病等。

(6) 阿片受体　阿片受体(μ, δ, κ)主要分布在视丘、尾状核、颞叶、额叶和顶叶皮质，与内阿片作用后产生广泛的生物效应，包括痛觉、循环、呼吸、消化、内分泌、泌尿、运动和免疫功能的调节。

受体除可与相应神经递质结合外，还可与一些药物结合，这些药物被称为配体。药物对受体的作用可与神经递质相似或相反。通过与受体结合引起与神经递质相似的作用，使神经元兴奋，这类药物称受体激动剂；相反，由于药物与受体结合，而使神经递质的作用减弱，不引起、甚至抑制神经冲动的传导，这些药物称为受体阻断剂。配体与受体的结合存在竞争性抑制作用。

将放射性核素标记某些配体、并引入人体，可在体外以影像方式显示受体的分布、数量（密度）、亲和力（功能），对药物的反应以及定量其代谢参数，这种方法称受体显像，是目前唯一的无创伤检测手段，已应用于脑受体、心脏受体和肿瘤受体的显像。脑受体显像可显示脑内各种神经受体的分布状态，并可观察其在病理情况下的改变，从而可了解神经精神疾病的发病原因，做出诊断和鉴别诊断，并可用于选择治疗方案，观察治疗效果，判断预后等方面。

目前常用的 PET 脑受体显像的放射性核素是 ^{11}C、^{18}F、^{76}Br 等，SPECT 脑受体显像剂常用 ^{123}I。多巴胺受体显像应用最多。其中，D_1R 受体显像剂有 ^{123}I-IBZP、^{123}I-FISCH、^{123}I-TISCH、^{123}I-SCH_{23982} 以及 ^{11}C-SCH_{23390}，尤以 ^{11}C-SCH_{23390} 更为成熟；D_2 受体显像剂包括螺环哌啶酮类、Lisuride 类和替代基碘化苯甲酰胺类衍生物。PET 检查的常用显像剂为 ^{11}C-Raclopride。此外，^{18}F-多巴能穿越血脑屏障入脑与多巴胺受体结合，^{123}I-β-CIT 和 ^{99m}Tc-TRODAT-1 能与位于多巴胺能神经末梢膜上的单胺特异转运蛋白 DAT 结合，这些显像剂都有助于诊断多巴胺系统的病变。其他受体显像有乙酰胆碱受体、γ-氨基丁酸受体、阿片受体和 5-羟色胺受体显像等，目前阿片受体显像主要应用于麻醉药成瘾病人戒断治疗药物疗效的观察和评价。

2．显像设备和显像方法　显像设备为 PET 或 SPECT。显像方法可有动态多时相和静态显像，其中以多巴胺 D_2 受体显像应用较多。静脉注射 ^{11}C-NMSP 740MBq，于注射后每间隔 5min 显像一次，动态观察 120min，也可于 90～120min 行标准体层显像。利用 ROI 技术，以小脑为参考标准可行半定量分析。还可借助于房室模型行定量分析，以计算受体的数量、密度以及亲和力等。

3．正常图像　大致分为 4 个时相：

（1）血流相　自注射起至注射后 6min，可见显像剂迅速透过血脑屏障，并积聚于血流量最大的区域（即灰质），呈高放射性分布。

（2）非特异性分布区清除相　伴随血液放射性下降，以小脑为代表的非特异性分布区，示踪剂以最快的速率清除。

（3）5-羟色胺受体分布区清除相　随后显像剂以中等速率离开 5-羟色胺受体结合部位，包括额叶、颞顶叶和枕叶皮质。

（4）多巴胺受体分布区清除相　显像剂以最慢的速率离开多巴胺受体分布区（即尾状核和豆状核），以致注射 90min 后，显像剂基本仅聚集在此区域，而小脑的放射性几乎全部清除。若在显像前 4h 口服多巴胺 D_2 受体阻断剂氟哌啶醇，可行受体抑制显像，则在标准显像时见尾状核和豆状核的影像明显减淡（图 1-100）。此种方法一方面可用于评价药物效果，另一方面也用于 5-羟色胺受体显像。此外，有研究显示，尾状核和豆状核的多巴胺 D_2 受体随年龄增长（尤其老年人）呈下降趋势，其下降程度较脑血流量的减少更为显著。

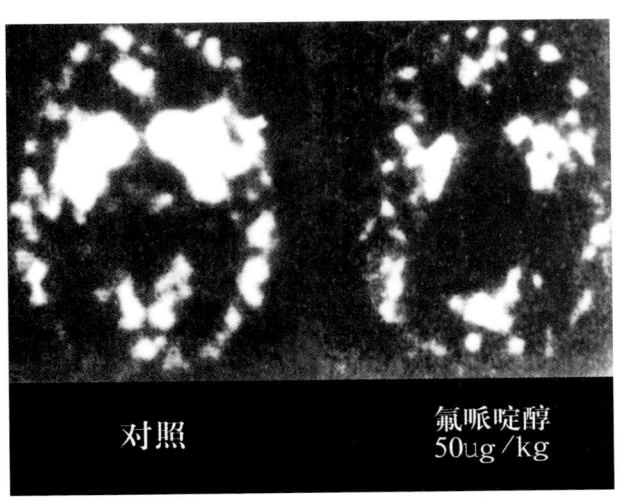

图 1-100　多巴胺 D_2 受体抑制显像

（六）脑代谢显像

人脑是一个代谢旺盛的器官，包括葡萄糖和能量代谢、氨基酸和蛋白质代谢、脂类和核酸代谢等生物化学过程。对于生物代谢，既往多采用化学方法在人体外进行研究，PET问世及其显像技术的不断成熟，为在活体上从分子水平研究生物代谢提供了一种无创伤性检查方法。在脑代谢显像中主要介绍脑葡萄糖代谢显像和脑氧代谢显像，以前者的应用最广泛。

1. 显像剂和显像原理　人脑平均重量1400g左右，约占体重的2%，但脑的血液供应占左心室排血量的15%～17%，每100g脑组织每分钟通过的血流量约54ml。脑的氧消耗量也很大，占机体从环境中总摄氧量的20%，甚至更多，每分钟耗氧约40ml。大脑是人体最高智能和控制器官，其功能复杂，活动频繁，需要大量能量供给。因为大脑仅含0.19%的糖原，不存在中性脂肪，所以，其最主要能源物质是葡萄糖，由此产生的能量占脑总需求量的99%。正常情况下，脑内储存的葡萄糖仅够维持脑组织活动几分钟，几乎完全依赖血液循环供应葡萄糖。人脑每分钟消耗葡萄糖70～76mg，占肝脏输出葡萄糖的70%。葡萄糖在人脑内进行分解代谢的主要途径是有氧氧化，经过几十步化学反应，最终生成二氧化碳和水。经此过程，每克分子葡萄糖可得到的高能磷酸化合物相当于33克分子ATP，加上一些激酶的重要作用，维持了脑内高水平的ATP和充足的能量供应。此外，脑内约15%的葡萄糖转化成乳酸后不再进入三羧酸循环，也可产生少量的能量。脑内还存在着磷酸戊糖旁路、糖原合成代谢途径。葡萄糖不仅是脑内的能源，而且还是合成某些简单或复杂化合物的碳源，参与脑的氨基酸、蛋白质、核酸和脂类等合成。

糖代谢的最初阶段，首先进行的反应是葡萄糖磷酸化，即在己糖激酶催化下，由葡萄糖生成6-磷酸葡萄糖，然后继续几种途径的代谢。脑中己糖激酶活性很高，约为其他组织的20倍，而且此步反应是不可逆的，对控制代谢速度的影响很大。在PET葡萄糖代谢显像中使用的显像剂为^{18}F-氟化脱氧葡萄糖（^{18}F-FDG），经静脉注射后，能通过血脑屏障入脑。作为葡萄糖的相似物，它可以被己糖激酶磷酸化，变成6-磷酸氟化脱氧葡萄糖（FDG-6-PO$_4$），此化合物与6-磷酸葡萄糖不同，不能转变成6-磷酸果糖，因此，不能继续进行后续反应，但又不能很快透出血脑屏障，所以在脑内滞留一段时间（至少45min），由此可获得反映人脑葡萄糖代谢的放射性示踪分布图像，并借助一定的生理数学模型，求出局部脑葡萄糖的代谢率（LCMRGLu）和全脑葡萄糖代谢率（CMRGLu）。

2. 显像设备和显像方法　尽管近年来已有采用SPECT行^{18}F-FDG显像，但最好的代谢显像设备仍然是PET。静脉注射^{18}F-FDG 185～370MBq，5min后即可得到早期图像，40min左右，行脑体层标准显像，横断位层面平行于OM线，显像全过程需要8～10min。然后经过图像重建获得横断、冠状和矢状位影像。若进行定量计算，则需要在注射后最初2 min 内每15秒取血2～3ml，并测定血浆葡萄糖和^{18}F-FDG的浓度。将血样测得数据和从PET体层影像中得到的脑组织各部位数据，经过归一化处理，代入公式，便可求出LCMRGLu和CMRGLu。

3. 正常图像　已知大脑皮质的血流量和葡萄糖代谢明显高于白质，二者相差约4倍，所以，正常人^{18}F-FDG显像图有两个基本特征，即灰质放射性明显高于白质，以及反映葡萄糖代谢程度的高低顺序，与反映局部脑血流灌注的高低顺序基本匹配，而且左右对称（图1-101）。由于研究对象和方法的差异，各位作者报道的LCMRGLu和CMRGLu正常值不完全一致。Barlett等报道22例18～37岁正常人CMRGLu为6.89mg/(100g·min)[0.77mg/(100g·min)]。Rapoport等报道随年龄增长，正常人脑皮质、尾状核和豆状核的代谢率呈下降趋势。

4. 其他代谢显像　吸入放射性氧气体（^{15}O，物理半衰期2.03min，由回旋加速器制备）后进行脑PET显像，同时测定局部脑血流量和血氧浓度，从而能计算出脑氧代谢率（CMO$_2$）、氧提取分数（OEF）等反应脑组织氧利用的参数。正常脑血流量灰质平均为43.0ml/(100g·min)，白质21.9 ml/(100g·min)；脑氧代谢量灰质平均为3.33 ml/

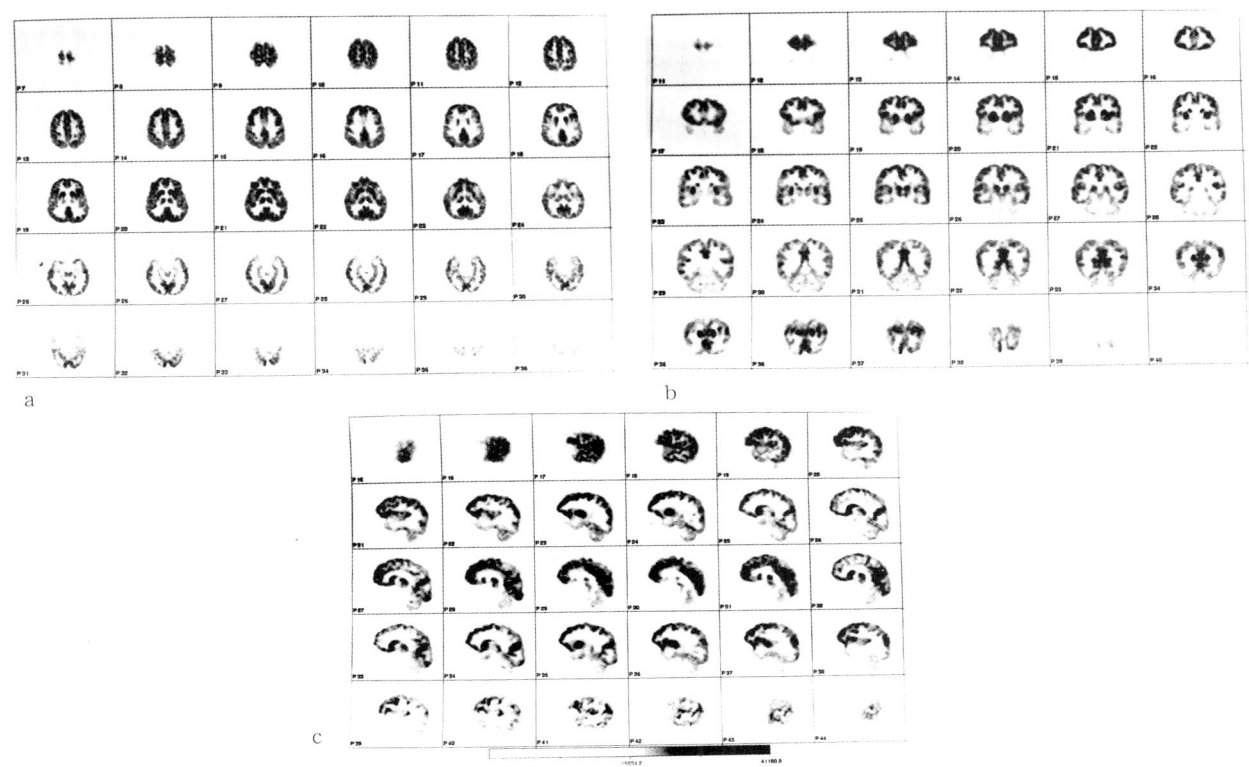

图1-101 （a，b，c）PET正常脑葡萄糖代谢横断层影像

(100g·min)，白质为1.52 ml/(100g·min)。正常脑组织氧代谢率与脑血流量比值固定在1:12~14之间。CMO_2结合CBF和血氧浓度测定可计算OEF，脑氧提取率灰质平均为0.44，白质0.41。此外，^{11}C-蛋氨酸可用于蛋白质的代谢显像。

五、神经核医学显像法临床应用概况

放射性核素显像作为一种检查方法在中枢神经系统的应用主要有4个方面：

1. 诊断与鉴别诊断 诊断是医生通过诊察对人体的健康状态和疾病提出概括性的判断。疾病诊断是完成临床各项工作（诊断、治疗、预防和科研等）的首要环节，而且现代医学对于疾病诊断的要求越来越高。随着科学技术的飞速发展，当代的诊断程序与以往有所不同，在病史采集和物理诊断的基础上，更需要应用现代医学影像学技术进一步检查，放射性核素显像就是其中的一种。

(1) 早期诊断 疾病的早期诊断意味着在患病的早期阶段即能被发现，这对治疗来说具有十分重要意义。早期诊断往往可以取得比较满意的治疗效果（例如治愈疾病），并节省大量医疗费用，以较小投入获得较大收益。由于放射性核素显像具有较高灵敏度，因此，可以实现某些疾病的早期诊断。例如：脑供血不足可导致短暂性脑缺血发作（TIA）和严重脑梗死。当缺血部位脑血流减低至一定程度[称结构阈，一般为8ml/(100g·min)]时即发生不可逆性脑梗死。在局部脑血流已经减少，但尚未达到结构阈水平[称功能阈，一般为23ml/(100g·min)]时，通过SPECT脑血流灌注显像可发现局部脑血流减少，故核素显像可用于脑缺血的早期诊断。

(2) 准确诊断 诊断与鉴别诊断就像母亲体内的一对双胞胎，联系紧密，不可分开。一个正确诊断的获得，总是建立在鉴别诊断基础之上的，故鉴别诊断就是准确诊断的内涵。临床应用鉴别诊断主要针对相似或相同症状、体征、检验结果，以及医学影像学图像。核素显像具有较高特异度，可以帮助做出准确诊断。例如：癫痫灶的定位诊断比较困难，采用PET或SPECT显像可以发现病灶区葡萄糖代谢，以及局部脑血流改变，均具有较高准确度。

（3）全面诊断　现代医学不仅要明确疾病发生的部位、性质，还要判断疾病的严重程度、病因，以及病变对正常组织功能的损害或影响等。核素显像不仅可以显示组织结构，更可以反映血流、功能，甚至代谢的情况，因此，有利于全面诊断。例如：^{99m}Tc-RBC脑动态及血池显像不仅可以显示脑动静脉畸形（AVM）的位置、形态和大小，还能明确血流动力学情况，如血流灌注量、血容量等，为脑动静脉畸形按血流量分型提供依据。

2.协助治疗

（1）选择治疗方案　一种疾病有若干种治疗方法，一个患者有几个治疗方案，核素显像可以帮助选择最佳治疗方案。例如：蛛网膜囊肿经过CT、MRI扫描后，还需进行脑池显像检查。根据囊肿是否显影、及其显影的时相判断囊肿与正常脑池的交通情况，并据此明确是否进行手术治疗和估价治疗的效果。

（2）监测治疗反应　实施治疗后，普遍关心的问题是治疗是否有效或出现毒副作用。核素显像可以灵敏地监测治疗反应。例如：脑肿瘤经放射治疗后进行PET显像，通过测量肿瘤部位葡萄糖代谢率可以判定治疗是否有效，同时可判断有无肿瘤残留。

（3）评价治疗效果　利用核素显像可以评价治疗的阶段性或最终效果。例如：单纯疱疹病毒脑炎经过系统治疗后，进行脑血流灌注显像，若病灶区示踪分布转为正常，说明治疗效果和预后均好，若较长时间出现低灌注区，则说明治疗效果不佳，而且预后较差。

3.判断肿瘤复发　某些颅内恶性肿瘤具有复发倾向，早期发现复发是获得整体治疗效果的关键。由于在此种情况下，患者一般多经过手术或放射治疗，因此，判断是否为肿瘤复发就必须与治疗后的脑组织水肿、坏死、血液循环障碍等相鉴别。利用PET代谢显像，可以从分子水平区分上述情况，为判断肿瘤复发提供准确依据。

4.估价预后　当疾病处于不同发展阶段时，均有预后和发展转归的问题。某些疾病由于在病情初期，未引起足够重视加以治疗或未进行有效治疗，结果可造成疾病恶化，甚至危及患者生命。核素显像可用于这些疾病的预后估价。例如：脑外伤后恢复期，CT扫描已经正常，但脑血流显像仍然显示脑内有低灌注区，说明神经细胞功能尚未完全恢复，应继续进行治疗，否则预后不佳。

核素显像法在中枢神经系统的应用主要遵循以下原则：以疾病为中心，综合应用各种核素显像方法，并与其他医学影像学技术相比较，在诊断和鉴别诊断，协助治疗、判断复发、估价预后等几个方面致力于更好地解决临床实际问题。对于不同疾病应用的侧重点应有所不同。例如：对蛛网膜囊肿主要采用脑池显像法，做出定位和定性诊断，并了解囊肿与正常脑池的交通情况和循环速度等。对脑梗死则可采用脑动态显像、脑血流灌注体层显像（SPECT）、脑PET血流和代谢显像等多种方法，以进行诊断和鉴别诊断、协助治疗、估价预后等。相信充分发挥神经核医学显像的优势，不仅能帮助临床提高治疗水平，而且还会为神经科学研究和发展做出贡献。

（马云川　张海琴　李坤成）

第六节 超声

一、超声诊断学的历史发展、现状和前景

应用超声的物理特性诊断人体疾病的科学称为超声诊断学。超声诊断学是医学和理工学相结合的一门新兴学科，它的发展主要依赖于超声显像仪的不断更新换代，超声诊断技术的逐渐成熟，以及超声专业理论的不断完善。

20世纪50年代初期，奥地利、美国、芬兰等国家的学者应用A型超声诊断法（又称超声示波诊断法），成功探测颅脑占位性病变之后，超声诊断技术在我国开始临床应用。此后，又将A型示波诊断法应用于乳腺、胆囊结石，以及妇产科疾病的诊断。我国上海市第六人民医院在1958年率先应用A型超声诊断法，对肝脏、乳腺、葡萄胎等疾病进行探测，逐渐摸索出一些疾病的技术操作手法，为超声的临床应用奠定理论基础，成为我国超声诊断史上的先行者。60年代以后A型诊断法在我国广泛开展，但由于A型诊断法是将回声以波的形式显示，探头在一个位置上仅能探测到组织器官的一条线，在示波屏仅能显示一维空间，许多问题很难解释清楚，对一些疾病的探测常不能取得令人满意的结果。

70年代末期，超声显像法（又称B型超声诊断法）在我国逐渐兴起，使我国的超声诊断技术产生质的飞跃，以解剖学或病理学的形态变化为基础，B超可实时显示人体器官的动态二维图像，并且行纵、横或斜切面扫查，使诊断准确性得到显著提高，以其图像清晰、诊断快速、可重复性好等优势取代了A型诊断法。80年代以来，我国超声诊断技术进一步发展，已广泛应用于头颅、心脏、腹部脏器、妇产科、浅表器官（眼睛、甲状腺、乳腺）等诸多脏器的检查，B型诊断如同雨后春笋般，很快在大、中、小型医院得到普及应用。90年代我国超声诊断技术已经接近或达到国际水平。

超声多普勒显像仪（D型诊断仪）的应用扩大了超声的检查范围，其和常规超声技术联合应用，能评价腹腔各脏器血管及外周血管的血流流向和流速，评价各脏器的功能，对疾病的鉴别诊断发挥重要作用。特别是经颅多普勒超声（TCD），应用低频多普勒超声，经颞、眼、枕及颈部透声窗，可检测大脑前动脉、大脑中动脉、大脑后动脉和椎动脉等脑血管的血流方向和速度，评价脑血管功能，有助于脑血管病的诊断，受到神经内、外科的重视。TCD能提供血液动力学资料，弥补了MRI、CT，以及X线脑血管造影等医学影像学技术的某些不足。

近几年来，介入性超声也已经在临床广泛应用，在实时超声的引导下，可以完成穿刺、插管、抽吸，以及灌注药物等治疗操作，深受临床医师和患者的欢迎。随着超声仪器的不断进步，体腔内多频超声探头的出现，介入性超声又有新的进展。现在许多大中型医院已经开展经食道、经直肠、经阴道、经膀胱的体腔内超声检查。由于体腔探头可以置入人体的自然通道之中，直接与受检组织器官相接触，缩短了与受检器官的距离，因而弥补了超声易受检查深度和骨组织干扰等缺陷，所获图像较前更加清晰，诊断的准确性更高。特别是近年开展的三维超声成像、腹腔镜超声探头、术中超声等新技术，为超声诊断开阔了新领域。应用三维超声成像技术，可清晰显示脏器及占位性病变的图像，尤其显示肿瘤相关血管更清晰，因此对肿瘤诊断、鉴别诊断及其治疗都有很大帮助。应用腹腔镜超声，将探头置入脏器表面进行检查，能避开肋骨、腹壁脂肪及肠腔气体的干扰，图像较体外探测更加清晰，可以检出较小病灶。术中超声检查能对手术时不能直接看到的病变进行探测，对指导手术有较大意义。

总之，超声诊断技术以其简单、方便、快捷、敏感性高等优点与普通X线检查、CT、MRI和核

医学检查成为现代化医院中五大影像学技术。它们在影像诊断中相互补充，在疾病的诊断和鉴别诊断方面发挥重要作用，成为现代医学不可缺少的部分。

超声技术的发展速度惊人，一方面医生的诊断水平不断提高，另一方面超声诊断仪器在快速更新换代。从最初A型超声诊断仪，到今天多功能高性能超声诊断仪，尤其与计算机技术结合，使超声仪器的功能越来越强大，图像清晰度、分辨力和诊断准确率均不断提高。但是，超声技术仍然有一些尚未解决的问题，例如：骨骼及含气脏器检查受限。超声波进入人体遭遇含气脏器时，其99.89%的超声波被反射回来形成全反射，而超声波全反射对超声诊断没有任何意义。骨组织也因超声波吸收系数较大的因素，不能被超声很好地显示。相反，普通X线检查、CT、MRI等检查技术可以弥补超声的该缺陷。因此，各种影像学技术可以相互补充。

超声诊断技术仍然有十分广阔的发展前景，它以设备普及、价格低廉、无痛苦、无损伤、无射线辐射危害、重复性好、敏感度高等优势，很多情况下成为筛选和首选检查方法，在医学影像检查中占据重要地位。

二、超声波成像的基本原理

（一）超声波的定义

波是自然界中普遍存在的现象，根据波的性质，可将其分为机械波和电磁波。根据机械波频率不同又分为次声波（频率<16Hz，可听声波（频率在16～2×10^4Hz），超声波（频率在2×10^4～10^8Hz），高频超声（频率10^8～10^{10}Hz），特高超声（频率>10^{10}Hz），超声波就是频率为2×10^4～10^8Hz的机械波。

（二）超声换能器

超声波仪器主要由主机和探头构成，探头又称为超声换能器，探头内有压电晶片，它的功能是把电能转换为声能，它可以发出超声波并接收超声回波。诊断用超声换能器的频率为2.0 MHz、2.5 MHz、3.5 MHz、5.0 MHz、7.5 MHz、10.0 MHz、换能器的频率不同，其穿透深度不同，而且分辨力亦不同。探头的频率越高，穿透深度越浅，但是分辨力越高；探头频率越低，穿透深度越深，而分辨力越低。所以，在检查患者时，要根据其检查部位选择不同频率的探头。

（三）超声波在体内的传播过程

获得超声波必须具备以下两个条件：

1. 波源，为机械振动的物体，可持续发出超声波。
2. 必须有能传播这种声波的弹性介质（包括固体、液体和气体介质）。

超声波仪器主机的基本构件包括发射、扫查、接收、信号处理和图像显示五个部分。主机提供高频交变电场，交变电流在20000 Hz以上，用于产生超声波。使用超声波仪器时，超声波的传播过程如下：由超声换能器产生振动，引起接触剂（医用超声耦合剂）的振动，接触剂又引起人体皮肤、脂肪及内脏的振动，这样超声波能量即进入了人体。之后再将反射和散射回来的超声波通过换能器接收，转换成信号图像，使之在荧光屏上显示，诊断医生再根据声像图的表现，做出疾病的诊断和鉴别诊断。

由于超声波有向外界传播的特性，同一物体在相同条件下，不论频率高低，其传播速度都是相等的，而声波在不同介质中的传播速度不同。根据超声波传播的速度，可将人体组织分为以下三类：

（1）实质性软组织（包括血液、体液）；
（2）骨组织（含软骨）；
（3）含气脏器（肺、胃肠道）。

在实质性软组织中，声速的平均值约为1540m/s，在气体中约为350m/s，在骨骼内的传播速度为4080m/s。因此，有必要了解超声波的频率、声速和波长三者之间的关系：

频率（f）：超声波在每秒钟内振动的次数。
声速（c）：为超声波向外界传播的速度。
波长（λ）：在振动的一个周期内，超声波的传播距离。

三者之间的关系见公式1-14：

公式1-14　$\lambda = c / f$ 或 $c = f \lambda$

除在固体中外,超声几乎总是以纵波的形式传播,不同频率的超声波在同一物体中传播,频率越高波长越短,反之,则相反。组织的声阻抗是超声波在人体组织中传播的主要基础。两种声组抗不同的组织的接触面称界面,由于声阻抗和界面大小不同,可发生超声波的反射、折射及衰减现象。

1.反射 超声在传播过程中,由于介质两个界面的声阻抗不同,一部分声能在此界面返回,这种返回称为反射。声阻抗（Z）为等于介质的组织密度（P）与声速（C）的乘积,见公式1-15：

公式1-15 $\boxed{Z = P \cdot C}$

例如：肝脏的密度是 1.050 g/cm^3,声速为 1570m/s,声阻抗 5.570×10^5,而颅骨的密度是 1.658 g/cm^3,声速为 3360m/s,声阻抗 5.570×10^3。由此可见介质密度越大,其声阻抗率就越大,而界面两边介质的声阻抗差决定声像图上脏器回声的强弱。只要界面两侧有声阻抗差,就产生反射和折射。

2.散射 超声在传播过程中遇到凹凸不平界面时,声波则向许多方向发生不规则反射、折射和绕射现象,此现象称为散射。

3.折射 由于两种介质内的声速不同,穿过大界面的透射声波可能沿入射声束的方向继续前进,也可能偏离入射声束的方向传播,这种偏离入射声束的方向传播现象称折射。

超声波在体内传播过程中,以上现象常并存。

4.衰减 超声波在传播过程中,随传播距离增加而逐渐减弱,这种现象称衰减。超声波在人体组织内传播时,被人体组织吸收,并发生反射、绕射、折射和散射等,均导致超声波衰减,故衰减是一个很复杂的过程。超声波衰减的主要原因是人体组织对其吸收。由于人体组织器官的结构不同,对超声波的吸收系数不同,常见组织的吸收系数见表1-3：

表1-3 常见组织的吸收系数

人体组织	吸收系数（L/g·cm）	超声频率（MHz）
水、体液	0.002	1
脂肪	0.600	1
软组织（平均值）	0.800	1
肝	0.900	1
肌肉	2.300	1
肺	4.800	1
空气	12.000	1
颅骨	13.000	1

由上表可见,水的吸收数很小,所以超声波在水中传播的距离较远；而骨质的吸收系数最大,超声波很难通过骨质进行传播。人体组织对超声波的吸收不仅与组织成分有关,还与其生理状态有关。正常组织和病变组织对超声波的吸收系数不同,肿瘤组织的吸收系数较大,炎症次之,正常组织最小。因此在使用超声波仪器时,应根据不同患者,不同病灶,来调节时间增益补偿（TGC）和深度补偿（DGC）,以减少衰减的现象。

（四）超声的能量分布和分辨力

1.声场 超声从声源发出所能传播到的范围称为声场。在声场范围内的一切物质均称为介质。声场实质上是超声的能量分布,由于人体中超声场的状态是超声波与人体组织相互作用的结果,因此了解超声场的性质对疾病诊断有重要意义。超声场分为近场和远场,近场的超声换能器超声束与换能器直径相等,反射界面垂直于换能器,因此反射的声波较强,近场图像的失真度较小。而远端超声束扩散,从扩散处开始称为远场。由于远场有声波散射,超声束不平行,反射的声波较弱,因此图像失真度高。为了减少远场的扩散,可以利用超声波仪器的深度补偿装置,抑制近场回声,增强远场回声,从而清晰地显示受检区域的深层结构。

2.超声的分辨力　应用高分辨力超声仪器获得的声像图，能清晰显示人体脏器的细微结构，有利于发现病灶。反之，应用分辨力低的仪器，所获图像质量不佳，必将影响诊断效果。

（五）超声的诊断基础

在超声诊断首先需要观察人体脏器的轮廓，其次观察脏器的内部结构。众所周知，人体各脏器的组织密度不同，造成声阻抗的差别，由此引起超声波的不同回声。根据声像图显示脏器的形态、组织结构、边缘，及其周围组织的回声等征象，进行综合分析和判断，才能做出诊断。分析超声图像应该注意以下要点：

1.边缘回声

（1）脏器形态　观察受检脏器形态有无改变，边缘是否完整，有无隆起、凹陷以及回声失落区域。

（2）脏器的大小　注意受检脏器各径线测量值是否正常，有无增大或缩小。

（3）脏器的位置　观察脏器的位置有无偏移及其活动度。

2.内部回声　分析脏器内部回声强弱、粗细以及均匀度，脏器血管分布和走行，以及病灶本身的回声，有无声晕等。

3.周围脏器的回声　分析周围脏器有无受压、移位、变形、扩张等，应从一系列连续切面及不同方位切层进行分析，根据声像图的改变作出综合性判断。由于超声成像存在各种伪影，不要轻易根据一幅图像诊断疾病。主要伪影有：

（1）气体伪影　胃、十二指肠腔内气体伪影可遮盖其下方肝脏和胰腺头部。

（2）低衰减区伪影　位于胆囊后方肝脏的肿物常被胆囊后方的增强伪影所遮盖而导致漏诊。

（3）仪器增益调节伪影　若选择增益过低，可导致回声低的界面不能显示；而增益过高，则掩盖小病灶。

所以在超声检查中，要根据回声所在部位、强弱、多少和分布情况进行综合分析，判断病变的部位、来源（原发灶或转移灶）、数目（单发或多发）和病变的性质（炎性或肿瘤，良性或恶性等）。

三、颅脑超声的临床应用

颅脑超声检查已成为新生儿和婴幼儿常规筛查有无颅内病变的首选手段，借助此项检查，常可发现一些无明显临床症状的颅内病变患儿。目前超声主要用于新生儿和婴幼儿颅内出血、缺血缺氧性脑病、脑积水、颅内囊肿和颅脑感染等疾病的诊断。

四、超声的检查方法

在超声检查的过程中，医生应结合患者的病史和体征，对声像图的特点进行综合分析。某些疾病会产生同病异影或异病同影的现象，因此要求超声医师具有相关临床知识及超声专业诊断经验，才能对疾病做出准确诊断和鉴别诊断。为了保证诊断质量，必须掌握正确的检查方法，以获得清晰的超声图像。

在检查患者的过程中，应注意以下要点：

（1）使用各种不同切面探测所检查的脏器及病灶；

（2）尽量消除或避开声束传播过程中的障碍。

本书讨论的中心内容为神经影像学，因此下面将重点介绍颅脑疾病的检查方法，及其常见疾病的超声表现。由于颅脑超声检查受限于颅骨引起的声能吸收及声束散射的影响，目前主要用于新生儿及两岁以下囟门未闭的婴幼儿。本节仅对此年龄组小儿的颅脑超声检查作简单介绍。

（一）仪器选择

经囟门检查时首选5 MHz扇扫探头，在经双颞侧探查时应改用2.5～3.5MHz频率较低的探头。

（二）探查步骤

1.检查前准备　患儿平卧，暴露前囟部位，固定头部（最好由助手双手扶持）。对哭闹不易固定的较大幼儿，可用10%水合氯醛口服，待患儿入睡后检查。

2.检查方法　首先进行前囟部位的常规检查，然后根据病情以体轴横断位作为补充。前囟检查时，将探头垂直放于前囟部位，扫描扇面沿前后方向展开，由前向后缓慢移动探头，自额部向枕部获得五个基本冠状切面图像。然后，在上述部位将探头旋转90°，自中线开始转向一侧并缓慢转动探头，观察图像变化,直至颞侧图像消失,重点观察三个矢状断位图像。在完成冠、矢状位扫查后,必要时加作体轴横断位(在颞骨部以外耳道与眼外眦连线所在平面作参考)扫描,以观察中脑大脑脚至颅顶部不同横断图像的颅内结构。

3. 颅脑超声检查的注意事项

(1) 首先应注意调节超声仪的条件,使近场、远场增益适当,保证正常脑组织显示为弥漫性的低回声,脑室腔呈现为无回声区。

(2) 应注意扫查的手法,缓慢移动探头,仔细扫描以免遗漏扫描野。扫查过程中一定要注意双侧脑实质及脑室的对比观察,因为双侧脑内结构形态或回声的不对称,常提示有病理改变。

(3) 在探查过程中,应以满意显示颅脑解剖结构及病变为准,而不必局限于获取标准冠状或矢状位图像。

五、颅脑超声检查的常用基本切面及正常图像所见

(一) 经前囟冠状切面

1. 经额叶断面　图像显示额叶呈弥漫中低回声为此切面的特点(图1-102A)。

2. 经侧脑室前角断面　侧脑室前角呈羊角状狭窄无回声区为其特点。此外,尚可见位于前囟下方、呈中等回声的尾状核头,以及位于中线的透明隔腔(图1-102B)。

3. 经侧脑室体部断面　侧脑室仍呈裂隙状,可见无回声的第Ⅲ脑室和中等回声的丘脑背侧(图1-102C)。

4. 经侧脑室三角区颞角断面　显示粗大、呈"八字"形强回声的脉络丛为其特征性表现(图1-102D)。

5. 经枕叶和小脑断面　小脑呈等边三角形弥漫性较强回声,三角形的两个斜边代表小脑幕(图1-102E)。

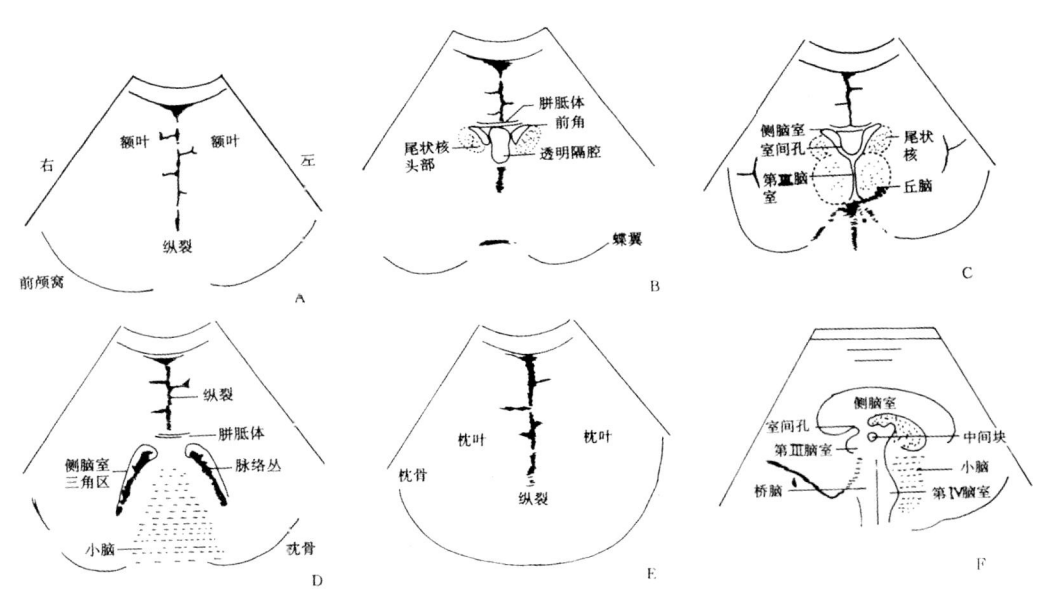

图1-102　颅脑超声检查正常所见

A 通过额叶斜冠状断面
B 通过侧脑室前角斜冠状断面
C 通过侧脑室体部冠状断面
D 通过侧脑室三角区的冠状断面
E 通过枕叶的斜冠状断面
F 前囟旁正中矢状断面图

（二）前囟矢状断面

1. **正中矢状断面** 主要显示第Ⅲ脑室纵切面和附近结构，以及第Ⅳ脑室（图1-103a）。

2. **旁正中矢状断面** 由颅脑中线向颞侧扫描，显示侧脑室呈眉梢样无回声区，其下方的椭圆形低回声为丘脑，形状似眼球。适当移动探头可满意显示侧脑室的整体结构（图1-103b）。

3. **旁矢状断面** 探头继续向颞侧移动，侧脑室图像消失，代之以双颞叶脑组织回声。

（三）体轴横断位

与冠、矢状体层图像比较，因受颅骨影响，通常难以获得体轴横断位的满意图像。此层面有助于显示硬脑膜下积液，由脑底向颅顶扫描，依次显示脑干、小脑、丘脑、第Ⅲ脑室及侧脑室等结构。

（四）脑室的测量

判断脑室大小对诊断颅内出血、脑积水等疾病有十分重要的意义。侧脑室宽度是最常用而敏感的指标。在前囟进行冠状切层扫查，在经侧脑室体部和第Ⅲ脑室的体层图像上，测量侧脑室内侧壁至外侧壁的距离。不同年龄组其宽度不同，新生儿一侧侧脑室宽度为1～3mm，其他年龄组尚无统一的正常值标准。

此外，还可测量第Ⅲ脑室宽度，正常新生儿不超过2mm，若第Ⅲ脑室呈圆形，表明已有扩张。其他脑室测量指标的实用价值较小。

（五）正常声像图特点

1. 脑实质（额、顶、颞、枕叶等）一般表现为均匀低回声，脑沟、脑回和脑裂的轮廓清晰。

2. 形态具有特征性的尾状核和背侧丘脑，表现为境界清楚的中等回声。小脑的回声则较强。

3. 脑室腔内为无回声，脑室壁回声纤细光滑。侧脑室三角区脉络丛表现为粗"八字"形强回声。

（王萍　赵逸）

参 考 文 献

1. 王世真．中国医学百科全书核医学分册．上海：上海科学技术出版社，1986
2. 钱蕴秋．临床超声诊断学．北京：人民军医出版社，1991，1～2
3. 凌锋．介入神经放射学．北京：人民卫生出版社，1991
4. 周新昌，郭万学．超声医学．第二版．北京：科学技术文献出版社，1994，1，5～6
5. 潘中允．临床核医学．北京：原子能出版社，1994
6. 张景源．创世纪的伟大发现-纪念X线发现100周年．国外医学放射医学核医学分册，1995，19：193～194
7. 周继文．纪念贝克勒尔发现放射性元素铀100周年．国外医学放射医学核医学分册，1996，20：1
8. 李坤成．心血管磁共振成像诊断学．北京：人民卫生出版社，1997
9. 张红梅，高培毅，胡平英，等．脑组织血流灌注的动态CT定量研究．中华放射学杂志，1999，33：448～451
10. 杨星，马彪，苏勤，等．螺旋CT三维重建的方法及技巧．中华放射学杂志，1999，33：492～494
11. 张晨，潘纪戍，胡小芳，等．螺旋CT血管造影在颅脑血管上的应用技术．中国医学影像技术，2001，17：90～91
12. 梁建英，郭兴，王二牛，等．CT脑组织血流灌注成像方法的研究．中华放射学杂志，2001，35：751～754
13. 卢洁，李坤成，杜祥颖．CT灌注成像在短暂性脑缺血发作的初步研究．中华放射学杂志，2002，36：330～333
14. 田嘉禾．注意发展神经系统PET显像研究．中华核医学杂志，2003，23：9～11
15. 季倩，郑凯尔，陈峰．脑功能磁共振成像的临床应用．临床放射学杂志，2004，23：81～83
16. 阚文浩，胡燕．CT多窗技术的探讨及临床应用．临床放射学杂志，2004，23：262～264
17. 陆建平，刘崎，何新江，等．三维对比增强MR血管成像对颈部动脉病变的诊断价值．中华放射学杂志，2004，38：76～81
18. 麦筱莉，储成凤．手运动相关脑功能皮层功能磁共振成像原理及临床应用．中国医学影像技术，2004，20：294～297
19. 卢洁，李坤成．多排螺旋CT在神经放射的应用进展．中国医学影像技术，2005，21：1457～1459
20. 张权，张云亭，李威．数字计算相关脑功能区定位的fMRI研究．临床放射学杂志，2005，24：103～107

21 吴庆德，胡春洪，姚翠云．注射流率对脑CT灌注成像血流动力学的影响．中华放射学杂志，2006，40：458～461

22 何黎民，贾富仓，李修往，等．BOLD和DTI图像在神经导航中的配准、纤维束示踪及临床应用．中国医学影像技术，2007，23：495～499

23 Ambrose J. Computerized transverse axial scanning (tomography). Part2：Clinical application. Brit J Radiol，1973，46：1023～1047

24 Hounsfield G N. Computerized transverse axial scanning (tomography). Part1：Description of system. Brit J Radiol，1973，46：1016～1022

25 Ohnesorge B, Flohr T, Schaller S, et al. The technical bases and uses of multi-slice CT. Radiology，1999，39：923～931

26 Tomura N, Hashimoto M, Sashi R, et al. Superselective Angio-CT of brain tumors. AJNR，1996，17：1073～1080

27 James T L, Margulis A R. Biomedical Magnetic Resonance. San Francisco：University of California Press，1984

28 Young S W. Nuclear Magnetic Resonance Imaging Basic Principles. Raven Press，1984

29 Tress B M, Desmond P M, et al. Magnetic resonance angiography.I. Basic Principles. Australia Radiol，1993，37：236～238

30 Matthaei D, Haase A, et al. Cardiac and vascular imaging with an MR snapshot technique. Radiology，1990，177：527～532

31 Strauss L G, Conti P S. The application of PET in clinical oncology. J Neucl Med，1991，32：623～648

32 Hawkins R A, Hoh C, Glaspy J. et al. The role of positron emission tomography in oncology and other whole-body appications. Semin Neucl Med，1992，22：268～284

33 Katzenellenbogen J A, Coleman R E, Hawkinset R A, et al. Tumor receptor imaging：proceedings of the national cancer institute workshop, review of current work, and prospective for further investigations. Clin Cancer Res，1995，1：921～932

34 Jones T R, Kap lan R D, Atlas S W, et al. Single- versus multi-detector row CT of the brain：quality assessment. Radiology，2001，219：750～766

35 Kotter E, Langer M. Digital radiography with large-area flat- panel detectors. Eur Radiol，2002，12：2562～2570

36 Moll R, Kinke H P. Value of the CT angiography in the diagnosis of common carotid artery bifurcation disease：CT angiography versus digital subtraction angiography and color flow Doppler. Eur J Radiol，2001，39：1552～1621

37 Akimoto H, Nagaoka T, Nariai T, et al. Preoperative evaluation of neurovascular compression in patients with trigeminal neuralgia by use of three-dimensional reconstruction from two types of high-resolution magnetic resonance imaging. Neurosurgery，2002，51：956～962

38 Toosy A T, Ciccarelli O, Parker G J, et al. Characterizing function structure relationships in the human visual system with functional MRI and diffusion tensor imaging. Neuroimage，2004，21：1452～1463

39 Guye M, Parker G J, Symms M, et al. Combined functional MRI and tractography to demonstrate the connectivity of the human primary motor cortex in vivo. Neuroimage，2003，19：1349～1360

40 Koenig M, Klotz Z, Luka B, et al. Perfusion CT of the brain：diagnostic approach for early detection of ischemic stroke. Radiology，1998，209：85～93

41 Barnea-Goraly N, Menon V, Eckert M, et al. White matter development during childhood and adolescence：A cross-sectional diffusion tensor imaging study. Cereb Cortex，2005，15：1848～1854

42 Chen S, Ikawa F, Kurisu K, et al. Quantitative MR evaluation of intracranial epidermoid tumors by fast fluid-attenuated inversion recovery imaging and echo-planar diffusion weighted imaging. AJNR，2001，22：1089～1096

43 Fandino J, Kollias S S, Wieser H G, et al. Intraoperative validation of functional magnetic resonance imaging and cortical reorganization patterns in patients with brain tumors involving the primary motor cortex. J Neurosurg，1999，91：238～250

44 Holowka S A, Otsubo H, Iida K, et al. Three-dimensionally reconstructed magnetic source imaging and neuronavigation in pediatric epilepsy：Technical note. Neurosurgery，2004，55：1226～1237

45 Rubin G D, Shiau M C, Leung A N, et al. Aorta and iliac arteries：single versus multiple detector-row helical CT angiography. Radiology，2000，215：670～676

46 Ota H, Takase K, Igarashi K, et al. MDCT compared with digital subtraction angiography for assessment of lower extremity arterial occlusive disease：importance of reviewing cross-sectional

images. AJR, 2004, 182: 201~209
47 Willmann J K, Wildermuth S, Pfammatter T, et al. Aortoiliac and renal arteries: prospective intraindividual comparison of contrast-enhanced three-dimensional MR angiography and multi-detector row CT angiography. Radiology, 2003, 226: 798~811
48 McDougal J L, Valentine R J, Josephs S, et al. Computed tomographic angiography has added value in patients with vascular disease. J Vasc Surg, 2006, 44: 998~1001
49 Yang C W, Carr J C, Futterer S F, et al. Contrast-enhanced MR angiography of the carotid and vertebrobasilar circulations. AJNR, 2005, 26: 2095~2101
50 Josephson S A, Bryant S O, Mak H K, et al. Evaluation of carotid stenosis using CT angiography in the initial evaluation of stroke and TIA. Neurology, 2004, 63: 457~460
51 Smith W S, Roberts H C, Chuang N A, et al. Safety and feasibility of a CT protocol for acute stroke: combined CT, CT angiography, and CT perfusion imaging in 53 consecutive patients. AJNR, 2003, 24: 688~690
52 Greer D M, Koroshetz W J, Cullen S, et al. Magnetic resonance imaging improves detection of intracerebral hemorrhage over computed tomography after intra-arterial thrombolysis. Stroke, 2004, 35: 491~495
53 Griffiths P D, Wilkinson I D. MR imaging of recent non-traumatic intracranial hemorrhage: early experience at 3T. Neuroradiology, 2006, 48: 247~254

第二章 脑血管病

第一节 概 论

脑血管病（cerebrovascular disease，CVD）是一类由各种脑血管源性病因所致脑部疾病的总称，是严重危害人类健康和生存质量，致死致残率高，给患者、家属及社会造成极其沉重负担的常见病、多发病。现代流行病学调查研究表明，脑血管病与心血管病、恶性肿瘤已构成人类的3大致死病因，在一些国家，尤其是北方寒冷地区，脑血管病在致死病因中高居首位。

一、脑血管病的流行病学

1.脑血管病的发病率和患病率

世界卫生组织（world health organization，WHO）公布的数据显示，脑血管病的发病率为165～245人/10万人口/年，平均为200人/10万人口/年，从全球范围看，以日本发病率为最高。脑血管病的发病率随年龄增长上升显著，各年龄组的男性发病率均高于女性。

国内资料表明：本病以老年人群高发，在65～74岁年龄组，脑血管病的年发病率为1516人/10,万人口/年；而在35～44岁年龄组，则仅为61.41人/10万人口/年，两者的比例为24∶1。但是，近年来本病的发病有年轻化趋势，35～44岁年龄组的发病率上升。

1982年我国6城市调查脑血管病的年患病率：35～44岁年龄组为154人/10万人口，65～74岁年龄组为4100人/10万人口后者为前者的26.6倍。

根据1992年全国脑血管病防治中心的统计，我国脑血管病的发病率在城市为180/10万人口/年，农村为110人/10万人口/年。若按地区划分，发病率以东北地区最高，达309人/10万人口/年，广东和广西最低，为40人/10万人口/年。

2.脑血管病的死亡率 有关统计资料表明，在40多个国家，脑血管病居人口死亡原因的前3位。大多数国家脑血管病的死亡率约为100/（10万人口/年），占总死亡率的11.3%左右。我国是脑血管病的高发国家，脑血管病是第2位死亡原因，占城市人口总死亡率的20.98%，农村人口总死亡率的15.57%。北京、上海等大城市，脑血管病的死亡率高达135.3人/10万人口/年，脑血管病的年死亡率与年龄正相关，年龄每增加5岁，死亡率就增加1倍。

近年来脑血管病，尤其出血性脑血管病的死亡率在一些发达国家呈下降趋势，以美国的下降幅度最大，这可能与全民医疗保健水平提高，对高血压、动脉硬化和糖尿病等基础疾病的有效控制有关。

3.脑血管病的发病时间 出血性脑血管病发病的时间规律性不强，多数患者起病急、临床症状明显，由于CT扫描的广泛应用，该病多能得到及时诊断和治疗。缺血性脑血管病多在凌晨发病，起病缓慢，临床症状逐渐加重，所以往往延误诊治时机。

4. 脑血管病的家族及地理因素　目前，对遗传是否是脑血管病的发病因素尚无肯定性结论，但是通常认为脑血管病的发病有家族倾向。从全球角度看，脑血管病的分布有较大差异，日本的发病率最高，而波兰和墨西哥较低。

国内资料证明，脑血管病的发病率和死亡率有地理分布的特点：城市高于农村，北方高于南方，东部高于西部，平原高于山区。但是也有例外情况，例如：内蒙古自治区虽为北方省份，但是脑血管病的发病和死亡率在全国最低，而位于中国西部的西藏自治区，其脑血管病发病率及死亡率却居全国首位。

5. 脑血管病的预后　脑血管病的死亡率较高，一般在30%～60%。影响其预后的因素很多，主要取决于脑血管病的类型、部位、范围及治疗的手段和疗效。一般认为脑梗死患者的存活率高于脑出血，蛛网膜下腔出血患者的存活率高于脑实质出血，男性患者的存活率高于女性，青年患者的存活率高于老年。但是影响脑血管病预后不容忽视的另一外个因素是诊疗技术。由于现代医疗技术的飞速发展，使许多以前难以明确诊断，或不能治疗的脑血管病得到及时确诊并治愈。例如：伴随着神经影像学的进步，显微神经外科手术和神经介入等先进技术得以临床应用，使脑血管病尤其是出血性脑血管病的死亡率大大降低，并有效控制了其复发。

脑血管病患者的存活率受多种因素影响：

(1) 脑实质出血患者的生存率较低。

(2) 昏迷患者的存活率低，而且其存活率与昏迷时间和程度成反比。

(3) 有心功能不全、心电图异常、高血压（尤其舒张压≥110mmHg）患者的死亡率高。

(4) 脑动脉阻塞程度越重，患者的存活率越低。

(5) 患者年龄越大，存活率越低。

(6) 患者运动增多，则存活时间较长。

(7) 有25%～30%的脑血管病患者在2～3年内复发。据文献报道，脑血管病复发1次者占患者总数的74%，复发2次者占22%，复发3次者仅有4%，复发4次以上者极少见。复发时间间隔越近，患者的存活率越低。例如80%蛛网膜下腔出血的患者在6周内复发，而该病的死亡率很高。

6. 脑血管病的预防　现代医学研究证实，高血压是脑血管病的主要促发因素，所以有效控制高血压是防治脑血管病的重要途径。根据近年来脑血管病发病年龄提前的趋势，应该早期对高血压病进行防治，以进一步降低脑血管病的发病率。除应用药物进行防治外，预防措施还包括科学饮食、适当锻炼、戒除不良习惯（如吸烟和酗酒等）及定期体检等。

二、我国脑血管病的分类

根据我国国情，1986年中华医学会第2次全国脑血管病学术会议，第3次修订了我国脑血管病分类草案，现简述如下：

（一）颅内出血

1. 蛛网膜下腔出血
(1) 动脉瘤破裂
A. 先天性动脉瘤
B. 动脉硬化性动脉瘤
C. 细菌性动脉瘤
(2) 血管畸形
(3) 动脉硬化
(4) 颅内异常血管网症
(5) 其他病因引起的蛛网膜下腔出血
(6) 原因不明的蛛网膜下腔出血

2. 脑出血
(1) 高血压脑出血
(2) 继发脑梗死引起的脑出血
(3) 肿瘤性脑出血
(4) 血液病引起的脑出血
(5) 动脉炎引起的脑出血
(6) 药物如抗凝、溶栓剂等引起的脑出血
(7) 脑血管畸形或动脉瘤引起的脑出血
(8) 其他病因引起的脑出血
(9) 原因不明的脑出血

3. 硬膜外血肿

4. 硬膜下血肿

(二) 脑梗死
1. 脑血栓形成
(1) 动脉粥样硬化引起的脑血栓形成
(2) 各类动脉炎引起的脑血栓形成
(3) 外伤及其他物理因素所致的脑血栓形成
(4) 血液病所致的脑血栓形成
(5) 药物引起的脑血栓形成
(6) 其他原因所致的脑血栓形成
2. 脑栓塞
(1) 心源性脑栓塞
(2) 动脉源性脑栓塞
(3) 其他（脂肪栓、气栓、瘤栓、寄生虫栓、静脉炎栓等）原因所致的脑栓塞
3. 腔隙性脑梗死
4. 血管性痴呆
5. 其他

(三) 短暂性脑缺血 (TIA)
1. 颈内动脉系统
2. 椎-基底动脉系统

(四) 脑供血不足

(五) 高血压脑病

(六) 颅内动脉瘤
1. 先天性动脉瘤
2. 动脉硬化性动脉瘤
3. 细菌性动脉瘤
4. 外伤性动脉瘤
5. 其他原因所致的动脉瘤

(七) 颅内血管畸形
1. 动-静脉畸形
2. 海绵状血管瘤
3. 静脉血管畸形
4. Galen 静脉瘤
5. 颈内动脉海绵窦瘘
6. 毛细血管扩张症
7. 脑-面血管瘤
8. 颅内-颅外血管交通性脑动静脉畸形

9. 其他

(八) 脑动脉炎
1. 感染性动脉炎
2. 大动脉炎
3. 弥散性红斑狼疮
4. 结节性多动脉炎
5. 颞动脉炎
6. 闭塞性血栓性脉管炎
7. 钩端螺旋体动脉炎
8. 其他原因的动脉炎

(九) 脑动脉盗血综合征

(十) 颅内异常血管网

(十一) 颅内静脉窦及静脉血栓形成
1. 海绵窦血栓形成
2. 上矢状窦血栓形成
3. 直窦血栓形成
4. 横窦血栓形成
5. 其他静脉窦血栓形成

(十二) 脑动脉硬化

三、脑血管病的影像学诊断

影像学检查对脑血管病的早期诊断和正确治疗发挥重要甚至决定性的作用，随着影像学设备和后处理技术的飞速发展，脑血管病的影像学检查技术正在向多种检查手段综合应用、结构和功能相结合的方向发展，以提供形态学、血流动力学、脑代谢和功能信息，在脑血管病的早期诊断、鉴别诊断、治疗方法选择、病变动态监测、疗效、预后和康复状态的判断等方面发挥越来越重要的作用。

(一) 普通X线片检查
普通头颅X线片检查对脑血管病的诊断无临床应用价值。

(二) CT检查
CT机的问世，使神经影像学发生了一场革命。在此之前，脑血管病的诊断，尤其出血性和缺血性脑血管病的鉴别诊断难度较大，误诊率高达25%左右。CT扫描能直接清楚显示脑组织结构，准确区

分脑出血与脑梗死，确定脑血管病的部位、大小、性质等，已经成为脑血管病的首选影像学检查方法。螺旋CT容积采集及三维重建技术，实现了脑CT灌注成像（CT perfusion，CTP）和CT血管成像（CT angiography，CTA），尤其自多排螺旋CT（multi-detector spiral CT，MSCT）问世以来，CT在脑血管病的临床应用价值也得到了更大提高。

由于通常脑梗死在发病6h之内，普通CT平扫难以发现典型的缺血性低密度病灶，因此，既往急诊患者CT诊断缺血性脑血管病的准确率约为85%。而脑出血病灶在CT图像上表现为特征性高密度，CT扫描可直接显示出血的部位、大小、数量、占位效应及是否破入脑室等情况，并可观察血肿的演变过程。在蛛网膜下腔出血时，普通CT平扫虽然很难显示破裂的动脉瘤，或者脑动-静脉畸形，但是可以显示有、无蛛网膜下腔出血，明确出血部位，判断是否破入脑室等，并可显示动脉瘤内的血栓及其周围情况。CT诊断出血性脑血管病的准确率几乎接近100%。

脑CTP利用对比剂团注和亚秒级快速扫描方法，能早期发现脑灌注异常区域，区分可逆与不可逆缺血组织，发病6h内显示急性脑缺血病病灶的敏感性为90%，特异性达100%，而且能够区分急性脑梗死与TIA，提高了CT在指导急性缺血性脑卒中溶栓治疗中的价值。CTA具有检查简便、快速、创伤小，能同时显示血管管腔、管壁病变、血管周围结构，以及便于观察颅内、外动脉整体情况等优点。CTA的三维后处理计算方法主要有3种：最大密度投影法（MIP）、表面遮盖显示法（SSD）和容积再现（VR）。根据文献报道：CTA显示脑血管的失真度比MRA小，诊断脑血管狭窄性病变的准确度高，具有很大的临床应用潜力。

（三）MRI检查

MR成像为脑血管病的诊断提供了更多的检查方法，尤其是近年来应用于临床的一系列先进技术，包括脑灌注加权成像（perfusion weighted imaging，PWI）、弥散加权成像（diffusion weighted imaging，DWI）、弥散张量成像（diffusion tensor imaging，DTI）、磁共振波谱（magnetic resonance spectroscopy，MRS）和基于血氧水平依赖技术的功能MRI(functional MRI，fMRI)等。这些技术能够反映脑血流灌注情况、显示超早期脑缺血、追踪脑白质纤维走行，显示组织代谢和生化改变，以及脑功能区的重塑等情况，其深入研究和逐渐推广，为脑血管病的诊断开辟了新途径。

与CT相比，MRI用于脑血管病检查有以下优势：

1. MRI无骨质伪影的干扰，显示后颅窝、脑干结构及病变更为清晰。

2. MRI具有多方位直接成像能力，显示颅脑结构无死角。

3. 利用其流空效应，MRI可直接显示脑动脉瘤、脑动静脉畸形、Moya-moya等脑血管病的异常血管病变。

4. MRI显示脑梗死病灶更清楚。

5. MRA属于无创伤、无射线辐射技术，一般无需应用对比剂，即能清楚显示脑血管的大中分支。

因此，MRI在临床得到较广泛应用。随着超快速扫描技术的不断完善，结合应用对比剂进行首次通过MRA检查，其图像更加清晰。但近年来MSCT的发展，能够轻松实现快速、大范围的CTA扫描，使CTA的空间分辨力已达到数字减影血管造影（DSA）水平，因此在临床、尤其急诊逐步取代了MRA的优势地位。

（四）放射性核素显像检查

神经系统放射性核素显像检查，在显示脑血流和脑功能方面已经得到较为广泛的应用。

1. 放射性核素显像能显示脑血管病的形态改变，例如：脑肿瘤内部的出血，表现为"面包圈"征（dough-nut sign）。脑梗死呈楔形放射性缺损区，其脑显像与脑梗死的病程有关，在发病4~6周内，显示异常改变的阳性率高达70%~90%。

2. 放射性核素显像能进行局部脑血流测定　应用SPECT监测局部脑血流（rCBF），显示缺血性脑血管病的异常脑血流改变较CT和MRI早，可用于评价缺血脑组织存活能力和可逆性，对缺血性脑血管病的早期溶栓治疗有帮助。亦可应用诊断脑动-静脉畸形患者，并进行rCBF监测。

（五）经颅多普勒超声检查（TCD）

作为非创伤性检查手段，可进行脑血管病的筛选和脑血管病术中和术后的监测。

（六）常规 X 线血管造影及 DSA 检查

常规 X 线脑血管对比剂与 DSA 的操作方法相同，在多数新型 X 线血管造影机上，均能进行这两种方法的检查，临床可根据需要灵活加以选用。

无论应用常规方法还是 DSA 法进行 X 线脑血管造影，均采用 Seldinger 技术，经股动脉穿刺插管，进行选择或超选择性全脑 X 线血管造影。由于 X 线脑血管造影直接将对比剂注入靶血管，因此一直被认为是诊断脑血管病的"金标准"，但是由于其具有创伤性、危险性、复杂性和高费用等缺点，近年来越来越受到 CTA、MRA 以及超声等检查方法的挑战，目前，DSA 已经很少单纯用于诊断检查，而更多用于实施介入治疗。

第二节 脑梗死

脑梗死是一种最常见的缺血性脑血管病，其中主要包括脑栓塞和脑血栓形成两种。脑梗死所累及的部位与缺血原因直接相关。由循环衰竭引起的脑缺血，其梗死灶常位于脑血管各主要分支的交界区和边缘地带，或者脑动脉的终末小分支区。例如：大脑中动脉与大脑后动脉在大脑顶枕叶的交界区、大脑中动脉与大脑前动脉在额叶的交界区等。局部脑缺血所致的脑梗死则与受累动脉的支配区一致。梗死区的大小与有无侧支循环，及其有效程度有关。通常脑动脉起始部阻塞所致的梗死区较大，而脑动脉分支阻塞所致的梗死区较小。大脑中动脉供血区较大脑前动脉供血区更容易发生脑梗死，原因主要在于大脑中动脉是颈内动脉的直接延续，血管较粗，外来栓子容易进入造成栓塞；其次，两侧大脑前动脉之间经前交通动脉相连，代偿良好，不容易发生脑梗死。

脑梗死是由脑组织较长时间缺血、缺氧，引起脑细胞不可逆损伤所致。其病因依次为：脑血管本身的病变、心脏病、血液病和其他原因，其中最主要的病因是脑动脉粥样硬化。

脑动脉粥样硬化性脑梗死（atherosclerotic brain infarction，ABI），简称动脉硬化性脑梗死。动脉硬化性脑梗死的直接原因是动脉粥样硬化，为中老年人最常见的疾病之一。但是据文献报道，动脉硬化始于幼儿期，在2岁时即可发现患者有动脉硬化的改变，20岁左右可发生冠状动脉硬化，30岁以前即发生脑动脉硬化。动脉硬化按以下顺序依次发生：先累及主动脉，然后是冠状动脉（包括其他主动脉的一级分支，如肾动脉），最后才累及脑动脉。近年来学术界对动脉粥样硬化进行了广泛、深入的研究，已经明确本病是由多种因素相互作用于不同环节所致，这些因素称之为易患因素或危险因素。其中包括：

1. 发病年龄在40岁以上（最近该年龄段有下降趋势）。

2. 男性患者多于女性1倍。

3. 脑力劳动者多于体力劳动者。

4. 进食动物性脂肪、胆固醇、糖、盐多者易患动脉硬化。

5. 血清胆固醇、甘油三酯、低密度脂蛋白、极低密度脂蛋白增高，而高密度脂蛋白降低者易患本病。

6. 60%～70%的动脉硬化患者伴有高血压。

7. 吸烟可使动脉痉挛，促进血小板凝聚，导致动脉硬化发展。

8. 糖尿病患者发生动脉硬化是非糖尿病者的2～3倍。

9. 本病具遗传倾向，父母有动脉硬化，其子女的发病率是常人的5倍，其中常染色体显性遗传所致的家族性高血脂症，是家族易患此病的主要原因。

10. 长期肥胖或在短期内迅速肥胖、体重增加者易患此病。

11. 甲状腺及性功能低下的患者，血中胆固醇，甘油三酯增高,可促使本病的发生。

12. 精神高度紧张能影响血管的运动与营养,使血管痉挛,加速本病的发生。

13. 其他危险因素还有:微量元素铬、锰、锌、矾、硒等摄入量少,而铅、镉、钴的摄入量增多,A型血型和维生素C缺乏等。

一、病因与发病机制

(一)脂类代谢障碍

脂类代谢障碍是动脉粥样硬化最早出现和最主要的原因。构成动脉壁上粥样硬化斑块的主要成分是胆固醇和胆固醇酯。研究表明,动脉粥样硬化斑块中的脂类主要来自血浆,而血浆中的胆固醇、甘油三酯、磷脂是通过与载脂蛋白结合生成脂蛋白进行运转的。其中低密度脂蛋白(LDL)含胆固醇和胆固醇酯最高,极低密度脂蛋白(VLDL)含甘油三酯最高。血浆中增高的脂类在动脉内膜脂蛋白酯酶的作用下被分解为碎片,再由动脉壁内皮细胞直接吞噬,或透过内皮细胞间隙、通过内皮细胞的LDL受体进入动脉壁。脂蛋白进入动脉壁后,在平滑肌细胞的间隙中堆积,引起平滑肌细胞增生。此外,脂蛋白还降解出胆固醇,胆固醇酯和甘油三酯,进而刺激纤维组织增生,形成粥样硬化斑块。

(二)血流动力学的因素

在正常情况下,脂类进入与移出血管内膜的过程处于动态平衡状态。但是在动脉的分叉、拐弯处,血管内膜较不规则,血流变成湍流或漩涡,可导致血管内膜的损伤,使脂类进入内膜和形成粥样硬化斑块的进程加速。所以,动脉粥样硬化好发于颈内动脉的起始部、虹吸弯及头臂动脉的起始部等部位。

(三)血小板的聚集作用

经电子显微镜观察,发现血小板易在动脉分叉处聚集,血小板与血管内皮细胞的相互作用,可导致血管内膜损伤,从而更容易使血小板在损伤部位黏附聚集,引起血栓形成,促使动脉粥样硬化斑块的发展。

(四)高血压因素

高血压病患者的血管内膜长期受到较强血流的冲击,导致血管内膜的机械性损伤,促使动脉粥样硬化的发生和发展。据有关资料统计,60%~70%的动脉硬化患者同时患有高血压。

二、病理

动脉粥样硬化主要累及大型弹力动脉(主动脉)和中型弹力动脉(肾动脉和冠状动脉)和脑动脉,主要有3种病理改变,包括脂质条纹病变、纤维斑块病变和复合病变。

动脉粥样硬化的早期,在动脉内膜的表面可发现小至数毫米的黄色斑点及数厘米长的黄色脂肪条纹。这些脂质条纹在动脉内膜上较平坦或略高出内膜,不引起血管闭塞,也基本不影响血流,因此,此期并无临床症状。脂质条纹病变进一步发展,可形成黄色、隆起的粥样硬化斑块,凸向血管腔内,或在动脉分支的开口处,形成环状或偏侧隆起。斑块主要由增生的结缔组织和间有脂质的平滑肌细胞组成。斑块长大时,向血管腔内扩展,并破坏肌纤维和弹力纤维,使动脉管腔狭窄。粥样硬化斑块的表面可形成溃疡,溃疡面的粥样物质脱落可形成栓子,溃疡处亦可出血,形成附壁血栓,使血管管腔狭窄加重,直至血管闭塞。此外,由于动脉壁的弹力层和肌层的破坏,致使动脉壁脆弱,在高血压等物理因素的作用下,可发生血管破裂出血,这是蛛网膜下腔出血的常见原因之一。

动脉粥样硬化的病理改变是一个十分缓慢的过程,往往要持续十几年至几十年的时间,故其临床症状一般要在中老年期出现。

三、临床表现

脑动脉粥样硬化致动脉管壁呈不规则狭窄,造成脑组织有效血流灌注量减少,导致脑缺血,其临床多表现为慢性进行性脑功能障碍及局限性神经系统体征。

在疾病早期,患者主要临床表现为头痛、头晕、耳鸣、失眠、易疲倦等,渐进为情绪波动、易激动、焦虑、紧张、恐惧及易伤感、沮丧,类似神经衰弱的临床表现,故可将上述症状称之为神经衰弱综合征。患者还可有眩晕、晕厥等症状。至本病的中晚期,由于动脉硬化造成的反复、长期脑缺血及脑卒中发作，使脑组织遭到损害，可出现动脉硬化性帕金森病、脑动脉硬化性痴呆、假性球麻痹等。有时可以引起癫痫发作。

四、治疗与预后

一般来讲，脑梗死较脑出血的死亡率低，但是致残率高。因此，预防动脉硬化性脑梗死的发生，较治疗具有更大的临床意义。无论任何年龄与性别，如患有高血压、糖尿病、高胆固醇血症，及前面所述的危险因素，其发生脑梗死的几率均大为提高，同时具有两种以上危险因素者，发病的几率更高。由于高血压是诸因素中最危险的因素，因此，有效控制高血压可明显降低脑梗死的发病率。其次是控制糖尿病，有作者报道，糖尿病患者合并脑血管病者占5.7%，而国内报道达9.4%。因此，积极控制糖尿病对预防动脉硬化性脑梗死亦具有重要意义。

1. 治疗

（1）防治措施

A. 合理饮食，饮食的总热量不宜过高，保持正常体重。食用低胆固醇、低动物性脂肪食品，例如瘦肉、鱼、蛋白及豆制品等，提倡多食清淡，富含维生素C的食物。

B. 适当进行体力劳动和体育锻炼，对预防肥胖、改善循环系统功能，及调整血脂代谢有一定的帮助，是预防动脉硬化性脑梗死的积极措施，但要量力而行，不宜做剧烈运动。

C. 起居规律，合理安排工作与生活，保持乐观情绪和充分、高质量的休息，不吸烟，不饮酒。

D. 预防和控制高血压、糖尿病。

（2）药物治疗 动脉硬化性脑梗死的药物治疗方法很多，尽管医生的临床经验及用药习惯有很大差别，但总的治疗原则如下：

A. 减轻脑水肿，在脑梗死后的1~2周内，会出现不同程度的脑水肿，及时减轻脑水肿，对改善脑微循环和脑缺氧状态有很大帮助。常用药物为甘露醇静脉点滴，3~5天。

B. 改善微循环，对恢复脑组织功能有重要意义。常用低分子右旋糖酐、银杏叶和复方丹参注射液等，以降低血液黏稠度。

C. 营养脑细胞，可给予ATP、辅酶A、细胞色素C等1~2周。

D. 扩张脑血管，正常人脑血管的舒张主要依靠脑部的血流压力和体液的调节。如能及时、适当地扩张患者的脑血管，可促进侧支循环形成，改善脑血液供应。目前，常用尼莫地平等。如脑血管痉挛严重，可考虑应用罂粟碱。有学者认为，不恰当的应用血管扩张药，可能加重脑水肿，或使非病变部位和颅外的血管扩张，反而会导致颅内血管的血流量降低，故不主张对脑梗死的患者应用血管扩张药。

E. 抑制血小板聚集药物，一般应用双嘧达莫、阿司匹林、噻氯吡啶、氯吡格雷等。

（3）手术和介入治疗 由颅外段的颈动脉狭窄或闭塞所致的脑梗死，一般可采用病变部位动脉内膜剥脱术或动脉搭桥手术进行治疗；也适用于介入治疗，即使用球囊导管扩张狭窄段的动脉，或应用动脉支架支撑扩张后的动脉，使之保持管腔通畅。对于颅内动脉的闭塞，在急性期时间窗允许的情况下，可采用动脉内微导管接触性溶栓进行治疗（图2-1）。

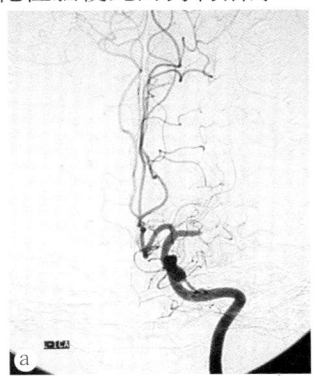
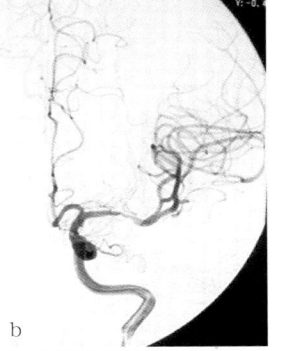

图2-1 左侧大脑中动脉闭塞DSA

DSA正位像（a）显示左侧大脑中动脉水平段闭塞。采用动脉内微导管接触性溶栓治疗后，血管再通（b）。

2. 预后 患者多因卒中反复发作、出现动脉硬化性心脏病、肺部及泌尿系感染等症而死亡。由于本病在发病时，脑动脉的病理改变就已经相当严重，脑梗死的病灶不可逆转，药物及介入治疗只能改善临床症状和缓解病情。患者的神经功能恢复主要与其病灶的大小、多少、累及的部位及康复情况有关。

五、影像学检查

1. 头颅X线平片检查 头颅X线片对动脉硬化性脑梗死的诊断价值十分有限，仅少数病例在X线片上能显示颈内动脉虹吸部的钙化，表现为鞍区两侧双轨样迂曲高密度影。

2. CT检查 有学者将动脉硬化性脑梗死的CT表现分为3期：

1期：发病24小时之内。CT平扫显示脑梗死的最早征象是闭塞血管呈高密度改变。在发病4~6小时，缺血区出现脑水肿，CT平扫可显示局部脑沟消失。12小时脑细胞坏死，血脑屏障（BBB）开始破坏，此时约1/2的患者可见病灶局部密度减低（图2-2）。

2期：发病第2天~2个月，CT扫描具有典型形态学改变及演变过程。

（1）在发病24小时，CT扫描通常都能清楚显示梗死灶。在发病第1周内，梗死灶呈低密度，位于大脑皮质区的病灶与脑血管支配区的分布一致，按血管分布区不同，病灶的形状有所不同。例如：大脑前动脉支配区梗死，多位于大脑纵裂旁呈长条形；大脑后动脉支配区梗死则表现为三角区及枕角内后方呈长茄形；而大脑中动脉梗死大致呈三角形、扇形或楔形。位于大脑深部白质的病灶多呈类圆形。病灶的边界可清晰或模糊，低密度区内部的密度可略不均匀。根据病灶的大小不同，可产生不同程度的占位效应（mass effect）。大范围梗死区可产生显著的占位效应，表现为脑室受压变形，中线结构向病灶对侧移位等改变（图2-3，图2-4）。

（2）第2~3周：梗死区内脑水肿和占位效应逐渐消失，皮质侧支循环建立，吞噬细胞浸润，血液循环部分逐渐恢复，CT平扫病灶可呈等密度或接近等密度，此现象称为"模糊效应"应为，此时，仅根据当时的CT平扫易漏诊病灶。由于病灶部位血脑屏障破坏、周围有小血管增生，增强扫描则显示病灶周围有环形或脑回样强化（图2-5，图2-6）。

（3）第4周~2个月：梗死灶的边界清晰，密度均匀降低，直至接近或达到脑脊液的密度（图2-7）。

3期：发病2个月以后。梗死灶内的坏死组织被吞噬细胞清除，形成边缘清晰锐利的低密度囊腔，增强扫描此期病灶无强化。同时病灶邻近区域伴有局限性脑萎缩，表现为患侧脑室及脑沟扩大，中线结构向同侧移位（图2-8）。

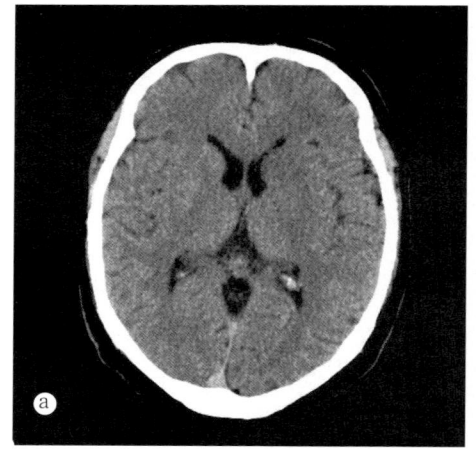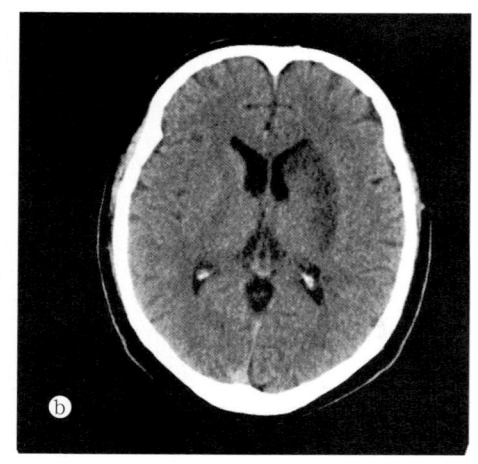

图2-2 左侧基底节急性脑梗死CT

患者右侧肢体无力4h。CT平扫（a）显示左侧基底节密度略减低。3天后复查CT（b）可见左侧基底节低密度梗死灶，同侧侧脑室受压变小。

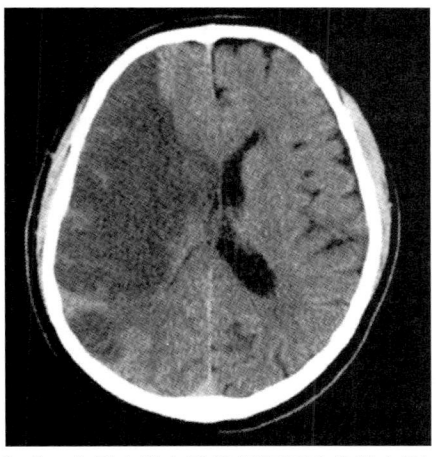

图 2-3 右侧大脑中动脉闭塞导致急性大面积脑梗死 CT

患者发病 24h。CT 平扫经侧脑室体部层面，可见右侧大脑半球额颞顶叶大面积密度减低，同侧侧脑室受压缩小变形，中线结构略向左侧偏移。

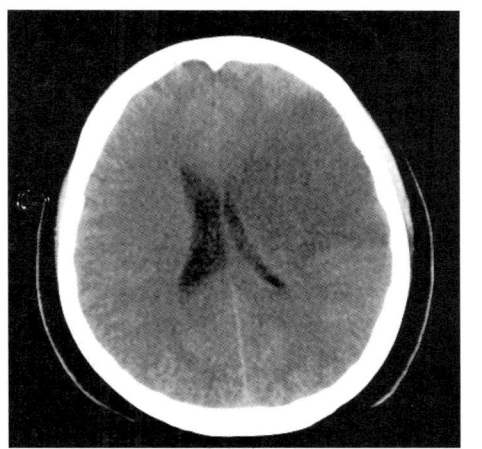

图 2-4 急性脑梗死 CT

患者发病 2 天。CT 平扫显示左侧额颞叶的密度减低病灶，其边缘模糊不清，同侧侧脑室受压变小，为左侧大脑中动脉部分闭塞所致。

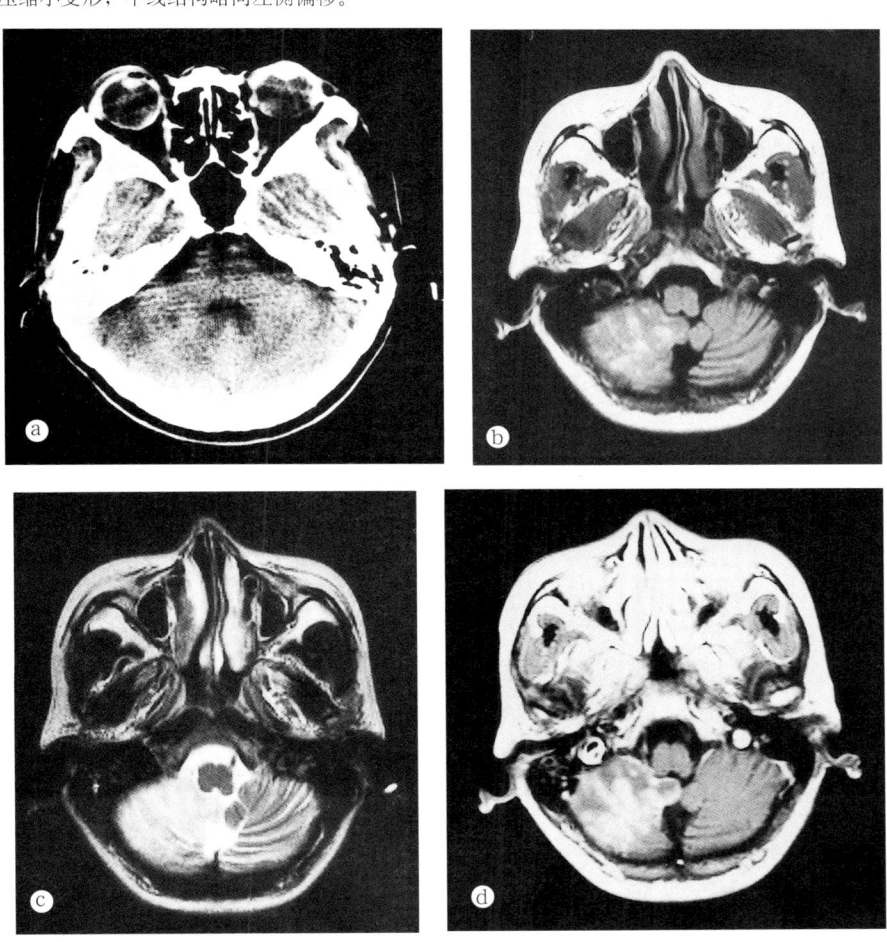

图 2-5 小脑出血性梗死

发病当天 CT 平扫（a）显示小脑半球有不规则骨伪影干扰，未见确切密度减低区。

发病 4 天 MRI 平扫横断 T_1 加权像（b）见右侧小脑半球脑沟消失，内部混杂有斑点状高信号；T_2 加权像（c）显示右侧小脑半球为均匀高信号；增强扫描 T_1 加权像（d）右侧小脑半球有显著强化。

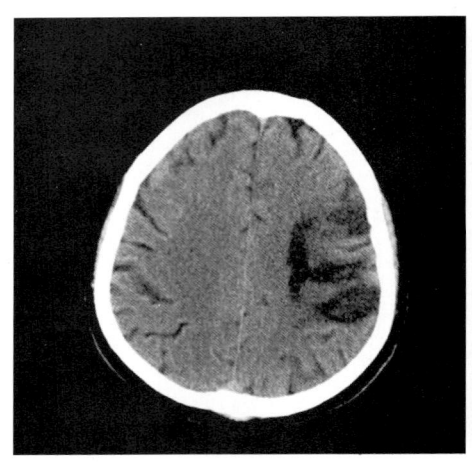

图2-6 出血性脑梗死CT
发病10天CT平扫可见左侧额顶叶片状低密度病灶内有脑回状高密度。

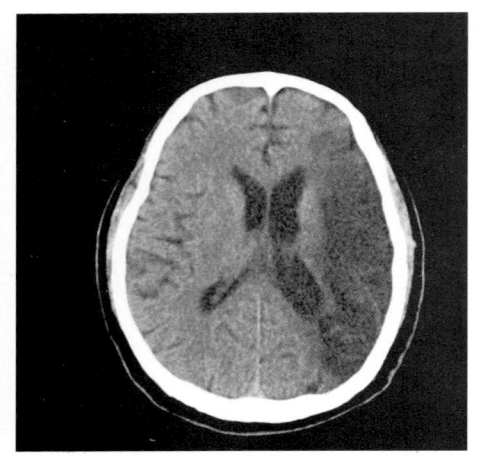

图2-7 左侧大脑中动脉支配区陈旧性脑梗死CT
CT平扫显示左侧大脑中动脉支配区呈普遍低密度,与脑脊液密度相仿,同侧侧脑室扩大。

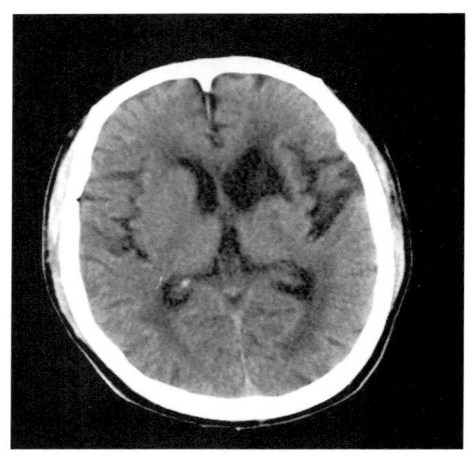

图2-8 左侧基底节陈旧性脑梗死CT
发病1年CT平扫显示左侧基底节片状低密度,相邻侧脑室扩大。

CT诊断早期脑梗死的准确率急性期可达95%以上,陈旧期为100%。

脑梗死还可按照累及部位分为皮质梗死、基底节区梗死、腔隙梗死和交界区梗死等类型,按照病灶大小可将之分为小梗死和大面积梗死(图2-9~图2-11)。

个别患者,一次CT检查难以将脑梗死灶的低密度与胶质瘤及脑炎鉴别开来,通过随诊复查及试验性治疗等方法可以进行准确的鉴别诊断,2~4周内复查脑梗死病灶会发生明显改变。

CTP检查已经成功地应用于超早期脑梗死的诊断,可发现常规CT平扫阴性的急性脑缺血病灶,据文献报道可根据CTP图像显示的脑血流量(cerebral blood flow,CBF)和脑血容量(cerebral blood volume,CBV)的差别,快速判断缺血半暗带(CBF明显下降,而CBV保持正常或轻度上升的区域为缺血半暗带),为急诊溶栓治疗提供可靠依据(图2-12)。

3. MRI检查(图2-13~图2-19) 在脑梗死发病3小时,脑组织细胞内、外出现水肿,梗死区内的水分仅增加3%~5%、血脑屏障尚未破坏时,MRI即能显示病灶,表现为斑点状T_1加权像略低信号和T_2加权像高信号。

在MRI图像上,脑梗死病灶的形态及演变过程与CT扫描相同,但是MRI能清楚显示脑干、小脑的梗死灶,无CT扫描的"模糊效应"和颅骨伪影的干扰。脑梗死的典型病灶呈T_1加权像低信号、T_2加权像高信号改变。行Gd-DTPA增强扫描,显示

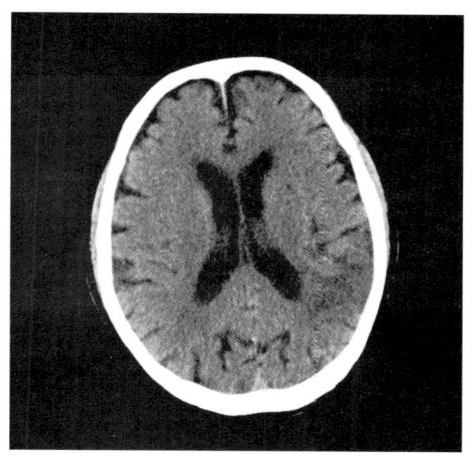 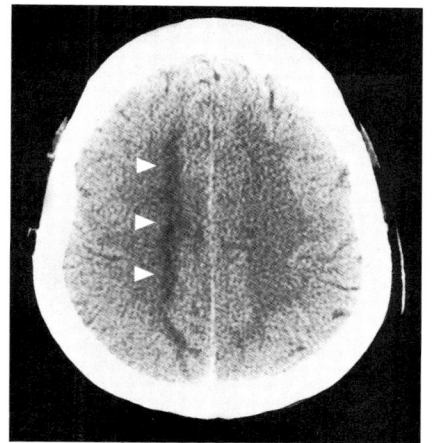

图2-9 皮层交界区脑梗死CT
CT平扫显示左侧大脑半球颞顶枕叶交界区有扇形低密度。

图2-10 右侧大脑中动脉与前动脉水岭脑梗死CT
CT平扫显示右侧大脑前、中动脉交界区的条状低密度梗死病灶。

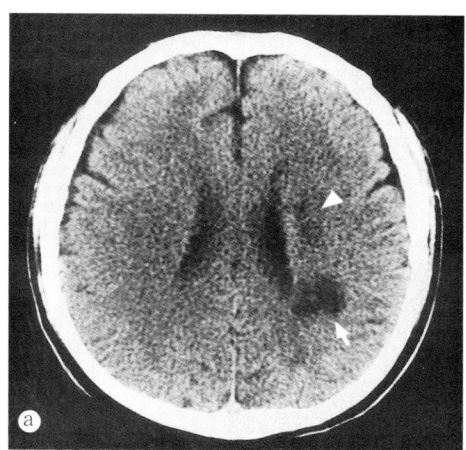 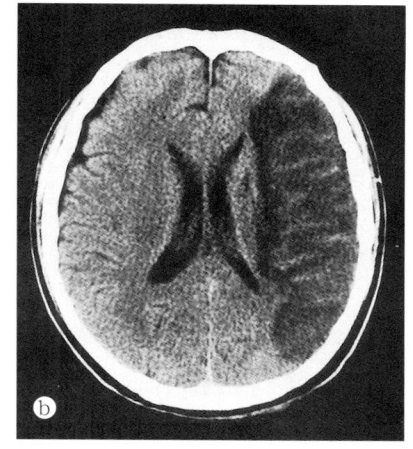

图2-11 进展性脑梗死CT
发病6天CT平扫（a）显示左侧大脑中动脉与后动脉的交界区脑梗死，表现为斑片状低密度病灶。
(b)1个月后患者的病情加重，复查CT平扫可见左侧大脑半球中动脉支配区呈低密度，同侧侧脑室受压略小。

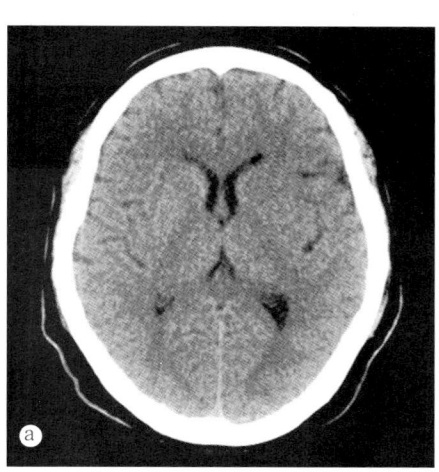 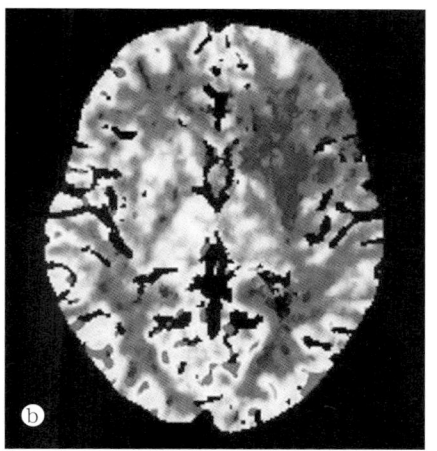

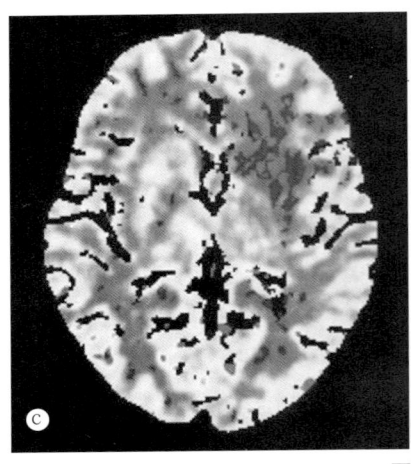 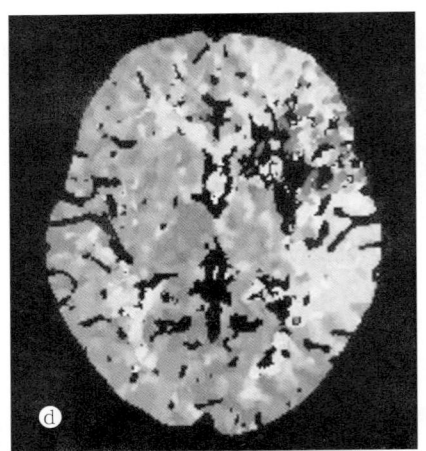 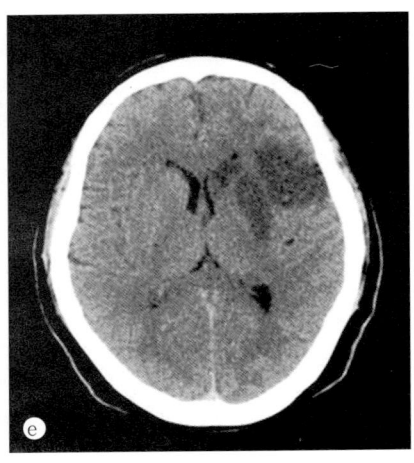

图 2-12　超急性期脑梗死 CT 与 CT 灌注（附彩图）

患者右侧肢体无力 3h，CT 平扫未见异常改变（a）。CTP 的脑血流量图（CBF）显示左侧基底节区、左额颞叶的脑血流量明显降低（b）；脑血容量图（CBV）显示左侧基底节区、左额叶白质脑血容量降低，而左额颞叶皮质脑血容量正常（c）；达峰时间图（TTP）显示左侧大脑中动脉供血区达峰时间延迟（d）。3 天后复查 CT 平扫示左侧基底节区及左额叶脑梗死（e）。

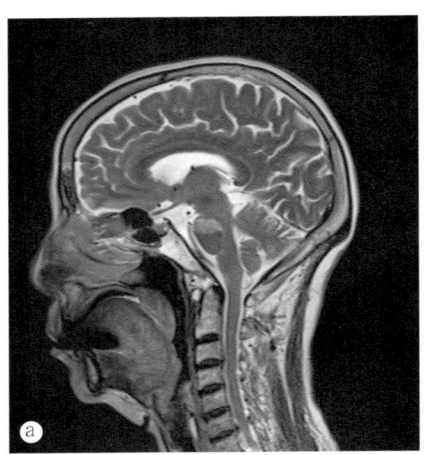 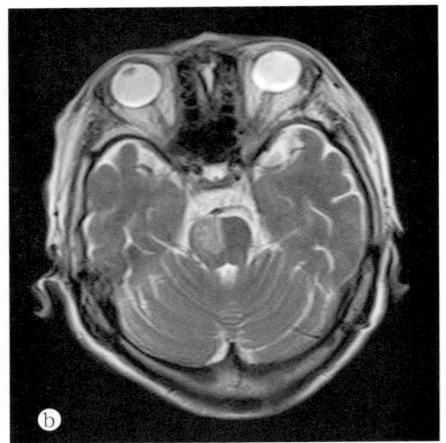

图 2-13　急性桥脑梗死 MRI

正中矢状位 T_2 加权像（a）见桥脑上部呈片状高信号，为桥脑梗死病灶。横断 T_2 加权像（b）显示梗死的高信号病灶位于右侧。

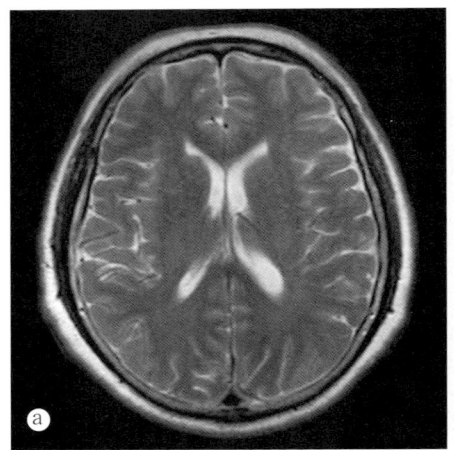 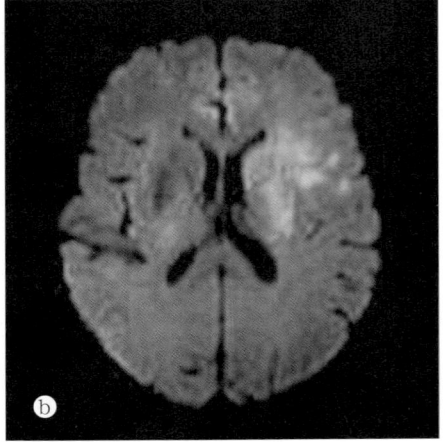

图 2-14　超急性期脑梗死 MRI

患者突发右侧肢体无力伴失语 1.5h，常规 MRI 扫描横断 T_2 加权像（a）未见异常改变。横断弥散加权像（b）显示左侧侧脑室旁及左额叶斑片状高信号梗死灶。

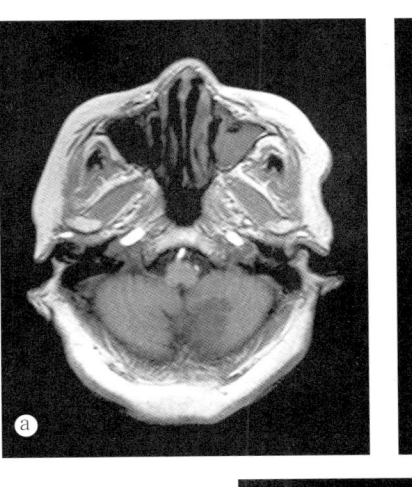
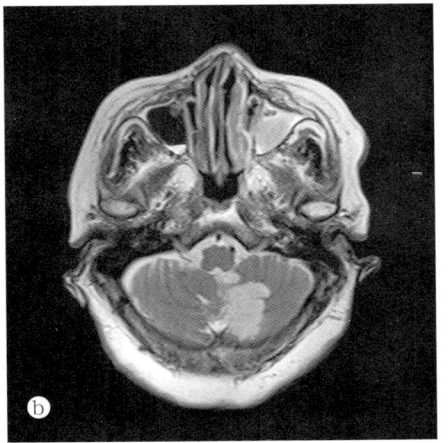
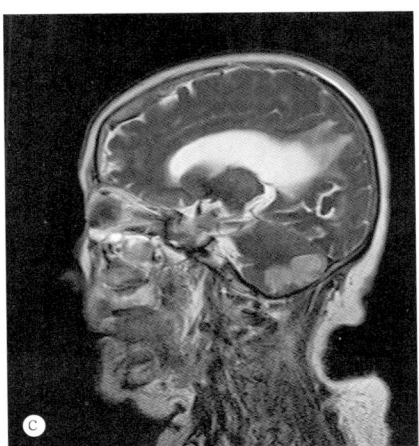

图 2-15　小脑梗死 MRI

横断 T_1 加权像（a）显示左侧小脑半球片状低信号病灶。同层面横断 T_2 加权像（b）上述低信号呈高信号。旁正中矢状位 T_2 加权像（c）显示梗死灶主要累及小脑下部。

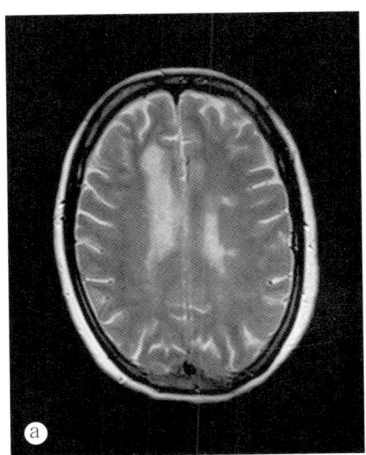
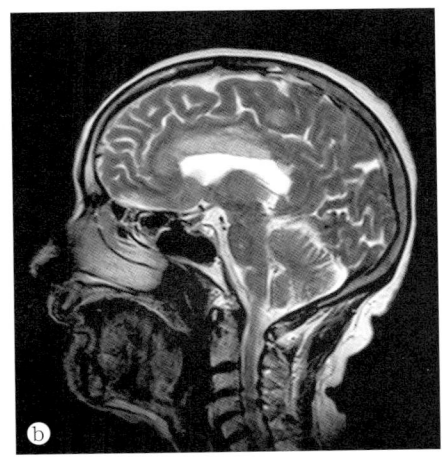

图 2-16　胼胝体脑梗死 MRI

横断（a）和旁正中矢状位（b）T_2 加权像显示右侧胼胝体体部的片状高信号梗死灶，此外，左侧放射冠有腔隙性梗死病灶。

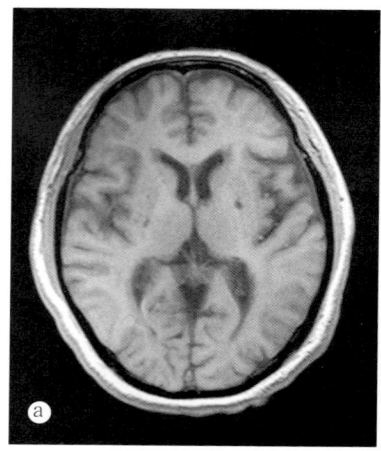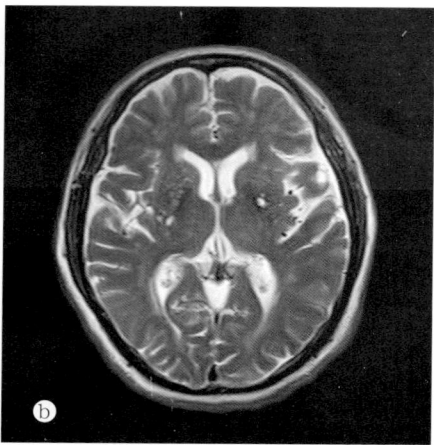

图2-17 两侧基底节区多发腔隙脑梗死MRI

横断T_1加权像（a）和T_2加权像（b）显示两侧基底节区有腔隙梗死病灶。

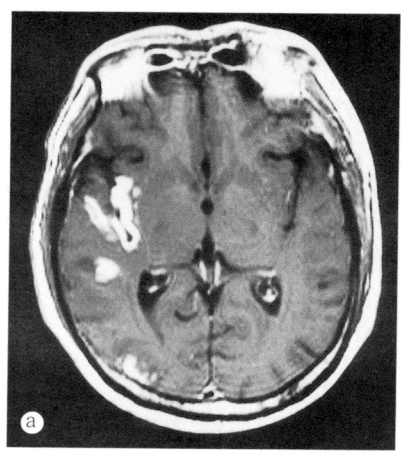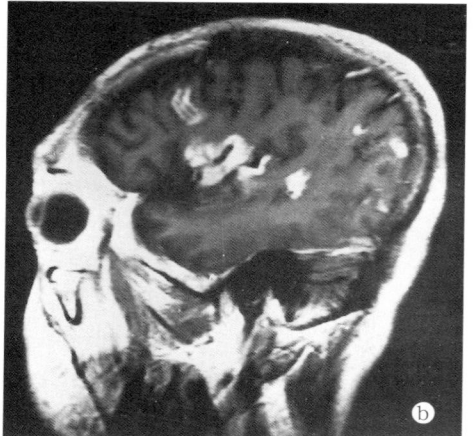

图2-18 右侧大脑中动脉区急性脑梗死MRI

增强横断T_1加权像（a）和矢状位T_1加权像（b）见右侧大脑半球额叶、岛叶和颞叶梗死区的皮层呈脑回状强化。

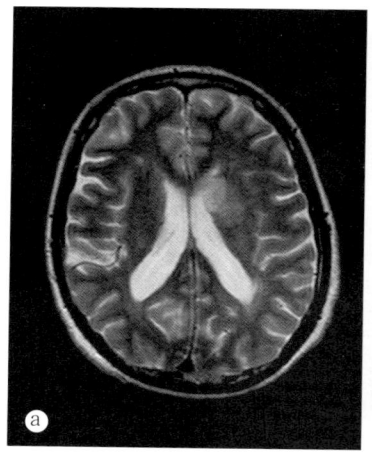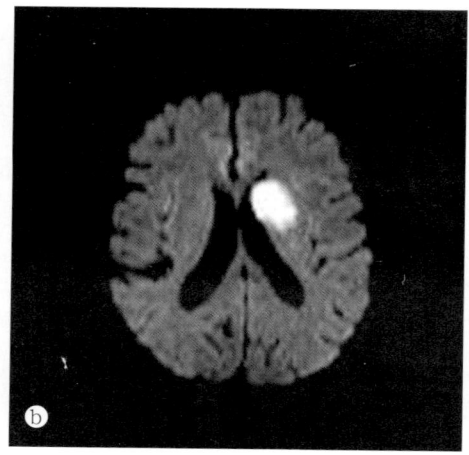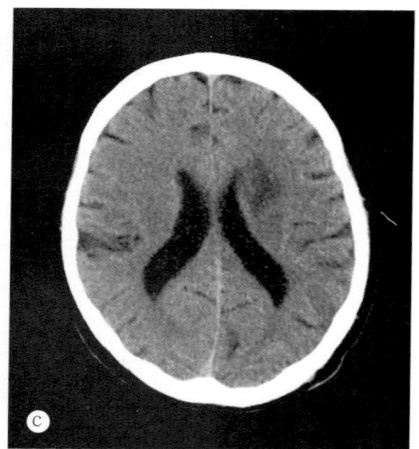

图2-19 左侧放射冠急性脑梗死

在横断T_2加权像（a）和弥散加权像（b）上左侧放射冠梗死灶表现为椭圆形高信号，相邻侧脑室受压略小。8天后CT平扫（c）显示相似改变，梗死灶为低密度。

脑梗死病灶有脑回状或环形强化。

传统平扫MRI技术显示脑水肿和脑梗死的信号特点相近，不能彼此区分。

MRI的DWI图像对比度基于水分子的布朗运动，由于急性缺血脑组织因细胞毒性水肿引起水分子弥散下降，在发生脑缺血后数分钟DWI即可显示梗死灶呈异常高信号。目前，DWI已经广泛用于超急性和急性期脑梗死的诊断以及治疗过程的监测。

PWI利用快速扫描和静脉内团注对比剂的方法，根据对比剂引起组织磁化率改变所致的MRI信号变化，可评价脑组织的血流动力学情况。

MRA可以显示颈内动脉、椎-基底动脉及其分支（例如大脑中动脉、大脑前动脉和大脑后动脉）的狭窄和阻塞。

4．X线脑血管造影（包括DSA）检查（图2-20）

常规X线脑血管造影即能显示本病患者的脑动脉有异常迂曲和延长，脑动脉粗细不均，管壁不光滑，并显示动脉闭塞的部位、程度和侧支循环的情况。此外，X线脑血管造影还可对动脉硬化性脑梗死的介入治疗做先期准备，对药物治疗及介入治疗的效果进行观察，通过连续摄片，观察脑血流速度及循环时间。若要观察脑动脉血管的细小分支，尤其被较厚颅骨所遮掩的脑血管情况，DSA有明显优越性，而且对比剂用量显著减少，并可经静脉给药。如果X线脑血管造影发现一侧大脑前动脉、一侧大脑后动脉或其他脑血管缺如，并由其他脑动脉分支代偿等脑血流动力学改变时，通常不应诊断为正常变异，而考虑是脑血管闭塞后的代偿结果，这预示可能发生代偿脑血管病变（例如出现动脉瘤及管壁破裂）。

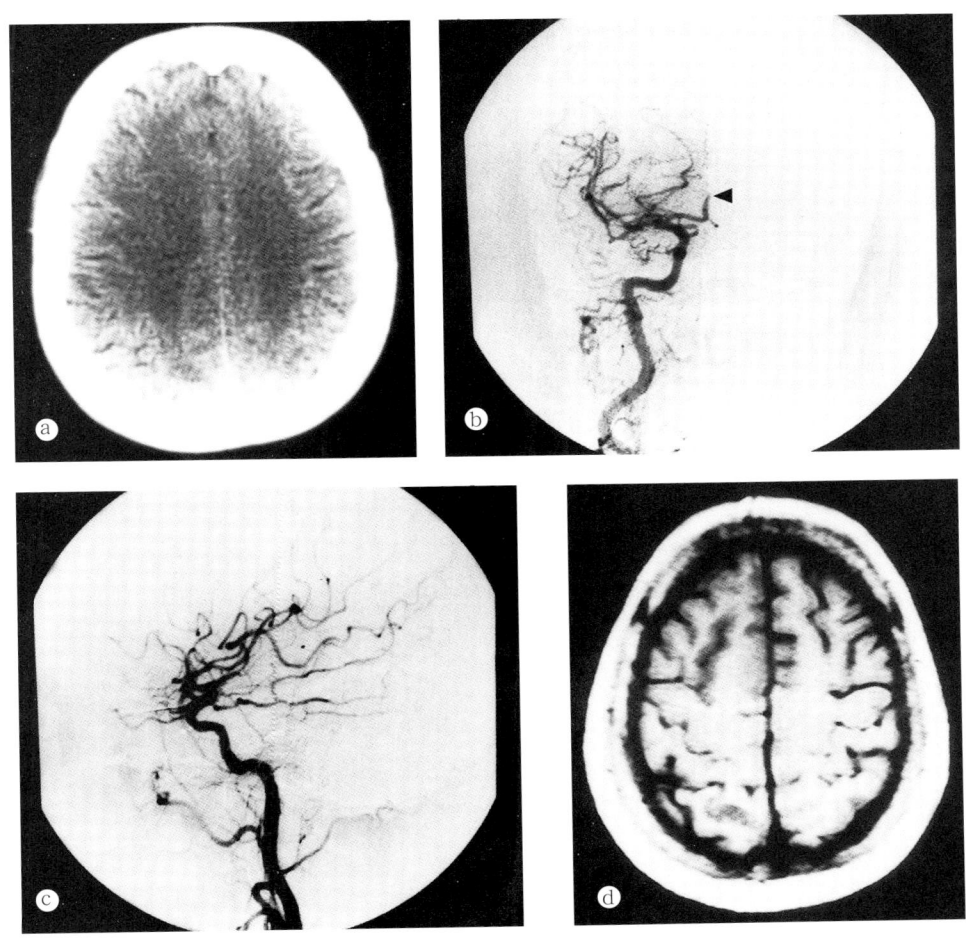

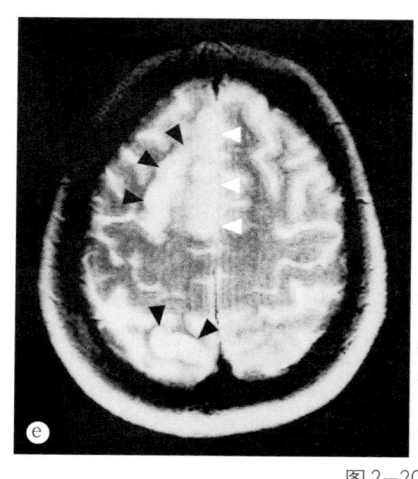
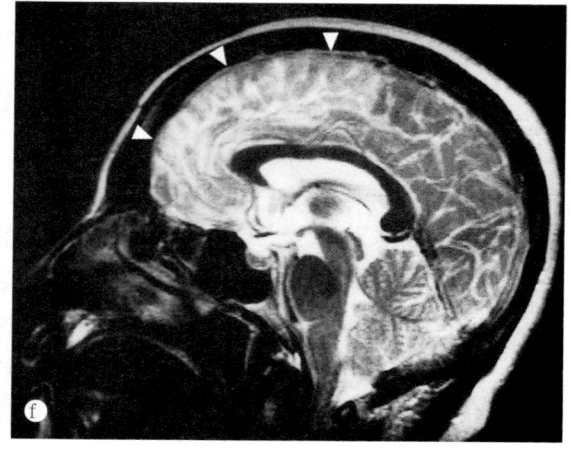

图2-20 一侧大脑前动脉闭塞

CT平扫（a）：发病6h未见明确异常改变。

DSA：距CT检查后3h，正位像（b）显示右大脑前动脉A_2段以后未显影，侧位像（c）仅见大脑中动脉显影。发病后次日检查MRI：T_1加权像（d），仅见右额叶信号稍低，脑沟模糊变窄；横断（e）和矢状位（f）T_2加权像显示右额顶纵裂旁皮质区的条状、界限清楚的高信号区，其外侧及顶枕部可见高信号的分水岭梗死灶。

5. SPECT与PET检查

（1）脑梗死诊断 既往急性脑梗死发病24小时内，X线CT检查阴性者，若采用放射性核素脑血流灌注显像可获得阳性发现，阳性率几乎近100%，表现为梗死区呈楔形放射性缺损。依据梗死的部位可提示是哪支脑血管的病变，如额叶、顶叶、颞叶、基底节区梗死常提示为大脑中动脉病变，枕叶梗死则为大脑后动脉病变。有时，在放射性缺损区周围可见示踪减低区，提示梗死周围的脑组织存在缺血（图2-21）。

（2）存活脑组织判断 近年来，对急性脑梗死早期介入治疗越来越引起重视，但是，要取得满意的治疗效果，必须准确判断梗死区脑组织是否存活。实际上，脑梗死发生后，一些低血流灌注的部位，脑细胞已经死亡。而另一些部位，虽然也表现为低灌注区，但仍有脑细胞存活，并能继续存活几小时。对于后者，一旦恢复足够的血流供应，这些脑细胞功能就可以恢复正常。有研究应用PET联合进行局部脑血流显像（rCBF）、脑氧代谢显像（rCMRO$_2$）和脑葡萄糖代谢显像（rCMRGlu），并行定量分析，认为可以准确判断有无存活的脑细胞。当rCBF与rCMRO$_2$呈现不匹配时，即rCBF明显减少、而rCMRO$_2$保持正常或稍减低，说明病灶区脑组织仍然存活。或者病灶局部还存在^{18}F-FDG的摄取，也提示有存活脑组织。如果梗死区rCBF低于12ml/（100g·min），rCMRO$_2$低于65μmol/（100g·min），则说明脑细胞已经死亡。但是由于PET检查十分昂贵，且普及率较低，生产核素及进行化学标记过程复杂，目前，还不能在临床常规开展此项急诊检查。

（3）神经功能评价 采用脑血流灌注显像检查脑梗死患者，可以发现一些能够解释临床出现的神经功能损害，而在CT平扫图像上不能显示的异常改变。

A．盗血现象 所谓盗血现象是指某一支血管闭塞后，其支配区向邻近血管盗取血液。邻近血管虽未闭塞，但由于其中部分血液被盗取，而出现支配区的供血不足，使临床神经系统的症状加重，或表现出虚假的定位症状。通常SPECT的rCBF图像所显示的放射性稀疏缺损区的面积大于CT和MRI所示的范围，有时发现的病灶数目更多。

B．过度灌注 当脑梗死进入亚急性期以后，由于侧支循环的建立，梗死区脑血流量增加，脑代谢率下降，出现血流与代谢不相称的血流过度灌注，表现为病灶周围的放射性异常增高。有学者认为产生过度灌注的另一个原因是正常脑血管自动调节功能减弱，导致梗死灶周边部位不适当的血管扩张和局部脑血流增加。其他可能的机制还包括酸中

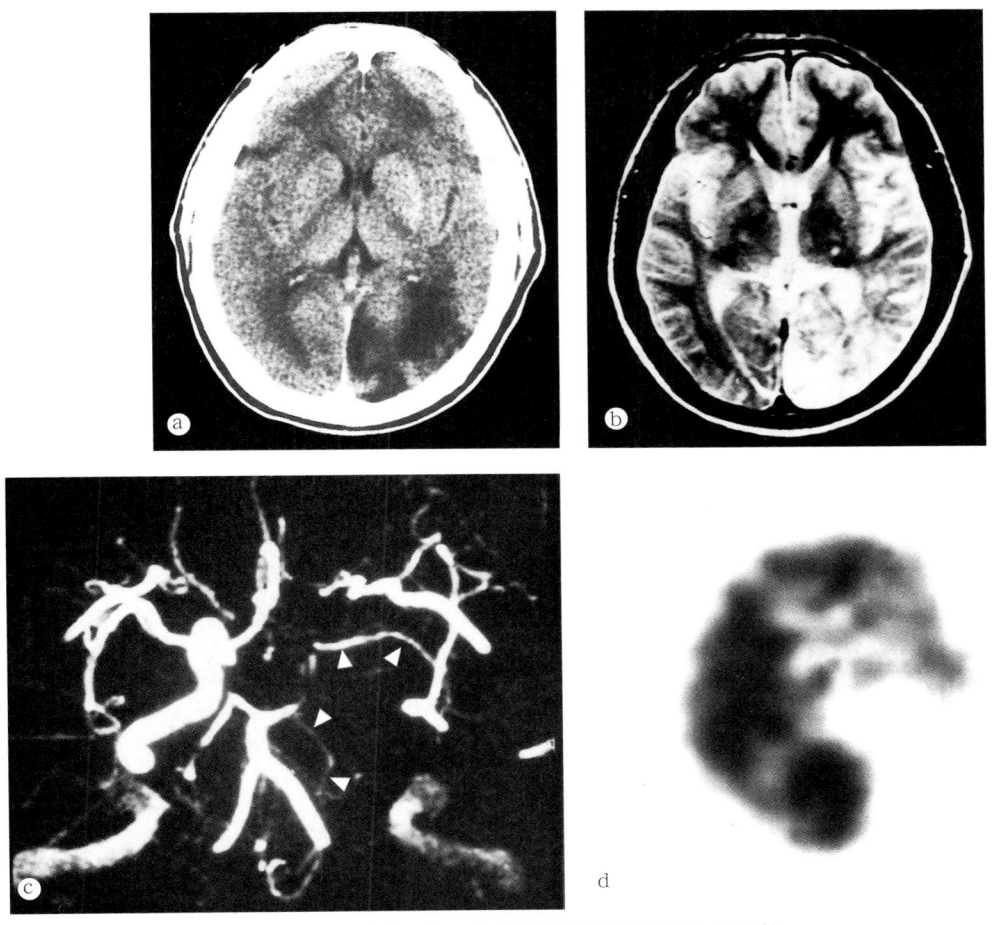

图 2-21 急性脑梗死的影像学检查比较

CT 平扫（a）可见左侧颞枕叶大片状低密度。MRI 平扫 T_2 加权像（b）显示左颞枕叶大片状高信号，MRA（c）显示左侧大脑中动脉和大脑后动脉严重狭窄。SPECT 横断像（d）除左侧颞枕叶放射性缺损外，左基底节区亦有放射性缺损，左额叶放射性示踪剂减低，提示脑梗死和缺血的范围均大于 CT 和 MRI 所见。

毒所致神经细胞和内皮细胞膜的渗透性变化，引起放射性示踪剂的转运改变，以及毛细血管的增生等。对过度灌注现象临床意义的认识尚无定论，可能是闭塞血管的早期开通或侧支循环形成，但也有学者认为过度灌注是出现神经细胞损害的征象。值得注意的是，在出现过度灌注的区域，可能掩盖真正缺血病灶的边界。

C. 交叉性神经功能联系失调　交叉性神经机能联系失调又称失联络现象（diaschisis）。在慢性脑梗死的患者中，约 30% 脑血流断层显像可见梗死区对侧的大脑和小脑也有血流减低区，尤其以对侧小脑半球的血流减低多见，所以称之为交叉性小脑联系障碍或对侧小脑失联络征。它表明脑梗死区（多为额、顶叶）与对侧小脑之间联系纤维的功能受到损害，使对侧小脑血流量减低。这种神经机能失联络引起的远隔效应，多见于梗死灶较大的病例，此征象可以解释患者的临床神经系统症状，有助于评价病情及判断预后。

(4) 疗效观察　对于脑梗死恢复期和慢性脑供血不足的患者，可采用用于评价脑血管反应性和储备功能的试验观察治疗效果。若介入试验显示原缺血区缩小或消失，说明治疗效果良好；相反，若病灶扩大或出现新的病灶，则说明治疗效果差、且预后不良。另有研究显示，当中风患者患侧肢体运动功能逐渐恢复时，可见对侧和同侧初级感觉运动皮层和两侧小脑半球的脑血流量（rCBF）增加，其他脑区也有示踪活性增加，提示 SPECT 脑血流显像可用于观察治疗效果。

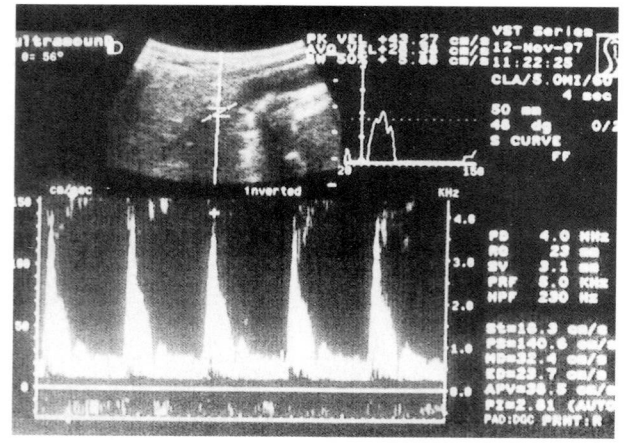

图2-22 脑梗死左颈内动脉动脉粥样硬化斑块形成伴狭窄的超声检查

多普勒频谱显示颈内动脉收缩期血流指数和搏动指数均升高。

6. TCD检查（图2-22） 如果动脉硬化性脑梗死血管病变位于颈动脉颅外段，TCD检查能可靠地确定血管狭窄的血流动力学改变。例如：颈内动脉闭塞，其同侧大脑中动脉平均血流速度和搏动指数（PI）较未闭塞的对侧或对照组均显著降低，其局部脑血流量（rCBF）降低。如果颅内动脉狭窄，狭窄动脉的血流速度增加，则频谱增宽。狭窄程度＜50%时，TCD的异常改变不明显；如果狭窄超过60%，TCD则可见狭窄远端血管的脉冲频谱衰减；狭窄达到80%时，狭窄段的远的动脉峰值血流速度下降。多数狭窄病变的局部可见低频宽带噪声。颅内动脉闭塞时，其TCD的血流信号消失。

六、各种影像学方法的优缺点比较

由于动脉硬化性脑梗死病程各个阶段的特点和对检查方法的敏感性各不相同，因此上述各种影像学技术在本病的诊断和鉴别诊断能发挥各自的作用。

1. 普通X线片 对急性脑梗死的诊断无临床应用价值。

2. CT扫描的密度分辨力高，发现脑内低密度病灶可以确定本病的诊断，由于CT扫描速度快，对患者运动伪影不敏感，因此即使对昏迷、躁动的患者也能完成扫描，适用于急性脑梗死的检查，为CT扫描的主要优点。既往CT扫描难以显示大脑半球的小病灶、脑干和小脑病灶，容易导致误漏诊，在发病12小时内，CT平扫显示病灶的敏感性较低，仅约50%的患者有阳性改变。近年来，MSCT的发展使CTP检查越来越多地应用于急性脑缺血的早期诊断。MSCT获得的CTA图像也越来越清晰、可靠，且具有多种强大的后处理功能，其空间分辨力已达到DSA的水平（图2-23）。CT扫描的上述缺点被极大程度地克服，确立了其重要的地位，已经成为本病的首选影像学检查手段。

3. MRI MRI扫描发现脑梗死病灶敏感、清晰，大多数患者在发病3小时DWI图像即可显示病灶。DWI和PWI联合分析能准确诊断早期脑梗死，并将脑梗死与TIA等脑缺血疾病鉴别开来，提高了MR诊断脑梗死的效用。MRI还可以同时进行MRA扫描，观察头颈部动脉及其病变情况。MRS可获得脑组织的代谢信息，对判断存活脑组织有较高价值，但是，MRI对患者体动伪影敏感，急性脑梗死患者多数躁动，难以配合检查，MRI脉冲序列多，总体检查时间相对较长，虽然诊断效果优于MSCT者，加之普及率尚低于CT，所以，MRI在本病超急性和急性期的应用还远不如CT。但是应用fMRI可进行重要脑功能区损伤情况的判定，在监测脑功能区康复和重组情况方面也有很大潜力和光明的应用前景。

4. X线脑血管造影 包括常规X线脑血管造影和DSA均可准确显示颅外和颅内动脉的粥样硬化

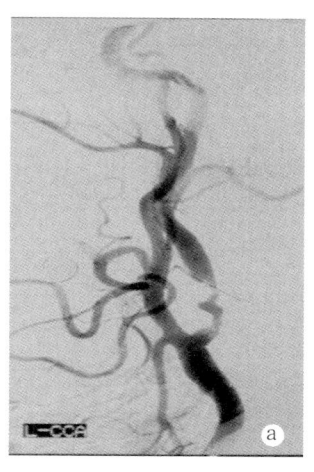 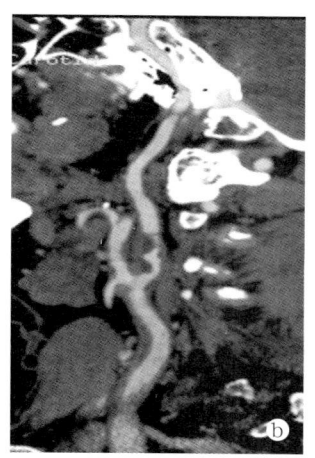 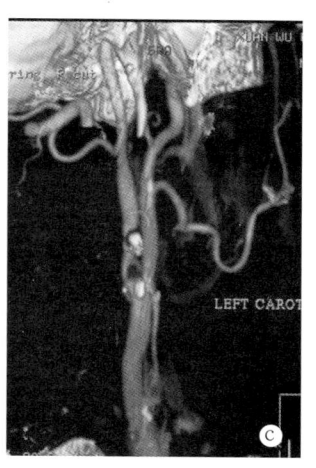

图 2-23　颈内动脉狭窄的 CT 血管造影与 DSA 比较（附彩图）

DSA 显示颈内动脉起始部重度狭窄（a）。CT 血管造影的曲面重建（CPR）像显示颈内动脉起始部重度狭窄，与 DSA 完全符合（b）。CT 血管造影的容积再现（VR）像能直观显示颈内动脉狭窄及钙化全貌（c）。

病变，明确血管狭窄的程度，动脉迂曲及狭窄或阻塞动脉的侧支循环和代偿情况等，并可间接判断动脉硬化斑块的大小和形状，进而确定本病的诊断，并为介入治疗（如急诊溶栓）做准备。

X 线脑血管造影属于有射线辐射危害和创伤性检查，设备和技术的普及率较低，价格较昂贵，一些临床医师和患者不易接受，使其临床应用受到较大的限制。

5.放射性核素显像　SPECT 与 PET 能定量检测脑血流量和脑组织的代谢等功能情况，鉴别梗死灶及梗死灶周围的可逆性缺血区，对临床选择治疗方法具有一定价值，为其主要优点。但是二者（尤其 SPECT）的空间分辨力低，显示脑解剖结构欠清晰，设备不普及，检查复杂为其主要缺点。

有研究表明：部分动脉硬化的患者无临床症状或症状较轻，但动脉硬化斑块引起颈动脉狭窄，造成脑血流量降低，对维持脑组织功能的完整性是一个危险因素。目前认为：脑血流量与脑血容量的比值（CBF/CBV）是评价脑血管状态的一个参考指标。SPECT 可同时使用两种不同的核素进行 CBF 和 CBV 的检测，从而得出 CBF/CBV 的比值，并可对比分析两侧半球的数据。CBF/CBV 比值是进行脑卒中预报的指标之一。

由于导致脑血流量升高或降低的因素很多，SPECT 不能具体判断脑血流量异常改变的原因是其不足之处。

目前，我国很少应用核医学检查进行本病的诊断和鉴别诊断。

6.TCD　TCD 不仅能测量脑血流量，而且还能测量脑血流速度，可用于脑动脉硬化的筛选检查。TCD 能发现脑动脉狭窄患侧的脑血流量降低、动脉狭窄段的血流速度增加、频谱增宽，进而估价脑动脉狭窄的部位及其程度。此外，TCD 可以通过颞窗、枕窗和眶窗，分别检测颈内动脉颅内段、大脑前动脉、大脑中动脉、椎－基底动脉主干的血流量和流速，以区别狭窄的血管。TCD 设备普及、价格低廉，可进行床边检查，适用于监护室或进行术中监测，为其主要优点。

TCD 不能直接显示血管形态，影响脑血流量和血流速度改变的因素很多，因此，根据脑血流量和血流速度改变判断动脉狭窄的结果仅具有参考价值，为其主要不足之处。因此，TCD 在急性缺血性脑血管病的诊断和鉴别诊断方面的作用不大。

七、脑梗死的临床优选检查路线

脑梗死病灶大小不同，累及的范围各异，临床表现也有较大的差别。一般对中风发作的患者，影像学检查按以下路线进行见图 2-24：

本病首选 CT 检查，头部 CT 平扫、CTP 和头颈部 CTA 能早期全面准确诊断本病及其原发血管病变，并可将脑梗死与脑出血性疾病鉴别开来，进而及时确定这两类疾病截然不同的治疗方案。

MRI的诊断价值与CT相当，有条件时也可作为急性期检查手段而选用，MRI头部常规平扫、DWI、PWI、头颈部MRA和脑MRS，诊断信息更多，尤其适合显示小病灶和位于脑干、小脑的病灶。

有条件的单位，可在适当时机进行PET或SPECT检查，以显示缺血性半暗带和其他并存的脑缺血区。

如果准备进行介入治疗，则应该进一步行X线脑血管造影检查，明确引起梗死血管病变的部位、形态，脑血流动力学和脑血流的代偿情况等。然后，根据病情进行动脉内溶栓、狭窄血管的扩张、放置血管内支架等介入治疗。

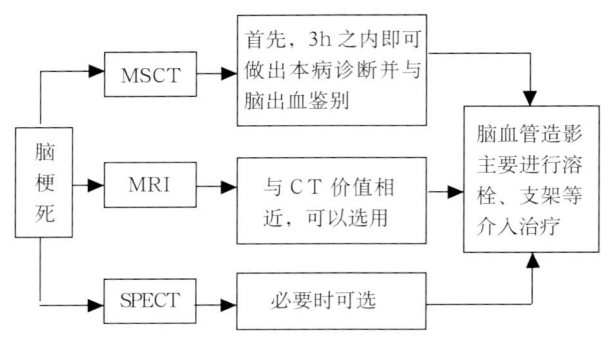

图2-24 脑梗死的临床优选检查路线框图

八、展望

近年来，各种医学影像技术得到迅猛发展，尤其MSCT的空间和时间分辨力，以及组织对比度均得到较大提高，一次扫描即可获得解剖、血流灌注和血管的图像并覆盖全脑，而图像伪影和噪声显著下降，使MSCT在缺血性脑血管病的诊断价值大为提高。MRI的场强不断提高、线圈数量、密度、接收和发射通道数不断增多，其获取图像的时间分辨力、空间分辨力、新脉冲序列涌现，MRS的敏感度不断提高，MRA不用对比剂显示血管的能力进一步加强，使MRI在本病的诊断价值全面提升，伴随MRI设备普及率的提高，总检查时间不断缩短，一次检查能获取脑形态学、血流动力学、血管和代谢等多种信息，因此，MRI在缺血性脑血管病的早期诊断、鉴别诊断、治疗方法选择、病变动态监测、疗效、康复情况和预后判断等方面必将发挥越来越重要的作用。

附：新生儿缺氧缺血性脑病

新生儿缺氧缺血性脑病（hypoxie-ischemic encephalopathy，HIE）是指在围产期窒息而导致新生儿脑缺氧缺血性损害。患儿出现一系列脑病的临床表现。本症不仅严重威胁新生儿的生命，并且是新生儿期后致残的最常见病因之一。

1. 病理 HIE的基本病理改变是脑水肿和脑组织坏死。大脑病变表现为白质软化、皮质坏死、变性、分解和液化，严重者呈多囊状形成空洞脑，脑组织出现出血性坏死和脑萎缩。脑干的神经核或血管末梢所在脑白质区发生坏死和软化，继发脑干萎缩。颅内出血以脑实质和蛛网膜下腔出血为常见。

2. 临床表现 HIE的主要临床诊断依据是新生儿有窒息史，并出现一系列神经精神症状，如紫绀、呼吸急促、憋气、过度兴奋（表现为肢体颤抖、睁眼时间长、凝视等）、嗜睡、昏睡甚至昏迷；肢体肌张力改变（如张力减弱、松软）；原始反射异常（如拥抱反射过分活跃、减弱或消失，吸吮反射减弱或消失）和惊厥等。

3. 治疗 治疗的目的在于尽可能改善已经遭受损害神经元的代谢功能，维持机体内环境的稳定，同时给予抗惊厥、脱水、改善脑血流和脑细胞代谢药物。

4. 影像学诊断（图2-25～图2-28） 影像检查目的是进一步明确HIE病变部位和范围，确定是否合并颅内出血及出血类型。

HIE的CT平扫主要表现为脑水肿及颅内出血。颅内出血以蛛网膜下腔出血最多见，也可出现脑实质出血。脑水肿表现为脑实质散在分布的低密度灶。根据低密度分布范围可将脑水肿分为轻、中和重度。分别表现为：①轻度脑水肿，低密度区累及1～2个脑叶，少数病例可合并少量颅内出血（多为蛛网膜下腔出血）；②中度脑水肿，低密度区累及范围超过2个脑叶，脑灰、白质界限模糊，部分脑沟消失，约1/3的病例合并颅内出血；③重度脑水肿，脑实质呈弥漫性低密度改变，灰、白质界限消失。

由于正常足月儿脑白质CT值在20Hu以上，所以，若其CT值＜18Hu，则可判定为低密度。患儿的病变愈重，其低密度区的CT值愈低。评估HIE程度不仅根据低密度区的范围，还必须结合病灶CT值的高低来综合考虑。

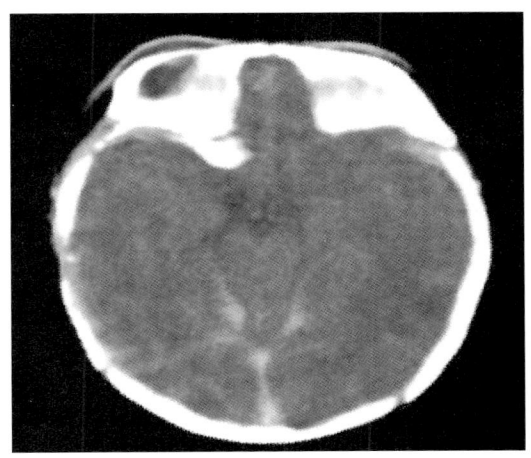
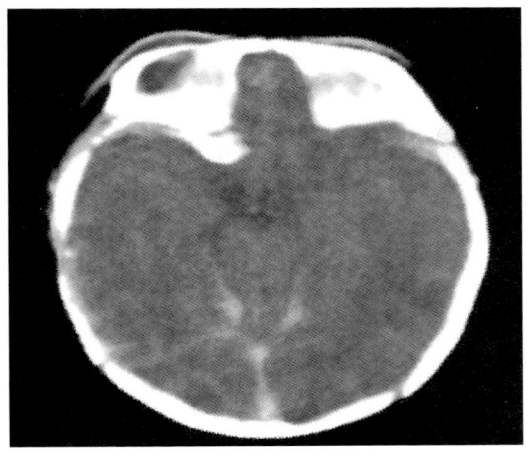

图2-25 新生儿缺氧缺血性脑病CT
患儿出生2天CT平扫显示双侧大脑半球脑白质密度减低,以左侧为著。纵裂池后部和小脑幕蛛网膜下腔可见条形高密度影。

图2-26 新生儿缺氧缺血性脑病CT
患儿出生1天CT平扫显示双侧大脑半球脑白质密度减低;脑沟密度增高,可见多发线状、点状高密度影;右颞枕部头皮软组织肿胀。

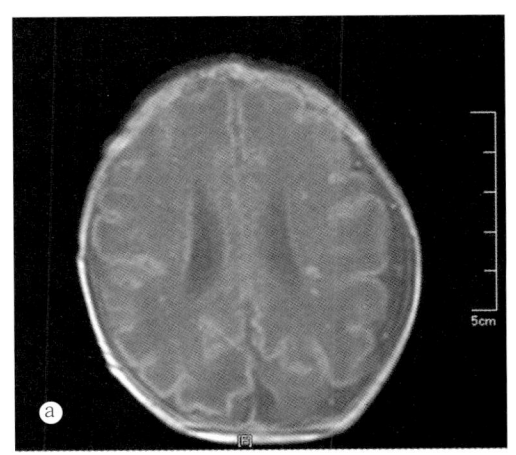
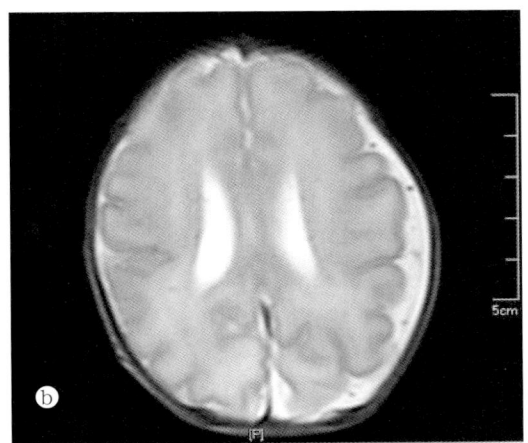
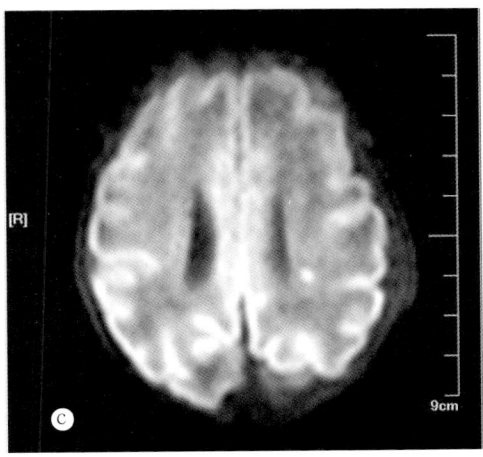

图2-27 新生儿缺氧缺血性脑病MRI
患儿出生8天MRI平扫显示双侧大脑半球皮层薄,双侧额颞部脑外间隙宽。横断T_1加权像(a)显示皮层下脑白质呈低信号改变,双侧脑室旁多发点状高信号灶。T_2加权像(b)皮层下脑白质呈高信号改变。弥散加权图像(c)侧脑室旁斑点状高信号。

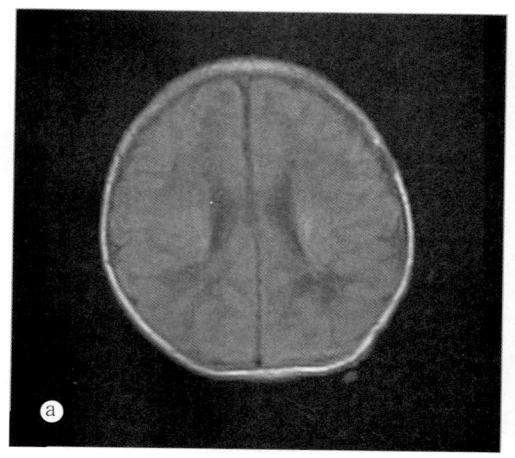
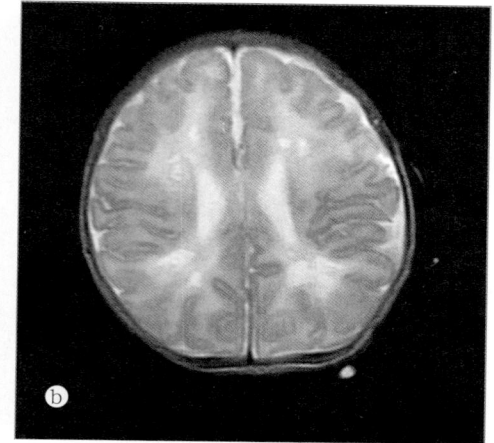
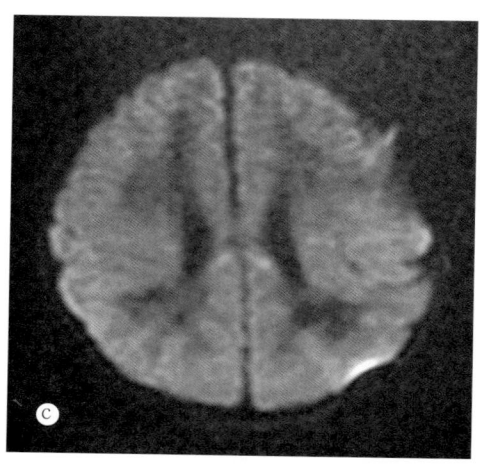

图 2-28 新生儿缺氧缺血性脑病 MRI
患儿出生 3 周横断 T_1 加权像（a）显示双侧侧脑室前后角旁大片低信号，T_2 加权像（b）显示病灶为高信号。弥散加权像（c）上为低信号。

本病度过危险期患儿存活，可遗留不同程度的脑实质软化灶和脑萎缩改变，CT 检查显示这些病变十分清楚。

新生儿不能配合检查在 CT 扫描过程中控制身体不动，所获图像通常出现移动伪影，导致图像质量不佳，既往应用 CT 诊断本病有较大的局限性。MSCT 问世后，扫描速度显著加快，达到毫秒级，1 秒钟内完成全头颅扫描，运动伪影干扰问题得到解决，使 CT 成为诊断 HIE 的有效方法。

HIE 的 MRI 检查效果优于 CT，尤其冠、矢状位图像能检测 CT 显示不佳的病灶。脑水肿的主要表现为脑灰、白质信号差别消失，或者一个或多个脑叶白质区呈片状 T_1 加权像低信号、T_2 加权像高信号病灶。DWI 显示 HIE 病变更敏感，能早期发现急性缺氧缺血所致的广泛脑损伤，表现为脑白质区的弥漫高信号。若脑水肿合并颅内出血，则遵循出血的信号演变规律，超急性期血肿的信号改变不明显，在 T_1 加权像上呈等、低或略高信号，在质子密度加权像上为略高信号或等信号，而在 T_2 加权像上呈略高信号。脑内血肿可有轻度占位效应。急性期脑实质血肿的占位效应明显，表现为脑室受压变形、移位，中线结构向对侧移位，局部脑沟和脑裂消失等。血肿在 T_1 加权像和质子密度加权像上呈略低信号或周围高信号中心低信号，在 T_2 加权像上为低信号或极低信号。亚急性期血肿在 T_1 加权像、质子密度加权像和 T_2 加权像上均呈高信号。慢性期在 T_1 加权像、质子密度加权像和 T_2 加权像上仍然呈高信号，但血肿由环状结构包绕，该环在 T_1 加权像和质子密度加权像上呈等信号，在 T_2 加权像上呈低信号。MRI 显示亚急性期蛛网膜下腔出血十分敏感，由于 CT 在此期高密度已经消失，所以二者有良好的互补作用。

由于新生儿囟门较大，便于进行头颅超声检查。HIE 的超声表现为脑室变窄或消失，提示脑水肿；脑室周围有高回声提示脑白质软化、水肿或充血；脑实质出现散在高回声区，提示广泛脑水肿或脑实质缺血。超声检查显示本病后遗病变也很清楚，表现为脑萎缩，脑实质内有囊性变和脑室扩大。超声检查具有无射线辐射危害、价格价廉、操作简便，可在床边操作和便于随访等优点；尤其彩色多普勒检查还可检测脑血流速率及阻力指数，对诊断HIE和判断患儿的预后均有一定帮助。

第三节　颅内出血

颅内出血(intracranial hemorrhage)可分为损伤性和非损伤性两类。无论损伤性还是非损伤性颅内出血，均可按照累及部位分为硬膜内、硬膜外、蛛网膜下腔和脑实质内的出血。非损伤性颅内出血又称为原发性或自发性颅内出血(primative or ideopathic intracranial hemorrhage)。本节主要讨论自发性颅内出血，因出血多发生于脑实质内，故简称脑出血（由于硬膜下、硬膜外和蛛网膜下腔出血等非损伤性颅内出血的影像学表现与损伤性出血相似，读者可参考第四章颅脑损伤，所以本章不加以讨论）。脑出血由脑动脉、静脉或毛细血管坏死、破裂所致。本病好发于大脑半球，约占全部病例的80%，而发生于小脑及脑干者仅占20%。以脑内细小动脉，尤其穿支动脉（例如大脑中动脉的豆纹动脉）破裂所致基底节区的出血最为常见。

一、病因与发病机制

高血压动脉硬化是脑出血最主要的病因。据统计资料，高血压动脉硬化患者中约30%可发生脑出血，而在脑出血的病例中，约90%的患者有高血压病史。高血压与其他脑血管病并存时，发生动脉破裂的几率就更大。当然，脑出血还可以由其他多种因素所致，但都比较少见。因此，本书以高血压性脑出血(hypertensive intracerebral hem-orrhage)为例，重点加以论述。高血压所致脑出血主要有以下几种：

（一）微动脉瘤的破裂

长期血压增高导致脑内小动脉（例如脑底Willis环周围的穿支动脉）的张力增高，血管壁平滑肌纤维样变，导致这些细小动脉壁的弹性与强度降低，在高血压作用下，管壁向外隆起，形成微动脉瘤。微动脉瘤的形成与高血压直接相关，在无高血压的病例中，几乎见不到微动脉瘤。微动脉瘤很小，其直径一般在500μm以下，很少超过2mm。

（二）脂肪玻璃样变引起血管壁坏死破裂

长期高血压使小血管内膜的通透性增加，血浆内的脂质通过受损内膜进入内膜下层，使血浆及脂肪聚集在血管壁内，导致血管壁增厚，进而形成脂肪玻璃样变和血管壁坏死，继之破裂出血。

（三）脑梗死后出血

高血压患者大多数伴有动脉硬化，当发生动脉硬化性脑梗死时，形成缺血性脑软化区，使软化灶内经过的动脉失去支持，可继发出血。另外，在梗死区内的血管缺血坏死，若在疾病发展过程中代偿血管开放，则导致脑出血。

尸检资料表明：上述3种病因同时存在，相互影响，形成恶性循环。

二、病理

高血压性脑出血多位于脑底动脉环及其周围的穿支动脉上，例如豆纹动脉、丘脑穿通动脉及基底动脉发出的穿支动脉。以大脑中动脉的穿支动脉出血最多见（占69%），其次是桥脑出血（占10%），小脑出血最为少见（占8%～9%），其余为各脑叶出血。

由于这些穿支动脉与大动脉主干呈直角或锐角发出，因此，其转弯处受血流冲击较重。而解剖学发现在血管分叉、转弯部，血管壁中层弹力纤维缺乏，形成"动脉窗"，是血管的薄弱部分。如果同时伴有动脉硬化形成的微动脉瘤、血管脂肪玻璃样变，在高血压的作用下，就极易发生破裂出血。若脑出血量较小，对脑组织的破坏亦小；如果出血量大，则对脑组织产生压迫和推移；若破入脑室则继发脑室内出血，可造成粘连。另外，出血量的多少是相对的，出血量为10ml者，发生在大脑半球被认为是少量出血,不会造成严重后果;但位于脑干或小脑,则认为出血量较大,会造成严重后果。

脑出血病灶内的血液呈暗红色、棕褐色,其周围脑组织形成软化带。脑出血所引起的病灶周围脑水肿,压迫小动脉和回流小静脉,可再度导致周围脑组织的斑点状出血。以后,随时间演变,出血灶内的血凝块逐渐被吸收,遗留1个内部含有含铁血黄素、呈铁锈色的囊腔,囊壁伴有胶质细胞增生,致使局部收缩,最后形成裂隙样结构。

三、主要临床表现

脑出血多见于中老年人。季节变化,情绪波动,过度用力,脑力劳动及紧张等为本病的诱发因素。

起病急、发展快是本病的特点,通常发病几分钟至几小时,病情即发展到高峰。多数患者的前驱症状不明显,少数患者发病前数小时或数日有头痛、头昏、眩晕、肢体麻木、鼻出血、视网膜出血及情绪波动等前驱症状。多数患者在用力或情绪激动时起病,突然发生头晕、头痛、呕吐,继之昏迷。查体:患者面色潮红,呼吸深大,血压升高,瞳孔缩小、对光反应迟钝或消失,四肢肌力迟缓,有些患者可出现惊厥。脑出血的临床症状与出血的部位、出血量的多少有关,下面按照发生部位加以简述。

1. 内囊出血 临床上"内囊出血",实际是指大脑基底节区的壳核出血,因壳核出血常损害内囊,故称内囊出血。该部位出血最常出现的是"三偏"症状,即偏瘫、偏身感觉障碍和偏盲。出血量小仅局限于壳核,并未累及内囊及其后肢者的症状较轻,腰穿脑脊液检查结果基本正常。如果出血量大,脑干受压,脑水肿严重,患者可立即昏迷,甚至死亡,此类患者约占本型出血的1/3左右。

2. 丘脑出血 丘脑出血占脑出血的17.3%,一般是指丘脑膝状体动脉破裂出血,或其他丘脑穿支动脉破裂出血。丘脑出血的出血量少,可表现为对侧半身深浅感觉消失、疼痛及感觉过度,即Dejerine-Roussy综合征;如出血量大,累及内囊,则出现偏瘫,丘脑大量出血者很少有典型的丘脑症状,而多以意识丧失、偏瘫为其主要症状,这时与内囊出血难以鉴别。

3. 大脑半球出血 亦称脑叶出血或大脑皮质下出血,占脑出血的13%~18%。此类患者多有高血压史,亦见于髓质静脉畸形、隐匿性脑血管畸形等。其临床表现主要为头痛、呕吐,很少有意识障碍,定位体征也不明显。

4. 小脑出血 小脑出血占全部脑出血的10%左右。其特点是急性起病,以眩晕、头痛、呕吐为首发症状,其中呕吐最为常见,并伴有强迫头位,随之出现共济失调、构音不清,但较少出现意识障碍。患者可伴有脑干症状,如眼球震颤、瞳孔缩小、凝视麻痹、锥体束征等。小脑出血的病情发展均较快,呈进行性加重,约1/5的患者在2天内死亡。如血肿直径大于3cm,或出现压迫脑干的症状,应立即进行手术清除血肿。小脑出血及下述的桥脑出血部位特殊,很少量出血即可引起压迫症状,造成脑疝,危及生命,必须予以高度重视。

5. 桥脑出血 桥脑出血占脑出血的6%,以高血压动脉硬化为主要病因,常为从基底动脉发出的旁中央动脉、短旋动脉或长旋动脉破裂。其首发症状主要有运动障碍、伴呕吐,其次是头晕、头痛、半身及面部麻木、视物模糊等定位体征。两侧瞳孔针尖样缩小是桥脑出血的特征性体征。此外,桥脑前部出血可出现闭锁综合征(locked-in syndrome),表现为四肢瘫痪、言语不能,仅能用眼球运动传达信息。

6. 脑室出血 原发脑室出血较少见,多为脑实质内出血破入脑室所致。脑室出血往往在几个小时内出现昏迷,继而出现抽搐、四肢强直性痉挛、呕吐、去大脑强直等脑膜刺激征,病情变化快,血压不稳或下降,脉搏快而弱。脑室出血的预后不良。

四、治疗与预后

急性期脑出血的治疗原则为防止进一步出血、控制脑水肿、改善脑组织的缺氧状态、保证生命功能、预防和治疗并发症,其最终目的是挽救患者的生命、降低致残率,尽可能提高患者今后的生活质量。

(一)常规治疗

1. 绝对平卧,保持安静。

2. 保持呼吸道通畅，必要时吸氧或气管切开，以减轻脑缺血缺氧。

3. 保持水电解质平衡。

4. 治疗和预防并发症，如脑水肿、颅内压增高、脑疝、消化道出血、水电解质平衡紊乱、肾功能衰竭等。

（二）降低血压

对脑出血患者的降压治疗要谨慎，应逐渐将血压降至患者平时的水平，或者较平时略高一些为宜。

（三）头部降温

在头部或颈动脉处放置冰袋，使头部降温，以减少头部耗氧量，促进脑细胞功能的恢复，减轻脑水肿。

（四）预防感染

加强口腔护理，及时吸痰，保持呼吸道通畅；留置导尿时应做膀胱冲洗；昏迷患者可酌情用抗生素预防感染。如已并发肺炎、泌尿系感染时，可根据经验和痰培养、尿培养及药物敏感实验结果给予相应的抗生素治疗。

（五）止血

脑出血后应用止血药是否有效尚有争论，一般认为无效，但是临床仍在应用。

（六）手术治疗

手术治疗的目的是清除血肿、降低颅内压、挽救患者的生命。实施手术的指征如下：

1. 出血量较多的小脑出血，血肿直径≥3cm。
2. 一般情况较好，年龄不大，无肾功能障碍。
3. 混合性脑出血的早期。
4. 病情逐渐加重，患者出现瞳孔散大者。

五、CT检查

在CT问世之前，临床诊断脑出血的准确性约为60%～70%，应用CT后已经发生了质的飞跃，使脑出血诊断准确性几乎达到100%。

CT扫描可以直接显示脑出血的部位、大小、出血量、有无占位效应，以及是否破入脑室等情况，并且可以动态观察血肿的演变过程。

1. 急性期（发病1周内） 由于血肿内的血红蛋白对X线的吸收系数高于脑组织，所以，在CT图像上血肿呈高密度灶，CT值在60～80Hu之间。待血液凝固成块后，其密度更高。基底节区血肿通常与内囊的形状相似，多呈肾形；其他部位的出血可呈圆形或不规则形。出血后第2天血肿周围出现水肿带，呈均匀一致的低密度，到第7天时水肿达到顶峰，以后逐渐减退，1个月后消失。占位效应是脑出血的常见重要征象，由血肿周围脑组织水肿引起，表现为同侧脑室受压变形、移位，中线结构向对侧移位等。约有20%～25%的脑出血可破入脑室，使脑室的密度增高（图2-29～图2-32）。

2. 吸收期（发病后2周～2个月） 至出血后第2周起，血肿周围的血红蛋白开始逐渐被破坏，纤维蛋白溶解，造成血肿周围的水肿带增宽，而血肿的高密度则向心性缩小，边缘模糊，至第4周变为等密度或低密度。此期90%的患者增强扫描血肿周围有环状强化。血肿的占位效应以第2周最为明显，2个月后逐渐消失（图2-33～图2-35a）。

3. 囊腔形成期（发病2个月后） 此期血肿完全吸收，周围脑组织水肿带消失，形成低密度囊腔，囊腔的边缘清晰，无占位效应，强化环消失，邻近的脑室或脑沟增宽。基底节出血的后遗囊腔呈裂隙状或呈条形致密影，小血肿亦可完全吸收而不留痕迹（图2-35b～图2-36）。

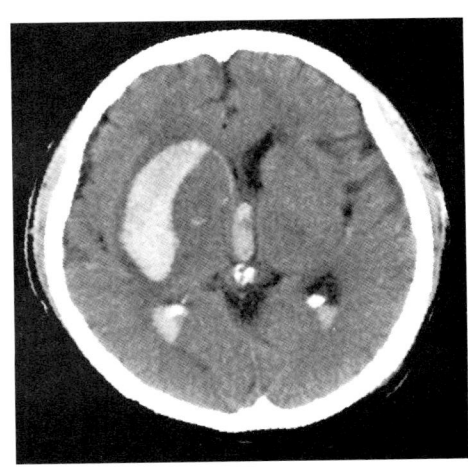

图2-29 高血压急性壳核外囊型脑出血破入脑室CT
患者发病2小时CT平扫清楚显示右侧壳核区肾形高密度影，为出血病灶，病灶同侧侧脑室受压变形，第Ⅲ脑室和双侧侧脑室内均见高密度影。

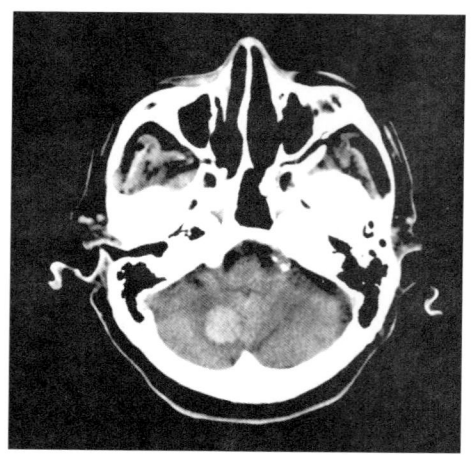

图 2-30　高血压急性小脑出血 CT
发病 3 小时 CT 平扫可见右侧小脑半球有圆形高密度影，为出血病灶。

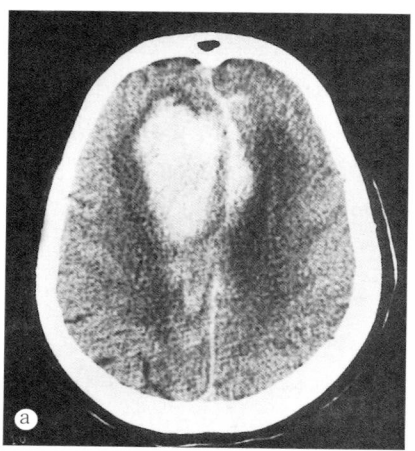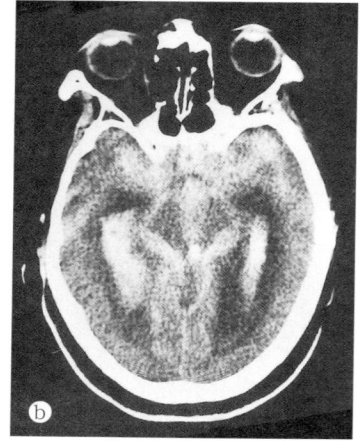

图 2-31　急性额叶脑出血破入蛛网膜下腔和脑室 CT
发病 4 小时 CT 平扫经半卵圆中心层面（a）显示右额叶大片状高密度病灶，周围低密度带，大脑纵裂内亦充满高密度，中线结构向对侧显著移位。经中脑层面（b）可见环池和两侧侧脑室内部均有高密度。

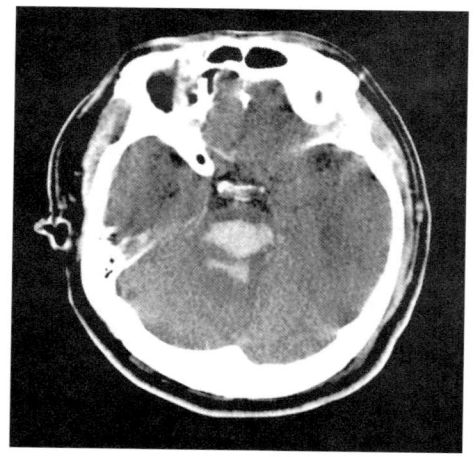

图 2-32　急性脑干出血破入第Ⅳ脑室 CT
患者发病 3 小时，CT 平扫显示桥脑有大片状高密度病灶，第Ⅳ脑室见高密度。

CT扫描显示脑内血肿呈高密度,诊断脑出血非常敏感和准确,但是发生在大脑边缘的新鲜血肿,有时需要与高密度的脑膜瘤或转移瘤相鉴别。脑膜瘤一般为圆形,质地均匀,与颅骨或脑膜相连,增强扫描CT值平均增加30Hu;转移瘤通常位于皮质或皮质下,脑水肿明显、形状不规则。当血肿吸收呈低密度时,应与脑梗死、脑脓肿及一些低密度的肿瘤相鉴别。脑梗死的低密度区往往呈楔形,有脑回状强化,在形成软化灶后鉴别比较困难。脑脓肿有薄的环状强化,脑水肿及占位效应明显。低密度的肿瘤常为胶质瘤或转移瘤,一般病灶有不均匀强化,但是占位效应明显。

六、MRI检查

脑出血在MRI的影像诊断上一般分5期,即超急性期、急性期、亚急性期、慢性期与残腔期。

(一)超急性期

超急性期(脑出血后24小时之内)血肿内红细胞完整,红细胞内主要为含氧血红蛋白,出血灶内含有血浆。因此,在MRI图像上,血肿的信号改变不明显,在T_1加权像上可呈等、低或略高信号,在质子密度加权像上为略高信号或等信号,而在T_2加权像上呈略高信号,可有轻度占位效应(图2-37)。

(二)急性期

急性期脑出血(出血2~7天)血肿内红细胞压积可高达90%,病灶内血浆已经吸收,含氧血红蛋白转变为脱氧血红蛋白,红细胞仍然完整,伴有周围脑组织水肿。占位效应明显,可表现为脑室受压变形、移位,中线结构向对侧移位,局部脑沟和脑裂消失等。因此,血肿在T_1加权像和质子密度加权像上呈略低信号,或周围高信号中心低信号,在T_2加权像上为低信号或极低信号。T_2加权像的低信号具有特征性,相当于CT的高密度。血肿周围的脑水肿,T_1加权像呈低信号,而T_2加权像呈高信号(图2-38~图2-39)。

(三)亚急性期

亚急性期(出血后1~4周)血肿从周围向中心发展,红细胞开始溶解,脱氧血红蛋白变成正铁血红蛋白。因此,在T_1加权像、质子密度加权像和T_2加权像上,血肿均呈高信号,高信号先从周边开始呈环状,血肿中心仍为低信号或等信号。于出血2~3周后,整个血肿呈高信号。血肿周围的脑水肿和占位效应均减轻,脑水肿的信号特点与急性期相同(图2-40~图2-42)。

(四)慢性期

脑出血1个月以后为慢性期,红细胞已完全溶解,血肿内完全由稀释、游离的正铁血红蛋白组成,MRI的T_1加权像、质子密度加权像和T_2加权像仍然均呈高信号。但是血肿周围的水肿完全消失,血肿周围脑组织出现一个由巨噬细胞构成的含铁血黄素环,此环在T_1加权像和质子密度加权像上呈等或略低信号,而在T_2加权像上呈低信号(图2-43)。

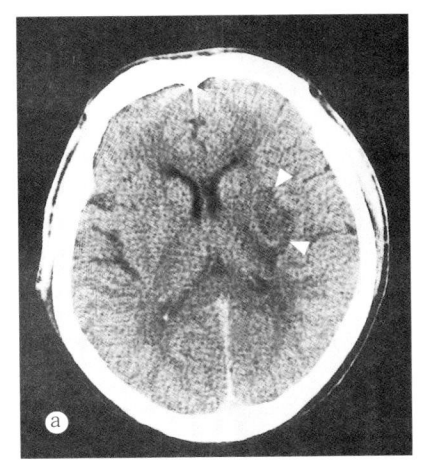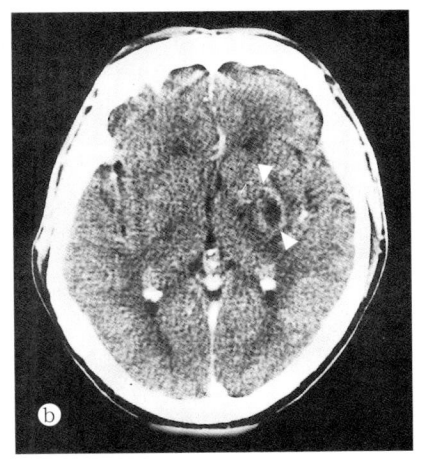

图2-33 陈旧性壳核外囊型脑出血CT

脑出血2个月行CT平扫(a)显示左侧壳核部位有卵圆形低密度病灶,无占位效应。4天后增强扫描(b)显示上述低密度病灶周围呈环形强化。

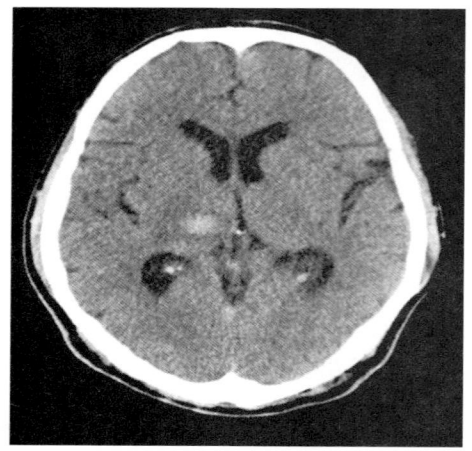

图 2-34　丘脑脑出血吸收期 CT

患者右侧丘脑脑出血 1 个月，CT 平扫显示血肿病灶的高密度较急性期减低，但是第Ⅲ脑室仍有受压改变，中线结构略向左移位。

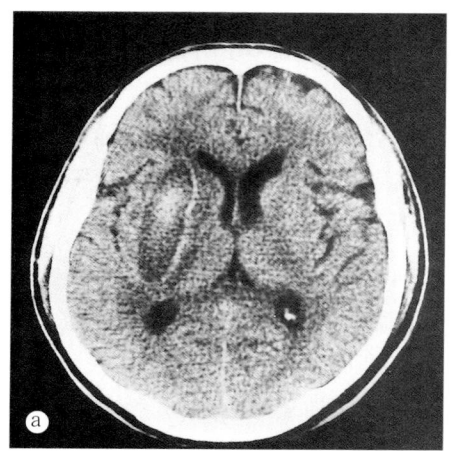 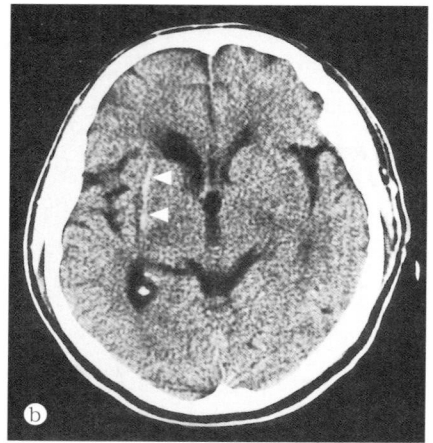

图 2-35　壳核外囊型脑出血的演变

脑出血发病 40 天 CT 平扫（a）显示右侧壳核外囊区有一个卵圆形低密度病灶，其中心密度略高，同侧侧脑室较对侧略小。2.5 个月后复查 CT（b）平扫可见原病灶部位呈裂隙状低密度，为后遗脑软化灶，同侧侧脑室扩大。

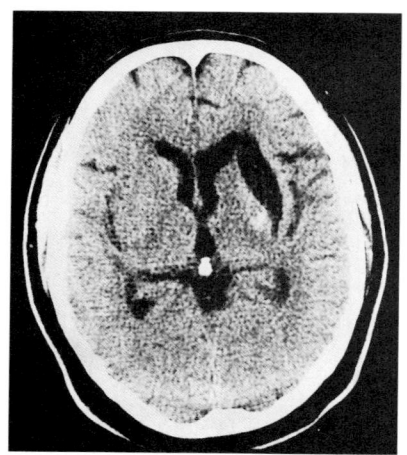

图 2-36　壳核外囊型脑出血后遗软化灶 CT

CT 平扫显示左侧壳核外囊区有脑出血后遗的梭形低密度脑软化灶，同侧侧脑室扩大。

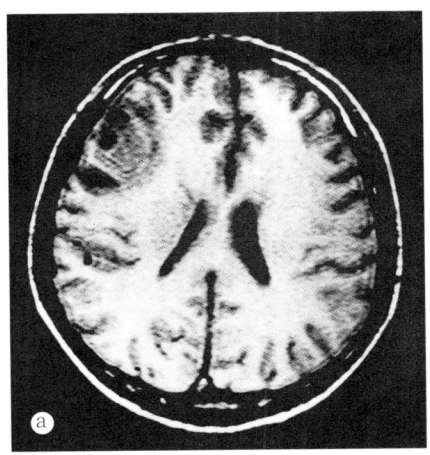
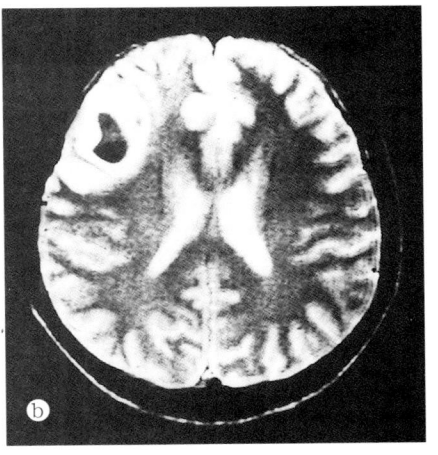

图 2-37　右额叶皮层超急性期脑出血 MRI

患者发病 2 小时横断 T_1 加权像（a）显示右额叶皮层区局部脑沟模糊不清，呈斑片状低信号，同侧侧脑室受压变形，中线结构向对侧移位。T_2 加权像（b）可见病灶的中心亦呈低信号，周边为高信号。

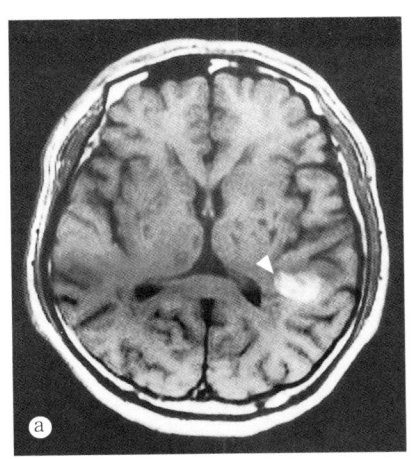
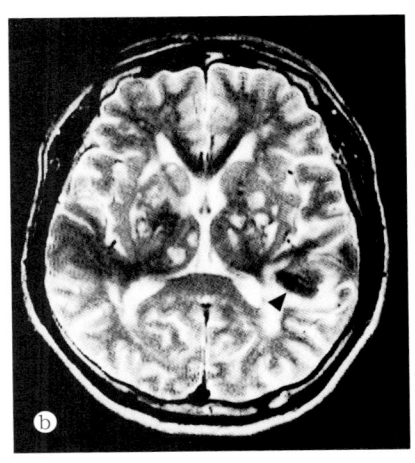

图 2-38　左颞叶白质急性期脑出血 MRI

患者发病 3 天横断 T_1 加权像（a）可见左侧颞叶白质有斑片状高信号，占位征象不明显；T_2 加权像（b）出血病灶呈低信号。同时该患者并发两侧丘脑和基底节区多发腔隙脑梗死。

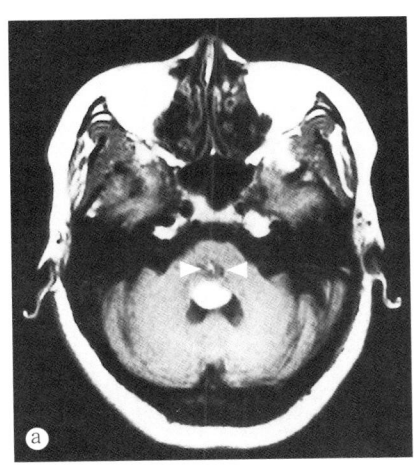
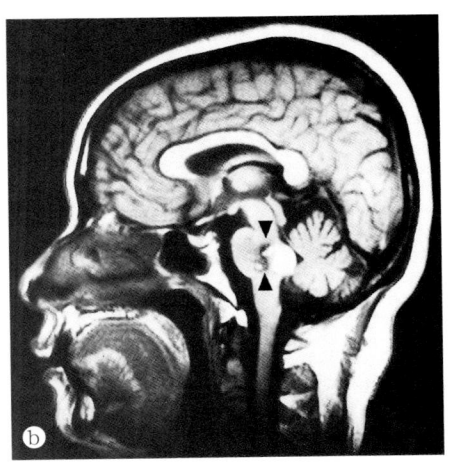

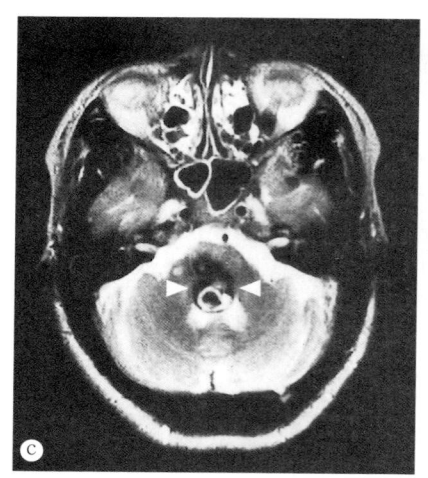
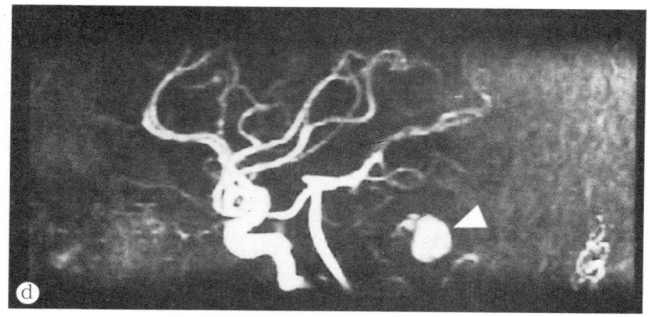

图 2-39　急性桥脑出血破入第Ⅳ脑室 MRI

患者发病 6 天，在横断（a）和矢状位 T_1 加权像（b）上，见桥脑中后部有低-高混杂信号，高信号部分突入第Ⅳ脑室。T_2 加权像（c）显示上述桥脑病灶主要呈低信号，而突入Ⅳ脑室部分呈高信号环，内部为低信号。TOF 法平扫 MRA（d）血肿主要呈高信号。

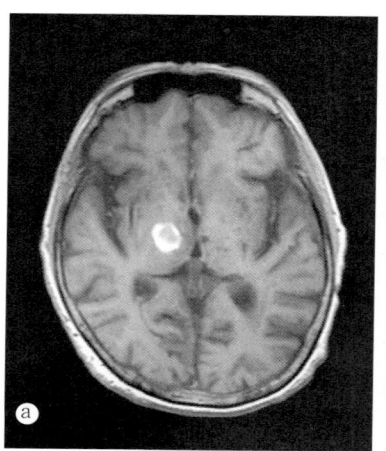
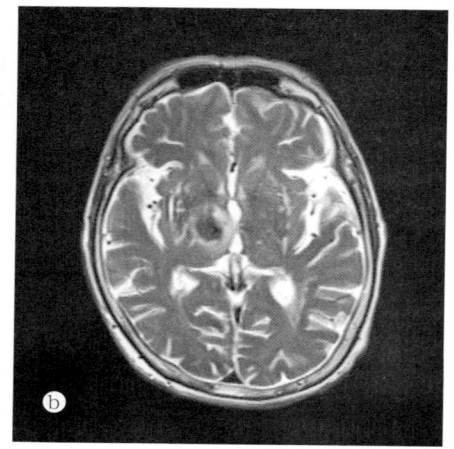

图 2-40　右丘脑亚急性早期出血 MRI

患者发病 10 天，横断 T_1 加权像（a）和 T_2 加权像（b）均显示右丘脑环形高信号，中心为等和低信号，有占位效应。左侧丘脑和两侧基底节区有腔隙性梗死灶。

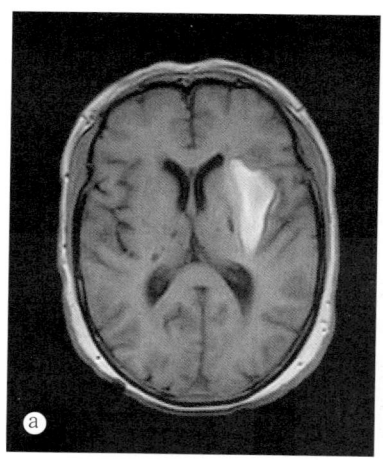
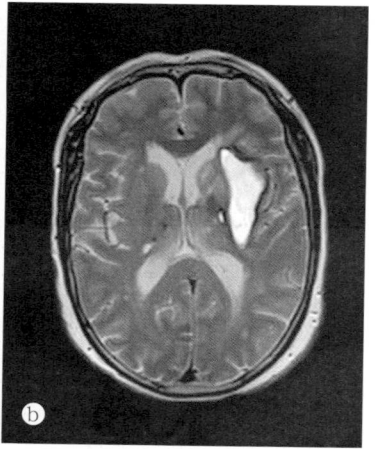

图 2-41　左侧外囊区亚急性出血 MRI

患者发病 20 天，横断 T_1 加权像（a）和 T_2 加权像（b）均显示左侧外囊区大面积均匀高信号，中线结构略右移。此外，右侧丘脑、基底节区和左侧内囊后肢有腔隙性梗死灶。

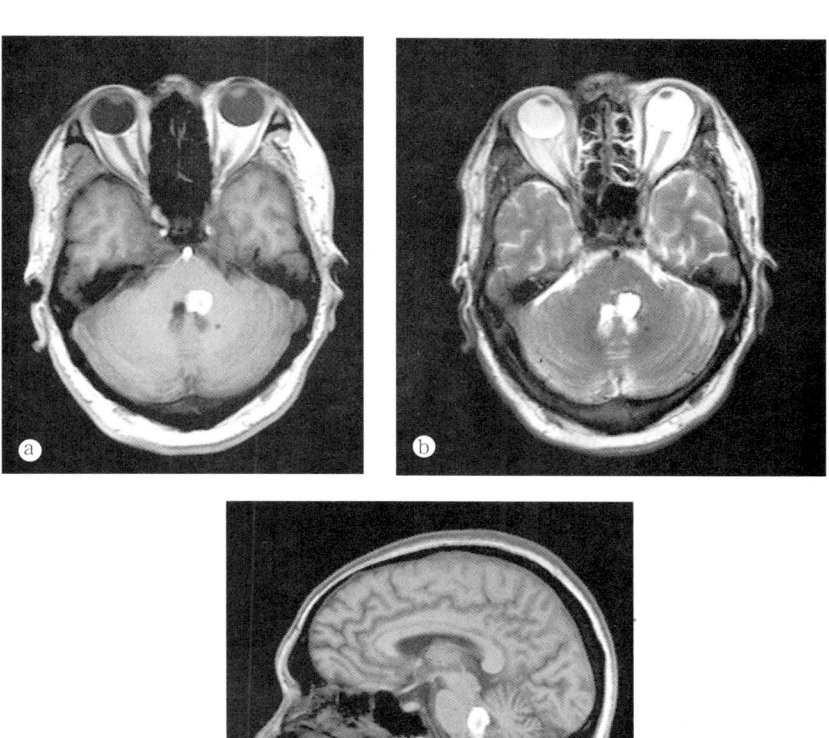

图 2-42 桥脑亚急性出血 MRI

患者发病 20 天，横断 T_1 加权像（a）、T_2 加权像（b）和正中矢状位 T_1 加权像（c）均显示桥脑斑片状高信号，第Ⅳ脑室受压。

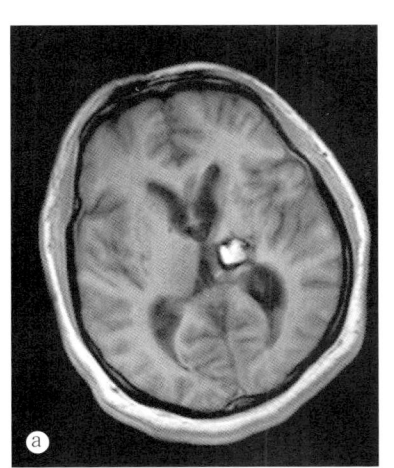
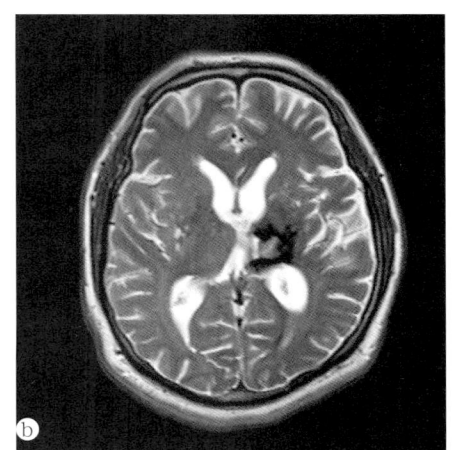

图 2-43 左侧丘脑慢性早期出血 MRI

患者发病 50 天，横断 T_1 加权像（a）和 T_2 加权像（b）均显示左丘脑斑片状高信号周围低信号环。两侧基底节区有腔隙性梗死灶。

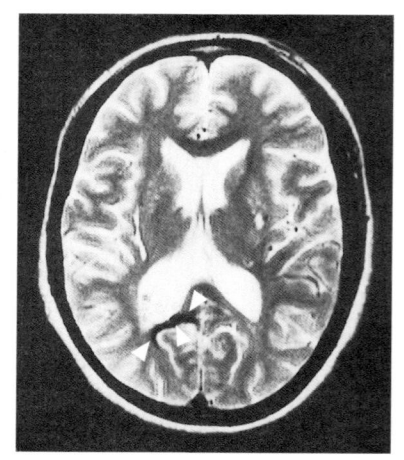

图2-44 右侧胼胝体残腔期脑出血MRI
右侧胼胝体脑出血1年后,横断T_2加权像显示病灶为条带状低信号,同时可见两侧基底节有裂隙状软化灶。

(五)残腔期

脑出血后2个月~数年为残腔期,血肿囊变液化,当液体逐渐被吸收后,形成一个由含铁血黄素包绕的塌陷残腔。T_1加权像为低信号,T_2加权像呈明显低信号(图2-44)。

脑出血亚急性期和慢性期MRI具有明显的特征性,很容易与脑梗死及其后遗的囊腔相鉴别。

七、X线脑血管造影检查(图2-45~图2-46)

高血压性脑出血(不包括蛛网膜下腔出血及其他损伤性的脑出血)在常规X线脑血管造影或DSA上均有占位征象。例如:豆纹动脉出血,在X线脑血管造影头颅正位片(前后位或后前位)上,表现为大脑前动脉与大脑中动脉的间距加宽,豆纹动脉内倾或外移,大脑前动脉向对侧移位。如果出血量小,X线脑血管造影则无阳性改变。

X线脑血管造影除显示脑出血病灶的占位征象外,还能显示其他引起脑出血的原发病变,如动脉瘤破裂、脑动静脉畸形出血等。

八、SPECT检查

脑出血在SPECT脑血流灌注显像上,主要表现为出血部位有类圆形的放射性缺损区;其次,还可显示中线结构不同程度地偏向健侧等占位征象。除上述这些直接征象外,脑血流显像还可发现更多的血流受损病灶。SPECT研究表明,脑出血可引起远离出血灶的同侧和对侧大脑半球,以及对侧小脑半球的缺血,称之为神经机能联系障碍。

基底节出血引起皮质失联络的常见部位是额叶,其次是颞叶、顶叶、对侧小脑和枕叶。丘脑和内囊出血引起较大范围的失联络较为常见(图2-47)。多数右利者,左侧基底节出血出现左额叶皮质缺血后,往往出现右侧运动性失语;在脑出血的恢复期,随着运动性失语的改善,SPECT显示左额叶缺血也有所改善。对侧小脑失联络现象往往与肢体瘫痪程度密切相关,瘫痪越重的患者,对侧小脑失联络的发生率越高;反之,当病情减轻后,这种征象可以消失。此外,SPECT脑血流显像还可显示出血灶周围有血流异常分布情况,其异常区域多大于CT或MRI所见,提示脑功能异常的范围大于形态结构的改变。

九、各种影像学方法的优缺点比较

CT和MRI是诊断脑出血的主要影像学方法。CT在脑出血的各个期均具有鲜明的特征,尤其在超急性和急性期,能准确显示血肿的部位、大小、出血量,血肿是否破入脑室,以及是否有占位征象等。CT扫描速度快,受因患者体动引起的伪影干扰影响较小,适用于急诊患者,并能及时、准确地鉴别脑梗死,为急性期脑出血首选影像学检查方法。

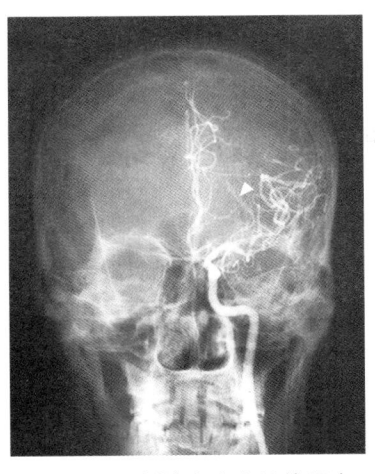

图2-45 左例外囊出血X线颈内动脉造影
X线颈内动脉造影正位像显示大脑前动脉与大脑中动脉的间距略宽，左例豆纹动脉内倾。

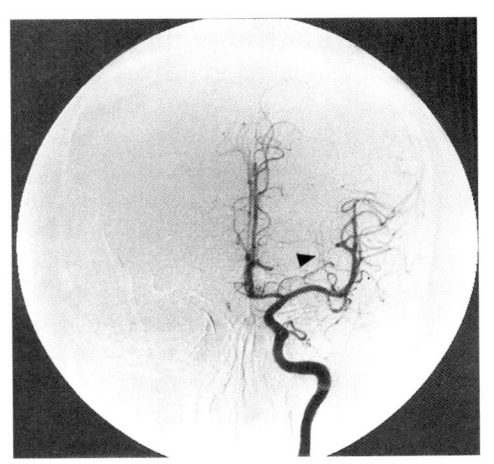

图2-46 左例内囊出血DSA
颈内动脉造影正位像可见大脑前、中动脉间距增宽，左例豆纹动脉外移。

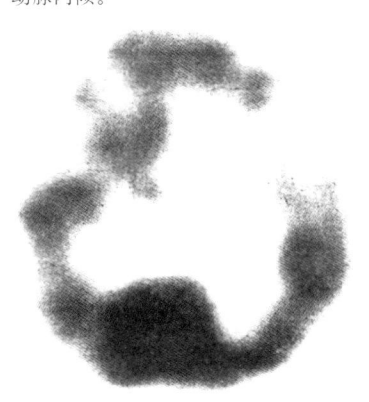

图2-47 内囊出血放射性核素显像
SPECT显示左侧基底节区和双侧额、颞叶灌注缺损
（引自：孙达.放射性核素脑显像.1997，175）

MRI对患者体动引起的伪影敏感，在超急性和急性期征象缺乏特异性，不适于急诊患者。但是对亚急性和陈旧血肿MRI具有特征性改变，显示病灶敏感、准确，能精细地反映血肿内容物的生化改变，有利于指导临床治疗，并与陈旧性脑梗死进行鉴别。脑出血的亚急性和陈旧期MRI的诊断和鉴别诊断效果最佳，有条件的单位应根据具体情况加以选用。但是MRI的普及率尚不如CT，价格比较昂贵，使其应用受到一定程度的限制。

X线脑血管造影对显示非高血压脑出血的其他基础病因，如动脉瘤、脑动静脉畸形等有价值，曾经在脑出血的诊断和鉴别诊断上发挥过重要作用。在CT和MRI问世后，目前已经很少应用。

SPECT脑血流灌注显像对脑出血仅起辅助作用，可显示脑出血患者脑血流的灌注异常和神经机能联络障碍等脑功能异常改变，有助于全面评价脑出血的病情，并观察治疗效果。能作为一种可选择应用的影像学检查方法。

普通X线片检查在本病的诊断和鉴别诊断上无实用价值。

十、临床优选检查路线

脑出血各种影像学方法的检查路线如下：

1. 急诊患者首选CT检查，以确定脑出血的诊断，判断其病情，鉴别脑梗死等缺血性脑血管病，以便及时进行抢救治疗。还可在CT引导下进行血肿的穿刺抽吸介入治疗。

2. 脑出血的亚急性及以后各期患者，有条件时可首选MRI检查，不能进行MRI检查者，也可以选择CT扫描。

3. SPECT可用于评价脑出血的病情,并进行观察疗效。

4. 一般无需进行X线脑血管造影检查。

十一、展望

目前MSCT扫描速度已达亚秒级,更适合急诊检查,CT图像的质量也较前大为提高,基本上克服了传统CT后颅窝有颅骨伪影严重干扰、难以清楚显示小脑和脑干脑出血病灶的缺点。MRI扫描速度也已经大幅度提高,最快可达30ms一幅图像,更适应急性脑出血患者的检查。MRI引导下的血肿穿刺抽吸介入治疗也有望很快达临床实用阶段。

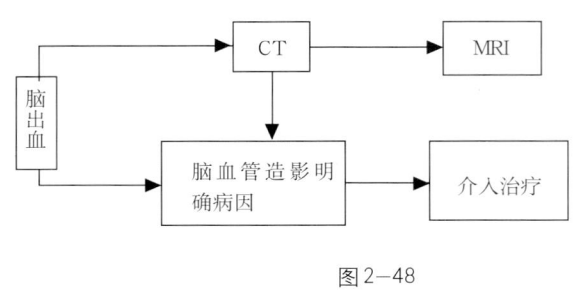

图2-48

第四节 颈动脉——海绵窦瘘

颈动脉-海绵窦瘘(carotid-cavernous fistula,CCF),是指海绵窦内的颈内动脉或颈内动脉的分支破裂,与海绵窦形成异常的动——静脉短路。CCF根据发病原因可分为自发性和外伤性;根据血流动力学改变可分为高流量型和低流量型;根据X线血管造影结果又可将之分为发自颈内动脉的海绵窦瘘和发自硬膜动脉的海绵窦瘘。Barrow根据颈内动脉海绵窦瘘的X线脑血管造影及治疗方法将CCF分为四型:A型为颈内动脉海绵窦瘘,多有一个高血流量瘘口,常见于外伤;B型为颈内动脉脑膜支海绵窦瘘,多有数个低血流瘘口;C型为颈外动脉脑膜支海绵窦瘘;D型为颈内外动脉脑膜支海绵窦瘘,有多个低血流量瘘口,以外伤性多见,占颈内动脉海绵窦瘘的75%~85%。

一、海绵窦区的简单血管解剖

海绵窦与颈内动脉的解剖结构特殊,动脉走行在静脉窦之中。在人体的其他部位,必须动脉和静脉同时受损破裂才形成动静脉瘘,而在海绵窦内,一旦动脉受损破裂即形成动静脉瘘。

颈内动脉自颈内动脉管入颅,从破裂孔向前进入海绵窦。一般颈内动脉在海绵窦内发出3支小动脉,分别是:

1. 脑膜垂体干 此动脉是颈内动脉在海绵窦内发出的最大分支,此动脉再依次发出小脑幕动脉、垂体下动脉和脑膜背动脉。分别供应小脑幕、垂体后部包膜、垂体后叶、斜坡的硬脑膜和第Ⅵ对颅神经。

2. 海绵窦下动脉 供应海绵窦的外下壁和卵圆孔、棘孔处的硬脑膜。

3. 垂体包膜动脉 供应垂体前下部包膜。

此外,约8%的正常人,在颈内动脉尚未出海绵窦的部位发出眼动脉,属正常变异。

二、病因及病理

多数外伤性CCF继发于头部外伤(以颅底骨折最多见),导致海绵窦内颈内动脉及其分支撕裂,甚至横断;火器伤可直接伤及海绵窦段的颈内动脉。医源性创伤亦可造成颈动脉-海绵窦瘘,如经蝶窦穿刺行垂体瘤治疗、针刺治疗三叉神经痛等。此外,原发性海绵窦段颈内动脉及其分支的动脉瘤破裂亦可造成颈动脉-海绵窦瘘。

外伤造成的颈内动脉瘘几乎均为A型，源于颈内动脉完全断裂，使颈内动脉断裂两端均发生出血，产生高压、高血流量的颈动脉－海绵窦瘘。如果损伤颈内动脉的分支，虽然其两端也均有出血，但是出血量较小，形成的颈动脉－海绵窦瘘的血流量较低。自发性颈动脉海绵窦瘘可为Barrows四型中的任意一种，原因多不明，可能由于海绵窦的动静脉及其分支的管壁先天缺损、动脉瘤、动脉炎或海绵窦区硬脑膜动静脉畸形等病变破裂，通常表现为低流量，但是当海绵窦内颈内动脉瘤破裂成瘘时，也呈高流量，与外伤性CCF较难鉴别。

极少数病例的颈动脉－海绵窦瘘源自海绵窦内的原始三叉动脉破裂。

三、发病机制

海绵窦动静脉瘘形成后发生以下异常改变，导致相应的临床表现。

1. 动脉盗血　海绵窦段的颈内动脉破裂出血，使动脉－静脉之间形成极大压差。此压差的大小依破裂血管的情况而不同，颈内动脉断裂时压差最大，局部破裂次之，颈内动脉得分支破裂出血压差最小。压差越大，盗血越严重。动脉盗血造成脑供血不足，眼动脉灌注不足引起视网膜缺血，海绵窦瘘使海绵窦内压力增高，导致眼静脉压力增高，眼球突出，继发青光眼，损害患侧眼睛的视力。如果压差较小，动脉盗血轻，则临床症状也相对较轻。

2. 静脉引流方向　海绵窦位于蝶鞍两侧硬脑膜层与骨膜层之间，由多个分隔的静脉腔组成。海绵窦前起眶上裂，后达岩骨尖部，内侧为蝶窦和垂体，外侧为大脑颞叶。海绵窦接收眼上、下静脉血液，大脑表面的大脑下静脉、大脑中浅静脉、脑膜中静脉经蝶顶窦引流入海绵窦，在其后部通过岩上窦和岩下窦直接或间接引流至颈内静脉。海绵窦向静脉翼丛和基底静脉丛发出吻合支，两侧海绵窦可彼此交通。海绵窦与引流静脉的这种解剖关系，为CCF的静脉引流方向提供了解剖学基础。颈动脉－海绵窦瘘的引流方向与其临床症状有密切联系。

(1) 向前引流　经眼上静脉，血流引向面静脉系统和颈外静脉，使结膜充血、水肿，形成搏动性突眼。

(2) 向后引流　经岩上窦、岩下窦或基底静脉丛回流至横窦、乙状窦，此种引流方式患者的眼部症状较轻，而颅内血管杂音明显。

(3) 向上引流　经蝶顶窦入外侧裂静脉，然后向上入上矢状窦。此种引流方式导致头痛，颅内高压，蛛网膜下腔出血。

(4) 向下引流　经圆孔和卵圆孔静脉引流至翼丛，可引起鼻咽部充血或鼻出血。

(5) 向对侧引流　经海绵间窦与对侧海绵窦相连，易误诊为对侧的病变。

3. 瘘口大小与位置　瘘口位于颈内动脉主干或瘘口较大者，其临床症状较重；相反，若为颈内动脉的分支破裂，而且瘘口小者，临床症状较轻。

4. 出血　颈动脉－海绵窦瘘本身不引起出血，但是可造成继发的蛛网膜下腔出血、或鼻出血。

四、主要临床表现

1. 血管杂音　几乎全部颈动脉－海绵窦瘘患者自己即可闻及与脉搏一致、隆隆样、难以忍受的杂音，这也是医生查体发现的主要体征。压迫患侧的颈内动脉，杂音可减轻。

2. 搏动性突眼　90%以上的患者可见搏动性突眼，其搏动频率与脉搏一致，为颈动脉－海绵窦瘘的特征性改变。不经眼静脉引流颈动脉－海绵窦瘘的患者，可无搏动性突眼。如果颈动脉－海绵窦瘘向对侧引流，则可产生对侧的搏动性突眼，但是此种情况极为少见。

3. 眼结膜充血水肿　颈动脉－海绵窦瘘可使患者眶内、眼眦部、眼结膜及视网膜的静脉怒张、水肿。病情严重者，眼结膜翻出眼睑，引起眼闭合障碍，最终导致暴露性角膜炎。

4. 眼球运动受限　由于第Ⅲ、Ⅳ、Ⅵ对颅神经位于海绵窦内，颈动脉－海绵窦瘘患者可出现眼球运动麻痹，并伴有复视。

5. 视力减退　视网膜缺血，巩膜静脉阻塞引起青光眼，扩张的静脉压迫视神经引起视神经萎缩等因素，可导致患者的视力下降。

6. 头痛　是颈动脉－海绵窦瘘向上引流患者的主要临床症状，与颅内血管扩张有直接关系。

五、治疗与预后

约有10%的颈动脉-海绵窦瘘患者因海绵窦内血栓形成而自愈。

颈动脉-海绵窦瘘的治疗可分直接手术和介入治疗两种方法。目前应用最多的治疗方法为血管内介入治疗。

1. 直接手术　又可分为两种方法。

（1）传统采用颈内动脉结扎术。在结扎前需行Matas实验（颈动脉压迫训练）。此方法虽然可暂时缓解症状，但很快发生对侧代偿供血，导致患者临床症状再次出现，手术失败。

（2）直视下修补瘘口。近年对海绵窦进行了深入研究，认识到海绵窦并非是一个静脉海绵体，而是由管腔大小不同的静脉组成的静脉丛，这样为直视手术建立了理论根据，使一些手术获得成功。但是，由于此种手术复杂，操作难度大，故一般不作首选的治疗方法，仅在不能进行介入治疗或其他治疗方法均告失败的情况下才加以应用。

2. 介入治疗　介入治疗颈动脉-海绵窦瘘是近年来应用于临床的新技术，手术方法经历了持续改进的过程，至今仍在不断完善和发展。其治疗目的是堵塞瘘口，并保持颈内动脉的畅通。目前，介入治疗的主要方法是经动脉或静脉将导管送至颈动脉-海绵窦瘘的瘘口处，然后释放栓子（包括球囊、海绵、弹簧圈，甚至自身的肌肉块等）封堵瘘口。对大多数患者而言，介入治疗方法效果很好，但也有个别患者疗效欠佳。

本病的自然死亡率很低，随着介入治疗技术的日趋完善，其治愈率越来越高，因此，可以说本病预后良好。

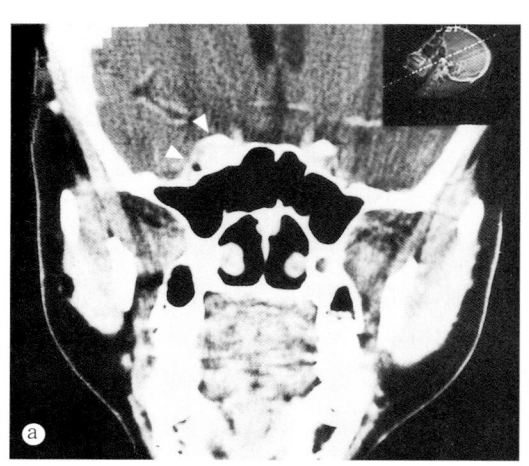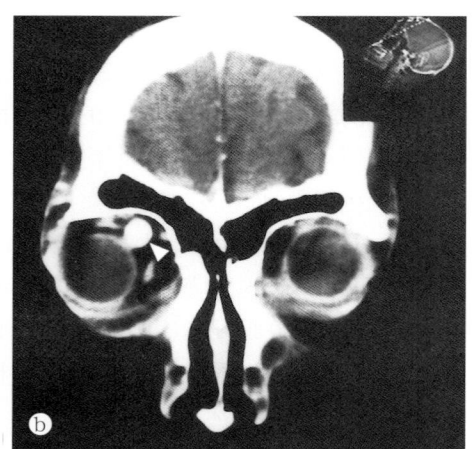

图2-49　右颈内动脉-海绵窦瘘CT

冠状面增强扫描像显示右侧海绵窦增大，强化程度亦较左侧强（a），右眼眶内可见异常增粗的眼静脉（b）。

六、CT检查（图2-49）

颈动脉-海绵窦瘘的CT主要表现如下：

1. 眼上静脉增粗　眼上静脉是眶内主要引流静脉，与其他静脉相互交通形成眶内静脉网。由于颈动脉-海绵窦瘘使得海绵窦内的压力增高，而海绵窦与眼静脉之间没有瓣膜阻隔，因此眼静脉的压力也随窦内压增高，并使眼静脉增粗。CT增强扫描可以显示眼静脉显著增粗。

2. 眼球突出　CT扫描可清楚显示眼球突出，以及眶内肌群弥漫性增厚。通常为多条眼外肌均呈梭形肥厚。

3. 鞍旁高密度影　CT增强扫描可见鞍旁有高密度影，系颈内动脉的动脉血进入海绵窦所致。

4. 海绵窦扩大　CT增强扫描可清楚显示扩张的引流静脉，引流侧海绵窦扩大，密度增高，边缘清晰，强化时相与颈内动脉同步。

根据以上征象，CT扫描能作出本病的定性诊断，还可显示急性蛛网膜下腔出血。但是有些鞍区占位性病变，例如侵及海绵窦的垂体瘤或转移瘤等，偶尔可出现类似本病的CT表现，导致鉴别诊断困难。

应用MSCT进行CTA检查，通过多种后处理技术，如MPR/CPR、SSD、MIP、VR等，除了能清晰显示海绵窦、大脑Willis环开放及代偿情况、眼上静脉的走行以及与邻近结构的关系外，还可以显示其他引流通道，如基底静脉丛、岩上窦和岩下窦、蝶顶窦、旁海绵窦等。容积显示技术，能分别显示骨和血管结构，特别是在多条血管重叠时，能明确定位血管与骨结构的关系。

七、MRI检查

MRI的自旋回波脉冲序列图像由于流空效应显示血管清楚，加之可行多方位直接体层扫描，以及最佳的软组织对比分辨力，MRI可清晰显示颈动脉-海绵窦瘘。

MRI可见眼静脉增粗、走行迂曲，眼球突出，视网膜增厚，眶内肌群弥漫增厚，以及视神经萎缩等异常征象。除显示患侧海绵窦扩张外，还可见其引流的静脉窦（例如岩上窦、岩下窦、横窦、乙状窦、蝶顶窦、上矢状窦，以及海绵间窦与对侧海绵窦）的窦腔可扩张，还可见其他引流静脉的扩张、增粗。若合并亚急性蛛网膜下腔出血，MRI可做出相应诊断。

MRA能更清楚地显示颈内动脉海绵窦段的破裂以及动静脉血管的其他异常改变，从而作出本病的定性诊断，MRA还可显示颈内动脉及脑内动脉的供血情况，为脑供血不足提供诊断依据。此外，MRI加MRA可准确将本病与鞍区占位性病变鉴别开来。但是MRA难以准确判定瘘口的部位及其大小。

八、X线脑血管造影检查（图2-50～图2-51）

X线脑血管造影是诊断颈动脉-海绵窦瘘的可靠检查方法和"金标准"。在进行X线脑血管造影时，应特别注意除分别行两侧颈内动脉、颈外动脉造影外，尚需在压迫患侧颈动脉时，进行对侧颈内动脉及椎动脉的造影，以便了解颈动脉-海绵窦瘘全部病理和血流动力学改变。颈动脉-海绵窦瘘的X线血管造影能清楚显示以下征象：

1. 瘘口的位置及大小　在患侧造影时，由于近端颈内动脉的重叠，有时瘘口显示不清。故应采取压迫患侧颈动脉，同时行对侧颈内动脉及椎动脉造影的方法，以便从逆行血流显示瘘口的位置和大小，其效果更佳。

2. 代偿情况　通过上述方法进行X线血管造影检查，可了解颈动脉-海绵窦瘘代偿供血的全面情况，为介入治疗做好准备。

3. 静脉引流　X线血管造影能清楚显示颈动脉-海绵窦瘘的静脉引流方向，有利于制定治疗方案。

4. 颈外动脉的供血　X线血管造影还可显示部分病例颈外动脉参与供血的情况。因为，对这部分患者进行治疗时，如果仅栓塞颈内动脉的瘘口，颈外动脉仍然有供血，不能缓解其临床症状，导致治疗失败。所以，应同时栓塞颈外动脉的瘘口。

5. 其他　在颈动脉-海绵窦瘘的成因中，亦有原始三叉动脉或原始舌下动脉破裂的情况。X线脑血管造影对明确上述病因是必不可少的检查方法。

九、SPECT检查

在颈动脉-海绵窦瘘的检查中，SPECT可以利用其对脑血流的高度敏感性，测量两侧大脑半球的脑血流量，了解其代偿供血的情况，并可在压迫患侧颈动脉的情况下，测量其盗血情况，尤其在患者的临床症状不明时，可以准确判定两侧大脑半球血流量的差别。

十、TCD检查

TCD主要根据颈动脉及颅内动脉分支的特征性血流频谱进行本病的诊断，主要异常改变有：患侧大脑前动脉、中动脉，椎动脉的血流速度加快、血流量显著增加。经颅彩色多普勒血流显像（TCCS）可根据二维图像上蝶鞍床突等骨性标志确定海绵窦的位置，以彩色多普勒显示海绵窦瘘的五彩缤纷的异常血流，很容易确定瘘口。TCCS还可准确测量颈动脉、瘘口及眼上静脉的血流速度及压差，可为制定手术方案和判定疗效提供客观依据。

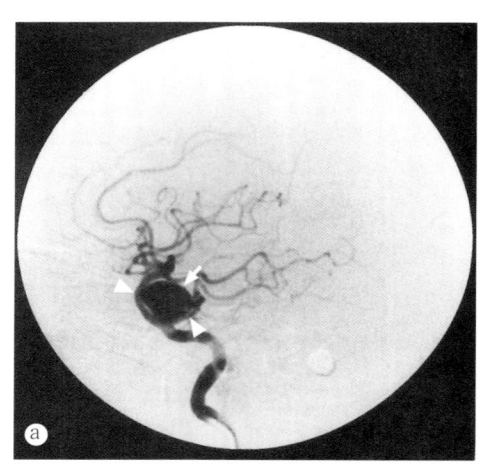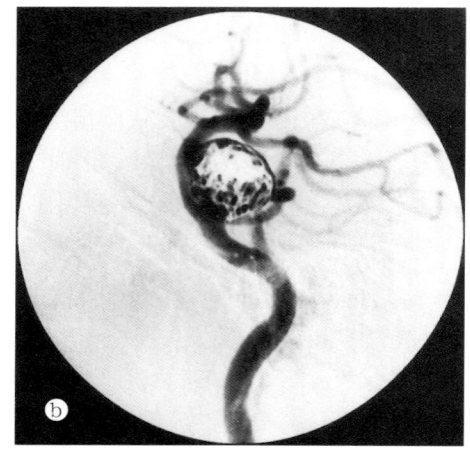

图2-50 颈内动脉-海绵窦瘘DSA

颈内动脉造影侧位像（a）显示颈内动脉海绵窦段与原始三叉动脉之间的动脉瘤破裂，形成颈动脉-海绵窦瘘；经弹簧圈栓塞堵塞瘘口（b）。

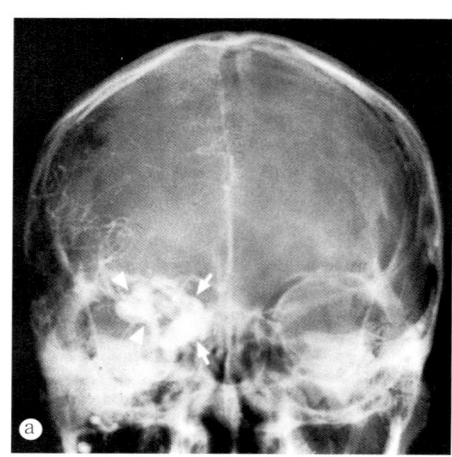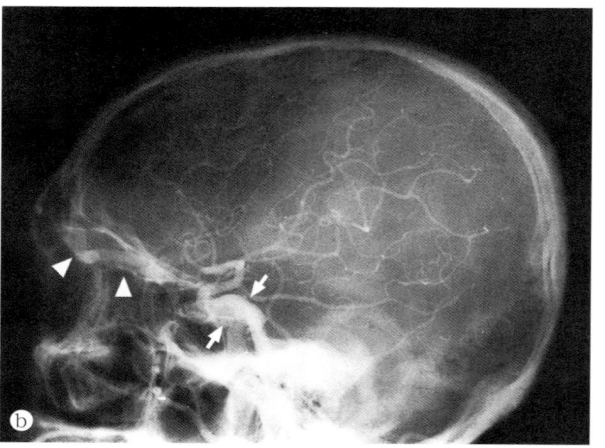

图2-51 右颈内动脉-海绵窦瘘X线颈内动脉造影

正位像（a）和侧位像（b）显示颈内动脉注射对比剂后，颈内静脉海绵窦段立即显影，而大脑前、中动脉显影较淡，管径较细。

十一、各种影像学方法的优缺点比较

CT和MRI扫描均可以清楚显示颈动脉-海绵窦瘘患者的突眼、粗大的眼静脉及血流异常的海绵窦，CTA和MRA甚至可以显示颈动脉-海绵窦瘘的大体情况，为进一步进行X线脑血管造影提供依据，尤其在患者临床症状尚不明显时，应用CT和MRI等无创伤性方法进行本病的筛选检查尤为重要。MRI的检查时间较长，显示颅底骨折的效果较差，受MRI检查禁忌证的限制，不宜于对已经进行颈动脉-海绵窦瘘血管内金属物栓塞治疗的患者进行术后随访。CT扫描简便、快速，能全面显示海绵窦的解剖结构，明确是否合并颅底骨折、眼部及脑内病变等，特别在显示颅底骨折方面优于其他影像学检查方法，在指导颈动脉-海绵窦瘘综合治疗（特别在合并颅内损伤、出血及颅底、眶壁骨折时）及血管内栓塞治疗后随访方面具有重要临床应用价值。但是，CTA和MRA难以显示小的破裂动脉、准确判断窦口的位置，不能获得特征性血流信息，对颈动脉-海绵窦瘘的诊断也有一定限度，而DSA具有这方面的优势，检查效果更佳。

SPECT和TCD可以在颈动脉-海绵窦瘘术前及术后，对比观察脑血流速度及脑血流量的变化及恢复情况，以判断治疗效果。TCD还可作为术中的监测手段。

X线脑血管造影目前依然是颈动脉-海绵窦瘘明确诊断的检查方法，若经其他检查初步诊断为颈动脉-海绵窦瘘，在准备充分的情况下，可一次完成X线脑血管造影和介入治疗。

十二、临床优选检查路线

典型的颈动脉-海绵窦瘘的临床诊断并不困难，此时可先行CT检查，临床症状不典型者可先行CT或MRI检查，必要时可再进行SPECT及TCD检查，提供辅助诊断依据。X线脑血管造影是诊治此病的可靠方法。

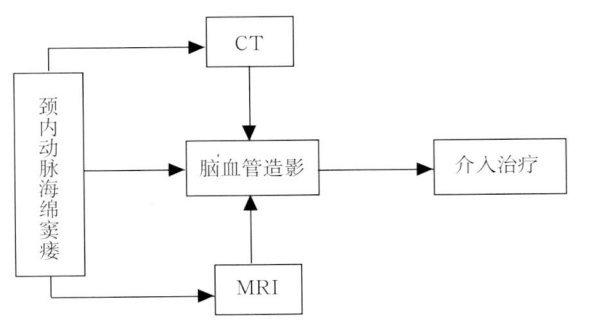

图2-52　颈动脉海绵窦瘘临床优选检查路线

第五节　颅内血管畸形

颅内血管畸形（intracranial vascular malformation，IVM）是一种颅内血管的先天性异常，包括脑动静脉畸形、海绵状血管瘤、脑静脉畸形、毛细血管扩张症和隐匿性血管畸形等。临床上以脑动静脉畸形多见。

一、脑动静脉畸形

脑动静脉畸形（arteriovenous malformation，AVM）可累及任何年龄，但好发于中青年（20～40岁），男性多见，患者的男女之比为1.1～2:1。本病多位于幕上，以大脑中动脉支配区的顶叶最多见，其次为额叶，幕下少见，个别患者可多发，累及两侧大脑半球，或者同时累及头皮、脑膜等。

1.病因与病理　脑动静脉畸形作为颅内血管的先天异常，从胚胎第3周起，中胚叶的血管母细胞分化出原始脑血管网、血管丛，进而分化为动脉、静脉和毛细血管，此时如脑血管的正常发育受到不良影响或阻碍，动静脉间直接交通，即形成脑动静脉畸形。

脑动静脉畸形可分为两类：脑实质型（软脑膜）和硬脑膜型。脑膜-脑动静脉畸形及硬脑膜动静脉畸形少见，不列入本节主要介绍的内容之中。

实质型脑动静脉畸形多发于大脑半球表面，尤其在大脑中动脉分布区多见。其大小差别甚大，大者可以累及整个半球，小至肉眼观察不到。脑动静脉畸形的供血可来自单一动脉，也可以来自多支动脉、甚至包括颈外动脉系统。病变的畸形血管缠绕成团，管径粗细不均。病变血管壁的厚度差别也极大，有的极薄、并可扩张呈囊状；有的较厚，血管内膜增生肥厚，突向腔内，可致管腔堵塞。在畸形血管团之间可夹杂变性脑组织。15%～20%的脑动静脉畸形患者合并动脉瘤。

畸形血管团的供血动脉在到达脑动静脉畸形之前，可有一段较长血管的结构发生异常改变（出现血管内皮增生、血管壁肌层和弹力层变薄等）。这些血管结构改变导致血管丧失其自动调节功能。

由于脑动静脉畸形的"唧筒"样抽吸作用，不仅能将远处动脉血液吸引到病变部位，引发"盗血"效应，还能使其邻近脑组织也出现缺血，进而导致脑皮质萎缩，引起癫痫发作等神经功能障碍。

脑动静脉畸形可极大增加脑血流量，从而加重心脏负担，使心脏出现高搏出量性失代偿，同时因静脉大量回流，引起右心房室扩大，甚至导致心力衰竭。心脏受累多见于小儿患者。

2.临床表现

（1）出血　据统计68%的脑动静脉畸形患者发生出血，一般好发于15～30岁年龄段。若血液流入蛛网膜下腔，则为蛛网膜下腔出血，破入脑组织

即产生脑内血肿,若畸形血管邻近脑室,亦可引发脑室内出血。脑动静脉畸形的出血有以下3个特点:

①发生出血的平均年龄早于动脉瘤患者;

②出血引起的临床症状较动脉瘤出血轻;

③出血无规律性反复发生。

(2) 癫痫　癫痫也是脑动静脉畸形的常见临床症状,有20%~40%脑动静脉畸形患者以癫痫为首发症状,发生癫痫的原因为脑组织缺血。是否发生癫痫与脑动静脉畸形的位置和大小密切相关,脑动静脉畸形位于皮层者,容易引发癫痫。

(3) 头痛　15%脑动静脉畸形的患者以头痛为早期症状,为部位固定的跳动性头痛。

(4) 局限性神经功能障碍　约40%的脑动静脉畸形患者出现偏瘫、偏侧感觉障碍等临床表现,系由脑缺血和脑水肿所致。

(5) 颅内血管杂音　10%~15%脑动静脉畸形患者本人可闻及颅内杂音,病灶范围越大、血流速度越快、越接近脑表面,则杂音越明显。

3. 治疗与预后　脑动静脉畸形的主要危害是出血和盗血,二者均可引起严重后果。通常非手术治疗可暂时缓解患者的临床症状,为择期手术做准备。脑动静脉畸形的手术治疗分为常规手术、介入治疗和立体定向放射治疗,以及上述3种治疗方法的联合应用。

(1) 常规手术疗法　指全部切除脑动静脉畸形病灶,并结扎其供血动脉。通常将脑动静脉畸形病灶全部切除后,术后其紊乱的脑血流动力学异常改变会逐渐恢复至正常水平。由于被盗血的脑组织缺血情况得到改善,患者的临床症状逐步好转。但是,有些患者由于脑动静脉畸形切除后,长期处于低血流灌注的其他脑血管,对突然升高的灌注压改变不能适应,容易造成血管破裂出血,引发术后脑水肿、脑出血,部分患者甚至危及生命。这就是由Spetzler首先提出的"正常灌注压突破理论"(normal perfusion pressure break through theory)。为了防止这种情况发生,目前提倡分期手术切除病灶或者分次栓塞畸形血管的方法对本病进行治疗。

(2) 介入治疗　通过导管将栓塞物送至脑动静脉畸形血管团,达到完全或部分堵塞脑动静脉畸形病灶的目的。由于栓塞治疗是一种新技术,仍然在不断发展和完善之中,因此,目前尚无统一操作标准,最突出是表现在栓塞剂的选择上。Ivalon混悬液、弹簧圈、硅胶、丝线和IBCA (目前使用其衍生物NBCA) 等栓塞剂均在临床使用,笔者认为NBCA为首选栓塞剂。栓塞的关键在于使栓塞剂充分弥散于脑动静脉畸形之中。如果脑动静脉畸形较大,则应分次进行栓塞治疗。

(3) 立体定向放射治疗　适用于位于脑深部功能区动静脉畸形病灶较小、手术风险较大或者已经进行过血管内栓塞或手术治疗的残留病灶。目前以γ刀照射最为常用,其治疗机制是促使畸形血管的内皮细胞增殖、血管壁逐渐增厚,引发管腔狭窄,最终导致畸形血管闭合,达到治愈的目的。

部分脑动静脉畸形患者的病灶很大,供血血管较多,上述任何一种疗法都难以奏效。为此,对这些患者应该采用常规手术、血管内栓塞和立体定向放射治疗联合应用的综合治疗方法,可获得更好的治疗效果。

应该指出,由于上述疗法可能损伤相应脑功能区,因此无论实施哪一种治疗方法,均有导致患者术后发生神经定位体征(如:偏瘫等)的风险。故治疗前应用fMRI技术对邻近病灶的脑功能区进行定位,以制订合理治疗方案(包括手术入路)。指导术者尽可能破坏病灶又避免损伤脑功能区的方法,已经在临床开始应用。

4. 影像学检查

(1) CT检查 (图2-53~图2-55a,b,图2-57a)

70%脑动静脉畸形患者CT扫描可以发现异常改变,根据CT征象做出初步诊断者可达全部病例的40%。在CT平扫图像上,脑动静脉畸形表现为边界不清、等密度或高密度点状、斑片状病灶,其供血和引流血管可呈线状或迂曲条索状,病灶内部可见点状钙化。CT增强扫描上述病灶可明显强化,有时可见与畸形血管团连接的引流静脉。脑动静脉畸形病灶无明显占位效应,有助于与占位性病变相鉴别。由于病变周围脑组织长期处于缺血状态,CT扫描可显示病灶周围的局限性脑萎缩改变。当合并出血时,CT能显示相应征象。急性期出血CT可清楚显示蛛网膜下腔出血和脑出血的高密度病灶,但此时脑出血形成的血肿经常掩盖脑动静脉畸形本身的病灶。脑动静脉畸形的亚急性或慢性期出血，可表现为团块状或囊实性病灶，使本病难以与脑肿瘤相鉴别。CTA能显示本病的畸形血管团、供血动脉和引流静脉，特别对瘤样扩张静脉和增粗的引流静脉显示清楚，并可评价病灶与周围脑组织的关系，对制订治疗方案、指导手术和判断患者的预后均有重要意义。

(2) MRI 检查 (图2-55c~图2-57b~e) MRI可以直接显示脑动静脉畸形的供血动脉、引流静脉，以及畸形血管团。MRI 在 T_1 加权像上，显示脑动静脉畸形病灶为葡萄状或蜂窝状混杂信号，主要由无信号的血管断面构成；在 T_2 加权像上病灶均呈低信号。MRI显示引流静脉较粗大，并可显示其引流进入静脉窦的途径。

MRA可清楚显示脑动静脉畸形的全貌，若不进行脑动静脉畸形的介入治疗，MRA几乎可以取代常规的X线血管造影准确做出本病的定性和定量诊断。

MRI加MRA显示出血成分和血管流空十分敏感，有利于本病与脑肿瘤的鉴别，诊断效果明显优于CT扫描。

(3) SPECT 检查 SPECT显像主要用于评价脑动静脉畸形的血流动力学情况。当采用 ^{99m}Tc-HUMPAO 和 ^{99m}Tc-ECD 进行脑血流灌注显像时，可见脑动静脉畸形部位表现为放射性缺损或减低区。病变区多为楔形，提示该部位脑组织已经丧失对核素的摄取功能。此外，还可见局部脑组织变薄和脑室扩大等改变，提示脑萎缩。有时，可在对侧半球或远离脑动静脉畸形的部位发现低灌注区，而且这些区域与患者的临床神经功能损害表现相符；

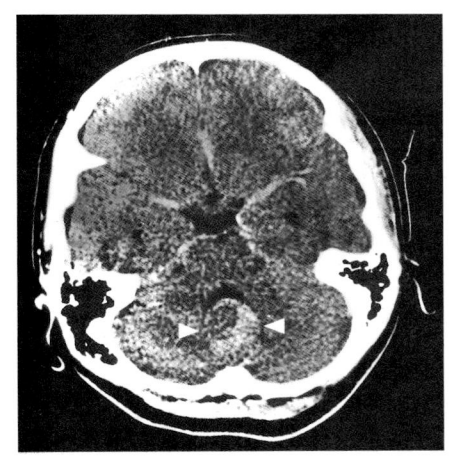

图2-53 小脑AVM出血CT
CT平扫显示小脑蚓部有球形高-低混杂密度，鞍上池内也有高密度，提示出血破入蛛网膜下腔。

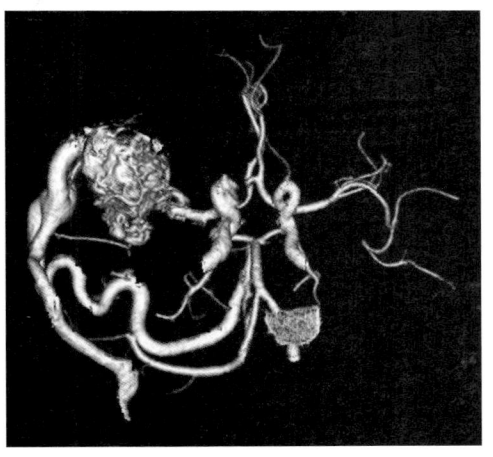

图2-54 右颞AVM的CT血管造影(附彩图)
脑CT血管造影的容积重建(VR)像显示右颞部AVM，由右侧大脑中动脉供血，向上矢状窦及右侧横窦引流。

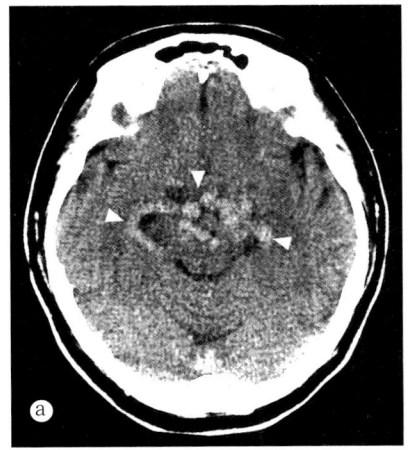

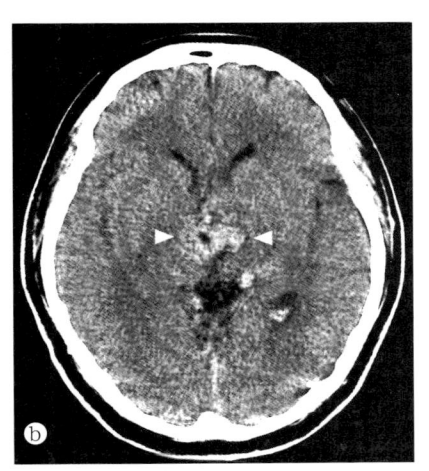

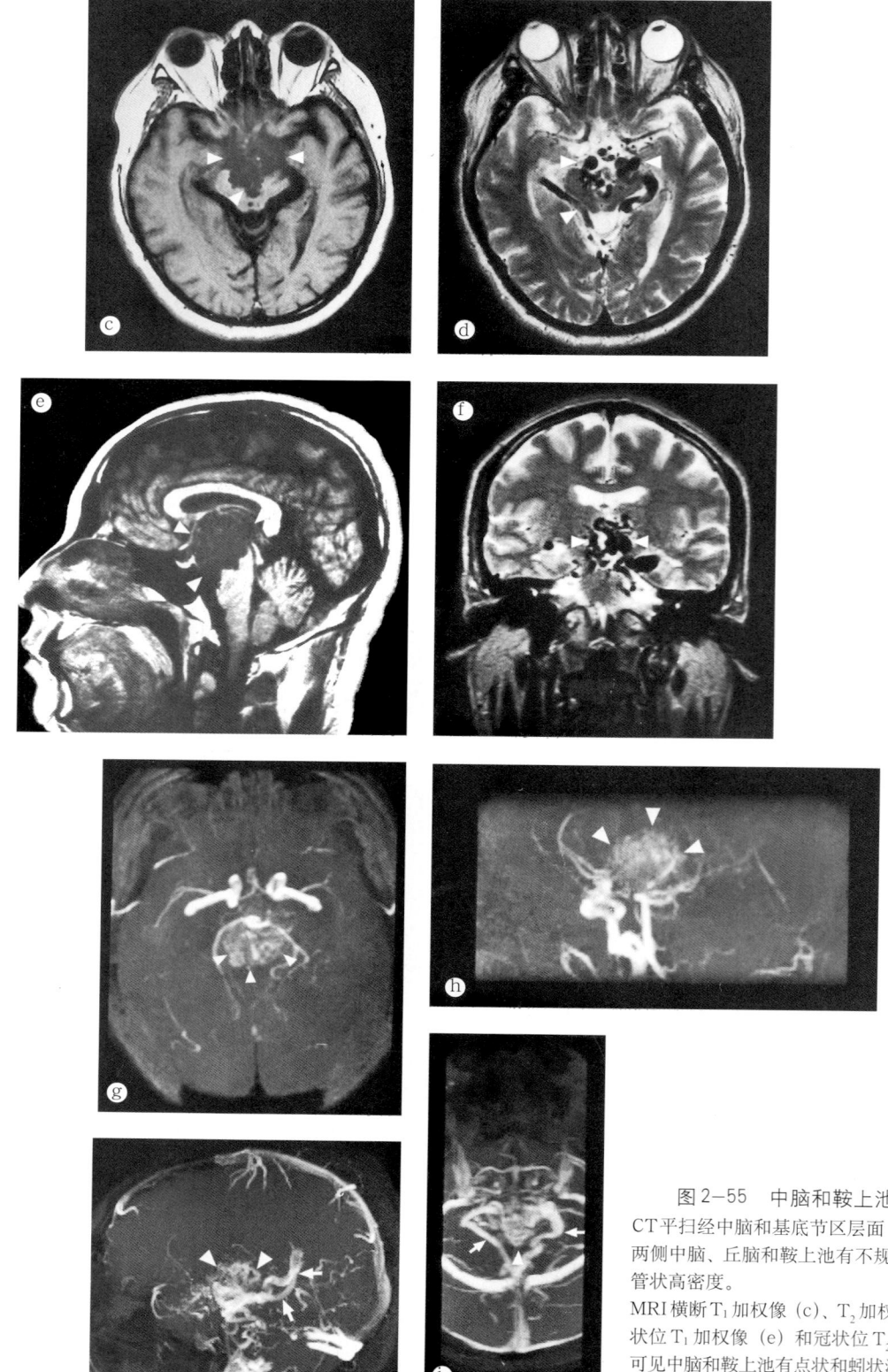

图 2-55 中脑和鞍上池 AVM

CT 平扫经中脑和基底节区层面 (a~b) 显示两侧中脑、丘脑和鞍上池有不规则斑点状和管状高密度。

MRI 横断 T_1 加权像 (c)、T_2 加权像 (d)、矢状位 T_1 加权像 (e) 和冠状位 T_2 加权像 (f) 可见中脑和鞍上池有点状和蚓状流空血管影。TOF 法三维 MRA (g~h) 脑动脉显影不佳，但可见 AVM 的异常血管团。二维 TOF-MRV (i~j) 可显示基底静脉增粗，为主要引流途径。

但是未见对侧小脑半球放射性减低的交叉性小脑失联络征。

SPECT脑血流灌注显像所示放射性减低区的范围往往大于CT、MRI发现的脑动静脉畸形病灶，说明部分脑组织虽然无结构性异常改变，但是已经处于低灌注的缺血状态。通过半定量分析，SPECT还可评价脑动静脉畸形引起脑缺血的程度。经验表明：缺血指数低的患者多出现自发性颅内出血，而缺血指数高的患者，则以癫痫发作多见。若采用 $^{99m}Tc-RBC$ 进行动态血池显像，可直接显示脑动静脉畸形的位置、形态和大小。动态像可显示脑动静脉畸形病灶提前显影，平衡像表现为放射性浓聚区。通过ROI技术进行半定量分析，可以获得血流达峰时间、高峰充盈率和血流容量等参数，能反映脑动静脉畸形的动脉血流灌注和静脉血容量。根据这些参数，可以从血流动力学角度对脑动静脉畸形进行分型。达峰时间提前、高峰充盈率增加、血流容量明显增加者，属于高流量型，其脑盗血严重，容易引发畸形血管破裂出血，应尽早进行栓塞治疗，然后再行外科手术切除病灶。

（4）经颅多普勒检查　TCD可以作为监测及评估AVM治疗前后脑血流动力学改变的一种辅助方法，可以定期随访，判断远期或近期疗效，尤其对盗血综合征的监测和评估更具有参考价值。

（5）X线脑血管造影检查（图2-58～图2-59）迄今为止，X线脑血管造影仍然是脑动静脉畸形最可靠的诊断方法，X线脑血管造影动脉期即可显示脑动静脉畸形的供血血管，可单支或多支，来源于单支或者多支动脉，并显示脑动静脉畸形的畸形血管团及其引流静脉。此外，X线脑血管造影还可显示脑动静脉畸形的盗血情况，计算出脑动静脉畸形的循环时间。

除确定本病的诊断外，X线脑血管造影还能为制订手术或介入治疗方案提供依据。在实施X线脑血管造影检查时应该注意全面观察，依次进行两侧颈内动脉、颈外动脉和椎动脉造影，每次造影时间均应足够长，以充分显示静脉期（包括静脉窦期）的图像，并记录脑动静脉畸形的循环时间。

5.各种影像学检查方法的优缺点比较　CT平扫诊断脑动静脉畸形的阳性率仅为40%，即使能作出定性诊断，也不能显示脑动静脉畸形的准确形态、供血动脉和引流静脉等情况。因此，CT平扫的诊断价值有限。当脑动静脉畸形导致脑出血时，CT扫描能准确显示出血部位、出血量和是否破入脑室等，为进一步影像学检查提供重要线索。CTA可以清楚显示AVM的大小、位置、范围及其与周围组织结构的关系，但实时动态显示AVM循环时间和盗血情况等方面还存在不足。

常规MRI平扫即能准确显示脑动静脉畸形，作出定性诊断。但是脑动静脉畸形合并脑出血的早期，MRI尚不如CT敏感。MRA能显示脑动静脉畸形的畸形血管团、供血动脉及引流静脉的图像，其清晰度几乎可以与X线脑血管造影相媲美。但是与CTA一样，MRA也不能记录脑动静脉畸形的循环时间、估价盗血情况及程度尚不如X线脑血管造影，为其不足之处。

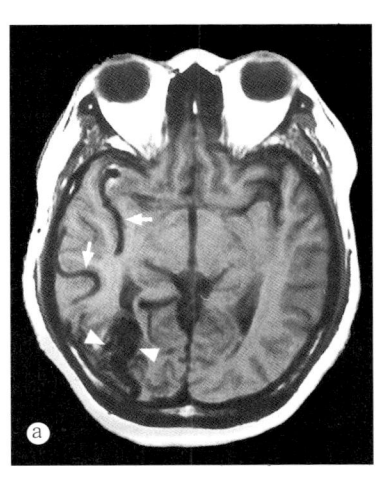
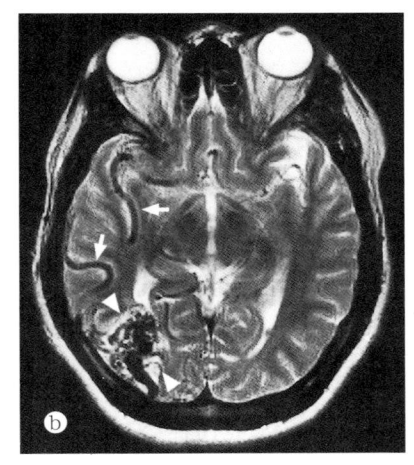

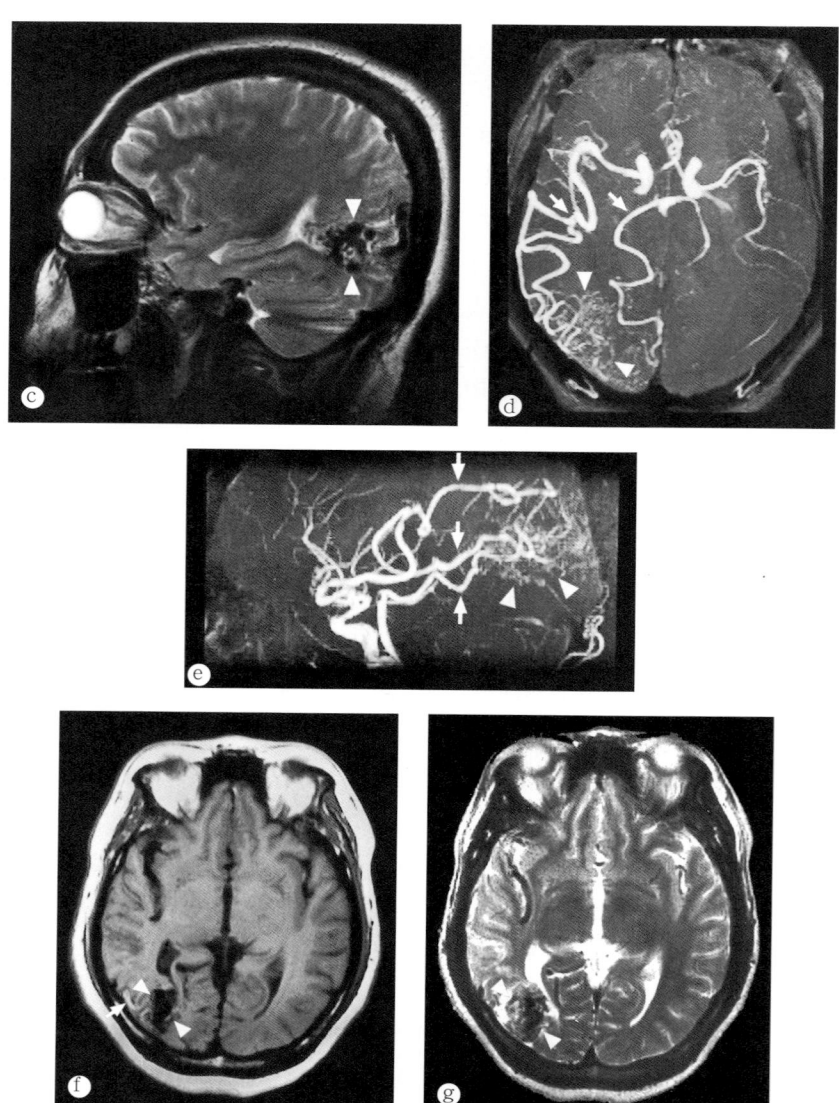

图 2-56 右颞枕交界区 AVM

MRI 横断 T_1 加权像 (a)、T_2 加权像 (b) 和 (c) 显示右侧颞枕交界区有不规则异常扭曲的流空血管影，同时右大脑中动脉增粗。

TOF 法三维 MRA (d~e) 清楚显示畸形血管主要由同侧大脑中动脉供血，大脑后动脉亦参与供血。

行 AVM 栓塞治疗后复查 MRI 平扫 (f~g) 可见畸形血管明显缩小，病灶局部皮层有高信号改变。

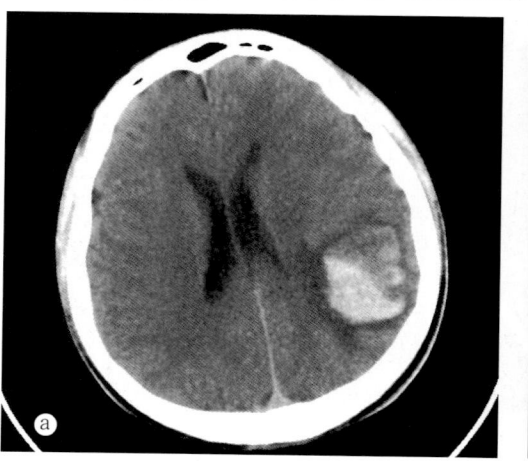
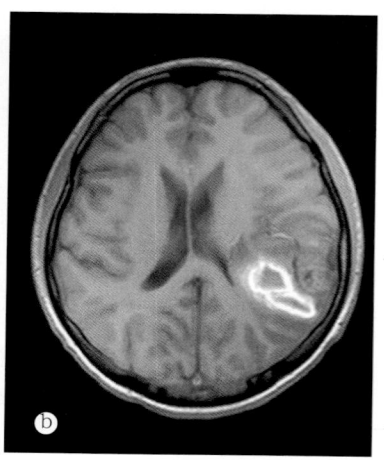

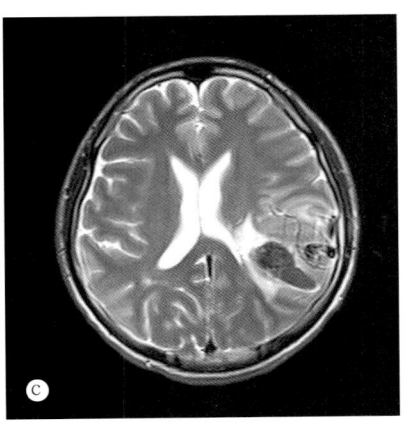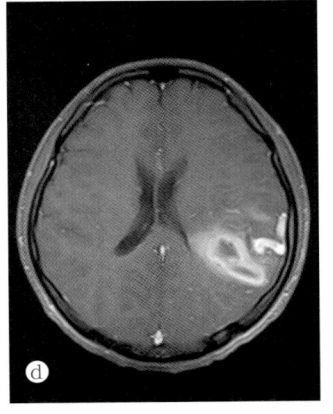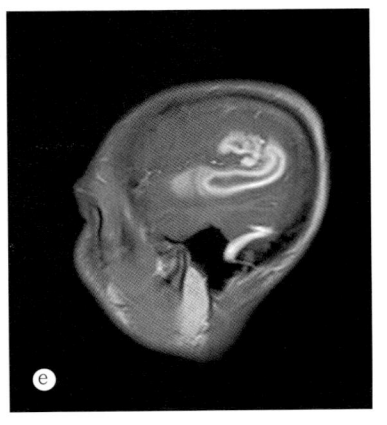

图 2-57　左颞顶叶 AVM 伴出血

CT 平扫（a）显示左颞顶叶高密度出血灶。MRI 横断 T_1 加权像（b）和 T_2 加权像（c）显示左颞顶叶环形高信号，中心为等和低信号，为亚急性早期出血灶，并可见迂曲流空信号。增强扫描横断（d）和旁正中矢状位 T_1 加权像（e）显示粗大流空血管强化。

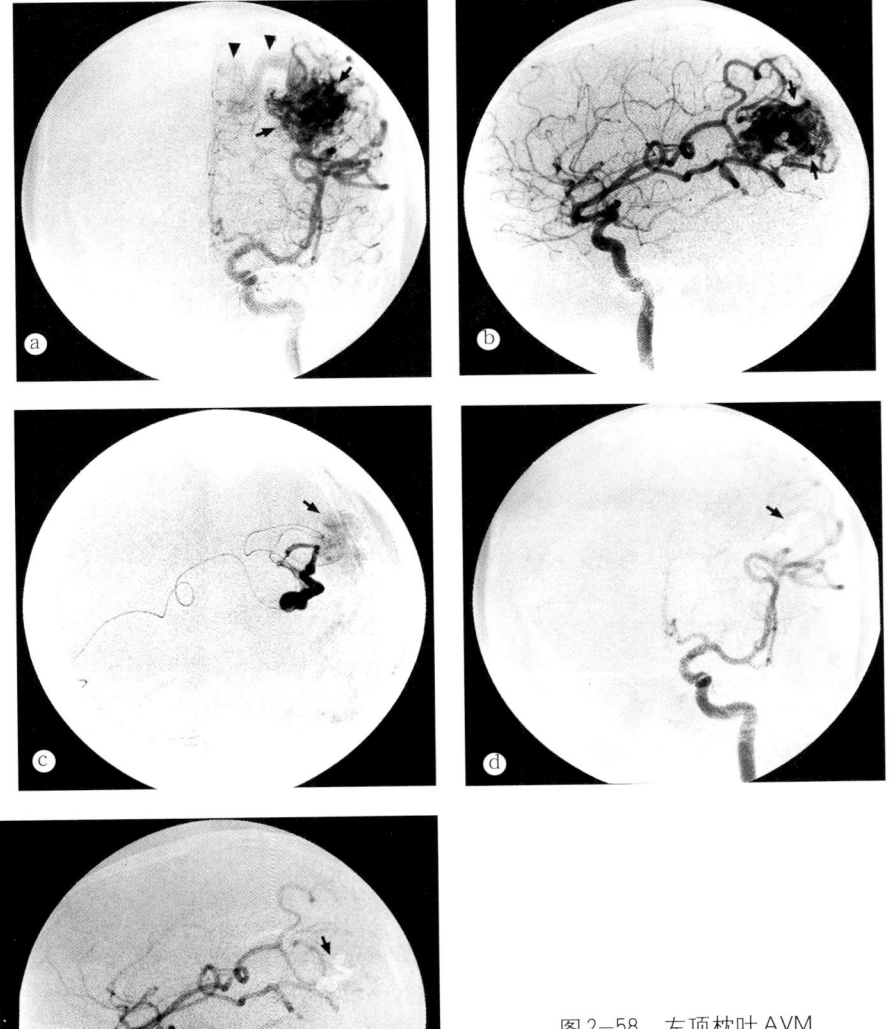

图 2-58　左顶枕叶 AVM

左颈内动脉 DSA 正位（a）和侧位像（b）显示左顶枕叶有畸形血管团，主要由大脑中动脉供血，向上矢状窦引流。行栓塞治疗后造影（c～e）畸形血管团消失。

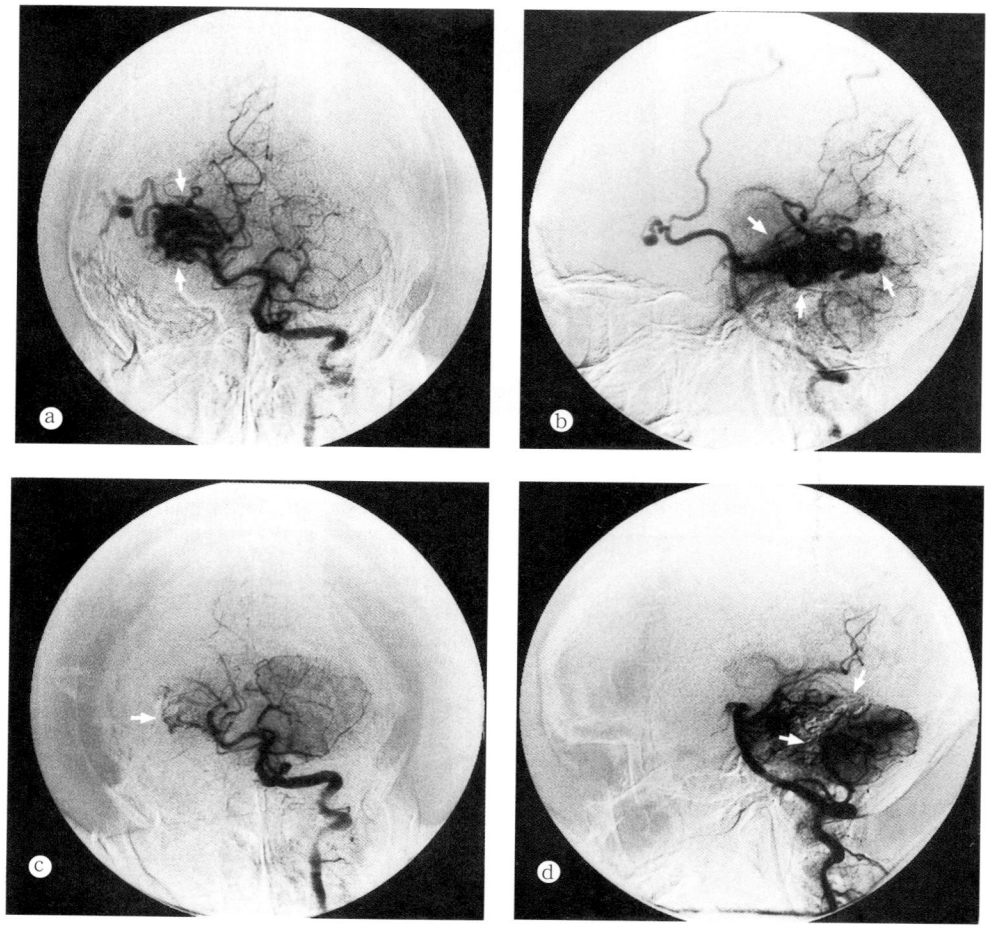

图2-59 右颞枕叶AVM

左椎动脉造影汤氏位（a）和侧位像（b）显示AVM的畸形血管团，主要由右侧大脑后动脉的颞支供血，向深静脉引流。行栓塞治疗后畸形血管团消失（c~d）。

SPECT脑血流灌注显像可评价脑动静脉畸形引起脑缺血的程度，有助于制定治疗方案，并可在栓塞后评价栓塞效果（图2-60）。

TCD具有快速、无创、经济、对血流敏感的优点，可以作为AVM的一种辅助诊断方法，能够弥补CTA和MRA不能显示盗血情况的不足。

X线脑血管造影可清晰动态显示AVM的整体结构，详细了解畸形血管团的大小、供血动脉和引流静脉的部位、数目以及颅内盗血情况等，对于治疗方式、决定手术入路具有决定性意义，目前，仍然是诊断脑动静脉畸形最准确的方法，但具有一定的创伤性，而且检查费用较高，为其不足之处。

6．脑动静脉畸形的临床优选检查路线见图2-61。

以头痛、癫痫或脑出血为首发症状的患者，一般均应首选CT检查。如果有条件，则首选MRI扫描以发现病灶，显示病灶后，再行CTA或MRA的检查。CTA或MRA确诊为脑动静脉畸形，而患者又拒绝手术或介入治疗，则不再行进一步检查。若需进行手术或介入治疗，则行X线脑血管造影的同时进行介入治疗。若CT扫描显示脑出血，又高度疑诊脑动静脉畸形，可直接进行X线脑血管造影检查。

7．展望 随着CT和MRI技术的不断发展，无论是AVM的发现率，还是指导临床治疗方面，影像学检查都越来越具有重要意义，AVM的诊断尚需依赖于多种影像学检查的综合评价。近年来，新的三维动态CTA和动态增强MRA已能够对AVM

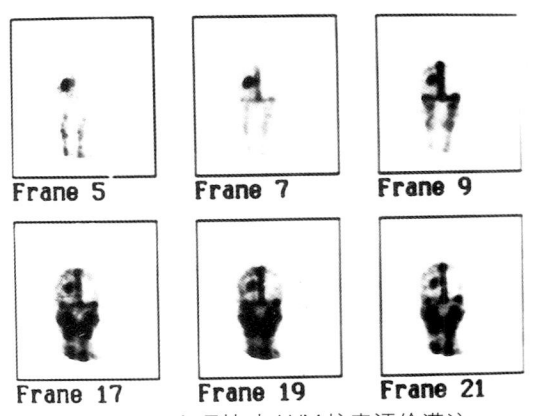

图2-60 左顶枕叶AVM核素评价灌注

核素脑动态及血池显像后前位像（a）显示病灶呈高血流灌注。半定量分析曲线（b）提示AVM属高流量型。

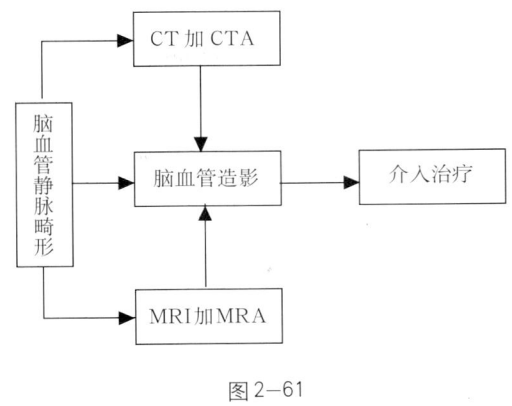

图2-61

进行动态再现，对指导治疗具有较好的应用价值，显示小血管的清晰度进一步提高，结合应用CTA和MRI介入技术，无创伤的CTA和MRA有可能取代X线脑血管造影，在脑动静脉畸形的诊断和治疗中发挥决定性作用。

二、海绵状血管瘤

海绵状血管瘤（cavernous angiomas，CA）为隐匿性血管畸形的常见类型之一。而所谓"隐匿性脑血管畸形"是指X线脑血管造影无异常改变，而病理组织学检查发现血管畸形病灶的情况，过去由于受检查技术条件的限制，本病往往被漏诊或误诊。20世纪70年代初CT开始临床应用后，海绵状血管瘤的发现率明显提高，而80年代MRI问世后使本病的影像学检出率进一步提高，目前，MRI是诊断本病的最佳影像学方法。

1. 病理 海绵状血管瘤是一种比较特殊的先天性脑血管畸形，病理显示病灶由海绵状或蜂窝状血管腔隙组成，没有粗大的供血动脉和引流静脉，海绵状血管瘤的血管壁由胶原纤维组成，并衬有扁平内皮细胞。病灶内无脑组织，可有钙质沉积，病灶周围可见陈旧出血灶。由于海绵状血管瘤病灶血管壁菲薄，缺乏弹性，容易破裂出血，引起脑内或蛛网膜下腔出血，所以，本病是青壮年自发性脑出血的主要原因之一。

本病可累及任何年龄，但是以20～30岁青壮年人多见，男女两性的发病率相似。颅内海绵状血管瘤可位于脑内或脑外，以脑内多见。脑内海绵状血管瘤病灶多较小，好发于幕上，而且以颞叶居多，通常位于皮质下，多数患者为单发病灶，少数多发。幕下海绵状血管瘤可位于小脑或脑干，而脑干病灶好发于桥脑。脑外病灶多较大，直径可达5cm以上，常位于颅底，以中颅凹海绵窦区多见，偶见于岩窦及窦汇。家族型海绵状血管瘤，病变尚可累及皮肤、视网膜及中枢神经系统的其他部位。

2. 临床表现 患者可无任何临床症状，或者以癫痫为首发症状，其次为头痛，多为颅内出血所致。体检可发现局部神经功能障碍的体征。

3. 治疗 海绵状血管瘤的治疗以手术切除为主，以预防出血和控制癫痫发作。由于病灶部位多较表浅，易于全部切除，所以通常治疗效果很好。对于手术难以切除或位于重要脑功能区的患者，如有明显临床症状，则可进行γ刀或X线刀治疗。体积较大的海绵状血管瘤手术切除的危险性较大，容易导致难以控制的出血，并且很难全部加以切除，因此术后患者的临床症状常常加重。

4. 影像学检查（图2-62～图2-64）

（1）头颅X线摄片检查 多数患者头颅X线摄片检查无异常改变，少数患者可见海绵状血管瘤引起的小钙化灶。位于颅底的病灶，可显示颅底局部骨质受压吸收变薄。

（2）X线脑血管造影检查　X线脑血管造影检查对海绵状血管瘤的显示率很低，脑内型约2/3的病例无任何异常改变，仅少数病例可显示病灶的局部轻微占位效应，或者实质期的轻微血管染色。

（3）CT检查　CT平扫显示脑内海绵状血管瘤为圆形或结节状不均匀高密度病灶，其边界清楚，中心部可有斑点状钙化；脑外病灶发生钙化者相对少见，多密度均匀。病灶周围无水肿，无或仅有轻度占位征象。增强扫描病灶轻微强化或无强化。若合并出血，则病灶短期内增大，有明显占位征象，伴有脑内血肿或蛛网膜下腔出血的CT表现。

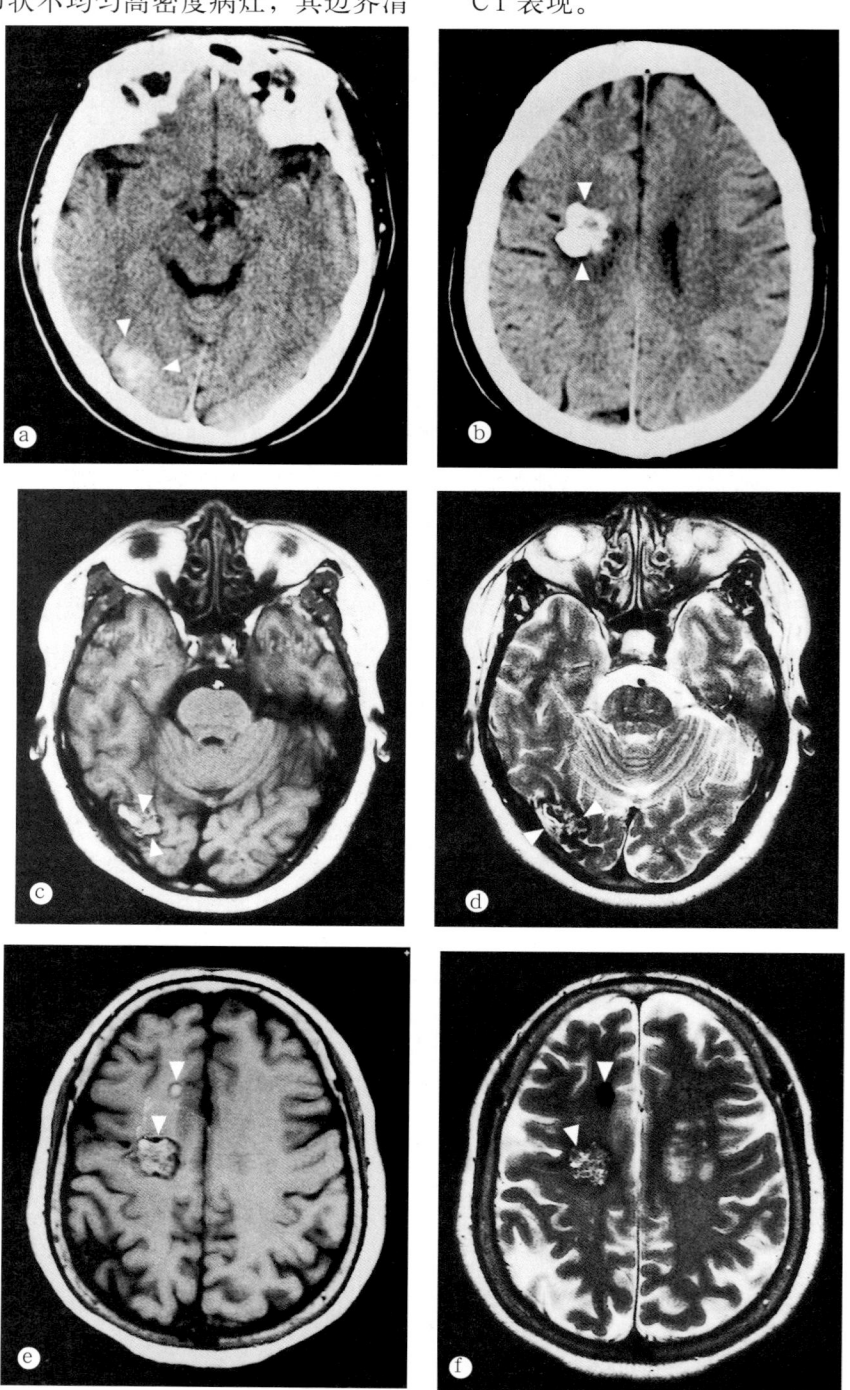

图2-62　脑内多发海绵状血管瘤

患者剧烈头痛10天，CT平扫（a~b）可见右枕叶皮质区和额叶深部白质有团块状高密度病灶，提示为脑出血。4天后MRI平扫横断T_1加权（c,e）显示上述病灶呈略高信号周围低信号环，而T_2加权像（d,f）显示病灶呈蜂窝状高低混杂信号，周围的低信号环较宽，边缘模糊。

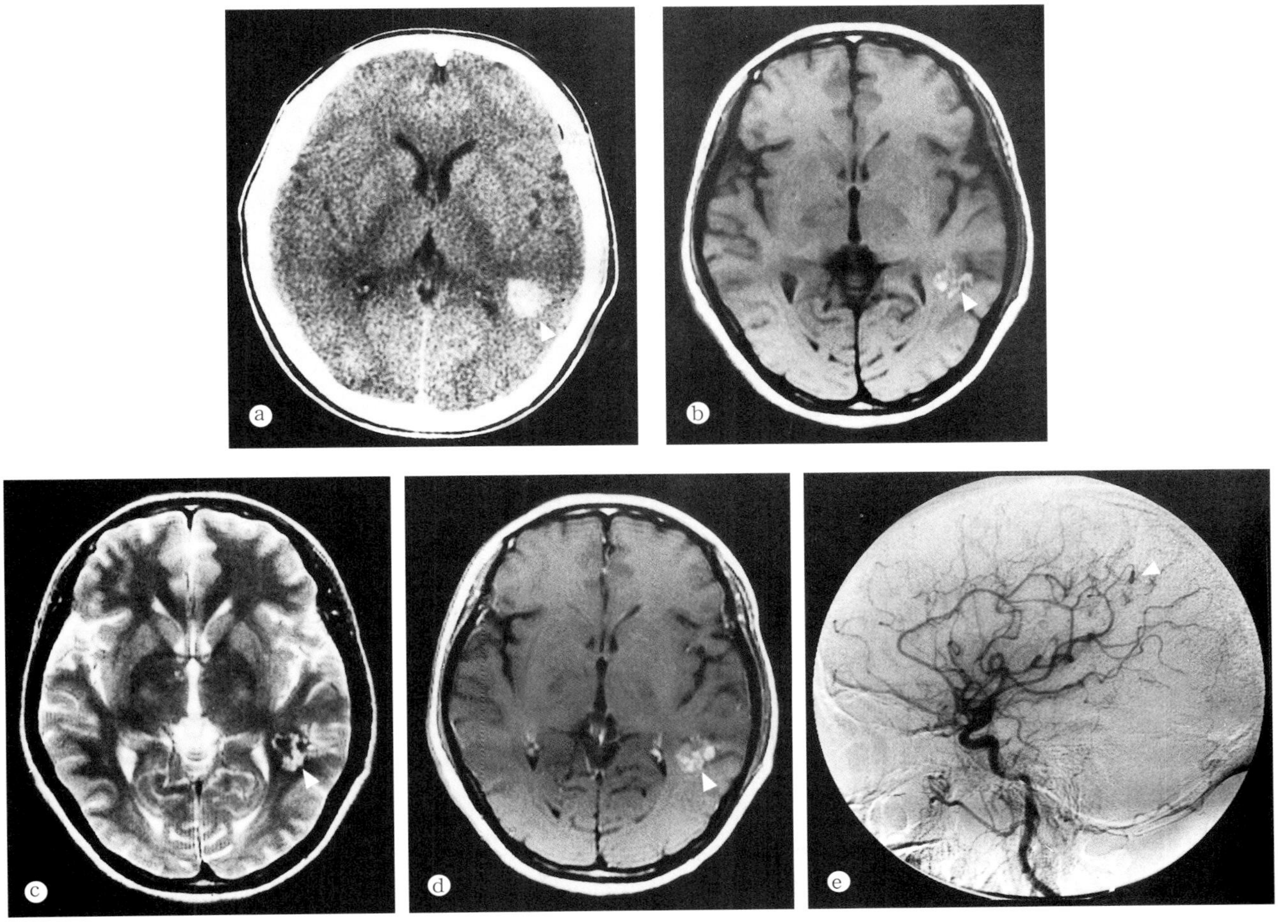

图2-63 左颞叶脑内海绵状血管瘤

CT平扫（a）显示左颞叶脑内团块状高密度病灶，同侧侧脑室三角区受压略小。3天后MRI平扫横断T_1加权像（b）病灶呈成堆的点状高信号，T_2加权（c）高信号转呈低信号，提示为出血灶。增强扫描T_1加权像（d）病灶强化。X线DSA左颈内动脉造影侧位像（e）见中动脉末梢细小异常扩张血管（△）。

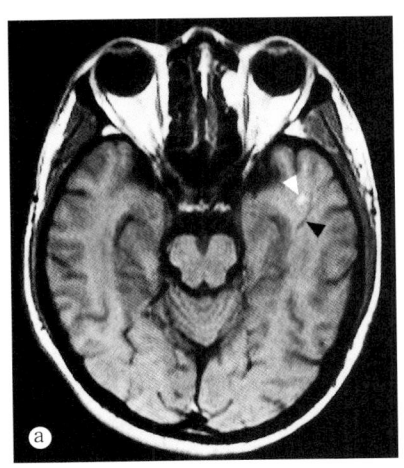
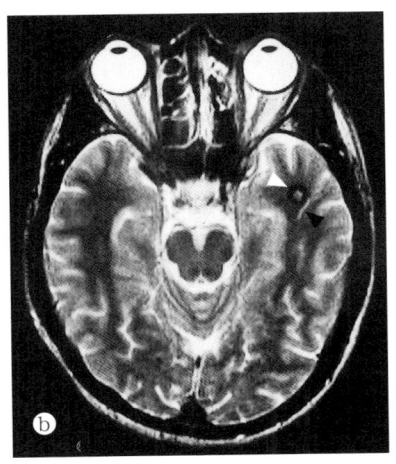
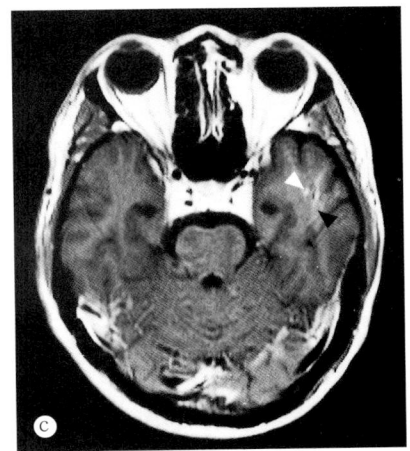

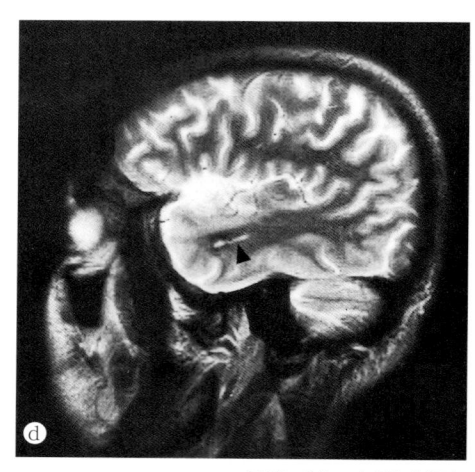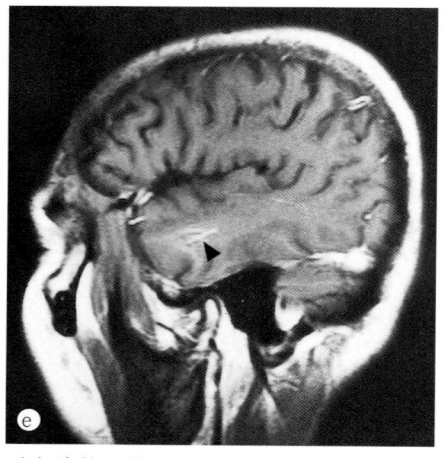

图2-64 左颞叶深部白质海绵状血管瘤MRI

平扫横断T_1加权像（a）显示左颞叶深部白质内有点状略高信号病灶，T_2加权像（b）见病灶由较宽的低信号环包绕，无占位效应，增强扫描T_1加权像（c）见病灶周围有线状强化，提示为血管。矢状位T_2加权像（c）可见示病灶呈条状，沿颞叶长轴走行，增强扫描（e）亦示线状强化。

（4）MRI检查 MRI显示海绵状血管瘤的效果优于CT，能发现CT不能显示的病灶。在T_1加权像上，海绵状血管瘤病灶大多呈等信号或高信号，T_2加权像上病灶为高、低混杂信号，其边界清楚，无占位效应及血液流空征象。由于多次出血，病灶周围有含铁血黄素沉着，在T_2加权像上病灶周围有低信号环包绕。增强扫描病灶可强化，有时可显示病灶周围的细小血管。

三、脑静脉畸形

脑静脉畸形（cerebral venous malformation, CVM），又名脑静脉性血管瘤或脑发育性静脉异常，在CT和MRI问世之前，由于其临床表现很少，多在尸检中发现，曾被认为是一种罕见血管畸形。随CT、MRI以及DSA的广泛应用，其检出率大大增加，已被认为是一种常见脑血管畸形。

1.病因和病理 脑静脉畸形是由放射状排列的异常髓静脉汇入中央扩张的静脉干所组成，病灶周围是正常神经组织。本病的发生机制尚不十分清楚，通常认为是动脉系统发育结束后静脉发育受阻，导致胚胎性髓静脉引流入单根粗大引流静脉所致。本病好发于20～60岁，约占全部病例的82%，男女患病比例接近。脑静脉畸形多单发，以额叶和小脑半球最常见，根据引流方向可分为两型：①脑室旁型，又称深型，血液向脑深部引流；②皮质下型，又称浅型，血液向皮层静脉引流。病理学肉眼观察（病变呈圆锥形或楔形），基底在脑膜，尖端指向脑室，显微镜下观察病灶由不同口径、扩张的静脉血管聚集构成，有时管壁增厚并发生玻璃样变。

2.临床表现 本病属于胚胎期静脉发育不良，对循环的影响较小，其临床症状不明显。患者是否出现症状取决于病灶的部位和大小，主要表现为头痛、癫痫及眩晕等。文献报道位于幕下的病灶容易引起出血，而幕上病灶容易导致癫痫。

3.治疗 目前认为本病属于静止性的良性病变，其引流静脉同时是正常脑组织的引流静脉，手术或γ刀、X线刀治疗都会破坏正常引流静脉，继而出现脑水肿，因而主张保守治疗。但是如果并发脑出血，血肿量超过30ml，占位效应明显，也可考虑进行手术治疗切除病灶。

4.影像学检查（图2-65～图2-67）

（1）CT检查 CT平扫发现病变率为47%，最常见为圆形或条索状略高密度影，为扩张的髓静脉网或引流静脉。增强CT扫描显示病灶的阳性率为87%，有以下3种表现：① 脑白质中出现圆形强化影（32.5%），周围无水肿或占位征象；② 出现穿越脑组织的线形强化影（32.5%）；③ 二者同时出现。上述CT表现主要取决于引流静脉与扫描层面的关系，当引流静脉与扫描平面平行时，则呈线形；若其与扫描平面垂直，则呈圆形。采用薄层扫描，矢状或冠状位重建图像，有助于显示静脉畸形的MSCT的CTA三维重建图像可清晰显示畸形静脉的组成及引流静脉的数目和方向，使本病的诊断效果得到显著提高。

（2）MRI检查　本病MRI的典型表现为许多细小扩张的髓静脉呈放射状汇入一条或多条粗大引流静脉，呈典型的"水母头"状表现，引流静脉再经表浅静脉进入浅静脉窦，尤其在T_1加权增强扫描和对比增强上图像显示得较为清楚。由于血液的流空效应，引流静脉无论在T_1加权、还是T_2加权像上均为低信号，当引流静脉平行于扫描层面或流速较慢时，在T_2加权像上呈高信号。由于髓静脉较细且方向多变，显示其与引流静脉的汇入点是诊断本病的重要征象，因此应该行多方向薄层扫描，综合分析矢、冠和横断位图像。MRA可直观显示引流静脉和髓静脉，以及引流静脉的走行方向。近年问世的磁敏感加权成像（SWI）显示静脉细微结构变化更敏感，而且不受血液流速度的干扰，适用于检出本病的病灶，尤其对发现微量出血灶十分敏感，在本病的诊断和鉴别诊断方面具有明显优势。

（3）X线脑血管造影检查　本病在X线脑血管造影的典型表现是静脉期出现许多细小扩张的髓静脉呈放射状汇入一条或多条粗大的引流静脉，后者通常经表浅皮层静脉进入静脉窦，或者向深部引流进入深静脉系统，表现为"水母头"征，或者为"伞"状，"车辐"状或"星簇"状改变。这些征象在静脉早期出现，持续至静脉晚期，髓静脉在静脉中期显示得最清楚。静脉畸形是低流量、低阻力型脑血管畸形，其动脉期和毛细血管期均无异常改变。

5．各种影像学检查方法的比较

CT对本病的诊断无特异性，价值较小。应用MSCT行CTA检查可部分取代X线血管造影检查，用于本病的诊断和随访观察。MRI平扫即能显示脑内流空的细小静脉血管，增强MRA多方位图像能清晰显示畸形静脉的血流循环通路，对单纯性脑静脉畸形，MRA的诊断效果与X线血管造影检查近似。虽然后者有典型的静脉期"水母头"表现，诊断特异性较强，但是因其属有创性检查，且无法同时显示脑实质的情况，临床应用远不及MRI普及。由于MRI（尤其SWI图像）和MRA具有特征性表现，可以做出本病的明确诊断，成为脑静脉畸形的首选影像学检查方法。

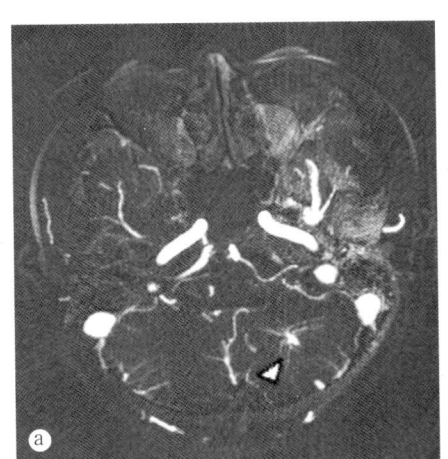 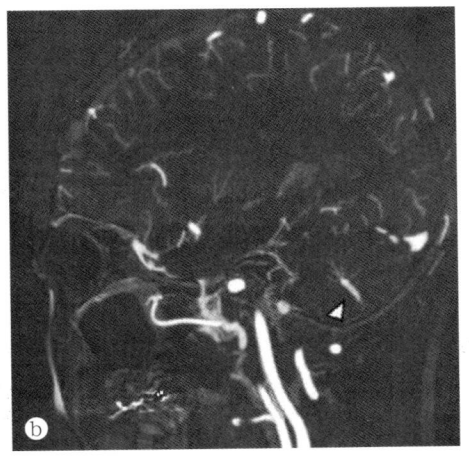

图2-65　脑静脉性畸形的CTA

CTA的MIP图像显示左侧小脑半球"水母头"状异常强化的血管（a），并可见引流的扩张静脉干（b）。

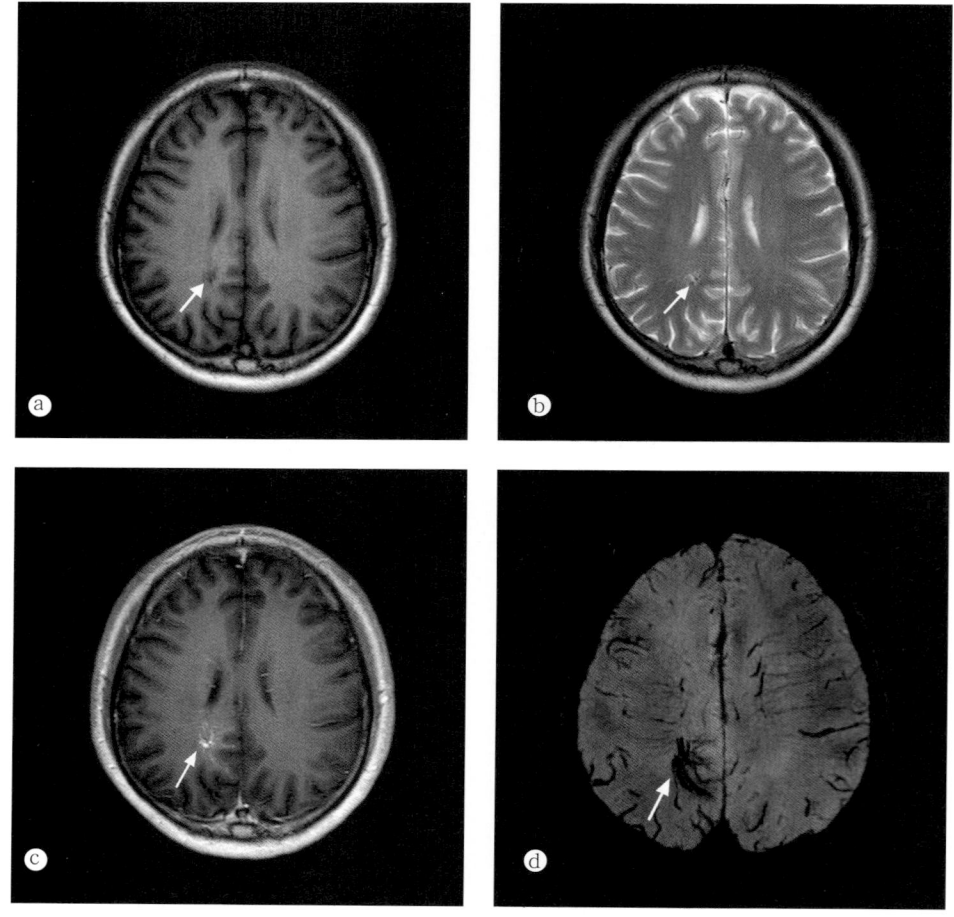

图 2-66　脑静脉性畸形的 MRI

横断 T_1 加权像（a）和 T_2 加权像（b）显示右顶枕叶小片状异常信号，其内可见流空信号，边缘呈"星簇"状改变。增强扫描（c）显示病灶呈血管样强化。磁敏感加权像（d）显示右顶枕叶多条异常细小静脉呈"车辐"状分布。

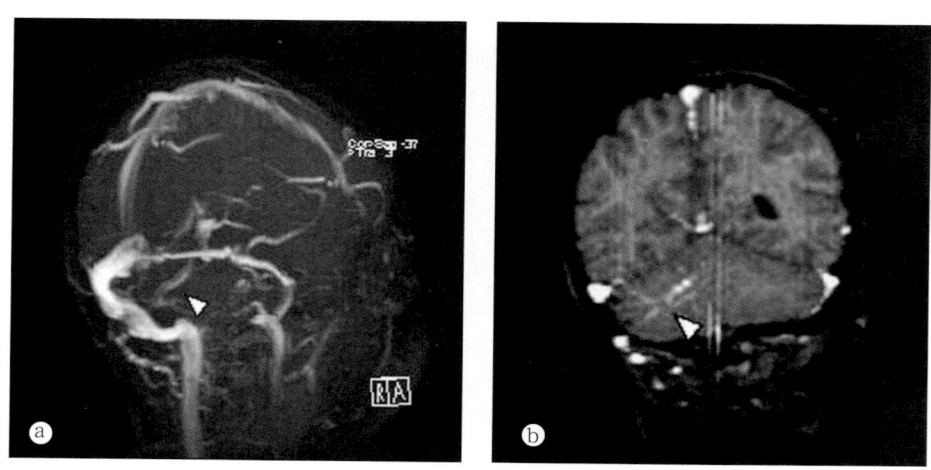

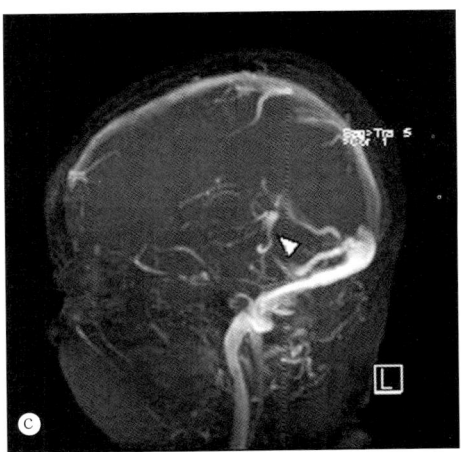
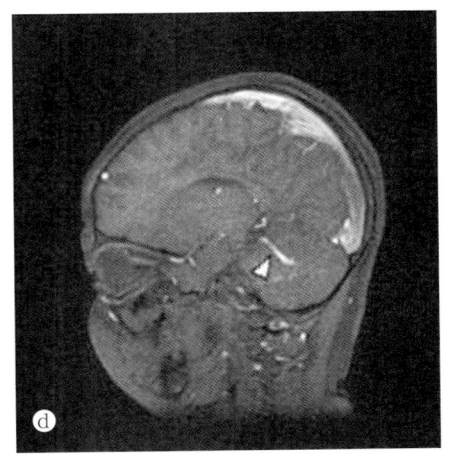

图 2-67 脑静脉性畸形的 MRV

MRV（a）和 MRV 原始冠状位图像（b）显示右侧小脑半球"水母头"样扩张的髓静脉，并可见粗大的引流静脉（c、d）。

四、毛细血管扩张症

颅内毛细血管扩张症（intracranial capillary telangiectasia，ICT）是脑血管畸形的一种罕见类型，多在尸检中偶然发现，占脑血管畸形的2.7%~11.8%。本病可伴发其他脑血管畸形，如海绵状血管瘤、脑静脉畸形和动静脉畸形。

1. 病因和病理　颅内毛细血管扩张症的病因不明。病理学检查显示，病灶由扩张的毛细血管组成，管壁菲薄，不含平滑肌及弹力纤维成分，仅由一层内皮细胞所构成。病灶内还存在正常脑实质。本病以40~60岁多见，男女发病无显著差异。其病灶微小，可位于脑及脊髓的任何部位，但以桥脑最多见，其次也可见于大脑皮层下、丘脑、基底节和小脑。

2. 临床表现　本病通常不引起临床症状，少数出现症状者与病变所在部位及并发出血有关。

3. 治疗和预后　颅内毛细血管扩张症无须特殊治疗。若合并出血，则根据血肿大小及部位采用保守或手术治疗。多数患者多无症状，预后良好，个别并发出血者的预后较差。

4. 影像学检查（图2-68）

（1）CT检查　CT平扫无异常改变或显示微小孤立性结节，少数伴钙化，也可表现为多发性出血灶，增强扫描可见显示边界不清的高密度小强化灶。

（2）MRI检查　本病在MRI上无异常改变或

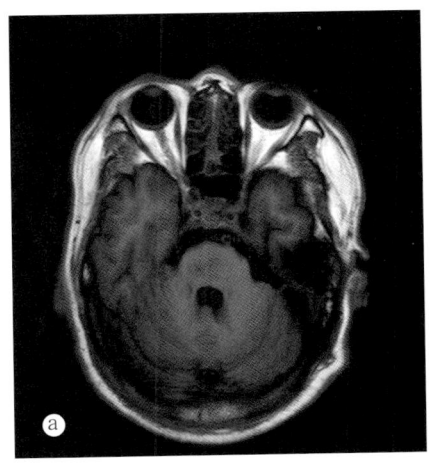
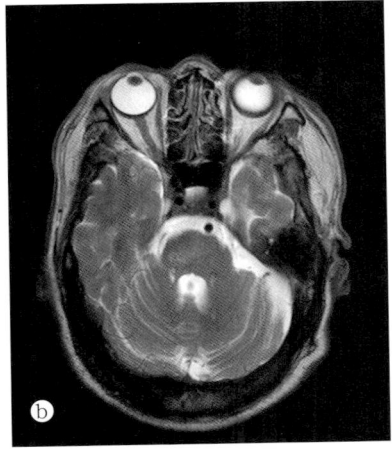
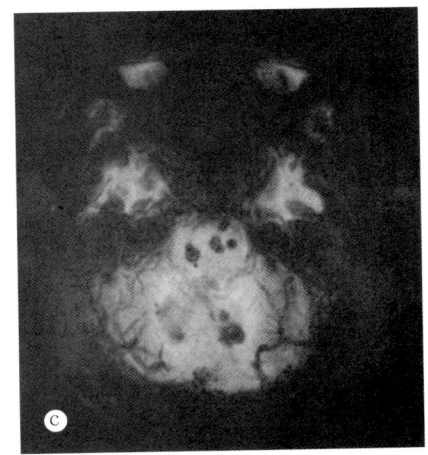

图 2-68 毛细血管扩张症 MRI

横断 T_1 加权像（a）显示桥脑及小脑多发小点状等或低信号病灶，T_2 加权像（b）显示桥脑及小脑病灶的信号强度略高。磁敏感加权像（c）显示桥脑及小脑多发圆形低信号灶，境界清楚，部分呈"靶"征，即周边低信号环，其内为稍高信号，中心为小圆形低信号。

者表现为血管直径小于2cm的小病灶,在T_1加权像上呈等或稍低信号,T_2加权像呈等或稍高信号,增强扫描病灶可轻度强化。此外,MRI还可显示为毛细血管扩张破裂所致不同时期的多发性出血灶。

目前MRI为本病的首选影像学检查方法,但是表现仍然缺乏特异性。

(3) X线脑血管造影检查　由于本病属于隐匿性血管畸形的一种,X线血管造影多无异常所见,有时在毛细血管期可见异常血管。

附：Galen静脉瘤

Galen静脉瘤是由于动静脉短路,颅内大动脉分支直接或经畸形血管间接地向此静脉供血,使大量血液进入Galen静脉,造成该静脉呈瘤样扩张,是一种较少见的脑动静脉畸形。多见于儿童,是新生儿与婴幼儿脑积水的原因之一。

1. 病理　Galen静脉瘤的主要病理改变是脑动脉与脑静脉之间的短路,使Galen静脉呈囊状扩张,其血供来源于脑内动脉系统,以基底动脉系统多见,主要供血动脉迂曲增粗,静脉瘤邻近部位的神经组织可出现退行性改变或脑萎缩,甚至脑软化。Galen静脉瘤易于压迫中脑导水管,引起阻塞性脑积水。

2. 临床表现　本病患者可有头痛、抽搐和脑积水的临床表现。由于大量动脉血短路,使血液循环加速,回心血量加大,导致右心扩大,甚至充血性心力衰竭,后者主要见于幼儿。少数患者并发蛛网膜下腔出血,可出现相应的临床表现。

3. 治疗　阻断供血动脉使Galen静脉血液减少,继之发生皱缩,解除阻塞性脑积水是治疗Galen静脉瘤的主要治疗方法。可在改善心脏功能的基础上行开颅手术,夹闭进入Galen静脉的各动脉分支;或采用超选择性X线血管造影经导管栓塞,分期栓塞供血动脉的方法。

4. 影像学检查

(1) 普通X线检查　X线片可显示本病继发的颅内高压征象,例如:颅骨指压痕增多、颅缝增宽等,少数患者可见Galen静脉瘤壁的钙化影。

(2) X线脑血管造影检查　X线脑血管造影表现为Galen静脉呈球形扩大,血液向扩大的直窦或其他静脉窦引流,同时可见与Galen静脉直接交通的供血动脉。

(3) CT检查　CT平扫显示四叠体池内境界清楚的圆形或三角形高密度影,其CT值与血液相似,边缘常见钙化,增粗的供血动脉可呈稍高密度,呈迂曲条索状向四叠体池延伸。增强扫描Galen静脉瘤的瘤体均匀强化,并可见多根螺旋状增粗的供血动脉和引流静脉。Galen静脉瘤常阻塞中脑导水管,导致第Ⅲ脑室和侧脑室对称性扩大,有时可误诊为第Ⅲ脑室后部的肿瘤,但是病灶位于中线,并与扩张的直窦相连续,此点可与肿瘤相鉴别。

(4) MRI检查　Galen静脉瘤在MRI上表现为血管流空信号(图2-69),无论在T_1加权像还是T_2加权像上,其供血动脉、Galen静脉瘤及迂曲扩张的引流静脉,均呈低信号。MRA和MRV能更清楚、更全面地显示畸形血管的病理改变。此外,MRI还可显示瘤内血栓,通常附壁血栓在T_1和T_2加权像上均为高信号。

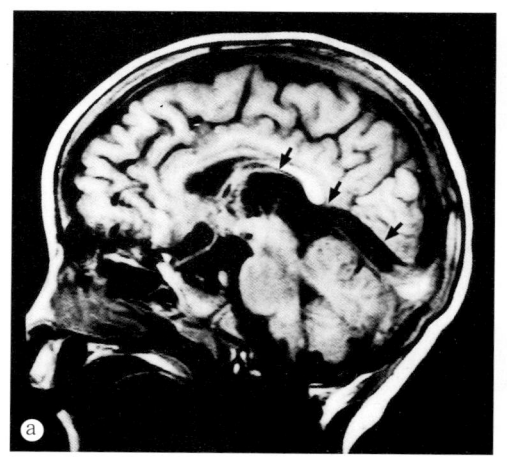 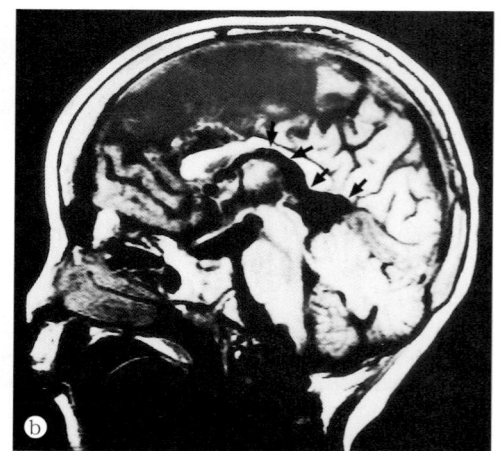

图2-69　Galen静脉瘤MRI

平扫矢状位T_1加权像(a~b)显示Galen静脉呈瘤样显著扩张。

第六节 烟雾病

烟雾病（moyamoya病）由日本学者Nishimoto-Takeuchi-Kudo于20世纪60年代前后首先提出，又称"脑底异常血管网症"、"脑底动脉环闭塞症"、"Willis环发育不全"等。本病在X线脑血管造影上，可见颈内动脉远端、大脑前动脉及大脑中动脉起始部的狭窄或闭塞，伴有脑底部的异常血管网形成，其X线脑血管造影所见如烟雾状，故日本学者将之称为moyamoya，意为烟雾，故称之为"烟雾病"。最初认为本病仅发生于日本，现已明确其发生并无地域性分布的特点。

一、病因

本病的病因至今尚未定论，部分患者有明显遗传倾向，发现染色体异常，并且在幼儿甚至胎儿期发病，故有学者认为是一种先天性畸形。但是多数学者认为本病是由多种病因所致的后天性疾病，系一组综合征。其病因包括：非特异性动脉炎、脑膜炎、外伤、动脉硬化、钩端螺旋体感染，甚至肿瘤等均可引起动脉闭塞，使Willis环失代偿，一些穿支动脉发生代偿供血，形成"异常血管网"呈"烟雾"状改变。另外，还有学者认为在先天脑底动脉环发育不全的基础上，各种后天致病因素促使本病的发生。

二、病理

本病患者的X线脑血管造影显示其颈内动脉管径多较正常人细，通常在颈内动脉的起始部就发生狭窄，至发出眼动脉或颈内动脉远端后管腔完全闭塞。病理学表现为脑底的颈内动脉、大脑前、中动脉以及后交通动脉均较细，动脉壁增厚、内膜增生，血管的外径改变不显著。

而脑实质内形成异常血管网的穿支动脉明显扩张、走行迂曲，其血管壁十分薄弱。烟雾病出血的病例，大多由极度扩张的穿支动脉破裂所致。

三、发病机制

脑底动脉环慢性、进行性狭窄，直至闭塞是本病的基本病变。在动脉逐渐闭塞的过程中，穿支动脉代偿供血逐渐形成异常血管网，伴随此病理过程发生脑缺血。由于小儿不断发育成长，脑组织所需血流量不断加大，而代偿血管的增生及其代偿能力不能满足脑组织生长的需要，因此，一般脑缺血的临床症状始发于小儿。成人患者，当其动脉闭塞的速度与代偿血管的建立不能形成有效平衡，也容易发生脑缺血；若代偿血管过度扩张，血管壁菲薄，在压力增高时更易导致血管破裂引起脑出血。

由于代偿血管建立不充分，脑组织长期缺血，导致脑血流动力学紊乱，可由椎-基底动脉通过后交通动脉或其末梢血管，与颈内动脉系统的末梢血管吻合，以及穿支动脉之间的吻合，颈外动脉代偿等，形成异常的供血系统。

四、临床表现

国内报道，烟雾病多发于儿童及青少年。男性稍多于女性。主要临床表现有两种：脑缺血和脑出血，并由此产生脑组织损害的症状。在病程早期，多数儿童以短暂性脑缺血发作（TIA）的症状起病，反复发作TIA之后，将发生持久性脑血管病的症状。

脑缺血的常见临床表现有：轻偏瘫、偏瘫、癫痫、头痛、失语及不自主运动等。以轻偏瘫、头痛多见，偶见惊厥、意识丧失，头痛可以在其他症状之前出现。本病脑缺血的病程较长，症状反复发作、进行性加重是其临床特点。开始可一侧出现症状，然后发展成两侧，或者首先两侧交替出现症状，最后固定在一侧。

烟雾病脑出血的临床表现与蛛网膜下腔出血相同，但有其特点：

1. 一般先反复发作TIA,最后发展为蛛网膜下腔出血。
2. 有脑出血临床症状如头痛、呕吐、昏迷、偏瘫等,但无高血压史。
3. 患者的年龄偏小,以儿童及青少年为主。

五、治疗与预后

对烟雾病目前尚无特效治疗方法,临床主要采取对症治疗,常规治疗脑缺血和脑出血(具体治疗方法详见脑梗死与脑出血节)。若能找到病因,可进行对因治疗。例如:对钩端螺旋体病所致者,可以使用青霉素治疗;若为结核性脑膜炎所致,可进行抗结核治疗等。烟雾病所致脑缺血还可采用颈内外动脉搭桥术、大网膜移植术等方法进行治疗,以缓解其脑缺血的症状。

本病的预后较好,死亡率仅为7.4%,发生脑缺血患者的偏瘫一般较轻,恢复亦较快;脑出血患者的病情多较急重,但是经治疗后可不留后遗症。本病的进展可持续1年至数年,待脑底大动脉完全闭塞后病情即停止发展。

六、影像学检查

1. CT检查(图2-70~图2-72) CT平扫可以显示烟雾病继发的脑梗死、脑萎缩、脑软化、脑出血及蛛网膜下腔出血等异常征象。

脑梗死常见于两侧基底节及额、顶叶,呈多发低密度区。

脑萎缩表现为两侧外侧裂、大脑纵裂、脑沟、侧脑室的前角扩大增宽。

脑出血多见于额叶,为形状不规则的高密度区,亦可破入脑室,或并发蛛网膜下腔出血。

CT增强扫描可见脑底动脉环,大脑前、中动脉的近端变细,显示不清或不显影,在壳核、尾状核头部区域可见点状、弧线状等纤细血管图像,为侧支循环血管的表现。

CT平扫不能对烟雾病做出明确诊断,但可以了解本病的全面情况。如果CT扫描显示上述征象,则应考虑有本病的可能。CTA可在一定程度上显示颈内动脉、大脑前、中动脉、Willis环的狭窄和闭塞,以及脑底部异常血管网的形成,CTP可反映缺血区的脑灌注异常情况。

2. MRI检查(图2-73~图2-74) MRI在T_2加权像上可以显示基底节区有多发细小血管影,结合多方位切层图像,能准确显示烟雾病继发脑出血、脑梗死等病灶,从而做出本病的定性诊断。MRA可以直接较清晰地显示基底动脉环血管的狭窄、闭塞,以及异常血管网的存在。MRI结合MRA能作出烟雾病的明确诊断,但其空间分辨力和图像质量均不如CT扫描。

3. SPECT检查 SPECT脑血流灌注显像可评价烟雾病的病情,观察治疗效果。脑血流显像可以显示烟雾病所致脑血流异常的范围,此范围通常

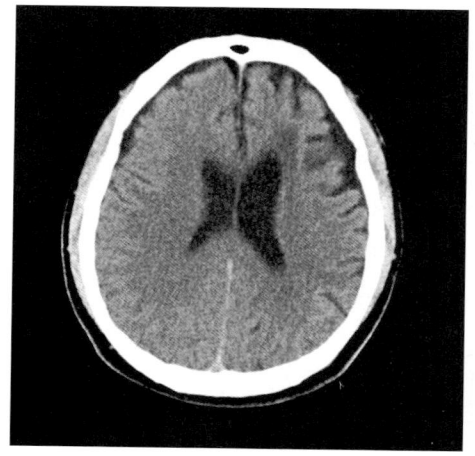

图2-70 烟雾病CT
CT平扫显示左额叶有片状不规则低密度,为陈旧梗死灶,左侧侧脑室略大,左额部脑沟加深。

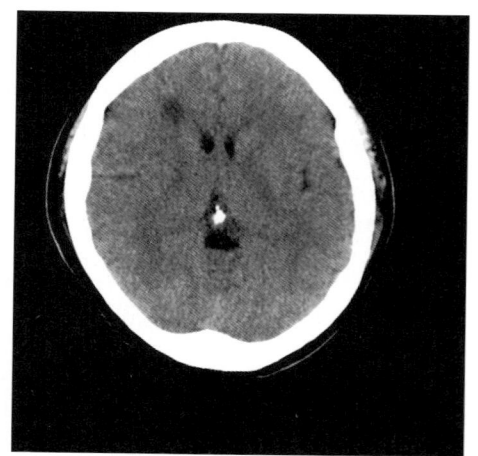

图2-71 烟雾病CT
CT平扫显示右侧额叶斑片状低密度区,为陈旧梗死灶。

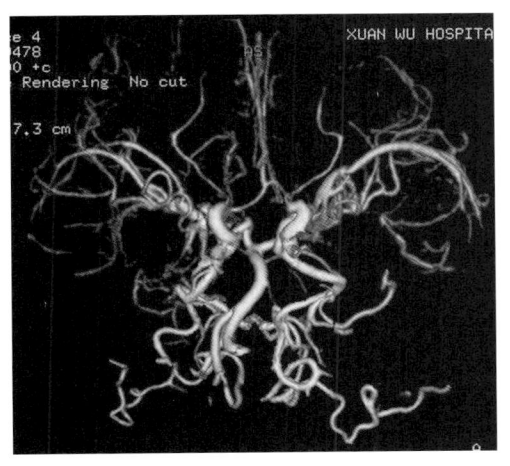
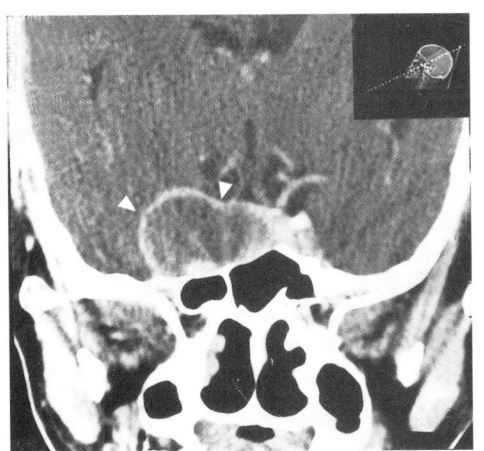
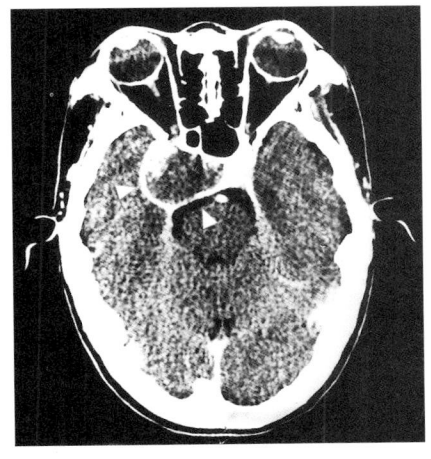

图 2-72 烟雾病 CT 血管造影（附彩图）
CT 血管造影的容积重建（VR）像显示双侧大脑前动脉及大脑中动脉细小、狭窄，周围可见大量纤细异常血管网。

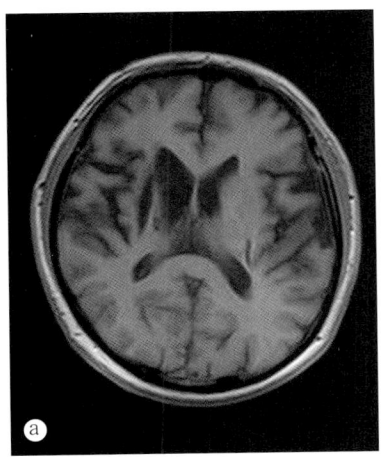
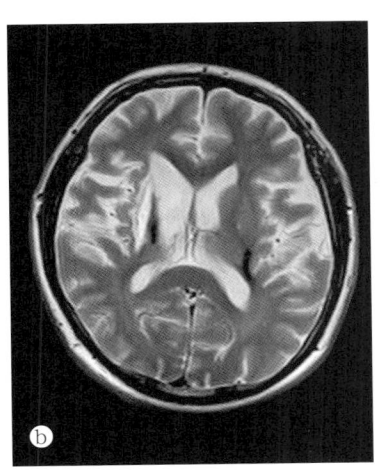
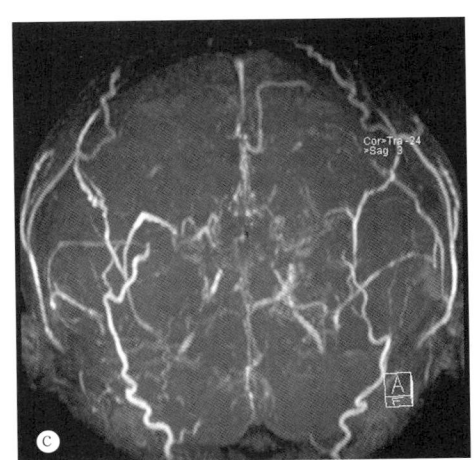

图 2-73 烟雾病 MRI
MRI 横断 T_1 加权像（a）和 T_2 加权像（b）显示右侧侧脑室旁条形陈旧梗死灶，同侧侧脑室扩大，两侧侧脑室旁均有条形陈旧出血灶。TOF 法 MRA（c）大脑前、中、后动脉主干均未显影，基底节区有较丰富纤细异常血管网。

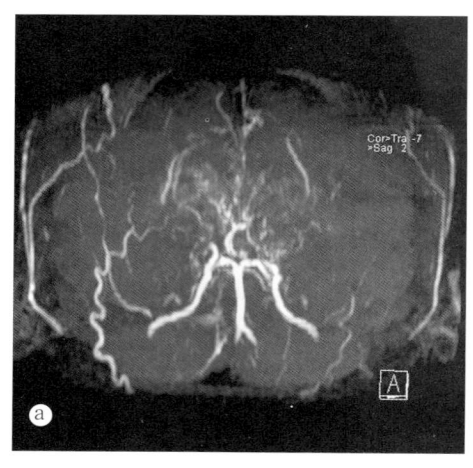
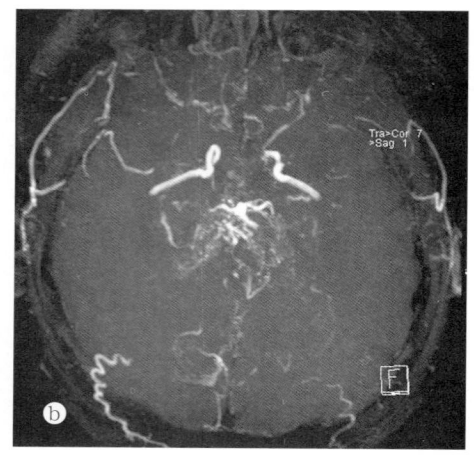

图 2-74 烟雾病 MRA

脑 MRA(a、b)：大脑前、中动脉主干均未显示，后动脉主干较纤细，基底节区有纤细异常血管网，同时颈外动脉系统脑膜支、颞浅动脉代偿明显增粗。

大于 CT 扫描所见的低密度区。有时还可显示其他部位的低灌注区。通过行乙酰唑胺负荷试验，可以评价脑血流储备情况，若试验前后血流无明显变化，说明脑血流受损严重、且脑血流储备减少。当采用手术或药物治疗有效后，可见原有低灌注状态明显改善，其改善的程度往往与临床神经学检查结果相符。

4. X 线脑血管造影检查　烟雾病的 X 线脑血管造影有其特殊的表现（即"烟雾"），是确定本病诊断的可靠根据。

X 线脑血管造影的表现如下（图 2-75）

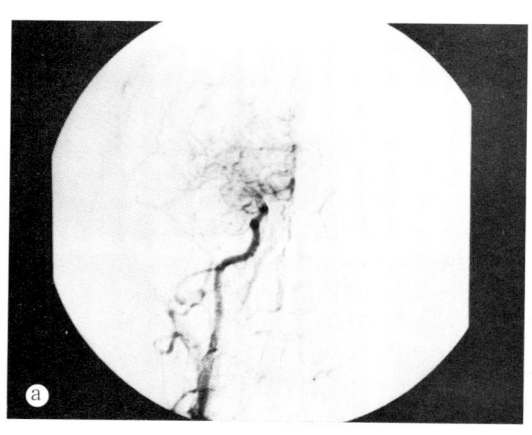
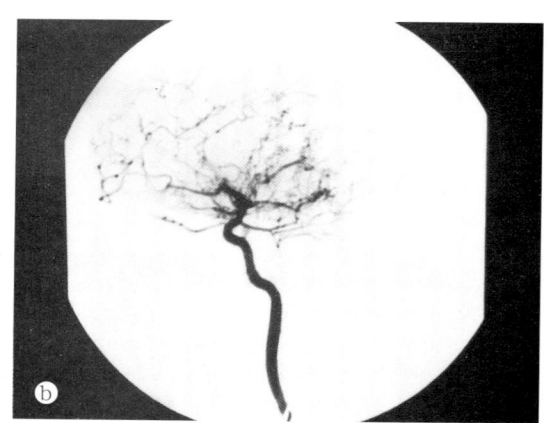
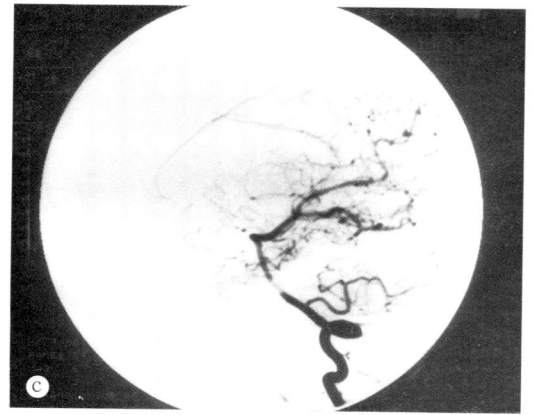

图 2-75 烟雾病 DSA

颈内动脉造影后前位（a）、侧位（b）：可见右侧颈内动脉远端闭塞，闭塞段以远出现"丛"状异常血管团。椎动脉造影侧位像（c）：显示大脑后动脉主干及其分支明显增粗、增多，形成的侧支循环供应大脑前、中动脉分布区。

（1）脑血管的病变呈广泛性，两侧颈动脉均受累。

（2）两侧颈内动脉自起始部即可狭窄、变细，一直向上至发出眼动脉或至颈内动脉远端完全闭塞。

（3）大脑前动脉和大脑中动脉的近端狭窄、闭塞。

（4）在颈内动脉及大脑前、中动脉闭塞后，可见在基底节处有明显的丛状血管团即"烟雾"。

（5）若"烟雾"远端的动脉显示，其形态可正常。例如：大脑前、中动脉的第3段以后血管走行及形态均正常。

（6）X线脑血管造影可显示侧支血管代偿形式广泛而多样：

①基底节附近的异常血管网。

②大脑前、中动脉末梢之间的吻合。

③经后交通动脉由大脑后动脉向前的代偿。

④大脑后动脉的分支，例如脉络膜后动脉与脉络膜前动脉之间的吻合。

⑤大脑后动脉末梢与中动脉的胼周动脉之间的吻合。

⑥颈内动脉分支自身的代偿，例如眼动脉通过前颅凹入颅的代偿供血。

⑦颈外动脉的代偿供血，脑膜中动脉、枕动脉与颅内动脉脑膜支的吻合等。

虽然X线脑血管造影可显示烟雾病的上述特殊征象，但是不能直接显示其并发的脑梗死、脑出血、脑软化、脑萎缩及蛛网膜下腔出血等情况，更不能显示脑组织的缺血情况，以及脑组织的病理生理改变，为其不足之处。

七、各种影像学方法的优缺点比较

CT平扫检查虽然不能确诊烟雾病，但能准确诊断其并发症，由于患者多以脑梗死、脑出血及蛛网膜下腔出血等首次就诊，因此CT扫描常为首选的影像学方法，根据CT扫描所见，结合临床病史，一般可以提示有烟雾病的可能，注入对比剂，进一步行CTA检查即可确诊烟雾病。

MRI结合MRA可以确诊烟雾病，并全面显示烟雾病动脉血管的异常改变及其分布情况，而且无需额外注入对比剂，为无创性检查，已逐步取代传统的X线脑血管造影，成为烟雾病的确证诊断方法，为临床进行有效治疗提供诊断依据。缺点是对患者的运动敏感，不适用于急诊检查。

根据文献报道，诊断烟雾病的阳性率CT平扫为3.6%、CTA高达92%、MRI和MRA的诊断阳性率分别为95.6%和100%。

X线脑血管造影可全面地显示烟雾病异常动脉血管的形态、代偿情况及代偿的形式，确定烟雾病的诊断。但是因其属有射线、创伤性检查，技术操作复杂，不能诊断烟雾病的并发症，使其临床应用受到一定程度的限制。

SPECT作为一种辅助诊断方法，可评价脑血流储备和进行疗效观察，但是由于其普及率低，目前临床几乎不用SPECT进行本病的影像学检查。本病的X线片检查无意义。

因为烟雾病的病因尚不明确，无特异性的治疗方法，即使确定烟雾病的诊断，一般也只能进行对症治疗。从此意义上讲，CT和MRI的检查更为重要。

八、临床优选检查路线（图2-76）

一般首选CT检查，应该包括CTA和CTP，即可确定本病的诊断。MRI（包括MRA和MRP）检查能确定诊断，考虑MRI设备普及率低于CT的因素，在选择影像检查顺序上把MRI放在CT后面，有条件的单位，也可首选MRI检查。本病通常无需行X线脑血管造影检查。

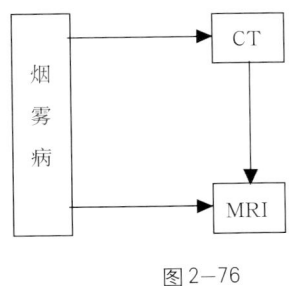

图2-76

第七节 脑动脉瘤

脑动脉瘤（aneurysm）是指颅内动脉的局限性异常扩张。动脉瘤可以压迫邻近脑组织、颅神经而产生相应的临床症状，亦可破裂引起蛛网膜下腔出血。颅内动脉瘤是蛛网膜下腔出血的最主要原因，病死率和致残率均很高。成年人颅内动脉瘤的发生率为1%～5%，其中95%分布于颈内动脉系统，5%分布于椎动脉系统。儿童颅内动脉瘤相对少见，且一般比较大、起源部位不典型、多与外伤和感染有关。

一、病因

在脑动脉的分叉部、转弯处解剖学常发现动脉壁的中膜及弹力层缺失，由于这些部位遭受血流搏动性冲击较大，进一步引起局部动脉壁弹力层破坏或变性，加之高血压，动脉硬化，脑血流量增加，一侧脑动脉闭塞、缺如或结扎等导致脑血流动力学改变的其他原因，致使局部动脉壁薄弱部分膨出而形成动脉瘤。因此脑动脉瘤好发于：

1. 颈内动脉发出大脑后动脉的部位。
2. 前交通动脉。
3. 大脑中动脉 M_1 和 M_2 的交界部位（即大脑中动脉主干的分叉部）。
4. 基底动脉远端，两侧大脑后动脉的分叉部。

另外，动脉瘤的形成还有遗传因素，外伤也是动脉瘤的成因之一。其次，感染（细菌及真菌等）也可以形成动脉瘤。

按照动脉瘤的病因学分类可将之分为夹层动脉瘤、感染性动脉瘤、外伤性动脉瘤、肿瘤性动脉瘤、血流相关性动脉瘤。其中肿瘤性动脉瘤比较罕见，可由原发性肿瘤直接侵犯血管而成，但以转移性肿瘤栓子浸润、破坏和导致血管壁变薄扩张而成为主，转移性肿瘤中以绒毛膜癌或心脏黏液瘤脑转移最为多见。

二、病理

脑动脉瘤一般为单发，亦可多发，根据不同资料的统计多发脑动脉瘤的比例为5%～22%。脑动脉瘤在形态上可分为：梭形、囊形和梭囊混合形3种类型。因临床上以囊形动脉瘤多见，故重点介绍囊形动脉瘤（又称浆果状动脉瘤）。囊形动脉瘤发生部位多位于脑动脉的分叉部和转弯处，瘤壁光滑。动脉瘤壁的厚薄差异较大，动脉瘤内常有血栓形成，亦有报道瘤腔可为血栓所充填，而使动脉瘤自然愈合，但此种情况极为少见。

囊性形脉瘤的大小差别很大，按动脉瘤的大小分类：直径<5mm为小型，5～10mm为中型，11～25mm为大型，>25mm为巨大型。直径5～15mm的动脉瘤即可产生临床症状。

动脉瘤的进行性扩张易导致破裂，引起蛛网膜下腔出血。破裂后由于周围组织的阻挡，可使出血局限形成包裹，其形状呈不规则形。此时不规则形的动脉瘤壁，部分是原始动脉瘤壁，部分为出血后形成的血肿包膜，此包膜容易再次破裂，导致更为严重的出血。

三、发病机制

一般情况下，脑动脉瘤体积较小，无占位效应产生压迫症状，但是若发生以下情况，则产生相应临床症状。

（一）动脉瘤破裂出血

动脉瘤破裂出血实际是血液经僵硬变薄的动脉瘤壁向外渗出，虽然此渗血过程较慢，但是临床上表现为急性蛛网膜下腔出血的严重症状。

（二）脑血管痉挛

脑血管痉挛多继发于动脉瘤破裂出血，一般发生于出血动脉瘤邻近的脑载瘤动脉，多见于出血后的第4天，通常持续10～14天以后才渐渐缓解。其脑血管痉挛的范围可能很大，甚至导致全脑血管的痉挛。脑血管痉挛可引起继发性脑缺血、梗死，严重者出现昏迷、瘫痪，同时引起脑水肿和颅内压增高。此时，动脉瘤破裂继发脑血管痉挛对患者的危害比动脉瘤破裂本身更为严重。

（三）颅内压增高

脑动脉瘤一般无明显占位效应，不会引起颅内压增高，但在以下情况可产生颅内压增高：

（1）巨大动脉瘤压迫脑脊液循环通路；
（2）动脉瘤破裂出血量大，形成巨大血肿；
（3）蛛网膜下腔出血破入脑室造成粘连；
（4）脑血管痉挛是颅内压增高的主要原因。

四、主要临床表现

（一）蛛网膜下腔出血的临床症状

脑动脉瘤破裂引起蛛网膜下腔出血占全部动脉瘤破裂患者的77.2%。其临床主要表现为突发剧烈头痛、呕吐、意识障碍，脑膜刺激征阳性，穿刺脑脊液呈血性。据统计，脑动脉瘤第1次出血的死亡率为40%，第2次出血的死亡率升至60%，第3次出血死亡率可高达95%以上。

（二）局灶性症状

1. 发生于颈内动脉1、2段的动脉瘤占颅内动脉瘤的1/3左右，此处毗邻视交叉、视神经和动眼神经。如压迫上述结构则造成视力减退、视神经萎缩、失明、视野缺损及动眼神经麻痹等临床表现。

2. 前交通动脉瘤可无任何症状，但是动脉瘤较大时向下可压迫视交叉，造成视野缺损。如果动脉瘤破裂出血损害额叶，可产生额叶症状，如性格改变，判断力、记忆力障碍等。

3. 大脑中动脉动脉瘤多位于大脑中动脉1、2段的交界处。患者的主要临床表现是轻偏瘫及语言障碍等，若累及视放射可出现同向偏盲。

4. 基底动脉瘤通常位于基底动脉远端分叉处，动脉瘤可突入脚间窝，压迫两侧大脑脚，引起下肢无力或瘫痪。

五、治疗和预后

手术是治疗脑动脉瘤的唯一手段。防止出血、保持脑的正常血液供应，避免缺血性神经功能障碍的发生是脑动脉瘤手术的目的。应用显微外科手术和各种新型动脉夹，已经使动脉瘤破裂颅内手术的成功率大为提高。近年来兴起的介入放射学治疗方法，由于材料和操作技术的不断改进，在栓塞脑动脉瘤方面也取得了很大的进步，并以其创伤小、安全、效果好的优势在临床迅速推广应用。

动脉瘤的手术分3种方法，即间接手术、直接手术和介入治疗。

1. 急性或慢性结扎颈内动脉是治疗动脉瘤的间接手术方法。适用于不能进行手术夹闭的动脉瘤患者，例如：瘤体位于海绵窦内、瘤体巨大，以及介入治疗不成功或不能进行介入栓塞治疗的动脉瘤。即刻或几小时内完全阻断颈内动脉属急性结扎，适用于X线脑血管造影显示侧支循环代偿良好的病例。慢性结扎是指用特制可调节的动脉夹（如Selverstone、Crutehufeld等动脉夹）在较长的时间内逐渐阻断动脉，此方法适用于侧支循环代偿较差的动脉瘤，以便使其逐步建立代偿机制。

2. 直接手术 是指开颅后暴露动脉瘤，然后对其进行动脉瘤夹闭、动脉瘤孤立或动脉瘤包裹术（亦称动脉瘤壁加固术）等各种方法的手术。

动脉瘤夹闭术是理想的手术方法，它既能闭塞动脉瘤又不损伤载瘤动脉。凡有明显瘤蒂、又能接近的动脉瘤应首选此种手术方法。将载瘤动脉两端结扎，使动脉瘤孤立的术式称动脉瘤孤立术，此方法可用于侧支循环好的动脉。动脉瘤包裹术是将肌肉块或肌肉条充填在动脉瘤周围，以使其粘连加固动脉瘤壁的方法，属于一种姑息手术。

3. 介入治疗 将微导管插入动脉瘤内，注入栓塞物充填脑动脉瘤，达到既能闭塞动脉瘤又保证脑供血动脉通畅的目的。

本方法由前苏联学者Serbinenko在1974年首创，他用微导管将可脱落的球囊送入动脉瘤内，充盈球囊，然后撤出导管，完成动脉瘤的栓塞。近年来由于微弹簧圈的研制成功，动脉瘤的栓子逐渐改为弹簧圈,弹簧圈也是经微导管送入动脉瘤内,栓塞动脉瘤的瘤腔。目前,对宽基底的动脉瘤还不能进行介入性栓塞治疗,为介入治疗方法的主要缺点。今后,随微导管、栓塞物材料和导管操作技术的不断改进,有理由相信动脉瘤的介入治疗方法将进一步改进和完善。

若不进行手术治疗,脑动脉瘤的死亡率很高,手术后患者的死亡率与正常人的自然死亡率几乎无异,说明动脉瘤可经手术治愈。

六、影像学检查

(一) CT检查(图2-77~图2-83a)

脑动脉瘤多发于脑底动脉附近,其直径一般<1cm,由于易受附近骨结构的干扰,因此,普通CT检查诊断脑动脉瘤并不敏感,其诊断敏感性不足30%。

1. 脑动脉瘤的CT表现可分为3种类型:

(1)薄壁无血栓的动脉瘤,表现为边缘清楚的圆形较高密度灶,增强扫描有均匀一致的强化。行动态CT扫描时,动脉瘤的时间-密度曲线在快速注射对比剂的初期迅速升高,然后快速下降,与动脉的时间-密度曲线一致。

(2)瘤腔内有部分血栓形成的动脉瘤,表现为中心或偏心高密度病灶,其中心为含血液的瘤腔,周围多为偏心性等密度的血栓,外缘的高密度为囊壁。增强扫描血栓无强化,而瘤腔与外层的囊壁有明显强化,形成中心高密度,中间等密度,外周高密度的特殊形态,称"靶"征(target sign)。

(3)完全血栓闭塞性动脉瘤,CT平扫可见动脉瘤壁增厚呈等密度,增强扫描中心无强化,外缘的环状强化可有可无。

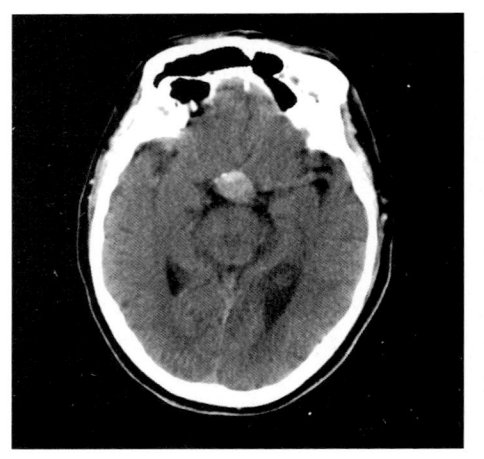

图2-77 基底动脉动脉瘤CT
CT平扫显示桥脑前方有一个球形高密度病灶,为动脉瘤的瘤体,瘤壁有钙化。

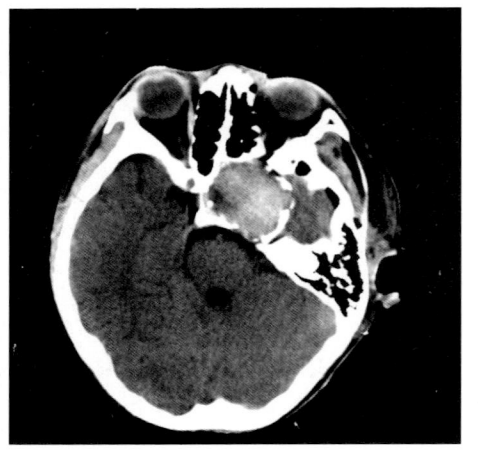

图2-78 颈内动脉动脉瘤CT
CT平扫显示左侧鞍旁有一较大球形动脉瘤,瘤壁广泛钙化。

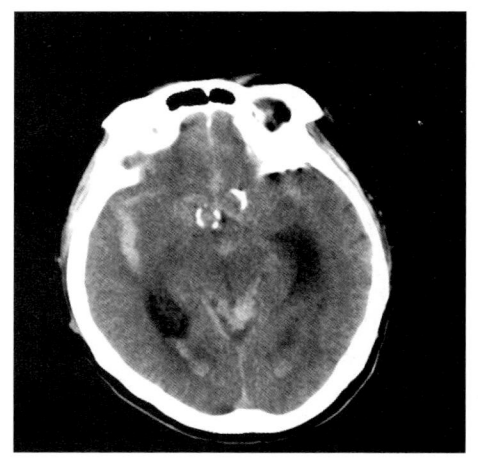

图2-79 右侧大脑中动脉动脉瘤破裂CT
CT平扫显示大脑纵裂、两侧侧裂池、环池、小脑幕和侧脑室内均呈高密度,为动脉瘤破裂导致蛛网膜下腔出血,右侧侧裂池积血较多。右侧鞍旁可见瘤壁环形钙化。

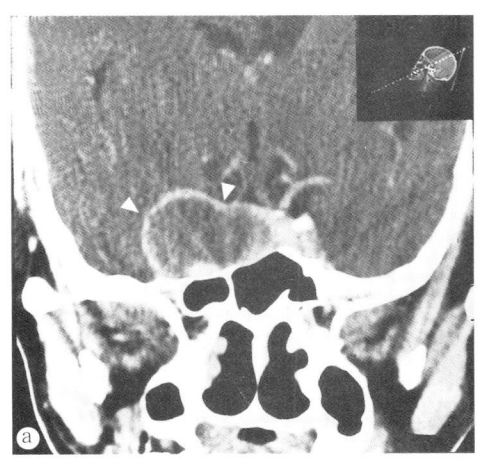
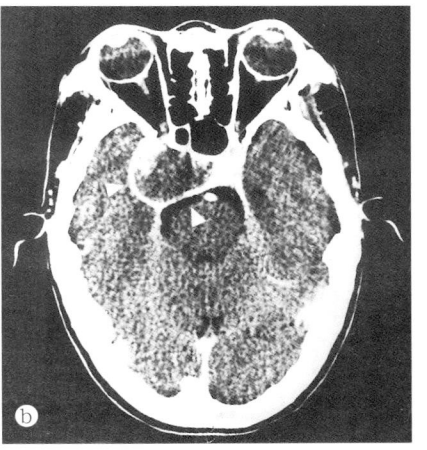

图 2-80　右颈内动脉 C_{2-3} 段动脉瘤 CT

CT 平扫冠状位（a）和横断位（b）显示动脉瘤位于右侧鞍旁、蝶窦的上方，呈囊状低密度，外围薄层高密度。

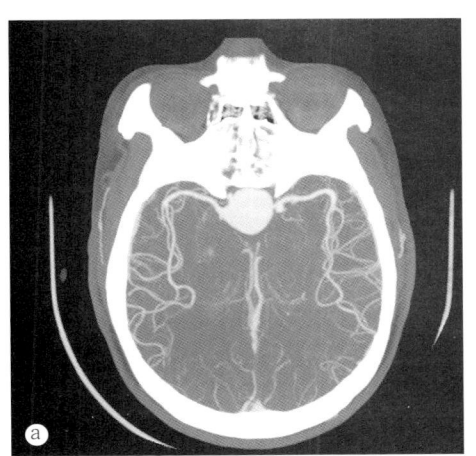
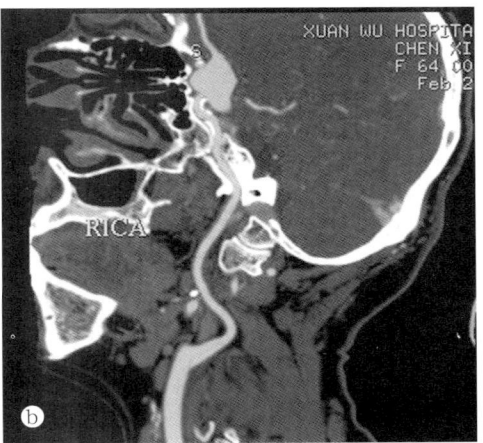
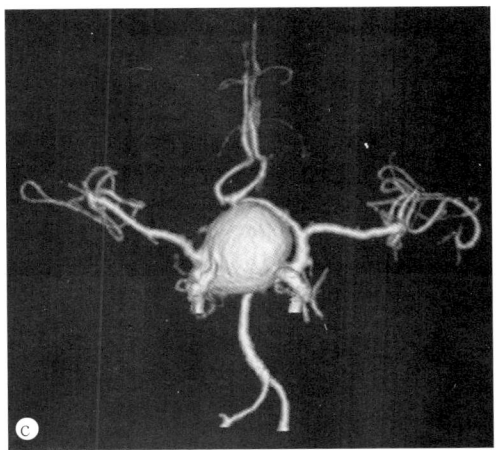

图 2-81　右颈内动脉动脉瘤 CT 血管造影（附彩图）

脑 CT 血管造影的最大密度投影（MIP）像（a）、曲面重建（CPR）像（b）和容积再现（VR）像（c）显示右侧颈内动脉床突旁较大球形动脉瘤，邻近血管受压、推移。

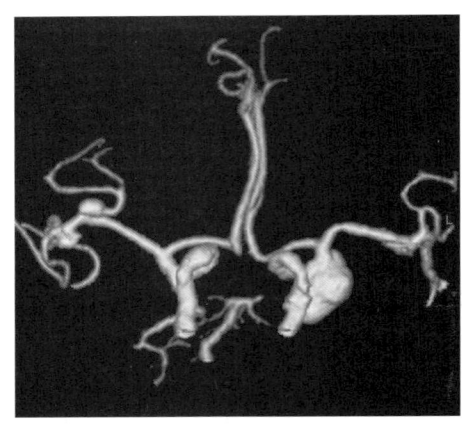

图 2-82 脑内多发动脉瘤 CT 血管造影
脑 CT 血管造影的容积重建（VR）像显示右侧大脑中动脉侧裂段、左侧颈内动脉海绵窦段多发大小不等的球形动脉瘤。

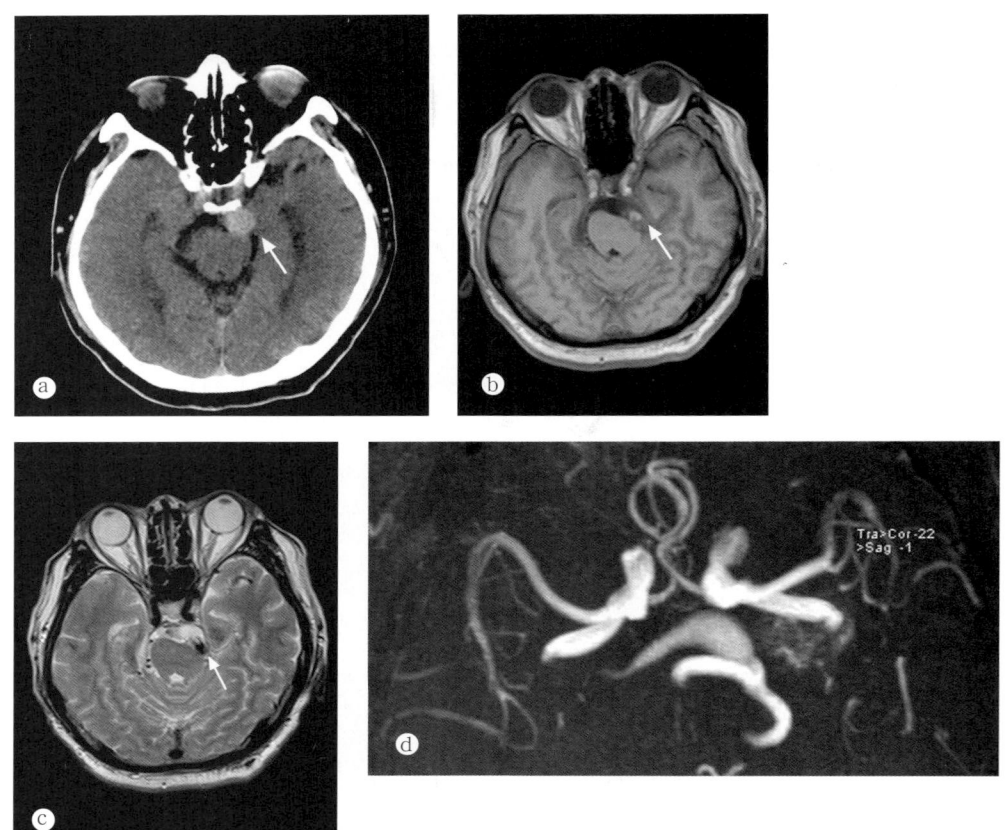

图 2-83 基底动脉梭形动脉瘤
CT 平扫（a）显示桥脑前方偏左有梭形高密度。MRI 横断 T_1 加权像（b）和 T_2 加权像（c）见上述桥脑左前方病灶内有流空血管影。TOF 法 MRA（d）清楚显示两侧椎动脉汇合成基底动脉的部位管径明显增大，形成动脉瘤。

以上各型均无周围脑水肿，但是血栓可发生点状钙化，动脉瘤的囊壁可出现弧线形钙化。

2. 当脑动脉瘤破裂时，CT 扫描多数不能显示动脉瘤的瘤体，而仅显示蛛网膜下腔出血、脑出血、脑水肿、脑梗死，甚至脑疝等异常改变。动脉瘤破裂引起蛛网膜下腔出血的范围、脑内出血的位置与动脉瘤的部位有关，根据出血的范围及位置，一般可推测动脉瘤的部位。

例如：视交叉、环池和大脑纵裂有血液充填，以前交通动脉瘤破裂居多；视交叉、脚间池、环池和外侧裂出血，则提示动脉瘤位于同侧大脑中动脉；环池、脚间池出血提示瘤体位于后交通动脉及基底动脉顶端；血液在脑底池广泛不对称性分布，而大脑纵裂内仅有少量出血，提示动脉瘤位于一侧颈内动脉；脑室内出血，多数系前交通动脉瘤破裂所致。

CT扫描是否能显示蛛网膜下腔出血、脑出血及脑室内出血，与检查时间有关。出血后5~7天内，CT扫描显示蛛网膜下腔出血的部位、范围十分准确，出血在1~2周内可完全吸收，个别出血量多的病例，需3周左右才能完全吸收。脑室出血吸收较快，一般5~7天即可吸收，而脑内出血则需相对较长的时间，可能1~2个月才吸收。

蛛网膜下腔出血表现为脑池、脑沟的密度增高，如果出血量多，则可出现脑池的铸型样改变。脑内出血与脑室出血的所见与高血压脑出血相同。

脑水肿一般在动脉瘤破裂后1~2周出现，最初CT扫描表现不明确，仅有占位征象，以后则出现脑实质的弥漫低密度，其边缘逐渐清晰。

有半数动脉瘤破裂的患者在出血后48小时出现脑积水，CT扫描表现为两侧脑室对称性扩大，严重者额角周围白质内出现扇形低密度区，这是由于脑脊液外渗或髓质破坏、中性脂质增加所致。

鞍区动脉瘤应与垂体瘤、脑膜瘤及颅咽管瘤相鉴别。

应用CTA观察动脉瘤的形态多用VR法或结合其他方法，可以显示动脉瘤的具体形态，精确测定动脉瘤的大小，颈部的宽窄，还可以生成仿真血管内窥镜的图像，观察血管内部形态。

（二）MRI检查（图2-83b~d~图2-84）

1. 未破裂的脑动脉瘤，由于流空效应在各种加权图像上均呈低-无信号，其境界清楚，边缘锐利。在心脏舒张期成像，动脉瘤内血流缓慢可呈高信号。

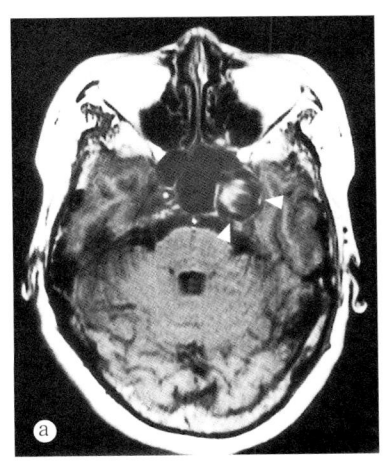
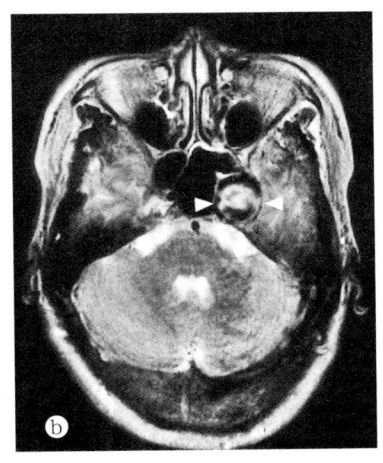
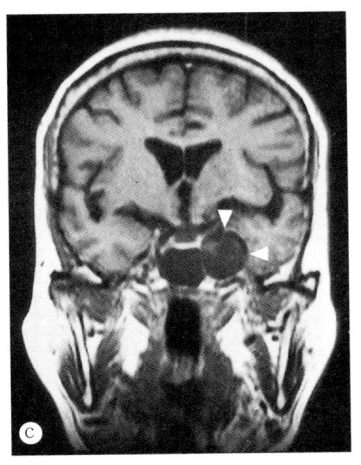
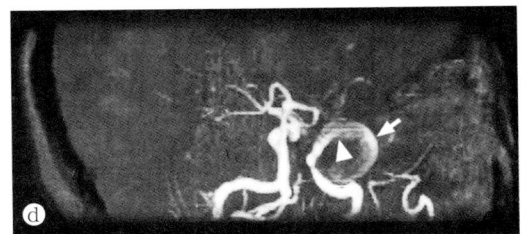

图2-84 左颈内动脉分叉部动脉瘤MRI
横断T$_1$加权（a）、T$_2$加权像（b）和冠状位T$_1$加权像显示左侧鞍旁有较大球形血管流空信号。TOF法MRA(d)可见颈内动脉与之相通连。

2. 动脉瘤内血栓形成,新鲜血栓在 T_1 和 T_2 加权像上均呈高信号,陈旧性血栓呈中等信号。MRI 能清楚显示动脉瘤包括血栓的情况,可为介入治疗提供必要的临床资料。

3. MRI 还可显示动脉瘤出血的情况,在亚急性期的诊断效果最佳,出血在 T_1 和 T_2 加权像上均呈高信号。通常 MRA 能直接显示动脉瘤的大小、部位、形态以及载瘤动脉等,并可以多方位、多角度观察动脉瘤的整体情况。其显示效果与 X 线血管造影所见几乎相同,但是 MRA 的空间分辨力尚低于 X 线血管造影,难以显示 3mm 的动脉瘤为其缺点。

(三) X 线脑血管造影检查（图 2-85～图 2-86）

目前,X 线脑血管造影仍然是脑动脉瘤主要的诊断和鉴别诊断手段,为脑动脉瘤确定诊断的"金标准"。它可以清晰显示动脉瘤的瘤体、瘤蒂及载瘤动脉的全部情况,包括血流动力学改变,可以清楚显示 3mm 以下的动脉瘤。颈内动脉的后交通动脉瘤行 X 线脑血管造影检查时,除了要观察动脉瘤的位置、方向、大小和瘤蒂的情况外,尚要观察椎动脉的情况,以明确手术夹闭动脉瘤后椎动脉的供血情况。X 线脑血管造影是实施介入治疗的基础,X 线脑血管造影可显示动脉瘤的瘤蒂、动脉瘤基底的宽度,介入治疗时据此可选择适当的栓子种类和栓塞路线。

X 线脑血管造影可清楚显示并发脑血管痉挛的形态、部位及痉挛程度,还可在操作过程中及时应用血管解痉药进行局部治疗,效果十分满意。

X 线脑血管造影不能清楚显示动脉瘤内的血栓,也不能显示动脉瘤破裂所致的蛛网膜下腔出血、脑血肿、脑水肿等颅脑的继发病理改变。由于此时 X 线脑血管造影不能显示动脉瘤的瘤体、或瘤体的显影较差,因此,对部分动脉瘤内血栓形成或破裂的患者不能做出准确诊断为其主要缺点。

(四) TCD 检查

可用于动脉瘤破裂患者的脑血流监护,对指导临床医生用药,准确调节脑血流量有重要临床应用价值。对未破裂动脉瘤 TCD 检查的意义不大。

七、各种影像学方法的优缺点比较

CT：CT 平扫直接显示脑动脉瘤的能力较差,但是对脑动脉瘤破裂所致的蛛网膜下腔出血、脑出血、脑水肿等异常改变很敏感,可以早期发现病灶、做出明确诊断,是急性颅内动脉瘤破裂出血的首选检查方法。在动脉瘤术后随访中 CTA 更具有优越性,其无创伤且不受金属伪影的干扰。但是与 DSA 相比,CTA 仍然存在假阳性和假阴性问题,无法按时间顺序依次显示动脉、静脉,亦分不清血流方向;与 MRA 相比,CTA 有射线辐射损害和含碘对比剂过敏的风险,而且进行图像编辑时,存在一定的人为因素影响。CTP 检查能显示继发于血管痉挛的脑组织缺血和梗死,并可进行定量评估,增加了 CT 的诊断效能。

MRI 及 MRA：基本上能满足临床诊断动脉瘤的需要,无论是直接显示动脉瘤的部位、大小、载瘤动脉及瘤蒂,还是显示动脉瘤破裂蛛网膜下腔出血、脑出血、脑水肿、脑积水及脑梗死等继发征象,都能获得良好的诊断和鉴别诊断效果。但 MRA 对较小动脉瘤显示不如 DSA,且由于磁场的限制,MRI 不能进行脑动脉瘤手术夹闭后的随访观察,在一定程度上限制了其应用。

X 线脑血管造影：能直接显示动脉瘤的瘤体、瘤蒂、载瘤动脉及脑血流动力学的情况,并可显示脑血管痉挛的部位与范围,尤其是 3mm 以下的颅内动脉瘤。DSA 相对于 CTA 和 MRA 具有优越性,但其缺点是一种创伤性操作,而且 X 线脑血管造影不能显示动脉瘤破裂后的出血情况,也不能显示出血后的脑水肿、脑积水及脑梗死等重要异常改变。

另外,个别病例由于脑动脉瘤内血栓形成,使动脉瘤大部分或全部堵塞,或发生脑血管痉挛时,X 线脑血管造影不能显示脑动脉瘤,导致漏诊。X 线脑血管造影属于有射线辐射危害、有创伤的检查方法,并且还有含碘对比剂过敏的风险,也是其主要缺点。

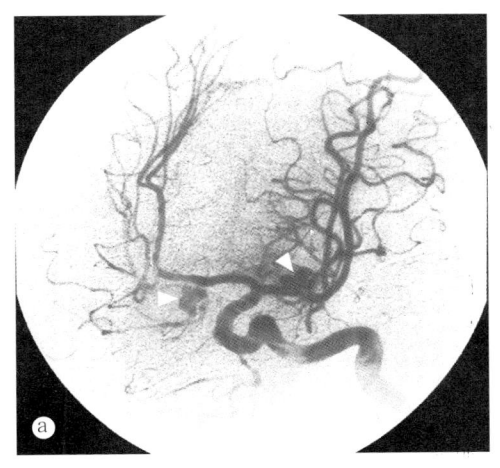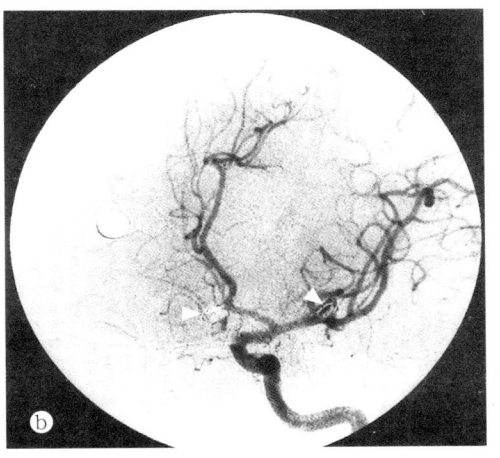

图 2-85 多发动脉瘤 DSA

左颈内动脉造影斜位像（a）显示前交通动脉和大脑中动脉有多发动脉瘤。应用弹簧圈栓塞后造影（b）动脉瘤消失。

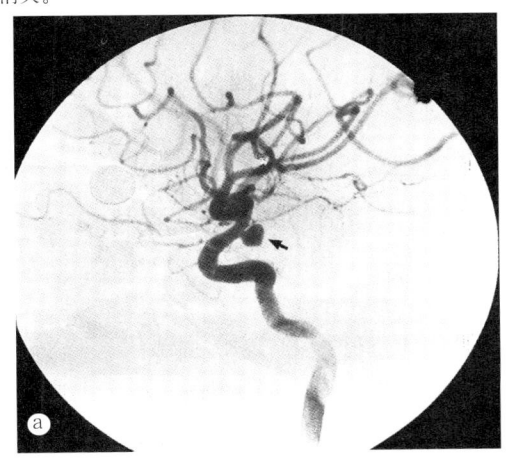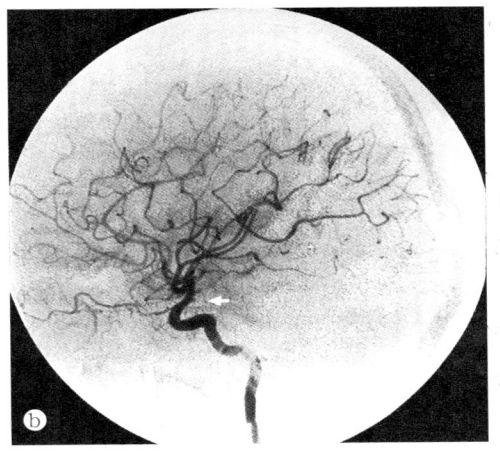

图 2-86 后交通动脉瘤 DSA

颈内动脉造影侧位像（a）显示后交通动脉起始部有球形动脉瘤向后突出。经弹簧圈栓塞后（b）瘤体消失。

八、临床优选检查路线（图 2-87）

（一）未破裂的脑动脉瘤

结合临床体征对疑诊脑动脉瘤的患者，有条件时应直接行MRI扫描，可确定动脉瘤的诊断，为实施介入治疗手术才需进一步行X线脑血管造影检查。

（二）破裂的脑动脉瘤

动脉瘤破裂患者多以蛛网膜下腔出血或脑出血的症状就诊，所以首选CT扫描，然后，根据情况再行MRI检查或直接进行X线脑血管造影检查。X线脑血管造影检查可与介入治疗同时进行。

九、展望

目前，MSCT的CTA检查已经使CT对本病的诊断和鉴别诊断能力大为提高，其技术进步会使CT在不远的将来在本病的影像学检查中发挥更重要的作用。

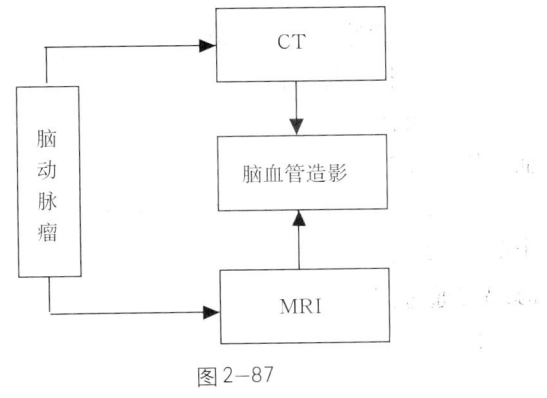

图 2-87

第八节 脑静脉系统血栓形成

脑静脉系统（包括静脉及静脉窦）血栓形成是脑血管病的一种特殊临床类型，可分为脑静脉和静脉窦血栓形成两种。根据病变性质还可将之分为炎性和非炎性血栓形成，炎性者又称化脓性静脉血栓形成或血栓性静脉炎和静脉窦炎。

一、脑静脉系统的解剖

（一）脑静脉窦

脑静脉窦主要有6个，即上矢状窦、下矢状窦、直窦、横窦、乙状窦和海绵窦。

1.上矢状窦　位于大脑镰的上缘，向后至枕内粗隆附近的窦汇。一般认为，上矢状窦起始于盲孔者并不多见（仅约9%），绝大部分人（约85%）上矢状窦的前部有一个长约0.2~4cm的闭塞段，少数人此闭塞段长达4~9cm。上矢状窦的管腔剖面呈倒三角形，主要接受大脑背外侧面和内侧面上部的血液，以及通过蛛网膜绒毛再吸收的脑脊液。上矢状窦的血流方向由前向后，在颅内与大脑浅、深静脉以及其他窦腔相通。

2.下矢状窦　位于大脑镰游离缘上方1cm左右，呈弓形向后走行，至小脑幕的前缘处，与大脑大静脉汇合延续为直窦。下矢状窦主要接受大脑内侧面、大脑镰及胼胝体的部分静脉血，血流方向也是由前向后。

3.直窦　自大脑大静脉与下矢状窦汇合的膨大部起，位于大脑镰与小脑幕的附着处，向后直行，在枕内粗隆附近与上矢状窦汇合。主要接受大脑大静脉与下矢状窦的静脉血。

4.横窦　为颅内最大成对的静脉窦，位于小脑幕后缘与外侧缘，枕骨横沟内。横窦起于窦汇，向外、向前行至岩枕裂处急转直下延续为乙状窦。横窦截面积的大小，受上矢状窦血流的影响，上矢状窦血液偏流于右侧者居多（约63%），所以右侧横窦较粗。正常人亦可见一侧横窦缺如。

5.乙状窦　是两侧横窦的延续，也是颅内成对的静脉窦。位于颞骨乳突部和枕骨内侧的乙状沟内，上接横窦，下经颈静脉孔延续为颈内静脉，接受诸多导静脉和小脑静脉的引流。

6.海绵窦　位于颅中窝，蝶鞍的两侧，为不规则形，接受眼上、下静脉的血液。其后部通过岩上窦与横窦交通，经岩下窦与乙状窦或颈内静脉交通，通过基底丛与椎内静脉丛交通，通过基底静脉、大脑大静脉与直窦相连，并借大脑中静脉、Trolard静脉、Labbe静脉与上矢状窦相连。海绵窦内有动眼神经、滑车神经、三叉神经和颈内动脉通过。两侧海绵窦绕垂体沟形成环，称为环窦。

（二）脑部静脉

脑部的静脉分为深静脉与浅静脉两组。

1.深静脉　主要为大脑大静脉，此静脉位于胼胝体压部的下方，引流血液进入直窦。大脑大静脉接受两侧大脑内静脉的血液，大脑内静脉接受透明隔静脉、前后终静脉和脉络膜静脉的血液。透明隔静脉收集尾状核头部和胼胝体前部的静脉血，脉络膜静脉为脉络丛的一部分，收集侧脑室和第Ⅲ脑室的静脉血。

2.浅静脉　包括大脑上静脉、大脑中静脉及大脑下静脉，主要收集大脑皮质及皮质下静脉回流血液。大脑上静脉流入上矢状窦，大脑中静脉不仅流入上矢状窦也流入海绵窦，大脑下静脉流入横窦或海绵窦。

大脑深静脉与大脑浅静脉之间是相通的。

3.脑静脉系统的特点

（1）脑静脉与静脉窦内无静脉瓣，所以，静脉血可以发生逆流。

（2）颅内、外静脉间有丰富的吻合支，例如：上矢状窦通过板障静脉和静脉与头皮静脉相交通，海绵窦通过眼静脉与面静脉沟通等。

因此，部分脑静脉堵塞，患者可无临床症状。

但是颅外感染也可经这些吻合支扩散至颅内。

二、脑静脉系统血栓形成的病因与发病机制

脑静脉的血栓形成较少见，其病因有炎性和非炎性两种，大多数因静脉窦血栓蔓延所致。

（一）颅内静脉系统炎性血栓，好发于海绵窦和乙状窦

1. 海绵窦血栓形成的常见原因有颜面部感染，耳部炎症，特别是蝶窦或后组筛窦感染灶直接侵及海绵窦。其次还有颈部或扁桃体的脓肿、上颌骨髓炎手术后等。

2. 乙状窦血栓形成主要由化脓性中耳炎、乳突炎侵及乙状窦的骨壁，形成血栓，或先导致通向乙状窦的静脉发生血栓，再蔓延至乙状窦。

3. 上矢状窦血栓形成常由额窦、鼻腔炎症、脑炎或脑脓肿引起。或由横窦、海绵窦、岩窦、翼丛等诸静脉血栓扩散至上矢状窦所致。

（二）非炎性颅内静脉系统血栓，多见于上矢状窦

非炎性颅内静脉系统血栓的发病机制多种多样，其中凝血障碍为主要因素。常见原因如下：妇女妊娠和分娩期间，口服避孕药，充血性心力衰竭，脱水，慢性消耗性疾病（小儿腹泻、痢疾、肿瘤、结核等），血液浓缩，血流减慢（高热、某些血液病、脑外伤）等。

三、脑静脉系统血栓形成的病理

1. 静脉窦内有不同时期的凝血块，炎性者可见脓液。

2. 受累静脉窦引流区内出现脑水肿，并可有红细胞渗出，引起脑出血或蛛网膜下腔出血。若血栓范围广，严重影响循环时，可出现血管怒张、脑静脉瘀血、脑水肿、颅内压增高。患者的皮质及皮质下可见多数出血点、出血性梗死或软化灶，病灶周围可出现典型的环状出血点。

3. 炎性静脉血栓，感染可向周围扩散，导致局限性、弥漫性脑膜炎、脑脓肿甚至全身感染。

四、脑静脉系统血栓形成的临床表现

（一）全身感染中毒症状

多见炎性静脉窦血栓形成，主要表现为不规则高热、寒战、乏力、肌肉酸痛、咳嗽、血痰等败血症的症状。周围血液化验显示白细胞增高。如果不能有效地控制感染，可并发脑膜炎和脑炎，出现意识障碍等症状。

（二）颅内压增高及脑局灶性症状

由于脑静脉与静脉窦之间存在着丰富的吻合与侧支循环，因此，脑静脉血栓形成未完全阻塞静脉腔者，可无临床症状。若血栓将静脉窦完全堵塞，或扩展至皮质静脉时，患者则出现颅内压增高的症状，表现为头痛、呕吐、视神经乳头水肿，这是由于脑血管极度扩张、脑脊液回流受阻、脑水肿、脑及蛛网膜下腔出血等原因造成的。

（三）静脉窦阻塞的症状

主要由脑循环障碍所致，由于血栓形成的部位不同，各常见部位静脉窦血栓形成具有不同的症状：

1. 海绵窦血栓形成　可见动眼、滑车、外展神经麻痹，例如眼球固定、活动受限等。三叉神经第Ⅰ支受累时，表现为眼球、前额部疼痛，伴感觉减退；三叉神经第Ⅱ支受累者，表现为面颊疼痛和上龈麻木。由于静脉回流障碍，可引起眼睑、结膜水肿，眼球突出。患者还可出现视力减退，甚至失明。海绵窦血栓形成可引起脑膜炎、脑脓肿、颈内动脉炎、颈内动脉海绵窦瘘及蛛网膜下腔出血等并发症，并出现相应的临床表现，个别患者可引起脑垂体感染。

2. 上矢状窦血栓形成　多为非炎性血栓，与妊娠、消耗和恶液质等因素有关，多见于幼儿、老年人及产妇。主要临床表现有颅内压增高，额顶上部皮质受损及头皮静脉怒张。

3. 乙状窦血栓形成　多为单侧，可无明显临床症状。当化脓性中耳炎或乳突炎的患者出现败血症表现时，则应考虑有乙状窦血栓形成的可能。其主

要症状为：颅内压增高、嗜睡、复视及头部静脉怒张，小儿囟门膨胀或颅骨分离；严重者出现精神症状和昏迷，病变对侧出现不全偏瘫和锥体束征；腰穿压力高，可为血性或炎性脑脊液。奎克试验压迫患侧颈静脉时，压力无变化，压迫健侧则压力迅速升高，说明乙状窦有阻塞。

4. 直窦血栓形成　很少见，患者出现昏迷，颅内压急剧升高，肢体强直，惊厥或呈去大脑强直发作，手足抽搐或不自主舞蹈动作等症状，脑内出血可破入脑室而引起血性脑脊液。病情危重，患者可在短期内死亡。由于本病极为少见，临床上常误诊为脑出血或脑室出血，往往在尸检时才能明确诊断。

五、脑静脉系统血栓形成的治疗与预后

1. 纠正全身衰竭及脱水状态，改善微循环，调节水电解质平衡。

2. 降低颅内压，从而减少皮质静脉受压。

3. 对炎性血栓形成的患者，应积极治疗原发灶，例如副鼻窦炎、中耳炎、乳突炎等。

4. 联合使用足量有效的抗生素进行抗感染治疗。

5. 抗生素与皮质类固醇联合应用有助于消炎、减轻脑水肿和降低颅内压。

6. 抗凝治疗　尽管对抗凝治疗脑静脉系统血栓的安全性和有效性还存在争议，但多数研究表明对 CT 扫描未见出血的患者，在血栓形成早期或当脑损伤扩展时，应该进行抗凝治疗。

7. 溶栓治疗　目前脑静脉溶栓方法主要有全身性静脉内溶栓、局部静脉内溶栓和局部动脉内溶栓。

8. 外科手术治疗　主要包括静脉窦切开血栓清除术、静脉分流术以及导管介导下血栓切除术。

本病若治疗及时，预后良好，若误漏诊，可导致死亡。

六、影像学检查

（一）X 线片检查

X 线片不能对本病做出诊断。若患者长期颅内压增高，头颅 X 线片能显示相应的 X 线征象，包括颅缝增宽、指压迹增多、蝶鞍骨质疏松等。如果窦内血栓形成钙化，在 X 线片上可以显示钙化灶。

此外，X 线片可以发现引起静脉窦血栓的某些病因，例如副鼻窦炎和乳突炎等。副鼻窦炎患者有窦腔透过度降低，窦壁增厚，黏膜肥厚，窦壁骨质模糊等异常改变。乳突炎可见乳突蜂房透过度降低、骨质破坏，及耳后脓肿的阴影。如侵犯乙状窦壁，可见乙状窦前壁致密白线变得模糊、中断，有时呈小灶性骨缺损。此时可提供颅内的感染途径。

（二）CT 检查（图 2-88～图 2-90）

颅内静脉窦血栓形成造成静脉回流受阻，可引起下列 CT 征象：

1. 弥漫性脑水肿，CT 扫描显示广泛的脑实质低密度，脑室受压变小，脑沟与脑裂变窄或消失。

2. 相应的静脉引流区出现两侧对称性或单侧性脑梗死，CT 表现为低密度灶，梗死区内可有高密度灶性出血。

3. 静脉窦内血栓呈高密度带状影，在低密度梗死区的衬托下呈"带"征（Cord sign）。

4. 增强扫描并采用适当的窗位可以显示静脉窦内的血栓呈低密度，静脉窦周围强化、密度升高，由于强化区表现似希腊字母 δ，故称为"δ"征，具有诊断意义，但其出现率也仅为 35%～75%。

脑 CT 静脉血管成像（CTV）对静脉血栓诊断方面的敏感度和特异度尚缺乏系统性的研究，但近来已有研究表明脑 CTV 对静脉血栓的诊断具有重要的应用价值，其显示静脉窦血栓征象为伴有窦壁强化的充盈缺损，异常静脉侧支引流和小脑幕强化等。

（三）MRI 检查（图 2-91～图 2-93）

MRI 既可直接显示颅内静脉窦及较大静脉，又可显示静脉窦血栓引起的各种病变。MRI 检查时，由于静脉窦与大静脉的血流速度较快，可因流空效应而呈黑色低信号。小静脉内血流速度较慢，由于偶数回波复相位及流入效应而呈高信号。

脑静脉窦血栓形成从影像学上分为 3 期：

1. 急性期　发病 1 周内，脑静脉窦的流空效应消失，静脉窦的血栓在 T_1 加权像上为等信号，T_2 加权像上呈低信号。随着时间的推移，T_1 加权像血栓

逐渐转为高信号，T_2加权像呈明显低信号。

2. 亚急性期　发病1~2周，T_1加权像和T_2加权像上血栓均呈高信号。

3. 慢性期　发病2周以后，静脉窦血栓再通，重新出现流空效应，T_1加权像和T_2加权像上血栓均呈较低信号，Gd-DTPA增强扫描显示血栓呈均匀性强化。

静脉窦血栓内的血红蛋白演变规律与脑内血肿基本一致，主要差别是2周以后血栓出现再通，窦内快速流动的血液又重新引起流空效应而呈黑色低信号。

MRI对脑静脉窦血栓形成特别敏感，但对直窦、大脑大静脉和大脑内静脉血栓形成不敏感，因此，对其诊断有一定的局限性。

MR血管造影、特别是MR静脉造影（MRV）诊断脑静脉窦血栓形成的敏感性、特异性和准确性均佳，其诊断的直接征象是脑静脉窦血流高信号缺失，静脉窦边缘模糊，或静脉窦形态不规则（提示再通）。而病变以远有静脉侧支形成，或出现其他途径的引流静脉异常扩张为诊断的间接征象。MRV显示静脉窦血栓形成不受血栓形成时间的影响，除显示大静脉窦外，对MRI显示欠佳的直窦、大脑大静脉、大脑内静脉等结构也能清晰显示，临床实用价值很大。

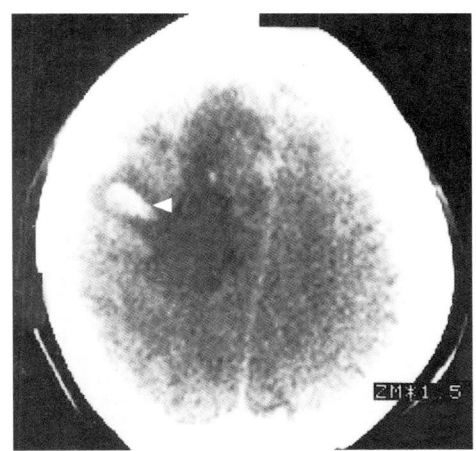

图2-88　右额叶皮质静脉血栓CT

CT增强扫描可见右额叶大片状低密度，皮质区有条状强化病灶，中线向对侧移位。

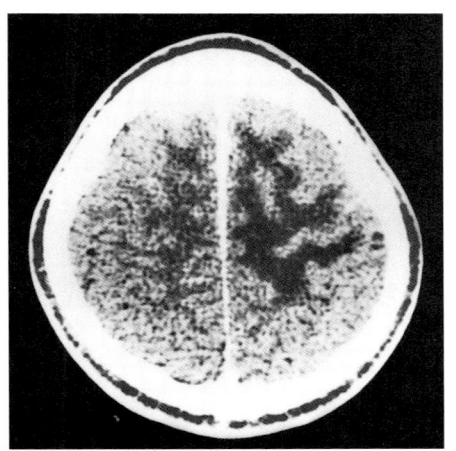

图2-89　上矢状窦血栓CT

增强扫描显示矢状窦两旁片状低密度病灶，无强化。

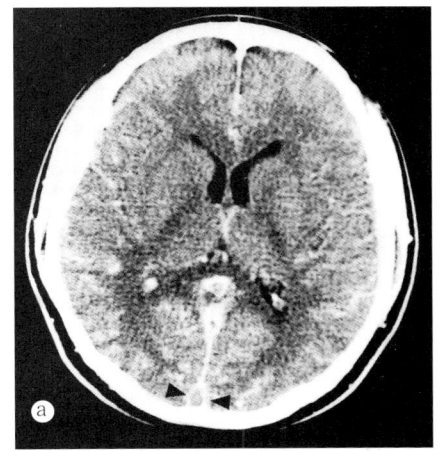 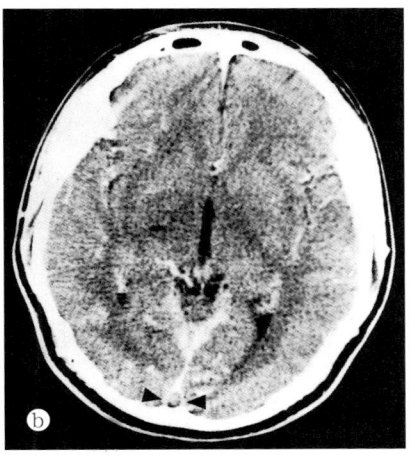

图2-90　上矢状窦血栓CT

(a、b)增强扫描可见上矢状窦窦壁强化，窦中心不增强，呈"空三角"征。

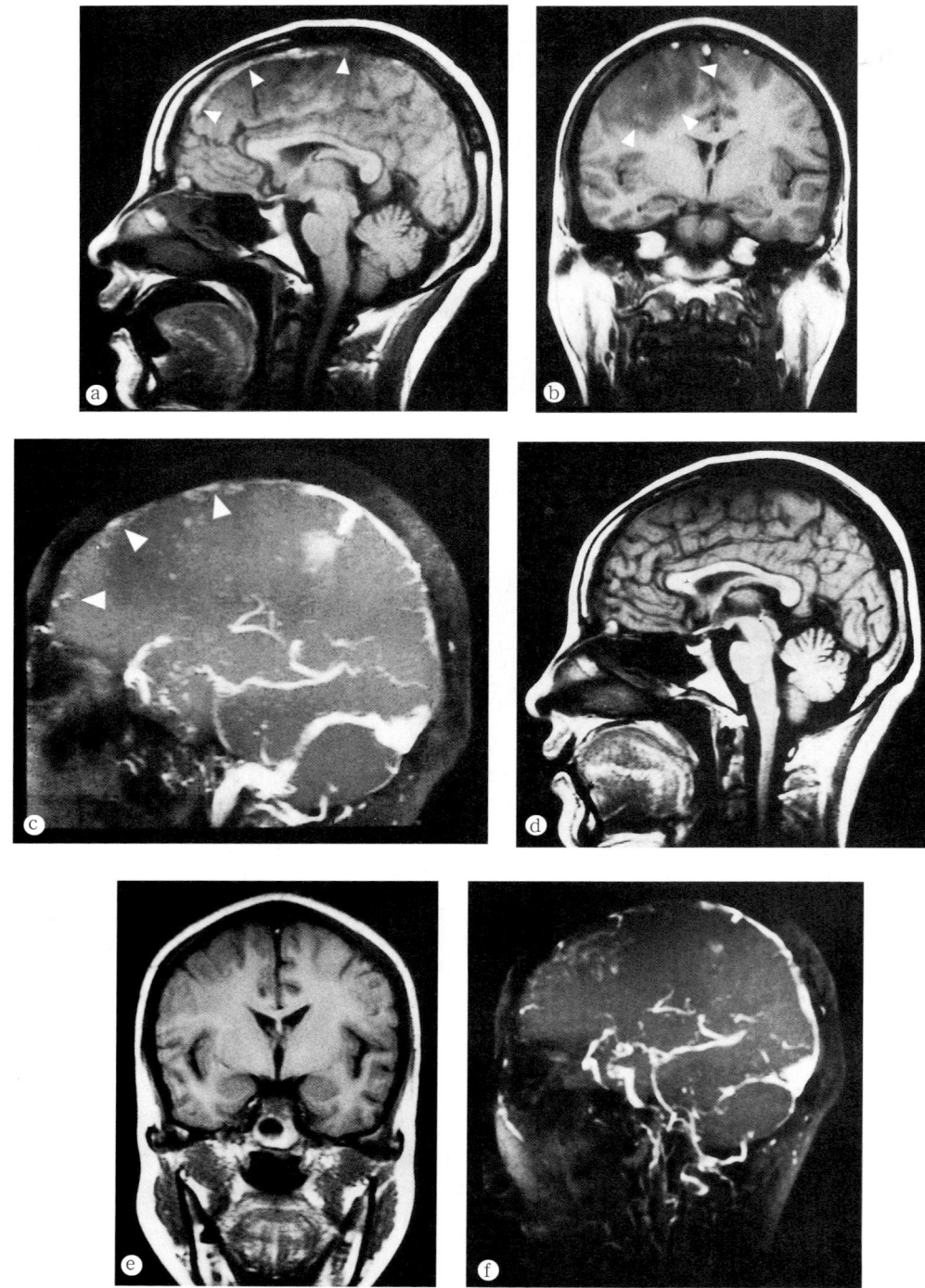

图 2-91 上矢状窦血栓 MRI

矢状位（a）和冠状位（b）T_1 加权像可见上矢状窦为高信号，右额叶肿胀，脑沟消失，呈大片状低信号，为静脉性脑梗死病灶，中线结构向对侧移位。脑 MRV（c）显示上矢状窦多处血流信号中断，伴显著不规则变细。经溶栓治疗后复查 MRI 矢状位（d）、冠状位 T_1 加权像（e）：原上矢状窦的血栓高信号、右额叶异常低信号均消失，中线结构居中；MRV（f）显示上矢状窦的后段血流信号恢复，而前段依然闭塞。

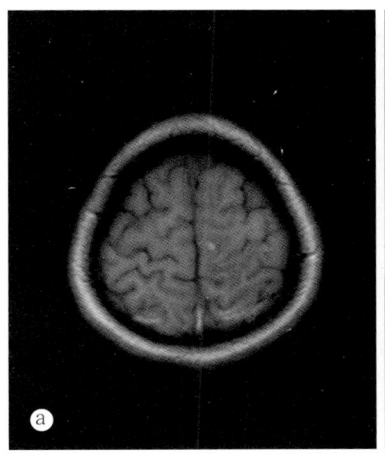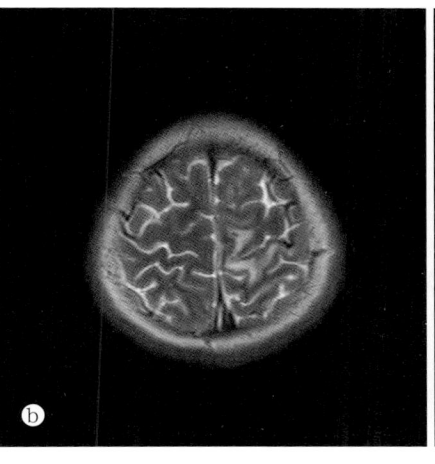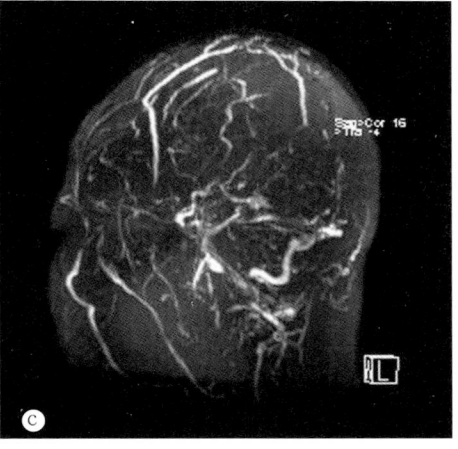

图 2-92 上矢状窦血栓 MRI

横断 T_1 加权像（a）和 T_2 加权像（b）显示左顶叶片状异常信号，为梗死灶，其内见少许渗血，上矢状窦后部流空效应消失，均显示为高信号。MRV（c）显示上矢状窦中后段闭塞。

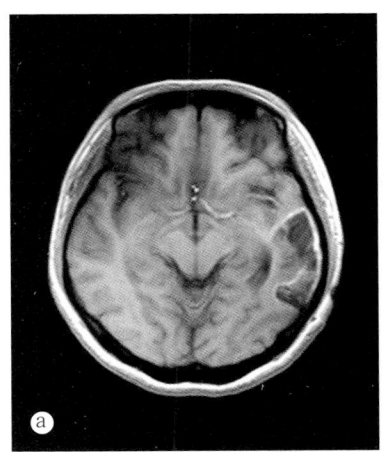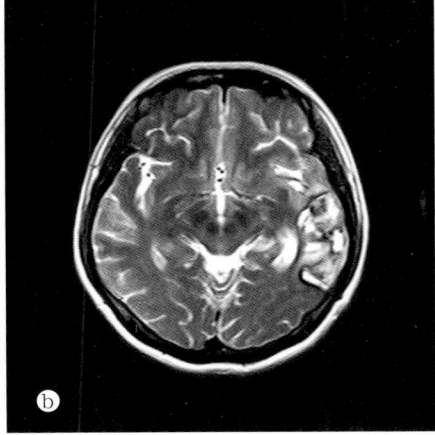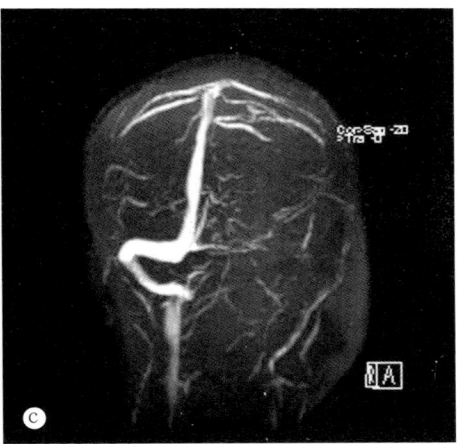

图 2-93 上矢状窦血栓 MRI

横断 T_1 加权像（a）和 T_2 加权像（b）显示左颞叶混杂信号，为出血性脑梗死。MRV（c）显示左侧横窦和乙状窦闭塞。

（四）X 线脑血管造影检查（图 2-94）

X 线脑血管造影的静脉期及窦期可以观察静脉窦及脑静脉的情况，静脉窦血栓形成表现为病变的静脉窦不显影，与此同时可以观察到其他静脉途径的代偿吻合或引流。

正常 X 线脑血管造影的时相依次为动脉期→毛细血管期→脑实质期→静脉早期→静脉期→窦期。脑静脉及静脉窦彼此之间有丰富的吻合与侧支循环，因此在某一静脉或静脉窦堵塞时，相应的静脉就会发生血流方向的改变；在 X 线脑血管造影像上可见异常的引流回路，此征象在进行动态观察时更明显。例如：上矢状窦血栓形成造成堵塞时，大脑半球的大脑上静脉失去正常向上引流的方向，而改为向下，通过大脑上、中静脉与大脑中、下静脉的吻合，向横窦或海绵窦引流；同时，大脑上静脉与上矢状窦的连接处可见较明显的断端。若上矢状窦的血栓蔓延至大脑上静脉的入窦段，则大脑上静脉末端不显影，而大脑上、中、下吻合静脉可明显增粗，下矢状窦及大脑大静脉等显影异常清晰。海绵窦血栓形成时，则静脉窦期海绵窦不显影，而基底静脉粗大。

有时静脉窦的血栓形成并未完全堵塞窦腔，此时，在 X 线脑血管造影上可见窦腔不规则狭窄，并显示其他的静脉引流通路代偿性扩张。例如：

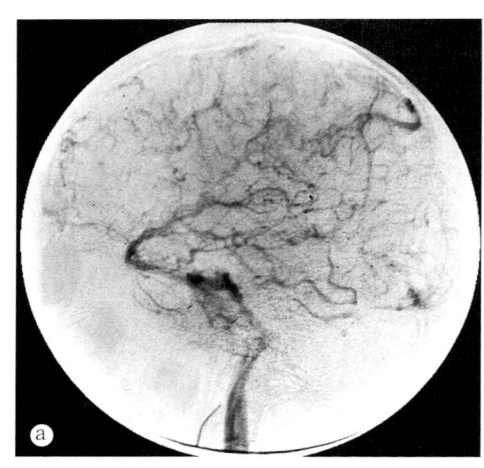
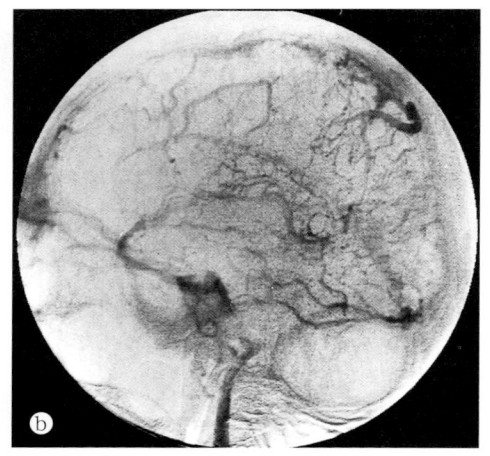

图 2-94 上矢状窦血栓 DSA

颈内动脉造影侧位静脉期像（a），上矢状窦及横窦、乙状窦均未显影，静脉经大脑浅静脉回流至-蝶顶窦-海绵窦到颈内静脉。经溶栓治疗后（b）上下矢状窦均显影，静脉回流部分恢复正常。

一侧乙状窦内血栓形成，造成病变侧的乙状窦狭窄或完全堵塞，而对侧的乙状窦扩张。

七、各种影像学方法的优缺点比较

CT 扫描通常为诊断本病的首选影像学方法，可以明确显示静脉窦血栓的伴随征象，结合临床体征可作出本病的初步诊断。

X 线脑血管造影作为有创伤性检查，可以显示静脉窦血栓形成的部位、范围，以及静脉异常回流和代偿循环的情况，具有目前 CTA 和 MRA 所不能替代的作用。但是 X 线脑血管造影不能显示血栓本身，亦不能显示继发于静脉窦血栓形成的脑组织病理改变，并有加重患者颅内高压的可能，为其不足之处。

MRI 具有 CT 和 X 线脑血管造影的优点，除与 CT 相同可以显示血栓形成后继发的脑组织病理改变及其程度外，MRI 还可直接显示静脉窦和血栓本身，可用于观察治疗效果。在绝大多数情况下，结合 MRI、MRV 和 MRV 的原始图像，都能做出脑静脉窦血栓形成的准确诊断，与 X 线脑血管造影比较，MRV 显示下矢状窦等较小静脉窦的能力不如 X 线脑血管造影，不能显示静脉窦血栓形成后静脉血的异常回流及代偿循环的血流方向，为其主要不足之处。近来随着 MR 设备的进展，应用超快速扫描技术，进行首次通过造影增强 MRV 扫描，MRV 有可能克服上述不足，而成为诊断本病的最佳影像学方法。

八、临床优选检查路线

1. 如患者初诊时临床诊断不明，可首选 CT 扫描，然后行 X 线头颅检查，再进行 MR 扫描。
2. 临床已拟诊静脉窦血栓形成，应首选 MR 扫描，应用 MRI、MRV 技术，并结合 MRV 的原始图像进行综合判断。
3. 欲行介入治疗溶栓时，可行 X 线脑血管造影检查。

临床优选检查路线见框图 2-95：

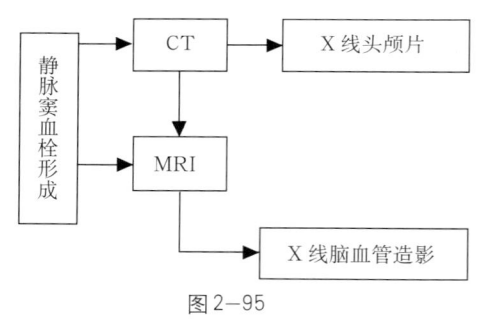

图 2-95

九、展望

MSCT 血管成像技术已经取得了巨大进步，常规 CT 检查及 CTV、CTP 等联合应用，CT 有可能在静脉窦血栓形成的诊断方面发挥更大作用。

（李坤成　李慎茂　杨小平　张苗　卢洁　苏玉盛　马云川）

参 考 文 献

1. 戴明明,张光霁,白如林,等.经颅多普勒超声在脑动静脉畸形中的应用.中国医学影像技术,1994,10:88~91
2. 贺能树,高永中,吴恩惠.血管造影隐匿性脑血管畸形的诊断.中华放射学杂志,1995,29:185~186
3. 孔华富.急性闭塞性脑血管病的溶栓治疗.中国医学影像技术,1995,11:360~362
4. 张海鸥,饶明俐,张淑琴,等.烟雾病病因和发病机理的实验研究.中华神经科杂志,1996,29:178~180
5. 孙 波.脑动静脉畸形脑血流SPECT显像及其临床相关因素分析.中华核医学杂志,1996,16:231~233
6. 高 硕.脑功能显像在急性脑梗死介入治疗中的作用.国外医学.放射医学核医学分册,1997,21:4~7
7. 高勇安,李坤成,王新民.脑静脉窦血栓磁共振血流成像的诊断价值.中华放射学杂志,1997,31:805~808
8. 刘新通,詹国华.自发性脑出血局部脑血流SPECT显像研究.中华核医学杂志,1997,17:49~51
9. 李坤成,杜祥颖.应用磁共振进行血流测量的现状.中国医学影像技术,1997,13:463~465
10. 任翠萍,李树新,程敬亮,等.烟雾病的磁共振成像诊断.实用放射学杂志,1998,14:19~21
11. 窦文波,李坤成.复发性脑出血的CT与临床对照分析.中国医学影像技术,1998,14:577~578
12. 李坤成.脑静脉系统血栓形成的临床和影像学诊断.医学理论与实践,1999,12:181~183
13. 陈 亮,董春玲,王守春,等.Galen静脉血栓的影像学表现.中国医学影像技术,1999,15:843~844
14. 李慎茂,李坤成,朱凤水,等.脑动静脉畸形的比较影像学初步研究.中国医学影像技术,2000,16:180~181
15. 刘 禧.脑动脉瘤的影像学诊断.中国医学影像技术,2001,17:687~688
16. 孙万里,李坤成,张春明,等.MRI弥散成像对脑缺血的诊断价值.中国医学影像技术 2001,17:717~718
17. 朱玉森,李松柏,韩 敏,等.多层面螺旋三维血管造影诊断脑动脉瘤临床价值初步探讨.中华放射学杂志,2001,35:755~758
18. 侯民羊,任建政,李润根.外伤性少见部位硬膜下血肿(附35例CT分析).实用放射学杂志,2001,17:195~196
19. 刘淑艳,唐光健,付加真,等.外伤性迟发性脑内血肿的早期CT表现.中华放射学杂志,2002,36:142~145
20. 张 勇,柴汝昌,牛 云,等.特殊部位硬膜下血肿的CT诊断.临床放射学杂志,2002,21:599~600
21. 卢 洁,李坤成,杜祥颖.CT脑灌注成像在短暂性脑缺血发作的初步研究.中华放射学杂志,2002,36:330~333
22. 卢文乾,郭天德.新生儿缺氧缺血性脑病的螺旋CT诊断(附114例分析).实用放射学杂志,2003,19:1019~1021
23. 李惠民,于 红,肖湘生,等.颅内血管病变的CTA综合评价.临床放射学杂志,2003,22:97~100
24. 柳 曦.外伤性颈动脉海绵窦瘘的综合影像评价.临床放射学杂志,2003,22:740~742
25. 叶林生,孙献平.新生儿缺氧缺血性脑病的CT与临床表现(附120例分析).中国医学影像学杂志,2004,12:150~152
26. 李坤成.磁共振波谱在中枢神经系统疾病中的应用价值.中国临床康复,2004,8:722~723
27. 于春水,李坤成.弥散张量成像纤维跟踪技术的研究进展.中国医学影像技术,2004,20:477~479
28. 卢 洁,李坤成.多排螺旋CT在神经放射的应用进展.中国医学影像技术,2005,21:1457~1459
29. 李坤成,卢 洁.缺血性脑血管病的CT和MRI研究进展.中国医学影像技术,2005,21:1471~1473
30. 王晓明,陈丽英,林 楠,等.用MRI扩散加权成像评价新生儿缺氧缺血性脑病的初步研究.中华放射学杂志,2005,39:76~77
31. 李坤成.蛛网膜下腔出血的影像学诊断.中国实用内科杂志,2006,26:804-805
32. 刘 崎,陆建,王 飞,等.三维增强MR血管成像诊断脑动静脉畸形的价值.中华放射学杂志,2006,40:833~835
33. 杨小平,李坤成,卢 洁.颅内动静脉瘘的CT和MRI诊断价值.放射学实践,2006,21:471~473
34. 赵德利,李 进,张金玲,等.多层螺旋CT三维血管成像对颅内动脉瘤诊断价值的研究.临床放射学杂志,2006,25:716~719
35. 卢 洁,李坤成,张 苗,等.64层螺旋CT脑灌注联合CT血管造影在短暂性脑缺血发作的应用.中华老年心脑血管病杂志,2006,8:806~808
36. 张志伟,吕发金,曾勇明,等.数字减影CT血管造影术在颅内动脉瘤中的临床应用.中国医学影像技术,2007,23:450~452
37. 卢 洁,李坤成,吉训明,等.64排螺旋CT灌注成像在超急性期脑梗死的应用.中华急诊医学杂志,2007,16:410~412
38. 卢 洁,李坤成,高 艳,等.64层螺旋CT脑灌注联合CT血管造影在超早期脑梗死患者的应用.中华老年心脑血管病杂志,2007,9:18~19

39 袁飞, 刘银社, 赵军. 3.0T 并行采集 MRA 和 MRV 对脑动静脉畸形的诊断价值. 中国医学影像技术, 2008, 24: 657~660

40 占传家, 朱文珍, 漆剑频, 等. 大脑大静脉畸形的影像学诊断. 临床放射学杂志, 2008, 27: 1014~1016

41 Tomandl B F, Klotz E, Handschu R, et al. Comprehensive imaging of ischemic stroke with multisection CT. Radiographics, 2003, 23: 565~592

42 Nasel C, Azizi A, Wilfort A, et al. Measurement of time-to-peak parameter by use of a new standardization method in patients with stenotic or occlusive disease of the carotid artery. AJNR, 2001, 22: 1056~1061

43 Bonaffini N, Altieri M, Rocco A, et al. Functional neuroimaging in acute stroke. Clin Exp Hypertens, 2002, 24: 647~657

44 Latchaw R E, et al. Guidelines and recommendations for perfusion imaging in cerebral ischemia: A scientific statement for healthcare professionals by the writing group on perfusion imaging, from the Council on Cardiovascular Radiology of the American Heart Association. Stroke, 2003, 34: 1084~1098

45 Rovira E, Howard Y, George J M, et al. Diffusion-weighted MR imaging in the acute phase of transient ischemic attacks. AJNR, 2002, 23: 77~90

46 Esteban J M, Mahamid E, Goldsher D, et al. Perfusion CT and angio CT in the assessment of acute stroke. Neuroradiology, 2004, 46: 705~716

47 Masutani Y, Aoki S, Abe O, et al. MR diffusion tensor imaging: recent advance and new techniques for diffusion tensor visualization. Eur J Radiol, 2003, 46: 53~66

48 Abe O, Aoki S, Shirouzu I, et al. MR imaging of ischemic penumbra. Eur J Radiol, 2003, 46: 67~78

49 Ward NS, Brown MM, Thompson AJ, et al. Neural correlates of outcome after stroke: a cross-sectional fMRI study. Brain, 2003, 126: 1430~1443

50 Marshall RS, Perera GM, Lazar RM, et al. Evolution of cortical activation during recovery from corticospinal tract infraction. Stroke, 2000, 31: 656~667

51 Small SL, Hlustik P, Noll DC, et al. Cerebellar hemispheric activation ipsilateral to the paretic hand correlates with functional recovery after stroke. Brain, 2002, 12: 1544~1557

52 Heller SL, Heier LA, Watts R, et al. Evidence of cerebral reorganization following perinatal stroke demonstrated with fMRI and DTI tractography. Journal of Clinical Imaging, 2005, 29: 283~287

53 Maruya J, Yamamoto K, Ozawa T, et al. Simultaneous multi-section perfusion CT and CT angiography for the assessment of acute ischemic stroke. Acta Neurochir (Wien) 2005, 147: 383~391

54 Jie Lu, Kuncehng Li, Miao Zhang, et al. Dynamic susceptibility contrast perfusion magnetic resonace imaging in patients with symptomatic unilateral middle cerebral artery stenosis or occlusion. Acta Radiol, 2007, 48: 335~343

55 Gauvrit J Y, Leclerc X, Oppenheim C, et al. Three-dimensiona dynamic M R digital subtraction angiography using sensitivity encoding for the evaluation of intracranial arteriovenousmal formations: apreliminarystudy. AJNR, 2005, 26: 1525~1531

56 Purkayastha S, Gupta A K, Vanma R. Proatlantal intersegmental arteries of external carotid artery origin associated with Galen's vein malformation. AJNR, 2006, 27: 1161~1172

57 Togao O, Mihara F, Yoshiura T, et al. Cerebral hemodynamics in Moyamoya disease: correlation between perfusion-weighted MR imaging and cerebral angiography. AJNR, 2006, 27: 391~397

58 Lee S K, Kim D I, Jeong E K, et al. Postoperative evaluation of moyamoya disease with perfusion-weighted MR imaging: initial experience. AJNR, 2003, 24: 741~747

59 Karamessini M T, Kagadis G C, Petsas T, et al. CT angiography with three-dimensional techniques for the early diagnosis of intracranial aneurysms. Comparison with intra-arterial DSA and the surgical findings. EJR, 2004, 49: 212~223

60 Venema H W, Hulsmans F J, den Heeten G J. CT angiography of the circle of Willis and intracranial internal carotid arteries: maximum intensity projection with matched mask bone elimination feasibility study. Radiology, 2001, 218: 893~898

61 Moll R, Kinke H P. Value of the CT angiography in the diagnosis of common carotid artery bifurcation disease: CT angiography versus digital subtraction angiography and color flow Doppler. EJR, 2001, 39: 1552~1621

62 McDougal J L, Valentine R J, Josephs S, et al. Computed tomographic angiography has added value in patients with vascular disease. J Vasc Surg, 2006, 44: 998~1001

63 Yang C W, Carr J C, Futterer S F, et al.

Contrast-enhanced MR angiography of the carotid and vertebrobasilar circulations. AJNR,2005,26：2095~2101

64　Josephson SA, Bryant SO, Mak HK, et al. Evaluation of carotid stenosis using CT angiography in the initial evaluation of stroke and TIA. Neurology,2004,63：457~460

65　Smith W S, Roberts H C, Chuang N A, et al. Safety and feasibility of a CT protocol for acute stroke：combined CT, CT angiography, and CT perfusion imaging in 53 consecutive patients. AJNR,2003,24：688~690

66　Koenig M, Klotz Z, Luka B, et al. Perfusion CT of the brain：diagnostic approach for early detection of ischemic stroke. Radiology,1998,209：85~93

67　Papatheofanis FJ, Shirazi P,Gupta S, et al. Tc-99m HMPAO Hyperfixation and reversal on cerebral SPECT imaging after subacute ischemic infarction. Clin Nucl Med,1995,20：82~93

68　Bowler J V, Wade J P, Jones B E, et al. Contribution of diaschisis to the clinical deficit in Human cerebral infarction. Stroke,1995,26：1000~1006

69　Hoshi H, Ohnishi T, Jinnouchi S, et al. Cerebral blood flow study in patients with moyamoya disease evaluated by IMP SPECT. J Nucl Med,1994,35：44~50

第三章 颅脑肿瘤

颅脑肿瘤是神经系统疾病中一类具有特殊临床意义的病种。由于颅脑是人体最重要的器官，颅脑肿瘤累及中枢神经系统，致残、致死率很高，是除脑血管病及颅脑损伤外最常见的中枢神经系统疾患。因此，探索颅脑肿瘤的发生、发展规律，临床表现，有关实验室检查、影像学、病理学、各种医疗方法的临床应用及预后评估等，历来是神经学科最重要的研究内容。

第一节 概 论

一、流行病学

根据国内流行病学资料统计，颅脑肿瘤的每年发病率约为7~9人/（10万人），颅脑恶性肿瘤占全身恶性肿瘤的1.5%~2.0%，居第11位，颅脑肿瘤的每年死亡率约为1.01~5.62人/10万人（平均为1.79人/10万人）。发病率男性略多于女性，约为1.12~1.52∶1。美国康涅狄格州和明尼苏达州报道颅脑肿瘤的每年发病率分别为6.6人/10万人和10.8人/10万人，后者发病率较高，可能与老年尸检的脑膜瘤检出率增多有关。1962年，另一组报道比较了27个国家颅脑肿瘤的死亡率，结果多数国家相似，约为3.8~5.4人/10万人。男性患胶质瘤较多，男女之比为3∶2；而女性患脑膜瘤居多，男女之比为1∶2。国外资料表明，颅脑肿瘤有两个发病高峰年龄段，第1个发病高峰在10岁以内，主要由正常细胞在增殖与分化过程中出现异常所致，此外，可能还与遗传因素有关。第2个年龄高峰在50岁左右，以患多形性胶质母细胞瘤为主。某些颅脑肿瘤的发生与种族和地理因素有关，例如白种人患胶质瘤较多，黑种人患脑膜瘤较多，而黄种人上述两种肿瘤的发病率均低于黑、白人种。由于应用的统计学方法、技术手段及临床资料不同，流行病学统计数字的差别较大。近年来CT、MRI等现代影像学手段广泛应用于临床，使颅脑肿瘤的检出率较前大为增加，发病率似有增高趋势。

以流行病学资料为基础，对原发颅脑肿瘤发病原因进行分析研究，有学者提出颅脑肿瘤病因的基因学假说、环境因素学假说等，但均未得到证实。很多学者从临床、实验室等各种资料得出的基因假说认为：体内染色体和基因受某些因素的影响可以发生畸变，从而导致颅脑肿瘤的发生。例如：神经母细胞瘤为常染色体显性遗传性疾病，通常累及双眼，其异常基因位于第13对染色体；而化学感受器瘤异常基因的表达率有很大不同，个别患者为隐性病例，无临床症状。又如神经纤维瘤病（Von Recklinghausen病）及结节性硬化，异常基因可有不同的表现形式。大量临床实践表明，遗传及非遗传方式都可能导致颅脑肿瘤的发生。而环境因素假说，包括微观及宏观两个方面，很多研究及观察表明，化学因素，机械因素（如脑外伤），放射因素等都可能诱发某些颅脑肿瘤。

二、组织学分类

2007年6月世界卫生组织（WHO）对第三版WHO神经系统肿瘤分类（2000）改版并更名为《WHO中枢神经系统肿瘤分类》，基于命名新类型的肿瘤需要紧密结合临床特点的思想，即肿瘤命名要在病理学表现、发病部位、年龄分布和生物学行为方面具有特征性，肿瘤变异型／亚型既要有组织学方面可靠识别特征，也要与临床预后相关，因此在新版分类中增加了8种新的肿瘤实体（非典型性脉络丛乳头瘤，血管中心性胶质瘤，脑室外神经细胞瘤，乳头状胶质神经元肿瘤，形成菊形团的第四脑室胶质神经元肿瘤，松果体区乳头肿瘤，垂体细胞瘤，腺垂体梭形细胞嗜酸细胞瘤）和3个组织学亚型（毛细胞黏液样星形细胞瘤，间变型髓母细胞瘤和伴有广泛结节的髓母细胞瘤），对某些肿瘤进行了再分类或概念修订。

肿瘤的分级目前已成为临床选择治疗方法的重要因素，在新版分类中肿瘤分级标准分为4级。Ⅰ级：肿瘤增殖能力低，手术切除可能治愈；Ⅱ级：浸润性生长肿瘤，增殖活性虽低，但常复发，有些肿瘤有可以进展为更高级别恶性肿瘤的倾向；Ⅲ级：组织学上有恶性肿瘤证据，包括异型性、核分裂，此级别肿瘤需术后接受放射治疗和化学治疗；Ⅳ级：肿瘤具有明确细胞学上的恶性表现，即显著增加的核分裂象、坏死，病程进展快。向周围组织广泛浸润和脑、脊髓播散是一些Ⅳ级肿瘤的特点。本书依据新版本肿瘤分类阐述颅脑肿瘤影像表现，肿瘤的分类摘要介绍如下：

WHO中枢神经系统肿瘤分类（2007）

Ⅰ 神经上皮组织肿瘤
  1. 星形细胞肿瘤
    毛细胞星形细胞瘤
      毛细胞黏液样星形细胞瘤
    室管膜下巨细胞星形细胞瘤
    多形性黄色星形细胞瘤
    弥漫型星形细胞瘤
      纤维型星形细胞瘤
      肥胖细胞型星形细胞瘤
      原浆型星形细胞瘤
    间变型星形细胞瘤
    胶质母细胞瘤
      巨细胞胶质母细胞瘤
      胶质肉瘤
    大脑胶质瘤病
  2. 少突胶质细胞肿瘤
    少突胶质细胞瘤
    间变型少突胶质细胞瘤
  3. 少突星形细胞肿瘤
    少突星形细胞瘤
    间变型少突星形细胞瘤
  4. 室管膜肿瘤
    室管膜下瘤
    黏液乳头型室管膜瘤
    室管膜瘤
    细胞型室管膜瘤
    乳头型室管膜瘤
    透明细胞型室管膜瘤
    伸展细胞型室管膜瘤
    间变型室管膜瘤
  5. 脉络丛肿瘤
    脉络丛乳头状瘤
    非典型性脉络丛乳头状瘤
    脉络丛癌
  6. 其他神经上皮肿瘤
    星形母细胞瘤
    第Ⅲ脑室脊索样胶质瘤
    血管中心性胶质瘤
  7. 神经元和混合性神经元-胶质肿瘤
    小脑发育不良性神经节细胞瘤（Lhermitte-Duclos）
    婴儿促纤维增生性星形细胞瘤／节细胞胶质瘤
    胚胎发育不良性神经上皮瘤
    节细胞瘤
    节细胞胶质瘤
    间变型节细胞胶质瘤
    中枢神经细胞瘤
    脑室外神经细胞瘤
    小脑脂肪神经细胞瘤
    乳头状胶质神经元肿瘤
    形成菊形团的第Ⅳ脑室胶质神经元肿瘤
    副神经节瘤

8. 松果体区肿瘤
   松果体细胞瘤
   中等分化的松果体实质肿瘤
   松果体母细胞瘤
   松果体区乳头状肿瘤
9. 胚胎性肿瘤
   髓母细胞瘤
      促纤维增生性／结节性髓母细胞瘤
      伴有广泛结节的髓母细胞瘤
      间变型髓母细胞瘤
      大细胞髓母细胞瘤
   中枢神经系统原始神经外胚层肿瘤
      中枢神经系统神经母细胞瘤
      中枢神经系统节细胞神经母细胞瘤
      髓上皮瘤
      室管膜母细胞瘤
   不典型畸胎样／横纹肌样瘤

II 颅神经和椎旁神经肿瘤
   1. 雪旺瘤（神经鞘瘤，神经膜瘤）
      细胞型神经鞘瘤
      丛状神经鞘瘤
      黑色素型神经鞘瘤
   2. 神经纤维瘤
      丛状神经纤维瘤
   3. 神经周细胞瘤
      神经周细胞瘤，非特殊
      恶性神经周细胞瘤
   4. 恶性外周神经鞘瘤
      上皮样恶性外周神经鞘瘤
      恶性外周神经鞘瘤伴间叶分化
      黑色素型恶性外周神经鞘瘤
      恶性外周神经鞘瘤伴腺分化

III 脑膜肿瘤
   1. 脑膜瘤
      脑膜内皮型脑膜瘤
      纤维型（纤维母细胞型）脑膜瘤
      过渡型（混合型）脑膜瘤
      砂砾体脑膜瘤
      血管瘤型脑膜瘤
      微囊型脑膜瘤
      分泌型脑膜瘤
      富于淋巴浆细胞型脑膜瘤
      化生型脑膜瘤
      脊索样脑膜瘤
      透明细胞型脑膜瘤
      非典型脑膜瘤
      乳头状脑膜瘤
      横纹肌样脑膜瘤
      间变型脑膜瘤（恶性脑膜瘤）
   2. 间叶肿瘤
      脂肪瘤
      血管脂肪瘤
      冬眠瘤
      脂肪肉瘤
      孤立性纤维性肿瘤
      纤维肉瘤
      恶性纤维组织细胞瘤
      平滑肌瘤
      平滑肌肉瘤
      横纹肌瘤
      横纹肌肉瘤
      软骨瘤
      软骨肉瘤
      骨瘤
      骨肉瘤
      骨软骨瘤
      血管瘤
      上皮样血管内皮细胞瘤
      血管周细胞瘤
      间变型血管周细胞瘤
      血管肉瘤
      Kaposi 肉瘤
      Ewing 肉瘤/PNET
   3. 原发性黑色素细胞病变
      弥漫性黑色素细胞增生症
      黑色素细胞瘤
      恶性黑色素瘤
      脑膜黑色素瘤病
   4. 脑膜相关的其他肿瘤
      血管母细胞瘤

IV 淋巴瘤和造血组织肿瘤
   1. 恶性淋巴瘤
   2. 浆细胞瘤
   3. 粒细胞肉瘤

V 生殖细胞肿瘤
   1. 生殖细胞瘤
   2. 胚胎癌
   3. 卵黄囊瘤
   4. 绒癌
   5. 畸胎瘤
      成熟畸胎瘤
      未成熟畸胎瘤
      畸胎瘤伴恶性转化
   6. 混合性生殖细胞肿瘤

VI 鞍区肿瘤
   1. 颅咽管瘤
      造釉细胞瘤型颅咽管瘤
      乳头状颅咽管瘤
   2. 颗粒细胞肿瘤
   3. 垂体细胞瘤
   4. 腺垂体梭形细胞嗜酸细胞瘤

VII 转移性肿瘤

三、临床表现

(一)不同组织类型颅脑肿瘤的相对发生比率

不同组织类型颅脑肿瘤的相对发生比率有所不同,本书主要根据病理组织学的分类统计其发病率。

按病理组织学分类统计的各种颅脑肿瘤所占的比率,国内、外各家报道不尽相同,这可能与不同国家、地区、部门所采用统计学方法及临床资料的不同有关。大致相似的结果有:神经上皮组织肿瘤约40%,脑膜瘤17%,垂体瘤12%,神经鞘瘤10%,先天性肿瘤9%,转移瘤6%。但是近年由于全身恶性肿瘤的发病率升高,大约25%的全身恶性肿瘤可发生颅内转移,因此,颅脑转移瘤发生率亦有大幅度升高。

(二)年龄及性别

某些颅脑肿瘤有年龄分布特点,例如成年人好发星形细胞瘤,胶质母细胞瘤,脑膜瘤,嫌色性垂体瘤,神经鞘瘤,小儿好发室管膜瘤,髓母细胞瘤,颅咽管瘤,生殖细胞瘤,畸胎瘤等。颅脑肿瘤总的发病率男性略高于女性。

(三)好发部位

大脑半球:胶质瘤、脑膜瘤。

鞍区:垂体瘤、颅咽管瘤。

小脑半球及第Ⅳ脑室:髓母细胞瘤、血管母细胞瘤、室管膜瘤。

脑干:胶质瘤。

脑室:室管膜瘤、星形细胞瘤、颅咽管瘤、脑膜瘤。

桥小脑角池:听神经瘤、上皮样囊肿和皮样囊肿。

大脑大静脉池:脂肪瘤等。

(四)临床表现

由于颅脑肿瘤的大小、发生部位、组织学类型、生物学特性等各有不同,其临床表现亦不尽相同,但是颅脑肿瘤有以下共同表现:

1. 颅内压增高 肿瘤的占位效应、水肿反应、脑脊液循环障碍等因素均可引起颅内压增高,临床主要表现为头痛、呕吐及视神经乳头水肿。

2. 局灶性症状和体征 肿瘤侵及局部神经组织,可产生不同的临床定位体征,例如:位于额叶的肿瘤可有癫痫发作,情感障碍,智力、记忆力下降,嗅觉丧失;额叶深部肿瘤可有颅内压增高等;中央沟附近的肿瘤,可有全身或局灶性癫痫发作,一侧肢体无力或偏瘫,深反射亢进,而位于优势半球的肿瘤可有失语;枕叶肿瘤可有视野缺损、同侧偏盲、幻视等;颞叶肿瘤可有精神运动性癫痫、幻视、幻嗅等;小脑肿瘤可有共济失调、眼震;桥小脑角区肿瘤可有耳鸣、听力下降;第Ⅳ脑室肿瘤可出现颅内压增高。

四、影像学诊断

影像学检查在颅脑肿瘤的诊断中起着重要甚至是决定性的作用。自1895年德国物理学家Roentgen发现X线以来,一系列相关的医学X线检查方法相继出现,几乎涉及到临床医学的各个部门,全面带动了现代医学的发展,并为影像学诊断奠定了全新的基础,在神经学科方面表现尤为明显。在20世纪60年代以前,以肿瘤为主的颅内占位性病变,主要依靠X线检查,包括颅骨X线片及各种神经系统X线造影检查等。1918年美国神经外科医生Dandy首次经囟门或通过颅骨钻孔向脑室注入气体拍摄脑室X线片,对脑室系统进行评价,这就是最早期的X线脑室造影检查。1919年出现经腰穿自蛛网膜下腔注入气体,进行X线气脑及气脑室造影的检查方法。1927年葡萄牙Moniz医生进行X线脑血管造影,该项检查可利用肿瘤血液供应异常改变的特点诊断颅脑肿瘤。这两种颅脑造影检查方法奠定了神经学科(特别是神经外科)的临床基础,为神经学科的发展做出了巨大贡献。此后,1948年开展了颅脑肿瘤的核医学检查。1955年出现脑超声检查,用以判断大脑中线结构移位和脑室扩大的情况。直到20世纪70年代初,英国计算机工程师Hounsfield把电子计算机技术应用于医学成像发明CT机,医学影像学发展步入快速发展期。1972年颅脑CT检查在临床初步应用,1974年开发出全身CT机,并迅速广泛用于临床。1982年MRI问世并应用于临床,目前CT、MRI用于中枢神经系统疾病的诊断,已经取代了传统X线检查。下面介绍各种影像学方法在颅脑肿瘤诊断中的应用。

(一) 传统 X 线检查

1. X 线片检查 颅骨 X 线片用以显示颅骨本身病变,能较完整地观察骨质的整体改变,以及肿瘤所致颅骨的各种异常改变。例如:根据胶质瘤、脑膜瘤的钙化,可以判定肿瘤所在部位,分析其钙化特点,则有利于做出定性诊断;根据蝶鞍、内听道扩大及其骨质改变的特点,可以做出垂体瘤及听神经瘤的诊断。在鞍上区发现钙化,结合颅骨有颅内压增高改变,有利于做出颅咽管瘤的诊断;X 线片显示松果体区及三角区钙化增大及移位,有利于做出松果体区肿瘤及颅内占位病变的诊断等。成年人颅内压增高患者可出现鞍背骨质稀疏,颅骨内板指压迹增多改变。虽然颅骨 X 线片诊断颅脑肿瘤有限度,但是在一定程度能提供可靠的诊断信息,是一种经济、有效、无创和简便的检查方法。虽然目前有 CT、MRI 等高新技术手段,但 X 线片在基层医院仍然有临床使用价值。

2. X 线颅脑造影检查

(1) X 线脑血管造影检查 传统 X 线脑血管造影包括直接穿刺血管(颈动脉及椎动脉)和 Seldinger 氏经股动脉插管行颈动脉、椎动脉及其分支的选择性血管造影。后者经一次插管操作,可选择性完成多支脑血管的造影检查。1980 年问世的数字减影血管造影(DSA)获得经过计算机处理的数字化图像,可有效去除骨质与软组织的重叠影像,清晰显示血管,采用不同的后处理方式,可观察血管及血流动力学表现。虽然 DSA 能用于颅脑肿瘤的诊断,但是现在主要用于颅脑肿瘤的导管法介入治疗。

在 CT、MRI 问世之前,X 线脑血管造影在颅内肿瘤诊断中起着重要作用。这种检查方法主要是依据颅内血管结构的病理学改变,做出颅脑肿瘤的诊断。在颅内发生良性或低度恶性肿瘤时,局部脑血管有受压移位、变细、走行变直等改变,一般不显示肿瘤病理血管。恶性肿瘤或血运丰富的肿瘤内部可出现病理性新生血管,其血液供应方式也发生了改变,构成 X 线脑血管造影诊断颅脑肿瘤的病理解剖与病理生理学基础。目前,在确定正常脑动、静脉解剖,显示肿瘤异常血管,综合评价侧枝循环、血液动力学变化,以及进行颅脑肿瘤的介入治疗等方面,X 线脑血管造影仍在临床应用。

(2) X 线脑室和气脑造影检查 X 线脑室造影用于显示脑深部肿瘤,例如位于脑室内或脑室附近的肿瘤。有两种造影方式:X 线脑室造影,即经颅骨钻孔后,应用穿刺针经脑组织向脑室内注入气体(阴性对比剂)或含碘对比剂(阳性对比剂),以显示脑室系统的诊断方法;X 线气脑造影,经椎管穿刺(腰部或枕大池)将对比剂注入蛛网膜下腔,以显示脑沟、脑池及脑室系统的形态、结构改变。这两种 X 线检查方法均属有创伤检查,目前已被 CT 和 MRI 所取代,临床不再继续使用。

(二) CT 检查

CT 以其图像清晰、扫描速度快、安全、无创伤等优点,用于颅脑肿瘤的影像学诊断,颅脑肿瘤的 CT 图像特点如下:

1. 占位效应 由于脑脊髓被颅骨和椎骨所包围,整体容积固定,颅脑肿瘤作为新生物占据一定的颅内空间,必然引起周围正常组织的受压移位、变形、侵蚀或消失等异常改变,这就是肿瘤的占位效应,是诊断颅脑肿瘤的重要影像学依据之一。占位效应主要由肿瘤本身引起,其次还与肿瘤周围的脑水肿有关。颅脑肿瘤所在部位、大小、数目、生物学特性、病理组织学类型及其周围脑水肿的范围等综合因素,决定占位效应的程度。若肿瘤的体积较大,主要位于脑白质内,脑水肿范围通常较大,其占位效应也较显著;相反,肿瘤较小,靠近脑皮质表面,无论肿瘤周围的脑水肿情况如何,其占位效应一般均较轻。有些囊性或位于脑室内的肿瘤,由于脑室内自减压的作用,其占位效应也相对较轻。

颅脑肿瘤的的占位效应与其组织学类型及位置有关,例如分化不良或恶性肿瘤的脑水肿反应多较明显,其占位效应也较显著;而良性或分化较好的肿瘤,可无或仅有轻度水肿,占位效应则较轻;近中线区颅脑肿瘤的占位效应多较明显;反之,则较轻。两侧多发颅脑肿瘤,其占位效应可部分相互抵消,而无中线结构移位。

幕上脑肿瘤的占位征象包括:大脑中线结构移位(中线结构包括:透明隔、第Ⅲ脑室、松果体、大脑镰等）和脑室（侧脑室及第Ⅲ脑室）位置及形态的改变，一般由靠近中线、位于大脑半球深部或体积较大的肿瘤所致；而远离中线结构或肿瘤较小时，仅引起局部脑组织结构的异常改变，例如较大脑血管的移位，脑沟、脑池变窄、消失、增宽或充盈缺损，脑皮质移位、变形等。

幕下脑肿瘤所致的占位效应可导致第Ⅳ脑室的形态、位置改变，例如第Ⅳ脑室扩大（多为脑室内肿瘤所致）、变小、消失或移位、变形（多由第Ⅳ脑室外部的肿瘤引起），脑干增大（脑干内肿瘤）、移位及变形（多为脑干外肿瘤），可引起相邻脑池的变窄、增宽、变形和充盈缺损等。

高分辨CT扫描可以发现位于特定部位小至0.5cm的颅脑肿瘤。例如：鞍内垂体微腺瘤，其CT表现为垂体柄偏斜，局部鞍底骨质侵蚀、下陷等；管内型听神经瘤，CT扫描可见内听道或/和邻近脑池充盈缺损，以及内听道增宽等改变。除非病灶产生广泛反应性脑水肿，一般较小的肿瘤无占位效应。

当肿瘤位于颅底或颅顶部时，多数病例不伴有脑水肿，可无或仅有轻微占位效应，常导致漏诊；该部位肿瘤即使有脑水肿反应，也可因病灶本身显示不清而误诊。因骨伪影干扰或漏扫而遗漏颅底部或颅顶部的肿瘤，为常规CT扫描固有的不足。目前采用多层螺旋CT扫描，可获得三维容积数据进行冠、矢状位图像的重组，上述不足已经得到克服。在没有MSCT设备条件下，可采用薄层扫描，扩大扫描范围，应用骨窗观察骨结构，并进行增强扫描等方式完成CT检查，可减少漏误诊的几率。

颅脑肿瘤还可产生脑疝而威胁患者的生命，脑疝也可看作是特定部位的占位征象。脑疝的主要类型有：大脑镰下疝、颞叶钩回疝和枕大孔疝。

大脑镰下疝：系指大脑内侧面扣带回及邻近的额回经大脑镰下方移向对侧，故又称扣带回疝。多数病例CT扫描可见胼胝体膝部向下、向对侧移位，并越过大脑纵裂，患侧的额角下移变平、稍扩大，并向对侧移位，而对侧额角则因受胼胝体膝部的压迫移位而变窄，透明隔变短，与第Ⅲ脑室一起不同程度地向对侧移位。严重患者可见大脑前动脉分布区缺血性改变（系大脑前动脉膝部被移位的胼胝体压迫所致），CT表现为胼胝体膝部或/和大脑半球内侧面呈低密度改变。多数位于额、顶叶等部位的肿瘤，可引起大脑镰下疝。

颞叶钩回疝：系指颞叶海马钩回向下经小脑幕裂孔向对侧移位，故又称小脑幕裂孔疝，是脑疝中最常见的类型。多系一侧颞叶或大脑半球外侧的占位性病变所致，虽然多见于外伤性脑内、外血肿，但脑肿瘤所引起的颞叶钩回疝也很常见。CT扫描可见颞叶深部内侧海马钩回内移，疝入鞍上池、桥池及环池内，使其部分受压变窄，可压迫脑干向健侧移位。严重患者可见同侧大脑后动脉受压闭塞导致枕叶脑梗死的相应表现。

枕大孔疝：又称小脑扁桃体疝，是指小脑扁桃体向下疝入椎管，严重者脑干也随之下移。CT的重组冠、矢状位图像显示此征象最为清楚。

有些作者经过研究，提出评价占位效应的客观标准如下：

（1）肿瘤周围脑水肿分为3度：

Ⅰ度：脑水肿宽度在2cm以内；

Ⅱ度：脑水肿宽度＞2cm，但是范围未超过同侧大脑半球的1/2区域；

Ⅲ度：脑水肿范围超出同侧大脑的1/2区域。

（2）中线结构移位一般为5级：

0级：无占位征象；

Ⅰ级：局部脑沟、脑池受压，而脑室及中线结构无受压、变形和移位；

Ⅱ级：脑室受压变形，而中线结构无移位；

Ⅲ级：脑室受压、变形，中线结构向对侧移位，但是未超过1cm；

Ⅳ级：中线结构向对侧移位超过1cm。

2．定性征象　颅脑肿瘤的组织学及生物学特性决定其影像学特征。综合分析肿瘤的部位、大小、形态、数目及其伴随表现等，可做出颅脑肿瘤的定性诊断。

CT扫描的密度分辨力最高，把X线在组织内的衰减值换算成CT值是分析肿瘤组织密度的依据。分析颅脑肿瘤组织的密度改变，再辅以其他伴随征象，可做出颅脑肿瘤的定性诊断。

（1）密度类型

A.高密度：肿瘤密度高于正常脑组织，即肿瘤的CT值较高；

B. 低密度：肿瘤密度低于正常脑组织，即其CT值较低；

C. 等密度：肿瘤密度等同于正常脑组织，肿瘤与正常脑组织境界不清；

D. 混杂密度：肿瘤组织具有不同的CT值，在CT图像上呈混杂密度。

肿瘤病理组织学类型的多样性决定其CT表现或CT值的多样性，这种差别即成为CT诊断颅脑肿瘤的重要定性依据，下表所列不同脑组织和颅脑肿瘤的CT值供参考（表3-1 参考附表）。

表3-1　部分正常颅内组织及颅脑肿瘤的CT值

组织成分	CT值
骨	+1000
钙化	+100以上
脑灰质	+32～+40
脑白质	+28～+32
脑脊液	+3～+14
流动血液	+32～+44
新鲜血凝块	+64～+86
陈旧血凝块	+30～+60
胶质瘤（无钙化）	+18～+40
胶质母细胞瘤	+29～+38
室管膜瘤	+28～+50
髓母细胞瘤	+36～+58
脑膜瘤（无钙化）	+36～+56
神经瘤	+28～+40
脂肪瘤	-120～-40
发育异常肿瘤（上皮样囊肿，皮样囊肿，畸胎瘤）	-120～+10
转移瘤	+22～+50
肿瘤囊腔	+6～+22
肿瘤坏死区	+3～+14
肿瘤周围水肿	+18～+26

参考附表　部分非肿瘤性病变的CT值

组织成分	CT值
急性脑梗死	+22～+26
陈旧性脑梗死	+10～+16
脑脓肿囊壁	+28～+34
脓肿内容物	+19～+23

统计资料及临床实践表明：分化较好的胶质瘤多为低密度，增强扫描很少发生强化；分化较差的胶质瘤多呈混杂密度，增强扫描肿瘤有强化。室管膜瘤和髓母细胞瘤平扫多为稍高密度，增强扫描有中等程度至明显强化。脑膜瘤多为均匀等密度或稍高密度，增强扫描肿瘤有明显强化。神经瘤多为等密度，实体部分增强扫描有中等度以上的强化。个体发育异常肿瘤（例如上皮样囊肿，皮样囊肿，畸胎瘤等）多为低密度。而颅咽管瘤和脊索瘤则多呈高密度或混杂密度。脑转移瘤以高密度或混杂密度占多数。

（2）形态　颅脑肿瘤的形状、结构、成分等直接与肿瘤的组织学类型及其生物学行为有关。良性肿瘤一般密度均匀、境界清楚；反之，恶性肿瘤常表现境界不清，密度不均等特点。不同组织学类型的肿瘤其CT表现可各不相同，而同一组织学类型的肿瘤也可因其分化程度不同或者肿瘤组织内部成分的比例不同而表现各异。例如：同为星形细胞瘤，分化较好的病例CT扫描显示肿瘤境界清楚，可发生囊变或有瘤结节，少数肿瘤病灶内部可见钙化；而分化不良或恶性星形细胞瘤，常为不规则肿块，肿瘤组织内部可见不规则形低密度坏死区，偶可因肿瘤病灶内部出血使肿瘤的整体密度增高，或形成高密度液平。肿瘤呈不规则浸润生长，连同其周围的脑水肿反应，呈特有的"手指状"低密度表现。少突胶质细胞瘤的内部有多发、形态各异的钙化灶，为其特征性CT表现。脑膜瘤多为实质性密度均匀的结节，或团块状病灶，境界多清楚，内部可见颗粒或条块状钙化。垂体瘤多为等密度、境界清楚的肿块，因发生囊变，肿瘤病灶内部偶见稍高密度液平。听神经瘤多为境界清楚的囊实性肿块。

（3）部位　肿瘤发生部位是肿瘤定性诊断的重要依据。例如：胶质瘤中的星形细胞瘤，大多位于额、颞叶皮层下脑白质区；室管膜瘤、脉络膜乳头状瘤常位于脑室内；松果体区以生殖细胞瘤多见；脑膜瘤则好发于脑膜、静脉窦、大脑镰及颅骨内板的邻近部位；鞍区为垂体瘤和颅咽管瘤的好发部位；桥小脑角区好发听神经瘤；脑转移瘤因多数来自于血行扩散，故多见于大脑半球的皮-髓质交界区。

（4）其他　颅脑肿瘤的大小、数目、扩散方式等也可作为定性诊断的参考依据。例如：分化较好的胶质瘤生长缓慢，多位于额、颞叶的脑白质区，生长空间较大，或者离功能区较远，待肿瘤生长较大时，患者才出现临床症状。而分化较差的胶质瘤，其倍增时间很短，同时伴随显著的脑水肿，故体积较小时即可出现临床症状。位于丘脑、脑干或脑室通路的颅脑肿瘤，在肿瘤病灶体积很小时即可出现临床症状。脑膜瘤多位于脑外，生长缓慢，故多数肿瘤体积较大时，才出现临床症状。一些颅脑肿瘤在病灶极小时，即可出现临床症状或体征，例如：管内型听神经瘤等。有些肿瘤可以多发，包括：胶质瘤（多为分化不良者）、脑膜瘤、神经瘤等。有些肿瘤常以特殊方式扩散，例如：髓母细胞瘤、生殖细胞瘤等，常沿室管膜或／和蛛网膜下腔扩散；原发脑淋巴瘤、生殖细胞瘤等除可经室管膜、蛛网膜下腔扩散外，尚可在脑实质内广泛扩散。

（三）MRI检查

MRI软组织对比度高，图像清晰，显示神经系统肿瘤的效果优于CT，已成为此类疾病的首选和最佳的影像学检查方法，下面介绍颅脑肿瘤在MRI图像上的表现。

1．MRI与CT诊断脑肿瘤的优缺点比较　MRI与CT相似，也是依靠肿瘤的大小、边缘、均匀度、信号强度、部位、数目等形态学特点及伴随改变等进行综合分析而做出诊断的。由于MRI的软组织对比分辨力最高，可发现小至5mm以下的病变；其多方位直接成像的能力，十分有利于做出颅脑肿瘤的空间定位诊断；借助"流空效应"可清楚显示血管结构，无颅骨伪影的干扰，对观察后颅窝等靠近颅底的脑组织极为有利；MRI对显示血脑屏障损害比CT更敏感，适用于对碘过敏而不能进行CT增强扫描的患者。所以，MRI在颅脑肿瘤诊断中比CT更有临床实用价值。

但迄今为止，MRI还没有一个像CT值那样精细的定量指标作为肿瘤定性诊断的客观指标；不同病理组织弛豫时间的差别较小，加之影响MRI图像对比度的因素较多，使大多数颅脑肿瘤的MRI信号特点相似，表现为T_1加权像低信号，T_2加权像高信号。另外，MRI显示钙化和骨皮质不如CT敏感，不能显示较小的钙化灶；而钙化对肿瘤的定性诊断很有帮助。因此，有时MRI需要结合CT所见进行综合分析，才能做出肿瘤的诊断和鉴别诊断。

2．MRI基本表现

（1）信号强度　已知自旋回波脉冲序列MRI图像的信号强度取决于质子密度、质子流动特征及组织的T_1与T_2弛豫时间，另外，组织的磁化率、顺磁性及化学位移等也直接影响MRI图像的信号强度。正常脑组织与不同颅脑肿瘤的弛豫时间不相同，表3-2列出正常组织及肿瘤组织弛豫时间比较。

表3-2　正常脑组织和不同颅脑肿瘤的弛豫时间

组织	T_1(ms)	T_2(ms)	含水量(%)
灰质	766	109	84
白质	421	67	69
白质水肿	636	108	74
星形细胞瘤	853	122	82
少突胶质瘤	800	125	84
转移瘤	757	98	78
脑膜瘤	752	98	80

从上表可见，与正常组织相比，胶质瘤的弛豫时间延长，并且长于转移瘤，而脑膜瘤和转移瘤的弛豫时间却极少延长；胶质瘤在T_1加权像上呈低信号、T_2加权像为高信号，而脑膜瘤无论在T_1加权像、还是T_2加权像上均接近等信号。

部分肿瘤的T_1和T_2值均缩短，例如Ⅰ型胶样囊肿（顺磁性）、黑色素瘤及其转移瘤等，表现为在T_1加权像上呈高信号、T_2加权像上呈低信号。

少数颅脑肿瘤的T_1值缩短，而T_2值延长，例如Ⅰ型颅咽管瘤（65%）、上皮样囊肿、皮样囊肿和Rathke囊肿等，表现为T_1和T_2加权像均为高信号。

（2）信号的均匀度　MRI（特别是T_2加权像）显示肿瘤信号的均匀度，对颅脑肿瘤有一定的鉴别诊断意义。若病灶的信号均匀，结合T_2加权像高信号表现则提示为囊性病变（如蛛网膜囊肿，室管膜或非室管膜囊肿）。临床实践证明MRI显示囊性病灶敏感，有助于肿瘤的定性诊断。约60%巨大脑膜瘤因肿瘤病灶内部有小囊变形成，肿瘤组织在T_2加权像上信号不均匀。而较大的囊状病灶多见于胶质瘤，少见于转移瘤。巨大多房性囊状病灶，常见于血管母细胞瘤、囊性星形细胞瘤亚型（cystic astrocytic variants），而少见于垂体瘤，罕见于听神经瘤。肿瘤病灶内部或周围有持续性流空信号也表现为信号不均匀，多见于富含血管的脑膜瘤，偶尔也见于较大的胶质瘤病灶内部，显示所谓"胡椒盐"征，系肿瘤病灶内部多量新生血管形成所致。肿瘤病灶内部发生钙化是产生局灶性信号降低的另外一个原因。

（3）肿瘤出血（即肿瘤卒中）颅内肿瘤尤其是恶性肿瘤或血运丰富的肿瘤，常见发出血，源于其生长速度快、血管形成不良、对周围血管侵蚀等原因，常造成肿瘤中心坏死和出血，出血亦可破入附近脑组织内，形成多发性、不规则形出血改变。根据MRI生物学特性，肿瘤出血信号的演变，MRI具有判断出血原因和估计出血时间独特作用。肿瘤出血与单纯性出血常需要鉴别，肿瘤出血特点如下：

①不同时期出血混合存在，出血持续时间长，消退慢；

②出血与肿瘤组织混杂一起，病变各种序列表现为混杂信号；

③增强后肿瘤部分强化，表现为病变增大，使增强后病变外形>增强前病变；

④肿瘤血肿中含铁血黄素沉积少见，因为肿瘤内持续破坏出血，吞噬含铁血黄素的巨噬细胞可进入血液，在组织中沉积较少的缘故。

（4）囊肿的定性　由于纯水的分子较小，因此在外磁场的作用下，进动频率高于Larmor频率约5～7MHz；而固态大分子物质的进动频率则小于MRI磁场所提供的共振频率。在这两种情况下，T_1弛豫的效率减低，导致T_1时间延长。含蛋白成分的囊液，因水分子环绕在大分子物质周围形成水化层，并使其进动的频率接近于Larmor频率，导致T_1时间缩短。因此，肿瘤性囊肿、上皮样囊肿、脓肿和出血性囊肿等囊性病灶内含不同浓度蛋白质，在T_1加权像上信号较高，而蛛网膜囊肿、室管膜囊肿及神经胶质囊肿等因含大量纯水，其信号强度接近脑脊液。

（5）脑水肿　脑水肿分为血管源性、细胞中毒性及间质性3种类型。

血管源性脑水肿易发生于脑白质区，常与肿瘤、感染及外伤相伴随，有血脑屏障破坏及蛋白物质的漏出，MRI的T_2加权像对此极为敏感，有利于鉴别良性病变（无水肿）与低度恶性病变（有轻度水肿），但是脑水肿的亮白高信号有时可能掩盖肿瘤本身，造成判断病灶范围困难。

细胞中毒性脑水肿由脑缺血所致，MRI信号改变较轻，位于皮质区，因为脑缺血可导致钠、钾-ATP酶泵的缺氧损伤，使大量细胞外液进入细胞内。细胞中毒性脑损伤在病理上是可逆的，随脑缺血的逐步改善，此征象可以完全消失。

间质性脑水肿源于脑室内压力增高，导致脑脊液经室管膜渗出，在T_2加权像上，两侧侧脑室周围呈高信号。

（6）包囊和假性包囊及其顺磁性　有些作者认为：直径超过4cm的脑膜瘤大约70%在MRI图像上可见纤维化包囊形成，在多种脉冲序列图像上，包囊均呈环形低信号。约30%的胶质瘤可见类似包囊的影像，在T_2加权像上呈低信号，而在T_1加权像上的信号改变不明显。经临床研究证明胶质瘤周围的低信号环为假性包囊，实际上是由聚集于肿瘤周围的巨噬细胞内含有顺磁性含铁血黄素所致。在高磁场条件下，应用快速扫描序列，假包膜的低信号改变更为明显。

在胶样囊肿内也可含有不同数量的含铁血黄素、锰、铁及其他顺磁性物质，使病灶的T_1和T_2值均缩短。所以，60%～70%的胶样囊肿病例在T_1加权像上呈高信号、T_2加权像上为低信号，为其特征性改变。黑色素瘤的黑色素内含有螯合的金属离子，引起类似的质子弛豫性增强，亦使T_1和T_2值缩短，其信号改变与胶样囊肿相同。

（7）钙化　常规MRI自旋回波技术显示钙化的效果不佳，梯度回波序列显示钙化优于自旋回波法。在MRI上钙化信号强度取决于钙化的病因、周围组织的信号强度和所使用的脉冲序列。通常T_2加权像对显示钙化灶敏感，较大钙化灶呈均匀低信号，但是并非所有CT扫描显示的钙化灶在MRI上均呈低信号，个别也有呈高信号的钙化灶。

（8）血管结构与血流　自旋回波序列平扫时显示异常血管流空信号，能提供颅脑肿瘤血运情况的信息。但是血管的MRI信号强度亦可为高信号，主要见于以下3种情况：

A．"舒张期假门控效应"（diastolic pseudogating）：发生于MRI成像与心脏舒张期一致时，因此时血流速度缓慢，导致血管内的血流信号增强。

B．"偶数回波复相位"（even-echo rephasing）：发生于应用多回波序列时，偶数回波图像中血管呈高信号，此现象常伴随层流出现，见于较大的静脉和硬膜静脉窦。

C．"层面进入现象"（slice entry phenomena）：发生于应用饱和脉冲序列时，未被激发的血液质子进入处于饱和状态的成像层面，由于这些质子为非饱和质子，使血管呈高信号，而周围的静止组织呈低信号。此现象在应用短TR、短TE及较薄层厚时更容易发生。

(9) 增强扫描　增强扫描是MRI的重要检查方法，以区分肿瘤及肿瘤周围水肿，显示颅脑肿瘤形态，对诊断和鉴别诊断有重要参考价值。

目前，MRI常用的对比剂为Gd-DTPA，在静脉给药后3min左右正常脑组织的增强效应最明显，可持续约1h。肿瘤坏死时，其强化反应延迟出现（其强化峰值可能在1h左右）。脑外肿瘤（例如：脑膜瘤、听神经瘤和垂体瘤等）由于其毛细血管结构无血脑屏障结构，均表现为显著强化，而且脑膜瘤、副神经节瘤、神经瘤以及进展性胶质瘤等具有早期强化的特点。

3．其他MR技术

(1) MRA　MRA除用于评价脑血管疾患外，也可对较大肿瘤的动脉血液供应情况进行初步评估。静脉注射Gd-DTPA后行MRA增强扫描，可显示肿瘤的中小血管，有助于观察肿瘤的供血动脉和静脉引流情况，尤其适用于脑膜瘤术前制订手术方案。

(2) fMRI　灌注成像可用于评价肿瘤的血液灌注情况，对判断肿瘤的恶性程度及鉴别肿瘤复发与单纯放射治疗后的反应有一定价值。基于血氧依赖技术的fMRI已经用于术前确定颅脑肿瘤与脑功能区关系，为制订手术治疗方案和确定手术入路，避免手术的副损伤提供依据。

(3) 扩散加权成像(DWI)和扩散张量成像　扩散成像能检测水分子的布朗运动，DWI是目前唯一能活体检测体内水分子扩散的方法，是基于MR在磁场不均匀情况下对质子运动的敏感性，反映的是移动水的质子在横向磁化上所产生的相位位移。该技术早期主要用于研究脑梗死、多发硬化、假性脑膜瘤和正常压力脑积水，以及表皮样囊肿与蛛网膜囊肿的鉴别诊断。近来，DWI技术用于脑肿瘤的研究，通过测定肿瘤病灶内部是否增强及水肿区的ADC值差异，来区别肿瘤与非肿瘤，并能识别肿瘤病灶内部的囊变和坏死。

(4) 磁共振灌注成像　磁共振灌注成像是基于示踪剂稀释原理，运用动态磁敏感性增强（DSC）效应而评价脑血流动力学改变的一项MRI技术。基本方法是，经静脉团注射对比剂后，在对比剂首次通过受检组织之前、之中和之后，采用快速扫描序列进行连续多层面多次成像，获得一系列动态图像。基本原理是，顺磁性对比剂进入人毛细血管床时，组织内磁敏感性增加，引起局部磁场变化，进而引起临近氢质子共振频率变化，后者引起质子自旋失相位，导致T_2或T_2^*值缩短，T_2或T_2^*信号强度降低。对比剂首过期间，主要存在于血管内，血管外较少，血管内外浓度梯度最大，信号的变化受扩散因素影响很小，故能反映组织血液的灌注情况。根据对比剂首过局部脑组织所引起的信号强度变化与时间的关系，绘制出信号强度-时间曲线，从而获得部分血流动力学参数的相对值，通过工作站绘成各种血流动力学指标图像。最常用的有三个指标，局部相对脑血容量（rCBV），局部相对脑血流量（rCBF），对比剂平均通过时间（MTT）。

临床应用：目前主要用于评估放射治疗、化学治疗疗效，探查放、化疗或术后残余、复发的肿瘤组织；确定肿瘤侵犯的确切范围，指导术后放射治疗；良恶性肿瘤的鉴别和肿瘤分级。

(5) 磁共振波谱成像　MRS是基于化学位移原理测定体内化学成分的一项MRI技术。质子磁共振波谱(1H-MRS)能检测多种生化成分，脑内最常见的是氮-乙酰天门冬氨酸（NAA），肌酸（Cr）和胆碱（Cho），病理状态下有时可检测到乳酸峰（Lac）。胆碱峰位于3.2ppm，肌酸峰位于3.0 ppm，氮-乙酰天门冬氨酸峰位于2.0 ppm，乳酸峰位于1.3 ppm。典型中枢神经肿瘤的1′H-MRS主要表现是氮-乙酰天门冬氨酸峰降低甚至消失，而胆碱峰升高，与正常情况亨特角（Hunter's Angle）从低至高不同，表现为反亨特角，即从高至低（图3-

1a～d)。其次，还有肌酸峰降低，脂质增加，出现乳酸峰等异常改变。¹H-MRS在鉴别原发性与转移瘤方面具有独到之处，由于原发肿瘤呈浸润性生长，肿瘤细胞累及周边区域，¹H-MRS检查显示该部位的胆碱峰升高；而转移瘤的周围组织内无肿瘤细胞浸润，则无胆碱峰的升高。根据氮-乙酰天门冬氨酸峰降低和胆碱峰升高的程度可以估计肿瘤的良恶性，良性肿瘤的异常改变较轻微，而恶性肿瘤的改变较严重。有学者研究MRS改变与肿瘤组织学分级的关系，发现¹H-MRS的Cho/Cr比值与肿瘤组织学分级有线性相关关系，低级(例如错构瘤)肿瘤的比值小于1.5，间变型胶质瘤的比值在1.5～2.0之间，恶性胶质母细胞瘤的比值大于2.0。还有学者研究¹H-MRS的Cho/NAA比值与肿瘤分级的关系，发现正常人该比值均小于0.75，低级别星形细胞瘤和室管膜瘤的比值为1.8，而恶性原始神经外胚瘤的比值为7.5，脉络丛癌为8.4，胶质母细胞瘤高达16.6，也有非常好的对应关系。

既往中枢神经恶性肿瘤经过放射治疗后，常规MRI检查很难鉴别肿瘤复发与放射性坏死，¹H-MRS检查显示二者截然不同，复发肿瘤的胆碱峰升高，而放射性坏死灶内部所有代谢产物均降低。

(四) 放射性核素检查

放射性核素显像可早期准确显示脑肿瘤的功能和代谢的异常改变，在以下方面发挥重要作用。

1. 评价肿瘤病灶局部血流量　虽然有报道少数高度恶性或较大的神经胶质瘤可见肿瘤区放射性增高称为阳性显像，但多数胶质瘤的病灶部位表现为

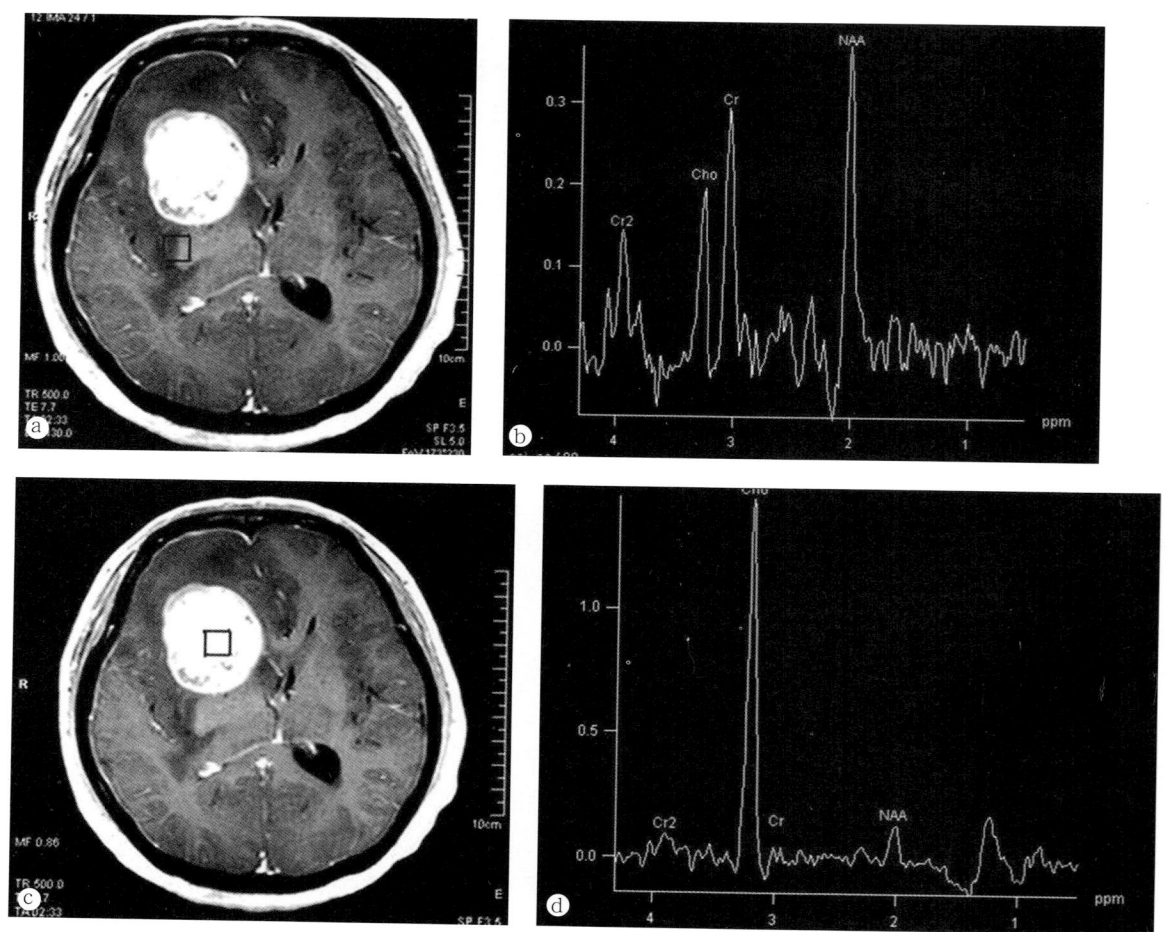

图3-1　右额叶转移瘤

图a和b.由于转移瘤周围没有瘤细胞侵犯，胆碱峰不高，氮-乙酰天门冬氨酸峰最高，亨特角(Hunter's Angle)，代谢物峰值呈从低至高排列；图c和d为原发脑肿瘤的典型表现，胆碱峰显著升高，氮-乙酰天门冬氨酸峰显著降低，代谢物峰值从高至低排列，为反亨特角。

放射性减少，而且 rCBF 减少的程度与病程呈正相关，即病程越短 rCBF 越少。rCBF 减少说明局部呈缺血状态，这是因为肿瘤细胞生长速度很快，导致相对血供不足，致使肿瘤组织发生缺血性坏死。另一方面，胶质瘤呈浸润性生长，肿瘤边缘区域可能伴有局部充血或水肿，放射性核素脑血流显像可用于鉴别充血与水肿，充血区放射性增高，而水肿区则放射性减低。

2. 评价肿瘤灶代谢状况　在肿瘤组织内存在糖、氨基酸、氧等生物代谢过程，但肿瘤细胞进行的这些代谢与正常组织不同。例如：正常组织糖代谢以有氧氧化为主，而肿瘤细胞则以厌氧糖酵解为主。利用 PET 显像可以评价肿瘤灶的代谢状况。^{18}F-FDG 脑显像显示胶质瘤有较高的葡萄糖利用率，而氧利用率却受到抑制，这种葡萄糖与氧利用率不匹配表现为两者（$CMRO_2/CMRGlu$）的比值下降，提示胶质瘤可能。

3. 评价肿瘤恶性程度及进行组织学分级　^{18}F-FDG PET 显像、^{11}C-蛋氨酸 PET 显像和 ^{201}Tl SPECT 显像等方法可用于评价脑肿瘤的恶性程度。PET 显像结果与肿瘤组织学分级之间有显著相关性，表现为高度恶性肿瘤呈高代谢，而低度恶性肿瘤呈低代谢状态。在 ^{18}F-FDG 显像半定量分析，将肿瘤灶的放射性与脑白质（T/WM）的放射性进行比较，并将此比值作为评价肿瘤恶性程度的标准：T/WM >1.5 者为高度恶性肿瘤；T/WM <1.5 者为低度恶性肿瘤，这一标准的灵敏度为94%，特异度77%。^{11}C-蛋氨酸 PET 显像也显示颅脑肿瘤放射性聚集的浓度高于正常脑组织1.2~3.5倍，肿瘤的恶性程度愈高放射性聚集浓度愈多。^{201}Tl SPECT 脑显像同样具有上述特点，而且比 PET 简便易行，价格便宜。与良性肿瘤相比，恶性者对 ^{201}Tl 的摄取更为明显，如果 ^{201}Tl 摄取指数大于1.5可判断为恶性，其摄取指数越高，肿瘤的恶性程度亦越高。

当采用绝对定量分析时，可根据肿瘤病灶葡萄糖代谢率对颅脑肿瘤进行组织学分级。例如：Ⅰ~Ⅱ级胶质瘤 ^{18}F-FDG 的摄取率为 (3.8±1.6) mg/(100g·min)，此水平低于正常脑灰质，与脑白质相似；Ⅲ级胶质瘤为 (5.7±2.7) mg/(100g·min)，略高于正常脑灰质，Ⅳ级胶质瘤为 (7.3±3.6) mg/(100g·min)，明显高于正常脑灰质。绝对定量分析还可用于监测低级胶质瘤的进展情况以及是否发生恶变。

4. 评价治疗效果　无论手术治疗、放射治疗还是化学治疗均可采用放射性核素显像评价疗效。如治疗有效，可见肿瘤灶代谢率明显减低；特别是经过手术或放射治疗，原发肿瘤区域往往合并有脑组织的早期反应、肿瘤坏死细胞以及残余的肿瘤细胞，这些残余存活的肿瘤细胞成为日后肿瘤复发的隐患。CT、MRI 难以识别混杂在水肿坏死组织或手术瘢痕内的残余肿瘤细胞，PET 显像则可见肿瘤细胞呈异常高代谢，而水肿坏死区为低代谢。所以，PET 显像是早期评价手术或放射治疗效果的可靠方法。已有研究显示，^{201}Tl SPECT 显像也能发现肿瘤残余灶，这对于临床及时调整治疗方案具有实际意义。另外，采用放射性核素标记化学治疗药物，通过 PET 或 SPECT 显像观察药物在肿瘤病灶内的聚集浓度，并与血药浓度比较，此方法可提供评价化学治疗疗效的客观指标。

5. 早期发现肿瘤复发　恶性胶质瘤多具有复发倾向。手术后肿瘤复发的原因主要为肿瘤细胞残留，或为手术过程中发生肿瘤细胞种植，当患者机体免疫力低下时，可导致肿瘤复发。一旦出现肿瘤复发，病灶内的残余细胞或原来处于静止状态的细胞便再度活跃起来，又进入异常高代谢增殖状态。采用 PET ^{18}F-FDG 或 ^{11}C-蛋氨酸显像可以从代谢水平发现肿瘤复发，表现为肿瘤局部放射性增高，经过计算显示放射性核素摄取率增加，这种变化往往早于 CT 和 MRI 所示形态学结构的改变。^{201}Tl 显像也有此功用，当放射性核素的摄取比值>3.5 时，高度提示肿瘤复发。脑血流显像具有辅助作用，可见局部呈现新的放射性增高区。通过 PET ^{18}F-FDG、^{11}C-蛋氨酸显像或 ^{201}Tl 显像等方法随访观察，可早期确定肿瘤复发及其部位，有助于临床制订治疗计划，提高患者的生存率。

6. 估价预后　PET 脑代谢显像可用于估价颅脑肿瘤患者的预后。代谢明显增高者预后差，低代谢活性或正常代谢活性者预后较好，经过随访观察，约80%代谢明显增高患者平均生存期11个月左右。相反，低代谢活性或正常代谢活性患者平均生存期为33个月（范围1～7年）。

五、治疗与预后

1. 手术治疗　手术是治疗脑肿瘤的主要方法之一，根据肿瘤大小、部位、数目、良性、恶性，以及继发性改变等，可以进行肿瘤全切除根治术或肿瘤部分切除术等。肿瘤部分切除的目的在于减小肿瘤体积，减缓颅内压升高，以减轻临床症状，同时明确肿瘤病理性质，并为放射治疗或化学治疗提供依据。

2. 放射治疗　不同肿瘤对放射治疗的敏感度不同，通常恶性肿瘤对放射治疗较敏感，例如胶质母细胞瘤、髓母细胞瘤、恶性淋巴瘤及部分转移瘤，经放射治疗后常可收到良好效果。部分良性肿瘤，例如垂体瘤对放射治疗也较敏感。

3. 化学治疗　可在手术后与放射治疗并用，或用于术后肿瘤再发而不能进行再次手术的患者。

4. 介入治疗　近年来，颅脑肿瘤的介入治疗也发挥重要作用。经动脉穿刺插管栓塞颅脑肿瘤的供血动脉，阻断肿瘤的血液供应，使肿瘤组织发生坏死，从而达到治疗的目的。另外，脑膜瘤的血运比较丰富，为避免术中出血，导致止血及切除肿瘤困难，在术前先栓塞脑膜瘤的主要供血动脉，有助于提高手术成功率，缩短手术时间。经鼻腔和蝶窦直接进行垂体瘤切除，避免了开颅手术对脑组织的损害，取得了良好的效果。

5. 中医中药　中医中药是祖国医学特有的治疗方法。大量临床实践证明，许多中医验方、抗肿瘤制剂等对抑制肿瘤生长，延长患者生命，改善全身状况起到了良好作用。

6. 预后　由于肿瘤的良、恶性及肿瘤组织学类型、分化程度、生物学特性等各不相同，各种治疗手段对各类肿瘤具体干预的程度及结果也不尽相同，所以，颅脑肿瘤的预后差别很大。一些肿瘤经治疗可获根治，部分肿瘤可减缓临床症状，延长患者的生存期；而对某些肿瘤各种治疗手段均无肯定疗效。

第二节　神经上皮组织肿瘤

神经上皮组织肿瘤起源于星形细胞、少突胶质细胞及室管膜细胞等神经系统的特殊成分。据统计，成年人原发神经系统肿瘤50%以上为胶质瘤，而儿童胶质瘤占全部神经系统肿瘤的80%～90%。

一、星形细胞肿瘤

星形细胞肿瘤（astrocytic tumors）是最常见的神经上皮肿瘤，据文献报道其占全部颅内肿瘤的13%～26%，它包括一大类肿瘤，这些肿瘤的发病年龄、性别、在中枢神经系统的发生部位、生长潜能、侵及范围、形态特点、预后和临床过程都有所不同。

本病的男性发病率高于女性，男性约占全部患者的60%。星形细胞肿瘤可累及任何年龄段人群，但发病年龄高峰在31～40岁。该类肿瘤可发生于中枢神经系统的任何部位，成年人多见于大脑半球、丘脑和基底节区，儿童多见于幕下。发生于幕上者多见于额叶和颞叶，顶叶次之，而发生于枕叶较为少见，肿瘤可累及两个以上脑叶。幕下者多位于小脑半球和第Ⅳ脑室，亦可见于小脑蚓部和脑干。

临床资料显示患者的年龄与肿瘤的恶性程度密切相关。通常低级别的星形细胞瘤多见于40岁左右的患者，分化不良的星形细胞瘤以50岁多见，胶质母细胞瘤则以60岁左右居多，而近于良性的毛细胞星形细胞瘤多见于儿童和青年。

（一）毛细胞星形细胞瘤

毛细胞星形细胞瘤（pilocytic astrocytoma）是一种境界清楚、生长缓慢、常发生于儿童和年轻人的囊性星形细胞瘤，属于WHO肿瘤分级的Ⅰ级，为良性肿瘤。

1. 一般资料　毛细胞星形细胞瘤约占全部胶质瘤的5%～6%，发生于小脑者占全部病例的85%，大脑仅占10%，总发病率为每年0.37/100万。毛细胞星形细胞瘤是儿童期最常见的胶质瘤。

2. 年龄和性别分布　毛细胞星形细胞瘤好发于20岁以下的患者，无明显的性别差异。毛细胞星形细胞瘤好发于小于20岁的患者，无明显性别差异。发生于0～14岁和15～19岁年龄段的毛细胞星形细胞瘤分别占中枢神经系统肿瘤的21%和16%。在成年人中，毛细胞星形细胞瘤患者的发病年龄较低级别的弥漫浸润型星形细胞瘤患者早10年，平均年龄为22岁，超过50岁者少见。

3. 发生部位　毛细胞星形细胞瘤可发生于所有神经轴索，儿童患者肿瘤多位于幕下。其好发部位为小脑（小脑星形细胞瘤）和脑干（背外侧部脑干胶质瘤），也见于视神经（视神经胶质瘤）、视交叉/下丘脑、丘脑和基底节、大脑半球等部位。儿童患者幕上最常发生部位是下丘脑/视觉通路，其次是丘脑/基底节区。脊髓的毛细胞星形细胞瘤比较少见，但并不罕见，约占儿童脊髓肿瘤的11%。发生于脊髓的毛细胞星形细胞瘤患者往往较发生于其他部位的患者年长，其发病率占脊髓星形细胞肿瘤的58%。

4. 病理　大体所见：大部分毛细胞星形细胞瘤质地较软，呈灰色。肿瘤病灶内部或肿瘤周围常可见囊性变。发生于脊髓者，可见脊髓空洞形成累及多个节段。病灶内可见钙化或含铁血黄素沉积。发生于视神经的肿瘤常如袖套样累及蛛网膜下腔。

显微镜下显示：轻～中度细胞分化的毛细胞星形细胞瘤具有致密区和疏松区的双相组织学特点，前者含有Rosenthal纤维的梭形细胞，后者主要由多极细胞组成，伴有微囊和嗜酸性颗粒小体/玻璃样小滴形成，罕见核分裂相。

5. 临床表现　患者可出现局灶性神经功能障碍或巨颅症、头痛、内分泌紊乱、颅内压升高等非特异性体征，这是由肿瘤占位效应和脑室梗阻引起的。由于肿瘤较少累及大脑皮层，因此癫痫发作不常见。位于眶内的肿瘤可导致眼球外突，累及视路者可造成视野缺损，巨大的下丘脑肿瘤常可引起下丘脑/垂体功能障碍，出现肥胖、尿崩症等临床表现。

6. 影像学检查

（1）CT检查　CT扫描显示肿瘤境界清楚，大多数肿瘤组织为囊性或含有较大囊变区，少数为实性，发生于视神经的星形细胞胶质瘤多为实性肿块，CT平扫呈等密度（图3-2a～b）。肿瘤囊性部分的密度较低，但是囊内蛋白含量较高时，囊液的密度常高于脑脊液。约有半数囊性肿瘤伴有壁结节，后者呈球形、卵圆形或盘状，平扫呈稍低密度或等密度，有时可见钙化（图3-3a）。囊性肿瘤多数为单房性，少数为多房性。实性肿瘤和肿瘤的实性部分常为等或略高密度，也可呈低密度。肿瘤病灶内部一般无出血。肿瘤周围通常无水肿带包绕，或仅有轻微肿瘤周围水肿，这是该肿瘤的特征性表现之一。增强扫描附壁结节均有强化，囊壁可有或无强化。囊壁强化者往往提示囊壁由肿瘤组织构成。实质性肿瘤的强化表现不一，多数病例为全部或部分、均匀或不均匀强化（图3-4a～b），少数也可无强化（图3-5 a～b）。如果囊壁和附壁结节等肿瘤实性部分均无强化，则考虑为其他肿瘤（如弥漫型星形细胞瘤），而非毛细胞星形细胞瘤。发生于小脑的毛细胞星形细胞瘤有下述特征：

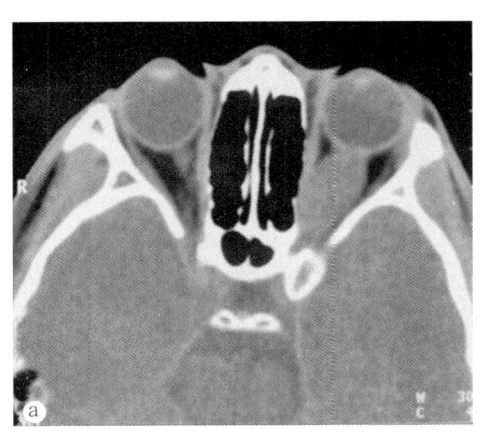
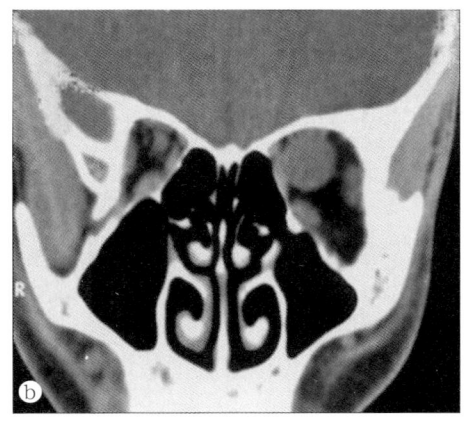

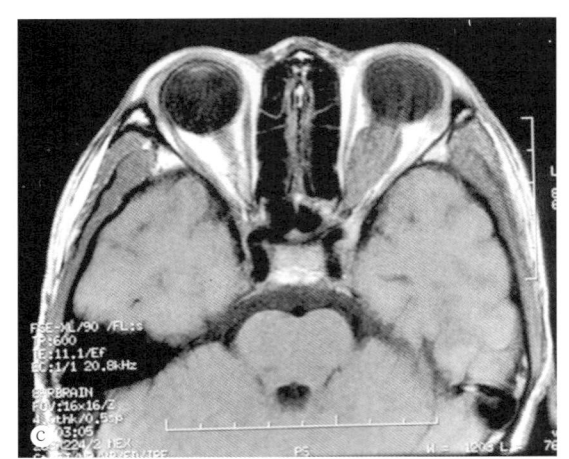
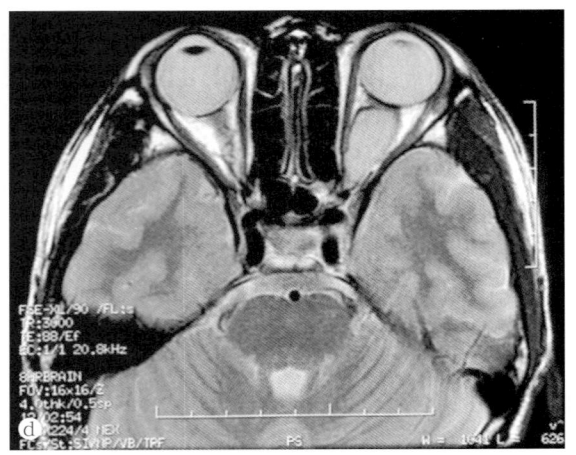
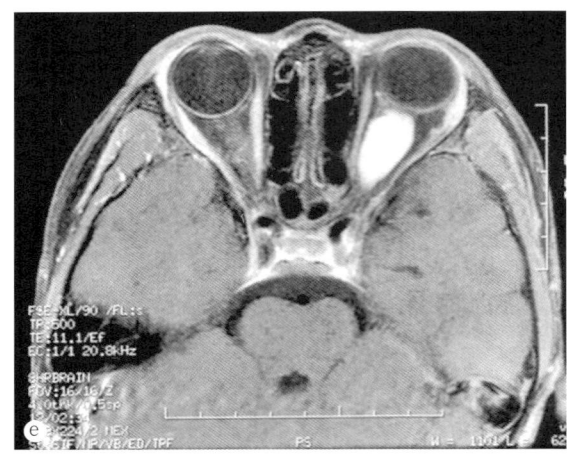

图3-2 视神经星形细胞胶质瘤

CT横断位和冠状位平扫图像（a和b）显示左侧视神经眶内段梭形增粗，呈中等密度；MRI的横断位T_1和T_2加权像（c和d）显示左侧视神经肿瘤在T_1加权像为等信号、T_2加权像高信号；增强扫描T_1加权像（e）见左侧视神经肿瘤显著强化。

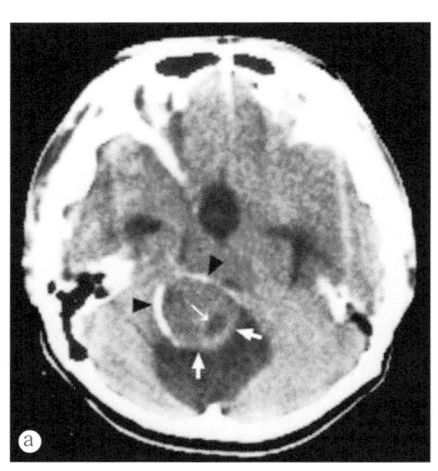
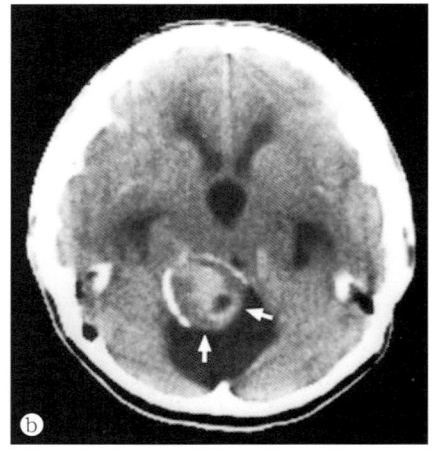

图3-3 星形细胞瘤

头颅CT平扫（a）：小脑中线区见囊实性病灶，实质性部分偏前方，呈等密度类圆形结节状，结节边缘可见壳状钙化，结节内有小灶状低密度。第Ⅳ脑室受压变形。增强扫描（b）：病灶结节部分轻度不均匀强化。手术所见：小脑上蚓部囊实质性病灶，内部有钙化及黄色囊液。病理：星形细胞瘤Ⅰ-Ⅱ级。

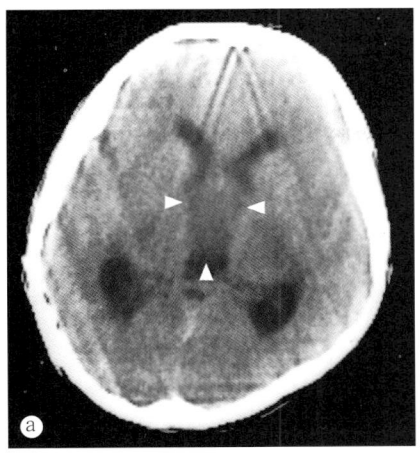
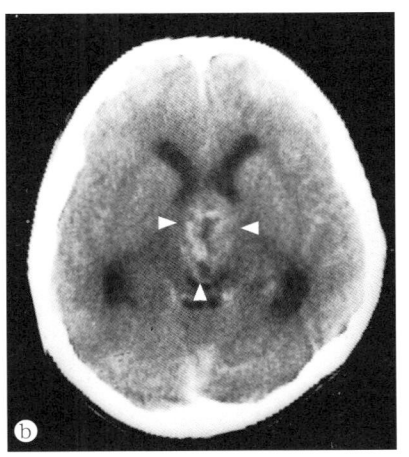

图3-4 毛细胞型星形细胞瘤

CT平扫（a）：第Ⅲ脑室显著扩张，其前中部见稍低密度软组织影，室间孔间距增宽，侧脑室稍扩大。增强扫描（b）：第Ⅲ脑室内见椭圆形强化病灶，内部有点状低密度。手术所见：肿瘤呈实质性粉红色，血供不丰富，充满第Ⅲ脑室。病理：毛细胞型星形细胞瘤。

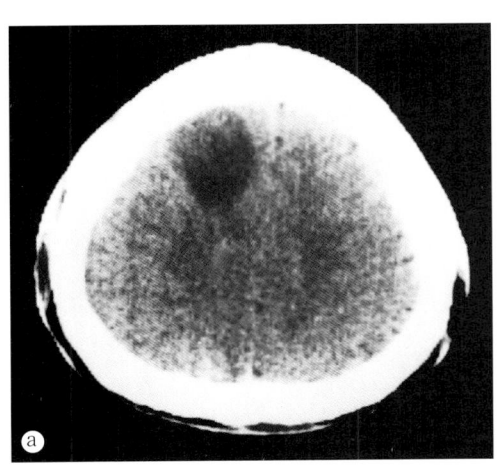
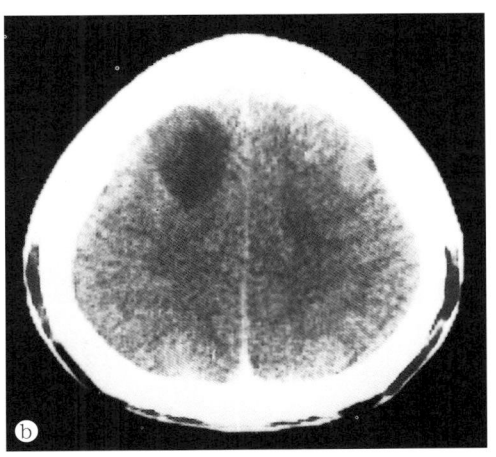

图3-5 星形细胞瘤

CT平扫（a）：左额叶可见类圆形均匀低密度病灶，其边界清楚，无显著占位效应。(b)增强扫描：病灶无显著强化。手术所见：肿瘤为实质性，外观呈胶冻状，内部有部分囊变。病理：左额叶星形细胞瘤Ⅱ级。

a．肿瘤病灶呈大囊状，伴有壁结节；

b．肿瘤为较大实性肿块伴内部囊变，而囊壁厚薄不均；

c．实性肿瘤病灶较小，无囊变区。

（2）MRI检查 MRI显示肿瘤的境界清楚，多数为囊性或囊实性（图3-6），在T_1加权像上囊液呈低信号，有时囊液的比重不同，可见分层现象。囊壁的厚度不均匀（图3-7），在T_1加权像上多呈低信号，少数为等信号。肿瘤的实性部分在T_1加权像上呈低信号或低等混杂信号，在T_2加权像上呈高信号。若肿瘤发生囊变，囊变区在T_1加权像上呈更低信号，境界清楚，在T_2加权像上为更高信号。增强扫描肿瘤的实性部分可见强化（图3-8）。

脑干毛细胞星形细胞瘤多见于儿童，常发于桥脑，多为实性，呈膨胀性生长，肿瘤周围水肿较轻，肿瘤多无强化，或轻度强化（图3-9）。

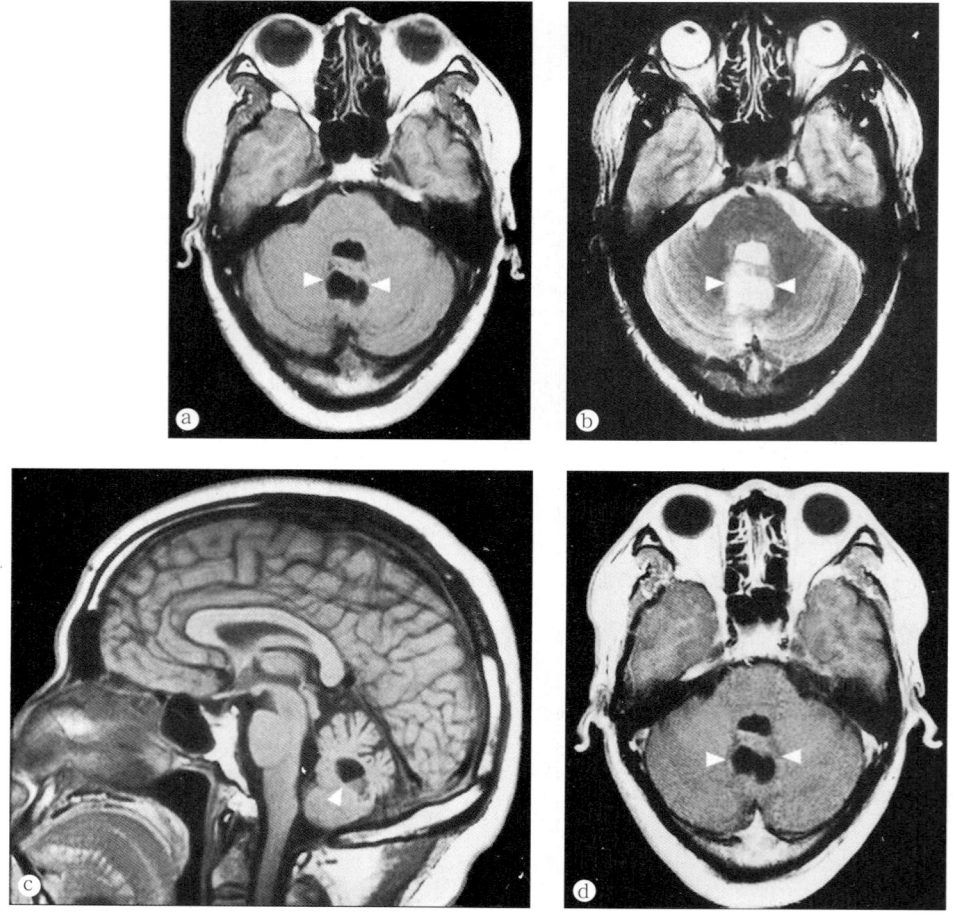

图3-6 星形细胞瘤

MRI横断位T_1和T_2加权像（a、b）：第Ⅳ脑室后方见不规则囊状T_1加权像低信号、T_2加权像高信号病灶，第Ⅳ脑室受压前移，轻度变形。矢状断T_1加权像（c）：见病灶位于下蚓部，为囊实质性，第Ⅳ脑室受压变扁。增强扫描T_1加权像（d）：病灶实质性部分轻微强化。手术所见：小脑下蚓部囊实性病灶。病理：星形细胞瘤Ⅰ-Ⅱ级。

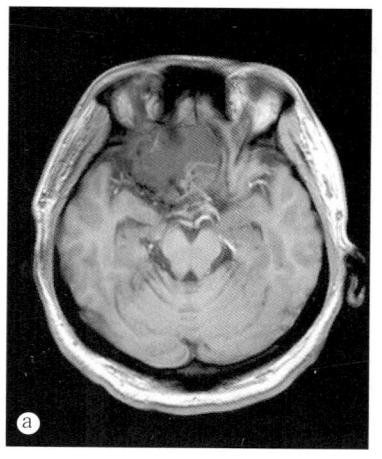
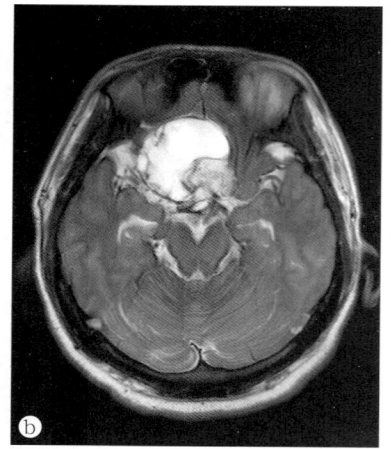

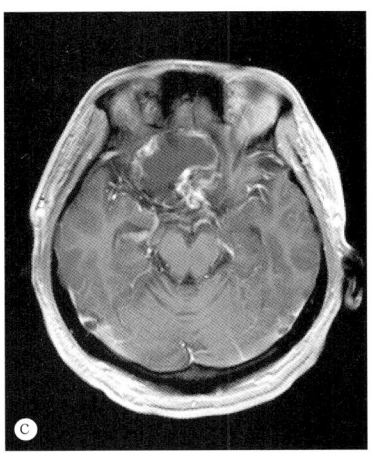
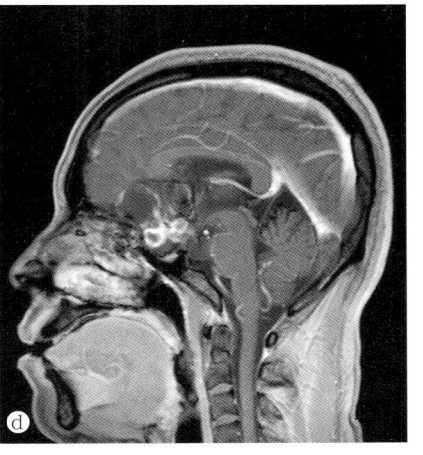

图3-7 鞍上毛细胞星形细胞瘤

MRI 横断位 T_1 和 T_2 加权像（a、b）：鞍上不规则形病变在 T_1 加权像上呈低信号，T_2 加权像呈不均匀高信号，脑沟、裂内有弥漫低信号（陈旧出血）。横断和矢状位增强扫描 T_1 加权像（c、d）：肿瘤囊壁厚薄不均显著强化。（WHO Ⅰ～Ⅱ级）。

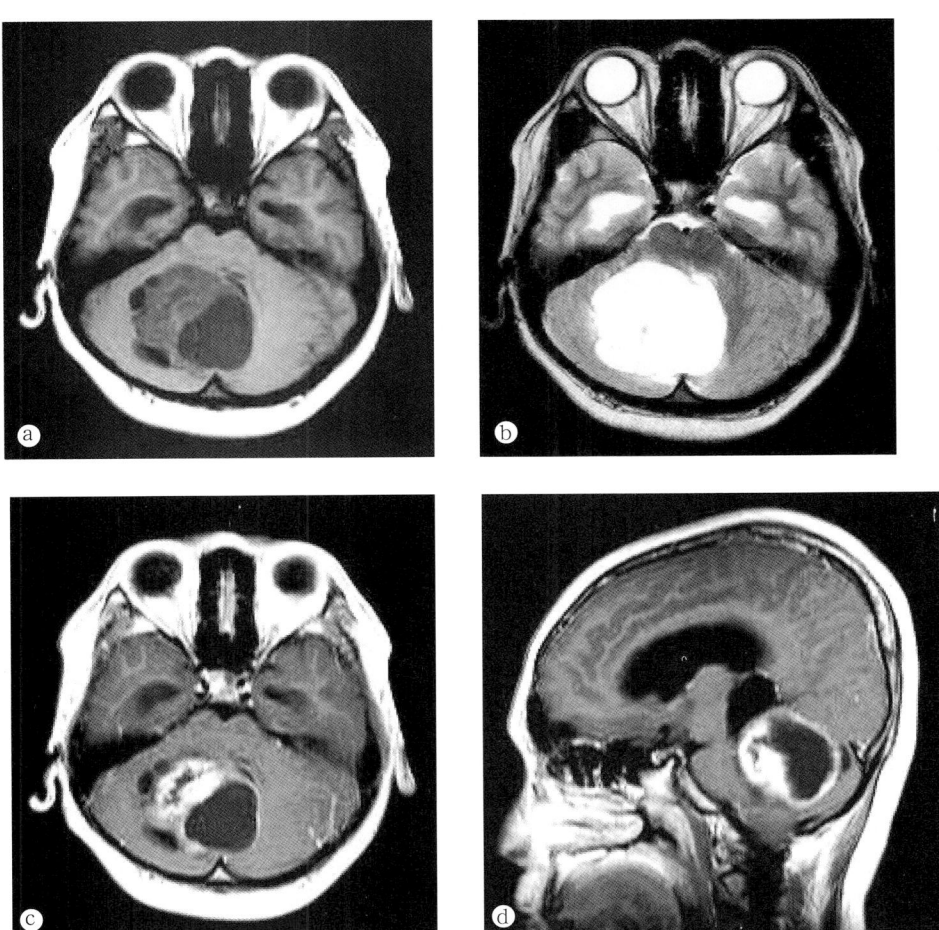

图3-8 星形细胞瘤

MRI 横断位 T_1 和 T_2 加权像（a、b）：右侧小脑半球肿瘤囊性部分在 T_1 加权像为低信号，T_2 加权像高信号，实性部在 T_1 加权像为稍低信号，T_2 加权像上为高信号，第Ⅳ脑室受压变形、上移。横断和矢状位 T_1 加权增强扫描像（c、d）：肿瘤实性部分显著强化。手术病理：星形细胞瘤Ⅱ级。

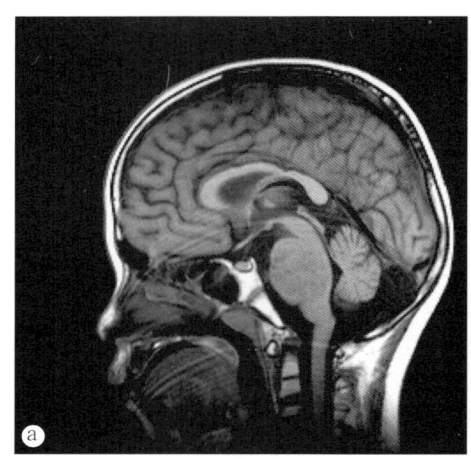
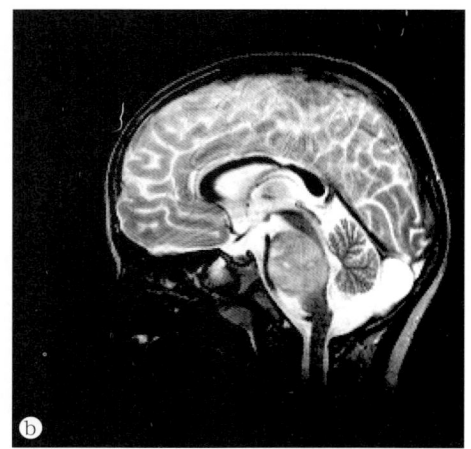
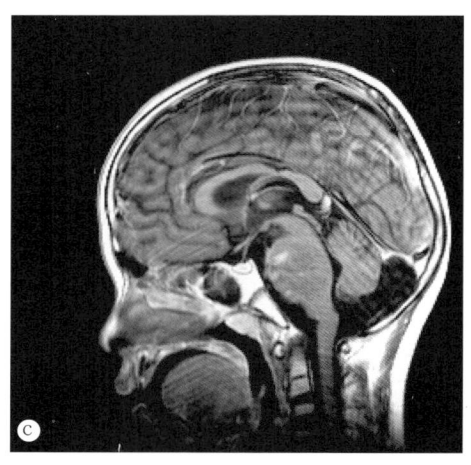

图3-9 桥脑胶质瘤

MRI矢状位T_1和T_2加权像（a、b）：桥脑膨胀性增大，T_1加权像呈低信号、T_2加权像呈不均匀高信号，第Ⅳ脑室受压变扁。增强矢状位T_1加权像（c）：桥脑肿瘤部分强化。

7.鉴别诊断 毛细胞星形细胞瘤好发于儿童的小脑、脑干和视觉通路，CT和MRI表现常为境界清楚的囊性病变，囊内可见多个肿瘤结节，常无肿瘤周围水肿。与血管母细胞瘤比较，毛细胞星形细胞瘤的结节较大，增强扫描有不同程度的不均匀强化，肿瘤周围水肿少见；而血管母细胞瘤的周围常见异常增粗的血管。

8.预后 毛细胞星形细胞瘤是一种生长缓慢的肿瘤，患者可存活数十年，肿瘤全部切除后预后良好。

附：毛细胞黏液样星形细胞瘤

毛细胞黏液样星形细胞瘤（pilomyxoid astrocytoma）是一种毛样肿瘤，与毛细胞星形细胞瘤关系密切，肿瘤具有显著的黏液样变基质和血管中心性分布的单一形态的双极肿瘤细胞，典型病例看不到Rosenthal纤维或嗜酸性颗粒小体/玻璃样小滴。毛细胞黏液样星形细胞瘤在2007年WHO中枢神经系统肿瘤分类中归属为毛细胞星形细胞瘤中的特殊亚型，其组织学良恶性分级为WHO的Ⅱ级，为低度恶性。

1.一般资料 毛细胞黏液样星形细胞瘤的发病率尚不清楚，仅占毛细胞星形细胞瘤的很小比例。

2.年龄和性别分布 毛细胞黏液样星形细胞瘤常见于比较年幼的婴儿（中位年龄10个月），但也可见于年龄较大的儿童。发生于成年人者罕见。男女的发病率大致相等。

3.发生部位 下丘脑/视交叉是毛细胞黏液样星形细胞瘤最常见的发生部位，也可见于丘脑、小脑、脑干、颞叶和脊髓。

4.病理表现

大体所见：毛细胞黏液样星形细胞瘤在术中病理报道中常被描述为质地较硬的胶样肿块，肿瘤可浸润周围脑实质。

显微镜下显示：其组织学特点为显著黏液样变的基质和单一形态的双极细胞，以血管为中心分布，肿瘤组织内部可见微血管增殖，但是无

Rosenthal纤维或嗜酸性颗粒小体／玻璃样小滴。

5.临床表现　毛细胞黏液样星形细胞瘤患者无特异性的临床症状和体征。

6.影像学检查　CT和MRI显示肿瘤呈圆形，境界较清晰，肿瘤组织内部可见出血灶。在MRI的T_1加权像上呈低信号，T_2加权像上呈高信号，增强扫描呈均匀强化。肿瘤可突入第Ⅲ脑室，也可累及深部脑白质。部分患者可出现脑积水和脑脊液播散。MRS显示肿瘤强化部分Cho／Cr比值升高，提示该肿瘤更具侵袭性。

7.预后　与毛细胞星形细胞瘤相比较，毛细胞黏液样星形细胞瘤更具侵袭性，且局部复发和脑脊液播散更为常见，因此预后不良。

（二）室管膜下巨细胞星形细胞瘤

室管膜下巨细胞星形细胞瘤（subependymal giant cell astrocytoma）是一种生长缓慢的良性星形细胞肿瘤，其组织学为WHO良恶性分级的Ⅰ级。常并发于结节性硬化患者，室管膜下巨细胞星形细胞瘤是诊断结节性硬化的重要指征之一。

1.一般资料　室管膜下巨细胞星形细胞瘤的发病率在确诊为结节性硬化的患者中占6%～14%，也有散发病例。

2.年龄和性别分布　本病多见于10～20岁青少年，无明显的性别差异。

3.发生部位　侧脑室前角和孟氏孔区是室管膜下巨细胞星形细胞瘤的好发部位。

4.病理表现

大体所见：肿瘤为境界清楚的分叶状肿块，常见钙化和囊变，血管丰富。

显微镜下显示：肿瘤主要由巨噬细胞样星形细胞构成。

5.临床表现　继发性阻塞性脑积水导致的颅内压增高为患者的主要临床表现，还可出现面部皮脂腺瘤、癫痫等。

6.影像学检查

（1）X线片检查　X线片孟氏孔区可见肿瘤钙化灶，伴发于结节性硬化者，可显示侧脑室周围的钙化灶，晚期可见颅内压升高的相应征象。

（2）CT检查　CT扫描可见侧脑室内或／和孟氏孔区有境界清楚的分叶状肿块，呈低密度、等密度或混杂密度，一般为类圆形，直径约2cm。肿瘤病灶内部可见结节状或不规则形钙化，有时可见囊变区和自发性出血。儿童患者可生长为巨大肿瘤，其囊腔可与脑室相通，常伴有单侧或双侧侧脑室扩大。增强扫描肿瘤实性部分通常明显强化，动态增强扫描显示肿瘤密度上升的达峰期较短，下降期较长。此外，还发现皮质结节和室管膜下结节等结节性硬化的表现。结节性硬化患者的室管膜下结节若超过1cm，则应考虑为室管膜下巨细胞星形细胞瘤。

（3）MRI检查　MRI显示肿瘤境界清楚，无钙化病灶的信号强度较均匀，在T_1加权像上呈等信号，T_2加权像上呈等或高信号（图3-10）。肿瘤发生部分钙化时信号强度不均匀，钙化部分信号很低，但是偶尔钙化在T_1加权像上呈高信号。增强扫描肿瘤呈均匀或不均匀显著强化。部分患者可发生肿瘤病灶内部出血。根据MRI多方位成像，易于显示肿瘤与脑室壁的关系，从而有助于推断肿瘤的起源。

7.预后　该肿瘤的生长缓慢，患者生存期较长，其10年生存率达80%。手术切除后一般不复发。

（三）多形性黄色星形细胞瘤

多形性黄色星形细胞瘤（pleomorphic xantho astrocytoma）为预后相对较好的星形细胞肿瘤，好发于儿童和年轻人，肿瘤常位于大脑半球表面，起源于软脑膜下的星形细胞，其良恶性分级属于WHO Ⅱ级，为低度恶性肿瘤。

1.一般资料　多形性黄色星形细胞瘤少见，其发生率占全部星形细胞瘤不足1%。

2.年龄和性别分布　该肿瘤主要见于儿童和青少年，2/3的患者小于18岁，也可见于年长的患者。无明显的性别差异。

3.发生部位　肿瘤常位于脑膜和大脑表面，98%的肿瘤位于幕上，尤其好发于颞叶，也有发生于小脑、脑干和视网膜的病例报道。

4.病理表现

大体所见：肿瘤与脑膜相连，多为囊实性，可有壁结节。硬脑膜受累，以外生性生长为主，多中

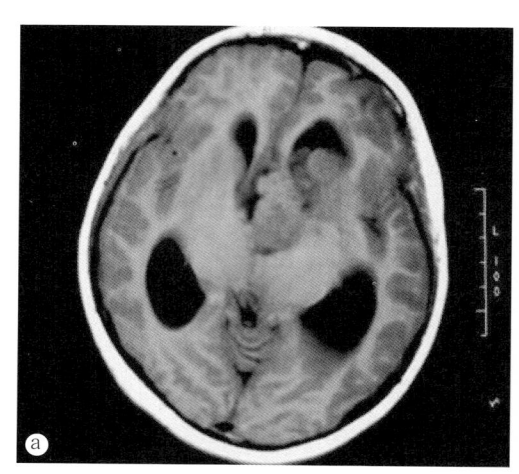
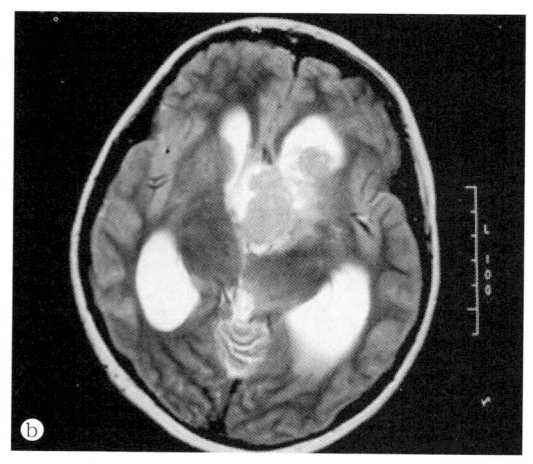

图3-10 室管膜下巨细胞星形细胞瘤

MRI 横断位 T_1 和 T_2 加权像（a、b）：左侧脑室额角内病变在 T_1 和 T_2 加权像上均呈中等信号，形态不规则，室间孔受压，侧脑室扩大。

心生长和柔脑膜播散的病例罕见。

显微镜下显示：肿瘤细胞密集且具多形性，许多肿瘤细胞内含有脂肪，较大的黄色瘤样细胞表达神经胶质酸性蛋白(glial fibrillary acidic protein, GFAP)，并可见致密的网状纤维和淋巴细胞浸润。

5.临床表现　由于肿瘤位于大脑的表浅部位，多数患者有长期癫痫史。小脑和脊髓肿瘤可引起相应的临床表现。

6.影像学检查

（1）CT 检查　CT 扫描显示肿瘤的囊性部分为低密度，实性部分或壁结节可为略低密度、等密度、略高密度或混杂密度，有时可见点状钙化。增强扫描肿瘤的实性部分可强化。

（2）MRI 检查　MRI 显示肿瘤境界清楚，可见内部囊变及壁结节，病变多位于皮质及皮-髓质交界区（图3-11），可沿柔脑膜扩展。肿瘤实质部分在 T_1 加权像上呈低或等信号，T_2 加权像呈高信号，增强扫描常有显著强化（图3-12），临近部位的脑膜也可有强化。该肿瘤的生长缓慢，病灶周围水肿不明显。

7.鉴别诊断

（1）节细胞瘤和节细胞胶质瘤：其占位效应无或较轻，常见肿瘤病灶钙化，而多形性黄色星形细胞瘤发生钙化者少见。

（2）脑实质内的室管膜瘤：也多为囊实性病灶，但是肿瘤的位置较深，其实性部分常见钙化，增强扫描实性部分的强化程度不如多形性黄色星形细胞瘤显著。

8.预后　一项71例患者的随访研究显示：72%的患者可存活5年，61%的患者存活10年。肿瘤病灶坏死虽与患者的存活率显著相关，但不是预测预后的独立因素。

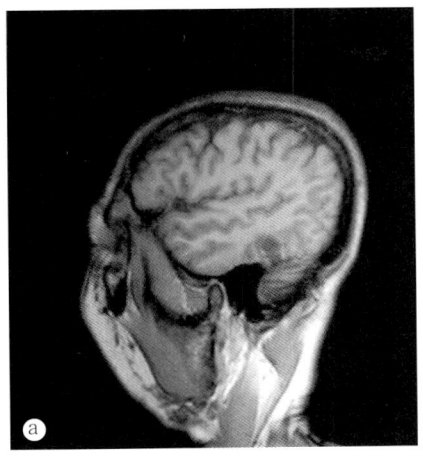
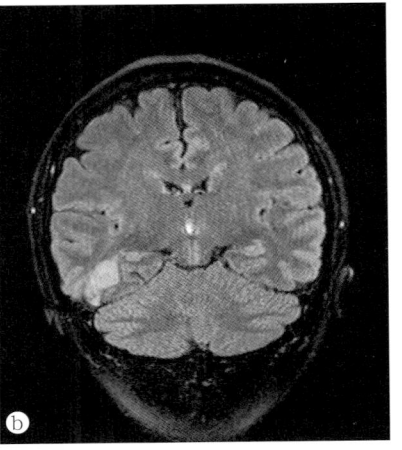

图3-11 多形性黄色星形细胞瘤

MRI矢状位T_1加权像(a)：显示右颞叶内的低信号肿瘤病灶位于皮层。冠状位FLAIR像(b)：右颞叶肿瘤呈高信号，边界清楚。

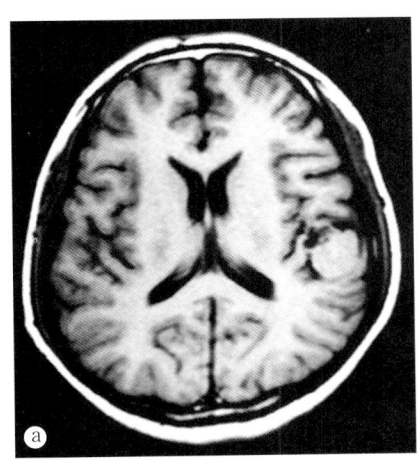
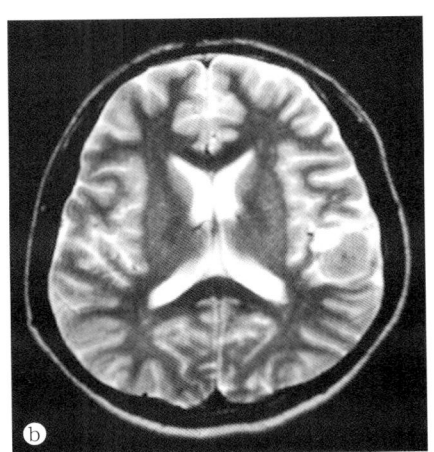
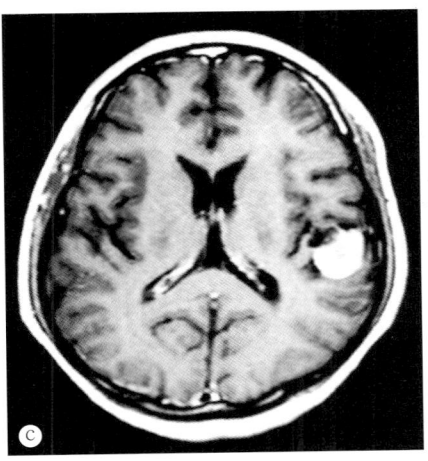

图3-12 多形性黄色星形细胞瘤

MRI 横断位T_1和T_2加权像（a、b）：左颞叶肿瘤在T_1加权像上实性部分呈中等信号，囊性部分呈低信号，T_2加权像实性部分呈稍高信号，囊性部分呈高信号。横断位T_1加权增强扫描像（c）：肿瘤实性部分显著强化。

（四）弥漫型星形细胞瘤

弥漫型星形细胞瘤（diffuse astrocytoma）好发于年轻人，可累及中枢神经系统的任何部位，但以幕上多见，肿瘤细胞的高分化为其特点，虽然其生长缓慢，但具有恶变为间变型星形细胞瘤的潜能，最终还可发展成为胶质母细胞瘤。弥漫型星形细胞瘤归属于WHO良恶性分级的Ⅱ级。在1993年版WHO分类中，采用的是"星形细胞瘤"一词，2000年的分类则将它更名为"弥漫型星形细胞瘤"。约30%的患者有肿瘤抑制基因p53的畸变，也可有第13、17和22对染色体的异常。

1. 一般资料　弥漫型星形细胞瘤占所有脑部星形细胞肿瘤的10%～15%，新增病例1.4人/（100万·年）。流行病学数据显示北欧和北美国家在过去的30年里发病率有增加趋势。

2. 年龄和性别分布　弥漫型星形细胞瘤发病高峰为30～40岁的年轻人。约10%的患者年龄不足20岁，60%介于20～45岁之间，约30%年龄大于45岁，发病的平均年龄为34岁。男性发病率较高，男：女之比为1.18:1。

3. 发生部位　弥漫型星形细胞瘤可累及中枢神经系统的任何部位，但是无论儿童还是成年人都好发于幕上，常累及额叶和颞叶（各占1/3病例），其次是脑干和脊髓，而发生于小脑者少见。

4. 病理表现　弥漫型星形细胞瘤根据肿瘤病灶内部存在的优势细胞类型，可分为纤维型、肥胖细胞型和原浆型三个亚型。

大体所见：肿瘤境界不清，病变部位肿大、扭曲，但受累的解剖结构（如皮质和排列）没有被破坏。肿块可位于灰质或灰白质交界区，肿瘤病灶内部可见大小不等的囊腔，若有大量囊腔形成，则病变呈胶冻状。肿瘤病灶内部可见砂砾状钙化灶，呈灶性或弥漫分布。肿瘤可向对侧结构延伸，尤其以额叶常见。

显微镜下显示：病灶由分化好的肿瘤性原纤维型和肥胖型星形细胞构成，背景结构疏松，常呈微囊状。其典型表现为细胞密度中等增加，有时可见核异型，通常没有核分裂象。

5. 临床表现　癫痫是患者最常见的临床表现，根据肿瘤所在的部位，患者的临床症状和体征有所不同。位于大脑半球者常见症状为精神改变、感觉障碍、对侧肢体瘫痪和同侧偏盲等；位于中线结构者，早期即可出现颅内压升高的症状；而位于脑干者的主要症状为头晕、复视、后组颅神经和锥体束损害引起的声音嘶哑、吞咽困难、角膜反射消失和肌力减退等症状。

6. 影像学检查

（1）X线片检查　发病早期X线片检查无异常改变，晚期可见颅内压升高的征象。有时可见肿瘤病灶内部的钙化，多呈小点状，也可呈直条状、波浪状或弧形壳状。钙化的发生率在10%～30%之间。

（2）CT检查　CT扫描显示肿瘤为均匀等密度或低密度，或低、等混合密度。当肿瘤表现为均匀等密度时，可根据局部脑结构肿大和脑室受压等加以判断。肿瘤体积多较小，呈类圆形或不规则形，境界多不甚清楚。少数肿瘤可见点状或斑片状钙化（图3-13），多发生于恶性程度较低的肿瘤病灶内部。钙化多见于儿童患者，成年人的钙化较少见。增强扫描肿瘤多无强化（图3-14 a~b），少数肿瘤病灶局部略有强化。有些肿瘤可呈囊实性，实性部分为团块状或结节状，多有显著强化，而囊壁无强化。此外，星形细胞瘤的密度、境界和强化特点等与病理所见肿瘤的恶性度分级无肯定相关性。所以，多数学者不赞同以肿瘤的影像学表现作为划分其良、恶性程度的依据。

（3）MRI检查　肿瘤在MRI的T_1加权像上多呈低信号，T_2加权像上多呈均匀高信号，境界较清楚（图3-14 c~d）。少数肿瘤T_1加权像为低－等混杂信号，T_2加权像为不均匀高信号。肿瘤内部通常无出血或坏死，少数病例有囊变区。一般无肿瘤周围水肿，或仅有轻度水肿。MRI所示病灶虽然较为局限，但是肿瘤沿白质浸润的范围通常超过MRI所示的病灶。与CT扫描比较，MRI所示病灶范围较大，部分肿瘤CT扫描无异常改变，而MRI易于检出（图3-15），并能区分轻微脑水肿与肿瘤的分界；但是MRI显示钙化的能力不及CT。增强扫描肿瘤通常无强化（图3-14e），或者只有轻微强化，但个别病例也可出现不规则显著强化（图3-16）。

MRS的典型表现是氮-乙酰天门冬氨酸峰显

著降低，肌酸峰中等度降低，而胆碱峰显著升高，Cho/Cr比值通常大于2。

7.鉴别诊断　弥漫型星形细胞瘤应该与下列疾病进行鉴别诊断：

(1) 间变型星形细胞瘤：弥漫型星形细胞瘤有恶变为间变型星形细胞瘤的倾向，在恶变之初肿瘤内部仅有少量组织恶变，此时，间变型星形细胞瘤的表现与典型弥漫型星形细胞瘤相仿，仅根据影像学表现通常难以区别两者。待肿瘤恶变范围较大时，才可根据病灶较大、肿瘤周围水肿较明显、占位效应重，增强扫描不均匀强化等征象与弥漫型星形细胞瘤相鉴别。

(2) 少突胶质细胞瘤　少突胶质细胞瘤常见钙化，而少数弥漫型星形细胞瘤也可发生钙化，因此很难根据肿瘤病灶内部是否有钙化来鉴别二者，但是若出现较明显的脑回样钙化或块状钙化，应考虑少突胶质细胞瘤的诊断。此外，少突胶质细胞瘤的发病年龄较大，肿瘤部位较表浅，可伴有颅骨异常改变，增强扫描肿瘤强化，也是二者有价值的鉴别征象。

(3) 急性或亚急性脑梗死　急性或亚急性脑梗死可出现类似弥漫型星形细胞瘤的影像学改变，但急性起病为脑梗死的特点，脑梗死的病灶范围与脑血管支配区一致，其占位效应程度不一，增强扫描可见脑回样强化。若进行影像学动态观察，其占位效会逐渐减轻直至消失，病灶境界变清，并可逐渐出现局部脑萎缩改变。MRS检查有助于二者的鉴别，急性脑梗死的氮-乙酰天门冬氨酸降低，并出现特征性的乳酸峰。

(4) 病毒性脑炎　也可出现类似弥漫型星形细胞瘤的影像学改变，但是脑炎病灶通常较大，而占位效应相对较轻，增强扫描多无强化；患者可有发热，脑脊液蛋白及细胞数增多，经抗炎治疗后患者的临床症状和影像学征象在短期内可发生明显变化。脑炎的MRS表现为胆碱峰不升高，Cho/Cr比值通常小于2。

8.预后　该肿瘤经手术切除后的平均存活时间为6~8年，但具有明显个体差异，该肿瘤恶变为胶质母细胞瘤是影响病程进展的主要因素，发生恶变的平均时间为4~5年。

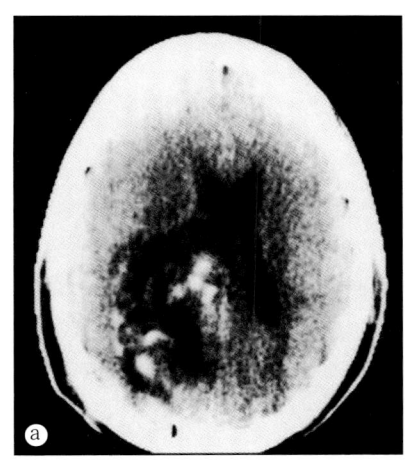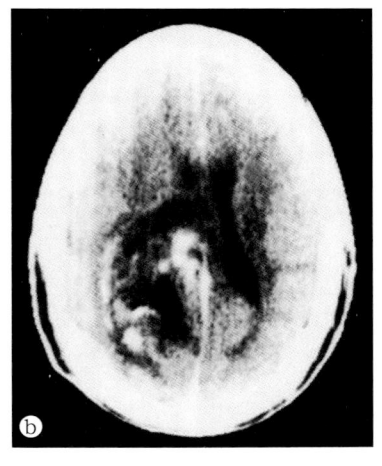

图3-13　原浆型星形细胞瘤（Ⅱ级）

头颅CT平扫图像（a）：左三角区旁大片状低密度，灶周见散在斑点状钙化，左侧三角区扩大前移，中线结构轻度右移。增强扫描图像（b）：病灶外侧边缘部分强化，瘤体无显著强化。手术所见：肿瘤呈实质性、蓝灰色、边界欠清，自同侧丘脑侵润生长，侵入三角区及侧脑室枕角和颞角。

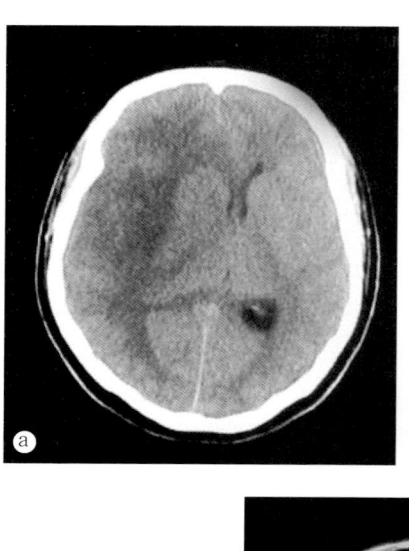
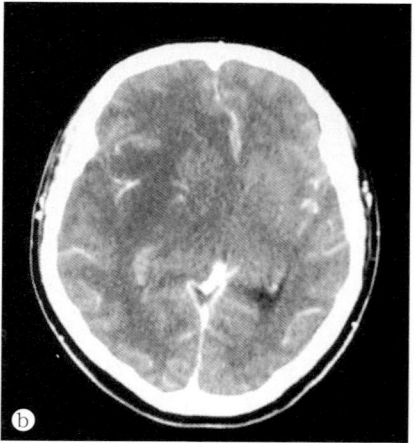
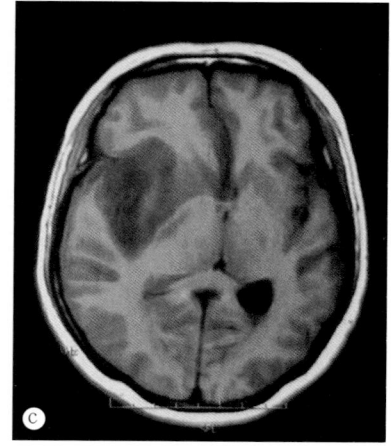
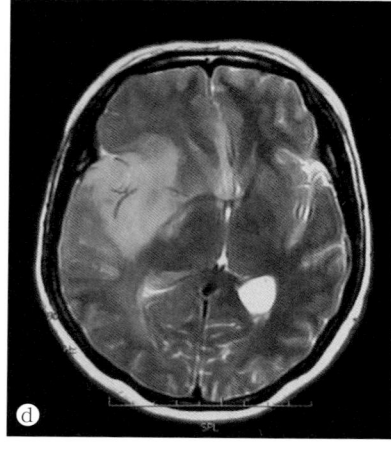
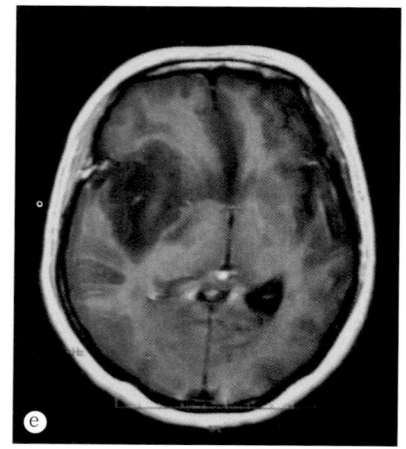

图 3-14 弥漫型星形细胞瘤（I 级）

头颅 CT 平扫（a）：右侧岛叶密度减低，有占位效应，中线结构向对侧显著移位；CT 增强扫描（b）：右侧岛叶病灶无显著强化。MRI 横断位 T_1 和 T_2 加权像（c、d）：右侧岛叶、颞叶和额叶交界病变在 T_1 加权像上呈低信号，T_2 加权像呈高信号，边界清楚；横断位增强 T_1 加权像（e）：病变无强化改变。

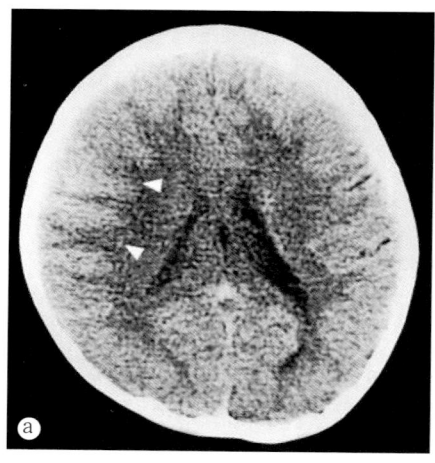
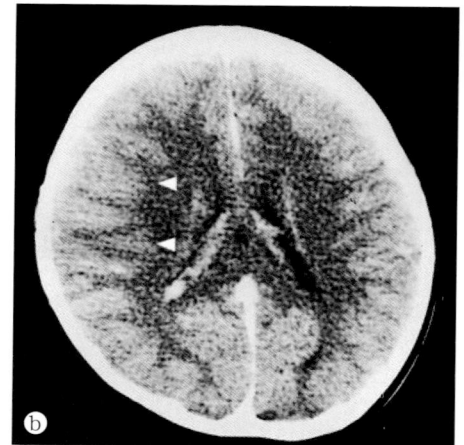

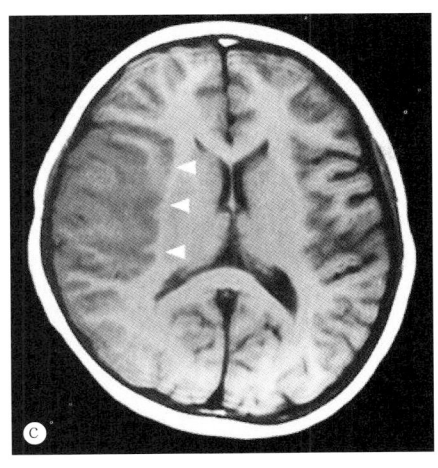
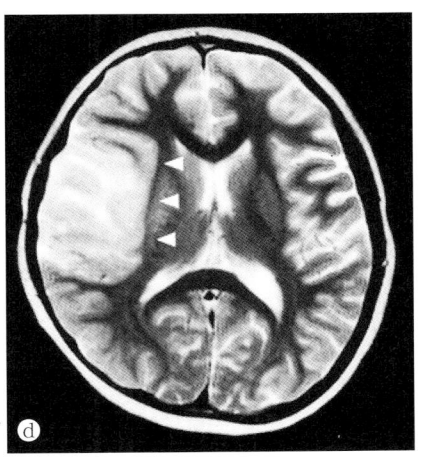

图 3-15 星形细胞瘤

CT 平扫（a）仅右颞叶皮质脑回稍增宽，密度与正常皮质相似（△）。CT 增强扫描（b）：右颞叶病变无显著强化（△）。同患者 MRI 的 T_1 加权像（c）：显示右颞叶皮质增厚，局部信号减低。T_2 加权像（d）：右颞叶皮质信号增高。局部脑组织活检病理：星形细胞瘤 II 级。

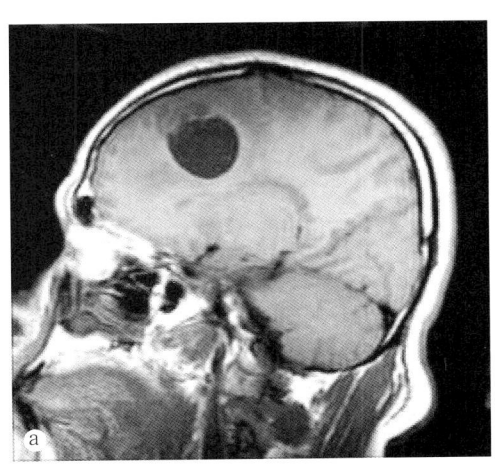
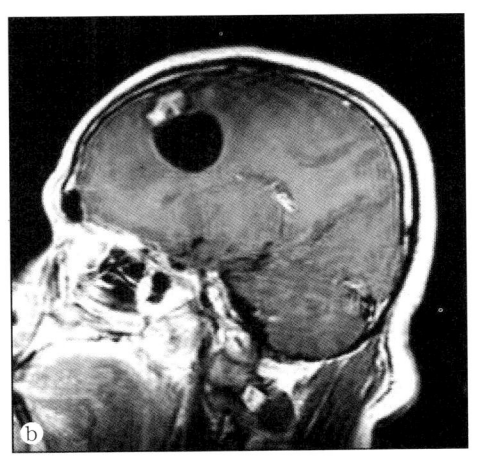

图 3-16 肥胖型星形细胞瘤（II 级）

MRI 矢状位 T_1 加权像（a）：左额叶肿瘤呈囊实性，壁结节在 T_1 加权像上为等信号，无灶周水肿；矢状位 T_1 加权增强像（b）：肿瘤壁结节显著强化。

（五）间变型星形细胞瘤

间变型星形细胞瘤（anaplastic astrocytoma）是弥漫浸润生长的恶性星形细胞瘤，成年人多见，好发于大脑半球。肿瘤可由弥漫型星形细胞瘤（WHO II 级）演变而来，或者无原始病变而直接形成，其良恶性分级为 WHO III 级，属于恶性肿瘤。

1. 一般资料　间变型星形细胞瘤较胶质母细胞瘤和弥漫型星形细胞瘤少见，约占全部颅脑肿瘤的 4%。但也有报道它的发病率略高于弥漫型星形细胞瘤，约占全部胶质瘤的 25%。

2. 年龄和性别分布　本病好发于 35 岁～55 岁的中年人，男性患者略多。

3. 发生部位　间变型星形细胞瘤与胶质母细胞瘤的发生部位相同，好发于大脑半球，也可见于丘脑和桥脑，但是极少发生于小脑。

4. 发病机制和病理　间变型星形细胞瘤有很高 p53 突变率（>70%），可能与肿瘤迅速从弥漫型星形细胞瘤（WHO II 级）发展而来相关。

大体所见：肿瘤弥漫浸润周围脑组织，但是正常脑组织的结构并无明显破坏，受累脑组织肿大。发生较大囊变者少见，但是常见颗粒状质软的不透明区。

显微镜下显示：与弥漫浸润型星形细胞瘤相似，但是其细胞密度、核异型性和核分裂象增加，肿瘤组织内部的血管成分增多，血管内皮细胞增生。

5.临床表现　患者的临床表现与WHO Ⅱ级弥漫型星形细胞瘤相似，主要为癫痫和头痛，根据肿瘤所在的部位不同，可有局灶性定位体征。

6.影像学检查

（1）CT检查　CT平扫显示肿瘤呈不均匀低密度或低－等混杂密度。形成较大囊状病灶时，环形囊壁上可见肿瘤结节或钙化，囊肿的CT值约为15～22Hu。少数肿瘤因呈等密度，可能导致漏诊。多数（67.5%）肿瘤周围水肿属轻～中等度，重度脑水肿者少见（仅5.1%）。增强扫描能明确肿瘤大小和病灶形态，主要有以下两种强化表现：

a.肿瘤囊壁薄、形态不规则，囊肿较大，肿瘤结节不均匀强化。

b.肿瘤呈低密度，境界清楚，表现不均匀模糊强化，CT值可增加10Hu以上。

跨越中线累及两侧大脑半球的间变型星形细胞瘤有时与胶质母细胞瘤的表现相似（图3-17、图3-18a～b）。

（2）MRI检查　MRI检查发现早期肿瘤病灶比CT更敏感，特别在显示多发病灶方面MRI明显优于CT。肿瘤在T_1加权像呈低～等信号，肿瘤病灶内部可见囊腔；在T_2加权像上肿瘤呈高信号，囊腔的信号更高。增强扫描肿瘤有不同形态的强化（图3-18c～e，图3-19b～d）。

MRS检查能提供星形细胞瘤良恶性鉴别的重要信息。间变型星形细胞瘤的Cho/NAA比值通常接近6，Cho/Cr比值接近5；而良性星形细胞瘤的Cho/NAA比值在2～3之间，Cho/Cr比值通常在2～2.5之间。

7.预后　本病患者的预后不佳，间变型星形细胞瘤可恶变进展为胶质母细胞瘤，但其进展的时间间隔有很大差异，平均为2年。

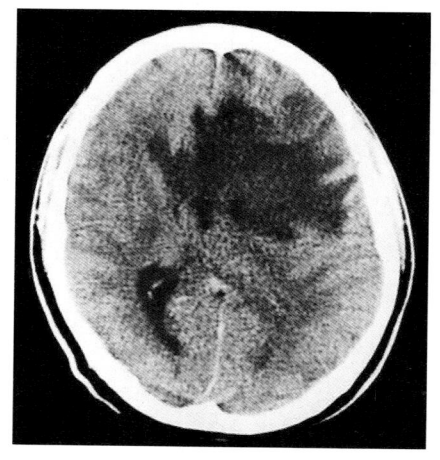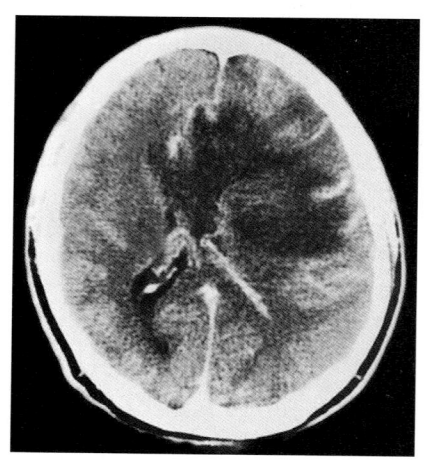

图3-17　间变型星形细胞瘤

CT平扫（a）：左额叶见大片低密度，边缘不规则，部分病灶经胼胝体侵及对侧，两侧额角受压消失，中线结构右移。增强扫描（b）：左额叶病灶未见显著强化。手术所见：肿瘤境界不清，主要位于左额叶，但累及对侧。病理：间变型星形细胞瘤。

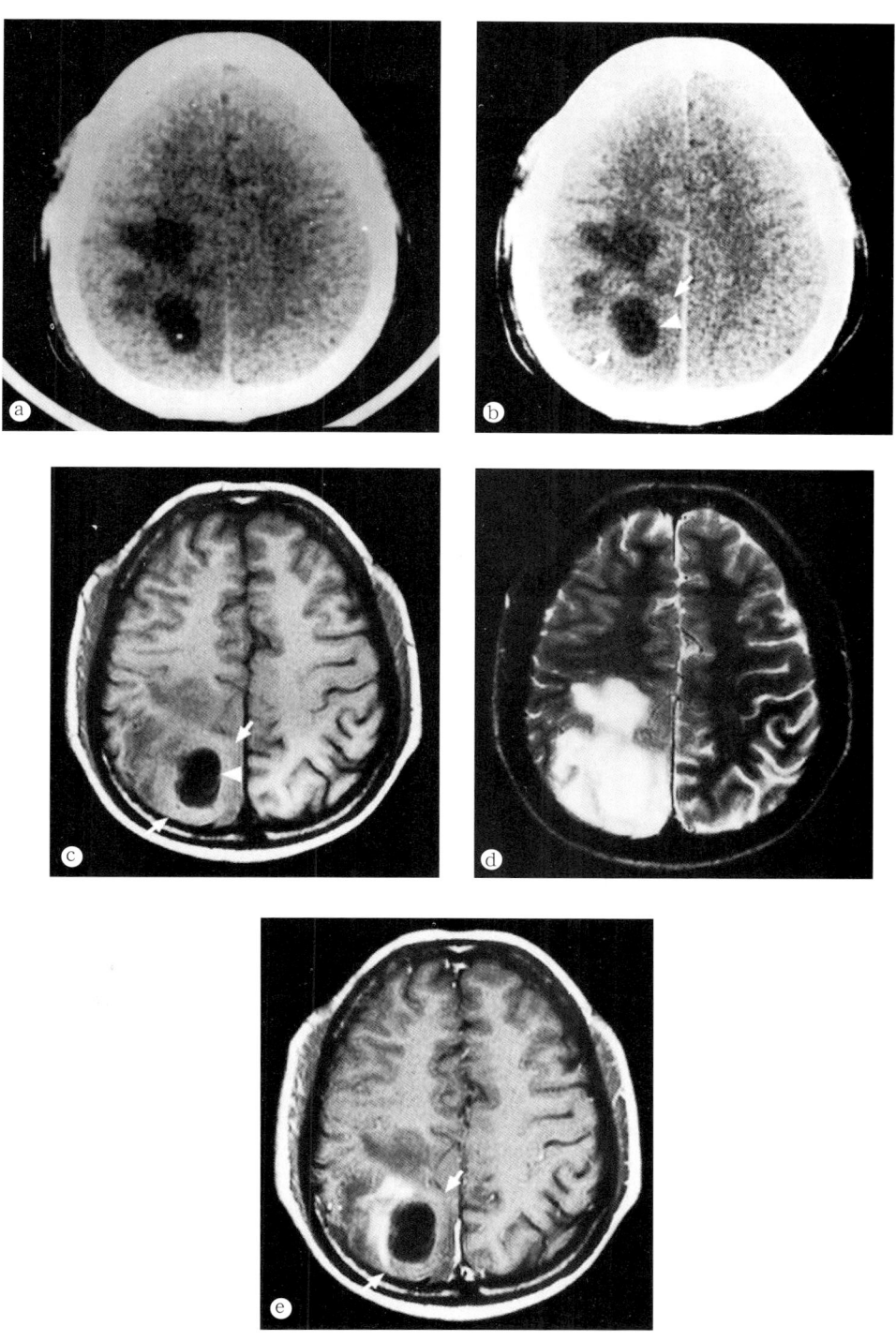

图3-18 间变型星形细胞瘤

CT平扫和增强扫描（a、b）：右顶叶见椭圆形低密度病灶，其前方有不规则低密度水肿区，病灶边缘可见轻微强化。MRI平扫T_1加权像（c）：右顶叶囊状病灶，边缘清楚，病灶内部为低信号；T_2加权像（d）：病灶呈高信号，病灶周围可见不规则水肿区。增强扫描像（e）：显示病灶边缘不均匀强化。手术所见：右顶叶肿瘤，边界不清，瘤体内部有囊变区，囊内含黄色液体。病理：星形细胞瘤II-III级。

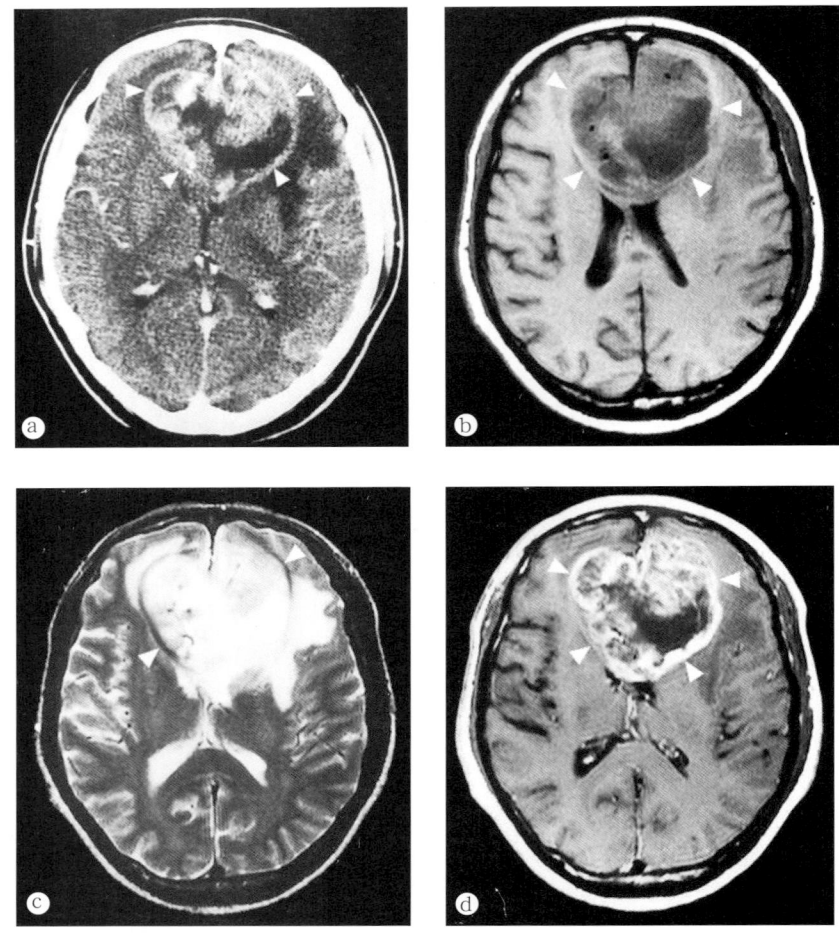

图3-19 间变型星形细胞瘤

CT增强扫描(a)：两侧额叶略高密度和低密度混杂团块状病灶实质性部分及边缘有显著强化，两侧额角受压消失，灶周轻度低密度水肿区。MRI横断位T_1加权像(b)：显示两侧额叶囊性病灶呈不均匀低信号，囊壁为等信号，灶周水肿为不均匀稍低信号。横断T_2加权像(c)：病灶呈不均匀高信号，而瘤壁为低信号，灶周水肿区呈高信号。增强扫描像(d)：病灶边缘呈花边状强化，内部不均匀强化。手术所见：两侧额叶有紫红色实质性肿瘤，边界欠清，血供丰富。病理：间变型星形细胞瘤。

（六）胶质母细胞瘤

胶质母细胞瘤（glioblastoma）既是最常见的原发性脑肿瘤，同时也是恶性程度最高的星形细胞肿瘤。其组织学特点有：核异型性、细胞多形性、核分裂活动增加、血管血栓形成、微血管增生和坏死。胶质母细胞瘤主要累及成年人，好发于大脑半球。大多数胶质母细胞瘤属原发性，可迅速直接形成而没有可识别的前期病变，少数胶质母细胞瘤继发于弥漫型星形细胞瘤WHO Ⅱ级或间变型星形细胞瘤缓慢演化而来。由于该肿瘤具有侵袭性，因此胶质母细胞瘤不能被完全切除，尽管患者术后接受进行放／化疗，但仅有不到一半的患者生存期超过一年。胶质母细胞瘤的良恶性分级为WHO Ⅳ级，为高度恶性肿瘤。

1. 一般资料　胶质母细胞瘤是最常见的脑肿瘤，约占全部颅内肿瘤的12%～15%及星形细胞肿瘤的60%～75%。在大部分欧洲及北美国家，每年新增病例3～4/10万。

2. 年龄和性别分布　胶质母细胞瘤可发生于任何年龄，常累及成年人，发病的高峰年龄介于45～75岁之间。男性发病多于女性，男：女之比为1.8：1。

3. 发生部位　胶质母细胞瘤好发于大脑半球脑白质内，常侵犯颞叶、顶叶、额叶、基底节和胼胝体，较少侵犯枕叶。额颞交界是该肿瘤发生的典型部位。肿瘤常侵及邻近皮质，并可经胼胝体向对侧大脑半球生长。基底节和丘脑的胶质母细胞瘤并不少见，尤其是儿童。脑干胶质母细胞瘤少见，常累及儿童。胶质母细胞瘤很少发生在小脑和脊髓。

4. 发病机制和病理　神经上皮细胞的恶性转化经过了一系列获得性遗传转变过程。原发性胶质母细胞瘤中TP53基因突变不常见（大约25%），在继发性胶质母细胞瘤中TP53突变发生率很高（>65%）。原发性胶质母细胞瘤中大约40%有表皮生长因子受体（epidermal growth factor receptor, EGFR）扩增，没有染色体10q的杂合性缺失；而继发性胶质母细胞瘤EGFR扩增罕见，有染色体17q的杂合性缺失。

大体所见：尽管病程较短，但肿瘤常迅速增大并占据一个脑叶。肿瘤通常位于一侧，但位于脑干和胼胝体的病变可呈双侧对称性分布。肿瘤境界不清，切面颜色不一，中心区因髓鞘崩解坏死呈黄色，周围的肿瘤组织呈灰白色、质软。中心坏死区可占整个肿块的80%。肿瘤内部的灶性新鲜或陈旧出血呈红色和棕色。

显微镜下显示：肿瘤的组织学特点包括细胞具有多形性、密度增高、明显的核异型，核分裂活性增加，明显的微血管增生和/或坏死。

5. 肿瘤的扩散和转移　虽然浸润性播散是所有弥漫型星形细胞肿瘤的特点，但胶质母细胞瘤向临近脑组织的侵袭更为迅速。肿瘤可通过胼胝体向对侧大脑半球生长，或经胼胝体在两侧大脑半球深部呈蝶形生长。也可通过内囊、穹窿、前连合和视放射侵犯对侧相应结构。肿瘤细胞沿周围皮层表面浸润，沿血管周围间隙生长，或沿神经传导束间生长，可产生新的肿瘤病灶，从而形成多发性肿瘤病灶。

6. 临床表现　大多数胶质母细胞瘤（>50%）临床病程短（通常<3个月），主要见于中老年人（平均年龄62岁）。在全部胶质母细胞瘤中，继发性胶质母细胞瘤发生率<10%，是由星形细胞瘤恶性变缓慢发展而来，病程长，由不足1年至10年以上。典型表现见于年轻人（平均年龄45岁）。常见颅内压增高的症状和体征（如头痛、恶心/呕吐，并伴有视乳头水肿）。1/3的患者有癫痫发作。有时也可出现头痛、性格改变等非特异性的神经症状。

7. 影像学检查

（1）CT检查　胶质母细胞瘤的典型CT表现为不规则形的颅内肿块，平扫常呈混杂密度，肿瘤病灶内部的坏死和囊变多为低密度，CT值在16~23Hu之间，通常囊变区的境界较坏死区清楚（图3-20）。实质性肿瘤的密度通常稍高于正常脑组织，CT值约为33Hu。肿瘤极少见钙化。少数病例（约2.3%）CT平扫肿瘤呈等密度，与正常脑组织不易区分，增强扫描肿瘤强化才能显示肿瘤形态，CT值平均增加12.6Hu。若平扫发现肿瘤病灶内部异常高密度，则为病灶内部出血所致，急性期出血灶的

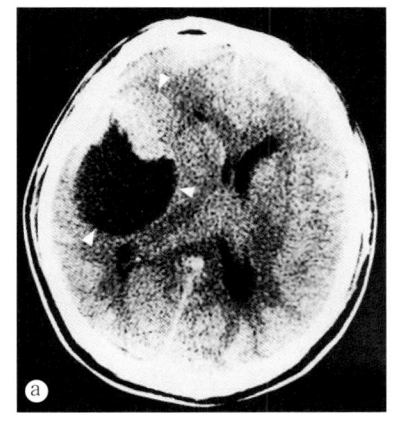 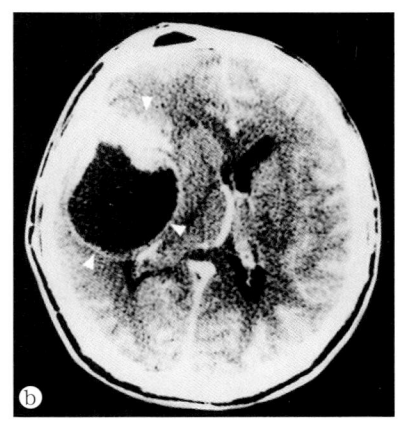

图3-20　胶质母细胞瘤

CT平扫（a）：右额颞叶见囊实性病灶，实质性部分偏前，密度略高；后部囊变区呈均匀低密度，囊壁菲薄，占位效应显著，但病灶周围水肿轻微。增强扫描（b）：病灶实体部分和囊变区的囊壁均有显著强化。手术所见：右额叶囊实质性病灶，实质部分境界不清，囊变区内部充满黄色囊液。病理：胶质母细胞瘤。

密度在 70~90Hu 之间。胶质母细胞瘤经胼胝体跨越中线结构生长，累及两侧大脑半球是较常见的表现。CT 增强扫描，肿瘤病灶多为环状强化，环壁厚薄不均（图 3-21）。肿瘤周围可伴有不同程度的脑水肿。

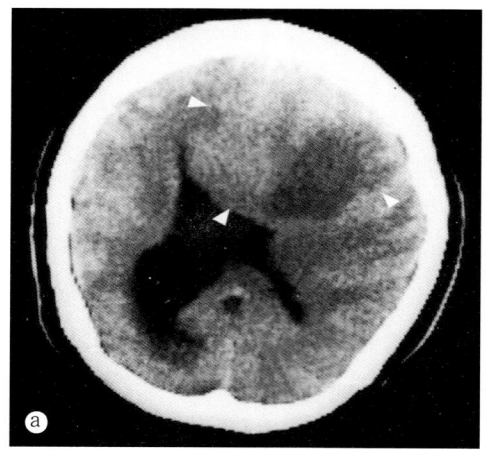
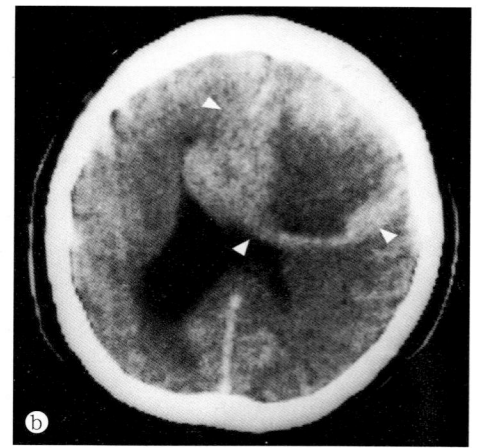

图 3-21 胶质母细胞瘤

CT 平扫（a）：左额叶可见等低混杂密度巨大团块状病灶，越过中线突向对侧，病灶周围无显著水肿，两侧额角受压，右侧脑室扩大（提示右侧脑室间孔受阻）。增强扫描（b）：病灶外周呈中等度强化，中心区无强化，提示为病灶内部有坏死区。手术所见：左额叶肿瘤，境界不清，大脑镰被推向对侧。病理：胶质母细胞瘤。

（2）MRI 检查　肿瘤在 T_1 加权像上多呈低-等混杂信号，与周围正常脑组织分界不清，有占位效应。肿瘤病灶内部囊变或坏死区呈更低信号，出血则为高信号。在 T_2 加权像上肿瘤呈高-等混杂信号，坏死区呈更高信号。除极少数肿瘤病灶为较均匀强化外，大多数肿瘤呈不规则环形强化，强化的程度也不均匀（图 3-22），部分病例呈圆形、类圆形或花边样强化（图 3-23）。

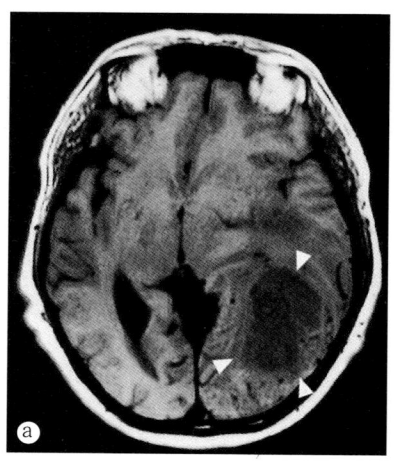
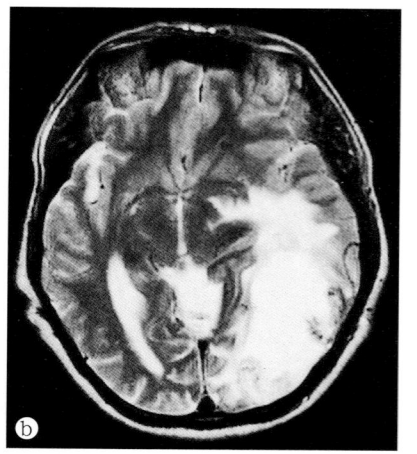

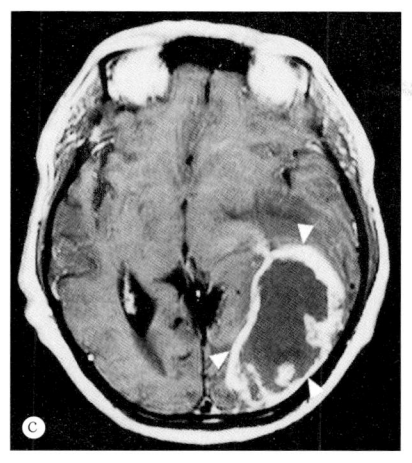
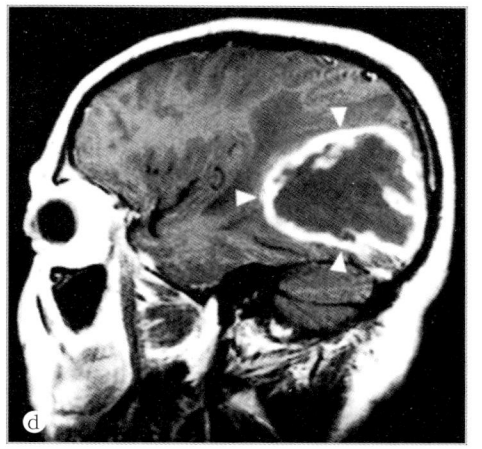

图 3-22 胶质母细胞瘤

MRI 横断位 T_1 加权像（a）：左颞顶枕叶低信号病灶，占位效应显著。病灶周围见稍低信号区。横断 T_2 加权像（b）：病灶呈高信号，与周围水肿区相连，分界不清。横断 T_1 加权增强扫描像（c）：病灶边缘不规则强化。矢状位 T_1 加权增强扫描像（d）：病灶已突至皮质表面。手术所见：左颞顶枕叶病灶，突出脑表面，边界欠清，内部有囊变，血供丰富。病理：胶质母细胞瘤。

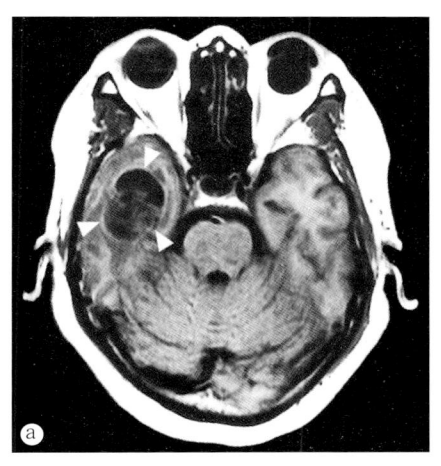
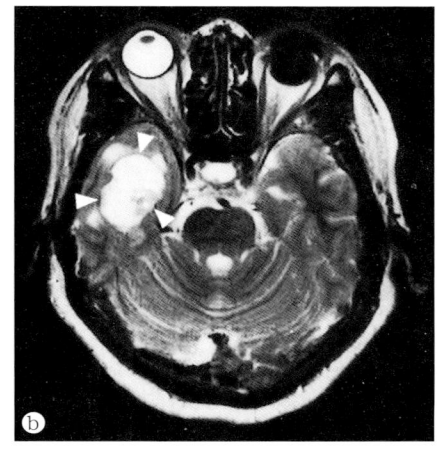
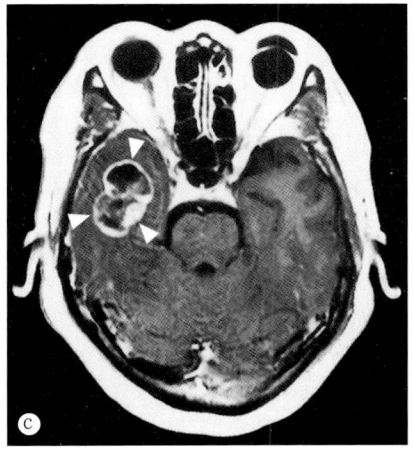

图 3-23 胶质母细胞瘤

MRI 横断位 T_1 加权像（a）：右侧颞叶病灶为不均匀低信号，有占位效应。横断 T_2 加权像（b）：病灶呈高信号，肿瘤周围轻度水肿。增强扫描横断位 T_1 加权像（c）：右侧颞叶病灶呈花边样强化，内部伴有囊变。手术所见：肿瘤呈实质性，有囊变。病理：胶质母细胞瘤。

（3）X 线脑血管造影检查　胶质母细胞瘤的肿瘤血管丰富，X 线脑血管造影可见新生肿瘤血管，若静脉提前显影，则提示形成动-静脉短路（图 3-24），肿瘤周围正常血管受压移位。约 10%

的病例，因肿瘤坏死而呈少血管改变。

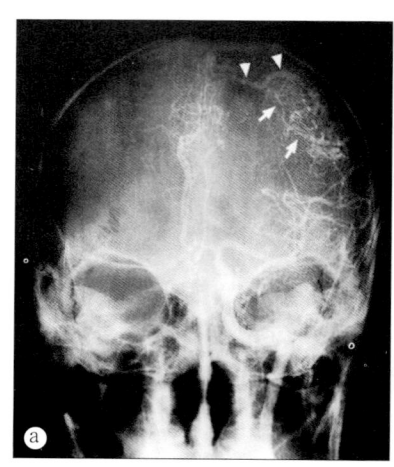
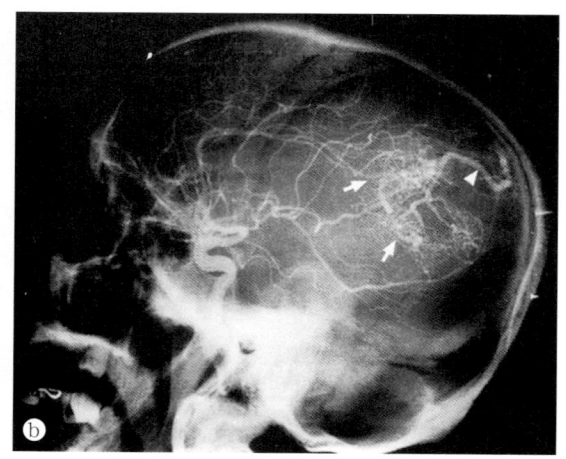

图3-24 胶质母细胞瘤

X线脑血管造影正位像（a）：大脑前动脉平行向对侧移位，"大脑镰征"阳性。大脑中动脉4-5段显著下移，其上方可见病理血管团，其上方可见横行早期引流静脉（⇕）。侧位像（b）：于顶叶可见病理血管团及引流静脉，大脑前动脉及中动脉末梢支参与血供。病理：左顶叶胶质母细胞瘤

8. 鉴别诊断

（1）间变型星形细胞瘤 发病年龄较轻，与胶质母细胞瘤的主要区别为没有明显的坏死区，囊变也较少见。此外，间变型星形细胞瘤较小，肿瘤周围水肿和占位效应较轻，较少见出血。但是该肿瘤与坏死和囊变均不明显的胶质母细胞瘤往往很难鉴别。

（2）弥漫型星形细胞瘤 发病年龄较轻，肿瘤常较小，一般肿瘤无囊变和坏死，少见出血，肿瘤周围水肿和占位效应不明显，可有钙化，增强扫描肿瘤的强化不显著。

（3）少突胶质细胞瘤和间变型少突胶质细胞瘤 间变型少突胶质细胞瘤进一步恶变即为胶质母细胞瘤。与胶质母细胞瘤比较，少突胶质细胞瘤和间变型少突胶质细胞瘤钙化多见，而坏死、囊变和出血少见，体积较小，肿瘤周围水肿和占位效应较轻。

（4）室管膜瘤和间变型室管膜瘤 可发生于脑室壁和脑实质内，位于脑实质内部者有时需要与胶质母细胞瘤鉴别。发生于脑实质内的室管膜瘤和间变型室管膜瘤多见于儿童和青少年，出血很少见，而钙化较常见。

（5）脑脓肿 局限性脑炎期的CT密度和MRI信号变化，以及占位征象可与胶质母细胞瘤相似，但注射对比剂增强扫描病灶一般不强化，结合病史通常不难鉴别。脓肿包膜形成后，CT和MRI增强扫描均可显示薄壁环形强化，且厚薄较均匀，或略有不均。

（6）恶性脑膜瘤 起源于大脑凸面者，可向脑内浸润，肿瘤周围水肿明显，病灶内部可见坏死、囊变和出血，有时很难与胶质母细胞瘤相鉴别，但恶性脑膜瘤增强扫描多呈均匀显著强化，多伴有颅骨改变和脑外肿瘤的征象，如与脑膜呈宽基底相连、脑膜尾征等。

（7）淋巴瘤 典型CT表现为脑内单发或多发的等或高密度病灶，增强扫描呈显著均匀强化，肿瘤病灶内部一般无钙化，极少见出血，肿瘤周围水肿轻微。MRI上肿瘤信号的变异较多，T_2加权像上呈略低或等信号时十分有助于鉴别诊断。MRS检查显示肿瘤实性部分出现明显脂质波峰时，提示淋巴瘤的可能。

（8）转移瘤 结合原发肿瘤病史，脑内多发或单发病灶，常位于皮-髓质交界区，增强扫描病灶呈结节状或环状强化。

9. 预后 尽管可以对肿瘤进行手术切除、放射治疗和应用化学药物治疗，但是胶质母细胞瘤患者的生存率仍然很低。瑞士和加拿大的一项回顾性研究显示，生存期超过1年者不到20%，患者存活超过3年不足3%。

附1 多发性胶质母细胞瘤

文献中报道8%~15%的胶质母细胞瘤为多中心性生长,组织学检查可见脑内多发瘤灶之间存在某种病理学联系。上述观点为大多数学者所接受。

多发性胶质母细胞瘤(multifocal glioblastomas)可发生于脑组织的任何部位,例如:位于一侧大脑半球的不同脑叶,或见于两侧大脑半球或同时累及幕上和幕下脑组织。由于既往生前诊断较困难,本病的发病率尚无确切统计数据。随影像学导引下脑穿刺活检的临床应用,目前可以早期确定本病的诊断。有报道认为:多发性胶质瘤的发病率比过去想象得高,约占全部脑胶质瘤的10%,甚至更高。

本病的影像学表现与单发胶质瘤相似,应该注意将之与脑转移瘤、多灶性脑原发淋巴瘤及某些类型的脑内肉芽肿病变相鉴别(图3-25~图3-27)。

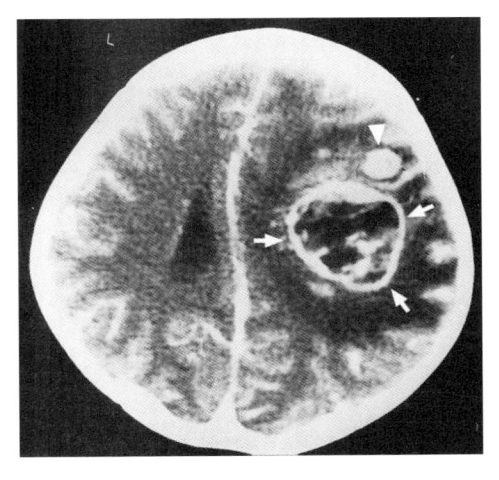

图3-25 多发胶质母细胞瘤

CT增强扫描:左额顶叶见囊状及小结节强化病灶,囊状病灶较大,囊壁厚薄不均,囊内尚可见残屑状强化,病灶周围水肿较著,占位效应显著。结节病灶位大囊状病灶的前外方。手术所见:肿瘤呈紫红色、鱼肉状,内部有囊变,境界不清,血供丰富。病理:多发胶质母细胞瘤。

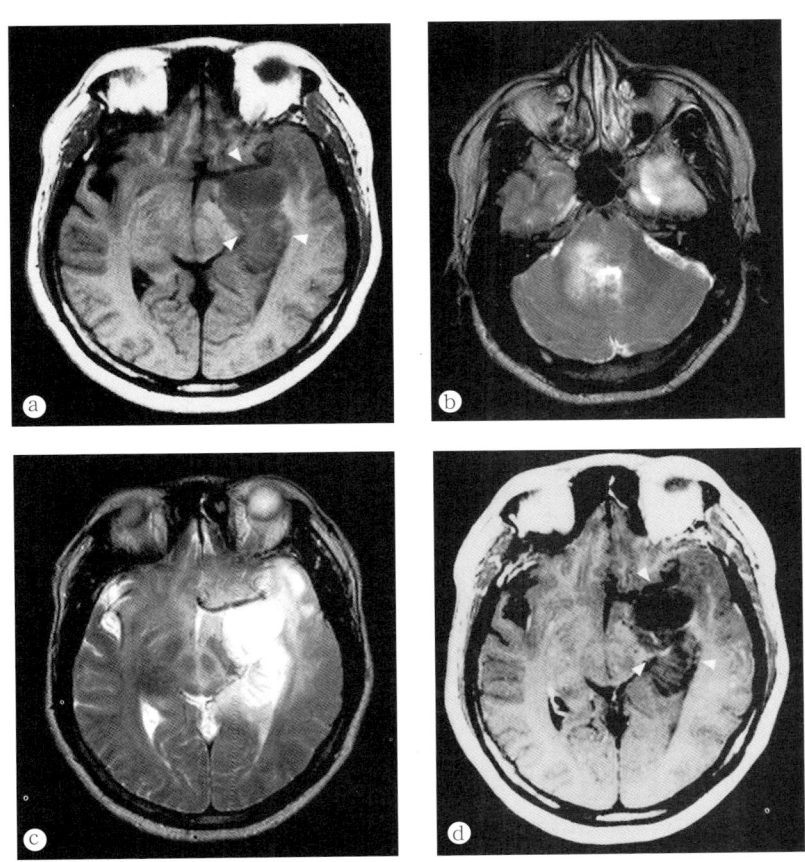

图3-26 多发星形细胞瘤

MRI 横断 T_1 加权(a)和 T_2 加权像(b、c):左颞叶深部、左颞极及右侧桥臂有多发 T_1 加权像低信号、T_2 加权像高信号病灶,其边界不清,占位效应及病灶周围水肿显著。增强 T_1 加权像(d):脑内病灶无显著强化。立体定向脑活检病理检查:多发性胶质母细胞瘤。

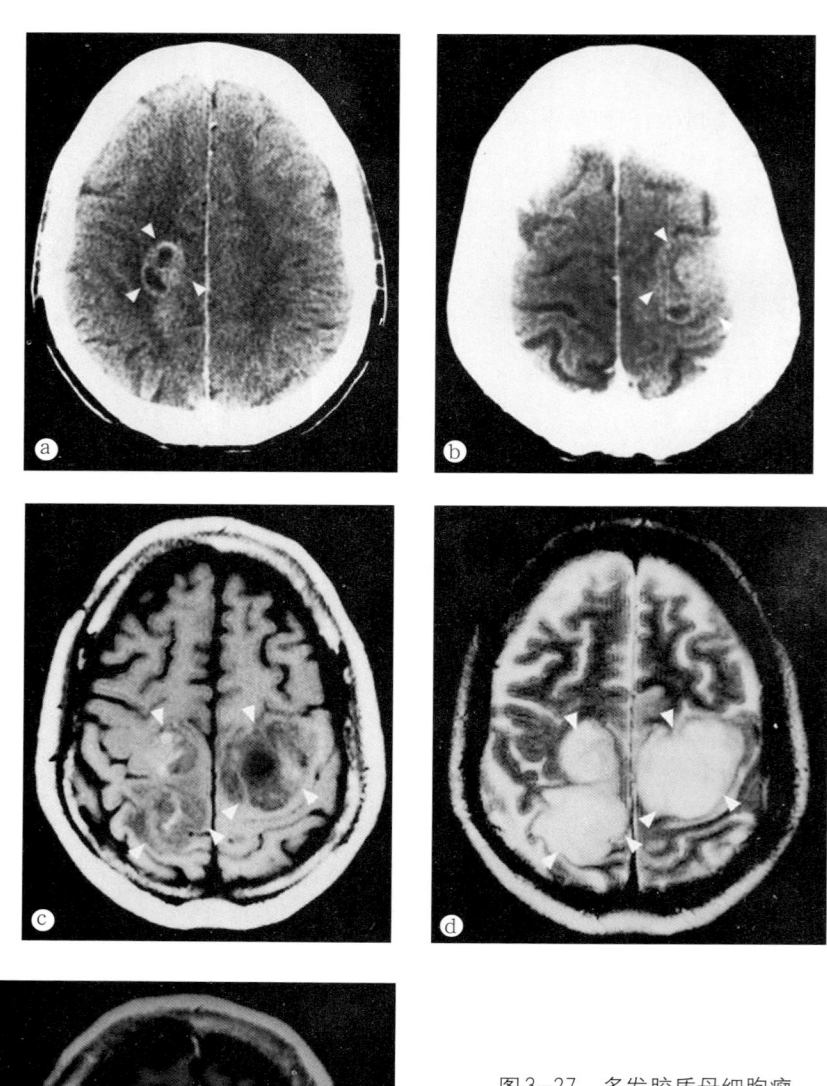

图3-27 多发胶质母细胞瘤
CT增强扫描（a、b）：两侧顶叶皮层下见结节或团块状病灶，其内部有囊变，囊壁及实质性部分有强化，病灶周围水肿不显著。MRI 横断T_1和T_2加权像（c、d）：两侧顶叶皮层及皮层下区多发T_1加权像低信号、T_2加权像高信号的团块状病灶，信号不均匀，外形略呈花环状，病灶周围水肿不显著。增强横断T_1加权像（e）：病灶边缘及实质性部分不均匀显著强化。手术病理：两侧大脑半球多发胶质瘤（分化不良型及部分胶质母细胞瘤）。

附2 胶质肉瘤

胶质肉瘤（gliosarcoma）是胶质母细胞瘤的一个亚型，具有胶质和间叶双向分化的组织形态特点，其良恶性分级为 WHO Ⅳ级，高度恶性。

1. 一般资料　胶质肉瘤约占全部胶质母细胞瘤的2%或者8%。

2. 年龄和性别分布　胶质肉瘤的年龄分布与胶质母细胞瘤相似，以40～60岁多见（平均年龄52.1岁），少数病例见于儿童，甚至是幼儿。男性发病率高于女性。

3. 发生部位　胶质肉瘤多位于大脑半球，颞叶、额叶、顶叶和枕叶肿瘤的发生频率依次递减，发生于后颅凹和脊髓的肿瘤比较少见。

4. **病理表现**

大体所见：肿瘤质地硬，境界清楚，多靠近脑表面。

显微镜下显示：具有胶质和肉瘤成分是胶质肉瘤显著的组织学特点。胶质成分为胶质母细胞瘤的典型特点，有不同程度的间变和GFAP表达。肉瘤成分常为血管周间叶组织增生呈纤维肉瘤样结构，恶变特征为核异型、核分裂活跃和坏死。

5. **临床表现** 胶质肉瘤的病程短，临床表现与胶质母细胞瘤相似，症状与肿瘤的发生部位相关，可出现颅内压升高、癫痫、瘫痪等。

6. **影像学检查**

（1）CT检查 含大量肉瘤成分的肿瘤，CT平扫表现为境界清楚的高密度肿块，注射对比剂增强扫描均匀强化，与脑膜瘤的表现相似。以胶质成分为主的肿瘤，其影像学表现与胶质母细胞相似，CT平扫肿瘤呈等－低混杂密度，境界相对较清楚，肿瘤周围可见中等度脑水肿（图3-28a）。增强扫描可见肿瘤的实性部分显著强化；坏死或发生囊变的囊壁亦有显著强化（图3-29）。

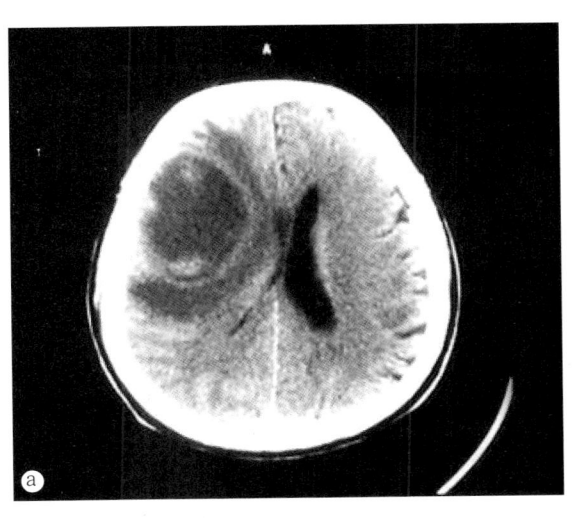
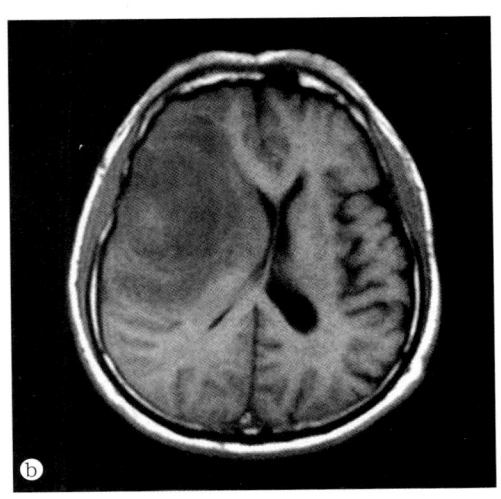
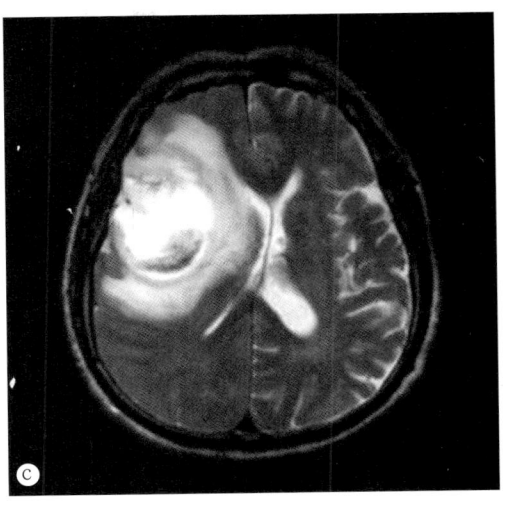
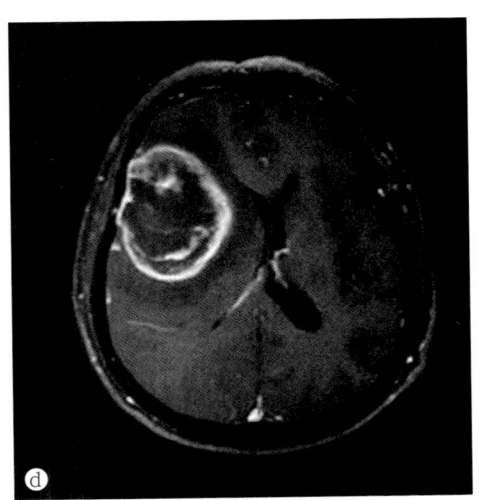

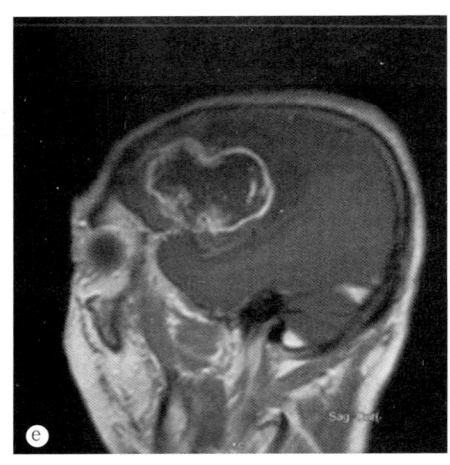
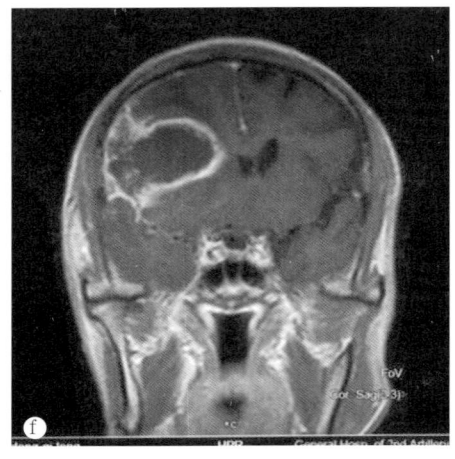

图3-28 胶质肉瘤

CT平扫（a）：右额叶可见环形占位病变，环壁中等密度，边界清楚，病灶中心密度较低、不均匀，伴瘤周水肿。MRI 横断 T_1 和 T_2 加权像（b、c）：T_1 加权像显示右额叶病变为不均匀低信号、T_2 加权像为不均匀高信号团块状病灶，病灶周围显著水肿。横断、矢状和冠状位增强 T_1 加权像（d、e、f）：病灶呈环形强化，环壁形态不规则，病灶内部有少许强化。手术病理：胶质肉瘤。

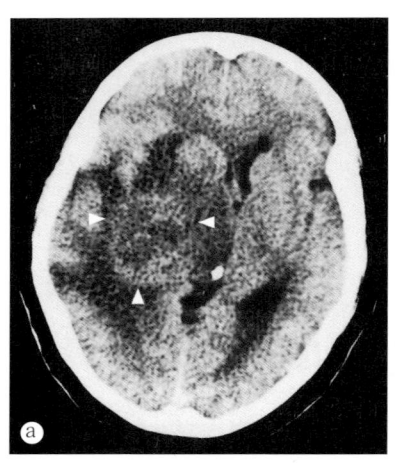
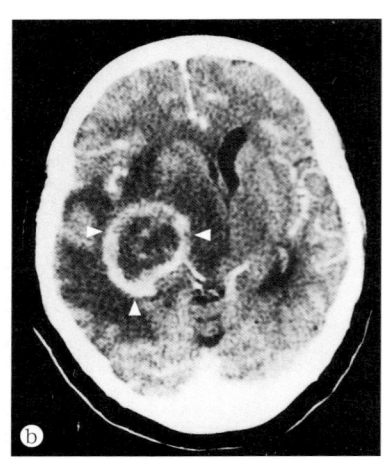

图3-29 胶质肉瘤

CT平扫（a）：右颞叶深部可见稍低密度团块影，病灶中心密度较低，周围见大范围水肿区，占位征象显著。增强扫描（b）：病灶呈环形强化，环壁厚薄不等，病灶内部亦有少许点状强化。手术所见：右颞叶深部病灶呈灰红色、质软，境界欠清，内部有囊变，血供丰富。病理：胶质肉瘤。

（2）MRI检查 MRI 显示肿瘤境界清晰，在 T_1 加权像上呈低信号，信号强度不均匀，在 T_2 加权像上呈高-低混杂信号。增强扫描肿瘤常呈环状强化，肿瘤周围脑水肿较明显（图3-28b～e）。

7.预后 有证据表明胶质肉瘤较普通的胶质母细胞瘤预后稍好，但大量的临床研究显示二者的预后没有显著性差异。

（七）大脑胶质瘤病

大脑胶质瘤病（gliomatosis cerebri）是一种弥漫生长的胶质瘤（通常为星形细胞型），肿瘤细胞弥漫性侵犯至少3个以上的脑叶，通常累及两侧大脑半球和/或深部灰质核团，导致大脑容积增大，但是不能确定肿瘤的中心。肿瘤常沿致密神经纤维扩展，侵及脑干和/或小脑，甚至脊髓。在大脑胶质瘤病中，星形细胞型最为常见，也可见少突胶质细胞瘤型和混合性少突星形细胞瘤型。大脑胶质瘤病为渐进性扩展，大部分病例的良恶性分级为 WHO Ⅲ级，属于恶性。

1. 年龄和性别分布　本病多见于40~50岁中年人。一项151例大脑胶质瘤病的研究显示，该肿瘤发病年龄跨度从新生儿至83岁，男性稍多，发病率无明显性别差异。

2. 发生部位　根据尸检研究结果，大脑胶质瘤病常见累及部位依次为：大脑半球（76%）、中脑（52%）、桥脑（52%）、丘脑（43%）、基底节（34%）、小脑（29%）、延髓（13%）、下丘脑（9%）、视神经和视交叉（9%）以及脊髓（9%）。当大脑胶质瘤病位于大脑半球时，半卵圆中心常受累，但仅有19%的患者大脑皮层受累，17%的病例扩散至软脑膜。77%的大脑胶质瘤病例累及双侧颅脑。

3. 病理表现

大体所见：受累脑组织肿胀、坚硬，灰白质交界模糊但尚完整。

显微镜下显示：典型的组织学特点为小胶质细胞增生，其细胞核拉长呈梭形；可见胶质细胞，尤其是星形细胞形态呈多形性，包括内含多形细胞核的较大肿瘤细胞。

4. 临床表现　依据肿瘤发病部位的不同，患者的症状和体征差异较大。可出现痴呆、嗜睡、癫痫、头痛、颅神经损害、颅内压增高、视力障碍等。

5. 影像学检查　受累脑组织肿胀增大，脑组织结构通常无破坏。CT平扫显示病灶呈稍低或等密度，境界不清，增强扫描无强化。中线结构常无移位，或移位不明显。MRI的质子密度加权、T_2加权像和FLAIR像均显示病灶为弥漫性高信号，T_1加权像为等或稍低信号，境界不清。MRI增强扫描病灶无强化，或少许强化。MRI在显示肿瘤病灶范围和累及胼胝体等方面的效果优于CT（图3-30）。

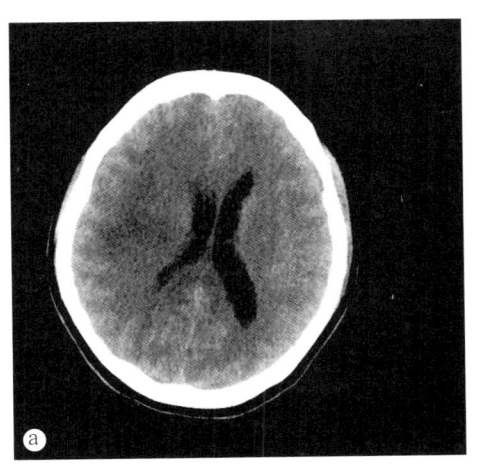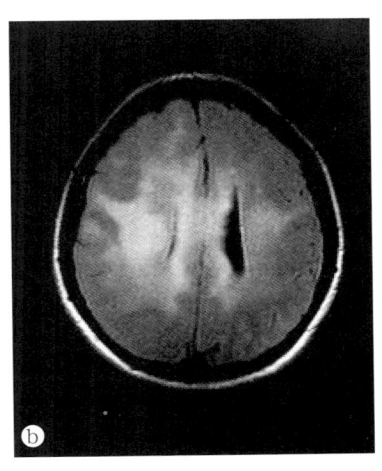

图3-30　胶质瘤病

CT平扫（a）：两侧额顶叶深部弥漫性密度减低，右侧脑室受压变窄。MRI横断FLAIR（b）：
显示以两侧额顶叶脑白质及胼胝体为主呈弥漫性高信号，脑沟变浅。活检病理：胶质肉瘤

6. 预后　由于肿瘤范围广泛，通常仅可作肿瘤部分切除，而放射治疗和化学治疗的疗效亦不确切，所以大脑胶质瘤病的预后较差。

（八）星形细胞肿瘤的鉴别诊断

星形细胞肿瘤由于其组织形态学及生物学特性的复杂多样，其影像学表现也千差万别，需与其他一些肿瘤和非肿瘤性病变进行鉴别。

1. 局限性脑水肿　脑水肿为脑内多种病变的常见伴发异常改变，需要与星形细胞瘤相鉴别。首先是急性脑梗死引起的脑水肿，根据其病灶多与血管分布区一致，占位效应较轻可以鉴别二者。但是有些出血性脑梗死病灶的密度可不均匀，水肿反应及占位效应也可较重，此时二者的鉴别困难。脑外伤或轻度脑挫伤伴发脑水肿，所致病灶密度不均匀，有占位效应时，与肿瘤的鉴别比较困难，可以经随访观察，发现脑水肿有所消退，才能加以鉴别。

2. 吸收期脑内血肿　吸收期脑内血肿的CT平扫可以为不均匀低密度病灶，有或无占位，需要与

星形细胞瘤进行鉴别,增强扫描血肿壁呈环状强化,随访观察病灶逐渐缩小为鉴别要点。MRI则对判断不同演变阶段的脑出血病灶有其特殊优势,在诊断与鉴别诊断方面可起决定性作用。

3.化脓性脑炎及脑膜脑炎　化脓性脑炎及脑膜脑炎的早期影像学所见,与某些CT呈低密度的星形细胞瘤类似,须结合临床和其他检查资料综合分析来确定诊断。脑膜脑炎在病程后期CT增强扫描,可出现脑皮质区强化;化脓性脑炎有广泛胶质瘢痕形成者,其CT平扫表现为广泛低密度,均需要与星形细胞瘤相鉴别。由于MRI在判断局部组织结构侵蚀、破坏、变性、萎缩、增生,轻微占位效应等方面明显优于CT,当CT鉴别诊断困难时,应选择进行MRI检查,以便提供更多的鉴别诊断信息。

4.脑脓肿　间变型,特别是胶质母细胞瘤应该主要与脑脓肿相鉴别,患者的病史、临床表现及实验室检查结果具有重要参考价值。对无典型临床表现的病例,常导致诊断困难。由于脑脓肿壁的血管丰富,厚薄均匀,常为圆形、类圆形,内部可形成分隔,常经血行途径至脑内,故多位于皮-髓质交界区;而胶质瘤因发生坏死或囊变,导致肿瘤壁厚薄不均,因此,肿瘤病灶的密度(或信号)不均匀。增强扫描脓肿壁的强化程度通常高于肿瘤,而肿瘤周围的脑水肿区一般大于脑脓肿。对一时无法鉴别者,经抗炎治疗后随访影像学检查,具有重要鉴别诊断意义。

5.其他颅脑肿瘤

(1)无钙化的少突胶质瘤与Ⅱ、Ⅲ级星形细胞瘤的影像学表现通常难以区分。

(2)弥漫浸润型原发性脑淋巴瘤与Ⅱ、Ⅲ级星形细胞瘤有时不易区分,鉴别要点在于:虽然前者的病灶范围较大,但其占位效应较轻,应用皮质类固醇药物治疗后,病灶可缩小甚至消失。团块型淋巴瘤发生坏死时,与恶性胶质瘤常难以区分。此时,可进行试验性放射治疗,淋巴瘤可在短期内缩小甚至消失,根据此改变可以将二者区分开来。

(3)单发脑转移瘤与胶质母细胞瘤的影像学表现也可十分类似,给鉴别诊断带来困难,根据经验,其定性误诊率高达40%~50%。若能发现原发肿瘤,则有利于作出转移瘤的诊断,应用MRS检查,原发性肿瘤周边区的cho峰升高,而转移瘤无此改变,可资鉴别。

二、少突胶质细胞肿瘤

少突胶质细胞肿瘤(oligodendroglial tumors)包括少突胶质细胞瘤及间变型少突胶质细胞瘤,前者占绝大多数,属WHO Ⅱ级,后者属WHO Ⅲ级。一组国外资料提示间变型少突胶质细胞瘤占恶性胶质瘤的3.5%。少突胶质细胞肿瘤占颅内原发肿瘤的5%,占颅内胶质瘤的10%~17%;分子细胞遗传学研究表明,少突胶质细胞瘤的基因变化明显不同于弥漫型星形细胞瘤。少突胶质细胞瘤主要表现为第19对和第1对染色体的突变。

(一) 少突胶质细胞瘤

少突胶质细胞瘤(oligodendroglioma)是由形态与少突胶质细胞相似的肿瘤细胞构成,呈弥漫浸润、细胞分化良好,好发于成年人,典型病灶位于大脑半球,大约60%以上的少突胶质细胞肿瘤伴有19q和1p染色体臂的等位基因消失。少突胶质细胞瘤的良恶性分级为WHO Ⅱ级,为低度恶性。

1.一般资料　少突胶质细胞瘤每年的发病率为0.27~0.35/10万人。约占全部原发性脑肿瘤的2.5%,占全部胶质瘤的5%~6%。

2.年龄和性别分布　少突胶质细胞瘤好发于成年人,其高峰发病年龄为40~45岁,很少见于儿童,在14岁以下脑肿瘤患者中仅占2%。男女患病比率为1.1:1。

3.发生部位　少突胶质细胞瘤好发于大脑半球的皮层和白质,50%~65%的肿瘤位于额叶、颞叶、顶叶和枕叶的发生率依次递减。肿瘤可累及一个以上脑叶或双侧大脑半球,据统计多脑叶受侵约占50%,发生于双侧者仅占20%。发生于后颅凹、基底节、脑干或脊髓的少突胶质细胞瘤,以及原发于柔脑膜的少突胶质细胞瘤和少突胶质细胞大脑胶质瘤病也有报道。

4.病理表现　肿瘤大多发生在大脑半球深部,其境界较清楚,质地较软,呈灰红色,发生广泛黏液变性的肿瘤呈胶冻状,肿瘤可侵及柔脑膜。大脑半球深部的少突胶质细胞瘤可突入脑室内生长,其至成为脑室内肿瘤。肿瘤常见钙化,可见肿瘤病灶内部囊变和出血,但肿瘤周围水肿少见。

5.临床表现 约2/3的患者有癫痫发作,更为常见的临床表现还有头痛和颅内压升高的其他体征、局灶性神经系统功能障碍和认知或心理改变。

6.影像学检查

(1) X线片检查 约20%靠近皮质区缓慢增长的少突胶质细胞瘤可见颅骨局限性弧形压迹。当病变广泛累及柔脑膜时,可见类似脑膜瘤的改变。

(2) CT检查 CT平扫70%的少突胶质细胞瘤有钙化,钙化灶呈斑块状、冰凌状、碎屑状,有时类似脑回状,多在肿瘤病灶之内,但是不能仅根据钙化作出少突胶质细胞瘤的诊断。CT平扫肿瘤病灶多呈等密度或低密度,多数肿瘤与正常脑组织分界尚清楚,肿瘤周围水肿轻微。分化较好的肿瘤密度均匀,增强扫描无显著强化(图3-31)。CT扫描容易漏诊无钙化的等密度肿瘤,有时钙化较小的肿瘤,因占位效应轻,也容易误诊为脑血管畸形等其他病变。

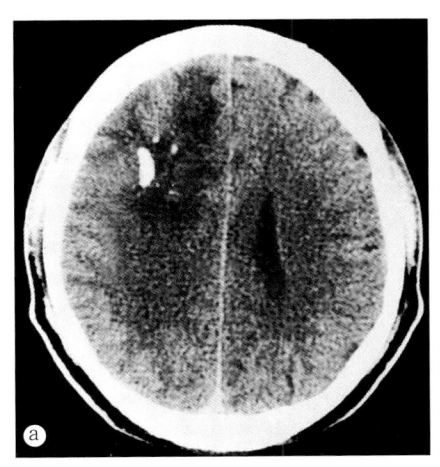
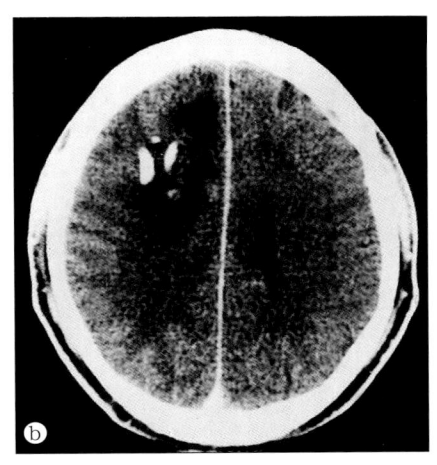

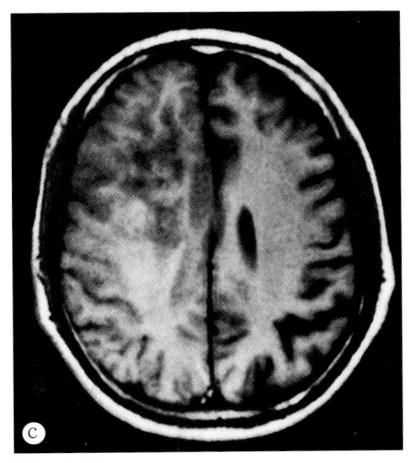
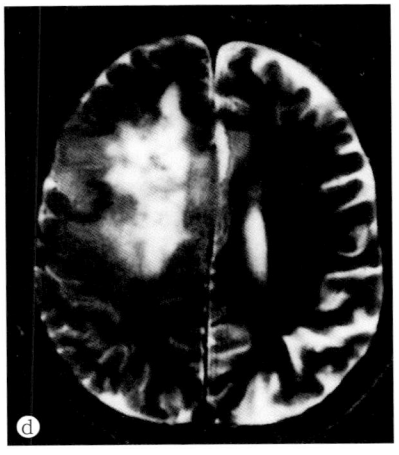
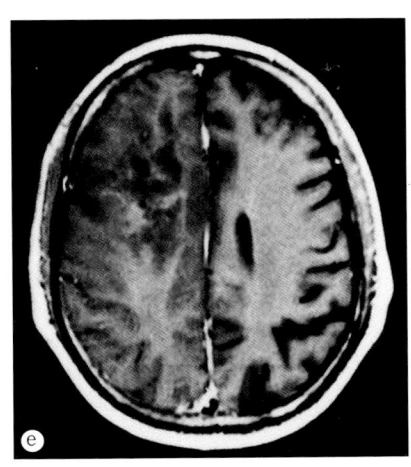

图3-31 少突胶质细胞瘤

CT平扫和增强扫描(a、b):右额叶可见点条状钙化灶,周围不规则低密度区,右侧脑室受压显示不清,病灶无强化。MRI横断T_1加权像(c):病灶呈低信号、T_2加权像(d):为高信号,周围轻度水肿带。横断增强扫描像(e):病灶境界不清,有轻度不规则强化。手术所见:右额顶叶肿瘤,边界不清,硬韧有钙化。病理:少突胶质细胞瘤。

有学者进行少突胶质细胞瘤的某些特殊CT表现及其病理基础的对照研究,结果表明有钙化者提示肿瘤生长缓慢。钙化主要沿血管壁分布,部分沉积在肿瘤周围脑组织之中,因此CT显示的钙化灶多呈索条状。肿瘤内部血管的数量、形态和结构与钙化形状密切相关:钙化主要为索条状,而血管数量少者,钙化常呈钝角或呈弓形包绕肿瘤(图3-32a),网状毛细血管或血管瘤样形成的钙化则呈团块状。

（3）MRI检查　少突胶质细胞瘤在T_1加权像上呈低-等混杂信号，T_2加权像呈高信号，肿瘤多为圆形或椭圆形，境界清楚，肿瘤周围水肿不明显。钙化在T_1和T_2加权像上均呈低信号，常规自旋回波序列对钙化显示不如梯度回波脉冲序列敏感。增强扫描肿瘤无强化（图3-31c～e）或轻微强化（图3-32b～d）。

与CT比较，MRI显示病变范围优于CT，而CT显示钙化灶的效果优于MRI。应该注意综合分析MRI和CT的影像表现，有利于提高影像学诊断的准确性。

（4）X线脑血管造影检查　典型少突胶质细胞瘤的X线血管造影检查显示为无血管或少血管的占位性病变，其周围可见正常脑血管延伸和包绕病灶的征象，无肿瘤染色和新生肿瘤血管。

7.鉴别诊断

（1）弥漫型星形细胞瘤　与少突胶质细胞瘤相比，弥漫型星形细胞瘤的密度或信号更为均匀，发生钙化的几率较低（10%～20%），钙化灶的部位更为深在，沿白质扩散更为明显。

（2）节细胞胶质瘤　节细胞胶质瘤发生囊变者较多，而且囊变区较大，增强扫描强化更为显著。

（3）脑膜瘤　脑膜瘤是脑外肿瘤，影像学检查可见各种脑外的占位性表现，在MRI的T_2加权像上呈等或稍低信号，增强扫描显著均匀强化。

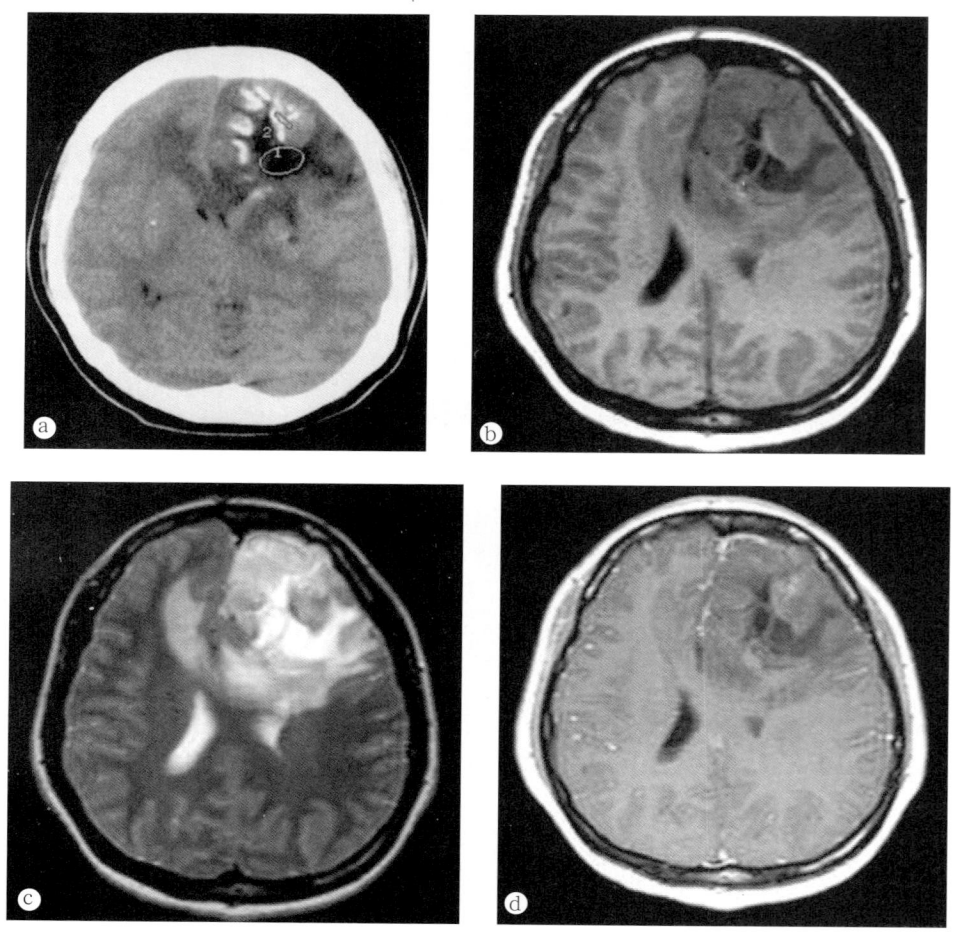

图3-32　少突胶质细胞瘤

CT平扫（a）：左额叶可见弓形钙化包绕瘤组织外周，周围不规则低密度区。MRI横断位T_1和T_2加权像（c、b）：病灶在T_1加权像呈低信号、T_2加权像为高信号，信号不均匀，周围轻度水肿，有显著占位效应。横断位增强扫描像（d）：病灶轻度不规则强化。

(4) Sturge-Weber综合征 又名脑三叉神经血管瘤病,典型征象是脑回状钙化,无占位效应,病变局部有脑萎缩改变。

8. 预后 少突胶质细胞瘤生长缓慢,患者的生存期相对较长,来自瑞士的一项相关研究显示少突胶质细胞瘤患者的平均存活时间为11.6年,10年生存率为51%。但是手术切除肿瘤后局部复发较为常见,再次切除病理检查仍然可以是分化较好的少突胶质细胞瘤。

(二) 间变型少突胶质细胞瘤

间变型少突胶质细胞瘤 (anaplastic oligodendroglioma) 具有灶性或弥漫性恶变的组织学特征,其良恶性分级为WHO Ⅲ级,属于恶性。

1. 一般资料 间变型少突胶质细胞瘤约占全部原发性脑肿瘤的1.2%,占全部少突胶质细胞肿瘤的20%~35%。该肿瘤的年发病率为0.07~0.18/10万人。

2. 年龄和性别分布 间变型少突胶质细胞瘤好发于成年人,其发病高峰年龄为45~50岁。

3. 发生部位 间变型少突胶质细胞瘤与WHO Ⅱ级少突胶质细胞瘤的好发部位相同,常见于额叶,其次是颞叶。

4. 病理表现 大体所见:除具有WHO Ⅱ级少突胶质细胞瘤相同的特点外,还可见肿瘤坏死区。

显微镜下显示:在少突胶质细胞瘤组织学改变的基础上,出现肿瘤细胞密度增高、细胞异型性显著、核分裂象增多、微血管增生和肿瘤坏死等间变型少突胶质细胞瘤的表现。

5. 临床表现 间变型少突胶质细胞瘤可由WHO Ⅱ级少突胶质细胞瘤恶变而来,或者为原发性的。原发性间变型少突胶质细胞瘤患者的术前病程通常较短,癫痫是最常见的临床表现。部分患者的病程较长,提示先前可能为低度恶性肿瘤。从WHO Ⅱ级少突胶质细胞瘤进展为继发性间变型少突胶质细胞瘤的平均时间约为6~7年。

6. 影像学检查

CT和MRI检查 由于存在囊变、坏死、肿瘤病灶内部出血及钙化,间变型少突胶质细胞瘤的影像学表现具有多样性。CT和MRI所见均与少突胶质细胞瘤相仿,但此型肿瘤发生钙化者较少见,肿瘤周围脑水肿较重,占位效应较明显。肿瘤多呈类圆形,增强扫描常见显著环形或不规则形强化(图3-33)。

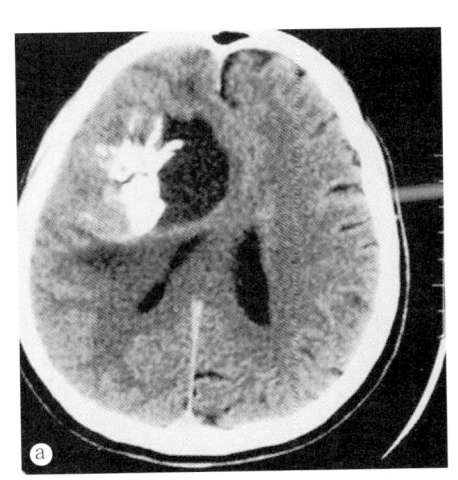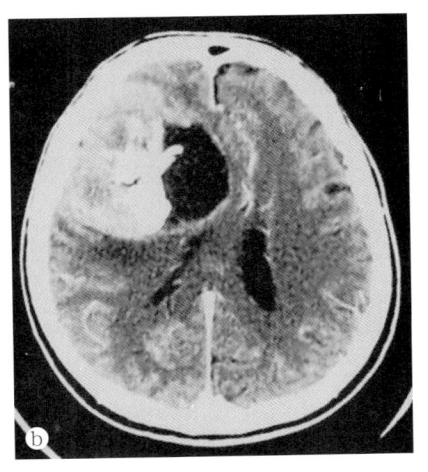

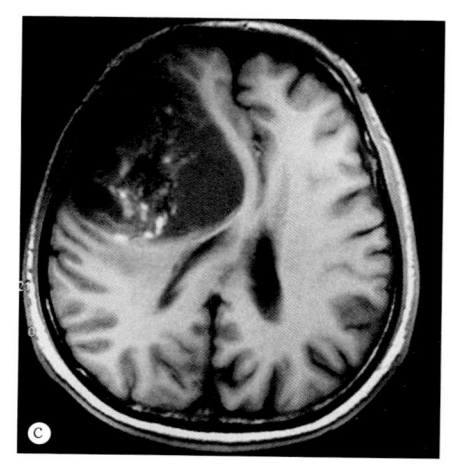
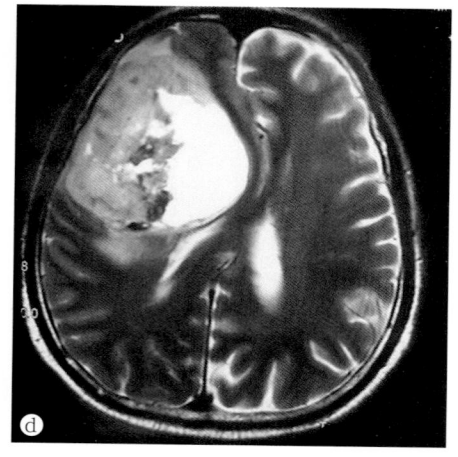
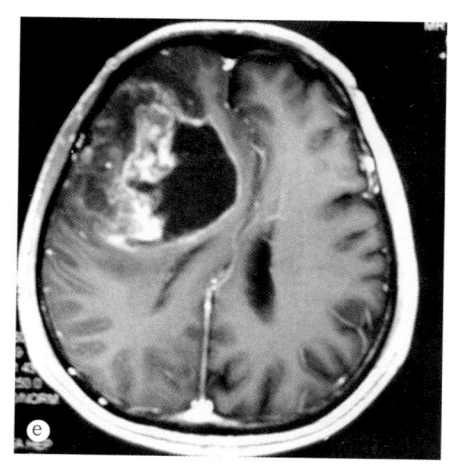

图3-33 间变型少突胶质细胞瘤
CT平扫和增强扫描（a、b）：右额叶囊实性病变伴有钙化灶，右侧脑室受压移位，囊壁强化。MRI横断T_1和T_2加权像（c、d）：右额叶囊实性病灶T_1加权像呈低信号，内部伴高信号、T_2加权像为高信号内部伴低信号，提示有瘤卒中表现，肿瘤占位效应显著。横断增强扫描像（e）：病灶周边不规则显著强化。

7.鉴别诊断

（1）毛细胞星形细胞瘤 毛细胞星形细胞瘤好发于第Ⅲ、第Ⅳ脑室旁区域，常伴有囊变，以儿童和青年多见。

（2）室管膜瘤 室管膜瘤好发于青少年，若发生在幕上，可位于脑室内并向脑室外生长，或者肿瘤的主体位于脑实质内，肿瘤内部可有钙化和较大的囊变病灶。

（3）星形细胞瘤 少数无钙化的少突胶质细胞瘤与Ⅱ～Ⅲ级星形细胞瘤鉴别困难。但是少突胶质细胞瘤肿瘤细胞密集，CT扫描多表现为等密度或稍高密度，肿瘤周围脑水肿轻，坏死及囊变少，增强扫描肿瘤强化不显著。而星形细胞瘤的肿瘤细胞排列较疏松，胶质纤维多，故多表现为低密度或混杂密度，生长活跃或分化不良者，增强扫描强化较显著。

（4）中枢神经细胞瘤 易误诊为少突胶质细胞瘤或室管膜瘤，与少突胶质细胞瘤不同的是该肿瘤主要位于脑室内，而且多与透明隔相连。显微镜下显示中枢神经细胞瘤与少突胶质细胞瘤有某些相似之处，但是在电子显微镜下观察超微结构，前者的肿瘤细胞胞浆透明，有致密核小体，免疫组化对神经微丝(nurofilaments)和突触素(synaptophysin)反应呈特异性改变，可资鉴别。

（5）神经节细胞瘤　少见肿瘤，好发于颞叶底部，可有钙化及囊变。

8.预后　近年来，随化学治疗方案的改进，间变型少突胶质细胞瘤患者的生存期大为提高，平均生存期由不足1年已经提高至3.9年。大部分患者死于肿瘤局部复发。偶尔肿瘤可通过脑脊液转移，甚至发生全身转移。

三、少突星形细胞肿瘤

少突星形细胞肿瘤(oligoastrocytic tumours)由向少突胶质细胞和星形细胞分化的两种肿瘤细胞混合存在，构成少突星形细胞肿瘤。

（一）少突星形细胞瘤

少突星形细胞瘤（oligoastrocytoma）是明显由两种不同类型肿瘤细胞构成的弥漫浸润性胶质瘤，肿瘤细胞形态类似少突胶质细胞瘤和弥漫型星形细胞瘤，其良恶性分级为WHO Ⅱ级，属低度恶性肿瘤。

1.一般资料　1956—1984年间在挪威肿瘤注册处登记的4859例颅内胶质瘤中，混合型胶质瘤占9.2%。另一研究显示：少突星形细胞瘤占幕上低级别胶质瘤的10%～19%，该肿瘤的年发病率为0.1人/10万人。

2.年龄和性别分布　肿瘤好发于中年人，手术时的平均年龄为35～45岁。男性稍多，美国中枢性脑肿瘤登记处的统计显示男女比例为1.3:1。

3.发生部位　少突星形细胞瘤好发于大脑半球，额叶、颞叶、顶叶和枕叶的发生率依次递减，与脑叶的大小相一致。肿瘤偶尔可见于脑干，但发生于小脑者非常罕见。

4.病理表现

大体所见　肉眼通常不易与其他WHO Ⅱ级胶质瘤相区别，有时仅局部颜色和硬度有些差异，反映不同的细胞分化区。

显微镜下显示　肿瘤细胞密度中等，没有或仅有少许核分裂象，可见微钙化或微囊变，但无微血管增生和坏死。

5.临床表现　其临床表现与星形细胞瘤和少突胶质细胞瘤相似，常见症状是癫痫、轻偏瘫、性格改变和颅内压升高等征象。

6.影像学检查　少突星形细胞瘤没有特征性的影像学表现，通常与Ⅱ～Ⅲ级星形细胞瘤的影像学表现类似。14%的肿瘤可见钙化，增强扫描约半数肿瘤有强化(图3-34～图3-35)。少突星形细胞瘤的影像学定性诊断有困难。

7.治疗与预后　少突星形细胞瘤的主要治疗手段是手术切除及放射治疗。少突星形细胞瘤患者的平均生存时间约6.3年，5年和10年生存率分别为58%和32%。

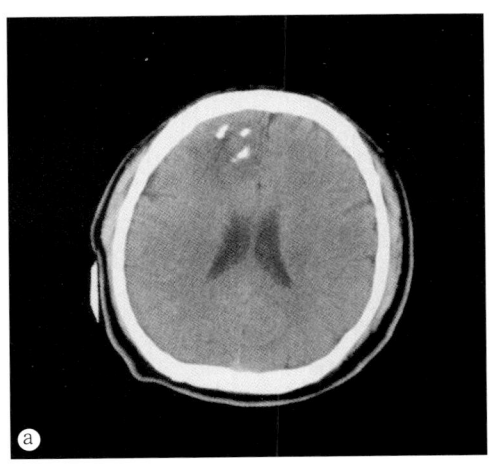
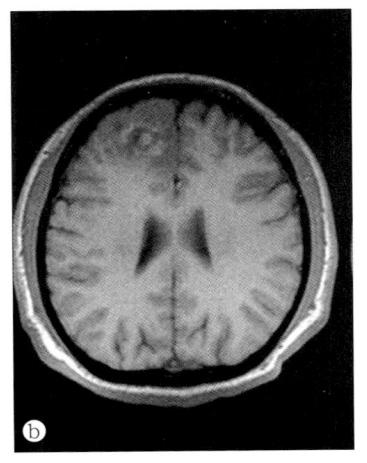

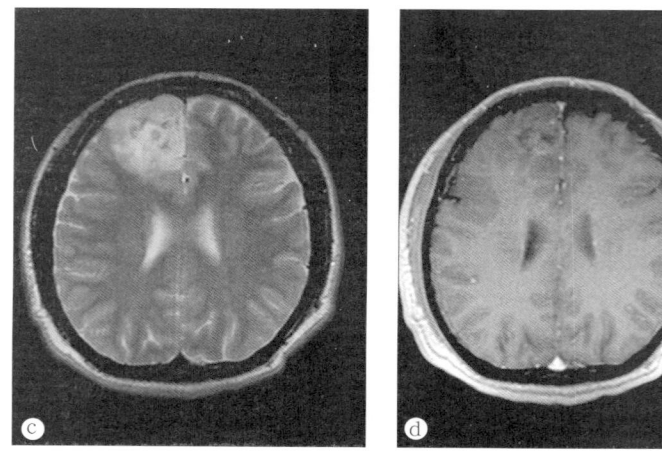

图3-34 少突星形细胞瘤
CT平扫（a）：右额叶低密度病变中伴有钙化灶。MRI横断T_1和T_2加权像（b、c）：右额叶病灶T_1加权像呈低信号、T_2加权像为高信号，信号强度不均匀。增强T_1加权像（d）：右额叶病灶轻度强化。

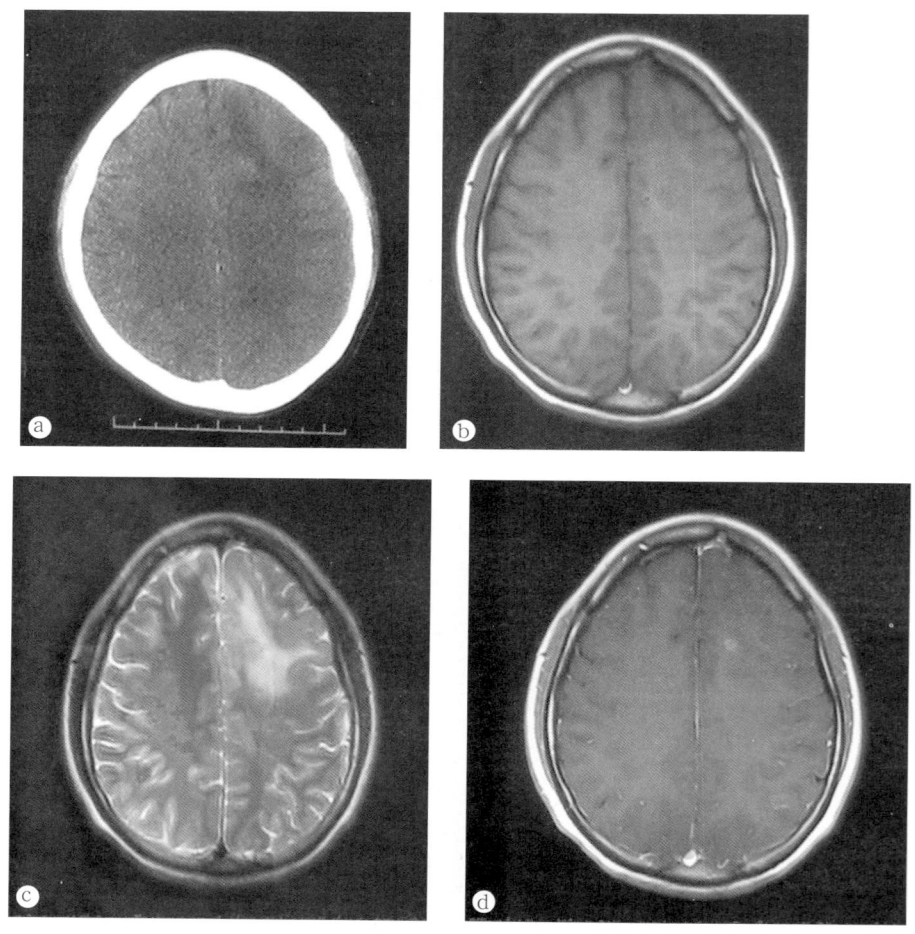

图3-35 少突星形细胞瘤
CT平扫（a）：左额叶密度减低，边界不清，伴有小结节状稍高密度灶。MRI横断T_1和T_2加权像（b、c）：左额叶病灶T_1加权像呈低信号、T_2加权像为高信号，局部脑组织有膨胀改变。增强扫描（d）：左额叶病灶内有小结节状强化。

(二)间变型少突星形细胞瘤

间变型少突星形细胞瘤(anaplastic oligoastrocytoma)具有恶性特征的少突星形细胞瘤,其良恶性分级为WHO Ⅲ级,属恶性肿瘤。

1. 一般资料 目前还没有关于间变型少突星形细胞瘤发病率流行病学的准确数据。在一项285例成年人幕上间变型胶质瘤的研究中,其中少突星形细胞瘤为11例(4%)。

2. 年龄和性别分布 该肿瘤好发于50余岁的成年人。一项215例患者的研究显示,患者确诊的平均年龄为44岁,男女发病比例为1.15:1。

3. 发生部位 间变型少突星形细胞瘤好发于大脑半球,一半以上的肿瘤发生于额叶,其次是颞叶。

4. 病理表现

大体所见 肉眼与其他类型间变型胶质瘤无法区别,可见肿瘤病灶内部出血、囊变和钙化。

显微镜下显示 少突星形细胞瘤间变的组织学特点,包括核异型、细胞呈多形性、细胞密度高、核分裂活跃以及微血管增生。

5. 临床表现 间变型少突星形细胞瘤的病程通常较短。但也有的患者病程长达数年,提示以前为低级别胶质瘤。

6. 影像学检查 间变型少突星形细胞瘤的影像学表现与少突星形细胞瘤相似,CT和MRI增强扫描肿瘤通常有显著强化(图3-36)。

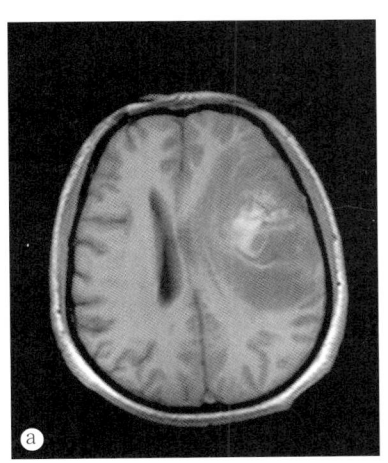
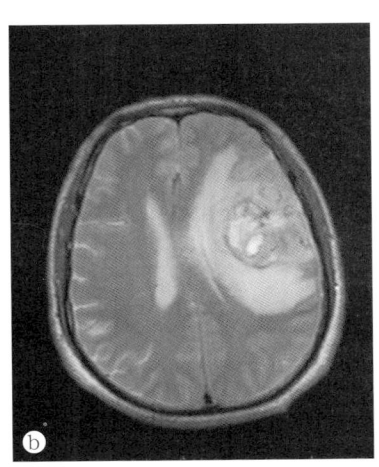
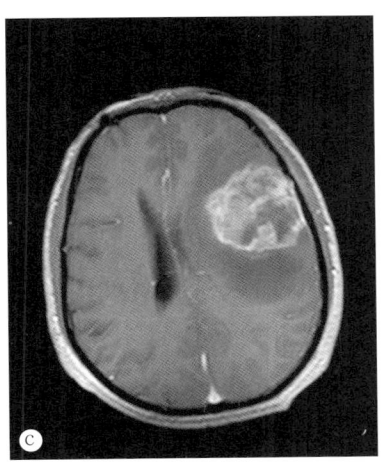

图3-36 间变型少突星形细胞瘤

MRI横断T_1和T_2加权像(a、b):左额病灶T_1加权像呈低信号,内部伴高信号、T_2加权像为不均匀高信号,提示有瘤卒中表现,肿瘤占位效应显著。增强扫描像(c):病灶不均匀显著强化。

7. 预后　间变型少突星形细胞瘤患者的预后较典型的胶质母细胞瘤患者好。平均生存时间约2.8年，5年和10年生存率分别为36%和9%。

四、室管膜肿瘤

室管膜肿瘤（ependymal tumors）是一组起源于脑室内衬室管膜细胞和脊髓中央管室管膜细胞的肿瘤。室管膜肿瘤好发于儿童和年轻人，形态学改变和生物学行为表现不一。

（一）室管膜下瘤

室管膜下瘤（subependymoma）是生长缓慢的良性肿瘤，由室管膜下板层内成簇的胶质细胞构成，常伴有微囊变。其良恶性分级为WHO Ⅰ级，属于良性肿瘤。

1. 一般资料　由于患者多无症状，常在尸检时偶然发现，室管膜下瘤的发病率尚不能确定，相关研究显示该肿瘤约占室管膜肿瘤的8%。

2. 年龄和性别分布　室管膜下瘤可发生于所有年龄组，但常累及中老年人，男女发病比例约为2.3∶1。

3. 发生部位　室管膜下瘤最常见于第Ⅳ脑室（占50%～60%），多起自第Ⅳ脑室底部，偶尔起自第Ⅳ脑室顶部，其次是侧脑室（占30%～40%）。少见部位还有第Ⅲ脑室、透明隔和脊髓，后者好发于颈段和颈胸段髓内，发生于髓外者罕见。

4. 病理表现

大体所见　肿瘤为大小不等的质硬结节，突入脑室腔内。大多数肿瘤直径不超过1～2cm，境界清楚。一般不侵及室管膜下白质，但也有从脑室内向脑实质浸润生长的报道。

显微镜下显示　形态一致的细胞核呈簇状包埋入致密胶质细胞纤维基质之中，常伴有微囊形成（发生于侧脑室者常见）。核分裂罕见或缺如。

5. 临床表现　多数患者无临床症状，于尸检时偶然发现。部分患者可出现梗阻性脑积水的表现。

6. 影像学检查

（1）CT检查　CT扫描显示肿瘤呈低或等密度，密度常不甚均匀，钙化和囊变少见。多呈圆形或类圆形，边缘光滑或分叶状，境界清楚，多无肿瘤周围水肿和占位效应。增强扫描无强化或轻度强化。典型的髓内室管膜下瘤为偏心性生长。

（2）MRI检查　肿瘤在T_1加权像上多呈低或等信号，T_2加权像上呈略高信号，信号多不均匀，可见出血灶。肿瘤境界清楚，多无肿瘤周围水肿和占位效应。Gd-DTPA增强扫描半数肿瘤有呈轻～中度强化（图3-37）。

7. 鉴别诊断

室管膜瘤　可向室管膜下浸润生长，累及白质，增强扫描肿瘤强化者比室管膜下瘤多，好发于儿童。此外，典型髓内室管膜瘤常位于脊髓中心（中心性），而髓内室管膜下瘤为偏心性生长。

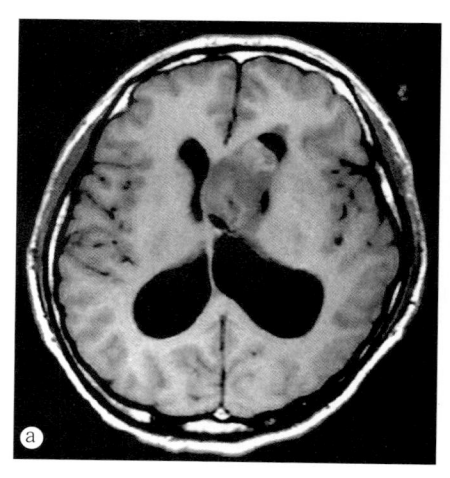
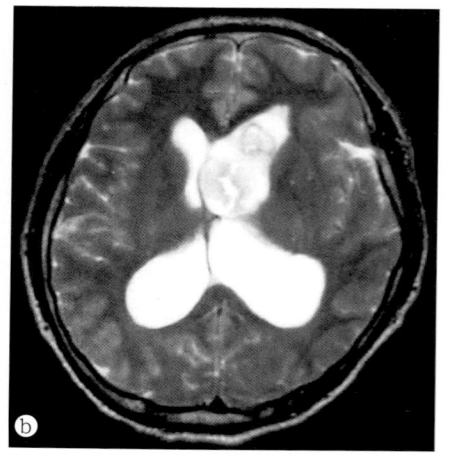

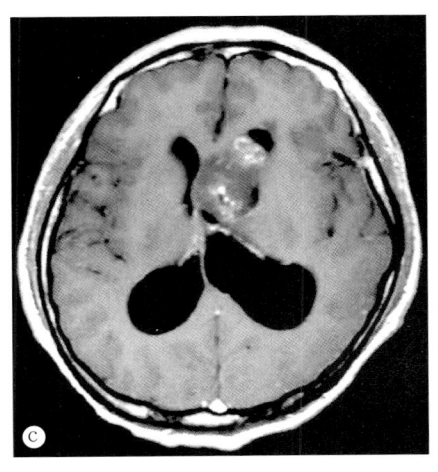
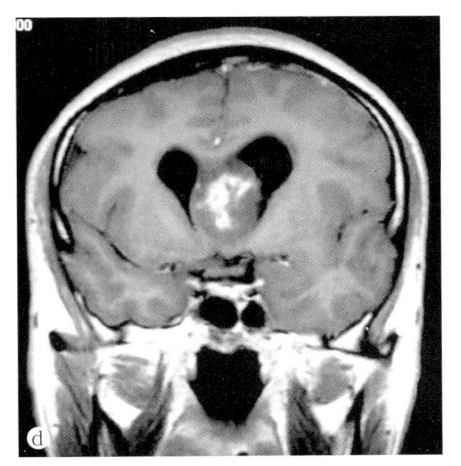

图3-37 室管膜下瘤

MRI 横断位T_1和T_2加权像（a、b）：左侧脑室额角内病变在T_1加权像上呈中等信号，T_2加权像呈高信号，信号强度不均匀，侧脑室扩大；横断和矢状位增强扫描T_1加权像（c、d）：左侧脑室额角内病变部分强化。

8.预后　室管膜下瘤预后好，无论大脑还是脊髓的肿瘤，经手术切除均可治愈。

（二）黏液乳头型室管膜瘤

黏液乳头型室管膜瘤（myxopapillary ependymoma）是生长缓慢的室管膜胶质瘤，好发于年轻人，几乎均位于脊髓圆锥—马尾—终丝区域，其组织学特点为肿瘤细胞围绕血管黏液样间质轴心呈乳头状排列。黏液乳头型室管膜瘤的良恶性为WHO Ⅱ级，属于低度恶性。

1.一般资料　黏液乳头型室管膜瘤约占所有室管膜肿瘤的9%～13%，是圆锥—马尾部最常见的髓内肿瘤。年发病率男性为0.08/10万，女性为0.05/10万。

2.年龄和性别分布　平均年龄为36岁，6～82岁均可发病。一项320例终丝室管膜肿瘤的研究显示，83%为黏液乳头型室管膜瘤，男女之比为2.2∶1。

3.发生部位　黏液乳头型室管膜瘤几乎均发生于圆锥-马尾-终丝，该肿瘤可能起源于终丝的室管膜胶质细胞，累及马尾和圆锥。偶尔也可见于颈胸段脊髓、第Ⅳ脑室、侧脑室或脑实质。

4.病理表现　肿瘤呈分叶状、质软、色灰，常有包膜。肿瘤细胞围绕血管黏液样间质轴心呈乳头状排列为其组织学特点。

5.临床表现　以长期腰痛、下肢无力为常见表现。

6.影像学检查　肿瘤通常较大，境界清楚，发生于圆锥或终丝部的肿瘤常表现为髓外硬膜下肿块，肿瘤沿终丝生长呈梭形或圆形，推移邻近的马尾神经，多数为单发，少数可为2个病灶。当肿瘤生长较大时，可呈香肠状充满椎管，导致椎管扩大，锥体后缘受压变形。当肿瘤发生于骶尾部，肿瘤呈膨胀性生长，可造成骶尾椎骨质破坏。MRI检查T_1加权像上肿瘤多呈低信号，T_2加权像呈高信号，增强扫描多数肿瘤有强化（图3-38），病灶内部可见广泛囊变和出血。

7.预后　本肿瘤预后较好，一般经手术行肿瘤全切或部分切除治疗，患者的存活时间大于10年。

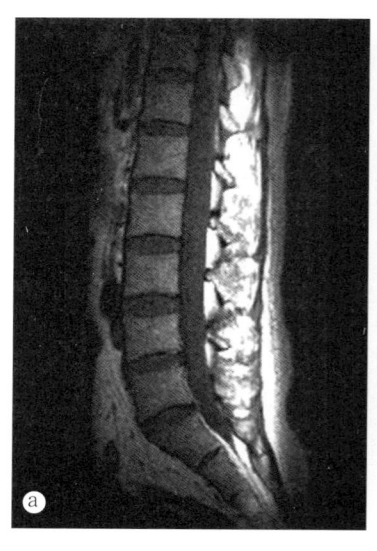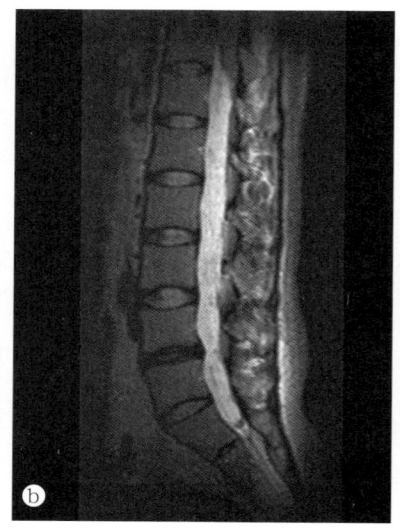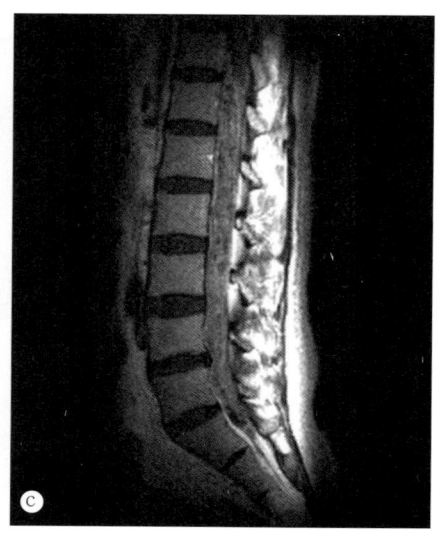

图3-38 黏液乳头型室管膜瘤

脊柱矢状位T_1加权像（a）：显示腰椎管内病变呈中等信号；矢状位T_2加权像（b）：为不均匀高信号；增强扫描像（c）：腰椎管内病灶不均匀显著强化。

（三）室管膜瘤

室管膜瘤（ependymoma）是室管膜层细胞发生的肿瘤，肿瘤生长缓慢，好发于年轻人。室管膜瘤的良恶性分级为WHO Ⅱ级，属低度恶性。

1. 一般资料　在美国，WHO Ⅱ～Ⅲ级室管膜瘤的年发病率约为0.29/10万（男性）和0.22/10万（女性）。室管膜瘤占全部神经上皮肿瘤的2%～9%，占儿童颅内肿瘤的6%～12%。室管膜瘤是脊髓最常见的神经上皮肿瘤，占成年人脊髓胶质瘤的50%～60%，儿童脊髓室管膜瘤少见。

2. 年龄和性别分布　从1个月至81岁，各年龄期均可发生室管膜瘤，其发病率与肿瘤的组织学类型和部位显著相关。幕下室管膜瘤多见于儿童，发病年龄从2个月至16岁不等，平均年龄为6.4岁。第2个发病的高峰为30～40岁，肿瘤多位于脊髓。幕上室管膜瘤可累及儿童和成年人。发病率男女相等。

3. 发生部位　肿瘤可发生于脑室系统和脊髓导水管的任何部位，以位于第Ⅳ脑室和脊髓者最为常见，其次是侧脑室和第Ⅲ脑室。成年患者幕下和脊髓的发病率几乎相等。幕下室管膜瘤好发于幼儿。脊髓室管膜瘤主要见于颈段和颈-胸段。黏液乳头型室管膜瘤发生在圆锥-马尾处。幕上的实质性肿瘤可发生于脑室系统以外，这些肿瘤可能起源于大脑实质内的胚胎性室管膜残余，尤其是儿童患者。

4. 病因和病理表现　研究表明，室管膜细胞逆转为原始形态是肿瘤发生的原因之一，肿瘤细胞的形成也可能由原始神经管内壁外翻所致。分子生物学及细胞遗传学研究显示，本病患者经常发生第22对染色体的异常丧失，以及第7对染色体3倍体、第21对单倍体、肿瘤抑制基因p22异常等。总之，染色体异常和基因的畸变在肿瘤形成过程有重要作用。

大体所见　肿瘤质软、褐色，境界清楚。出血和坏死灶不常见。其突出特征为"具有弹性的室管膜瘤"，即肿瘤可充满整个第Ⅳ脑室，并通过Luschka孔和Magendie孔沿蛛网膜下腔在脑干周围生长。

5. 临床表现　发生在脑室内或其附近的肿瘤易导致脑室通路受阻，产生梗阻性脑积水，幼儿患者因脑积水可有头围增大，出现头痛、呕吐等颅内压增高的症状。小脑受累者可出现眼震、共济失调等，大脑半球受累者可出现癫痫、偏瘫等临床表现。脊髓室管膜瘤患者可出现运动和感觉障碍。

6. 影像学检查

（1）CT检查　肿瘤病灶可以呈稍高或等密度，如有囊变及钙化也可表现为混杂密度。位于后颅窝的肿瘤，通常囊变较小，多见细小点状或小片状钙化。位于第Ⅳ脑室内的肿瘤，可见第Ⅳ脑室扩大，包绕肿瘤周围。有的肿瘤病灶呈分层状，类似"卷心菜"样改变。由于肿瘤阻塞第Ⅳ脑室出口，常导致幕上脑室扩大积水。位于大脑半球的肿瘤多呈广泛低密度，钙化较少见，多为间变型恶性程度较高的肿瘤。脑室内肿瘤发生钙化者较多（达73.3%）。脑室内、外不同部位有多发不规则肿瘤者，CT显示肿瘤呈等密度或混杂密度，肿瘤周围脑水肿一般都较轻。

增强扫描肿瘤实性部分多为中等度以上强化，通常恶性度高者强化较显著（图3-39）。

(2) MRI检查　MRI显示肿瘤境界清楚，在T_1加权像上呈低～等信号，T_2加权像上呈高信号。增强扫描肿瘤可有不同程度的强化，常合并脑积水和脑干移位。幕上肿瘤内部可见囊变、出血和广泛钙化。临近脑结构的浸润和水肿罕见。MRI有助于判断肿瘤与周围结构的毗邻关系，以及是否存在脑脊液播散（图3-40）。

7. 鉴别诊断

(1) 髓母细胞瘤　髓母细胞瘤起自第Ⅳ脑室顶部，可侵入第Ⅳ脑室，通常与脑干的分界清楚。

(2) 脉络丛乳头状瘤　脉络丛乳头状瘤一般境界清楚，表面可呈凹凸不平的结节状，增强扫描肿瘤强化显著，多有肿瘤病灶钙化。

(3) 侧脑室中后部肿瘤　包括脉络丛乳头状瘤、乳头状室管膜瘤或侧脑室内的脑膜瘤。本病与前两

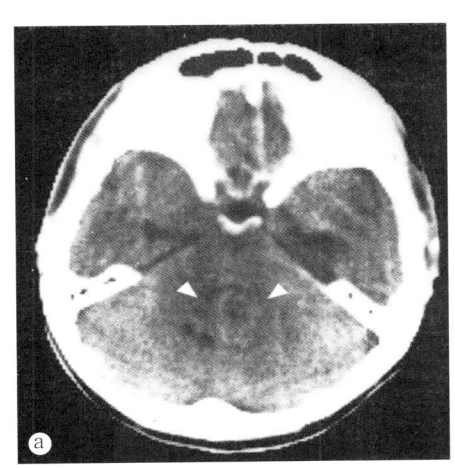
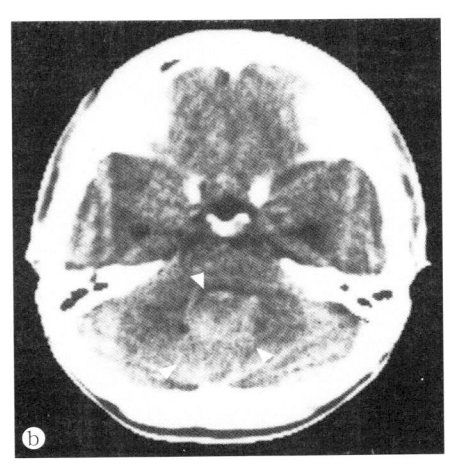

图3-39　室管膜瘤

CT平扫（a）：第Ⅳ脑室内见类圆形不均匀低密度病灶（△）。增强扫描（b）：第Ⅳ脑室内的病灶轻度不均匀强化，境界较平扫清楚，病灶后部的强化稍著。手术所见：肿瘤由第Ⅳ脑室左侧壁及室底长出，充满第Ⅳ脑室、枕大池，延伸至颈段椎管。病理：室管膜瘤

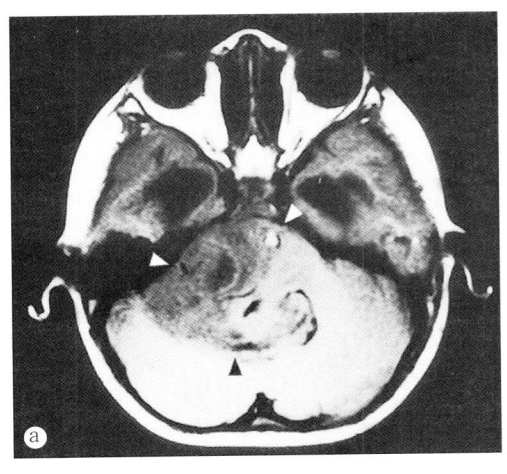
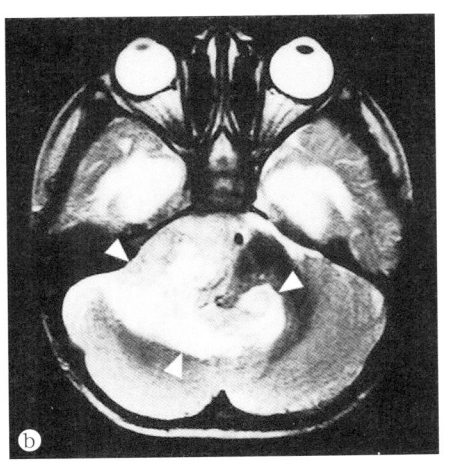

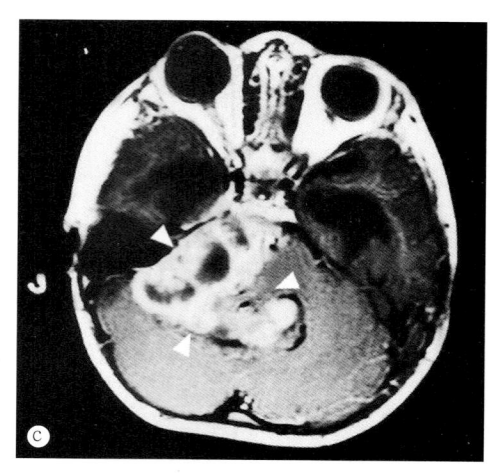
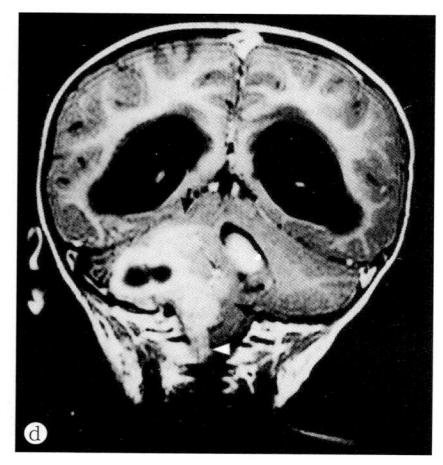

图3-40 室管膜瘤

MRI横断T₁加权像（a）：第Ⅳ脑室内有低、等混杂信号病灶，经桥臂向桥小脑角区扩展，第Ⅳ脑室扩大包绕病灶略向左移位。横断T₂加权像（b）：病灶呈不均匀高信号，无周围水肿。横断、冠状位增强扫描像（c、d）：病灶显著不均匀强化，病灶位于第Ⅳ脑室外侧部分，内部有不均匀低信号，提示为坏死区。手术所见：病灶经第Ⅳ脑室扩展至右侧桥小脑角区并向枕大池及椎管扩展。病理：室管膜瘤。

者的鉴别困难，脑膜瘤有典型的影像学表现，与本病易于鉴别。

（4）儿童位于大脑半球的室管膜瘤应与大囊型毛细胞星形细胞瘤、怪细胞肉瘤，以及神经节细胞肉瘤鉴别，所有这些肿瘤均可见钙化、囊变，影像学所见彼此鉴别困难。

（5）成年人大脑半球室管膜瘤 与分化不良型星形细胞瘤和神经节细胞瘤的CT和MRI表现类似，单纯由影像学做出定性诊断困难，但是室管膜瘤的实体部分通常较其他肿瘤大，多见于青少年，为鉴别诊断的要点。

8. 预后 成年室管膜瘤患者的5年和10年存活率分别为57%和45%。儿童颅内室管膜瘤5年无进展存活率为50%。

（四）间变型室管膜瘤

间变型室管膜瘤（anaplastic ependymoma）是起源于室管膜的恶性胶质瘤，尤其是儿童，肿瘤生长迅速，预后差。多见于侧脑室内。间变型室管膜瘤良恶性分级为WHO Ⅲ级，属于恶性肿瘤。

1. 一般资料 儿童的颅内室管膜瘤间变较为常见，尤其是后颅凹，其次是脊髓。

2. 病理表现 肿瘤病灶内部多有出血和坏死灶，与正常脑组织的分界不清，体积较大。其组织学特点是肿瘤细胞小、密集，呈菊花状排列，核深染、分裂活跃，常伴微血管增生。

3. 临床表现 其症状和体征与WHO Ⅱ级的室管膜瘤相似，但通常病情进展得更为迅速，早期可引起颅内压升高。

4. 影像学表现检查

（1）X线脑血管造影检查 肿瘤血管丰富，肿瘤染色明显且不规则，有时可见动、静脉直接分流。

（2）CT检查 CT平扫肿瘤呈略高密度或等密度，多为不规则形或呈分叶状，境界欠清，一般无肿瘤周围水肿，出血和囊变较室管膜瘤常见。增强扫描肿瘤显著强化。室管膜瘤沿脑脊液播散远比髓母细胞瘤少见，发生率低于5%，增强扫描肿瘤呈多发结节状强化灶。儿童患者肿瘤病灶内钙化、囊变的机会多于成年人，偶见出血（图3-41）。

（3）MRI检查 在T₁加权像上肿瘤呈低等混杂信号，T₂加权像上呈高信号，信号不均匀。位于脑室内者，多为不规则形分叶状，境界欠清，病灶内部多见出血和囊变，增强扫描肿瘤呈显著强化，无或轻度肿瘤周围水肿（图3-42）。病灶位于脑实质内部者，肿瘤境界不清，增强扫描肿瘤呈不均匀强化，以环状强化最为常见，其次是斑片状强化，肿瘤周围水肿属中度或重度。

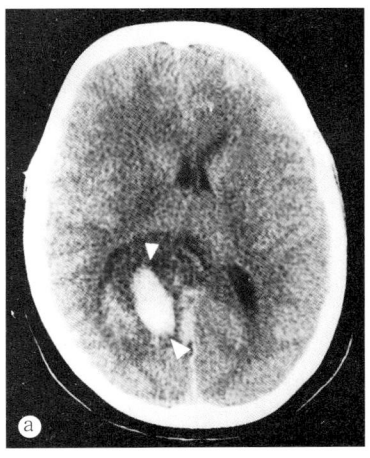
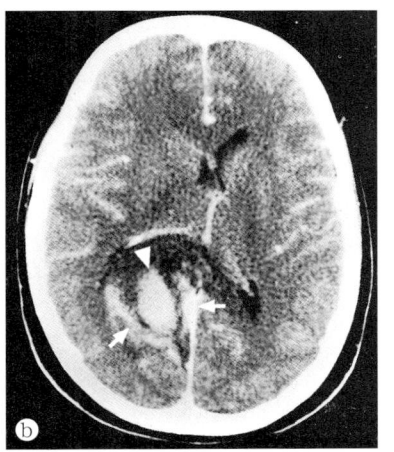

图3-41 间变型室管膜瘤并瘤内出血

CT平扫（a）：右顶枕叶可见斑片状高密度影，其中间杂有低密度区。右侧三角区受压前移、变形，中线结构左移。增强扫描（b）：病灶有显著强化。手术所见：肿瘤呈实质性，血供丰富，内部有陈旧出血，部分经大脑镰下方蔓延至对侧。病理：间变型室管膜瘤。

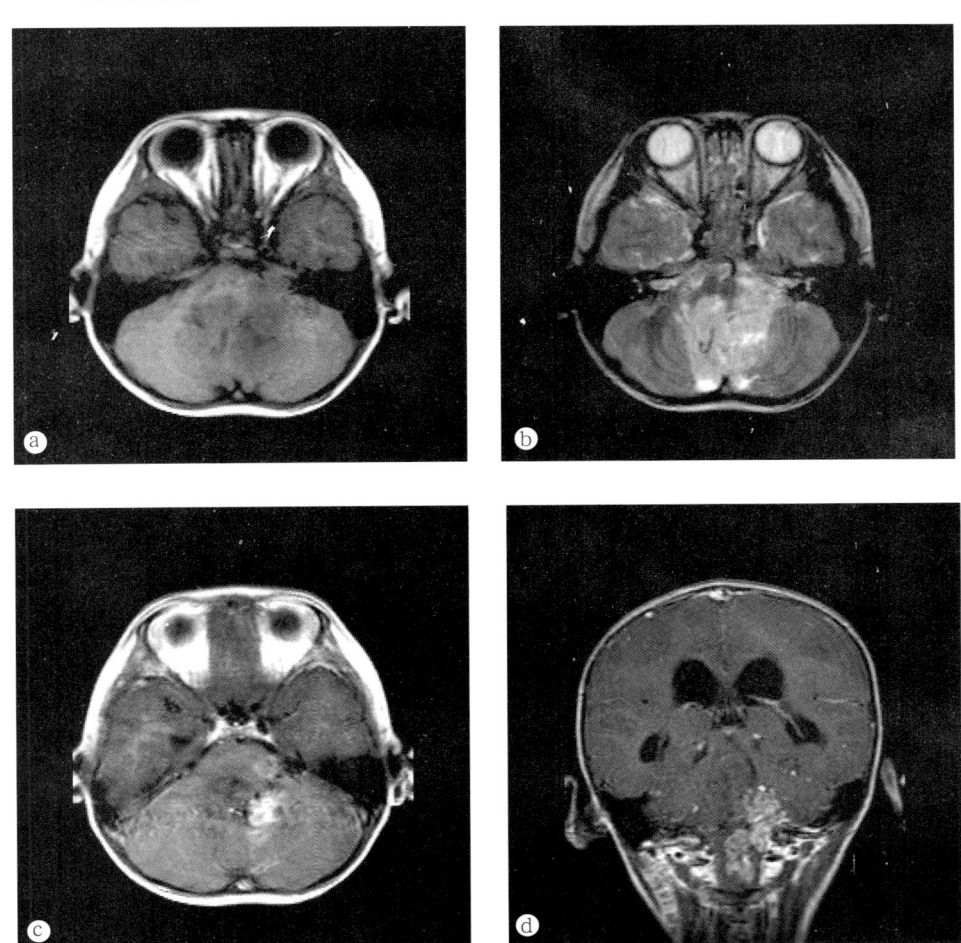

图3-42 间变型室管膜瘤

MRI 横断 T_1 加权像（a）：肿瘤立于第Ⅳ脑室内、枕大池及左侧桥小脑角区，呈低等混杂信号。横断 T_2 加权像（b）：病灶呈不均匀高信号，无周围水肿。横断、冠状位增强扫描像（c、d）：病灶部分显著强化，肿瘤延伸至上颈髓旁。病理：间变型室管膜瘤（女性，3岁）。

5.预后 间变型室管膜肿瘤的术后复发率较高（44%），术后和/或放射治疗后患者的生存率受年龄、肿瘤部位、组织学类型，以及治疗情况等多种因素的影响，一般年龄大者预后较好，而年龄小者预后较差。一组相关资料分析表明成年人的5年生存率为76%，儿童为14%。

五、脉络丛肿瘤

脉络丛肿瘤（Choroid plexus tumors）是起源于脉络丛上皮细胞的脑室内乳头状肿瘤，占所有脑肿瘤的0.3%～0.6%。

（一）脉络丛乳头状瘤

脉络丛乳头状瘤(choroid plexus papilloma, CPP)为起源于脉络丛上皮组织的良性脑室内肿瘤，生长缓慢，其良恶性分级为WHO I级，而非典型性脉络丛乳头状瘤则为WHO II级。其确切发病机制尚不清楚。临床实验研究表明，有些家族性疾病，例如Aicardi综合征（脉络丛视网膜异常-胼胝体发育不全-婴儿痉挛综合征），von Hippel-Lindau病（小脑-视网膜血管瘤病）等可并发脉络丛乳头状瘤。另据研究显示某些病毒感染与肿瘤的发生有关。

1.一般资料 脉络丛乳头状瘤占颅内肿瘤的0.3%～0.6%。

2.年龄和性别分布 好发于10岁以内的儿童，其中1岁以内者占40%；5岁以内者占50%～86%。男性略多于女性。

3.发生部位 脉络丛乳头状瘤发生于有脉络丛存在的部位，其好发部位依次为侧脑室三角区（占50%）、第IV脑室（占40%）、第III脑室（占5%），同时累及2个或3个脑室者占5%。发生于桥小脑角邻近第IV脑室开口处的肿瘤少见。一般成年人多位于第IV脑室，儿童多位于侧脑室三角区。肿瘤的播散途径有三条：①原发于脑室的肿瘤直接侵犯临近脑池；②第IV脑室内肿瘤通过侧孔突入桥小脑角池；③通过脑脊液种植播散。

4.病理表现 肿瘤呈菜花样与脑室壁相连，质硬，呈红褐色或粉色，表面不光滑，但是境界清楚。切开可见囊变和病灶内部出血，有时可见广泛钙化。肿瘤主要位于脑室内，因机械性阻塞脑室通路或肿瘤刺激脑脊液分泌量增多，常引起脑积水。

5.临床表现 患者最常见的临床表现是颅内压增高，表现为恶心、呕吐，小儿头围增大，但是定位体征通常不明显。

6.影像学检查

（1）CT检查 CT扫描显示肿瘤形态不规则，多呈分叶状，境界较清楚，平扫多呈等或稍高密度，约25%的肿瘤内部可见点状或小片状钙化，偶见囊变区。第IV脑室内的肿瘤常充满脑室腔，导致第IV脑室扩大，包绕肿瘤病灶，在CT图像上表现为一个液性低密度环（图3-43）。位于侧脑室三角区者，常有局部脑室的扩大，通常不向脑室外侵犯。患者

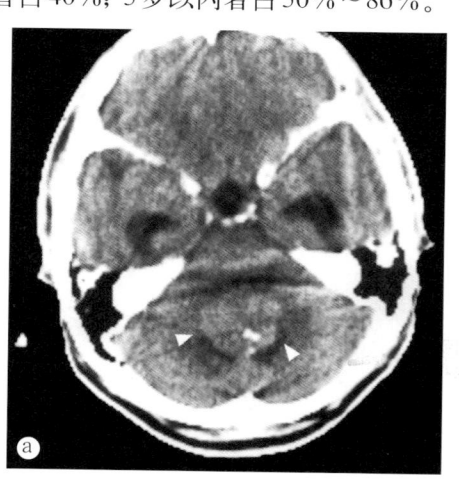 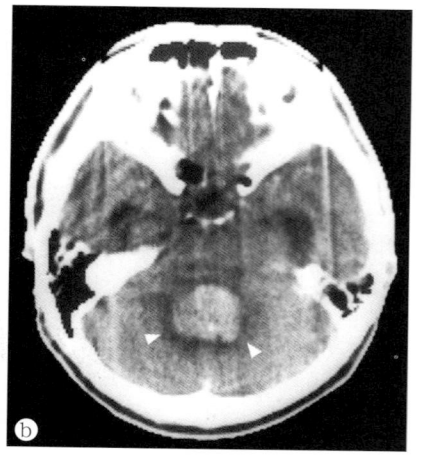

图3-43 脉络丛乳头状瘤

CT平扫（a）：第IV脑室扩大，内部见类圆形等密度病灶，边缘清楚，略呈分叶状，内部见颗粒状钙化。增强扫描（b）：病灶呈中等度强化。手术所见：肿瘤为实质性、质硬、边界清楚，位于第IV脑室内，与第IV脑室底及上部延髓粘连紧密。病理：脉络丛乳头状瘤。

多可见与肿瘤大小不相称的脑积水。增强扫描肿瘤多呈显著均匀强化（图3-44），少数强化不均匀。

(2) MRI检查 在T_1加权像上肿瘤多呈等信号，少数呈低或低-等混合信号，T_2加权像上呈略高或等信号。肿瘤呈分叶状或菜花状，境界较清楚。增强扫描肿瘤多呈均匀强化（图3-45）。MRI显示肿瘤有无脑实质浸润比CT更清楚，尤其显示脑脊液种植转移灶非常敏感。

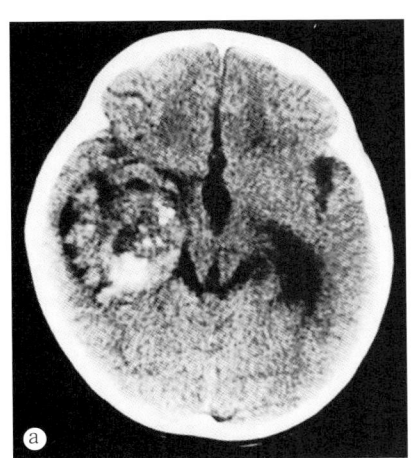
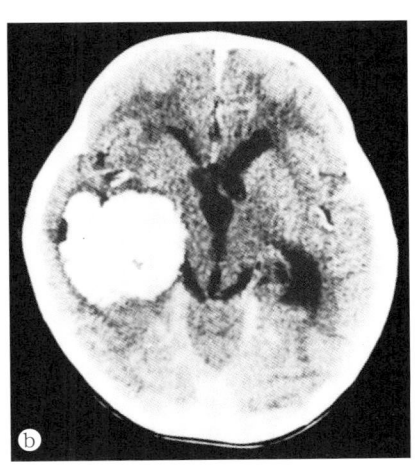

图3-44 脉络丛乳头状瘤

CT平扫（a）：右侧三角区见类圆形混杂密度病灶，边缘凹凸不平，三角区扩大包绕病灶，中线结构受压左移。增强扫描（b）：病灶整体显著强化，边缘略呈分叶状。手术所见：右三角区及颞角有多发结节葡萄状紫红色肿瘤，质软，自脉络丛长出。病理：脉络丛乳头状瘤。

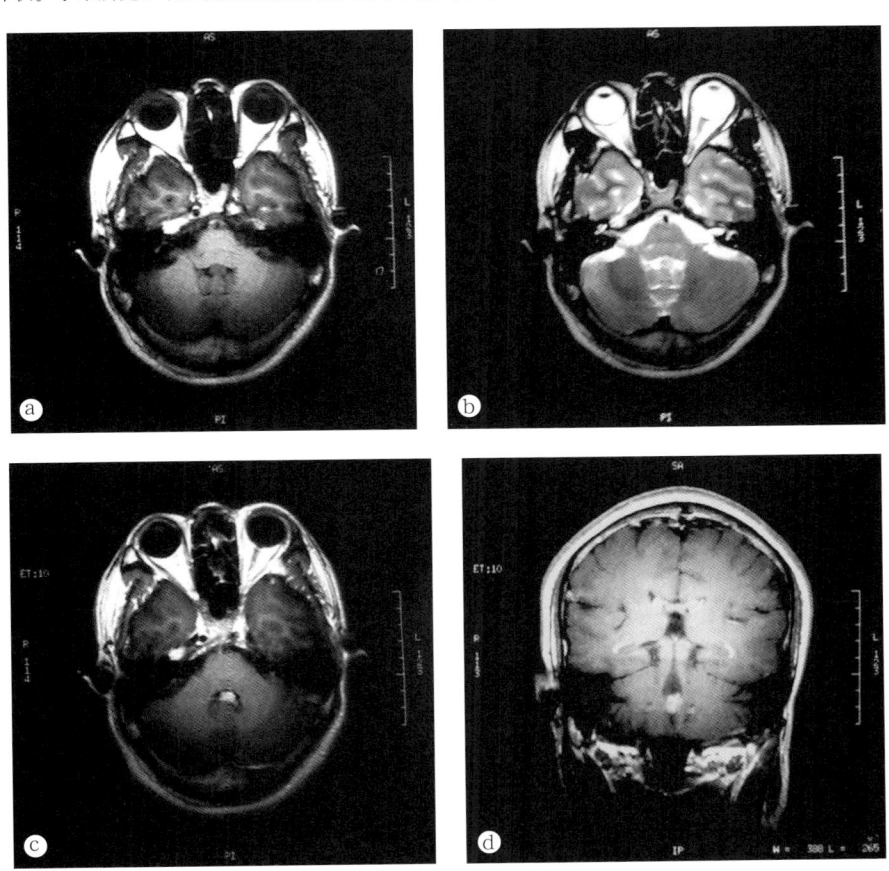

图3-45 脉络丛乳头状瘤

横断T_1加权像（a）和T_2加权像（b）：第Ⅳ脑室内的圆形病灶为中等信号。横断、冠状位增强扫描像（c、d）：第Ⅳ脑室内病灶显著均匀强化。

7.鉴别诊断

(1) 室管膜瘤 室管膜瘤的发生率高于脉络丛乳头状瘤近10倍，儿童以第Ⅳ脑室多见，成年人以幕上多见，此点恰恰与脉络丛乳头状瘤相反，而且肿瘤钙化的发生率较低，钙化灶亦较小。增强扫描其肿瘤强化程度远不如脉络丛乳头状瘤。

(2) 脑室内脑膜瘤 好发于成年女性，脑膜瘤多为实性肿块，边缘光滑，境界清楚，CT平扫为等或稍高密度，增强扫描呈均匀强化，引起脑积水的程度较轻，有时肿瘤可长至脑室外，导致肿瘤周围脑水肿，较多见于成年人。

(3) 髓母细胞瘤 是儿童后颅凹中线区最常见的肿瘤，好发于小脑蚓部，增强扫描，囊实性肿瘤多呈小囊大结节样强化，为典型病例表现。

(4) 小脑毛细胞星形细胞瘤 尤其当肿瘤起源蚓部时，可通过枕大孔向下生长，需要与本病鉴别，但是其肿瘤病灶位于第Ⅳ脑室外，境界较清楚，增强扫描强化不显著。

8.预后 脉络丛乳头状瘤通过外科手术切除可以治愈，其5年生存率高达100%。

(二) 脉络丛癌

脉络丛癌（choroid plexus carcinoma）为高度恶性脉络丛肿瘤，常侵及周围脑组织，经脑脊液转移。其良恶性分级为WHO Ⅲ级。

1.一般资料 约80%的脉络丛乳头状癌发生于儿童，占脉络丛肿瘤的20%~40%。

2.发生部位 其发病部位与脉络丛乳头状瘤相同，多见于侧脑室三角区。

3.病理表现 肿瘤呈不规则乳头状，并侵犯脑组织。肿瘤内部多见出血、坏死和囊变，肿瘤与周围脑组织分界不清，肿瘤周围水肿明显。约3/4的脉络丛癌患者出现经脑脊液转移的脑膜病灶。

4.临床表现 主要为脑积水所致的临床表现。

5.影像学表现 脉络丛癌的影像学表现与脉络丛乳头状瘤相似，很难区别。

6.预后 脉络丛癌生长迅速，预后差。

六、其他神经上皮肿瘤

其他神经上皮肿瘤（other neuroepithelial tumour）主要包括星形母细胞瘤、第Ⅲ脑室脊索瘤样胶质瘤和WHO（2007）中枢神经系统肿瘤分类新增加的血管中心性胶质瘤等。

(一) 星形母细胞瘤

星形母细胞瘤（astroblastoma）是一种罕见胶质瘤，因无充足的临床病理学证据，尚未建立WHO分级。

1.一般资料 由于星形母细胞瘤的诊断标准不一，尚无可靠的流行病学统计数据。星形母细胞瘤多见于青年人，偶见儿童。发病率无明显性别差异。

2.发生部位 好发于大脑半球，也可见于胼胝体、小脑、视神经和脑干。

3.病理表现 通常星形母细胞瘤的境界清楚，呈灰粉色或褐色，有时可见出血或坏死。其组织学特征为GFAP阳性细胞的宽突起呈放射状围绕在血管周围。

4.临床表现 星形母细胞瘤较星形细胞瘤的病情进展快，病程在1~20个月之间。位于幕上大脑半球的肿瘤，患者的主要表现是症状性癫痫；位于小脑的星形母细胞瘤可引起梗阻性脑积水，出现颅内压增高症状。

5.影像学检查

(1) CT检查 CT扫描显示肿瘤呈结节状或分叶状，平扫多呈低密度，少数为低~等混合密度；常见囊变和点状钙化，出血和坏死少见，增强扫描肿瘤呈轻~中度强化。肿瘤周围可见轻度水肿，占位效应较轻。

(2) MRI检查 肿瘤的信号尚均匀，在T_1加权像上多呈低信号，T_2加权像上呈高信号。有时可见囊变和钙化，出血和坏死少见，增强扫描多数肿瘤呈均匀强化，少数为不均匀结节状，斑片状强化。肿瘤周围可见轻度水肿，占位效应较轻。影像学改变无特征性，与室管膜瘤鉴别困难，确诊主要依靠病理组织学检查。

6. 预后　低级别的星形母细胞瘤比高级别星形母细胞瘤的预后要好，且即使高级别的星形母细胞瘤，行外科手术将肿瘤全部切除的预后也较好。

（二）第Ⅲ脑室脊索瘤样胶质瘤

第Ⅲ脑室脊索瘤样胶质瘤（chordoid glioma of the 3rd ventricle）是一种罕见、生长缓慢的非侵袭性胶质肿瘤。肿瘤发生于成年人的第Ⅲ脑室，其组织学特点是伴有淋巴浆细胞浸润的黏蛋白基质内可见簇状和条索状的上皮样GFAP阳性肿瘤细胞。其良恶性分级为WHO Ⅱ级，属于低度恶性肿瘤。

1. 一般资料　第Ⅲ脑室脊索瘤样胶质瘤罕见，但是需要与其他发生于成年人第Ⅲ脑室实性肿瘤相鉴别。目前全球约有45例第Ⅲ脑室脊索瘤样胶质瘤的报道。

2. 年龄和性别分布　脊索瘤样胶质瘤好发于35～60岁的成年人，平均年龄46岁。男女比例为1:2。

3. 发生部位　脊索瘤样胶质瘤发位于第Ⅲ脑室的前部，肿瘤较大时还可占据中部和后部。神经影像学描述提示脊索瘤样胶质瘤起源于第Ⅲ脑室腹侧壁的终板区。

4. 病理表现　其组织学特征是簇状和条索状的上皮样GFAP阳性肿瘤细胞埋在粘蛋白基质内，并伴有淋巴浆细胞的浸润。

5. 临床表现　大多数患者为梗阻性脑积水的症状。肿瘤可使下丘脑和视交叉向下移位，引起甲状腺功能低下和视力障碍。若压迫内颞叶，可出现精神和记忆异常。

6. 影像学检查　MRI表现为第Ⅲ脑室内的肿块，境界清楚，与下丘脑或鞍上结构相邻，直径在2～4cm之间，少见囊变，增强扫描肿瘤呈均匀强化。

7. 预后　脊索瘤样胶质瘤虽然为低级别肿瘤，但是由于肿瘤位于第Ⅲ脑室内，并与下丘脑和鞍上结构相连，因此肿瘤难以全部切除。在行肿瘤次全切除的患者中，有半数术后肿瘤增大。文献报道大约20%脊索瘤样胶质瘤患者死于手术期间，或肿瘤复发。肿瘤切除术后出现下丘脑机能障碍是最常见的症状。

（三）血管中心性胶质瘤

血管中心性胶质瘤（angiocentric glioma）是一种与癫痫发作相关的稳定或生长缓慢的脑肿瘤，为WHO(2007)中枢神经系统肿瘤分类中新增加的实体肿瘤。本病主要累及儿童和年轻人。其组织学特点是肿瘤细胞呈以血管为中心性生长。表现为单一形态的双极细胞围绕血管聚集，或与血管走向平行，或呈放射状围绕血管排列，其良恶性分级WHO Ⅰ级，属于良性肿瘤。

1. 年龄和性别分布　在法国、美国和奥地利/德国共有26例血管中心性胶质瘤的报道。手术年龄从2.3～70岁不等，平均为17岁。男女患病率相等。

2. 发生部位　病灶多位于大脑皮层，呈浸润性生长，境界不清。好发于额顶叶（占38%），其次是包括海马和海马旁回在内的颞叶（占35%）和顶叶（占15%）。

3. 临床表现　慢性和难治性部分性癫痫是血管中心性胶质瘤的特征性临床表现。大多数患者手术前有数年癫痫发作的病史。

4. 影像学检查　血管中心性胶质瘤位于皮层，生长缓慢，呈实性，境界清楚，MRI在T_1加权像上呈低或等信号，T_2加权像和FLAIR像上呈高信号，增强扫描无强化。肿瘤通常侵犯皮层下白质，受累脑回可见局限性增大（图3-46）。该肿瘤发生钙化者非常罕见。若MRI检查发现肿瘤呈柄状延伸至临近脑室，在FLAIR像上呈高信号时，应考虑血管中心性胶质瘤的可能。

5. 预后　血管中心性胶质瘤通常行手术切除即可治愈。

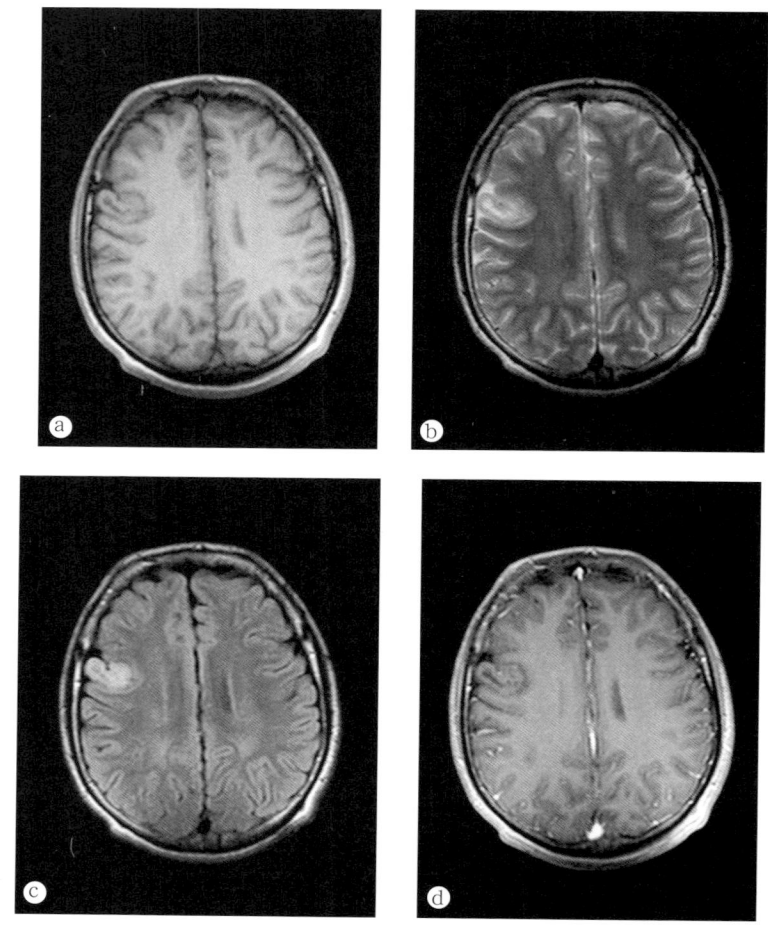

图3-46 血管中心型胶质瘤

MRI 横断T_1加权像（a）：右额叶局部脑回灰质信号异常，与脑白质信号相等。横断T_2加权和FLAIR像（b、c）：右额叶病灶边界清楚，无占位效应。增强扫描（d）：右额叶肿瘤无强化。

七、神经元和混合性神经元－胶质肿瘤

神经元和混合性神经元－胶质肿瘤（neuronal and mixed neuronal-glial tumours）是一组发病率低，预后较好的肿瘤，一般肿瘤有不同程度神经和较少的胶质分化。了解这一类肿瘤并进行准确分类非常重要，以避免不必要的放射治疗和化学治疗。

（一）小脑发育不良性节细胞瘤

小脑发育不良性节细胞瘤（dysplastic gangliocytoma of cerebellum），即所谓的Lhermitte-Duclos病（Lhermitte-Duclos disease, LDD），是一种良性的小脑肿瘤，由发育不良的节细胞组成，是Cowden病（一种常染色体显性遗传疾病）主要的中枢神经系统表现。目前尚不明确小脑发育不良性节细胞瘤属于肿瘤性、还是错构性，如果是肿瘤性的，它的良恶性分级为WHO Ⅰ级，属于良性疾病。

1.年龄和性别分布　从新生儿到70岁的老人均可患病，但以30～40岁年龄段的人群发病率最高，无明显性别差异。

2.病理表现

大体所见　受累小脑半球呈弥漫性增大，脑回增粗并向深层延伸，病变区较周围正常小脑组织更显苍白。通常，节细胞瘤仅限于一侧半球，但有时也可呈多灶性分布。

显微镜下显示 异常增大的神经元细胞替代了原有的内颗粒层细胞,它们的轴索在表面分子层内常有髓鞘形成。受累小脑叶内的脑白质结构疏松或有空腔形成。

3.临床表现 患者的主要临床表现为渐进性加重的头痛,以及后颅窝占位性病变所引起的小脑共济失调、视野损害和颅神经麻痹。若由第Ⅳ脑室或中脑导水管受压引起梗阻性脑积水导致颅内压增高,则出现恶心、呕吐和视乳头水肿。

首次就诊以30~40岁者多见。病程从数月至10余年不等。此外,本病患者尚可伴有:巨颅、巨脑、脑积水、脊髓空洞症、骨骼畸形(如多趾、并趾畸形、颅骨不对称)、多发性血管瘤及黏膜病变等其他异常表现。

4.影像学检查

(1) CT检查 CT平扫显示小脑半球低密度占位性病变,增强扫描病灶不强化。肿瘤压迫中脑导水管和第Ⅳ脑室,导致梗阻性脑积水可见幕上脑室扩张。少数病例可见肿瘤内部的钙化。由于本病生长缓慢,长期压迫邻近颅骨,枕鳞部颅骨常变薄。高分辨力MSCT可清楚显示LDD病灶呈低密度与等密度构成的条纹征(图3-47a)。

(2) MRI检查 小脑发育不良性节细胞瘤具有特征性MRI表现:小脑半球的条纹状或虎纹(tiger striped)状异常信号,T_1加权像呈低信号(低信号带为病理性脑白质疏松区),T_2加权像为高信号,境界清楚,肿瘤周围无明显水肿。经静脉注入Gd-DTPA增强扫描病灶无强化(图3-47b~d)。

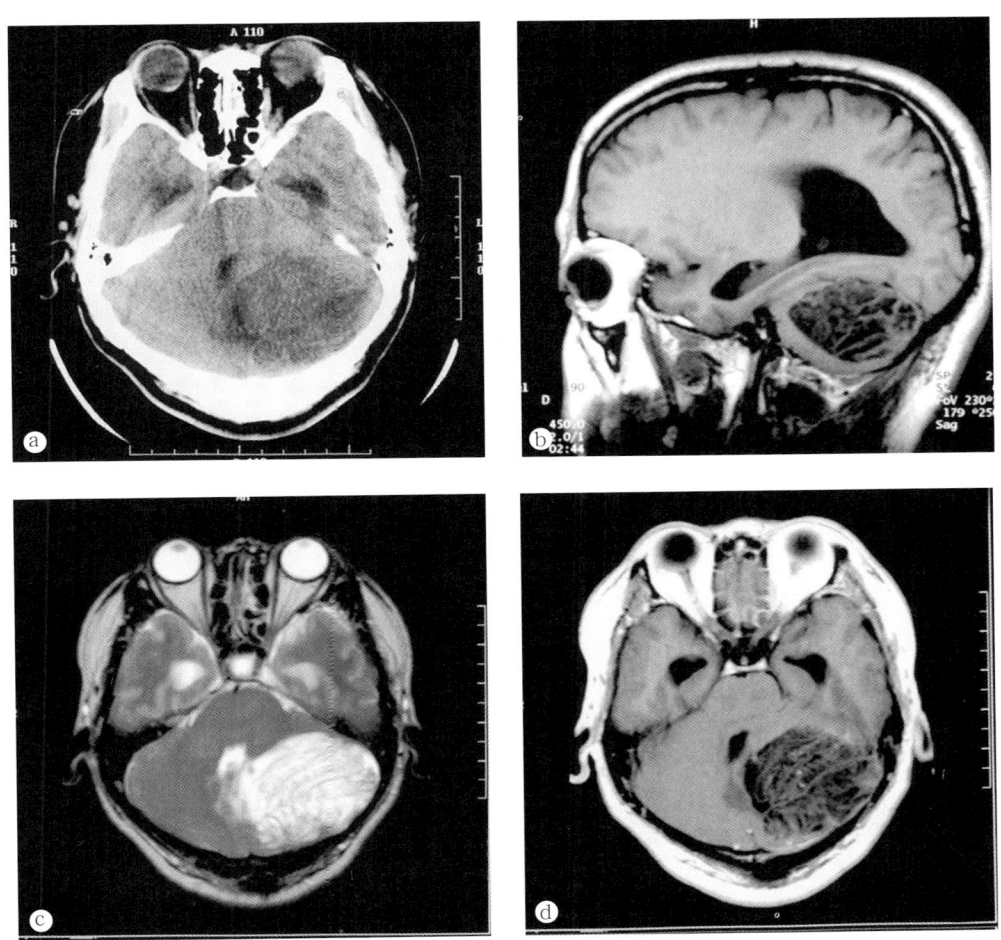

图3-47 小脑发育不良性节细胞瘤

CT平扫(a):左小脑半球膨胀性低密度病变中有条纹状等密度,第Ⅳ脑室受压。矢状位T_1加权像和横断位T_2加权像(b、c):左小脑条纹状病灶在T_1加权像呈低信号、T_2加权像为高信号,边界清,局部脑组织有膨胀改变。增强扫描(d):左小脑病灶无强化。

近年来，Thomas B应用多种影像学技术检查LDD，提出本病异常增厚的脑叶在低b值扩散加权像(DWI)上比高b值DWI的信号强度稍高，而ADC图无水的扩散障碍。认为这与皮层内有大量发育不良的神经元、分子层增厚、Purkinje细胞消失和脑白质变薄等有关。MRI灌注加权像(PWI)显示病灶区局部脑血容量(rCBV)和局部脑血流量(rCBF)增加，认为这种无强化的高灌注病灶与病理学所见薄壁扩张、弥漫增殖的血管有关。因病灶局部血流增加，SPECT检查显示^{201}Tl的吸收明显增加。PET显示本病病灶摄取^{18}F-FDG增加，反映其细胞增多和／或发育不良细胞的葡萄糖代谢异常。MRS检查显示LDD具有脑肿瘤的特点，表现为乙酰天门冬氨酸(NAA)减少，乳酸盐增加，脂质正常；但是胆碱与肌酸的比值(Cho/Cr)降低则与肿瘤不同。因为乳酸盐通常仅见于囊肿内部、坏死组织或生长活跃的肿瘤病灶，本病病理检查并无坏死区，MRS发现乳酸盐升高的主要原因应该是^{18}F-FDG PET发现的葡萄糖代谢异常增高。

5. 鉴别诊断

（1）位于小脑的血管母细胞瘤　典型血管母细胞瘤的影像学表现具有以下特征：①囊性肿块；②增强扫描壁结节显著强化，典型者呈"大囊小结节"样改变；③肿瘤周围可见异常增粗血管延伸至病灶内部。

（2）小脑的髓母细胞瘤　好发于10岁以下儿童，在成年人小脑肿瘤中，髓母细胞瘤仅占1%左右。增强扫描70%～90%肿瘤实质部分可见中等度或轻度强化。

6. 治疗和预后　手术切除是本病唯一有效的治疗方法。若能全部切除肿瘤，则患者的预后较好。由于该肿瘤生长缓慢，即使部分切除，患者也能生存较长时间。

（二）婴儿促纤维增生性星形细胞瘤／节细胞胶质瘤

婴儿促纤维增生性星形细胞瘤／节细胞胶质瘤 (desmoplastic infantile astrocytoma/ganglioglioma) 是婴儿的大囊性肿瘤，位于大脑皮层和柔脑膜，常与硬脑膜相连。组织学上由显著发育不良的基质和神经上皮成分组成，后者主要限于肿瘤性星形细胞（婴儿促纤维增生性星形细胞瘤，DIA）或肿瘤细胞伴有不等量神经元成分（婴儿促纤维增生性节细胞瘤，DIG）。在这两种肿瘤的内部可见分化不良的细胞聚集。婴儿促纤维增生性星形细胞瘤／节细胞瘤的良恶性分级为WHO Ⅰ级，属良性肿瘤。

1. 一般资料　婴儿促纤维增生性星形细胞瘤／节细胞胶质瘤（DIA/DIG）是罕见的儿童期肿瘤，约占颅内原发性肿瘤的0.5%～1.25%。

2. 年龄和性别分布　据报道84例婴儿促纤维增生性星形细胞瘤／节细胞胶质瘤的发病年龄为1～24个月，男性与女性的发病率之比为1.5∶1。成人型少见。

3. 发生部位　肿瘤位于幕上，多累及一个以上脑叶，以额叶和顶叶最常见，其次是颞叶，发生于枕叶者少见。

4. 病理表现　该肿瘤病灶体积较大，直径可达13cm，深部有单发或多发囊腔，内含清亮或淡黄色液体。肿瘤的实性部分位置表浅，主要位于脑外，累及柔脑膜和浅表脑皮层，常与硬脑膜紧密相连，质硬或呈橡胶状，色灰白，无肉眼可见的出血或坏死灶。肿瘤的实性部分有成结缔组织反应，总是紧邻脑膜并可沿脑血管周围间隙向深部脑组织生长。囊性部分和囊壁内无肿瘤成分，囊壁由反应性增生的胶质细胞组成。这种生长缓慢的神经上皮肿瘤具有：促结缔组织增生性柔脑膜成分、不易鉴别的神经上皮成分和皮质成分等3种特征性成分。

5. 临床表现　患者病程较短，常见临床表现有：患儿头围增大、囟门膨隆、嗜睡和日落征。有时还可见癫痫或肿瘤所在部位的颅骨向外隆起。

6. 影像学检查

（1）CT检查　该肿瘤在CT扫描表现为一个较大的低密度囊实性肿块，实性部分位置表浅，向脑膜延伸，肿瘤病灶内出血和钙化罕见，肿瘤境界清楚。平扫呈等或稍高密度（图3-48a），增强扫描有显著强化；囊性部分通常位置较深，呈低密度，无强化。

（2）MRI检查　在T_1加权像上实性部分呈等信号，囊性部分呈低信号；T_2加权像上实性部分呈不均匀略高信号，囊性成分呈高信号；增强扫描实性部分显著强化，囊性部分无强化（图3-48b~d）。肿瘤境界清楚，无占位效应或占位效应很轻，肿瘤周围通常没有水肿，个别病例可见轻~中度水肿。

7. 鉴别诊断

（1）节细胞胶质瘤 好发于青年，多位于颞叶，肿瘤病灶内常见大片状或细颗粒状钙化灶。

（2）室管膜瘤 儿童患者最常见于幕下，成年患者多位于幕上。肿瘤内部的囊变通常较小，而且多数病例有细小点状或小片状钙化。

（3）原始神经外胚层肿瘤 属于恶性肿瘤，常发生囊变、坏死和出血，肿瘤周围水肿较明显。

8. 治疗和预后 婴儿促纤维增生性星形细胞瘤／节细胞瘤极少沿蛛网膜下腔、脑脊液途径发生播散性转移。经根治性切除术后，患者可获得长期生存，预后良好。

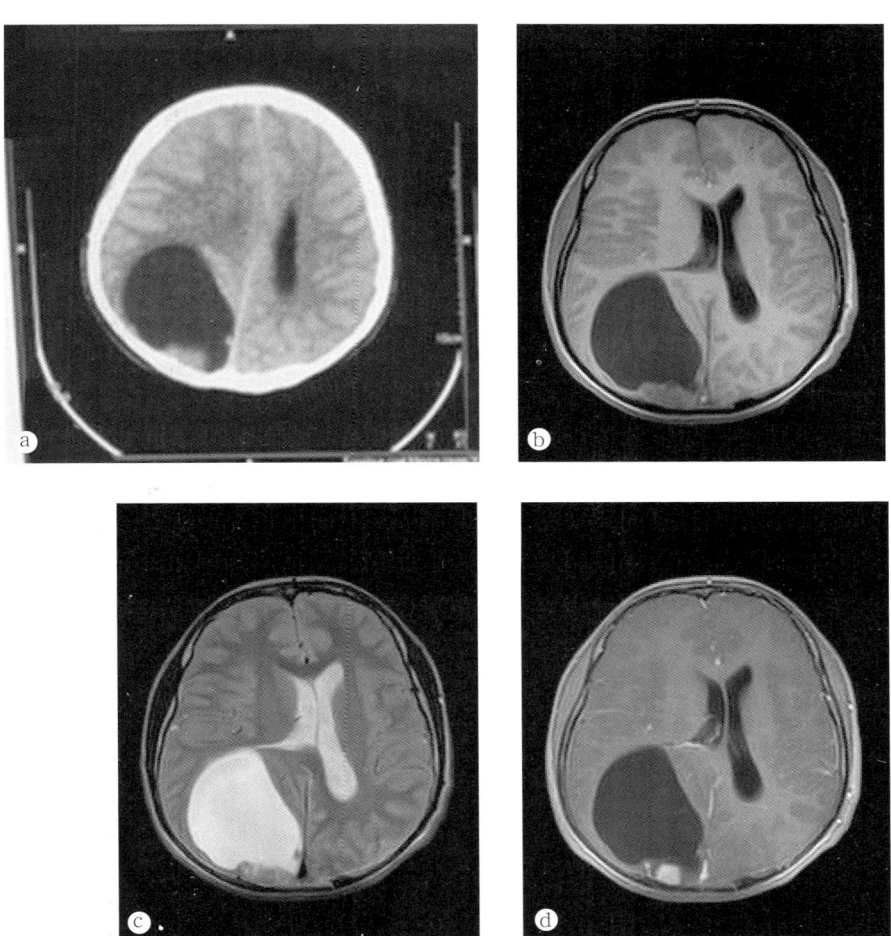

图3-48 促纤维增生性星形细胞瘤／节细胞胶质瘤

CT平扫（a）：右顶叶囊实性病变，壁结节为等密度，囊肿为低密度，边界清楚。MRI矢状位T_1加权像和横断位T_2加权像（b、c）：右顶叶囊性病灶T_1加权像呈低信号、T_2加权像为高信号，壁结节为等信号，无灶周水肿。增强扫描（d）：壁结节显著强化。

（三）胚胎发育不良性神经上皮肿瘤

胚胎发育不良性神经上皮肿瘤(dysembryoplastic neuroepithelial tumour, DNT)是良性胶质神经元性肿瘤，通常位于幕上。好发于儿童或年轻人，主要累及大脑皮层，患者常有药物难治性部分癫痫发作的病史。其组织学典型表现为柱状和多结节状的混合结构，肿瘤周围经常伴有灶状皮质发育不良的表现，反映脑组织在胚胎发育过程中，神经细胞迁移、分化和整合异常。胚胎发育不良性神经上皮肿瘤组织学的良恶性分级为WHO I级，属于良性肿瘤。

1. 年龄和性别分布　患者的发病年龄是一项重要的诊断标准。90%的患者第一次癫痫发作在20岁以前；但文献报道的发病年龄从3周至38岁不等。患者就诊时多为20～29岁或30～39岁。男性发病率高于女性。

2. 发病部位　DNT可见于幕上皮层的任何部位，以颞叶（尤其内颞叶）皮层好发，少数病例肿瘤位于尾状核或侧脑室、透明隔、中脑和顶盖、小脑和脑干等部位。

3. 病理表现　肿瘤直径在数毫米至数厘米不等，常位于皮层表面，呈外生性生长，但是不累及柔脑膜。肿瘤切面反映病变具有复杂的组织学结构，其典型特点是含胶质神经元成分的胶状结构与多发或单发硬结节相连，受累皮层膨大。

显微镜下显示　垂直于脑皮层表面的柱状胶质神经元成分为其特征性表现。

4. 临床表现　该病患者典型的临床表现为药物难治性癫痫，伴有或不伴有继发性全身发作，无神经系统功能障碍。术前患者的癫痫病史从数周至数十年不等。

5. 影像学检查

(1) CT检查　CT平扫肿瘤呈局限性低密度区，病灶多呈倒三角形或扇形，尖端指向脑室。肿瘤病灶内部常见钙化，多呈点状或小斑片状。病灶密度通常不均匀。肿瘤境界清楚，一般没有肿瘤周围水肿和占位效应。增强扫描多数肿瘤不强化，少数有轻度强化。

(2) MRI检查　MRI对皮层病变的定位诊断效果优于CT。MRI显示肿瘤位于皮层，少数肿瘤可延伸至皮层下脑白质。受累脑回增大，病灶内常见单发或多个小囊样病变（图3-49）。肿瘤在T_1加权像上多呈低信号，其信号强度一般低于脑皮质，高于脑脊液，个别病例呈等信号；在T_2加权像上呈不均匀高信号，少数呈等或低信号，但即使信号强度低于或等于脑皮质，也高于脑脊液，提示病灶为囊性或类似囊性病变，而且囊液成分复杂或蛋白含量较高。一般没有肿瘤周围水肿，占位效应也较轻。约1/3 DNT患者的CT或MRI增强扫描肿瘤表现为多发环状不均匀强化。这种环状强化可见于以前增强扫描无强化的肿瘤和体积较前增大的肿瘤，此征象并非提示恶变，而通常由缺血和/或出血改变所致。肿瘤位于大脑凸面者，其邻近颅骨可变形。

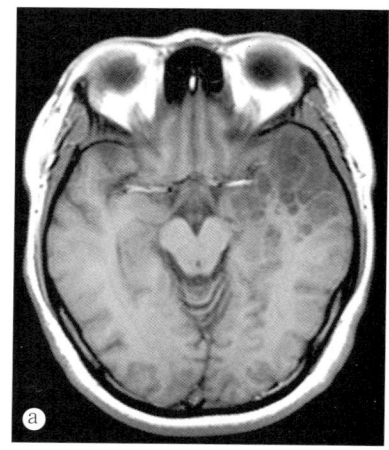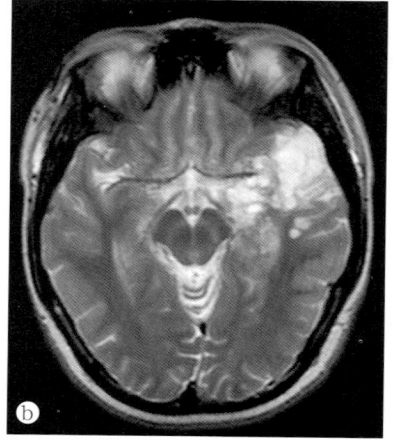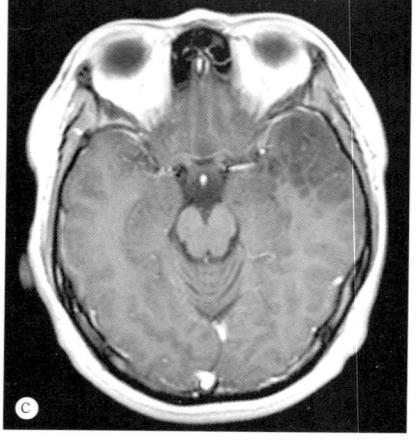

图3-49　胚胎发育不良性神经上皮肿瘤

MRI横断T_1加权像（a）：左颞叶局部脑回增大，呈多囊状异常低信号；横断T_2加权像（b）：病灶为高信号。增强扫描（c）：左颞叶肿瘤内有点状强化。

6. 鉴别诊断

(1) 节细胞胶质瘤　发生钙化者较多见，病灶多有强化，其实性和囊性部分同时并存，发病年龄偏大。

(2) 低度恶性星形细胞瘤　肿瘤常位于大脑白质内，一般无囊性改变，而且位于幕上者的年龄通常较大。

(3) 胶质神经元错构瘤　多为实性肿瘤，常见钙化，增强扫描其实质结节不强化。

7.治疗和预后 胚胎发育不良性神经上皮肿瘤为良性肿瘤，治疗以手术切除为主。经长时间临床随访研究表明，即使肿瘤部分切除，也无复发表现。

据报道超过80%的DNT伴皮质发育不良，后者是导致癫痫的因素之一。因此，在进行手术的过程中，应该进行脑电图监测以确定异常放电部位和范围，并尽可能将异常放电集中部位的脑皮质切除，以提高手术治疗的效果。否则遗留局灶性皮质发育不良病灶，术后癫痫发作仍然难以控制。

（四）节细胞瘤

节细胞瘤（gangliocytoma）为分化较好、生长缓慢的神经上皮肿瘤，由成熟的肿瘤性神经节细胞组成。其良恶性分级为WHO I级，属于良性肿瘤。

1.一般资料 节细胞瘤约占颅内肿瘤的0.1%～0.5%。

2.年龄和性别分布 节细胞瘤和节细胞胶质瘤患者的年龄从2个月至70岁不等。5个大样本（共626例）相关研究显示：患者确诊时的平均年龄在8.5～25岁之间，男女发病率之比为1.1～1.9∶1。

3.发生部位 节细胞瘤可发生于中枢神经系统的任何部位，包括大脑、脑干、小脑、脊髓、视神经、垂体和松果体，好发于颞叶和下丘脑。位于小脑的发育不良性节细胞瘤即所谓的Lhermitte-Duclos病。

4.病理表现

大体所见 肿瘤质地稍硬，肿瘤病灶较小，境界清楚，部分病例可发生囊变和钙化。

显微镜下显示 肿瘤由成熟的神经节细胞和突起构成，包含有大量新生神经细胞，细胞核呈大囊状，核仁明显，可有双核或多核形成，含有丰富胞浆，胞体肿大，境界清楚，细胞突发育不良，细胞间质极少，内部有境界不清的胞突网络和稀疏的神经胶质，肿瘤细胞排列杂乱无章。

5.临床表现 节细胞瘤患者的临床病程平均3～4年（6周～18年）。发生于大脑的节细胞瘤患者常有头痛和难治性癫痫等临床表现。

6.影像学检查

（1）CT检查 肿瘤为圆形实性肿块或含有壁结节的囊性病变，CT平扫呈等或略低密度，境界清楚，肿瘤病灶内部可见钙化。增强扫描肿瘤实性部分轻度强化，或无强化。位于大脑表浅部位的肿瘤可压迫临近颅骨使之变薄。

（2）MRI检查 肿瘤在T_1加权像上呈等-低混杂信号或高信号，T_2加权像上呈高信号或等信号。增强扫描肿瘤不强化（图3-50）或显著强化，强化方式可为实性强化、边缘强化或结节状强化。

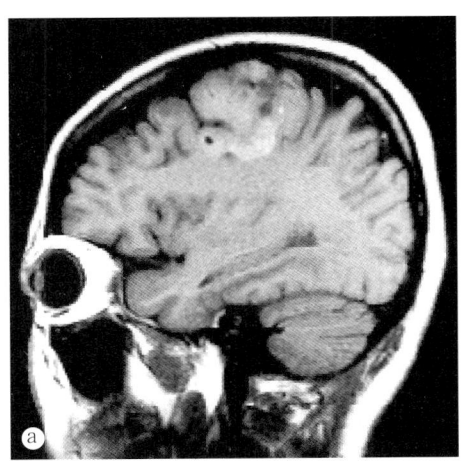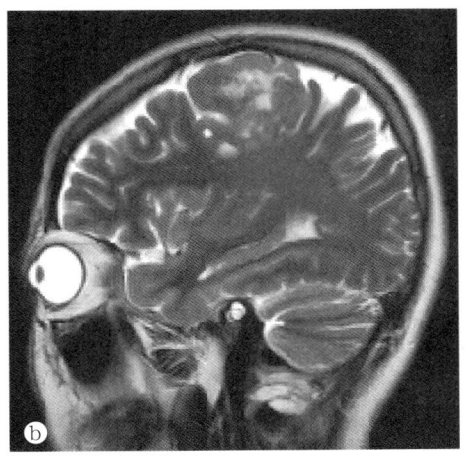

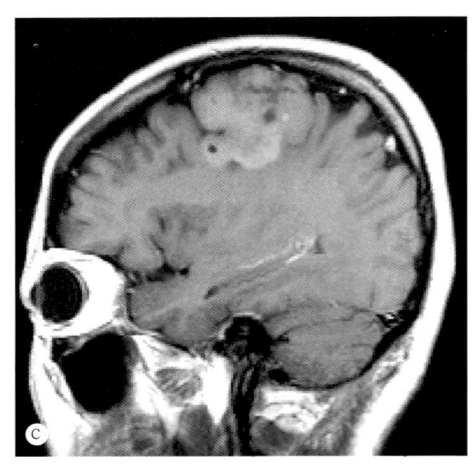

图3-50 节细胞瘤
MRI矢状T₁加权像(a):右额叶局部脑回增大,呈不均匀高信号;矢状T₂加权像(b):病灶为等信号,内可见斑片状高信号。增强扫描(c):右额叶肿瘤无强化。

7.鉴别诊断 节细胞瘤的影像学表现无特征性,与良性星形细胞瘤和少突胶质细胞瘤鉴别困难。但是如果CT平扫肿瘤呈低密度,病灶内部有囊变,且囊变区内有钙化,增强扫描肿瘤有强化,在T₁加权像上肿瘤病灶内可见高信号,患者为年轻人,病史很长,则应考虑节细胞瘤的诊断。

8.治疗与预后 节细胞瘤由神经元构成肿瘤成分,无胶质成分及恶变倾向,具有较好的临床预后,只需采用单纯手术治疗。

(五)节细胞胶质瘤

节细胞胶质瘤(ganglioglioma)分化好,生长缓慢,由成熟的肿瘤性节细胞和胶质细胞混合组成,是引起难治性癫痫最常见的肿瘤。该肿瘤来源尚不清楚,有假说认为其来自柔脑膜下颗粒细胞的恶性变,或者源于皮层组织错构性畸形的恶变。大部分节细胞胶质瘤的组织学良恶性分级为WHO Ⅰ级,一些含有间变胶质成分的节细胞胶质瘤为WHO Ⅲ级(间变型节细胞胶质瘤)。节细胞胶质瘤Ⅱ级的标准还未确定。

1.一般资料 节细胞胶质瘤虽然少见,但是在神经系统神经元肿瘤中的发病率居首位,约占儿童脑肿瘤的5%,成年人脑肿瘤的1%。

2.年龄和性别分布 肿瘤好发于青年,患者的平均发病年龄为20岁,但脑干受累者平均年龄较小,约为14岁。男性患者略多于女性。

3.发生部位 节细胞胶质瘤最常见于颞叶,其次为额、顶、枕叶,还可累及神经系统的其他部位,其中约15%累及脑干,20%~50%累及脊髓。

4.病理表现

大体所见 肿瘤呈灰黄色,肿瘤病灶较小,常有囊状改变,多有坚韧的壁结节,还可见多个颗粒状小囊,常见钙化,但是出血或坏死少见。肿瘤与周围脑组织分界清楚,有时可见肿瘤侵入周围脑组织。

显微镜下显示 肿瘤主要由分化成熟的不典型神经节细胞和新生胶质细胞混合构成,神经节细胞不规则地散布于胶质细胞中,胶质成分通常为星形细胞,也可见少突胶质细胞和Rosenthal纤维。

5.临床表现 本病90%患者以癫痫为主要症状,病程平均5年(1~38个月)。该肿瘤与神经节细胞瘤不同(伴有母斑病或家族遗传性疾病),常合并神经元移行异常。胼胝体发育不全和血管畸形等先天性脑畸形。

6.影像学检查

(1)CT检查 CT扫描通常显示肿瘤为有壁结节的大囊状或实质性病灶。囊变区呈低~等密度改变,而实性部分的密度较高,可见大片状或细颗粒状钙化灶(图3-51a),增强扫描肿瘤实质性部分强化。若肿瘤病灶较小,无囊变和钙化,则诊断困难。据文献报道1组48例神经节胶质瘤的CT表现:多位于颞叶(占73%),呈低或低~等混杂密度(占70%),有较大囊变区(占38%)和钙化(35%),约50%的肿瘤CT增强扫描有强化。

(2)MRI检查 大多数肿瘤T₁加权像显示为低~等信号,T₂加权像呈高信号。肿瘤囊变区呈典型长T₁和长T₂的信号特点,境界清楚,容易与肿瘤的实性部分区分。增强扫描肿瘤实性部分强化

（图3-51b～d）。肿瘤周围水肿少见，占位效应亦较轻微。

7. 鉴别诊断

(1) 少突胶质细胞瘤 较少发生囊变；

(2) 毛细胞星形细胞瘤 若发生在颞叶，则与节细胞胶质瘤鉴别诊断困难；

(3) 脑膜瘤 少数节细胞胶质瘤位于大脑半球皮层表面，内部无囊变，增强扫描有均匀强化者，应该注意与脑膜瘤相鉴别。

8. 治疗及预后 节细胞胶质瘤极少发生神经系统转移，一般经外科切除，患者可获得长期生存，但是若手术未能全部切除肿瘤，也可复发。

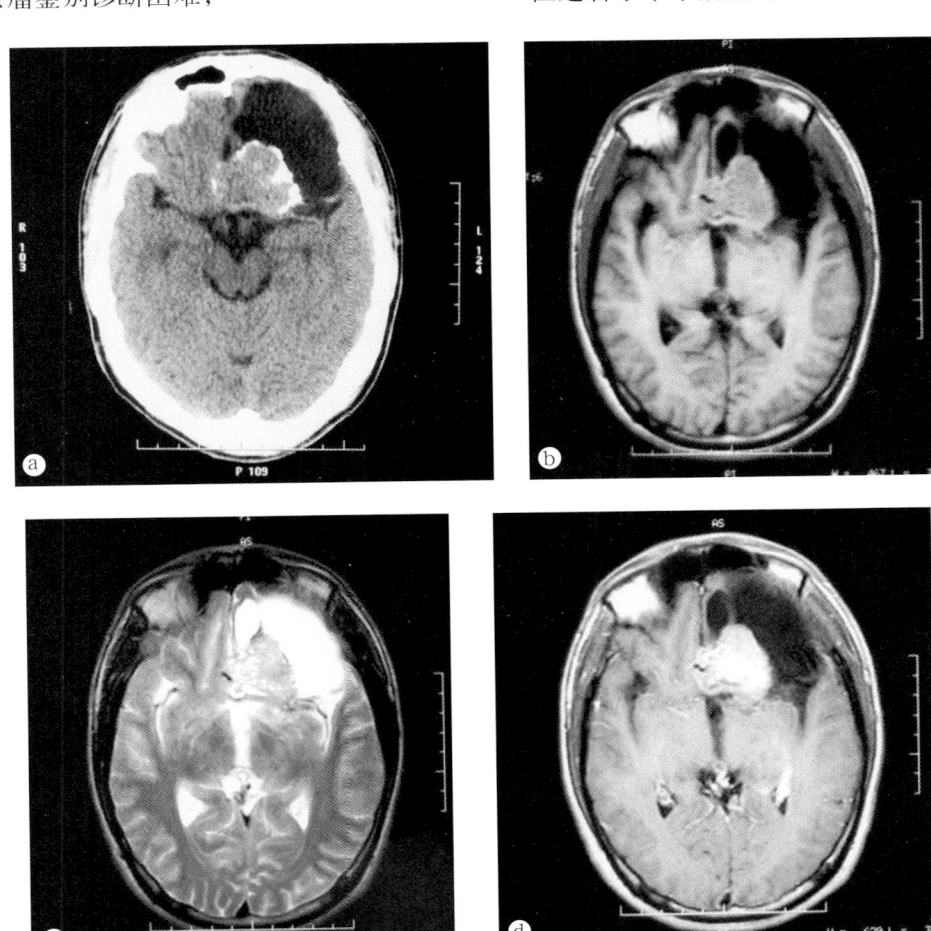

图3-51 节细胞胶质瘤

平扫CT（a）：左额叶囊实性肿瘤，囊变部分呈低密度改变，壁结节较大，密度较高，伴不规则钙化。MRI横断T_1和T_2加权像（b，c）：左额叶肿瘤囊变部分在T_1加权像呈低信号、T_2加权像为高信号，壁结节呈等信号，其中见多个颗粒状小囊。肿瘤境界清楚，无瘤周水肿，占位效应轻。MRI横断增强扫描（d）：左额叶肿瘤壁结节呈不均匀显著强化，而囊壁不强化。

（六）中枢神经细胞瘤

中枢神经细胞瘤（Central neurocytoma）由伴有神经元分化、形态一致的圆形细胞组成，肿瘤组织来源于侧脑室壁室管膜下的生殖基质，或透明隔和穹隆的灰质核。本病好发于年轻人，其良恶性分级为WHO II级，低度恶性肿瘤，脑脊液播散很罕见。

1. 一般资料 中枢神经细胞瘤属少见病，其确切发病率尚无定论，估计该肿瘤约占全部颅内肿瘤的0.25%～0.5%。

2. 年龄和性别分布 中枢神经细胞瘤患者的就诊年龄从出生后8天至67岁不等，平均年龄为29岁。44%的患者就诊年龄在21～29岁，69%在20～40岁之间，男女发病率相同。国内报道一组20位经手术病理证实的病例,平均发病年龄25岁(20~30岁),男女之比近2:1。

3.发生部位 中枢神经细胞瘤的典型部位在幕上侧脑室和/或第Ⅲ脑室。最常见的部位是一侧侧脑室的Monro孔(室间孔)区(占50%),以左侧多见,肿瘤可以向侧脑室和第Ⅲ脑室延伸,亦可见双侧脑室内肿块。病灶常邻近或附着于透明隔,孤立性位于第Ⅲ脑室者罕见。

4.病理表现

大体所见 肿瘤常附着于脑室壁,一般不侵犯邻近脑实质。切面呈灰色细颗粒状。

显微镜下显示 可见大量密集的小圆形肿瘤细胞,胞浆透明,肿瘤细胞群之间是纤细的间质和毛细血管,还可见排列成类似菊花状的钙化灶。肿瘤细胞有神经元分化的特点,电镜下可见突触结构,免疫组化有神经元的特异性标记。

5.临床表现 大部分中枢神经细胞瘤患者的临床表现为颅内压增高,表现为头痛、恶心、呕吐、视神经乳头水肿,无明显神经功能障碍。部分患者可有视力和心理障碍,以及内分泌失调等症状。患者的病史较短,平均为3.2个月。

6.影像学检查

(1) CT检查 肿瘤多位于脑室前部近室间孔区,通常肿瘤病灶较大,形状不规则,境界清楚。CT平扫多为等或稍高密度,病灶内有大小不等低密度囊变区,约半数病灶内有钙化。增强扫描肿瘤实性部分呈轻~中等度均匀或不均匀强化。脑室壁及邻近脑实质少见肿瘤浸润及种植的征象(图3-52)。

(2) MRI检查 肿瘤在T_1和T_2加权像上为不均匀等信号或稍高信号,肿瘤病灶内部可有囊变,可见血管流空征象,增强扫描肿瘤实性部分强化(图3-53)。

7.鉴别诊断 中枢神经细胞瘤主要应与胶质瘤区别:胶质瘤与中枢神经细胞瘤均可发生囊变和钙化,但是胶质瘤发生坏死及出血的概率高于中枢神经细胞瘤;此外,胶质瘤可起源于透明隔、胼胝体等脑室旁结构,向脑室外侵犯,这些特点有助于二者的鉴别。

(1) 少突胶质瘤 发生于脑室附近(例如:透明隔或胼胝体)的少突胶质瘤可突入脑室内,影像学及病理表现与中枢神经细胞瘤极为相似,但通过电镜和免疫组化检查可以进行鉴别。

(2) 脉络丛乳头状瘤 多数脉络丛乳头状瘤发生于侧脑室三角区,根据其极易产生与肿瘤大小不相称的脑积水,好发于儿童等特点,可资鉴别。

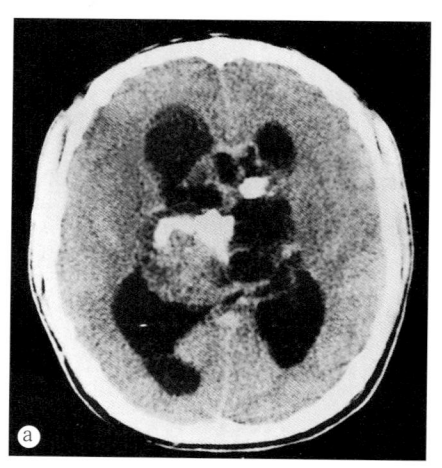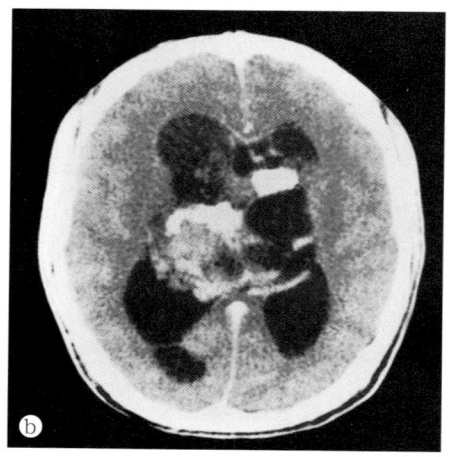

图3-52 中枢神经细胞瘤

CT平扫(a):于两侧侧脑室中间见巨大不规则形混杂密度病灶,瘤体内含不规则斑块状钙化、等密度实质性病灶及大小不等的囊性变。两侧脑室显示中等度扩大。增强扫描(b):肿瘤实性部分及囊壁有不同程度强化。手术所见:肿瘤位于右侧脑室,经胼胝体蔓延至对侧,透明隔及右侧脑室室间孔被肿瘤破坏,并累及丘脑。病理:中枢神经细胞瘤。

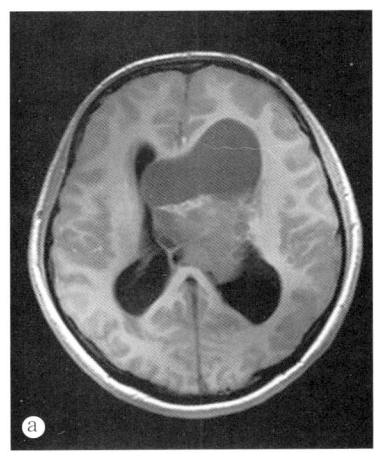 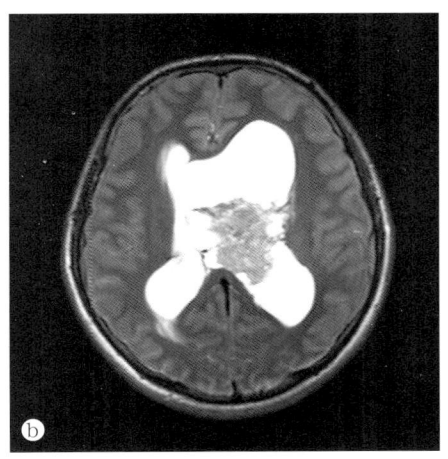 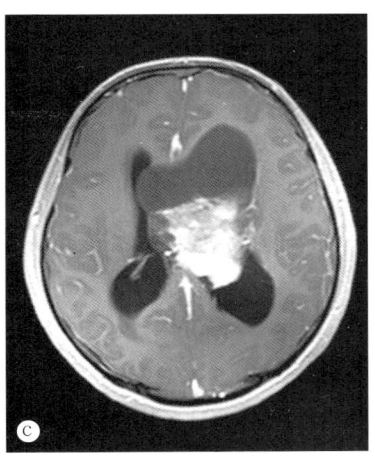

图 3-53 中枢神经细胞瘤

MRI 横断 T_1 加权像（a）：左侧脑室扩大，脑室内有囊实性肿瘤，为低信号，横断 T_2 加权像（b）：病灶呈高信号，内部有多个小囊。增强扫描（c）：左侧脑室内病灶不均匀显著强化。

8. 治疗及预后 中枢神经细胞瘤的临床病程通常为良性，手术切除的程度是影响患者预后的最重要因素。如果外科手术将肿瘤全部切除，则患者的预后较好。肿瘤未完全切除，则常见局部复发，但是通过放射治疗可抑制残余肿瘤的生长。若 CT 和 MRI 显示肿瘤向脑室外侵犯，或手术及放射治疗后发现肿瘤向脑室外扩散，则提示恶变可能。对有恶变者，于术后可进行放射治疗，可延长患者的生存期，但是通常于术后 2～72 个月复发。

附：脑室外神经细胞瘤

脑室外神经细胞瘤（extraventricular neurocytoma）为 WHO（2007）中枢神经系统肿瘤分类中新增加的实体肿瘤，归属于神经元和混合性神经元-胶质肿瘤的亚型。在组织学及免疫表型上均与发生于侧脑室内的中枢神经细胞瘤相似，肿瘤中都含有"神经细胞"、节细胞和透明变性的血管。肿瘤位于脑室外的脑实质内，其病理组织形态谱系更广，发病年龄跨度更大，预后良好，复发率低。手术完整切除为主要的治疗方式。

影像学所见：脑室外中枢神经细胞瘤与脑室内一样，MRI 在 T_1 加权和 T_2 加权像上均为等信号，内部多有囊变区，CT 扫描肿瘤呈高密度，境界清楚，伴致密不规则钙化。CT 和 MRI 增强扫描肿瘤病灶均显著强化（图 3-54）。MRS 显示肿瘤内部胆碱峰升高，乙酰天门冬氨酸峰明显降低甚至消失。

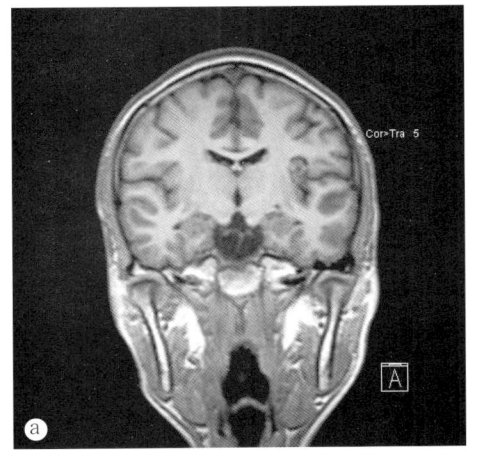 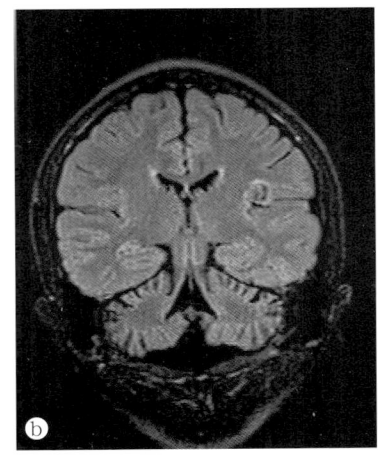 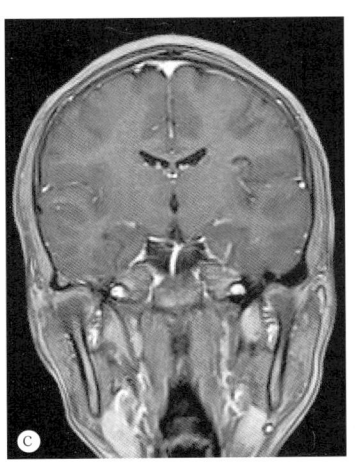

图 3-54 脑室外神经细胞瘤

MRI 冠状位 T_1 加权像（a）：显示左侧岛叶皮层下的弧形低信号，其边界清楚，无占位效应；冠状位 FLAIR 像（b）：左侧岛叶病灶边缘为高信号，其内部呈低信号，无灶周水肿。冠状位 T_1 加权增强扫描像（c）：左侧岛叶病灶轻度强化。

（七）乳头状胶质神经元肿瘤

乳头状胶质神经元肿瘤（papillary glioneuronal tumour）为WHO(2007)中枢神经系统肿瘤分类中新增加的实体肿瘤。组织学特征为乳头结构的神经元胶质病变，肿瘤由围绕透明变性的血管呈假乳头状排列的星形细胞和在乳头间聚集、突触素阳性的神经细胞、大神经元和中等大小的"神经节样"细胞层组成。肿瘤境界相对清楚、生长缓慢，其良恶性分级为WHO I级，属于良性肿瘤。

1. 一般资料　目前尚无乳头状胶质神经元肿瘤的流行病学报道。不过，乳头状胶质神经元肿瘤罕见，目前全球仅有几十例报道。

2. 年龄和性别分布　乳头状胶质神经元肿瘤多见于青年人。发病年龄4～75岁，平均年龄27岁。其发病率无性别差异。

3. 发生部位　乳头状胶质神经元肿瘤通常位于大脑半球，好发于颞叶，病变多位于脑室周围白质，也可位于皮质或皮质下。

4. 病理表现　肿瘤为实性病灶，常有不同程度的囊变，有时占位效应显著，但罕见出血和坏死。

5. 临床表现　一般患者的临床症状轻微，常见临床表现是头痛和癫痫。也可出现视力、步态、感觉、认知和情感异常。

6. 影像学检查　CT和MRI显示肿瘤多为实性境界清楚的占位性病灶，大小在1～7cm之间（平均4.6cm），可伴有钙化和囊性变，有时可见壁结节。囊性区在T_1加权像上呈低信号，T_2加权像为高信号；实性区T_1加权像为等信号，T_2加权像为等或高信号，增强扫描肿瘤强化，肿瘤周围水肿不明显，占位效应较轻（图3-55）。

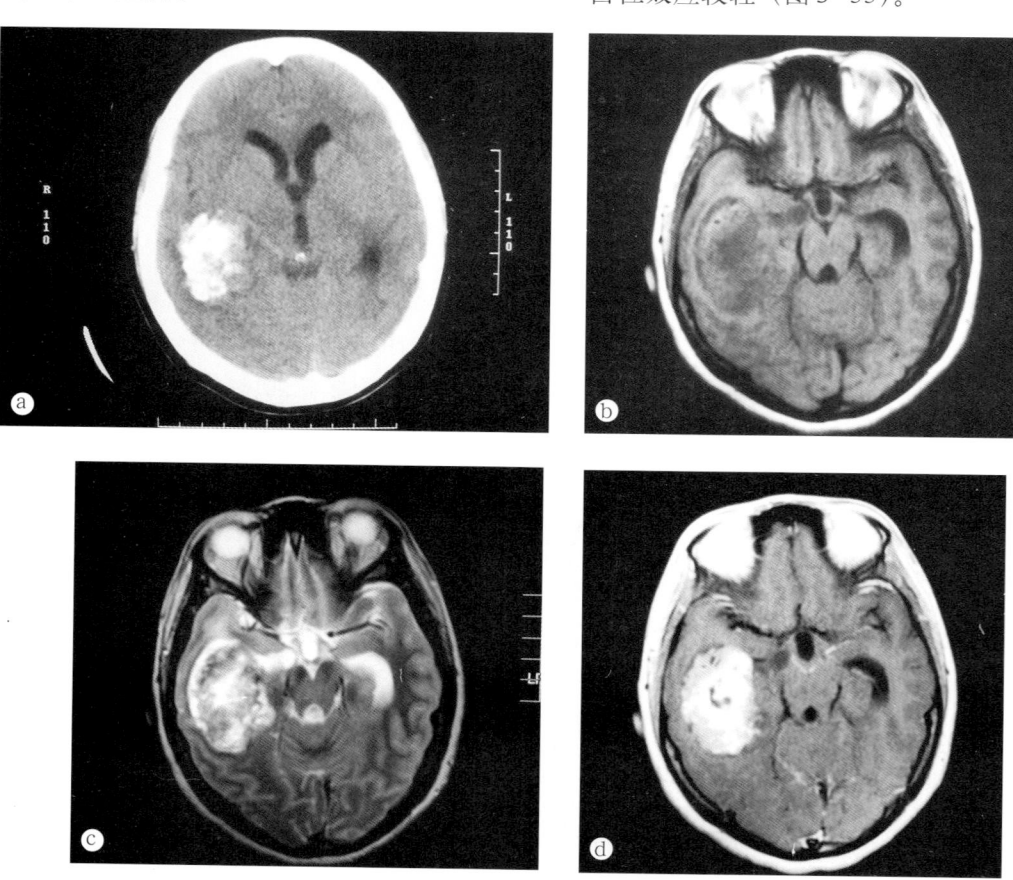

图3-55　乳头状胶质神经元肿瘤

CT平扫（a）：右侧颞叶见高密度出血病灶，密度不均，无显著占位效应。MRI横断T_1加权像（b）：右侧颞叶内肿瘤为低和等信号；在T_2加权像（c）：病灶为不均匀高信号，右侧颞叶增大，右海马钩回内有小囊性病灶。增强扫描（d）：右侧颞叶内肿瘤不均匀显著强化。手术所见：肿瘤组织内有假乳头结构，乳头中心为小血管，瘤体内神经元和胶质成分混杂分布，间质内可见多量新鲜出血及多数钙盐沉积。病理：乳头状胶质神经元肿瘤。

（宣武医院病理科陈莉医生提供）

7.预后 大多数患者行肿瘤全部切除后无需做放射治疗、化学治疗，尚无肿瘤复发或恶性变的报道，患者可长期生存。

八、松果体区肿瘤

松果体区肿瘤（tumors of pineal region）主要包括松果体细胞瘤（pineocytoma）、松果体母细胞瘤（pineoblastoma）及混合性松果体瘤（mixed pineal tumors）3大类。

正常松果体（或称松果体腺）位于四叠体池、第Ⅲ脑室后部，具有神经内分泌功能。松果体由松果体实质细胞（90%）和星形胶质细胞（10%）构成，以1个短蒂状结构连接于第Ⅲ脑室后顶部，并突入其内形成1个线状陷窝，松果体腺体的周围有柔脑膜包绕，并与蛛网膜邻接。

松果体肿瘤既可源于实质细胞、星形胶质细胞，也可起自其邻接的柔脑膜、室管膜，以及异位的神经元和神经上皮细胞。事实上来源于松果体实质细胞的肿瘤仅占极少数，而松果体区肿瘤大多是生殖细胞瘤、胶质瘤等。自1979年起WHO神经系统肿瘤分类将生殖细胞瘤划分为单独病种。

（一）松果体细胞瘤

松果体细胞瘤（pineocytoma）是一种罕见、生长缓慢的松果体实质细胞肿瘤，发生于松果体区，压迫邻近结构（如中脑导水管、脑干和小脑），常突入第Ⅲ脑室后部。良恶性分级为WHO Ⅰ级，但是据细胞遗传学研究，松果体细胞瘤无论良恶性均发现有染色体异常。

1. 一般资料 松果体区肿瘤在全部脑肿瘤中的发生率低于1.0%。松果体实质细胞瘤约占松果体区肿瘤的14%~27%，占儿童脑肿瘤的3%~10%。可发生于任何年龄，以中年人最多见，平均发病年龄38岁。发病无明显性别差异。

2. 病理表现

大体所见 肿瘤境界清晰，呈灰褐色，无周围侵犯，病灶内部可见囊变或灶状出血，很少经脑脊液播散转移。

显微镜下显示 松果体细胞瘤一般分化良好，肿瘤细胞相对较小、均匀、分化成熟，排列呈玫瑰花结状。绝大多数细胞核不明显，呈圆形或卵圆形。细胞质含量中等，均匀嗜伊红染色，有丝分裂罕见。

3. 临床表现 松果体区肿瘤使中脑导水管受压阻塞，引起脑积水导致颅内压增高，为松果体细胞瘤的主要临床表现，绝大多数患者出现神经-眼科功能障碍，特别是Parinaud综合征。还可见精神状态改变、脑干机能障碍、小脑及下丘脑相关的内分泌异常等表现。

4. 影像学检查

（1）X线片检查 正常成年人约50%颅骨X线片发现松果体钙化，呈斑块状或点状，一般范围在5mm以内。在X线片上可测量其位置，若松果体区或颅内其他部位有占位性病变，则松果体钙化的形态和位置可见异常改变。松果体钙化范围大于1cm，或6岁以下小儿显示松果体钙化，均提示有松果体区肿瘤的可能。据统计，在松果体区肿瘤中，生殖细胞瘤发生钙化者最多见，其中主要为生殖细胞瘤和胚胎癌，而松果体区胶质瘤则很少出现钙化。若松果体区肿瘤阻塞脑室通路，可出现颅内压增高的征象，X线片可见鞍背骨质稀疏、萎缩、鞍窝扩大，颅板指压迹增多，小儿尚可出现颅缝分离等改变。

（2）CT检查 CT平扫显示松果体细胞瘤呈等密度或稍高密度，密度较均匀，为圆形或类圆形，境界清楚，肿瘤周围无明显水肿，直径多小于3cm，可见病灶周围钙化和内部囊变。增强扫描显示肿瘤实性部分多呈轻至中度均匀强化，少数显著强化（图3-56），常伴脑积水。

（3）MRI检查 MRI多方位直接成像有利于判断肿瘤的部位，及其与邻近结构的关系，定位诊断较CT更准确。肿瘤病灶在T_1加权像呈低或等信号，T_2加权像呈稍高信号，多为类圆形，境界清楚，肿瘤周围无明显水肿，增强扫描多数呈轻到中度强化。

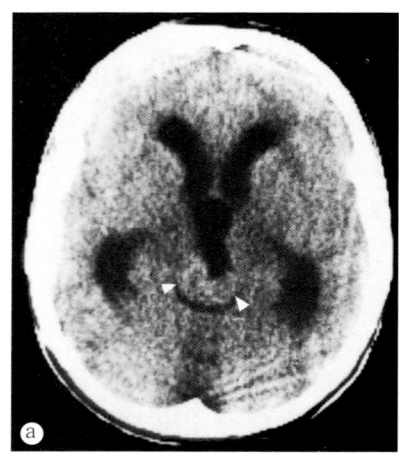
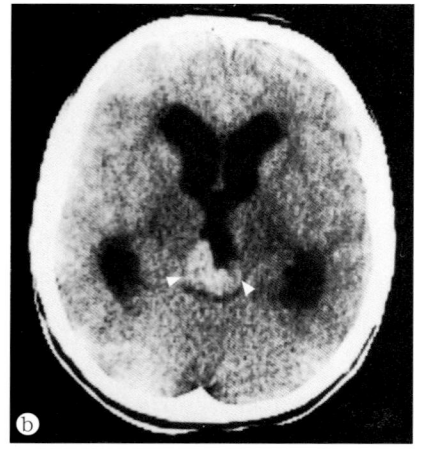

图 3-56　松果体细胞瘤

CT 平扫（a）：第Ⅲ脑室后部见半月形等密度病灶，第Ⅲ脑室前部及两侧脑室均扩大。增强扫描（b）：病灶轮廓清楚，显著均匀强化。手术所见：肿瘤位于松果体区，向前突入第Ⅲ脑室，质软，血供丰富，有包膜。病理：松果体细胞瘤。

5．鉴别诊断

（1）胶质瘤　主要是发生于松果体区的星形细胞瘤，其影像学表现与脑内的星形细胞瘤相同，肿瘤病灶可有囊变，密度不均匀，境界欠清等特点。

（2）畸胎瘤　畸胎瘤也属于生殖细胞肿瘤的范畴，多有肿瘤内部囊变，可见骨组织或牙齿等结构，据之易于作出定性诊断。

（3）脑膜瘤　起自幕切迹的脑膜瘤可占据四叠体池，压迫中脑背盖部及中脑导水管，其 CT 和 MRI 表现与其他部位的脑膜瘤相似，容易与松果体区肿瘤相鉴别。

6．治疗及预后　松果体细胞瘤对放射治疗比松果体母细胞瘤敏感，外科手术切除肿瘤加术后放射治疗是该肿瘤的主要治疗方法。其 5 年生存率达 86%～100% 不等，肿瘤被完全切除者尚未见复发。

7．MRI 与 CT 诊断作用的比较　由于 MRI 具有多方位成像、多序列扫描的优势，特别在显示血管结构与肿瘤的关系方面明显优于 CT。目前 MSCT 获得容积数据，也能在冠状和矢状位上显示松果体区病变，其定位和定性诊断能力显著提高，同样成为本病的有效检查方法。

（二）中等分化的松果体实质肿瘤

2000 年 WHO 分类启用"中等分化的松果体实质肿瘤"的概念，而删去原有"松果体细胞和松果体母细胞混合瘤"的病名。中等分化的松果体实质肿瘤（pineal parenchymal tumour of intermediate differentiation）良恶性分级为 WHO Ⅱ级或Ⅲ级，但目前明确的分级标准还未确定。肿瘤常位于松果体区，也可侵犯第Ⅲ脑室，并沿蛛网膜下腔脑脊液途径进行播散性转移。

1．一般资料　该类肿瘤大约占松果体实质肿瘤的 20%，可累及各个年龄段，以青年人发病率最高，女性略高于男性。

2．病理表现

大体所见　该肿瘤与松果体细胞瘤相似，肿块呈球形，质地较软，坏死少见，形态规则，无包膜，对邻近脑组织具有侵蚀性。

显微镜下显示　肿瘤成分中既含分化良好的松果体细胞，又含分化较差的松果体母细胞。

3．临床表现　中等分化松果体实质肿瘤的临床表现与松果体细胞瘤相似，患者可出现头痛、呕吐、复视、共济失调等症状和体征。

4．影像学检查

（1）CT 检查　CT 扫描多呈等密度或低等混合密度，肿瘤大小不一，可为类圆形或不规则形，大部分无包膜，与邻近正常组织分界不清，少部分境界较清楚，肿瘤周围水肿及占位效应多较轻，病灶内部的坏死、囊变、出血等均较松果体母细胞瘤少见。增强扫描多数肿瘤病灶呈不均匀强化，少数均匀强化，可出现肿瘤播散。

(2) MR检查　肿瘤在T_1加权像上呈等或低-等混合信号，T_2加权像上呈高信号，为圆形或类圆形，少数呈不规则形，境界多数不清，肿瘤内部可见囊变、坏死、出血；增强扫描扫描多有显著不均匀强化。

5．鉴别诊断　中等分化松果体实质肿瘤的影像学表现介于松果体细胞瘤与松果体母细胞瘤之间，很难与之相鉴别。

6．治疗和预后　中等分化松果体实质肿瘤患者的5年生存率为39%～74%，少数病例发生中枢神经系统内或神经系统外的转移。

（三）松果体母细胞瘤

松果体母细胞瘤（pineoblastoma）是松果体高度恶性的原发胚胎性肿瘤，松果体母细胞瘤起源于暗细胞，约占松果体实质肿瘤的40%。良恶性分级为WHO Ⅳ级，属于高度恶性肿瘤。

1．发病部位、年龄和性别分布　本病好发于松果体区，可侵袭第Ⅲ脑室，并沿蛛网膜下腔脑脊液途径播散转移。可累及任何年龄人群，但以20岁以下者多见（平均年龄为18.5岁），特别好发于儿童，无明显性别差异。

2．病理表现

大体所见　肿瘤为质地柔软易碎、无包膜的不规则肿块，可浸润临近脑组织。

显微镜下显示　肿瘤由未分化、不成熟的松果体细胞构成，细胞排列紧密，体积小，核染色浓密，细胞核为圆形或不规则形，胞浆稀少，偶见菊形团结构，常见有丝分裂相。

3．临床表现　松果体母细胞瘤的临床表现与松果体区的其他肿瘤相似，根据肿瘤累及的部位和程度可引起相应的症状和体征。患者从出现症状到手术病程通常在1个月以内。

4．影像学检查

(1) CT检查　CT平扫多呈等或等-低混合密度，通常肿瘤较大（直径大于4cm），形态不规则，与临近正常组织的分界不清，肿瘤周围水肿较轻，但占位效应明显，肿瘤内部可见出血、坏死、囊变等改变。增强扫描肿瘤不均匀显著强化。

(2) MR检查　肿瘤病灶在T_1加权像上呈等或等低混杂信号，T_2加权像上呈高信号，肿瘤较大，形状不规则，与周围组织分界不清，内部多见囊变、坏死和出血灶；增强扫描肿瘤病灶显著不均匀强化。

5．鉴别诊断

(1) 松果体细胞瘤　发病年龄较松果体母细胞瘤大，肿瘤边缘或中心常有钙化，肿瘤长径一般<3cm。

(2) 星形细胞瘤　肿瘤分化较好时，病灶内部密度或信号均匀；分化较差者的肿瘤密度或信号混杂，病灶内部多见囊变和坏死，有时可出血。

(3) 脑膜瘤　MRI检查信号具有一定特征性，在T1加权像上呈等或稍低信号，T_2加权像上呈略高、等或低信号，增强扫描中-重度均匀强化。

(4) 松果体囊肿　呈水样密度或信号，增强扫描无强化。

6．治疗和预后　松果体母细胞瘤对化学治疗敏感，但是仍然容易复发。手术后肿瘤残余的多少和放射治疗的剂量对患者预后的影响较大，术后存活平均时间为24～30个月。神经系统和脊柱转移是松果体肿瘤患者最常见的死因。研究显示，采用多种方法治疗的松果体母细胞瘤患者，其1年、3年和5年的生存率分别为88%、78%和58%。

（四）松果体区乳头状肿瘤

WHO（2007年）中枢神经系统肿瘤分类中，松果体区乳头状肿瘤（papillary tumour of the pineal region, PTPR）为新增加的肿瘤类型，是成年人松果体区罕见的神经上皮样肿瘤，该肿瘤复发率较高，偶尔出现脊髓播散，良恶性分级为WHO Ⅱ～Ⅲ级，属恶性肿瘤。

1．一般资料　为罕见肿瘤，无确切的发病率。在已经报道的38例PTPR中，发病年龄见于5～66岁，以10～30岁居多，无明显性别差异。

2．病理表现

大体所见　肿瘤病灶相对较大（2.5～4cm），境界清楚，外观与松果体细胞瘤类似。

显微镜下显示　组织学特征为上皮样乳头状结构，常表现为假复层柱状上皮细胞围绕着玻璃样变性的血管壁；有时也可形成实性巢状排列，超微结构提示有室管膜分化。

3. 临床表现　临床症状无特异性,可间断出现,可因梗阻性脑积水出现头痛。

4. 影像学检查

（1）CT检查　CT扫描表现为局限性低密度肿块,境界清楚,有占位效应,可伴囊变,增强扫描有不同程度的强化。

（2）MRI检查　肿瘤境界清楚,在T_1加权像上呈低信号,T_2加权像上呈高信号,增强扫描肿瘤强化。

5. 治疗和预后　一项多中心的相关研究表明,松果体区乳头状肿瘤的5年生存率为73%。肿瘤切除不完全和有丝分裂活跃者术后容易复发,存活期较短。

九、胚胎性肿瘤

WHO（2007年）新的肿瘤分类法将胚胎性肿瘤（embryonal tumours）由原来5型调整为3个基本类型,即髓母细胞瘤、中枢神经系统原始神经外胚层肿瘤和不典型畸胎样/横纹肌样瘤,而将以往髓上皮瘤、室管膜母细胞瘤、神经母细胞瘤及节细胞神经母细胞瘤共同归属于中枢神经系统原始神经外胚层肿瘤。

（一）髓母细胞瘤

髓母细胞瘤(medulloblastoma)是发生于小脑的恶性侵袭性胚胎性肿瘤,好发于儿童,容易经脑脊液途径发生转移。髓母细胞瘤的良恶性分级为WHO Ⅳ级,属于高度恶性肿瘤。

1. 一般资料　15岁以下儿童的年发病率约为0.5/10万。

2. 年龄和性别分布　70%髓母细胞瘤患者小于16岁,其发病高峰年龄为7岁,而80%的成年人患者在21～40岁之间,50岁以上的病例少见。约65%的患者为男性。

3. 发生部位　至少75%的儿童髓母细胞瘤起源于小脑蚓部并突入第Ⅳ脑室,随年龄增长,小脑半球受累逐渐增多。

4. 病理表现

大体所见　位于小脑蚓部的髓母细胞瘤突入第Ⅳ脑室内,质软,呈粉色或灰色。而小脑半球的髓母细胞瘤境界清楚,质地较硬,常侵及柔脑膜。肿瘤可在蛛网膜下腔经脑脊液播散。

显微镜下显示　典型髓母细胞瘤由高密度细胞构成,圆形、卵圆形瘤细胞核染色质多,胞浆不明显。<40%的病例可见到神经母细胞菊形团,瘤细胞核围绕着缠结在一起的神经突起排列,常伴有明显的核多形性和高核分裂象。可见假栅栏状坏死。少数病例可见血管增生、钙化和大片出血。

5. 临床表现　患者可出现共济失调、步态紊乱、嗜睡、头痛和晨起呕吐等脑脊液梗阻所致的颅内压增高表现。

6. 影像学检查

（1）CT检查　CT扫描显示多数肿瘤位于第Ⅳ脑室和小脑下蚓部,呈圆形或类圆形,也可略呈分叶状,境界较清楚,病灶多呈均匀等密度或稍高密度。儿童髓母细胞瘤极少发生坏死和囊变,钙化也较少见（约15%）,并多呈散在点状或小片状,也有出现驼峰样钙化的报道,少数病例可见广泛钙化。增强扫描肿瘤多呈中等度以上均匀强化。如有囊变或坏死,则呈不均匀强化。动态增强扫描显示肿瘤呈富血管的速升/速降型。位于小脑中线部位的成年人髓母细胞瘤CT表现与儿童相似,而位于小脑半球的成年人髓母细胞瘤的密度稍高,极少发生梗阻性脑积水,增强扫描肿瘤仅略有强化。若肿瘤突入第Ⅳ脑室,则第Ⅳ脑室扩大,可见脑脊液包绕肿瘤。肿瘤亦可侵犯周围脑组织,并引起脑水肿。由于肿瘤通常压迫第Ⅳ脑室导致脑积水,幕上脑室呈中等度以上扩大。肿瘤在脑内扩散时,增强扫描可显示局限性或普遍性室管膜增厚,伴显著强化（图3-57）。肿瘤容易沿室管膜及蛛网膜下腔种植扩散,在鞍区常见播散病灶（图3-58）。

（2）MRI检查　肿瘤在T_1加权像上呈稍低信号,在T_2加权像上呈稍高信号,多数肿瘤信号均匀,境界清楚；偶尔因小囊变、钙化、灶性出血等使肿瘤信号不均匀。肿瘤周围可见水肿,儿童髓母细胞瘤的占位效应较明显,若肿瘤侵犯周围脑实质,则与周围脑组织的分界不清。增强扫描肿瘤实性部分显著均匀强化,可呈典型"小囊大结节"征象（图3-59）。成年人髓母细胞瘤多见于小脑半球（图3-

60)或幕上,MRI表现不典型,多数肿瘤与正常脑组织分界不清,局部脑回和小脑叶增厚,极少发生梗阻性脑积水,增强扫描仅有轻度不均匀强化。

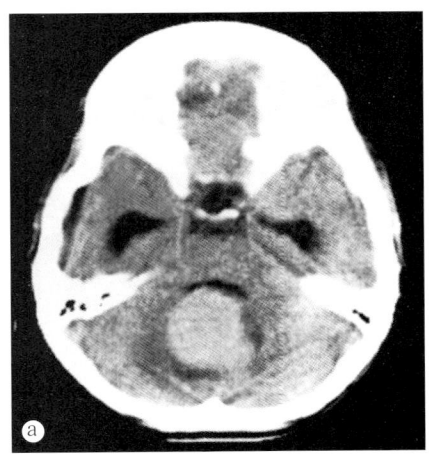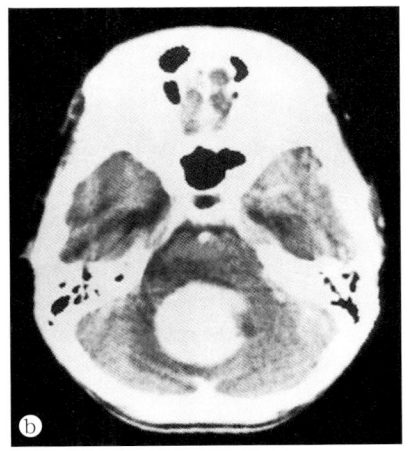

图3-57 髓母细胞瘤

CT平扫(a):第IV脑室内见类圆形均匀高密度病灶,边界清楚。第IV脑室扩大包绕病灶周围,两侧脑室颞角可见扩大。增强扫描(b):病灶呈均匀显著强化。手术所见:病灶起自上蚓部,充满第IV脑室,呈肉色、实质性、边界清楚。病理:髓母细胞瘤。

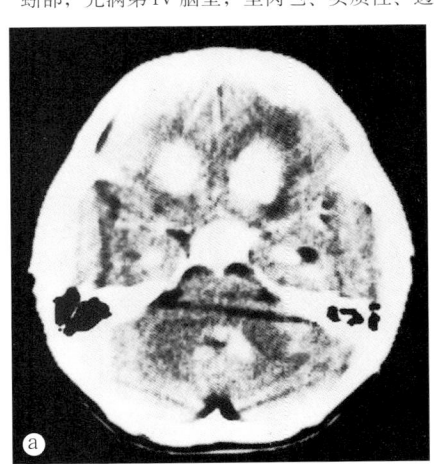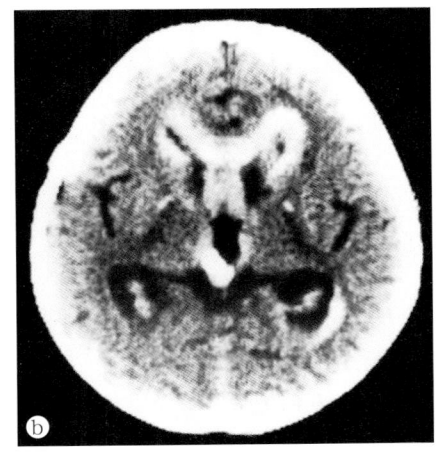

图3-58 髓母细胞瘤

经鞍上池(a)和第III脑室层面(b)的CT增强扫描像:肿瘤位于第IV脑室下蚓部和鞍上池,可见脑室室管膜广泛转移,病灶显著强化。病理:髓母细胞瘤(经脑室穿刺证实)。

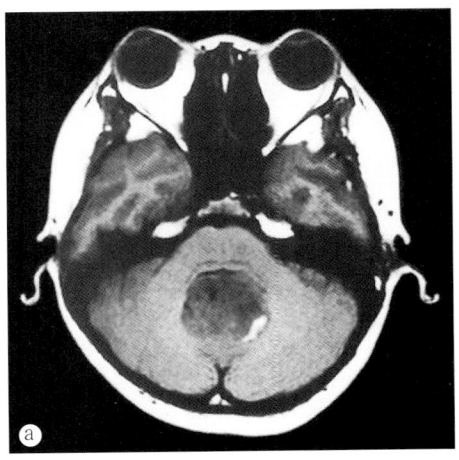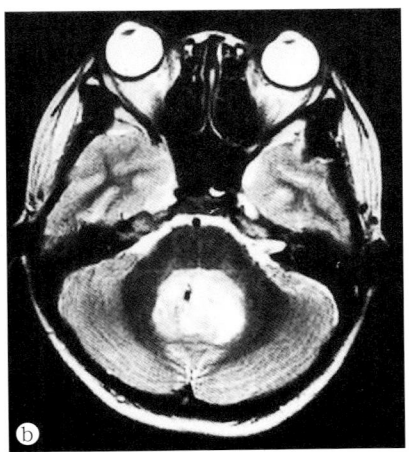

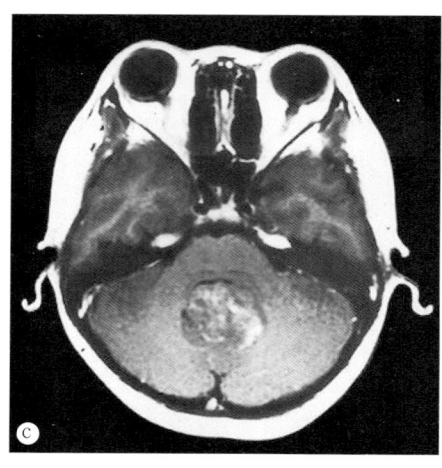
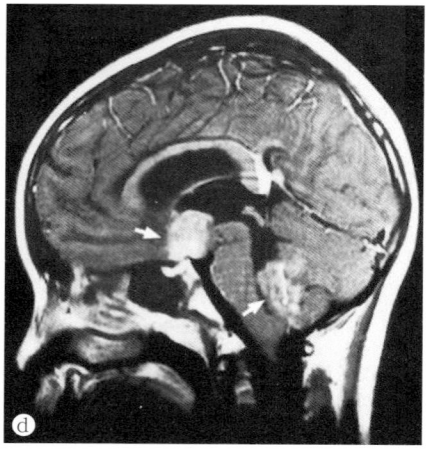

图 3-59 髓母细胞瘤

MRI 横断 T_1 加权像（a）：显示下蚓部类圆形低信号病灶，伴左下缘有少许高信号，第IV脑室受压包绕病灶。横断 T_2 加权像（b）：病灶呈不均匀高信号，边界清楚。横断和矢状位增强扫描像（c～d）：病灶呈不均匀强化，矢状位像还可见第III脑室前部有结节状强化。下蚓部病灶突入第IV脑室，堵塞中孔，其上方脑室扩大（箭头分别指示下蚓部及鞍区病灶）。手术所见：下蚓部病灶突入第IV脑室。病理：髓母细胞瘤。

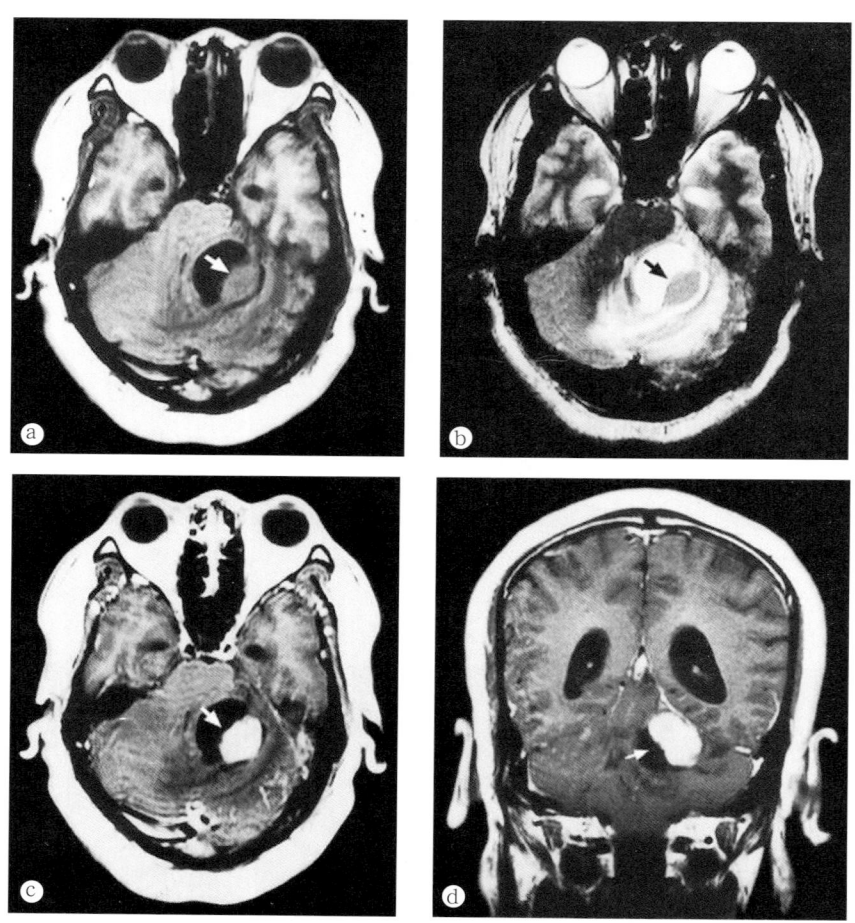

图 3-60 髓母细胞瘤

MRI 横断 T_1 加权像（a）：左侧小脑半球及桥臂见类圆形低信号病灶，其后外缘有等信号结节（⇧），第IV脑室显著受压变形移位，幕上脑室扩大。横断 T_2 加权像（b）：病灶为高信号，但囊内结节灶仍为等信号（⇧），病灶周围水肿较明显。横断和冠状位增强扫描像（c～d）：结节灶显著强化（⇧）。手术所见：左小脑半球见紫红色、鱼肉状肿瘤，边界清楚，附着于小脑幕。病理：髓母细胞瘤。

7. 鉴别诊断

（1）位于第Ⅳ脑室的室管膜瘤 肿瘤位于第Ⅳ脑室内部，可起自菱形窝，因而与脑干分界不清。第Ⅳ脑室多扩大后移，由于较少侵及周围脑实质，肿瘤周围水肿少见。MRI矢状位图像显示上述改变更为清楚。此外，室管膜瘤的内部常发生钙化，若CT扫描发现钙化，则有利于室管膜瘤的诊断。

（2）毛细胞星形细胞瘤 毛细胞星形细胞瘤多数位于旁中线区，与促纤维组织增生型髓母细胞瘤（好发于成年人的髓母细胞瘤亚型之一）的好发部位相似，应加以鉴别。除非有肿瘤病灶内部出血，绝大多数毛细胞星形细胞瘤在CT平扫图像上呈低密度，这是该肿瘤与髓母细胞瘤的鉴别要点。此外，毛细胞星形细胞瘤内部常伴囊变，肿瘤周围水肿甚少见，亦可资鉴别。

（3）小脑蚓部假肿瘤征 小脑蚓部主要由较高密度的灰质结构组成，外围由较低密度的白质包绕。部分正常人的小脑蚓部较大，类似肿瘤，故称假肿瘤征（psudotumor vermis）。CT和MRI横断位像上表现为第Ⅳ脑室前后径变短，或小脑蚓部突入第Ⅳ脑室内，类似充盈缺损样外观。若同时由于其他原因引起幕上脑室扩大，则易误诊为蚓部占位病变，尤其CT横断位图像容易引起误诊。但是MRI多方位成像有利于做出正确诊断。

（4）血管母细胞瘤 好发于50~60岁，60%~70%影像学表现为"大囊小结节"，病灶周围可见数根粗大血管引入，在MRI上表现为弯曲蛇形的流空无信号影，颇具特征性，可资鉴别。

8. 治疗与预后 目前，儿童髓母细胞瘤的治疗已取得显著进展，其5年生存率由20世纪60年代的30%提高至现在的60%~70%，这主要得益于外科、麻醉和影像学的技术进步，围手术期护理，以及放射治疗和化学治疗等辅助治疗方法的进展。成年患者的生存率也有所提高。

（二）中枢神经系统原始神经外胚层肿瘤

中枢神经系统原始神经外胚层肿瘤（central nervous system primitive neuroectodermal tumors，CNS PNETs）好发于儿童和青少年，这类肿瘤可见于大脑半球、脑干或脊髓，由未分化或分化差的神经上皮细胞组成。这些细胞具有向神经元、星形细胞和上皮细胞方向分化的能力。CNS/幕上PNET是一类由未分化或分化差的神经上皮细胞组成的胚胎性肿瘤，在2007年WHO分类中包括中枢神经系统神经母细胞瘤、中枢神经系统节细胞神经母细胞瘤、髓上皮瘤和室管膜母细胞瘤4个亚型。仅向神经元分化的肿瘤称为大脑神经母细胞瘤；如果肿瘤病灶内部还可见节细胞，即为大脑节细胞神经母细胞瘤。具有神经管重新表达特征的肿瘤称为髓上皮瘤。具有菊形团的室管膜母细胞肿瘤称为室管膜母细胞瘤。这些CNS PNET肿瘤亚型的常见特点是发病早，具有侵袭性的临床生物学行为。所有CNS PNET的良恶性分级均为WHO Ⅳ级，属于高度恶性肿瘤。

1. 年龄和性别分布 CNS PNET的发病年龄从出生后4周至20岁不等，平均年龄为5.5岁。幕上PNET和大脑神经母细胞瘤的男女发病率之比为1.2:1。

2. 发生部位 这类肿瘤最常见于大脑，但也可见于脊髓或鞍上区。

3. 病理表现

大体所见 肿瘤在确诊时大小不一，位于鞍上的肿瘤往往小于发生于大脑者。肿瘤呈团块状，伴有或不伴囊变或出血。肿瘤与正常脑组织之间的分界清楚或不清楚，呈粉红色或紫色。肿瘤质地一般较软，如果含有明显的促纤维增生成分，则肿瘤也可较硬，呈棕褐色。

4. 临床表现 患者的临床表现与肿瘤的起源部位有关。位于大脑的肿瘤可引起癫痫、意识不清、颅内压升高或运动障碍。鞍上区的肿瘤可引起视觉和/或内分泌障碍。婴幼儿患者的头围可迅速增大。

5. 影像学检查

（1）CT检查 起源于任何部位CNS PNET的CT表现均相似。肿瘤呈等或高密度，增强扫描肿瘤强化。肿瘤可呈实性，也可内含囊变或坏死区。50%~70%的CNS PNET肿瘤病灶内部可见钙化，但肿瘤周围的水肿不明显。

（2）MRI表现 PNET的MRI表现随肿瘤起

源部位的不同而各异。肿瘤在 T_1 加权像上呈低信号，T_2 加权像上与皮层灰质信号相似，囊变或坏死区呈高信号，增强扫描肿瘤有强化。

6.预后　就诊时2岁以下的婴儿 CNS PNET 的预后比年龄较大的儿童差，而 CNS PNET 儿童患者的5年生存率低于髓母细胞瘤儿童患者。

（三）中枢神经系统神经母细胞瘤

中枢神经系统神经母细胞瘤（CNS neuroblastoma）是仅向神经元分化的中枢神经系统原始神经外胚层肿瘤，好发于婴儿和儿童，其良恶性分级为 WHO Ⅳ级，属于高度恶性肿瘤。

1.一般资料　该肿瘤是婴幼儿常见恶性肿瘤，占脑内肿瘤的0.08%。

2.年龄和性别分布　肿瘤好发于婴儿和儿童，80%患者的年龄在10岁以内，5岁以内者占50%，1岁以内者占10%。男女发病率无差异。

3.发生部位　肿瘤可发生于中枢神经系统的任何部位，如脑实质、脑室甚至脊髓内，但是好发于侧脑室附近的额叶及顶叶。

4.病理表现

大体所见　肿瘤为巨大肿块，质地较硬，呈灰白色，境界清楚。内部常见坏死、囊变和出血，并有丰富的肿瘤新生血管。

显微镜下显示　其组织学特征表现为肿瘤细胞围绕纤维基质呈簇状排列，形成纤维性菊形团结构。

5.临床表现　该肿瘤患者临床主要为颅内压升高的表现，婴儿可出现巨颅症。

6.影像学检查

（1）CT检查　CT平扫显示肿瘤呈等密度，内部可有囊变坏死、呈低密度；有出血或钙化者相应为高密度。肿瘤形态多不规则，境界不清，肿瘤周围可见中度水肿和明显占位效应。若肿瘤较大、而且靠近脑室，则可导致脑脊液循环通路受阻而发生脑积水，可见脑室扩张。增强扫描肿瘤呈轻~中度不均匀强化。

（2）MRI检查　MRI表现并无特异性，肿瘤在 T_2 加权像多为高-等混合信号，其中囊变、坏死区呈高信号，较大的钙化灶为低信号，T_1 加权像肿瘤实质呈不均匀低-等混合信号。增强扫描肿瘤呈轻~中度不均匀强化，还可发现脑膜和蛛网膜下腔的种植性播散病灶。

（3）X线血管造影检查　肿瘤多有丰富的血管，少数为少或无血管肿块。

7.预后　本肿瘤的预后很差，切除后极易复发，约50%者经脑脊液扩散，并有向脑外转移的倾向，患者的5年生存率仅为30%。

（四）中枢神经系统节细胞神经母细胞瘤

中枢神经系统神经节神经母细胞瘤（CNS ganglioneuroblastoma）是中枢神经系统原始神经外胚层肿瘤的另外一个亚型，极为罕见。肿瘤内部除有向神经元分化的成分外，还可见节细胞，为高度恶性肿瘤，其良恶性分级为 WHO Ⅳ级，属于恶性肿瘤。肿瘤的生长速度快，易出血，常发生沿脑脊液种植性播散，其影像学所见与中枢神经神经母细胞瘤相似。

（五）髓上皮瘤

髓上皮瘤（medulloepithelioma）是一种罕见的恶性胚胎性脑肿瘤，累及幼儿，其组织学特征是肿瘤性神经上皮细胞呈乳头状、管状或梁状排列，类似胚胎神经管，其良恶性分级为 WHO Ⅳ级，属于高度恶性肿瘤。

1.年龄和性别分布　髓上皮瘤罕见，主要累及6个月~5岁的儿童，有一半患者在2岁以内发病，无性别差异。

2.发生部位　幕上和幕下均可发生髓上皮瘤，以大脑半球脑室周围好发，累及部位依次为颞叶、顶叶、枕叶和额叶。有时肿瘤较大，可累及多个脑叶或双侧大脑半球。髓上皮瘤也可见于脑室内、鞍区/鞍旁区、马尾和骶骨前区。中枢神经系统以外的髓上皮瘤可沿神经干发生于盆腔和眼部。位于眶内的髓上皮瘤很少发生转移，眼球摘除是有效的治疗方法，一般预后较好，髓上皮瘤也可累及视神经。髓上皮瘤易早期发生脑脊液种植转移，部分患者也可出现颅外转移。

3.病理表现

大体所见　肿瘤境界较清楚，质软、脆，灰红色，病灶内部可见出血及坏死。偶尔在初期侵及蛛网膜下腔，尸检时常见弥漫扩散。

显微镜下显示　髓上皮瘤是一种类似胚胎神经管的恶性肿瘤，其组织学特征是肿瘤性神经上皮细胞呈乳头状、管状或梁状排列。

4.临床表现　患者出现临床症状时肿瘤通常已经长得较大，可有头痛、恶心和呕吐等颅内压增高的表现，多系脑室系统受累发生脑积水所致。神经系统检查无异常所见。

5.影像学检查

（1）CT检查　早期肿瘤的境界清楚，呈等密度或稍低密度，增强扫描无强化。肿瘤进展后，CT扫描显示病灶的密度不均匀，内部可见囊变和钙化，增强扫描为不均匀强化，肿瘤周围有不同程度的脑水肿。

（2）MRI检查　MRI显示肿瘤在T_1加权像为低或等信号，T_2加权像呈不均匀高信号，肿瘤境界清楚，增强扫描多为不均匀强化，部分呈环状强化。

6.治疗及预后　髓上皮瘤生长迅速，目前尚无最佳治疗方案。手术将肿瘤全部切除可延长患者的生存期，放射治疗也有一定帮助。但是大多数儿童髓上皮瘤的患者死于确诊后1年之内。

（六）室管膜母细胞瘤

室管膜母细胞瘤（ependymoblastoma）是罕见的恶性胚胎性脑肿瘤，见于新生儿和幼儿，其良恶性分级为WHO Ⅳ级，属于高度恶性肿瘤。

1.年龄和性别分布　室管膜母细胞瘤具有原始神经上皮肿瘤的特点，好发于包括新生儿在内的幼儿，男女发病率无差别。

2.发生部位　肿瘤通常较大，多位于幕上（约占68%），主要累及额、顶叶，一般与脑室关系密切，但也可发生于其他部位。例如：位于骶尾部（伴血清甲种胎儿球蛋白升高）和原发于柔脑膜。

3.病理表现

大体所见　肿瘤质软、脆，切面呈灰白色。内部可发生出血及部分囊变，境界清楚。

显微镜下显示　显著的多层菊形团为组织学的特点，常见局部灶性浸润和柔脑膜受侵，并有柔脑膜广泛受侵和神经系统外转移的报道。

4.临床表现　1~2岁的患者主要临床表现为颅内压增高和脑积水，而年龄较大儿童患者的局部神经系统体征更为常见。

5.影像学检查　肿瘤多位于脑室系统周围，形状不规则，CT或MRI检查表现病变密度／信号不均匀，这与肿瘤病灶内部的出血、囊变和坏死有关。增强扫描肿瘤呈不均匀强化。肿瘤较大时，周围水肿较重，占位效应明显。增强扫描还可显示肿瘤侵犯柔脑膜和沿蛛网膜下腔发生远隔转移形成的转移灶强化。但是室管膜母细胞瘤的影像学表现与其他原始神经外胚层肿瘤类似，很难根据影像学表现彼此相鉴别。

6.治疗及预后　室管膜母细胞瘤生长迅速，并伴有脑脊液播散，通常在确诊后6个月~1年内死亡。由于其罕见、发病年龄小，病情进展迅速，尚未找到有效治疗方案。一些研究结果提示肿瘤全切患者的预后较好，与其他神经上皮性肿瘤一样，术后放射治疗可延长患者的生存期。

第三节　颅神经和脊神经肿瘤

一、神经鞘瘤

良性的神经鞘瘤（Schwannoma）有完整包膜，由分化良好的雪旺细胞构成。多发性神经鞘瘤见于神经纤维瘤病Ⅱ型（NF2）或神经鞘瘤病。神经鞘瘤的良恶性分级为WHO Ⅰ级，属于良性肿瘤。

1.一般资料　神经鞘瘤可发生于颅内、椎管内，以及外周神经。颅内神经鞘瘤占颅内肿瘤的8%，占桥小脑角区肿瘤的85%，占脊神经根肿瘤的29%。约90%的神经鞘瘤为单发，为散发病例。约4%病例出现在神经纤维瘤病Ⅱ型（NF2）患者，约5%的多发性肿瘤与NF2无关，为神经鞘瘤病的改变。

2.年龄和性别分布　可累及任何年龄段的人群，

但儿童少见。发病高峰为40~60岁。发病无明显性别差异，但颅内神经鞘瘤以女性多见。脑或脊髓实质内罕见神经鞘瘤，以男性多见，发病年龄相对较小。

3.发生部位　颅内神经鞘瘤好发于桥小脑角区第Ⅷ对颅神经，以听神经瘤最常见，其次为三叉神经瘤、舌咽神经瘤、迷走神经瘤及副神经瘤，但均较少见。肿瘤发生于第Ⅷ对颅神经中央和外周髓鞘形成的移行区，并影响前庭部，导致内听道扩大。邻近耳蜗部很少受累，迷路内神经鞘瘤也少见。椎管内神经鞘瘤好发于脊神经的感觉根，运动神经及自主神经很少受累（椎管内神经鞘瘤详细内容请见第13章第三节）。

4.病理表现

大体所见　绝大多数神经鞘瘤呈球形，直径从数厘米到10cm不等。大多数神经鞘瘤有完整包膜。组织切面呈灰白色，病灶内部出血时可呈黄褐色。

显微镜下显示　神经鞘瘤由致密的Antoni A型和疏松的Antoni B型两种组织成分混合构成。颅内神经鞘瘤较多出现Antoni B型结构，椎管内的神经鞘瘤则多以Antoni A型结构为主，并易形成囊变。

5.临床表现　神经鞘瘤病最常见的症状是疼痛，脊髓神经鞘瘤可出现神经根痛和脊髓受压的症状，颅神经受累时可出现相关症状。

6.预后　神经鞘瘤是缓慢生长的良性肿瘤，很少复发，少见恶变，但是在骶骨、颅内、脊柱发生的富细胞神经鞘瘤比较容易复发（30%~40%）。

（一）听神经瘤

听神经瘤（acoustic neurinoma）是发生于第Ⅷ对颅神经（主要是其前庭支，少数为耳蜗支）神经鞘细胞的良性肿瘤。听神经瘤约占颅内肿瘤的3%~8%，占桥小脑角区肿瘤的80%以上。听神经瘤的男女发病率相近，可发生于听神经的任何部位，肿瘤若位于内听道内，可与面神经粘连，给手术切除带来困难。

1.病理表现　听神经瘤质地坚硬，有包膜，其生长缓慢，境界清楚，内部易发生囊性变。一般为球形，但较大听神经瘤多为分叶状。

2.临床表现　由于听神经瘤生长缓慢，位于脑组织外，当肿瘤病灶体积较大时才引起临床症状。偶尔肿瘤在内听道内局限性生长，虽然处于"微小听神经瘤"阶段，亦可产生临床症状。

听神经瘤的早期症状通常为听力下降，可伴耳鸣。晚期症状有头昏、眩晕、步态不稳和头痛等。若肿瘤较大压迫或推挤脑干时，可出现复视、声音嘶哑、吞咽困难、面部疼痛或麻木，以及进行性共济失调等临床表现。

3.影像学检查

（1）X线片检查　听神经瘤常引起内听道扩大和骨质吸收破坏，根据内听道X线片异常改变的程度不同，可将之分为Ⅲ度。

A.轻度改变：占全部异常改变的11.4%，见于听神经瘤早期。X线片显示岩骨尖和／或内听道的骨质萎缩吸收，伴有骨质密度减低。

B.中度改变：占54.2%。随听神经瘤逐渐长大，X线片显示内听道开口上壁向上凹入，呈平行或漏斗形扩大，为诊断听神经瘤的可靠征象。正常内听道内径约为4~7mm，平均为5.5mm，两侧内听道可有1~2mm的差异，若两侧差异大于2mm，则有诊断价值。

C.重度改变：占25.7%。当听神经瘤体积较大时，X线片显示岩骨尖破坏、短缩，或整个内听道破坏，轮廓消失，呈底向内耳之弧形骨缺损，上壁可见残存上移骨片，骨质破坏的边缘比较锐利。若肿瘤恶变，骨质破坏的边缘表现为模糊不清。

除上述异常改变外，听神经瘤可沿小脑幕切迹向前侵入中颅凹、斜坡和鞍背，导致相应部位的骨质破坏。钙化的松果体可向前上和对侧移位，个别肿瘤病灶内部囊变坏死区的壁发生钙化，在X线头颅片上可见小弧线状钙斑。

（2）X线血管造影检查　听神经瘤的X线椎动脉造影通常无明显肿瘤染色，但常见邻近血管移位（主要为小脑上动脉向上、向内移位，基底动脉向对侧移位）（图3-61）。由于CT和MRI设备在临床广泛应用，临床已经不用X线血管造影诊断本病。

（3）X线脑池造影检查　将对比剂注入蛛网膜下腔，利用体位使对比剂抵达桥小脑角池，观察有无肿瘤的方法称脑池造影。CT问世以前，通常应用气体对比剂，专用体层摄影X线机进行桥小脑角脑池摄影，诊断阳性率并不高。CT应用于临床之后，很快便开展了CT脑池造影检查。1976年Rosenbaum等学者使用水溶性碘对比剂进行了CT脑池造影的研究，使桥小脑角池肿瘤等的检出率得到提高。随之Sortland于1979年又采用气体对比剂进行桥小脑角池的CT研究，效果较水溶性碘剂更佳。CT脑池造影可直接显示听神经，表现为与内听道相连的软组织影（图3-62）。MRI问世后，X线和CT脑池造影技术已被MRI所取代。

（4）CT检查　采用颅底薄层扫描（层厚小于5mm）减少骨伪影干扰，能更好地显示听神经瘤。听神经瘤的CT平扫表现为等密度或低密度病灶，若病灶内有出血，则混杂高密度，伴发囊变区内出血者，可见血液沉积在坏死囊液的下部，与囊液形成高-低密度的液平。肿瘤内部一般无钙化。病灶形态多为圆形和椭圆形，少数形态不规则。肿瘤境界通常欠清楚，但是若肿瘤发生较大囊变，则境界较清晰。应该指出：由于颅底骨伪影的干扰，CT平扫显示肿瘤与正常脑组织的密度差较小，常导致漏诊。应该十分注意有无第Ⅳ脑室的移位或变形，以及邻近脑池（例如：桥小脑脚池、环池、桥前池等）有无闭塞、增宽等改变。

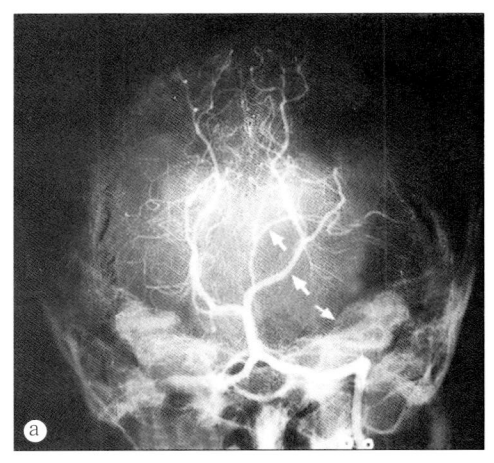
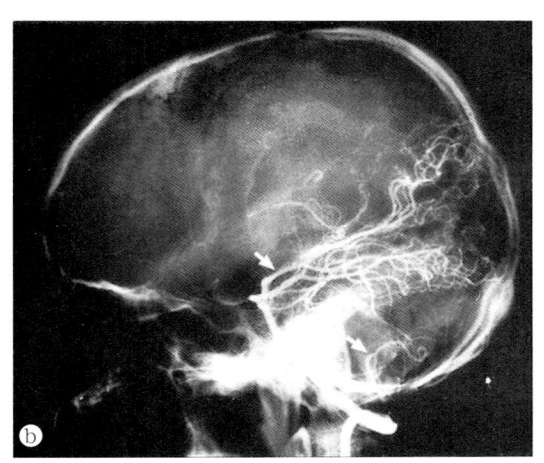

图3-61　听神经瘤

X线椎动脉造影正位像（a）：基底动脉远端右移，左侧大脑后动脉及小脑前上动脉向内上方移位，左内听动脉下移，左侧内听道呈漏斗状增宽（↑由内上至外下依次为小脑前上动脉、大脑后动脉和增宽的内听道）。侧位像（b）：一侧大脑后动脉上移（上方↑）及小脑后下动脉下移（下方↑）。手术病理：左侧听神经瘤。

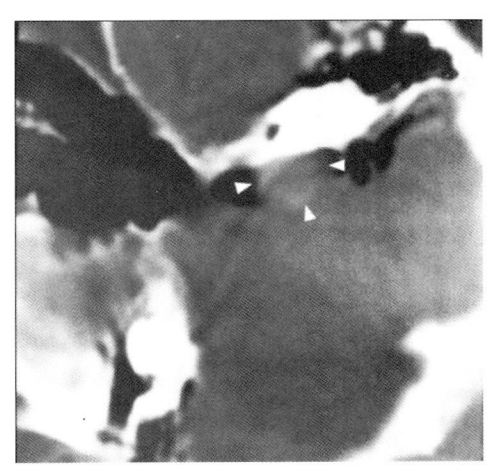

图3-62　听神经瘤

脑池气脑造影CT扫描像，患者左侧卧位，头部倾斜，患侧朝上。气体集中在右侧桥小脑角（CPA）池，可见软组织团块影（箭头区）。手术病理：左侧听神经瘤。

增强扫描听神经瘤多显著不均匀强化，并发囊变者的囊壁强化，部分听神经瘤周围脑组织有低密度水肿带。

采用高分辨薄层扫描，CT骨窗可显示内听道呈漏斗状扩大，骨壁骨质吸收模糊，甚至有骨质破坏。

听神经瘤体积较大时，邻近脑组织结构可受肿瘤压迫、发生移位和变形，表现为患侧桥小脑角池扩大或被肿瘤填塞，第Ⅳ脑室受压变形，向对侧后方移位。当第Ⅳ脑室及中脑导水管受压时，导致幕上脑室积水扩张。此外，少数囊变听神经肿瘤病灶内部可见出血（图3-63～图3-64，图3-65a～c）。

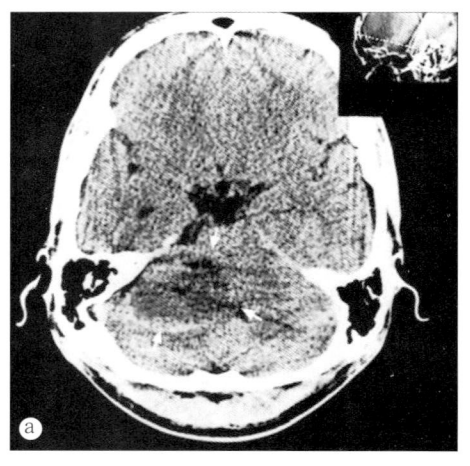
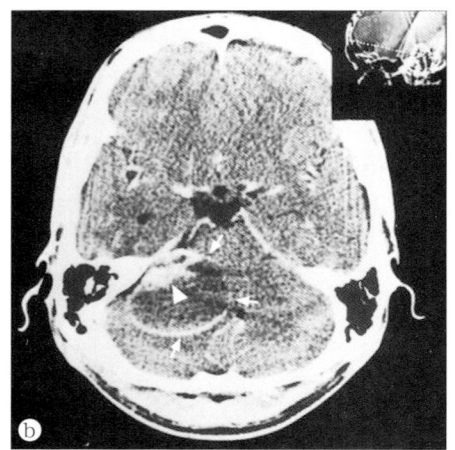
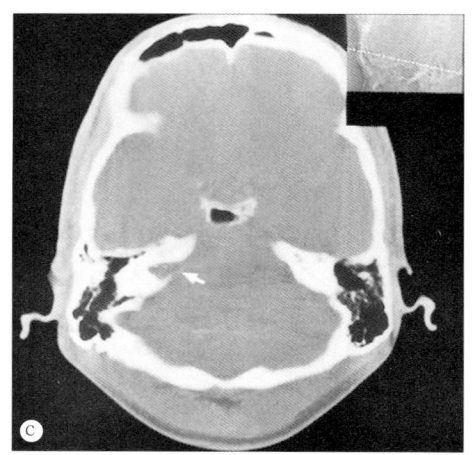

图 3-63 听神经瘤

CT 平扫（a）：右 CPA 区见椭圆形低密度病灶，呈薄壁状，第 IV 脑室受压变形，向左后方移位。增强扫描（b）：病灶实质性部分（偏前）和囊壁显著强化。骨窗图像（c）：右内听道呈漏斗状扩大（↕）。手术所见：右 CPA 囊实质性病灶。病理：神经鞘瘤。

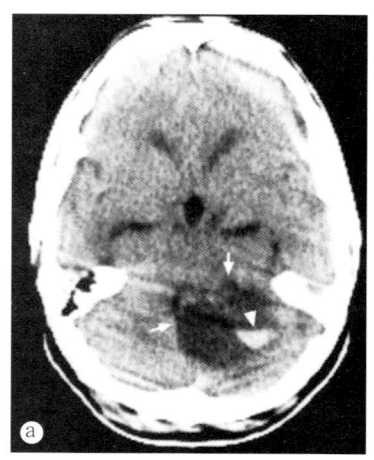
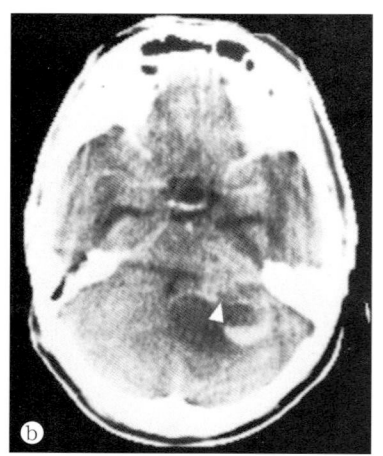

图 3-64 听神经瘤

CT 平扫（a）：左 CPA 区见低密度病灶，内部有高密度小液平（↕），第 IV 脑室受压变形向左移位。增强扫描（b）：病灶的前部不均匀强化。手术所见：左 CPA 囊实性病灶，囊内有陈旧出血（小液平部位）和黄色囊液。病理：神经鞘瘤。

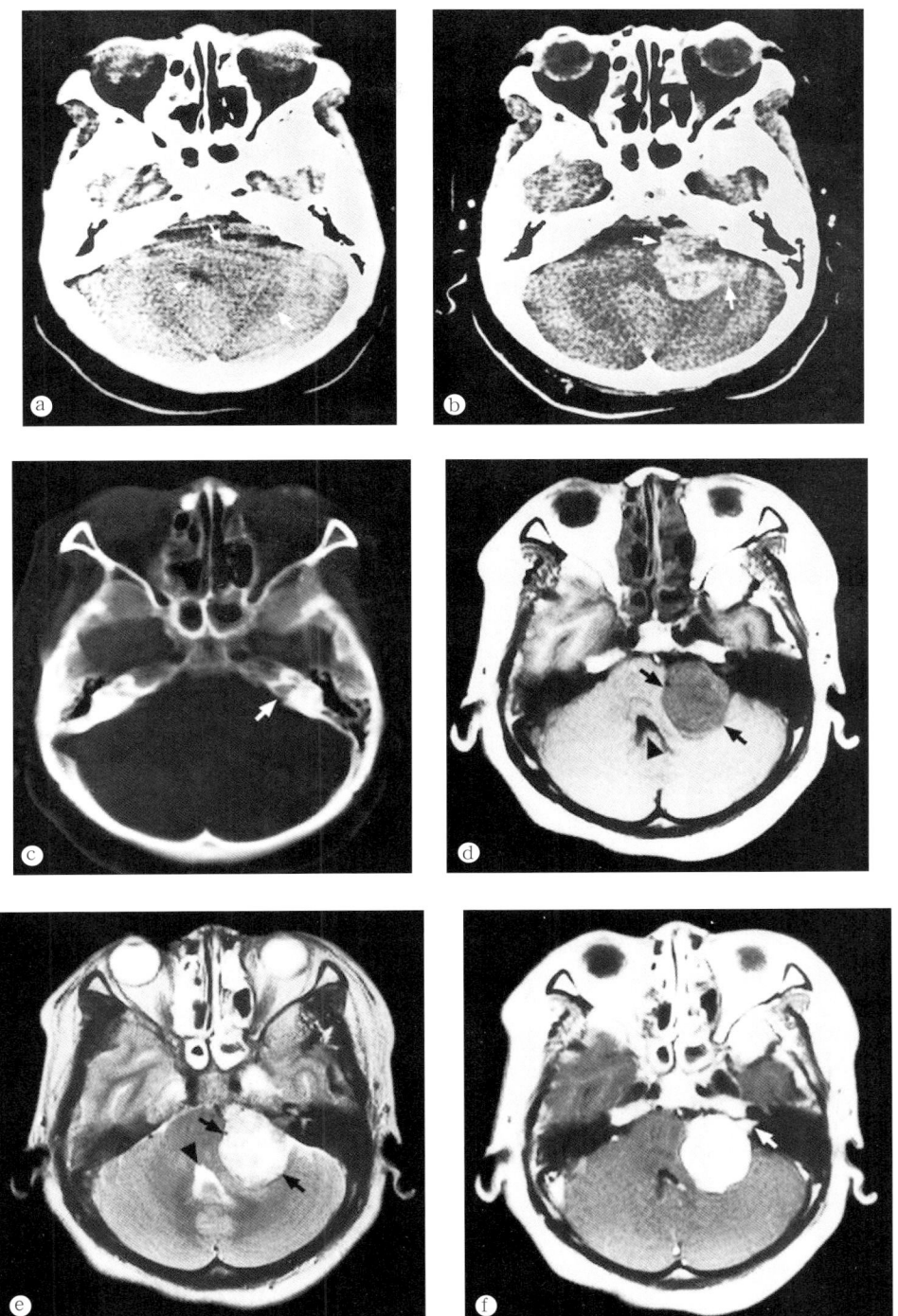

图 3-65 听神经瘤

CT 平扫和增强扫描（a~b）：第 IV 脑室受压右移变形，左 CPA 区的密度似乎稍低。增强扫描：左 CPA 区有显著强化的不规则实质性病灶。CT 骨窗图像（c）：左侧内听道漏斗状扩大（↑）。MRI 横断 T_1 和 T_2 加权像（d~e）：左 CPA 区见 T_1 加权像低信号、T_2 加权像高信号的团块状病灶，与邻近脑组织分界清楚，第 IV 脑室受压变形，向右后方移位。横断增强扫描像（f）：病灶显著强化，左侧听神经增粗强化（↑）。手术所见：左 CPA 实质性病灶。病理：神经鞘瘤。

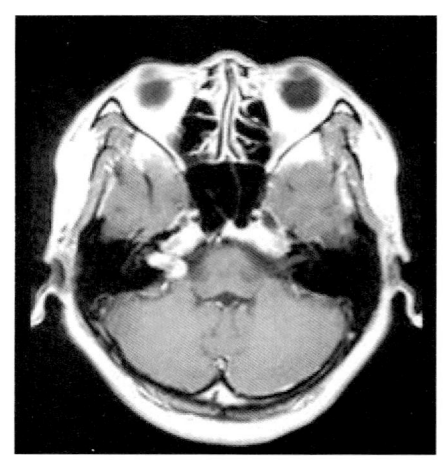

图 3-66 听神经瘤
MRI 横断增强扫描 T_1 加权像：右侧听神经增粗、显著强化。

(5) MRI 检查　MRI 无 CT 扫描的骨伪影干扰，三维重建显示听神经瘤的形态，有利于显示直径只有几个毫米的微小听神经瘤（图 3-66）。此外，MRI 显示桥小脑角区的骨质结构、血管、脑池及脑组织清楚，定位和鉴别诊断均较 CT 更为准确。

听神经瘤在 T_1 加权像上呈低或等信号，在 T_2 加权像上呈高信号。肿瘤病灶若为实质性，则其信号均匀，当肿瘤内部发生囊变后，囊变区信号特点与囊肿信号相仿，T_1 加权像呈均匀低信号，T_2 加权像为高信号。若肿瘤病灶内合并出血，无论 T_1 加权像、还是 T_2 加权像均表现高信号。增强扫描肿瘤病灶实质部分显著强化，而囊变区无强化（图 3-65d～f）。

听神经瘤可以两侧同时发生，甚至与其他肿瘤并发（例如：脑膜瘤），主要见于神经纤维瘤病（neurofibromatosis）或称（von Recklinghausen's disease）的中枢型，其他尚有周围神经型和内脏神经型。

4. 鉴别诊断　听神经瘤需与发生于桥小脑角的其他肿瘤鉴别。

(1) 脑膜瘤　典型的听神经瘤和脑膜瘤的 CT 和 MRI 表现特点不同：

a. 绝大多数听神经瘤患者的内听道扩大，而脑膜瘤无此征象。

b. 听神经瘤内部常发生囊性变，而脑膜瘤很少见。

c. 增强扫描前后肿瘤的 CT 值和 MRI 的 T_1 加权像和 T_2 加权像的信号特点亦不相同，具体特点请见本章第四节（脑膜肿瘤）。

d. 听神经瘤的中心位于内听道开口部，而脑膜瘤的发生部位更靠后下方。

(2) 表皮样囊肿　一般根据其 CT 值和 MRI 的信号特点，两者易于鉴别。表皮样囊肿有钻缝生长的特性，病变的境界清楚，周围骨质结构无改变，增强扫描多无强化。

(3) 颈静脉球瘤　若颈静脉球瘤突至桥小脑角区，有时与听神经瘤相混淆。应注意结合病史，并观察颅底骨质的改变，发现颈静脉孔扩大是诊断颈静脉球瘤的特征性依据。

(二) 三叉神经瘤

1. 病理与临床表现　三叉神经瘤（trigeminal neuroma）起源于三叉神经鞘膜，占颅内神经瘤的 2%～5%。肿瘤可位于后颅凹三叉神经后根、中颅凹三叉神经半月神经节或骑跨于中、后颅凹之间。三叉神经瘤患者的病程较长，可达 10 年以上，通常在发病早期出现一侧面部阵发性疼痛或麻木，逐渐发生咀嚼肌无力、甚至萎缩。因发生部位不同，患者可有以下临床表现：

(1) 起源于三叉神经后根、位于后颅凹的肿瘤（约占 25%），患者可逐渐出现第 Ⅵ、Ⅶ、Ⅷ 对颅神经受累的症状。表现为复视、周围性面肌麻痹及进行性耳聋，晚期可出现颅内压增高、小脑及后组颅神经受累的症状，与听神经瘤类似。

(2) 起源于三叉神经半月神经节、位于中颅凹的肿瘤（约占 50%），患者可逐渐出现视力障碍、动眼神经麻痹、同侧眼球突出，及颞叶内侧皮质受压产生的幻嗅、幻味及颞叶癫痫等症状，晚期肿瘤压迫第 Ⅲ 脑室和中脑导水管等中线结构，导致脑积水，其临床症状类似位于中颅凹底或蝶骨嵴的脑膜瘤。

(3) 骑跨于中、后颅凹之间的肿瘤（约占 25%），因其内侧可压迫大脑脚及颈内动脉，患者常有对侧轻偏瘫、颅内压增高及小脑受累的表现，其症状类似斜坡肿瘤或脊索瘤。

2. 影像学检查

(1) X 线片检查　颅底 X 线片可见患侧岩骨

尖骨质破坏或卵圆孔扩大,鞍旁骨质可有受压侵蚀等改变。

（2）CT检查　CT平扫骨窗可显示岩骨尖骨质破坏、卵圆孔扩大（图3-67），以及蝶鞍骨质受侵等异常改变,较颅底X线片为佳。CT平扫肿瘤可表现为圆形或椭圆形,位于岩骨尖附近,邻近脑组织水肿少见。三叉神经瘤可位于中颅凹、后颅凹或呈哑铃形同时累及中后颅凹。当三叉神经瘤自岩骨尖向后颅凹生长时,需与听神经瘤鉴别,但是前者无内听道扩大。对临床疑诊三叉神经肿瘤的患者,需行增强扫描,肿瘤多显著均匀强化。

（3）MRI检查　三叉神经瘤在T_1加权像上呈低信号,在T_2加权像上呈高信号,信号强度均匀。肿瘤病灶内若发生囊变,T_1加权像囊变区呈更低信号,T_2加权像为更高信号。增强扫描肿瘤病灶实性部分显著强化,囊性部分不强化（图3-68）。

3.鉴别诊断　三叉神经瘤主要应与下列疾病相鉴别,鉴别要点如下:

A.起源于美克尔腔的脑膜瘤,其内部极少发生囊变。

B.有显著强化的毛细胞星形细胞瘤,其肿瘤病灶内部常发生钙化。

C.鞍旁动脉瘤,其CT和MRI增强扫描均显著强化,进行CTA或MRA扫描有助于鉴别。

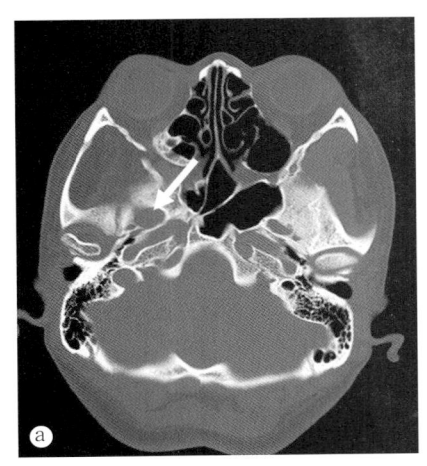 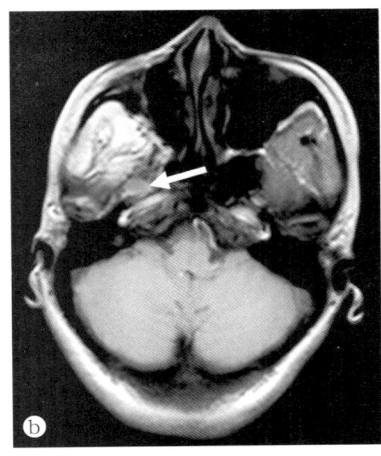 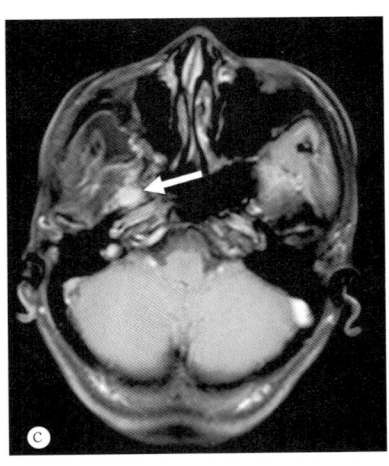

图3-67　三叉神经瘤

CT骨窗图像（a）:右侧卵圆孔扩大（⇑）。横断T_1加权像（b）:右侧卵圆孔区肿瘤呈中等信号（⇑）。脂肪抑制序列横断增强扫描像（c）:右侧卵圆孔区圆形病灶显著强化（⇑）。病理:三叉神经鞘瘤。

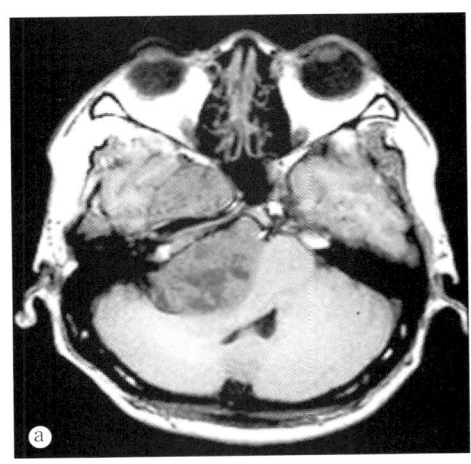 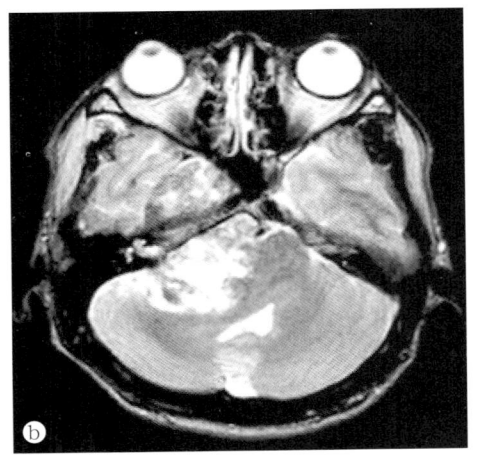

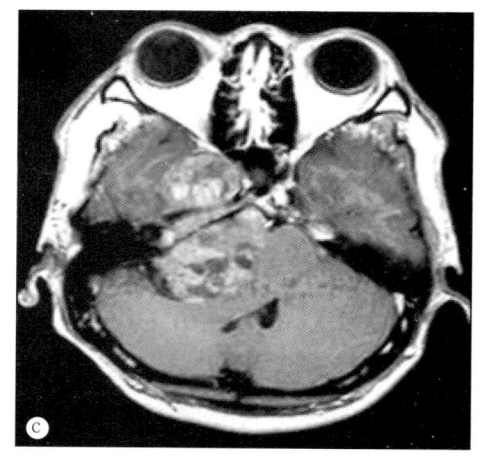

图3-68 三叉神经瘤

MRI横断T_1和T_2加权像（a~b）：右侧岩骨尖区巨大肿块呈T_1加权像低信号、T_2加权像高信号，信号欠均匀，病灶边界清楚，相邻之脑组织显著受压移位，第IV脑室受压变形，并向左后方移位，病灶周围无水肿。横断增强扫描像（c）：病灶呈不均匀中等度强化，内部有大小不等的未强化囊变区。手术病理：右三叉神经鞘瘤，有囊变。

（三）其他颅神经瘤

除听神经和三叉神经外，发生于其他颅神经的神经瘤较少。本书不作详细叙述（图3-69）。

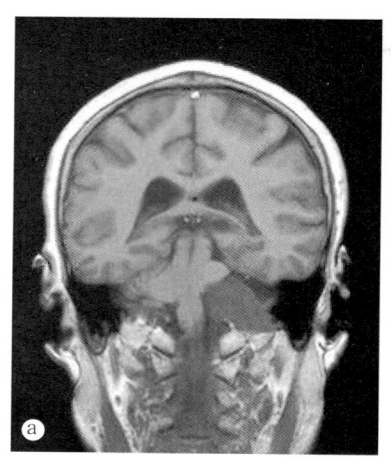 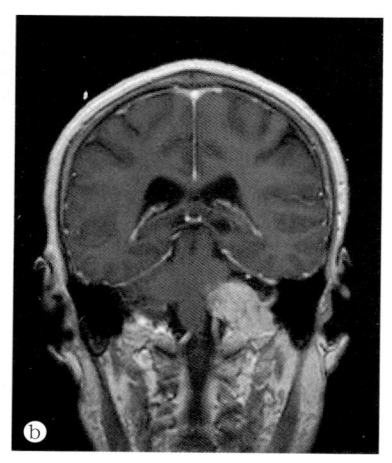

图3-69 颈静脉孔神经瘤

冠状T_1加权像（a）：显示左侧颈静脉区中等度低信号的病灶，脑干和桥臂受压显著移位。冠状增强扫描像（b）：左颈静脉孔区病灶显著强化。手术病理：右颈静脉孔区神经鞘瘤。

（四）各种影像学方法诊断颅神经瘤的优缺点比较

各种影像学方法诊断颅神经瘤有其各自的优缺点。X线片检查费用低，简便易行，能显示肿瘤所致的骨质破坏。但由于肿瘤早期不引起骨质改变，所以，应用X线片诊断神经瘤不敏感。X线血管造影不能做出颅神经瘤的定性诊断，仅具有一定的鉴别诊断价值，而且属有创性检查方法，故不用于本病的临床诊断和鉴别诊断。CT可清楚显示岩骨、内听道、卵圆孔等颅底骨结构的异常改变及肿瘤病变。MRI软组织对比度高，具有多方位成像能力，诊断效果优于CT，是颅神经瘤的最佳检查方法。

二、神经纤维瘤

神经纤维瘤（neurofibroma）是一种神经内境界清楚或神经外弥漫性浸润生长的肿瘤，由雪旺细胞、神经束膜样细胞和纤维母细胞混合组成，多发或丛状神经纤维瘤与神经纤维瘤病Ⅰ型有关，相当于WHO Ⅰ级，属于良性肿瘤。

1. 一般资料 神经纤维瘤很常见，可孤立散发，也可以单发或多发形式见于神经纤维瘤病Ⅰ型。

2. 年龄和性别分布 可发生于任何年龄段人群，发病无性别差异。

3. 发生部位 神经纤维瘤最常见的表现是皮肤

结节（皮肤神经纤维瘤），其次，有外周神经的局限性肿块（局限性神经内神经纤维瘤），或神经干丛状膨大。少数神经纤维瘤扩散分布，可累及皮肤、皮下组织，或广泛累及软组织。神经纤维瘤偶尔累及脊神经根、颅神经。

4. 病理表现

大体所见 皮肤神经纤维瘤呈结节状或息肉状，局限或弥漫分布。切面坚硬、有光泽，呈灰棕褐色。显微镜下显示：神经纤维瘤主要由雪旺细胞组成，其肿瘤细胞小于神经鞘瘤的细胞。

5. 临床表现 神经纤维瘤病Ⅰ的特征性表现就是多发神经纤维瘤，即皮肤结节状肿块。

6. 影像学检查 神经纤维瘤累及颅神经时，MRI可显示多发颅神经瘤改变，可出现听神经、三叉神经、后组颅神经增粗，增强后，病变明显强化；CT骨窗像可显示相应内听道、颈静脉孔扩大。脊神经受累时，表现神经丛呈纺锤状增粗，神经根以及马尾神经上形成多个大小不等结节，CT上为等密度，MRI平扫T_1WI和T_2WI呈中等信号，增强后，病变明显强化。

7. 预后 丛状神经纤维瘤及发生于神经主干的神经纤维瘤被认为是大部分恶性外周神经鞘瘤的前体，约5%较大的丛状神经纤维瘤发生恶变。

第四节 脑膜肿瘤

根据WHO（2007年）颅脑肿瘤的分类，脑膜肿瘤包括脑膜内皮细胞肿瘤、间叶性非脑膜内皮性肿瘤、原发黑色素细胞病变及脑膜相关的其他肿瘤4大类。现择其主要肿瘤加以介绍。

一、脑膜瘤

脑膜瘤（meningioma）属脑膜内皮细胞肿瘤，是中枢神经系统的常见原发肿瘤之一，约占手术证实颅内肿瘤的15%。由于一些脑膜瘤病灶体积较小或生长在非重要功能区不足以引起临床症状，故本肿瘤的实际发病率大于上述统计数字。临床上行影像学检查时，偶然可见无症状的脑膜瘤。脑膜瘤好发于中老年人，以40~70岁年龄段发病率最高，女性多于男性，两者比值约为3:2。儿童罕见，发病者与神经纤维瘤病相关。脑膜瘤一般为单发，偶为多发，多发脑膜瘤可表现为相同或不同的病理类型。

（一）脑膜的解剖结构

脑膜从外到内分为硬脑膜、蛛网膜和柔脑膜。

1. 硬脑膜 硬脑膜由厚而坚韧、弹性较小、致密的胶原组织构成，在颅内构成皱襞，形成脑的间隔。硬脑膜外层附着在颅骨内面形成颅骨内板的骨膜，即骨膜层；内层为真正的硬脑膜，称为脑膜层。

（1）硬脑膜皱襞 硬脑膜皱襞为硬脑膜伸入颅腔，至脑裂所形成的结构，包括大脑镰、小脑幕、小脑镰和鞍隔等。

A. 大脑镰，呈镰刀状在矢状方向上走行，由颅顶向下伸入左右大脑半球之间。其前端较窄，连于筛骨的鸡冠；后端宽阔，连于小脑幕的顶；上缘附着于颅顶部内面正中的矢状沟；下缘游离。大脑镰的上、下缘分离为两层，分别形成上、下矢状窦。

B. 小脑幕，呈半月状皱襞构成后颅凹顶部，其后缘起自枕骨的横沟，向前伸入枕叶、部分颞叶与小脑之间，侧缘附着于蝶骨的后床突和颞骨岩部。小脑幕顶高于其两侧缘约2cm，岩上窦位于颞骨岩部的后上缘。小脑幕前缘游离、构成小脑幕切迹，并与鞍背围成小脑幕孔，中脑和动眼神经从小脑幕孔中通过。大脑镰的后端附着于小脑幕上形成幕顶，其内有直窦。

C. 小脑镰，为起自枕内嵴，向前伸出的镰状小皱襞，附着处内有枕窦；其前缘游离，不完全地分割小脑半球。小脑镰上部与小脑幕相连，下至枕骨大孔的边缘。

D. 鞍隔，为覆盖垂体窝处硬脑膜的环状皱襞，构成垂体窝的顶；其中央有一孔，漏斗由此通过，四周围以环窦，外缘附着于床突。

（2）静脉窦 脑静脉不与动脉伴行，自脑实质穿出的细小分支形成软膜静脉丛，进而汇聚成静脉，在柔脑膜内续行一段，再穿出蛛网膜下腔注入硬膜窦。与其他静脉不同，硬膜窦是由硬脑膜的骨膜层和脑膜层在特定部位相互分离形成的腔隙。静脉窦经有许多导静脉穿行颅骨，与头皮的浅静脉相交通。

A. 上矢状窦：位于颅顶中线稍偏右侧，居大脑镰的上缘，前端起自盲孔，后端与窦汇相连，其内径由前向后逐渐变宽。上矢状窦主要接受大脑半球背外侧面上部和部分内侧面的静脉血，这些静脉血汇成3~12条大脑上静脉进入该窦。距中线4cm内，上矢状窦的两侧壁上形成许多静脉陷窝，蛛网膜颗粒伸入其中。脑脊液通过蛛网膜颗粒的再吸收作用进入静脉窦，所以，上矢状窦是脑皮质静脉和脑脊液回流的必经之路。

B. 下矢状窦：位于大脑镰的游离缘，从前向后至小脑幕的前缘，与大脑大静脉汇合，共同延续为直窦。

C. 直窦：位于大脑镰和小脑幕的附着处，直行向后，在枕内隆凸附近与上矢状窦汇合形成窦汇，并向两侧延伸为横窦。

D. 横窦和乙状窦：横窦位于枕骨横沟处，此处为小脑幕的后外侧缘。横窦向前外走行至岩上嵴后端，急转向下延续为乙状窦。乙状窦位于颞骨乳突内侧面的乙状沟内，沟底借薄层骨壁与乳突小房相隔，并借乳突导静脉与颅外浅静脉相交通。

E. 窦汇：为上矢状窦、直窦和左、右横窦的汇合处。

F. 海绵窦：位于蝶骨体的两侧，是一对形状不规则的静脉窦。两侧海绵窦在垂体的前后由海绵间前窦和海绵间后窦相通连。海绵窦外侧壁与颞叶相隔，壁内自上而下有动眼神经、滑车神经和三叉神经眼支通过。颈内动脉和外展神经也自窦内通过。内侧壁上部与垂体相邻，内侧壁下部和下壁的一部分比邻蝶窦。海绵窦的外下壁与半月神经节相近，上壁与额叶相邻。海绵窦前部接受眼静脉和沿蝶骨小翼后缘走行的蝶顶窦回流的静脉血。海绵窦经眼静脉向前可与面部内眦静脉相交通，借卵圆孔等处导静脉与翼静脉丛相交通；海绵窦后缘还可借岩上窦和岩下窦与横窦、乙状窦相通连。

(3) 硬脑膜的动脉供血血管 硬脑膜有来自上颌动脉的分支——脑膜中动脉，筛前动脉的分支——脑膜前动脉，咽升动脉的分支脑膜后动脉以及椎动脉脑膜支、枕动脉脑膜支和乳突支等供血，各动脉之间有较丰富的吻合。

其中脑膜中动脉是营养硬脑膜和颅骨的主要血管，该动脉经棘孔进入中颅凹，沿颞鳞内面的脑膜中动脉沟走行，动脉的主干及其分支与硬脑膜结合牢固。主干入颅后向外水平走行3~4cm后，在相当于颞鳞与蝶骨大翼相接处分为前、后两支。前支较粗，沿蝶骨大翼向上，行至蝶骨嵴的外缘，走行途径相当于大脑中央前回的位置，约有71%的人动脉位于颅骨内，甚至形成长约1~3cm的骨管，以右侧多见，其终支与脑膜前动脉的终支相吻合；后支从蝶骨向后经颞鳞走向顶部，走行途径相当于大脑颞叶的位置。

2. 蛛网膜 蛛网膜位于硬脑膜与柔脑膜之间，薄而透明，缺乏血管和神经。蛛网膜与硬脑膜之间有硬脑膜下腔；与柔脑膜之间有蛛网膜下腔，内有蛛网膜小梁，容纳脑脊液。蛛网膜下腔的大小和深浅不一，在某些部位蛛网膜下腔深大，称为脑池，主要有小脑延髓池、脑桥池、环池、大脑大静脉池、视交叉池、终板池、脚间池和外侧裂池等。

3. 柔脑膜 柔脑膜紧附于脑表面，薄而透明，并随脑表面伸入到脑沟裂之中，供应脑实质的动脉在此层分支，柔脑膜随动脉进入脑实质，达一定深度。柔脑膜还形成皱襞突入脑室内形成脉络丛，分泌脑脊液。

（二）脑膜瘤的病因

一般认为脑膜瘤起自蛛网膜细胞和/或蛛网膜帽状细胞。近年来，染色体、分子生物学及受体研究的进展，大大丰富了脑膜瘤病因学说。目前已知第22对染色体异常在脑膜瘤的病因学中起重要作用。在脑膜瘤患者中，第22对染色体单体的发生率高达72%，常见长臂丢失。与此相关联，双侧听神经瘤病患者第22对染色体缺失，可伴多发脑膜瘤。此外，某些第22对染色体缺失的乳腺癌患者，其脑膜瘤的发病率亦较普通人群高。

有几个临床特点提示脑膜瘤与性激素有关：脑

膜瘤患者女性多于男性,而且脑膜瘤与乳腺癌呈正相关关系。故有人认为,如果在乳腺癌患者的颅内发现肿瘤,在无活检证实的情况下,应首先考虑并发脑膜瘤的可能,而不考虑乳腺癌脑转移。此外,神经外科医生还注意到脑膜瘤在妊娠期间体积增大的现象。

(三)病理表现

脑膜瘤是一种生长缓慢的肿瘤,在引起临床症状前往往已生长多年。部分病例为偶然发现。

一般认为脑膜瘤主要起源于蛛网膜的帽状细胞,好发于脑表面富有蛛网膜颗粒的部位。脑膜瘤多为良性,可发生组织学变异;恶性脑膜瘤少见,常侵犯脑实质,可发生远距离转移。组织学为良性的脑膜瘤亦可侵犯硬脑膜、副鼻窦、邻近肌肉和骨质结构。脑膜瘤大多有完整的包膜,其表面由柔脑膜发展形成的纤维包膜完整覆盖,手术易于分离,可完整摘除。

大多数脑膜瘤基底附着于脑膜,为圆形、境界清楚的团块,少数呈分叶状。位于大脑镰和小脑幕的脑膜瘤,可穿过硬脑膜向另一侧生长,形成葫芦状外观。

少数脑膜瘤为厚度不足1cm的扁平状肿块,贴附于邻近颅骨上,主要发生于颅底部位。这种扁平形脑膜瘤与硬脑膜广泛粘连,表面不光滑,呈绒毛或颗粒状,但是肿瘤与脑组织的分界尚清楚。

生长在脑室内的脑膜瘤呈球状,肿瘤借蒂附着于脑室脉络丛,包膜完整,若肿瘤较大,部分肿瘤组织可从室管膜顶凸入周围脑白质,患侧脑室的脉络丛可增粗。

个别骨内型脑膜瘤生长在颅骨内、外颅板之间的板障内,其突出表现为骨质破坏、硬化和增生。这种脑膜瘤起源于颅骨形成期异位的脑膜细胞。还有的脑膜瘤可将颅骨穿透而突出于头皮下。

(四)临床表现

脑膜瘤的发生率约为2/100,000,约占脑肿瘤的20%,其中约5.4%为多发。是仅次于胶质瘤(居第二位)最常见的原发脑肿瘤,好发于40~60岁,以女性多见。儿童患脑膜瘤者很少,仅占全部脑膜瘤的1.7%。但是儿童脑膜瘤与成年人有所不同;男性患儿多见,肿瘤不与硬膜相连,多位于脑室内,容易产生肿瘤周围水肿。脑膜瘤患者的病程一般为3~8年,因其生长缓慢,脑功能可逐渐代偿,故初期患者可无症状。脑膜瘤的年增长率为0.5%~21%,平均为3.6%。因颅内其他肿瘤进行放射治疗后,脑膜瘤的生长速度会加快。脑膜瘤的主要临床表现如下:

1. 良性脑膜瘤可长期不出现临床症状,但是体检可发现患者有视神经乳头水肿、或继发视神经乳头萎缩。当肿瘤增大出现颅内压增高时,患者出现头痛、呕吐等症状。一旦出现症状,患者的病情常迅速恶化,在短期进入昏迷状态或发生脑疝。

2. 脑膜瘤压迫脑组织,通常首先产生刺激性症状,颅底部的脑膜瘤有颅神经刺激症状,中央区附近的脑膜瘤常引起癫痫发作。

脑膜瘤绝大多数为良性,手术切除的治疗效果较好。统计资料表明:良性脑膜瘤术后5年复发率仅为3%,但非典型性脑膜瘤为38%,恶性脑膜瘤则为78%。

(五)影像学检查

1. X线片检查　由于脑膜瘤起自于脑膜,接近颅板,因此头颅X线片通常可显示局限性骨质增生或侵蚀破坏。脑膜瘤血运丰富,主要由颈外动脉供血,在颅骨内板上可见增粗,甚至扭曲的脑膜动脉压迹通向骨质改变的部位,以脑膜中动脉压迹异常改变最为常见和显著,并可见同侧棘孔因脑膜中动脉的增粗而扩大。脑膜瘤局部板障静脉有增多、增粗改变,但是由于其正常变异很大,此征象的诊断意义不大。

部分脑膜瘤内部有钙化,约10%的患者头颅X线片可见点状、片状或放射状钙化斑,个别肿瘤病灶完全钙化,可勾画出肿瘤的整体轮廓。

根据宣武医院过去一组经手术病理证实的颅内肿瘤资料统计分析,脑膜瘤引起的颅骨骨质改变者(多数患者骨质增生和破坏并存),占脑膜瘤的12.5%,仅次于胶质瘤占第二位。脑膜瘤钙化的发生率为8.3%,多见于沙粒型脑膜瘤。

2. X线脑血管造影检查　脑膜瘤的供血动脉来自颈内动脉和颈外动脉(或椎动脉)的脑膜分支,

为双重供血，以颈外动脉的脑膜分支供血为主。X线脑血管造影主要征象如下：

(1) 供血动脉

A. 脑膜瘤的供血动脉呈中等度均匀增粗或迂曲延长。其中颈外动脉分支（主要为脑膜中动脉）与肿瘤病灶连接端常呈毛刷状，或在近肿瘤端发出数支小分支进入病灶，或在脑膜中动脉颅内段起始部发出动脉副支，与前、后支并行共同向脑膜瘤供血。

B. 显示正常情况下不易显影的、5级以下脑动脉小分支。例如：位于幕切迹附近的脑膜瘤，X线造影可见小脑幕切迹动脉显影；鞍结节脑膜瘤可见颈内动脉发出的细小脑膜支等。

C. 位于颅底的脑膜瘤，常见肿瘤局部小分支有就近供血现象。例如：位于中颅凹的脑膜瘤，可见由颅底发出一簇新生细小动脉血管，直接与肿瘤病灶相连；相反，在肿瘤病灶上方，脑膜中动脉各分支不显影。前颅凹底或蝶骨嵴的脑膜瘤可见脑膜中动脉或/和眼动脉就近供血。

D. 侧脑室三角区的脑膜瘤，常见由脉络膜前动脉供血。行X线椎动脉造影时，可见脉络膜后动脉也参与供血。

E. 位于大脑凸面的脑膜瘤，一般以大脑中动脉分支和颈外动脉的脑膜中动脉分支供血，此外，常见颞浅动脉分支也直接参与肿瘤供血。

F. 幕下脑膜瘤，常由颈外动脉分支的枕动脉、椎动脉系统的分支和/或颅外的椎前动脉分支共同供血。

(2) 脑膜瘤的血液循环状态

A. 动脉期

a. 肿瘤血管呈排列规则、粗细较均匀的网状异常血管影（图3-70），一般均可发现双重供血。

b. 可见以局部颅内板增生或以蝶骨嵴、鞍结节等为起点，向颅内呈星芒状放散的异常血管影。

c. 一般异常血管团为双重供血，周围环绕着受压移位的大脑皮层动脉。

d. 增粗迂曲的脑膜中动脉或颞浅动脉分支远端呈菊花团状向颅内放散。

e. 脉络膜前、后动脉的末梢引入异常血管团，其中半数以上供血动脉增粗。

B. 静脉期

脑膜瘤在静脉期常呈密度均匀的圆形或结节状肿瘤染色，一般可代表肿瘤病灶的真实大小及全貌，并可见环绕周围的引流静脉。

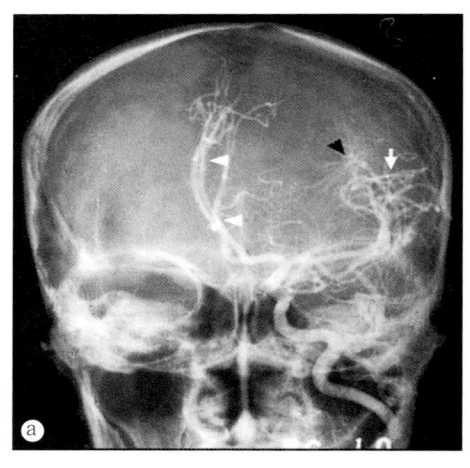 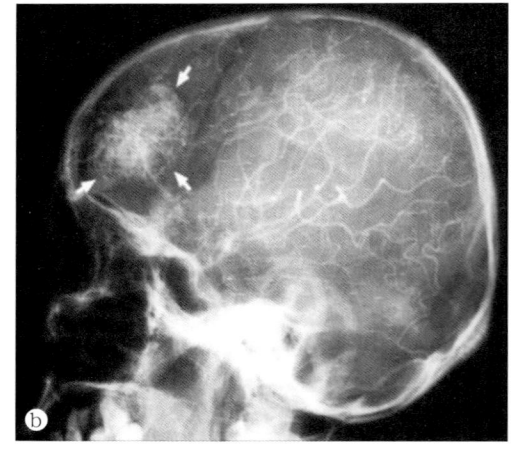

图3-70 脑膜瘤

X线颈动脉造影正位像（a）：左侧大脑前、中动脉第一段变平，略向下移位，大脑前动脉2~3段弧形向对侧移位，大脑中动脉侧裂段下移，侧裂点内上方见星状病理血管影（↑）。侧位像（b）：额部可见"雪团"状病理血管影（↑）。手术病理：左额部脑膜瘤。

(3) 脑膜瘤周围的正常脑血管受压变形或被推挤移位。

鉴于上述脑膜瘤的供血特征，只要见到脑膜瘤好发部位的肿瘤有明显颈外动脉或颈内动脉的脑膜支供血，脑膜瘤的诊断基本可成立。虽然偶尔位于脑膜附近的胶质瘤和转移瘤也有类似脑膜瘤的颈外动脉供血表现，但转移瘤通常伴有明显的骨质破坏，而胶质瘤的供血方式与脑膜瘤正好相反，其主体由颈内动脉供血，颈外动脉供血处于次要地位。

脑膜瘤与胶质母细胞瘤的鉴别要点见表3-3：

表3-3 脑膜瘤与胶质母细胞瘤的鉴别要点

			脑膜瘤	胶质母细胞瘤
肿瘤病灶血管形态	动脉期	脑血管移位	明显	无明显水肿时移位不明显，伴有水肿时移位明显
		包绕血管	有	无
		管径和排列	管径相近、排列整齐	粗细不均，排列不规则
		粟粒样动脉瘤	无	有
		小窦隙		
		动静脉瘘		
		中心坏死区	无	常有
	静脉期		有肿瘤染色，一般可代表肿瘤之全部	肿瘤染色消失，或仅在窦隙内有极少量对比剂残留
		肿瘤病灶血流速度	慢	快
		供血血管形态	迂曲增粗较明显（颈外供血血管的肿瘤端常呈毛刷状）。	无明显增粗，近瘤端有时反而变细拉直
		颈外供血	常有	无
		早期静脉引流	一般无	于动脉期内，常见有多向或单向引流

3．CT检查

CT平扫，大多数脑膜瘤有以下征象：

(1) 脑膜瘤表现为境界清楚的等密度或高密度肿块。因脑膜瘤偶可发生囊变、坏死、陈旧出血或脂肪沉积，所以病灶内部可有大小不等的低密度区（图3-71a~b）。

(2) 肿瘤以宽基底附着于硬脑膜，尤其见于扁平形脑膜瘤（图3-72a），以位于蝶骨嵴者常见。

(3) 约20%的脑膜瘤可见相邻颅骨的骨质增生（图3-72b），常见于扁平形脑膜瘤、或大脑凸面的脑膜瘤。靠近颅底或上矢状窦旁肿瘤，经MSCT扫描重建冠状、矢状位图像，易于发现骨质改变。

(4) 约20%~50%的脑膜瘤伴有局灶性或弥漫性钙化（图3-73）。

(5) 约8%的脑膜瘤呈低密度，为肿瘤发生黏液变或脂肪变性、坏死、液化或囊变所致（图3-74）。

(6) 脑膜瘤邻近部位的骨质破坏少见，可见于骨内型脑膜瘤。一旦CT平扫显示颅骨的骨质破坏，则需与淋巴瘤、骨髓瘤或转移瘤相鉴别。个别脑膜瘤可经颅板突出至头皮下（图3-75）。

(7) 约75%的脑膜瘤周围有不规则状低密度水肿区。脑水肿的形成原因尚无定论，但是有以下3种假说：

A.肿瘤刺激脑组织产生过多液体。

B.脑组织因肿瘤的机械性压迫造成损伤。

C.肿瘤压迫或侵犯了邻近大脑皮质的静脉和硬膜窦。

(8) "脑白质塌陷征"是指位于脑膜和脑回之间的脑膜瘤直接压迫脑回，随肿瘤的不断长大脑白质被压平，此征象提示肿瘤位于脑外。

(9) 脑膜瘤长期压迫脑组织，导致脑缺血萎缩，邻近脑沟和脑池增宽。也可造成局部脑池和脑沟闭塞。

CT增强扫描：

(1) 大多数脑膜瘤CT增强扫描呈均匀一致的显著强化，少数为轻度强化。通常CT平扫显示低密度病灶区无强化改变。

(2) 部分脑膜瘤的邻近脑膜增生，局部脑膜增厚强化。

(3) 若脑膜瘤压迫或侵蚀静脉窦，则导致静脉窦不强化或轻度强化。有时增强扫描可勾画出静脉窦内血栓形成所致的充盈缺损。

4．MRI检查

(1) 脑膜瘤在T_1加权像上呈等信号或略低信号，在T_2加权像上呈等信号或轻度高信号。此信号特点与大多数颅内肿瘤不同。行多回波扫描，在重T_2加权像上，约20%的脑膜瘤呈低信号（图3-71c~d）。

(2) 由于体积较大的脑膜瘤内部常有囊变、坏死、钙化，加之脑膜肿瘤病灶内部多富含血管和纤维分隔成分，所以脑膜瘤的MRI信号多不均匀；而体积较小脑膜瘤的MRI信号相对比较均匀。一般肿瘤病灶内的囊变和坏死表现为T_1加权像低信号，T_2加权像高信号，钙化和纤维成分在T_1加权和T_2加权像均呈低信号，肿瘤血管因流空效应而呈低信号，以T_2加权像更明显。

（3）由于MRI显示钙化的能力远不如CT，因此，不能检出小的钙化灶。应用梯度回波脉冲序列可提高脑膜瘤内部钙化的检出率，但是与急性或陈旧性出血灶不易区别。

（4）增强扫描绝大部分脑膜瘤显著强化（图3-71e），并可见邻近脑膜瘤的硬脑膜增厚强化，称之为"脑膜尾征"阳性。

由于脑皮质静脉等结构有时也有类似的表现，判断"脑膜尾征"阳性需满足以下3个条件：

A．在两个以上不同方位切层上、连续有2幅以上的图像显示"脑膜尾征"。

B．构成"脑膜尾征"的硬脑膜与肿瘤连接部最厚，向外逐渐变薄。

C．构成"脑膜尾征"的硬脑膜比脑膜瘤本身的强化更显著。

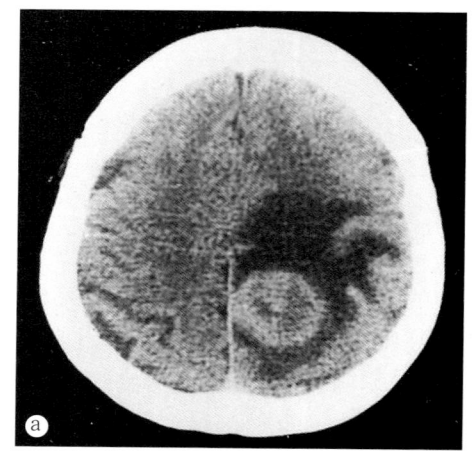
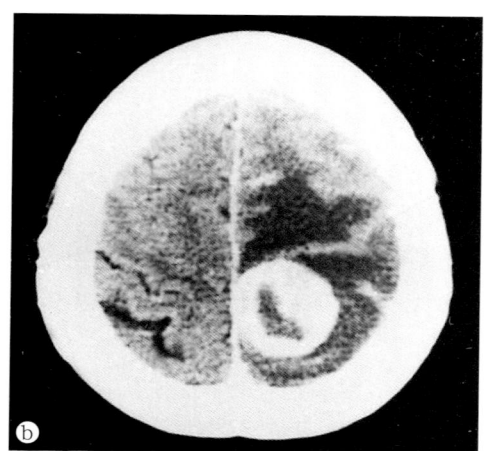
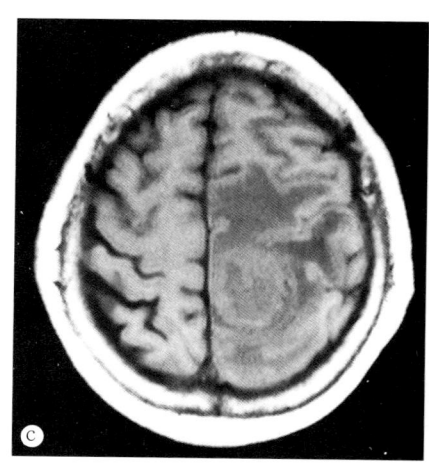
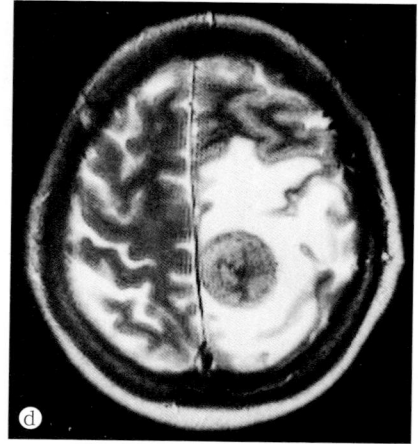
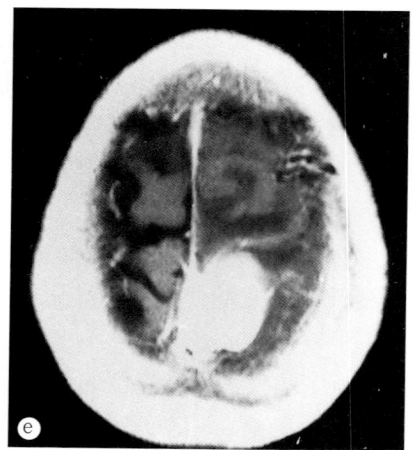

图3-71 脑膜瘤

CT平扫和增强扫描（a~b）：示左顶部的类圆形病灶，靠近大脑镰，内部密度不均减低，境界清楚，周围脑组织水肿明显，病灶大部分显著强化，而中心部分无强化。MRI的横断位T_1和T_2加权像（c~d）：显示左顶部近镰旁病灶，T_1加权像略低、T_2加权像略高信号，内部信号欠均匀，病灶周围水肿明显，有占位效应。增强扫描（e）：病灶呈显著均匀强化。手术所见：左镰旁粉红色实质性肿瘤，部分突至脑表面，血供丰富。病理：过渡型脑膜瘤，中心区有凝固性坏死。

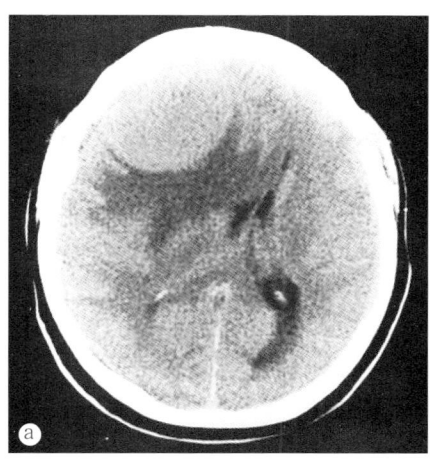
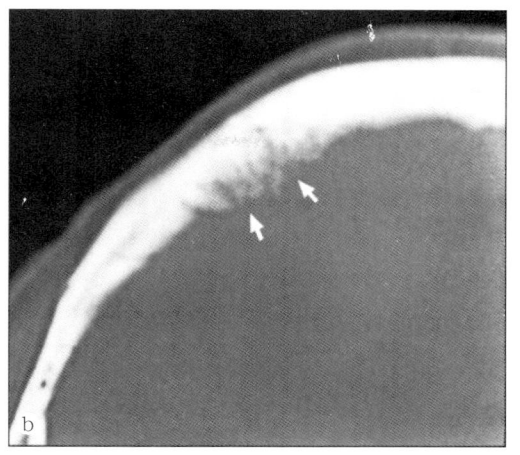

图 3-72 脑膜瘤

CT 平扫 (a)：右额部见半圆形均匀等密度病灶，边缘清楚，有周围水肿，两侧额角及中线结构均受压左移。右额部骨窗像 (b)：局部颅板增厚，以内板为主，呈栅栏状改变 (⇧)。手术所见：右额极凸面脑外肿瘤，颅骨内板骨质增生，硬膜受侵，肿瘤呈实质性。病理：脑膜瘤。

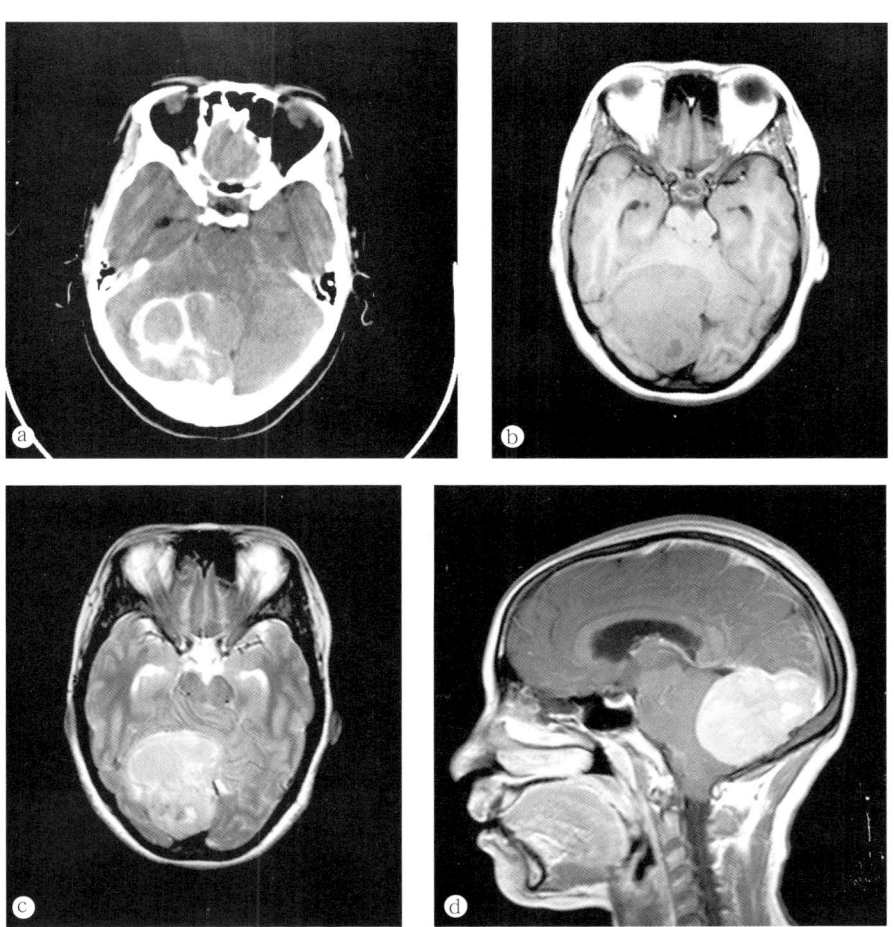

图 3-73 脑膜瘤

CT 平扫 (a)：示右侧后颅凹有较大较高密度病灶，其边缘和分隔钙化。MRI 横断 T_1 加权像 (b)：见右侧后颅凹的病灶为低信号；T_2 加权像 (c) 呈高信号，内部信号不均匀。矢状位增强像 (d)：见病灶显著不均匀强化。

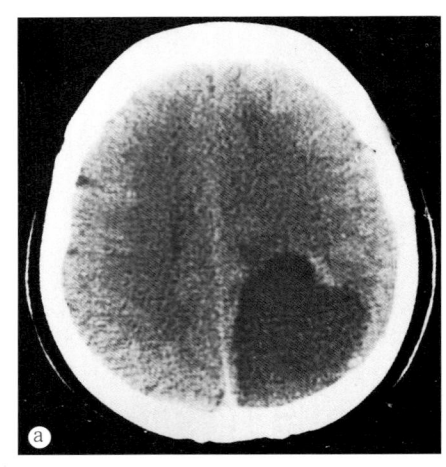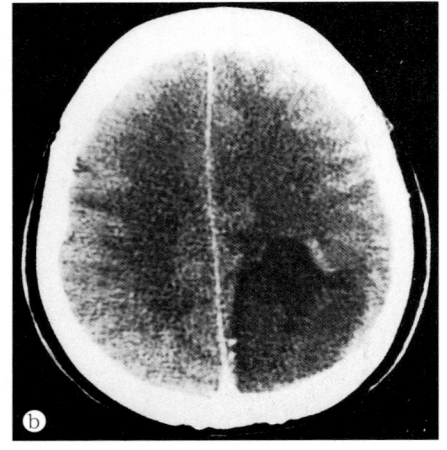

图 3-74　脑膜瘤

CT 平扫（a）：显示左顶枕部的低密度病灶，紧靠大脑镰和颅骨内板，其境界清楚，前缘呈分叶状。增强扫描（b）：病灶略有强化。手术所见：左顶枕部灰红色病灶，血供丰富。病理：脑膜瘤伴囊性变。

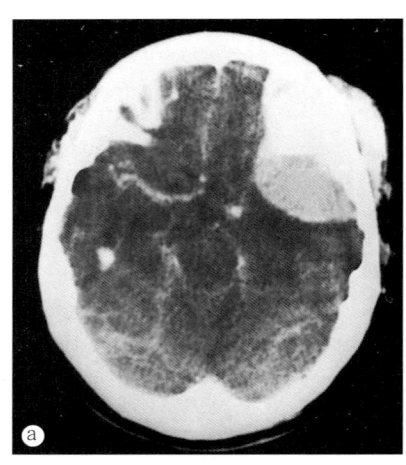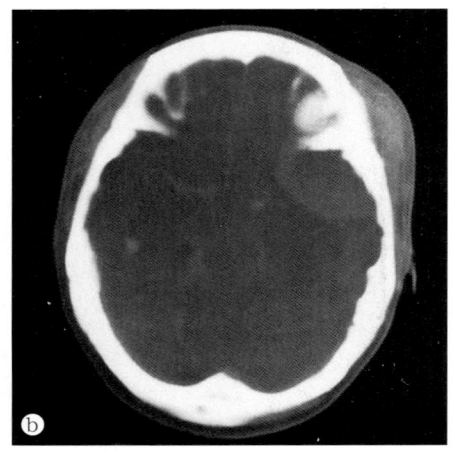

图 3-75　脑膜瘤

CT 增强扫描像（a）：显示左蝶骨嵴高密度强化病灶，局部骨质显著增生变厚。骨窗像（b）：见病灶突出至皮下，局部隆起。手术病理：左侧蝶骨嵴脑膜瘤，侵犯硬膜及颅板。

由于"脑膜尾征"和肿瘤强化的信号强度不同，以增生的硬脑膜强化更显著，所以，这种"脑膜尾征"不能作为肿瘤直接侵犯硬脑膜的征象。值得注意的是："脑膜尾征"定性诊断脑膜瘤的敏感度和特异度仅约70%～80%，此征象也见于某些邻近颅骨硬脑膜的病变，例如：胶质瘤、转移瘤，甚至感染性病灶。因此，应该综合分析脑膜瘤的MRI异常所见，不可过分强调此征象的诊断意义。

（5）MRI平扫大多数脑膜瘤可见环形低信号带包绕肿瘤病灶，主要由肿瘤周围的神经胶质增生、肿瘤供血血管和薄层脑脊液等成分构成。

（6）增强MRA可清楚显示肿瘤染色，肿瘤的供血动脉，包括颈外动脉供血，有助于脑膜瘤的定性诊断。同时还显示脑膜瘤的引流静脉及其引流途径，以及确定肿瘤是否累及静脉窦，能满足术前制定手术方案的需要（图3-76a）。

5．SPECT 与 PET 的检查

（1）显示肿瘤病灶　由于脑膜瘤血运丰富，位置表浅，普通SPECT脑显像多表现为圆形或椭圆形放射性聚集区，境界清晰，阳性率可达95%，但因缺乏诊断特异性，故不作为首选的影像学检查方法。

（2）评价肿瘤供血情况　应用^{99m}Tc-HMPAO、^{123}I-IMP或^{133}Xe等示踪剂，对脑膜瘤患者行脑血流灌注显像，并作定量或半定量分析，可了解肿瘤局部血流量及血运情况。

(3) 评价脑膜瘤恶性程度　脑膜瘤多数为良性，仅2%～3%为恶性或由良性转变为恶性。研究表明^{18}F-FDG PET显像能确定脑膜瘤的良恶性。随肿瘤的恶性程度增加，肿瘤的葡萄糖代谢旺盛，摄取^{18}F-FDG增加，放射性聚集明显，葡萄糖代谢率增高。SPECT应用^{201}Tl显像显示：各种类型脑膜瘤在注入显像剂早期，对^{201}Tl的摄取率均增加，而滞留率却因其组织类型不同而有差异，滞留率增高提示为恶性脑膜瘤。

6. 鉴别诊断　绝大多数脑膜瘤的CT和MRI影像表现比较典型，诊断不难。但是个别脑膜瘤表现不典型，特别当CT平扫呈低密度，增强扫描无显著强化者，容易误诊。有时脑膜瘤与脑内胶质瘤和脑外神经鞘瘤很难鉴别，需密切结合临床表现。

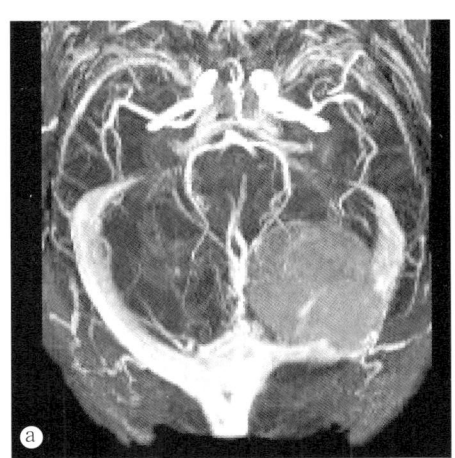

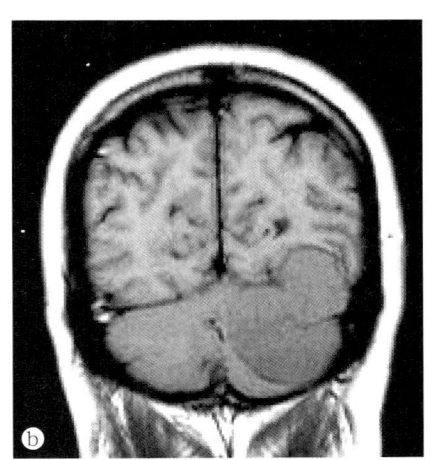

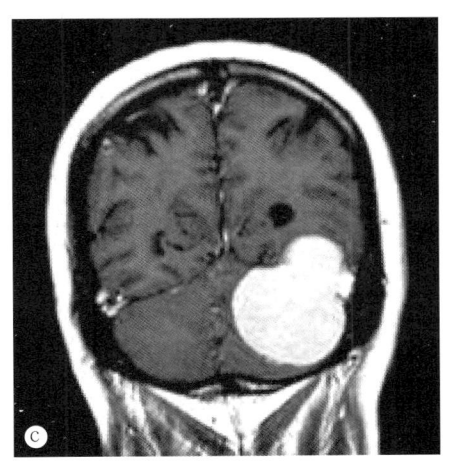

图3-76　脑膜瘤

增强MRA图像(a)：显示位于后颅凹的巨大肿瘤侵蚀左侧横窦使其显著变窄。冠状位T_1加权像(b)：示肿瘤为等信号，穿透左侧小脑幕生长。增强扫描像(c)：见肿瘤病灶显著均匀强化。

7. 各种影像学方法的优缺点比较　头颅X线片显示脑膜动脉血管压迹加深增粗，颅骨的局部骨质增生或侵蚀，以及钙化等均为非特征性征象，对诊断脑膜瘤的参考价值十分有限。

CT显示脑膜瘤病灶内部的钙化和邻近颅骨的改变优于其他各种检查方法。对大多数脑膜瘤而言，CT扫描能确定脑膜瘤的诊断。常规CT限度为不能多方位观察肿瘤，容易漏掉颅底或颅顶部较小的肿瘤。MSCT可通过重建技术，获取颅底或颅顶部颅骨像，避免漏诊。增强CTA可显示肿瘤与脑静脉窦的关系。

MRI平扫显示脑膜瘤病灶内部的出血、囊变和坏死等改变优于CT。MRI具有多方位切层能力，显示幕下、颅底和颅顶等结构清楚，有利于发现体积较小和多发的病灶，增强扫描显示"脑膜尾征"。MRI和增强MRA能清楚显示脑膜瘤的供血动脉、引流静脉，及其与邻近静脉窦的关系，可替代X线脑血管造影满足制定手术方案的需要，作为确定脑膜瘤诊断的方法。

目前，CTA 与 MRA 技术不断完善，已用于脑膜瘤术前观察肿瘤的供血关系和静脉窦受累情况，例如：蝶骨嵴脑膜瘤与大脑中动脉的关系，镰旁脑膜瘤是否累及上矢状窦，已取代了术前 X 线血管造影检查。术前行 X 线血管造影仅仅是用以栓塞血运丰富脑膜瘤的供血动脉，便于肿瘤切除，减少术中出血。

（六）不同部位脑膜瘤的临床表现及影像学特点

根据宣武医院一组479例脑膜瘤的统计，其分布及其比率见表3-4。

表3-4　脑膜瘤的分布比例

部 位	例 数	百分比（%）
前颅凹（包括嗅沟）	21	4.4
大脑凸面	123	25.7
矢状窦旁	92	19.2
大脑镰旁	50	10.4
蝶骨嵴	59	12.3
侧裂	5	1.0
中颅凹（包括鞍旁）	32	6.7
脑室	29	6.1
小脑幕	24	5.0
桥小脑脑角	38	7.9
小脑背面	5	1.0
枕大孔	1	0.2
合计	479	100

1. 大脑凸面脑膜瘤

（1）临床表现　大脑凸面脑膜瘤患者常出现颅内压增高表现和局灶定位体征。位于额叶者常有精神障碍；发生在大脑半球中央区者，可有局限性癫痫及对侧运动或感觉障碍；侵犯枕叶者有对侧同向性偏盲；因语言中枢位于左侧，故脑膜瘤位于左半球者，多有各种失语。

（2）影像学检查特点　通常大脑凸面脑膜瘤既可引起骨质增生，也可导致骨质侵蚀和破坏。X 线片可见邻近骨板局限性或弥漫性增厚，若肿瘤直接侵入颅板，可见放射状骨针或骨瘤样隆起，并可继续向外侵犯软组织，导致头皮软组织明显肿胀，此时需排除肿瘤恶变。骨质吸收破坏表现为颅骨内板密度减低或内外板完全破坏，骨破坏区形态不规则，边缘较锐利，可见局限性骨质缺损。大多数患者颅骨增生和破坏混杂并存，伴随颅骨血管压迹改变，加之出现颅内钙化灶和颅内压增高的表现，则可作出脑膜瘤的诊断。X 线脑血管造影具有一般典型脑膜瘤的表现。CT 和 MRI 可清楚显示大脑凸面脑膜瘤、脑实质和颅骨三者之间的关系，易于将脑膜瘤与脑实质内或颅骨的肿瘤相鉴别（图3-77）。

（3）预后　大脑凸面脑膜瘤因位置表浅，一般可将肿瘤全部切除，均预后良好。

2. 矢状窦旁脑膜瘤

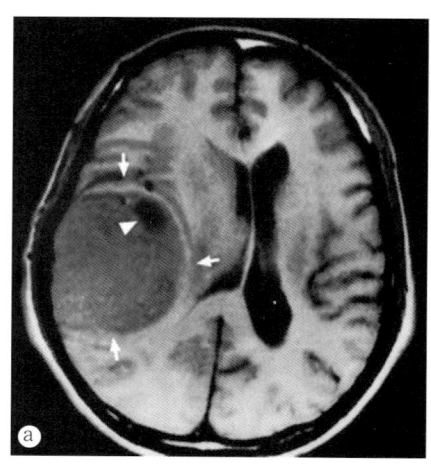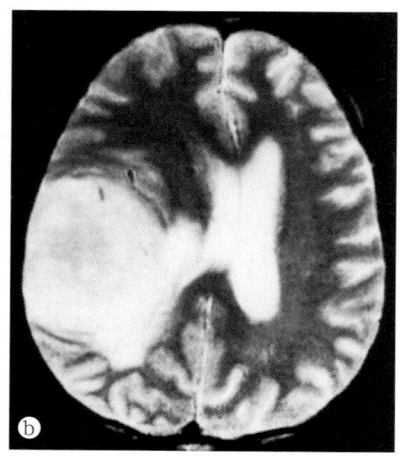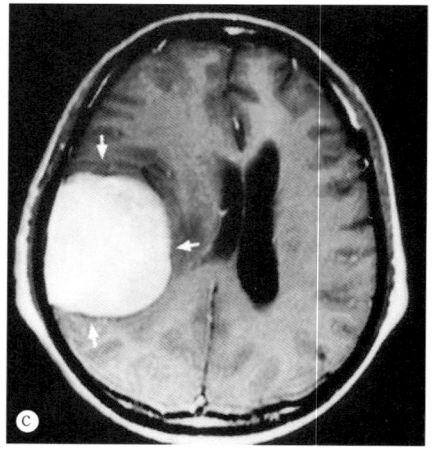

图3-77　脑膜瘤

MRI 横断 T_1 和 T_2 加权像（a~b）：可见右颞顶部类圆形病灶，T_1 加权像低信号、T_2 加权像高信号，内部可见小囊状更低信号区，周围可见薄层低信号带包绕和流空血管影，占位征象显著。增强扫描像（c）：病灶呈显著均匀强化，边界清楚。

(1) 临床表现　除大脑凸面的脑膜瘤外，位于矢状窦旁的脑膜瘤最为常见。其肿瘤病灶位于矢状窦旁，藉蒂与矢状窦相连。按照脑膜瘤与矢状窦相连的部位又可将此型脑膜瘤分为前部、中部和后部3种，以中部矢状窦旁脑膜瘤最常见。"前部"即额部，患者晚期才出现颅内压增高的临床表现，待发现肿瘤时，其体积多较大。"中部"为额顶部，患者可有癫痫、对侧运动障碍，多在患病早期无颅内压增高的临床表现时，即发现体积较小的肿瘤，病程往往较短。"后部"为顶枕部，患者有对侧感觉障碍或同向性偏盲，由于此类症状易被患者忽视，所以，通常待肿瘤病灶较大出现颅内压增高时，才来就诊。由于上矢状窦脑膜瘤位于大脑半球上部，故感觉和运动障碍症状从足部和括约肌开始，然后逐渐累及下肢和上肢，最后出现头面部的症状。病变的严重程度亦按此顺序进展。

(2) 影像学检查特点　X线片显示矢状窦旁脑膜瘤多有邻近骨质增生，但很少发生骨质破坏，肿瘤沿同侧矢状窦旁生长，一般不穿越大脑镰侵犯对侧。X线血管造影显示大脑前动脉向对侧移位，大脑镰征多为阳性。常规CT横断位扫描，容易漏诊位于颅顶部的较小矢状窦旁脑膜瘤。MRI冠、矢状位图像显示矢状窦旁脑膜瘤较佳，增强扫描可观察肿瘤邻近脑膜的强化情况、确定肿瘤来源（窦旁或镰旁）。窦旁脑膜瘤与上矢状窦关系密切，常侵蚀或压迫上矢状窦造成阻塞，产生继发脑水肿。手术切除矢状窦旁脑膜瘤必须注意完好保存上矢状窦和大脑半球中央区引流静脉，术前应通过X线脑血管造影或MRA判明肿瘤的供血动脉来源和上矢状窦的情况，以制定手术方案。

3．大脑镰旁脑膜瘤

(1) 临床表现　临床表现与矢状窦旁脑膜瘤类似。

(2) 影像学检查特点（图3-78～图3-79）　大脑镰旁脑膜瘤可在大脑镰一侧生长，或穿越大脑镰在两侧生长，与窦旁脑膜瘤比较，其位置较低，与大脑镰呈宽基底相连，与颅骨有一定距离。通常大脑镰旁脑膜瘤不引起脑水肿，个别肿瘤位置较低，阻塞下矢状窦者，可引起脑水肿。X线血管造影显示大脑前动脉向对侧移位，胼周动脉下移，大脑镰征多为阴性；若系向双侧发展的大脑镰旁脑膜瘤，则中线区血管无侧向移位，胼周动脉受压呈弧形下移，其分支包绕在肿瘤周围。CT和MRI显示镰旁脑膜瘤均较佳，需要冠状位成像，便于与窦旁脑膜瘤相鉴别，为外科提供较准确的手术依据。

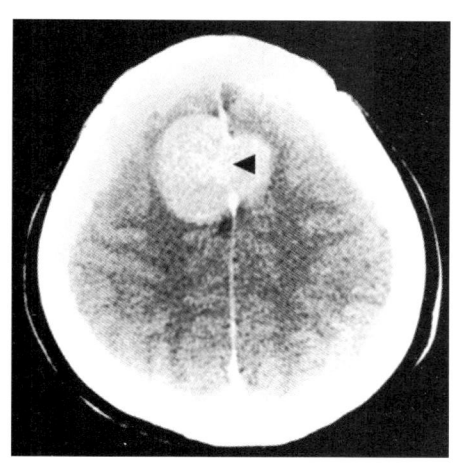

图3-78　脑膜瘤

CT增强扫描：可见额顶部镰旁两侧的哑铃状病灶均匀强化，右侧病灶稍大，邻近局部大脑镰缺损。手术所见：右额顶镰旁实质性病灶，穿通大脑镰。病理：纤维型脑膜瘤。

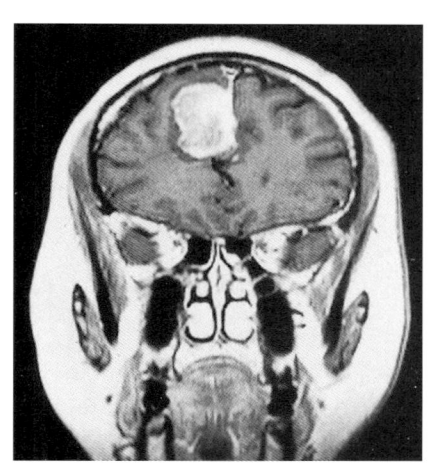

图3-79　脑膜瘤

MRI冠状位T_1加权增强扫描像：示右额部镰旁椭圆形病灶显著均匀强化，相邻大脑镰亦有强化。病理：右额镰旁脑膜瘤。

4．蝶骨嵴脑膜瘤

(1) 临床表现　通常可根据蝶骨嵴脑膜瘤的发生部位，将之分为内、中、外3种类型，其临床症状不尽相同。蝶骨嵴脑膜瘤发生于蝶骨嵴中1/3处最多，患者一般有颅内压增高的临床表现，但是无定位症状；偶尔出现对侧中枢性面瘫或精神障碍。位于蝶骨嵴外1/3处的脑膜瘤，常导致颞骨骨质增生，肿瘤可直接侵犯颅骨和颞肌而达皮下，使局部隆起，患者亦可见颅内压增高的临床表现。位于蝶骨嵴中、外1/3的脑膜瘤主要向中颅凹发展，临床症状出现得较晚，待发病时，肿瘤病灶体积往往较大。位于蝶骨嵴内1/3的脑膜瘤少见，肿瘤可累及眼眶，导致同侧眼球突出。

（2）影像学检查特点　蝶骨嵴脑膜瘤X线片可见局部骨质增生硬化、密度增高呈象牙样表现，眶上裂相对变小，少数肿瘤内部有钙化。X线脑血管造影除显示颈内动脉第一段向上显著移位及邻近血管移位外，还可见来源于颈外动脉的肿瘤供血动脉。蝶骨嵴脑膜瘤可呈扁平状。冠状位和矢状位显示此型脑膜瘤与蝶骨嵴关系效果最好。MRI还可显示脑膜瘤对颈内动脉有无侵蚀和包绕，为手术提供重要参考信息（图3-80～图3-81）。

（3）预后　蝶骨嵴中、外1/3的脑膜瘤可手术切除，而蝶骨嵴内3/1的脑膜瘤和部分扁平形脑膜瘤因其基底宽阔，常侵犯颅底，累及颈内动脉、大脑中动脉、海绵窦、眼眶等邻近重要结构，手术难以将肿瘤完全切除。若患者无颅内压增高，则可暂缓手术治疗。

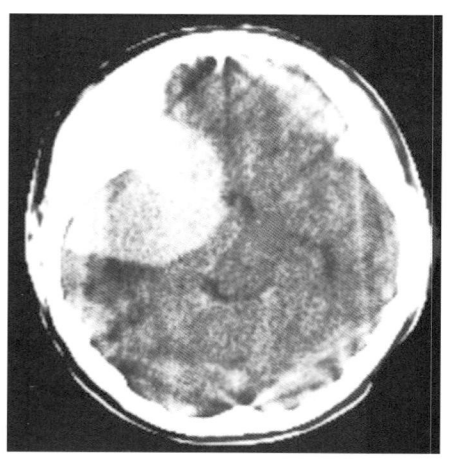

图3-80　蝶骨嵴脑膜瘤

CT增强扫描像：右蝶骨嵴中外1/3处有团块状病灶显著均匀强化，周围轻度低密度水肿带，中线结构受压右移，相邻骨质显著增生变厚。手术所见：右蝶骨嵴及中颅凹灰色实质性肿瘤，部分突入右侧眼眶。病理：内皮型脑膜瘤。

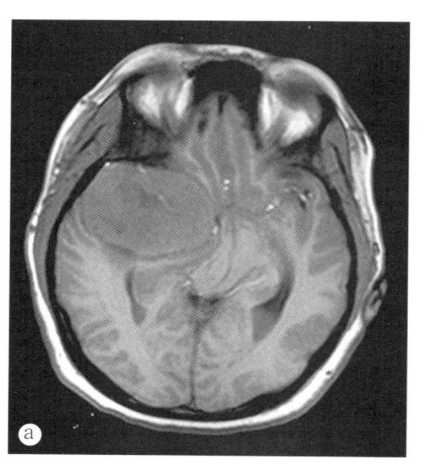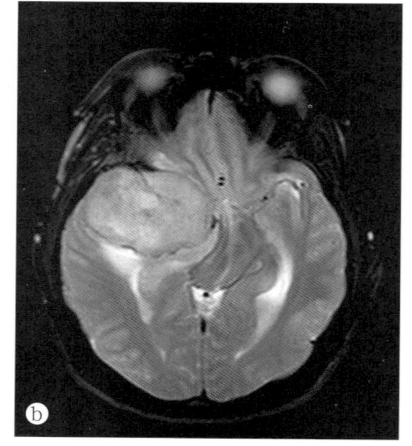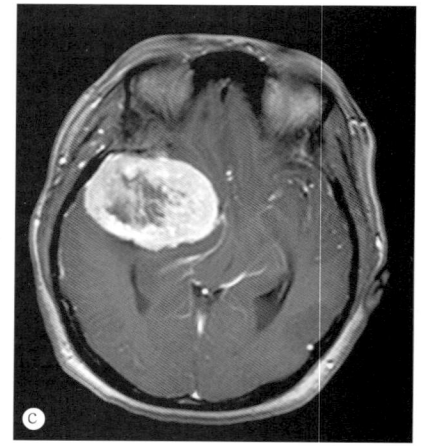

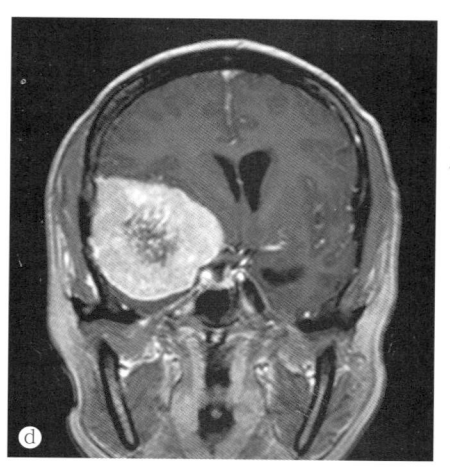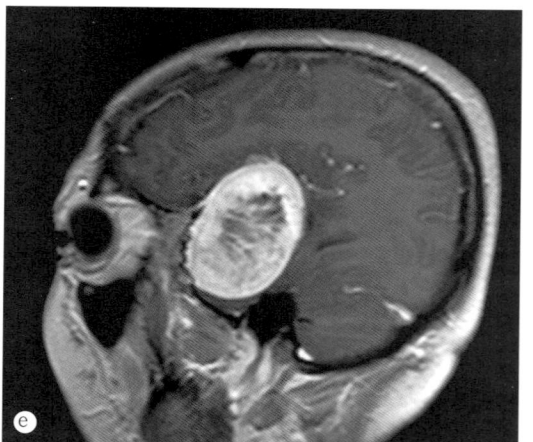

图3-81　蝶骨嵴脑膜瘤

MRI横断T_1和T_2加权像（a~b）：示右颞部椭圆形病灶，T_1加权像低信号，T_2加权像高信号，内部信号不均匀，周围可见轻度水肿，占位征象显著。横、冠、矢状位增强扫描像（c~e）：右颞部病灶显著不均匀强化，边界清楚。

5. 嗅沟和前颅凹底脑膜瘤

(1) 临床表现 虽然嗅沟和前颅凹底的脑膜瘤均位于前颅凹底，不同点是嗅沟脑膜瘤自筛板及其后方的硬膜长出，可单侧或双侧生长，而前颅凹底脑膜瘤则自筛板外侧、眶顶部的硬膜长出，为单侧生长。两者均可导致患者同侧嗅觉减退或消失，肿瘤可向后压迫视神经引起视力障碍和视野缺损，侵犯眼眶顶部则使眼球突出。此外，患者还可有精神症状，通常至晚期才出现颅内压增高的临床表现。部分患者可出现 Foster Kennedy 综合征：即患侧出现原发性视神经萎缩，而对侧为继发性视神经萎缩。

(2) 影像学检查特点 CT 扫描可显示肿瘤附着处骨质增厚、毛糙，病灶可向下发展侵犯筛窦引起筛板受压下移、部分窦腔骨质破坏等。X 线脑血管造影（包括增强 MRA）显示大脑前动脉向后上移位。虽然 MSCT 和 MRI 的冠、矢状位图像均有助于该型脑膜瘤的定位诊断，但是以 MRI 的效果更佳（图 3-82）。

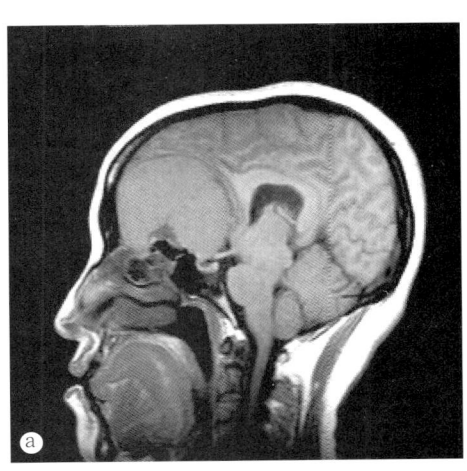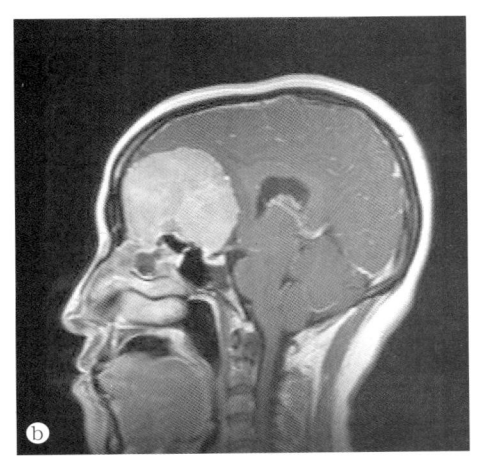

图 3-82 嗅沟脑膜瘤

MRI 矢状位 T_1 加权像（a）：见额部巨大类圆形病灶呈稍低信号，与前颅凹底广泛相连，额部中线结构显著受压后移，局部颅底骨质增厚。矢状位增强扫描（b）像：额部病灶显著不均匀强化。

6. 中颅凹和鞍旁脑膜瘤

(1) 临床表现 靠近中颅凹内侧的脑膜瘤早期损害海绵窦内的颅神经，因此患者临床症状出现得较早；而肿瘤位于中颅凹外侧者，临床症状较少，通常当肿瘤较大、产生颅内压增高的症状时才就诊。肿瘤向前生长，可侵犯眼眶后壁，使同侧眼球突出，压迫脑干可引起对侧锥体束征。鞍旁脑膜瘤位于中颅凹内侧、眶上裂和岩骨尖区域，可分别累及或压迫海绵窦、眶上裂和三叉神经半月神经节等结构。肿瘤压迫海绵窦和眶上裂时可出现眼肌麻痹、眼睑下垂和单侧突眼等症状。肿瘤侵犯岩骨尖时可表现为患侧三叉神经分布区感觉异常、疼痛和感觉减退。随着肿瘤的进一步生长，可出现三叉神经运动功能减退及咀嚼肌群萎缩等症状。若中脑导水管或环池受压，可出现颅内压增高症状。

(2) 影像学检查特点（图 3-83） 鞍旁脑膜瘤

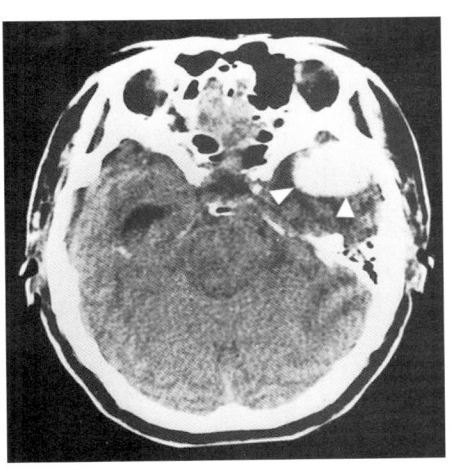

图 3-83 脑膜瘤

CT 增强扫描：左中颅凹有椭圆形病灶显著均匀强化。手术所见：肿瘤呈紫红色，其基底位于蝶骨嵴与中颅凹的连接处，血供丰富。病理：内皮型脑膜瘤伴砂粒小体。

在影像学上应与三叉神经瘤、动脉瘤或异位松果体瘤等相鉴别。

(3) 预后　因鞍旁结构复杂，所以，外科手术难以将鞍旁脑膜瘤全部切除，患者的预后较差。

7. 鞍结节脑膜瘤

(1) 临床表现　鞍结节脑膜瘤患者早期即出现视神经、视交叉受压和垂体功能减退的临床表现，视觉异常包括视力减退、视野缺损和原发性视神经萎缩等。因肿瘤多偏于一侧，故视觉异常的程度左右不对称。当肿瘤增大压迫垂体等其他邻近结构时，可出现尿崩症、嗜睡（下丘脑）、眼肌麻痹（海绵窦或眶上裂）、癫痫发作（颞叶前内部）、不全偏瘫（内囊或大脑脚）、脑积水和颅内压增高（第Ⅲ脑室阻塞）等临床表现。

(2) 影像学检查特点　颅骨X线片可显示该型脑膜瘤患者的鞍结节骨质增生，蝶鞍变小，这与许多其他肿瘤引起的蝶鞍扩大截然不同。此外，还可发现前床突骨质吸收，蝶骨平面隆起增生或不平等其他骨质异常改变。CT和MRI亦可显示上述局部骨质改变和脑膜瘤病灶，其中心位于鞍上偏前，肿瘤周围一般无脑水肿征象，以MRI的冠、矢状位图像显示较佳（图3-84）。

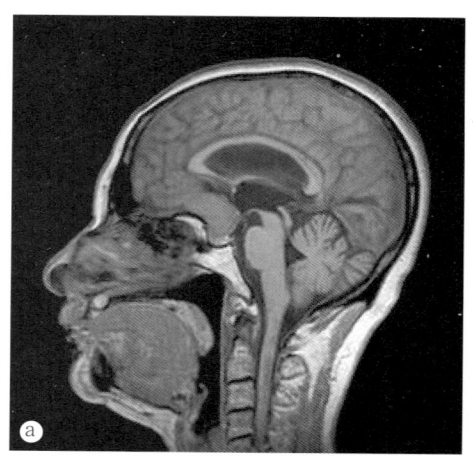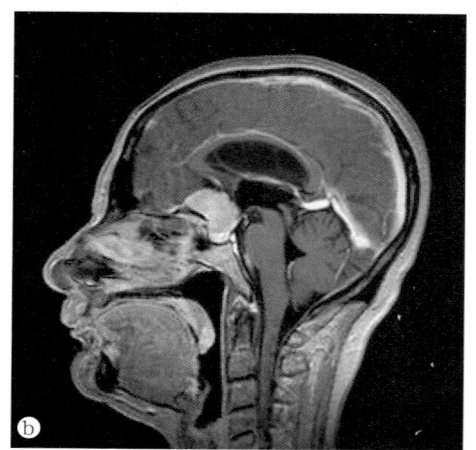

图3-84　鞍结节脑膜瘤

MRI矢状位T_1加权像（a）：鞍区见半圆形病灶呈等信号，病灶中心位于鞍结节，视神经受压向后下方移位。增强扫描像（b）：鞍区病灶显著强化。

8. 桥小脑角区脑膜瘤

(1) 临床表现　桥小脑角脑膜瘤是后颅凹常见的肿瘤之一，临床表现头昏、眩晕、步态不稳和头痛等症状。若肿瘤较大压迫或推挤脑干时，可出现复视、声音嘶哑、吞咽困难、面部疼痛或麻木，以及进行性共济失调等与听神经瘤类似的症状，但是听神经受累表现出现较晚。

(2) 影像学检查特点　桥小脑角区脑膜瘤在影像学上应与听神经瘤相鉴别，前者具有以广基底与岩骨内面相接，肿瘤病灶附着点多在内听道下外侧，内听道不扩大等特点。此外，再根据脑膜瘤的一般特点，通常应用CT和MRI进行两者的鉴别诊断并不困难，以MRI的检查效果更佳（图3-85）。

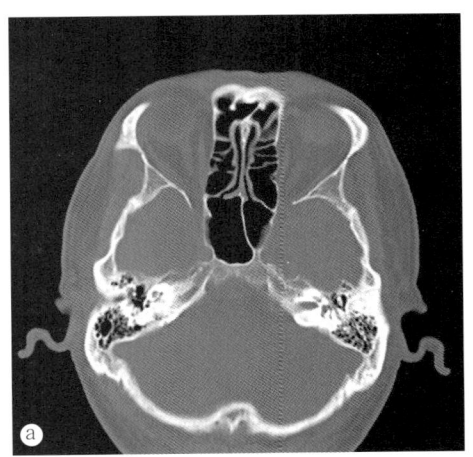
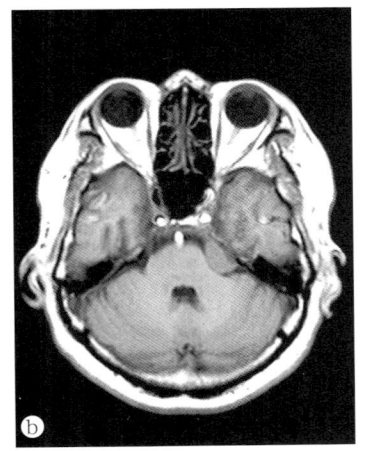
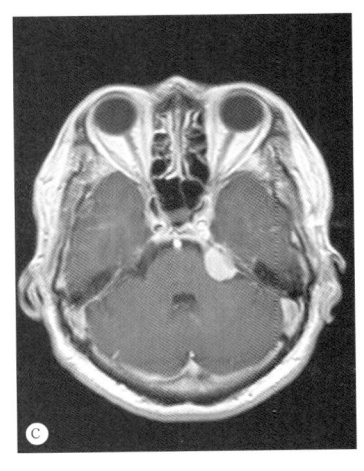

图3-85 脑膜瘤

CT骨窗像(a)：左侧内听道无扩大改变。横断位 T₁加权像(b)：显示左侧桥小脑角区的半圆形病灶为等信号，与岩骨呈宽基底相邻。增强扫描像(c)：左侧桥小脑角区病灶显著均匀强化，局部脑膜增厚亦强化。

9. 脑室内脑膜瘤

(1) 临床表现　脑室内脑膜瘤以颅内压增高为主要临床表现，无局灶性定位体征。

(2) 影像学检查特点　脑室内脑膜瘤较为少见，好发于侧脑室的三角区，偶见于第Ⅲ和第Ⅳ脑室。CT和MRI均可显示脑室内肿块，其影像学特点与生长于其他部位的脑膜瘤类似，但是肿瘤病灶内部较少出现钙化。X线脑血管造影可显示患侧脉络膜前动脉增粗，与脑室内肿块相连，CT和MRI所见大多数具有脑外脑膜瘤的影像学特征（图3-86）。

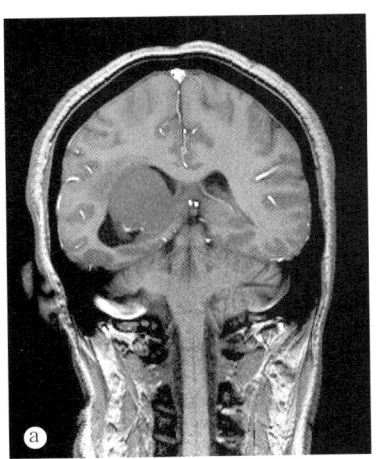
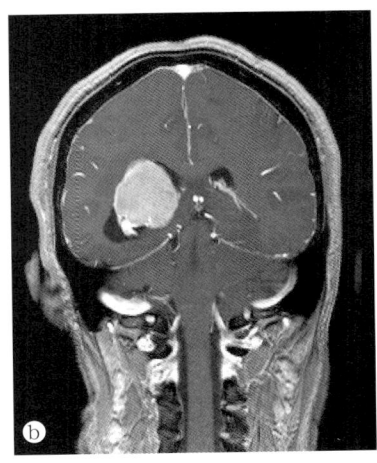

图3-86 脑室内脑膜瘤

冠状断T₁加权像(a)：右侧脑室三角区扩大，其中见不规则形病灶呈等信号，边界清楚。冠状断增强扫描(b)：右侧脑室内病灶显著强化，右侧脉络膜血管增粗。

10．小脑幕脑膜瘤

（1）临床表现　小脑幕是脑膜瘤的好发部位之一，其生长方式分为3型，各型的临床表现有所不同。

A．幕上型：此型脑膜瘤基底位于小脑幕，肿瘤组织主要向小脑幕上方生长，直接压迫大脑枕叶，视觉中枢受压可引起偏盲等症状。

B．幕下型：幕下型脑膜瘤自小脑幕向幕下生长，临床表现与大多数后颅凹肿瘤类似，主要表现为头痛、视神经乳头水肿等颅内压增高，以及眼球震颤、共济失调等小脑受累症状。

C．穿透型或骑跨型：此型脑膜瘤常见于幕切迹部位或穿透小脑幕分别向上下方生长，患者可兼有幕上和幕下型的临床表现。

（2）影像学检查特点（参见图3-76b～c）　多数小脑幕脑膜瘤位于小脑幕的后半部接近窦汇或横窦处，少数位于幕切迹附近。采用冠状位或矢状位图像便于作出定位诊断，而横断位图像不易作出准确定位诊断。

幕上型脑膜瘤的主要供血动脉起自颈内动脉系统，MRA增强扫描可显示肿瘤的供血动脉，但是仍以X线脑血管造影显示最佳。肿瘤较大时，可见一侧侧脑室三角区受压变形上抬。幕切迹脑膜瘤可直接压迫脑干，使中脑导水管受压变直或向前下方移位。

（七）微囊型脑膜瘤

1．病理表现

大体所见：微囊型脑膜瘤是脑膜瘤的一种特殊类型，其形态表现为松软，切面发亮，且手感光滑的病灶。

显微镜下显示：病灶内为弥漫分布、充满水样液体的微小囊腔，脑膜上皮细胞被小囊腔挤成星状。这种肿瘤病灶内部细胞外液体积聚的机制尚不明确，可能与以下因素有关：

（1）肿瘤将脑脊液局限性包裹。

（2）肿瘤病灶变性。

（3）肿瘤病灶内低蛋白液体渗出。

虽然此型脑膜瘤罕见，但是在典型的脑膜瘤中，偶尔亦可见到明显扩张的细胞外间隙，所以，微囊逐渐聚合可能是肿瘤病灶内部形成囊肿的一种机制。

2．临床表现　本型脑膜瘤的临床表现与典型脑膜瘤相同，无特殊改变。

3．影像学检查特点（图3-87）　本型脑膜瘤CT平扫显示病灶呈均匀低密度，其CT值与脑水肿区域相似；而增强扫描病灶仍然显著强化。MRI的T_1加权像病灶为普遍低信号，T_2加权像呈亮白高信号，增强扫描显著或轻度强化。

（八）间变型脑膜瘤（恶性脑膜瘤）

1．临床及病理表现　恶性脑膜瘤少见，仅约占脑膜瘤的1%～2%，发病年龄与良性脑膜瘤类似，多见于10岁以下儿童，男性多于女性。恶性脑膜瘤生长较快，常穿破包膜侵犯邻近脑组织。大体所见肿瘤的形态不规则，可呈分叶状、结节状或锯齿状，包膜不完整、厚薄不一，切面常见出血、坏死和囊变。显微镜下显示肿瘤细胞生长活跃，细胞核大、深染、异型性明显，常见核分裂相，易恶变为肉瘤。部分肿瘤起病即为恶性，具有肉瘤形态。

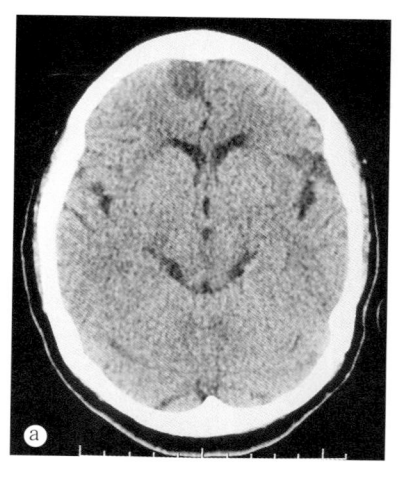
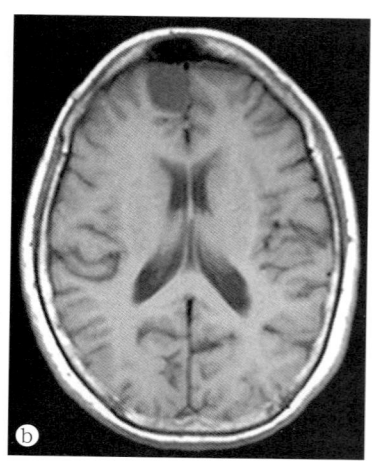

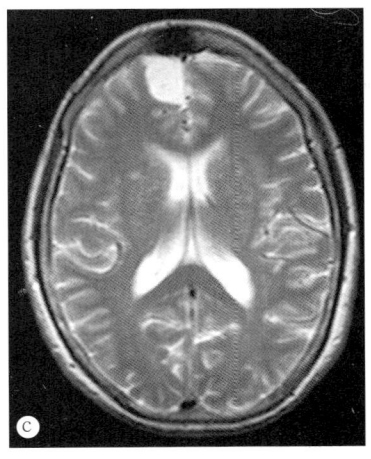
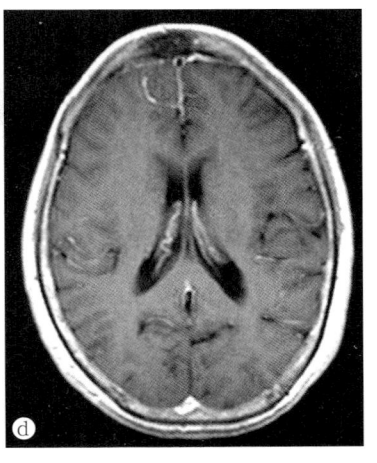

图 3-87 脑膜瘤

CT 平扫（a）：示右侧额部脑外低密度病灶，边界清。横断 T_1 加权像（b）：右侧额部脑外病灶为低信号。横断 T_2 加权像（c）：病灶为高信号，局部额骨增生呈低信号。增强扫描像（d）：额部病灶轻度强化，局部脑膜增厚强化。

恶性脑膜瘤病程进展快，手术切除后易复发，个别病例可出现脑外转移。

2．影像学检查（图 3-88～图 3-89）

（1）CT 检查　CT 平扫可见肿瘤境界欠清，病灶密度不均匀，增强扫描强化程度不均匀，肿瘤邻近骨质可发生局部破坏。

（2）MRI 检查　由于恶性脑膜瘤内部可有出血、坏死和囊变，在 MRI 扫描 T_1 加权像和 T_2 加权像上，均呈不均匀高、低、等混杂信号，增强扫描病灶呈不均匀强化。恶性脑膜瘤缺少特异性影像学表现，但是脑膜瘤伴有出血，与脑组织界限不清，短期复查肿瘤生长较快，提示可能为恶性脑膜瘤。

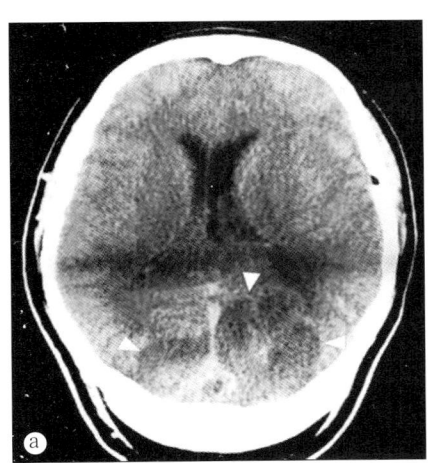
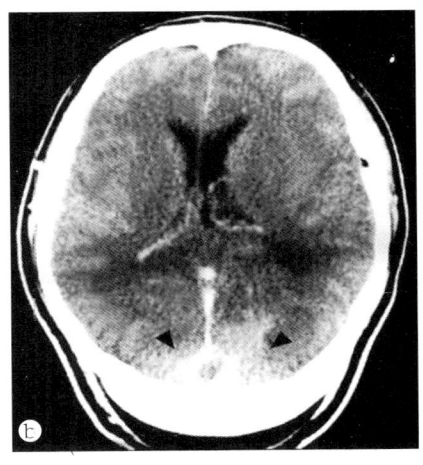
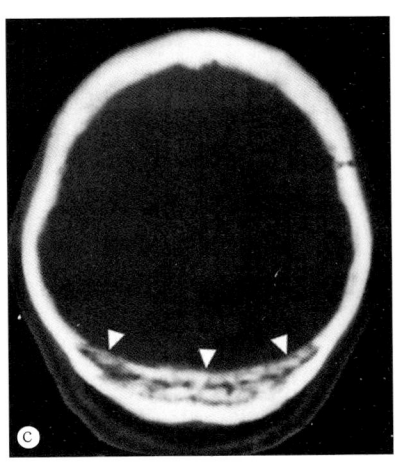

图 3-88　恶性脑膜瘤

CT 平扫（a～b）：两侧顶枕部见分叶状略低密度病灶，两侧枕角受压前移。枕部骨板显著增厚。骨窗像（c）：枕部颅骨内板受累，板障增厚。手术所见：枕骨异常增厚，骨质松软，肿瘤呈淡黄色豆腐渣状，血供丰富，侵蚀硬脑膜。病理：脑膜肉瘤伴灶性坏死。

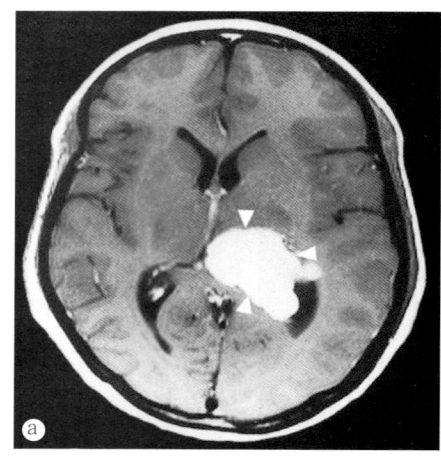
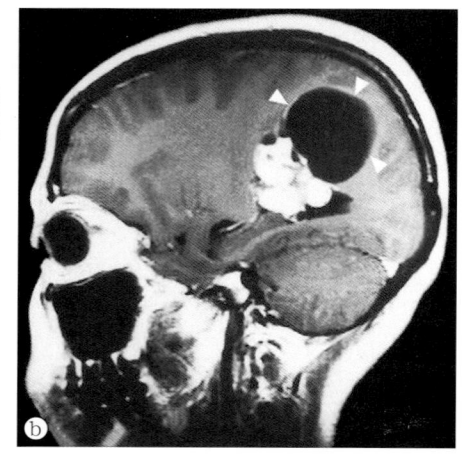
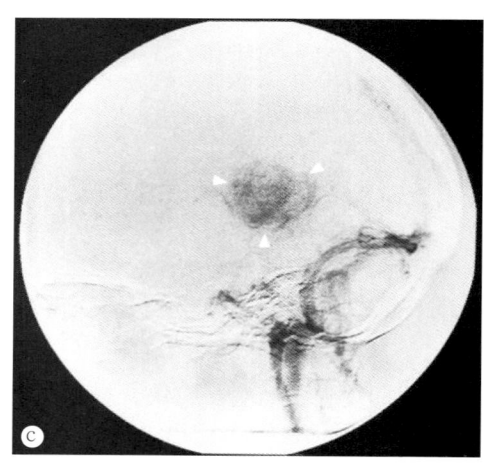

图3-89 恶性脑膜瘤

MRI横断和矢状位增强扫描(a~b):显示左侧侧脑室三角区扩大,病灶形态不规则,显著强化,其后上部有巨大囊性变。X线椎动脉造影(c):毛细血管期见脉络膜后动脉分布区肿瘤染色,血管增生呈"雪团"状(△)。手术所见:左三角区紫红色实质性肿瘤,软硬不均,边界不清,其后上部囊变区位脑室外,囊内含黄色液体。病理:间变型脑膜瘤。

3. 鉴别诊断 恶性脑膜瘤需与颅骨转移瘤或血管瘤相鉴别。通常转移瘤病灶多发,同时累及脑组织和颅骨,与恶性脑膜瘤的鉴别诊断并不困难。此外,单发颅骨转移瘤的病灶周围脑水肿较明显,而颅骨血管瘤一般不侵犯脑膜及脑组织。

(九)其他少见部位脑膜瘤及多发性脑膜瘤

1. 斜坡脑膜瘤 肿瘤可源于斜坡和/或岩骨尖的硬脑膜,占据桥前池和/或一侧桥小脑脚池,压迫脑干使之向后移位。X线脑血管造影显示基底动脉后移为主,侧向移位较轻,为脑外占位性病变的特点。CT和MRI所见与其他部位的脑膜瘤相似,但是肿瘤的境界欠清楚。

2. 骑跨性或颅内外沟通性脑膜瘤 除蝶骨嵴脑膜瘤可骑跨前、中颅凹生长外,尚可见岩骨嵴或岩骨尖脑膜瘤同时向中后颅凹生长,形成巨大肿瘤。部分桥小脑脚区脑膜瘤可经切迹裂孔向幕上生长。此外,颅内、外沟通的脑膜瘤可视为骑跨性脑膜瘤的一种特殊类型,其中以颅-眶沟通性脑膜瘤最常见,主要为蝶骨嵴脑膜瘤经视神经孔或眶上裂侵入眶内。

3. 松果体区脑膜瘤 肿瘤可起自第Ⅲ脑室后部或小脑幕切迹等部位。CT和MRI所见具有一定特点,第Ⅲ脑室后部脑膜瘤通常不大,表现为第Ⅲ脑室后部的充盈缺损,肿瘤境界清楚,密度均匀,患者较早出现脑积水症状。一般小脑幕切迹脑膜瘤的体积较大,充填大脑大静脉池,但是患者较晚出现脑积水的临床症状。MRI扫描有利于显示肿瘤及其与邻近结构的关系,定位诊断的价值最高。

4. 多发性脑膜瘤(图3-90) 多发脑膜瘤约占全部脑膜瘤的1%~4%,常与神经纤维瘤病并发,但是亦可单独发生。多表现为1个较大的肿瘤病灶,而其余的病灶较小,并且肿瘤多位于颅脑的一侧。多发性脑膜瘤偶尔与脊膜瘤并发。

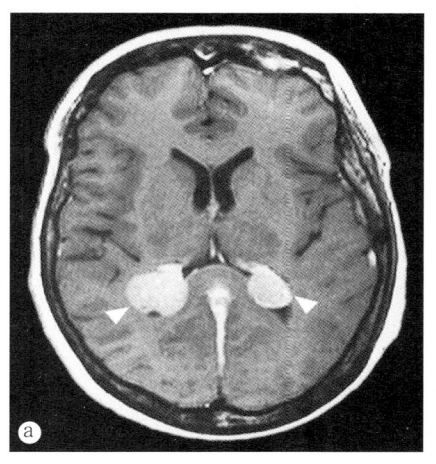
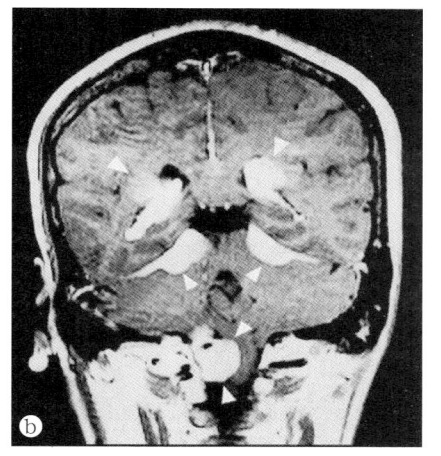

图3-90 脑膜瘤和脊膜瘤并发

MRI横断T₁加权增强扫描（a）：两侧侧脑室三角区内有对称性结节状病灶，均匀强化。冠状位增强扫描（b）：除两侧三角区外，两侧小脑幕下及上颈段右侧椎管内也见多发结节病灶（△）。手术病理：脑膜瘤和脊膜瘤。

二、间叶肿瘤

间叶肿瘤（mesenchymal tumours）包括起源于中枢神经系统良性和恶性间叶肿瘤，组织学上与软组织或骨肿瘤相似。

（一）脂肪瘤

按WHO新分类颅内脂肪瘤（lipoma）归属于脑膜肿瘤，是间叶性非脑膜内皮性肿瘤的良性肿瘤之一。颅内脂肪瘤少见，约仅占颅内肿瘤的0.1%，好发于中线结构附近，近1/3位于胼胝体，亦可见于颅内其他部位，例如：颅底、外侧裂、小脑、脑干、颅神经起始部、脉络丛等部位。有人认为颅内脂肪瘤起源于柔脑膜组织，但是多数学者认为系先天性发育异常所致，为颅内间叶组织发育障碍形成的一种错构瘤。约有50%的颅内脂肪瘤患者伴有其他畸形，且伴发畸形因脂肪瘤的部位不同而异。所以，有观点认为颅内脂肪瘤很可能是其他颅内畸形的伴随产物。

1. 病理表现　脂肪瘤由成熟脂肪组织构成，内部由结缔组织分隔，结缔组织内分布大量动静脉，血管粗细不均，管壁增厚，排列紊乱。

2. 临床表现　如果肿瘤病灶体积较小，患者可无任何临床症状。因肿瘤生长缓慢，机体有充分的时间对肿瘤的压迫产生代偿。当肿瘤生长压迫邻近组织时，才会出现相应的临床症状。发生于胼胝体患者的主要临床表现为头痛、抽搐、智力障碍、脑积水、性格改变和肥胖，位于基底池者可出现多尿和遗尿，而桥小脑角区的肿瘤可出现听力障碍。

3. 影像学检查

（1）X线片检查　当颅内脂肪瘤病灶体积较大时，颅骨X线片显示中线区有密度减低区，脂肪瘤的边缘可见线状或弧形钙化。

（2）CT检查　CT扫描显示脂肪比较敏感，能明确本病的诊断。脂肪瘤表现为均匀低密度病灶，CT值测量为负值（脂肪密度）（图3-91），增强扫描无强化表现。位于胼胝体的脂肪瘤表现为弧形或卵圆形，境界清楚，边缘可有钙化。由于其对周围组织的压迫相对较轻，占位效应与肿瘤体积不呈比

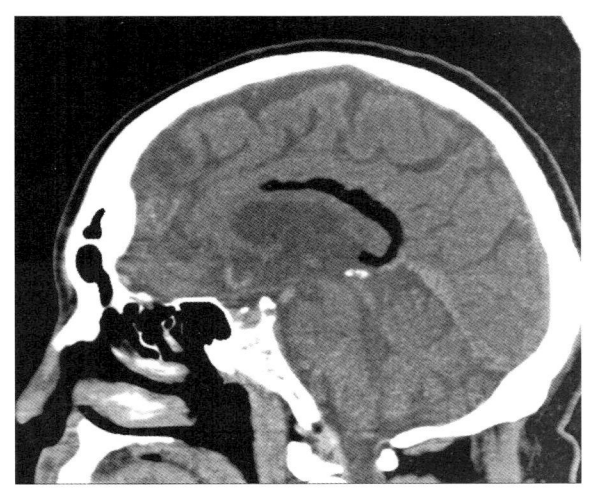

图3-91 脂肪瘤

CT矢状位平扫图像：在胼胝体上方见弧形低密度病灶，CT值为-110Hu，还可见松果体钙化。

例。如伴有胼胝体发育不全，可见左右侧脑室分离、间距加宽，第Ⅲ脑室升高、脑室顶部可出现肿瘤压迹。肿瘤周围脑组织无水肿反应。发生于胼胝体以外其他部位脂肪瘤的体积一般较小。

（3）MRI检查 位于胼胝体的肿瘤常呈条状沿胼胝体长轴方向走行。脂肪瘤在T_1加权像和T_2加权像均为高信号。行脂肪抑制脉冲序列扫描，脂肪组织信号抑制转为低信号（图3-92）。一般无需进行增强扫描。如合并胼胝体发育不全，可见胼胝体变小，部分或整个胼胝体缺如（图3-93）。可见

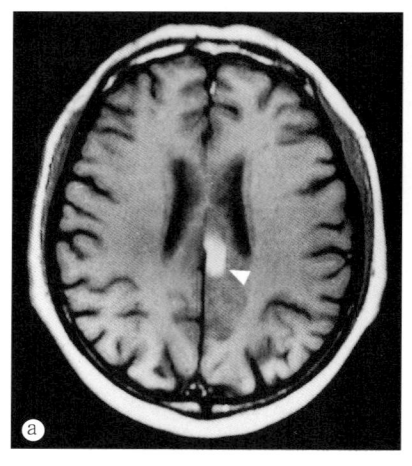
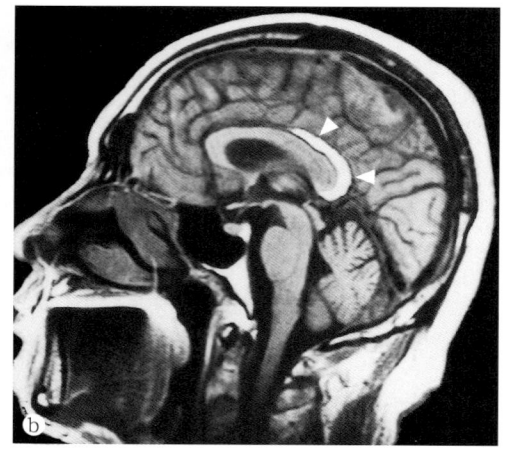
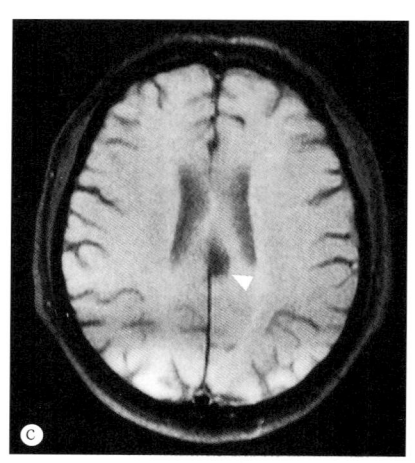

图3-92 脂肪瘤
MRI横断和矢状位T_1加权像（a～b）：在胼胝体体部至压部见条状高信号。横断脂肪抑制序列T_1WI（c）：上述病灶的信号被抑制呈低信号。

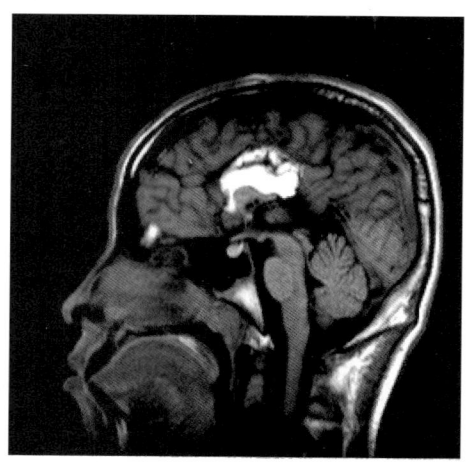

图3-93 脂肪瘤合并胼胝体发育不全
MRI矢状位T_1加权像：在胼胝体上方见不规则形高信号，其中有条形低信号，胼胝体部分缺如。

血管流空信号穿越肿瘤,一方面说明肿瘤包绕血管生长,另一方面说明很可能本来血管就在位于肿瘤内部,代表发育上的异常。

4. 各种影像学检查方法的优缺点比较 因颅内脂肪瘤一般无需手术治疗。鉴于CT检查较为简便易行、经济,病灶CT值的测定及横断和矢、冠状位图像能满足定性和定位的要求,因此CT是本病的首选检查方法,MRI可作为CT的补充手段。

5. 鉴别诊断 因为脂肪瘤含有大量脂肪,故需要与颅内其他含脂肪的病变相鉴别。这些病变主要为颅内畸胎瘤和皮样囊肿。一般情况下,颅内脂肪瘤的密度较均匀,脂肪成分较多,CT值或MRI信号更接近脂肪。而皮样囊肿和畸胎瘤由于内部还有较多其他成分,故其密度不均匀,在MRI各种序列图像上病灶呈混杂信号。此外,根据上述病变的好发部位和伴随改变,大多数情况下鉴别不难。如肿瘤体积较小,有时表现不典型,则不易与其他含脂肪病变鉴别。

(二)软骨瘤和软骨肉瘤

软骨瘤(chondroma)和软骨肉瘤(chondrosarcoma)系少见肿瘤,占颅内肿瘤的0.3%。通常起自颅底硬膜,其次为颅盖部和脊髓硬膜,极少数位于脉络丛。软骨瘤起源于颅盖及颅底骨缝处残余的胚胎组织,以颅底部为多见,好发于岩尖破裂孔和鞍区附近,绝大部分为良性,约1%~2%可恶变。软骨肉瘤是否起自软骨或软骨瘤尚无定论。

1. 一般资料 本病好发于成年人,以女性多见,但是位于颅盖部的软骨瘤以男性略多。

2. 病理表现 病理所见肿瘤外观为白色,外形光滑或分叶状,为硬橡胶样硬度。而软骨肉瘤类似脊索瘤,内部可有囊变及出血。

3. 临床表现 本肿瘤的临床病程为数月至数年,由于病变主要位于硬膜外,沿颅底扩展,故临床表现以多组颅神经受累为主。

4. 影像学检查

(1) X线片检查 颅骨X线片可显示肿瘤钙化及骨质受累改变,钙化常呈菜花状或蘑菇状。软骨瘤、软骨肉瘤和骨软骨瘤与脊索瘤在X线片图像上有许多相似之处,唯前者少见于斜坡。

(2) CT检查 CT扫描对本肿瘤引起的骨质改变、钙化及肿瘤本身的观察较X线片更深入全面,可显示肿瘤与颅底的密切关系(图3-94a~b)。

(3) MRI检查 MRI的T_2加权像显示肿瘤呈高/低混杂信号,为其特征性表现,T_1加权像为中等信号,增强扫描病变显著强化(图3-94c~e)。

CT和MRI能准确判断病灶范围和向周围侵犯的程度,为制定手术方案提供重要信息。

5. 治疗和预后 软骨瘤虽属良性病变,但因其位置深在,手术常难以完全将之切除。软骨肉瘤术后可有复发,预后较差,少数病例发生转移。

(三)骨软骨瘤

骨软骨瘤(osteocartilaginous tumor)多数起源于颅底骨与软骨的连接处,少数起源于硬脑膜,在脑膜肿瘤中,属于间叶性非脑膜内皮性肿瘤之一。肿瘤病灶主要由软骨组织构成,可发生钙化或骨化。该肿瘤生长缓慢,多于成年发病。

1. 临床表现 骨软骨瘤压迫邻近结构引起患者相应的临床症状,发生于蝶鞍者可压迫视神经,位于岩骨尖可产生岩骨尖综合征。

2. 影像学检查

(1) X线片检查 颅骨X线片检查可见颅底出现限局性不规则骨质破坏区,其境界清楚,内部常有致密钙化灶。

(2) CT检查 CT平扫显示骨软骨瘤为分叶状较高密度肿块,境界清晰,内部可见特征性多发、小环形高密度钙化灶。肿瘤多位于蝶鞍、上颌窦、筛窦和蝶窦等部位。增强扫描一般骨软骨瘤不强化或轻度强化。肿瘤灶可压迫脑组织,但是无肿瘤周围脑水肿表现。

(3) MRI检查 骨软骨瘤的MRI信号特点呈T_1加权像不均匀低信号,T_2加权像为中等度高信号,若内部有钙化灶,则伴有低信号,在质子密度加权像上肿瘤表现为均匀或不均匀的中、低信号。

3. CT和MRI的比较 骨软骨瘤的CT和MRI均有特征性表现,以MRI的定位和定性诊断效果更佳。

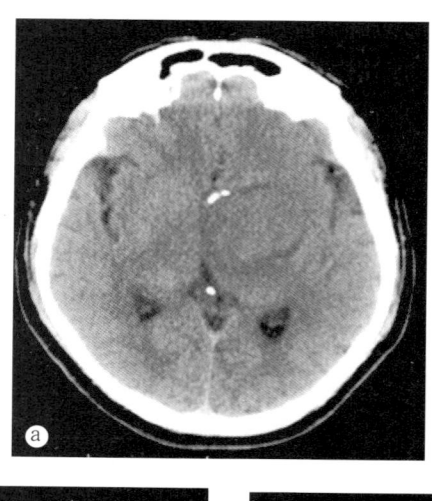
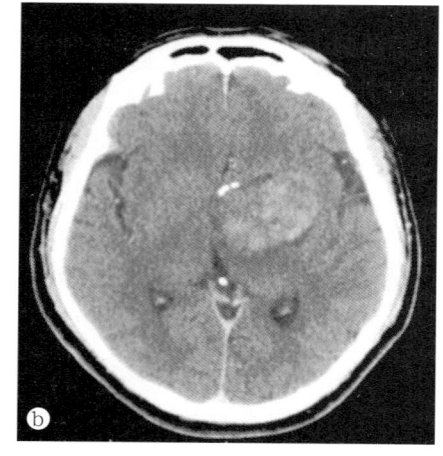
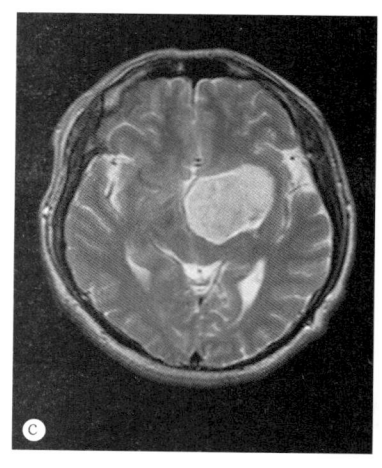
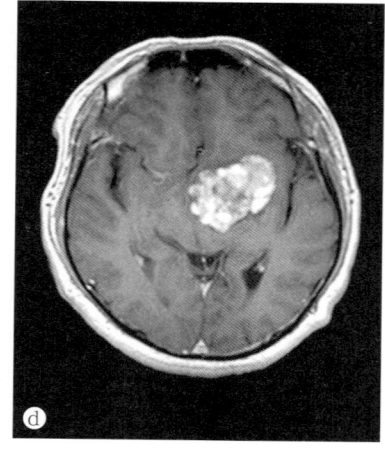
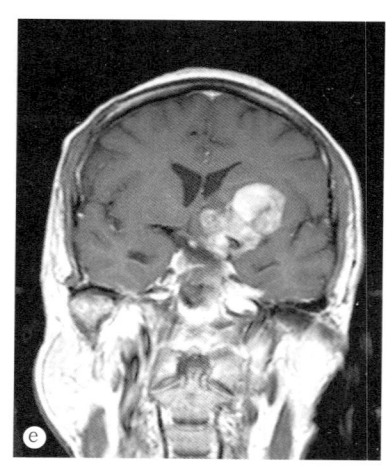

图3-94 纤维软骨瘤

CT平扫（a）：左基底节区见椭圆形中等密度病灶，有占位效应，边缘有钙化。增强扫描（b）：左基底节区病灶不均匀轻度强化。MRI横断T₂加权像（c）：病灶呈不均匀高信号，边界清楚，有占位效应。横断和冠状位增强T₁加权像（d~e）：左侧颅内病变显著不均匀强化。

4．鉴别诊断　骨软骨瘤有时需要与颅底脑膜瘤、脊索瘤等病变鉴别。颅底脑膜瘤可发生明显钙化，但是一般不破坏颅骨，而脑膜瘤的非钙化部分强化显著，为二者的鉴别诊断要点。个别发生于斜坡的骨软骨瘤与脊索瘤很难鉴别。

（四）血管周细胞瘤

中枢神经系统血管周细胞瘤（hemangiopericytoma）的细胞密度高，富含血管，与硬脑膜相连，组织学改变与发生于软组织的血管周细胞瘤相似，容易复发和转移至中枢神经系统之外。发病率占原发性中枢神经系统肿瘤中0.4%。其良恶性分级为WHO Ⅱ或Ⅲ级，属于恶性肿瘤。

1．病理表现　中枢神经系统的血管周细胞瘤常单发，位于颅内，少见于脊髓，极少数发生在脑实质内。约80%的肿瘤位于幕上，外观为灰红色，富于血管，包膜完整，质地坚韧，与硬脑膜相连，与脑膜瘤十分相像。

2．临床表现　脑血管周细胞瘤的临床表现与脑膜瘤类似。发病年龄高峰为37~44岁，50%患者的初发症状为头痛，25%有脑出血导致瘫痪，20%出现抽搐。

3．影像学检查

（1）CT检查　脑血管周细胞瘤CT平扫为脑外肿块略呈分叶状，附于硬脑膜，为等、稍高或稍低密度，境界清楚。常见颅骨侵蚀性破坏，无骨质增生和钙化改变，这与脑膜瘤明显不同，为二者的鉴别诊断要点。肿瘤周围可有轻度脑水肿所致的低密度带。增强扫描大多数肿瘤呈不均匀强化，少数肿瘤强化均匀。

（2）MRI检查　脑血管周细胞瘤在T₁加权像

上呈中等信号，T_2加权像呈等或稍高信号，部分病变血管丰富可伴有流空信号。像脑膜瘤和其他脑外肿瘤一样，亦可见到白质塌陷征，其基底附着于硬膜。约1/3的脑血管周细胞瘤以窄基底与脑膜相连，有别于脑膜瘤。增强扫描约50%出现硬膜尾征（图3-95）。

4．预后　脑血管周细胞瘤局部切除易复发和转移到中枢神经系统外。通常手术切除肿瘤时出血较多，术后加放射治疗和/或化学治疗可延长患者生命。

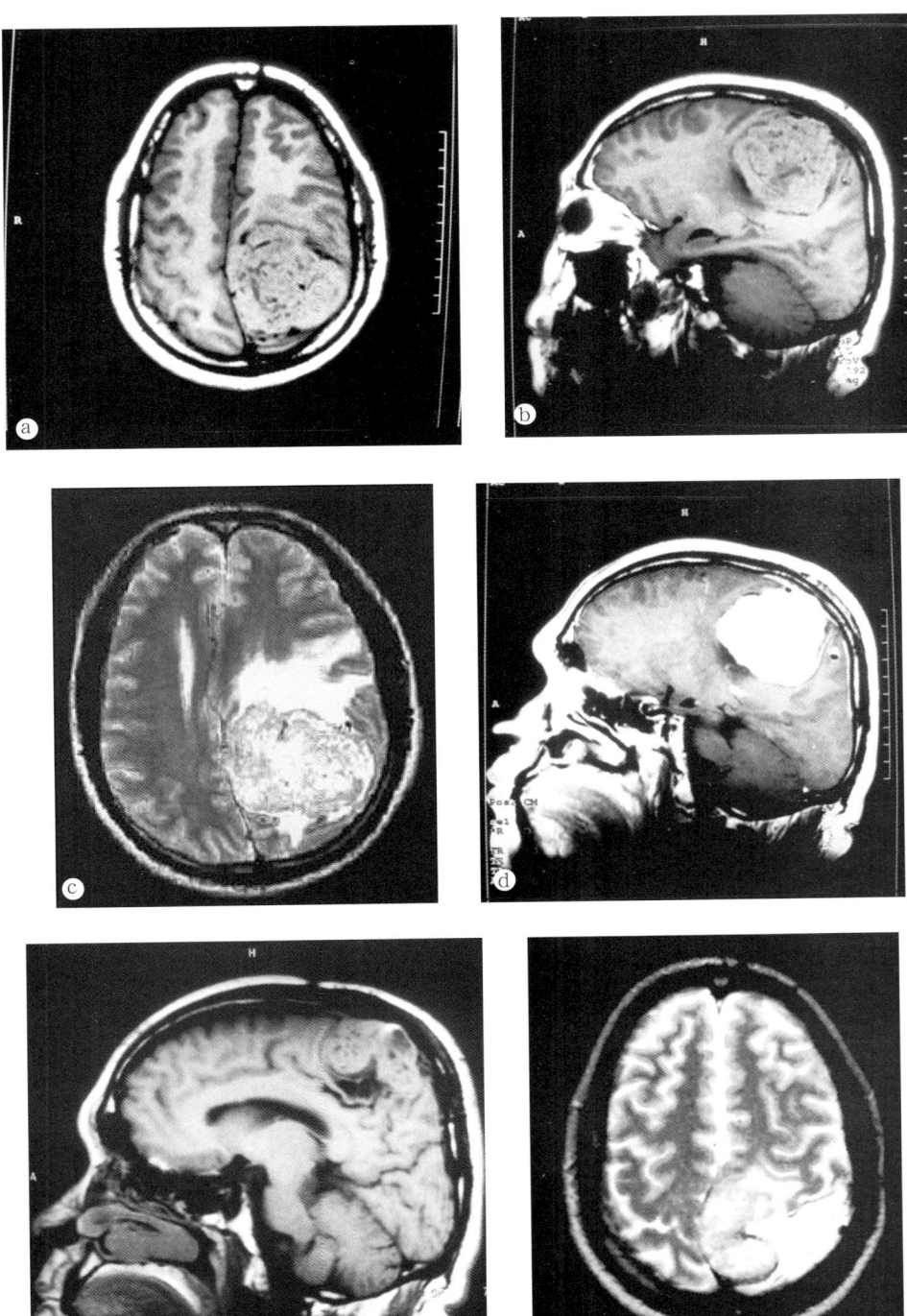

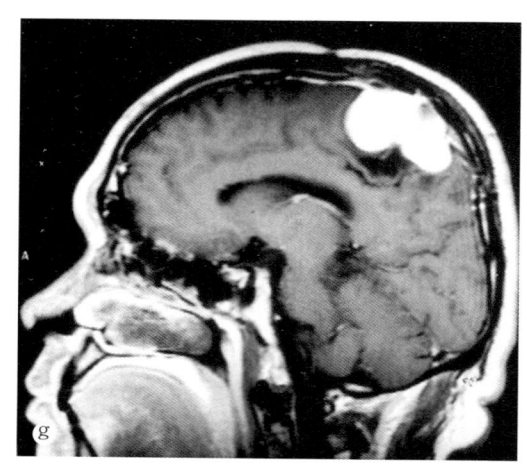
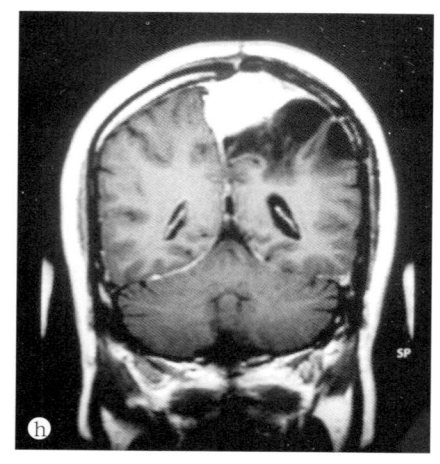

图3-95 血管周细胞瘤

MRI横断和矢状位T_1加权像（a、b）：显示左侧顶部脑外分叶状病灶，为低/等混杂信号，与脑组织分界清楚。横断T_2加权像（c）：病灶呈不均匀高信号，伴流空信号、轻度灶周水肿。矢状位增强T_1加权像（d）：病灶显著强化，邻近脑膜增厚强化。矢状位T_1加权像（e）和横断T_2加权像（f）：示左侧顶部脑外肿瘤完整切除术后5年复发，局部肿瘤形状不规则，其信号特点与术前完全相同。矢状和冠状位增强T_1加权像（g、h）：左顶部病灶显著强化，邻近脑膜增厚强化。

三、原发性黑色素细胞病变

中枢神经系统的原发性黑色素肿瘤（primary melanocytic lesions）起源自柔脑膜黑色素细胞，良性或恶性均有，为弥漫或局限性分布，主要包括弥漫性黑色素细胞增生症(diffuse melanocytosis)，黑色素细胞瘤（melanocytoma），恶性黑色素瘤（malignant melanoma），脑膜黑色素瘤病（meningeal melanomatosis）。

黑色素细胞瘤和恶性黑色素瘤

颅内原发黑色素瘤起源于黑色素细胞，正常中枢神经系统黑色素细胞位于脑的基底部、延髓腹侧和上颈髓。原发于脑内的黑色素瘤极少见，多数为身体其他部位黑色素瘤转移而来。Willis提出原发性黑色素瘤的诊断条件：皮肤与眼球未发现有黑色素瘤，上述部位以前未做过黑色素瘤切除术，内脏无黑色素瘤转移。

（一）病理表现

原发于脑膜黑色素瘤罕见，大多见于颅底。一般发生于柔脑膜，个别发生在硬脑膜，仅极少数位于脑内。继发性黑色素瘤常为身体其他部位黑色素瘤的颅内转移，常位于大脑半球灰-白质交界处，以额叶最常见，其次为颞叶、顶叶、枕叶、后颅窝，少数发生于柔脑膜和硬膜。黑色素细胞瘤是由单一黑色素细胞构成的结节，通常生长在脑膜之上，胞浆内含大量黑色素，无核分裂和坏死。肿瘤的生物学行为属于良性。恶性黑色素瘤肿瘤细胞体积大，呈多形性，可见多数病理性核分裂和广泛脑浸润。肉眼观多为黑色、灰黑色或棕色，大小不一，为不规则斑块状或结节状，境界清楚，大部分肿瘤血供丰富。显微镜下可现肿瘤细胞聚集成堆、成层或沿血管周围延伸，常侵犯血管引起肿瘤病灶内部出血或血行播散转移。大多数黑色素瘤血运丰富，容易出血。脑膜黑色素瘤内部无钙化。

（二）临床表现

多数患者皮肤有多发带毛黑色素痣。脑膜黑色素瘤及脑内转移性黑色素瘤与一般脑膜瘤的临床表现大致相同。

（三）影像学检查

1. CT检查　CT平扫肿瘤表现为高密度，病灶内可见低密度坏死区；增强扫描肿瘤病灶显著均匀强化。若有坏死区，则呈环形强化，有时可在坏死区内见到出血与坏死液化形成的液平面。黑色素肿瘤周围可见低密度水肿区。CT平扫不能发现脑膜黑色素瘤，增强扫描可见脑膜的线状、斑片状强化。原发恶性脑膜黑色素瘤增强扫描可见广泛脑膜强化，伴不同程度脑积水。

由于脑膜黑色素瘤、脑内黑色素瘤与上皮型脑膜瘤类似，故CT甚至X线血管造影均难以将二者鉴别开来。

2．MRI检查　黑色素系顺磁性物质，引起质子弛豫性增强，导致T_1和T_2弛豫时间缩短。因此，黑色素瘤在T_1加权像上呈高信号，T_2加权像上为低信号。此信号特点有别于上皮型脑膜瘤和其他颅内肿瘤。MRI增强扫描，有助于明确脑膜病变的范围，MRS可见典型肿瘤频谱的表现，故MRI的诊断效果优于CT，MRI是黑色素瘤的最佳影像学诊断方法。只要临床拟诊黑色素瘤，应首选MRI检查（图3-96～图3-97）。

应该指出：如果黑色素瘤内部有出血灶，由于血红蛋白及其衍生物使其MRI信号改变，则其MRI表现不典型，可导致诊断困难。

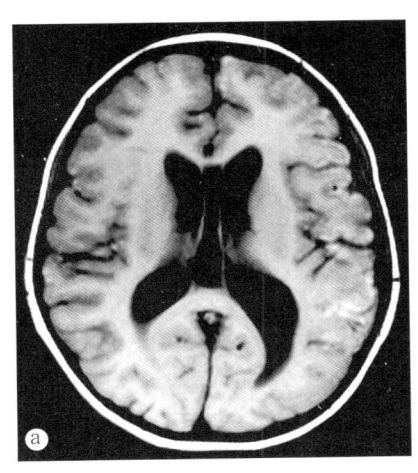
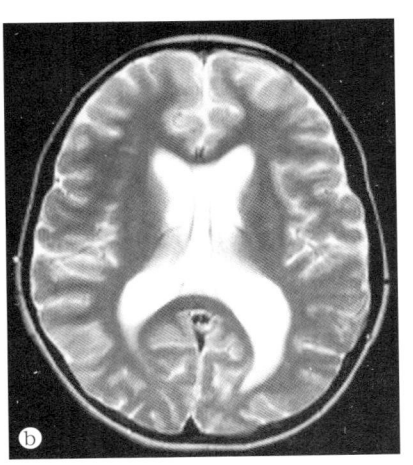
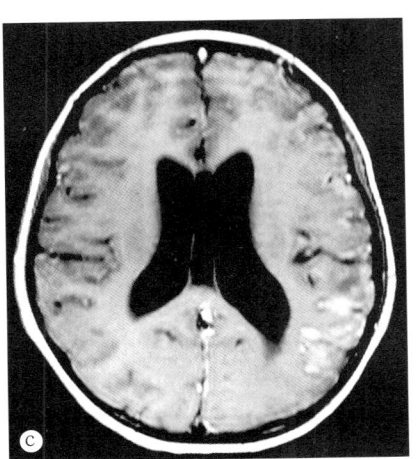

图3-96　黑色素细胞瘤
横断T_1加权像（a）：显示两侧额颞叶脑沟有高信号，以左侧为主，脑室系统扩大。横断T_2加权像（b）：两侧额颞叶未见显著异常信号。横断增强T_1加权像（c）：两侧额颞叶脑膜增厚强化，左侧较著。

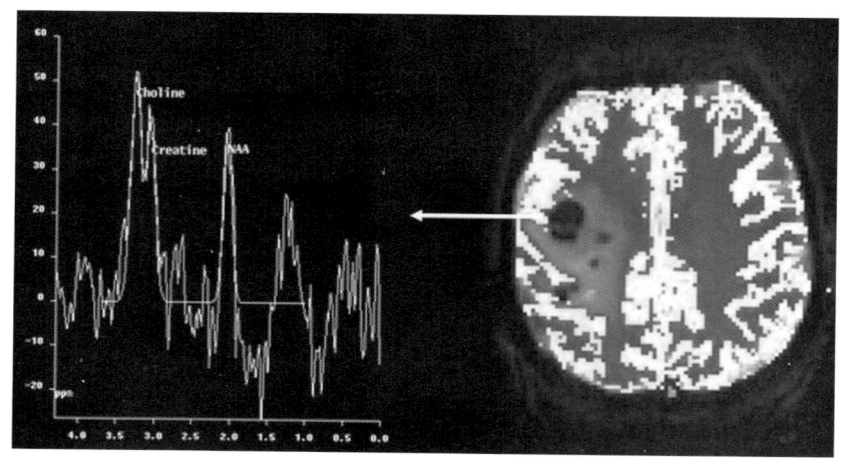

图 3-97 黑色素细胞瘤脑转移（附彩图）

MRI 横断 T_2 加权和灌注融合图像（右图）显示黑色素转移瘤呈均匀低信号，周围较宽的高信号水肿带，肿瘤灶局部灌注无增加。1H-MRS（左图）转移瘤灶，NAA 峰降低、胆碱峰升高的典型肿瘤谱改变。

四、脑膜相关的其他肿瘤

脑膜相关的其他肿瘤（other neoplasms related to the meninges）主要是脑血管母细胞瘤（hemangioblastoma）这是一种生长缓慢、富含血管的良性肿瘤，好发于小脑、脑干和脊髓，可散发或见于 Von Hippel-Lindau 综合征，其良恶性分级为 WHO Ⅰ级，属于良性肿瘤。

1. 病因及好发部位　一般认为脑血管母细胞瘤来自残余的中胚层细胞，正常人此细胞在胚胎第 3 个月时发育为中枢神经系统的血管组织。约 20% 的脑血管母细胞瘤患者有家族倾向，为常染色体显性遗传，男女患者的比例约为 2：1。该肿瘤发病率约占颅内肿瘤的 1%，占后颅凹肿瘤的 7%。患者的高发年龄为 30～40 岁。若脑血管母细胞瘤合并视网膜血管瘤病、肾上腺嗜铬细胞瘤、肾癌、肾和胰腺囊肿者，则称作 Von Hippel-Lindau 病 (VHL)。

2. 病理表现　脑血管母细胞瘤可为囊性或实质性，以囊性者多见（约占 80%）。肿瘤由密集不成熟的血管组织构成，其中主要是类似毛细血管的纤细血管，较大血管和血管间隙较少。囊性肿瘤多位于小脑皮质下，囊壁内面光滑，与周围脑组织分界不清，内含草黄至深黄色液体，蛋白含量较高，为陈旧性出血所致。囊壁表面常有单个或多个大小不等的圆形肿瘤结节，直径数毫米至 2cm，可与柔脑膜粘连。肿瘤的血供丰富，表面的供血动脉及引流静脉粗大，外观似动静脉畸形。实质性肿瘤的体积较大，与脑组织分界清楚，血供较囊性肿瘤更为丰富。

3. 临床表现　脑血管母细胞瘤的发病高峰年龄为 30～40 岁，病程数周至数年。主要临床症状为头痛、头晕及呕吐等，以及视力渐进性减退，颅内压增高，行走不稳等小脑受累的表现。

4. 影像学检查

(1) CT 检查　CT 平扫脑血管母细胞瘤呈圆形或类圆形低密度，境界清晰，因囊内含有蛋白，其密度较脑脊液为高。低密度区边缘可见与脑组织密度相等或略低密度的结节影。增强扫描壁结节显著强化（图 3-98），多数囊壁不强化，而由实质性肿瘤囊变形成的囊壁则显著强化。血管母细胞瘤周围脑水肿少见。

(2) MRI 检查　血管母细胞瘤囊性部分在 T_1 加权像上呈低信号，壁结节类似脑灰质的信号，T_2 加权像和质子密度加权像肿瘤囊性部分和壁结节均呈高信号。肿瘤内部及其周围可见迂曲的供血动脉呈条形低信号，以 T_2 加权像为著。增强扫描壁结节和实性部分显著强化，大多数囊壁强化不明显（图

3-99），增强扫描亦可显示肿瘤供血动脉。若肿瘤内部发生过出血，因含铁血黄素沉着，在 T_2 加权像上表现为囊壁或实性肿瘤的边缘低信号。

5. 各种影像学诊断方法的优缺点比较和优选检查路线　典型的血管母细胞瘤因其血运丰富，囊腔明显，肿瘤周围无水肿，以及好发于小脑，而有别于其他颅内肿瘤。CT 和 MRI 扫描均可较好地显示上述特点，但是比较而言，MRI 多方位成像、无骨骼伪影干扰，尤其增强扫描显示壁结节清楚，诊断效果明显优于其他影像学方法。此外，无论应用 CT 还是 MRI，均应进行增强扫描，脑外科医生可根据囊壁强化的特点决定手术范围。若囊壁增强扫描表现为实质性肿瘤的影像特点，则必须予以全部切除，否则可单纯切除壁结节，以减少手术造成的损伤。

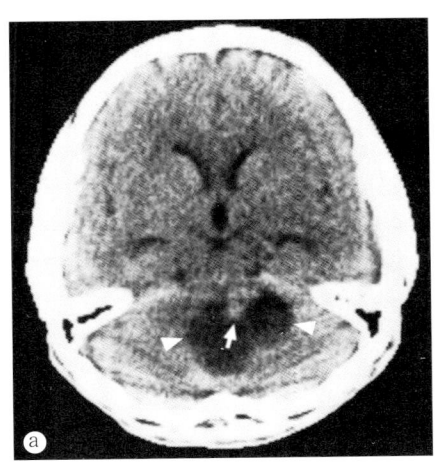
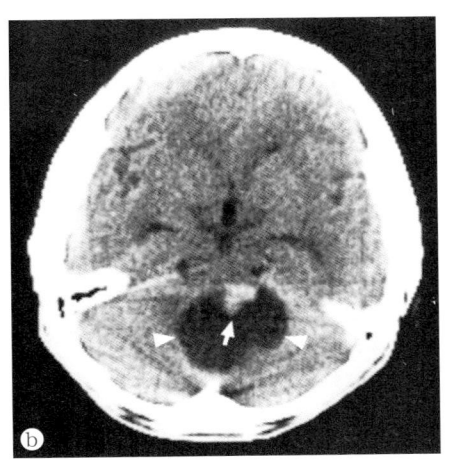

图 3-98　血管母细胞瘤

CT 平扫（a）：显示后颅凹中线区分叶状囊性低密度病灶，其前部囊壁有等密度结节（↑），境界清楚。增强扫描（b）：囊壁结节显著强化（↑），囊变部分无强化。手术所见：小脑上蚓部见囊性病灶，内含淡黄色囊液，囊壁有三个紫红色结节。病理：血管母细胞瘤。

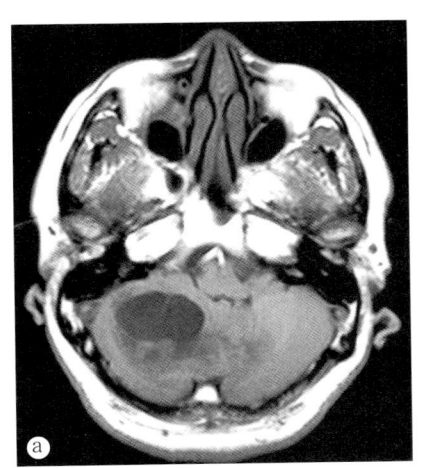
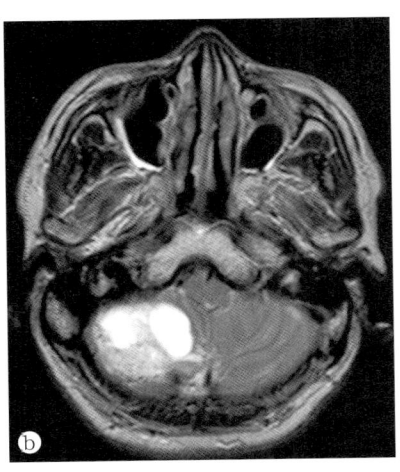
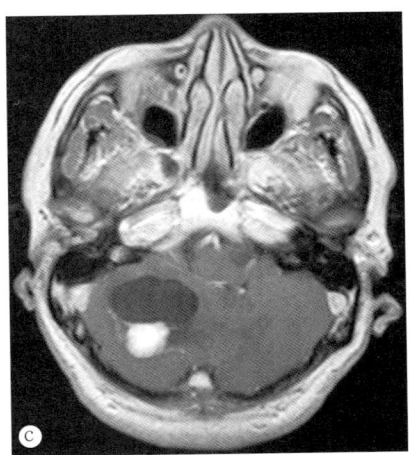

图 3-99　血管母细胞瘤

横断 T_1 加权像（a）：见右侧小脑半球囊实性病灶，实质部分呈等信号，囊性部分呈低信号。T_2 加权像（b）：肿瘤实性部分呈高信号，囊性部分呈更高信号，无灶周水肿。增强扫描（c）：右侧小脑肿瘤壁结节显著强化，囊壁未强化。

第五节 淋巴和造血组织肿瘤

WHO（2007年）脑肿瘤组织学分类规定：淋巴和造血组织肿瘤包括恶性淋巴瘤，浆细胞瘤和粒细胞肉瘤等，其中主要是原发性中枢神经系统淋巴瘤。大部分原发性中枢神经系统淋巴瘤是恶性B细胞淋巴瘤，T细胞淋巴瘤少见。

一、恶性淋巴瘤

恶性淋巴瘤即原发性中枢神经系统淋巴瘤，是起源于中枢神经系统的结外恶性淋巴瘤，无明确神经系统以外的淋巴瘤病史和证据。其好发于颅内，以侵犯脑组织为主。恶性淋巴瘤曾有多个名称，包括：淋巴肉瘤，网织细胞肉瘤，血管周围肉瘤，外皮细胞肉瘤，小胶质瘤病等十余种。近年来随着组织学检查技术的进步，确定了肿瘤的淋巴谱系，因此更名为淋巴瘤。现在推测这类肿瘤可能来自于脑血管周围间质组织中的原始细胞成分，由于CT和MRI等先进影像技术在临床的广泛应用，本病的检出例数逐年增多。此外，目前由于器官移植手术大幅度增加，术后大量应用免疫抑制剂预防排异反应，导致人体免疫功能下降，也使恶性淋巴瘤发病的绝对数增加。此外，AIDS患者至病程晚期也发生与EB病毒相关的大脑恶性B细胞淋巴瘤。

1．一般资料　近年来原发性中枢神经系统淋巴瘤的发病率不断升高，从占原发性脑肿瘤的0.8%～1.5%上升到6.6%。原发性脑恶性淋巴瘤的发病年龄为13～56岁，平均34.5岁，与国内另一组18例患者的平均年龄37岁相近。国外资料（Kazner等报道）本病患者的年龄为40～70岁，高于国人。男女之比为3∶2。

2．好发部位　恶性淋巴瘤多位于幕上，以两侧大脑半球深部白质为主，其中以额叶、额顶交界区多见；也可见于颞顶交界区、颞叶或枕叶；少数位于基底节区、丘脑及脑室周围；也可发生在小脑、脑干和脑膜。

3．病理表现　原发性中枢神经系统淋巴瘤具有浸润血管的特点，致密的肿瘤细胞聚集在一起，形成血管周围袖套状结构，有血管向神经实质浸润。17%～44%呈多中心发生，可累及柔脑膜或脑室，并侵入脑室腔内。大体所见肿瘤无论在大小、软硬度等方面均有较大区别，肿瘤切面呈鱼肉状、粉灰色，其色泽随组织坏死、出血而异。

4．临床表现　本病病程为3个月～10年不等。根据肿瘤所在的部位、数目、大小和范围等不同，患者可有相应的临床表现。其中头痛、呕吐，一侧肢体乏力或偏瘫多见，还可有癫痫、颅神经损害和视乳头水肿等。

5．影像学检查

（1）CT检查　原发性中枢神经系统淋巴瘤通常行CT平扫和增强扫描，可基本确定病变部位、并初步判定病变性质。其CT表现复杂多样，基本上反映出该肿瘤复杂的形态学及生物学特性，既往对其特点认识不足，多数病例被误诊为胶质瘤、转移瘤、脑膜瘤、炎症及脱髓鞘等疾病。目前对本病的认识逐渐加深，恶性淋巴瘤的CT所见可大致归纳为下述7类：

A．单发团块状病灶：此类病灶较多见，多位于脑皮质下或白质深部，为圆形或类圆形，可略呈分叶状，大小约4～5cm。肿瘤的境界较清楚，密度均匀，为等或稍高密度。病灶周围可见轻～中度低密度脑水肿带，其占位效应相对较轻。增强扫描病灶呈显著强化（图3-100a～b）。

B．多发结节状病灶：多发病灶通常较单发者略小，可位于一侧或/和双侧半球、或皮髓质交界区及脑深部。病灶的境界通常不如单发灶清楚，平扫呈等密度、或稍高密度，占位效应及肿瘤周围脑水肿均较轻；增强扫描病灶有轻～至中等度强化（图3-101a～b）。

C．囊实性病灶：肿瘤的主体为较大的低密度囊变区，囊壁呈等密度或稍高密度，肿瘤周围脑水肿及占位效应较明显；增强扫描肿瘤实性部分显著强化。

D.混杂密度病灶：病灶形态不规则，呈多发不规则低（坏死或囊变）、等或稍高密度（实性部分）密度区，肿瘤周围脑水肿及占位效应较明显，增强扫描病灶呈不均匀强化（图3-102a～b）。

E.多发片状低密度病灶：肿瘤呈多发片状低密度区，境界不清，无明显占位效应；增强扫描无或仅有轻微小灶性强化（图3-103）。

F.脑室壁匍匐状病灶：肿瘤沿脑室壁或室壁旁分布，呈串珠或结节状等或稍高密度，少数病灶同时向脑实质内蔓延生长，脑室通路可因肿瘤阻塞而扩大积水；增强扫描强化显著（图3-104a～b）。

G.脑膜瘤样病灶：肿瘤病灶呈均匀稍高密度，境界清楚，位于脑表面以及脑实质外，侵蚀邻近颅板，并可向颅外发展，肿瘤周围有轻度脑水肿及占位效应；增强扫描病灶均匀强化（图3-105a～c）。

（2）MRI检查 MRI扫描显示实体性病灶在T_1加权像上呈略低或中等信号，T_2加权像为高信号。恶性淋巴瘤病灶亦见于脑干（图3-106）。增强扫描病灶多显著强化（图3-100c～e，图3-101c～f，图3-104e～f），亦可见有脑回样强化（图3-107）。

（3）X线脑血管造影检查 X线脑血管造影显示多数肿瘤病灶为无血管区，邻近病灶的血管移位，占位征象较轻，此种表现具有鉴别诊断价值。X线脑血管造影显示病灶在各时相均呈少血管改变，与典型脑膜瘤的富血管完全不同（图3-105d）。

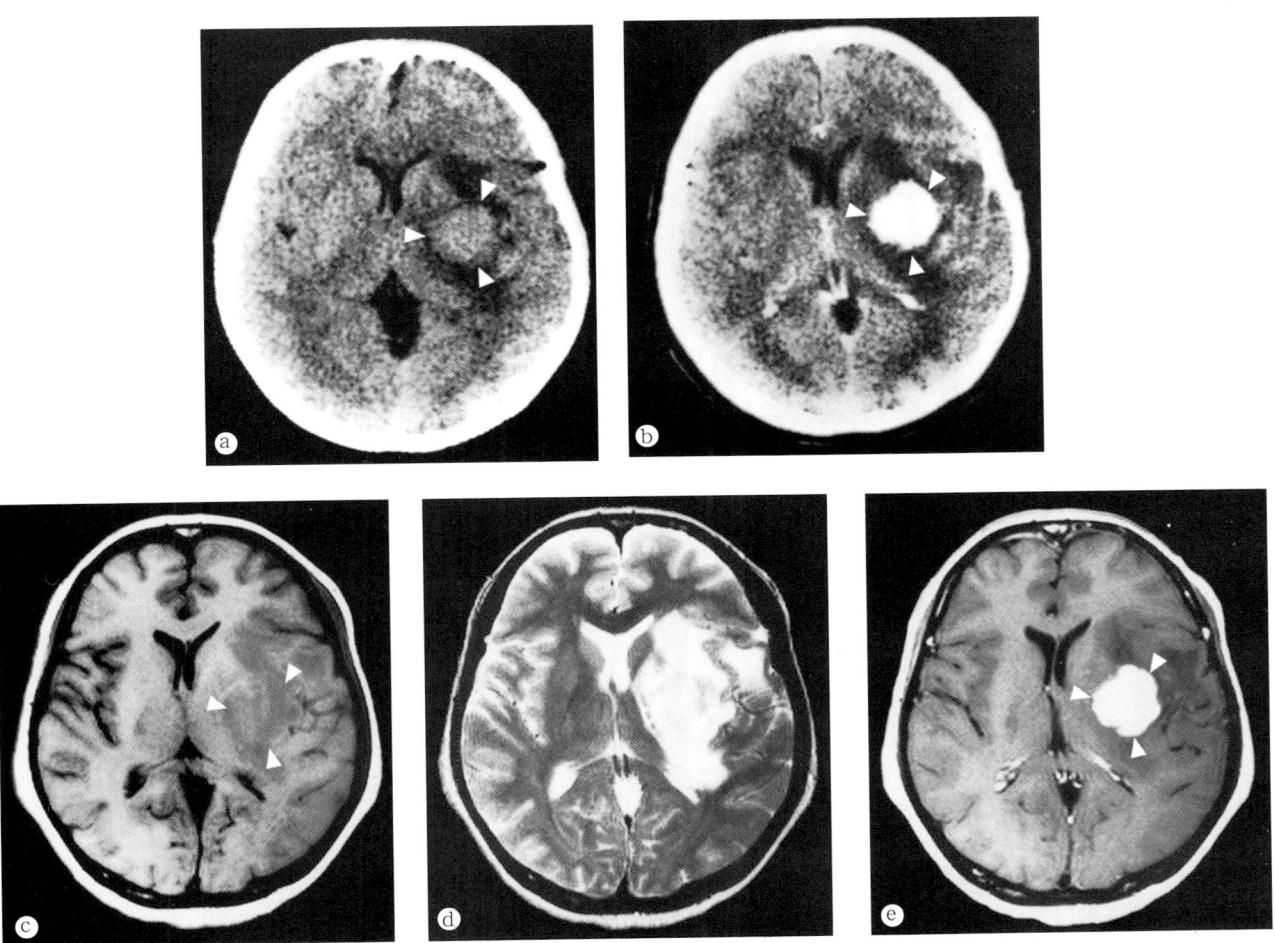

图3-100 淋巴瘤

CT平扫（a）：左基底节区见类圆形等密度病灶，周围有低密度水肿带包绕，左侧脑室受压向右侧略移位。增强扫描（b）：病灶显著均匀强化，境界清楚。MRI横断T_1和T_2加权像（c～d）：左基底节区见T_1加权像低信号、T_2加权像高信号的类圆形病灶，与病灶周围水肿分界不清。MRI增强扫描（e）：病灶略呈分叶、显著强化。手术所见：左颞顶叶皮质下鱼肉状肿瘤，境界不清，血供丰富。病理：淋巴瘤。

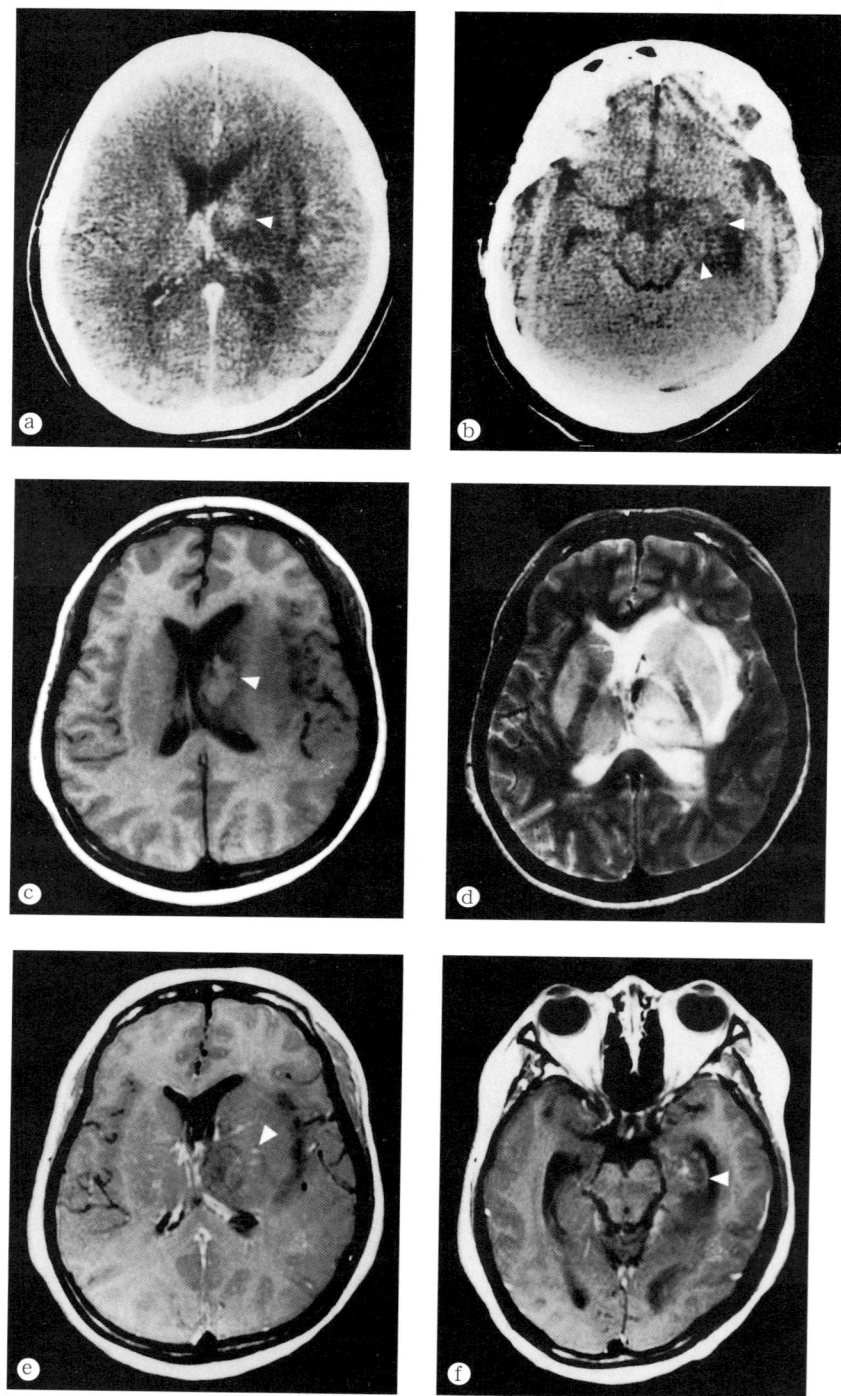

图 3-101 淋巴瘤

CT增强扫描（a）：左尾状核头部见结节状等密度病灶，境界不清，周围水肿较著（△）。CT平扫（b）：左颞叶深部海马沟回处见等密度结节病灶（△），周围有水肿。MRI横断T$_1$加权像（c）：左侧脑室旁有等信号结节病灶（△），周围有水肿，脑室受压内移。横断T$_2$加权像（d）：左尾状核头、豆状核和丘脑均体积增大，呈略高信号。横断增强扫描（e～f）：左侧脑室体旁、丘脑及左颞叶病灶内部有轻度强化。脑活检病理：多灶性淋巴瘤。

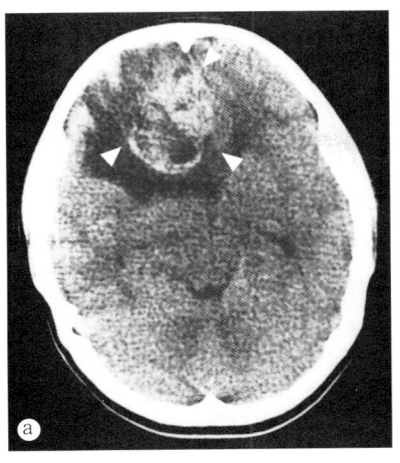
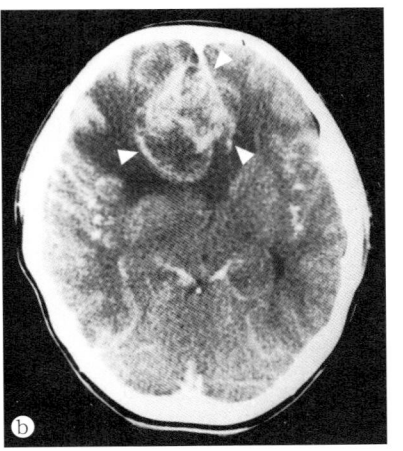

图3-102 淋巴瘤

CT平扫（a）：右额叶见团块状混杂密度病灶，边界不清，大脑镰受压凸向对侧，病灶周围水肿较显著。增强扫描（b）：病灶显著不均匀强化。手术所见：右额叶暗紫色病灶，质软，境界清楚，血供丰富。病理：恶性淋巴瘤。

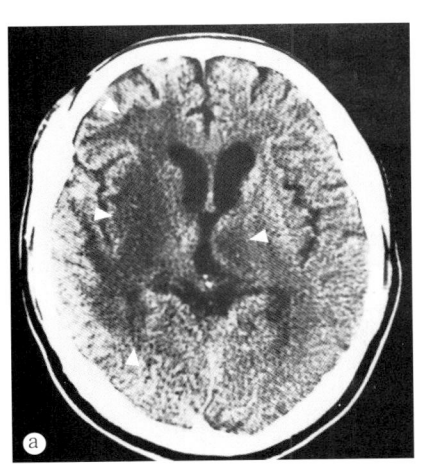
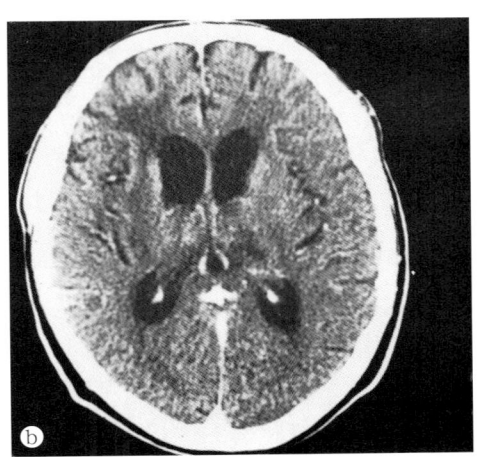

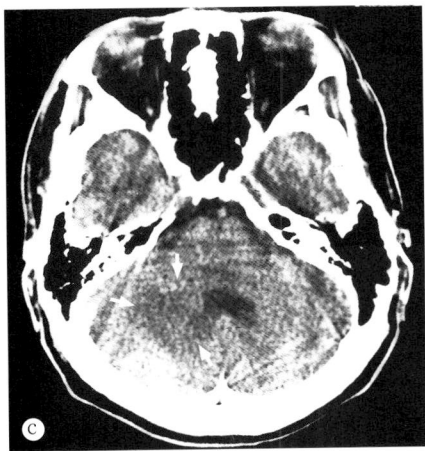

图3-103 淋巴瘤

CT平扫（a）：右侧脑室额角和三角区旁脑白质及基底节区大片状低密度，同侧脑室轻度受压变形。CT增强扫描（b~c）：治疗后病灶显著缩小，无强化；但右小脑半球亦见片状低密度灶（⇧）。尸检病理：淋巴瘤。

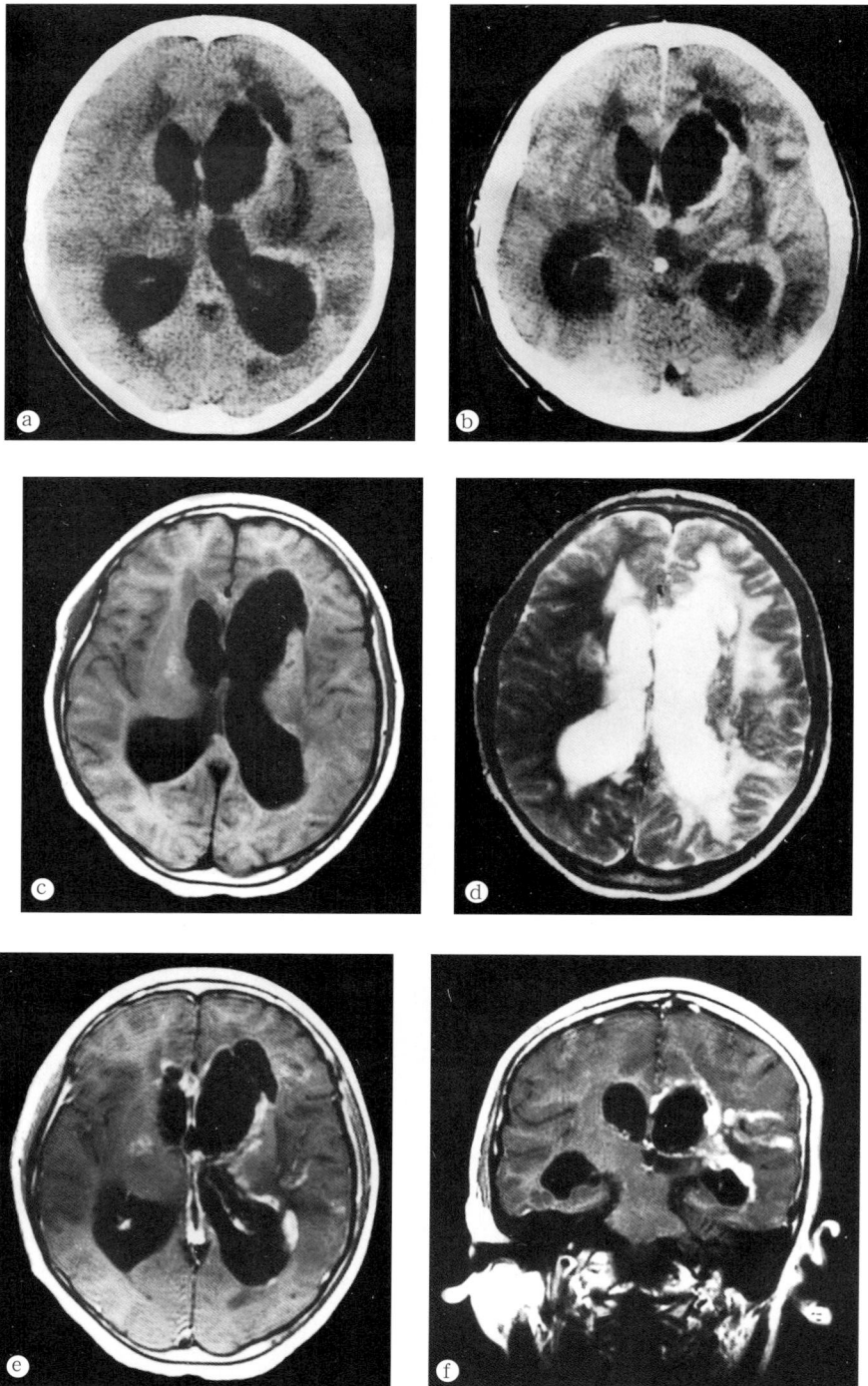

图3-104 淋巴瘤

CT平扫（a）：两侧侧脑室扩大，左侧脑室壁不规则增厚，额角旁见低密度病灶，白质内散在斑片状低密度。增强扫描（b）：左侧脑室壁强化，额角旁见低密度边缘轻度强化。MRI横断 T_1 和 T_2 加权像（c~d）：所见与CT相似，但是 T_2 加权像显示脑室旁不规则片状高信号为脑水肿表现。MRI横断和冠状断增强扫描（e~f）：室管膜增厚处强化，脑实质内亦见条索状强化。脑活检病理：恶性淋巴瘤。

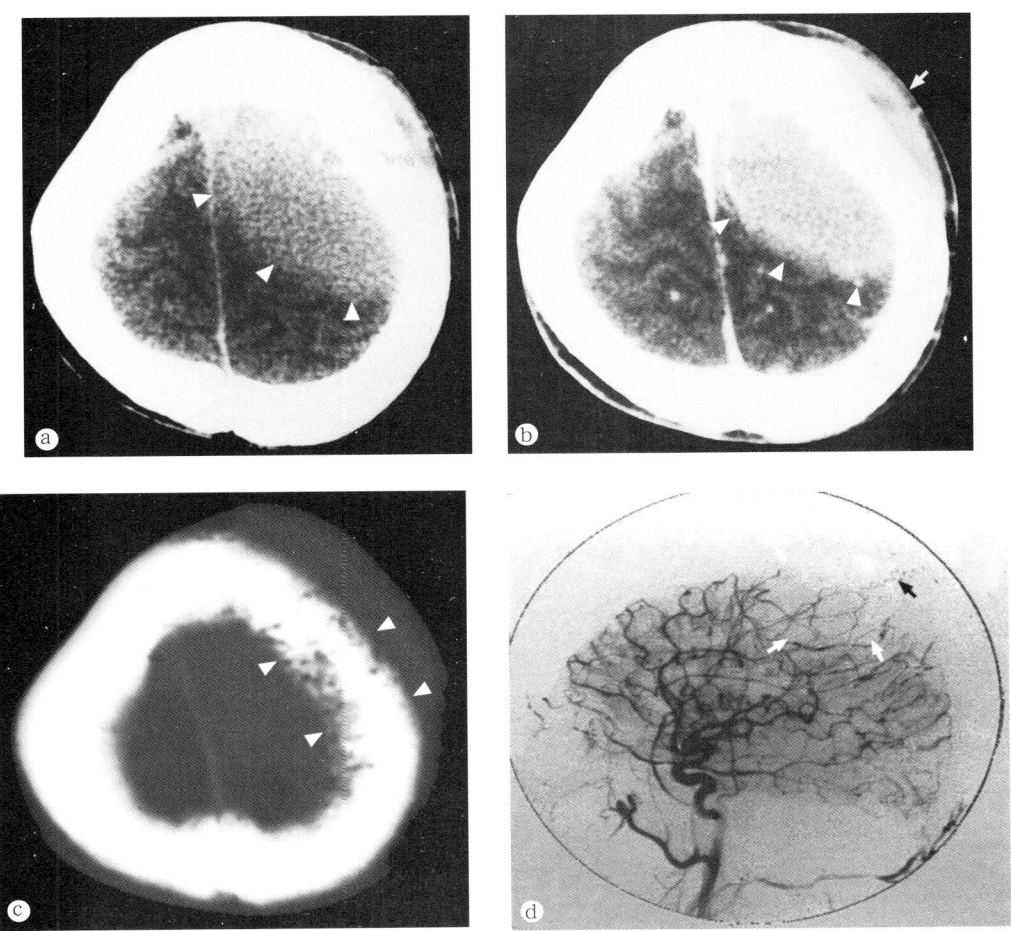

图 3-105 淋巴瘤

CT 平扫 (a): 左额顶部梭形巨大实质性病灶，紧邻颅板，局部头皮弓形隆起。增强扫描 (b): 病灶均匀强化，边界清楚，局部头皮下组织亦有强化。颅骨骨窗图像 (c): 额顶部颅板疏松，类蜂窝状改变。X 线颈动脉造影侧位像 (d): 示额顶部局部缺血区（↕），有颈外动脉血供（↑）。手术所见：左额顶部肿瘤质软、呈结节状，位于硬膜下，侵犯颅板、突至头皮下。病理：恶性淋巴瘤伴脑膜浸润。

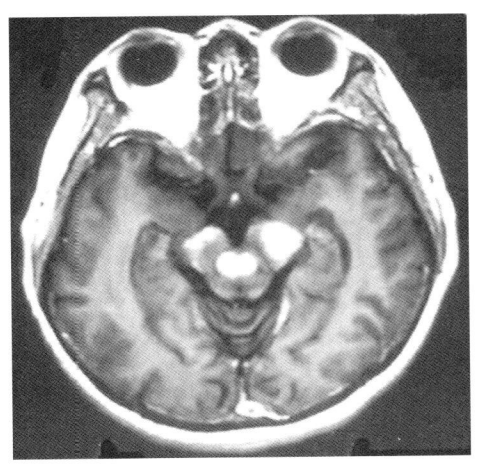

图 3-106 淋巴瘤

增强扫描横断 T_1 加权像：显示位于中脑的病灶显著强化。

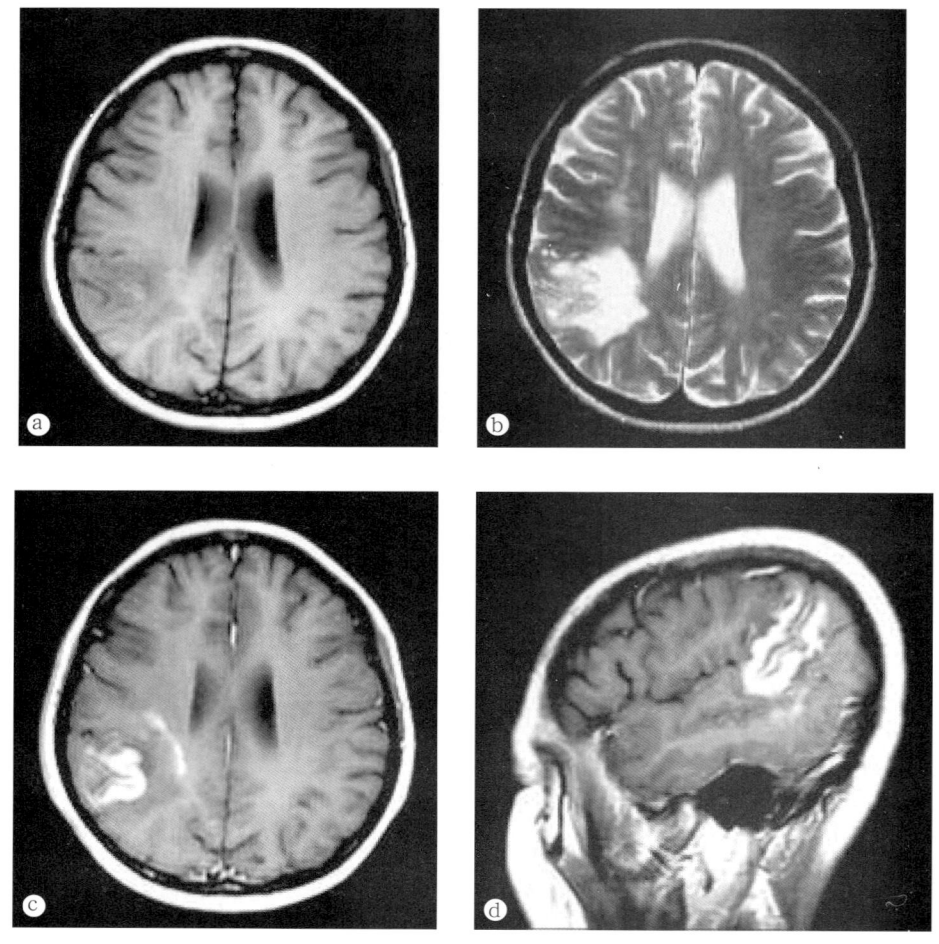

图3-107 淋巴瘤

MRI横断T₁加权像（a）：见右顶叶片状低信号，占位效应轻。T₂加权像（b）：病灶为不规则高信号，边界清楚。横断和矢状位增强扫描像（c~d）：右顶叶病灶呈脑回样强化。

6．鉴别诊断 脑内原发恶性淋巴瘤的临床、病理以及影像学所见复杂多样，导致鉴别诊断困难。笔者提出各类型病灶与其他疾病的鉴别诊断要点。

（1）单发团块状病灶 为本肿瘤的常见类型，影像表现典型，诊断不困难。但是若病灶靠近脑表面，特别是累及颅骨时，则需与脑膜瘤相鉴别。X线脑血管造影显示肿瘤灶各时相均呈少血管改变为主要鉴别要点。CT增强扫描可见淋巴瘤CT值增加通常不超过10Hu，而脑膜瘤多在20~30Hu以上，亦有鉴别诊断价值。

（2）多发团块状病变 主要应与转移瘤鉴别，若多数病灶位于脑实质深部、靠近或侵及脑室，则多考虑淋巴瘤。转移瘤多见于皮髓质交界区，较易出现坏死液化，增强扫描呈环形强化。

（3）囊实性或低、等混杂密度病灶 此型与胶质瘤鉴别困难。但是淋巴瘤发生囊变、坏死、出血及钙化者均较少见，胶质瘤坏死形成囊腔的囊壁厚薄不均匀。

（4）斑片状低密度病变 是淋巴瘤较特殊的类型，与炎症、脱髓鞘病变及脑梗死等有时鉴别困难。这种类型淋巴瘤肿瘤组织常弥漫浸润脑实质各处，甚至扩展至脑膜、蛛网膜下腔。CT扫描对其定位、定性均较困难。MRI则敏感性较高，特别是T2加权像和增强扫描 T₁加权像，可发现脑内、外较小病灶，为临床诊断提供重要的依据。

7．治疗和预后 单发恶性淋巴瘤病灶可行手术切除，但是术后复发的可能性很大。本肿瘤对放射治疗和皮质类固醇治疗均极敏感，可在短期内收到显著疗效。应用化学药物治疗本病的经验还有限，而且过量用药可抑制机体的免疫机制，导致病情恶化。

本肿瘤的恶性度较高，患者的生存期略长于胶质母细胞瘤，平均存活期约为13.5月。但是少数患者（8%）的存活期可超过3年，极少数（3%）超过5年。约80%的患者最终死于并发的全身性疾病。

8. 影像学方法的比较和临床检查路线　脑淋巴瘤缺乏特异性的临床、影像学表现，诊断难度较大，应该结合患者的发病年龄、性别、CT和MRI影像特点及放射治疗反应，以及CTA、增强MRA和/或X线血管造影显示实体性淋巴瘤血供特点等进行综合分析。MRI对显示多发灶、种植转移灶的敏感性高，效果优于CT，通常不必行X线脑血管造影检查。在需要鉴别脑淋巴瘤与脑膜瘤时，可行X线脑血管造影检查。

二、浆细胞瘤

颅内原发孤立浆细胞瘤（plasmacytoma）十分少见，常见多发性骨髓瘤侵犯颅骨，主要侵犯颅骨的穹隆骨，形成局灶性肿块。浆细胞瘤的发展过程可呈相对良性，肿瘤可在体内存在多年，只有10%~30%最终发展为多发性骨髓瘤，而扩散至全身。

孤立性浆细胞瘤又称单发性浆细胞瘤（solitary plasmacytoma）或称髓外单发浆细胞瘤，它们与多发性骨髓瘤的相互关系尚不十分清楚。

1. 好发部位　单发性浆细胞瘤可侵犯鼻咽部、上呼吸道、胃肠道、睾丸、淋巴结及软组织，单独侵及颅骨及脑组织者极为少见。国内一组7例报道，4例为单发性骨髓瘤，肿瘤分别累及髂骨、坐骨、胸椎和胸骨体。3例为单发髓外浆细胞瘤，分别发生于胸壁、脑膜和中耳。肿瘤多发生于中老年人，女性略多。另一组4例报道，2例分别累及额骨、顶骨，2例位于脑内，1例在三角区，另1例在额叶。

2. 临床及病理表现　临床表现因肿瘤部位、大小等不同而各异。宣武医院1988年曾收治1例浆细胞骨髓瘤，系女性，61岁，主因右眼突出2个月就诊，术前拟诊为脑膜瘤，术中见右额硬膜外实性肿瘤，供血丰富，外观呈紫红色，病理报道为浆细胞骨髓瘤。

3. CT检查　CT平扫显示浆细胞瘤为高密度软组织肿块，膨胀性生长，常合并临近骨质破坏，境界清晰，增强扫描呈显著均匀强化。本例患者CT平扫显示右前颅凹底部有巨大圆形高密度软组织肿块，破坏右额骨及眶顶骨并深达眼眶上部，肿瘤轮廓清楚，密度均匀，增强扫描显著强化，肿瘤周围无水肿（图3-108、图3-109a）。

4. MRI表现　颅骨浆细胞瘤可表现为较大软组织肿块，局部颅骨骨质破坏，病变境界清楚，T_1加权像呈稍高信号，T_2加权像呈低或等信号，增强扫

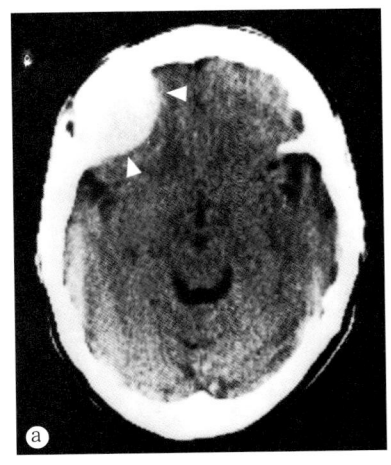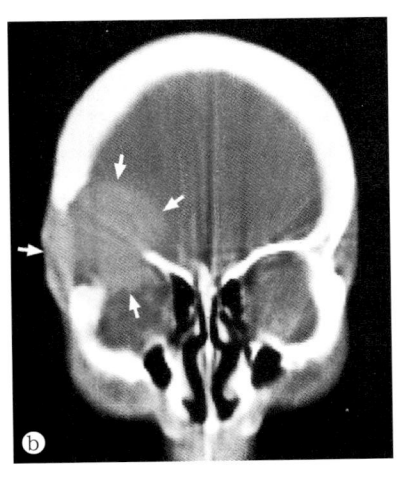

图3-108　浆细胞瘤

CT增强扫描（a）：右额部梭形高密度病灶，与颅板关系密切。冠状位骨窗像（b）：显示右额部类圆形病灶，局部额骨和眼眶外上缘骨质缺损，病灶突入眼眶，侵至皮下组织（⇑）。手术所见：肿瘤为实质性，位于右额极硬膜外，呈紫红色，血供极丰富，局部骨质破坏。病理：骨髓浆细胞瘤。

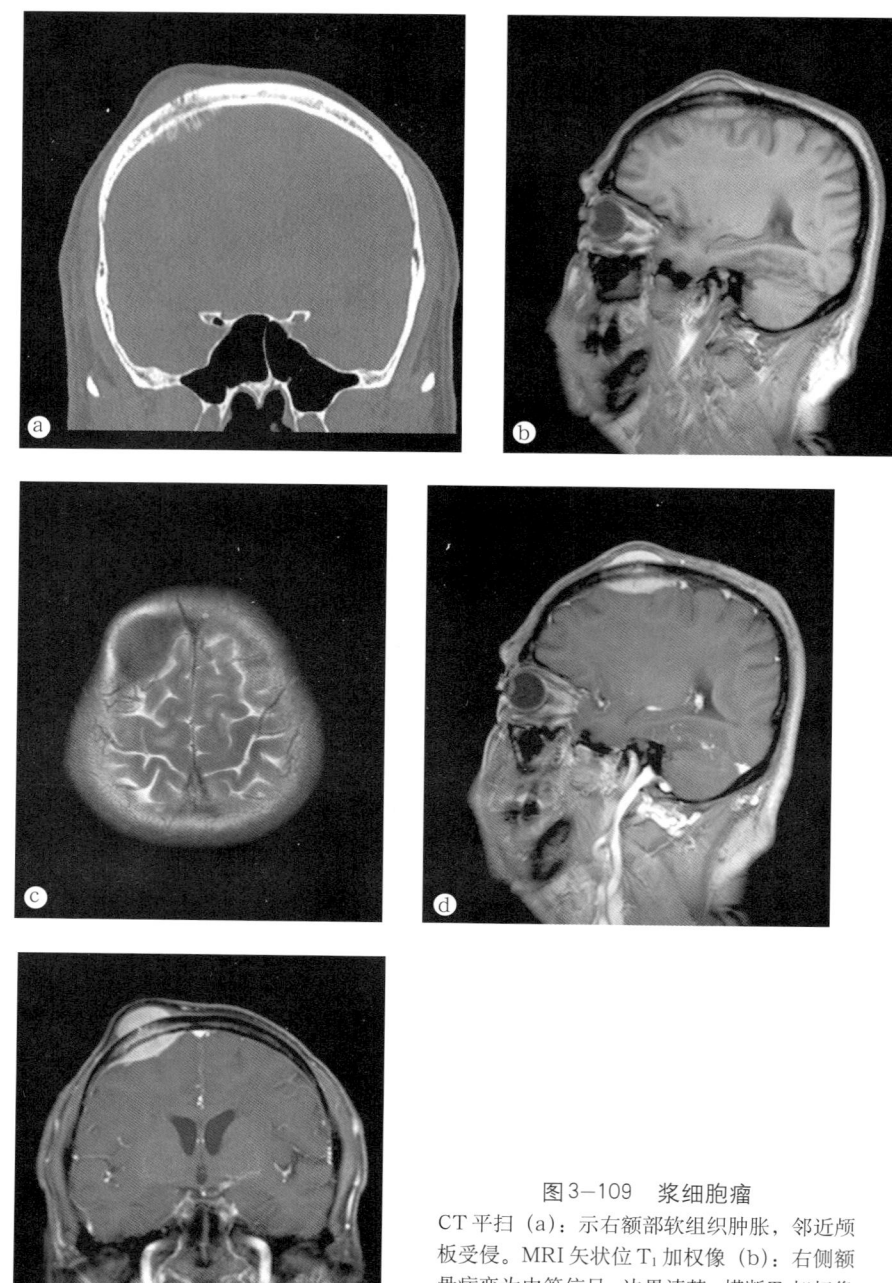

图3-109 浆细胞瘤

CT平扫（a）：示右额部软组织肿胀，邻近颅板受侵。MRI矢状位T_1加权像（b）：右侧额骨病变为中等信号，边界清楚。横断T_2加权像（c）：病灶为低信号。矢状和冠状位增强扫描像（d~e）：右额部病灶显著强化。病理：骨髓浆细胞瘤

描显著均匀强化（图3-109b~e）。当肿瘤侵及脑组织时，其周围脑实质水肿较明显。国内报道2例位于脑内右侧三角区和左额叶的病例，病灶均与颅骨无任何联系，表现为脑内占位，T_1加权像/T_2加权像呈稍低或等信号，境界清楚，增强扫描显著强化。

5. 鉴别诊断 浆细胞瘤应与脑膜瘤及转移瘤进行鉴别，脑膜瘤引起骨质破坏导致局部颅骨完全缺如者少见，多为骨质增生或侵蚀。骨转移瘤可致局部骨质破坏消失，与浆细胞瘤的鉴别有困难，但是根据CT和MRI增强扫描浆细胞瘤均匀强化，境界清楚等特点，可资鉴别。若已经发现原发肿瘤，则有助于转移瘤的诊断。

6. 治疗和预后　颅脑孤立浆细胞瘤对放射治疗敏感，可仅进行放射治疗，手术切除的治疗效果也十分肯定，也可两者联合应用。

第六节　生殖细胞肿瘤

WHO中枢神经系统肿瘤分类中生殖细胞肿瘤（germ cell tumors，GCTs）包括生殖细胞瘤、胚胎性癌、卵黄囊瘤（内胚窦瘤）、绒毛膜癌、畸胎瘤（成熟畸胎瘤，未成熟畸胎瘤，畸胎瘤伴恶性转化）、混合性生殖细胞瘤。除生殖细胞瘤外，其余者又统称为非生殖细胞性生殖细胞瘤（NG-GCTs）本文重点介绍生殖细胞瘤和畸胎瘤。

一、生殖细胞瘤

生殖细胞瘤（germinoma，GE），既往国内曾译为胚生殖瘤、胚生殖细胞瘤等，现在统称为生殖细胞瘤。生殖细胞瘤起源于发育过程中原始生殖细胞的残余组织，多见于性腺，也可发生于中枢神经系统中线部位（松果体或鞍上区）、纵隔或骶尾区等其他部位。虽然生长于不同部位的生殖细胞瘤组织学所见相同，但是肿瘤名称各异，例如：位于睾丸者称精原细胞瘤（seminoma），位于卵巢者称无性细胞瘤（dysgerminoma），而位于中枢神经系统的肿瘤才称之为生殖细胞瘤。

（一）一般资料

中枢神经系统生殖细胞瘤好发于松果体区和鞍区，尤以松果体区多见。文献报道生殖细胞瘤占松果体区病变的50%。Jennings曾收集711例颅内生殖细胞肿瘤，在经病理证实的389例中，生殖细胞瘤253例（占65%），畸胎瘤21例（占5%），内胚窦瘤或称卵黄囊瘤26例（占7%），绒毛膜癌19例（占5%）。按肿瘤所在部位统计：松果体区48%，鞍上区37%，松果体-鞍上两处并存6%，第Ⅲ脑室3%，底节-丘脑区3%，其他脑室区3%。

其组织学类型与部位的关系：生殖细胞瘤57%位于鞍上区（包括多中心病变），除生殖细胞瘤外的生殖细胞肿瘤68%位于松果体区，位于基底节-丘脑区者均为生殖细胞瘤，累及大脑-侧室、小脑-第Ⅳ脑室、及全颅腔受累者均为非生殖细胞瘤类生殖细胞肿瘤。生殖细胞肿瘤总的发生率各家报道的差别较大，为0.3%~3.0%。我国台湾和日本的发病率较高，分别为5.1%~9%和4%~12%。由于国内过去将之统称为松果体区肿瘤、异位松果体瘤、底节区生殖细胞瘤等，因此，尚无组织学分类的综合分析资料。

90%的中枢神经系统生殖细胞瘤累及20岁以下的患者，发病高峰在12岁以内，又可分为6岁以下和10~12岁两个峰值年龄段。据统计68%的患者确诊年龄在10~21岁，其中非生殖细胞瘤类生殖细胞肿瘤多在9岁以内确诊；而90%的生殖细胞瘤在10岁以后确诊。生殖细胞肿瘤以男性多见，男女之比为3.25:1；而生殖细胞瘤的比值略低，为1.88:1。应该指出：肿瘤所在的部位不同，其男女发病的比率亦不同，例如：位于鞍上区的肿瘤女性占75%，而位于松果体区的肿瘤，则以男性多见（占67%）。

（二）病理表现

位于松果体区的生殖细胞瘤多为实性，境界清楚，质软脆，内部可有出血、坏死和囊变区，肿瘤可侵及邻近脑组织。位于下视丘的肿瘤呈弥漫浸润性生长，外观类似胶质瘤，而侵犯基底节或丘脑的肿瘤内部常见囊变和钙化。

（三）临床表现

中枢神经系统生殖细胞瘤临床表现取决于肿瘤的部位，松果体区肿瘤常压迫或阻塞中脑导水管，导致脑积水伴颅内压增高症状。此外，松果体区肿瘤压迫顶盖，可造成双目上视和运动障碍。鞍上生殖细胞瘤压迫视交叉可引起视野缺损，影响下视丘功能，出现多饮、多尿等症状。基底节区生殖细胞瘤可引起肢体无力及锥体束征。由于生殖细胞瘤压迫松果体和/或下丘脑，使未成熟性腺脱离内分泌抑制，可引起性早熟或性发育迟滞。

（四）影像学检查

基本内容可参看第三章有关内容。

实质性生殖细胞瘤，不论位于松果体区或鞍上部，其影像学所见均相似，表现为结节或团块状、境界清楚的病灶。CT平扫多为均匀等或略高密度，若肿瘤内部有囊变，则表现为混杂密度（图3-110a），肿瘤病灶内部可见碎屑状钙化。MRI平扫T_1加权像病变呈等或略低信号，T_2加权像呈高信号。增强扫描无论单发或多发生殖细胞瘤均显著强化。CT扫描显示肿瘤区钙化的效果优于MRI，MRI显示肿瘤对邻近结构侵犯及肿瘤播散的范围优于CT（图3-110b~c，图3-111）。

如果生殖细胞瘤无钙化，其影像学表现与松果体实质肿瘤难以区分，但是若有下述特点，则有利于生殖细胞肿瘤的诊断。

1. 松果体区及鞍区同时发现肿瘤病灶，基本上可以确定是生殖细胞肿瘤，而且主要是生殖细胞瘤（图3-112）。

2. 松果体区是生殖细胞瘤的最常见部位，肿瘤可侵及邻近结构。CT或/和MRI扫描显示第Ⅲ脑室后部变窄，肿瘤显著强化，形成蝶翼征象（图3-113），提示松果体区肿瘤沿第Ⅲ脑室侧壁向两侧丘脑侵犯。

3. CT或/和MRI显示较大囊性或囊实性病变，伴有钙化或骨化，囊内容物有脂肪成分密度或信号特点者，则可诊断为生殖细胞肿瘤中的畸胎类肿瘤，但是若肿瘤以实性成分为主，则定性诊断困难（图3-114~图3-115）。

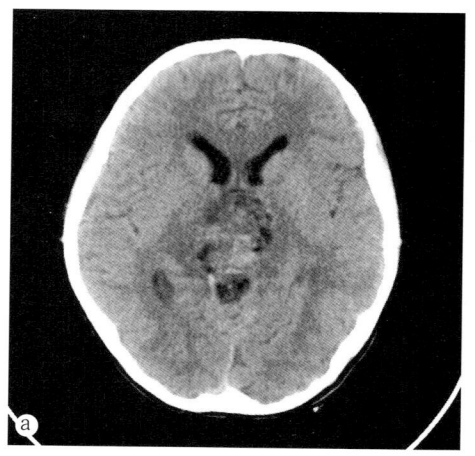
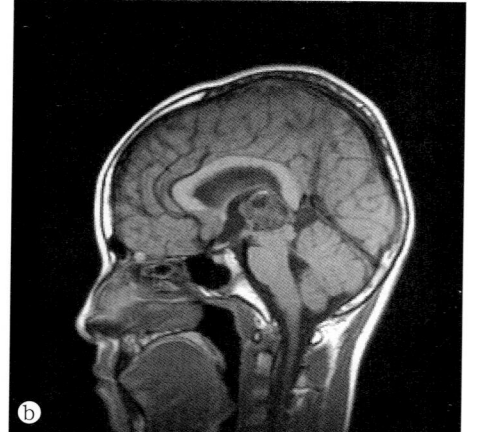
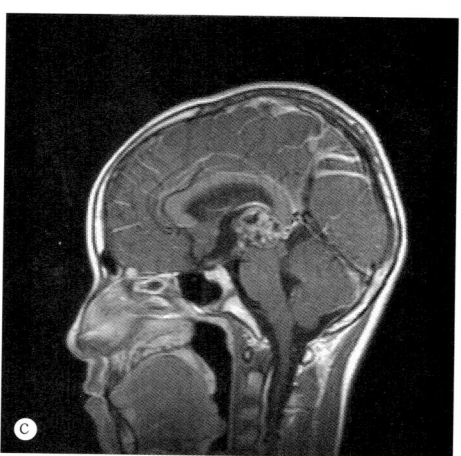

图3-110　生殖细胞瘤

CT平扫（a）：第Ⅲ脑室区有团块状病灶，为高、低混杂密度，形态不规则。矢状位T_1加权像（b）：见第Ⅲ脑室后部和松果体区病灶呈不均匀低信号，四叠体、中脑顶盖受压。矢状位增强扫描像（c）：松果体区病灶不均匀强化，提示肿瘤伴囊变。活检病理：生殖细胞瘤

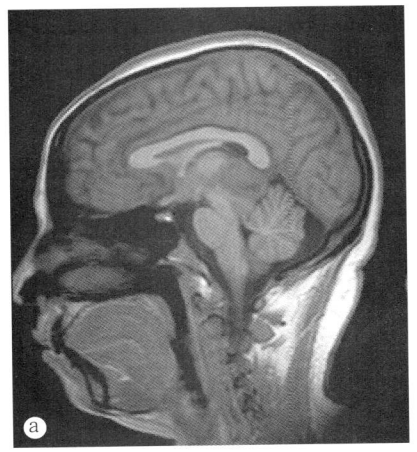
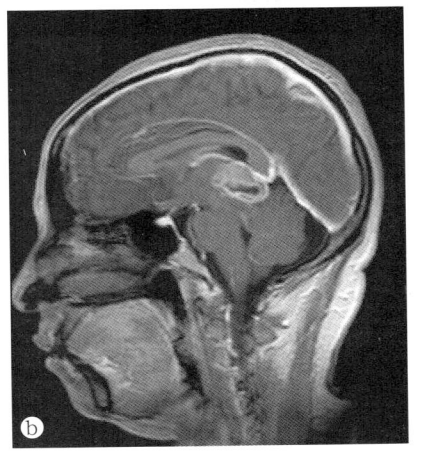

图 3-111 生殖细胞瘤

矢状位 T_1 加权像 (a)：示松果体区椭圆形病灶呈低信号，内部的囊变区为更低信号，边界清楚，四叠体、中脑导水管受压。增强扫描 (b)：病灶显著环形强化。经放射治疗后病灶消失。

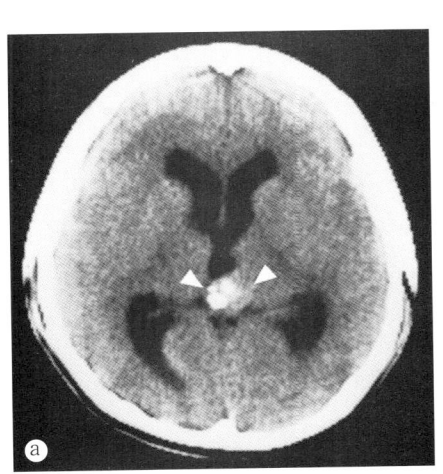
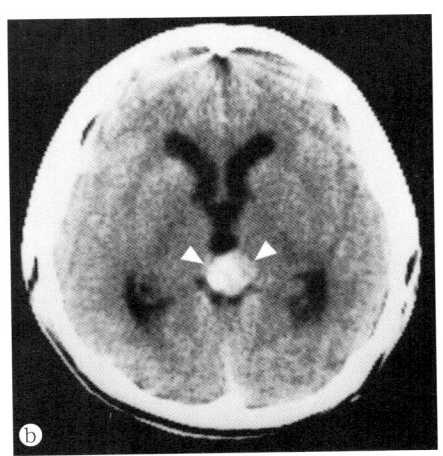
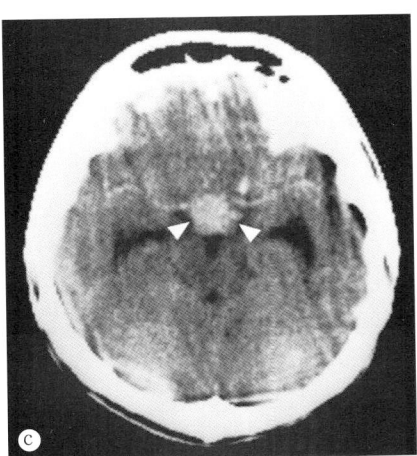

图 3-112 生殖细胞瘤

CT 平扫 (a)：第Ⅲ脑室后部见高密度团块状病灶，内部有颗粒状钙化，第Ⅲ脑室及两侧脑室扩大。增强扫描 (b~c)：鞍上池亦见团块状病灶，第Ⅲ脑室后部和鞍上池病灶均强化。手术所见：肿瘤呈实质性、质软、易出血。病理：生殖细胞瘤。

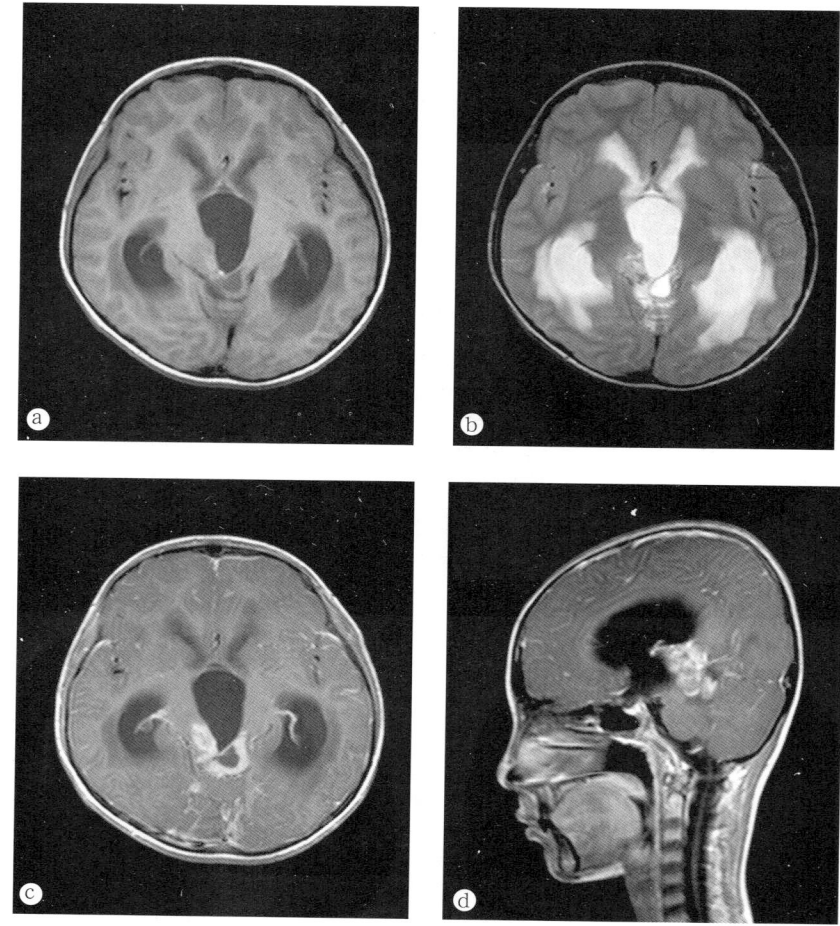

图3-113 生殖细胞瘤

横断T_1加权像（a）：第Ⅲ脑室后部变窄，周围见稍高信号和低信号，幕上脑室扩大。横断T_2加权像（b）：第Ⅲ脑室后部周围病灶为高信号，两侧脑室周边伴间质性脑水肿改变。横断和矢状位增强扫描（c~d）：松果体区肿瘤及两侧丘脑病变不均匀显著强化。活检病理：生殖细胞瘤

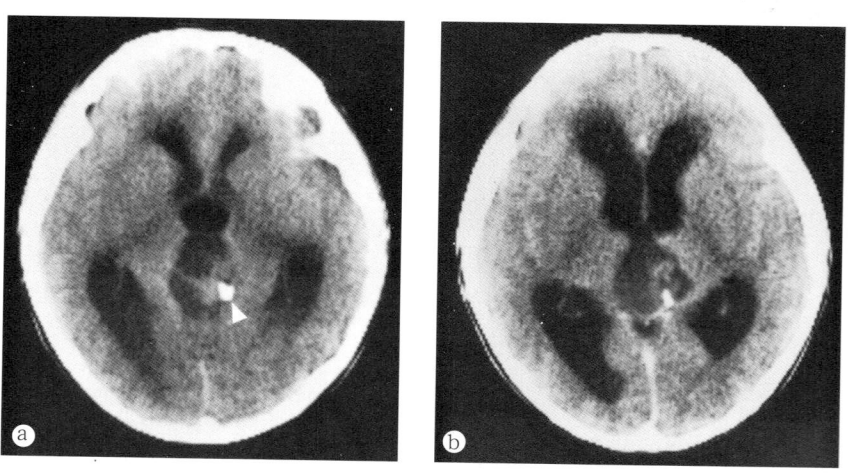

图3-114 畸胎瘤

CT平扫（a）：第Ⅲ脑室后部囊状低密度病灶，内部隐约见条索状结构，病灶的左后壁有钙化点，第Ⅲ脑室前部和两侧脑室扩大。增强扫描（b）：囊性病灶内部的条索状结构略有强化。手术所见：肿瘤呈灰黄色，位于大脑大静脉的前下方，压迫中脑并突入第Ⅲ脑室内，囊内有毛发及皮脂样物。病理：畸胎瘤。

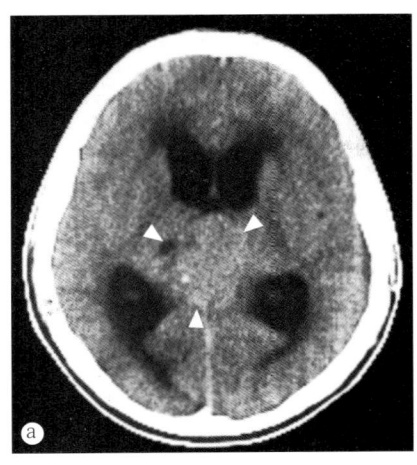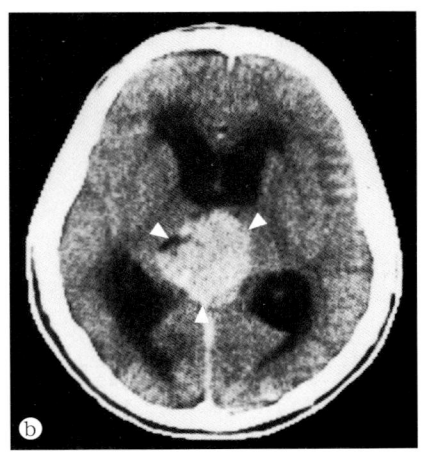

图 3-115 畸胎瘤

CT 平扫（a）：第Ⅲ脑室后部略高密度团块状病灶，其内部偏右侧见钙化点和小囊变区。病灶与周围组织分界不清，两侧脑室扩大。(b) 增强扫描：病灶显著强化，但是内部的小囊变区不增强。病灶境界尚清楚，周围无水肿。手术所见：第Ⅲ脑室后部有粉红色、结节状实质性肿瘤。病理：未成熟性畸胎瘤。

（五）治疗及预后

生殖细胞瘤属中度恶性肿瘤，对放射治疗及化学治疗均十分敏感，约80%的患者经放、化学治疗可治愈。国外报道一组48例临床经病理证实的生殖细胞肿瘤，进行放射治疗或／和化学治疗后随访，最短随访时间为2年，最长达24年，平均随访时间8年。结果显示放射治疗5年存活率：生殖细胞瘤高达91%，非生殖细胞瘤为60%，未定性肿瘤63%。对非生殖细胞瘤类生殖细胞肿瘤实施放射治疗加化学治疗的效果更好。此外，笔者赞同对脑-脊髓或单纯脊髓行预防性放射治疗，并统计未行预防性放射治疗者，其治疗失败率达2%。另一组35例生殖细胞瘤的报道，14例在鞍上区，12例在基底节和丘脑，4例在松果体区，2例在鞍上-松果体区，3例发生蛛网膜下腔播散。其中29例进行了脑与脊髓的放射治疗：54GY用于肿瘤区，36GY用于全脑，24GY用于脊髓。结果患者的5年和10年生存率均为96.9%，仅1例病变继续进展死于放射治疗2个月后。治疗结果还表明，肿瘤所在的部位与患者的预后无关。

二、非松果体区生殖细胞瘤

中枢神经系统生殖细胞肿瘤多数位于松果体区，但是鞍上区、底节和丘脑也是生殖细胞瘤的常见部位，而非生殖细胞肿瘤好发于其他部位。

（一）鞍区生殖细胞肿瘤

既往将发生于松果体区的生殖细胞肿瘤统称为松果体瘤，称鞍区生殖细胞肿瘤为异位松果体瘤。近年组织学研究表明，这种分类是不准确的。Friedman（1947）建议将那些来自原始生殖细胞残余的新生物称为"生殖细胞瘤"（germinoma，GE），这一提法得到Russel, Rubinstein等多数学者的赞同，并最终为WHO所采纳。

1. 发生率　鞍区生殖细胞肿瘤约占颅内生殖细胞肿瘤的30%~60%，此统计数据差别较大，可能与统计方法不同有关。例如：国内一组29例报道，本肿瘤占儿童生殖细胞肿瘤的39.2%。而国外一组22例统计：单发于鞍区者（包括鞍内及鞍外）6例，占27%；如果将多发病灶累及鞍区计算在内则为14例，占64%。而单发位于松果体区的生殖细胞肿瘤也为6例，如加上合并其他部位病灶者共13例，占59%。结果表明，生殖细胞肿瘤累及松果体区和鞍区的比率大致相同。鞍区生殖细胞肿瘤多在儿童期发病，平均年龄10~15岁，有些作者报道单发于鞍区者以女性多见，但是综合分析多组病例，其男女发病率相近。

2. 病变部位　鞍区生殖细胞肿瘤可发生于鞍上或／和鞍内，但是多数位于鞍上；少数由鞍上发展至鞍内；极少数病例可单发于鞍内。鞍上区的肿瘤可发生于第Ⅲ脑室底部、下视丘或漏斗部及视交叉等部位。

3.临床表现　因病变主要位于鞍上部，可累及视交叉、下视丘、室间孔等处，临床可出现视力障碍，尿崩症，性发育异常及脑积水等表现。

4.影像学检查

（1）CT检查　鞍上区生殖细胞肿瘤的CT检查，除常规横断位显示病变外，冠状位可以更确切地判定肿瘤的位置及其与邻近结构特别是垂体腺的关系。MSCT能获取冠矢状位图像，使其诊断效果更佳。

鞍上区生殖细胞肿瘤一般位于鞍隔平面以上、第Ⅲ脑室的前部。肿瘤呈团块状，平扫多呈稍高密度，极少数为等或低密度，境界相对清楚，但是不如垂体瘤、鞍区脑膜瘤等那样锐利。增强扫描肿瘤实质多呈中度以上均匀强化。该肿瘤内部无钙化。若CT扫描显示肿瘤的形态不规则，境界不清楚，有脑室壁、脑室内或蛛网膜下腔的扩散，为恶性特点，结合患者有尿崩症等下视丘受侵的临床表现，首先应考虑生殖细胞肿瘤的诊断。结合组织学分类，生殖细胞瘤多呈实性，少数有小囊变，而非生殖细胞瘤性生殖细胞肿瘤（NG-GCTs）的囊变成分较多。

（2）MRI检查　MRI平扫T_1加权像肿瘤大多呈低或等信号，T_2加权像为高信号，增强扫描肿瘤实体多均匀强化，肿瘤病灶内部有囊变者，呈不均匀强化。

MRI用于生殖细胞肿瘤的诊断效果优于CT，因为MRI可清晰显示肿瘤形态、大小，及其与邻近结构的关系，特别是能准确判断生殖细胞瘤与正常脑垂体的关系（图3-116），以区别垂体瘤。对观察病变内部结构和成分（例如：小囊变区或出血灶等）、判断多发病灶等方面MRI都具有明显优势，增强扫描，对发现脑干和蛛网膜下腔种植播散病灶，以及肿瘤的定性诊断通常也具有决定性作用。

5.鉴别诊断

（1）颅咽管瘤　好发于鞍上，多见肿瘤内部钙化和形成较大囊变。但是钙化较少的实性颅咽管瘤与生殖细胞肿瘤鉴别困难。

（2）垂体瘤　主要位于鞍内或由鞍内向鞍上和/或蝶窦内侵入，大垂体瘤亦可发生囊变。当生殖细胞肿瘤侵入鞍内时，MRI可显示垂体与肿瘤的分界，以及垂体受压变形、前移等异常征象。

6.治疗及预后　手术治疗可缓解视力损害及颅内压增高等临床症状，并明确诊断，为术后进行放射治疗或/和化学治疗提供依据。鞍区和松果体区的生殖细胞肿瘤均对放射治疗敏感，大部分局灶性生殖细胞肿瘤的患者仅通过放射治疗就可治愈，其5年生存率在65%～95%之间。如果再加用化学治疗，有助于控制疾病的发展进程，并降低放射剂量。

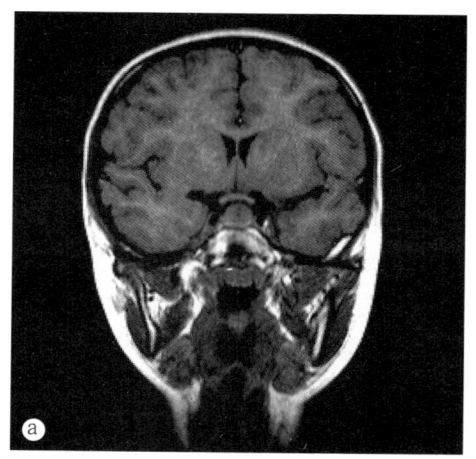
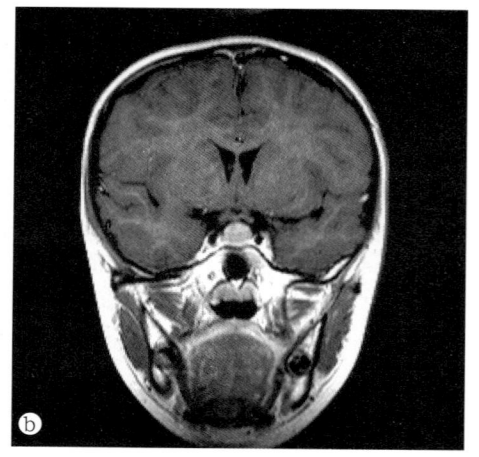

图3-116　生殖细胞瘤

MRI冠状位T_1加权像（a）：鞍内病灶为略低信号，脑垂体受压变扁。冠状位增强扫描（b）：示鞍内病灶强化，脑垂体强化为更高信号。

(二) 基底节、丘脑区生殖细胞肿瘤

发生于基底节、丘脑区的生殖细胞肿瘤罕见，绝大多数为生殖细胞瘤，约占全部颅内生殖细胞肿瘤的5%~10%，其发生部位、临床表现、影像学所见等均有一定特殊性。

1. **发病部位** 基底节区、丘脑的生殖细胞瘤可单发，也可与松果体区或/和鞍区生殖细胞肿瘤合并发生，根据多组报道，大多数生殖细胞瘤单发于基底节或/和丘脑，以前者较多见。

2. **年龄及性别** 根据国内1组和国外3组病例综合分析，患者以7~15岁占大多数（1~40岁），男性多见。

3. **临床表现** 病程为6个月~2年，多数在1年以上。患者多有不同程度的偏瘫，可有性早熟、性格行为异常、癫痫、智力损害及意识障碍等表现。

4. **影像学检查**

（1）CT检查　CT平扫显示一侧基底节区片状稍高密度病灶（图3-117a），病灶内可有多发点状低密度。肿瘤内部可有出血。肿瘤病灶的境界可不清楚，边缘模糊或清楚，但是占位效应较轻，肿瘤周围水肿也较轻。若肿瘤累及丘脑，一般境界不清。双侧基底节区受累者，多一侧范围较大，肿瘤内发生碎屑状钙化的概率较高，增强扫描病灶不均匀强化。此外，可伴有病灶侧大脑和/或中脑萎缩改变。

（2）MRI检查　MRI在显示肿瘤内部结构、成分以及病灶范围等方面均优于CT（图3-117b~d），结合CT扫描显示病灶内钙化，有利于本肿瘤的定

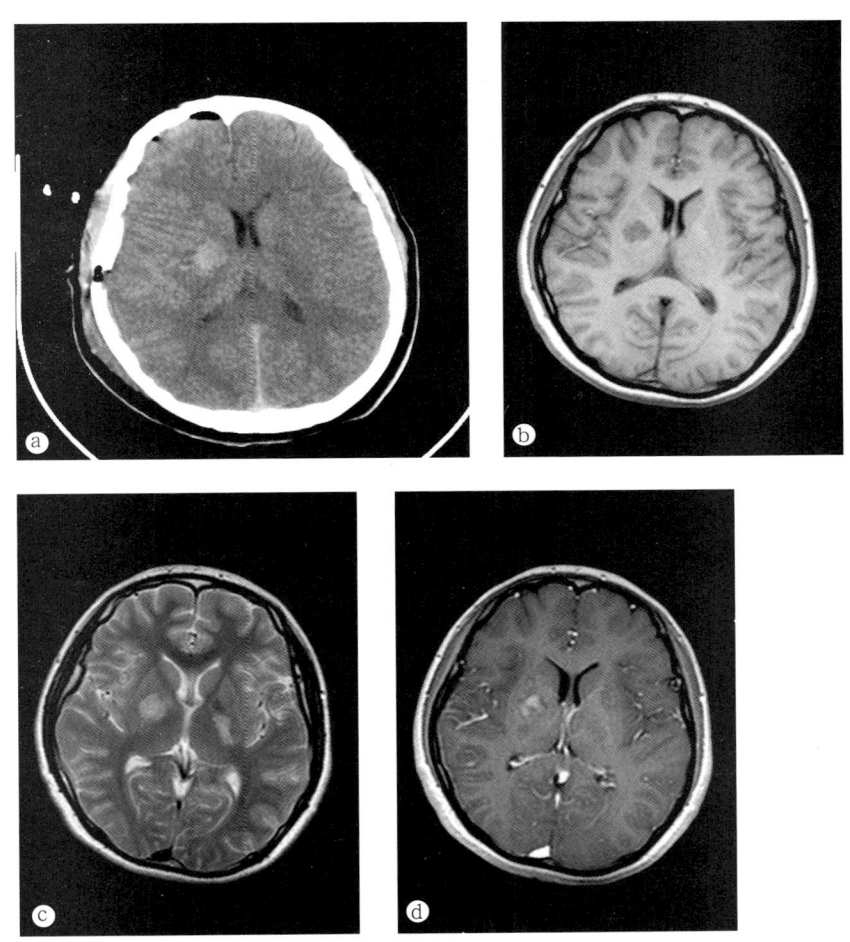

图3-117　生殖细胞瘤

CT平扫（a）：右侧基底节区有小片状略高密度病灶，边界清楚。MRI横断T_1加权像（b）：右侧基底节区病灶呈低信号。T_2加权像（c）：两侧基底节区均有高信号病灶，右侧为主。增强扫描（d）：右侧基底节区病灶显著强化，左侧基底节区病灶不强化。

性诊断。MRI的T_1加权像显示肿瘤实性部分多为不均匀信号，以中等信号居多。T_2加权像肿瘤呈高-低混杂信号（图3-118）。在T_1加权像和质子密度加权像上，肿瘤的囊变信号低于脑脊液，T_2加权像呈亮白高信号。靠近脑室的病变，可见局部室壁增厚并有沿室壁或基底节扩散的倾向。此外，MRI可见肿瘤病灶内部出血，根据出血时期不同，呈典型出血信号改变。

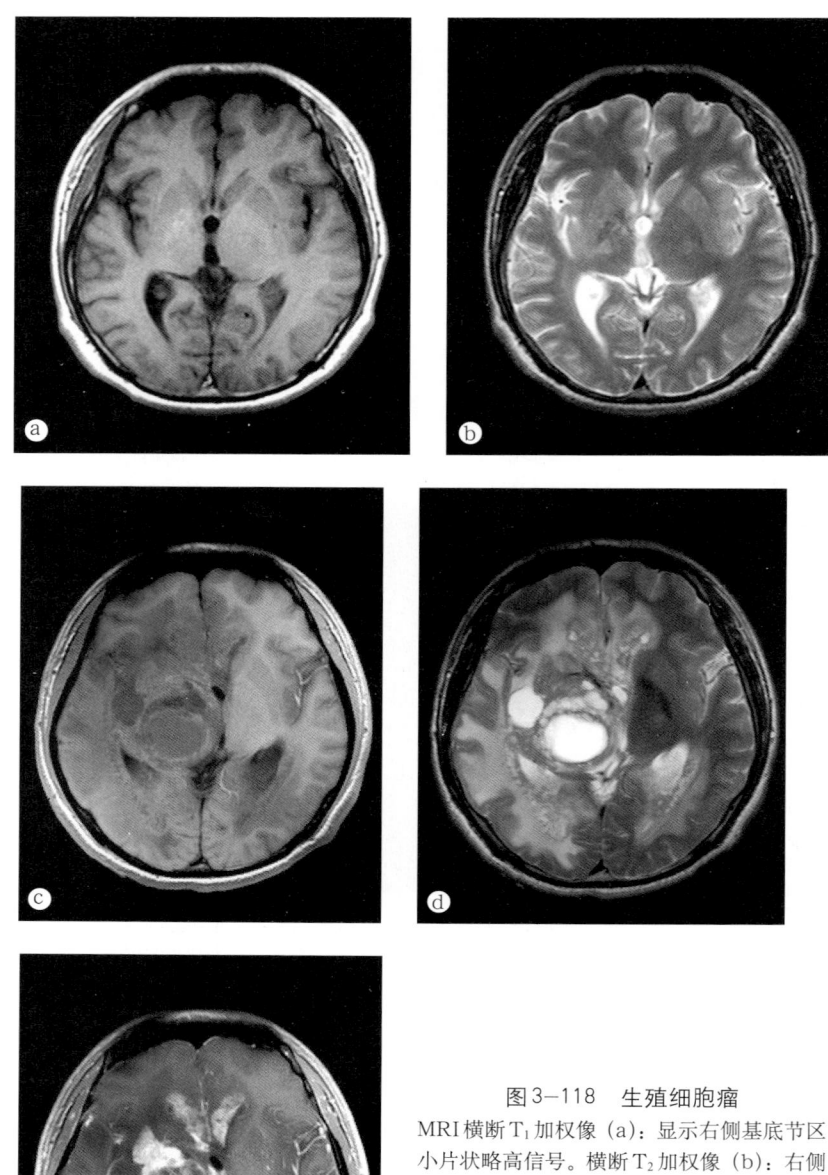

图3-118 生殖细胞瘤

MRI横断T_1加权像（a）：显示右侧基底节区小片状略高信号。横断T_2加权像（b）：右侧基底节区病灶呈高、低混杂信号。横断T_1加权像（c）：两年半后复查，右侧基底节区病灶显著扩大，伴囊变、水肿，呈不均匀低信号。横断T_2加权像（d）：右侧基底节区病灶及侧脑室周围信号增高。横断增强扫描（d）右侧基底节区病灶环形强化，幕上脑室室管膜增厚强化，提示肿瘤沿室壁扩散。

5.鉴别诊断

(1)胶质瘤 有时胶质瘤可位于脑深部基底节、丘脑区。宣武医院曾将2例发生于该部位的生殖细胞瘤误诊为胶质瘤。胶质瘤常单发,肿瘤病灶内部坏死或囊变区较大,而少见钙化,一般无室管膜或基底节的扩散,为主要鉴别要点。宣武医院曾有1例尸检证实位于基底节、丘脑的生殖细胞瘤,显微镜下显示显示肿瘤在脑室内广泛浸润,并沿白质纤维扩展,累及双侧大脑半球,这可能是生殖细胞瘤的特点之一。

(2)淋巴瘤 多见于中年人,通常肿瘤呈结节或团块状,少见囊变、坏死或钙化,而容易与生殖细胞瘤相鉴别。但是淋巴瘤位于脑白质深部呈混杂密度病变者(尤其位于基底节区),则不易与生殖细胞瘤区别。生殖细胞瘤多见于儿童,可侵犯两侧大脑半球,为鉴别要点。

6.治疗及预后 基底节、丘脑区的生殖细胞瘤位置深,手术不能根治,但是对放射治疗敏感,因此,主要以放射治疗或/和化学治疗为主,其预后与其他部位的生殖细胞肿瘤无明显差别。

三、畸胎瘤

畸胎瘤(teratoma,TE)在组织学上可进一步分为成熟性、未成熟性及畸胎瘤恶性变,它们可单独发生,也可与其他类型的生殖细胞肿瘤并发。

(一)一般资料

颅内畸胎瘤约占颅内肿瘤的0.5%,占颅内生殖细胞肿瘤的20%。婴儿颅内畸胎瘤发病率较高,占颅内肿瘤的2%、松果体区生殖细胞肿瘤的20%。发病年龄多在20岁以下,男性多见。

(二)好发部位

畸胎瘤多位于松果体区,也可发生于鞍上区,多分布在中线结构。

(三)病理表现

病理所见畸胎瘤含有3个胚层的成分,容易发生囊变,病灶内部可见钙化或骨质成分,少数肿瘤也可为实性。肿瘤多较大,境界清楚,但是多与周围组织粘连较紧密。不成熟畸胎瘤的境界不清,肿瘤组织呈灰红色,内部有灶性坏死及出血。

(四)临床表现

临床表现与松果体区或鞍区其他肿瘤相类似。

(五)影像学检查

1.X线片检查 颅骨X线片显示松果体区或鞍区钙化,可提供本病的诊断线索,但是定性诊断困难。

2.CT检查 CT扫描对病变钙化和囊变的分辨力高,若肿瘤病灶内有脂肪成分,则有定性诊断价值(图3-119)。由于肿瘤成分复杂,CT扫描显示肿瘤多为混杂密度,部分病例(例如:实质性畸胎

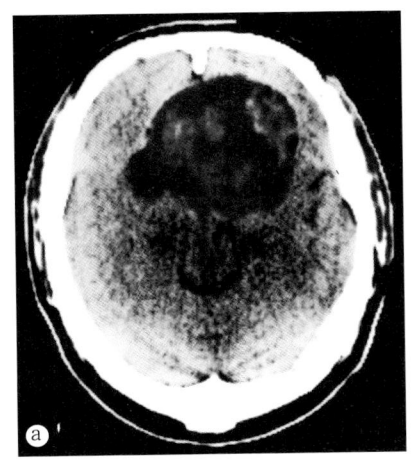 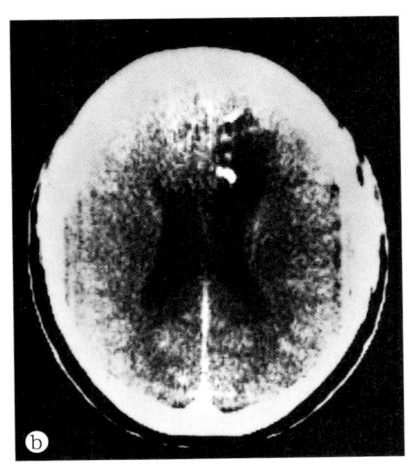

图3-119 畸胎瘤

经中脑层面CT平扫(a):脑中线区额部有巨大团块状低密度病灶,CT值为-115Hu,境界清楚,略呈分叶状,内部有不均匀稍低密度斑片影,周围无水肿带,两侧额角受压分离。(b)经侧脑室体部层面增强扫描:病灶内部可见散在点条状钙化点,无强化。病理:畸胎瘤。

瘤）的CT诊断困难（图3-115）。

3.MRI检查　由于肿瘤中有囊变、脂肪等多种成分，MRI各种序列上畸胎瘤多呈混杂信号，境界清楚，有特征性的信号改变，MRI的诊断效果优于CT。增强扫描肿瘤的实性部分可有轻度强化(图3-120)。

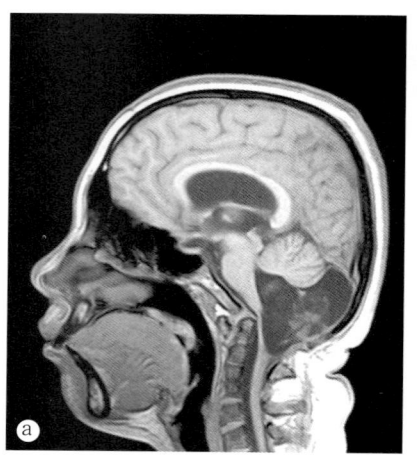
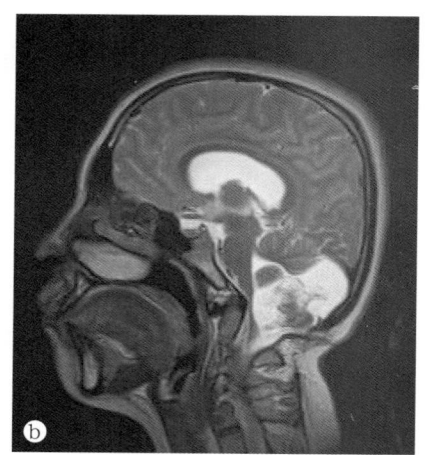
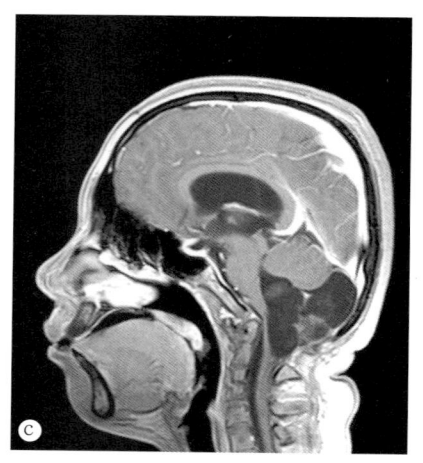

图3-120　畸胎瘤
MRI矢状位T_1加权像（a）：枕大池内有不规则形中等信号病灶，小脑受压。矢状位T_2加权像（b）：枕大池扩大，其中不规则形病灶呈低信号。增强扫描(c)：枕大池内病灶轻度强化。病理：畸胎瘤

（六）鉴别诊断

位于鞍上区的实性畸胎瘤与胶质瘤不易区分，若肿瘤内部有钙化，则有助于畸胎瘤的诊断。若肿瘤位于松果体区，则难以与其他类型生殖细胞肿瘤相鉴别。

生殖细胞肿瘤中的胚胎癌、内胚窦瘤、脉络膜癌等，总计不到颅内生殖细胞肿瘤的20%，属于高度恶性的肿瘤，影像学表现无特异性，通常由病理组织学检查作出诊断。

（七）治疗及预后

对成熟性畸胎瘤，外科根治则可获永久性治愈。但是通常因粘连等原因，肿瘤难以完全切除，若肿瘤残存，则可引起复发。不成熟畸胎瘤的恶性度很高，常发生蛛网膜下腔转移。

附：上皮样囊肿和皮样囊肿

既往习惯上把某些胚胎期残余组织或迷走组织发生的肿瘤称为先天性肿瘤，例如：颅咽管瘤、上皮样囊肿、皮样囊肿、畸胎瘤、脊索瘤等都归入此类。WHO新的分类方法则按部位、组织学特点等重新将之归类。上皮样囊肿和皮样囊肿(epidermoid cyst and dermoid cyst)等被列入肿瘤样病变的范畴。

（一）一般资料

文献报道上皮样囊肿和皮样囊肿占颅内肿瘤0.3%~2.6%，我院资料为2.41%。以上皮样囊肿较多见，约为皮样囊肿的4~10倍，发病年龄高峰为20~50岁，平均37岁。皮样囊肿的发病年龄较轻，半数为儿童，男女发病率相近或男性略多。

（二）好发部位

由于胚胎细胞残余发生的部位和时期不同，病变可见于颅骨、硬膜外、硬膜下、蛛网膜下腔、脑内或脑室内。上皮样囊肿好发于旁中线区，以幕下桥小脑角池多见，肿瘤有钻缝特性，易向桥前池或经幕切迹裂孔向幕上伸展。肿瘤还可见于幕上，如鞍上池、外侧裂、胼胝体、大脑半球及侧脑室（三角区多见）。皮样囊肿少见，多见于中线区，以后颅凹（如小脑蚓部，第Ⅳ脑室等）常见。幕上可见于大脑纵裂，颅中窝等处。

根据国内3组共97例上皮样囊肿部位统计，桥小脑角区38例（39%），鞍区及中颅凹23例（24%），大脑纵裂7例（7%），脑叶（额、颞、顶）7例（7%），第Ⅳ脑室5例（5%），小脑3例（3%），其他如环池、外侧裂、枕大池等合计5例（5%）。第Ⅲ脑室，侧脑室，前颅窝等病例较少。综上可见本类病变以桥小脑角区最为常见，其次为鞍区及中颅窝，两者合计占63%。

（三）病理表现

上皮样囊肿又称胆脂瘤（cholesteatoma）或珍珠瘤（pearly tumour），上皮样瘤（epidermoid tumour）等。瘤壁为复层鳞状上皮，表层角化层，脱落后呈同心层状堆积，外观呈油脂样或豆渣样，内含胆固醇结晶及角化物，为囊肿的内容物。囊肿多境界清楚，呈不同大小的包囊状，突出的外观为一个珍珠母样的囊壁，轮廓边缘光滑或分叶状。一般易于剥离，也可与周围组织紧密相连，导致局部炎性反应。

皮样囊肿多为境界清楚、光滑、圆形或卵圆形肿瘤，大小不定，囊壁厚薄不等，偶尔呈乳头状突起，少见钙化。囊内含皮肤附属器，内容物主要为皮脂腺产物，呈浓厚的黄色干酪样物质，缠结成块的毛发样物亦常见，少数病例可见牙齿。皮样囊肿在后枕部和腰骶部可与脑脊膜膨出、皮毛窦等并发。显微镜下显示皮样囊肿与上皮样囊肿类似，也被覆复层鳞状上皮，但在其增厚部位为更复杂的皮肤结构所取代，包括：毛囊、皮脂腺、汗腺等。

（四）临床表现

多在年轻时期发病，病程进展缓慢，可持续几年或十几年。桥小脑角区囊肿患者出现症状较早，主要为局部多组颅神经受累的表现。临床症状可分为三叉神经病型，占70%，和桥小脑角肿瘤型（约30%），前者主要累及三叉神经的第2、3支，后者可有面肌抽搐、耳鸣、听力减退、步态不稳等症状。待病变继续进展，可出现癫痫、锥体束征及颅内压增高的症状。位于脑室内或蛛网膜下腔的囊肿如破裂并排出其内容物可引起脑膜刺激症状。

（五）影像学检查

1. CT检查　上皮样囊肿与皮样囊肿的CT表现类似，一般病变呈圆形、类圆形或呈分叶状，境界清晰，平扫多看不到包膜，偶尔可见囊壁或囊内钙化。上皮样囊肿绝大多数呈低密度，CT值与脑脊液相似或稍高（2~10Hu）；少数上皮样囊肿整体呈高密度，CT值在90Hu以上。

皮样囊肿所含脂肪成分较多，故CT值可为负值，但是因其所含脂肪的比例不同，CT值变化较大，平扫CT值可低至-1000Hu，或高至+20Hu。皮样囊肿发生钙化者多于上皮样囊肿。在桥小脑角区，囊肿常向幕上发展，呈哑铃状，有些病例可累及岩骨尖，导致骨质稀疏或侵蚀。囊肿位于靠近颅骨的其他部位，也可发生骨质侵蚀，表现为骨质变薄、外突或吸收消失。

无论上皮样囊肿还是皮样囊肿，一般无周围脑水肿的表现。皮样囊肿靠近脑室者，可致脑室移位、变形或阻塞（图3-121a）。在蛛网膜下腔的病变也可造成脑池填塞、变形及移位。增强扫描极少数可见囊壁强化。由于上皮样囊肿内可含有高蛋白、陈旧出血、大量多核白细胞、钙质或含铁物质沉积、角质化脱屑物皂化及钙化等多种成分，可表现为高密度或混杂密度（图3-122a~b，图3-123a）。

2. MRI检查　MRI显示绝大多数上皮样囊肿T_1加权像为不均匀低信号，T_2加权像为高信号（图3-121b~c）。少数病例T_1加权像为高信号，T_2加权像为低信号（图3-122c~d）。病变多呈匐行性生长，边缘锐利，肿瘤病灶周围无水肿，增强扫描不强化或轻度强化，病变多位于脑外（图3-123b~d）。

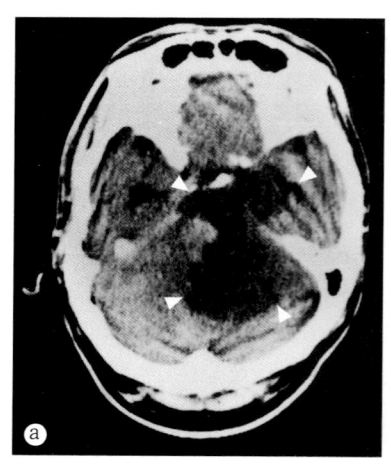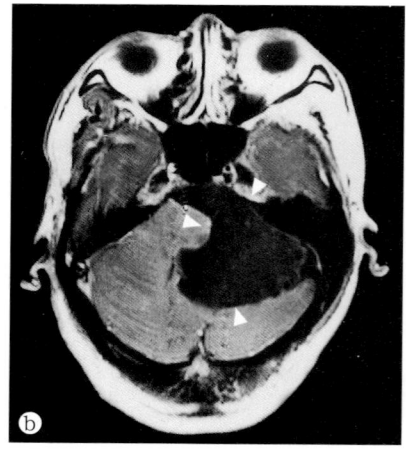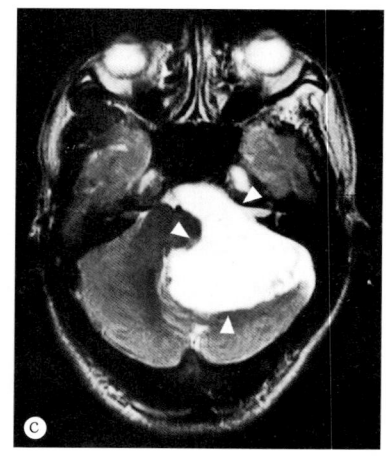

图3-121 上皮样囊肿

CT平扫（a）：左CPA区有巨大低密度病灶，经幕切迹延伸至桥前池和左侧鞍旁。MRI横断T_1加权增强扫描像（b）：病灶呈低信号，边界清楚，瘤壁极薄，略有强化。横断T_2加权像（c）：病灶呈高信号，无周围水肿，第Ⅳ脑室受压几乎闭塞。病理：左CPA上皮样囊肿。

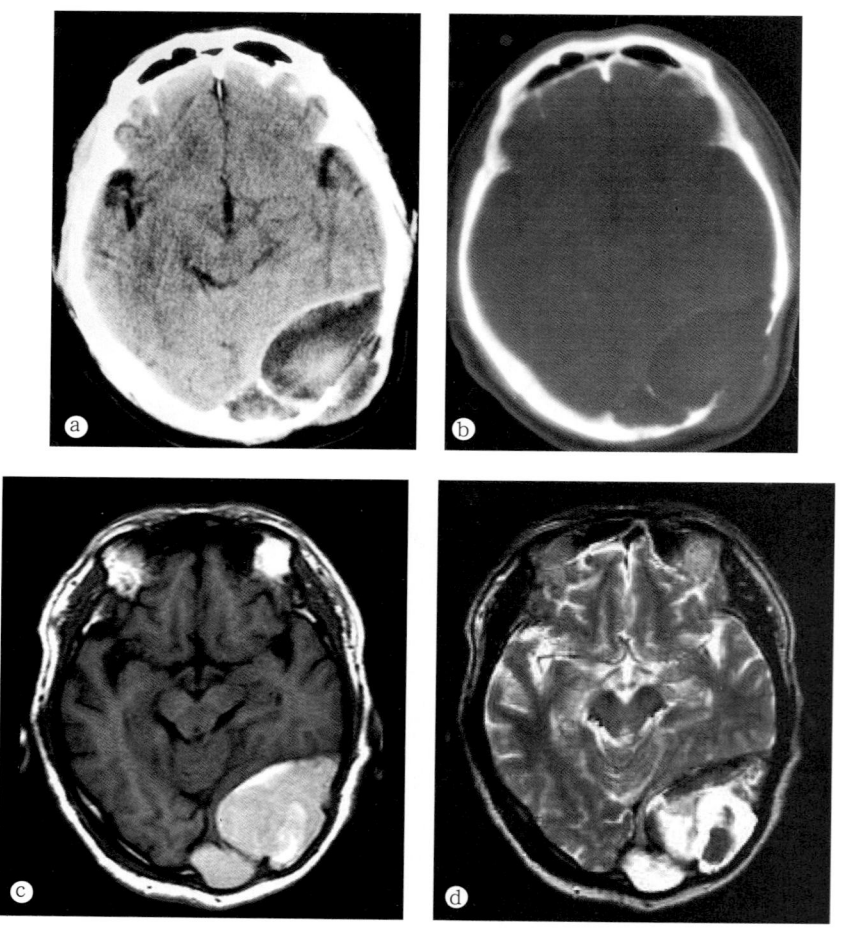

图3-122 上皮样囊肿

CT平扫（a）：左枕近中线处见梭形高低混杂密度病灶，边缘清楚，突出颅外至头皮下。CT骨窗像（b）：示左枕骨变薄，有骨质缺损。MRI横断T_1加权像（c）：左枕部梭形病灶呈不均匀高信号，内部有分隔，邻近脑组织受压。横断T_2加权像（d）：左枕部病灶呈高低混杂信号。病理：上皮样囊肿。

皮样囊肿多位于中线区，在后颅窝者常见囊肿与皮肤之间有带状结构（皮毛窦）相连，在 T_1 加权像呈低信号，囊壁较厚，信号强度略高，此点有别于大多数上皮样囊肿、脂肪瘤及出血性病变。

国内一组21例上皮样囊肿有关MRI信号特点与国外文献报道略有不同。例如：T_1 加权像仅约2/3的病变呈均匀低信号；其他1/3病例为低-等混杂信号、均匀等信号或高-等-低混杂信号。这种信号差别与其所含成分（如：角蛋白、胆固醇、水分等）的多少有关。此外，信号强度尚与病变形态有关：在 T_1 加权像上扁平状囊肿多为稍高于脑脊液的低信号，而球形囊肿则呈混杂信号。

3. CT与MRI的优缺点比较　CT扫描在肿瘤定位及定性诊断方面具有一定作用，但是肿瘤位于脑室、脑池或其附近时，CT难以准确判断其境界。由于MRI的软组织分辨力高，根据不同组织的信号强度变化可判断组织类型，能够明确诊断CT不易区分、不同性质的低密度病变（如：单纯囊肿、囊性新生物、皮样囊肿、畸胎瘤及脂肪瘤等）。

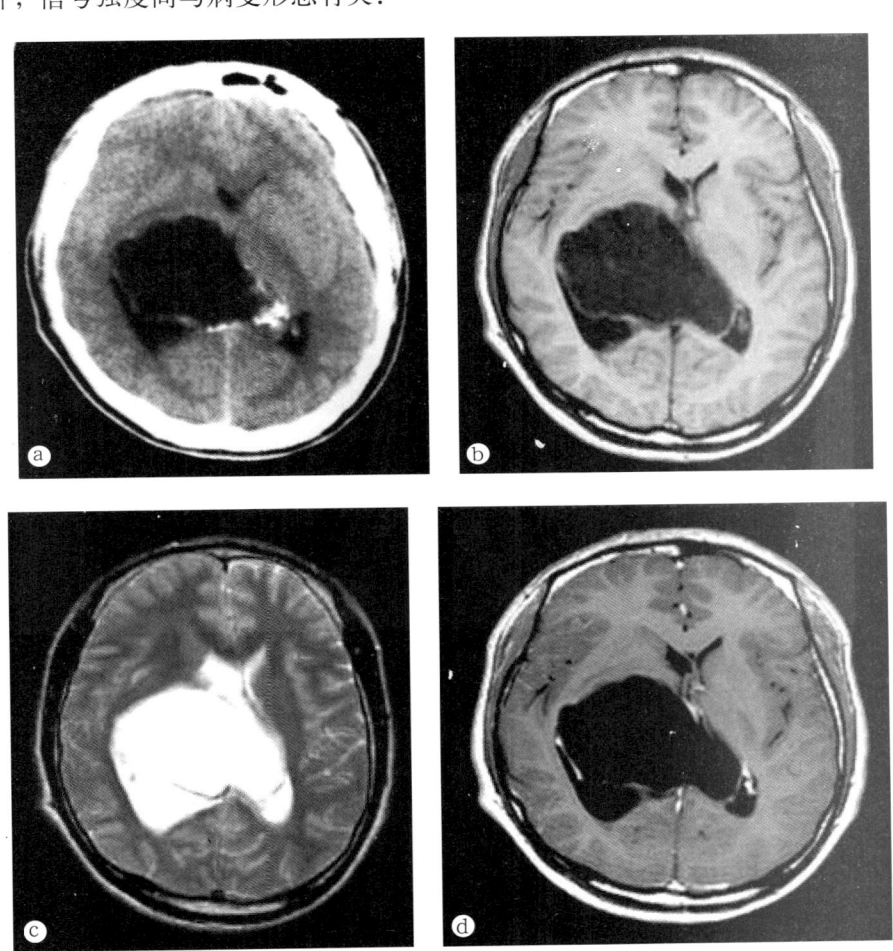

图3-123　上皮样囊肿
CT平扫（a）：两侧侧脑室体部见不规则形低密度病灶，右侧为主，边缘钙化，脑室受压变形。MRI横断 T_1 加权像（b）：两侧侧脑室体部病灶呈低信号（信号强度略高于脑脊液）。横断 T_2 加权像（c）：病变为高信号，无灶周水肿。增强扫描（d）：病灶无强化。

（六）鉴别诊断

1. 蛛网膜囊肿　邻近颅骨的蛛网膜囊肿也可导致骨壁受压变薄及膨出改变，但是颅板尚完整。CT和MRI显示蛛网膜囊肿的密度和信号强度均匀，境界清楚，增强扫描囊壁无强化，病灶内部无钙化及钻缝生长特性。但是当病变位于四叠体或枕大池时，有时CT难以鉴别二者，而MRI鉴别诊断无困难。

2. 脑膜瘤 少数高密度上皮样囊肿或皮样囊肿，CT平扫所见与脑膜瘤类似，但增强扫描多无强化，是二者的重要鉴别要点之一。

（七）治疗和预后

上皮样囊肿和皮样囊肿并非真正的肿瘤，均属良性病变，故经手术切除病灶可完全治愈。少数囊肿与重要的神经、血管关系密切，手术难以将之全部切除，但术后的复发率仍然较低。国外报道一组40例桥小脑角区的上皮样囊肿，其中30例手术将之全部切除（75%），10例（25%）因与脑干或血管粘连而仅行部分切除，随访5年以后，93%的患者术后恢复较好，生活可自理，仅有3例复发。鉴于现代影像学和显微外科技术的不断进展，目前大部分病例均可实施病变全部切除手术，其预后将会进一步得到改善。

第七节　鞍区肿瘤

随着脑肿瘤研究工作的不断深入，为便于提供明确的组织病理学和临床诊断标准，WHO对神经系统肿瘤分类进行了四次改版，分别出版于1979年、1993年、2000年和2007年。其中1993年版《中枢神经系统肿瘤的组织学分型》中鞍区肿瘤包括垂体腺瘤，垂体癌，颅咽管瘤。2000年版《WHO肿瘤分类：神经系统肿瘤的病理学与遗传学》中鞍区肿瘤包括颅咽管瘤，将垂体腺瘤，垂体癌归在内分泌系统肿瘤中，新增颗粒细胞瘤。2007年版《WHO中枢神经系统肿瘤分类》中鞍区肿瘤除了包括以往的颅咽管瘤，颗粒细胞瘤以外，又增加了两种新的肿瘤类型，即垂体细胞瘤和腺垂体梭形细胞嗜酸细胞瘤。由于新增肿瘤为少见肿瘤，垂体腺瘤是鞍区常见肿瘤，为影像学检查常见病，故本文按照发病率情况，除按照新版分类描述鞍区肿瘤，仍将垂体腺瘤归为鞍区肿瘤作为重点描述。

一、垂体腺瘤

脑垂体位于颅底蝶鞍的垂体窝内，呈椭圆形，是体内重要的内分泌腺。根据其发生和结构特点，分为腺垂体和神经垂体两部分。垂体激素主要是由前叶分泌，其中远侧部是垂体前叶的主要部分，腺垂体的内分泌细胞多集中于此。脑垂体的组成如下：

（一）病因

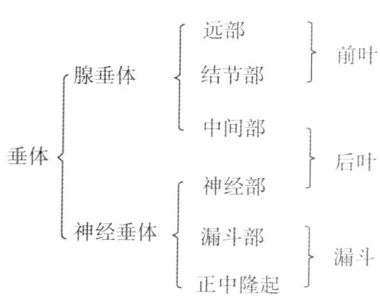

垂体腺瘤（pituitary adenoma）是颅内常见肿瘤之一，属脑外肿瘤，起源于垂体前叶细胞的异常结节性增生，占颅内肿瘤的10%~15%。宣武医院资料垂体腺瘤占颅内肿瘤的10.43%，多见于成年人，其中20~50岁者约占85%，发病高峰年龄在40~50岁之间，男多于女，两者之比约为1.5:1。

（二）病理表现

绝大多数垂体瘤呈球形膨胀性生长，推移和压迫邻近正常组织，少数肿瘤沿鞍区神经与血管之间的间隙生长，侵入海绵窦、鞍底及鞍旁，称为侵袭性垂体肿瘤。所以，尽管组织学上垂体瘤为良性肿瘤，但是它亦可呈侵袭性生长。由于垂体由硬脑膜包绕，故各种类型的垂体腺瘤常侵袭硬脑膜，肿瘤可直接经由海绵窦内侧壁侵入；或由海绵窦向上侵入硬膜内；也可经海绵窦下，以硬膜外的方式向鞍旁生长，包绕、压迫邻近血管、神经。后期肿瘤可突入第Ⅲ脑室内，甚至陷入额叶内，导致脑积水和颅内压增高。垂体前叶无直接动脉供血，而由发自颈内动脉和后交通支的垂体上动脉，在正中隆起和漏斗部逐级分支形成毛细血管网（初级门脉系统），再汇合成几条长短不一的小静脉，沿漏斗干下行，在垂体前叶内再次分支形成毛细血管丛（次级门脉丛），供血于垂体前叶。垂体后叶的血供由海绵窦段颈内动脉分出的垂体下动脉直接供血。因此垂体腺瘤可发生缺血坏死，尤其较大的腺瘤更容易发生坏死、出血和囊变。Lazaro等认为在垂体瘤中，泌乳素腺瘤最容易合并肿瘤病灶内部出血。

（三）垂体瘤分类

1. 按肿瘤大小垂体瘤可分为：直径大于10mm的大腺瘤（macroadenoma）和直径小于或等于10mm的微腺瘤（microadenoma）两类。

2. 传统病理学依靠显微镜下细胞学改变将垂体瘤分为嗜酸性细胞腺瘤、嗜碱性细胞腺瘤、嫌色细胞腺瘤和混合性腺瘤。但是这种病理分类与临床、实验室检查不完全一致，不能反映垂体腺瘤真正的生物学特征。

3. 基于分子生物学和遗传学进展，2004年WHO颁布了新的垂体肿瘤分类，在基本分类的基础上增加了多激素生长激素肿瘤。利用电子显微镜、免疫组化和放射免疫技术，做出功能与形态统一的分类见表3-5。

表3-5　垂体腺瘤的分类

肿瘤类别	组织特性
泌乳素腺瘤（PRL）	嗜酸，嫌色性细胞
生长激素腺瘤（GH）	嗜酸性细胞
促肾上腺皮质激素腺瘤（ACTH）	嗜碱性细胞
促性腺激素腺瘤（GnH）	嫌色，嗜酸性细胞
促甲状腺激素腺瘤（TSH）	嗜碱性细胞
无分泌功能腺瘤	嫌色性细胞
多激素性腺瘤	

有分泌功能的垂体腺瘤患者临床表现为某种激素内分泌过多，约占垂体腺瘤总数的65%~80%，而无分泌功能性垂体腺瘤约占垂体腺瘤总数的20%~35%。

（四）发病机理

垂体腺瘤的发病机理尚未完全清楚。近几年Landis等人发现GH腺瘤中存在有Gs蛋白α亚单位基因突变。然而垂体腺瘤的发生是一个十分复杂的过程，Gs α突变只是从癌基因激活这一角度部分阐述了垂体瘤的成因，其病因尚有待于进一步的深入研究。

（五）临床表现

1. 内分泌变化

（1）泌乳素腺瘤　占分泌性腺瘤的40%~60%，好发于青年女性，可出现闭经、溢乳、不育和性功能障碍等症状。早期患者有高泌乳素血症，典型临床表现为闭经-溢乳-不孕三联征（Forbis-Albright综合征），继之出现肿瘤占位的相应表现。其中高泌乳素是PRL腺瘤的重要临床指征，尤其男性患者可致睾酮生成及代谢障碍，出现阳痿、性功能减退、不育和睾丸缩小。通常患者忽视早期出现的性欲减退症状，待确诊时，肿瘤多已长得较大，达到鞍上区（图3-124泌乳素瘤）。血清激素测定是早期诊断泌乳素腺瘤的主要方法。目前认为血清泌乳素>200μg/L（正常<20μg/L）者可确诊为泌乳素腺瘤，但是应除外妊娠、应用某种药物、肾功能衰竭等原因所致的高泌乳素血症。

（2）生长激素腺瘤　约占分泌性腺瘤的20%~30%，若在青春期前发病，由于骨骺未融合，在大量生长激素作用下，引起机体迅速生长而成巨人症；在成年后发病者，因骨骺已愈合，身材不能再行增高，生长激素只能促进内脏器官以及短骨和膜化骨的生长，形成手大、指粗、鼻高、下颌明显前突，肝肾等内脏器官增大的表现，称肢端肥大症。

一般认为血清生长激素值>10μg/L者即有诊断价值。

（3）促肾上腺皮质激素腺瘤　临床表现可分为Cushing氏综合征和Nelson综合征两种，约占分泌性腺瘤5%~15%，多见于青年女性。通常肿瘤病灶较小，不产生中枢神经系统症状。但是肿瘤细胞分泌过量的促肾上腺皮质激素及有关多肽，可导致肾上腺皮质增生，产生高皮质类固醇血症，造成体内多种物质代谢紊乱。

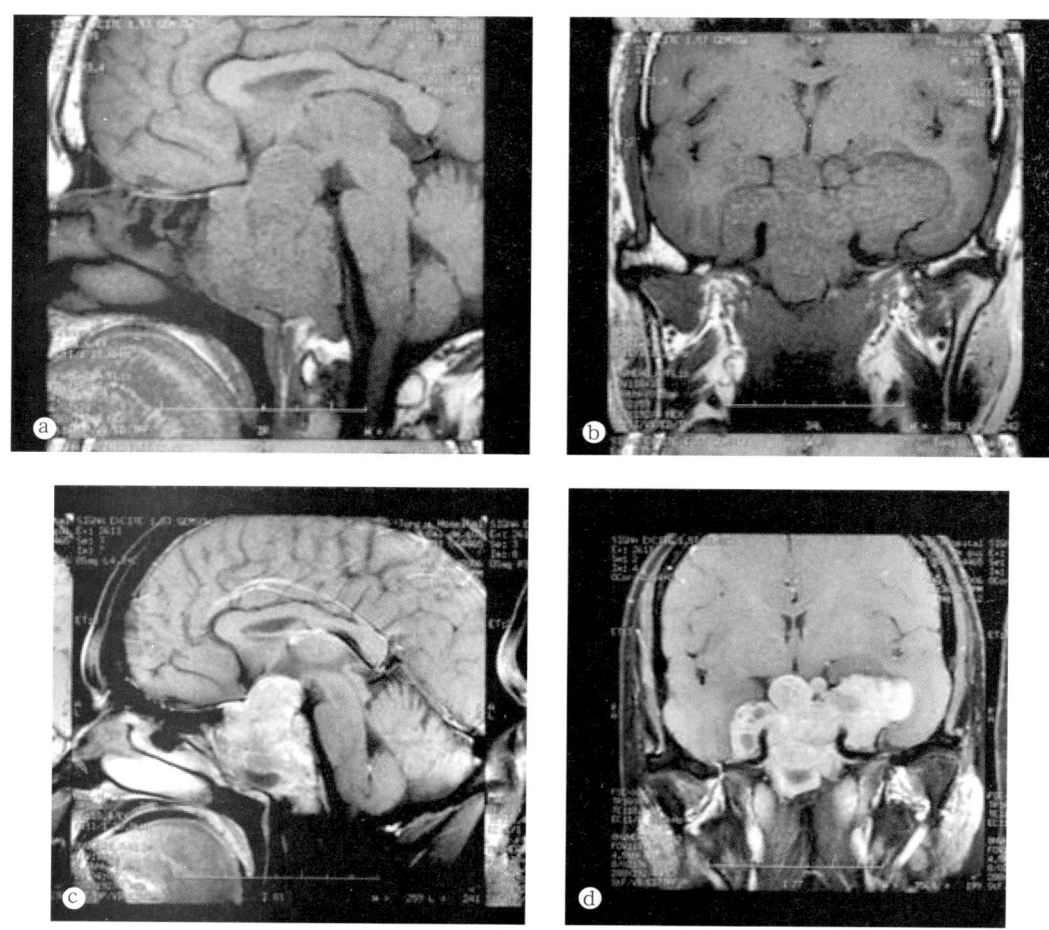

图3-124 泌乳素瘤

男性38岁,头痛2年,毛发脱落1年,毛发稀少,性欲下降,血清泌乳素显著增高。MRI平扫矢状位和冠状位T_1WI(a,b)示垂体不规则增大,向蝶鞍上下及左右侧生长,两侧颞叶受压,视交叉上抬,鞍底及斜坡骨质破坏。肿瘤包埋两侧颈内动脉。增强矢状位和冠状位T_1WI(c,d)示垂体瘤不均匀明显强化。手术证实为泌乳素瘤。

典型的Cushing综合征表现为患者呈向心性肥胖,以面颈、躯干部最明显,出现"满月脸"、"水牛背"的表现。由于全身皮肤、骨骼、肌肉等处蛋白质消耗过度,四肢消瘦,皮肤真皮处胶质纤维断裂,皮下血管显露而出现紫纹。并可引起类固醇性糖尿病,晚期可引起低钾、低氯性碱中毒。高皮质类固醇血症可抑制垂体促性腺激素的分泌,使女性患者的血睾酮明显升高,导致多数患者出现闭经、不孕和男性化;男性患者血睾酮降低,出现性欲减退、阳痿和睾丸萎缩等;儿童患者则出现生长发育障碍。此外,约85%的病例有高血压,皮质类固醇增多降低机体免疫机能,使患者抵抗力减退,皮肤感染不易治愈。

Cushing综合征行双侧肾上腺切除术的患者,约10%~30%在术后1~16年发生垂体肿瘤,出现全身皮肤、黏膜的明显色素沉着,临床称为Nelson综合征。多数学者认为Cushing综合征的起因即为垂体瘤,但因肿瘤过小而未能发现,或未作相应检查而被忽略。行双侧肾上腺切除后,由于缺少皮质类固醇对下丘脑促肾上腺皮质激素释放激素(CRH)的负反馈作用,CRH长期刺激垂体而使原有的促肾上腺皮质激素微腺瘤迅速长大,分泌大量的促肾上腺皮质激素和β-黑色素细胞刺激素(β-MSH)因而导致出现上述临床表现。

(4)促性腺激素腺瘤 促性腺激素腺瘤起病缓慢,因缺少特异性症状,早期诊断较为困难,易误诊为无分泌功能腺瘤。临床分为促卵泡激素(FSH)腺瘤、促黄体激素(LH)腺瘤和FSH/LH混合腺瘤三型。主要表现为性功能减退，晚期多有头痛和视觉障碍。

(5) 促甲状腺激素腺瘤　单纯促甲状腺激素腺瘤甚为罕见，占分泌性腺瘤不到1%。患者出现甲状腺机能亢进的症状，表现为心悸、畏热、多汗、食欲亢进、体重下降、甲状腺肿大和眼球突出。促甲状腺激素腺瘤可继发于原发性甲状腺功能减退，可能是长期甲状腺功能减退，引起下丘脑促甲状腺释放激素(TRH)分泌持续增高而产生的。此型肿瘤呈侵蚀性生长，易累及鞍上，产生视觉障碍。垂体的促甲状腺激素腺瘤除分泌促甲状腺激素外，还可同时分泌生长激素或泌乳素，因此，此类患者除甲状腺功能亢进外，还伴发肢端肥大症或闭经-泌乳综合征等临床表现。实验室检查血清促甲状腺激素、T_3和T_4浓度均增高。

(6) 无功能性垂体腺瘤　多见于30～50岁，男性略多于女性。其生长缓慢，通常肿瘤病灶较大，部分病例可见有内部囊变、出血或坏死，患者临床无内分泌亢进的症状。当肿瘤逐渐增大，使垂体正常组织受压而萎缩时，可出现促激素减少和相应靶腺（性腺、甲状腺和肾上腺）功能减退的表现。

2. 视力改变　垂体瘤所致视力障碍，在初期多为视野缺损，随肿瘤向上生长压迫视神经，可引起视神经萎缩、视力下降，最终导致失明。

3. 头痛　患者头痛的原因主要有两种：患病早期头痛为肿瘤生长使蝶鞍内压力增高所致，待肿瘤继续生长，突破鞍隔时，头痛减轻。患病的晚期，肿瘤向上生长压迫第Ⅲ脑室，造成脑脊液循环障碍，出现颅内压增高，亦可导致头痛。

4. 其他症状　较大垂体瘤还可产生多饮、多尿、嗜睡等丘脑下部的症状。肿瘤向鞍旁生长，压迫海绵窦，可产生第Ⅲ、Ⅳ、Ⅵ对颅神经及三叉神经第1支颅神经损害症状。其中动眼神经受累最常见，患者出现一侧眼睑下垂和眼球运动障碍。

(六) X线检查

1. X线片检查　泌乳素腺瘤和无分泌功能腺瘤多病灶较大，X线侧位平片显示蝶鞍扩大（图3-125）是诊断垂体腺瘤的重要佐证。此外，尚可见鞍背变薄竖直，前床突下缘骨质吸收或上抬变尖等异常征象。若肿瘤向上生长，可见蝶鞍入口增大，鞍背缩短和破坏。肿瘤偏侧生长，可致一侧鞍底下陷，扩大的鞍底呈双边样改变（图3-126）。若肿瘤向下生长突入蝶窦，可破坏蝶骨体，至鼻咽部形成软组织肿块。

生长激素腺瘤除造成鞍部骨质破坏外，还出现肢端肥大症的骨质改变，X线片显示头颅增大，骨板增厚（尤其以板障增厚为著），颅骨内板增厚以额骨明显，气化的副鼻窦腔明显增大，下颌骨伸长，指骨、掌骨、足骨宽厚，其末梢呈伞状。

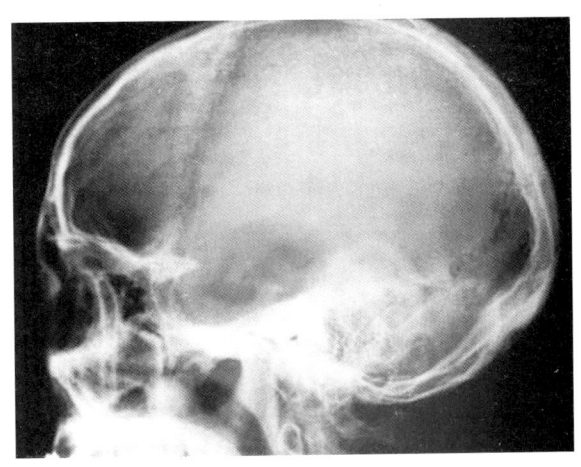

图3-125　垂体瘤
头颅侧位X线片：显示蝶鞍扩大，前床突下缘骨质吸收变尖，鞍底下陷，鞍背骨质吸收。

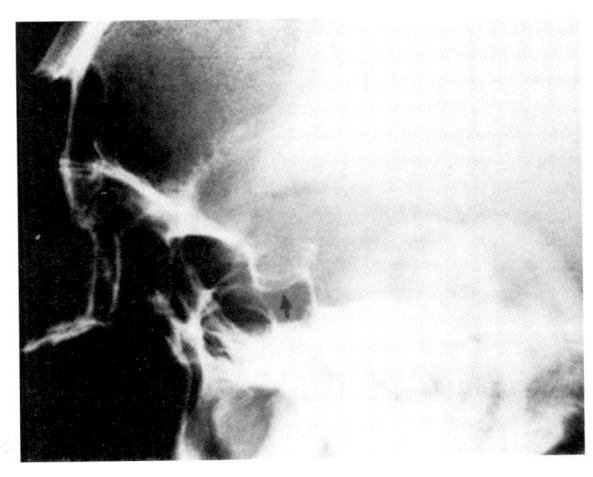

图3-126　垂体瘤
蝶鞍侧位X线片：蝶鞍前床突下缘骨质吸收变尖，鞍底呈双边。

2.X线鉴别诊断

（1）颅内压增高所致蝶鞍改变　颅内压增高，特别当伴有第Ⅲ脑室扩大时，蝶鞍可明显扩大，鞍背破坏多呈盆形，但是前床突无变形，鞍背不向后竖起，可略尖，变低或吸收。颅内压增高还可伴随其他X线征象，例如：成年人颅内板指压痕增多，儿童颅缝哆开等，结合临床和眼底检查可以区别。

（2）侵入蝶骨的恶性肿瘤　以鼻咽癌、蝶窦肿瘤和脊索瘤等最常见，当肿瘤侵入蝶骨时，与垂体腺瘤向下生长破坏蝶鞍十分相似，均可有鼻咽顶的软组织隆起肿大，但是侵入蝶骨的恶性肿瘤残留蝶鞍无扩大变形的迹象，而且侵蚀性骨破坏的边缘通常模糊不清，形态不规则，或仅见鞍底骨质的破坏，而垂体瘤所致压迫性骨破坏的边缘通常清晰而规整。

（3）动脉瘤　位于颅内段颈内动脉的动脉瘤可使蝶鞍明显球形扩大，但是通常为偏侧性，表现为患侧前床突明显向上翘起，而另一侧前床突的形态正常。

（4）颅咽管瘤　通常在鞍上有较密集的钙化斑，或在鞍上和鞍内同时出现钙化灶。而垂体腺瘤很少发生钙化，肿瘤包膜的钙化常呈小弧线状，见于鞍内或鞍上蝶鞍入口处，少数肿瘤病灶有钙化呈细小斑点状，伴有蝶鞍形态和颅骨的其他改变。

（七）CT检查

1.CT检查

（1）垂体大腺瘤　垂体大腺瘤多呈圆形或椭圆形，边缘光滑，多累及鞍上池，平扫呈稍高密度或等密度，增强扫描显著强化，肿瘤可局限于鞍内或向鞍上生长，或同时向鞍上、下方生长，鞍底下陷，骨质吸收变薄，甚至破坏消失（图3-127a）。其后界清楚，前界通常与额叶底部的脑组织不易区分。冠状位图像亦可见鞍上池充盈缺损或鞍上池消失，肿瘤体积较大者，可见第Ⅲ脑室前部受压（图3-128a）。肿瘤巨大者，可使侧脑室前角内缘受压，进而阻塞室间孔，导致不同程度的侧脑室扩大积水。垂体瘤多为均匀等密度（图3-129），少数内部伴有囊变（图3-130）、坏死，导致密度不均匀。肿瘤病灶钙化少见（仅为3%），钙化灶位于肿瘤中心或偏侧，呈点状、小片状或不规则形，或者位于肿瘤边缘呈蛋壳状。肿瘤向鞍旁生长时，可将显著强化的颈内动脉推移向外，甚至将颈内动脉包裹在肿瘤内。肿瘤卒中可为自发性或继发于放射治疗后，CT平扫显示肿瘤内部有高密度区，陈旧性出血可形成囊腔和液平，增强扫描呈周围性强化。少数垂体瘤亦可向其他邻近部位（如额部、中颅凹、鼻咽部、鞍区后方等）突出生长。

（2）垂体微腺瘤　行高分辨力直接冠状CT增强扫描，或冠状面连续薄层快速动态增强扫描可显示垂体微腺瘤。由于正常垂体先于垂体微腺瘤强化，而腺瘤强化的持续时间长于正常垂体，所以在增强扫描的早期，垂体内出现异常低密度区为诊断微腺瘤的直接征象。低密度区常为偏侧性，境界较清楚，呈圆形、椭圆形或不规则形，此类肿瘤多为泌乳素瘤。垂体微腺瘤也可呈等密度病变，以肾上腺皮质激素腺瘤多见。部分病例CT扫描无异常所见，应除外技术不当（例如：注药速度慢）所致的假象。如果临床明确提示垂体瘤的诊断，CT扫描未见异常改变仍然不能除外垂体微腺瘤。

垂体微腺瘤的间接CT征象为鞍底下陷、变薄，或者局部骨质吸收，垂体柄向对侧移位（图3-131），垂体高度增加等。一般认为垂体高度大于8mm即为异常，但是垂体高度有性别差异，男性大于7.7mm，女性大于9mm为异常。应该指出垂体高度正常者，其内部发现微腺瘤亦不少见，因此诊断微腺瘤除测量腺体的高度外，还应注意垂体密度及其他异常改变。绝大多数正常人垂体上缘呈平直或凹陷状，少数可稍向上凸，或在垂体蒂插入点处有一个小凸起。若CT扫描显示垂体上缘显著凸出，则提示垂体内部可能有微腺瘤，尤其当不对称性上凸时，更是如此。个别情况下，垂体微腺瘤可发生于垂体外，或呈外生性生长，使大部分病灶位于垂体轮廓之外，因此，在参考上述征象诊断微腺瘤时，需结合患者的临床表现和血液中有关激素水平情况做出判断，必要时可定期随访观察。

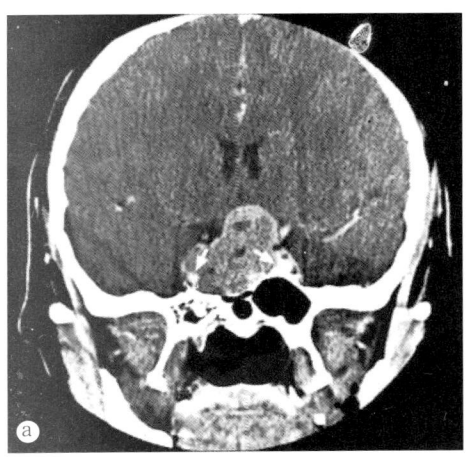
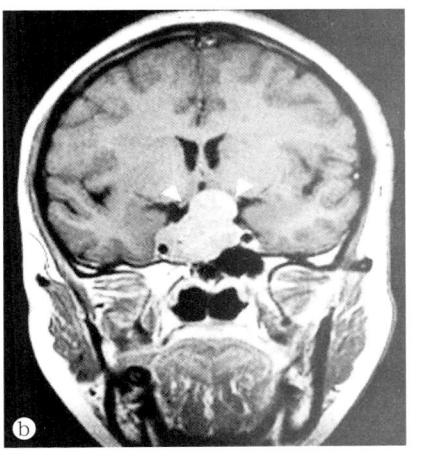

图 3-127 垂体瘤

CT 冠状位增强扫描 (a)：显示"雪人"形病灶向鞍上、鞍下及鞍旁生长，内部见散在小灶状低密度区。两侧颈内动脉向外移位，并包埋于病灶之中。MRI 增强扫描冠状位 T_1 加权像 (b)：病灶显著强化，视交叉受压上抬。

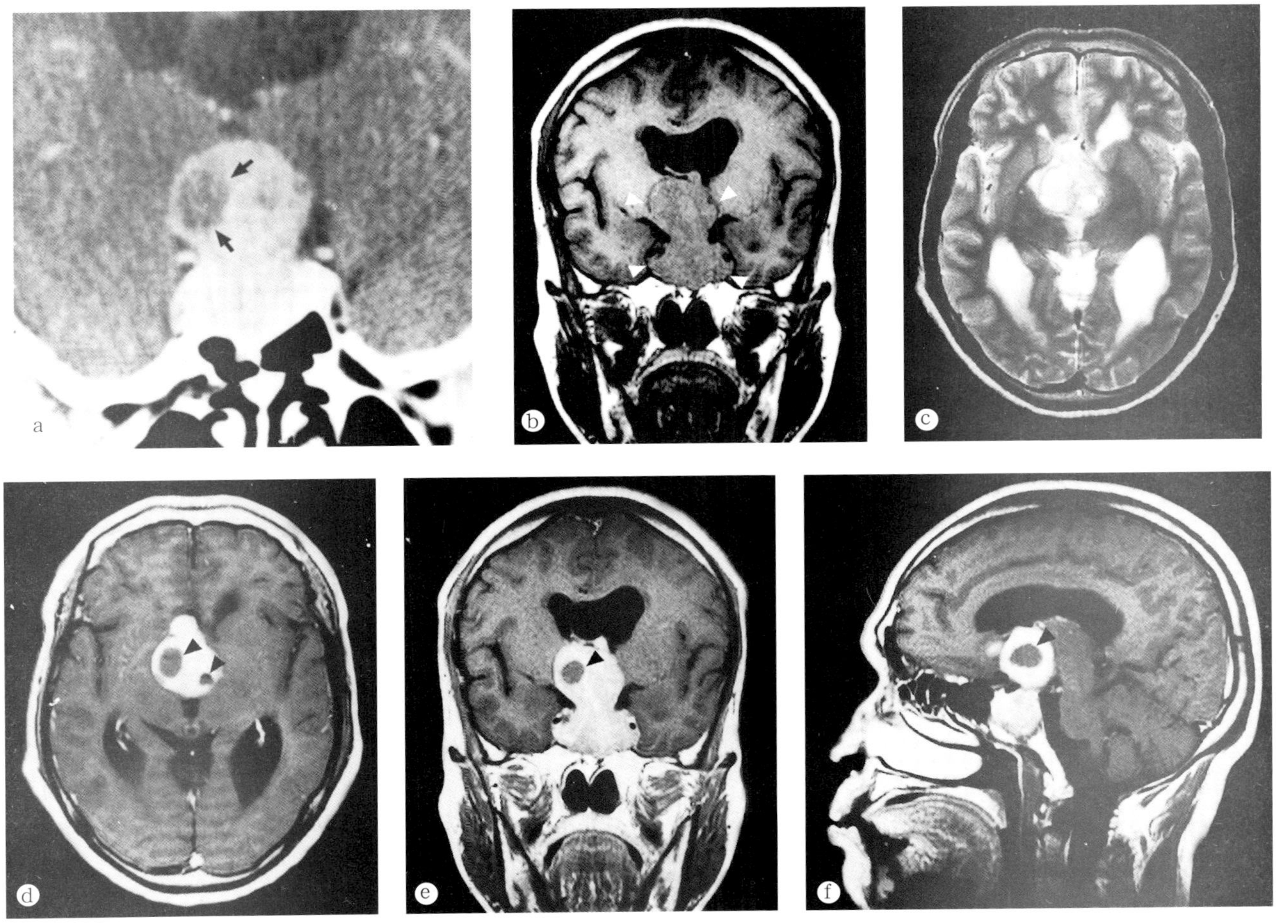

图 3-128 垂体瘤伴囊变、坏死

CT 冠状增强扫描 (a)：见巨大葫芦形病灶由鞍内向鞍上生长，病灶部分向下突入蝶窦，上部到达室间孔水平，两侧脑室的额角扩大。病灶内部有低密度区 (↑)。MRI 冠状 T_1 加权像 (b)：病灶呈等信号，由鞍内向鞍上生长。横断 T_2 加权像 (c)：病灶呈不均匀高信号。横、冠和矢状位增强扫描 (d~f)：病灶显著强化，内部伴有囊变，第Ⅲ脑室前部及额角受压。病理：泌乳素垂体瘤。

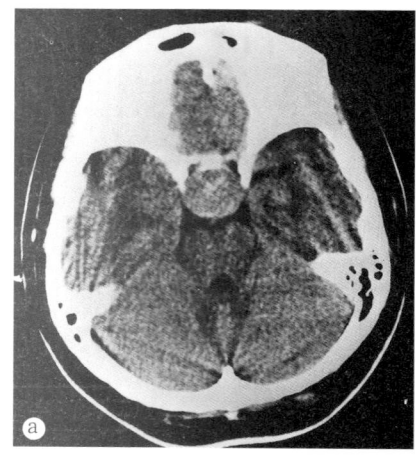 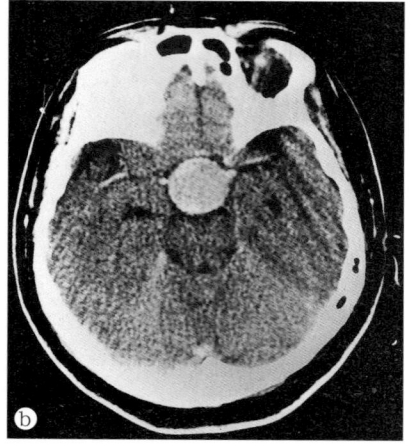

图3-129 垂体瘤

CT平扫(a)：显示圆形病灶位于鞍上池之内，呈均匀较高密度，边界清楚。增强扫描(b)：病灶均匀强化。

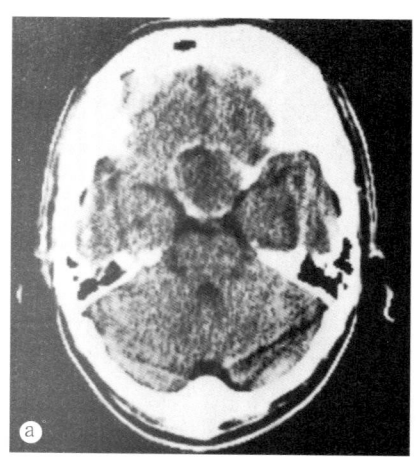 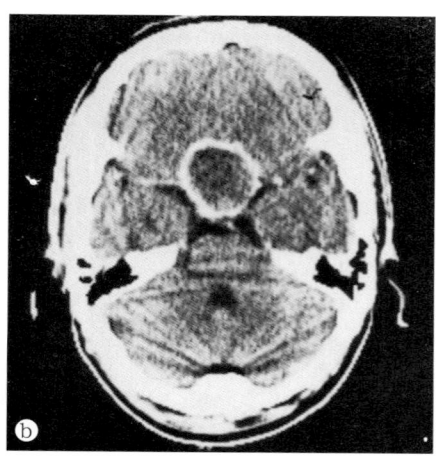

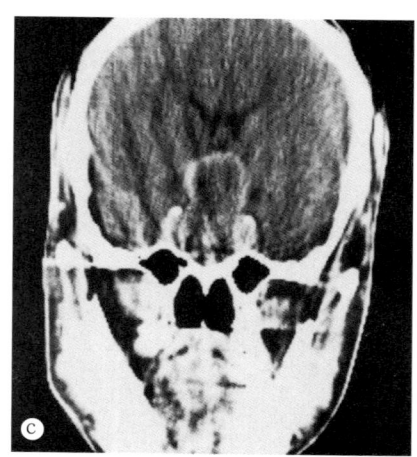

图3-130 垂体瘤

CT平扫(a)：显示鞍上池内的类圆形低密度病灶，由高密度薄壁包绕。增强扫描(b)：病灶壁显著强化，内部低密度无强化。冠状位图像(c)：蝶鞍显著扩大，鞍底破坏，病灶向下突入蝶窦之内，向上占据鞍上池。手术所见：肿瘤呈囊性，内含褐色液体，自鞍内向鞍上、鞍旁生长。病理：嫌色性垂体瘤伴囊性变。

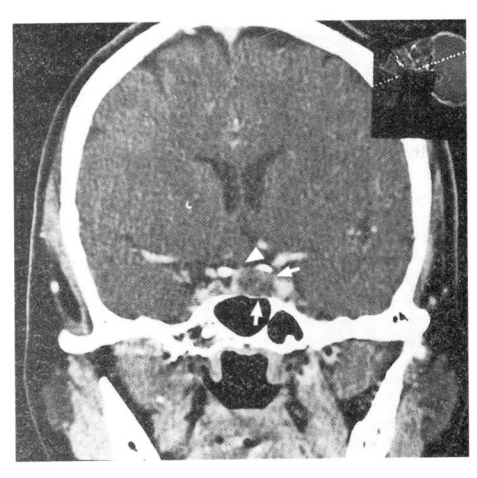

图3-131 垂体微腺瘤
CT冠状位增强扫描：垂体内部偏左侧有圆形低密度（↑），垂体上缘圆隆，垂体柄略向右偏移（△）。病理：垂体泌乳素腺瘤。

(3) CT鉴别诊断 垂体腺瘤多有分泌功能，导致相应的激素分泌过多，具有特征性的临床表现，高分辨CT检查可显示肿瘤，但是有时需要与下列鞍区疾病相鉴别：

A. 颅咽管瘤 颅咽管瘤多发生在学龄前儿童及青少年，肿瘤多位于鞍上，常向第Ⅲ脑室及鞍旁发展，而垂体正常。CT显示肿瘤病灶大部分呈囊性低密度区，与脑脊液相仿或略高密度，常有囊壁的蛋壳样钙化，或/和肿瘤实质部分的斑点状钙化。增强扫描囊壁和肿瘤实性部强化。

B. 脑膜瘤 鞍区脑膜瘤一般起源于鞍结节、鞍隔或鞍旁，CT扫描可显示与脑膜瘤伴随的骨质增生，蝶鞍不扩大，甚至变小。

C. 胶质瘤 鞍区胶质瘤多来源于视交叉、垂体柄或第Ⅲ脑室前部，位于鞍上，视神经孔可扩大，而蝶鞍不扩大。CT平扫显示病灶密度不均匀，增强扫描肿瘤强化的程度多低于垂体腺瘤。

D. 动脉瘤 通常发源于颈内动脉或其邻近的分支。CT平扫动脉瘤为等密度，增强扫描动脉腔显著强化，但又很快消失呈低密度。动脉瘤多位于鞍旁，但个别向鞍内延伸，可行延时CTA、MRA或DSA检查进行鉴别。

(八) MRI检查

1. MRI检查 垂体腺瘤MRI扫描，一般应用小视野（16～20cm），大矩阵（512×512），薄层扫描（3mm），自旋回波脉冲序列T_1加权像和T_2加权像，使用常规剂量的半量（0.05mmol/kg）Gd-DTPA进行增强扫描，可清楚显示肿瘤病灶及邻近结构变化，易于显示微腺瘤。

(1) 垂体大腺瘤 垂体大腺瘤的占位表现与CT相似，由于MRI多序列、多方位成像的特点，显示垂体瘤与周围结构的解剖关系优于CT，能准确作出定位诊断。垂体瘤的MRI信号特点为T_1加权像呈较低或等信号，T_2加权像呈等或高信号，增强扫描肿瘤显著均匀强化（图3-127b，图3-128b～f，图3-132）。若肿瘤内部发生囊变或坏死，在T_1加权像上表现为更低信号，T_2加权像则呈更高信号。若肿瘤内部有出血，则在亚急性早期T_1加权像呈高信号，T_2加权像呈低信号，而在亚急性期均呈高信号。肿瘤向鞍上生长时，受鞍隔的限制，垂体瘤可呈葫芦状、雪人状或沙漏样改变。

(2) 垂体微腺瘤 MRI显示垂体微腺瘤具有高度特异性和准确性。因为垂体属血-脑屏障外器官，注射对比剂后快速强化至高峰，与之不同的腺瘤组织的强化峰值低，且出现晚，采用冠状位动态T_1加权像快速扫描脉冲序列，注射常规剂量的对比剂后立即扫描，可检出直径<5mm的垂体微腺瘤。由于T_2加权像鞍上池为高信号与垂体上缘的分界不清，不利于垂体微腺瘤显示，而矢状位易受颈内动脉流空信号影响，且左右两侧垂体不能对比研究，所以冠状位是检查微垂体腺瘤的最佳方位。

垂体微腺瘤的直接MRI征象为：约80%～90%的肿瘤在平扫T_1加权像表现为低信号（图3-133），而T_2加权像为高信号，通常位于垂体一侧。泌乳素瘤的境界多较清楚，生长激素和肾上腺皮质激素瘤，以境界不清者居多，形态为圆形或椭圆形，也可为不规则形。增强扫描早期肿瘤的信号强度低于正常垂体，后期病灶的信号强度高于正常垂体。

垂体微腺瘤的间接征象为 鞍隔向上偏心性膨隆，垂体柄向对侧偏移，鞍底骨质明显倾斜，或局部骨质吸收破坏。由于正常垂体柄亦有17%出现偏移，因此只有垂体柄偏移方向与垂体内低信号相反时才有诊断意义。近年来经免疫组化技术证实，腺垂体内5种内分泌细胞明显按功能排列：分泌泌乳素和生长激素的细胞位于两侧，而分泌促甲状腺素和促性腺激素的细胞位于中间,分泌促肾上腺皮质激素的细胞主要在垂体中间偏后的部位,这种解剖关系与术中所见垂体腺瘤的发生率相符。参照上述垂体微腺瘤发生部位的研究结果,可指导MRI诊断进入一个更精确的新阶段,为临床诊治垂体瘤提供可靠的影像学依据。

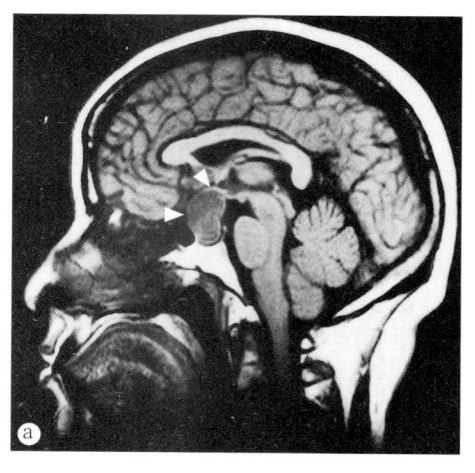
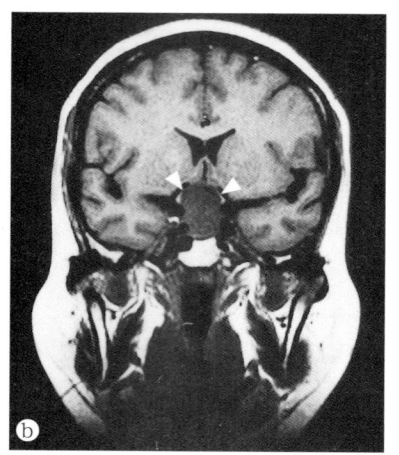
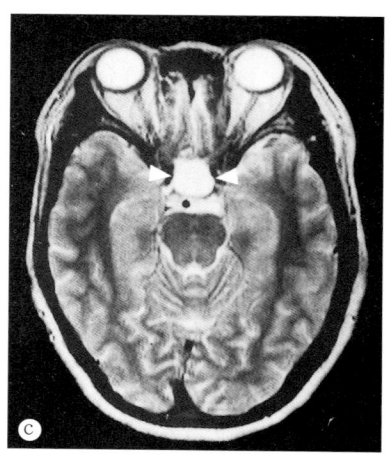
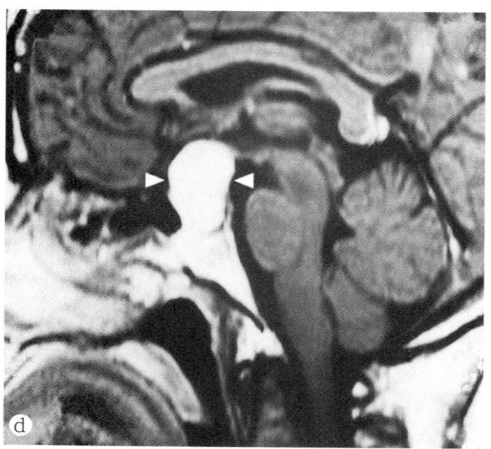
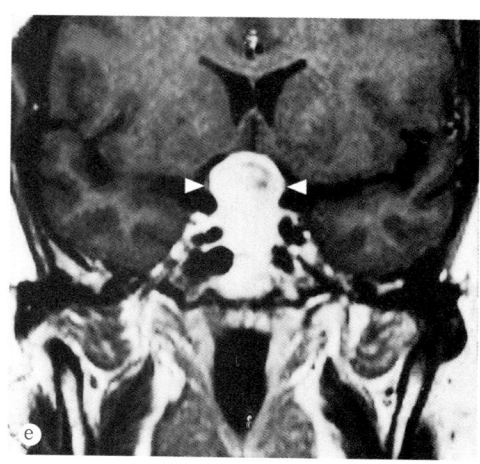

图3-132 垂体瘤
MRI平扫矢状和冠状位T₁加权图像(a~b):病灶由鞍内向鞍上生长,视神经受压上抬。横断T₂加权像(c):病灶为高信号。矢状和冠状位增强扫描(d~e):病灶显著强化。手术所见:肿瘤呈实质性,粉红色,血供丰富。病理:不典型垂体瘤。

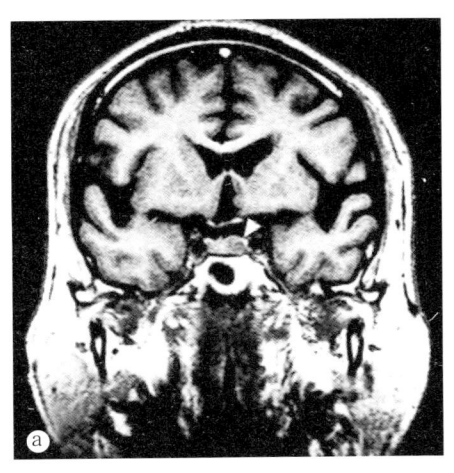
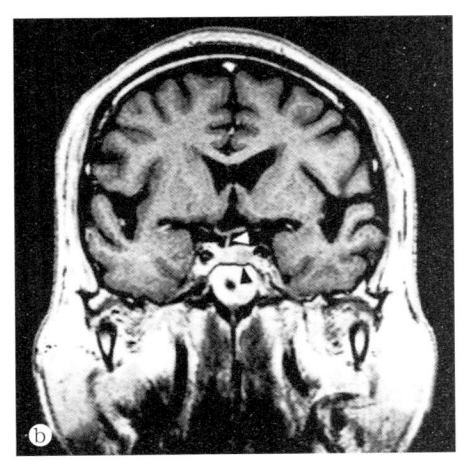

图3-133 垂体微腺瘤

MRI冠状位T_1加权（a）：垂体内偏左侧有圆形稍低信号，直径小于1cm，其上缘圆隆状。增强扫描（b）：垂体左侧病灶信号强度低于正常垂体（△），垂体柄右移（▲）。

2.MRI鉴别诊断

（1）鞍区脑膜瘤　起源于鞍结节、鞍隔、后床突的脑膜瘤常需与垂体大腺瘤相鉴别。脑膜瘤的信号在所有成像序列上均与脑灰质相近，肿瘤内部出血、坏死不多见；蝶鞍不扩大，可以见到正常垂体，肿瘤常压迫颈内动脉使之变窄，多伴有颅神经受累的症状。

（2）颅咽管瘤　起源于Rathke囊的残余鳞状上皮，肿瘤主要位于鞍上池，半数病例可延伸至鞍内，MRI的信号混杂，典型肿瘤包含囊性、实性和钙化3种成分，囊性病变的出现率约为85%，T_1加权像呈稍高于脑脊液的低信号，实性成分约50%呈高信号，钙化多数为低信号；5%～10%病例仅表现为单一实性成分或钙化，增强扫描实性部分呈中等度强化。

（3）Rathke囊肿　与颅咽管瘤的起源相同，两者的区别为：颅咽管瘤的囊壁厚，内衬鳞状上皮细胞或基底细胞，呈侵袭性生长，术后有复发倾向；而Rathke囊肿内衬单层柱状或立方上皮细胞，无侵袭性，术后不复发。囊肿位于垂体前叶和中间部之间，通常直径不超过10mm，少数可达30mm，囊内含黏液者多见，在MRI的T_1加权像和T_2加权像上均呈高信号；若含浆液，T1加权像为低信号，少数囊壁钙化为极低信号，增强扫描一般囊壁不强化。

（4）鞍区动脉瘤　伴有血栓形成的动脉瘤需与垂体瘤、颅咽管瘤等鉴别。鞍区动脉瘤多位于鞍旁，个别位于鞍内。在血栓形成急性期，T_1加权像和T_2加权像上均为略低信号；亚急性期，血栓在T_1加权和T_2加权像上均为高信号，此阶段多能见到新月形流空残腔；慢性期血栓在所有脉冲序列图像上均为等信号，增强扫描有轻～中度强化。T_2加权像上其周围常有含铁血黄素沉积所致的低信号环，此征象为与其他疾病鉴别的要点。

（5）淋巴细胞性腺垂体炎　本病少见，可见于妇女的妊娠期或产后，临床上无垂体功能障碍或垂体功能低下，其MRI信号特点可与垂体瘤相似，显示垂体前叶呈球形增大，同时伴有邻近脑膜的强化，垂体瘤无此征象。病理表现病变局部组织内有大量淋巴细胞浸润，而无肿瘤细胞。

（6）垂体隐球菌瘤　中枢神经系统隐球菌感染主要为脑膜炎表现，少数情况表现为隐球菌瘤，其MRI所见与垂体瘤相似，但是病变较垂体瘤广泛，可累及垂体柄及邻近的脑膜等结构，隐球菌抗原试验阳性。

（九）X线血管造影检查

通常垂体瘤局限于鞍内者，不引起脑血管改变，若肿瘤向鞍上或鞍旁生长，则导致局部血管移位。垂体大腺瘤向鞍旁延伸可致颈内动脉C_{1-2}段向前上方移位，C_4段向下向外移位，虹吸弯开口异常增大，C_4段与鞍底间距加宽，两侧颈内动脉虹吸弯间距加大；肿瘤向鞍上生长，C_1段伸长，颈内动脉分叉点位置升高并向外移位，大脑前动脉和大脑中动脉起始部也一起上移，后交通动脉和脉络膜前动脉抬高，很少出现肿瘤染色。

（十）PET检查

近些年来，综合应用血清激素测定、CT和MRI扫描使微腺瘤的诊断率逐渐提高，影像学检查已经成为肿瘤分类和观察疗效的指标。但是某些病例的血清激素水平不能完全反映出肿瘤的特性，应用PET显像能敏感地测试不同组织间代谢的差异，显示垂体瘤生化和代谢异常改变的特点及其临床意义，可鉴别有生命力的肿瘤组织与病灶内部的纤维化、囊肿及出血成分，并有助于选择治疗方法，及评价激素治疗的效果。例如：垂体腺瘤在治疗过程中，由于瘤细胞受损肿胀，有时MRI和CT显示肿瘤病灶有增大，此时应用^{11}C蛋氨酸PET显示肿瘤的代谢无变化，否定了肿瘤出现活动性生长的可能性。另外，^{11}C-蛋氨酸PET扫描能区别垂体腺瘤与神经纤维瘤，用^{11}C-Deprenyl可测定出垂体腺瘤与脑膜瘤病灶内部单氨氧化酶（MAO-B）的含量不同，有助于垂体瘤的鉴别诊断。

（十一）治疗及预后

1. 手术治疗　有两种手术方式，即经蝶窦或经额部腺瘤切除术。经蝶窦手术较安全，患者出血少、损伤小、术后不易发生脑部并发症。因此，目前对于可以切除的腺瘤，特别是小腺瘤，经蝶窦手术已成为首选治疗方法。对向鞍外侵犯的肿瘤部分无法切除为其主要缺点。向鞍上生长超过2cm，并压迫视神经、视交叉，甚至第Ⅲ脑室的大腺瘤，适用经额部腺瘤切除术，以便在直视下使视神经和视交叉得到充分减压，并切除侵犯鞍外的肿瘤部分。手术损伤较大，术后并发症较多为其缺点。

2. 非手术疗法

（1）溴隐亭　此药可直接作用于垂体和下丘脑，有中枢性多巴胺作用，刺激泌乳素释放抑制因子（PIH）分泌增多，从而抑制泌乳素的合成和分泌，可使生长激素腺瘤和泌乳素腺瘤体积缩小。缺点是需要长期服用，停药会使肿瘤再次增大。

（2）放射疗法　由于放射治疗可使肿瘤发生肿胀、退变、体积增加，加重视神经受压，因此，放射治疗适用于：

A. 仅有内分泌症状，而视力、视野无明显障碍者；

B. 视神经已行手术减压，为抑制残留瘤细胞发展者；

C. 年龄较大不能耐受手术或拒绝手术切除，或肿瘤病灶较大者；

D. 无法进行手术治疗的恶性腺瘤。

（十二）各种影像学诊断方法的优缺点比较

X线片检查垂体腺瘤简便易行，可以发现蝶鞍扩大、鞍区钙化及鞍部骨质改变，适用于垂体大腺瘤的检查，但是X线片不能确定垂体微腺瘤的诊断。CT与MRI比较，CT在显示肿瘤钙化、侵犯蝶窦和骨质改变等方面优于MRI，但是CT的软组织对比分辨力较差，因受鞍内X线线束硬化伪影的干扰，鞍区结构常显示欠佳，诊断垂体微腺瘤的敏感性和特异性均显著低于MRI，而CT诊断垂体大腺瘤的准确性却与MRI相仿。MRI除为无射线辐射危害外，还具有多方位成像能力，软组织分辨力高，不产生骨伪影等优势，能清晰显示垂体瘤及其周围结构，特别在应用顺磁性对比剂、行高分辨MRI动态增强扫描时，能进一步提高微腺瘤的检出率。应该指出：只有MRI扫描才可显示亚急性期的垂体瘤卒中，能发现放射损伤所致的视神经水肿变性，有助于检出放射治疗患者视力再次下降的原因。

由于腺瘤组织比正常垂体组织的代谢率高，PET能敏感的显示二者之间的代谢差异，检出CT和MRI无阳性发现的垂体腺瘤，还可监测与评价垂体瘤激素治疗的效果，并用于垂体腺瘤与神经纤维瘤、脑膜瘤或脊索瘤的鉴别。

（十三）临床优选检查路线

MRI应为垂体微腺瘤的首选检查方法，根据MRI所见垂体微腺瘤的直接征象与间接征象，结合临床表现和有关内分泌的实验室检查异常结果，对大多数微腺瘤可作出正确诊断。X线片、CT和MRI

均可用于垂体大腺瘤的诊断，CT和MRI均能显示肿瘤病灶，但是MRI显示肿瘤邻近关系较CT更清楚。CT与X线片观察肿瘤钙化和骨质异常改变方面优于MRI，而CT的诊断效果又优于X线片。PET通过测定垂体异常代谢改变，进一步提高了垂体腺瘤的诊断、鉴别诊断及激素治疗监测的能力，但此项检查费用昂贵，PET在国内临床上尚未得到普及应用，为其主要限度。

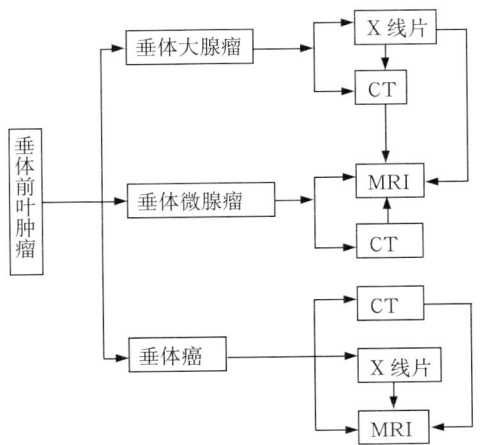

临床优选检查路线图

（十四）展望

当前，CT和MRI对垂体腺瘤能作出早期诊断，从形态学上观察肿瘤及其在治疗中的变化，可提供良好的解剖信息。但是CT和MRI不能准确鉴别术后早期组织反应与残余肿瘤灶，也不能分辨放射治疗、化学治疗后的组织坏死与复发病灶。现在PET和MRI波谱分析（MRS）的临床应用在国外已日渐成熟，国内才刚刚起步。由于PET和MRS可从不同角度反映垂体瘤的代谢情况、组织特性以及功能改变，对垂体腺瘤的诊断，确定术后残余灶，鉴别放射治疗、化学治疗后复发灶，比CT和MRI更准确，在评价疗效和预后方面有较强的潜在性应用价值。

二、垂体癌

垂体癌（pituitary carcinoma）或恶性垂体腺瘤很少见，仅占垂体瘤总数不到1%，多见于成年人，偶见于儿童。

（一）一般资料

大多数垂体癌为嫌色细胞腺癌，可向鞍外生长侵蚀海绵窦、附近硬脑膜、血管和颅骨等组织结构，也可浸润性生长累及三叉神经半月节、中脑、桥脑，甚至后颅窝，但是发生远处转移者较少。其病理改变与垂体瘤相似，肿瘤细胞不一定有间变等恶性表现，当出现脑脊液内肿瘤细胞播散或神经系统以外部位的转移时，均应诊为恶性垂体腺瘤或垂体癌。

（二）临床表现

与嫌色细胞腺瘤相似，可有垂体功能低下、视神经和邻近组织受压及头痛等临床表现，很容易与嫌色细胞腺瘤相混淆，常需作组织学检查后才能确诊。有远处转移者，往往误诊为垂体转移癌。患者病程短、病情进展快、早期出现海绵窦症状者应考虑有垂体癌的可能。

（三）CT和MRI检查

CT和MRI检查发现垂体肿瘤巨大、侵入硬膜和相邻脑组织（图3-133），以及侵入邻近骨骼明显

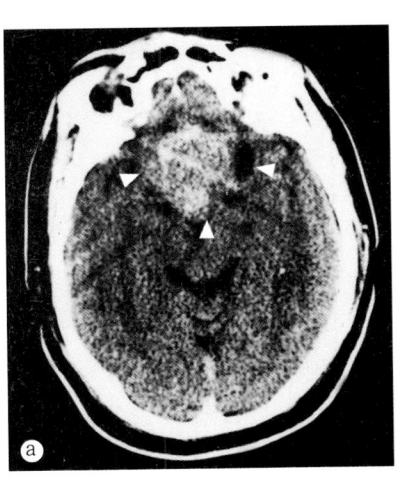
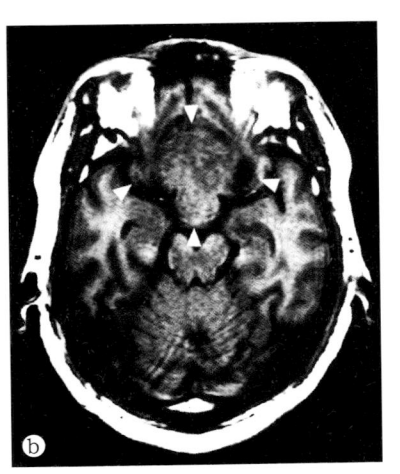

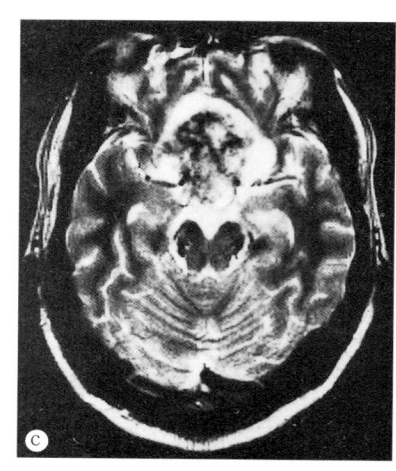 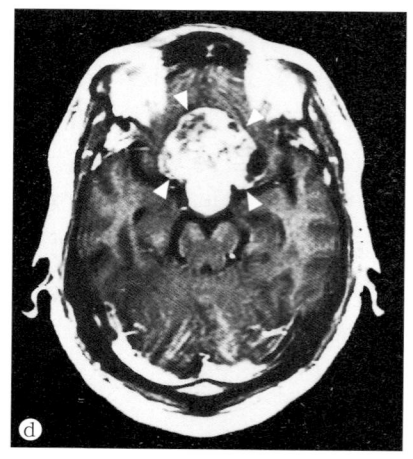

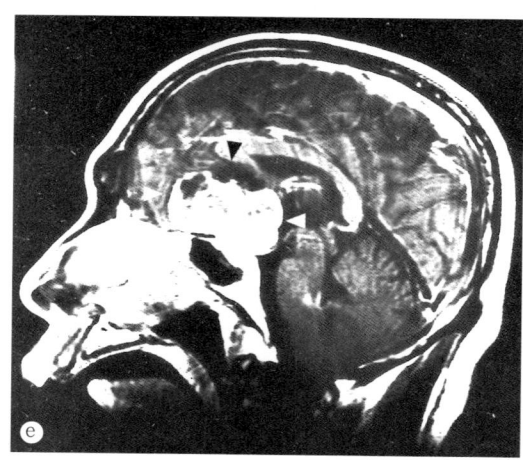

图3-134 垂体腺癌
CT平扫（a）：鞍上池不均匀高密度团块状病灶，边缘模糊，周围有低密度。MRI横断T_1加权像（b）：病灶为等、低混杂信号，向额叶底部延伸。T_2加权像（c）：病灶为高、低混杂信号。增强扫描横断和矢状位T_1加权像（d~e）：显示病灶较大，形态不规则，显著强化，由鞍内向鞍上及鞍前、后方向生长。手术所见：鞍上至第Ⅲ脑室前部粉红色实质性肿瘤，境界不清。病理：垂体腺癌。

者，可能为垂体癌。但是，肿瘤组织学和细胞学所见与肿瘤的生物学行为并非一致，出现上述CT和MRI表现提示恶性征象者，病理表现仍可能为良性腺瘤，而病理表现为肿瘤细胞明显间变、核分裂象多和细胞分化不佳等情况时，CT和MRI表现可与良性垂体腺瘤者相同。当垂体癌与远隔其他部位第2个肿瘤的病理性质相仿时，才能判断为垂体癌转移。

（四）SPECT和PET检查

1. 诊断和鉴别诊断　由于垂体癌靠近颅底部，普通SPECT脑显像对垂体癌的敏感性较差。研究表明PET显像（包括^{11}C-蛋氨酸和^{18}F-FDG显像）可作出神经纤维瘤、脊索瘤与垂体瘤的鉴别诊断。^{11}C-蛋氨酸显像示垂体瘤与健侧相应正常脑组织放射性摄取的比值（T/N）>2，而神经纤维瘤的T/N比值<2。应用^{18}F-FDG显像示脊索瘤的T/N比值大于^{11}C-蛋氨酸显像的T/N比值，而垂体瘤则相反。

2. 判断肿瘤的分泌功能　垂体瘤可分为有分泌功能和无分泌功能两类。对垂体瘤行^{11}C-蛋氨酸PET显像，无分泌功能垂体瘤的T/N比值约为2.5，分泌功能旺盛的垂体瘤T/N比值大大增加。

3. 帮助确定治疗方案　泌乳素瘤等许多垂体肿瘤都有多巴胺受体，采用可与多巴胺受体结合的^{11}C-NMSP作PET显像，可以显示这类肿瘤。凡富含多巴胺受体的垂体瘤，可给予多巴胺拮抗剂治疗，而不必行外科手术，而且可以应用^{18}F-FDG显像监测拮抗剂的治疗效果。当治疗有效时，肿瘤的葡萄糖利用率显著下降。针对无分泌功能的垂体瘤可行^{111}In-Pentetreotide显像，垂体瘤摄取指数（UI）>2的患者，可考虑应用Octreotide治疗；UI低的患者，则不必应用Octreotide进行治疗。

4. 评价治疗效果　治疗垂体瘤的方法有手术治疗、放射治疗和药物治疗。研究表明：若针对垂体瘤的治疗有效，则^{11}C-蛋氨酸T/N比值迅速显著下降，并伴有血清激素水平的下降，这种代谢变化较CT和MRI的结构改变早几周、甚至几个月。另外，CT和MRI无法区分在治疗过程中是肿瘤活性增殖、还是治疗反应引起的肿瘤病灶增大，^{11}C-蛋氨酸PET显像则可加以鉴别，肿瘤增殖表现为代谢增高，而治疗反应则表现为代谢减低或者无变化。对垂体瘤行^{99m}Tc DMSA显像同样可用于评价治疗效果，若放射治疗和药物治疗有效，则肿瘤的T/N比值明显降低。

（五）治疗

垂体癌的治疗效果不理想，有视神经或邻近组织压迫症状者可首先行手术治疗解除压迫，术后再加放射治疗。由于肿瘤呈浸润性生长，往往难以将之完全切除，多数患者仅可行放射治疗。已有远处转移者可试用化学治疗，但是其疗效通常不理想。

三、颅咽管瘤

颅咽管瘤（craniopharyngioma）是鞍区仅次于垂体腺瘤的居第2位的常见肿瘤，约占全部鞍区肿瘤的30%。曾将其归类于个体发育异常或先天性肿瘤。

（一）一般资料

本肿瘤占原发脑肿瘤的4.7%~6.5%，占20岁以下脑肿瘤的8%~13%，占儿童颅内肿瘤的16.6%。宣武医院429例资料，占7200例脑肿瘤的6%。颅咽管瘤男性发病略多于女性，可发生于各年龄组人群，青少年好发（占70%），患病年龄高峰在10岁左右。有些病例肿瘤发展缓慢，至成年后方出现临床症状，故有的临床神经病专家又将颅咽管瘤分为儿童和成人（占30%）二型。

（二）好发部位

虽然按部位分类，颅咽管瘤归属于鞍区，但是由于肿瘤的具体部位及其生长方式各不相同，在临床及影像学表现上也有所差别，故又可将之作其他分型，概括不同作者的分类，将之以蝶鞍为中心分为鞍内型、鞍内外型和鞍外型。

1. 鞍外型和鞍内外型　鞍外型和鞍内外型占颅咽管瘤的绝大多数（约90%），其中80%位于鞍上池，60%压迫室间孔导致侧脑室扩大积水。若以视交叉为分界标识，可再将之分为视交叉前型和视交叉后型，其临床表现有所不同。若以脑室为界（主要是第Ⅲ脑室），可再将之分为脑室外型、脑室内型及脑室型。实际上多数鞍上型颅咽管瘤均可见不同程度压迫或突入第Ⅲ脑室，真正完全位于脑室内者极少见。鞍上颅咽管瘤除主要累及第Ⅲ脑室外，少数也可累及侧脑室。还有极少数特殊类型，肿瘤可自鞍区向前扩展至额部和前颅窝；也可向颞部和中颅凹生长；极少数甚至可经蝶窦向鼻咽区或经中颅凹至翼腭窝区发展。

2. 鞍内型　单纯鞍内型者极少见（10%），主要见于成年人，可向下生长突至蝶窦内。

（三）病理表现

鞍上型肿瘤绝大多数（60%~80%）内部发生囊变，可为单囊或分隔呈多囊状，囊变区多位于病灶上部。囊壁和肿瘤实性部分可发生钙化，钙化的发生率约为70%。颅咽管瘤完全呈实性者仅为10%左右。囊性颅咽管瘤大小相差悬殊，小如蚕豆，大如鹅卵，可为球形、结节状或不规则形。

牙釉质型和乳头状型是颅咽管瘤的两个组织学亚型，其中牙釉质型占大多数（90%），多见于青少年，多数肿瘤与脑组织分界不清，偶尔在脑底部与血管结构紧密粘连。肿瘤基本由鳞状上皮细胞组成，表层为粒状细胞和多边形细胞，内层为疏松星状结构。肿瘤产生大量湿性角质蛋白（wet keratin），常因营养不良而导致钙化。囊内含有大量胆固醇和机油状内容物，以及纤维化和慢性炎性反应组织。乳头状颅咽管瘤几乎仅见于成年人，常侵犯第Ⅲ脑室，肿瘤缺乏钙化及机油状内容物，其实性部分常呈分支状外观，囊壁由纤维血管乳头构成，被覆单层鳞状上皮。肿瘤与脑组织的分界较清楚，外科手术易于将之全部切除。

（四）临床表现

颅咽管瘤的临床表现复杂多样，主要与该肿瘤的部位、大小、病理组织学类型及其生长方式等有关，主要表现如下：

1. 颅内压增高　颅内压增高系肿瘤突入第Ⅲ脑室并侵及室间孔，致室间孔狭窄或闭塞，引发两侧侧脑室扩大积水所致。颅内压增高最常见于儿童，表现为颅缝分离，颅骨内板指压迹增多。罗氏总结176例儿童颅咽管瘤，其中有颅内压增高者占55.1%；而成年人仅为2.4%。

2．视力视野损害 由视神经通路受侵所致，左右两侧的损害程度可不对称，此点不同于垂体腺瘤。小儿由于颅内压增高，可致视神经乳头充血或出现视神经萎缩。

3．垂体机能低下 小儿可致身体发育迟滞，呈垂体性侏儒，第二性征发育不良。

4．下视丘症状 系第Ⅲ脑室底、视丘下部早期受累所致。患者可出现尿崩症，体温低下，嗜睡及肥胖性生殖无能。有时可有意识障碍、发热、低血压、心律不齐、瞳孔缩小等症状。若累及垂体柄及视丘下部，还可出现闭经－泌乳综合征。

5．精神症状 精神症状较多见于成年人。

6．其他 某些生长方向特殊的肿瘤，可出现不同临床症状，如肿瘤累及鞍旁可出现第Ⅲ、Ⅳ、Ⅴ等多对颅神经损害等。

（五）影像学检查

1．X线片检查 资料分析表明，约2/3的成年人和近全部儿童颅咽管瘤颅骨X线片显示有异常改变。因此，既使在现代计算机影像时代，颅骨X线片对颅咽管瘤的诊断也仍然有一定参考价值。X线片可对颅骨本身及其继发改变（如肿瘤钙化，蝶鞍骨质改变及颅内压增高征象等）进行综合评价。

（1）肿瘤的直接征象 颅骨X线片显示肿瘤囊壁蛋壳状钙化具有一定诊断特征性，根据钙化可大体勾画出肿瘤大小、轮廓，判断其位置。根据宣武医院资料统计，86%的颅咽管瘤颅骨X线片显示钙化，罗氏分析儿童组颅咽管瘤的钙化达到85.8%，而成年人仅为37.3%。钙化可呈点状、斑块状、薄片状（多在肿瘤实性部分）或蛋壳状（多囊壁），钙化可连续或呈间断状态。钙化位于鞍内或／和鞍外、鞍上或鞍后（图3-135a）。

（2）肿瘤的间接征象 颅骨X线片还可显示蝶鞍骨质改变及颅内压增高所致的继发性改变。根据宣武医院资料，55%的鞍上颅咽管瘤X线片可见蝶鞍骨质有异常改变，主要表现为后床突骨质吸收、萎缩、模糊或消失，蝶鞍变扁，前后径加大等。

2．X线脑血管造影检查 颅咽管瘤的主要X线血管造影表现为正位像显示大脑前动脉A1段血管弧形上抬，与垂体瘤的表现相似，但其移位程度不如垂体瘤明显。当肿瘤向视丘下部发展时，A1段常无上移的改变。在侧位像上观察，颅咽管瘤多使颈内动脉虹吸段变扁，而垂体瘤则多使之开大。在CT问世之前，主要应用X线脑血管造影检查鉴别垂体瘤与其他鞍区占位病变，或用于本肿瘤与鞍区大动脉瘤的鉴别诊断。由于CT和MRI的临床广泛应用，目前，已经不用X线脑血管造影诊断颅咽管瘤。

3．CT检查 CT扫描对大多数患者都能作出正确的定位及定性诊断。CT扫描可以明确肿瘤的部位、大小、形态、结构特征、脑积水程度等伴随改变。还可以显示蝶鞍无明显扩大，以资与垂体瘤的鉴别。应该指出：冠状位图像对肿瘤定位诊断有重要参考价值，以便确定肿瘤主体位于鞍内、鞍内外还是鞍上，并有助于与垂体腺瘤的鉴别，后者常可见鞍底骨质改变（包括变平、倾斜、凹陷、变薄及消失等）。

有文献指出CT平扫显示颅咽管瘤呈低密度，在病理表现并非全为囊变区，亦可为含胆固醇的实性或囊实性区域，CT扫描为等密度者却均为囊性成分。国外文献报道颅咽管瘤钙化的发生率为70%～90%，多见于小儿患者。

80%以上颅咽管瘤在CT平扫图像上呈混杂密度，即肿瘤的囊变部分为低密度，实体部分为等密度，钙化为高密度。低密度区的CT值不尽相同：可为负值，表明肿瘤病灶内部含脂类成分（如胆固醇结晶等）；也可与脑脊液密度相近或高于脑脊液（高蛋白成分）的密度。肿瘤多位于鞍上，大小不等，囊变者可为单囊或多囊；一般境界清楚，呈椭圆形、圆形或不规则形。肿瘤较大时，向上延伸至室间孔区，可致两侧额角分离、变形或不充盈，侧脑室可扩大积水。还可见肿瘤囊壁的蛋壳状钙化（呈连续或间断性）及肿瘤实性部分内部的斑点、片状、块状或不规则絮状钙化灶（图3-135，图3-136a）。

CT增强扫多数肿瘤（75%）的实性部分及囊

壁强化。有作者还指出：由于肿瘤病灶实性部分及囊壁富含血管，增强扫描92.3%的病例有不同程度的强化。

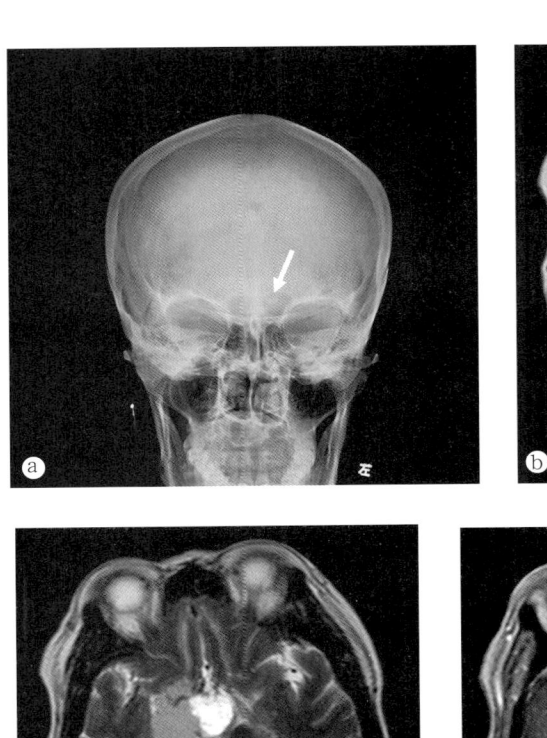
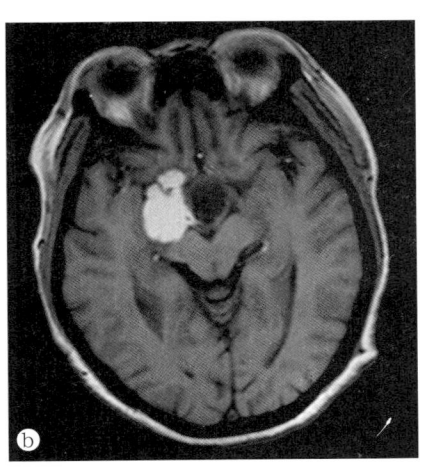
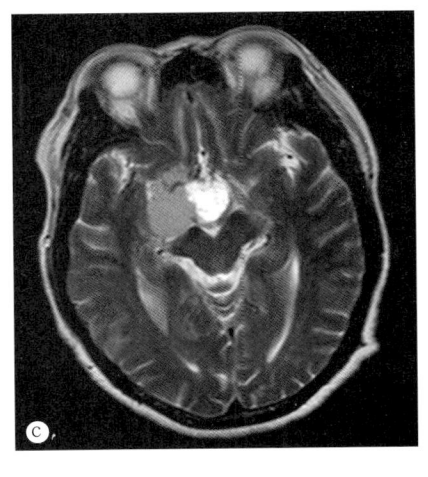
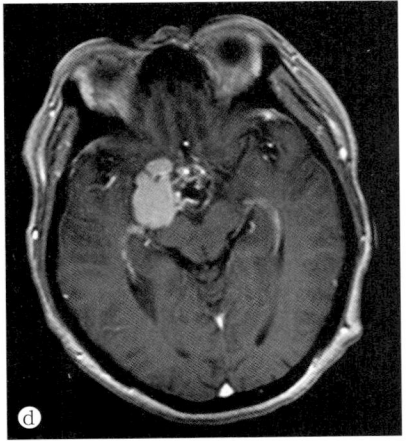
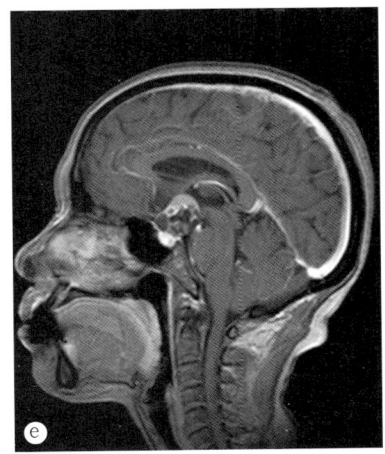

图3-135　颅咽管瘤

头颅正位X线片（a）：示中线左侧的斑片状高密度钙化灶。MRI横断T_1加权像（b）：可见鞍上池占位病灶为高、低混杂信号；横断T_2加权像（c）：病灶为不均匀高信号；增强扫描横断和矢状位T_1加权像（d、e）：鞍上池病灶不均匀强化。

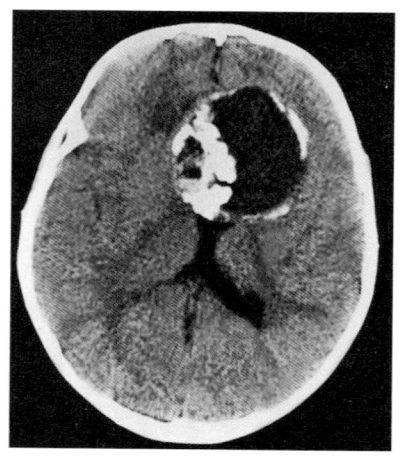

图3-136 颅咽管瘤
CT平扫：左额部巨大囊状低密度病灶，囊壁有斑片状和壳状钙化，部分越过中线结构，两侧脑室额角均受压未显示，但是侧脑室无显著扩大。

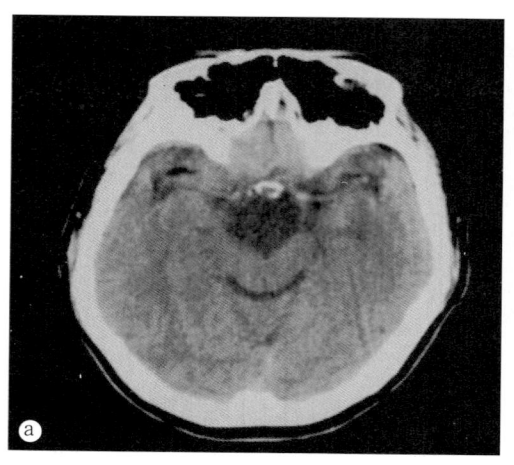
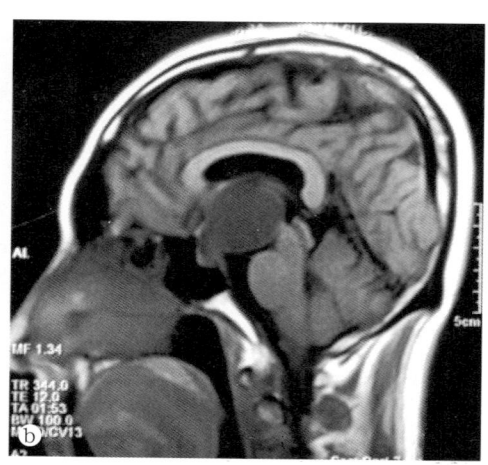
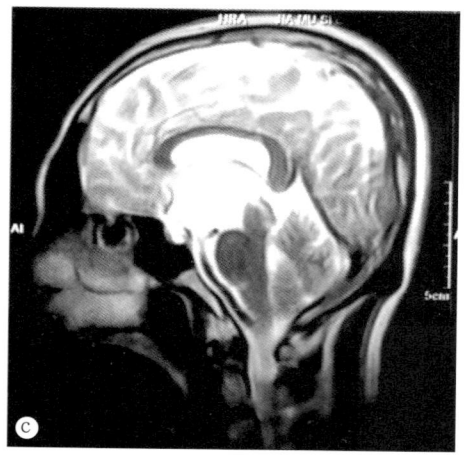

图3-137 颅咽管瘤
CT平扫（a）：鞍上池内有圆形低密度占位病变，边缘有钙化。MRI矢状位T_1加权像（b）：鞍上占位性病灶呈低信号，视交叉受压、上移；T_2加权像（c）：病灶呈高信号。

4. MRI检查 与CT比较,在定位及定性诊断方面,MRI具有明显优势。

(1) 定位诊断 MRI多方位成像,可以清楚地显示肿瘤位置及其与毗邻结构的关系,为术前确定外科手术入路提供依据,例如:病变位于视交叉前、后或二者之间的手术方式不同。这对术前制定手术方案也至关重要。

(2) 定性诊断 颅咽管瘤的信号改变复杂(图3-135b~e,图3-137b~c,图3-138,图3-139),与肿瘤的结构(特别是肿瘤内容物)有关。颅咽管瘤中常含有胆固醇结晶,角蛋白脱屑,正铁血红蛋白,钙化等,肿瘤中各种成分数量不同,对肿瘤MRI表现各异:

A. 正铁血红蛋白在T_1加权像和T_2加权像均呈高信号,而CT扫描呈低密度。

B. 囊性坏死在T_1加权像低信号、T_2加权像高信号,但MRI信号强度高于脑脊液,CT扫描为低密度。

C. 角蛋白脱屑在T_1加权像等信号、T_2加权像高信号,CT扫描为等密度者。

有些肿瘤病灶内含有液体及脂类成分,T_1加权像表现为低信号与高信号两种成分分离成层,而在T_2加权像上均呈高信号。

也有作者对颅咽管瘤的组织学类型与CT扫描密度和MRI信号强度的相互关系进行研究。分析45例经手术病理证实的病例显示:40例患者有釉质上皮型成分,34例有角质上皮型成分,11例发现鳞状上皮型成分,表明绝大多数颅咽管瘤病理表现为混合型。但是其影像学表现与组织学类型并无相关性。此外,儿童与成年人患者影像学表现和组织学

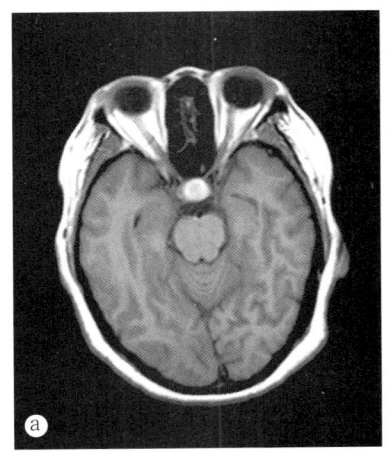
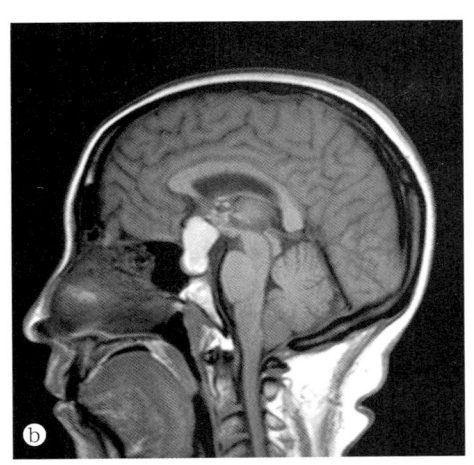
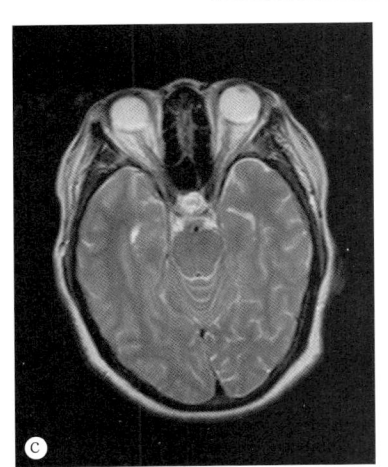
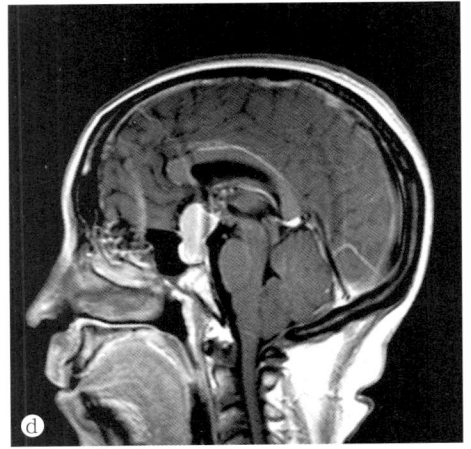
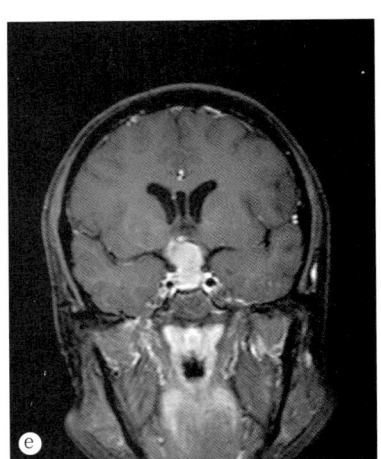

图3-138 颅咽管瘤

MRI横断和矢状位T_1加权和横断T_2加权像(a、b、c):显示蝶鞍内外的占位病灶均为高信号,垂体受压;矢状和冠状位增强扫描像(d、e):鞍区病灶的边缘强化。

改变差异,决定CT密度或MRI信号特征的主要是肿瘤病灶内容物的组成成分。

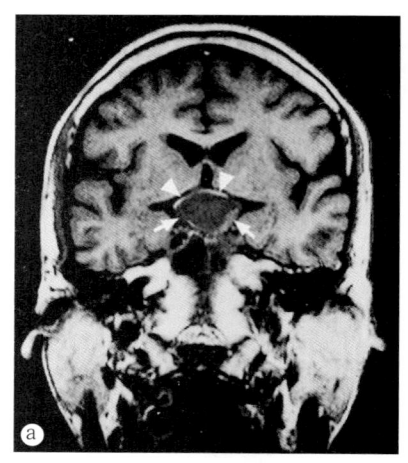
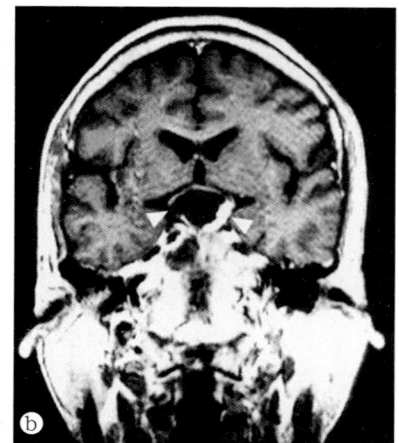
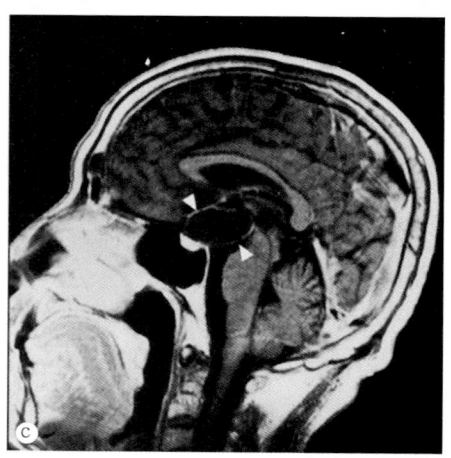

图3-139 颅咽管瘤
MRI冠状位T_1加权像(a):鞍上池有囊状低信号病灶,视交叉受压呈细线状、弧形上移。冠、矢状位增强T_1加权像(b、c):病灶囊壁强化,压迫第Ⅲ脑室前部,脑垂体形态正常。手术所见:肿瘤呈囊状,由鞍内向鞍上生长,行囊内切除。病理:颅咽管瘤。

(六)鉴别诊断

1. **垂体腺瘤** 垂体大腺瘤多自鞍内向鞍上发展并占据鞍上池,常有不同程度囊变,极少数也可向额叶、中颅凹生长,或压迫并突入第Ⅲ脑室至室间孔区,引起室间孔狭窄或闭塞,导致脑室扩大积水,与颅咽管瘤生长方式相似。但是垂体瘤极少发生钙化,蝶鞍呈球形扩大,鞍底骨质受侵,偶可突入蝶窦内等可资鉴别。某些鞍内或/和鞍外生长无钙化的颅咽管瘤则与垂体腺瘤鉴别困难。

2. **胶质瘤** 胶质瘤中的毛细胞星形细胞瘤可发生于视交叉区,是该部位第3位常见肿瘤,偶尔亦可发生钙化及囊变,导致二者的鉴别困难。应注意多数颅咽管瘤囊变区较大,有蛋壳状钙化,为二者的鉴别要点。

3. **其他肿瘤**

(1)位于鞍区或周围含有钙化及囊实性的肿瘤还有神经节细胞瘤,虽然该肿瘤好发于颞叶,但亦可见于第Ⅲ脑室及丘脑下部,个别与颅咽管瘤鉴别困难。

(2)脊索瘤位于斜坡区,可向前扩展至鞍部,肿瘤病灶有钙化，多为桑葚状或斑片状，极少发生囊变，斜坡区局部骨质破坏是其显著的鉴别诊断特点。

(3) 鞍区上皮样囊肿或皮样囊肿，主要表现为囊性占位病变，其钙化的发生率低，且囊壁极少有强化表现。

(七) 治疗和预后

1. 手术治疗及预后　若能将肿瘤全部切除，解除视神经压迫和颅内压增高，则患者的预后良好。但是能否根治还与肿瘤所在位置、大小，以及周围结构是否受累等情况有关，例如：鞍内型及视交叉前型肿瘤较容易全部切除，而视交叉后型、脑室型等因与下丘脑及周围血管关系密切，通常难以根治。儿童患者肿瘤与周围组织粘连少，囊性肿瘤形成假包膜者较容易切除，其预后较好。

2. 放射治疗及预后　还可采用外放射或内放射的方法对本肿瘤进行治疗，前者系在颅外对肿瘤进行照射，而后者系经颅骨穿刺或经蝶窦穿刺，将放射性物质注入肿瘤病灶内，也有应用脑室镜先打通多囊性病变的囊间隔，再注入放射性物质进行治疗的。放射治疗可使肿瘤发生退变，并减少复发。有学者统计，行肿瘤次全切除手术，再加放射治疗较单纯手术治疗的复发率明显降低。

四、颗粒细胞瘤

颗粒细胞瘤 (granular cell tumour) 起自神经垂体或漏斗，位于鞍内和/或鞍上肿块，由含嗜酸性颗粒大细胞巢组成，胞浆内含丰富的溶酶体。WHO Ⅰ级。

曾用名 Abrikossoff 瘤，迷芽瘤，粒细胞成肌细胞瘤，粒细胞神经瘤，垂体细胞瘤。垂体细胞瘤为一种源自神经垂体和漏斗部的局限性神经胶质瘤。

1. 发病率、发病年龄和性别分布　有症状的颗粒细胞瘤相对罕见，绝大多数发生于成年人，儿童少见，女性多见。男女发病率之比为超过 1∶2。男性发病高峰稍晚于女性 (分别为 60 岁以上和 50 岁以上)。

2. 发生部位　颗粒细胞瘤发生于神经垂体，包括垂体后部、垂体柄/漏斗。肿瘤多源自垂体干，故大部分肿瘤位于鞍上，也可因起源垂体后部而成为鞍内肿瘤。和其他神经垂体肿瘤一样，颗粒细胞瘤有相同的形态学特征和免疫表型，偶尔也可见于中枢神经系统的其他解剖部位，比如脊膜、脑膜、第Ⅲ脑室、大脑半球。

3. 临床表现　多数症状为视交叉受压后产生的视野缺失。其他症状有垂体功能减退、溢乳、闭经、性欲减退、神经心理异常。也可出现糖尿病，但相对少见。症状发展缓慢，持续数年，可突然出现复视，精神混乱，头痛和呕吐。颗粒细胞瘤没有特异性表现以区分其他鞍上占位病变。

4. 病理　肉眼观：肿瘤有分叶，境界清楚，柔软有弹性。切面呈灰黄色。出血、囊变、坏死少见。肿瘤可浸润周围结构如视交叉、海绵窦，使得肿瘤不能完全手术切除。颗粒细胞瘤由紧密排列的多角形细胞构成，细胞浆富含嗜伊红颗粒，其特征为瘤细胞结节状排列，还可呈索状、纺锤状、束状排列。肿瘤胞核小，核仁不明显，染色质分布均匀。血管周围淋巴细胞集聚常见。核分裂不多见，增殖潜能常常很低。

5. 影像学表现　MRI 上表现为境界清楚的鞍上肿块，多数呈均匀或不均匀强化。肿瘤大小从 1.5~6.0cm 不等。钙化少见，这有助于区别颗粒细胞瘤和颅咽管瘤。另外，由于肿瘤不与硬膜连接，并且肿瘤的中心环绕垂体柄，可以此区别颗粒细胞瘤和发生在鞍区的脑膜瘤。尽管颗粒细胞瘤没有特征性的影像学表现，根据肿瘤位于垂体柄下端、能清楚地与垂体分开，提示为颗粒细胞肿瘤的可能。由于颗粒细胞瘤与鞍上垂体细胞瘤位置相似，并且本肿瘤相对罕见，术前很难诊断。

6. 预后　绝大多数颗粒细胞瘤为良性，生长缓慢，无明显浸润生长倾向，较大肿瘤首选手术切除。

五、垂体细胞瘤

WHO (2007) 新版肿瘤分类中定义垂体细胞瘤 (pituicytoma) 为发生于成年人，源自神经垂体或漏斗的胶质瘤，多为边界清楚的实体性肿瘤。WHO Ⅰ级。

垂体细胞瘤并非新名词，以往发生在鞍区和鞍上的颗粒细胞瘤和毛细胞型星形细胞瘤都可称为垂体细胞瘤。而所谓的"垂体后叶星形细胞瘤"以及"漏斗瘤"指的也是该肿瘤，形成了多种命名。新分类中明确定义了垂体细胞瘤，从而区分毛细胞型星形细胞瘤。

1. 发病率　垂体细胞瘤少见，多为个案报道。至今报道病例最多的一组为9例，由两个大的研究所共同提供。

2. 年龄和性别分布　目前报道的所有病例均见于成年人，在一组包含26个病例的汇编文献中，男女发病率之比为1.6∶1，其中约4/3的男性病例发病年龄在40～60岁之间，女性病例未观察到有发病高峰。

3. 发生部位　垂体细胞瘤发生于神经垂体，包括垂体柄和垂体后部，因此肿瘤可位于鞍内、鞍上或同时累及鞍内及鞍上。

4. 病理　镜下表现主要是伸长的梭形细胞交错排列或形成席纹状结构，梭形细胞通常表达vimentin、S-100蛋白和GFAP，但表达结果变异较大。

5. 临床表现　主要为垂体前叶功能不足的表现，如闭经、性功能减退、毛发脱落，亦可产生尿崩症等。肿瘤向鞍上生长，压迫视神经，引起视力、视野改变。

6. 影像学诊断　X线片可见蝶鞍扩大。CT或MRI上典型垂体细胞瘤表现为边界清晰、均质、均匀强化的团块，少数病例不均匀强化，偶尔可见肿瘤囊变。

7. 预后　垂体细胞瘤为局限性肿瘤，缓慢膨胀性生长，可行手术切除，次全切除病例可于手术后数年缓慢复发。未报道有恶性变和远处转移。

六、腺垂体梭形细胞嗜酸细胞瘤

腺垂体梭形细胞嗜酸细胞瘤（Spindle cell oncocytoma of the adenohypophysis）在新版肿瘤分类中定义为发生于垂体前叶嗜酸细胞的非分泌性肿瘤。主要发生于成人，预后良好。WHO Ⅰ级。

1. 发病率　腺垂体梭形细胞嗜酸细胞瘤是罕见肿瘤，实际发生率很难断定，根据一研究机构的经验，发病率约占所有鞍区肿瘤的0.4%。

2. 年龄和性别分布　好发于成人，发病年龄20～71岁之间，平均为56岁，男女发病率相当。

3. 发生部位　腺垂体梭形细胞嗜酸细胞瘤源自垂体前叶腺垂体细胞，其生长方式与其他类型垂体肿瘤相似，可向鞍上、鞍旁、鞍底生长。

4. 病理　镜下主要为致密的梭形细胞交错排列，中间可以夹杂一些上皮样细胞，胞质明显嗜酸性呈颗粒状，细胞核可以增大，有时可以有明显的多形性，但核分裂很少见。电镜检查有助于明确诊断，可以看见胞质内特征性地充满异常的线粒体，抗线粒体抗体，而且见不到内分泌颗粒。免疫组化不表达腺垂体激素、Syn、CgA和CK，可以表达vimentin、EMA、S-100以及抗线粒体抗体113-I。

5. 临床表现　临床表现与无功能性垂体腺瘤相同，即不表现内分泌活性。一般表现为垂体功能减退，视野缺失，偶可见头痛、恶心和呕吐。

6. 影像学诊断　MRI上腺垂体梭形细胞嗜酸细胞瘤表现为边界清楚的鞍内及鞍上实性肿块，有强化，可伴蝶鞍及颅底骨质破坏。

7. 预后　肿瘤为良性病程，一般预后较好，不侵犯周围结构，多能完全切除。

第八节　转移性肿瘤

随着医学影像检查技术的进步、人类寿命的延长，总体上颅内转移瘤的检出率及绝对患病率均呈上升趋势。以统计数字来看，各地报道的差距较大，这在很大程度上与作者所依据的资料和应用的统计学方法不同有关。例如：许多大医院主要对本院收治的病例进行分析，还有以尸检数据或者以流行病学资料进行统计的情况。

在宣武医院7200例脑肿瘤中，脑转移瘤为480

例，占6.7%。国内其他报道为4.7%~8.3%。国外Rubinstein（1972）统计为15%~25%。若按尸检资料统计，脑转移瘤的发生率更高，Percy（1972）等统计高达41%。根据国内5组资料，转移瘤的平均发病年龄为57岁（50岁~70岁），女性比男性的平均年龄小5岁。男性发病率高，男女之比约为3：1。

一、转移方式

脑转移瘤绝大多数来自脑外原发肿瘤，经血行转移而来；少数从邻近部位直接侵袭而来，例如：鼻咽癌、副鼻窦恶性肿瘤等向颅内的扩展。脑内原发肿瘤经脑脊液在脑室或/和蛛网膜下腔播散种植转移，为脑转移瘤的一种特殊类型。通常脑外原发恶性肿瘤主要通过淋巴道和血行两种途径转移，由于脑内没有淋巴系统，脑转移瘤最终主要经动脉血管转移至脑内，因此，转移瘤多位于皮-髓质交界区，即动脉的末梢区或主要脑血管供血的分水岭部位。但是也有学者认为：少数脑外肿瘤栓子可经椎间孔内血管及周围淋巴管侵入颅底，或转移至颈部淋巴结再沿淋巴管上升或逆行至硬膜后直接侵入颅底，并认为乳腺癌常经此途径转移入颅。事实上乳腺癌脑转移仅次于其后，另外因其以幕上皮质下区病灶为多，难以用淋巴道经颅底转移来解释。

二、转移来源

国内多数资料显示80%以上的脑转移瘤来自于肺癌或肺内转移瘤。肺脏是一个具有丰富血管结构的特殊器官，由于其不停运动，肺组织起到一种捕捉静脉内肿瘤栓子的存贮器作用，这种作用被称为转移瘤的"栅隔"机制（the cascade mechanism），即对原发肿瘤的脑转移起了某种阻隔作用。但是由于生理上肺的运动及压力不断改变，又促使肿瘤主要经血行发生脑转移。

肺癌脑转移与其组织学分型有某种相关性。据统计，25%~30%的肺腺癌或未分化癌、22%~30%的小细胞癌发生转移，而鳞状细胞癌发生转移者较少（仅10%~15%）。也有作者统计小细胞肺癌脑转移的发生率最高。

乳腺癌为第2位易发生脑转移的原发肿瘤，约占脑转移瘤的18%，但是有报道根据尸检材料将颅骨、颅底、硬脑膜、柔脑膜及垂体都包括在内，其发生脑转移者可达30%。

脑转移瘤的其他原发肿瘤还有：消化道肿瘤、绒毛膜上皮癌、黑色素瘤、甲状腺癌和肾癌等。

三、好发部位

大多数转移瘤位于幕上，以大脑半球多见，约占80%；幕下以小脑为主，占10%~15%；脑干仅占2%~3%。小脑幕上、下同时受累者少见，约占11%。

因大脑中动脉供应大脑半球外侧近2/3区域的脑组织，幕上转移瘤主要见于大脑中动脉分布区，以优势半球（多为左侧）较多。具体发生部位依次为额、顶、颞叶及其交界区。幕下转移瘤主要位于小脑，但是无论幕上、还是幕下均好发于皮-髓质交界区。

四、转移瘤数量

60%的颅内转移瘤为多发，单发者仅为40%。据分析，转移瘤的数量与原发肿瘤及其组织学类型存在某种相关性。有报道认为：在单发脑转移瘤中，乳腺癌占56%，肺癌占46%，黑色素瘤占41%，腹盆部肿瘤占69%（包括腹腔、盆腔各脏器的肿瘤）。另组资料对186例不同组织类型的肺癌及乳腺癌的不同脑转移类型进行分析：分为非小细胞型（135例）和小细胞型（51例）两个亚组，其中包括乳腺癌（56例）。分析结果表明：非小细胞型的肺癌和乳腺癌发生单发脑转移多见，而小细胞型肺癌和乳腺癌的脑外转移多见。

五、病理表现

大体所见：脑转移瘤分为结节型、扩散型和混合型3种类型。

1. 结节型　结节型转移瘤最多见（占80%），小的转移灶先发生于皮质区，以后随体积增大向皮质下扩展。不论原发肿瘤来自何处，转移瘤多呈球形，与周围脑组织密切接触，但是与原发脑胶质瘤相比，转移瘤的境界相对清楚。新鲜标本切面观察病灶多呈粉灰色或鲜肉样，质软，内部可见坏死灶，可形成较大液化坏死腔，腔内容物可为清亮液体、黏稠坏死组织或黏液状物质。病灶内部还可见点状或大片状出血。广泛出血多见于绒毛膜上皮癌和黑色素瘤，但肺癌也有类似表现。

2. 扩散型　扩散型转移瘤主要指发生于柔脑膜和硬膜外者。常见原发肿瘤为乳腺癌、肺癌、前列腺癌和神经母细胞瘤。在大宗颅内转移瘤报道中，累及仅硬脑膜者少见。转移瘤主要压迫周围脑组织，产生临床症状。若病灶累及颅底，患者可出现脑膜癌的临床表现。

3. 混合型　上述两种类型并存。

六、临床表现

颅内转移瘤（包括颅骨及脑神经组织）的临床表现复杂多样，其中最常见的症状是颅内压增高，患者出现头痛、恶心、呕吐、心率减慢、血压增高、视神经乳头水肿等。未经治疗者，症状进一步加重，可出现意识障碍及脑疝等症状。有无定位体征主要取决于病灶所在部位，病变若累及颅底，可侵及多组颅神经。

脑转移瘤的病程较短，多在数月内发病，其临床表现可分为以下几种类型：

1. 卒中型　卒中型脑转移瘤多系肿瘤内部组织坏死伴病灶内部出血所致，临床经过类似脑血管意外。

2. 脑瘤型　脑瘤型单发性脑转移瘤的病变体积较大，可出现类似原发脑肿瘤的症状和体征，需综合临床表现及影像学等检查才能对二者进行鉴别。

3. 精神病型　精神病型脑转移瘤常为额叶受累者，患者出现神情淡漠，性格、智力改变等表现。

4. 脑膜炎型　脑膜炎型脑转移瘤系肿瘤组织侵及蛛网膜下腔所致，主要见于髓母细胞瘤、生殖细胞瘤、淋巴瘤等肿瘤沿蛛网膜下腔播散者。

5. 癫痫型　主要表现为局灶性或全身性癫痫发作的脑转移瘤，多系单发脑转移瘤所致。

七、影像学检查

1. X线片检查　颅内转移瘤一般病程较短，在短期内很少引起颅骨骨质改变。而颅骨转移瘤或邻近颅骨的某些恶性肿瘤（如面部或颈咽区的肿瘤）可侵及颅骨并向颅内扩展，常见者有副鼻窦、翼腭窝、鼻咽区的癌或肉瘤，可经颅底各孔道或直接侵蚀破坏骨板侵入颅内，经头颅X线片检查可以确定骨质破坏的部位、范围，并可观察肿瘤的形态特点。

2. CT检查　CT扫描是颅内转移瘤影像学检查主要方法之一，能显示颅内转移瘤病灶及其伴随改变。CT平扫显示转移瘤呈均匀或不均匀稍低或等密度病灶，少数为高密度，其境界清楚。位于脑表面者，有时可类似脑膜瘤的表现。肿瘤病灶内部可有少量高密度出血灶，血肿部分分解可形成高密度液平，见于绒毛膜上皮癌、黑色素瘤和某些肺癌的脑转移瘤。转移瘤偶见钙化，有时整个肿瘤病灶的密度均增高。笔者曾遇一例肾透明细胞癌小脑转移的病例，CT扫描表现为高密度病灶，术前误诊为小脑出血，术中所见和病理表现均见转移瘤有钙化，而无出血成分。

肿瘤周围脑水肿是脑转移瘤的主要伴随改变。大多数病例转移瘤周围脑水肿较明显，多为Ⅱ～Ⅲ度。根据笔者的经验，转移瘤的水肿范围与肿瘤大小并无相关性，即小转移灶可有较大范围水肿，而较大转移瘤可以仅见轻度水肿，甚至无水肿。肿瘤引起的占位效应是另一种继发改变，与胶质瘤相比，脑转移瘤的占位效应较轻。单发脑转移瘤虽然体积可以较大，但是好发于脑表面，距中线结构较远，既使水肿范围较大，引起中线结构移位的程度相应也较轻。大转移瘤容易发生内部坏死、囊变，使占位效应有所减轻。此外，多发转移瘤的病灶多数较小，而且分散，所产生占位效应也不明显，并有相互抵消的倾向。这些征象与大多数胶质瘤（主要指恶性度高者）发生于脑白质内，浸润性生长，与正常脑组织无明显分界，直接侵犯周围结构，占位效应较著等表现截然不同。

脑转移瘤的CT表现基本上可以反映出转移瘤的大体病理改变，包括：肿瘤的大小、形态、边缘、结构，内部成分及其伴随改变等。从形态上转移瘤可概括分为以下几种类型：

（1）结节团块型　多数为实性病变，CT平扫多为低或等密度，少数为稍高密度。低密度病灶常与肿瘤周围脑水肿难以区分，故有时仅见低密度局灶性水肿而看不到具体病灶；但是可以显示某种程度的占位征象，此点为转移瘤与脑梗死等低密度病变进行鉴别的要点之一。增强扫描病灶常有中等度以上不均匀强化。肿瘤可呈分叶状，境界相对较清楚。转移瘤常为多发，大多数直径为2～3cm以下（图3-140）。

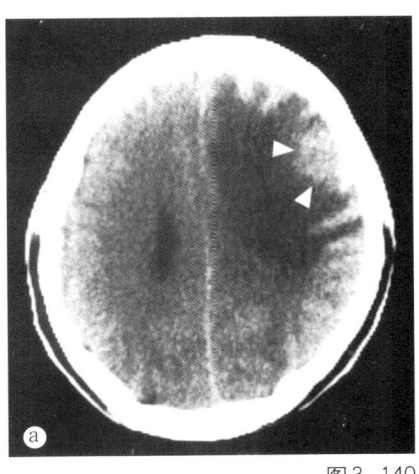 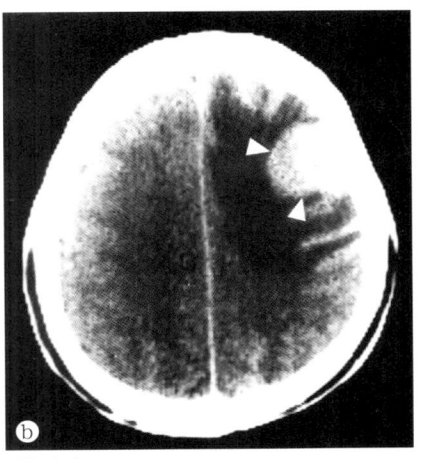

图3-140 脑转移瘤

CT平扫（a）：左额叶见大片低密度，近颅骨内板处皮质有半圆形略高密度病灶，边缘欠清。(b) 增强扫描：病灶显著强化。手术所见：左额叶后部暗红色实质性病灶，境界清楚，周围水肿显著。病理：低分化腺癌转移。

(2) 环状病灶型 这种类型较为多见，是脑内转移瘤的主要类型。其特点是团块或结节病灶内有大小不等、形态不规则的低密度区。病灶一般较大，直径多在3cm以上。肿瘤壁的厚度不均匀，但是境界相对清楚。文献报道此类转移瘤最多见，约占总数的90%。作者曾总结27例单发脑转移瘤，其中环形病灶占63%（17例）。病理证实病灶内多为液化坏死，坏死区多为偏心性。CT平扫显示肿瘤的实性部分多为等或稍高密度，坏死区呈低密度。增强扫描瘤壁呈中等度以上强化。有些学者提出部分环状病灶可见壁结节，结节可在环内或环内外，病灶的皮质侧常为肿瘤病灶的实性部分，而突向白质内的部分多为液化囊变区。这可能与皮质侧血液供应较白质侧丰富，其发生坏死较晚有关（图3-141a）。

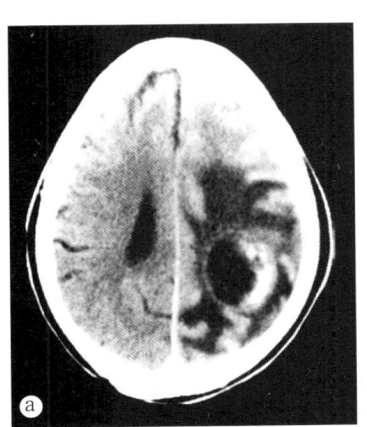 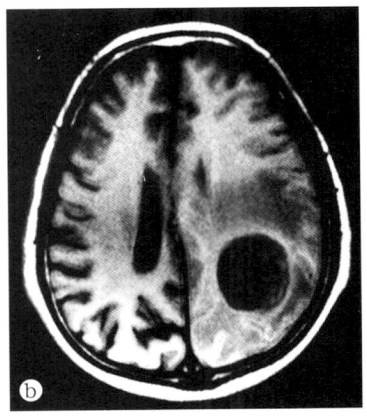 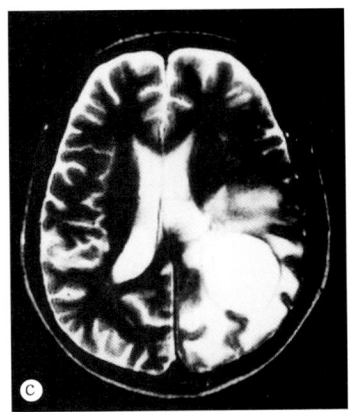

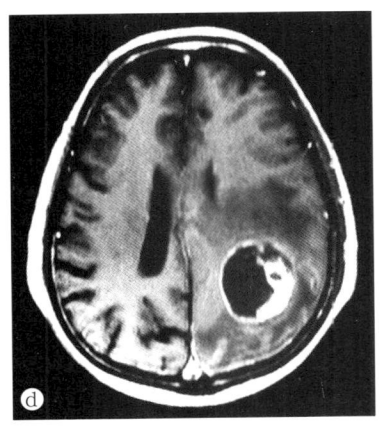

图3-141 脑转移瘤

CT平扫（a）：左顶叶类圆形囊状病灶，周围水肿显著，左侧脑室后部受压。横断T$_1$加权像（b）：示左顶叶囊状低信号病灶，囊壁较薄；横断T$_2$加权像（c）：病变呈高信号，伴灶周水肿；增强扫描T$_1$加权像（d）：病灶囊壁强化，皮质侧囊壁显著增厚。手术所见：左顶叶囊性肿瘤，内含清亮液体，其皮质侧呈实质性鱼肉状外观。病理：腺癌脑转移。

(3) 类囊肿型　实际上属于环状病灶型中的一个特殊类型,较少见。病理及影像学表现为囊性病变,囊壁很薄,而且较均匀,囊内含有黄色清亮液体,若有出血则为褐色。CT平扫囊壁为等密度,中心为均匀低密度;增强扫描囊壁有中等度以上强化。这类病变多较大,肿瘤周围有不同程度的脑水肿,但较轻,所以占位效应亦相对较轻。从CT表现上看,此类病灶酷似脑脓肿(图3-142)。

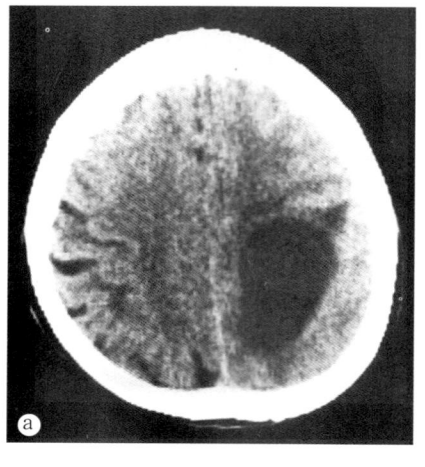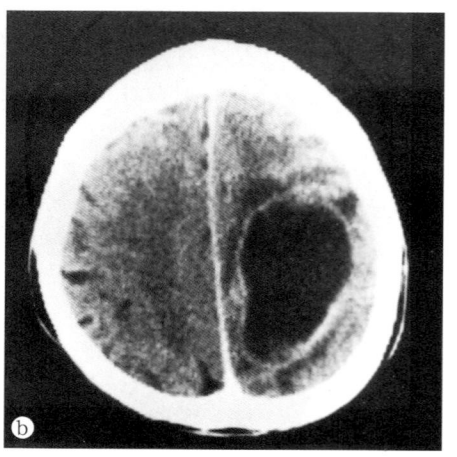

图3-142　脑转移瘤

CT平扫(a):左顶叶后部巨大椭圆形囊性病灶,周围脑水肿轻微。增强扫描(b):囊壁均匀强化,皮质侧稍厚。手术所见:左顶叶皮质下囊性肿瘤,含黄色清亮液体。病理:腺癌脑转移。

(4) 弥漫型或局部侵蚀型　转移瘤弥漫发生于硬膜内、外,并侵及脑内,本型较少见,CT扫描一般难以确定诊断。来自颅面或颈咽区的恶性肿瘤,可经颅骨各种孔道、裂隙或直接侵蚀骨质进入颅内,此时,大部分病变位于硬膜外,CT扫描可以判定骨质破坏的部位,范围及程度,也可评价原发肿瘤。颅骨转移瘤侵及颅内,可视为局部侵蚀型的一种表现,CT扫描对判断转移瘤所致骨质破坏较为敏感(图3-143)。

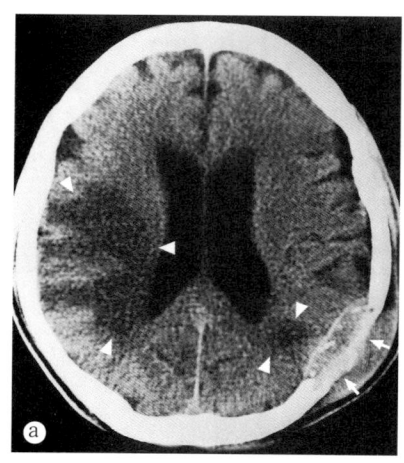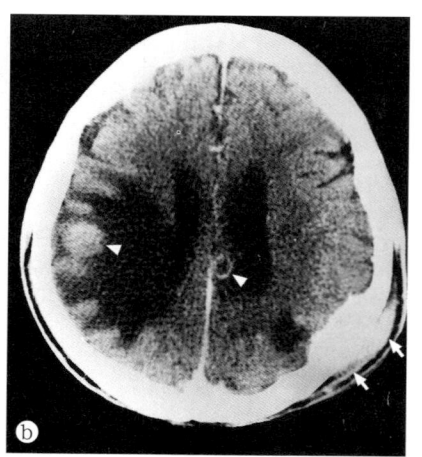

图3-143　脑转移瘤

CT平扫(a):右额顶叶和左顶枕交界处有斑片状低密度病灶,左顶部局部颅板破坏(↑),有软组织密度影向颅内外膨出。增强扫描(b):左顶骨病灶显著强化。左顶叶中线旁及右顶叶皮质区见小环状和小结节强化病灶(△)。诊断:肺癌脑-颅骨转移。

3. MRI检查　MRI对脑转移瘤检查的优势在于其软组织对比度好和空间分辨力高,MRI可以检出CT扫描难以查明的直径<5mm的小病灶,特别对发现脑干和幕下转移灶更为有利。在转移瘤快速

增长、体积较大，出现凝血机制异常或患有高血压，进行过化学治疗或放射治疗等情况下，肿瘤病灶内部可产生出血。根据MRI信号特点，能判断转移瘤出血的时期。

大多数转移瘤实体部分在MRI平扫T_1加权像上呈等或低信号，T_2加权像呈等或高信号（图3-141b～d），但是部分转移瘤病灶的信号特殊，如结肠癌、骨肉瘤和黑色素瘤脑转移瘤，在质子密度加权像和T_2加权像上，病灶呈低信号（图3-144b～d，图3-145），类似脑膜瘤的表现。一般认为产生此种改变的原因是肿瘤病灶细胞结构密集（结肠癌和骨肉瘤）、具有顺磁性（黑色素瘤）或产生磁敏感性效应（susceptibility effects）（如出血和黑色素瘤）等。但是有作者认为某些转移癌在T_2加权像上呈低信号的原因可能与该组织的弛豫参数有关（relaxation parameters），而与肿瘤病灶内所含黏液素、出血成分、铁、钙等无关。不过根据笔者的经验T_2加权像呈低信号的转移瘤提示为腺癌转移的可能性大。

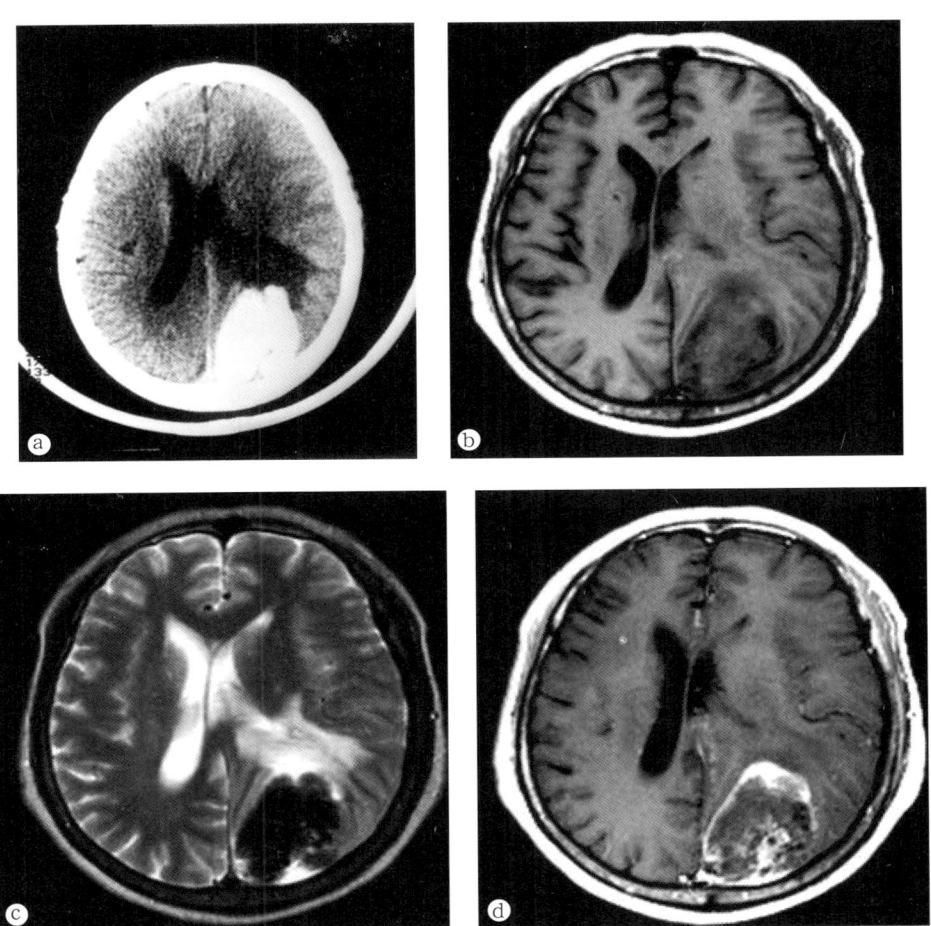

图3-144 脑转移瘤

CT平扫（a）：左顶枕叶高密度团块状占位病灶，边缘略呈分叶状，周围有水肿。MRI横断T_1加权像（b）：左顶枕叶病灶呈低等混杂信号；横断T_2加权像（c）：病灶呈低信号伴灶周水肿。增强扫描横断T_1加权像（d）：脑内病灶边缘显著强化，病灶内部轻度不均匀强化。手术所见：左顶枕叶紫红色肿瘤，质软，境界清楚，血供丰富，肿瘤内部有大片状坏死和出血。病理：中分化腺癌（直肠癌）脑转移。

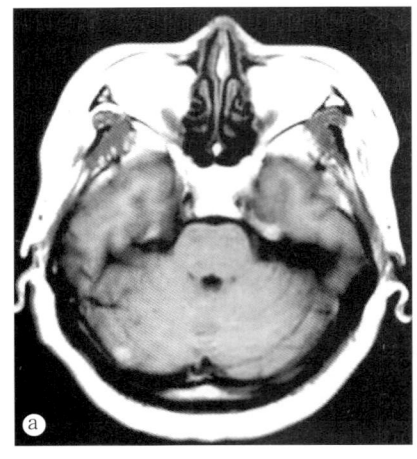
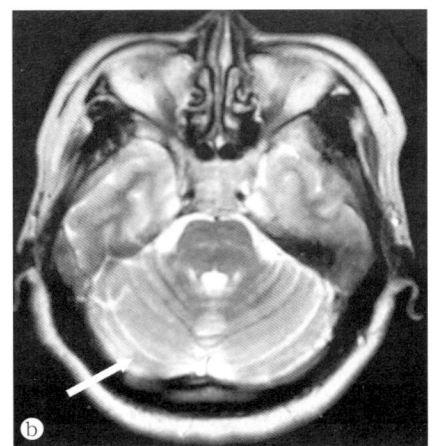
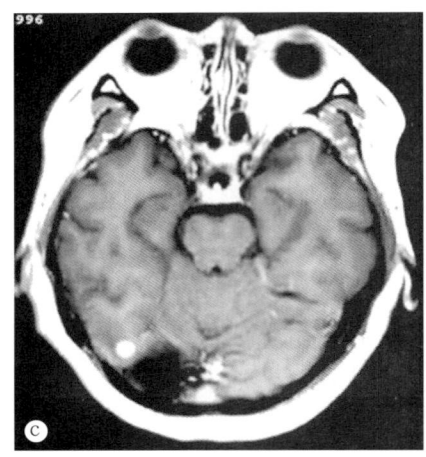

图3-145 黑色素瘤脑转移
MRI横断T₁加权像（a）：右小脑半球见小圆形高信号病灶；横断T₂加权像（b）：病灶呈略低信号；增强扫描T₁加权像（c）：脑内病灶显著均匀强化。

多数转移瘤增强扫描病灶实体显著强化，这有助于确定肿瘤病灶的边界，区分肿瘤周围的脑水肿（图3-146）。由于MRI增强扫描有良好对比度，显示病灶的形态学特性比其他影像学方法更准确。团块状转移瘤多为均匀强化，而发生坏死囊变者呈环状强化（图3-147）或小结节样强化。增强扫描能清楚显示肿瘤轮廓及肿瘤病灶内部结构特征，还可发现MRI平扫未显示的小病灶（图3-148），这些小转移灶可呈粟粒样改变，或为中心低信号周围强化的微小环形病灶。由于Gd-DTPA具有极高的安全度，可行双倍或3倍剂量进行增强扫描，使更早期的微小转移瘤病灶得以显示，MRI增强扫描是显示转移瘤必不可少的方法。

4. CT与MRI的优缺点比较 MRI增强扫描T₁加权像能显示转移瘤呈微小环形强化。这种影像特征提示，在转移瘤的早期即可发生组织学坏死，而根据CT扫描所见的推论认为，只有较大转移灶才发生坏死和囊变。二者的差别表明MRI是早期显示脑转移瘤更准确、更有效的影像学方法，为临床早期诊断和治疗，进而评估预后提供了有力依据。有作者进行脑转移瘤CT与MRI的对比研究，结果发现用高剂量延迟CT增强扫描（74～84.6g碘或

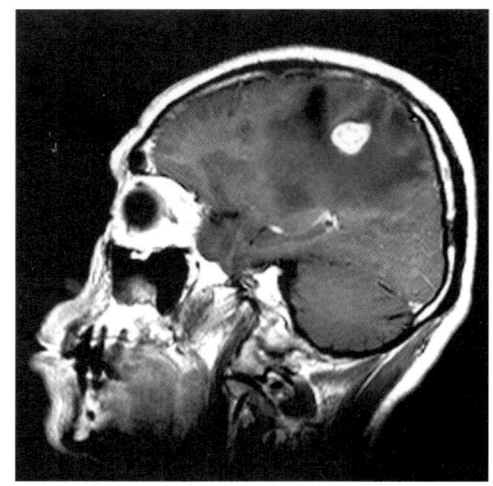

图3-146 脑转移瘤
MRI增强矢状位T₁加权像显示额叶小结节强化病灶，伴灶周显著水肿。

双倍量延迟扫描),与MRI的T_2加权像和T_1加权像增强扫描对23例脑转移瘤患者进行检查,结果CT扫描发现37个病灶,MRI的T_2加权像发现40个病灶,T_1加权像增强扫描发现67个病灶,说明即使应用大剂量对比剂进行CT增强扫描,其诊断效果仍远逊于MRI增强扫描。

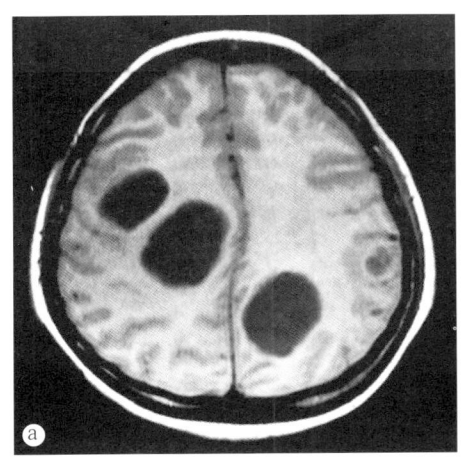
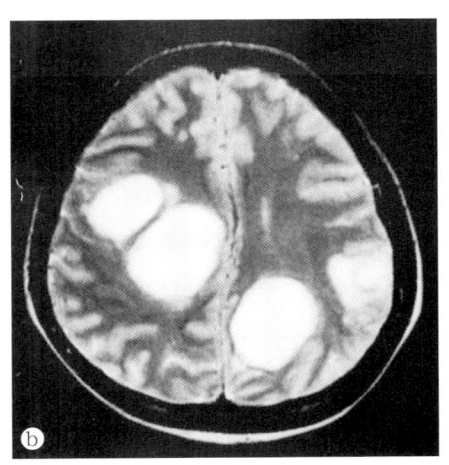
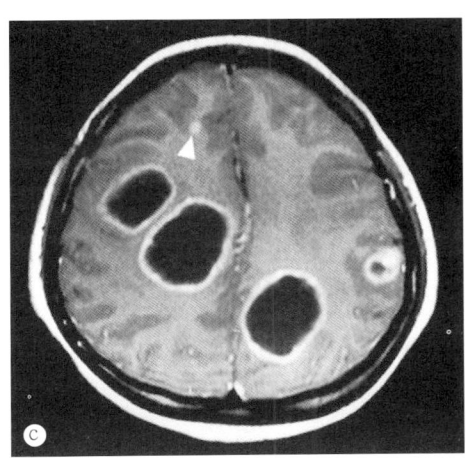

图3-147 脑转移瘤

MRI横断T_1加权像(a):两侧大脑半球皮质或皮质下区多发囊状病灶呈低信号;横断T_2加权像(b):脑内病变囊壁菲薄为等信号,仅1个皮质病灶周围有脑水肿带包绕;增强扫描T_1加权像(c):病灶囊壁强化。脑活检病理:小细胞腺癌脑转移。

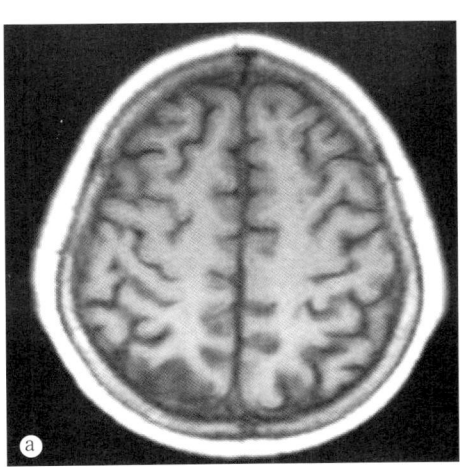
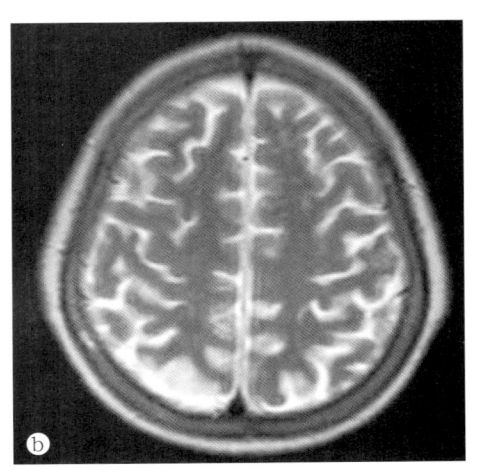

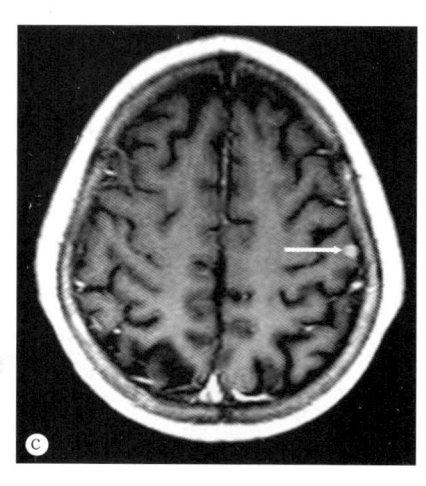

图3-148 肺癌脑转移
MRI横断T₁加权和T₂加权像（a~b）：脑内未见明确异常信号；增强横断T₁加权像（c）；左额叶皮层出现小圆形强化病灶。

附：脑转移瘤的特殊表现

（1）后颅凹转移　多见于小脑半球，常单发（图3-148），也可发生于小脑蚓部、第Ⅳ脑室内、脑干等处。此外，小脑转移瘤多来自泌尿生殖系统肿瘤，有时因含有钙化成分，CT平扫即呈高密度，易误诊为出血，属于特殊类型的转移瘤。

（2）小脑幕上下和椎管内联合多发转移瘤　MRI多方位扫描有利于显示此类病灶（图3-150）。

（3）转移瘤卒中　因转移瘤生长迅速，发生突发肿瘤病灶内部坏死，累及血管所致。患者常以脑血管意外就诊，CT扫描多表现为团块状高密度病灶（图3-151a~b），以皮髓质交界区多见，难以区分出血与肿瘤成分，而MRI根据信号特点有利于作出定性诊断（图3-151c~f，图3-152）。

（4）多囊状转移病灶　有时难以与其他多囊状病变（例如：脑囊虫病、脑脓肿等）鉴别，尤其在转移瘤与脑囊虫并发时，诊断更为困难（图3-153）。

（5）粟粒型脑转移瘤　脑转移早期通常表现为粟粒型，CT平扫仅见脑水肿改变，增强扫描也难以显示此类病灶。MRI增强扫描在此时具有明显优势，甚至可分辨直径2mm的小病灶，有利于早期作出脑转移瘤的诊断（图3-154）。

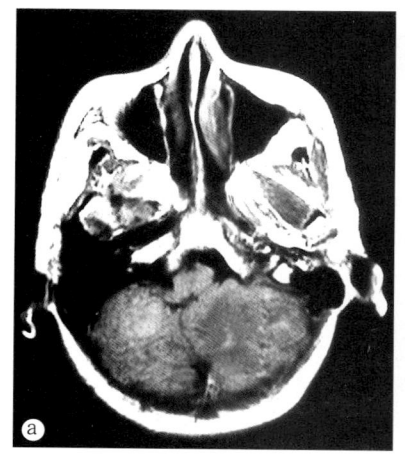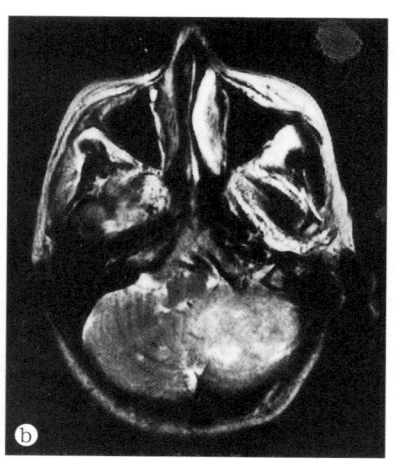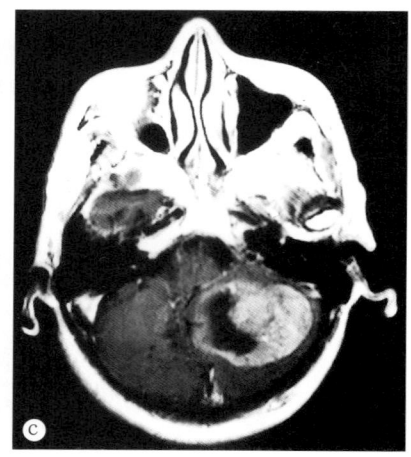

图3-149 脑转移瘤
MRI横断T₁加权像（a）：左小脑半球肿胀伴不均匀信号减低；横断T₂加权像（b）：左小脑病灶为高信号，第Ⅳ脑室显著受压变形、前移。增强扫描T₁加权像（c）：左小脑病灶显著强化，内部有不规则囊变低信号区。诊断：肺癌脑转移。

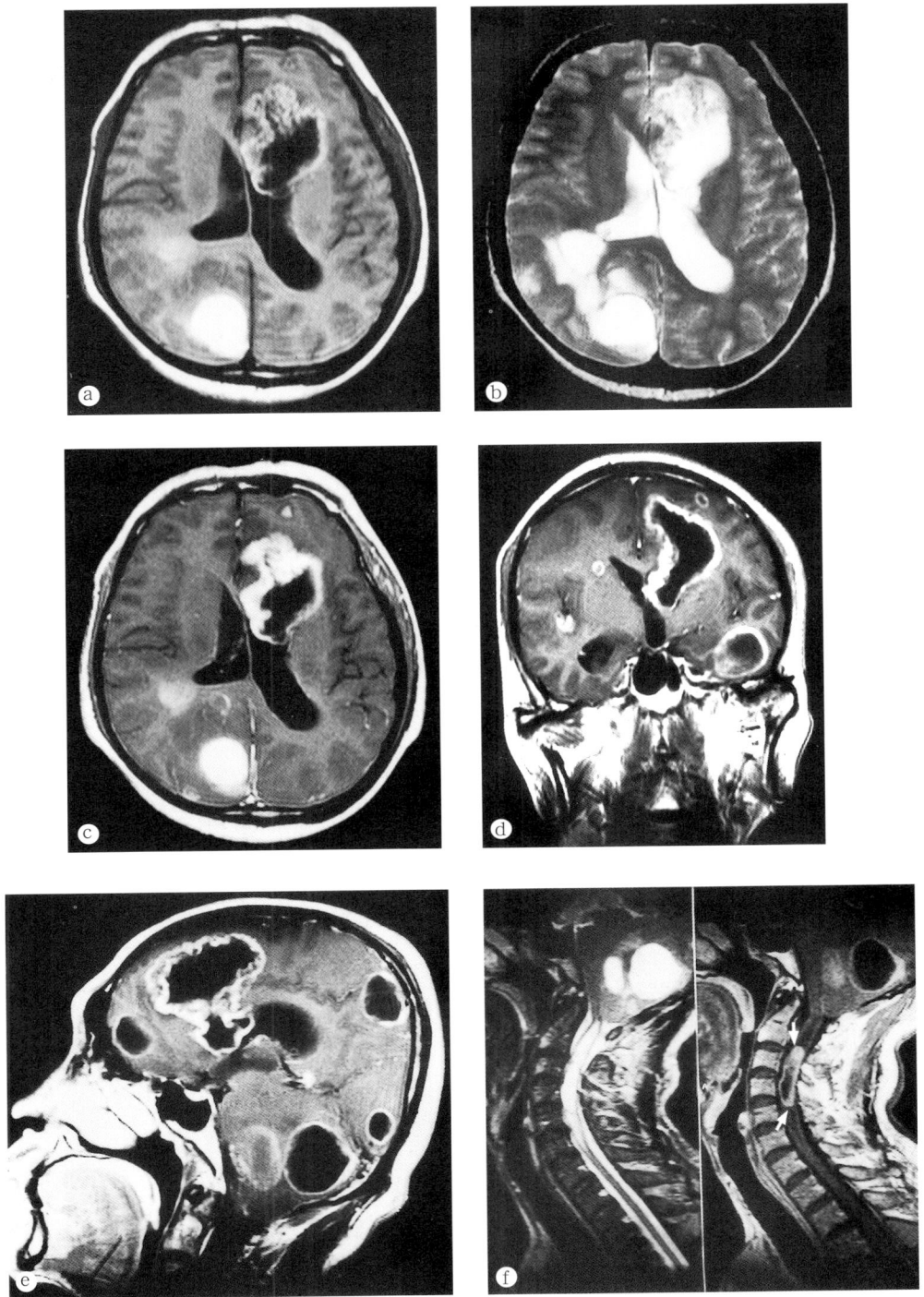

图 3-150 脑转移

MRI 横断 T_1 和 T_2 加权像（a~b）：两侧大脑半球有多发圆形、类圆形、不规则形 T_1 和 T_2 加权像均为高信号的病灶，周围由不同程度水肿带包绕，有占位征象。增强扫描（c~e）：实质性病灶或囊状病灶的壁显著强化，并可见多个直径小于 1cm 的环形强化病灶。颈段矢状位 T_2 和 T_1 加权像增强扫描像（f）：显示颈$_2$~颈$_5$椎体水平，脊髓内高信号病灶，环形强化（⇧），病灶的上下方有脊髓积水的征象。病理：小细胞未分化癌转移。

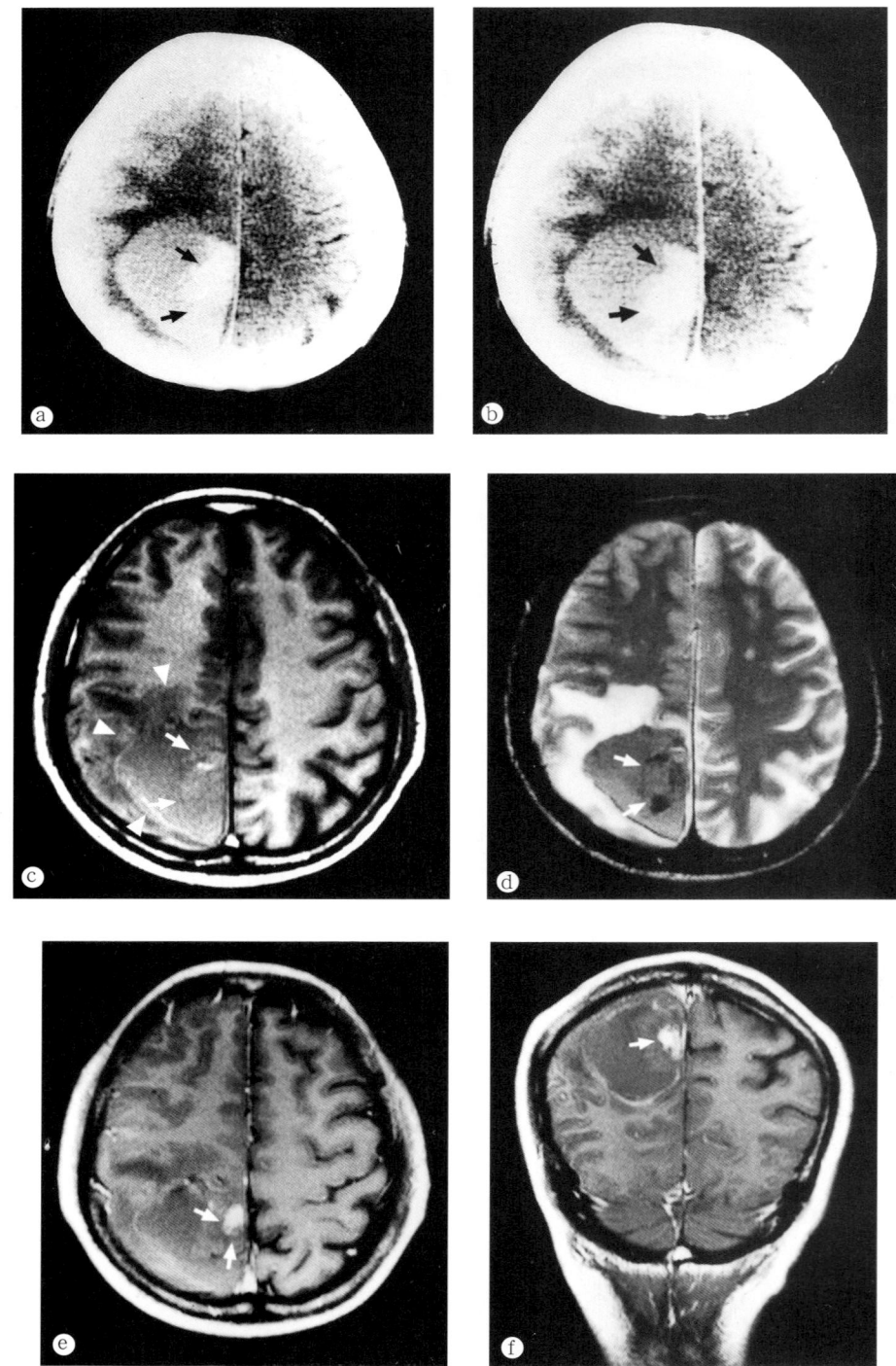

图 3-151 脑转移

CT 平扫和增强图像（a~b）：显示右顶叶团块状高密度病灶，其境界清楚，有轻度水肿。增强扫描示近中线部分的密度更高（↑）。MRI 横断 T_1 和 T_2 加权像（c~d）：见右顶叶病灶呈等信号，内部信号不均匀（↕）。横断和冠状位增强扫描（e~f）：显示病灶内部近纵裂处有结节状强化，病灶边缘轻度强化。手术所见：右顶叶囊性肿瘤，内含陈旧血液，近中线侧为鱼肉状结节伴新鲜血凝块。病理：乳头状腺癌脑转移。

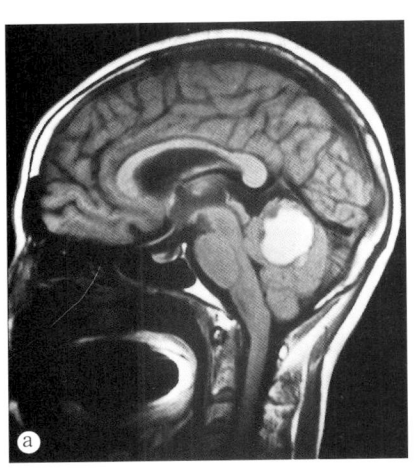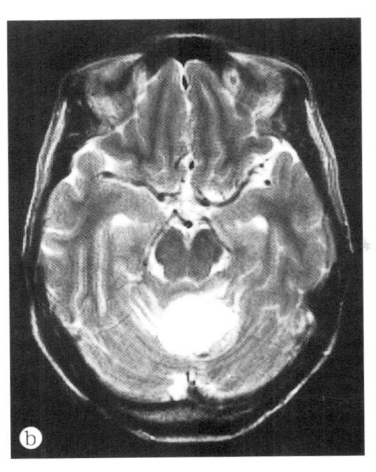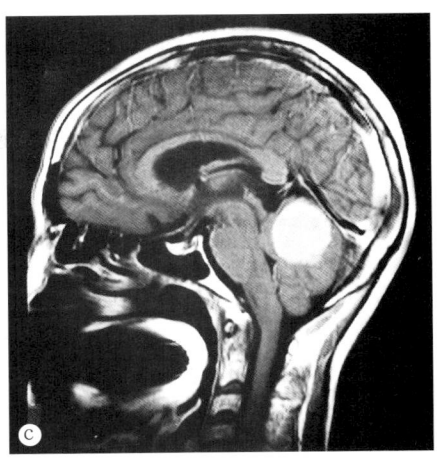

图 3-152 小脑转移

MRI 矢状 T_1 加权和横断 T_2 加权像（a、b）：显示小脑上蚓部病灶，均呈类圆形高信号，第Ⅳ脑室受压变小；矢状位增强扫描像（c）：小脑病灶较平扫体积大，提示瘤组织强化。诊断：肺癌脑转移。

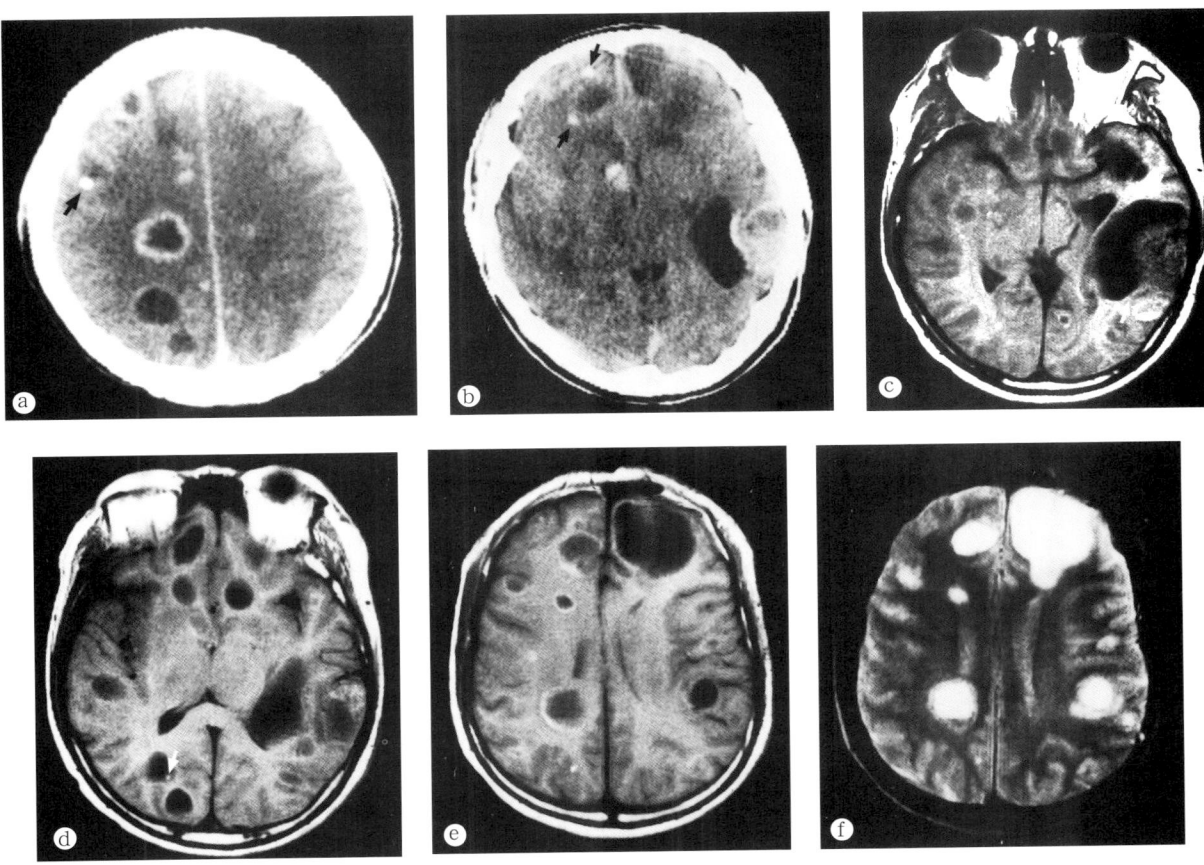

图 3-153 脑转移瘤并囊虫感染

CT 增强扫描（a～b）：显示两侧大脑半球多发大小不等圆形、类圆形或不规则形囊状或结节状强化病灶，部分囊状病灶旁见 CT 值＞200Hu 的钙化灶（↑）。MRI 横断 T_1 和 T_2 加权像（c～f）：两侧大脑半球多发圆形、类圆形、不规则囊性或囊实质性病灶，有些病灶似有头节。手术所见：肿瘤位于左额叶，为多房性，内含黄色液体。病理：低分化腺癌脑转移。

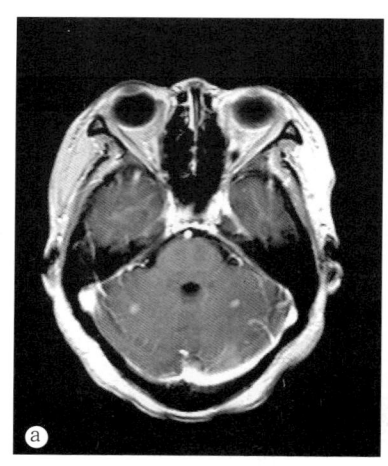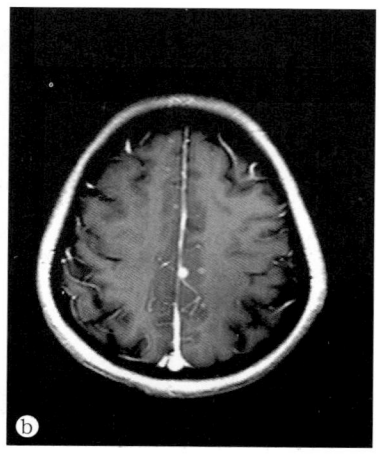

图 3-154 脑转移瘤

MRI 增强扫描横断 T_1 加权像（a、b）：显示两侧小脑半球、额顶叶皮层下多发大小不一的强化病灶。

5．SPECT 和 PET 的检查　核素显像在脑转移瘤中的应用主要有以下两方面：

（1）发现颅骨和颅内转移瘤　肺癌、乳腺癌、前列腺癌、消化道及其他部位的恶性肿瘤发生颅骨转移时，通过 ^{99m}Tc-MDP 全身骨显像可获得早期诊断，此法较普通 X 线摄片提早 6 个月左右，同时能发现其他部位的骨转移瘤。对于颅内转移瘤，可采用 ^{99m}Tc-O_4、^{99m}Tc-DTPA、^{99m}Tc-GH、^{201}Tl 等做脑显像，转移瘤部位呈现放射性浓聚，但此法缺乏特异性，一般不作为首选检查方法。

（2）寻找转移瘤的原发灶　^{18}F-FDG PET 全身显像不仅可以显示颅内转移瘤，同时能发现转移瘤的原发病灶，准确度在 90% 左右，可见原发灶呈现 FDG 高浓集区（图 3-155）。此外，根据 PET 全身显像结果，还可对肿瘤进行分期并指导治疗。

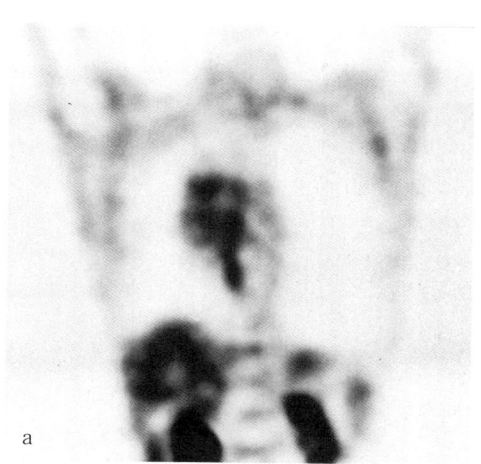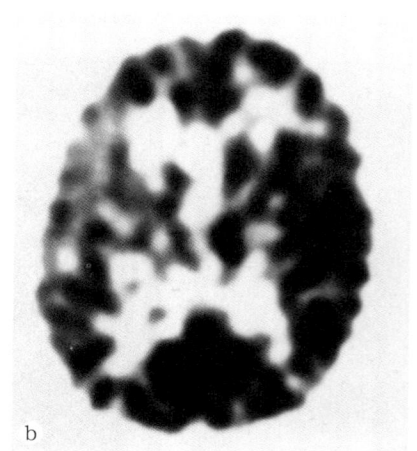

图 3-155　脑转移瘤

患者经支气管镜活检诊断右肺中叶中分化鳞癌，头颅 CT 检查未见异常改变。^{18}F-PET 胸部显像见右肺中叶团块状放射性浓聚灶；脑显像示左额叶不规则示踪剂浓聚灶，提示肺癌脑转移，患者于 2 周后死亡。

八、鉴别诊断

根据统计学分析，仅约10%的脑转移找不到原发肿瘤。因此，就大多数脑转移瘤来说，无论多发或单发，只要原发肿瘤明确，结合影像学表现，作出正确诊断并不困难，特别对多发脑转移瘤，诊断的可靠性更大。但是脑转移瘤常需与下列疾病进行鉴别：

1. 脑脓肿　脑脓肿可多发也可单发，临床表现多有感染中毒症状，有关实验室检查有助于确定诊断。在CT和MRI图像上，脑脓肿均可显示薄壁环形或囊状病灶，脓肿壁规整、厚薄均匀，脓肿腔有时可呈多房状；增强扫描脓肿壁常显著强化。

2. 脑膜瘤　脑膜瘤多为单发，少数可多发。无论单发、多发，脑膜多为实性肿瘤，形态规整、境界清楚、密度均匀，增强扫描强化显著。脑表面单发转移瘤伴出血，平扫表现可类似脑膜瘤，但是增强扫描无强化，可资鉴别。由于MRI对出血的组织定征能力较强，很容易作出二者的鉴别诊断。

3. 其他多发脑肿瘤　多发脑肿瘤主要有：胶质瘤和淋巴瘤，它们多位于皮质下或脑深部白质，影像学表现与转移瘤有相似之处。淋巴瘤多为实性团块，坏死、囊变少见。胶质母细胞瘤与单发转移瘤影像表现有更多相似之处，个别病例二者难以鉴别。

4. 寄生虫病　主要是大囊型脑囊虫，可以单发或多发。囊虫壁极薄，且增强扫描极少强化，如果能找到囊虫的头节或钙化，则有利于做出鉴别诊断。

九、治疗和预后

1. 手术治疗　手术治疗适用于原发肿瘤已切除，颅内发现单发转移灶，并且有颅内压增高症状的患者；或者原发病灶虽未切除，但有明显颅内压增高症状，也可考虑手术切除转移瘤，以缓解临床症状。

2. 放射治疗及化学治疗　对不适合手术治疗或多发病灶者，可对单灶或多灶进行放射治疗，也可应用化学治疗。

3. 预后　脑转移未经治疗患者的平均生存期仅一个月，使用皮质类固醇治疗，可延长至2个月；进行放射治疗可延长至3~6个月，其中至少40%的患者死于全身继发性疾患而非脑转移本身。

第九节　局部扩展性肿瘤

一、副神经节瘤（又称化学感受器瘤）

副神经节瘤(paraganglioma, chemodectoma)系少见肿瘤，起自副神经组织聚集的化学感受器球体(glomera)，好发于颈动脉分叉部，并沿迷走神经结状神经节附近分布，也可发生于颈静脉窝或鼓室内，分别称为迷走神经球瘤(glomus vagale tumor)、颈静脉球瘤(glomus jugulare)和鼓室球瘤(glomus tympanicum tumor)，其发生比例分别为10%、50%和20%~30%。此外，在头颈部，尤其颈动脉分叉部也常有副神经节组织聚集增殖，形成颈动脉体瘤(carotid body tumor)。按照国际疾病分类第10版(International Classification of Disease, ICD-10)最新中文译本，有关本病的译名改称为"节旁体瘤和血管球瘤"(paraganglioma and glomus tumors)，本书暂仍采用原译名(ICD-9)。本节主要介绍与颅脑有关的颈静脉球瘤。

近20余年研究，对副神经节瘤的组织学和生物学特性有了新认识。这类肿瘤属于具有神经内分泌功能的肿瘤，WHO将这类肿瘤界定为：肾上腺和肾上腺外的嗜铬组织肿瘤，为化学感受器肿瘤，广泛分布于全身。随后更具体地将上述肿瘤分为三类：即起源于肾上腺髓质的嗜铬细胞瘤；起源于交感神经链神经内分泌细胞的交感神经副节瘤；起源于具有化学感受功能的细胞及副交感神经末梢的副交感神经节瘤。

（一）一般资料

副神经节瘤为少见肿瘤，确切发生率不详。国外文献截至1984年仅有170余例报道，其中包括发生在脊柱的11例。国内尚无综合统计，宣武医院1979—1995年共收治6例位于头颈区的副神经节瘤。天津肿瘤医院曾报道该院（1956—1992年）收治的46例副神经节瘤，其中颈动脉体瘤45例、迷走神经球瘤1例。80年代后，该院每年收治此类肿瘤3~4例，但是无颈静脉球瘤的单独统计。本病好发于中老年，平均年龄51岁（30~71岁），以女性多见（颈静脉球瘤男女之比为1:4；颈动脉体瘤为1:2）。

（二）好发部位

肿瘤可发生于分布有副神经节结构的任何部位，包括通常对称性发生于颈动脉分叉部的颈动脉体瘤，位于颈静脉球窝的颈静脉球瘤，发生于舌咽神经鼓室支的鼓室球瘤，以及身体其他部位如主动脉弓、肺部、咽部、眼眶等处。

（三）病理表现

大体所见：肿瘤直径从1~2cm到10cm以上大小不等，表面有包囊，为橡皮样硬度，呈结节或分叶状。肿瘤病灶切面呈粉灰色，可见点、片状出血。一般不侵犯神经组织，但较大肿瘤可压迫侵蚀骨组织。

（四）临床表现

患者的临床表现与肿瘤的部位及大小有关，以常见的颈静脉球瘤为代表，临床一般将其分为三型：中耳型，主要症状为耳鸣、耳聋和耳道出血；颅内型或颈静脉孔型，有Ⅶ~Ⅻ多组颅神经症状，肿瘤继续增大可出现桥小脑角区肿瘤的症状；混合型起源于中耳，后经乳突或颞骨侵入颅内，兼有前两型的临床表现。

（五）影像学检查

1.X线片检查　X线颈静脉孔位摄影可见颈静脉孔扩大或伴有骨质穿凿样破坏，为颈静脉球瘤的重要征象之一。但是应该注意：正常人两侧颈静脉孔大小即存在差异，而且即使颈静脉孔不大，也不能排除颈静脉球瘤的可能。有作者指出，测量颈静脉孔血管部、神经部横径与长径之和进行对比，正常人两侧颈静脉神经部径线与血管部的差值不足12mm，若相差大于20mm，则有肯定的病理意义。

X线乳突平片可观察乳突骨质有无破坏，鼓室球瘤可引起中耳及乳突的骨质破坏，但是X线片所见与中耳炎或乳突炎相似，缺乏特征性。

2.X线血管造影检查　颈静脉球瘤或鼓室球瘤通常由咽升动脉供血，DSA检查可显示局部迂曲增多的血管及肿瘤染色，有时可见粗大引流静脉。由于DSA排除了骨结构重叠的干扰，可观察不同时相的血管表现，明确静脉窦有无阻塞、较大血管有否受压移位，并可观察肿瘤血供及染色等，可对确定本病的诊断发挥决定性作用。

3.CT检查　CT扫描可明确骨质受累的部位、范围及其特点，对诊断有重要参考价值。国内一组14例颈静脉孔区肿瘤的报道，其中静脉球瘤6例，早期表现为颈静脉孔血管部扩大，以后发展为普遍扩大，边缘呈波浪状。肿瘤通常经颈静脉窝侵蚀骨质进入中耳腔。CT平扫显示软组织肿块多呈等密度或稍高密度，境界不太清晰，但极少发现肿瘤内部囊变和钙化。增强扫描肿瘤多有显著均匀强化，少数呈不均匀强化，增强扫描肿瘤境界相对较清楚（图3-156）。

4.MRI检查　副神经节瘤具有极丰富的血管结构，MRI通过其流空效应，可清楚显示在肿瘤内部呈碎屑状低信号的流空血管（代表高速血流）、高信号斑点影（慢速血流）及肿瘤实质，形成所谓"椒盐"征（salt and pepper），是该肿瘤的特征性MRI表现。肿瘤实体在T_1加权像上通常为等-低混杂信号，T_2加权像为高-低混杂信号。增强扫描肿瘤有一定程度强化。有作者认为：增强扫描诊断本肿瘤的敏感度和特异度并未比平扫提高。但是其他作者使用梯度回波技术，进行MRI动态增强扫描，可见肿瘤即刻强化，在注药后150s强化达到高峰，继之在10~15min内，肿瘤的信号强度缓慢下降，提示该肿瘤的富血管特点，有利于本病与发生于该部位的脑膜瘤、神经鞘瘤等肿瘤相鉴别。还有作者推荐使用MRI的反转恢复（IR）脂肪抑制脉冲序列，认为其有助于显示较小肿瘤，并与乳突腔的液体相鉴别，也有助对判断术后有无残余肿瘤。

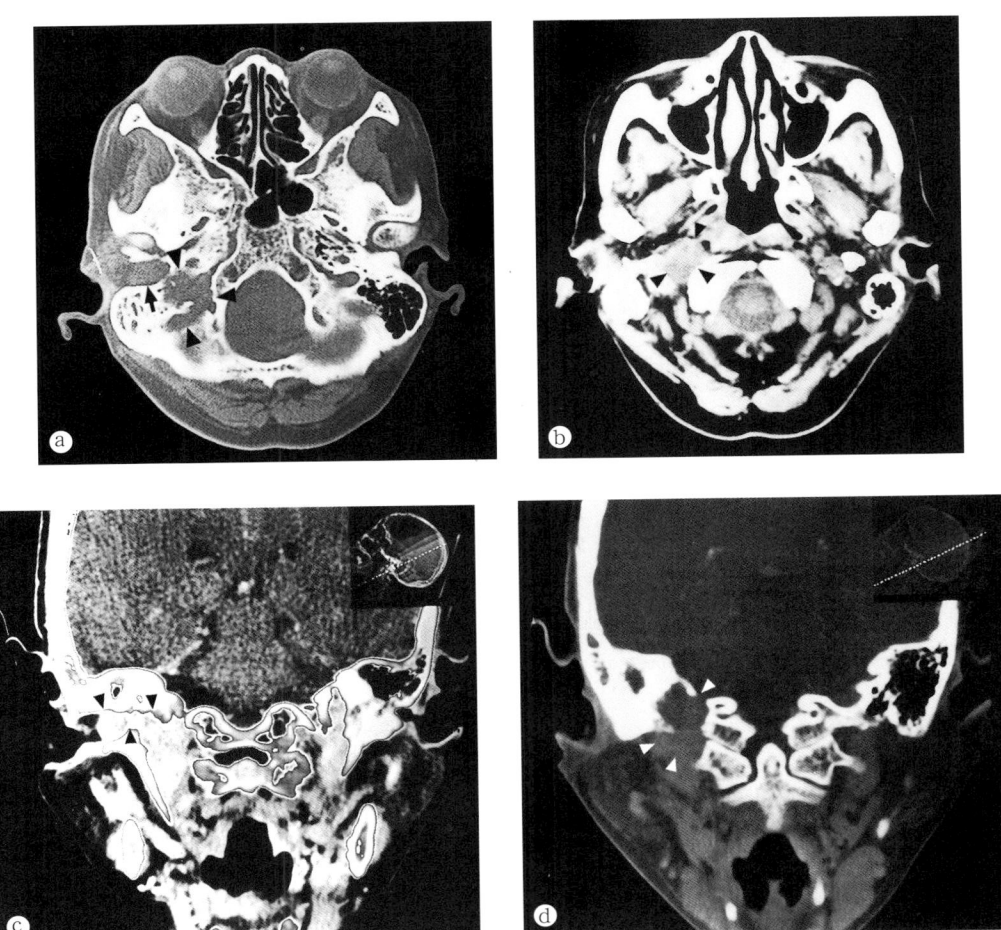

图 3-156 颈静脉球瘤

CT平扫骨窗像（a）：右侧颈静脉孔不规则扩大，主要累及血管部，波及外耳道内后壁，使骨壁变薄，外耳道扩大，内部有软组织影（↑），右乳突密度增高。增强扫描（b）：右颈静脉孔内软组织病灶显著强化（▲）。冠状位增强扫描及骨窗像（c~d）：病灶累及颈静脉孔及外耳道（△），局部骨质破坏（△）。活检病理：颈静脉球瘤。

（六）鉴别诊断

1. 颈静脉孔区神经鞘瘤和脑膜瘤　颈静脉孔区神经鞘瘤多起自颈静脉孔神经部，颅骨X线片和CT扫描均可显示以神经部扩大为主的骨质改变。脑膜瘤可引起骨质增生，病灶内部可见钙化，少见颈静脉孔扩大及骨质破坏。CT增强扫描和X线血管造影可充分显示血管球瘤的富血管特点，而神经鞘瘤主要以占位改变为主。脑膜瘤内部均少见粗大血管和肿瘤周围丛状供血。MRI显示肿瘤病灶呈"椒盐"征是血管球瘤的特征性改变，有助于鉴别诊断。

2. 颈静脉球异常高位正常变异　颈静脉球异常高位变异并非少见，个别可突入中耳腔，临床表现酷似血管球瘤。此外，该部位也可发生血管畸形，均需与血管球瘤相鉴别。X线血管造影是主要的鉴别诊断方法，CTA和MRA也是一种有效方法。

（七）治疗和预后

副神经节瘤以手术切除为主，对不能完全切除者可加用放射治疗或者采用栓塞治疗。在WHO分类中该肿瘤的恶性度为Ⅰ级，属良性肿瘤，肿瘤可获根治，但是临床上常见因不能根治而导致复发者，极少数副神经节瘤有恶性肿瘤的特征。

二、脊索瘤

脊索（notochord）是胚胎组织结构，位于胎儿背侧，从头侧向尾部走行，至胚胎第7周左右脊索退化，最终发育成胎儿软骨性脊柱原形。在脊索退化过程中如有正常或异位的脊索组织残留，即可增殖发展而成为脊索瘤（chordoma）。脊索瘤好发于脊柱的头、尾两端，在头侧可位于咽穹窿、齿状突、蝶-枕连合部以及斜坡；而在骶尾部则可位于脊柱的侧方、腹侧或背侧，亦见于椎间盘的髓核区。头侧发生率约为35%～44%，尾侧约41%～50%。脊索瘤为少见病变，约占颅内肿瘤的0.13～0.6%，但是尸检发生率较高，约为2%。

（一）一般资料

本肿瘤好发于21～59岁人群，国外一组病例报道平均发病年龄为48岁（8～83岁），而位于蝶-枕区者可较年轻，平均38岁，位于骶尾区者年龄稍大，平均56.1岁，以男性发病率较高。

（二）病理表现

肿瘤大小不等，大者达数厘米。观察肿瘤切面质地较均匀，为胶冻状，内部可见钙化，偶见出血灶。脊索瘤通常生长缓慢，但是可侵蚀破坏邻近骨质结构（如蝶窦、岩骨斜坡及筛骨），颅内脊索瘤位于硬膜外，一般不侵犯周围脑组织。

脊索瘤在组织学上分为三型：

1. 普通型　肿瘤病灶内有大囊腔，充满黏液性物质。显微镜下的特征性表现是圆泡状细胞，细胞内含软骨素类黏多糖。

2. 软骨样脊索瘤　肿瘤病灶内包含较多软骨，约占蝶-枕区脊索瘤的1/3。

3. 恶性脊索瘤　肿瘤内部含大量梭形细胞，可见核分裂象。恶性脊索瘤约25%发生转移，最常见为肺内转移。

（三）临床表现

通常病程较长，国内一组21例脊索瘤患者的病程从1个月至10年不等，1年半以内就诊者12例。最常见的临床症状有复视、头痛及多组颅神经麻痹，其中以第Ⅵ对颅神经受累最多见，其次为Ⅸ、Ⅹ、Ⅻ对颅神经，而第Ⅴ及第Ⅲ对颅神经受累较少见。颅内脊索瘤按发生部位可分为斜坡型、鞍旁型和鞍内型。鞍内或鞍旁侵及垂体者，临床可出现性功能障碍等症状。骶尾部脊索瘤主要临床症状有疼痛、直肠功能障碍和尿失禁等。

（四）影像学检查

1. X线片检查　绝大多数脊索瘤为良性，但是具有恶性肿瘤的生物学行为，表现为广泛骨质侵蚀破坏，常伴有钙化。因此，颅骨X线片可显示其特征性表现，对肿瘤的定位及定性诊断有决定性价值。国内21例脊索瘤报道重点介绍其X线片所见：①鞍背区有粗大桑葚样钙化（71%）；②肿瘤所在部位呈点、片状钙化（57%）；③斜坡溶骨性破坏（90%）；④蝶窦中后部有半球状前凸出的软组织肿块影（33%）；⑤极少发现蝶鞍扩大。

2. CT检查　CT平扫显示肿瘤呈等密度或高密度肿块，伴有斑块或碎屑状钙化（图3-157a～b）。增强扫描肿瘤实质不同程度强化，但是因为脊索瘤属乏血管性肿瘤，强化程度较轻微。CT扫描还可显示斜坡、蝶鞍、岩骨、眼眶、中颅窝，颈静脉结节及枕大孔等部位骨质的侵蚀破坏（图3-158a～b）。

CT扫描对观察本肿瘤所致的骨质破坏、钙化及软组织病变等方面均优于普通X线片，利用重建的冠、矢状位图像，对判断病变的空间关系也有较大帮助。

3. MRI检查　平扫T_1加权像肿瘤多呈低信号，T_2加权像呈高信号（约80%），肿瘤病灶内有钙化时，显示高信号内伴有低信号。T_1加权像还可见斜坡、鞍背、后床突及鞍底骨髓的高信号被中等信号所取代，骨皮质的低信号亦中断。增强扫描普通型脊索瘤仅有轻微强化（图3-156c～f），而软骨性脊索瘤强化明显（图3-157c～f），其T_1、T_2弛豫时间也较普通型脊索瘤为短。因此，应用MRI可推测脊索瘤的组织学类型。

MRI的多方位成像能力可十分准确地确定肿瘤与脑干的关系，以及肿瘤向鼻咽腔气道突出的情况，确定肿瘤侵及骨质程度及其范围，有利于本病的诊断与分期。

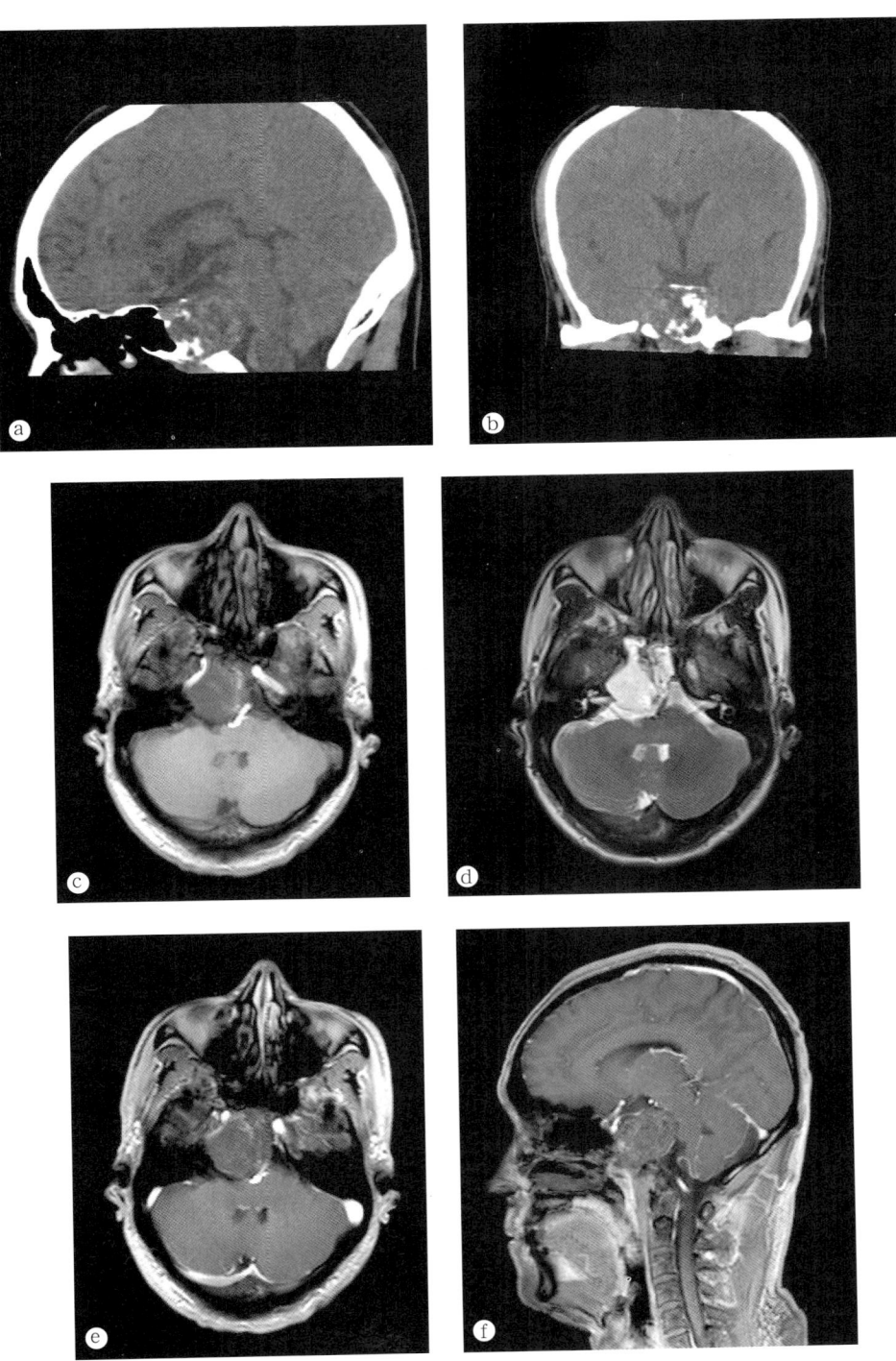

图3-157 脊索瘤

CT平扫骨窗像（a、b）：显示斜坡、蝶窦骨质破坏消失，局部见软组织肿块，密度不均匀，伴斑点状钙化灶，桥脑腹侧面受压。MRI横断T_1加权像（c）：斜坡右侧肿物为低信号，境界清楚；T_2加权像（d）：显示斜坡病灶呈高信号；横断、矢状位增强扫描像（e、f）：可见斜坡病灶有轻度不均匀强化。手术病理：脊索瘤。

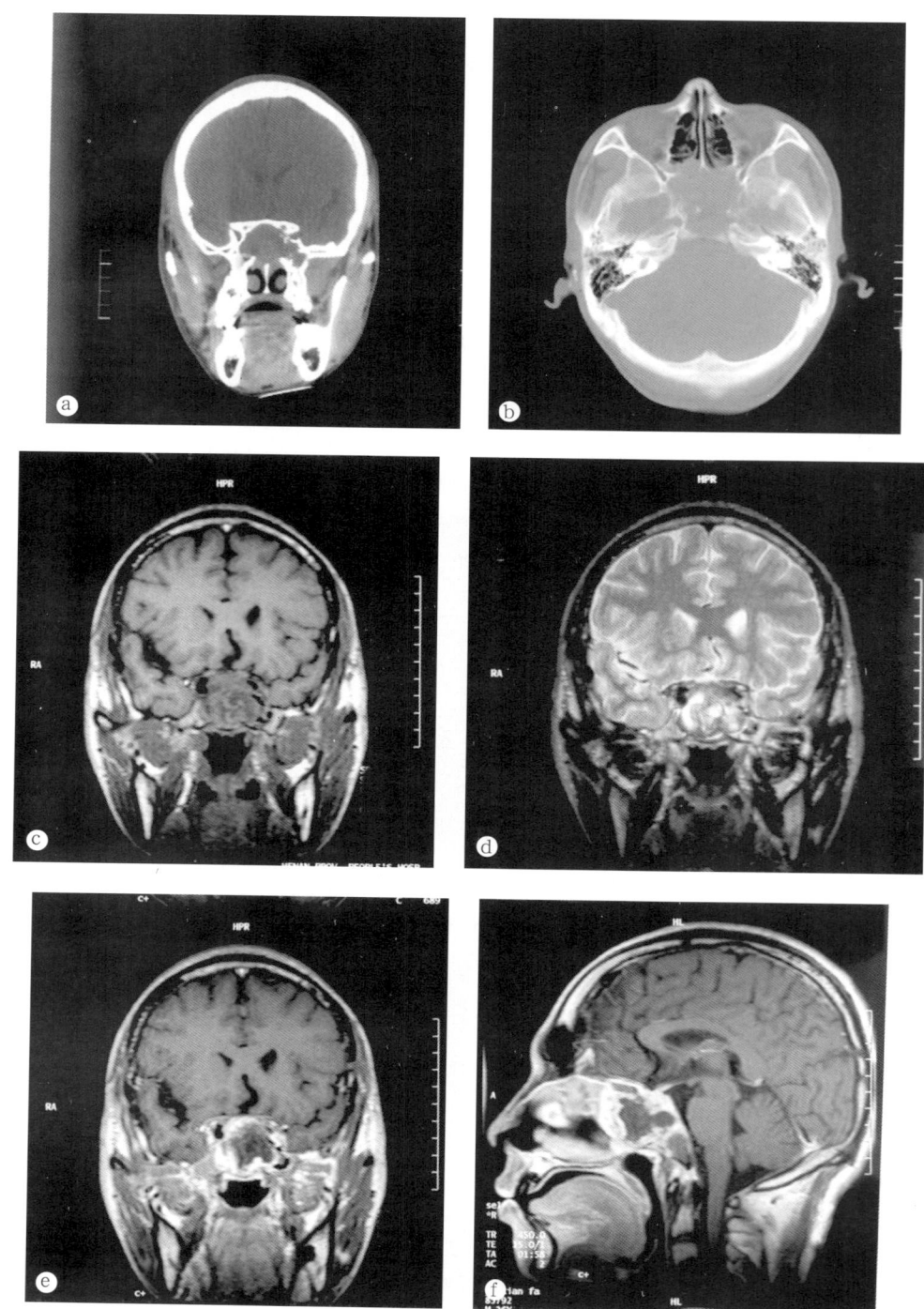

图3-158 脊索瘤

CT平扫骨窗像（a、b）：示斜坡、蝶窦骨质破坏消失，局部可见斑点状钙化灶。MRI冠状位T₁加权像（c）：斜坡、蝶窦内病灶为等和低混杂信号，有占位效应；冠状位T₂加权像（d）：斜坡、蝶窦内病灶为等和高混杂信号；增强扫描冠、矢状位像（e、f）：斜坡、蝶窦内病灶均显著强化。

（五）鉴别诊断

1. 颅咽管瘤 位于鞍上的脊索瘤应与颅咽管瘤相鉴别。后者多发于儿童，易发生囊变，囊壁有蛋壳状钙化，虽然因颅内压增高（室间孔受阻）可致蝶鞍骨质稀疏、呈盆形开大，但是极少见大范围的骨质侵蚀、破坏。

2. 垂体瘤 垂体瘤多起自鞍内，蝶鞍呈球形扩大，肿瘤病灶一般境界清楚，可为实性或囊性，极少发生钙化，一般与脊索瘤的鉴别不困难。

3. 脑膜瘤 脑膜瘤一般境界清楚，密度均匀，可侵蚀骨质，但是多伴有骨质的增生性改变，增强扫描肿瘤呈显著均匀强化，为脑膜瘤与脊索瘤的鉴别要点。

4. 听神经瘤 脊索瘤向脑干腹侧及外侧发展时，应与听神经瘤相鉴别。听神经瘤所致的骨质特征性改变为内听道扩大（80%以上），肿瘤易发生囊变，但是极少发生钙化。

（六）治疗和预后

脊索瘤绝大多数为良性肿瘤，但具有恶性肿瘤的生物学行为，表现为手术切除肿瘤后容易复发。由于其所在部位较深，导致外科根治性切除十分困难，因此，其预后并不好。手术后患者的5年和10年生存率分别仅为51%和35%。术后加放射治疗可延长患者的生存期。

第十节 脑肿瘤的影像学优选检查路线

脑肿瘤（包括某些类肿瘤病变）早期诊断，进而早期治疗对减少患者的致死、残死率，改善不良预后极为重要。自20世纪70年代以来，医学影像技术飞速发展，极大地提高了脑肿瘤的诊治水平。

传统放射学诊断方法，如颅骨X线片、X线脑血管造影、脑池和脑室造影等，曾在神经外科临床诊断中发挥过重要作用。从某种意义上可以说，正是由于影像学新技术的不断产生与不断发展，才促进了现代神经外科学的发展。从医学影像技术发展的历程看，新技术已替代大部分传统技术，是历史发展的必然趋势。但也不能否认许多先进技术正是植根或脱胎于传统技术而产生的，没有对传统影像学的全面深入了解，就难以完全掌握先进技术，这就是继承与发展的关系，要成为一名真正合格的影像学医生，继承、学习、不断实践才是成功之路。

颅脑肿瘤是一大类疾病，其中具体病种的临床、病理表现和影像学特点均有所不同，在影像学检查中，经常可见多种疾病表现相似、而同种疾病表现各异的情况，本文中的检查路线是一种简单模式，决定检查路线还要考虑各级各类医院的不同条件，制定符合实际情况的影像学检查路线。

根据我国现阶段影像技术的装备现状，CT在县、地级以上医疗单位已基本普及，大量临床实践证实，CT扫描定位诊断的准确性可达95%以上，定性诊断也达70%左右，是初步确定颅内占位性病变最简便、有效的检查手段。所以，对经临床综合检查拟诊为颅内占位病变者（以原发、继发脑肿瘤及类肿瘤性病变为主要内容），CT已成为初步筛查的检查方法。

MRI诊断和鉴别诊断的效果均优于CT，是脑肿瘤的主要检查方法，也可作为一种对CT最重要的补充检查手段。

颅骨X线片检查，在广大基层单位仍有一定的应用价值，对某些特定好发部位、特定组织学类型的肿瘤还具有重要参考诊断价值，例如：儿童颅咽管瘤、成年人垂体瘤、听神经瘤和脑膜瘤等，这些肿瘤导致某些颅骨和颅内改变具有特异性，X线征象可作为确定诊断的有力依据，仍不失为一种重要的、初步筛选的检查方法。

X线脑血管造影、脑池与脑室造影，虽然可以提供较X线片更多的信息，但由于都属有创性检查，目前，大多数情况下X线脑血管造影用于介入治疗，而X线脑池及脑室造影已基本废弃不用。事实上，现在CT和MRI已经基本上取代了这些检查技术。

综合上述因素，笔者提出脑肿瘤一般性的检查路线作为参考（图3-159），而某些特定部位、特定病变的检查路线在具体章节中已经加以介绍。

（李坤成 杨小平 张念察 王蕊 赵志莲 尹建国）

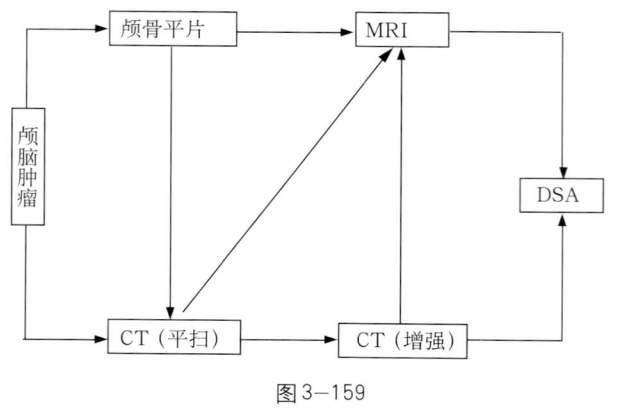

图 3-159

参 考 文 献

1. 孙达. 放射性核素脑显像. 杭州大学出版社, 1997
2. 朱涛, 杨树源, 孙银水. 垂体生长激素腺瘤中Gs x基因突变的PCR-SSCP分析. 中华神经外科杂志, 1997, 7: 247~248
3. 金梅, 许敬尧, 朱先理, 等. 促纤维增生性节细胞胶质瘤一例. 临床病理杂志, 1998, 27: 240~242
4. 孙胜军, 戴建平, 高培毅, 等. 颅内恶性淋巴瘤的CT及MRI诊断. 中华放射学杂志, 1998, 29: 654~657
5. 高培毅, 林燕, 孙波, 等. 原发性脑恶性淋巴瘤的MRI研究. 中华放射学杂志, 1999, 33: 749~750
6. 何雁, 陈谦, 戴建平, 等. 颅内表皮样囊肿的MRI表现. 中华放射学杂志, 1999, 33: 762~765
7. 秦进喜, 孔繁明, 徐惠芳. 非婴儿型促纤维增生性节细胞胶质瘤2例. 中国肿瘤临床, 2000, 27: 313~314
8. 周卫东, 魏岗之, 赵凤丽, 等. 原发性中枢神经系统恶性淋巴瘤. 中华神经科杂志, 2000, 33: 361~363
9. 韩仰同, 戴建平, 高培毅, 等. 鞍区生殖细胞瘤的MR影像. 中国医学影像技术, 2000, 16: 1034~1036
10. 吴卫平, 周康荣, 罗道天. MRI在颈静脉球瘤诊断中的应用. 临床放射学杂志, 2000, 19: 414~416
11. 江波, 孟悛非, 陈应明, 等. 颅底脊索瘤的MRI影响研究(论动态增强扫描的意义). 中华放射学杂志, 2000, 34: 95~98
12. 方松华, 邓丽萍, 金梅, 等. 颅内神经元肿瘤的影像诊断. 中华放射学杂志, 2001, 35: 205~208
13. 谢淑萍, 李冬华, 曹家康, 等. 脑胶质瘤病的临床和MRI研究. 中华放射学杂志, 2001, 35: 277~281
14. 韩仰同, 戴建平, 何雁, 等. 丘脑和基底节区生殖细胞瘤MR影像. 实用放射学杂志, 2001, 17: 86~88
15. 刘松龄, 张云亭. 脊索瘤的病理和影像学表现. 国外医学临床放射学分册, 2001, 24: 224~228
16. 韩小弟. 幕上恶性胶质瘤的脑脊液播散. 国外医学神经病学神经外科学分册, 2001, 28: 128~131
17. 韩本谊, 沈天真, 冯晓源. 颈静脉孔区神经鞘瘤的CT和MRI诊断. 中国临床医学影像杂志, 2001, 12: 88~90
18. 马云川, 张琳瑛, 苏玉盛, 等. ^{18}F-FDG PET显像寻找转移瘤原发灶初步应用. 中国医学影像技术, 2001, 17: 571~572
19. 杨建华, 高培毅, 陆荣庆. 中枢神经系统神经节细胞胶质瘤的影像诊断. 中国医学影像技术, 2002, 18: 223~225
20. 杨小平, 李坤成, 徐庆中. Lhermitte_Duclos病的诊断与研究. 中国医学影像学杂志, 2002, 18: 958~959
21. 洪楠, 王屹, 孙燕萍, 等. 脑室内中枢神经细胞瘤的影像学表现及文献综述. 中国医学影像学技术, 2002, 18: 195~198
22. 董敬东, 李云华, 张秀丽, 等. 脑膜瘤的CT诊断. 放射学实践, 2002, 17: 65~66
23. 钱彬. 不典型脑膜瘤CT诊断的难点和要点. 放射学实践, 2002, 17: 240~241
24. 郝晶, 李坤成, 杨小平. 颅内神经元及神经元与神经胶质混合性肿瘤的MRI诊断附8例分析. 中国医学影像技术, 2003, 19: 1382~1386
25. 金行藻, 李南云, 石群立, 等. 新近认识的良性神经元和混合性神经元-胶质肿瘤. 诊断病理学杂志, 2003, 10: 1~4
26. 陈孝柏. 脑内神经节胶质瘤的MRI诊断. 实用放射学杂志, 2003, 19: 980~983
27. 翟建. 单发脑转移瘤46例CT分析. 中国医学影像技术, 2003, 19: 119~120
28. 胡凌, 高培毅. 中枢神经细胞瘤的MRI诊断. 临床放射学杂志, 2003, 22: 999~1001
29. 陆菁菁, 张涛, 李明利, 等. 鞍区Rathke囊肿的MRI表现. 中华放射学杂志, 2003, 37: 809~812
30. 石浩军, 孔祥泉, 徐海波, 等. 成人颅内原始神经外胚层肿瘤的MRI表现和病理对照. 中华放射学杂志, 2004, 38: 152~155

31 刘平，晏新民，陈迈群．磁共振扩散成像诊断颅内表皮样囊肿．中华放射学杂志，2004，38：1298～1300

32 施裕新，徐剑峰，池鸣鸣，等．CT灌注成像对脑膜瘤血流灌注的定量研究．中华放射学杂志，2004，38：1269～1272

33 江波，孟悛非，陈应明，等．颅底型垂体瘤CT、MRI影像分析．中华放射学杂志，2004，38：565～569

34 钱银锋，郑斐群，余永强，等．中枢神经细胞瘤的常规磁共振和灌注成像．实用放射学杂志，2005，21：361～363

35 鱼博浪．中枢神经系统CT和MR鉴别诊断．西安：陕西科学技术出版社，2005

36 魏光全，宦怡，吴冰，等．小儿第四脑室肿瘤的MRI诊断．实用放射学杂志，2005，21：185～187

37 于同刚，戴嘉中，冯晓源．原发性中枢神经系统淋巴瘤的MRI及1H-MRS特点．临床放射学杂志，2005，24：668～670

38 唐肇普，白人驹．鞍区生殖细胞瘤CT、MRI表现．中国医学影像技术，2005，21：548～550

39 杨小平，李坤成，于春水，等．颅内表皮样囊肿的影像与病理所见对照分析．临床放射学杂志，2005，24：573～576

40 罗泽斌，符有文．侧脑室肿瘤的CT、MR诊断．临床放射学杂志，2006，25：317～320

41 张泉，张云亭，李威，等．胚胎发育不良性神经上皮肿瘤的影像学诊断．临床放射学杂志，2006，25：395～398

42 方松华，董旦君，金梅，等．胚胎发育不良性神经上皮肿瘤的影像诊断．中华放射学杂志，2006，40：485～489

43 肖俊强，李苏建，卢光明．胚胎发育不良性神经上皮瘤的MRI表现特征．中华放射学杂志，2006，40：467～469

44 马永强，杨宁，林光武，等．脊索瘤的影像学特点分析．实用放射学杂志，2007，23：867～870

45 任方远，田建明，邵成伟，等．基底节区生殖细胞瘤的影像学诊断．实用放射学杂志，2007，23：877～879

46 田国才，姚振威，龚沈初，等．CT和MRI诊断脑节细胞胶质瘤．中国医学影像学杂志，2007，15：94～96

47 滕梁红，卢德宏，徐庆中．浅谈WHO 2007中枢神经系统肿瘤分类中新增的肿瘤类型诊断病理学杂志，2007，14：406～410

48 潘志立，余永强，钱银锋，等．侧脑室肿瘤的MRI诊断及鉴别诊断．临床放射学杂志，2008，27：874～877

49 Fulham M J, Melisi J W, Nishimiya J, et al. Neuroimaging of juvenile pilocytic astrocytomas: an enigma. Radiology, 1993, 189:221～225

50 Wippold F J, Koeller K K, Smirniotopoulos JG. Clinical and imaging features of cervical chordoma. AJR, 1999, 172:1423～1426

51 Yeh I B, Xu M, Ng W H, et al. Central neurocytoma: typical magnetic resonance spectroscopy findings and atypical ventricular dissemination. Magn Reson Imaging, 2008, 26:59～64

52 Zhang B, Luo B N, Zhang Z W, et al. Central neurocytoma: a clinicopathological and neuroradiological study. Neuroradiology, 2004, 46:888～895

53 Liang L, Korogi Y, Sugahara T, et al. MRI of intracranial germ cell tumours. Neuroradiology, 2002, 44:382～388

54 Karamessini M T, Kagadis G C, Petsas T, et al. CT angiography with three-dimensional techniques for the early diagnosis of intracranial aneurysms. Comparison with intra-arterial DSA and the surgical findings. EJR, 2004, 49:212～223

55 Kouskouras C, Charitanti A, Giavroglou C, et al. Intracranial aneurysms:evaluation using CTA and MRA. Correlation with DSA and intraoperative findings. Neuroradiology, 2004, 46:842～850

56 Yoshiko H, Toshinori H, Yukunori K, et al. Pineal cystic germinoma with syncytiotrophoblastic giant cells mimicking MR imaging findings of a pineal cyst. AJNR, 2004, 25:1538～1540

57 Murakami R, Hirai T, Kitajima M, et al. Magnetic resonance imaging of pilocytic astrocytomas: usefulness of the minimum apparent diffusion coefficient (ADC) value for differentiation from high-grade gliomas. Acta Radiol, 2008, 49:462～467

58 Ohgaki H, Kleihues P. Population-based studies on incidence, survival rates, and genetic alterations in astrocytic and oligodendroglial gliomas. J Neuropathol Exp Neurol, 2005, 64:479～489

59 Di Costanzo A, Pollice S, Trojsi F, et al. Role of perfusion-weighted imaging at 3 Tesla in the assessment of malignancy of cerebral gliomas. Radiol Med (Torino), 2008, 113:134～143

60 Hemminki K, Vaittinen P, Kyyrönen P. Modification of cancer risk in offspring by parental cancer (Sweden). Cancer Causes Control, 1999, 10:125～129

61 Pope WB, Sayre J, Perlina A, et al. MR imaging correlates of survival in patients with high-grade gliomas. AJNR, 2005, 26:2466～2474

62 Ohgaki H, Kleihues P. Genetic patjways to primary and secondary glioblastoma. Am J Pathol, 2007, 170:1445～1453

63 Brown R, Zlatescu M, Sijben A, et al. The use of magnetic resonance imaging to noninvasively detect genetic signatures in oligodendroglioma. Clin Cancer Res, 2008, 14:2357～2362

64 Lantos P L, Louis D N, Rosenblum M K, et al. Tumours of the Nervous System London: Oxford University Press, 2002

65 Kurt E, Zheng P P, Hop W C, et al. Identification of relevant prognostic histopathologic features in 69 intracranial ependymomas, excluding myxopapillary ependymomas and subependymomas. Cancer, 2006, 106: 388~395

66 Jallo G I, Zagzag D, Epstein F. Intramedullary subependymoma of the spinal cord. Neurosurgery, 1996, 38: 251~257

67 Komuro Y, Mikami M, Sakaiya N, et al. Tumor imprint cytology of ovarian ependymoma. A case report. Cancer, 2001, 92: 3165~3169

68 Guermazi A, De Kerviler E, Zagdanski A M, et al. Diagnostic imaging of choroid plexus disease. Clin Radiol, 2000, 55: 503~516

69 Meyers S P, Khademian Z P, Chuang S H, et al. Choroid plexus carcinomas in children: MRI features and patient outcomes. Neuroradiology, 2004, 46: 770~780

70 70. Sener R N. Astroblastoma: diffusion MRI, and proton MR spectroscopy. Comput Med Imaging Graph, 2002, 26: 187~191

71 Castellano-Sanchez A A, Schemankewitz E, Mazewski C, et al. Pediatric chordoid glioma with chondroid metaplasia. Pediatr Dev Pathol, 2001, 4: 564~567

72 Preusser M, Hoischen A, Novak K, et al. Angiocentric glioma: report of clinico- pathologic and genetic findings in 8 cases. Am J Surg Pathol, 2007, 31: 1709~1718

73 Wang M, Tihan T, Rojiani A M, et al. Monomorphous angiocentric glioma: a distinctive epileptogenic neoplasm with features of infiltrating astrocytoma and ependymoma. J Neuropathol Exp Neurol, 2005, 64: 875~881

74 Trehan G, Bruge H, Vinchon M, et al. MR imaging in the diagnosis of desmoplastic infantile tumor: retrospective study of six cases. AJNR, 2004, 25: 1028~1033

75 Panigrahy A, Krieger M D, Gonzalez-Gomez I, et al. Quantitative short echo time 1H-MR spectroscopy of untreated pediatric brain tumors: preoperative diagnosis and characterization. AJNR, 2006, 27: 560~572

76 Stanescu Cosson R, Varlet P, Beuvon F, et al. Dysembryoplastic neuroepithelial tumors: CT, MR findings and imaging follow-up: a study of 53 cases. J Neuroradiol, 2001, 28: 230~240

77 Nolan M A, Sakuta R, Chuang N, et al. Dysembryoplastic neuroepithelial tumors in childhood: long-term outcome and prognostic features. Neurology, 2004, 62: 2270~2276

78 Zhang D, Wen L, Henning T D, et al. Central neurocytoma: clinical, pathological and neuroradiological findings. Clin Radiol, 2006, 61: 348~357

79 Broholm H, Madsen F F, Wagner A A, et al. Papillary glioneuronal tumor-a new tumor entity. Clin Neuropathol, 2002, 21: 1~4

80 Giangaspero F, Perilongo G, Fondelli M P, et al. Medulloblastoma with extensive nodularity: a variant with favorable prognosis. J Neurosurg, 1999, 91: 971~977

81 Naitoh Y, Sasajima T, Kinouchi H, et al. Medulloblastoma with extensive nodularity: single photon emission CT study with iodine-123 metaiodobenzylguanidine. AJNR, 2002, 23: 1564~1567

82 Molloy P T, Yachnis A T, Rorke LB, et al. Central nervous system medulloepithelioma: a series of eight cases including two arising in the pons. J Neurosurg, 1996, 84: 430~436

83 Porto L, Kieslich M, Yan B, et al. Isolated CNS relapse in neuroblastoma. Neuro-pediatrics, 2005, 36: 112~116

84 Chawla A, Emmanuel J V, Seow W T, et al. Paediatric PNET: pre-surgical MRI features. Clin Radiol, 2007, 62: 43~52

85 Komatsu F, Tsugu H, Nonaka M, et al. Congenital medulloblastoma with atypical MRI appearance. Pediatr Neurosurg, 2008, 44: 165~168

86 Seve P, Sawyer M, Hanson J, et al. The influence of comorbidities, age, and performance status on the prognosis and treatment of patients with metastatic carcinomas of unknown primary site: a population- based study. Cancer, 2006, 106: 2058~2065

87 Okamoto K, Ito J, Ishikama K, et al. Atrophy ganglia as the initial diagnostic sign of germinoma glia. Neuroradiol, 2002, 44: 389~394

88 Nancy J, Fischbein, Michael J, et al. Recurrence of Clival Chordoma along the Surgical Pathway. AJNR, 2000, 21: 578~586

89 Buhring U, Strayle-Barta M, Frendenstein D, et al. MRI features of primary, second and metastatic medulloblastomas. Eur Radiol, 2002, 12: 134~144

90 Jeong H L, Ho K L, Ji K P, et al. Cavernous sinus

syndrome: Clinical features and differential diagnosis with MR imaging. AJR,2003,181:583~590

91 Yu Y Q, Jiang X X, Gao Y J, et al. MRI of a pituitary cryptococcoma simulating an adenoma. Neuroradiology,1995,37:449~450

92 Jamshi D, Ahmadi G, Scott M, et al. Lymphocytic Adenohypophysitis: Contrast-enhanced MR imaging in Five Cases. Radiology,1995,195:30~39

93 Vogl T J, Juergens M, Balzer J O, et al. Glomus tumors of the skull base: combined use of MR Angiography and spin-echo imaging. Radiology,1994,192:103~110

94 Tomura N, HiranoH, Watanabe O, et al. Central neurocytoma with clinical malignant behavior. AJNR,1997,18:1175~1178

95 Brat D J, Scheithauer B W, Staugaitis S M, et al. Pituicytoma: a distinctive low-grade glioma of the neurohypophysis. Am J Surg Pathol,2000,24:362~368

96 Komotar R J, Mocco J, Carson B S, et al. Pilomyxoid astrocytoma: a review. Med Gen Med,2004,6:42~43

97 Jouvet A, Fauchon F, Liberski P, et al. Papillary tumor of the pineal region. Am J Surg Pathol,2003,27:505~512

98 Lamont J M, McManamy C S, Pearson A D, et al. Combined histopathological and molecular cytogenetic stratification of medulloblastoma patients. Clin Cancer Res,2004,10:5482~5493

99 Albert F K, Forsting M, Sartor K, et al. Early postoperative magnetic resonance imaging after resection of maligant glioma: objective evaluation of residural tumor and its influence regrowth and prognosis. Neurosurgery,1994,34:45~61

100 Hsu P W, Hsieh T C, Chang CN, et al. Fourth ventricle central neurocytoma: case report. Neurosurgery,2002,50:1365~1372

101 Shah B, Lipper M H, Laws E R, et al. Posterior pituitary astrocytoma:a rare tumor of the neurohypophysis: a case report. AJNR,2005,26:1858~1861

102 Nakasu Y, Nakasu S, Saito A, et al. Pituicytoma: Two case reports. Neurol Med Chir,2006,46:152~156

103 Gibbs W N, Monuki E S, Linskey M E, et al. Pituicytoma: diagnostic features on selective carotid angiography and MR imaging. AJNR,2006,27:1639~1642

104 Vajtai I, Sahli R, Kappeler A, et al. Medulloblastoma with extensive nodularity: single photon emission CT study with iodine-123 metaiodobenzylguanidine. AJNR,2002,23:1564~1567

105 Brat D J, Scheithauer B W, Eberhart C G, et al. Extraventricular neurocytomas: pathologic features and clinical outcome. Am J Surg Pathol,2001,25:1252~1260

106 Celli P, Caroli E, Giangaspero F, et al. Papillary glioneuronal tumor. Case report and literature review. J Neurooncol,2006,80:185~189

107 Chen L, Piao Y S, Xu Q Z, et al. Papillary glioneuronal tumor: a clinicopathological and immunohistochemical study of two cases. Neuropathology,2006,26:243~248

108 Buccoliero A M, Giordano F, Mussa F, et al. Papillary glioneuronal tumor radiologically mimicking a cavernous hemangioma with hemorrhagic onset. Neuropathology,2006,26:206~211

109 Erdem E, Angtuaco E C, Van Hemert R, et al. Comprehensive review of intracranial chordoma. Radiographics,2003,23:995~1009

110 Yoshida K, Kawase T. Trigeminal neurinomas extending into multiple fossae: surgical methods and review of the literature. J Neurosurg,1999,91:202~211

111 Vates G E, Berger M S, Wilson C B. Diagnosis and management of pituitary abscess : a review of twenty-four cases. Neurosurg,2001,95:233~241

112 Johnson B A, Fram E K, Johnson P C,et al. The Variable MR Appearance of Primary Lymphoma of the Central Nervous System: Comparison with Histopathologic Features. AJNR,1997,18:563~572

113 Koeler K K, Smirniotopoulos J G, Tones R V, et al. Primary Central Nervous System Lymphoma : Radiologic Pat hologic Correlation. Radio Graphics,1997,17:1497~1526

114 Witham T F, fukui M B, Meltzer C C, et al. Survival of pateents with high grade glioma treated with intrathecal thiortiethylenephosphoramide for ependymal or leptomeningeal gliomatosis. Cancer,1999,86:1347~1353

115 Elliott J P, Keles G E, Waite M, et al. Ventricular entry during resection of malignant gliomas: effect on intracranial cerebrospinal fluid tumor dissemination. J Neurosurg,1994,80:834~839

116 Galarza M, Gazzeri R, Elfeky H A, et al. Primary diffuse large B-cell lymphoma of the dura mater and cranial vault. Neurosurg Focus, 2006, 21: 177~185

117 滕梁红,卢德宏. WHO(2004)与WHO(2000)垂体肿瘤分类的比较. 诊断病理学杂志,2007,14(3):161-163

118 孔令非. WHO(2007年)中枢神经系统肿瘤分类的新变化. 临床与实验病理学杂志. 2008;24(4):387-390

119 滕梁红,卢德宏,徐庆中.浅谈WHO(2007)中枢神经系统肿瘤分类中新增的肿瘤类型. J Diag Pathol, December, 2007, 14(6)406-410

120 冯逢,李明利,李小圳,孟春玲,金征宇. 淋巴细胞性垂体炎的MRI表现. 中华放射学杂志, 2005, 39(11): 1198-1200

121 杨学军.解读《世界卫生组织中枢神经系统肿瘤分类(2007年)》.中国神经精神疾病杂志, 2007, 33 (9): 513-517

122 Brat D J, Scheithauer B W, Staugaitis S M, Holtzman R N, Morgello S, Burger P C. Pituicytoma: a distinctive low-grade glioma of the neurohypophysis. Am J Surg Pathol, 2000, 24(3): 362-368

123 Roncaroli F, Scheithauer B W, Cenacchi G, Horvath E, Kovacs K, Lloyd R V, Abell-Aleff P, Santi M, Yates A J. Spindle cell oncocytoma' of the adenohypophysis: a tumor of folliculostellate cells? Am J Surg Pathol. 2002, 26(8):1048-1055

第四章 颅脑损伤

第一节 概 论

颅脑损伤（craniocerebral injury）是一种常见的创伤，占全身外伤的15%～20%，年发病率约550人/10万人口。主要见于交通事故、工伤、运动损伤、锐器伤、火器伤等，其中交通事故死亡率中颅脑损伤致死占80%左右。颅脑外伤致死的病例约70%死于来院前，另30%死于入院抢救过程中。颅脑损伤其特点是伤势复杂，病情变化快，死亡率高，约88%死于外伤后1周之内，因此，应对颅脑损伤程度、并发症和后遗症等做出及时、准确的诊断，从而有助于及时治疗，挽救伤员生命，以增加存活率、减少病死率和后遗症。影像学检查是判断颅脑损伤的重要手段，对颅脑损伤的诊断和预后判断具有重要意义。本章将对各种颅脑损伤的影像学表现及各种影像学检查方法的优势进行阐述。

一、颅脑损伤的分类

1. 颅脑损伤可分为原发性和继发性两类 原发性损伤是由暴力直接作用所致，包括头皮外伤、颅骨骨折、脑外血肿（硬脑膜外血肿、硬脑膜下血肿、蛛网膜下腔出血）、脑内病变（脑震荡、弥漫性轴突损伤、脑皮质挫伤、脑实质损伤、原发性脑干损伤）；继发性颅脑损伤是在原发性颅脑外伤基础上发展起来的，包括脑移位或脑疝引起的压迫性损伤、弥漫性缺氧性损伤、弥漫性脑肿胀、颅内动脉梗塞、脂肪栓塞、继发性出血、感染等，其结果往往比原发性颅脑外伤更凶险。

2. 根据损伤部位，颅脑损伤可分为颅和脑两部分损伤，颅部包括头皮、颅骨，脑部泛指颅腔内容物，即脑组织、脑血管、脑膜、颅神经等。

3. 依据颅腔与外界是否沟通，颅脑损伤分为：开放性和闭合性两大类。开放性外伤约2/3为火器伤，又进一步分为穿通性和非穿通性，穿通性损伤为头皮、颅骨和硬膜同时受损伤并与外界相通，其中包括与副鼻窦腔及咽鼓管相交通；非穿通性损伤为头皮、颅骨损伤，而硬膜完整，但可合并颅内血肿。闭合性损伤指无开放性头皮、颅骨损伤，且硬脑膜完整。

二、颅脑损伤的机制

颅脑损伤的机制包括直接损伤和间接损伤。直接损伤是由暴力直接作用于头部所致，其受伤机制主要包括以下三点：①受暴力后颅骨发生变形，可导致骨折，着力点下方可有骨折片陷入，造成局部脑组织直接损伤；②脑的直线运动产生冲击点和对冲性脑组织损伤；③脑的旋转运动产生脑表面挫伤和脑内部结构的剪力性损伤。上述损伤一般不单独发生，常为两种以上形式同时存在。

依其致伤方式又进一步分为：①加速性损伤：

头部突然被物体击中，由静止状态转变为快速运动造成的脑损伤。②减速性损伤：运动中的头部突然撞击在物体上而停止，如坠落时头撞在物体上。脑损伤可位于冲击点或对冲点。③挤压损伤：两个相对方向的暴力同时作用在头部所致，例如两扇门挤压头部，或新生儿头部被产钳挤压等所致的损伤。④旋转性损伤：暴力作用使头部产生过屈、过伸或向左、右倾斜旋转运动，使各部位的脑组织运动速度快慢不同，方式不同，而产生脑部结构扭曲和剪力性损伤。⑤对冲性损伤：指暴力作用点对冲击部位的脑组织损伤，与之相对应，暴力作用点局部的损伤称冲击性损伤，即着力点损伤。颅脑对冲击损伤的轻重与暴力大小、物体与头部接触面积大小有关。一般有骨折者着力点局部脑组织损伤严重，其对冲击部位也有损伤，其损伤机制是由于脑组织着力侧快速运动，使对冲击部位的脑皮质与凹凸不平的颅前窝和颅中窝底或蝶骨嵴摩擦撞击所致。

间接性颅脑损伤是由于暴力作用于头部以外的身体其他部位，作用力传导至颅底使其邻近神经结构造成损伤，主要包括：①传递性损伤：如坠落时以臀部或双足着地，外力沿脊柱传递到颅颈交界处，造成枕骨大孔和邻近颅底线状或环状骨折，导致延髓、小脑和颈髓的损伤，重者当场毙命；②甩鞭式损伤(whiplash injury)：当外力作用于躯干某部使之急骤加速运动而头部尚处于相对静止状态，如甩鞭样动作导致脑损伤，这种损伤常发生在颅颈交界处；③胸部挤压伤时并发的脑损伤，系因胸部受到猛烈的挤压时，骤然升高的胸内压沿颈静脉传递到脑部，头部运动落后于躯干所致的脑损伤。

三、临床表现

颅脑损伤患者大多数有较明显外伤史，临床症状依其损伤的程度、部位不同而异，以昏迷的程度和持续时间作为反应伤情的指标，临床将颅脑损伤分为轻、中、重3型：

轻型：单纯脑震荡（concussion）是伤后立即发生的一过性的脑功能广泛丧失，意识障碍持续数分钟、数小时或更长时间。患者有遗忘现象，对受伤当时和其前一段时间发生的事件不能记忆，其发生机制不明，可能由线粒体功能改变或其他生化异常所致。此型损伤病理检查无异常改变。通常患者的浅昏迷时间不超过半小时，可有头痛、头晕等症状，但体检无异常发现。

中型：轻度脑挫裂伤，患者昏迷时间不超过12小时，有轻度神经体征，血压、脉搏、呼吸有轻微变化，影像学检查可发现颅骨骨折，蛛网膜下腔出血等异常改变。

重型：广泛脑挫裂伤、脑干损伤或急性颅内出血。患者昏迷或深昏迷，或者清醒后再昏迷，生命体征不稳定，可出现钩回疝综合征，去大脑强直等表现。一侧瞳孔散大和意识状态恶化，或有颅内血肿，两侧瞳孔散大，多为严重损伤临终前表现，影像学检查可见多发颅骨骨折、颅内血肿、脑干损伤等。重型颅脑损伤的死亡率高达50%，对此型伤员应进行积极抢救，尽量挽救其生命。

四、影像学检查方法

颅脑损伤常为急重症，对重症伤员，尤其已经出现脑疝症状，生命垂危者应先进行抢救，待病情平稳后才能进行影像学检查。颅脑损伤常用的影像学检查方法有：

1. X线摄片检查　依据急性头部外伤患者的受伤部位，选择不同位置进行投照，可显示颅骨骨折的部位及其程度，明确有无颅内异物和损伤的并发症等。

2. 脑血管造影检查　既往曾经在脑挫裂伤、颅内血肿和血管损伤的诊断方面发挥过重要作用，现在由于CT和MRI的普及应用，已经基本不用于颅脑损伤的诊断。

3. CT检查　CT扫描是目前诊断颅脑损伤最可靠、最快捷的手段，它能在数秒钟内清晰显示出血部位、血肿大小和脑组织损伤情况，并可应用骨窗观察颅骨结构有无损伤，对各种颅脑损伤和骨折都有肯定的诊断价值。目前CT已经基本上取代传统X线摄片和脑血管造影检查，在颅脑损伤诊断中发挥最重要的作用。

4. MRI检查　由于MRI扫描时间较长，急性颅脑损伤患者多昏迷躁动，不能配合检查，加之治疗和监护设备通常不能进入扫描室等原因，MRI不适用于急性颅脑损伤的检查。但是，MRI对出血性轴索剪切伤,弥漫性脑白质损伤的诊断效果优于CT,因此成为在度过急性期后,诊断颅脑损伤合并症和后遗症的首选影像学检查手段。

5. 放射性核素显像检查　SPECT可作为急性颅脑损伤的补充影像学检查手段,尤其对单纯脑震荡和轻型颅脑损伤患者,其他影像学检查多为阴性,而SPECT脑血流显像可发现某些部位出现低灌注区。SPECT还对脑挫裂伤和颅内血肿有辅助诊断价值。

在颅脑损伤的诊断和预后判断中,影像学检查占有非常重要的地位。CT成为颅脑损伤的首选影像学检查方法,近年来MRI在颅脑外伤中的应用也发挥着重要作用,一些新技术如FLAIR、DWI、MRS、SWI也普遍在临床应用。

第二节　颅骨骨折

颅骨骨折（fracture of skull）在颅脑外伤中较常见,其发生机制为:暴力作用于头颅产生反作用力,使颅骨局部或整个颅骨产生弯曲变形导致骨折。此外,颅骨骨折的性质及其严重程度还与颅骨的解剖生理特点、患者的年龄、颅骨的薄厚和弹性状况等因素有关。

颅骨骨折分类:按骨折是否与外界相通可分为闭合性骨折和开放性骨折;按骨折形态又分为线状骨折、凹陷骨折、粉碎性骨折和穿通性骨折。按骨折部位可分为:颅盖骨折和颅底骨折,两者发生率的比率为4:1。

一、颅盖骨折

颅盖骨折在临床最为常见,表现为颅盖骨骨质的断裂、重叠或移位,可分为线状骨折、颅缝分离、凹陷性骨折、粉碎性骨折和穿通骨折等类型。

（一）线状骨折

线状骨折占颅骨骨折的63%,以颞顶部最常见,其次为顶部、额顶和额部。

1. X线摄片检查　颅骨全层断裂,呈锐利长短不一、宽窄不等、方向不定的线条状透光影,多为直线状,亦可呈折曲状。骨折线通常表现为两端细,中间稍宽,可以跨越血管沟和静脉窦（图4-1）,也可跨过颅缝从一块颅骨至另一块颅骨,通至颅底。骨折可单发或多发,有时骨折线在内、外颅板上不一致。如果骨折线宽度达0.5~1.0cm以上,则被认为有撕破硬脑膜的可能。骨折线跨越血管沟可

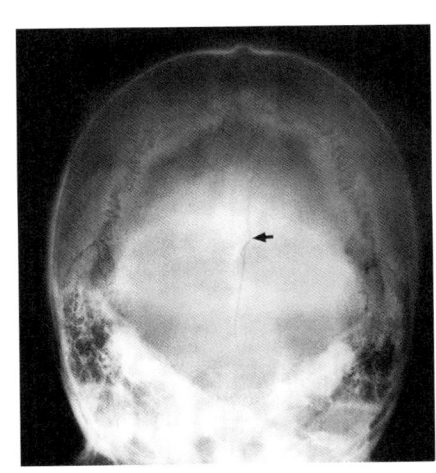

图4-1　枕骨骨折
头颅枕骨像显示枕骨正中偏左纵行骨折线（↑）通过横窦沟。

表4-1　线状骨折头颅X线摄片的鉴别诊断

	线状骨折线	血管沟	颅缝	板障静脉
位置	不固定	固定	固定	顶额部较多
形态	直线形	口径由粗变细	锯齿状,可因外伤分离	星状、网状
曲度	直、锐利	稍迂曲、柔和	互相交错	迂曲、柔和
密度	低、清晰	较低、较清晰	因年龄而不同	较低、稍清晰

导致血管破裂，引起颅内血肿。应该注意：X线摄片显示的骨折线应与正常颅缝、血管沟等相鉴别。

2.CT检查 CT骨窗图像可显示颅骨全层断裂，个别情况下可单独发生内板断裂，骨折线的宽窄不一，常伴有帽状腱膜下或骨膜下血肿，颅内常合并硬膜外血肿。在CT图像上颅缝有一定的走行部位，颅骨外板呈锯齿状，而血管沟仅见于颅骨内板，因此很容易与骨折线鉴别。

（二）颅缝分离

颅脑损伤导致颅缝分离者并不少见，以人字缝最常见，其次为顶乳缝和枕乳缝。多见于儿童和青年。可单发，亦可合并颅骨骨折。

1.X线摄片检查 正常颅缝宽度不超过1.5mm，若颅缝宽度超过1.5mm，或者两侧不对称，相差1.0mm以上，则可诊断颅缝分离（图4-2）。

有棱角物体之上，外力作用的轴线与受打击的颅骨平面相垂直时。此型骨折多为颅骨全层凹陷，但颅骨内板凹陷常多于外板。

1.X线摄片检查 可见颅骨内外板断裂，骨片陷入颅内。尤其X线切线位摄影显示病变效果好，凹陷骨折多呈漏斗形或者与颅板平行下陷。在非切线位X线摄片上颅骨凹陷骨折的骨折线不规则，呈放射状、弧形、环形，骨碎片可移位（图4-3）。3岁以下儿童由于颅骨骨质较软，凹陷骨折可仅有颅骨的局部凹陷，而不出现骨折线，被称为乒乓球样骨折。

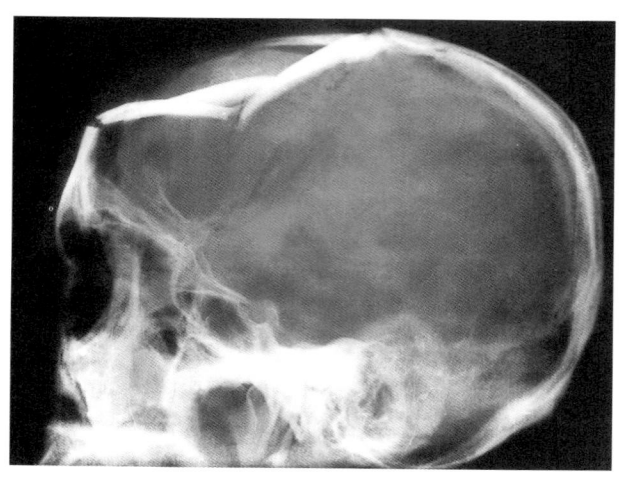

图4-3 额骨粉碎凹陷骨折
头颅侧位像可见额骨凹陷，伴有星芒状骨折线。

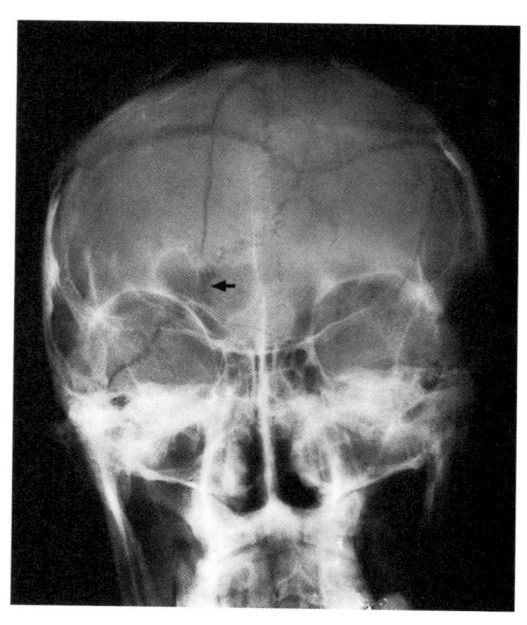

图4-2 头颅多发骨折
头颅前后位像显示两侧额、顶和左枕部多发骨折线，右侧人字缝分离（↑）。

2.CT检查 CT骨窗图像显示颅缝分离的效果基本与X线摄片相同，根据其特定部位及走行，很容易诊断。

（三）凹陷骨折

凹陷骨折占颅骨骨折的15.4%，以顶部多见，多发生于运动物体撞击，或者高速跌倒后头部撞击在

2.CT检查 CT骨窗图像显示颅骨全层凹陷，骨折碎片向颅内移位，常刺破硬脑膜造成局部出血，所形成的血肿压迫脑组织（图4-4）。

（四）粉碎性骨折

粉碎性骨折占颅骨骨折的19.4%，额部最多见，顶部次之。多因颅骨受到钝性物体直接打击所致。

1.X线摄片检查 显示头颅多发骨折线，向不同方向延伸，形成不规则碎骨片，常伴有碎骨片的移位和凹陷（见图4-2）。

2.CT检查 CT骨窗图像显示骨折部位有多个骨碎片（图4-5），碎骨片可刺破硬脑膜，伴局部或其他部位的血肿形成。

（五）穿通性骨折或开放性骨折

穿通性骨折或开放性骨折多发于火器伤或锐器

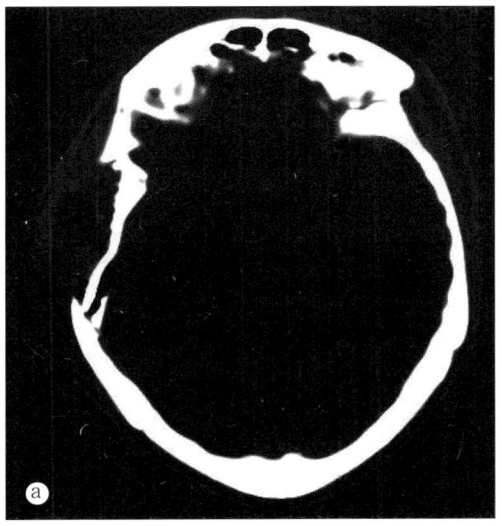
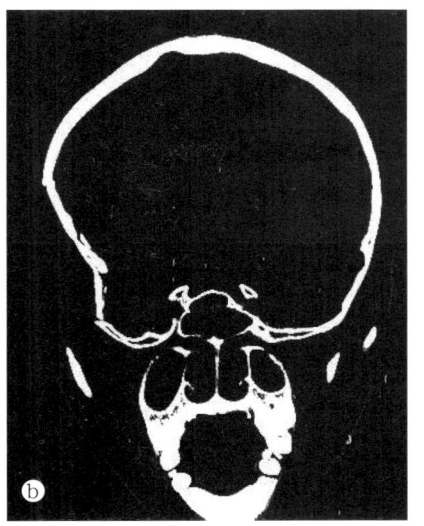

图4-4 右颞骨骨凹陷骨折
头颅CT横断位（a）和冠状位（b）骨窗像显示右颞骨内陷。

直接损伤。穿通性骨折分为一次性穿通骨折，即子弹或异物穿入颅骨并留在颅内，又称为盲管伤；或者两次穿通骨折，如子弹一次穿通颅骨入颅、再次穿通颅骨出颅，也被称为贯穿伤。若仅有颅骨骨折而硬脑膜完整，则称为"闭合性颅脑损伤"；如果骨折片刺破硬脑膜，则称为"开放性颅脑损伤"。

1．X线摄片检查　X线摄片显示颅骨粉碎性骨折，洞形骨质缺损，碎骨片移至颅内，作为异物存留。若为贯穿伤，除在颅骨贯穿入口处有骨质缺损外，对侧贯穿出口部位也有粉碎性骨折，但碎骨片外移，可嵌在贯穿出口的皮下，枪伤可见遗留在颅内的弹头（图4-6）。

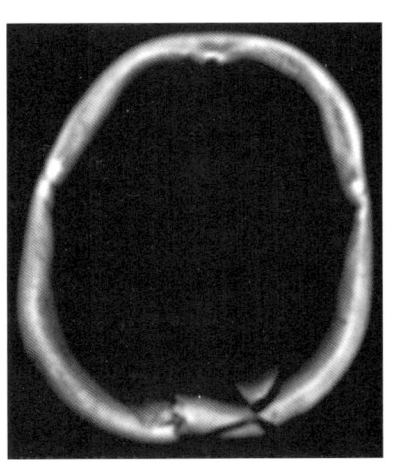

图4-5 左枕骨粉碎性骨折
头颅CT骨窗图像显示骨折部位多个骨碎片，部分骨片内陷。

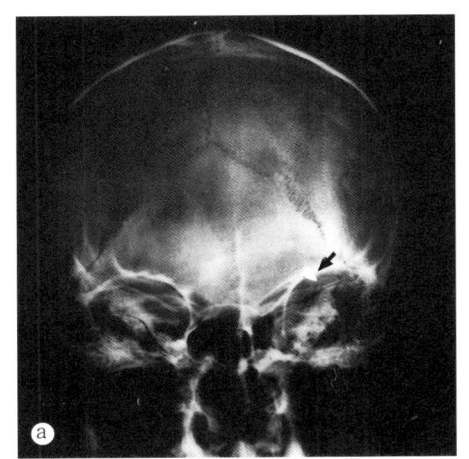
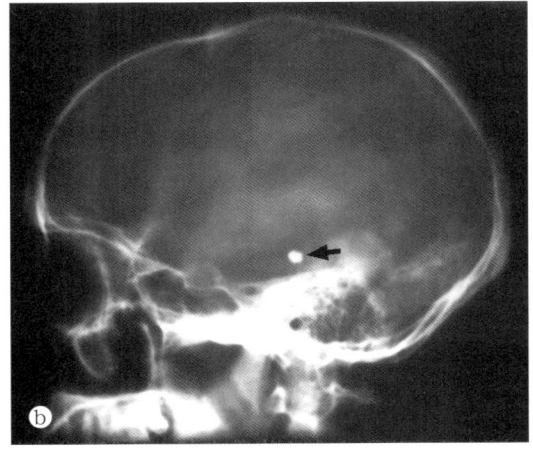

图4-6 头颅穿通伤
头颅正（a）侧（b）位像显示金属异物停留在左颞部脑内（↑）。

2. CT检查 CT显示受伤局部头皮全层裂伤、颅骨缺损和移位的骨折碎片，同时还可见颅内出血形成的血肿，以及脑组织的损伤。

二、颅底骨折

颅底骨折占全部颅骨骨折1/5（22.9%）左右。其产生骨折的主要机制如下：①由水平外力直接打击颅底所致；②任何使颅骨产生普遍弯曲变形的外力，均可导致颅底骨折，常见于颅骨挤压伤；③垂直打击头顶部的外力，由于脊柱的对冲作用引起颅底骨折；④颅盖骨折蔓延至颅底导致并发颅底骨折，此种情况临床最常见。

颅底骨折的主要临床表现有3种 ①脑脊液漏；②迟发性的局部瘀血；③出现相应颅神经损伤的症状。

单纯颅底骨折多为开放性线状骨折，骨折线可呈横行、纵行或环形。根据骨折累及的部位，可将之分为前颅窝、中颅窝和后颅窝骨折三种。

（一）前颅窝骨折

1. 临床表现 前颅窝骨折常累及额骨眶板和筛骨，引起的出血经前鼻孔流出；或流进眶内，在眶周皮下及球结合膜下形成瘀血斑，称之"熊猫眼"征。若骨折处脑膜破裂，则脑脊液可经额窦或筛窦由前鼻孔流出，成为脑脊液鼻漏，空气也可经此逆行进入颅腔内形成颅内积气。筛板和视神经管骨折可分别引起嗅神经和视神经损伤，导致患者出现头痛、头晕、复视、谵妄、昏迷等症状。

2. 影像学检查

(1) X线摄片检查 颅底位摄片可见颅底有横行或纵行骨折线，可由一侧眶顶或筛板延伸至对侧或中颅窝，也可由筛板经视神经管、眶上裂向后延伸达岩骨内侧。

(2) CT检查 经过颅底切层的CT骨窗图像，可清晰显示颅底骨折线的部位、形态和走行(图4-7)。

（二）中颅窝骨折

1. 临床表现 颅中窝骨折常累及颞骨岩部，当脑膜和骨膜均破裂时，脑脊液经中耳由鼓膜裂孔流出，形成脑脊液耳漏；若鼓膜完好，脑脊液则经咽鼓管流往鼻咽部，常合并第Ⅶ或第Ⅷ对颅神经的损

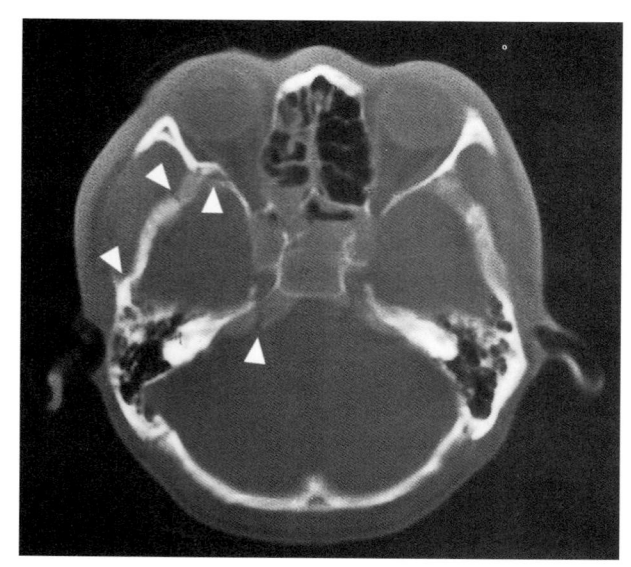

图4-7 前颅窝骨折
头颅CT骨窗显示右侧蝶骨大翼、筛板骨折，筛窦、蝶窦积血。

伤。如果骨折累及蝶骨和颞骨内侧，可伤及脑垂体和第Ⅱ、Ⅲ、Ⅳ、Ⅴ及Ⅵ对颅神经。伤及颈内动脉海绵窦段可形成颈动脉管海绵窦瘘，而使患者出现搏动性突眼，若骨折累及破裂孔或颈动脉管而使颈内动脉破裂，则可发生致命性鼻出血或耳出血。

2. 影像学检查

(1) X线摄片检查 颅底位摄片显示骨折线常沿岩骨前缘走行，甚至可横断蝶鞍；当骨折线横断岩骨时，同时累及颅中窝和颅后窝，头颅侧位片常见颞顶部骨折线延伸至中颅窝或颞鳞部骨折到达乳突部（图4-8a）。

(2) CT检查 应用高分辨率CT经颅底层面骨窗图像能清晰显示中颅窝的骨折线（图4-8b）。

（三）颅后窝骨折

1. 临床表现 颅后窝骨折累及颞骨岩部后外侧时，多在伤后2～3日出现乳突部皮下瘀血（Battle征）。骨折累及枕骨基底部时，可在伤后数小时出现枕下部肿胀及皮下瘀血。骨折累及枕大孔或岩骨尖后缘，患者可出现个别或全部后组颅神经（即第Ⅸ～Ⅻ对颅神经）受累的症状，如声音嘶哑、吞咽困难。

2. 影像学检查

(1) X线摄片检查 可见骨折线常累及颞骨岩部后外侧及枕骨基底部、枕大孔或岩骨尖后缘。

（2）CT检查　应用高分辨率CT经颅底层面骨窗图像能清晰显示后颅窝的骨折线（图4-9）。

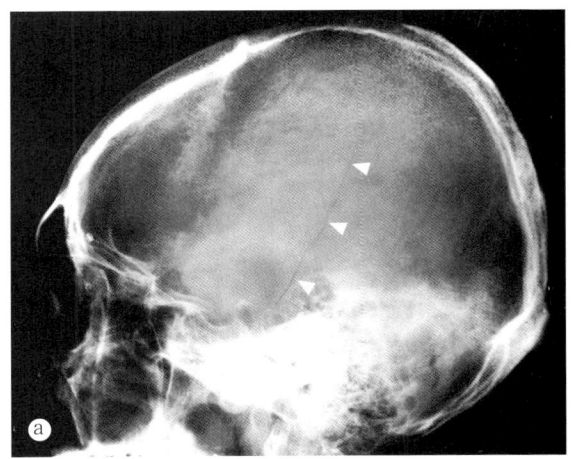
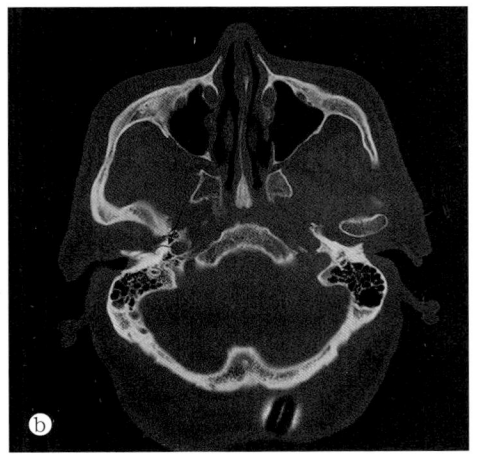

图4-8　中颅窝骨折

头颅侧位片（a）可见颅骨顶颞部骨折线（△）延伸至中颅凹。头颅CT骨窗（b）显示右侧颞骨骨折累及右侧岩骨及颈动脉孔（↑）

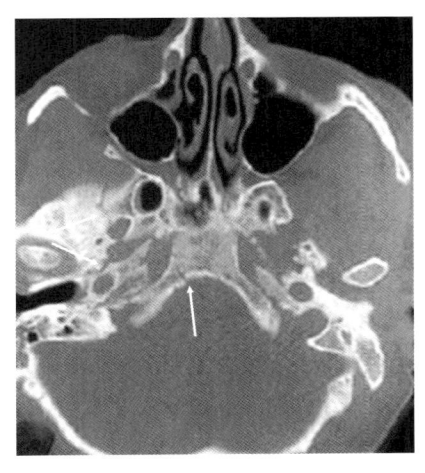

图4-9　后颅窝骨折

头颅CT骨窗显示右侧中、后颅凹多发骨折线（⇑）

第三节　颅内血肿

颅脑损伤引起颅内出血，当血液聚集量超过20～30ml，并压迫脑组织产生相应临床症状时，称之为颅内血肿（intracranial hematoma），是急性颅脑损伤最常见和最严重的病变之一，约占全部颅脑损伤的16%。颅内血肿形成后会压迫、推移周围脑组织，使之继发脑缺血、缺氧、水肿，引起进行性颅内压增高，严重时导致部分脑组织发生移位，可形成危及生命的脑疝。由于受伤机制、出血来源、血肿部位和出血量等不同，颅内血肿患者的临床表现有很大差异，严重者外伤后病情逐渐加重而导致患者昏迷，或者昏迷清醒后再次昏迷。为了指导临床治疗，必须对颅内血肿的部位、类型、出血量、是否形成脑疝等做出及时、全面、准确的诊断。

颅内血肿根据血肿部位可分为脑外血肿和脑内血肿，前者又进一步分为硬膜外血肿、硬膜下血肿和蛛网膜下腔出血；脑内血肿再分为脑内和脑室内血肿。根据血肿形成时间和临床表现，颅内血肿可分为急性（3天之内）、亚急性（4～21天）和慢性期（超过21天）。颅内血肿多见于单侧，也可累及双侧呈多发和混合血肿。

一、硬膜外血肿

硬膜外血肿（extradural hematoma）是指外伤撕裂脑膜动脉、脑膜静脉、板障静脉或静脉窦而导致的出血，血液聚集于硬脑膜与颅骨之间（偶尔血液也可积于两层硬脑膜之间）而形成的血肿，约占全部颅脑损伤病例的6.2%，占颅内各类血肿的35.2%。硬膜外血肿多为局部冲击伤所致，约85%～95%的患者伴颅骨骨折，绝大多数硬膜外血肿位于幕上，呈单侧性，仅5%为双侧性。由于硬脑膜与颅骨内板粘贴紧密，故血肿范围局限，形状多呈双凸透镜或梭形，血肿可跨越硬膜附着点，但多不超过颅缝。硬膜外血肿85%为急性，12%为亚急性，慢性血肿仅为3%。

硬膜外血肿按出血来源分为动脉性硬膜外血肿和静脉性硬膜外血肿两种。动脉性硬膜外血肿由脑膜动脉破裂出血所致，由于颞骨鳞部为颅骨最薄弱部位，着力后容易发生骨折，而刺破硬脑膜中动脉及其分支导致出血，故75%的动脉性硬膜外血肿位于颞部或以颞部为主。动脉破裂后，由于动脉血压力较高和出血量大，常在外伤所致硬膜外层剥离的基础上，进一步使硬脑膜外层与颅骨之间发生分离，以致硬膜外血肿迅速增大。静脉性硬膜外血肿的出血源为脑膜静脉、板障静脉和静脉窦，仅在相应部位发生硬膜外血肿，例如：上矢状窦损伤所致单侧或双侧额顶部矢状窦旁的硬膜外血肿，横窦、乙状窦损伤产生的枕部或后颅窝的硬膜外血肿等，由于静脉压力低，往往不再进一步造成硬膜与颅骨的进一步分离，静脉性硬膜外血肿多发生于幕下。

（一）临床表现

硬膜外血肿多系颅骨骨折损伤硬膜外血管所致，故患者的临床表现主要取决于损伤血管的出血速度及出血部位，其典型表现是临床出现"中间清醒期"，即头部外伤后患者经历原发性昏迷，中间意识清醒，然后再次出现继发性昏迷的过程，被称为"三联征"，见于约70%的硬膜外血肿患者。其他中枢神经系统的临床表现视血肿具体部位和大小而定，由于总体上本病的出血过程急速，临床绝大多数（82%）患者为急性病程。

（二）影像学检查

硬膜外血肿具有以下影像学特点：

（1）血肿通常局限于头颅的一侧，不跨越颅缝，极少越过中线，除非横窦损伤，一般不累及小脑幕的上下；

（2）血肿局部所在脑组织显著受压，但中线结构的移位较轻；

（3）常伴有局部的颅骨骨折；

（4）血肿常位于脑膜中动脉走行分布区。

1. X线摄片检查　头颅X线摄片诊断硬膜外血肿有一定价值。由于约60%的硬膜外血肿合并颅骨骨折，其中90%的骨折位于血肿的同侧，一旦头颅片发现骨折线跨过硬脑膜血管沟、静脉窦或板障静脉沟，就应该考虑有硬膜外血肿的可能。由于90%的后颅窝血肿伴枕骨骨折或人字缝分离，所以，根据颅骨骨折的部位和形态，可以初步作出硬膜外血肿的诊断。此外，松果体钙化的移位对血肿的定位亦有一定价值。

2. X线脑血管造影检查　脑血管造影可确定硬膜外血肿的部位、范围以及是否有活动性出血，主要征象有：

（1）脑膜中动脉和静脉窦对比剂外溢为硬膜外血肿的直接征象。血管造影显示对比剂从脑膜中动脉或静脉窦外溢，进入硬膜外腔，表现为脑膜中动脉边缘毛糙、略不规则，血管旁有片状边缘模糊的高密度影。若对比剂溢入脑膜中静脉，发生动、静脉短路，则动静脉同时显影，呈两条平行线状影，称之为"双轨"征。静脉窦对比剂外溢，常见于上矢状窦破裂出血，表现为窦旁密度较高、边缘不清的片状阴影。

（2）脑膜中动脉和静脉窦的移位是硬膜外血肿的另一个直接征象，X线血管造影表现为脑膜中动脉失去正常曲度而变直，并离开颅骨内板的血管沟而内移。额顶部矢状窦旁的硬膜外血肿，可见上矢状窦离开颅骨内板，失去正常曲度或呈弧形下凸改变（图4-10）。

（3）位于脑外的梭形或弓形无血管区是硬膜外血肿的特征性表现。由于正常情况下颅骨内板与硬脑膜紧密粘连，如果血管造影像显示颅骨与脑组织表面的血管间出现无血管区（见图4-10），则提示有硬膜外血肿将脑组织与颅骨内板分离。

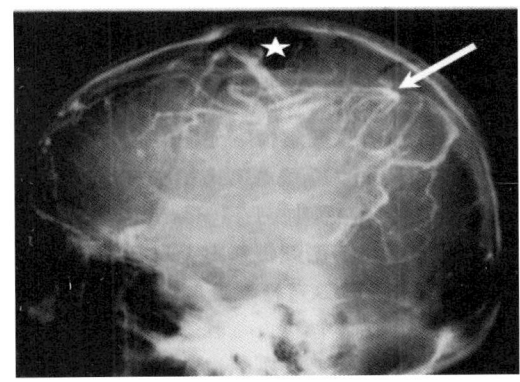

图4-10 硬膜外血肿
脑血管造影显示上矢状窦移位（↑），颅骨与脑组织表面的血管间出现无血管区（☆）

(4) 脑皮质小动脉变细、拉直或分离，动脉充盈缓慢，局部脑实质密度减低是硬膜外血肿的间接征象，见于造影的头颅侧位片。由于硬膜外血肿的内部压力高，与动脉压相似，所产生的颅内急性占位性病变，对与其相邻的脑皮质施加很大的压力，因此产生这些征象。

3. CT检查

(1) 急性硬膜外血肿 急性硬膜外血肿，CT典型表现为颅骨内板下与脑组织之间有边缘锐利光滑、双凸透镜或梭形均匀的高密度区(图4-11)，CT值在40~100Hu之间，但少数病灶密度不均匀，表现为高密度区内部混有大小不等、分布不均的等密度区，即漩涡征（swirl sign），为硬脑膜撕裂，脑脊液进入血肿或血肿内有进行性出血所致，出现该征象预示血肿会迅速长大（图4-12）而加重病情。

急性硬膜外血肿的特殊表现：

① 大脑镰内硬膜下血肿，指出血位于大脑镰两层硬膜之间，位于中线的双凸面形高密度影。

② 大脑镰旁硬膜下血肿，指出血位于大脑镰硬膜和蛛网膜之间，表现为大脑镰从中线向一侧脑组织突出的高密度影。

③ 相邻的硬膜下血肿可以融合，但是仍然各自保持原有的梭形，仅在融合部位出现一个凹陷，此

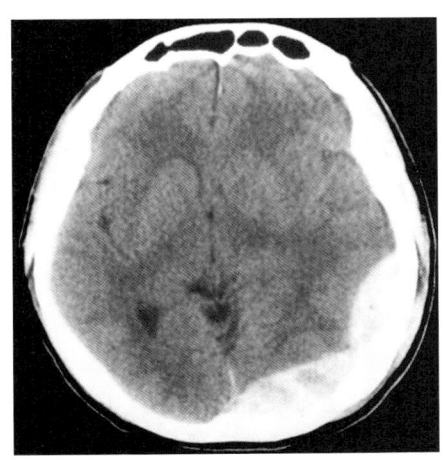

图4-11 急性硬膜外血肿
头颅CT平扫可见左颞枕部颅板内、脑外双凸透镜样高密度影，同侧侧脑室受压变形，中线结构向对侧移位。

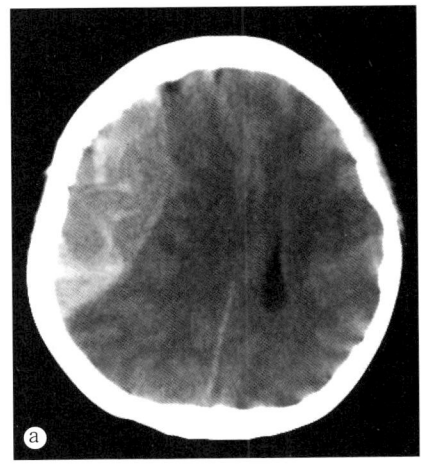 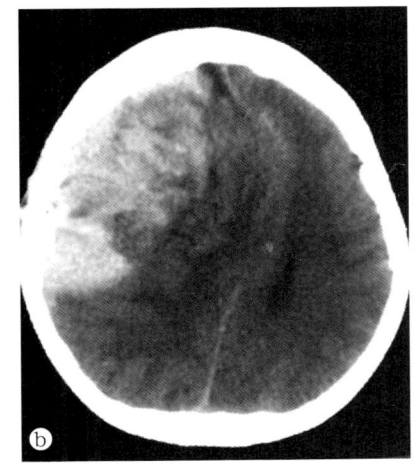

图4-12 急性硬膜外血肿
头颅CT平扫（a）可见右侧额顶部颅板内的梭形高密度影，其内部密度不均匀，可见漩涡征。2天后病灶范围明显扩大（b），脑疝形成。

种血肿提示有多支血管破裂。

④位于颅顶部的硬膜外血肿（或硬膜外血肿近颅顶部）在横断图像上，其内缘可以模糊。产生此征象主要原因是血肿内缘与头颅横断位近于平行，受部分容积效应的影响较大，其次，硬脑膜与矢状缝及其邻近颅骨的连接不如其他部位那样紧密，或者骨折线跨越颅缝或颅缝分离时，血肿可能跨越矢状缝向对侧扩展而导致血肿的边缘模糊或不规则。这种累及两侧的硬膜外血肿通常是由上矢状窦破裂引起的静脉性硬膜外血肿，而累及横窦的静脉性硬膜外血肿可同时在小脑幕上、下蔓延。

(2) 慢性硬膜外血肿 慢性硬膜外血肿较少见，对其产生机制还存在意见分歧，多数学者认为慢性硬膜外血肿的出血起源于静脉，虽然静脉压力较低不易剥离硬脑膜，但是若受伤瞬间硬膜与颅骨已被分离，或因伴发脑脊液漏致使颅内压偏低时，即可形成慢性血肿。此外，也有人认为慢性硬膜外血肿是因外伤后引起脑膜中动脉假性动脉瘤破裂所致。由于受伤后病情进展缓慢，临床症状表现得比较迟，患者可以逐渐耐受此类血肿的压迫。目前诊断慢性硬膜外血肿的时间标准还未统一，慢性硬膜外血肿一般是指受伤2~3周后才出现的血肿，但是值此期间可能有部分属于亚急性硬膜外血肿，甚至是迟发性血肿。因此，通常认为外伤后13天以上，血肿开始出现钙化征象才能诊断慢性硬膜外血肿。慢性硬膜外血肿早期可有活动性出血或再出血，在CT上表现为血肿的密度不均匀，呈中～低混杂密度，或者血肿内部混有斑点状较高密度（图4-13），慢性硬膜外血肿后期，局部硬膜形成一层肉芽组织，并可发生钙化，甚至骨化（图4-14）改变，少数慢性血肿可形成包膜及中心液化，行CT增强扫描血肿内缘可有弧线强化。

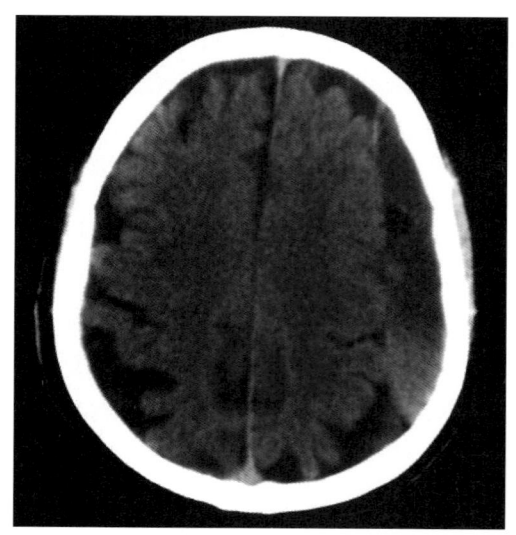

图4-13 慢性硬膜外血肿
头颅CT平扫显示左侧额顶颅板内双凸透镜样等、低混杂密度，内部可见斑片状较高密度。

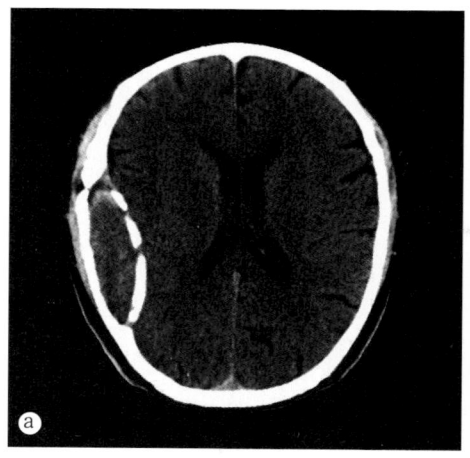 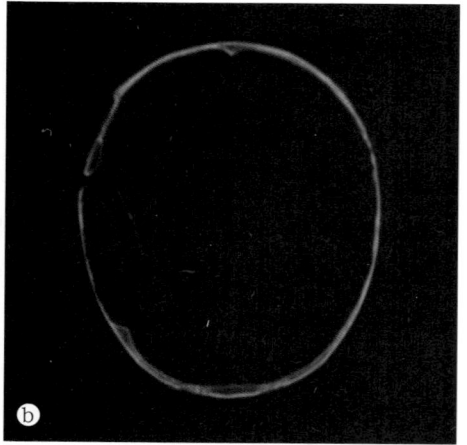

图4-14 慢性硬膜外血肿
头颅CT平扫右侧颞部骨内板下梭形等密度区，其内缘见弧形不连续钙化(a)，骨窗显示右颞骨骨折，弧形钙化位于额颞和颞枕骨交界区 (b)。

（3）迟发性硬膜外血肿　迟发性硬膜外血肿是影像学检查的概念，即首次CT扫描时没有明显影像异常，而在相隔几小时甚至十多天之后再次复查时，才发现的血肿，故谓之迟发，但并不是指血肿的期龄或病程的急缓。迟发性硬膜外血肿占整个硬膜外血肿的5%～22%，男性青年较多。其发病机制可能是由于患者头部外伤时存在硬脑膜的出血源，但因伤后脑组织水肿、其他先此形成的血肿及某些引起颅内压增高的因素，形成了填塞效应而对出血源有压迫作用，但继后若采用、强力脱水、脑室分流术、清除颅内血肿等措施，或因全身性低血压的影响使颅内高压迅速降低，突然失去了堵塞效应，故而造成硬脑膜自颅骨剥离，遂引起迟发性硬膜外血肿。临床上，这类患者常有病情突然恶化或首次CT为阴性而病情却无好转，这时应立即复查CT，明确诊断。一旦诊断确立，应尽早手术清除。迟发性硬膜外血肿与慢性硬膜外血肿相比，预后明显较差。

4. MRI检查　硬膜外血肿的MRI所见与CT相似，为颅内脑外边缘锐利的梭形异常信号，血肿的信号强度变化与血肿的时期和所用MRI扫描机的磁场强度有关。急性期在T_1加权像上，血肿的信号强度与脑实质相近，血肿与脑实质相邻的边缘可见线状低信号的硬脑膜；T_2加权像和FLAIR上血肿呈低信号。亚急性硬膜外血肿无论在T_1加权像、还是T_2加权像上均呈高信号。慢性期硬膜外血肿T_1

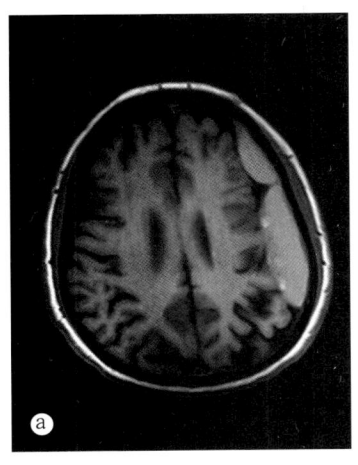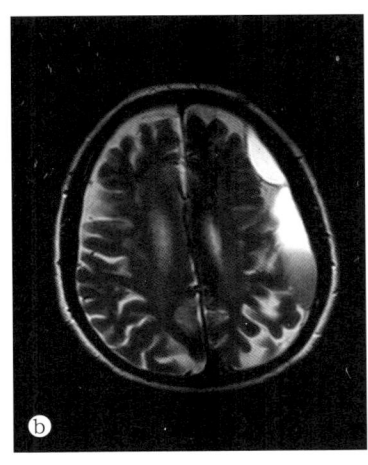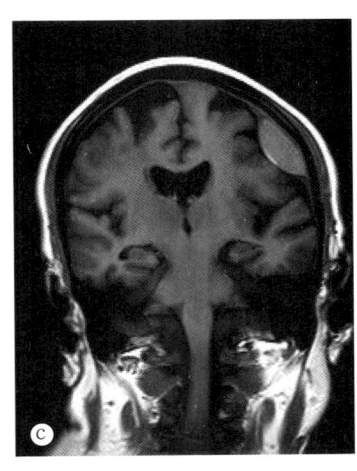

图4-15　急性硬膜外血肿

头颅MRI平扫显示左侧额顶部双凸透镜样异常信号，T_1加权像（a）稍高信号，内部见片状高信号，T_2加权像横断像（b）高信号为主，内部见等信号；冠状位（c）清楚显示硬膜外血肿位于骨膜与硬膜之间。

加权像呈不均匀等信号或均匀低信号，T_2加权像呈高、低混杂信号（图4-15）。

由于MRI可多方位成像，对了解血肿范围优于CT，且有利于显示颅底部的硬膜外血肿。同时，MRI对小的硬膜外和硬膜下血肿的鉴别诊断优于CT，一些没有典型的梭形，而且也可能没有骨折的硬膜外血肿，在CT上难以与硬膜下血肿区分，但在MR上常可以在梭形的血肿与脑组织间看到一条低信号的细线（硬脑膜）（图4-16），能够明确做出硬膜外血肿的诊断。

MRI还可以区分动脉和静脉源性的硬膜外血肿，这对于治疗和预后有显著意义。静脉源性的硬膜外血肿在形状上较动脉源性的变化更大，但它总

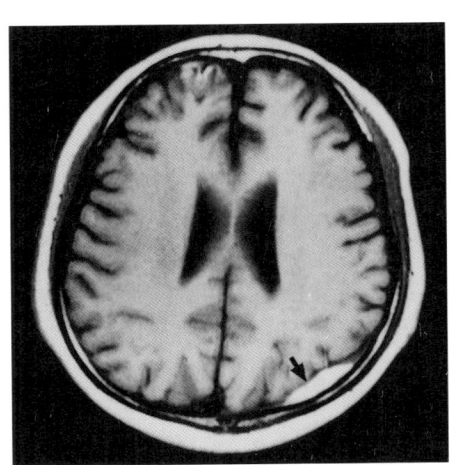

图4-16　硬膜外血肿

头颅MRI平扫T_2加权像可以在左枕部梭形的血肿与脑组织之间看到一条低信号细线（硬脑膜）。

与被骨折线穿越的硬膜窦相邻,而且总是被移位的硬脑膜与脑组织分开,这一特点在质子加权像(PD)加权与T_2加权像中很容易看到。受损的硬膜窦将被扩展的血肿从邻近的颅骨剥离开,偶尔,硬膜窦可被撕裂的内膜所闭塞,通过MRI或MRV就可以明显的显示硬膜窦,而无需实施动脉造影。

二、硬膜下血肿

硬膜下血肿(subdural hematoma)是发生于硬脑膜与蛛网膜之间的血肿,约占颅脑损伤总数的2%~6%,占各类血肿的1/3,多由头颅在运动中受伤、尤其对冲性外伤所致。硬膜下血肿多由于严重脑挫裂伤引起脑皮质动脉或静脉破裂出血,矢状窦旁桥静脉破裂,或静脉窦损伤,血液直接流入硬膜下腔所致。因为蛛网膜下腔的张力较低,出血量往往较多,形成的硬膜下血肿范围较大。硬膜下血肿多发生于额顶部,常沿大脑半球的凸面广泛扩展,可占据大脑半球凸面的大部分或全部,呈月牙形。若为对冲伤引起的血肿,常发生于颅底骨质不平滑的额极和颞极。

硬膜下血肿根据时间可分为急性(伤后3天内)、亚急性(4~14天)、慢性(大于2周)。急性硬膜下血肿患者的病情很重,发展迅速,外伤后出现中间清醒期或意识好转者少。由于颅内压增高,脑组织受压,早期出现脑疝的临床表现,常常缺乏定位体征。至亚急性和慢性期,血肿周围出现纤维性外包膜,随血肿液化,蛋白质分解,血肿内渗透压增高,脑脊液可通过蛛网膜渗入血肿内。此外,血肿包膜新生血管内的血浆也渗入血肿,共同致使血肿压力增加,长期压迫相邻的脑组织,使之缺血而发生萎缩内陷,导致血肿的体积不断增大,呈梭形外观。血肿的囊壁可在数月或数年后发生玻璃样变性,甚至发生钙化。亚急性和慢性硬膜下血肿与急性期的临床表现相似,但是症状出现较晚,呈慢性过程,可有相应部位的定位体征。

(一)急性和亚急性硬膜下血肿

1. X线摄片检查 头颅X线摄片对硬膜下血肿的诊断价值不如硬膜外血肿大,仅1/3的患者有颅骨骨折,骨折线与颅骨血管沟之间的关系不密切。若发生枕骨骨折,应考虑在额极或颞极发生对冲伤性硬膜下血肿的可能。

2. X线脑血管造影检查

(1)在颅内脑外出现月牙形或镰状无血管区是硬膜下血肿的特征性表现。急性和亚急性硬膜下血肿沿脑凸面扩散,均匀覆盖大脑半球表面,使脑表面的血管影离开硬脑膜形成无血管区,在切线位脑血管造影像上呈月牙形或镰状无血管区。此征象多见于额、顶和颞叶的凸面,在动脉期或毛细血管期显示最佳。少数对冲性硬膜下血肿发生于前颅窝额极、或中颅窝颞极,无血管区常不易显示,必须采取切线位,仔细观察该部位的皮质血管有无离开颅内板,是否有无血管区存在。

(2)脑血管移位常为无血管区的伴发征象,一侧的急性、亚急性硬膜下血肿在正位片上可见大脑前动脉向健侧移位,若双侧都有血肿,则大脑前动脉无明显移位,或向血肿较小的一侧移位。侧位片观察动脉移位不敏感。额极和颞极的对冲性硬膜下血肿,常伴有脑挫裂伤,此时仅见局部脑血管受压移位,而没有无血管区的表现。

3. CT检查

(1)急性硬膜下血肿 CT平扫表现为颅骨内板下新月形或半月形高密度区(图4-17),一般血肿的CT值为70~80Hu,其密度与血红蛋白的含量有关,如果脑脊液进入血肿,则呈以高密度为主的混合密度。由于硬膜与蛛网膜之间往往为一含少量液体的间隙,而且不受颅缝限制,因此,硬膜下

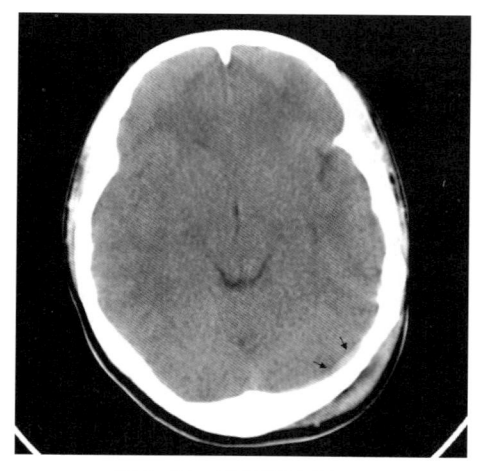

图4-17 硬膜下血肿
头颅CT平扫显示左枕颅骨内板下半月形高密度区(↑),额部为伪影。

血肿的范围广，可超越颅缝，甚至覆盖整个大脑半球。但不能跨越颅内的硬膜间隔，即一般不延及小脑幕上、下或大脑镰对侧。由于急性硬膜下血肿常合并脑挫裂伤或/和脑内血肿，所以占位效应明显，表现为大脑中线结构移位，同侧侧脑室受压变形。接近颅底部位的硬膜下血肿，在常规横断切层上由于部分容积效应难以显示，行冠状面扫描有助于确定诊断。

（2）亚急性硬膜下血肿　根据病程长短不同CT表现各异。亚急性早期血肿仍呈高密度，以后随血红蛋白逐渐破坏、溶解和吸收，血肿可呈均匀等密度、或分为沉淀在下层的血细胞和上浮的血清，CT表现为新月形血肿的上半部为低密度、而下半部呈高密度，两层之间以平面分界清楚。亚急性硬膜下血肿的晚期可呈不均匀密度影（图4-18a，b）。

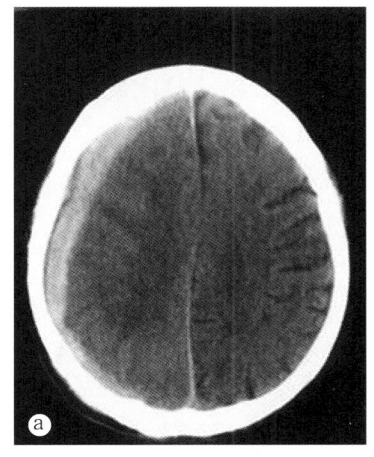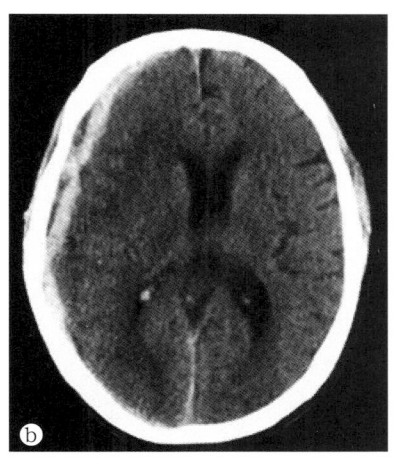

图4-18　急性、亚急性硬膜下血肿
头颅CT平扫显示右侧额顶部颅板下带状高密度区（a），一周后病灶呈不均匀更高密度（b）。

4．MRI检查　硬膜下血肿的形态与CT相似，为颅内脑外新月形或半月形异常信号区，与硬膜外血肿不同，血肿和脑组织之间无线状低信号（硬脑膜）分隔。急性硬膜下血肿内含氧血红蛋白为顺磁性物质，使血肿无论在SE脉冲序列T_1加权像还是T_2加权像上均呈低信号；随时间的推移，血肿内脱氧血红蛋白含量增加，血肿在T_1加权像上信号强度与脑实质相仿，在T_2加权像上为低信号区。亚急性硬膜下血肿，由于脱氧血红蛋白变成正铁血红蛋白，并伴有溶血，使血肿在T_1加权像和T_2加权像上均呈高信号（图4-19）。MRI能直接行冠状断面和矢状断面的扫描，在冠、矢状断面像上硬膜下血

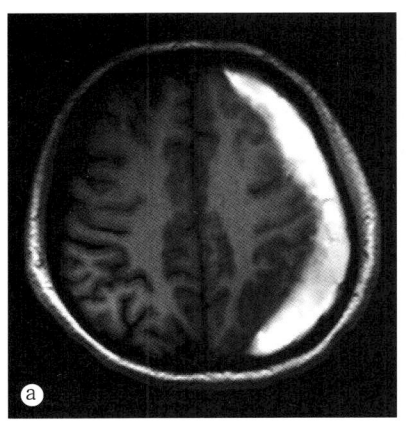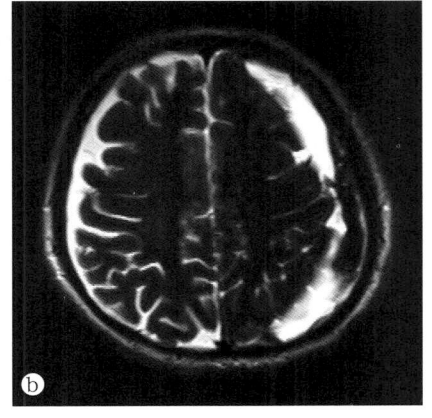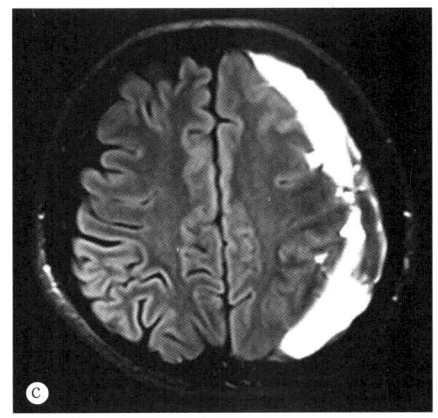

图4-19　亚急性硬膜下血肿
头颅MRI平扫T_1加权像（a）显示左额顶部带状高信号，病灶在T_2加权像横断像（b）及FLAIR像（c）呈高信号为主，内部见不均匀等信号。

肿的形态可呈条带状、梭形或不规则形，显示血肿的范围较CT更准确，同时，MR比CT能更准确判断硬膜下血肿的病理变化过程。

5．放射性核素检查　脑外伤所致的亚急性和慢性硬脑膜下血肿，可行SPECT脑显像检查。当血肿宽度大于2cm时，动态显像可见损伤部位脑外缘有放射性减低区；静态横断显像可见脑外缘呈边界较清晰的月牙形放射性增高区，称"新月"征，矢状断像往往阴性。鉴别诊断应注意排除颅骨外伤、脑肿瘤等。硬膜下血肿形成10天以上者，本方法的灵敏度可达90%。

（二）慢性硬膜下血肿

慢性硬膜下血肿(chronic subdural hematoma, CSDH)的形成和演变机制不清。多数学者认为慢性硬膜下血肿是起源于桥静脉、静脉窦、蛛网膜颗粒或硬膜下水瘤受损出血，而把血肿扩大归结于血肿外包膜渗血的恶性循环。但近年有大宗CT随访资料发现它与外伤性硬膜下积液的演变相关，大多数血肿能够自愈。

1．X线摄片检查　颅骨多无异常改变，或仅有陈旧颅骨损伤的表现。慢性硬膜下血肿继发颅内压增高表现为蝶鞍骨质吸收，脑回压迹增多、加深，偶见血肿钙化，松果体钙斑移位。若为婴儿的慢性硬膜下血肿，可表现为颅骨局限性膨隆、变薄（图4-20）。

2．X线脑血管造影检查　慢性硬膜下血肿多位于额顶部，有包膜围绕。正位像显示大脑中动脉分支、或皮层血管受压呈弧形下移，形成典型的梭形无血管区，也可出现弓形或月牙形无血管区，大脑前动脉向健侧移位。侧位像一般无明显异常改变。弓形、月牙形及梭形无血管区的表现反映了硬膜下血肿从急性期至慢性期过渡过程中，不同阶段的病理改变。

3．X线气脑造影检查　慢性硬膜下血肿的X线气脑造影表现为血肿区蛛网膜下腔粘连，充气减少。偶见气体进入血肿，呈梭形或弓形的充气囊腔位于颅板与被压迫的脑组织之间。还可见大脑中线结构和脑室移位。

4．CT检查　慢性硬膜下血肿的早期CT表现与亚急性期相似，呈新月形混合密度（图4-21）或有液平分隔的上低下高密度（图4-22）。中晚期血肿呈梭形、新月形或"3"字形的低密度影，伴有脑室受压变形，大脑中线结构向对侧移位。随着血肿大小、有无再次出血，血红蛋白的溶解和吸收情况，以及脑脊液是否进入等不同变化，血肿密度也出现多样化的表现。

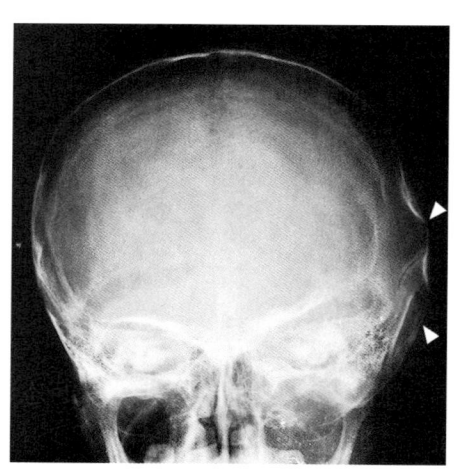

图4-20　左颞慢性硬膜下血肿
X线头颅正位摄片显示左颞局部颅板膨隆、变薄（△）。

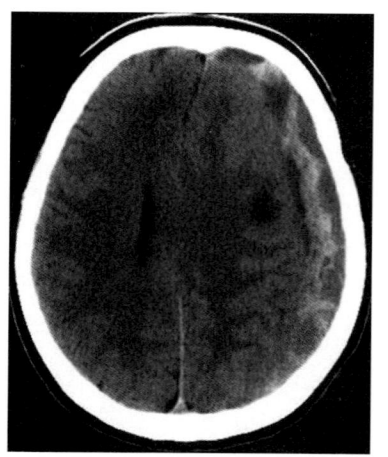

图4-21　慢性硬膜下血肿
头颅CT平扫左侧额顶部呈新月形混合密度，同侧脑室受压，中线结构右移。

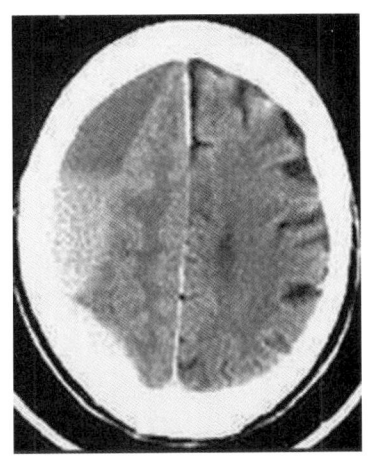

图4-22 慢性硬膜下血肿
头颅CT平扫见右侧额顶部有2个新月形混杂密度病灶，前部病灶内部由液平分隔为上低、下高密度，后部病灶为高密度，大脑镰向对侧轻度移位。

5．MRI检查 MRI对较小血肿、血肿内部结构、脑内伴发病变、等密度血肿的显示比CT具有明显的优势。慢性硬膜下血肿的形态与急性和亚急性期相同，初期，在SE脉冲序列T_1加权像上呈低信号（其信号较脑实质低，但是略高于脑脊液的信号），在T_2加权像上表现为高信号；晚期血肿内血红蛋白分解为含铁血黄素，亦为顺磁性物质，导致血肿在T_2加权像上呈低信号（图4-23）。增强扫描可显示血肿包膜强化。

三、外伤性蛛网膜下腔出血

外伤性蛛网膜下腔出血是指颅内血管（常为蛛网膜下腔内的皮层静脉）破裂，血液进入蛛网膜下腔，占颅脑外伤的60～80%，好发于对冲损伤，往往伴有硬膜下血肿和脑组织原发外伤。

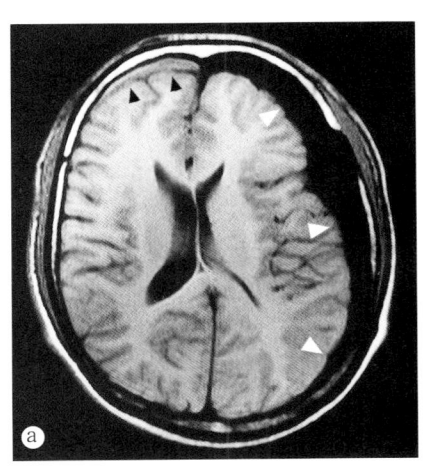 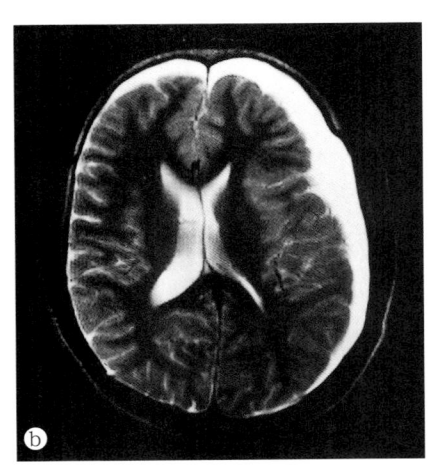

图4-23 慢性硬膜下血肿
头颅MRI平扫横断T_1加权像（a）左额颞顶脑外的镰状低信号，T_2加权像（b）高信号，左侧侧脑室受压变形，中线结构右移。

（一）病理和临床表现

病理表现为血液进入蛛网膜下腔后使脑脊液呈血色，整个或部分脑表面呈紫红色。临床上表现为剧烈头痛、呕吐、意识障碍、抽搐、脑膜刺激征，有时可出现偏瘫和脑神经障碍。

（二）影像学检查

1．X线摄片检查 头颅X线摄片可显示颅骨骨折，不能显示颅内病变。

2．X线脑血管造影检查 X线脑血管造影亦无特异性所见，只有合并脑内、外血肿时才出现相应的占位征象。

3．CT检查 CT为诊断蛛网膜下腔出血的首选方法，在出血1～2天时，CT的发现率为80%～100%，随着时间的延长，其发现率逐渐下降，一般在出血1周后CT扫描很难发现病变，故疑蛛网膜下腔出血，应在72小时内行CT扫描。蛛网膜下腔出血的典型CT表现为脑沟和脑池内线状高密度影（图4-24），多见于脚间池和外侧裂池，但随着出血时间推移、血液稀释、红细胞分解和出血密度减低，可和脑组织呈等密度，此时可依据基底池和脑沟消失做出诊断。有时蛛网膜下腔出血沿大脑镰分布，

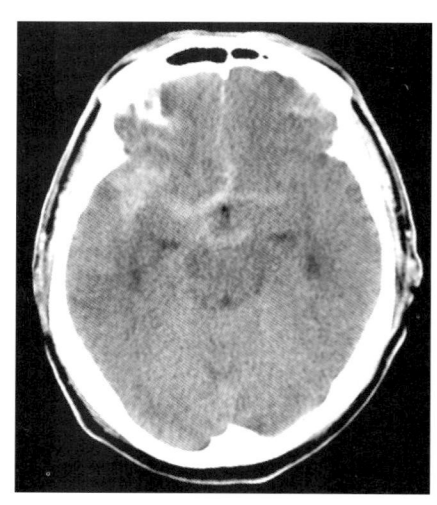

图4-24 蛛网膜下腔出血
头颅CT平扫显示大脑纵裂池、右侧外侧裂池、鞍上池的线状高密度。

表现为大脑镰增宽、密度增高。蛛网膜下腔出血可合并脑内血肿、脑挫裂伤和脑外血肿,可显示相应的异常征象。

4. MRI检查 蛛网膜下腔出血的MRI表现与出血后血红蛋白及其代谢产物的组成有关。早期,脑脊液中所含血红蛋白主要为氧合血红蛋白和脱氧血红蛋白,一般不能在MRI上显示。应做CT检查。数天后血红蛋白逐步氧化成为顺磁性极强的高铁血红蛋白,在FLAIR上,显示为线状高信号(图4-25),因此,MRI对亚急性期的蛛网膜下腔出血敏感。

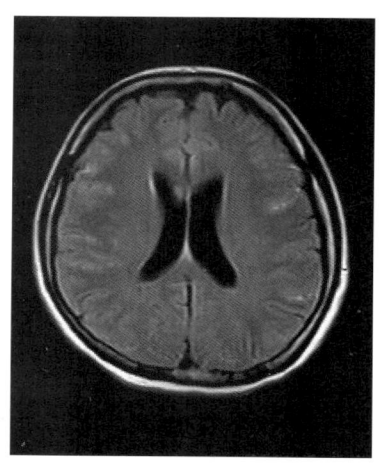

图4-25 亚急性蛛网膜下腔出血
头颅MRI平扫横断FLAIR显示双侧额颞叶脑沟内线样高信号。

四、外伤性脑内血肿

外伤性脑内血肿(intracerebral hematoma)占颅内血肿的11.5%,血肿多位于额叶和颞叶,其次为额颞、或颞顶交界区等部位。

(一)临床表现

脑内血肿大多为严重外伤,出现原发性持续性昏迷,伴有偏瘫,可有单侧(血肿侧)瞳孔散大。大多数患者有血性脑脊液和颅内压增高的表现,症状不明显者可发展成亚急性或慢性血肿。

(二)病理

脑内血肿的出血来源包括:①对冲部位脑皮质挫裂伤出血导致脑内血肿,最多见,常并发硬膜下或硬膜外血肿。②着力部位凹陷骨折刺入脑组织使脑皮质血管损伤出血。③脑深部血管挫伤。

血肿多位于脑白质内,但可通过挫裂伤处流入硬膜下或脑室内,血液与脑组织混杂,伴有血肿周围脑组织水肿。4~5天后挫裂的脑组织软化,血块分解成棕黄色液体,局部胶原纤维和神经胶质细胞增生,2~3周后血肿周围形成假包膜。随之血肿区内蛋白质分解,血肿内渗透压增高,血肿吸收水分体积可增大。由于血肿周围有血液循环,以后血肿内有形成分逐渐被吸收,使囊内液体变清,不再增大,形成脑内囊肿样结构残留。

(三)影像学检查

1. X线摄片检查 外伤性脑内血肿的患者60%伴有颅骨骨折,血肿位于着力点部位常显示局部有凹陷骨折或穿入骨折;对冲伤所致的血肿常伴枕骨骨折。慢性血肿可有颅内高压的X线片表现,松果体钙斑移位,对血肿定位诊断有意义。

2. X线脑血管造影检查

(1)脑内血肿有占位征象,与脑内囊肿或膨胀性发展的少血管性肿瘤表现相似,血肿区的血管稀少,甚至类似无血管区,血肿周围的血管被推移、拉直或呈弧形包绕血肿区。

(2)脑内出血释放出某种活性介质(可能为5-羟色胺),刺激血肿区脑血管产生痉挛,表现为局部血管明显变细,常呈对称性、波浪状收缩。结合有外伤史以及脑血管移位,对血肿的定性诊断有参考价值。

3. X线气脑造影检查 既往应用气脑造影诊

断慢性脑内血肿，仅显示脑内局部有占位征象，从而做出定位诊断，但是不能准确定性。

4．CT检查

CT平扫　脑内血肿由于血凝块收缩，血浆成分吸收，血细胞压缩而呈现圆形或不规则均一的高密度块影，CT值为50～90Hu，周围有低密度水肿带，脑室局部受压，大脑中线结构向对侧移位，有占位效应（图4-26）。随着血红蛋白的崩解，血肿密度逐渐减低，并向中心逐渐缩小，伤后2～4周血肿变成等密度，4周以后变成低密度，并逐渐吸收，其吸收速度与血肿大小和人的年龄有关，血肿较小和小儿的血肿吸收较快。

增强扫描　急性脑内血肿一般无需行增强扫描。慢性期的早期血肿外周血红蛋白被吸收稀释，血肿外缘包膜形成。增强后血肿周边环形强化，中心呈稍高或等密度、外围呈低密度。血肿进一步吸收，则表现为低密度，周围环状强化带。最后血肿内血红蛋白完全吸收形成囊肿，则呈均匀低密度区无强化环。

外伤性脑内血肿可单发，也可多发，可位于大脑半球的一侧或两侧，常伴有脑挫裂伤和蛛网膜下腔出血。因血肿可迟发，若急性脑外伤当时CT检查为阴性时，应严密观察患者，一旦病情恶化，立即复查CT扫描，以发现迟发血肿。

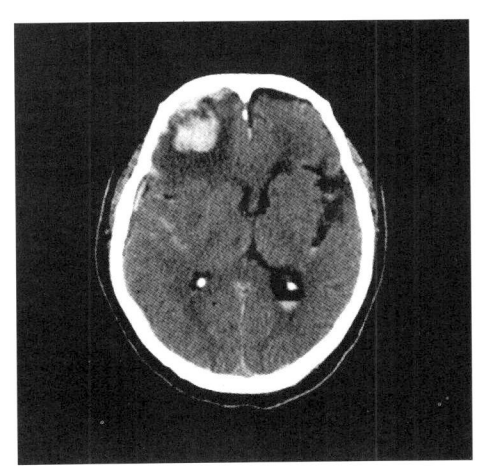

图4-26　外伤性脑内血肿
头颅CT平扫显示右额叶内的类圆形均匀高密度块影，CT值80Hu，周围低密度水肿带，同侧脑室受压，中线结构明显左移，伴右侧额颞部薄层硬膜下积血、左侧侧脑室枕角内积血、蛛网膜下腔出血。

5．MRI检查　急性期脑内血肿呈斑块状异常信号，急性期、亚急性期和慢性期的信号改变与脑外血肿相同。但是脑内血肿的周围有水肿带围绕，水肿的信号在T_1加权像呈低信号，在T_2加权像上为亮白高信号（图4-27）。脑内血肿占位效应明显，邻近脑室或其他结构受压变形移位，大脑中线结构向对侧移位。亚急性期血肿无论T_1加权像还是T_2加权像，均呈高信号，行Gd-DTPA增强扫描，血肿的边缘可有环状强化，所见与CT相似。慢性期脑内血肿周围的水肿带消失，由于含铁血黄素沉积，血肿在T_2加权像呈低信号。

五、脑内血肿的特殊类型

（一）多发性血肿

颅内多发血肿是指颅脑外伤后颅内同一部位或不同部位有两处以上的血肿，以多发脑内血肿最常见。病理变化与单发血肿相同。

1．X线脑血管造影检查　颅内多发血肿发生在单侧时，在血管造影片上可见到两处以上血肿的表现。若为双侧多发血肿，应行双侧脑血管造影检查，或进行全脑血管造影，也可在做脑血管造影时压迫对侧颈内动脉，以一次血管造影使两侧动脉血管同时显影。如果仅行一侧脑血管造影检查，则诊断比较困难。X线脑血管造影像有下述表现时，可考虑有多发血肿的可能：

（1）X线血管造影侧显示有颅内血肿的征象，但大脑前动脉反向同侧移位，可能并发对侧血肿。

（2）X线血管造影侧显示有硬膜下血肿或硬膜外血肿的征象，而且血肿较厚，但是大脑前动脉没有向对侧移位，或移位距离不足血肿厚度的一半，应考虑对侧有血肿存在的可能。

（3）X线血管造影侧显示有颅内血肿的征象，同时对侧颅骨有严重骨折线或骨折线通过颅板血管压迹，应怀疑对侧有血肿存在。

（4）在X线血管造影侧位片上，显示前颅凹有无血管区，在正位片上大脑前动脉居中，或仅向同侧移位，提示对侧额部有血肿。

（5）X线血管造影侧位像显示虹吸弯变扁，大脑中动脉明显抬高，正位像上大脑前动脉呈弧形侧

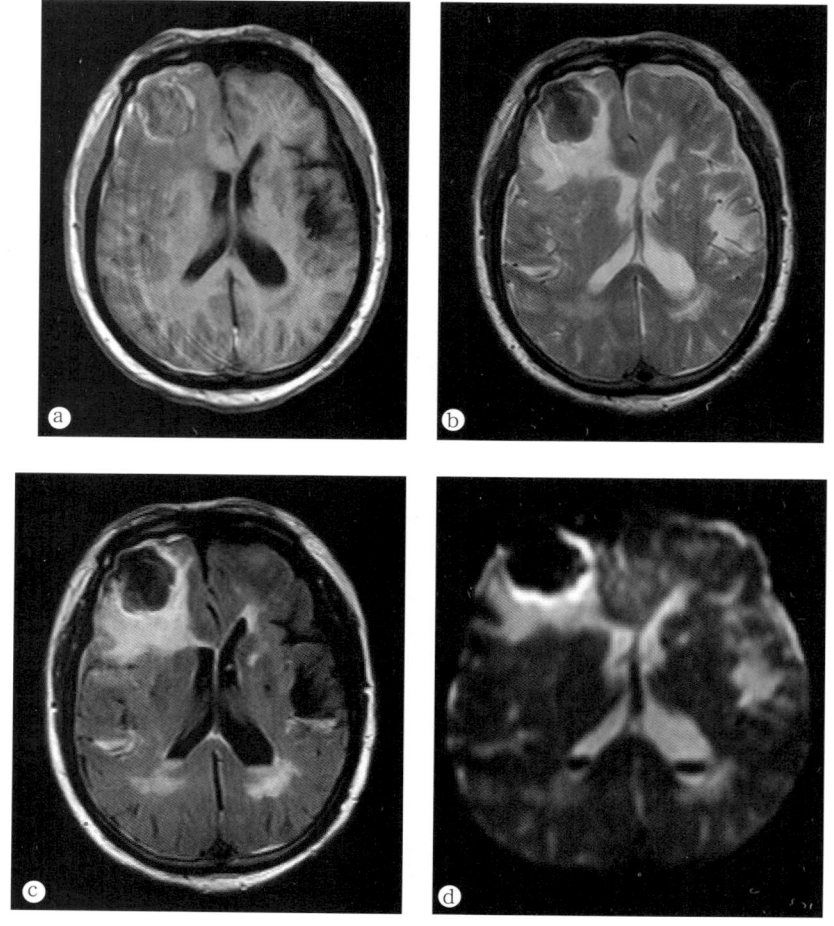

图4-27 急性脑内血肿

外伤后1天，MRI平扫显示右侧额叶类圆形异常信号，横断T_1加权（a）呈高低混杂信号，周围见低信号水肿带；T_2加权（b）、FLAIR像（c）和DWI（d）上呈低信号，内部见小片状高信号，周围高信号水肿带，同侧侧脑室额角明显受压，中线结构左移。同时显示右侧额颞部呈带状高信号的薄层硬膜下血肿。

移位，应考虑额、颞叶有多发血肿。

2. CT和MRI检查　多发性血肿的CT和MRI表现与单发血肿相似，多伴有脑挫裂伤，占位效应明显，易出现脑疝，根据CT和MRI多发血肿表现，不难作出诊断。

（二）混合性血肿

混合性血肿是指颅脑外伤后颅内同时存在两种以上的血肿，常见有硬膜下血肿合并硬膜外血肿，硬膜下血肿合并脑内血肿，或三种血种同时存在。多为严重的对冲伤所致，多位于额、颞、或额颞交界区（图4-28）。

1. X线脑血管造影检查　混合性血肿X线脑血管造影所见较复杂，首先观察有无月牙形或镰状广泛无血管区等硬膜下血肿的典型表现，若无血管区较薄，而正位片上大脑前动脉移位相对较重，则应考虑有混合血肿或脑挫裂伤之可能。若骨折线通过脑膜血管沟，或脑膜血管及静脉窦离开颅骨内板，可考虑合并有硬膜外血肿。若无上述征象，而有脑内占位的血管造影表现，应考虑有脑内血肿存在的可能。若两者均有则应考虑三种血肿同时存在。

2. CT和MRI检查　CT和MRI一般均可很容易确定混合血肿，混合血肿常常合并脑挫裂伤。颅脑各类血肿的鉴别诊断见表4-2。

3. 放射性核素显像检查　SPECT显示脑内血肿呈多发局灶型血流灌注减少区，而硬膜外血肿和硬膜下血肿则呈脑膜型血流灌注减低区。两种类型相伴随存在。

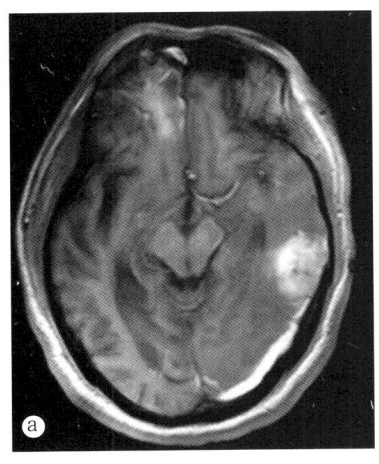 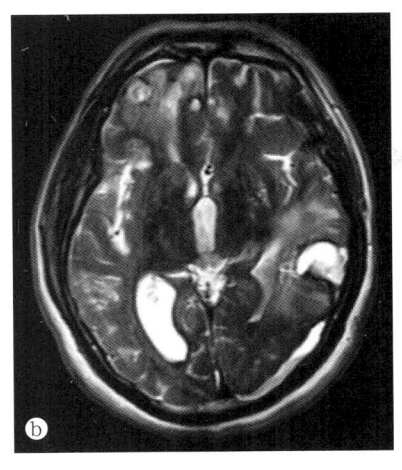 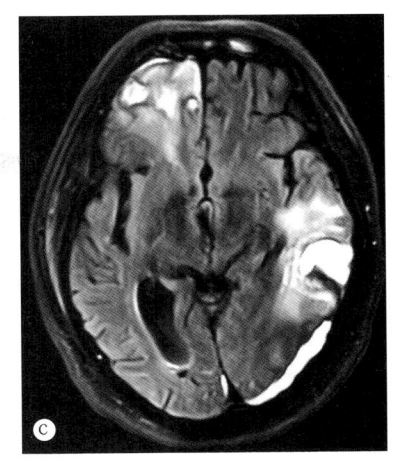

图 4-28 颅内外伤性混合血肿

MRI 平扫横断 T_1 加权（a）、T_2 加权像（b）和 FLAIR（c）显示：左侧颞叶类圆形高信号，周围见水肿带，同侧脑室受压变形，中线结构右移；同时，在右侧额叶可见散在高低混杂信号，左侧枕部脑外带状高信号，大脑镰高信号。为脑内多发血肿合并硬膜外血肿。

表 4-2 颅内各类型血肿鉴别诊断

		硬膜外血肿	急性硬膜下血肿	慢性硬膜下血肿	脑内血肿
血肿部位		颞顶部、矢状窦旁	广泛位于额顶颞凸面	多为额顶颞凸面	多见额底、颞前部
头颅 X 线摄片颅骨骨折		88% 有骨折，于血肿同侧，大部分跨过血管沟	63% 有骨折，与血管沟关系不定	不明显	60% 伴骨折
脑血管造影	正位片无血管区形态	梭形、弓形，内缘脑组织局限受压	月牙形、镰状，内缘脑组织广泛受压	梭形，内缘脑组织局限受压	无脑外无血管区
	侧位片血管改变	局部脑血管移位	无局部血管移位	广泛均匀血管下移	局部血管移位包绕
	对比剂外溢硬膜血管移位	可出现	无	无	无
	CT 所见	颅内板下梭形均匀密度增高影，少数内缘见双凸影，慢性者密度不均匀	颅内板下新月形或半月形高密度影，范围广，中线结构移位，脑室受压变形。亚急性血肿呈高密度、等密度，或上低下高分层状密度	颅内板下新月形混合密度，等密度或上低下高密度，中线结构移位，脑室受压	血肿呈圆形或不规则形高密度块影，周围低密度水肿。慢性：为等密度或低密度，增强扫描血肿中心高密度，周围低密度，外围环形强化
	MR 所见	血肿形态为梭形，急性期血肿 T_1 加权像信号强度与脑实质相近，T_2 加权像为低信号。亚急性期 T_1 加权像和 T_2 加权像均为高信号	形态与 CT 图像相仿，血肿在 T_1 加权像为等信号，T_2 加权像为低信号。亚急性期无论 T_1 加权、还是 T_2 加权像均呈高信号	血肿为梭形，T_1 加权像信号强度高于脑脊液，T_2 加权像高信号，最终呈低信号	急性脑内血肿 T_1 加权像为低信号或等信号，周围低信号水肿带；T_2 加权像仍为低信号或等信号，周围高信号水肿带。慢性血肿 T_1 加权像和 T_2 加权像均为低信号，水肿带消失，强化与 CT 相似

（三）脑室内血肿

颅脑外伤引起原发性单纯脑室内出血十分罕见，为室管膜下静脉损伤所致。多数脑室内血肿继发于深部脑内血肿破入脑室、或脑室穿通伤所致，也可由蛛网膜下腔出血逆行进入脑室内所致。

1. X线脑血管造影检查　脑血管造影可完全正常，或在侧位像上显示两侧胼周动脉向上移位呈弧形，正位像上正常，与一般脑积水的血管造影表现相似，术前诊断困难。

2. CT和MRI检查　CT和MRI能直观的显示脑室内出血，急性和亚急性期脑室内的血凝块，在CT图像上为高密度（图4-29），伤后2周，则不能显示；血凝块的MRI信号特点与其他颅内血肿相似。凝血块若引起脑脊液循环系统梗阻，则导致脑室系统普遍扩大积水。通常CT不能判断脑室系统梗阻的部位，而MRI可能显示。

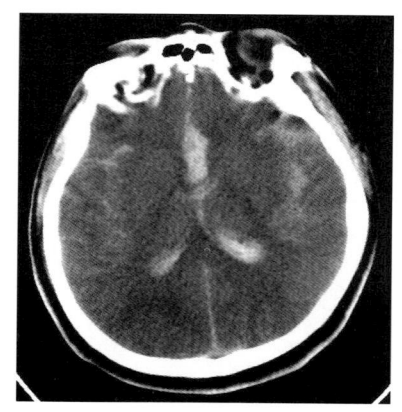

图4-29　脑室内出血伴蛛网膜下腔出血

头颅CT平扫显示侧脑室、第Ⅲ脑室内高密度影。双侧外侧裂池、颞叶脑沟内高密度影。

第四节　其他颅脑损伤

一、脑挫裂伤

脑挫裂伤包括脑挫伤和脑裂伤，是指颅脑外伤所致脑组织的器质性损伤，局部脑水肿、坏死、液化和多发散在小灶出血等病理改变。脑挫伤和脑裂伤在病理上可以区分，即脑挫伤时，损伤部位软脑膜、蛛网膜完整，脑组织内可有局限或散在的水肿、出血；而脑裂伤除上述表现外，还有脑膜、蛛网膜裂开，但二者在影像学及治疗上无区别，因此统称脑挫裂伤。严重脑挫裂伤的出血量超过20ml，即形成脑内血肿。由于出血、水肿可造成脑体积增加，致使颅内压增高，进而压迫脑静脉使之回流减慢，又使脑组织进一步发生淤血和缺氧，产生恶性循环。脑挫裂伤随时间不同，有不同病理表现：外伤的早期（数日内）以脑内出血、脑水肿和脑坏死为主，中期（数日～数周）脑组织液化，周围脑组织内有含铁血黄素沉着，出现瘢痕组织修复，蛛网膜增厚与脑组织粘连。晚期（数周～数年）损伤处出现脑萎缩和瘢痕粘连，脑内血肿吸收不良者有液化囊肿形成。

脑挫裂伤可分为骨折性挫裂伤、冲击性挫裂伤、对冲性挫裂伤、滑动性挫裂伤，中脑挫裂伤和小脑挫裂伤，可合并脑疝。脑挫裂伤出血常伴有蛛网膜下腔出血或／和硬膜下及脑内血肿。

（一）临床表现

患者有头痛、恶心、呕吐和意识障碍，较长时间昏迷，出现颅内压增高的症状，以及损伤部位的神经系统定位体症。重症病例有小脑幕疝及枕大孔疝的临床表现。

（二）影像学检查

1. X线摄片检查　可见颅骨骨折（如穿入性骨折，粉碎性骨折和凹陷性骨折等）的X线表现，脑组织挫裂伤多发生于骨折附近和对冲部位，如果枕部骨折，挫裂伤多位于颞极或额叶底部。挫裂伤致局部脑组织出血、水肿、体积增加，可使松果体钙化斑移位。

2. X线脑血管造影检查

（1）早期脑挫裂伤脑血管造影显示局部脑血管痉挛，但是无明显移位。

（2）脑水肿引起脑组织弥漫性肿胀，脑血管造影显示脑血管拉直，各支血管彼此分散。

（3）脑组织坏死可见脑内占位征象，伴硬膜下血肿时，可见颅内板下月牙形无血管区。

（4）严重脑挫裂伤，颅内压显著增高时，可致颈内动脉在颅底部痉挛阻断，呈鼠尾状改变。

3．CT检查 CT能准确反映脑挫裂伤的各种病理变化，表现为圆形、椭圆形或不规则形境界清楚、大小不一的低密度区，白质和皮质常同时受累，低密度区中散发高密度（出血）灶（图4-30）。脑室受压变小或完全闭塞，中线结构移位。轻度的脑挫伤，CT随访显示水肿和出血灶逐渐吸收，坏死和液化灶形成低密度囊肿，CT值近于脑脊液。

CT可同时显示脑挫裂伤的多发病灶，以及并发的脑内和脑外血肿，若并发蛛网膜下腔出血，则可见蛛网下腔、脑沟、脑池和大脑纵裂内密度增高。

4．MRI检查 脑挫裂伤的MRI表现变化较大，常随脑水肿、出血和液化的程度而异。对非出血性脑挫伤，脑水肿为早期改变，表现为SE脉冲序列T_1加权像片状低信号和相对应T_2加权像上片状高信号。脑水肿和脑肿胀明显时，显示占位效应。随时间推移，脑水肿逐渐消退，可不留痕迹，也可残留脑软化灶，伴有局部脑室的扩大，脑沟增宽。脑软化灶表现为斑片状境界清楚、边缘锐利的异常信号（T_1加权像呈均匀低信号，T_2加权像为均匀高信号）。出血性脑挫裂伤，随着血肿内成分的变化，信号强度有所改变。急性期T_1加权像和T_2加权像上均呈低信号，但是内部信号欠均匀。3~4天后，T_1加权像上病灶呈高信号，T_2加权像上仍为等信号或低信号，以后逐渐变成高信号（图4-31）。慢性期，在T_2加权像上出血灶周边可见一圈低信号带。由于出血性脑挫裂伤的病灶内出血和水肿区混杂，加上血红蛋白随时间的演变，病灶常常为高信号、等信号和低信号混杂存在。病灶可有明显的占位效应，随出血吸收而逐渐减轻，直至消失；也可遗留一个软化灶，表现为T_1加权像上斑片状低信号，T_2加权像上呈高信号，但由低信号环包绕。

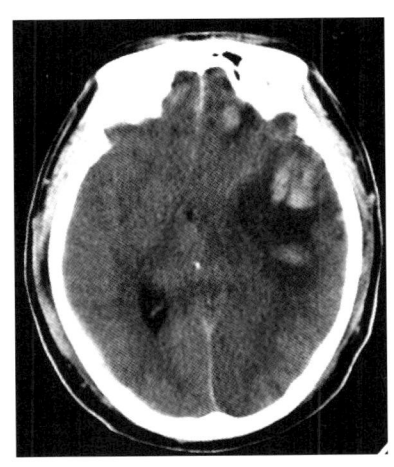

图4-30 左颞脑挫裂伤并蛛网膜下腔出血
头颅CT平扫显示左侧额、颞叶内散在片状高密度影，周围见低密度水肿，同侧脑室三角区受压消失，中线结构右移。

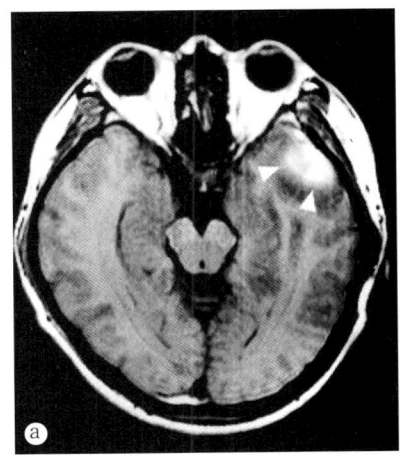 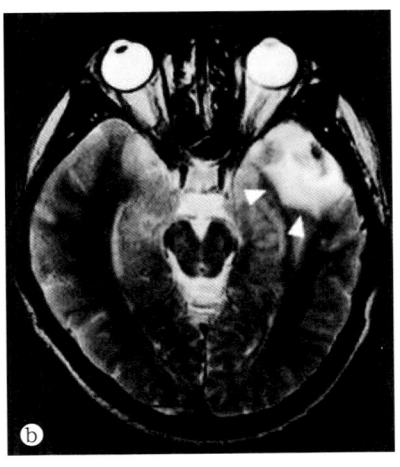

图4-31 左颞叶脑挫裂伤
头颅MRI横断同层面T_1加权（a）和T_2加权像（b）：左颞叶可见混杂异常信号（△）。

CT和MRI都能比较敏感地显示脑挫裂伤。对急性脑外伤出血，CT优于MRI，亚急性和慢性脑挫裂伤MRI常优于CT。

5. 放射性核素检查　SPECT扫描能显示脑挫裂伤患者有局灶型（单个或几个缺血性病灶）或弥漫性血流减少型脑血流灌注异常（图4-32）。

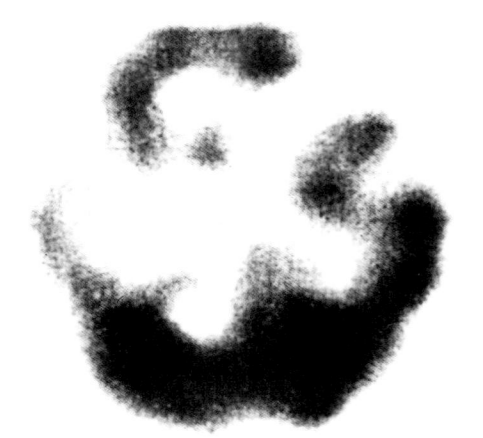

图4-32　急性脑外伤
SPECT显示右颞叶血流灌注缺损，左额、颞叶血流亦轻度受损。
（孙达编著.放射性核素脑显像.1997；243）

二、脑水肿和脑肿胀

脑水肿（encephaledema）和脑肿胀为颅脑损伤继发性脑组织损害的反应，两者常同时存在，临床无独立症状。

（一）发病机制

主要为血脑屏障和细胞膜的代谢功能遭到损害，使液体从血管内外渗，在脑组织的细胞外间隙和细胞内积聚，引起脑容积增大。

（二）临床表现

外伤后患者出现意识丧失，多数随即死亡，部分患者昏迷，或处于植物人状态。

（三）影像学检查

1. X线摄片检查　头颅X线摄片可能见颅骨骨折的改变。

2. X线脑血管造影检查　X线脑血管造影显示颅内血液循环变慢，动脉期时间延长，脑动脉呈拉直牵张状态，静脉充盈迟缓等颅内压增高的征象。

3. CT检查　CT扫描显示单侧或双侧大脑半球广泛密度减低，脑灰白质界限不清，脑室受压变小，脑沟、脑池消失。单侧者可有脑中线结构移位，重症患者合并脑疝。

4. MRI检查　脑水肿和脑肿胀的MRI典型表现为单侧或双侧弥漫分布的斑片状异常信号，脑灰质、白质交界处好发，以额、颞叶最常见，顶、枕叶和小脑也可见到。上述病灶在T_1加权像上呈现低信号或等信号，T_2加权像上呈高信号。脑水肿和脑肿胀在急性期可并发小灶性出血，表现为T_2加权像上呈高信号内有点状低信号。

应该特别注意，正常脑室的大小和形态的变异均较大，个别弥漫性脑水肿和脑肿胀的患者，首次进行CT或MRI检查可能很难确定诊断，行短期复查，观察其动态变化才能做出诊断。

三、脑白质弥漫性损伤

（一）病因及临床表现

脑白质弥漫性损伤是指颅脑遭受旋转力外伤时，脑白质和脑灰质、白质交界处以及中线结构等部位被撕裂，使上述部位的神经轴突弥漫性断裂，称之为轴索剪切伤（diffuse axonal shearing injury）。脑白质弥漫性损伤常伴发血管破裂及少量出血，以及脑干、胼胝体和中脑大脑脚的损伤。其病理基础为：由于脑内各种组织的质量不同，包括灰质与白质也有差别，因此，其运动的加速度与惯性也不同。当突然的加速、减速运动或旋转力的作用可使各种组织间产生相对位移，形成一种剪切力，使神经轴索断裂和穿支血管撕裂引起局灶出血。由于剪切伤，轴索发生了弥漫性的断裂，轴浆外溢，回缩球形成并有轻中度间质水肿；由于轴索断裂，使皮质与皮质下中枢失去联系，因而患者发生昏迷，而且昏迷的严重程度与轴索损伤的数量和程度有关。脑质中点状出血，患者昏迷浅，时间短，恢复快；脑干剪切伤者昏迷时间长。

脑白质弥漫损伤的患者出现意识障碍，多数患者很快死亡；部分患者长时间昏迷，预后亦不佳。

（二）影像学检查

1. X线检查　头颅X线检查（包括头颅X线摄片和脑血管造影）对本病的诊断无帮助。

2．CT检查　CT扫描显示脑组织弥漫肿胀，脑灰质、白质分界不清，其交界处散在点状高密度出血灶，伴有蛛网膜下腔出血，脑室、脑池受压变小，无局部占位征象（图4-33）。

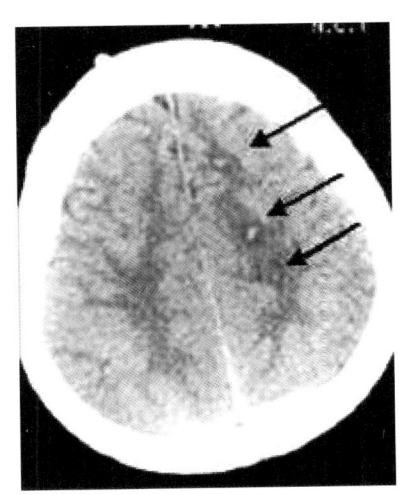

图4-33　脑白质弥漫性损伤
CT扫描显示左侧放射冠区脑组织弥漫肿胀，脑灰、白质分界不清，其交界处散在点状高密度出血灶。

3．MRI检查　MRI的信号特征取决于病灶属出血性或非出血性，以及出血病灶的时期、部位。主要表现为：①在灰白质交界处、基底节、胼胝体或脑干见到1个或数个点状异出血灶，多见于额叶、颞叶、胼胝体。急性出血灶显示为T_1WI等信号和T_2WI低信号（因脱氧血红蛋白存在所致）；亚急性早期显示为T_1WI高信号和T_2WI低信号；亚急性晚期T_1WI和T_2WI均显示为高信号；慢性期则表现为T_1WI等信号和T_2WI高信号，但是均无占位效应；②脑肿胀：可以表现为弥漫性和局部脑肿胀。弥漫者T_1WI上表现为双侧脑质境界不清的广泛性低信号，灰白质界限模糊，含液性腔隙（包括脑池、脑室）变窄或消失，但无中线结构移位现象；局部脑肿胀为局部脑沟变浅。③常合并其他颅脑损伤如硬膜外血肿、蛛网膜下腔出血、脑挫裂伤等。

MRI诊断本病的敏感性明显优于CT，为临床首选的检查方法，常可确定诊断，并可提示患者预后。个别患者临床有严重颅脑外伤症状，而CT和MRI检查未发现颅内出血，此时应考虑脑白质损伤的诊断。近年研究表明磁敏感成像（SWI）序列扫描对微小的出血灶相当敏感，由于血液代谢产物为顺磁性物质，引起局部质子的失相位，在SWI上表现为低信号，能有效鉴别有无白质轴索的损伤（图4-34）。

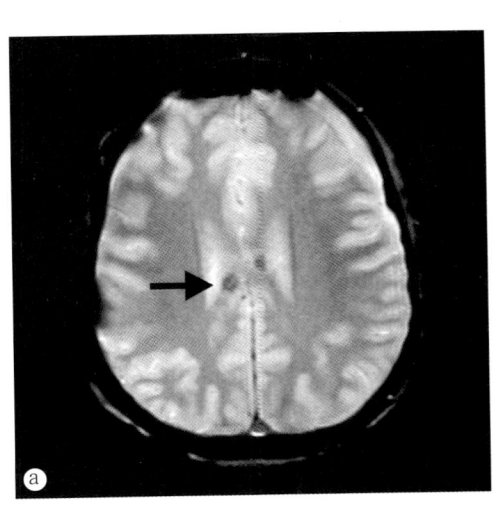
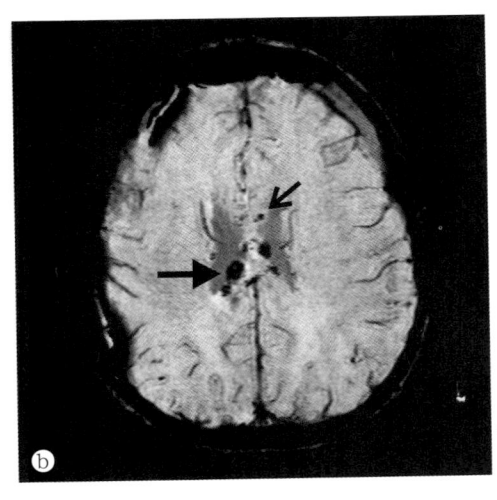

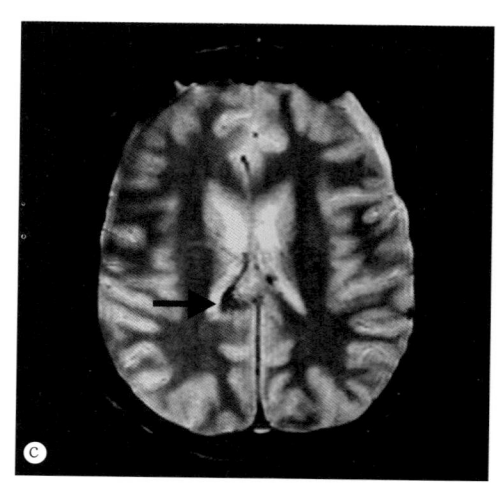
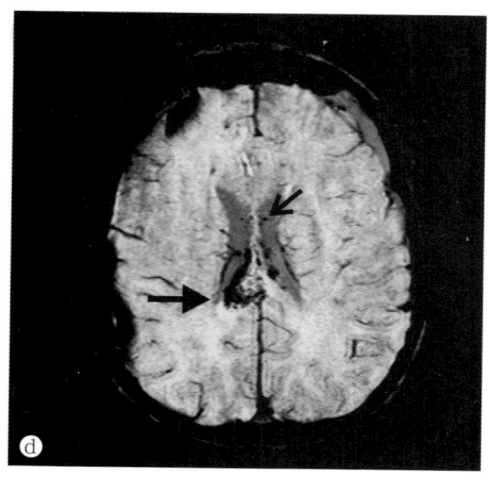

图4-34 脑白质弥漫性损伤

头颅MRI平扫T2加权像（a、c）显示胼胝体体部及压部斑片低信号出血灶（↑）；同层面SWI图像（b、d）显示更多低信号小出血灶（↑）。(图片来源于：Tong KA, Ashwal S, Holshouser BA, et al. Hemorrhagic Shearing Lesions in Children and Adolescents with Posttraumatic Diffuse Axonal Injury：Improved Detection and Initial Results Radiology，2003，27(2)：332~339

四、脑干损伤

（一）病因及临床表现

脑干损伤（brain-stem injury）是指位于中脑、桥脑和延髓的损伤，多与大脑半球的弥漫性损伤并存，其损伤的原因较多，因累及生命中枢，故为一种特殊类型的脑外伤。

脑干损伤临床主要表现为外伤后长时间昏迷，伴强直性发作或去大脑强直状态，双瞳孔时大时小，光反应迟钝或消失，两眼球分离或歪扭，对侧肢体瘫痪等症状，并有生命体征改变，如呼吸功能紊乱、心血管功能紊乱等。

（二）影像学检查

1．X线摄片和脑血管造影检查　头颅X线摄片和脑血管造影检查不能做出本病的诊断。

2．CT检查　常规CT扫描由于受后颅凹骨伪影的干扰，对出血性脑干损伤诊断有一定程度的限制，通常表现为基底池消失，中脑、或桥脑内有高密度灶（图4-35），提示为急性出血或血肿，但是CT难以作出非出血性脑干损伤的诊断。

3．MRI检查　MRI扫描显示脑干损伤T₁加权像上为斑片状低信号，T₂加权像上病灶呈高信号改变。出血灶的信号随外伤后的时间长短，表现与其他脑内血肿相同。

MRI是诊断脑干损伤最理想的检查手段，有条件的医院应将之列为首选检查方法。

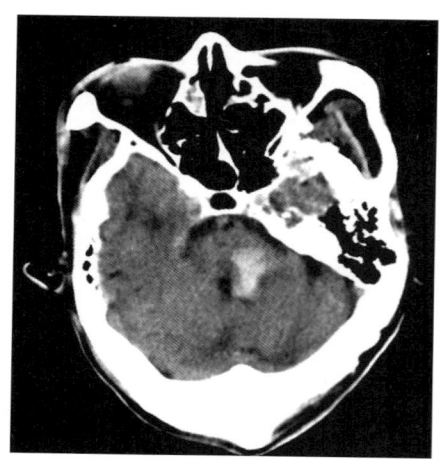

图4-35 脑干血肿

头颅CT平扫可见脑干内部高密度斑片血肿病灶。

第五节 脑外伤的并发症和后遗症

颅脑外伤后由于损伤的程度重、治疗不及时、治疗方法选择有误，以及治疗过程中处理不当等因素，均可导致出现并发症和后遗症。并发症使病情加重，而后遗症一般属不可逆的改变，难以治愈，应该引起我们的高度重视。颅脑损伤并发症和后遗症主要包括以下几种：

1. 外伤性颅内积气
2. 鼻窦积液
3. 外伤性海绵窦动-静脉瘘
4. 脑室穿通畸形和脑萎缩
5. 外伤性脑积水
6. 外伤性感染
7. 颅神经损伤
8. 外伤性癫痫
9. 外伤性低颅压症
10. 颅脑损伤后综合征

一、外伤性颅内积气

外伤性颅内积气（traumatic intracranial pneumatosis），也称外伤性气脑。颅脑或颅面部损伤时，骨折线通过含气的空腔，如额窦、蝶窦等，或颅脑穿通伤直接致使气体逸入颅内，形成外伤性颅内积气。颅内积气的患者在咳嗽、打喷嚏或吞咽时，气体可以逸入帽状腱膜下，形成颅外积气。颅内积气位于蛛网膜下腔、硬膜下腔、硬膜外腔和脑室内，个别患者甚至位于脑实质内，其中以蛛网膜下腔最多见。颅内积气可与外伤同时发生，也可在外伤后数天或数周发生。

（一）临床表现

颅内积气最常见的临床表现是脑脊液漏，视骨折所在部位不同分为脑脊液鼻漏，或耳漏等。颅内积气提示颅内外有交通，是颅骨骨折的间接表现，易引起颅内感染并增加了颅内压增高的危险性。

（二）影像学检查

1. X线摄片检查

（1）硬膜外积气　头颅水平侧位投照像显示额骨内板下有条状低密度影。

（2）硬膜下积气　头颅水平侧位投照显示额骨内板与额叶组织间有低密度影，有时可见受压脑组织凹凸不平的形态。正位像低密度影常沿大脑镰分布，呈垂直条状。

（3）蛛网膜下腔积气　气体沿脑沟、脑池分布，与一般气脑造影所见大致相同。

（4）脑实质内积气　表现为脑实质内圆形或椭圆形低密度影，偶见与渗出液共同形成气液平面。

（5）脑室内积气　X线摄片即能显示脑室系统的轮廓，具体显示哪个脑室，则视其气量多少和投照体位而异。

上述各型可单独存在，也可两型以上同时存在。

2. CT检查　头颅平扫可直接显示颅内积气，贮留在硬膜外腔、硬膜下腔、蛛网膜下腔、脑室系统及脑实质内（图4-36 a～c）。大量积气常在额颞顶部，尤其是额部为著，在CT扫描断面像上恰似山峰状而呈"富士山"征（图4-36d）。CT见到颅内积气，即提示颅内外有交通，是诊断颅骨骨折、特别是颅底骨折的重要间接征象。

3. MRI检查　MRI图像所见与CT表现基本相同，颅内积气呈极低信号，很容易得出准确的诊断。

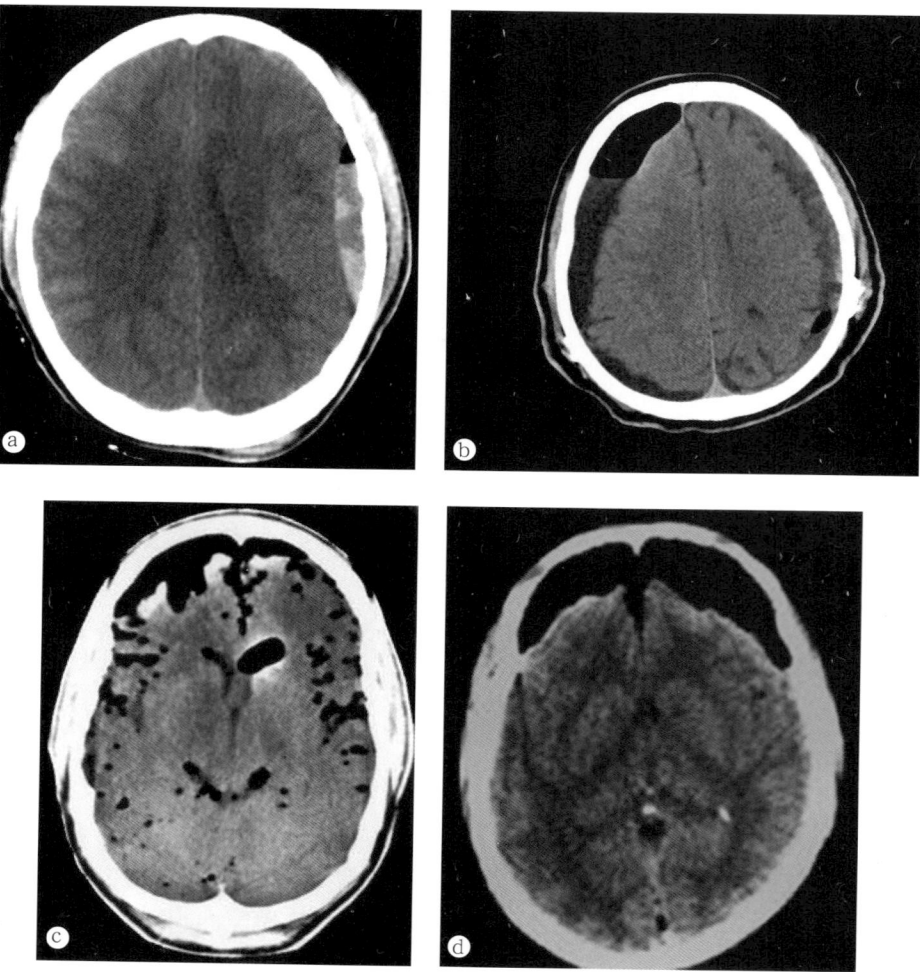

图4-36 外伤性颅内积气
头颅CT平扫显示硬膜外腔（a）、硬膜下腔积气（b）；蛛网膜下腔、脑室系统及脑实质内多发泡状气体影(c)，大量积气常在额颞顶部似山崤状而呈"富士山"征（d）。

二、鼻窦积液

（一）临床表现

当颅骨骨折撕破硬脑膜和蛛网膜累及含气副鼻窦腔时，颅骨的血液或脑脊液可外溢进入副鼻窦内，造成鼻窦积液。前颅窝底或额窦后壁骨折可致额窦、筛窦的积液，中颅窝底骨折常致蝶窦积液。鼻窦积液常与颅内积气和脑脊液漏并存。

（二）影像学检查

1. X线摄片检查 头颅正位像，显示积液的窦腔密度增高，边缘模糊；侧位水平投照像，可见窦腔内气液平面。若并发颅内积气，可见相应的X线征象（图4-37）。

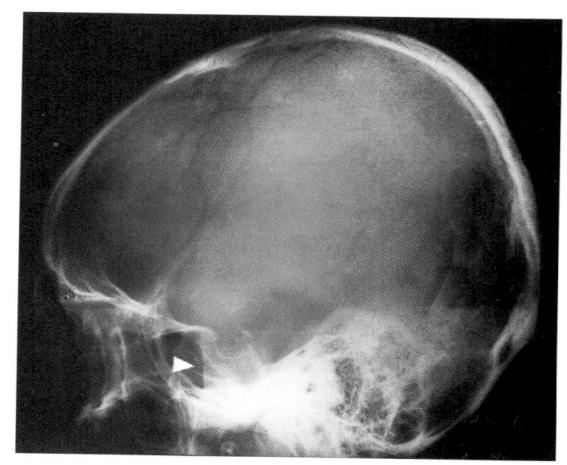

图4-37 外伤性蝶窦积血
头颅水平投照X线侧位摄片显示蝶窦内气-液平面（△）。

2. CT和MRI检查　CT显示窦腔内病变密度较低，CT值与水相似提示为窦腔积液（图4-38）；若为软组织密度，则为血液。MRI在T_1加权像上显示窦腔内低信号，提示为液体；较高信号，提示为血液。鼻窦积液在T_2加权像上均呈高信号改变。

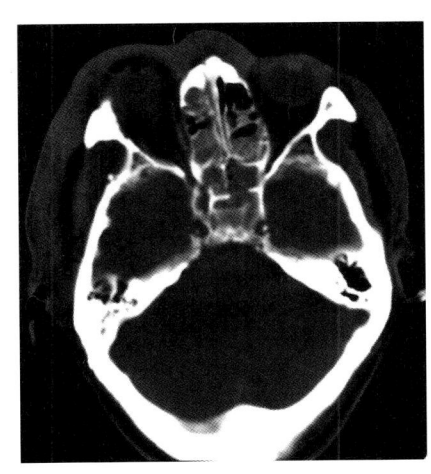

图4-38　外伤性蝶窦积血
头颅CT平扫显示筛窦、蝶窦内高密度积血。

三、外伤性海绵窦动-静脉瘘

海绵窦在蝶骨体的两侧，前端起自眶上裂内侧，后方达岩骨尖。它接受眼静脉，大脑中静脉及脑膜中静脉经蝶顶窦回流的静脉血，并注入岩上窦及岩下窦。两侧海绵窦由环窦相连。窦内有颈内动脉，第Ⅲ、Ⅳ、Ⅵ对颅神经和第Ⅴ对颅神经的第1支通过。当颅脑损伤时，特别是遭受挤压伤和火器伤，引起颅底骨折可损伤颈内动脉海绵窦段，或异物直接穿通颈内动脉窦内段，造成动脉壁局限性损伤破裂。当高压的动脉血直接注入海绵窦时，造成窦内压力升高，静脉窦回流受阻，形成海绵窦动-静脉瘘（arteriovenous fistula in cavernous sinus）。本病可在受伤后数小时至数月发病。

（一）临床表现

主要临床表现为外伤后出现搏动性突眼。

（二）影像学检查

1. X线脑血管造影检查　颈总动脉造影具有确定海绵窦动-静脉瘘诊断的作用。造影片可见患侧海绵窦扩大，动脉期大量对比剂充盈窦腔，继之进入增粗的眼静脉，有时大脑中静脉，基底静脉等也可同时显影，而同侧大脑前、中动脉往往显影不良。海绵窦动静脉瘘需与海绵窦动脉瘤相鉴别，鉴别要点见表4-3。

表4-3　海绵窦动-静脉瘘与海绵窦动脉瘤的鉴别诊断

		海绵窦动-静脉瘘	海绵窦动脉瘤
颈动脉造影	范围	占据整个海绵窦，伴有海绵窦扩大，个别仅占据海绵窦的一部分	多数仅占据海绵窦的一部分，个别占据大部分海绵窦
	形态	多为正常海绵窦形态，或形态不规则	多呈球状，轮廓较清楚
	引流静脉	有迂曲扩张的引流静脉	无
	大脑前动脉及中动脉充盈情况	多数充盈不佳	佳
X线摄片检查	骨折	多有	无
	血管壁钙化	无	偶有
	骨质侵蚀	少	较多

2. CT检查　CT平扫可无异常改变，部分病例增强扫描显示眼静脉明显增粗，患侧海绵窦增宽。

3. MRI检查　常规MRI图像可见粗大的眼静脉呈低信号。MRA可以清楚显示患侧海绵窦扩大，眼静脉扩张、迂曲，同侧大脑前动脉和中动脉纤细等特征性的改变，进而做出海绵窦动-静脉瘘的诊断（图4-39）。MRI与MRA结合应用，基本上能代替X线的脑血管造影用于本病的诊断，但是，如果患者需要实施介入放射学治疗，进行经颈内动脉栓塞动-静脉瘘时，仍然要选择应用X线的血管造影。

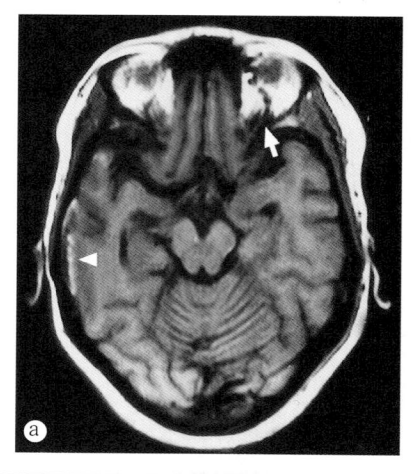
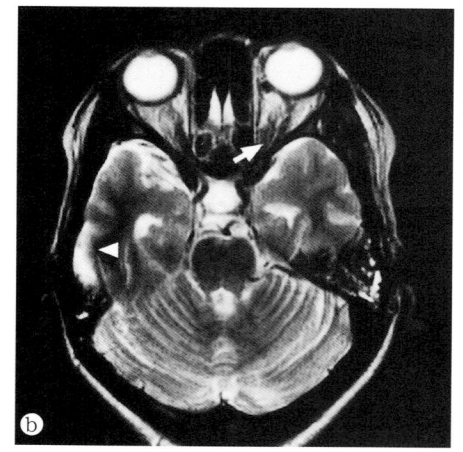
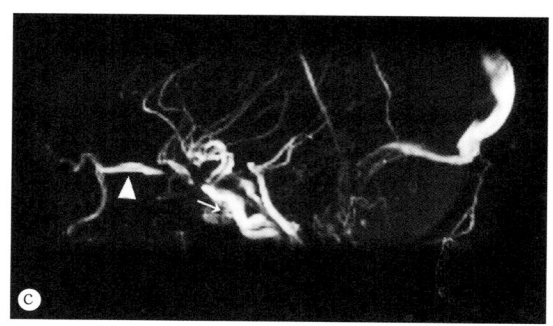

图4-39 外伤性左颈内动脉海绵窦瘘

MRI横断 T_1 加权（a）和 T_2 加权像（b）显示右侧颞部颅内脑外条状高信号（△），右颞叶片状高信号（△），为蛛网膜下腔出血及颞叶的挫裂伤；左眼静脉扩张（↑）。MRA（c）显示左眼静脉扩张（△），可见窦口及海绵窦显示（↑）。

四、脑室穿通畸形和脑萎缩

（一）病理改变

颅脑损伤，特别是脑室穿通伤产生脑内血肿或脑挫伤后，脑组织坏死，液化吸收形成囊腔，常与侧脑室相通形成脑室穿通畸形，同时伴有脑萎缩形成，脑萎缩又进一步分为局限性萎缩和普遍性萎缩两种。

（二）影像学检查

1．X线摄片检查　头颅X线摄片对本病无诊断价值。

X线气脑造影可见单个或多个，大小不等的圆形、类圆形或尖角形、不规则形的含气囊腔与脑室相通。患侧脑室扩大，并向患侧移位。其大小视损伤和瘢痕形成的程度和范围而异。

局限性萎缩表现为局限性脑沟增宽，其宽度超过0.5cm，脑皮质与颅骨内板的间距增宽，患侧脑室扩大，并向患侧移位。普遍性萎缩可见脑室对称性扩大，脑皮质与颅骨内板的间距普遍增宽。

2．CT和MRI检查　脑室穿通畸形CT所见为境界清楚、边缘锐利的低密度区，与脑室相通，其内部的CT值接近脑脊液，常伴与之相连脑室的明显扩大。MRI显示病变形态与CT相同，病灶信号与脑脊液相似，呈 T_1 加权像低信号、T_2 加权像高信号改变，很容易确定本病的诊断。

CT和MRI扫描均能显示脑萎缩，表现为脑室扩大和脑沟加深（图4-40）。局限性脑萎缩患者的

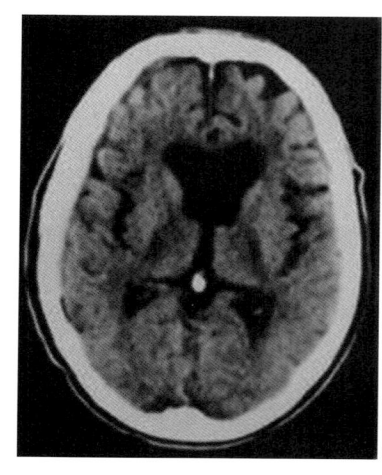

图4-40 外伤性脑萎缩

外伤后1年，CT见脑室扩大和脑沟加宽。

中线结构向患侧移位，普遍性脑萎缩者两侧侧脑室、脑池和脑沟都有扩大，而中线结构无移位。MRI的软组织对比分辨率高，可在冠矢状断面上显示病变，对本病的诊断效果优于CT。

五、外伤性脑积水

脑积水根据脑脊液（CSF）循环障碍的情况，分梗阻性脑积水（非交通性脑积水）和交通性脑积水（非梗阻性脑积水）两种。凡在脑脊液循环径路中，发生梗阻所引起的脑积水称梗阻性脑积水，反之称交通性脑积水。外伤性脑积水多为蛛网膜下腔。出血阻塞脑脊液吸收，导致交通性脑积水。梗阻性脑积水也是经常见到的，比如小脑半球出血后导致四脑室梗阻，继发梗阻性脑积水。

外伤导致脑组织挫裂伤、脑缺氧和脑水肿，使脑室内压力增高引起脑室系统扩大；蛛网膜下腔出血继发蛛网膜的纤维粘连，使脑脊液循环和吸收受阻，加剧脑室压力的增高；脑水肿可造成蛛网膜下腔变窄；外伤性静脉窦回流受阻等情况都可引起脑脊液吸收障碍而致脑积水。

（一）临床表现

外伤性脑积水一般来讲2周内的为急性，以后为慢性，临床表现如下：在头颅外伤的急性症状消退后，患者出现表情淡漠、目光呆滞、反应迟钝、共济失调、震颤麻痹、下肢僵硬、头痛和头昏等症状。一般脑室术后预后良好。

（二）影像学检查

1. X线气脑造影检查　X线气脑造影可显示脑室系统扩大，严重时蛛网膜下腔增宽。若仅有幕上脑室系统扩大，则考虑为梗阻性脑积水；幕上和幕下脑室普遍扩大，为交通性脑积水。

2. CT和MRI检查　CT能显示脑室系统扩大和脑萎缩改变等本病的主要征象（图4-41），进而作出脑积水定性的诊断。MRI所见与CT相似，但是，MRI能行冠、矢状断面扫描，显示中脑导水管全程，对幕下脑室显示更清楚，有利于在定性诊断的基础上，进一步作出梗阻性脑积水、还是交通性脑积水的准确诊断，所以MRI对本病的诊断优于CT。

鉴别诊断　主要和脑萎缩导致的脑室扩大相鉴别，常常做腰穿测量脑脊液的压力即可以鉴别。

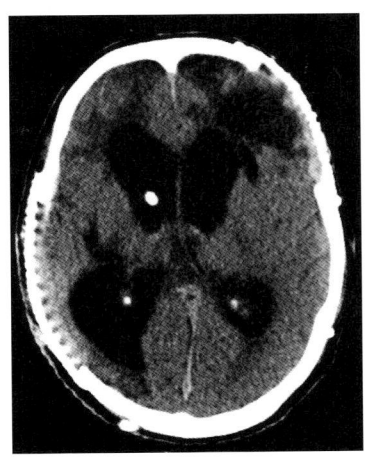

图4-41　外伤性脑积水

外伤后1年，头颅CT平扫显示脑室系统扩大，见双侧额叶、右侧颞叶外伤后软化灶。

六、外伤性感染

为头皮软组织、中耳、乳突和副鼻窦等处炎性感染经颅骨导血管侵入颅骨内或颅脑开放伤感染所引起，亦可由菌血症后发生的细菌栓子由血运转移至颅骨内。包括外伤性颅骨骨髓炎和外伤性脑脓肿。

（一）外伤性骨髓炎

影像学表现

1. X线摄片和造影　早期X线摄片检查不一定能看出骨髓炎显现，后期颅骨骨髓炎可表现为骨质疏松及细小的透亮区，随后逐渐扩大成轮廓毛糙、不规则蜂窝样透亮区，病灶相互毗连或分散成堆，周围骨质硬化。外伤后感染一般不行脑血管造影检查。

2. CT表现　颅骨不规则的蜂窝状骨质破坏区，主要位于板障，亦可累及内外板，破坏区内可见高密度的米粒状细小的高密度死骨，周边可见骨质硬化增生，颅板外无骨膜反应，局部的头皮可见软组织肿胀（图4-42）。

3. MR表现　颅骨骨髓炎，T_1WI为低信号，T_2WI为高信号，急性期边界不清，慢性期病灶局限，边界清晰。MRI显示早期骨病变敏感表现骨信号异常改变，CT显示骨质破坏效果好。

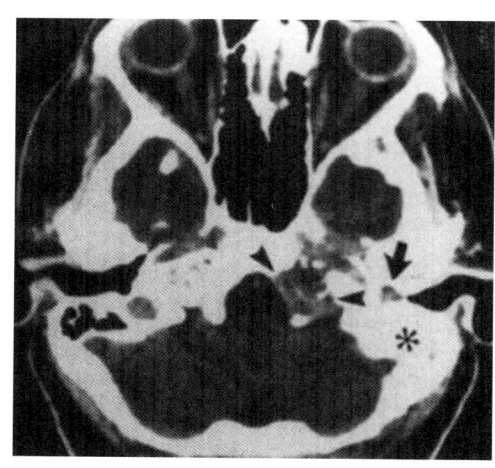

图4-42 外伤性骨髓炎
头颅CT平扫显示左侧岩骨不规则骨质破坏（▲），破坏区内可见高密度的米粒状细小的高密度死骨（↑），左枕骨基底部骨质硬化增生。

（二）外伤性脑脓肿

正常脑组织抵抗细菌感染的能力较强，脑外伤后所引起的外伤性脑脓肿仅占所有脑脓肿的5%，多见于开放性颅脑损伤，特别是火器伤并发感染时，其感染途径多系化脓性细菌直接从外界侵入脑部，因而脓肿的部位多在伤道或异物所在附近，少数则可在伤后数月甚至多年后才发病，临床上称之为晚发性脑脓肿。根据病理组织学特点将脑脓肿分为四期，即早期脑炎（1～3天），晚期脑炎（4～9天），早期包膜形成期（10～15天），晚期包膜形成期（14天以上）。

影像学检查

1. X线摄片常无特殊发现，外伤后感染一般不行X线脑血管造影检查。

2. CT检查　脑脓肿的CT表现依各阶段的病理改变有相应变化：脑炎早期，CT示境界不清的不规则低密度影，占位效应不明显，此时反映了病理上的炎细胞浸润，脑组织肿胀及坏死，少数病例可有斑点状高密度出血灶。脑炎晚期，CT示低密度病灶周围，脑水肿较前明显。增强示斑片状、结节状及环形强化，邻近脑组织可见脑回样强化。增强的环影边缘模糊，随时间延长强化边缘向中心扩散而环壁增厚，最终呈结节样强化。强化机理为炎症区血脑屏障功能破坏所致。

3. MRI检查　脑脓肿均呈不规则长T_1、长T_2信号。环形或点状脓肿壁呈等T_1、短T_2信号，与CT显示的脓肿壁相符（图4-43）。由于MRI对正常及异常水分布敏感，故对早期脑炎的脑细胞水肿较CT显示清楚。MRI T_1WI显示坏死脑组织的低信号区大于CT所示的低密度区，与术中所见病理坏死区是一致的，能更准确显示病变的状况。增强后病灶明显强化，呈厚壁、不均匀环状强化。

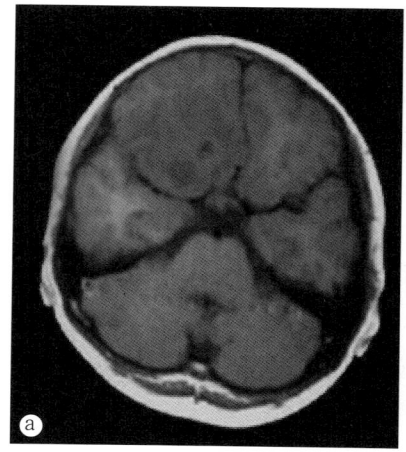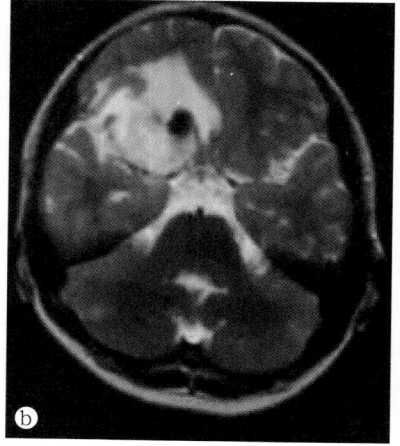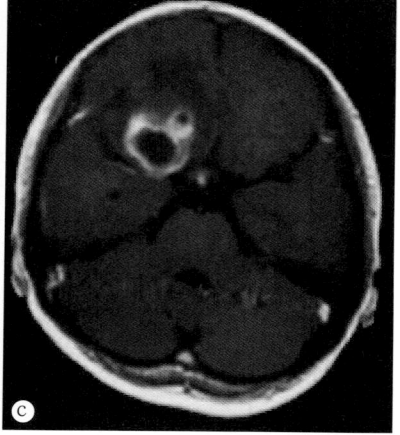

图4-43 外伤性脑脓肿
MRI的横断位T_1加权像（a）：显示右侧额叶2个类圆形低信号，其上方病灶呈更低信号，周围大片稍低信号区，局部脑组织肿胀；T_2加权像（b）：显示病灶呈高信号，其前方病灶呈低信号。增强扫描（c）：病灶呈明显厚壁、不规则环状强化。

七、颅神经损伤

外伤及手术后的颅神经损伤非常常见，筛板骨折或额底部脑皮质挫裂伤、剪切伤可能引起嗅神经和嗅球损伤，患者出现嗅觉丧失。颅底骨折累及视神经孔及眶上裂可引起第Ⅱ、Ⅳ、Ⅵ对脑神经及第Ⅴ对脑神经的眼支损伤，天幕裂孔疝时颞叶也可压迫动眼神经，导致患者视力下降、眼球运动障碍。原发或继发脑干损伤可引起脑神经核损害，产生脑神经麻痹。海绵窦损伤后的CCF表现的海绵窦综合征。颅底骨折累及颞骨，损伤听神经，导致听力障碍。

影像学：颅神经损伤很难在影像学上表现出来，尤其是直接征象更少见。

八、外伤性癫痫

（一）病因

1. 开放性损伤。
2. 脑内血肿，颅骨凹陷性骨折。

临床和影像学特点：

1. 病灶靠近皮层运动区或者颞叶内侧者容易引发癫痫。
2. 小于5岁的儿童脑外伤早期发生癫痫的概率较高。
3. 当有外伤病史，影像学检查显示颅内损伤灶位于靠近皮层运动区或者颞叶内侧者，若患者反复发生癫痫，则可诊断为外伤性癫痫。

九、外伤性低颅压症

外伤性低颅压在神经外科中不常见，分为原发和继发性两种，继发性主要发生于腰穿和脊髓麻醉之后。其主要病因为创伤后脑脊液分泌减少，脑脊液吸收加速，硬膜撕裂，脑脊液漏等。

（一）临床表现

本症多见于女性，男女之比为1:3。患者出现体位性头痛，恶心，呕吐，意识丧失等临床表现，伴有颈部僵硬、疼痛、眩晕、耳鸣等症状。本症为自限性疾病，经对症治疗可痊愈。通常病程为2周至几个月。有的可发生硬膜下血肿。

（二）影像学检查

MRI增强扫描可见硬脑膜弥漫性非结节性强化，其原因为脑脊液容量损耗导致脑膜静脉血容量增加。还有一种理论认为低颅压导致硬膜边缘细胞层裂伤，继发此层增厚。

由于颅内压持续降低，可引起小脑扁桃体下疝。

十、颅脑外伤后综合征

脑外伤后综合征的患者常出现头痛、头晕、失眠、记忆力减退和癔病等症状，可进行脑SPECT显像检查。一些随访研究已经显示，脑外伤恢复期脑血流显像的低灌注状态持续的时间，较CT或MRI影像恢复至正常的时间更长，可持续存在6个月以上。这说明脑外伤后神经细胞功能、局部微循环以及脑血流自动调节机制的恢复是一个较为缓慢的过程。脑外伤后头痛也可能是血管性的，头痛发作时引起血管扩张，SPECT显像图上可呈血流高灌注区，也可能由脑外伤愈合后瘢痕组织牵拉、或颅骨骨折愈合不佳所致，后者的SPECT显像表现为正常。因此，脑血流显像可用于脑外伤后头痛的鉴别诊断，如果发现脑血流灌注持续减低，特别通过rCBF定量分析证实，则应积极进行对症治疗，以减少后遗症，改善患者的远期预后（图4-44）。

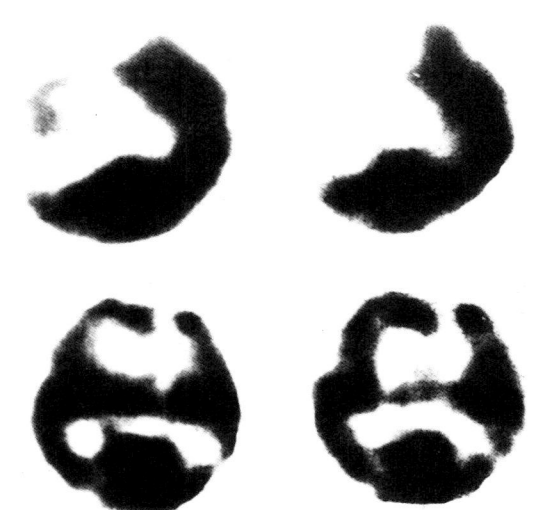

图4-44 脑外伤疗效监测

男性，32岁，脑外伤5天SPECT显示右颞叶灌注明显缺损，摄取比值为55.7%（上排图像）。经3个疗程高压氧治疗1个半月后复查SPECT，可见右颞叶血流基本恢复正常，摄取比值87.5%（下排图像）（孙达.放射性核素脑显像。1997：247）。

第六节 颅脑外伤的影像诊断比较

一、X线摄片检查

头颅X线摄片是既往颅脑损伤常规应用的检查方法。在急性颅脑外伤时，根据受伤部位可选择不同投照位置，在平片上显示颅骨有无骨折或颅缝分离，骨折的类型和严重程度，骨折线是否通过重要的解剖部位（如颅骨内板血管沟和静脉压迹），颅内有无积气，鼻窦有无积液等情况。火器伤时能明确颅内有无碎骨片，有无金属异物或其他异物，松果体钙化斑有无移位，根据上述所见可以推测颅脑外伤的严重程度以及颅内有无血肿。

在陈旧性颅脑外伤时，X线摄片可以看到儿童的生长性骨折；颅内血肿或水瘤的包膜机化后所形成的斑片状或弧形、环形钙化影。

头颅X线摄片检查简便易行，经济实用，在急性颅脑外伤时，对于观察颅骨有无骨折及合并症，推测受伤的严重程度有很大价值。但是对于病情严重的患者，一般只能行头颅正侧位检查。怀疑有颅底骨折、视神经孔骨折或合并颈椎骨折的患者，由于投照体位特殊，应慎重实施，不强行检查，以免加重病情。可通过CT骨窗像显示骨折情况。头颅X线摄片仅可以部分提示颅内有无血肿、或脑挫裂伤等的可能性，因此，头颅平片对颅脑外伤的诊断有相当大的限度。

二、X线气脑造影与脑室造影检查

X线气脑造影或脑室造影适用于颅脑损伤患者出现慢性颅内压增高，病情逐渐恶化者，或颅脑损伤后出现各种类型的癫痫发作的患者。此项检查可了解颅内脑室的形态和蛛网膜粘连等后遗症改变。由于此项造影属有创伤检查，造影方法较复杂，对术者的技术要求高，患者需不断变换头位和体位，不适用于急性颅脑损伤。有颅内感染的患者，此项检查可引起严重不良反应，加重病情，因此禁止使用。

目前CT和MRI扫描已取代气脑和脑室造影检查，随CT和MRI在临床的普及应用，此项检查已经废弃。

三、X线脑血管造影检查

X线脑血管造影自1927年由葡萄牙人Egas Moniz首创使用以来，经过了切开皮肤暴露颈总动脉穿刺，经皮直接穿刺颈动脉，到经皮穿刺股动脉插管进行全脑血管造影等发展阶段，此项检查已经成熟。脑血管造影检查对颅脑损伤的确诊率较高。

在头颅CT问世以前，对颅脑外伤患者确定颅内有无血肿及合并症，主要靠X线脑血管造影检查进行诊断，使颅脑外伤的患者得以及时手术治疗。

X线脑血管造影检查依据脑血管的形态改变，脑血管与颅骨内板间有无血管区，可以确定有无颅内血肿，再进一步明确是脑外血肿、还是脑内血肿，还可提示有无脑水肿和脑肿胀。但是对于颅内多发血肿、脑挫裂伤和脑白质轴索损伤等则不易作出诊断。对于颅脑外伤后继发的血管性病变，如颅内动脉瘤，颈内动脉海绵窦瘘，颈内动脉痉挛及闭塞等都能作出明确诊断。

但随着CT和MRI的应用，X线脑血管造影检查在颅脑外伤的诊断中已很少应用。

四、CT检查

CT能直接显示颅骨和脑组织，属于无创伤技术，扫描速度快，患者无痛苦，检查安全，非常适合用于颅脑外伤的诊断。CT的临床应用，加快了颅脑外伤的诊断速度，提高了诊断的准确性，有助于临床医师及时采取合理的治疗措施，从而使大量患者的生命得以挽救。

急性颅脑外伤应用头颅CT平扫检查，采用骨窗观察，能显示颌面部、颅底的骨折，颅盖骨凹陷骨折的骨片，并确定颅内异物的位置，这些都优于普通头颅X线摄片。高分辨率CT可以发现X线摄片不能查出的内耳听小骨的骨折,显示颅内各部位的积气和副鼻窦腔的积液,也比普通X线摄片敏感得多。此外更重要的是CT可以直接、迅速、准确地确定脑损伤的部位和严重程度,根据颅脑内出现的异常高密度改变,确定出血和血肿的部位、范围、形态、大小和数目,以及脑实质、脑室、脑池、脑沟受压情况,或脑挫裂伤、脑水肿的性质。对于亚急性和慢性颅脑外伤,CT检查可以显示颅内出血、血肿形成和演变的过程,在CT图像上,相应血肿的密度从高→等→低不断变化。亚急性或慢性颅内血肿有些缺乏特征性改变,有时需要做增强CT扫描,通过增强的脑组织和移位的血管,可以显示等密度血肿,并可通过血脑屏障破坏导致的对比剂外溢表现,显示平扫不能显示的脑挫裂伤、外伤性假性动脉瘤等病理改变,但是,通常急性颅脑损伤时不做增强扫描。

虽然CT检查对颅脑外伤诊断的敏感性、准确性都很高,但是仍然存在一些问题,如接近颅底和后颅窝病变,受骨伪影干扰的限制和部分容积效应的影响,显示的清晰度差,对颅板下的薄层血肿不易诊断。患者躁动可使图像失真,极易造成误诊及漏诊。对于疑有骨折后损伤的血管,如中颅窝骨折合并颈动脉海绵窦瘘、海绵窦动脉瘤、颈内动脉血管闭塞等,仍需做脑血管造影检查。

五、MRI检查

MRI从20世纪80年代初开始临床应用,首先对于中枢神经系统疾病取得了良好的诊断效果。MRI具有成像参数多、行任意方向切层、软组织分辨力最高、不需使用对比剂即可显示血管结构、无射线损伤、无骨骼伪影干扰等优点,在颅脑外伤的诊断中,发挥其特有的作用。MRI能清楚显示接近颅底和后颅窝的脑组织损伤和血肿,对脑白质损伤、轴索剪切伤、脑干和胼胝体等特殊部位及颅神经损伤的显示,以及判断脑内外血肿的时期等方面均优于CT。MRI对亚急性期的血肿很敏感,在MRI的T_1加权像和T_2加权像上均呈高信号,很容易做出准确诊断。一些在CT图像上"等密度"亚急性血肿有时不易诊断,MRI用于颅脑损伤的后遗症和合并症,如颅内血管损伤、颈内动脉海绵窦瘘、静脉窦闭塞等的诊断,可免除有害射线和创伤,以及X线脑血管造影检查。同时MRI对脑脊液流速和流量的测定,对判断外伤后脑脊液的改变具有重要意义,能判断脑积水、脑萎缩,并且能够对治疗后的疗效和预后进行检测。磁共振功能成像能显示损伤区及其周围功能变化的情况,为手术治疗时尽可能保护有效功能区提供指导。磁共振新序列如扩散张量、磁化传递、磁敏感成像等对常规磁共振难以显示的病变如脑白质弥漫损伤的早期诊断具有重要价值。同时,磁共振波谱成像能反映外伤后脑组织的代谢改变,对探索脑损伤的机制和进行有效治疗提供了帮助。

但由于急性期血肿在T_1加权像和T_2加权像上与周围脑组织之间信号差异不大,通常难以分辨,MRI对急性颅内血肿不敏感,显示骨质结构不佳,显示骨折的能力CT优于MRI,急性颅脑外伤的患者多数病情危急,MRI扫描时间较长,患者难以配合,而且MRI对运动伪影敏感,抢救和监护设备不能进入高磁场的扫描机房,故不适宜对危重患者进行MRI检查。

六、放射性核素显像检查

放射性核素显像的优点是能显示脑血流和脑功能的异常改变,缺点为空间分辨率低,图像欠清晰。放射性核素显像在诊断单纯脑震荡有独到之处,优于其他影像学技术;对脑挫裂伤能起到辅助诊断的作用。许多研究显示,SPECT脑血流显像发现颅脑损伤病灶的数目多于CT,而且SPECT显示同一个病灶低灌注区往往大于CT的异常密度区。

由于脑外伤所致脑血流的损害具有多样性和多发性,例如:皮质-桥脑-小脑通路损害引起健侧小脑半球失联络征,外伤的对冲压力造成远隔部位的脑损伤,损伤灶周围出现血管源性脑水肿,而脑挫裂伤和颅内血肿的病灶区,则为脑细胞功能丧失和局部微循环损伤。此外,颅内血肿(如硬脑膜下血肿)时出现的一些神经损伤表现,不仅因为血肿部位血液积聚对周围组织产生压迫,还由双侧半球整体脑血流量减少所致。而SPECT对脑血流和脑功能异常的检出优于其他检查方法。因此,在条件具备时,急性颅脑损伤患者应接受SPECT检查,以便更全面地了解病情和指导治疗,但是,SPECT不能检出直径小于1ml的颅内血肿。

第七节 颅脑损伤的影像学优选检查路线

影像学检查对于颅脑外伤的诊断、治疗和预后都具有重要意义,随着影像学设备和技术的不断发展,颅脑损伤的影像学检查手段已经发生了巨大变化,影像学检查方法众多,如何选择检查方法,优选影像学检查路线有重要的意义。

一、严重的急性颅脑外伤

1. 应首选头颅CT平扫检查,可以及时确定颅内有无出血、血肿及其范围,含气空腔内有无积液、颅内有无积气等合并症,并可应用骨窗观察颅骨有无骨折,颅内有无异物等,特别是颅底骨折较头颅X线摄片显示得更清楚。

2. 对怀疑有脑干损伤、颅底血肿、脑白质损伤、轴索剪切伤和胼胝体等特殊部位以及颅神经损伤者,可首选MRI扫描,或者在CT扫描不能确定诊断时,选择应用MRI。

3. 如果所在医院无CT和MRI设备,可首选头颅X线摄片检查。根据受伤部位和患者的临床表现,选择不同的投照位置,以观察颅骨损伤的情况,明确有无骨折,骨折的部位、形态,骨折线是否通过重要的硬膜血管走行部位,进而估计颅内是否有出血及其他合并症,以决定下一步检查。如果头颅X线摄片所见结合患者的临床表现,提示有严重的颅脑损伤,应将患者及时转院,到有CT和MRI设备的医院,进一步诊治。

4. 在CT和MRI检查疑诊脑血管损伤时,在有条件的医院(包括血管造影机和合格的医师和技术人员)可选择应用X线脑血管造影检查,以明确有无颅脑外伤引起的血管病变,如颈内动脉海绵窦瘘、脑动脉破裂和脑血管闭塞等。

5. 目前,气脑造影检查已经废弃不用。

二、亚急性和慢性颅脑外伤出血

1. MRI扫描是亚急性和慢性颅脑外伤的首选检查方法,不需造影增强即可做出准确诊断。

2. 在无MRI设备的医院,可选择CT扫描进行诊断。

3. 在无MRI和CT设备的医院,可选用X线脑血管造影检查亚急性和慢性脑外伤。

4. 放射性核素显像能显示(硬膜外血肿和硬膜下血肿)患者的脑血流灌注异常,作出相应的辅助诊断,也可应用头颅X线摄片检查颅骨外伤的情况,但是对亚急性和慢性脑外伤而言,这些检查的意义都不大。

三、后颅窝病变或颅内皮层表面薄层病变

1. MRI扫描为首选检查方法。

2. 无MRI设备的医院,可以选用CT扫描,但是CT的诊断效果比MRI差。

3. 其他检查方法对本病的意义都不大。

四、出血性轴索剪切伤、脑干和胼胝体损伤

1. 首选MRI检查。

2. 无MRI设备时,可以选用CT检查,但诊断效果不如MRI。

五、颅脑损伤后遗症

1. MRI为首选方法,并能对预后作出较正确、全面的判断。

2. 无MRI设备的医院,可选CT扫描。

3. 单纯型脑震荡可选择应用放射性核素显像检查。

六、胪脑损伤的影像学优选检查路线

(陈 楠 李坤成 刘 英 马云川)

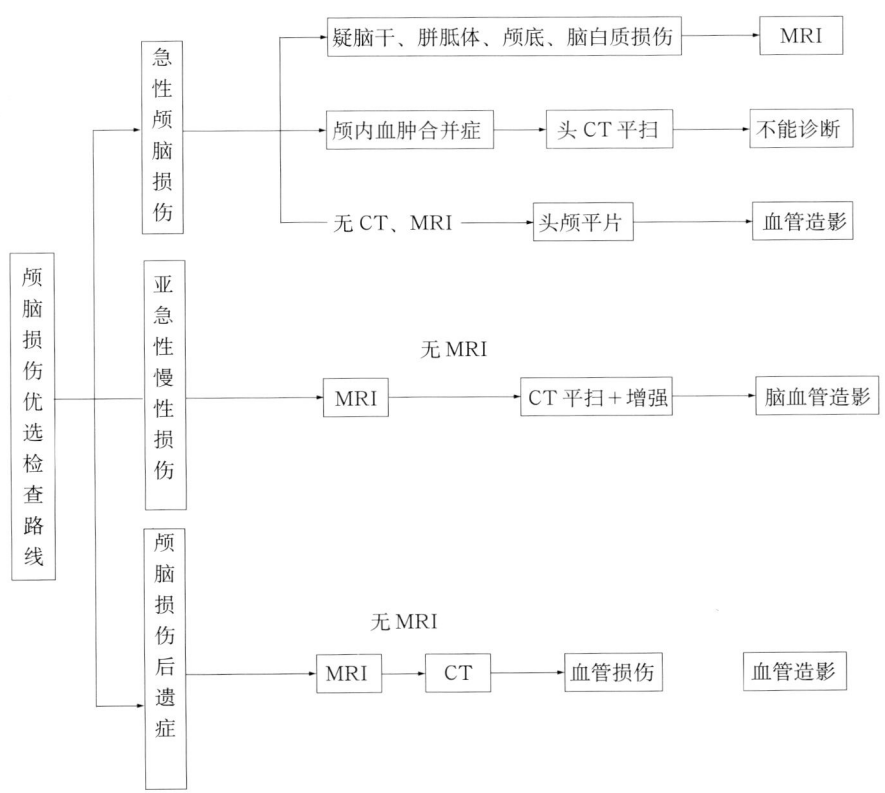

图4-45 颅脑损伤的影像学优选检查路线

参 考 文 献

1 曹丹庆，蔡祖龙. 全身CT诊断学. 北京：人民军医出版社，1996
2 吴恩惠. 头部CT诊断学. 北京：人民卫生出版社，1988
3 沈天真，陈星荣. 神经影像学. 上海科技出版社，2004
4 侯民羊，任建政，李润根，等. 外伤性少见部位硬膜下血肿（附35例CT分析）. 实用放射学杂志，2001，17：194~197
5 胡　飞，胡建一. 外伤后急性弥漫性脑肿胀37例临床分析. 中华神经外科杂志，2001，17：257~259
6 张芬茹，宋锦宁，胡国瑛，等. 脑外伤患者^{99}Tcm-ECD SPECT显像的影像特征和应用价值. 中国医学影像技术，2002，18：1021~1023
7 张　勇，柴汝昌，牛　云，等. 特殊部位硬膜下血肿的CT诊断. 临床放射学杂志，2002，21：599~601
8 李　娟，刘保军，赵　峰，等. 轻度脑外伤患者SPECT局部脑血流显像. 中华核医学杂志，2003，23：284~285
9 陈卫群，周　诚，王　刚，等. 312例CT混杂密度的创伤性急性硬膜外血肿分析. 中国临床医学影像杂志，2004，15：370~371
10 张玉祥，李韶平. 双重影颅脑血肿的CT及MRI诊断. 实用放射学杂志，2005，21：1139~1141
11 李小晶. 弥漫性轴索损伤的CT影像分析. 中国临床神经外科杂志，2007，12：543~544
12 Yuh E L, Gean A D, Manley G T, et al. Computer-Aided Assessment of Head Computed Tomography (CT) Studies in Patients with Suspected Traumatic Brain Injury. Neurotrauma, 2008, 25：1163~1172
13 Morais D F, Spotti A R, Tognola W A, et al. Clinical application of magnetic resonance in acute traumatic brain injury. Arq Neuropsiquiatr, 2008, 66：53~58
14 Monsalve G A. The "CT comma sign" in head trauma：concurrent epidural and subdural acuteintracranial hematomas. Trauma, 2007, 63：195~

15 Subramanian S K, Roszler M H, Gaudy B, et al. Significance of computed tomography mixed density in traumatic extra-axial hemorrhage. Neurol Res, 2002,24:125~128

16 Al-Nakshabandi N A. The swirl sign. Radiology, 2001,218:433

17 Smith J S, Chang E F, Rosenthal G, et al. The role of early follow-up computed tomography imaging in the management of traumatic brain injury patients with intracranial hemorrhage. Trauma,2007,63:75~82

18 Zheng W B, Liu G R, Li L P, et al. Prediction of recovery from a post-traumatic comastate by diffusion-weighted imaging (DWI) in patients with diffuse axonal injury. Neuroradiology,2007,49:271~279

19 Huisman T A, Sorensen A G, Hergan K, et al. Diffusion-weighted imaging for the evaluation of diffuse axonal injury in closed head injury. J Comput Assist Tomogr,2002,27:5~11

20 Tong K A, Ashwal S, Holshouser B A, et al. Hemorrhagic Shearing Lesions in Children and Adolescents with Posttraumatic Diffuse Axonal Injury: Improved Detection and Initial Results. Radiology,2003,227:332~339

21 Wu H M, Huang S C, Hattoro N, et al. Subcortical white matter metabolic changes remote from focal hemorrhagic lesions suggest diffuse injury after human traumatic brain injury. Neurosurger,2004, 55:1306~1317

22 Wardlaw J M, Easton V J, Statham P. Which CT features help predict outcome after head injury? JNNP,2002,72:188~192

第五章 颅内感染性疾病

第一节 概 论

神经系统感染性疾病的概念：

由各种病原微生物侵入神经系统，引起的炎症性疾病，统称之为神经系统感染性疾病。其病原微生物种类很多，包括细菌、病毒、螺旋体、立克次体、支原体、真菌和寄生虫等。神经系统感染性疾病以颅内感染最为常见，对颅内感染性疾病的诊断而言，影像学检查（特别是CT和MRI）发挥着重要作用。虽然大部分颅内感染性疾病的影像学表现不具有特异性，但是根据影像学所见，结合患者的病史、临床表现和实验室检查，可以做出准确诊断。少数情况下影像学检查结合临床资料仍不能明确疾病性质，可以进一步行CT或MRI引导下颅脑立体定向穿刺活检术来确定诊断。

目前，MRI是颅内感染性疾病的首选影像学检查手段，其软组织对比分辨力最高，可直接行多方位成像，成像序列和可供选择的成像参数多，加上使用对比剂进行增强扫描，其发现病变和做出定性诊断的能力均远优于CT。对新生儿、婴儿的颅内感染性疾病，除常规应用CT和MRI外，还可以选择进行超声检查。经过未闭的囟门，超声可以检出颅内炎性病灶，硬膜下、硬膜外积液，由脑膜炎、室管膜炎所引起的脑室扩大，以及炎症所致的脑脓肿等。头颅X线摄片、X线脑血管造影等目前已经很少用于颅内感染性疾病的诊断，而单光子发射计算机体层摄影（SPECT）和正电子发射计算机体层摄影（PET）等放射性核素检查基本不用于诊断颅脑感染性疾病。

第二节 脑膜炎

脑膜炎是最常见的中枢神经系统感染性疾病。根据病因不同脑膜炎可以分为以下3种类型：①急性细菌性脑膜炎，又称急性化脓性脑膜炎；②病毒性脑膜炎，又称淋巴细胞性脑膜炎；③慢性脑膜炎，多见于结核或真菌感染。

脑膜炎的并发症主要有脑积水、脑梗死、硬膜下/硬膜外脓肿、脑实质感染和脑室/室管膜炎等。无菌性硬膜下积液主要见于小儿脑膜炎；而硬膜下/硬膜外脓肿则最常见于颅脑手术后和静脉窦感染，由脑膜炎引起者少见。脑膜炎的并发症可引起严重不良后果。

脑膜炎通常由临床做出诊断，影像检查主要用于观察是否有并发症。

一、急性化脓性脑膜炎

急性化脓性脑膜炎（acute pyogenic meningitis）由化脓性细菌所致，是临床最常见的严重脑膜炎。

（一）病因

80%的急性细菌性脑膜炎由三种常见致病菌引起，分别是脑膜炎双球菌、流感嗜血杆菌和肺炎链球菌。非流行性脑膜炎主要见于新生儿、婴儿和儿童。在1~4岁的幼儿脑膜炎患者中，约50%导致死亡，其致病菌与患儿年龄有关，例如70%的新生儿病原菌为B型链球菌和大肠杆菌E，婴幼儿的病原菌主要为脑膜炎双球菌，小儿（1~7岁）为流感嗜血杆菌，儿童（>7岁）为脑膜炎双球菌，成人则为肺炎链球菌。

（二）发病机制

化脓性细菌可以通过多种途径到达脑膜。细菌通常首先感染机体，在机体抵抗力下降时进入血液循环，再经血源途径进入颅内；少数情况细菌可由相邻部位的感染直接侵犯颅内（例如：中耳炎、乳突炎等）；极少数情况可由与外部相通的脑脊液途径（如脊髓脊膜膨出和脑脊液瘘等）感染脑膜；还有个别人的感染途径不清楚。

（三）病理

细菌侵入脑膜后，引起脑膜急性炎症性改变，血管充血水肿，大量化脓性渗出物渗出，并覆盖于脑表面和脑基底池等部位，使邻近脑组织充血、水肿。浅表的软脑膜和室管膜均因纤维蛋白的渗出物覆盖而呈颗粒状。显微镜下可见脑膜有炎症性细胞浸润，早期以中性粒细胞为主，后期则以淋巴细胞和浆细胞为主，蛛网膜下腔中充满脓性渗出物，多数小血管充血并有阻塞，血管周围有许多炎症细胞浸润。

病变后期因炎症的渗出粘连和脑膜增厚等可以引起多种并发症：静脉淤滞和血栓性静脉炎等可以引起脑静脉窦的血栓形成；血管周围炎症可引起血管痉挛，继发动脉血栓或静脉血栓；脑基底池内的渗出物可以损害多组颅神经；脑基底池的炎性渗出和脑室/室管膜炎可以引起交通性脑积水（常见于新生儿）。小儿脑膜炎常合并无菌性硬膜下积液（20%~50%），大多数无菌性硬膜下积液可自行吸收，但其中2%可发生继发感染，引起硬膜下脓肿。约15%的脑膜炎患者可发生硬膜下/硬膜外脓肿，后者可导致静脉血栓和静脉性脑梗死。脑膜感染可播散至脑实质，引起脑炎和脑脓肿。新生儿脑膜炎常并发脑室炎。本病还可遗留脑软化和脑萎缩等后遗症。

（四）临床表现

不同致病菌所致化脓性脑膜炎的临床表现基本相同，患者通常有呼吸道感染或咽炎等前驱症状。典型成人急性化脓性脑膜炎起病急剧，在感染24小时内发病，患者出现发热、头痛、颈强直、恶心和呕吐，伴有渐进性意识障碍等临床表现。小儿化脓性脑膜炎的发病时间更早，感染数小时内即出现发热、躁动、呕吐、抽搐和囟门膨出等症状，脑膜炎双球菌所致的脑膜炎还可伴有皮肤瘀点及紫癜。

化脓性脑膜炎患者急性期外周血常规检查可见白细胞总数增加，以中性粒细胞为主（占80%~90%）。

化脓性脑膜炎的诊断主要依靠脑脊液检查。腰椎穿刺可见脑脊液压力增高，外观混浊甚至呈脓性。脑脊液的细胞数明显增多，急性期以中性多核粒细胞为主，慢性期以淋巴细胞为主；脑脊液蛋白含量增多，糖和氯化物减少，以糖的减少更为明显。约50%的患者通过涂片和细胞培养，在脑脊液中可以找到致病菌。脑脊液免疫球蛋白测定可见IgG和IgM显著增高。

（五）治疗与预后

1. 抗生素　一旦确立本病的诊断，应立刻给予足量、有效的抗生素进行治疗。对致病菌明确者，应针对致病菌选用敏感药物，致病菌不明确者，按一般发病规律选用抗生素。

2. 对症治疗　对颅内压增高者，应给予脱水药物和皮质类固醇激素进行治疗，以减轻脑水肿和炎症反应。在治疗过程中应注意加强支持疗法，维持水电解质平衡。如果全身用药的疗效不佳，可结合鞘内注射给药。

3．预后　成人化脓性脑膜炎的死亡率约为20%～40%，新生儿化脓性脑膜炎的死亡率约为15%～60%。若患者伴发脑梗死、脑水肿和脑室炎，则预后较差。在儿童脑膜炎中，由迷路炎引起的后遗听力损害较为常见。

（六）影像学检查

1．X线摄片检查　急性细菌性脑膜炎如无并发症，X线摄片无异常所见。新生儿细菌性脑膜炎合并有脑积水时，可见患儿的颅缝增宽。

2．CT检查（图5-1）

（1）大多数无并发症的患者（88%）CT平扫无异常所见。

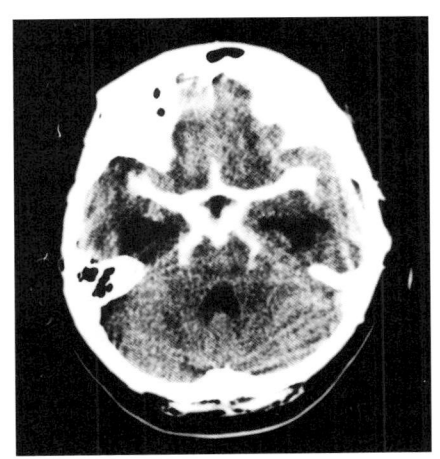

图5-1　化脓性脑膜炎

CT增强扫描显示两侧侧脑室颞角和第Ⅳ脑室扩张，脑室周围由低密度包绕，纵裂池、侧裂池、鞍上池和环池明显强化。

（2）少数患者在CT平扫图像上可见基底池和脑沟的正常形态消失，变成等密度，系炎性渗出物填充脑池和脑沟所致。

（3）40%～50%的化脓性脑膜炎患者的CT增强扫描可见脑膜强化。

（4）脑膜炎所致脑积水者表现为脑室扩大，出现弥漫性脑水肿者脑室缩小。

（5）儿童化脓性脑膜炎患者可并发硬膜下积液，在平扫CT图像上表现为位于脑外的新月形低密度区。

（6）少部分成人患者并发硬膜下积液，尽管感染性积液通常呈环形强化，但是CT无法将单纯积液与感染性积液鉴别开来。

（7）脑膜炎并发脑静脉窦血栓时，在增强CT图像上可见典型"空三角"征，此征象由增强的静脉血流和血管壁与不增强的血栓构成。

（8）CT还可以显示出血性脑静脉梗死、脑炎或脑脓肿等继发病变。

3．MRI检查

（1）MRI平扫通常不能发现脑膜炎患者的基底池消失。

（2）增强扫描可见脑膜弥漫强化。在显示脑膜强化方面，MRI比CT的敏感性高。急性细菌性脑膜炎MRI增强扫描多表现为软脑膜均匀强化（图5-2），并向脑沟中深入，少数为小结节状强化或局限性脑膜增厚（图5-3）。

（3）MRI显示脑膜炎的早期并发症比CT更敏感。

（4）新生儿脑膜炎特别容易合并脑积水、脑室

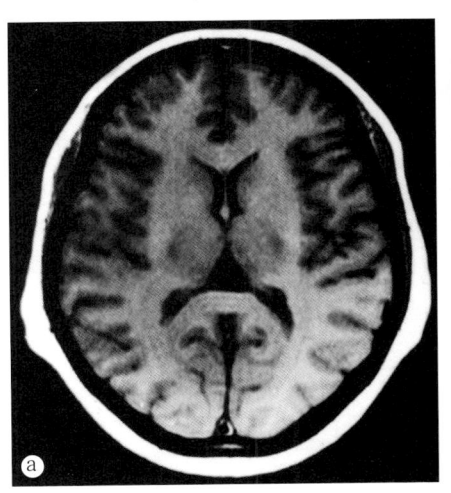
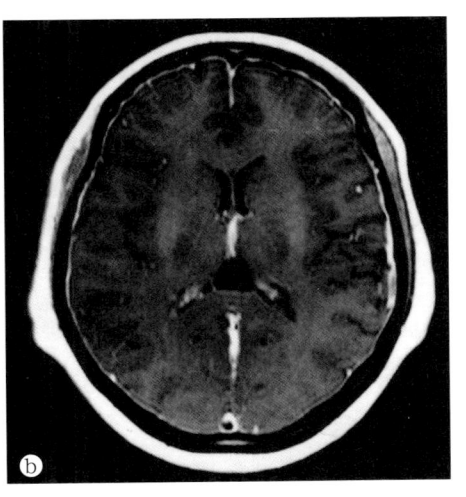

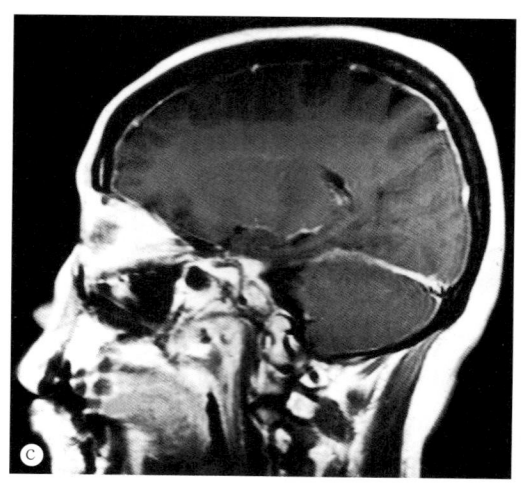
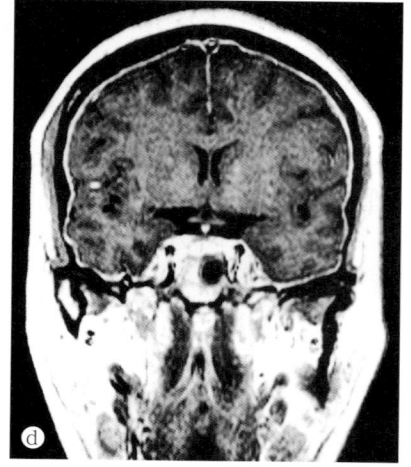

图5-2 化脓性脑膜炎

横断SE序列T_1加权像（a）显示脑膜呈中等信号普遍增厚，b. 与a同一层面的增强扫描显示脑膜明显强化。c~d分别为SE序列矢状和冠状断T_1加权像增强扫描，亦显示增厚的脑膜呈均匀一致强化。

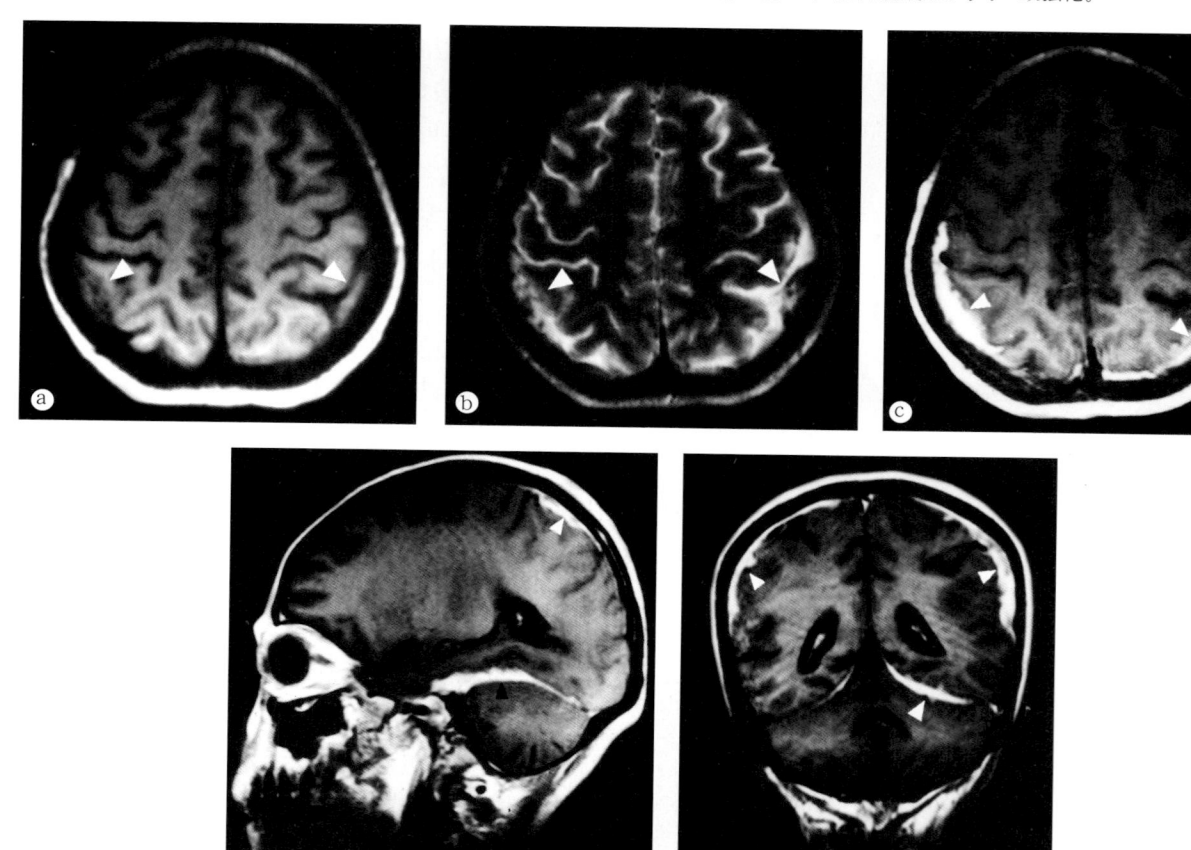

图5-3 化脓性脑膜炎

a. SE横断T_1加权像，b. TSE横断T_2加权像，c、d、e分别为横断、矢、冠状断T_1加权像增强扫描。患者为成年女性，有尿毒症病史。平扫显示两侧顶叶表面有T_1加权像略低、T_2加权像略高的异常信号带。增强扫描T_1加权像显示异常信号明显强化（△）为增厚的脑膜，同时左侧小脑幕可见脑膜强化（△）。

炎、脑梗死、硬膜下积液及脑脓肿（图5-4）等并发症。成人化脓性脑膜炎也出现硬膜下积液和蛛网膜粘连（图5-5）。

（5）磁共振静脉血管造影（MRV）能清楚显示

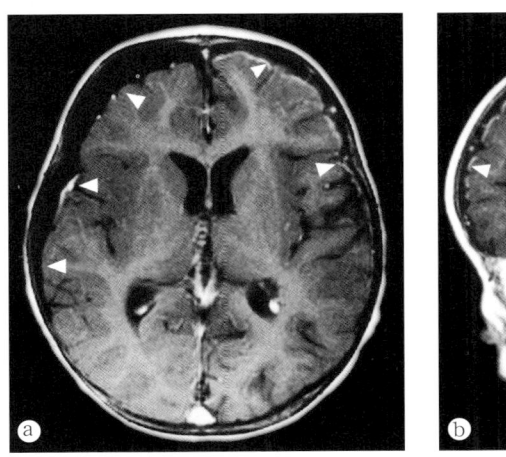
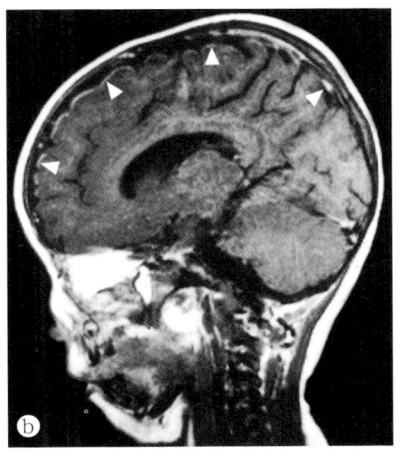

图 5-4 小儿化脓性脑膜炎

患儿1岁，3个月前患化脓性脑膜炎。a：SE 横断位 T_1 加权像增强扫描显示右额、颞部的硬膜下积液和左侧脑膜强化。b：矢状断 T_1 加权像可见额、顶叶脑膜增厚强化（△）。

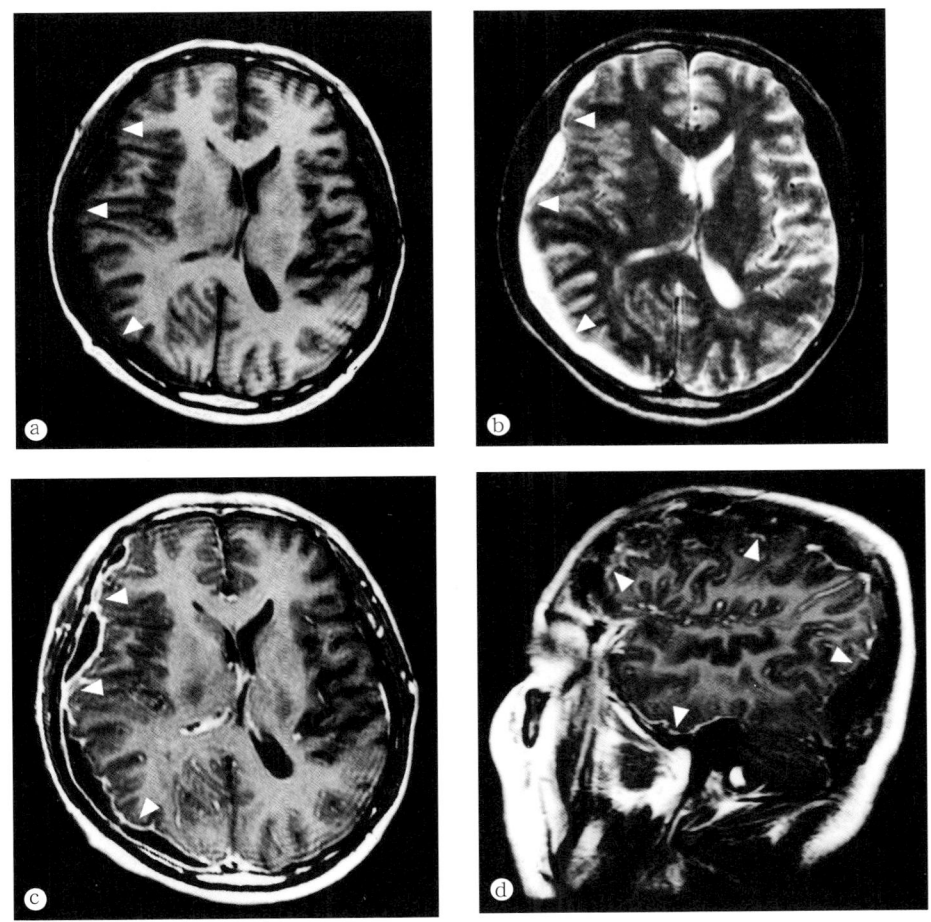

图 5-5 化脓性脑膜炎

a：SE 横断位 T_1 加权像，b：TSE 横断位 T_2 加权像，c、d. 分别为 SE 横断及矢状位 T_1 加权增强扫描像，可见两侧大脑半球不对称，右侧脑外有不规则带状异常信号，为局限粘连性硬膜下积液，增强扫描脑膜显著强化，将硬膜下积液勾画得更清楚。

硬脑膜静脉窦的血栓形成。

(6) 脑静脉梗死通常位于额顶叶皮层下上矢状窦旁、颞叶或丘脑、基底节区，分别由上矢状窦、直窦，Galen 静脉、Labbe 静脉或横窦/乙状窦的血栓所致。病灶在 T_1 加权像上为低信号，T_2 加权像为高信号，其中约25%伴有脑实质出血。

4．X线脑血管造影检查　目前随MRA及MRV的广泛应用，X线脑血管造影检查很少不用于本病的诊断和鉴别诊断。

5．超声检查　脑超声检查可用于新生儿急性化脓性脑膜炎的诊断，其主要异常征象有：

（1）化脓性脑膜炎患者的脑沟、脑裂增宽，回声增强，而脑回的回声相对较低。此征象具有一定的诊断特征性。

（2）当合并硬膜下积液时，在脑穹窿和半球间裂内可探及低、中度回声。

（3）有时可探及脑实质内部的局灶性高回声区，由脑膜炎合并血管炎、脑梗死或脑炎所致。

6．放射性核素和TCD检查

（1）SPECT可用于脑膜炎引起脑积水的诊断。

（2）急性细菌性脑膜炎由于脑血流量增加，TCD可发现脑血流速度增加。

7．各种影像学方法优缺点的比较

（1）CT平扫加增强扫描可以发现本病的绝大部分异常征象，但是由于CT有射线辐射危害，不宜用于婴幼儿检查。

（2）MRI显示本病的异常改变敏感、清晰，已经成为本病的首选影像学检查方法。

（3）超声检查价格低廉，无射线辐射危害，但是其显示病变的敏感性较差，仅适用于囟门未闭合的婴幼儿。

（4）普通X线摄片、放射性核素及TCD检查由于敏感性和特异性较差，以及有射线辐射损伤等缺点，基本不用于本病的检查。

（七）影像学优选检查路线

对临床疑似急性细菌性脑膜炎患者，在条件具备的情况下（设备及经济条件），应该直接进行MRI平扫加增强扫描，可以清楚显示脑膜炎病变及其各种并发症。无MRI设备情况下可行CT平扫加增强扫描。CT和MRI均可用于观察病情演变和判断治疗效果。

二、急性病毒性脑膜炎

病毒性脑膜炎（acute viral meningitis）又称无菌性脑膜炎、浆液性脑膜炎或淋巴细胞性脑膜炎等，是由多种病毒引起的脑膜感染，临床上较细菌性脑膜炎少见。虽然患者呈典型急性脑膜感染表现，但是属于一种良性自限性疾病，多数患者无并发症。

（一）病因

1．约70%的病毒性脑膜炎患者可以从脑脊液中分离出致病病毒。

2．50%~80%的病毒性脑膜炎由肠道病毒（常为Echo病毒、柯萨奇病毒等）引起。

3．其他致病病毒还包括：流行性腮腺炎病毒、水痘病毒、单纯疱疹病毒和EB病毒等。

（二）发病率

1．每年发病10~30/10万。

2．大多数病毒性脑膜炎见于儿童和成年人，新生儿极少见。

（三）病理及发病机制

病毒性脑膜炎经血行感染，病毒通过血液侵犯脑膜，有时可同时累及脑实质，导致脑膜脑炎。

（四）临床表现

不同病毒引起脑膜炎的临床表现基本相同，其临床症状与细菌性脑膜炎相似，但病情较细菌性脑膜炎轻。典型病例有发热、头痛、恶心、呕吐、肌肉疼痛和脑膜刺激征等临床表现，通常其病情严重程度随患者年龄增长而加重，当合并病毒性脑炎时，可以出现意识障碍、抽搐及肢体运动障碍等征象。大多数患者的外周血白细胞正常，亦可见白细胞减少或轻中度增多者。

脑脊液检查在病毒性脑膜炎的诊断中占有重要地位，脑脊液中可见淋巴细胞明显增多、蛋白中等度增多、糖含量正常，但是脑脊液不能检出细菌等病原体。偶尔可在脑脊液中直接分离出病毒或病毒抗原。

（五）治疗

病毒性脑膜炎属于自限性疾病，通常仅给予支持和对症治疗即可。

(六) 影像学检查

与细菌性脑膜炎不同，病毒性脑膜炎的MRI和CT平扫通常无异常改变，增强扫描脑膜亦无强化。仅在合并病毒性脑炎时，可显示脑实质内（多见于颞叶和额叶）的坏死和水肿病灶，有时伴有斑点状出血。由于MRI的软组织对比分辨力高，显示脑炎病灶较其他影像学方法更为敏感（图5-6）。

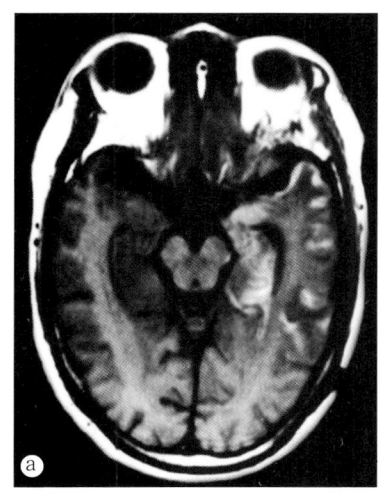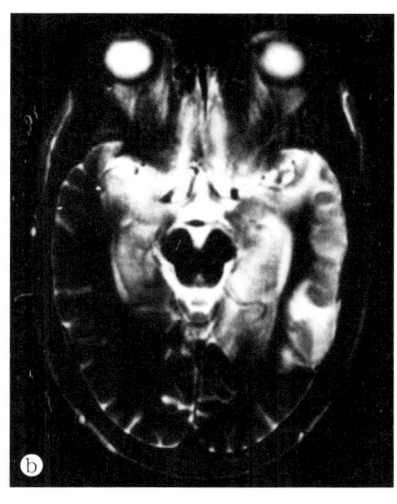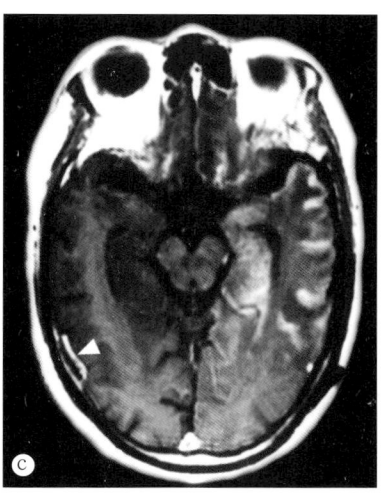

图5-6 病毒性脑膜炎合并病毒性脑炎

a～c分别为同一层面SE横断位T_1加权、TSE脉冲序列T_2加权和T_1加权增强扫描像。可见两侧颞叶呈异常信号，以T_2加权像显示得更清楚，左颞叶有渗血（T_1加权像呈花边样高信号），T_1加权像增强扫描显示颞叶和岛叶脑回有强化，伴有脑膜强化（△）。

（七）影像学优选检查路线

如果临床和实验室检查支持脑膜炎的诊断，应首选MRI平扫加增强检查，即使MRI无异常所见，结合临床和实验室资料也可做出本病的诊断。如果合并病毒性脑炎，MRI可直接显示相应异常改变。其他影像学检查对本病的诊断无意义。

三、结核性脑膜炎

结核性脑膜炎（tubercular meningitis）是最常见的慢性脑膜炎，与急性细菌性或病毒性脑膜炎不同，本病可以无明确临床症状和病史。除非合并急性并发症，结核性脑膜炎通常表现为间歇性发作或慢性病程。

（一）病因

结核性脑膜炎由结核杆菌引起，儿童结核性脑膜炎通常伴有弥漫性粟粒性肺结核。

（二）发病机制

结核杆菌通过血脑屏障进入颅内，常侵犯脑膜、脑实质、脑池、脑血管、蛛网膜下腔及颅神经等，引起广泛性炎症及干酪样小结节。结核性脑膜炎表现为软脑膜的慢性炎症，常有脑实质内炎症反应和结核瘤。脑膜表面可见散在白色结核结节和弥漫性脑膜炎症反应，黏稠的纤维蛋白渗出物使正常基底池形态消失。尽管结核性脑膜炎也累及其他部位，但病灶最常见于脑基底池。结核杆菌侵犯血管可引起血管内膜炎，进一步导致脑梗死和脑软化。大量蛋白渗出使脑膜增厚，阻碍脑脊液回流可引起脑积水。结核性脑膜炎还可并发脑萎缩和营养不良性钙化等异常改变。

（三）临床表现

本病任何年龄均可发病，以1～5岁儿童最为常见，结核性脑膜炎通常伴有其他部位的结核，例如肺结核、骨结核、肾结核等，其中以粟粒性肺结核最为多见。

1. 结核性脑膜炎一般临床症状较轻，病情进展较慢。全身症状主要有低热、盗汗、食欲不振、便秘、记忆力减退、嗜睡和疲倦等，儿童可以出现精神淡漠、易激惹和睡眠不实等症状。

2. 中枢神经系统的临床表现 患者常见头痛、呕吐、颈强直和视乳头水肿等颅内压增高的表现，呈进行性加重。成年患者出现发作性意识障碍或肢体抽搐等症状，儿童有惊厥发作。脑膜刺激征阳性。查体：可见局限性神经系统定位体征，包括偏瘫、单瘫及颅神经受损等，病变侵犯下丘脑时，可引起单纯性肥胖和尿崩症。

诊断结核性脑膜炎通常依靠脑脊液检查，患者的脑脊液压力增高，晚期因炎症粘连，椎管阻塞也可出现压力偏低或干性穿刺等表现；脑脊液的蛋白含量中等度增高，细胞数中度增多，以淋巴细胞为主，但是糖和氯化物含量均降低，偶尔在脑脊液中可培养出结核杆菌。患者的结核菌素试验多为阳性，但阴性不能除外本病。外周血常规检查见白细胞中度增多或正常，血沉增快。个别病例表现不典型，需行脑膜或脑皮层活检来确定诊断。

（四）治疗与预后

1. 支持疗法 包括卧床休息，给予高热量、高蛋白饮食。
2. 抗结核治疗 注意选用多种抗结核药物进行正规治疗，因用药时间较长，要注意副作用。
3. 对症治疗 可根据患者的不同症状进行对症治疗，包括降颅压、抗癫痫、应用皮质类固醇和椎管内用药解除蛛网膜粘连等。
4. 恢复期治疗 对蛛网膜粘连引起脑积水的患者，可进行脑脊液分流术。有颅神经损伤及肢体瘫痪者，应该进行理疗和功能训练。
5. 结核性脑膜炎的死亡率约为25%～30%，多数生存者（65%～90%）有不同程度的后遗症。其预后主要取决于开始治疗的早晚及患者的意识状态，目前已经明确有意识障碍者的死亡率显著升高。

（五）影像学检查

1. X线摄片检查

X线摄片检查对结核性脑膜炎的诊断价值不大，如果合并脑积水，可见颅缝增宽。

2. CT检查

CT能显示结核性脑膜炎病灶所在部位、累及范围，及其并发症。

（1）CT平扫可见脑基底池和外侧裂池正常结构消失，因大量渗出物位于脑池内，使脑池由正常时的低密度变为等密度，脑表面有时可见增厚的硬膜斑，增强扫描上述病变均有强化，以血管周围强化更为明显（图5-7）。

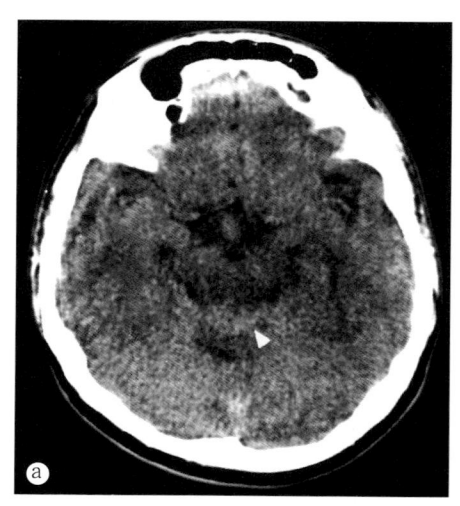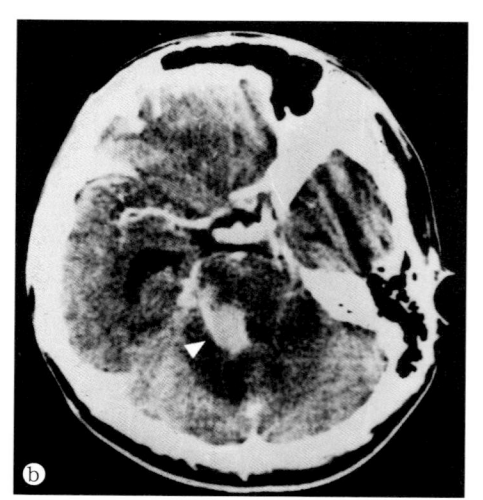

图5-7 结核性脑膜炎
头颅CT平扫(a)可见环池呈等密度影（△），鞍上池变小；增强扫描(b)环池显著强化（△）。

（2）有时CT平扫在脑实质内发现多个低密度结节灶（主要为粟粒性结核灶），散在分布于大脑和小脑，结节周围可见脑水肿，增强扫描病灶强化。

（3）结核性脑膜炎患者常伴发脑实质内的结核瘤和爆米花样营养不良性钙化灶，后者多位于基底池附近。

(4) 可见脑积水、脑萎缩和脑梗死等脑膜炎并发症的表现。

3. MRI检查

(1) 显示脑池、脑裂有不同程度的模糊、闭塞，以基底池、侧裂池的受累最为明显，可见脑膜增厚，有小结节状的凹凸不平，在T_1加权像上呈等信号或低信号，T_2加权像上呈略高信号或等信号，常伴有不同程度的脑梗死及脑水肿，系伴发血管炎的结果。儿童患者易见并发脑积水的相应征象。

(2) 增强扫描结核性脑膜炎的典型表现为基底池脑膜显著强化，其显示病变的范围较平扫更大，有时可见穹窿部脑膜增厚强化（图5-8）。

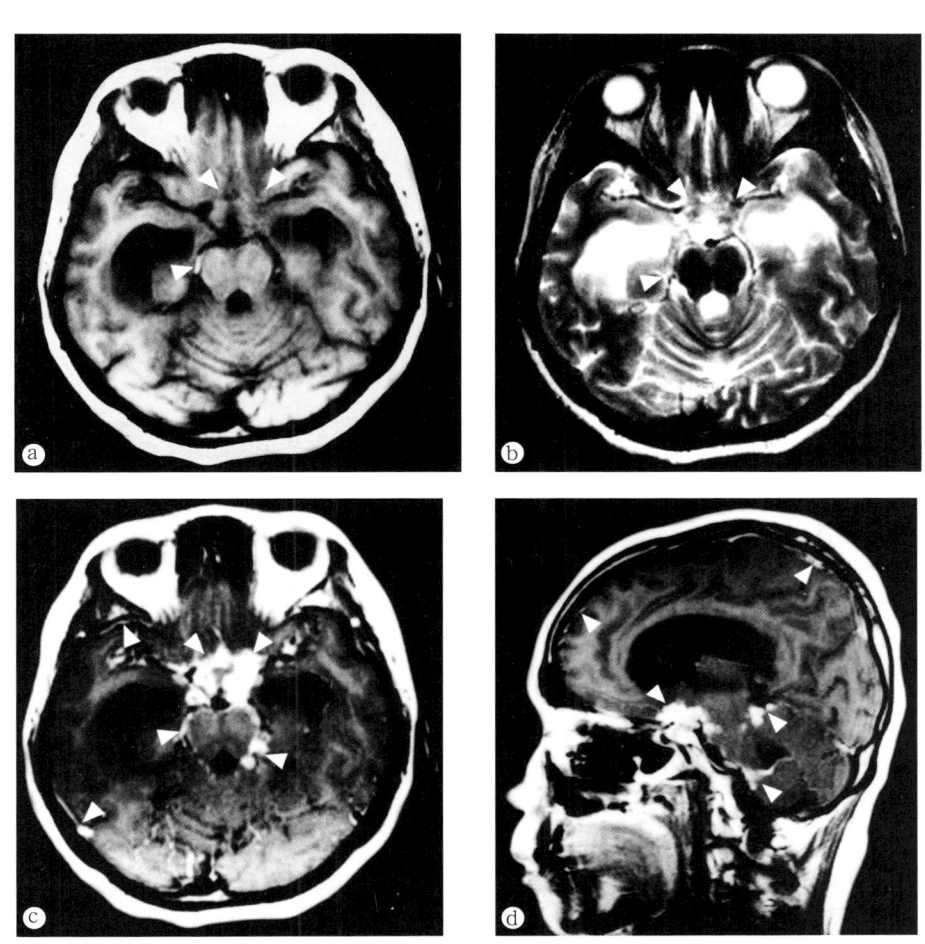

图5-8 结核性脑膜炎

SE横断位T_1加权(a)，TSE横断位T_2加权(b)和T_1加权像增强扫描像(c)，SE矢状位T_1加权增强扫描像(d)。MRI平扫显示脑基底池内充满等信号渗出物（△），增强扫描基底池脑膜呈结节状显著强化（▲），两侧颞角明显扩大，提示合并脑积水。

(3) MRA扫描可见脑血管狭窄，受累血管多位于颈内动脉末端和大脑中、前动脉的近段。

4. 其他影像学检查 X线脑血管造影、SPECT、PET及TCD对结核性脑膜炎的诊断帮助不大。

(六) 各种影像学方法的优缺点比较

MRI软组织分辨力最佳，可直接进行多方位成像，对显示结核性脑膜炎病灶及其并发症均较CT敏感，但CT显示结核所致的钙化灶敏感。

(七) 影像学优选检查路线

对拟诊结核性脑膜炎的患者，应首选MRI检查。不能进行MRI检查者，可选择进行CT扫描。

第三节 脑 炎

根据致病菌不同可以将脑炎分为化脓性脑炎（pyogenic cerebritis）和病毒性脑炎（viral cerebritis）两种。

一、化脓性脑炎

化脓性脑炎是局限性脑炎的一种。

（一）病因

引起化脓性脑炎的致病菌种类繁多，有以下多种感染途径：

1. 脑外原发感染灶经血行播散（例如心内膜炎、败血症）至脑内，该途径最为常见。
2. 乳突和副鼻窦感染直接扩散进入脑实质。
3. 外伤（例如，直接穿通伤、复杂的颅骨骨折和开颅术后）后经伤口感染脑实质。
4. 在先天性和获得性硬脑膜缺损或皮毛窦窦道形成基础上引起的感染，在临床上较少见。

（二）病理和发病机制

1. 正常脑组织不容易被化脓菌所感染，而在脑组织损伤的条件下（例如：脑梗死或外伤）才容易发生化脓性脑炎。

2. 感染部位：病灶通常位于脑皮层或皮层与皮层下的交界区。

3. 脑炎的分期

（1）早期脑炎　发病5天之内，为脑实质的局灶性感染，病变尚未局限。病理检查显示脑实质内有单发或多发炎症病灶，病灶周围无包膜形成，病灶内部有充血、血管周围炎性渗出、点状出血和小坏死灶，周围脑组织有水肿。

（2）晚期脑炎　发病5天以后，脑实质内的感染病灶变得较为局限，病理表现为病灶中心坏死，彼此融合，病灶周围由炎性细胞、巨噬细胞、肉芽组织和成纤维细胞等包绕。

（三）临床表现

脑炎的临床表现一般不典型，主要有不同程度的意识障碍，以及头痛、发热、乏力等全身症状，还可出现抽搐及轻瘫。

（四）治疗与预后

针对不同致病菌采用有效、足量的抗生素，并进行各种对症治疗，化脓性脑炎可以治愈；但也可能转变为脑脓肿或导致死亡。

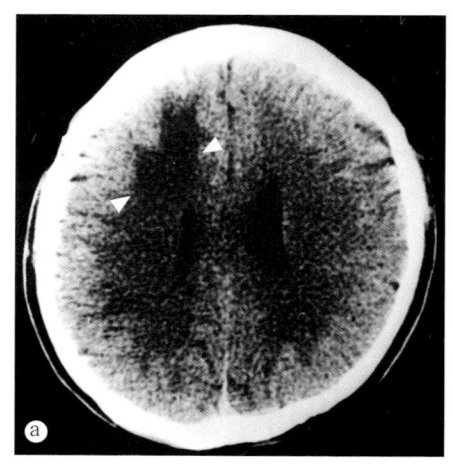 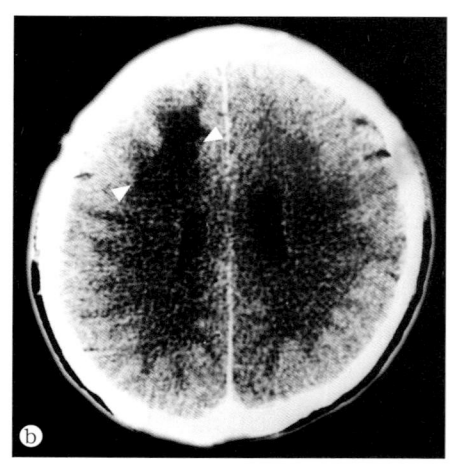

图5-9　化脓性脑炎

头颅CT平扫(a)显示右额部大片状低密度，同侧侧脑室受压变小，占位效应明显。头颅CT增强扫描(b)病灶无明显强化。抗炎治疗后上述病灶消失。

（五）影像学检查

1. X线摄片检查　X线摄片检查对脑炎的诊断无帮助。

2. CT检查　CT平扫显示化脓性脑炎为位于皮层下的不规则低密度病变，可有占位效应，早期脑炎增强扫描病灶可以不强化（与低级别星形细胞瘤的表现类似）（图5-9）。晚期脑炎可见斑片状、脑回状或不规则的病灶周边强化，延时扫描可见病变中心区有渐进性强化。

3. MRI检查　化脓性脑炎的MRI平扫表现为脑实质内部有局灶性不规则病变，其信号不均匀，在T_1加权像较灰质信号稍低，T_2加权像其信号强度稍高，FLAIR像显示病灶更为清楚，而且病灶的范围更大，还可见不同程度的占位效应，增强扫描病灶多呈斑片状强化（图5-10）。

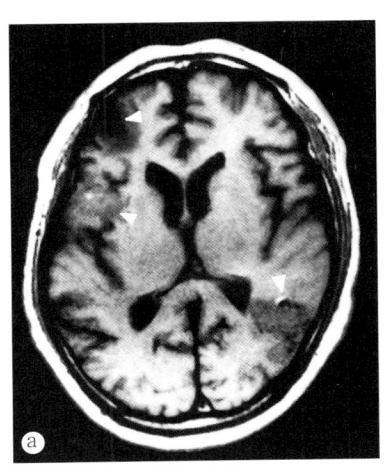 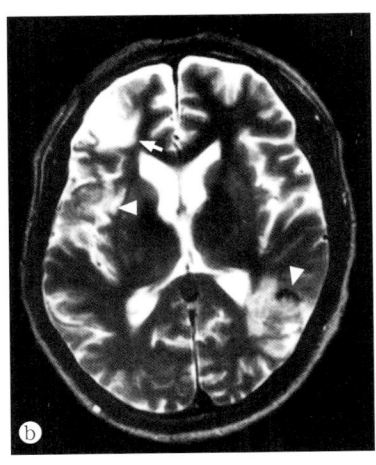 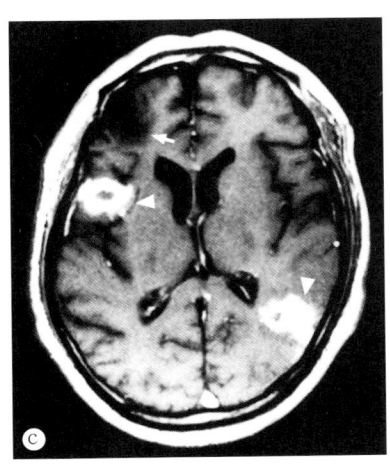

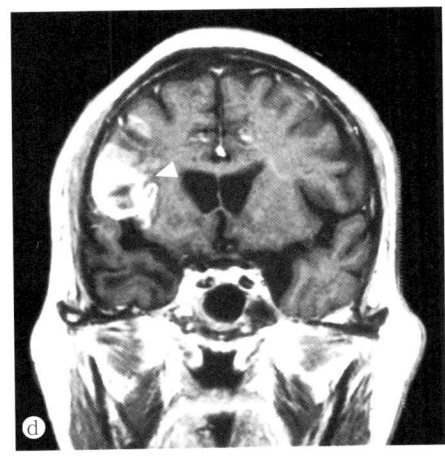

图5-10　化脓性脑膜脑炎

SE横断位T_1加权(a)、T_2加权(b)和T_1加权增强扫描像(c)，SE冠状位T_1加权增强扫描像(d)。MRI显示右额叶、左颞枕叶交界区T_1加权像呈斑片状中等混杂和低信号（△），T_2加权像为高信号，病灶同时累及灰白质。增强扫描右额叶前部病灶无强化(⇧)，右额叶后部病灶显著强化(△)，邻近病灶的脑膜亦轻度强化。

（六）影像学优选检查路线

化脓性脑炎的影像学检查以CT平扫加增强为首选，若临床高度拟诊本病，而CT检查未见明显异常改变，应进一步行MRI扫描，MRI的诊断效果明显优于CT。一般无需进行其他影像学检查。

二、单纯疱疹病毒性脑炎

单纯疱疹病毒性脑炎（herpes simplex encephalitis, HSE）是单纯疱疹病毒侵入脑内而引起的急性脑炎，由单纯疱疹病毒（Herpes simplex virus, HSV-1）引起，通常选择性侵犯颞叶、额叶中部和岛叶、扣带回、部分顶叶、枕叶、下丘脑、脑干和小脑也可受累。其主要病理特征为脑实质内的出血性坏死，以及神经元和神经胶质细胞核内有包涵体，因此本病又称为急性包涵体脑炎、急性出血性脑炎或急性坏死性脑炎。本病无季节性，散在发生，病情严重，死亡率较高。

（一）病因

本病由单纯疱疹病毒引起，单纯疱疹病毒主要有两种类型：

单纯疱疹病毒Ⅰ型，又称口面部疱疹病毒，常引起成人和儿童的单纯疱疹脑炎。

单纯疱疹病毒Ⅱ型，又称生殖器疱疹病毒，常引起新生儿的单纯疱疹病毒性脑炎和妇女大阴唇疱疹。

（二）发病率

单纯疱疹病毒性脑炎的年发病率为1/750 000～1 000 000。绝大部分表现为致命的非传染性病毒性脑炎。成人和儿童均可受累，约1/3的患者年龄小于20岁。

（三）病理和发病机制

口腔疱疹病毒感染时，疱疹病毒可经感觉神经纤维侵入半月神经节。一旦机体免疫功能下降，疱疹病毒即可侵袭大脑的颞叶、额叶和脑干，引起脑组织水肿、软化及出血性坏死。显微镜下可见血管周围有大量淋巴细胞和浆细胞浸润、神经细胞和胶质细胞内可见嗜伊红包涵体。电子显微镜下观察，可见脑组织的神经细胞核内有病毒颗粒。

单纯疱疹病毒性脑炎是由疱疹病毒逆行传入脑组织引起的，活动性疱疹病毒可以引起暴发性出血坏死性脑膜脑炎和血管炎。

单纯疱疹病毒性脑炎主要损害大脑颞叶、岛叶、额叶皮层下区和扣带回。单纯疱疹病毒性脑炎通常先累及一侧大脑半球，继之发展成双侧病变。有时病变也累及颅神经（特别是三叉神经）、中脑和脑桥（中脑菱脑炎）。

（四）临床表现

单纯疱疹病毒性脑炎可见于任何年龄，但是以20～40岁多见。轻型单纯疱疹病毒性脑炎可仅出现脑膜炎的表现：患者有头痛、发热、精神症状和脑膜刺激征，常于数日内恢复，多数患者无后遗症。暴发型单纯疱疹病毒性脑炎有高热、头痛、呕吐及脑膜刺激征，患者可出现意识障碍、精神状态改变和抽搐。

极个别患者从脑脊液中能分离出单纯疱疹病毒。临床通常根据血清和脑脊液中疱疹病毒抗体浓度上升而做出本病的诊断。由于在发病第2周内，血清和脑脊液疱疹病毒抗体的浓度仍可在正常范围，因此，血清和脑脊液病毒学早期检查的意义不大。本病腰穿脑脊液检查表现为颅内压偏高，细胞数可轻度增多、以淋巴细胞为主，蛋白轻～中度增高，糖和氯化物含量正常。临床表现不典型的病例有时需要进行脑组织活检，若在脑组织中发现病毒抗原，则可确定本病的诊断。

（五）治疗与预后

1. 一般治疗，注意卧床休息，加强营养。

2. 抗病毒治疗，可选用无环鸟苷、三氟胸腺苷和板蓝根注射液等进行抗病毒治疗，目前把无环鸟苷作为治疗单纯疱疹病毒性脑炎的首选药物。

3. 本病病程从数天至3个半月不等，平均3周左右。病情发展越快，患者的预后越差，死亡原因主要为颅内压增高所致的脑疝，死亡率高达50%～70%。存活患者的预后亦较差，本病可复发，也可遗留癫痫、偏瘫和痴呆等后遗症。

（六）影像学检查

1. X线摄片检查　X线摄片检查对单纯疱疹病毒性脑炎的诊断帮助不大。

2. CT检查

（1）单纯疱疹病毒性脑炎早期（约在发病后3～5天），CT可以无异常所见。

（2）病变中期，CT平扫可见大脑颞叶出现境界不清的低密度病变，伴有中等度占位效应。

（3）CT增强扫描可见境界不清的斑片状或脑回状强化，常见于病变中期以后。

（4）病变晚期，约12%患者的脑组织内可见不规则出血灶。

（5）本病的CT表现有时与脑肿瘤、甚至与化脓性脑脓肿相似，必须注意进行鉴别诊断。由于早期治疗很重要，因此，发现大脑颞叶和额叶的病变，应考虑有本病的可能。

（6）CT还能显示脑软化、脑萎缩和营养不良性钙化等本病的后遗病灶症。

3. MRI检查

（1）MRI发现本病的病变较CT敏感，有利于本病的早期诊断。

(2) 本病早期，MRI 的 T_1 加权像显示位于大脑颞叶和扣带回的片状低信号，为大脑皮质的水肿，而 T_2 加权像和 FLAIR 像可见境界不清的高信号病灶（图 5-11）。

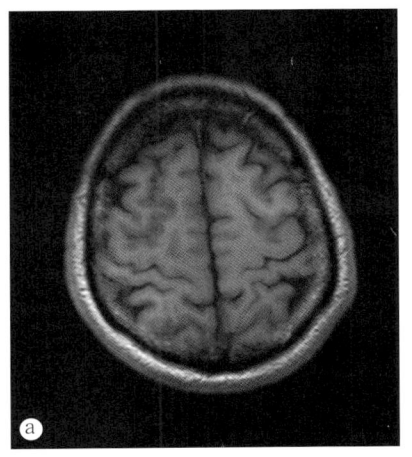
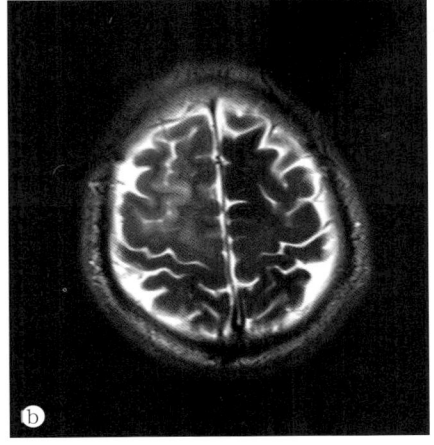
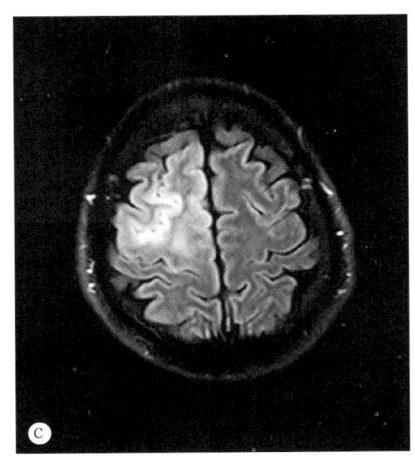
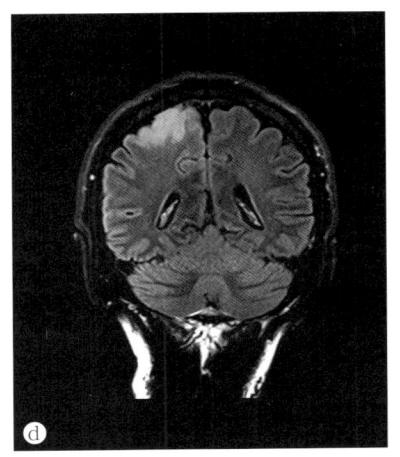
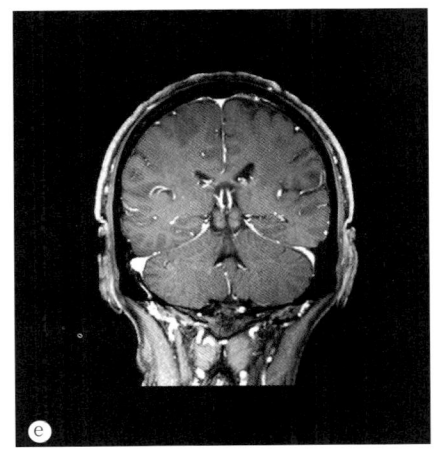

图 5-11 单纯疱疹病毒性脑炎
横断位 T_1WI 加权像(a)，同层面 T_2WI 加权像(b)，横断和冠状位 FLAIR 像(c、d)，增强扫描冠状位 T_1WI 加权像(e)。MRI 显示右额叶异常信号，T_1 加权像呈稍低信号，T_2WI 为边界不清高信号，FLAIR 像上较 T_2WI 更为清晰。增强扫描病灶无强化。

(3) 上述异常信号可累及岛叶。

(4) 本病晚期 MRI 增强扫描可见病变区内有斑片、脑回状强化，还可见斑点状出血灶（图 5-12）。

4．X 线脑血管造影检查 在 X 线脑血管造影图像上可见由脑组织肿胀所致局部脑血管伸直等非特异性改变，在本病的诊断和鉴别诊断方面价值不大。

5．SPECT 和 PET 检查 SPECT 的 ^{99m}Tc-

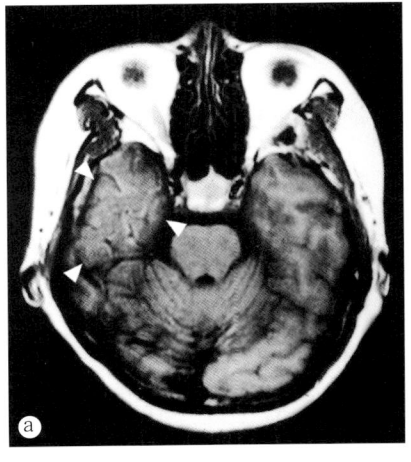
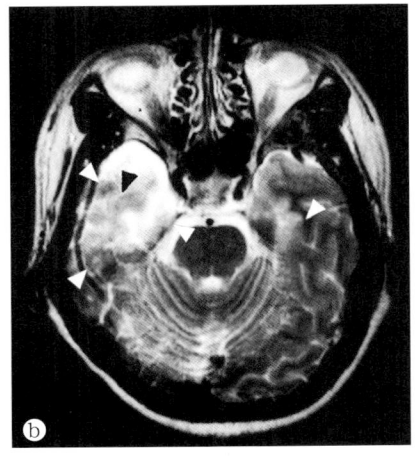

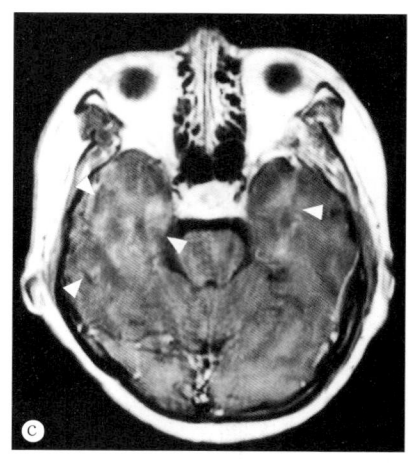
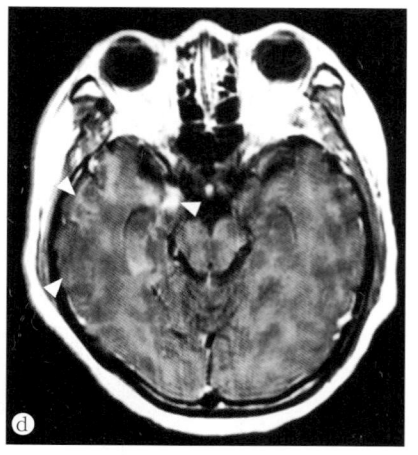

图 5-12 单纯疱疹病毒性脑炎

同层面 SE 横断位 T_1 加权和 TSE 的 T_2 加权像（a、b），SE 横断位 T_1 加权增强扫描像（c、d）。MRI 显示右颞叶病灶在 T_1 加权像呈中等度高信号，皮髓质界境模糊不清（△），T_2 加权像呈不均匀高信号，其中有少量低信号为病灶内部的出血（△），增强扫描可见两侧颞叶都有不均匀强化，以右颞叶更为明显。

HMPAO 脑血流显像对单纯疱疹病毒性脑炎的疗效观察和评价预后有一定实用价值。在本病早期阶段，当 CT 未见异常改变时，SPECT 即可显示感染部位对 ^{99m}Tc-HMPAO 的异常示踪摄取，表现为单侧或双侧颞叶局灶性放射性浓聚，其原因可能与脑炎急性期血流高灌注有关。经过治疗患者度过急性期后，脑血流灌注转为正常。若原来的高灌注区转为低灌注，而且长期持续存在，表明有神经细胞坏死导致的代谢障碍和血流减少，这种患者往往遗留有难以恢复的后遗症。

6．超声检查　本病婴幼儿患者可行脑超声检查，可显示病变区脑实质呈弥漫性回声增强，脑沟、脑室变窄；TCD 检查可探及脑炎病变部位供血血管的血流量增多。但是上述改变的特异性不高，故超声检查基本不用于本病。

（七）影像学鉴别诊断

本病与其他病毒引起的病毒性脑炎在影像学上不易区分（图 5-13～图 5-15），但本病的临床表现

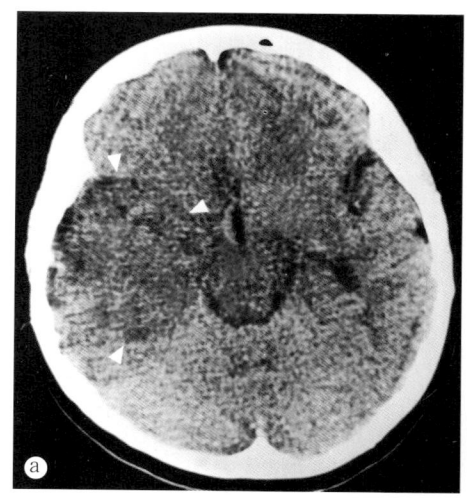
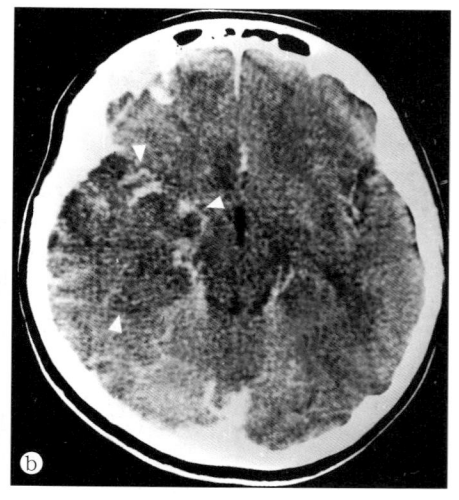

图 5-13 病毒性脑炎 CT 扫描

头颅 CT 平扫(a)可见右颞叶脑组织肿胀，呈大片状密度减低区，占位征象显著。头颅 CT 增强扫描(b)显示病变区无强化，但是邻近血管的强化明显。

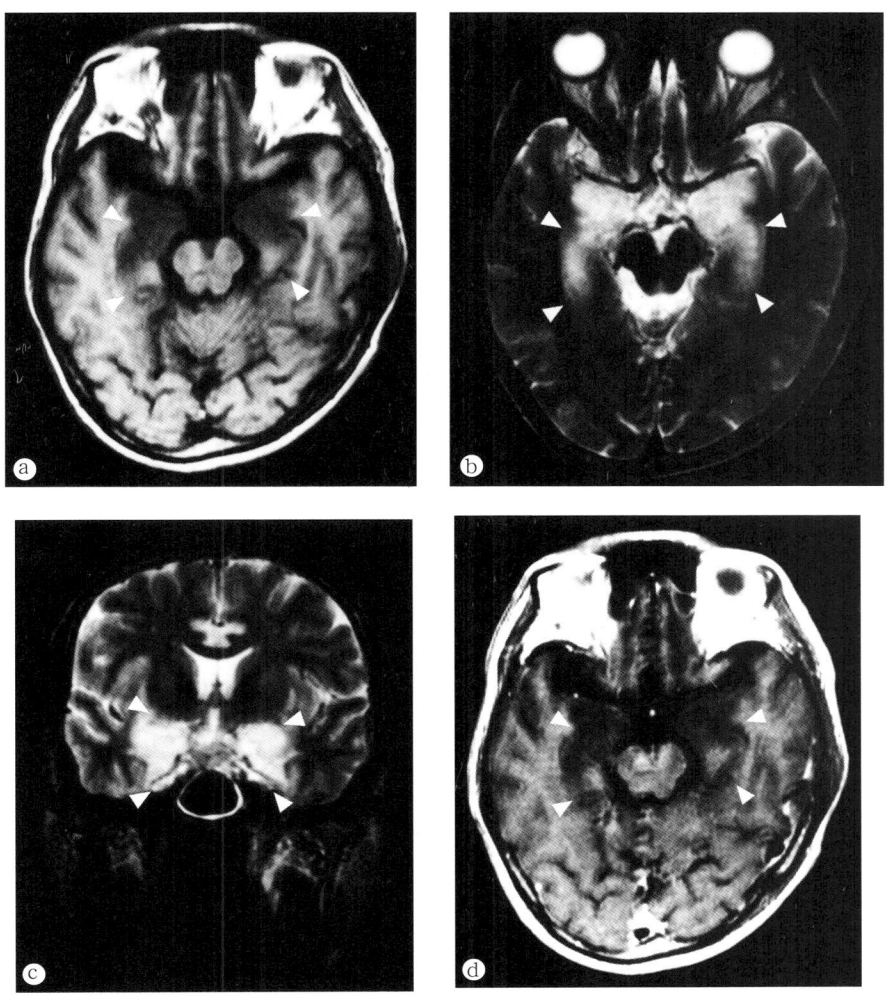

图5-14 病毒性脑炎

SE横断位T_1加权像(a)，TSE横断和冠状位T_2加权像(b、c)，SE横断位T_1加权增强扫描像(d)。MRI显示两侧颞叶内侧和海马对称性异常信号，T_1加权像呈低信号、T_2加权像为高信号，增强扫描未见明显强化。

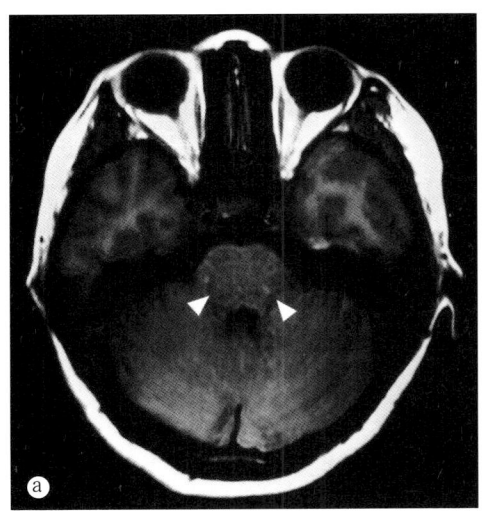
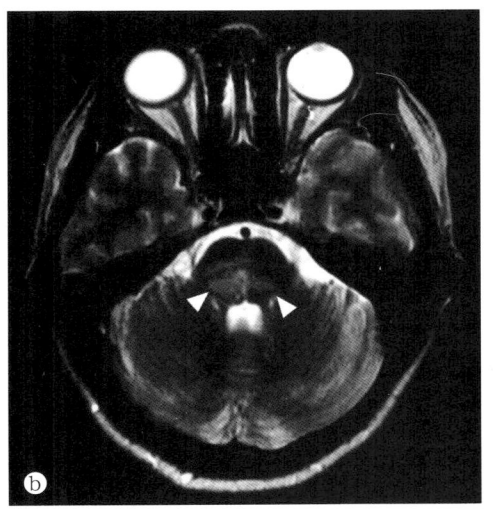

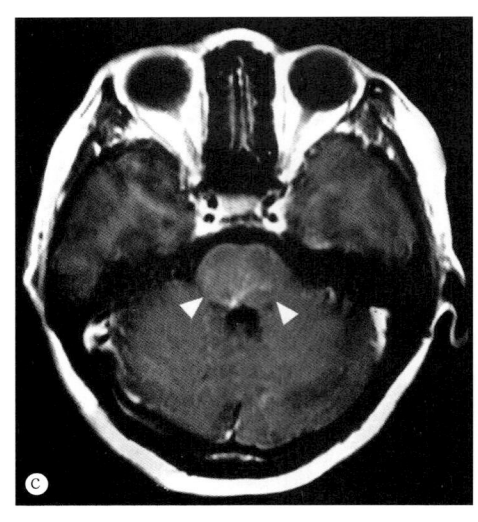
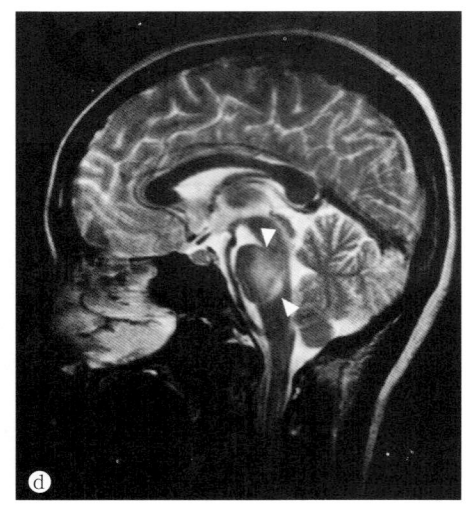

图 5-15　脑干脑炎

同层面 SE 横断位 T_1 加权(a)、T_2 加权(b)和 T_1 加权增强扫描像(c)，TSE 矢状位 T_2 加权像(d)。MRI 显示脑桥轻度肿胀，T_2 加权像脑桥背侧可见片状高信号，增强扫描病变区轻度强化。

较重，主要累及颞叶为其特征性所见。

（八）影像学优选检查路线

对拟诊单纯疱疹病毒性脑炎的患者，应首选 MRI 检查，若无 MRI 设备也可进行进行 CT 检查，以便与颅内占位性病变和急性脑血管病进行鉴别，早期做出正确诊断，及时实施治疗有助于改善患者的预后。

第四节　脑脓肿

根据致病菌的不同，脑脓肿可以分为化脓性和非化脓性两种。

一、化脓性脑脓肿

化脓性脑脓肿（pyogenic brain abscess）在发达国家罕见，主要见于发展中国家。败血症、心内膜炎、糖尿病、先天性心脏病和外伤性手术等是引起化脓性脑脓肿的主要病因，而新生儿和小儿脑脓肿则通常由化脓性脑膜炎加重所致。目前，随着我国医疗条件的不断改善，耳源性脑脓肿的发病率逐渐降低，而血源性和隐源性脑脓肿比例有所增加。

（一）病因

化脓性细菌进入脑组织引起化脓性脑炎，脑炎加重进一步形成脓肿，则称为化脓性脑脓肿。据资料统计，脑脓肿约占半数以上（中耳炎 32.7%、副鼻窦炎 11.5%、扁桃腺炎 11.5%，总计 55.7%）来自耳鼻喉感染者，其次为继发于支气管炎（17.3%）、先天性心脏间隔缺损（13.6%），其余 13.4% 无明确感染源。

化脓性脑脓肿的致病菌：

1. 大多数化脓性脑脓肿由一种化脓菌引起，但 1/3 的脑脓肿由两种或两种以上致病菌感染所致。最常见的单独致病菌是链球菌（可嗜氧和厌氧）和葡萄球菌。近年来，革兰氏阴性细菌引起的化脓性脑脓肿有上升趋势。详细分析引起脑脓肿的致病菌，其中链球菌占 34.5%，金黄色葡萄球菌 18.2%，变形杆菌 12.7%，肺炎球菌 7.3%，还有 27.3% 的患者脓肿细菌培养无致病菌生长。

2. 脑脓肿致病菌与原发感染部位和人群有关，来源于副鼻窦的感染，主要由类杆菌和链球菌引起；来源于乳突感染者多由肠道杆菌和链球菌引起；源于口腔感染者，常由链球菌和类杆菌引起；脑穿通伤或手术引起的脑脓肿的致病菌多为葡萄球菌、链球菌和革兰氏阴性菌；肺炎所致的脑脓肿常由链球菌和革兰氏阴性菌引起；免疫抑制继发感染以结核杆菌、霉菌为主；而新生儿感染则多由变形杆菌和葡萄球菌引起。

（二）病理和发病机制

脑脓肿细菌感染的途径与化脓性脑炎相同，病灶通常位于大脑皮层下，即灰-白质交界区。脑脓肿累计所在部位与原发感染的部位密切相关：副鼻窦炎引起的感染常见于额叶，乳突炎引起脑脓肿常位于颞叶和小脑，外伤所致病灶位于受伤的邻近部位。脑脓肿可单发或多发，以单发更常见（约占全部病例的85%~95%）。

起源于脑炎的脑脓肿形成过程：

1. 早期脓肿　脑脓肿病灶常在感染2周左右形成，表现为由胶原和网状组织形成膜样脓肿壁，包绕液化坏死组织和炎性渗出物。脑脓肿的早期包膜很薄，周围有较大范围的水肿。

2. 晚期脓肿　此期大约持续数周至数月。随着胶原组织的不断增多，脓肿壁越来越厚。由于脑白质的血液供应少于灰质，邻近脑白质的脓肿壁较薄。脓肿周围脑组织内开始出现胶质增生，周围组织的水肿和占位效应不再加重，或者有所减轻。

3. 因使用免疫抑制剂而引起的脑脓肿，其周围脑组织的水肿较轻，脓肿壁也较薄。

（三）临床表现

本病的临床表现主要由颅内占位效应所引起，患者在发病初期可有头痛、发热、乏力等全身症状，以后随病程进展上述症状逐渐减退。待脑脓肿形成后，则仅有视神经乳头水肿等颅内压增高的表现。患者的头痛部位通常与脑脓肿所在部位一致，位于大脑半球浅表区的脓肿可引起癫痫发作。根据脑脓肿所在部位，患者还可出现不同定位体征。急性期脑脓肿的外周血检查可见白细胞总数增多，以中性粒细胞为主，随病程延长，以后以淋巴细胞为主。

（四）治疗与预后

1. 治疗　对小脓肿、多发脓肿或位于大脑半球的脓肿主要应用抗生素进行治疗，出现以下情况者，可采取手术方法进行治疗：

（1）诊断不清行手术探查确诊者；

（2）应用抗生素治疗效果不佳者；

（3）较大脓肿占位效应较重者。

2. 脑脓肿的预后　脑脓肿可并发形成子脓肿、脑室炎、室管膜炎、脉络丛炎及化脓性脑膜炎等并发症。目前，随影像技术的不断进步，诊断较前更加准确、及时，加之应用有效抗生素治疗和外科监护水平的不断提高，脑脓肿的死亡率已经由既往的40%~50%下降至低于5%，死亡主要见于高龄、多发脓肿及小脑脓肿的患者。

（五）影像学检查

1. X线摄片检查　X线摄片可以显示本病颅内

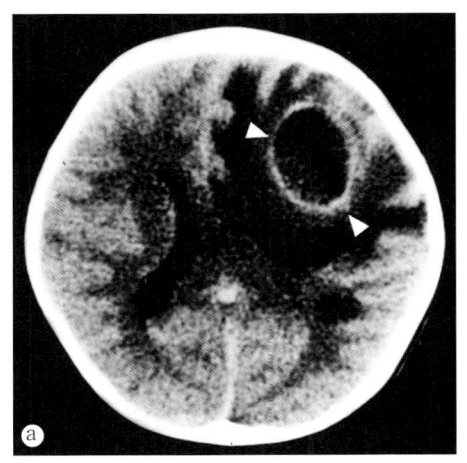 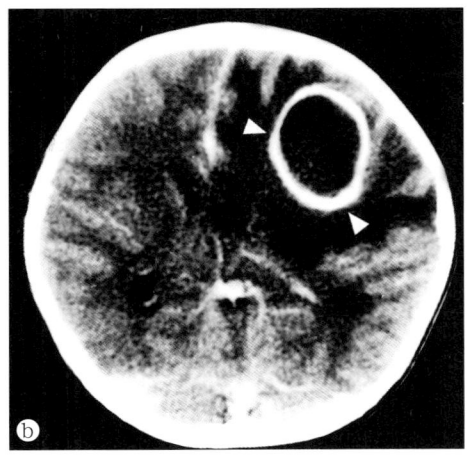

图5-16　左额脑脓肿

头颅CT平扫(a)显示左额叶有一个中等密度环状病灶，其内部为低密度区，周围有明显脑水肿，占位效应显著。同层面增强扫描(b)显示病灶环形明显强化，其中心低密度无变化。

压增高的征象,表现为患者的颅缝增宽或鞍背模糊等,由于诊断价值有限,目前本病已不用该项检查。

2. CT检查

(1) CT平扫显示大脑皮层下、皮髓质交界区或基底节区有不规则低密度病变,其内部可见等密度或稍高密度影。虽然可见上述征象,但是根据这些表现通常不能做出脑脓肿的诊断。

(2) CT增强扫描可见在不规则低密度区内,有环形强化的脓肿壁。早期脑脓肿壁较薄,边缘可规则或不规则,周边有明显低密度脑水肿带包绕。晚期脑脓肿壁为规则较厚的环形强化,周围脑水肿和占位征象均减轻,通常脓肿内侧壁比外侧壁薄(图5-16~图5-18)。

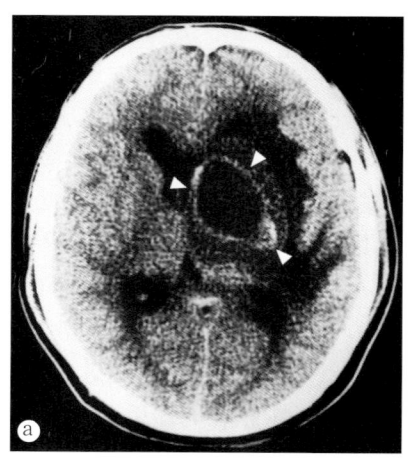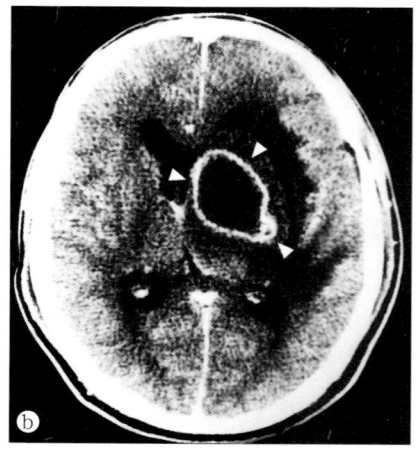

图5-17 左基底节区脑脓肿

头颅CT平扫(a)显示左侧基底节区的大片状低密度,其中有一个较大囊状病变,囊壁较薄、呈中等密度,壁上有较高密度结节,为未完全液化的部分。同层面增强扫描(b)显示囊壁显著强化。

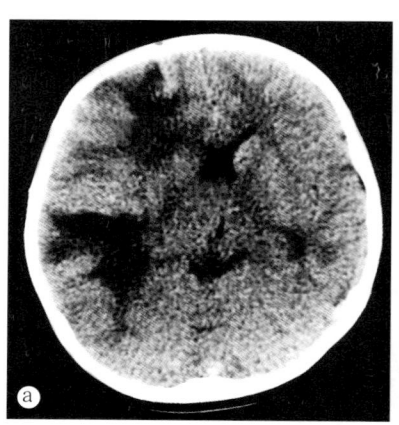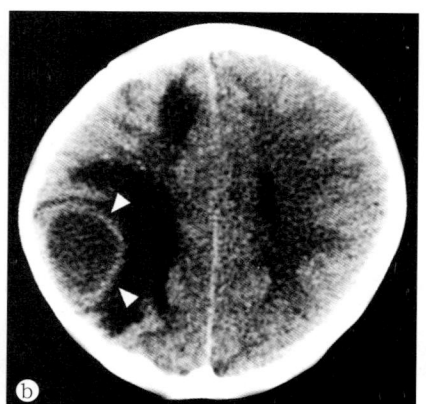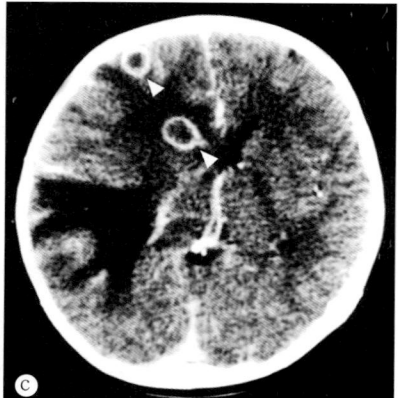

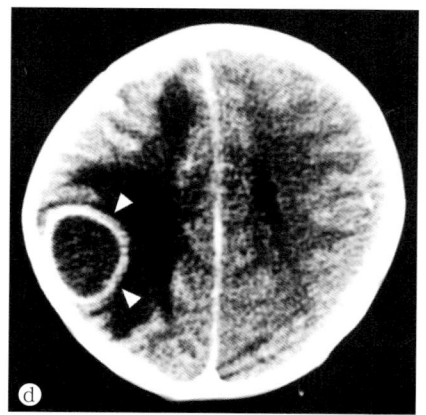

图5-18 多发脑脓肿

头颅CT平扫(a、b)显示右额、顶叶大片状低密度区,顶叶病灶内可见环状结构,中线结构明显向对侧移位。同层面增强扫描图像(c、d),显示低密度病变区内有3个环状强化的脑脓肿病灶。

(3) CT可用于脑脓肿的随访观察，通常在患者的临床症状完全消失后，CT仍然显示脓肿壁的环形强化，经验表明，脓肿壁环形强化病灶的吸收落后于患者临床症状的改善，前者在临床表现好转后，可持续存在数月之久。

3. MRI检查

(1) 常规MRI显示脑脓肿病灶比CT更敏感。在T_1加权像上，脑脓肿中央坏死区表现为均匀低信号，在质子密度加权像和T_2加权像上呈高信号。在T_1加权像上脓肿壁表现为等信号和稍高信号，在T_2加权像上为低信号和等信号。在FLAIR图像上病灶及周围水肿显示得更为清楚。增强扫描可见脓肿壁显著环形强化（图5-19）。随脑组织坏死和包膜形成，在T_2加权像上出现脓肿壁的低信号环，为本病的特征性表现。因免疫抑制引起的脑脓肿，其周围脑水肿较轻，脓肿壁薄，增强扫描仅有轻度强化或无强化。

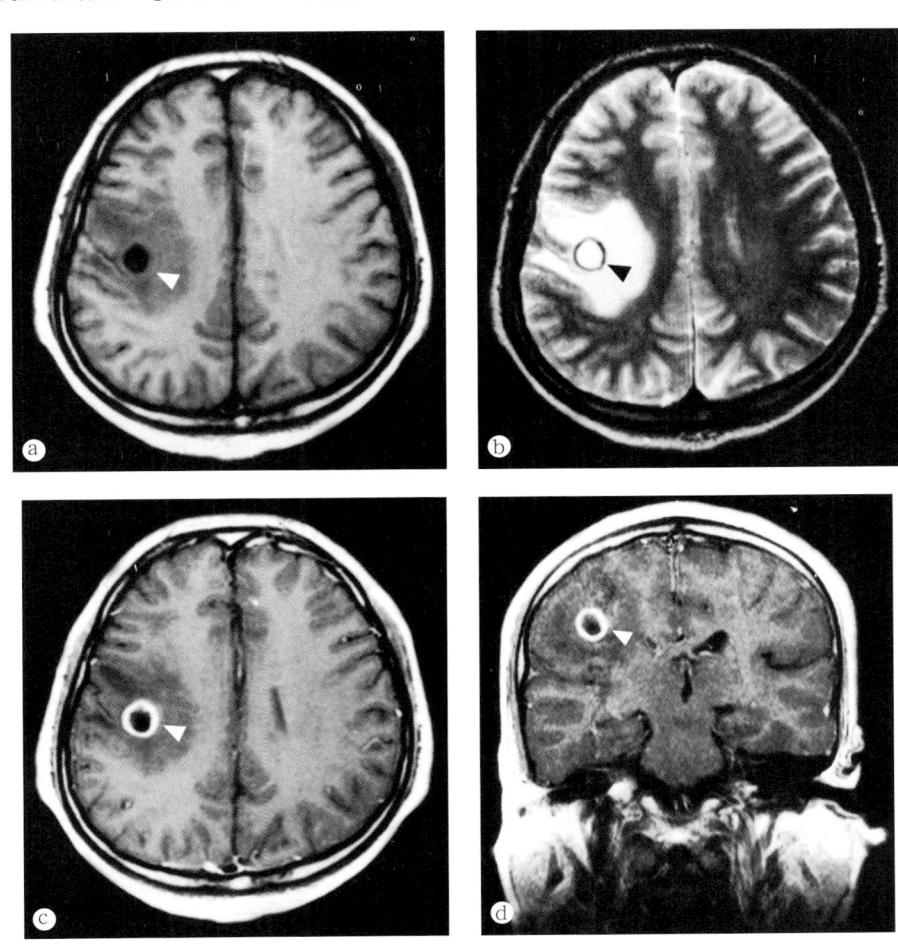

图5-19 右额叶脑脓肿

SE横断位T_1加权像(a)和TSE横断位T_2加权像(b)，SE横断(c)和冠状位(d)T_1加权增强扫描像。MRI显示右顶叶有一个圆形在T_1加权像呈低信号、T_2加权像为高信号的囊性病灶，囊壁在T_1加权像上呈等信号，T_2加权像为低信号，周围有大片状水肿区；增强扫描囊壁显著均匀强化。

(2) 脑脓肿在其他磁共振扫描序列的表现如下：

扩散加权成像(diffusion weighted imaging, DWI)显示各期脑脓肿的表现不同：在脑炎期病灶呈等信号；当脑实质内出现坏死灶时，由于脑脓肿内炎性细胞和蛋白质形成黏稠液体导致水分子扩散减慢，病灶表现为高信号；而随着脓肿内容被不断吸收，病灶逐渐缩小，中心被纤维组织所取代，使水分子扩散受限程度变小，脑脓肿表现为稍高信号或等信号、低信号。因此，根据DWI信号随着脓肿各期的演变而变化,可以判断脑脓肿的分期,为诊断和鉴别诊断提供重要信息。与DWI原理相似的扩散张量成像(diffusion tensor imaging,DTI)也可用于本病的诊断和鉴别诊断,脓肿灶及其周围水肿区的信号不同,分数各向异性(fractional anisotropy,FA)值的改变为其特性表现。

质子磁共振波谱(^{1}H magnetic resonance spectroscopy,^{1}H-MRS)检查能反映细菌性脑脓肿病灶内部缺氧、乳酸堆积、细胞膜坏死导致的脂质和蛋白质释放的异常改变,表现为氮-乙酰天门冬氨酸峰降低,出现氨基酸峰(位于0.9ppm处),1.3ppm处出现脂质/乳酸峰,1.9ppm和2.4ppm处分别出现乙酸峰和琥珀酸峰等特征性波峰。由于脓肿内部包含物质成分的差别,这些峰很少同时出现。

磁化传递成像(magnetization transfer imaging,MTI)是以组织间磁化传递率(magnetization transfer ratio,MTR)的差异为成像基础,有助于脑脓肿、囊变坏死的胶质瘤脑转移瘤做鉴别诊断。

(3) MRI显示脑脓肿的并发症

①子脓肿形成,表现为脓肿周围的多发小病灶。

②脑室炎及室管膜炎,增强扫描可见脑室边缘强化。

③脉络丛炎,表现为脉络丛增大、增强扫描显著强化。

④化脓性脑膜炎,可见脑膜的弥漫性增强。

4.SPECT 检查 目前不用于脑脓肿的诊断。既往曾应用^{111}In标记白细胞(^{111}In-WBC)对脑脓肿与原发性或转移性脑肿瘤进行鉴别诊断。脑脓肿患者在显像早期即可见病灶局部摄取^{111}In-WBC显著增多,其放射性浓度随时间推移不断增加;而脑肿瘤在整个显像期过程中均呈弱或中等度摄取,或者早期有较强摄取,但是随时间推移其强度减低。应该指出:使用皮质类固醇类药物可影响^{111}In-WBC诊断脑脓肿的敏感性,因此在行SPECT检查前1~2天,先减少皮质类固醇的用药量。

SPECT检查和放射性IgG抗体标记有助于区分脑脓肿、胶质瘤及胶质瘤术后改变。

5.其他影像学检查 脑脓肿形成后,X线脑血管造影的表现与脑肿瘤类似,均有占位征象和局部血运增多。

婴幼儿患者可亦行超声检查,脑脓肿表现为脑实质内的圆形、边界清晰、形态欠规则的不均匀回声区,其内部多呈中-低回声,脓肿壁较厚、回声较强。TCD还可探及脓肿侧的脑血流量增多,但是此征象的敏感度较低,无诊断特异性。

(六) 影像学鉴别诊断

脑脓肿无论在CT还是MRI增强扫描图像上均呈环形强化,主要应该与其他有环形强化的疾病进行鉴别。

1.常见疾病 原发性脑肿瘤(例如:Ⅲ~Ⅳ级星形细胞瘤,尤其伴有囊变者),脑转移瘤,炎性肉芽肿,吸收期脑血肿和亚急性期脑梗死。

2.较少见疾病 伴血栓形成的脑血管畸形和急性脱髓鞘病变(如多发硬化)。

3.少见疾病 发生血栓形成的动脉瘤,其他原发性脑肿瘤(如艾滋病合并原发淋巴瘤)和放射性脑坏死。

(七) CT和MRI的优缺点比较

在本病的影像学检查方面,常规MRI的效果在以下几个方面优于CT:

1.MRI平扫即可较清楚显示脓肿壁。

2.MRI平扫加增强发现子脓肿的数量更多,有助于与原发脑肿瘤相鉴别。

3.MRI更容易发现脑脓肿的并发症。

4.MRI显示脑脓肿周围的水肿更为敏感,更适用于病情随访和疗效观察。

此外,DWI和MRS等MRI新技术有助于对脑脓肿内容物成分的分析和鉴别诊断。

(八) 影像学优选检查路线

对临床拟诊脑脓肿者,首选MRI平扫加增强检查,若不能进行MRI扫描,则可选择CT平扫加增强扫描。婴幼儿患者亦可选择超声检查,但是X线脑血管造影和TCD对本病的诊断价值均不大。

二、脑室炎和室管膜炎

（一）病因

脑室炎和室管膜炎（ventriculitis and ependymitis）常见于脑室分流手术、脑室内肿瘤手术或硬膜下腔化疗后。行脑室分流术的患者，年纪越轻，发生脑室炎的可能性就越大。较少见原因还有脑室旁脑脓肿破裂或脑膜炎（常见于新生儿脑膜炎）的扩散。

（二）致病菌

1. 与脑室分流术相关的常见致病菌有表皮葡萄球菌、金黄色葡萄球菌和革兰氏阴性杆菌。
2. 引起新生儿脑室炎和室管膜炎的致病菌主要是大肠杆菌、出血性葡萄球菌和革兰氏阴性杆菌。
3. 艾滋病患者的室管膜炎常由巨细胞病毒引起。

（三）病理和发病机制

致病菌进入蛛网膜下腔逆行进入脑室或脑室旁脓肿向脑室内破裂，均可引起脑室内脓肿。脑室内脓肿最常见于侧脑室颞角和第Ⅳ脑室，呈分叶状外观，内部有脓样物质，常有分隔，可引起脑室扩大，阻塞莫氏孔或中脑导水管导致脑积水。

（四）临床表现

脑室炎和室管膜炎（特别是在新生儿和小儿患者）的临床表现均缺乏特异性，常见症状有嗜睡和躁动，脑脊液检查可见炎性改变。

（五）治疗

本病主要采用抗生素治疗。

（六）影像学检查

1. 超声检查　超声检查主要用于新生儿。新生儿的脑室炎和室管膜炎可以并发脑积水，超声可探及脑室对称或不对称性扩张，室管膜边缘粗糙、回声不光滑，脑室内部回声杂乱、增强，有分隔等异常改变。

2. CT 和 MRI 检查

（1）CT 和 MRI 增强扫描均可清楚显示室管膜强化，是诊断脑室炎、室管膜炎的直接征象。

（2）CT 和 MRI 均可显示因莫氏孔或中脑导水管阻塞引起的脑积水，以 MRI 的诊断效果更佳（图 5-20）。

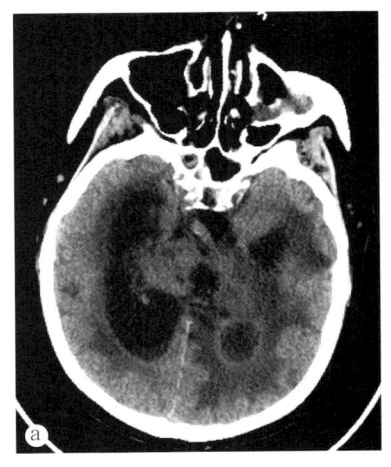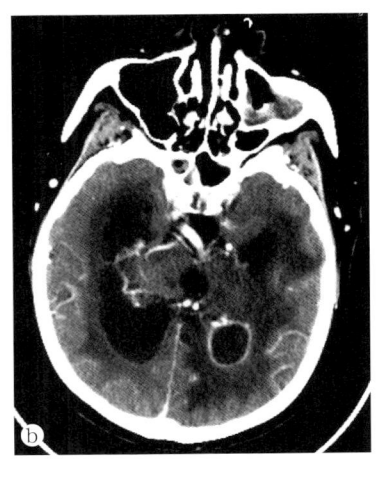

图 5-20　室管膜炎
头颅 CT 平扫(a)显示双侧侧脑室显著扩大，周围可见脑伴间质性水肿；同层面增强扫描(b)显示室管膜显著强化，以左侧三角区为著。

（3）MRI 显示脑室内脓肿分隔的效果优于 CT。

（4）对已行脑室分流术的患者，CT 和 MRI 复查显示患者的脑室逐渐增大，则表明脑室分流术失败。

（七）影像学鉴别诊断

脑室炎和室管膜炎应与下列有室管膜强化的疾病进行鉴别诊断：

1. 常见的病变　原发性脑肿瘤主要有多形胶

质母细胞瘤、淋巴瘤、松果体区肿瘤（生殖细胞瘤、松果体胶质瘤）、髓母细胞瘤和室管膜瘤等。

2. 少见的病变　神经系统结节病、脑侧支静脉引流形成（见于 Sturge-weber 综合征、硬脑膜静脉窦引流梗阻和血管畸形）、脉络丛乳头状瘤和转移瘤（特别是肺癌、乳腺癌和黑色素瘤的脑转移）。

（八）影像学优选检查路线

因为 MRI 显示本病的异常改变较 CT 更为敏感，本病应首选 MRI 平扫加增强扫描；不能进行 MRI 检查者，可选择 CT 扫描。

第五节　脑肉芽肿

颅内最常见的肉芽肿性病变（granulomatous lesions）是由结核感染引起的结核瘤，其他少见的肉芽肿性病变还包括：脑内结节病、Wegener 肉芽肿和 Langerhans 细胞增多症等非化脓性脑肉芽肿。

一、脑结核瘤

脑结核主要表现为结核性脑膜炎和结核瘤（tuberculoma），前者在前面章节已经阐述，以下主要叙述脑内结核瘤。

结核瘤即结核性肉芽肿，是最常见的颅内肉芽肿性病变，属于脑实质或脑膜的一种局灶性结核。

（一）病因

脑内结核瘤常继发于肺结核，其次为骨骼和泌尿系统的结核，但是 70% 的患者找不到活动性结核病灶，少数结核瘤系由弥漫性结核性脑膜炎遗留所致。近年来由于人体免疫缺陷性病毒感染、滥用药物、酗酒和营养不良，以及新产生的结核菌株对目前常规抗结核药物具有耐药性等因素的影响，全球结核病的发病率呈上升趋势。在美国，儿童结核占全部结核患者的 5%，而且大多数患儿的年龄小于 5 岁，成人结核以老年人居多。我国老年人结核的发病率也呈上升趋势。

（二）病理及发病机制

大多数儿童结核为原发性，而成人结核则主要由陈旧结核再燃所致，仅 10%~30% 的成人结核为原发性。脑结核主要由原发结核（通常是肺结核）经血行播散所致，脑结核中以慢性脑膜炎最为常见，其次为弥漫性脑炎和结核瘤。

脑结核瘤的发病机制与结核性脑膜炎相同。结核菌经血行途径播散至脑内，由于细胞免疫的作用，形成小结核结节，后者可以不破入蛛网膜下腔。结核瘤表现为实性肉芽肿，由许多结核结节组成，中心有少量干酪样坏死，外围由上皮细胞、多核巨细胞和单核炎性细胞所构成，结核瘤的周围可见脑水肿。

脑结核瘤好发于大脑半球的脑室周围或者皮髓质交界区、小脑、蛛网膜下腔、硬膜下或硬膜外间隙，而脑干和脑室较少见。成人结核瘤绝大多数位于幕上，儿童结核瘤 60% 位于幕下。大多数结核瘤为单发，仅 10%~35% 多发。结核瘤通常无分叶，直径小于 1cm，病灶内主要为干酪样物质。极少数结核瘤的内部有厚壁空洞形成，洞内含有由干酪坏死组织形成的黏稠脓液，脓液中有大量结核菌，又称结核性脑脓肿，典型病例的病灶单发，直径大于 1cm。

（三）临床表现

较小的结核瘤或结核性脓肿一般不引起临床症状，较大病灶引起抽搐和颅内压增高等临床表现。根据病灶所在部位不同，可以有相应的局灶性神经定位体征。通常幕上结核瘤的首发症状为头痛、呕吐、颅内压增高和癫痫发作等，幕下结核瘤患者先出现颅内压增高的临床表现，继之出现小脑受累的症状。

部分脑结核瘤伴有结核性脑膜炎或病灶多发者，一般情况较差，可以出现发热、盗汗、消瘦等全身中毒症状。

脑脊液检查表现为压力增高，蛋白质含量增加、糖含量减少。

（四）治疗与预后

1. 脑结核瘤伴有全身其他部位结核病变者，应先行正规抗结核和支持治疗，不宜冒然进行脑结核瘤切除手术，在有效抗结核治疗下，绝大多数颅内结核瘤可在1~4个月内缩小，3~12个月内消失。

2.对局限性脑结核瘤有手术适应证的前提下，先至少进行1~2周的抗结核和降颅压治疗，待病情稳定后，再行手术切除。术前进行抗结核治疗，可以减少术中结核菌扩散和防止术后发生结核性脑膜炎；不论手术是完整切除还是分块切除，术后均应进行1~1.5年的抗结核治疗，以预防术后发生脑膜炎和结核复发。

（五）影像学检查

1.X线摄片检查 颅脑X线摄片可显示颅内压增高的征象，5%~10%的患者可见颅内异常多发钙化灶，通常位于颅底部位。

2.CT检查

（1）疾病早期的炎症反应较重，CT显示结核瘤为等密度，周围有低密度水肿带，增强扫描病灶呈不均匀强化或轻度环形强化。

（2）疾病中期炎症消退，胶原纤维组织增生，内含干酪样物质。CT平扫通常不能明确显示异常改变，或者显示病灶呈稍高密度或低密度，周围仍有低密度水肿带包绕。增强扫描结核瘤有显著环形强化（图5-21）。

（3）晚期结核瘤CT平扫即可显示高密度钙化结节，结核瘤周围的脑水肿消失，增强扫描钙化灶一般不强化。

（4）CT难以区分结核瘤与结核性脑脓肿，但是根据以下征象可以做出初步判断：结核瘤常多发，病灶可从几个毫米至1个多厘米不等，增强扫描病灶呈结节状或环状强化，表现典型者环形病灶内可见点状高密度，形成"靶"征。结核性脑脓肿常为孤立性病灶，呈低密度或不均匀密度，直径大于1cm，有明显环形强化。但是亦有结核瘤和结核性脑脓肿并存的情况。

（5）个别位于硬脑膜的结核瘤可引起颅骨过度骨化，CT所见难以与脑膜瘤相鉴别。

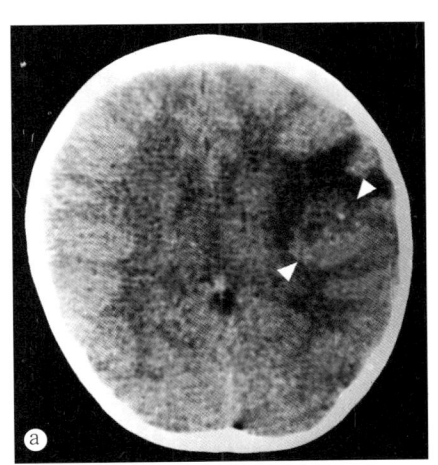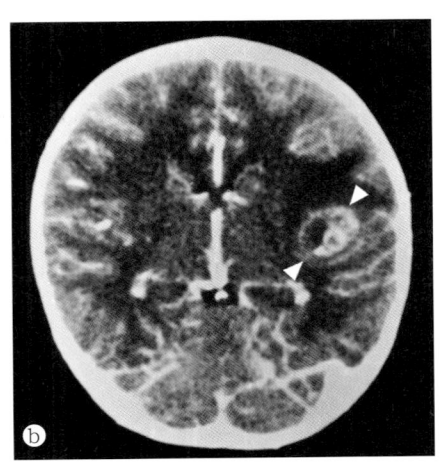

图5-21 左额结核瘤

头颅CT平扫(a)可见左额叶内有一个等~低密度混杂的病灶，周围由片状低密度水肿带所包绕。同层面增强扫描(b)显示病变呈不规则显著强化。

3.MRI检查 MRI在显示结核瘤和结核性脑脓肿方面均优于CT。

（1）结核瘤常伴有结核性脑膜炎的表现，MRI增强扫描除显示基底池脑膜明显强化外，还可见穹窿部脑膜的强化。

（2）早期结核瘤内部有大量纤维组织、胶质增生，以及炎性渗出，在T_1加权像上为等信号，在T_2加权像上呈低信号。中期结核瘤T_1加权像为低信号，瘤体中心在T_2加权像上亦多呈低信号，为特征性改变；仅少数病灶中心为高信号，其外周有低信号环围绕（图5-22）。

（3）结核性脑脓肿通常有明显环形强化，与化脓性脑脓肿相比，结核性脑脓肿病灶周围的脑水肿较轻，也可以为多发（图5-23）。MRI可显示继发于结核性脑膜炎的结核瘤（图5-24）。

（4）MRI显示钙化灶不敏感，较大钙化灶在MR图像上呈低信号，较小病灶为等信号（图5-25），个别钙化灶为高信号。

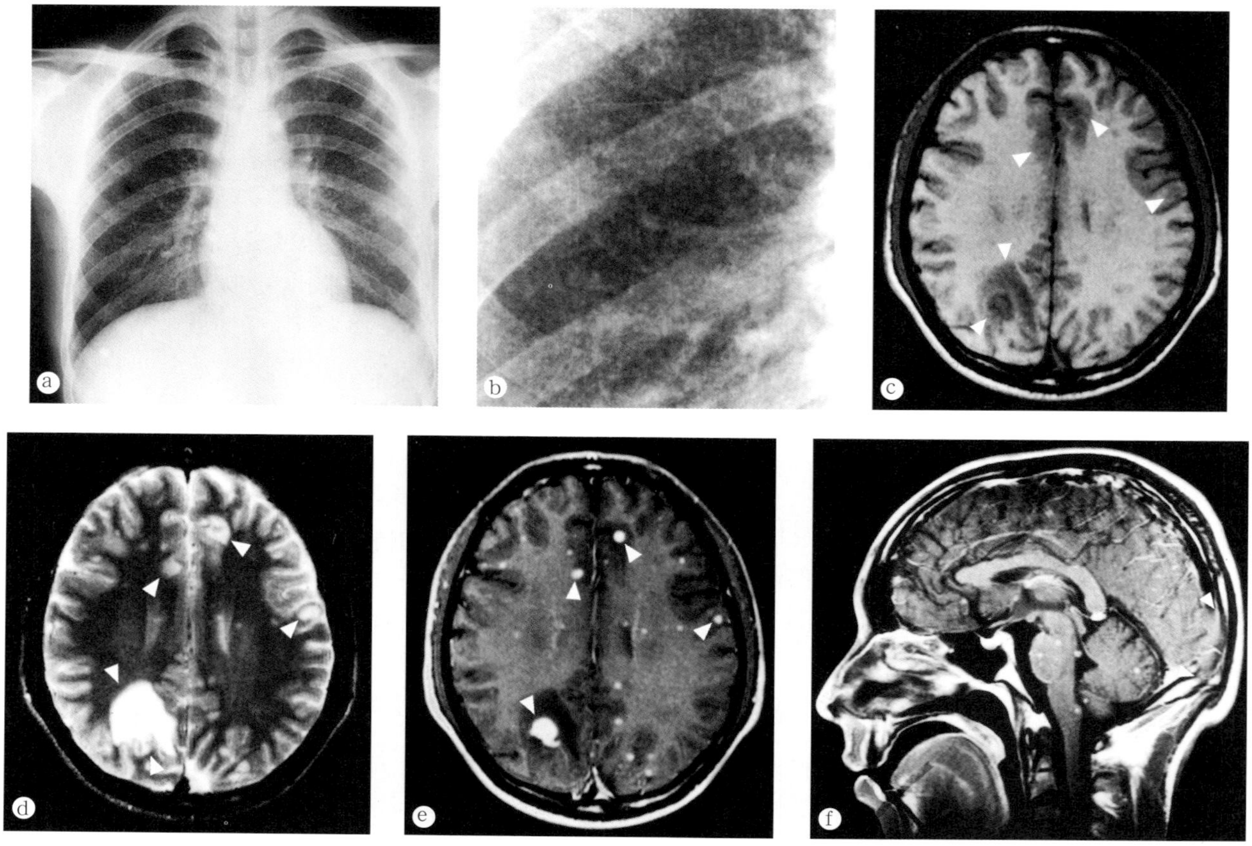

图5-22 粟粒样肺结核伴右顶叶结核瘤

患者男性，23岁。X线胸部平片(a)，胸片局部放大像(b)显示两肺弥漫分布的粟粒性结核灶。同层面SE横断位T_1加权(c)、TSE的T_2加权(d)和T_1加权像增强扫描像(e)和(f)。MRI平扫显示脑内多发T_1加权略低、T_2加权高信号病灶，增强扫描显示脑实质内有多发大小不等的结节样强化灶。右顶叶结核瘤病灶较大，显著均匀强化，伴病灶周围脑水肿。

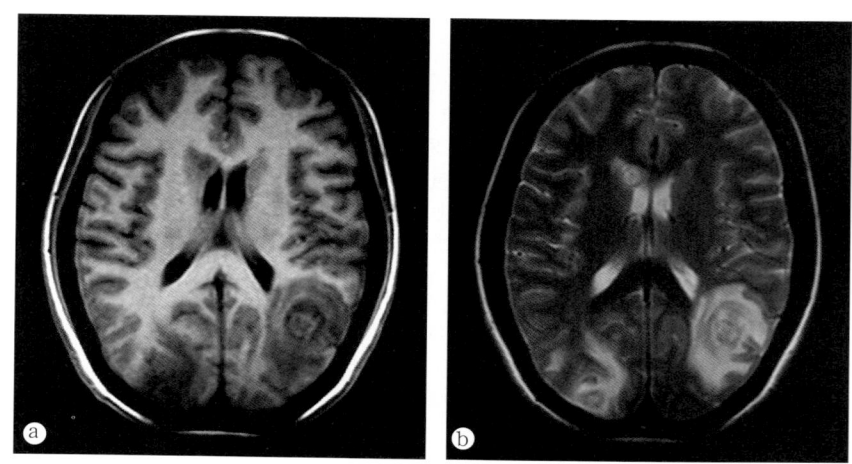

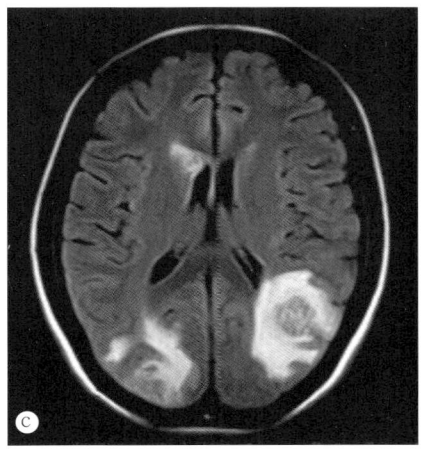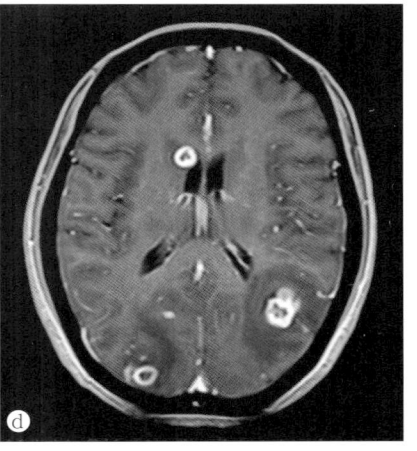

图5-23 多发脑结核瘤伴结核性脑脓肿

MRI横断位扫描图像，T_1加权(a)、T_2加权(b)、FLAIR(c)和增强扫描T_1加权像(d)，可见双侧枕叶及右侧侧脑室前角处异常信号，T_1加权像为中～低混杂信号 T_2加权和FLAIR为不均匀高－低混杂信号，其周围有大片状脑水肿；增强扫描病灶呈多发环状强化。

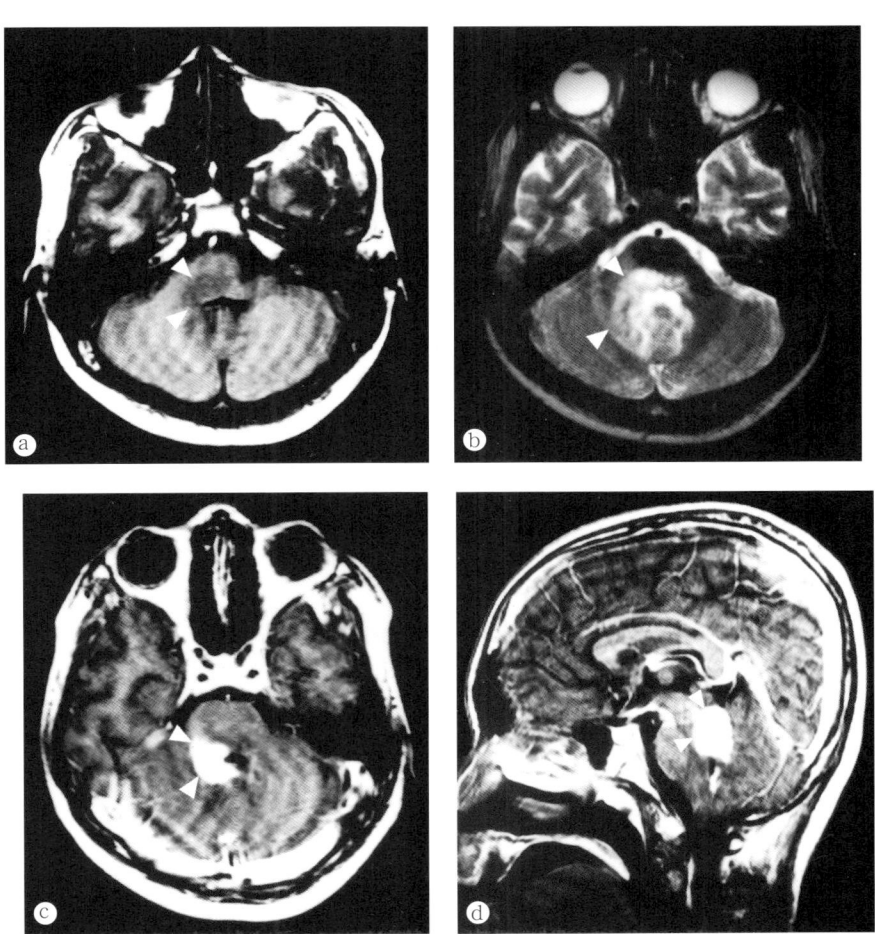

图5-24 脑膜结核瘤

SE横断位T_1加权(a)和TSE的T_2加权像(b)，SE横断位(c)和矢状位(d)T_1加权增强扫描像。MRI平扫显示右侧脑桥及桥臂有片状异常信号，T_1加权为低信号、T_2加权高信号。增强扫描病灶呈不规则团块状显著强化。患者有结核性脑膜炎病史，尸检证实为脑膜结核瘤。

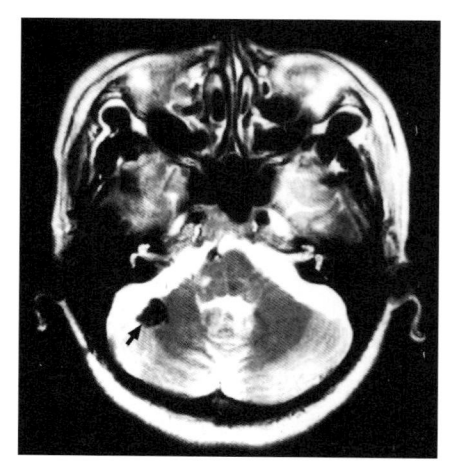

图5-25　钙化结核瘤
TSE横断位T_2加权像显示位于右侧小脑半球的钙化结核瘤,呈团块状极低信号(↑)。

4.X线脑血管造影检查　脑结核常不同程度地累及脑血管,X线脑血管造影可以显示患者脑血管有不规则狭窄、闭塞,主要累及豆纹动脉和大脑中动脉,有一定辅助诊断意义。

5.其他影像学检查　TCD、SPECT和PET在脑结核瘤的诊断上帮助不大。

（六）影像学鉴别诊断

本病（尤其是多发结核瘤）在影像学上主要应该与脑囊虫进行鉴别。典型脑囊虫为多发小环形病灶,内部可见点状头节,晚期病灶在CT图像上可表现为多发点状小钙化灶,增强扫描病灶多呈环状强化,或者仅见病灶内的头节强化,而不伴有脑膜强化。

（七）CT和MRI优缺点比较

CT和MRI均能显示结核瘤病灶,CT显示病灶的钙化较MRI敏感;而MRI的T_2加权像显示病灶中心低信号,有助于结核瘤的定性诊断,MRA可显示受累脑血管的异常改变。

（八）影像学优选检查路线

对拟诊脑结核瘤的患者,MRI是首选影像学检查手段,CT扫描有助于判断是否有钙化。

二、结节病

结节病（sarcoidosis）是一种慢性全身性肉芽肿病变,累及多个系统,受累组织包括肺、皮肤、横纹肌、淋巴结、肝、脾、腹膜后、眼、骨骼及中枢神经系统。

结节病在颅内引起弥漫性肉芽肿性脑膜炎及肿块,还可累及脊髓和周围神经。任何年龄均可发病,以20～40岁常见。绝大多数中枢神经系统结节病都伴有全身其他系统受累,而仅5%～15%的结节病患者中枢神经系统受累。

（一）病因

本病的病因不明,曾被认为是结核病的一种。目前,一般认为是一种自身免疫性疾病。

（二）病理

中枢神经系统结节病是一种慢性、弥漫性或局限性肉芽肿性软脑膜炎,病变常位于基底池,累及垂体、丘脑下部、视交叉及颅神经,引起交通性脑积水。脑膜炎症沿血管周围间隙扩散可引起小血管炎、血栓性脑梗死等。

脑实质内的结节病肉芽肿类似结核瘤,其中心是类上皮细胞和多核巨细胞,外围为淋巴细胞,肉芽肿中心无干酪样坏死,无结核菌。病灶常发生于血管附近,亦可直接侵犯血管壁,形成肉芽肿性脉管炎。

（三）临床表现

中枢神经系统结节病的临床表现取决于受累部位,患者可出现头痛、颅神经受累的表现（例如：视神经炎）、丘脑下部和垂体功能紊乱（尿崩症）、听力下降和一些局限性神经定位体征,但是很少引起癫痫。

根据血清血管紧张素I转化酶（ACE酶）增高、或者有胸部结节病,可以诊断中枢神经系统结节病。脑脊液的ACE酶也可能增高,但其诊断意义尚不肯定。患者的皮肤结节病抗原检测（Kveim试验）阳性,不典型病例则需要进行脑立体定向活检确诊。

（四）治疗与预后

应用皮质类固醇激素可治愈本病,患者的预后较好。

（五）CT和MRI检查

CT和MRI表现如下：

1.慢性肉芽肿性脑膜炎,CT和MRI平扫均可显示基底池闭塞,增强扫描基底池有强化。少数病例可见下视丘、丘脑、垂体柄或视交叉有结节病灶,CT表现为高密度,在MRI的T_1加权像上呈等信号,T_2加权像为略高信号,增强扫描病灶均匀强化,病灶周围是否有脑水肿取决于其所在部位(图5-26)。

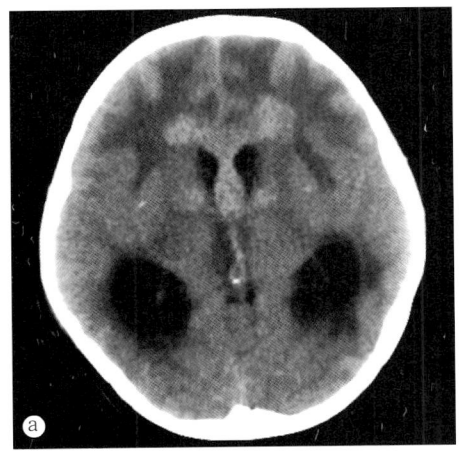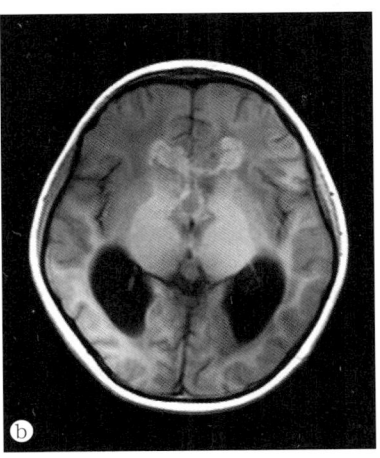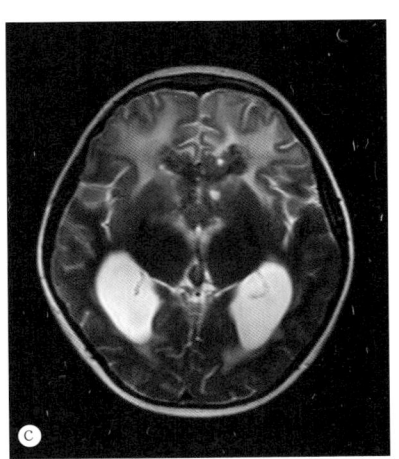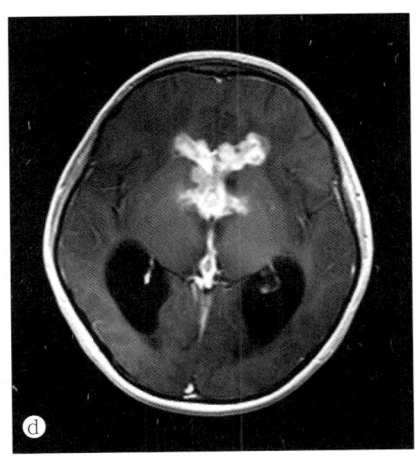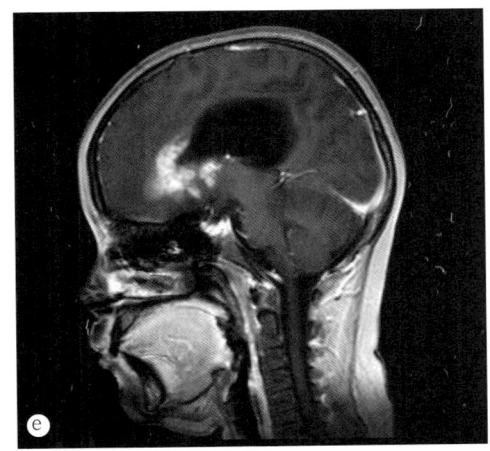

图5-26 结节病

头颅CT平扫(a)显示双侧侧脑室前角及第Ⅲ脑室前部的稍高密度影,其边界较清楚,侧脑室前角消失,前角周围脑实质可见对称分布的低密度影。T_1加权像(b)双侧侧脑室前角及第Ⅲ脑室前部较高信号填充,双侧脑室三角区显著扩张。T_2加权像(c)显示上述病灶呈低信号,双侧额叶脑实质显示有对称性大片状高信号,提示为脑水肿。增强扫描(d~e)显示双侧侧脑室前角及第Ⅲ脑室前部有显著结节样强化。

2.伴交通性脑积水者,可显示脑积水的相应征象。

3.若继发脑梗死,则显示相应的征象,以大脑中动脉分布区多见。

(六)影像学优选检查路线

本病的影像学检查以MRI为首选,不能进行MRI检查者,可行CT扫描。其他影像学检查对本病的诊断无临床意义。

三、脑霉菌病

脑霉菌病罕见,诊断和鉴别诊断均困难。其主要临床表现为头痛和颅内压增高等,中枢神经系统定位体征与病变所在部位有关。本病若由副鼻窦霉菌感染直接蔓延所致,其病情迅速进展,患者的预后较差。

本病的影像学改变(图5-27)缺乏特征性,可分为3型:

1.霉菌菌丝阻塞脑血管导致出血性脑梗死及脑脓肿改变,CT平扫显示低密度病灶,增强扫描病灶呈脑回状或环状强化。

2.脑实质内肉牙肿病灶,CT平扫呈单发或多发结节状较高密度病灶，增强扫描病灶强化，灶周有低密度水肿带包绕，最终可演变成钙化灶。

3. 脑内小脓肿，以大脑中动脉分布区多见，可伴弥漫性软脑膜炎或脑梗死。

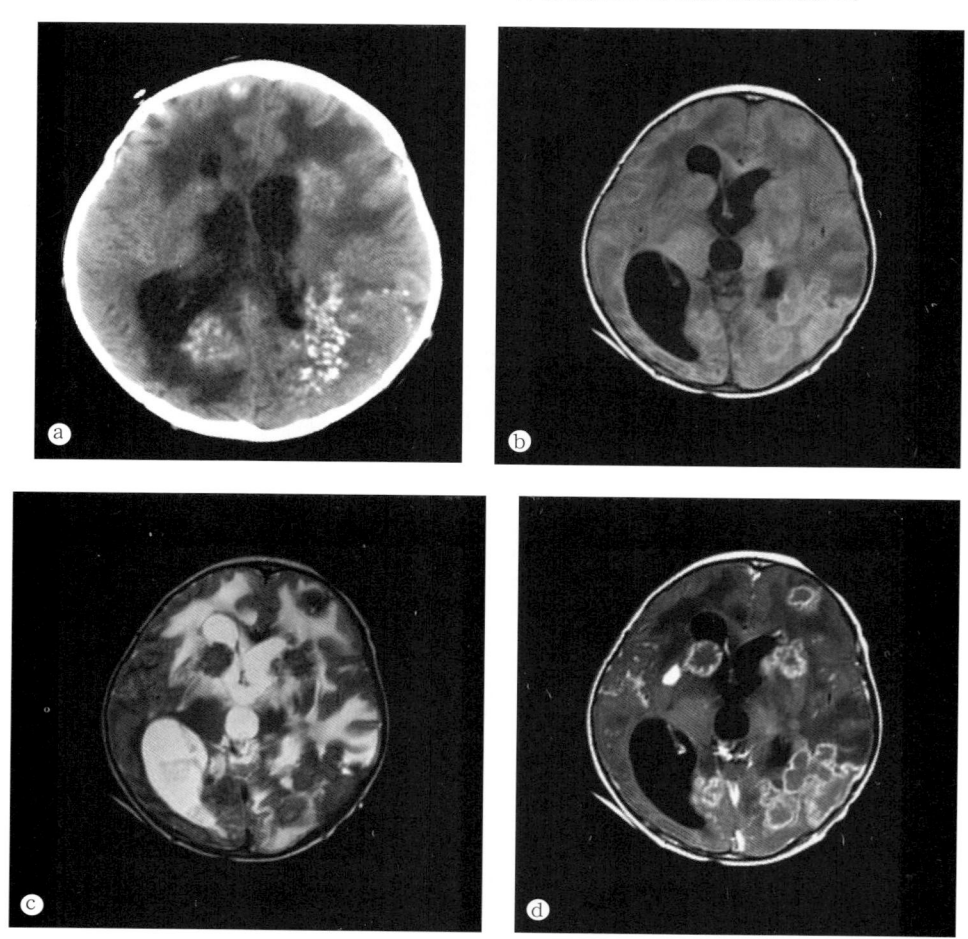

图5-27 脑霉菌病

头颅CT平扫(a)示双侧侧脑室周围大片低密度影，其中双侧侧脑室后角旁脑实质可见多发点状钙化灶，双侧侧脑室扩大。MRI的T_1加权像(b)显示脑内弥漫分布的较高信号，侧脑室和第Ⅲ脑室不规则扩张。T_2加权像(c)显示脑实质内大片状不规则形高信号，内部混杂不规则低信号。增强扫描(d)可见左侧大脑半球、双侧基底节区和右枕叶多发环形、花瓣样强化病灶。经病理证实为脑霉菌病。

第六节 脑寄生虫病

一、脑囊虫病

（一）病因

囊虫病(cysticercosis)广泛分布于世界各地，以南美洲及远东地区多发。在我国主要流行于东北、华北和西北地区，西南地区也有流行，其他省份的病例为散发。人是猪绦虫的唯一终末宿主，绦虫的成虫寄生于人体肠道内。绦虫卵随粪便排出，被猪和野猪等中间宿主食入后，在中间宿主组织中发育成囊尾蚴，人食入含囊尾蚴的猪肉后，囊尾蚴于人的肠道内发育为成虫。但是人若吃入虫卵，也可成为中间宿主，虫卵在人体组织内发育成囊尾蚴，经血行播散后寄生的部位极为广泛，以脑、肌肉和皮下组织最为常见。囊尾蚴寄生于脑组织内，即引起脑囊虫病。脑囊虫的数目可由一条至数千条不等，可见于各种年龄，但好发于青壮年，儿童和老年人少见。

（二）病理及发病机制

脑囊虫的囊尾蚴囊肿常呈圆形或卵圆形，囊壁内层是虫体本身的体壁，为白色半透明薄膜，内膜上有一个突出的白色囊虫头节，外膜较厚，由周围组织的反应形成。当虫体死亡或液化时，囊腔内为暗褐色的液体，虫体液化被吸收后，囊腔缩小、皱缩，形状不规整，囊壁增厚，囊虫死亡后通常演变成钙化灶。

脑囊虫按累及部位不同，大致可分为4种类型：

1. 脑实质型　囊虫位于脑实质内呈圆形和卵圆形，豌豆大小，常多发，分布于大脑者多于小脑，多位于大脑皮质区和脑深部，基底节区较少见。早期脑组织因炎症反应而肿胀，后期可导致脑萎缩。

2. 脑室型　脑室内的囊尾蚴一般较大，直径可达1～3cm，可游离于脑室之中，或者附着于脉络丛、脑室壁上，可单发或多发，最常见于第Ⅳ脑室，引起阻塞性脑积水。

3. 蛛网膜下腔型　位于蛛网膜下腔的囊尾蚴常在脑基底池内，以脚间池和视交叉部位多见，单个囊虫似透明水泡，多个囊虫聚集呈葡萄状，引起慢性蛛网膜炎，可导致蛛网膜粘连，引起脑积水。

4. 混合型　以上3种类型共存。

囊虫大批入脑可引起急性脑炎、脑水肿及颅内压增高，但是，通常少量囊虫入脑，囊虫与脑组织共存相容，可不引起上述异常反应。当囊虫死亡之时，释放出异体蛋白引起急性脑炎、脑水肿、颅内压增高及脑实质内的小脓肿等病变，是患者产生临床症状和导致严重后果的主要原因。

脑实质内囊虫的演变过程可分为4个阶段：

（1）囊泡期，见于活囊虫。

（2）胶样囊泡期，见于囊虫刚死后，囊壁增厚蜕变，并释放出某种代谢产物，引起脑组织的炎性反应和脑水肿。

（3）结节期，坏死囊虫进一步收缩、囊壁增厚，头节开始出现钙化，此时囊虫周围的脑水肿减轻，甚至消失。

（4）钙化期，可持续1～10年，此期脑组织的活动性炎症及水肿均消失，仅遗留钙化点。

（三）临床表现

脑囊虫的临床表现复杂多样，无特异性，其临床表现与囊虫寄生的部位、数目及囊虫发育阶段、死亡先后等因素密切相关。一般脑囊虫病的病程较长，患者的症状波动不稳，其主要临床表现如下：

1. 脑实质型可引起智能减退和癫痫发作。

2. 脑室型引起继发阻塞性脑积水，引起颅内压增高的表现。

3. 蛛网膜炎型引起脑膜炎综合征、交通性脑积水及颅内压增高，产生相应症状。

4. 累及脑血管者，继发脑动脉炎者可引起脑梗死，产生相应临床表现。

5. 在脑膜炎期进行腰穿检查，显示压力升高，脑脊液白细胞升高，其中主要为嗜酸性粒细胞增多。

6. 血清和脑脊液化验可见囊虫抗体间接凝集试验、ElISA试验均为阳性。

7. 可触及皮下囊虫结节。

（四）防治和预后

1. 预防　预防本病具有重要意义，要特别注意饮食卫生，不食未煮熟的猪肉和蔬菜。患绦虫病者，应积极进行有效驱虫治疗，以免发生再次感染。驱绦虫治疗后一定要检查绦虫头节是否驱出，如果头节未驱出，应重复驱虫。

2. 治疗

（1）杀囊虫和驱绦虫治疗　阿苯达唑由于其疗效确切、作用温和，治疗过程中患者的反应轻，因此较为安全，是治疗脑囊虫病的首选药物，尤其对脑囊虫密度较高、颅内高压症明显或者有精神异常的患者更适合应用。吡喹酮疗效较阿苯达唑强而迅速，但是发生副作用的问题突出，故现在仅用于脑外囊虫病的治疗。脑囊虫病合并绦虫病者应同时进行驱虫治疗。

（2）对症治疗　对症治疗主要包括抗癫痫、降低颅内压和实施外科手术。有癫痫发作者要正规服用抗癫痫药物，即使脑内囊虫已经全部杀死，也要坚持继续进行抗癫痫治疗。有颅内压增高者要使用甘露醇等降颅压的药物。脑室内或脑实质内有明显占位效应的囊虫可手术摘除，对有颅底粘连和脑脊液循环梗阻者可行脑室引流术。有学者主张根据MRI分期和分型来指导治疗：活动期应在保持足够杀虫药的同时，采取降颅压措施，并服用抗癫痫药；在退变死亡期仅应用抗囊虫药，以加速囊虫虫体的死亡；对大囊型患者实施手术治疗；脑炎型及脑内小囊肿型则采取减轻脑组织炎症反应、抗脑水肿措施；脑梗死型、蛛网膜炎症型应用激素，以减轻炎症反应；钙化静止期者，则以治疗癫痫、脑积水为主；混合型应根据病灶特点给予相应的药物进行治疗。

3. 预后　脑囊虫病的预后取决于脑囊虫的数目、部位、治疗疗程的长短、治疗是否及时、治疗恰当与否等因素。一般经积极有效的驱绦虫、杀囊虫和对症治疗，多数患者可治愈。少数患者因治疗不及时，脑实质损害严重，可遗留不同程度的神经精神障碍。

（五）影像学检查

1. X线摄片检查　脑囊虫钙化后，X线摄片可见斑点状高密度影。当合并有脑积水时，可以有颅缝分离等颅内压增高的征象。

2. CT检查　CT可以反映病变的不同阶段，主要表现如下：

（1）脑实质型

①急性期

脑炎型：CT平扫表现与其他脑炎类似，为脑内的散在低密度区，主要位于脑白质，增强扫描病灶无强化。

囊泡期：CT平扫表现为脑实质内多发圆形和卵圆形小囊状低密度影，大小不等，但是囊泡直径多数小于1cm，呈弥漫分布，病灶多位于脑灰白质交界处，囊泡密度与脑脊液类似，其内部可见壁结节（囊虫头节）为特征性表现。增强扫描囊泡不强化，但可见头节强化。此期病变一般不伴脑水肿及占位效应。

胶样囊泡期：此期由于囊泡内为胶样物，CT平扫囊泡接近等密度或稍高密度，增强扫描可见病灶呈环形强化，此期病变常伴有明显脑水肿和占位效应（图5-28）。

结节期：CT平扫仍显示囊虫为低密度，但是

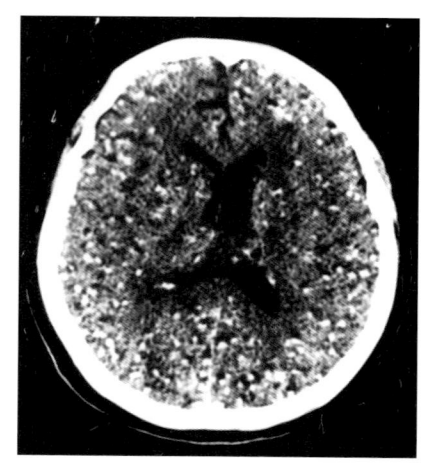

图5-28　脑囊虫病CT扫描
头颅CT平扫显示两侧大脑半球弥漫分布多发囊泡状病灶，并伴有点状高密度（头节）。

有时仅见钙化的头节，增强扫描囊虫呈结节状或环形强化，其直径一般为3～5mm，此期可伴有较明显的脑积水征象。

②慢性期（钙化期）　囊虫死亡、病灶机化，并逐渐演变为钙化灶，CT平扫可见两侧大脑半球内的多发点状高密度影，直径2～5mm。

（2）脑膜型　囊虫主要位于蛛网膜下腔，CT平扫不能直接显示囊虫病灶，仅见脑室对称性扩大，有时表现为蛛网膜下腔变型、有局限性扩大。增强扫描可见脑膜强化，偶见囊虫壁轻度强化而勾画出囊虫的轮廓。

（3）脑室型　囊虫寄生于脑室系统内，以第Ⅳ脑室最为常见。由于囊虫壁很薄，囊液又很接近脑脊液的密度，增强扫描囊壁无强化。CT有时很难显示位于脑室内的囊虫病灶。因此，脑室内囊虫的CT诊断主要依靠间接征象，例如：脑室局部不对称扩大、脉络丛被推移，或者出现阻塞性脑积水等征象。极少数脑室内囊虫灶呈球形强化或表现为钙化灶。

（4）大囊型　囊虫病灶为大囊状，通常直径为一至数厘米，境界清楚，可单发或多发，位于脑室、脑实质或脑沟脑池内，增强扫描多无囊壁强化。个别病灶产生明显的占位征象。

（5）混合型　有上述2种或2种以上的影像学表现。

CT除能显示囊虫本身引起的直接征象外，还

可显示脑积水、脑梗死等继发病变的相应征象。CTA能显示血管受累引起的管腔狭窄和闭塞等改变。

3. MRI检查

（1）囊泡期　MRI平扫显示囊虫呈圆形或卵圆形、境界清晰、边缘锐利的囊状异常信号，在T₁加权像上为低信号，在T₂加权像上呈等或高信号，在囊壁上可见等信号的点状头节影。上述囊状异常信号的数目多少不等，若为多发，则呈弥漫性分布。增强扫描通常囊虫虫体不强化，但是偶尔可见囊虫头节强化。除脑实质外，MRI还同时显示位于皮下和眼眶内的囊虫病灶。

（2）胶样囊泡期　此期较少见，平扫囊虫在T₁加权像上为低信号或稍高信号，T₂加权像为高信号，囊壁上的头节影消失。增强扫描可见囊虫呈环形强化（图5-29～图5-30）。

（3）结节期　平扫囊虫在T₁加权像上为等信

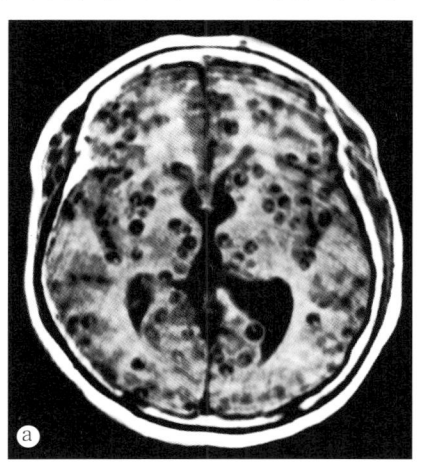
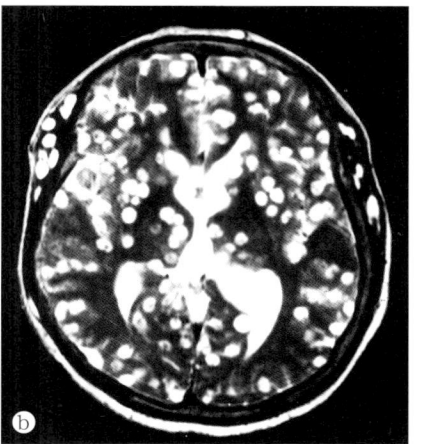
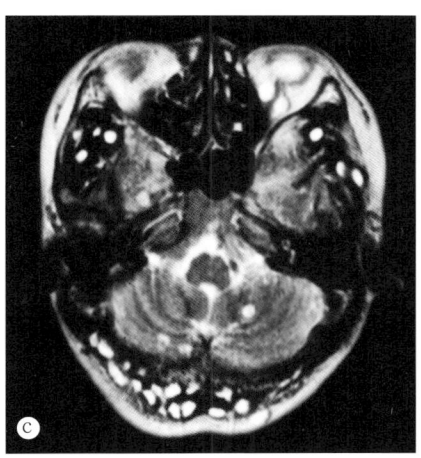

图5-29　囊泡期脑囊虫病
同层面SE横断位T₁加权(a)和TSE的T₂加权像(b)，经眼眶下部SE横断位T₂加权像(c)。MRI显示两侧大脑半球、小脑、皮下组织和眼眶内弥漫分布多发囊泡，T₁加权像呈低信号，其中可见典型中等信号点状头节，T₂加权像为亮白高信号。

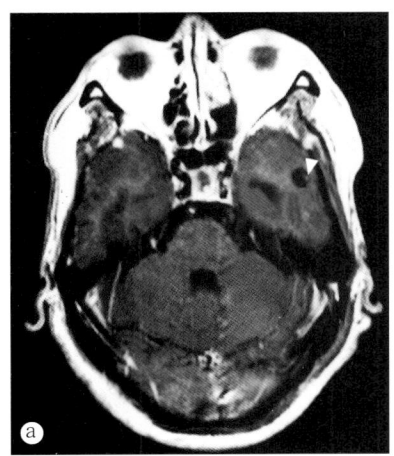
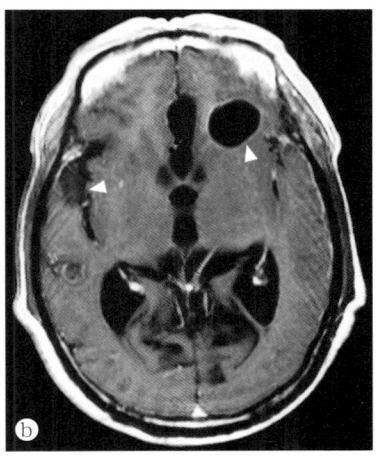

图5-30　脑囊虫病合并梗阻性脑积水
SE不同层面横断位T₁加权像增强扫描像(a、b)，显示两侧颞叶和左额叶内大小不等的囊性病变，左颞叶病灶内见点状头节影，左额叶及右外侧裂内大囊状病灶有边缘强化，第Ⅲ脑室和两侧侧脑室扩大。

号，在 T_2 加权像呈高信号，增强扫描可见环形或结节状强化（图 5-31）。

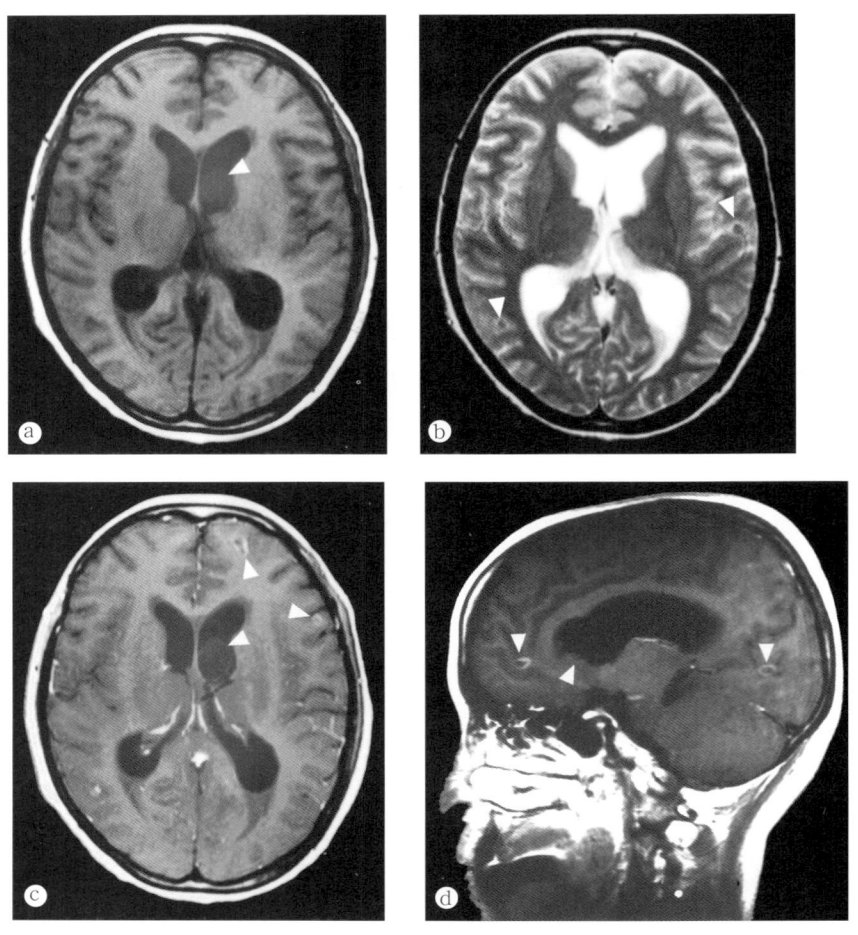

图 5-31　脑囊虫病（脑实质＋脑室型）

同层面 SE 横断位 T_1 加权(a)、TSE 的 T_2 加权(b)和增强扫描 T_1 加权像横断位(c)和矢状位(d)。MRI 平扫显示两侧颞叶内有小点状异常信号，T_1 加权和 T_2 加权像均为低信号；增强扫描可见多发点状强化病灶，左侧侧脑室前角内可见囊性病变（△），手术证实为脑囊虫。

（4）钙化期　常规 SE 脉冲序列通常不能显示钙化灶，而 GE 脉冲序列对钙化较敏感。在 GE 脉

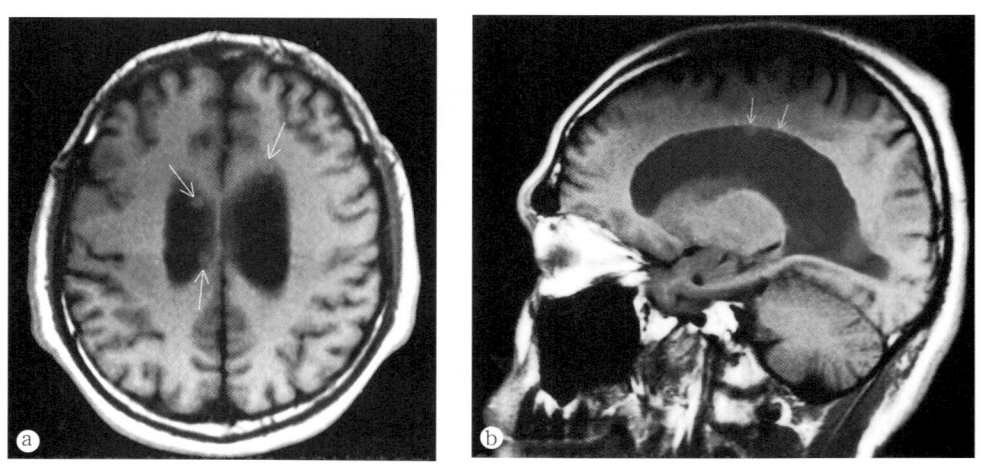

图 5-32　脑囊虫（侧脑室）

MRI 平扫横断位(a)，矢状位 T_1 加权像(b)，可见两侧侧脑室内壁上多发小囊性病灶（⇧）。

冲序列 T_2^* 加权像上，钙化通常表现为低信号。

（5）MRI 可直接进行多方位成像，清楚显示位于脑膜表面和脑室内的囊虫（图 5-32～图 5-33），进而准确区分脑囊虫病的类型。

MRI 还能显示囊虫性血管炎引起的脑梗死，MRA 可以直接显示受累动脉的狭窄和闭塞病变情况。

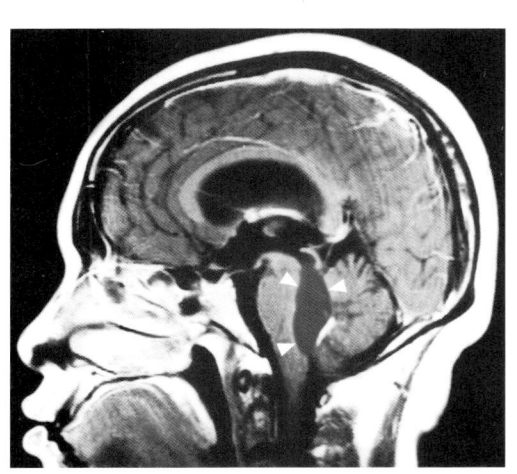

图 5-33　第Ⅳ脑室内脑囊虫病

MRI 正中 SE 矢状位 T_1 加权增强扫描像，显示第Ⅳ脑室显著膨胀，中脑导水管扩张变短，第Ⅳ脑室后部有结节状增强（△），手术证实为第Ⅳ脑室内脑囊虫。

（六）MRI 和 CT 的优缺点比较

1. MRI 在以下几方面优于 CT：

（1）CT 平扫通常不能发现较小的囊虫病灶，需行增强扫描才能发现病灶。而 MRI 平扫即可确定脑囊虫病的诊断。

（2）MRI 显示脑膜表面和脑室内囊虫比 CT 更为敏感，容易显示囊虫头节，进而确定本病的诊断。

2. CT 显示钙化头节较 MRI 敏感，在囊虫钙化期较容易作出脑囊虫病的诊断。

（七）影像学优选检查路线

对拟诊脑囊虫病的患者，临床应首选 MRI 检查。MRI 平扫即可确定有无脑囊虫，而无需进行增强扫描。对不能进行 MRI 检查者，可行 CT 平扫加增强扫描。

CT 适用于脑囊虫病的复查，以随访病情变化和治疗效果。

二、脑包虫病

（一）病因

脑包虫病（hydatid disease）又称棘球蚴病（echinococcusis），是棘球绦虫的幼虫寄生于脑内所引起的疾病，属于牧区人畜共患的自然疫源性疾病，在我国主要流行于北方牧区。

（二）病理及发病机制

引起人类感染的主要是细粒棘球绦虫的幼虫，其成虫寄生于狗（或狼、狐等野生动物）的小肠内，虫卵随粪便排出，被人误服后在人的十二指肠孵化出六钩蚴，经肠消化酶作用下脱壳而出，穿过肠壁进入门静脉系统，可引起肝包虫病；经心脏、颈内动脉可侵入颅内，引起脑包虫病。病变主要位于大脑中动脉分布区，以大脑额、顶叶多见。小脑、脑室及脑底部少见，也可位于硬膜外。脑包虫常为单个或两个，多发者极少见。

原发包虫囊内充满无色透明的囊液，容积可达数百毫升，囊壁分内外两层，内层是包虫本身的囊，为微白色透明包膜，外层为纤维包膜，其中含有小滋养血管，包虫死后囊壁可发生钙化。继发包虫囊是指原发包虫囊破裂，其内容物（主要是子囊）随血液流至全身各处（随颈动脉进入脑组织）继发包虫囊，病灶为多发，为乳白色、无包膜的囊泡，囊泡内有胶冻状液体。脑包虫蜕变死亡之后，可因炎性反应导致脑出血。

（三）临床表现

脑包虫的临床表现与脑肿瘤类似，患者可有癫痫、偏瘫等局灶性症状，包虫囊肿较大时，可产生颅内压增高的临床表现。

（四）治疗及预后

外科手术切除脑包虫为根治本病的首选方法。阿苯达唑和甲苯咪唑对脑包虫有一定疗效，以前者的疗效较好。

由于病灶较大，通常药物治疗的效果不佳，而手术治疗可使多数患者遗留有一定的中枢神经系统后遗症，所以与脑囊虫病比较，本病的预后较差。

(五)影像学检查

1. CT检查 脑包虫病的CT表现具有特征性。

(1) CT平扫显示原发性脑包虫呈类圆形巨大囊性病灶,密度相当或略高于脑脊液,囊壁可呈不完整的环形钙化,有明显占位效应,但是病灶周围无脑组织水肿。增强扫描病灶不强化或轻度强化。CT发现脑出血十分敏感,易于显示脑包虫病引起的脑出血病灶(图5-34a)。

(2) 继发性脑包虫呈多发圆形小囊状等密度病灶,有融合倾向,病灶可发生钙化,周围由低密度水肿带包绕。

(3) CT还能显示脑包虫病并发的梗阻性脑积水。

2. MRI检查 MRI平扫显示原发脑包虫呈圆形或卵圆形囊性病灶,多数患者为单发大囊,少数为多发。大囊内含多个小囊为本病的特征性所见,可根据此征象确定本病的诊断。在T_1加权像上大囊呈低信号,小囊的信号强度更低,如囊壁较厚可以分辨;在T_2加权像上大小囊均呈高信号,但是彼此的信号强度略有不同,若囊壁有钙化,则多呈极低信号(图5-34b~d)。

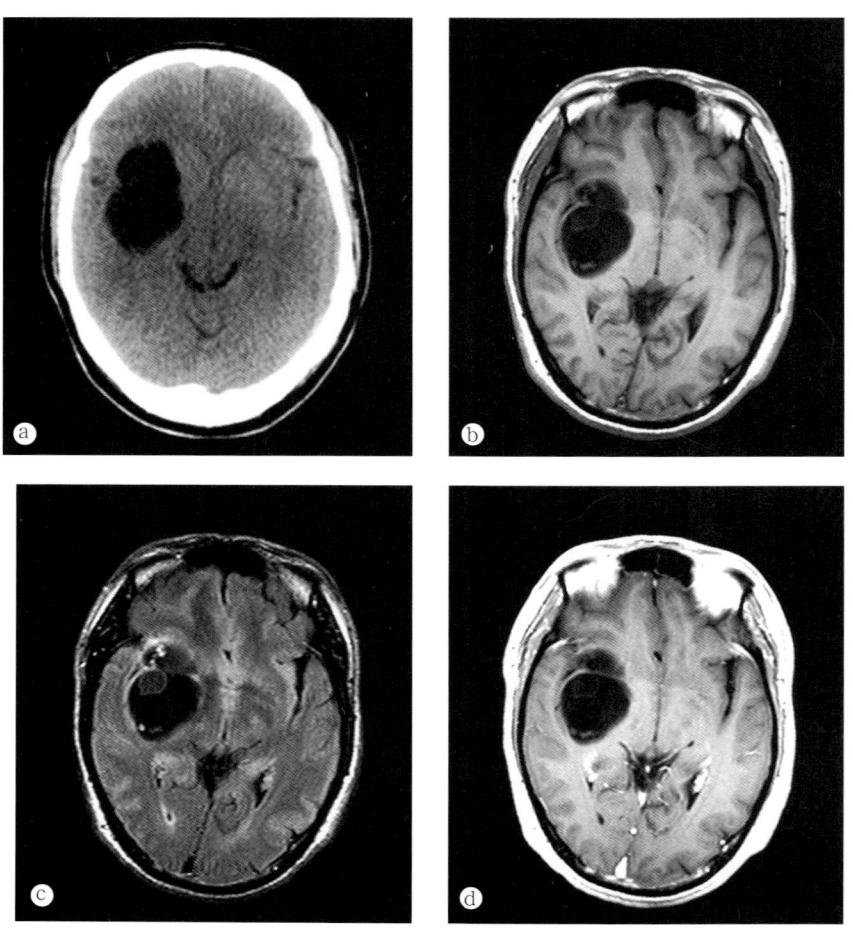

图5-34 脑包虫病

头颅CT平扫(a)可见右侧基底节区外形不规则均匀低密度病灶,边界清楚。横断位T_1加权像(b)示右侧岛叶部位低信号,边界清楚,其内部可见多个囊状类圆形稍高信号影,囊壁厚度较均匀。FLAIR图像(c)显示囊壁更清晰,大囊内可见2个小囊,其中靠近前壁的囊信号强度较高,而位于其后侧小囊内部为脑脊液样信号,囊壁清晰可见。增强扫描(d)大囊前壁轻微强化,小囊囊壁未见强化。

(六)影像学优选检查路线

由于MRI能显示脑包虫大小囊之间的信号差异,更容易确定本病的诊断,为本病首选影像学检查方法。对不能进行MRI扫描者,才选择CT检查。

三、脑血吸虫病

(一) 病因

脑血吸虫病 (brain schistosomiasis) 是一种地方性寄生虫病，由血吸虫异位于脑实质内所致，常表现为血吸虫性肉芽肿。我国的血吸虫病主要由日本血吸虫引起，以流行于长江流域及南方广大农村和山区为主。

(二) 发病机制

位于脑实质内的虫卵引起机体免疫反应，导致于脑皮层下形成肉芽肿结节，以顶叶多见，偶发于小脑。

(三) 病理及分型

血吸虫卵可位于大脑、小脑、脑干、软脑膜及脉络丛。脑血吸虫性肉芽肿属慢性假性结核结节。大体观察脑组织充血肿胀，脑沟变平消失。皮层下可见硬结节状病灶。显微镜下观察结节中心为嗜酸性坏死，可见虫卵破裂钙化，新生毛细血管较少，结节周边及嗜酸性坏死之间为新生肉芽组织，毛细血管较为丰富。湘雅医院彭仁罗等将其分为脑梗死型、脑型、肉芽肿型和脑萎缩型等4型。

(四) 主要临床表现

国外报道大多数患者无任何临床表现，主要由尸检证实，而国内报道大多数患者有不同程度症状，主要为或癫痫合并偏瘫，可有颅内压增高的临床表现。

(五) 治疗

吡喹酮治疗脑血吸虫肉芽肿的疗效极佳，近期疗效高达100%，远期疗效亦可达90%。国内学者认为若脑实质内病灶诊断不明，可进行抗血吸虫试验治疗，若用药后病灶缩小或消失，则可确诊本病。

(六) 影像学诊断和鉴别诊断

1. CT检查　在血吸虫病流行区，若CT显示脑皮层下单个不均匀增强结节，或者多个结节有融合成粗大结节的趋势，伴病灶周围大片状低密度水肿，则应考虑脑血吸虫性肉芽肿的诊断。结合患者有血吸虫病史，实验室检查有阳性发现，则可初步诊断本病。

国内有人将脑血吸虫病的CT表现分为三期：

(1) 急性缺血性水肿期　CT表现为一个或多个脑叶内出现片状或大片状低密度影，有占位效应，为血吸虫虫卵栓塞脑血管，虫卵的分泌和代谢产物引起过敏性、中毒性脑炎所致。

(2) 肉芽结节形成期　病变进一步发展，在脑皮层下形成直径为1~3cm大小的单发或多发肉芽肿结节影。

(3) 陈旧钙化灶期　脑血吸虫肉芽肿经治疗好转后可遗留钙化灶。

2. MRI检查　脑血吸虫性肉芽肿结节在T_1加权像呈低信号，在T_2加权像为等信号，病灶周围可有指套状T_1加权像低信号、T_2加权像高信号的水肿区，可伴有脑内出血，增强扫描显示结节多呈斑点状、沙粒样及结节状显著强化，有时可见邻近脑膜强化 (图5-35)。

3. 鉴别诊断　急性缺血性水肿期的脑血吸虫病应与急性脑梗死相鉴别。肉芽肿期的脑血吸虫病主要应与胶质瘤、转移瘤、脑结核瘤及脑囊虫病鉴别。

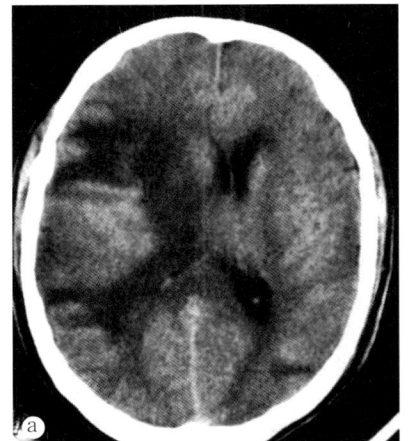
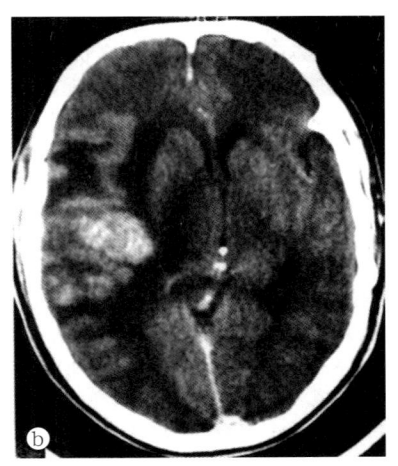

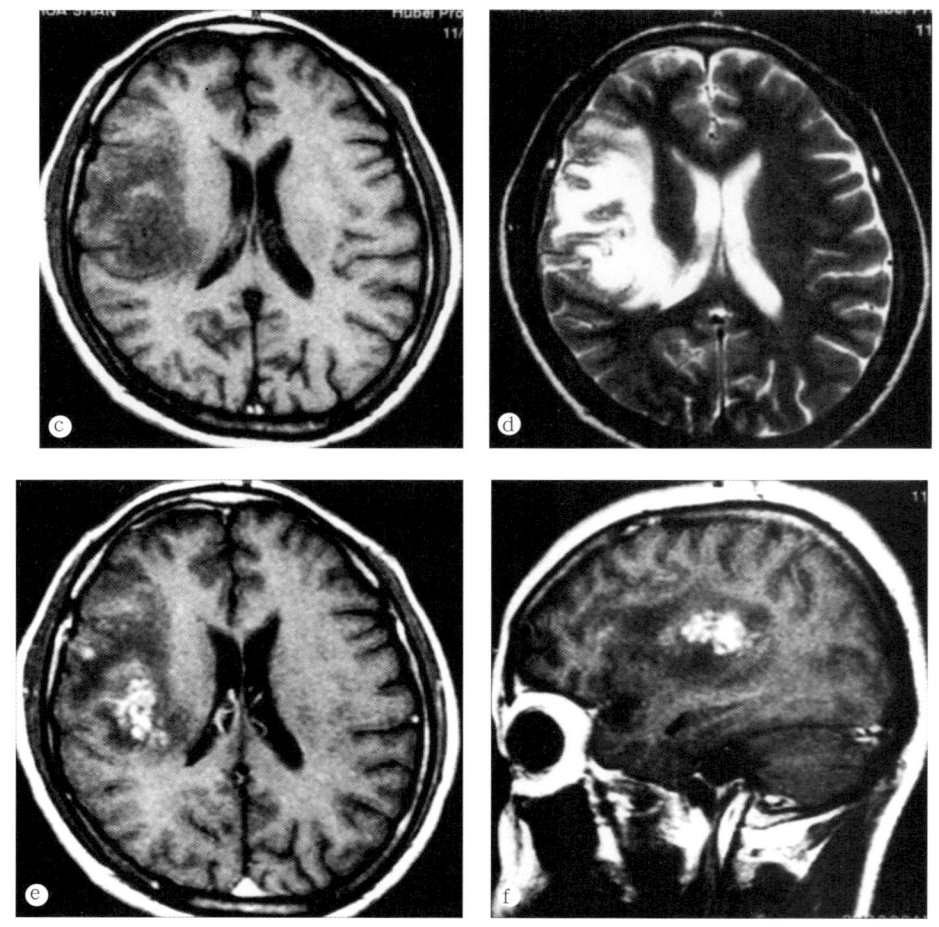

图5-35 脑血吸虫

头颅CT平扫(a)见右侧额、顶叶不规则稍高密度影,周围低密度带,脑中线结构左移,相邻侧脑室受压、闭塞。CT增强扫描(b)病灶呈不均匀强化。SE横断位T_1加权像(c)显示病灶为不均匀低信号,边界较模糊;同层面T_2加权像(d)为高信号。横断和矢状位T_1加权像(e~f)增强扫描像,病灶呈不规则强化。

(七)临床优选检查路线

MRI发现病灶早于CT,显示病灶比CT更清楚,而且具有多种脉冲序列可选择、成像参数多、可直接进行多方位成像等优点,故本病首选MRI检查。不能进行MRI扫描时,再选用CT检查。

四、脑型肺吸虫病

脑型肺吸虫病罕见,系虫体在脑实质内移行破坏脑组织,产出虫卵,其分解代谢产物引起过敏反应等造成的脑损害。患者可有偏瘫、失语、癫痫和颅内压增高等临床表现。本病易累及青少年及儿童。其CT所见如下:

1. 炎性浸润期 CT平扫显示脑内有大小不等、数目不一、边缘模糊的低密度病灶,增强扫描病灶呈不均匀斑片状或结节状强化,伴有不同程度的脑水肿和占位效应。

2. 囊肿形成期 CT平扫显示单个或多发低密度病灶,增强扫描呈环状厚壁强化,病灶区可伴结节状强化,脑水肿和占位征象均较重。

3. 纤维环钙化期 为本病的后遗改变,CT平扫可见脑内多发点状、结节状或环形的钙化灶(图5-36),伴有脑萎缩、低密度软化灶或蛛网膜囊肿。

脑型肺吸虫病的MRI表现如下:

1. 不规则的水肿信号。
2. 相对聚集和迁延的病灶形态。
3. 出现多发不规则出血灶。
4. 增强扫描病灶有环形、小斑片状、絮样强化(图5-37)。

MRI 检查显示本病的效果优于 CT。

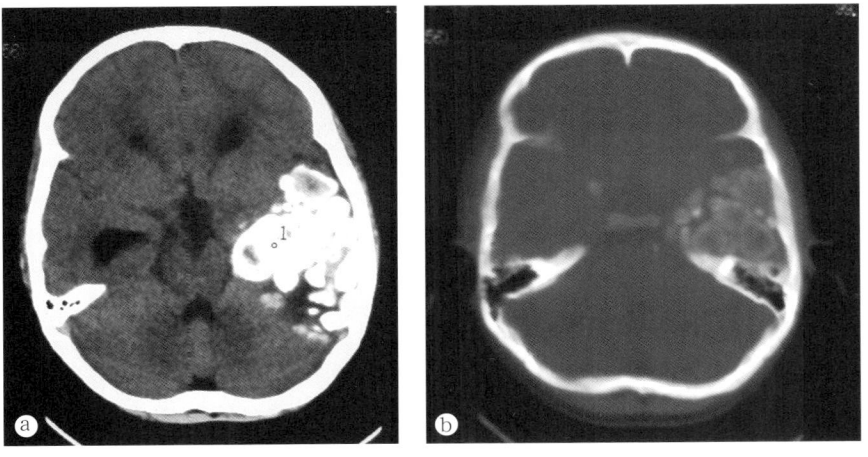

图 5-36 脑型肺吸虫病
CT 平扫软组织窗(a)可见左侧颞叶不规则钙化灶，同层面骨窗(b)显示钙化灶由大小不等的类圆形病灶聚集而成，病理证实为脑型肺吸虫病灶的钙化。（本病例由中国医科大学附属第一医院的李松柏教授提供）

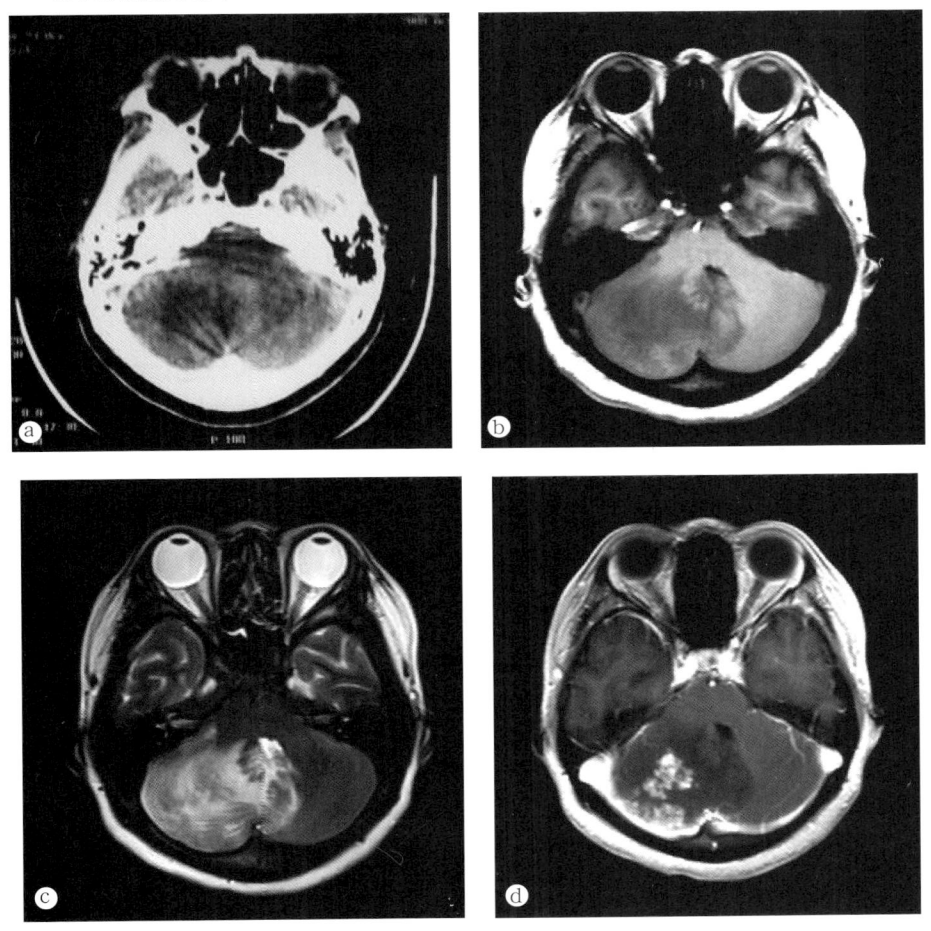

图 5-37 脑型肺吸虫病
头颅 CT 扫描(a)示右侧小脑局限性低密度，边界不清。同层面横断位 T_1 加权像(b)，显示右侧小脑半球及小脑蚓部不均匀片状低信号、T_2 加权像(c)病灶高信号，第 IV 脑室受压变窄、向左移位。增强扫描(d)右侧小脑半球病灶呈集聚的不规则斑点状强化。

第七节 硬膜外和硬膜下脓肿

一、病因

硬膜外和硬膜下脓肿约占颅内感染的20%～40%，颅脑手术后感染是本病最常见的原因。尽管颅脑手术的感染率仅为1%，但是由于开颅手术的例数逐年增多，当有引起感染的危险因素（包括手术复杂、手术时间长，患者年龄较大，特别是高龄、机体反应差及有外部感染等）时，本病时有发生。致病菌通常为革兰氏阴性杆菌、链球菌或葡萄球菌。

1. 副鼻窦炎（特别是额窦炎和筛窦炎）曾经是硬膜外和硬膜下脓肿的最常见原因。目前，由于对副鼻窦炎的早期诊断和治疗水平均有明显提高，因此与副鼻窦炎有关的硬膜外和硬膜下脓肿的发病率已经明显下降。

2. 约15%的脑膜炎引起硬膜外和硬膜下脓肿，占颅内脓肿的20%～25%。

3. 其他少见原因包括：眼眶感染、颅骨骨髓炎、慢性中耳炎、乳突炎、颅骨骨折及脑炎等。

二、病理和发病机制

脑外化脓性感染可同时累及硬膜下和硬膜外腔，但是脓液仅存在于其中的一个间隙。

1. 硬膜外脓肿　硬膜外脓肿（epidural empyema）的化脓性分泌物位于颅骨内板与硬脑膜之间，与硬膜外血肿类似，硬膜外脓肿也局限于颅骨的硬膜附着处，可以通过大脑镰蔓延至对侧，因此，临床上可见双侧硬膜外脓肿。硬膜外脓肿可同时伴发硬膜下脓肿和脑膜炎。

2. 硬膜下脓肿　硬膜下脓肿（subdural empyema）的脓液位于硬脑膜与蛛网膜之间的潜在间隙之内，脓肿通常较薄。与硬膜下血肿相似，硬膜下脓肿不局限于颅骨的硬膜附着部位，不能通过大脑镰向对侧蔓延，因此，病变常累及单侧，或位于大脑半球的凸面，也可位于大脑半球纵裂内。

据统计，10%的硬膜外脓肿发展成硬膜下脓肿，20%～25%的硬膜下脓肿发展成脑脓肿。硬膜外/硬膜下脓肿可并发脑静脉窦血栓形成和脑梗死。

三、临床表现

本病多见于青少年，男性多于女性，男性约占患者总数的2/3。其临床症状多无特异性，与脓肿所在的部位有关。

本病通常可有头痛、发热及原发感染的表现（如副鼻窦炎）。较大脓肿可压迫脑组织，引起相应的定位症状和体征，以及癫痫发作。

四、治疗与预后

应用有效的抗生素为主要治疗方法，其次，可行外科手术清除及病灶引流。

大部分患者可以治愈，年龄较大、并发脑内病变和延误治疗者的预后不良，死亡率约为20%。

五、影像学诊断和鉴别诊断

（一）X线摄片检查

头颅X线摄片可能显示颅骨骨髓炎及头皮软组织肿胀，但是不能确定本病的诊断。

（二）CT检查

CT平扫很容易显示脑外低密度病灶，并做出硬膜外与硬膜下脓肿的鉴别诊断。

1. 硬膜外脓肿　典型硬膜外脓肿病变的CT平扫表现为双侧颅骨内板下的梭形低密度区，境界可模糊或清楚。若未并发脑膜炎，脑实质可无异常改变。脓肿较大时，可压迫脑组织，单侧硬膜外脓肿可引起中线结构向对侧移位。增强扫描可见硬脑膜显著强化（发病1～3周时强化最为明显），与颅骨内板之间勾画出轮廓清楚、无强化的梭形低密度硬膜外脓肿区（图5-38）。

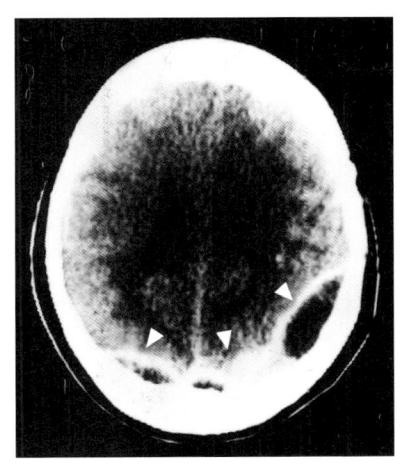

图 5-38 顶枕硬膜外积脓
头颅CT平扫显示两侧顶枕部颅骨内、脑外可见多个梭形低密度区，硬脑膜密度明显增高（△）。

2. **硬膜下脓肿** CT平扫（图5-39a）显示在颅骨内板内侧与脑外的新月形低密度或等密度，甚至较高密度区，病变范围较大，常为单侧，但可跨越颅缝，可伴有邻近脑组织水肿、脑炎或脑白质内梗死（表现为与病变相邻的脑实质大片状低密度区）。病变范围较小，脑水肿区很大，占位效应显著为其特点。增强扫描可见上述病灶与脑表面之间，有边界清楚、厚度均匀的细带状强化，提示为软脑膜表面的肉芽组织及脑皮质感染。当伴有静脉血栓形成和脑炎时，脓肿处的脑表面出现脑回状强化。位于大脑半球间裂的硬膜下脓肿多呈梭形。

（三）MRI 检查

MRI直接多方位成像有利于显示硬膜外和硬膜

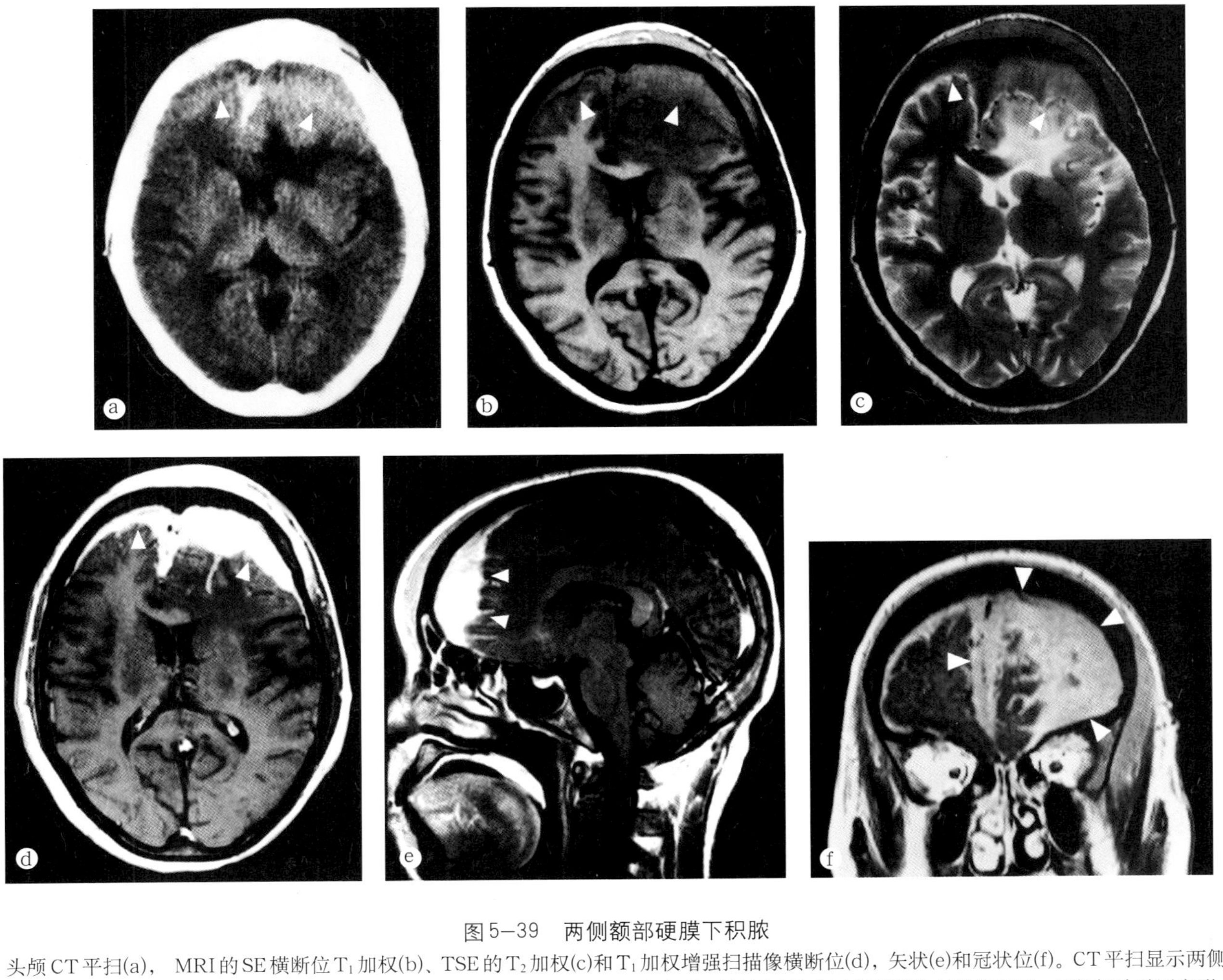

图 5-39 两侧额部硬膜下积脓
头颅CT平扫(a)，MRI的SE横断位T_1加权(b)、TSE的T_2加权(c)和T_1加权增强扫描像横断位(d)，矢状(e)和冠状位(f)。CT平扫显示两侧额部密度较高，邻近部位额叶的密度增高，额角受压变形。MRI平扫T_1加权像可见额叶外有不规则形均匀等信号区，局部额叶受压变形，以左侧更显著，信号强度减低；T_2加权像脑外病灶信号强度较高，而邻近额叶的信号强度增高。增强扫描病灶明显强化，并沿脑沟向脑内伸入。

下脓肿的病灶，并根据其形态准确区分二者。硬膜外脓肿多呈梭形，而硬膜下脓肿为月牙形。此外，MRI能直接显示硬脑膜，无论在T_1加权像、还是T_2加权像上均呈线状低信号。由于在T_1加权像上脓液呈略低或等信号，在T_2加权像上呈高信号（图5-39b~f），MRI能准确将脓液与积液（T_1加权像上为均匀低信号，T_2加权像上呈高信号）鉴别开来。同时，MRI可清楚显示脑水肿、脑静脉窦血栓形成、脑梗死、脑炎和脑脓肿等并发症。

（四）鉴别诊断

与硬膜外脓肿需要鉴别的有硬膜外血肿、冷脓肿、硬膜外肿瘤。根据病史、病变部位、范围，及CT密度、MRI信号特点不同来进行鉴别。

六、影像学优选检查路线

本病以CT扫描为首选检查方法，不能确诊时，再应用MRI检查。MRI良好的软组织对比度和直接多平面成像可早期做出本病的诊断。

第八节　获得性免疫缺陷综合征中枢神经系统病变

一、概述

艾滋病（acquired immuno-deficiency syndrome，AIDS）是人类免疫缺陷病毒Ⅰ型（human immunodeficiency virus，HIV-Ⅰ）感染引起的严重疾病。其传播主要有三种途径，即性传播、血源性传播和母婴传播，其中性传播是最重要的传播途径。HIV-Ⅰ感染者在神经系统方面的主要症状为认知改变，伴有肌阵挛、嗜睡、感情淡漠和社会行为退缩，逐渐发展成为严重痴呆症，出现感觉模糊、二便失禁、下肢轻瘫，甚至意识障碍或昏迷等症状。由于免疫功能缺陷，很容易发生机会性感染（如隐球菌性脑膜炎、结核感染、弓形虫感染及梅毒螺旋体感染等），一旦发生机会性感染，均可加重HIV感染引起的神经系统病变。迄今为止，关于HIV-Ⅰ引起中枢神经系统病变的机制仍不完全清楚。

艾滋病感染可分为4个阶段：

1．血清抗HIV抗体阳性。

2．血清抗HIV阳性，但是患者无任何临床症状。

3．出现艾滋病相关综合征或称淋巴结病综合征。

4．艾滋病发病期，出现各种机会感染和／或机会性肿瘤，产生相应临床表现。

自艾滋病流行以来，过去罕见的疾病如弓形体病（toxoplasmosis）、原发性中枢神经系统淋巴瘤（primary central nervous system lymphoma，PCNSL）、进行性多灶性脑白质病（progressive multifocal leukoencephalopathy，PML）、隐球菌脑膜炎（cryptococcal meningitis）和神经系统梅毒（neurosyphilis）等发病率显著增加，中枢神经系统结核也明显增多，这些并发疾病严重威胁艾滋病患者的生命。艾滋病患者还可出现艾滋病痴呆综合征（AIDS dementia complex，ADC）等新的综合征。

艾滋病累及中枢神经系统的临床表现可分为以下5类：

1．局灶性中枢神经系统症状和体征。

2．痴呆的表现。

3．脑膜炎的表现。

4．脊髓病变的表现。

5．多发神经根病变的表现。

通常多种致病原共同累及艾滋病患者的中枢神经系统，但是其临床表现大致相同，仅凭临床检查不能推断病原的种类和病变累及的部位。

二、机会性感染

机会感染常累及中枢神经系统，多为原虫、真菌和病毒感染所致，患者可同时感染多种病原体，也可发生感染与肿瘤并存的情况。

（一）原虫感染

由鼠弓形体（toxoplasmi gondii）感染引起的

获得性弓形体病（toxoplasmosis）是艾滋病患者中枢神经系统最常见的机会性感染，也是脑内占位性病变最常见的病因。

1. 病因、病理和发病机制　弓形体经血行途径进入中枢神经系统，引起脑膜、脑实质和脊髓感染，形成肉芽肿，病灶容易出现液化坏死和钙化。脑实质内的病灶常位于灰白质交界区，基底节和邻近室管膜的区域。

2. CT和MRI检查　CT平扫显示弓形体病的病灶呈低密度或等密度，少数病灶呈高密度，系出血或钙化灶。

MRI平扫T_1加权像显示病灶为低信号、T_2加权像为较高信号，其边界不清。增强扫描病灶有多发环形或结节状不规则强化，多伴脑水肿和明显占位效应。经抗弓形体治疗2周后，约75%的患者病灶发生变化，表现为病灶数量减少、强化程度减低，脑水肿和占位效应减轻。钙化并非是病变静止的征象，若CT复查显示病灶持续强化，则提示病灶复发的概率较大。弓形体病累及脊髓导致脊髓炎，其影像学表现与脑内病变相近（图5-40）。

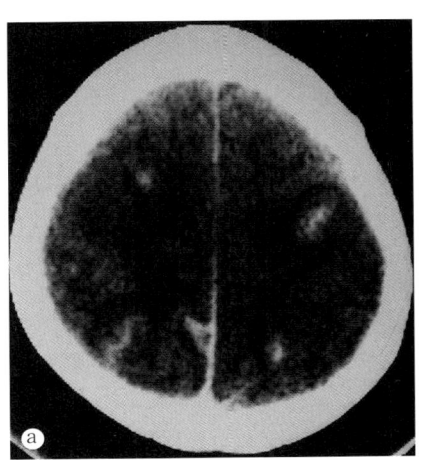
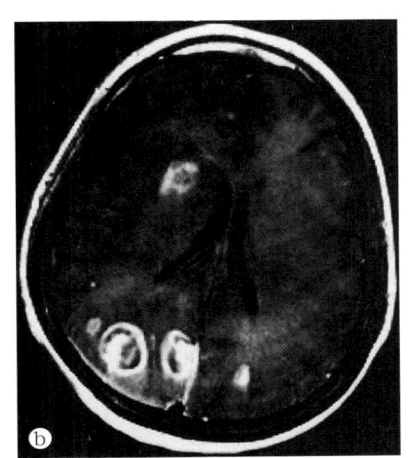
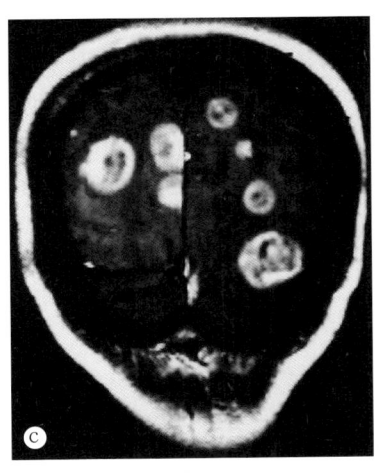

图5-40　艾滋病脑弓形体病
头颅CT(a)示脑内多发散在边界不清高密度灶，系出血所致。MRI横断(b)和冠状位T_1加权增强扫描像(c)显示脑内多个环状、结节样不规则强化，环的内部亦有强化。

3. 影像学鉴别诊断　中枢神经系统的弓形体病变需要与中枢神经系统原发淋巴瘤和其他机会性感染相鉴别。

原发淋巴瘤在平扫CT上表现为高密度或等密度病灶，增强扫描病灶呈显著强化，可沿室管膜播散包绕脑室生长。但是上述征象并无确定诊断的价值。

由于艾滋病患者近2/3脑内占位性病变系由弓形体感染引起，所以，如果影像学检查发现中枢神经系统占位病变，而不能确定其性质时，给予试验性抗弓形体感染治疗对大多数患者有益。约75%的患者经试验性抗弓形体治疗2周后，临床症状和影像学所见均好转；但是已经发生液化坏死、形成囊变的病灶对治疗的反应较差。

若用药后患者的病情加重，应拟疑诊淋巴瘤，或者考虑有其他病原感染的可能。由于这些抗弓形体感染药物的毒副作用较强，有些弓形体感染患者对治疗反应差，并且艾滋病患者的肿瘤和非弓形体感染的进展均较快，延误治疗可能导致患者脑的不可逆性损害，所以，临床可应用SPECT来鉴别这些病变的性质，以便及时准确地进行针对性治疗。

^{201}TL SPECT能鉴别淋巴瘤与非淋巴瘤病变，淋巴瘤病变对^{201}TL摄取异常增多，而弓形体、结核感染等非淋巴瘤病变的摄取正常，本方法对鉴别艾滋病患者颅内淋巴瘤与非淋巴瘤病变有较好的敏感性和特异性，但是其空间分辨力较低，不能分辨直径小于6～8mm的较小病灶，当病变位于接近颅底和颅盖时，则被漏诊。

^{18}F-FDG PET脑代谢显像和SPECT脑血流灌注显像也可用于颅内艾滋病患者的早期诊断，并能评价病情和观察疗效，还可以发现患者脑皮质和皮质下灰质结构代谢或血流异常，而此时的MRI检查可能无任何异常改变，甚至患者也未出现临床症状。在轻症患者，可见基底节和丘脑的葡萄糖代谢增加；在艾滋病伴有严重痴呆的患者，PET显示大脑皮层的葡萄糖代谢率降低。艾滋病患者的脑血流异常多数由皮层下不对称性减低，逐渐发展至全脑血流量减低。上述脑代谢和脑血流异常的部位与患者的神经系统定位体征以及尸解病理改变的分布相符合。放射性核素显像还可用于艾滋病痴呆患者治疗的疗效观察，当治疗有效时，可见病灶消失或明显缩小，而此种代谢性变化比CT和MRI上所见的病灶变化更为敏感。

质子MRS根据病变组织类型和代谢产物的不同，表现为局部代谢产物的峰高降低或峰下面积减少，有助于区分脑实质病变的性质。

如果定性诊断困难，还可进行脑穿刺活检，以明确诊断。

（二）霉菌感染

1. 病因、病理和发病机制　霉菌感染（fungal infections）常见致病霉菌有新型隐球菌（cryptococcus neoformans）和白色念珠菌（candida albicans）等。前者是艾滋病真菌性机会感染最常见的病原，该菌广泛存在于自然环境之中，多数患者吸入鸟的含菌排泄物，人类接触后引起肺部感染，然后，真菌经血行播散至中枢神经系统引起脑膜炎。病菌从基底池进入脑血管周围间隙（Virchow-Robin space）聚集，导致胶样假囊肿形成，并经血管周围间隙向脑内蔓延。

颅内隐球菌感染有4种表现：

（1）形成隐球菌肉芽肿，病灶多分布于基底节区、丘脑和中脑。

（2）血管周围间隙内充满隐球菌。

（3）在软脑膜和脑池的表面形成多发粟粒样小结节。

（4）以上病变混合存在。

2. CT和MRI检查

（1）CT平扫显示脑实质内隐球菌肉芽肿呈低密度改变，有占位效应，增强扫描病灶无强化。CT还可显示脑积水（最为常见）、脑梗死和弥漫脑萎缩改变，检出钙化灶。但是CT难以显示基底节区、中脑和桥脑扩张的血管周围间隙。

（2）MRI能清楚显示基底节区、丘脑和中脑内的多发对称性、直径<3mm的点状边缘清楚的病灶，T_1加权像低或等信号、T_2加权像高信号，增强扫描病变呈不规则强化。多个病灶还可汇聚，产生"胶样假囊肿"病灶。MRI增强扫描可见软脑膜－脑池间隙有多发小结节状强化（图5-41）。

上述改变也可见于其他肿瘤性和肉芽肿性病变，不具有特异性。应该指出无论CT还是MRI，均不能检出脑内真菌感染的全部病灶。

（三）结核感染

1. 病因、病理和发病机制　免疫功能健全的患者，脑结核感染时多表现为结核瘤和脑膜炎，形成脑脓肿者少见。也有报道艾滋病患者感染结核时，易形成结核性脑脓肿。

2. CT和MRI检查　CT和MRI显示艾滋病脑结核最常见的改变是脑积水和脑基底池的脑膜强化。结核性脑脓肿常为单发病灶，直径＞3cm，周围由低密度脑水肿带包绕，有占位效应，增强扫描病灶边缘强化；而结核瘤常<1cm，呈结节状外观，增强扫描环形强化，无灶周脑水肿和占位效应

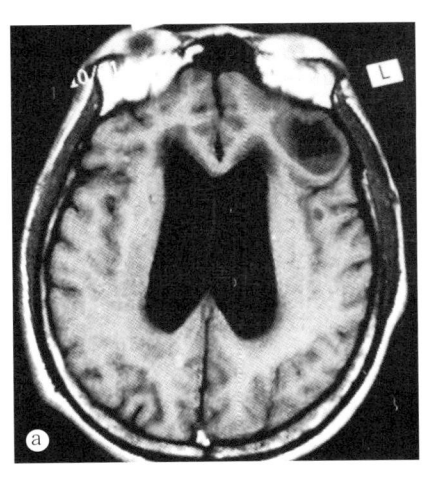 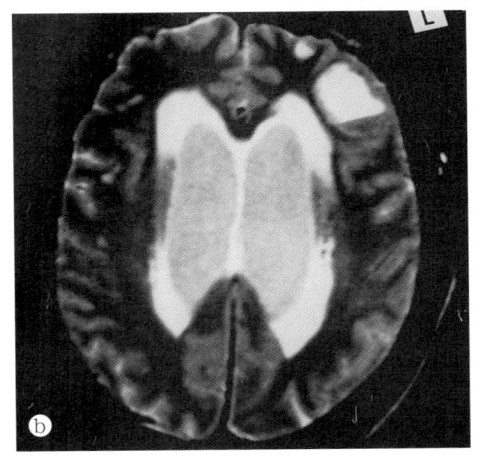

图5-41 艾滋病脑隐球菌感染

横断位T_1加权(a)和T_2加权像(b)，显示左额叶有多个囊样异常信号，T_1加权像上为低信号，T_2加权像上为高信号，囊内壁欠规整，两侧侧脑室显著扩张，为伴发的脑积水改变。

（图5-42）。

3．影像学鉴别诊断　结核瘤有时难以与弓形体感染、淋巴瘤相鉴别，但是基底池强化，基底节区的缺血性改变和脑积水为结核瘤较为特征性的表现，有一定的鉴别诊断价值。对怀疑中枢神经系统结核感染者，行胸部X线检查发现肺结核，则支持脑结核的诊断。

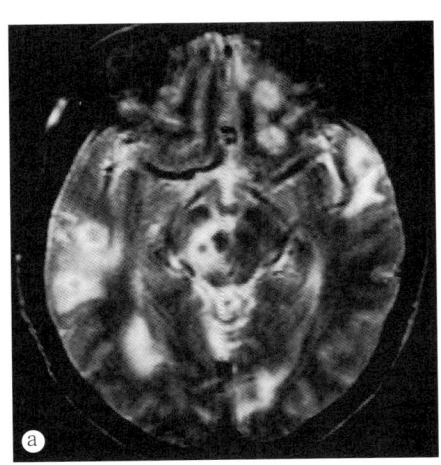 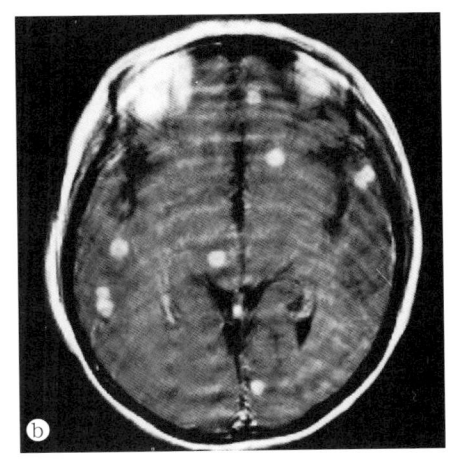

图5-42 艾滋病脑内结核感染

横断位T_2加权像(a)显示脑内多发高信号病灶，边界不清；增强扫描(b)脑内出现多个大小相似的类圆形显著强化病灶，为结核结节。

（四）神经梅毒

神经梅毒（neurosyphilis）的发病率随HIV感染的流行而明显增长，资料显示15%的艾滋病患者合并神经梅毒，见于感染HIV病毒后的任何时期。神经梅毒表现为脑膜血管梅毒、全身麻痹和脊髓痨等三大综合征。在HIV感染的背景下，神经梅毒是引起艾滋病患者卒中样综合征的常见原因之一，也是脑内肿块样病变，即梅毒瘤（gumma）的病因。因神经梅毒是可治疗的疾病，在艾滋病中枢神经系统感染的鉴别诊断中，应予以重视。

神经梅毒的影像学表现：中枢神经系统梅毒无症状性患者的影像学表现可正常或仅有脑萎缩改变，出现临床症状者在皮质、灰－白质交界区，以及脑干、基底节区、丘脑出现梗死灶。这些病灶在CT图像上呈低密度，周边有水肿，增强扫描病灶的强化程度不同，伴有出血时则为高密度。位于脑实质内的病灶,在MRI的T_1加权像上为低信号、T_2加权像为高信号,急性期有占位效应,亚急性期增强扫描有脑回状强化。脑白质病变位于脑室旁和皮质下,呈多发分布,累及两侧半球。附着于硬脑膜的病灶在T_1加权像为低或等信号,T_2加权像为高信号,增强扫描均匀强化,邻近病灶的脑膜亦出现强化(图5-43)。梅毒性脑膜炎表现为局限或弥漫性脑膜强化,但无诊断特异性;若同时见到脑梗死灶,血管狭窄、闭塞,或者硬膜基底部的异常病灶信号及局部脑膜强化,则应考虑神经梅毒的可能,进一步行血清学检查即能确定神经梅毒的诊断。

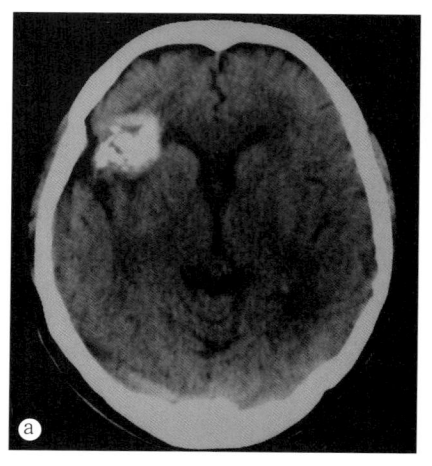
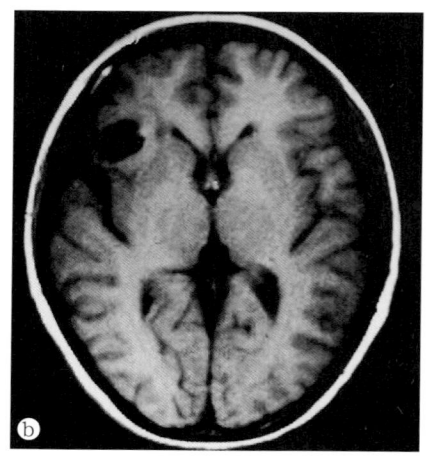
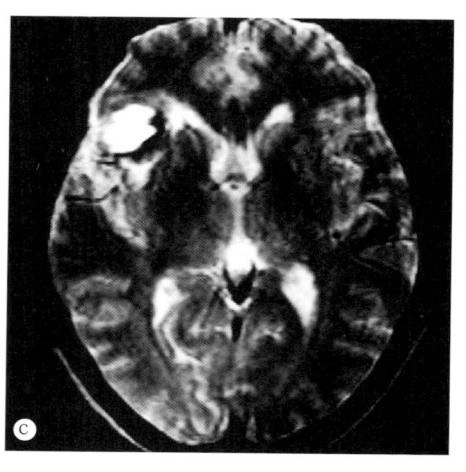

图5-43 艾滋病脑内梅毒瘤伴出血
头颅CT(a)扫描显示右侧额、岛叶交界处的不规则高密度灶,为梅毒瘤伴出血所致。MRI的T_1加权像(b),病灶为低信号,其内下缘伴稍高信号;T_2加权像(c),病灶呈高信号,内下边缘伴低信号,边界清楚。

(五)进行性多灶性白质脑病

进行性多灶性白质脑病(progresive multifocal leukoencephalopathy,PML)多见于成年艾滋病患者,约占患者总数的4%~7%。但是随艾滋病治疗效果的改善,围产期感染HIV的儿童生存时间延长,PML也见于儿童。

1.病因、病理和发病机制 进行性多灶性白质脑病是由人乳多空病毒(papovarirus)引起的中枢神经系统机会感染,病毒经血行播散至中枢神经系统,累及少突胶质细胞,引起白质脱髓鞘病变。开始病灶多位于脑灰白质交界区,为多发脱髓鞘小斑块,以后病灶扩大,融合成大片脱髓鞘病变,可累及深部脑白质及灰质核团。

2.CT和MRI检查 CT平扫显示脑白质内有大片低密度病变,在MRI上为片状异常信号,呈T_1加权像低信号、T_2加权像高信号改变,异常信号的边界不清,周围无脑水肿,无占位效应或占位效应较轻。增强扫描病变区不强化或病变边缘有轻度强化。

3.鉴别诊断 HIV相关脑炎:HIV脑炎的影像学表现为两侧大脑半球的对称性萎缩,MRI可见深部脑白质病变，如果PML病变广泛或双侧对称，则二者的鉴别较为困难。有报道认为应用MRI磁化转移（MT）技术有助于鉴别HIV脑炎与PML，脱髓鞘病变的磁化转移率（MTR）明显下降，与脑水肿、脑炎有明显差异。

（六）其他病毒性感染

艾滋病患者的中枢神经系统感染还包括巨细胞病毒（cytomegalovirus）和单纯疱疹病毒（herpes simplex virus）等病毒感染。组织学证实艾滋病患者的巨细胞病毒脑炎位于两侧大脑半球的半卵圆中心上部和脑室周围白质。CT显示上述部位呈广泛低密度改变，大脑皮层有小强化病灶，伴广泛室管膜下强化，脑炎的晚期出现脑萎缩。在MRI图像上病变显示为T_1加权像低信号、T_2加权像高信号改变，可以形成脓肿（图5-44）。巨细胞和单纯疱疹病毒都可引起脊髓炎，从脑脊液中分离出病毒是确诊本病的最可靠证据。

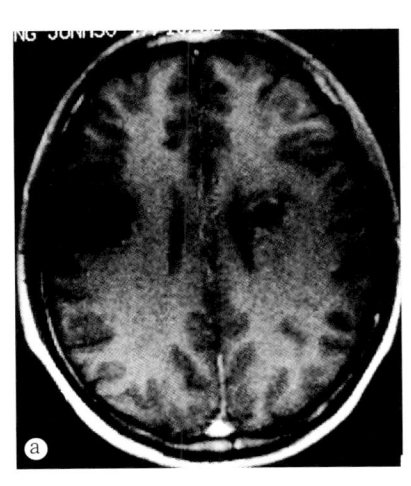
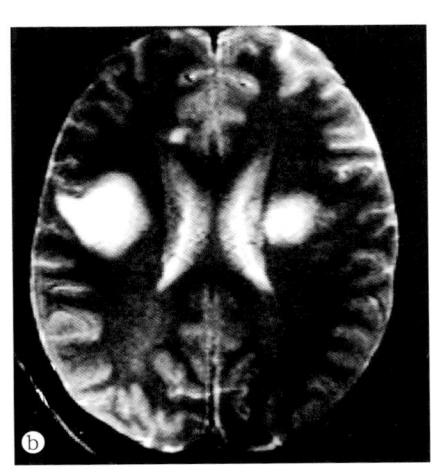

图5-44 艾滋病脑内病毒感染

MRI横断位T_1加权像(a)显示双侧放射冠及额叶皮层下多发低信号病灶，边界清楚；T_2加权像(b)病灶为高信号。

三、肿瘤

随着艾滋病发病率的上升，原发性中枢神经系统淋巴瘤（primary CNS lymphomas, PCNSLs）的患病率也迅速增加，在艾滋病患者颅内占位病变的病因中，淋巴瘤列第二位。由于艾滋病中枢神经系统卡波西肉瘤（Kaposi's sarcoma）相对少见，在此重点介绍原发淋巴瘤。

（一）病理和临床表现

原发性中枢神经系统淋巴瘤好发于脑灰白质交界和基底节区，部分病变沿室管膜播散，有包绕脑室生长的特点。淋巴瘤的临床表现缺乏特征性，患者可有头痛、轻度中枢神经系统定位体征。淋巴瘤对放射治疗很敏感，对诊断困难者，可行试验性治疗。

（二）影像学检查

CT平扫显示淋巴瘤位于脑灰白质交界、基底节区或脑室周围，呈斑块状较高密度或等密度病灶，其占位征象较轻；增强扫描病灶呈显著均匀强化。

MRI平扫T_1加权像显示病灶呈较低信号或等信号，病灶周围有低信号水肿带包绕，T_2加权像病灶呈高信号，内部信号强度略不均匀，常有中等程度占位效应；与其他原发脑肿瘤相比，淋巴瘤的T_2加权像信号强度较低。增强扫描病灶有明显强化（图5-45）。经放射治疗后，淋巴瘤病变的体积会迅速减小，占位效应消失，病灶强化程度亦有所减轻。

（三）影像学鉴别诊断

原发性中枢神经系统淋巴瘤需要与中枢神经系统弓形体感染等非淋巴瘤病变相鉴别，由于淋巴瘤与弓形体感染的CT和MRI表现相近，相互鉴别有一定困难。可以选择以下影像学检查进行鉴别诊断：

1. 质子磁共振波谱检查　由于弓形体感染、淋巴瘤、进行性多灶性白质脑病、隐球菌肉芽肿等病变的代谢产物（例如胆碱、肌酐、乳酸等）的峰值和峰下面积变化有显著差异，因此^{1}H-MRS可以对之加以鉴别。

2．放射性核素显像　有报道利用^{201}T$_1$（铊）SPECT和F-18标记FDG-PET进行淋巴瘤与非淋巴瘤病变的鉴别诊断，取得较好效果，但常规很少应用。

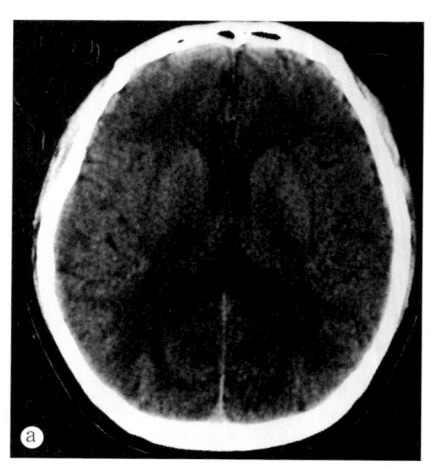
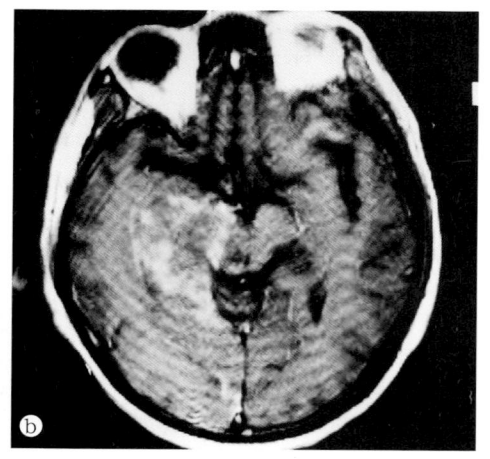

图5-45　艾滋病脑内淋巴瘤

头颅CT(a)示右侧基底节区稍低密度影，MRI的T$_1$加权像增强扫描图像(b)显示右侧中脑及右内侧颞叶不规则强化。（图5-40～图5-45由首都医科大学附属北京佑安医院放射科李宏军主任提供）

四、HIV感染对中枢神经系统的直接影响

HIV感染有嗜神经性，早期即累及中枢神经系统，引起一系列异常改变，主要表现为脑组织代谢异常、HIV脑炎和艾滋病痴呆综合征。

（一）病理

HIV脑炎的有二个病理学特征性改变：

1．由多核巨细胞形成微胶质结节（microglial nodule，MN）。

2．脑白质髓鞘的广泛丢失。

（二）影像学检查

CT和MR不能直接显示微胶质结节，但是可清楚显示脑萎缩，以及并发的双侧对称性的弥漫性脑白质病变。这些白质病变在CT图像上呈低密度，在MRI图像上表现为T$_1$加权像呈低信号、T$_2$加权像呈高信号。通常患者的临床症状越重，其影像学异常改变越多。但是部分患者的临床症状较重，CT和MRI却所见正常或仅有轻微改变，二者的相关性较差。

对仅有轻微认知功能改变，常规MRI检查未见异常或异常改变轻微的艾滋病患者，^{1}H-MRS检查能显示深部灰质核团的Cho/Cr比值增高，与组织学发现该部位泡沫巨噬细胞、小胶质细胞和淋巴细胞浸润相一致。大脑皮层的NAA峰下降，与局部神经元丢失和树突损伤相符合。^{1}H-MRS在评价中枢神经系统HIV感染及其程度方面，比常规MRI检查更敏感。

五、各种影像诊断方法的优缺点比较和优选检查路线

1．CT检查　CT扫描可检出艾滋病脑实质病灶，脑萎缩、脑室扩张和蛛网膜下腔增宽等异常征象，以及其他并发疾病。由于对颅内占位病变的患者进行腰穿有导致脑疝的危险，所以在腰穿前，应先行CT扫描，以除外脑内占位性病变。CT发现有交通性脑积水者，可行脑室分流术治疗；若显示病灶钙化，则提示病变已处于慢性阶段。

CT还可用于病灶的活检定位，监测治疗效果和观察病情演变过程。CT所见还可提示病变复发，表现为原病变区重新出现异常强化病灶，周围脑水肿和占位效应加重。手术后进行CT检查还可排除

并发的脑内血肿。

CT平扫不能显示脑膜病变,增强扫描显示脑膜强化亦属非特异性征象,为其主要缺点。由于在同一部位可相继发生弓形体感染和中枢神经系统淋巴瘤等两种不同性质的病灶,CT诊断多发病变的准确性不高。

2.MRI检查 MRI具有组织对比分辨力最高,可直接行多方位成像,无骨伪影干扰,无射线辐射损伤等优点,在显示大多数与艾滋病相关的中枢神经系统疾病方面,MRI的诊断效果都优于CT。MRI可显示CT显示不清或未显示的脑白质病变,MRI的T_2加权像发现病变更为敏感。有学者认为如果在T_2加权像上发现异常改变,增强扫描可以帮助进一步显示病变的特征,显示病灶沿室管膜下的转移等情况,以及确定活检部位。当患者出现脑膜症状或平扫MRI所见不能解释患者的所有症状时,可进一步行增强扫描。MRI扫描时间较长,为其主要不足之处。

3.放射性核素检查 在鉴别艾滋病患者原发性中枢神经系统淋巴瘤和非淋巴瘤病变方面,CT和MRI均缺乏特征性征象,而^{201}TlSPECT具有鉴别诊断价值。淋巴瘤病变摄取同位素增多,而非淋巴瘤病变则无摄取增多改变。SPECT的空间分辨力低,近颅底和颅盖的病变可能被掩盖为其诊断限度。

4.磁共振波谱检查 MRS可提高艾滋病患者中枢神经系统病变显示的敏感性,但特异性较差。^{1}H-MRS可显示HIV脑炎患者MRI表现正常区域的异常代谢改变,评价HIV感染脑组织受累范围比MRI更敏感,有助于对HIV感染中枢神经系统病变做出病因诊断。

5.影像学优选检查路线 艾滋病中枢神经系统病变的首选影像学方法是MRI,不能进行MRI检查者,才选择CT扫描。放射性核素显像和MRS主要用于鉴别诊断。

第九节 克-雅病

一、概论

克-雅病(Creutzfeldt-Jakob disease,CJD)既往曾有皮质-纹状体-脊髓变性/海绵状脑病等名称,由Creutzfeldt,(1920)Jakob(1921)等首先报道。本病的发生与异常朊蛋白(prion)有关,患者的主要临床表现为进行性痴呆、全身肌阵挛,脑电图具有特征性、周期性、同步放电等特点,本病可能属于一种散发性、遗传性、传染性疾病。现在尚无有效治疗手段。

二、分类及病因

CJD一般分为散发型(sporadic CJD,sCJD)、遗传型(familial CJD,fCJD)、感染型(医源性)和变异型(variant CJD,vCJD)等四种类型,其中散发型占85%,遗传型占10%~15%,感染型通常由使用被污染的深部电极、移植角膜、应用垂体提取的人类生长因子和促性腺激素,以及进行硬脑膜移植等引起。近年提出的变异型可能与疯牛病有关,此类型病例逐渐增多而备受关注。

三、病理改变

病理检查发现本病与异常朊蛋白在神经元内及其周围异常沉积有关,该异常朊蛋白的沉积导致神经元死亡。典型CJD的病理学表现为神经元及其突触发生海绵样变性、广泛反应性星形细胞增生,以及淀粉样斑块形成,病变主要累及大脑皮层、壳核、尾状核、丘脑及海马。电子显微镜下观察,海绵样变以空泡的形式位于神经细胞体之间的嗜中性粒细胞内,空泡变性呈圆形或卵圆形,大小为5~25微米,在病变晚期空泡可达100微米,被网状反应性星形细胞所包绕。

四、临床表现与诊断

在疾病初期,患者多表现为全身疲劳、视觉障碍、抑郁、失眠及定向不稳等,继之患者迅速进展为痴呆,最后出现肌阵挛、脑电图周期性尖波等改变。目前CJD的诊断标准如下：①可能诊断，有特异性神经系统症状、特征性脑电图（周期性尖波）改变、脑脊液中出现14-3-3蛋白；②可疑诊断，临床症状、脑电图改变均不典型，或者无14-3-3蛋白。最后确诊需要活检或尸检病理检查。

五、治疗与预后

CJD尚无有效治疗方法，目前临床使用的抗病毒药物均对CJD无效，只能以支持、对症治疗为主，加强护理和防治并发症是延缓病情发展的主要手段。CJD预后很差，大多数患者死于并发症。

六、影像学表现

X线摄片和CT基本不用于本病的诊断。

（一）MRI检查

在MRI的T_2加权像上CJD主要表现为大脑皮层、基底节区的异常信号，以及快速进展的脑萎缩，但发病早期常规MRI可无异常改变。FLAIR和DWI图像显示的皮层异常信号多于T_2加权像。病变累及脑实质按照顺序依次为纹状体、大脑皮层和丘脑后内侧，这些部位在DWI图像上的进行性高信号是CJD特征性改变（图5-46）。

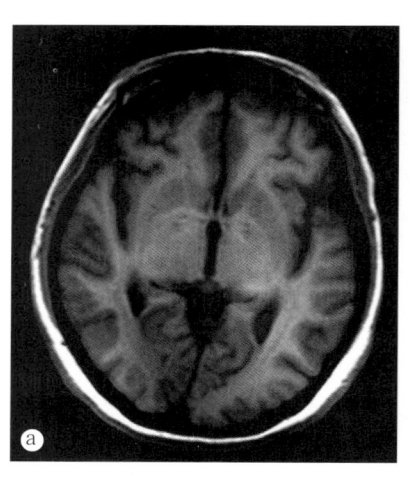
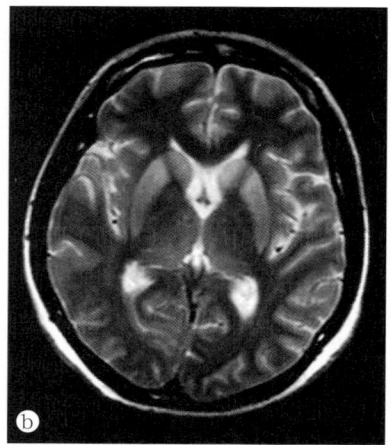
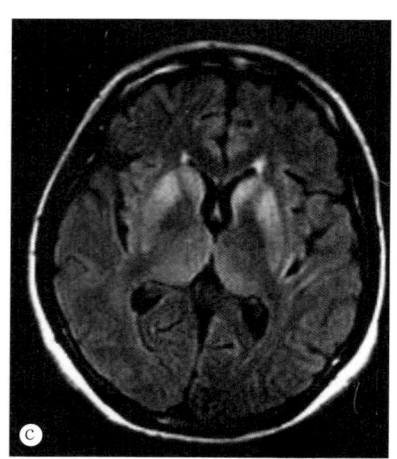
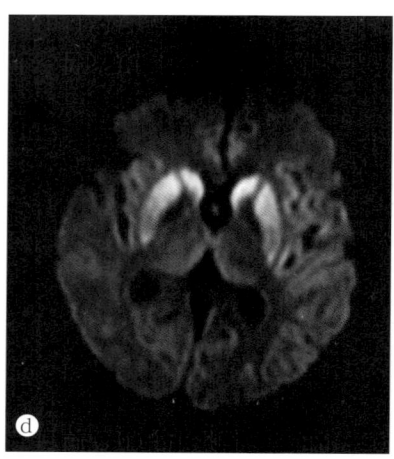
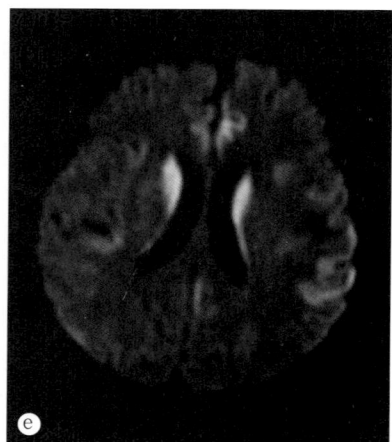

图5-46 CJD脑内改变
a.MRI的T_1加权像未见明确异常改变；b.同层面T_2加权像显示双侧豆状核及尾状核头的均匀稍高信号，左侧枕叶皮质信号也稍高；c.FLAIR像显示双侧豆状核及尾状核头呈高信号；d、e为不同层面DWI图像，显示双侧豆状核和尾状核显著高信号，双侧额叶内侧皮质、左侧顶枕叶及部分枕叶皮质呈彩带样高信号，为CJD的典型改变。（本例图像由宣武医院神经内科叶静主任医师提供）

有学者提出CJD的诊断依据有：① 单侧或双侧纹状体出现T_2加权像异常高信号，至少一处脑皮层有彩带样高信号，但T_1加权像无异常改变；②T_2加权像显示大脑皮层的广泛彩带样高信号（至少3个部位），参见图12-12，而相应皮层下脑白质正常，T_1加权像正常。

可能CJD的诊断依据为：① FLAIR图像发现异常信号，而DWI未见异常改变；②FLAIR和DWI图像均显示异常改变，但是病变范围局限；③单侧或双侧丘脑后内侧发现病灶而无皮层异常改变。

可能排除CJD的条件：① 灰质异常信号轻微，病变位于岛叶、扣带回；② 异常信号可能为伪影。

否定CJD诊断的依据：影像学表现正常，或者影像学显示的异常改变与CJD不符合。

（二）鉴别诊断

需要与CJD鉴别诊断的病变有阿尔茨海默病、血管性痴呆、线粒体脑肌病伴乳酸血症和卒中样发作、皮层静脉血栓形成，中枢神经系统淋巴瘤以及其他脑肿瘤、病毒性脑炎等。

七、影像学优选检查路线

本病以MRI为首选影像学检查方法，除常规扫描外，还应包括FLAIR和DWI脉冲序列，其中以DWI图像的诊断价值最高。

（李坤成　张开元　杨小平　孟亚丰　马云川）

参 考 文 献

1. 鱼博浪，王泽忠，杨广夫，等．病毒性脑炎的CT和MRI诊断．中华放射学杂志，1995，29：837～839
2. 李明洙，富春雨，罗力，等．颅脑包虫病X线、CT、MRI影像特点．中华神经外科杂志，1997，13：356～357
3. 赵庆秋，陈英敏，张华宁，等．脑实质型囊虫病的影像学特征与囊尾蚴生存状态之间的关系．中华放射学杂志，1997，31：629～631
4. 杨树源，张建宁，赵春生，等．实验性脑脓肿影像学改变的病理基础研究．中华神经外科杂志，1998，14：367～370
5. 孟亚丰，李坤成，张念察，等．颅内结核瘤的MRI诊断．中华放射学杂志，1999，33：680～681
6. 郭燕军，徐忠宝，等．病毒性脑炎头颅MRI表现．临床神经病杂志，2000，13：95～96
7. 杨军，张建生，康笃伦，等．脑脓肿147例临床分析．中华神经外科杂志，2001，17：313～315
8. 郭冬梅．脑囊虫病药物治疗研究进展．国外医学寄生虫病分册，2001，28：114～116
9. 顾伟中，樊树峰．AIDS的影像学表现（上）．临床放射学杂志，2001，20：231～234
10. 张大海，樊树峰，顾伟中．AIDS的影像学表现（下）．临床放射学杂志，2001，20：331～334
11. 王玮，魏ří国，蒋向农，等．FLAIR序列在脑部疾病中的应用研究．实用放射学杂志，2002，18：380～382
12. 尚京伟，戴建平，高培毅，等．颅内硬膜外积脓的影像诊断．实用放射学杂志，2002，18：660～663
13. 姜兴岳．颅内感染性病变的CT、MRI诊断与进展．国外医学杂志临床放射学分册，2003，26：349～351
14. 林世和，赵节绪，江新梅，等．散发性Creutzfeldt-Jakob病头部磁共振表现．中华神经科杂志，2004，37：56～57
15. 魏桂荣，张敏，梅元武，等．单纯疱疹病毒性脑炎研究进展．国外医学内科学分册，2004，31：399～402
16. 董江宁，施增儒，吴寒梅，等．脑血吸虫性肉芽肿CT和MRI表现与分型探讨．中华放射学杂志，2004，38：144～146
17. 黄萨，提正太，李勇，等．磁共振扩散加权成像鉴别脑脓肿和坏死囊变性脑肿瘤．中国医学影像技术，2005，21：1815～1817
18. 项永生，刘灵慧，陈善成，等．脑结核瘤的诊断和手术治疗．中华神经医学杂志，2005，4：1051～1052
19. 姚秀忠，陈世勇，赖清泉，等．3DSPGR磁化传递成像在鉴别脑脓肿与坏死囊变性脑肿瘤的应用．中国医学影像技术，2006，22：682～683
20. 史大鹏，闫庆栋，陈世华，等．AIDS脑部病变影像学表现分析．实用放射学杂志，2006，22：143～145
21. 郑峥，宿英英．脑脓肿治疗研究进展．中国神经免疫学和神经病学杂志，2006，13：60～62
22. 张开元，牛广明，韩晓东，等．多体素^{1}H-MRS对脑胶质瘤、转移瘤及脑脓肿的鉴别诊断研究．临床放射学杂志，2007，26：10～12
23. 夏爽，祁吉．Creutzfeldt-Jakob病的影像学研究进展．国外医学临床放射学分册，2007，30：88～91
24. 张龙江，祁吉．中枢神经系统结节病的影像学表现．国外医学临床放射学分册，2007，30：73～76
25. 雷红卫，刘士远，陶晓峰．脑血吸虫病的病理和影像学研究进展．实用放射学杂志，2007，23：1130～1133
26. 李宏军．艾滋病临床与影像诊断．北京：中国医药科技出版社，2007
27. Schroth G, Gawehn J, Thron A, et al. Early diagnosis of herpes simplex encephalitis by MRI. Neurology, 1987, 37: 179～183
28. Demaerel P, Wilms G, Robberecht W, et al. MRI of herpes simplex encephalitis. Neuroradiology, 1992, 34: 490～493
29. Domjan J, Millar J. The MRI appearances of anterior opercular syndrome in a child with recurrent herpes

simplex encephalitis. Clin Radiol, 2000,55:574~581
30. Weidauer S, Weidauer S, Ziemann U T, et al. Vasogenic edema in Bickerstaff's brainstem encephalitis: a serial MRI study. Neurology, 2003, 61:836~847
31. Pyhtinen J, Pääkkö E, Jartti P, et al. Cerebral abscess with multiple rims of MRI. Neuroradiology, 1997,39:857~859
32. Noguchi K, Watanabe N, Nagayoshi T, et al. Role of diffusion-weighted echo-planar MRI in distinguishing between brain abscess and tumour: a preliminary report. Neuroradiology,1999,41:171~179
33. Lai P H, Hob J T, Wei L, et al. Brain abscess and necrotic brain tumor: discrimination with proton MR spectroscopy and diffusion-weighted imaging. AJNR,2002,23:1369~1377
34. Gupta R K, Vatsal D K, Husain N, et al. Differentiation of tuberculous from pyogenic brain abscesses with in vivo proton MR spectroscopy and magnetization transfer MR imaging. AJNR, 2001,22:1503~1509
35. Pui M H. Magnetization transfer analysis of brain tumor, infection, and infarction. J Magn Reson Imaging,2000,3:395~399
36. Goeser C D, McLeary M S, Young L W, et al. Diagnostic imaging of ventriculoperitoneal shunt malfunctions and complications. Radiolgraphics,1998,18:635~651
37. Kanamalla U S, Ibarra R A, Jinkins J R, et al. Imaging of cranial meningitis and ventriculitis. Neuroimaging Clin N Am, 2000,10:309~331
38. Ferreira N P, Otta G M, do Amaral L L, et al. Imaging aspects of pyogenic infections of the central nervous system. Top Magn Reson Imaging, 2005, 16:145~154
39. Salgado P, Del Brutto O H, Talam ásO, et al. Intracranial tuberculoma: MR imaging. Neuroradiology,1989,31:299~302
40. Gupta R K, Prakash M, Mishra A M, et al. Role of diffusion weighted imaging in differentiation of intracranial tuberculoma and tuberculous abscess from cysticercus granulomas-a report of more than 100 lesions. Eur J Radiol,2005,55:384~392
41. Dumas J L, Valeyre D, Chapelon-Abric C, et al. Central nervous system sarcoidosis: follow-up at MR imaging during steroid therapy. Radiology, 2000,214:411~420
42. Smith J K, Matheus M G, Castillo M, et al. Imaging manifestations of neurosarcoidosis. AJR,2004,182: 289~295
43. Chawla S, Husain N, Kumar S, et al. Correlative MR imaging and histopathology in porcine neurocysticercosis. J Magn Reson Imaging, 2004, 20:208-215
44. Tunaci M, Tunaci A, Engin G, et al. MRI of cerebral alveolar echinococcosis. Neuroradiology, 1999,41:844~846
45. Liu H, Lim C C, Feng X, et al. MRI in cerebral schistosomiasis: characteristic nodular enhancement in 33 patients. AJR,2008,191: 582~588
46. Zhang J S, Huan Y, Sun L J, et al. MRI features of pediatric cerebral paragonimiasis in the active stage. J Magn Reson Imaging,2006,23: 569~573
47. Antinori A, Ammassari A, De Luca A, et al. Diagnosis of AIDS-related focal brain lesions: a decision-making analysis based on clinical and neuroradiologic characteristics combined with polymerase chain reaction assays in CSF. Neurology, 1997,48:687~694
48. Lee V W, Antonacci V, Tilak S, et al. Intracranial mass lesions: sequential thallium and gallium scintigraphy in patients with AIDS. Radiology, 1999,211:507~512
49. Bakshi R. Neuroimaging of HIV and AIDS related illnesses: a review. Front Biosci,2004,9:632~646
50. Young G S, Geschwind M D, Fischbein N J, et al. Diffusion-weighted and fluid-attenuated inversion recovery imaging in Creutzfeldt-Jakob disease: high sensitivity and specificity for diagnosis. AJNR, 2005: 1551~1562
51. Finkenstaedt M, Szudra A, Zerr I, et al. MR imaging of Creutzfeldt-Jakob disease. Radiology, 1996,199:793~798

第六章　颅脑先天性发育畸形

一、概论

中枢神经系统畸形的发病机制尚不完全清楚，一般认为是由于胎儿期发育异常或停滞所致。造成这些畸形的原因十分复杂，主要包括染色体、线粒体、核酸合成、蛋白质合成、酶转换等异常，其中任何因素均可导致胚胎器官的发育障碍。由于发病机制不清，颅脑先天性疾病的病因学分类比较困难，采取胚胎发育结合形态学异常的方法进行分类。因此，在认识许多先天性畸形时，应该首先了解中枢系统胚胎发育过程和各阶段可能发生的异常。

在中枢神经系统从神经管形成到出生的整个胚胎发育过程中，均可出现各种畸形，但是形态学异常主要发生在胚胎期的第8周，其发育紊乱发生得越早，所致的畸形越严重。

胚胎期中枢神经系统形成呈持续发展过程中，经历复杂的发育、塑形、再塑形的演变。就脑发育而言，经历从背侧导入、腹侧导入、神经元增殖、神经元移行、组织发生和髓鞘形成等过程，该过程从胎儿期直至出生后连续进行，下面主要介绍脑胚胎形成的基本过程，尤其是与发生形态学异常相关的内容。

二、背侧导入

背侧导入过程发生于妊娠的第3~4周，值此期间脊索和脊索前的中胚层发育成重叠的神经板。神经板内陷形成神经皱襞，然后形成神经管。而中胚层形成硬脑膜、软脑膜、椎体和颅骨的原基。外胚层形成前脑、中脑、菱脑和脊髓颈段，下段脊髓形成较晚，来自尾芽。

背侧导入过程障碍可引起颅侧神经管闭合障碍，产生严重的无脑畸形、脑膨出、脊髓脊膜膨出、Chiari畸形和脊髓裂等畸形。

三、腹侧导入

腹侧导入过程发生于妊娠的第5~10周。主要是神经管头端增大，形成3个充满液体的囊泡（即前脑、中脑和菱脑）和2个向下的弯曲（头曲和颈曲）。头曲和颈曲分别位于中脑和菱脑与脊髓的交界处。腹侧导入过程障碍引起前脑与面部畸形，可分为全前脑畸形和面端脑畸形。视隔发育不良属于腹侧导入过程的发育障碍，主要是端脑中线结构缺损。有人认为视隔发育不良是轻型脑叶型全前脑病。此外，腹侧导入障碍还可造成Dandy-walker畸形。

四、神经元增殖

神经元增殖发生于妊娠的第2~5个月。在此期间，接近脑室系统的原始室管膜区的未分化细胞增生，演变成神经细胞。细胞增生障碍可产生脑小畸形，若形成的神经细胞过多，即引起巨脑畸形。神经周围的成纤维细胞异常产生神经纤维瘤病，星形胶质细胞异常产生结节性硬化症，内皮细胞异常导致Sturge-Weber综合征等。

五、神经元移行

神经元移行发生在妊娠第2~5个月，全过程持续3个月左右。在此期间，成神经元向外发出突起形成少细胞的边缘区域，该区是脑白质的最初形态。在妊娠第7周时成神经元第2次移行，穿过边缘区形成皮质板，此皮质板就是脑灰质的最初形态。若细胞移行对称性衰退，则形成积水性脑畸形和脑裂畸形，或者脑穿通畸形；成神经细胞未能抵达最后部位，则导致灰质异位。妊娠第20周时，皮质板变厚形成最初的脑沟，若脑沟形成障碍则产生无脑回、小脑回和巨脑回畸形。以后才出现第2、3级脑沟。妊娠第5~6个月最后完成神经元向皮层的移行过程，形成脑表面的皮质结构。如果移行的神经元虽然到达皮层区，但是未能按正常分布到达指定位置，则其生长速度失去平衡，颗粒层以上与颗粒层以下的灰质发育快慢不一，引起多发小脑回畸形。

六、组织发生（神经的组成和排列）和髓鞘的形成

神经元移行至最后位置后，必须经历适当排列、定向与分层的发育过程，这一过程从妊娠第6周至出生后数年才能完成，轴突和树突的分化、神经突触之间的联系等均在此期完善。髓鞘形成是一个动态发育的过程，其形成以有序的方式由妊娠第6个月开始，持续至出生后，直至成年期才最终完成。脑髓鞘形成按照从中心至周围、从背侧至腹侧，从尾侧至头侧的方向发展。髓鞘生成的第一个高峰期为妊娠第30周至分娩，第2个高峰期为出生后至8个月。MRI可以评价髓鞘形成，即脑白质成熟的过程。中枢神经系统髓鞘化异常可分为发育障碍、合成障碍和脱髓鞘3种。其中脱髓鞘病变还包括Alexander病、中枢神经系统海绵样变性，由缺乏半乳糖神经酰胺酶而引起的溶酶体累积病等。

先天性颅脑畸形有多种分类方法，简单将之划分为器官形成障碍和组织发生障碍的分类方法应用得较为广泛。有时还加上细胞发生障碍为第3类。器官形成障碍可进一步分为神经管闭合异常，脑憩室脑泡形成障碍，脑沟异常，细胞移行障碍，体积大小异常及破坏性病变等。组织发生障碍以神经皮肤综合征为代表，包括结节性硬化、神经纤维瘤病和Sturge-Weber综合征等。

第一节　颅脑闭合性畸形

一、颅裂及脑膨出

颅裂（cranial bifida）源于先天颅骨发育异常，表现为颅缝闭合不全而遗有缺损，形成一个缺口。一般多发生在颅盖骨或颅底骨的中线，少数偏于一侧。如果裂孔处无脑组织外溢，则称为隐性颅裂。反之，有脑组织外溢则称囊性颅裂，又称脑膨出（encephalocele），即大脑皮层和脑膜在皮肤覆盖下通过颅骨缺陷向外膨出，为较常见的先天畸形。有人报道，脑膨出的发生率，在新生儿中占万分之一。

（一）病因和病理

颅裂及脑膨出病因尚未确定，一般认为由先天发育异常所致。主要与胚胎时期神经管发育不良有关。正常情况下神经管约在胚胎第4周末时完全闭合，如果神经管在闭合过程中发育不良或闭合不全，则由中胚层发育形成的颅骨、脑膜及蛛网膜下腔等出现发育障碍，导致本畸形。

颅裂按其临床病理改变，可分以下三型：

（1）隐性颅裂　此型比较少见，出生时患者多无症状，很少主动就医，仅少数病例达到一定年龄后出现症状。X线摄片检查发现颅骨缺损或颅缝闭合不全而确诊，除合并皮肤瘘管及较大脂肪瘤者外，真正需要住院治疗的病例十分罕见。

（2）囊性颅裂或脑膨出　此型患者临床上较多见，为神经组织及被膜经颅骨裂孔膨出。

（3）露脑畸形　此症罕见，患儿常于生后数小时内死亡。主要表现为颅骨的大块缺损，以及发育

不全的脑组织外露，其表面仅有不完整包膜而无头皮等软组织覆盖，病变多见于枕骨和顶骨。

脑膨出可发生在额部、鼻咽部、颞部、顶部或枕骨中线。枕部脑膨出以欧美多见，而东亚以额部脑膨出更常见，在东南亚某些地区脑膨出比脊髓脊膜膨出更为常见。因此，也许地区性因素对脑膨出的发生发挥一定作用。据文献报道，在脑膨出患儿中，枕叶膨出占71%，顶叶膨出占10%，额叶膨出占9%，从鼻腔膨出占9%，从鼻咽部膨出者仅占1%。枕部脑膨出以女性多见，其他部位的脑膨出则以男性多见。脑膨出的发病率在美国为1万例活产婴儿中有1例，在英国为每2 500例活产婴儿中有1例。

脑膨出的大小不等，大者可与头颅等大，小者直径仅为头颅的1/4。因为某些与头颅等大的膨出内部仅含脑膜和脑脊液，所以，不能仅根据大小判断膨出的内容物。有人认为无蒂膨出含脑组织的可能性大于有蒂者。脑膨出极少孤立存在，通常伴有颅顶骨畸形、大脑镰和小脑幕缺如或发育不全、小脑蚓部发育不全、顶盖部畸形，以及膨出处大脑半球结构异常等。虽然脑膨出位于中线，但是其内容物通常仅来自一侧半球。一般患侧半球较小，对侧正常半球向患侧移位。

根据脑膨出的内容，可将之分为4种类型：

(1) 脑膜膨出 (menigocele) 指膨出囊内仅含硬脑膜和脑脊液；

(2) 脑膜脑膨出 (meningoencephalocele) 指脑组织随硬脑膜一起膨出，但不含脑室成分；

(3) 积水性脑膨出或称囊性脑膨出 (encephalocystocele) 指部分脑室与脑膜脑膨出的腔相通；

(4) 囊性脑膜脑膨出 (encephalocystomeningoele) 指除脑和脑室膨出外，在硬脑膜与脑组织之间有囊性脑室壁及囊腔。

膨出的脑组织常伴有发育畸形和结构扭曲，但是其组织学所见多正常。部分患者可有脑皮层萎缩或脑组织肥厚、局部坏死甚至液化，局部脑室扩大并发脑积水等异常改变。膨出部分多由正常皮肤覆盖，但也可仅被覆一层薄膜，后者即为露脑畸形。

脑膨出根据其部位可分为后位或枕部脑膨出和前位或额部脑膨出两大类，后者为位于额骨与鼻骨或鼻软骨连接处的膨出。

枕部脑膨出约占脑膨出的70%，以女性多见。根据其与枕外粗隆的关系，可分为位于枕外粗隆上方的枕上脑膨出和位于下方的枕下脑膨出两种。如果骨缺损向下扩展至枕大孔，则称为枕大孔脑膨出，此种脑膨出与颈脊柱裂伴发时，称为枕颈脑膨出（裂枕露脑畸形）。

前位脑膨出较后位脑膨出少见，可分为前顶（可见）脑膨出和颅底（不可见）脑膨出两类。前顶脑膨出进一步分为以下3个亚型：

(1) 鼻额型　膨出位于额骨与鼻骨连接处。
(2) 鼻筛型　膨出位于鼻骨或鼻软骨处。
(3) 鼻眶型　膨出位于眶前部的筛骨前部。

颅底脑膨出又分为5个亚型：

(1) 经筛（鼻内）脑膨出　通过筛板突出的脑膨出疝至鼻腔。

(2) 蝶筛（鼻内后部）脑膨出　膨出物通过蝶骨疝至鼻腔后部。

(3) 经蝶脑膨出　膨出物通过蝶骨疝至鼻咽部。

(4) 蝶眶脑膨出　膨出物通过眶上裂疝至眼眶。

(5) 蝶（骨）上颌脑膨出　膨出物通过翼裂疝至眼眶，然后经眶下裂至翼窝。

(二) 临床表现

脑膨出的形态与大小各异，其大小从直径数毫米至大于正常头颅不等。脑膨出的圆顶可部分或全部由皮肤覆盖，基底部可有毛发，常伴发皮肤异常（如葡萄酒色斑等）。脑膨出局部通常有搏动，可被压缩，哭闹时其张力增强。

本病的临床症状取决于脑膨出所在部位，但是其伴发的神经缺陷通常并不严重。枕部脑膨出因枕叶疝出，而引起不同程度的视力障碍；枕下脑膨出可引起共济运动障碍；顶部脑膨出可引起感觉及语言障碍；鼻部或鼻咽部脑膨出的症状酷似鼻息肉，而且常伴唇裂及腭裂；眼部或蝶眶部脑膨出常伴单眼突出。膨出物液体中含糖为诊断本病的重要依据。

(三) 影像学检查

影像学检查可评价脑膨出骨缺损部位及范围，脑膨出内容及大小，有无并存中枢神经系统畸形，以及脑脊液的异常动力学改变等。

1. X线摄片检查　头颅X线摄片可以确定枕部、额、眶部脑膨出的骨缺损（图6-1）。除能明确骨缺损部位外，还应该注意观察颅骨缺损的范围、以及有无颅顶骨内面的凹陷等。鼻咽部脑膜膨出应该与肿瘤相鉴别，头颅X线摄片可见颅骨裂孔以及前颅凹底为漏斗样畸形等异常表现。

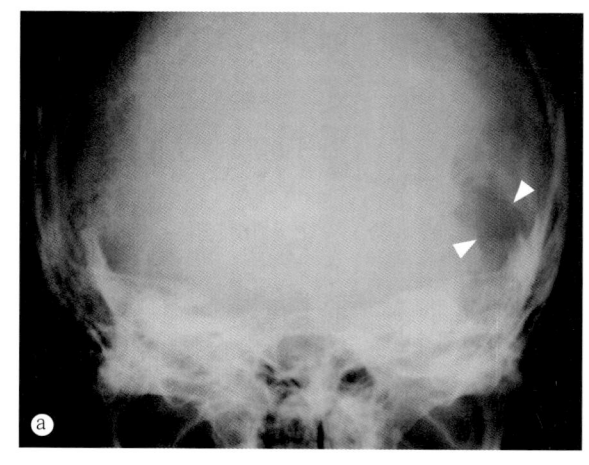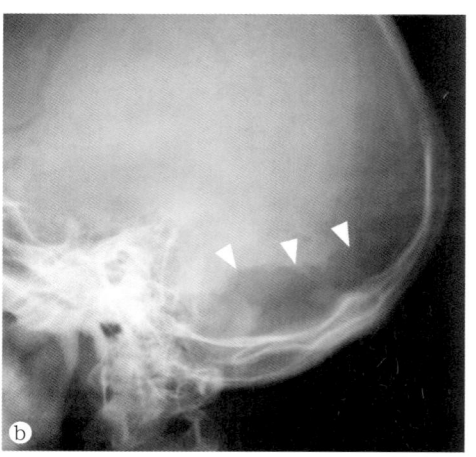

图6-1　左侧枕部隐性颅裂
头颅X线摄片局部正位（a）和侧位（b）：可见左侧枕部人字缝下方不规则的条状骨质缺损。

2. CT扫描检查　CT横断加冠状位扫描可准确、清楚地显示颅骨缺损，尤其适用于显示颅底部骨缺损的情况，有明显优越性。与骨折的骨皮质突然中断不同，颅骨缺损的边缘完整，多呈弧形。CT可清楚显示颅内容物经颅骨缺损膨出所形成的"疝"，包括"疝囊"和"疝颈"。疝囊的边界清楚、光滑，囊壁由脑膜组成，囊内的实质性组织与颅内脑组织相延续，多数可分辨出脑皮质、白质和脑沟、脑室等结构（图6-2～图6-3a～d）。增强扫描囊壁的脑膜显著强化，囊内实质性组织与脑组织的强化程度一致。部分患者囊内脑组织中可见不强化的斑片状，甚至大块低密度区，有时可见疝出脑组织有发育异常。

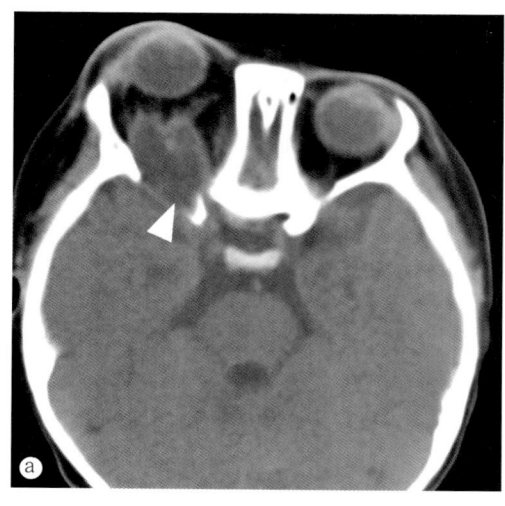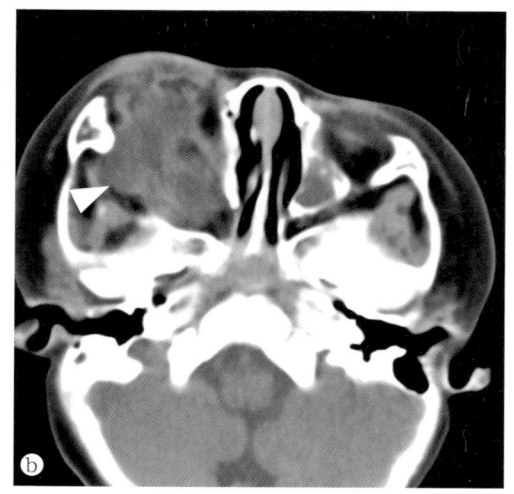

图6-2　颅底蝶眶脑膜膨出
CT平扫：显示囊性组织通过眶上裂缺损处（△）疝至眼眶（a），在球后形成占位性病灶致眼球突出，囊肿向后外通过蝶颧缝（△）和眶下裂进入颞下窝及翼腭窝（b）。

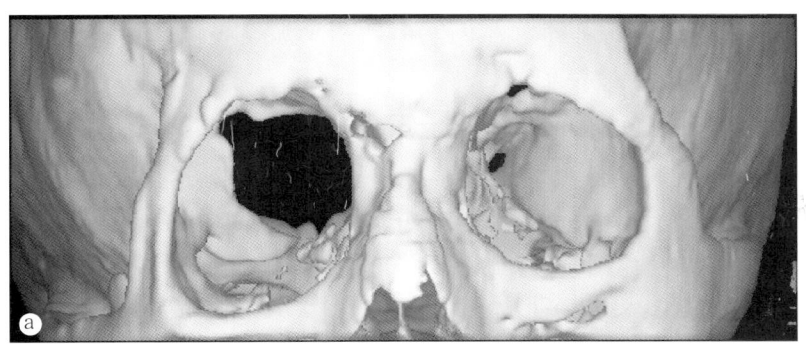
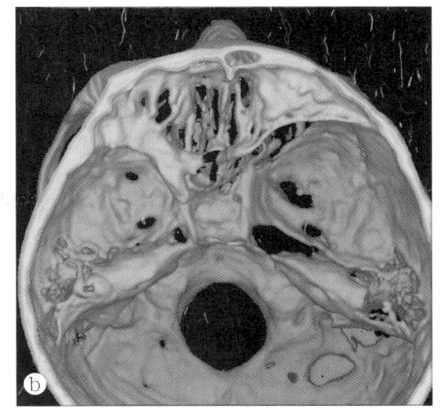
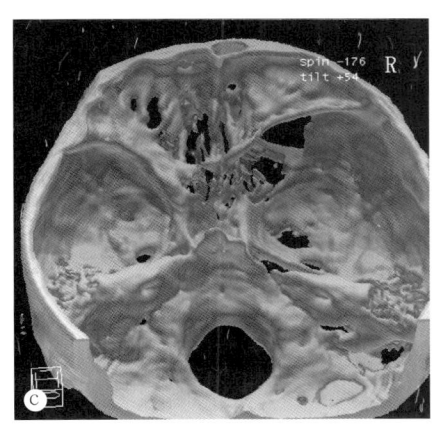
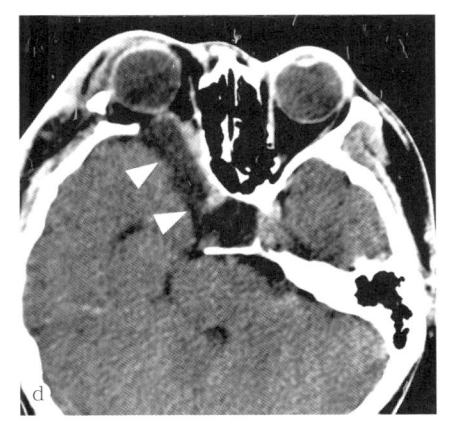
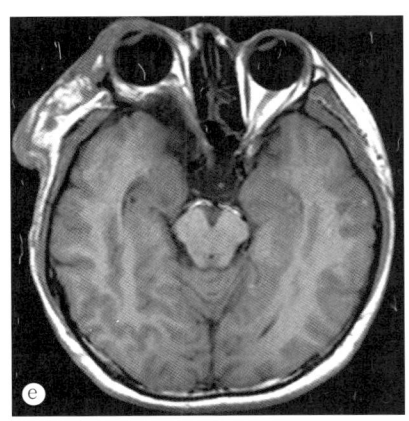
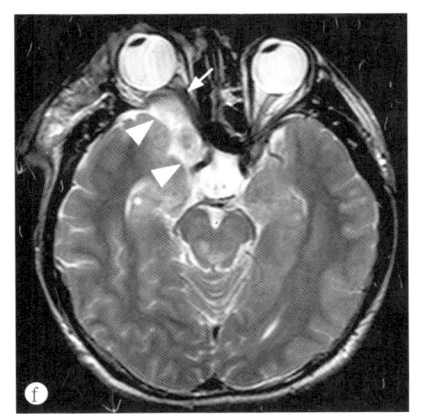
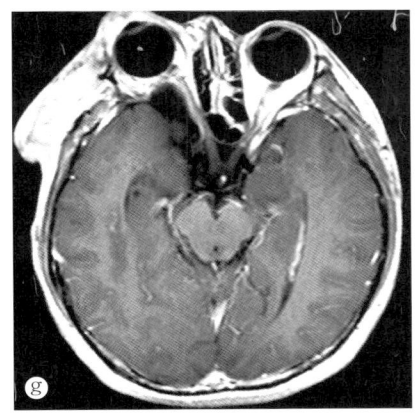

图6-3　右侧颅骨发育异常并蝶眶脑膜膨出

颅底CT三维表面重建冠状（a）、横断位（b）和前倾位（c）图像显示：右侧中颅窝骨性容积扩大，眶上裂周围骨质广泛缺损，圆孔和破裂孔显著扩大。CT横断面（d）：眶上裂显著扩大累及蝶骨小翼，液性低密度突入眶内及鞍区（△），眼球突出。MRI横断面 T_1 加权像（e）、T_2 加权像（f）：突入眶内的为脑脊液信号（△），视神经受压内移（↑）。增强横断位 T_1 加权像（g）：可见突入眶内的脑膜有强化，以贴近视神经部分脑膜显著，为蝶眶脑膜膨出。（注：右眶外侧皮下软组织占位病变为神经纤维瘤）

3. MRI 检查　MRI 能从不同方位显示脑膨出全貌，及其合并的其他畸形，效果优于 CT，但是其显示颅骨缺损的效果不如 CT。颅骨缺损在 MRI 图像上表现为颅板髓质骨（即板障）的高信号在脑膨出处中断。MRI 还能显示疝囊内结构，特别能清楚显示灰白质及其发育畸形（如脑回增宽、皮质增厚、白质内异位灰质团块等），多可辨认膨出脑组织的来源（图 6-3e～g）。

4. X 线脑血管造影检查　X 线脑血管造影可确定膨出囊内有无重要脑组织。

（四）治疗

根据脑膨出内容物及伴发畸形的程度可谨慎考虑外科手术治疗方案，对于能用外科手术切除治疗的脑膨出畸形，手术是理想的治疗方法。术前 CT 和 MRI 检查有助于手术方案的制订。如果脑部畸形广泛，则不应该进行手术治疗，但是对那些可能存活的患儿，也可进行姑息性手术处理。尽管脑膨出多有皮肤覆盖，但仍是一个感染的入口，反复发生脑膜炎是患儿最常见死因。

脑膨出选择手术治疗的指征如下：

（1）囊内无脑组织（仅有脑膜膨出）；

（2）脑膨出的范围较小。

出生时患儿有下列情况是预后不良的指征：

（1）小头畸形；

（2）囊内有脑组织（脑膜脑膨出）；

（3）脑膨出范围大。如果小头畸形伴大范围脑组织疝出，则手术时难以将脑组织还纳至颅腔之内。

二、先天性皮毛窦

先天性皮毛窦（congenital dermal sinus），又名藏毛窦（pilonidal sinus）较少见。1926 年，Moise 首次报道 1 例腰骶部皮毛窦合并感染，经窦道进入硬膜下，并引起脑膜炎的病例，以后国内外陆续有多篇类似报道。临床上先天性皮毛窦可发生于颅脑至腰骶之间的任何部位，但以腰骶段最多见，其次为颅脑的枕部和鼻部。病变位于颅脊轴线的背侧，其近端常扩张为囊肿压迫神经组织引起脊髓和脑压迫症，其远端皮肤开口处常因逆行感染引起颅内、椎管内感染或开口处出现局部炎症，对患者的健康危害较大。

（一）病因和病理

先天性皮毛窦的发生与胚胎早期发育变异有关，本质上也属于中枢神经系统闭合不全的范畴，可伴有颅骨发育不全、颅裂、脊柱裂和/或脊髓裂等畸形。

先天性皮毛窦由窦口、窦管和与内口相连的上皮样囊肿和皮样囊肿所构成：

窦口：最常见于腰骶部，局部皮肤呈酒窝样或脐样凹陷，伴色素沉着、稀疏毛发、疣状隆起、毛细血管瘤样等改变。窦口通常很小，不易被发现，有的窦口溢液，其液体黏稠，少数患者有脑脊液漏出。窦口感染时其周围皮肤红肿，甚至可能发生溢脓。窦口也可藏于皮下，在牵拉皮肤时才出现小凹。

窦道：连接皮肤与神经组织，皮肤上常有毛发，因此称皮毛窦。窦道始端多在脑外、硬脑膜下，少数在脑内或硬脑膜外，窦道经过处可有颅骨、硬脑（脊）膜、棘突、椎板等结构的缺损，窦壁由皮肤组织组成，长短不一，短者呈盲管状，长者在枕部可达第 IV 脑室，甚至可深达脊髓。窦道通向脊髓腔或颅腔，构成解剖学的感染通道，窦道可变细或中断。

上皮样囊肿和皮样囊肿：由窦道内口的扩张形成，位于颅内或椎管内，可以单发或多发。上皮样囊肿为胚胎发育期皮肤或上皮组织残留在颅腔或脊髓腔内，囊肿的内容物为干酪样或稀软膏样，为鳞状上皮包膜不断增殖角化而形成，后者再分解产生胆固醇和角化蛋白，还有少量纤维组织、血管和脂肪，如果有继发感染，则出现腥臭味，若内部有自发性出血，则内容物变为咖啡色，化验表明囊内蛋白含量增高。皮样囊肿的大体标本与上皮样囊肿相似，但包含皮肤附属器（如汗腺、皮脂腺、毛囊、毛发等结构）。合并的囊肿多数为皮样囊肿，少数为上皮样囊肿。

上皮样囊肿与皮样囊肿内部的张力不一定很高，患者可无神经系统症状，待肿物逐渐增大、囊内张力高时或有感染时，才出现神经压迫症状。两种囊肿的内容物可通过囊壁对周围组织产生化学性刺激，形成纤维包膜，使脑、脊膜发生炎症反应，其内容物还可破入蛛网膜下腔引起化学性炎症。

（二）临床表现

先天性皮毛窦属于胚胎性畸形，其本身不引起临床症状，患者就诊的原因往往是继发感染或合并的皮样囊肿、上皮样囊肿压迫颅神经或脊髓引起神经功能的缺失。许多皮毛窦患儿常被漏诊，有的曾经多次发生脑膜炎、局部感染，甚至出现神经损害症状，在就诊时发现局部皮肤改变及窦道时，才考虑本病的诊断。文献报道1例生后发现枕部有个小孔，不时流出少许分泌物，曾多次发生化脓性脑膜炎，每次发病都伴发热和抽搐，后经手术证实此窦口经窦道与小脑内部的上皮样囊肿相通。当然，随着现代影像学技术的发展，特别是CT和MRI的普及，误诊或延期诊断的病例已经大为减少。

先天性皮毛窦具有以下临床特点：脑内、椎管内反复感染，反复发生脑膜、脊膜炎症，出现脊髓压迫症，脊柱长轴中线的枕、背、腰骶部有窦口，多因出现并发症而就医，抗炎治疗可控制感染，手术治疗的效果较好。

（三）影像学检查

1. X线摄片检查　头颅X线摄片有时可见颅骨的小缺损或颅骨裂，枕部的皮毛窦在汤氏位图像上显示得更清楚（图6-4a），偶尔可见皮样囊肿钙化的高密度影，若合并颅骨骨髓炎，则有时可见死骨。

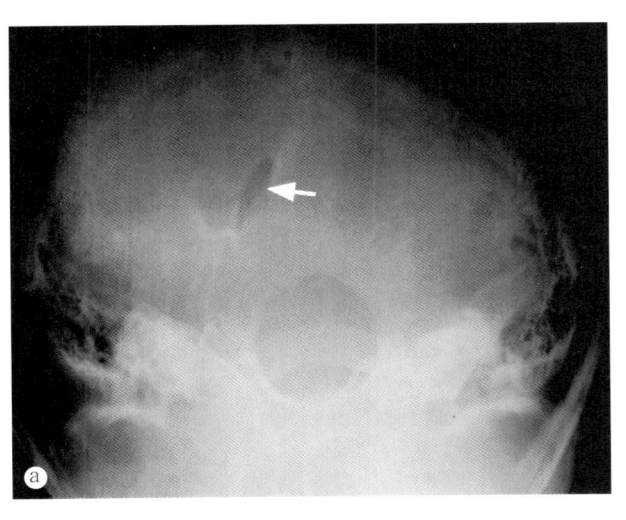
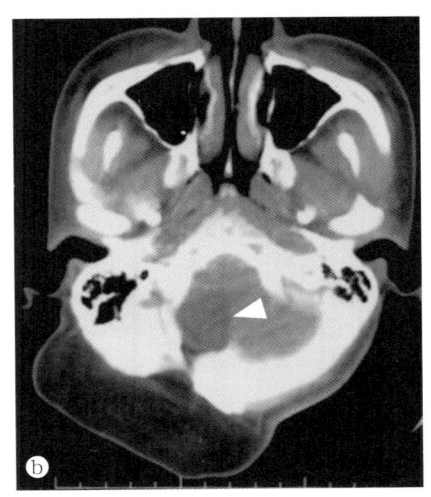
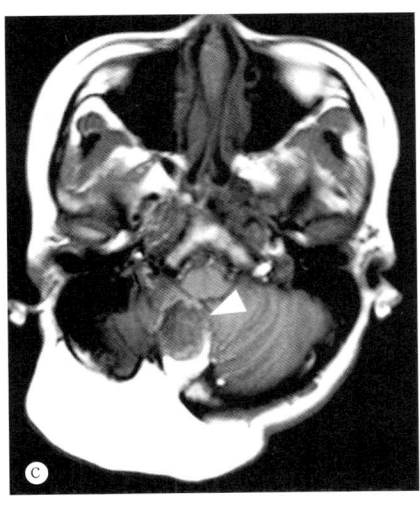
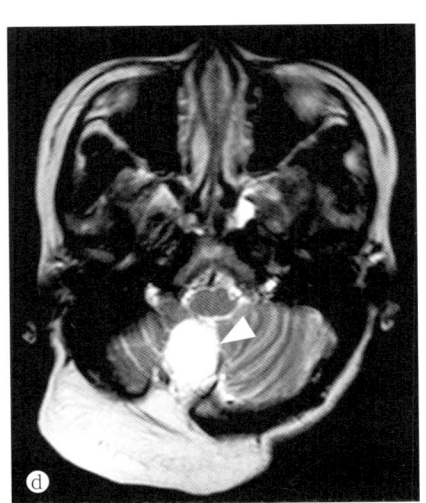

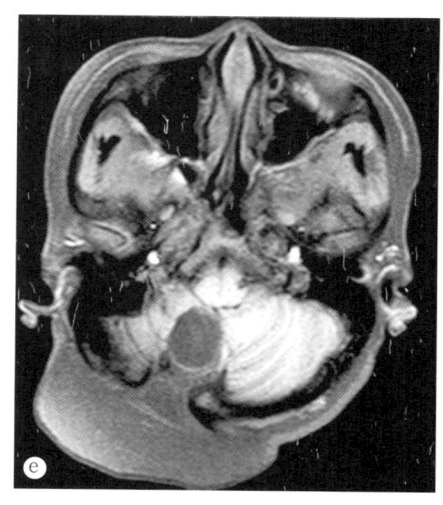
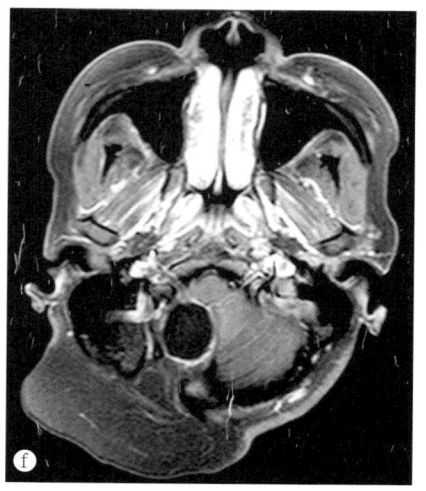
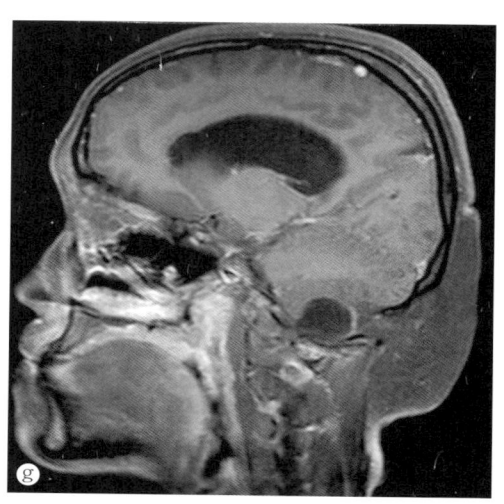

图6-4 右侧枕部先天性皮毛窦
头颅X线摄片汤氏位（a）见右侧枕部中线旁细条状骨质缺损（↑）。CT横断位骨窗（b）见右枕部裂隙状骨质缺损，内口与稍低密度的圆形囊肿相连（△），外口与脂肪瘤相连。横断位T_1加权像（c）显示颅内囊肿为高亮信号，T_2加权像（d）为不均匀等信号，脂肪抑制序列T_1加权像（e）上颅内囊肿信号稍低。囊肿与骨缺损间均为脂肪组织充填，连同皮下脂肪瘤均在T_1、T_2加权像上都为高信号，而在T_1加权脂肪抑制像上为低信号。增强后T_1加权脂肪抑制横断（f）和矢状位（g）：囊肿壁有不规则强化。手术证实影像所见，窦道内口深达硬膜下与囊肿相连，囊肿为有毛发成分的皮样囊肿。

脊柱X线摄片可见椎管扩大或脊柱后突畸形，椎弓根间距加宽，病情严重者可出现骨质部分破坏或吸收，窦口附近可有隐性脊柱裂。

脊髓碘油造影检查：经腰穿注入含碘对比剂，患者取头低足高位，使对比剂自足侧向头部流动，可见肿物下界的碘剂流动受阻，呈杯口状。

2.CT检查　CT可显示本病并发的囊肿，一般呈低密度影，境界清楚，囊肿本身及囊壁均无强化，若发生出血，则内部的密度增高。CT还可清楚显示囊肿壁的钙化影，伴发的脂肪瘤，以及骨结构改变的程度。有时CT可完整或部分显示窦道，尤其是位于鼻部皮毛窦的窦道走行于骨组织中，比较容易显示（图6-4b）。还可先向窦道内注入对比剂，然后进行CT扫描，更清楚地显示窦道。CT显示颅脑皮毛窦所致脑组织改变和并发的脑发育畸形。受骨伪影影响，CT诊断皮毛窦的效果不如MRI，特别对腰骶部位皮毛窦的显示有较大的局限性。

3.MRI检查　MRI在皮毛窦的诊断方面具有独特价值，是目前直观显示窦道、窦口和与内口相连的上皮样囊肿和皮样囊肿病变、确诊本病的最佳影像学方法（图6-4c～g）。

颅脑皮毛窦的窦道由颅内向颅外走行，为一条纤细而蜿蜒的管道，窦管在T_1加权像上为低信号，若合并脂肪瘤，则为高信号，应用脂肪抑制脉冲序列，MRI可抑制脂肪高信号，显示病变的效果更佳。窦口位于窦管的终端，皮肤常内陷，也可合并脂肪瘤。上皮样囊肿或皮样囊肿在T_1加权像上多为低信号，也可呈等或稍高信号，信号不均匀。增强扫描囊内无强化，但囊壁可强化，T_2加权像多为高信号，但是二者难以鉴别。有时也需要与单纯囊肿相鉴别，后者在DWI图像上与脑脊液的信号一致。此外，MRI在显示本病的脑并发畸形和引发的并发症

（如脑积水、脑膜炎等）方面有独特优势。

MRI是椎管内上皮样囊肿或皮样囊肿的最佳检查方法，能从多方位显示病变，为定位诊断和制订手术方案提供可靠依据。腰骶部皮毛窦的窦道有时与神经组织相连，可合并栓系脊髓，并可穿过硬膜与远端脊髓的背面、终丝或栓系脊髓附着部相连。

（四）治疗

外科手术是治疗本病的有效方法，手术以封闭窦口和切除囊肿为目的，应力争将囊肿全部切除，以防止复发，术中暴露肿物后可先穿刺将囊内液体抽净，再小心冲洗囊腔，剥离囊壁并切除，术中需要应用抗生素盐水反复冲洗术野，以减少术后感染及残留囊液刺激周围组织而产生的化学性炎症。

如有合并感染，原则上应该先进行抗炎治疗，待炎症控制后再实施手术治疗。如果炎症一时难以控制，但是伴发神经功能严重损害，也可在进行抗炎治疗期间，实施紧急手术。

小儿处于生长发育阶段，神经组织代偿及恢复能力均较成人强，手术治疗常能获得比较满意的结果。

三、积水型无脑畸形

积水型无脑畸形（hydranencephaly）又称无脑型积水（water-no-brain）、水泡脑（bubble brain），是由一个较厚的软膜-神经胶质构成的膜性囊肿取代大脑半球的重症脑缺损畸形。积水型无脑畸形的发病率约占新生儿的0.2%。本畸形由Cruveilhier于1829年首次报道。

（一）病因、病理和发病机制

积水型无脑畸形的发病机制尚不清楚，可能的致病因素有：怀孕期母体感染、遭受射线辐射、企图流产、贫血、一氧化碳中毒、胎儿缺血缺氧等。积水型无脑畸形的弥漫性脑缺损主要见于大脑前、中动脉分布区，有人认为本病是颈内动脉床突上段闭塞导致的进行性大脑硬化所致，这一病理机制已经得到实验、病理和临床研究的证实。

积水型无脑畸形的缺损多为双侧性，单侧积水型无脑畸形较少见。脑缺损病变范围相当广泛，可累及额叶、顶叶、颞叶和枕叶前部，而基底节、脑干和小脑正常。脑缺损严重者，仅存部分颞叶、枕叶和基底节。严重病例大脑半球的边缘有微小脑回，剩余大脑半球的皮层仅有4层结构，含许多成熟神经元。侧脑室消失、第Ⅲ脑室偶尔可见。

（二）临床表现

本病在临床上可分为单纯积水型无脑畸形和巨头型积水无脑畸形两型，二者的区别在于有无导水管闭塞，后者有导水管闭塞，患儿的头围明显增大。严重巨头型积水无脑畸形的患儿常死产或早夭，存活婴儿在生后数周可查出新生儿反射，但是以后其精神运动发育消失。患儿常有吞咽困难、眼球集合运动障碍、眼球震颤、斜视、痉挛性抽搐和低温等表现。初期患儿的肌张力可正常，但很快出现深腱反射亢进。视觉丧失的婴儿对听觉和视觉刺激均无正确反应。体检发现视神经萎缩，对外界刺激出现去大脑强直，并持续存在诸如颈强反射、抓物反射和无颅内压增高的婴儿紧抱反射（Moro's反射）。这些体征是无脑畸形的典型表现，源于大脑缺失。

（三）影像学检查

积水型无脑畸形的脑缺损主要位于大脑前、中动脉分布区，CT和MRI均能清楚显示病灶，有确定诊断的价值。既往X线脑血管造影为主要检查方法，特别在本病与严重脑积水、巨大硬膜下水瘤，以及无叶型前脑无裂畸形的鉴别诊断方面发挥重要作用。

四、胼胝体发育不良

胼胝体发育不良（dysgenesis of the corpus callosum，DCC）是较常见的脑发育畸形，包括胼胝体缺如或部分缺如。

端脑有胼胝体、前连合和海马连合等3个重要连接结构，其发育异常较为常见。三者都位于端脑与间脑的连接部位，从端脑原基中线处发育而成。该连接部位可分为腹侧的终板和背侧的复连合板。在胚胎40~80天期间，终板局部增厚形成连合板，后者发育成上述这些连合。这些连合的起源部位很接近，但在胚胎第3个月内，由于透明隔腔的发育而使前连合与胼胝体及海马连合分隔开来。胼胝体是大脑的重要连合结构，连接两侧大脑半球的非嗅脑区域。在脑发育早期，于海马连合内形成一个束，当新皮层逐渐扩展时，它迅速向前伸展，然后呈弓形沿间脑顶盖向后延伸。

（一）病因、病理和发病机制

1912年Reil首次报道1个胼胝体发育不良的尸检病例，迄今为止，已经有大量病例报道。虽然胼胝体发育不良可作为单独畸形（孤立性发育不良）存在，但是通常伴有脑内中线部位的脂肪瘤、交通性脑积水、脑膨出、Chiari畸形、半球间囊肿、颅骨和脊柱的畸形、Dandy-Walker囊肿、无脑裂畸形、视中隔和其他大脑发育不全（复合性发育不全），以及神经系统以外的先天性畸形。由于胼胝体形成与大脑皮层发育密切相关，胼胝体发育不良可引起与胼胝体纤维有联系的大脑脑叶纤维束的发育缺陷。所以，本病也可伴发异常脑裂、颅神经缺如、脑穿通畸形和脑积水等畸形。

大多数胼胝体发育不良是散发性的，病因尚未清楚。但是有姐妹、兄弟相继发病，呈"伴性"（sex-linked）隐性遗传发病，胼胝体发育不良伴结节性硬化的报道。用小鼠和大鼠做试验，妊娠母体暴露于射线环境或食用缺乏维生素B_2的食物，可在其子体复制出胼胝体发育不良的模型。此外，有报道CT检查出一个家庭父子均为胼胝体发育不良，而母女却正常的病例。在某些病例中，血管性、外伤性、中毒性或感染性损伤均可成为致病因素。

在胼胝体开始形成阶段，由于大脑前动脉未完全分化，血管阻塞能引起胼胝体缺如。围产期缺血缺氧性损害也可引起获得性胼胝体缺如。

前脑分裂过程缺陷必然伴有端脑连合发育不全，而其他脑畸形有时也可伴随端脑连合发育不全。

胼胝体发育不全分为完全性和部分性两种。前者是指胼胝体和海马连合完全发育不全，而前连合得以保留，其侧脑室可以形成，但是未被连合纤维成形。由于没有胼胝体纤维的约束力，第Ⅲ脑室的位置较高，第Ⅲ脑室顶端向前、向上、向后膨出，可形成间脑囊肿，室间孔明显扩大。两侧侧脑室内侧壁向外侧移位，在两侧大脑半球间形成一扩大的蛛网膜下腔。前脑无裂畸形患者亦无胼胝体，需要与完全性胼胝体缺如鉴别。完全性胼胝体发育不全患者仅保留在前后方向上投射、不越过中线的纤维束（Probst束），而前脑无裂畸形没有此束。

部分性胼胝体发育不全者，胼胝体压部或嘴部（或者二者均）缺损，而胼胝体前部和膝部的发育不全罕见。最轻微的胼胝体缺损为压部变薄、伴侧脑室枕角增大。这是因为胎儿胼胝体按照由前向后的顺序发育，胼胝体嘴部的形成最晚。胼胝体在胚胎第3~4个月期间发育形成，通常在妊娠74天出现最早的胼胝体纤维，至115天胼胝体发育成熟。若胼胝体前部发育不全，则常属于继发性，与胼胝体脂肪瘤、胚胎性肿瘤等有关。

（二）临床表现

胼胝体发育不全无特异性临床表现，患者的症状多与伴随畸形有关。许多患者无症状或仅有轻度视觉障碍或者有交叉性触觉定位障碍，但是其智力正常。

在新生儿和婴儿期，患儿的最常见体征为球形头，眼眶过宽和巨脑畸形，其发育轻度落后，成年后智力可达正常低限水平。若有智力障碍，则为大脑皮层神经元组织结构紊乱所致。应用复杂的心理测试方法检查成年患者，可发现两侧大脑半球间的信息传递有轻微障碍。全面神经体格检查可发现大脑半球分离征象。个别重症患者有智力发育不全和癫痫，可发生脑积水、头颅增大，并出现颅内压增高的体征，婴儿呈痉挛状态以及其他锥体束受累的体征。

（三）影像学检查

1.CT检查　胼胝体发育不全时，CT平扫横断位图像可见侧脑室前角狭窄、向外侧分离、侧脑室体部与前角顶端呈锐角向侧方突起。两侧侧脑室显著分离，枕角相对不对称性扩大。第Ⅲ脑室抬高扩大，位于两侧脑室体部之间。由于脑组织异位（例如：内侧纵束伸长导致侧脑室中部边缘凹陷），侧脑室边缘不规则。胼胝体缺如，纵裂池接近第Ⅲ脑室，有时可见位于纵裂的蛛网膜囊肿。冠状位CT图像主要表现为第Ⅲ脑室扩大、上移至两侧侧脑室前角之间，前角狭小呈八字样分离（图6-5）。

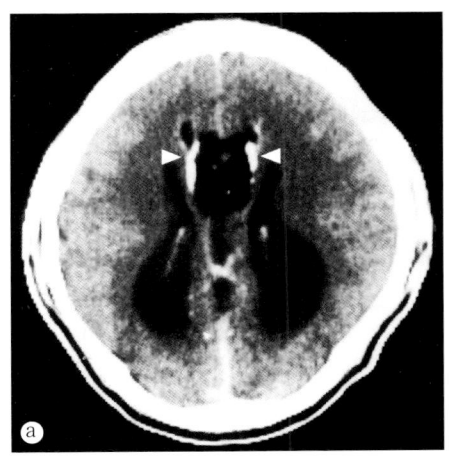
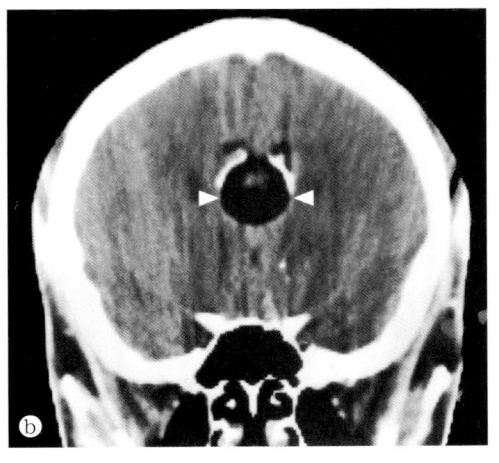

图6-5 胼胝体发育不全并脂肪瘤

CT平扫横断位(a)和冠状位(b)扫描显示两侧侧脑室额角变小，枕角扩大，两侧侧脑室体部间距增宽，脂肪瘤位于其间，CT值为-150Hu，其边缘有钙化。

诊断胼胝体发育不全一般无需进行增强扫描，但是增强扫描可显示本病脑内动静脉的异常改变，CTA能清楚显示与胼胝体发育不全畸形有关的颅内血管异常改变，使本病的诊断更为全面。

2.MRI检查（图6-6～图6-7） 胼胝体发育不全的横断位和冠状位MRI表现与CT相似，MRI矢状位T_1加权像是显示胼胝体发育不全的最佳切层方位。正常人胼胝体与脑组织前后径之比≥0.45，胼胝体发育不全者<0.3。MRI可显示胼胝体全部或部分缺如、变薄和压部形态异常；海马回、前连合、后连合的全部或部分缺如；两侧侧脑室前角分离，伴内侧回陷，外侧角变尖；第Ⅲ脑室扩大上抬，位于两侧侧脑室之间，室间孔延长；双侧脑室扩大，内侧壁分离形成向前开放的角度；纵裂池向下扩展至第Ⅲ脑室顶部、两侧侧脑室之间；纵裂池内蛛网膜囊肿伸至两侧侧脑室之间、并向上突出；大脑皮层发育异常，可出现无脑回、脑回肥厚、多小脑回，以及灰质异位等异常改变；胼周动脉和大脑内静脉向两侧分离。合并其他畸形时，MRI尚可显示相应征象。

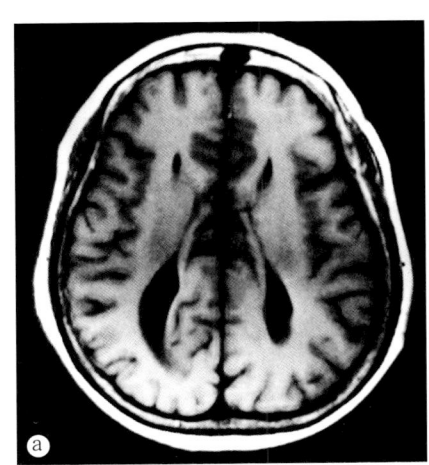
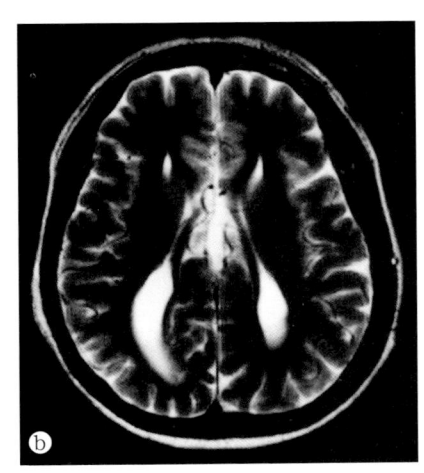

图6-6 胼胝体发育不全

横断T_1加权像(a)和T_2加权像(b)显示两侧侧脑室额角变小，枕角扩大，两侧侧脑室体部间距增宽，大脑纵裂向后延伸、并增宽。

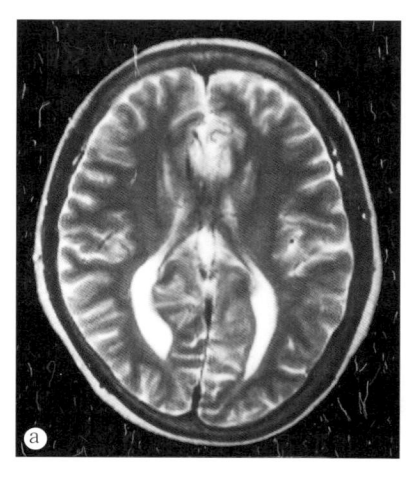
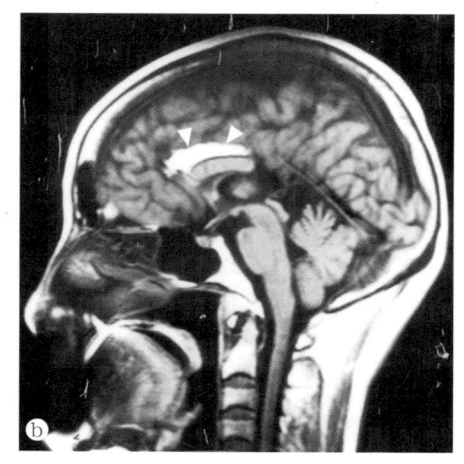

图6-7 胼胝体发育不全并脂肪瘤

横断T_2加权像(a)显示两侧侧脑室枕角扩大,两侧侧脑室额角之间信号增高。矢状位T_1加权像(b)显示胼胝体后部和压部缺如,膝部前上方可见脂肪瘤的不规则高信号。

3. X线脑血管造影检查 X线脑血管造影能显示与胼胝体发育不全畸形有关的颅内血管异常,主要表现为围绕胼胝体膝部的大脑前动脉正常弯曲消失,呈直线上升,然后向上、向后走行,或者分成几个放射状分支;两侧大脑内静脉偏离中线向外侧移位分离,大脑内静脉和大脑大静脉走行僵直并向上、向后移位;纹状体上静脉与丘脑内静脉重叠,胼周静脉和下矢状窦与大脑内静脉距离缩短等。

(四)影像学检查方法的优缺点比较及优选检查路线

1. CT能显示本畸形的主要征象,由于其设备普及、价格相对较低,系本病的首选影像学检查方法。

2. MRI显示本畸形比CT更为清楚,能清晰显示CT所不能显示的轻微胼胝体发育不全(如胼胝体变薄、发育欠佳、压部失去球茎状轮廓等),适用于CT检查无异常改变、而临床高度疑诊本畸形时。MRA检查可显示本畸形的脑血管异常,使诊断更完整、准确。有条件时也可首选MRI检查。

3. X线脑血管造影能清楚显示本畸形的脑血管异常,但是目前可用CTA和MRA代替之。

五、小脑扁桃体延髓联合畸形

小脑扁桃体延髓联合畸形（Arnold-Chiari malformation, ACM）,又称扁桃体下疝畸形,或小脑异位,属于先天性后脑畸形的一种,其基本病理改变为小脑扁桃体及下蚓部疝入椎管内,桥脑与延髓扭曲延长,部分延髓亦可下移。本病由Chiari（1891年）和Arnold（1894年）首先报道,故称Chiari畸形或Arnold-Chiari畸形（Arnold-Chiari malformation）。小脑扁桃体延髓联合畸形的新生儿发病率约为0.1%~0.2%,以男性多见,可能系多基因遗传,但是Chiari Ⅱ型畸形有家族遗传倾向,以女性多见。

(一)病因和病理

1. 病因 本病发病机制有很多争论,迄今为止尚无定论。以最常见的Chiari Ⅱ型为例,有以下假说:

（1）牵拉学说 认为延髓和小脑扁桃体向下移位,是由于婴儿期和儿童早期脊柱发育比脊髓更为迅速,脊髓下端固定,将小脑扁桃体向下牵拉所致。这种学说曾经受到广泛注意,并盛行了一段时间。但在新生鼠的实验性研究中,用外科方法固定脊髓,不能诱发出Chiari畸形。此外,该理论也不能解释脑干腹侧伸长明显,第Ⅳ脑室下移,并与上段颈髓折叠,颈髓缩短,以及神经根受压等现象。

（2）脑积水促发学说 认为脑积水是本畸形的起因。Chiari也认为胚胎时期第Ⅳ脑室顶发育障碍,脑脊液回流受阻引起持续性脑脊髓积水,使胚胎的中脑下部下疝。这一假说有一定说服力,但是一些本畸形的患者并无脑积水，先天性脑积水也不能解释全部畸形。

(3) 发育不良学说　认为此畸形是脑脊髓生长发育不良所致，大约发生在胚胎第3周神经沟关闭时。该理论可以解释小脑扁桃体-延髓联合畸形经常伴发的多种异常，包括枕大孔区的骨骼异常，例如：寰枕融合、扁平颅底、颈椎融合（Klippel-Feil变异）。较晚期胚胎发育异常则为多小脑回，颅顶骨内面凹陷及灰质异位等，亦能用该理论解释。

2. 病理　最早Chiari根据菱脑畸形伴脑积水的病理研究提出小脑畸形的3种亚型，而将伴有严重小脑发育不全者补充为第Ⅳ型。

Ⅰ型：较多见，小脑扁桃体与小脑下部向下移位，进入椎管。一般认为小脑扁桃体下端疝出枕大孔平面以下5mm才能确定诊断，< 3mm者属正常范围，3～5mm者诊断意义不确定。本型患者常合并脊髓空洞症和轻、中度脑积水，延髓和第Ⅳ脑室的位置正常，小脑下蚓部也可疝出至枕大孔平面以下，延髓向前下轻度移位。

Ⅱ型：为本畸形最常见类型，通常称为Arnold-Chiari畸形。在Ⅰ型的基础上，小脑蚓部、脑桥下部及延髓也下移，第Ⅳ脑室延长。大部分患者伴发脊髓脊膜膨出，以腰骶部多见（3/4），颈胸部少见（1/4）。几乎均伴有脊髓空洞和脑积水，可合并颅内结构的各种发育畸形。

Ⅲ型：少见，在Ⅱ型的基础上伴有低位枕部或高颈部的脑膜脑膨出；

Ⅳ型：非常罕见，伴发严重小脑发育不良。该型似乎归类于小脑发育不良更为合适。

在本畸形的伴发病变中，以中脑导水管阻塞较常见，其他还有：脊髓空洞积水症、颅盖骨发育不全（颅骨残缺或颅盖缺裂）、胼胝体发育不全、多微脑回、扁平颅底、颅底凹陷、大脑镰和小脑幕的发育不良等。

中脑顶盖鸟嘴样变是本畸形最常见病变之一，表现为中脑四叠体部分或全部融合。此种改变主要由某些神经核团受损消失引起神经发育障碍所致，少数由过度生长的小脑半球上疝，从两侧挤压中脑顶盖所致。小脑上部经发育不全的天幕切迹向上生长，尤其在实施分流术后，此改变更为明显。

(二) 临床表现

本畸形以Ⅰ、Ⅱ型多见。Ⅰ型多见于大龄儿童和成人，可临床无症状，或者仅有轻度运动感觉障碍和小脑症状。Ⅱ型多见于婴幼儿和新生儿，出生时头围正常，但囟门扩大，矢状缝加宽。患儿常有下肢运动感觉障碍和小脑症状，还可发现脊髓脊膜膨出及脑积水的体征。

本畸形患者可有后枕颈部疼痛、头痛、呕吐、复视、眼球震颤、面肌瘫痪、听力减退、说话鼻音重、吞咽困难、舌肌萎缩和纤颤、步态不稳、动作笨拙、辨距不良、协同失调、节段性分离性感觉障碍等表现。严重者可出现偏瘫、四肢瘫及括约肌功能障碍等。

(三) 影像学检查

1. CT检查　CT诊断小脑扁桃体延髓联合畸形需经腰穿注入水溶性对比剂（常用Metrizamide），然后进行CT扫描或延迟扫描，此方法被称之为CT脑池造影。CT脑池造影可见小脑扁桃体下移，疝入上颈段椎管，常伴颈髓或上胸髓增粗和脊髓空洞症。注射对比剂6～10小时后进行延迟扫描，显示对比剂进入脊髓空洞内，使之呈高密度。

此外，CT还可显示本畸形伴发病变，例如：脑积水所致不同程度的脑室扩大，枕角不成比例地大于额角，两侧侧脑室体部形态不规则，并轻度不对称等。由于第Ⅳ脑室变小、延长并向下移位，在正常位置横断位图像上难以显示第Ⅳ脑室。

CT增强扫描能显示发育不全的大脑镰呈部分间断和/或细薄的片状增强。大脑镰发育不良多见于前部和/或中部，而大脑镰后部通常发育正常。小脑幕发育不良表现为天幕位置较低，幕切迹增宽、延长并靠近枕骨，两侧天幕叶彼此平行或凹向侧方，天幕的会合点较正常靠后等。

CT还可显示岩骨及斜坡呈扇贝壳样变化，内听道缩短、其内端截断，天幕下蛛网膜下腔受压，枕大池形成不良或缺如等异常改变。大脑半球间裂及邻近蛛网膜下腔可因脑积水和小脑上疝的压迫作用而显示不清。

2. MRI　MRI具有无创伤、无骨伪影干扰、软组织对比度和空间分辨力高、能进行多方位任意扫描等优点,仅薄层矢状位T₁加权像即可满足本畸形的诊断要求。MRI还可清楚显示颅神经结构,并确定重要骨性标志的准确位置,以及进行形态学测量。MRI的临床应用使人们深化了对Chiari畸形的认识,纠正了一些以前误诊的病例。为更好地理解其发病机制和临床表现,应用MRI对小脑扁桃体突出程度、后颅窝容积和形态、枕骨大孔区脑脊液动力学及脊髓空洞症等进行了大量研究。

MRI矢状位图像能显示小脑扁桃体是否下疝、经测量准确判断其下疝程度。MRI的分类方法与病理分型相同(图6-8~图6-9)。MRI清楚显示并发脑积水的程度和脊髓积水空洞症的范围,颅盖骨发育不良(颅盖缺裂),后颅窝浅小,枕大孔扩大,程度不同的大脑镰发育不全和灰质交错使半球间裂呈扇形或锯齿状,小脑幕发育不全,小脑蚓部和半球通过天幕切迹向上膨出(小脑假瘤)等颅骨和硬脑膜的畸形。MRI还能显示中脑和小脑,脑室和脑池等结构的异常改变,更好地显示脑实质异常(如多小脑回、脑回狭小,或脑回肥厚、灰质异位等),以及合并畸形(如胼胝体发育不全、脑膨出、小脑发育不良等)。

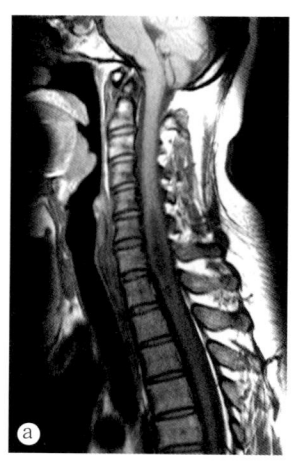 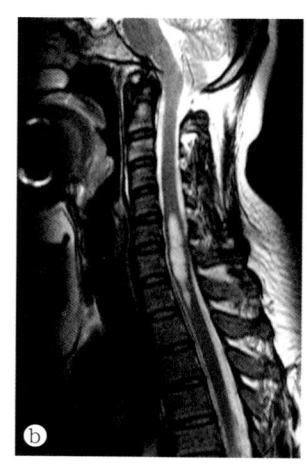 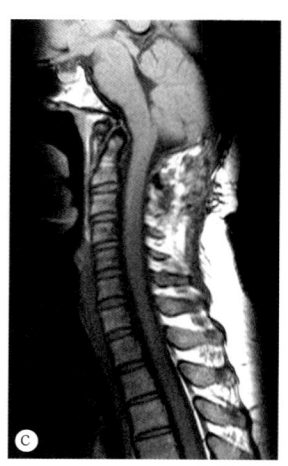

图6-8 小脑扁桃体下疝(I型)并脊髓空洞形成

颈椎正中矢状位T₁加权像(a)、T₂加权像(b):小脑扁桃体疝入椎管,颈髓内空洞形成;齿状突上移,颅底凹陷。术后正中矢状位T₁加权像(c):脊髓空洞消失。

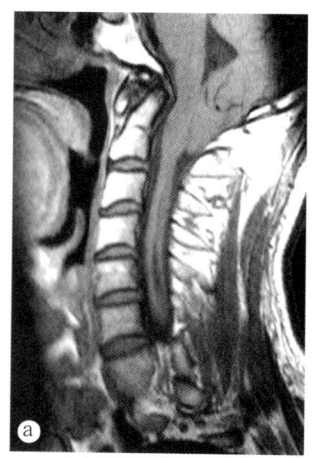 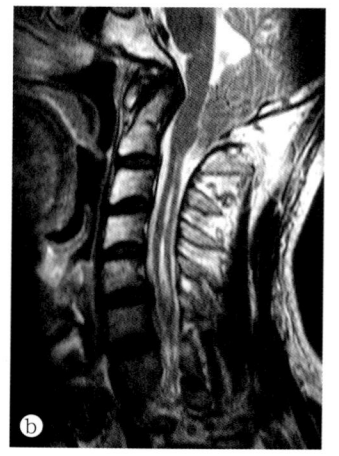

图6-9 小脑扁桃体下疝(II型)并颈髓空洞形成

颈椎正中矢状位T₁加权像(a)、T₂加权像(b):小脑扁桃体、蚓部及延髓疝入椎管,第IV脑室扩大、延长,颈髓内空洞形成,齿状突上移,颅底凹陷。

（四）治疗

Chiari畸形的治疗应结合患者的临床表现、后颅窝容积、有无脊髓空洞症等进行综合考虑。对MRI仅发现小脑扁桃体疝出者，应定期进行随访观察。对临床症状明显、畸形严重者，手术治疗为主要手段，手术的目的是解除枕大孔及颈椎对小脑、脑干、脊髓、第Ⅳ脑室及其他神经组织的压迫；并尽可能分离枕大池、正中孔及颈髓的蛛网膜粘连，以解除神经受压和脑积水症状。通常术后脊髓空洞症都有不同程度的缓解。

六、先天性第Ⅳ脑室中侧孔闭锁

先天性第Ⅳ脑室中侧孔闭锁（Dandy-Walker malformation），又称Dandy-Walker综合征（Dandy-Walker syndrome，DWS）、Dandy-Walker畸形（Dandy-Walker malformation，DWM）、Dandy-Walker囊肿，或者第Ⅳ脑室中、侧孔先天性闭锁。本病的基本特征是第Ⅳ脑室呈囊样扩大，小脑蚓部发育不全或不发育，以及脑积水。

（一）病因和病理

Dandy-Walker综合征的病因不明，与遗传、感染、化学毒性或多因素有关。畸形的发生时间不清，有人认为系胚胎第6～7周期间，也有人认为是胚胎第5～10周或第16～20周的发育异常所致。在组织学上，囊壁由蛛网膜、室管膜细胞及小脑组织构成，但是无炎性改变。

关于Dandy-Walker综合征的病因有多种假说，主要有第Ⅳ脑室流出道闭塞、第Ⅳ脑室顶部发育不良、第Ⅳ脑室正中孔延迟开放、小脑半球和第Ⅳ脑室发育受损等。

早期研究者认为是第Ⅳ脑室正中孔和侧孔的闭锁阻断了脑脊液从第Ⅳ脑室至蛛网膜下腔的循环，导致囊肿形成。但是，仅部分Dandy-Walker畸形患儿有正中孔和侧孔闭锁，而且，因宫内反应性胶质细胞增生而引起正中孔和侧孔狭窄的患儿，并不产生典型Dandy-Walker畸形的病理表现，仅有广泛性脑室扩张，而无囊肿形成或小脑蚓部发育不全。因此，第Ⅳ脑室流出孔闭塞学说过于简单，不能全面、正确地解释畸形的胚胎学基础。

有人提出小脑蚓部发育不全导致第Ⅳ脑室的继发性扩张，但是此假说不能解释第Ⅳ脑室不对称性极度扩大和囊肿形成，以及囊肿所致的后颅凹扩大。

目前，被多数学者所接受的病因假说是第Ⅳ脑室顶的自渗透作用受损学说。认为自妊娠第6周脑室内脉络丛开始产生脑脊液，妊娠第16～20周时第Ⅳ脑室的流出孔开放，颅内脑脊液循环通路形成。在此之前，脑室内脉络丛产生的脑脊液通过第Ⅳ脑室顶的自渗透作用吸收流出。因此，第Ⅳ脑室顶的渗透作用受损，脑脊液吸收障碍，即引起第Ⅳ脑室扩大和囊肿形成，并干扰了小脑蚓部中线的闭合及其正常发育过程。

本畸形出现脑积水的时间不固定，通常见于婴儿期，甚至也可能在出生时就存在，但是也有Dandy-Walke综合征至成人期才发病的报道。

Dandy-Walker综合征还伴有其他脑部畸形，包括脑回结构异常，脑组织异常，胼胝体发育不全，中脑导水管增宽、扭曲和先天性肿瘤等。还可伴有全身其他畸形（例如多指、并指、腭裂、Klippel-Feil综合征），但是均少见。

（二）临床表现

本畸形在新生儿期即可出现神经功能障碍，多与后颅凹内组织受压有关，可有眼震、躯干共济失调、颅神经麻痹、下肢反射亢进等表现。一些患儿表现为兴奋性增强、头痛、呕吐等颅内压增高症状。颅骨的膨隆在枕部比额部更显著，头颅前后径增大。大多数患者有脑积水和精神运动性阻滞。伴发幕上畸形者常有智力发育迟缓，年长儿童可出现共济失调和宽基步态，严重者可因延髓呼吸中枢受干扰引起呼吸衰竭而死亡。

（三）影像学检查

1. X线摄片检查　Dandy-Walker综合征的头颅X线摄片显示骨缝分离，后部比前部更甚，组成后颅凹的骨质变薄并膨隆，伴枕鳞上部变平及下部枕骨隆起。各静脉窦最初在人字缝上方形成，由于其正常下移过程为Dandy-Walker囊肿所阻，故窦汇仍留在人字缝之上。此种窦汇－人字缝倒置是Dandy-Walker综合征在X线摄片的特征性改变。

2. CT检查 CT显示本畸形的小脑蚓部变小或缺如，小脑半球发育不良，小脑后部中间隔缺如或变形，小脑上蚓部受压而向上前移位；第Ⅳ脑室向后囊状扩大、并与后颅窝巨大的枕大池相连，形成脑脊液密度样巨大囊肿；脑干受压向前推移，桥池、延髓池、桥小脑角池和第Ⅳ脑室侧隐窝消失，后颅凹扩大、枕骨变薄、小脑幕上移（图6-10）。个别巨大囊肿甚至可扩大突出至幕上，伴幕上脑室不同程度的扩大积水。矢状位重建像可见天幕和窦汇上抬，后颅窝变大，小脑被囊腔包围。此外，还可合并胼胝体发育不良等其他畸形，尤以脑积水最为常见。脑池造影CT显示导水管狭窄，第Ⅲ脑室、侧脑室扩大，天幕、横窦和窦汇上抬移位。

3. MRI检查 MRI横断位表现与CT相符，其冠状与矢状位表现弥补了常规CT的不足，而螺旋CT扫描三维重建，亦能满足诊断需求（例如对颅内伴发的多种畸形、小脑幕和大脑镰的显示）。

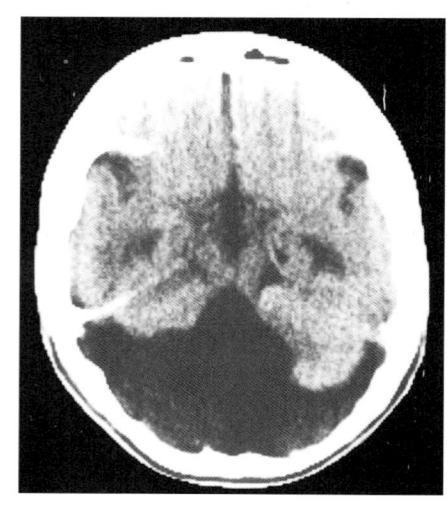

图6-10 先天性第Ⅳ脑室中侧孔闭锁
CT平扫显示小脑蚓部缺如伴第Ⅳ脑室扩大，形成巨大囊腔。

MRI血管成像还能清楚显示脑动脉和静脉窦，使之成为诊断本畸形最理想的影像学检查方法（图6-11）。

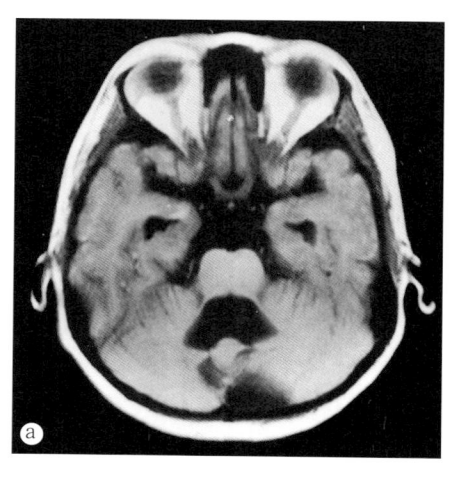 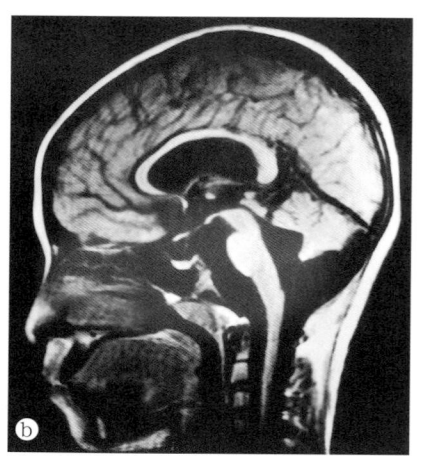

图6-11 先天性第Ⅳ脑室中侧孔闭锁
横断位和正中矢状位T_1加权像(a,b)显示：小脑下蚓部发育不全，第Ⅳ脑室明显扩大，与枕大池相连。

MRI可见后颅窝极度扩大，小脑幕向上移位，横窦与窦汇抬高超过人字缝，窦汇与人字缝的关系逆转等征象，有助于Dandy-Walker畸形的诊断与鉴别诊断。MRI的矢状位T_1加权像显示上述征象更为清楚，还可发现中脑导水管扭曲、阻塞等。在Dandy-Walker畸形中，脑脊液通路是否开放非常重要，MRI脑脊液流动成像技术可以代替传统的X线脑室造影显示脑脊液通路。

Dandy-Walker畸形的小脑蚓部发育与畸形范围有关，其完全性缺如者占全部病例的25%，其余为小脑蚓部部分发育不良，可见髓帆和上蚓部向前上旋转并移位，严重病例可超过四叠体。发育不良的蚓部可附着于小脑幕，下蚓部缺如。小脑半球发育不良者呈"翼展"样外观，向前外侧挤压岩锥，其大小和位置可对称或不对称，可伴有小脑皮质破坏和异位。MRI能显示Dandy-Walker畸形引起的脑干发育不良和受压，以及幕上结构的伴发异常（如胼胝体发育不良、室管膜下神经元异位性多小脑回、无脑回、脑裂畸形和脂肪瘤等）。

4. X线脑血管造影检查　Dandy-Walker畸形常有椎基底血管异常，由于小脑幕抬高造成小脑后部血管位置升高，小脑上动脉向前上移位，显著扩大的第Ⅳ脑室位于小脑后动脉的上方。小脑后下动脉变短伴有小脑扁桃体向上方移位，小脑下蚓部血管分支常缺如。静脉期显示小脑下蚓静脉缺如，Galen大脑大静脉抬高，横窦和窦汇高位。

5. 影像学鉴别诊断　Dandy-Walker畸形需要与枕大池蛛网膜囊肿及巨大枕大池相鉴别。

枕大池蛛网膜囊肿是幕下常见的蛛网膜囊肿。此病因系占位性病变，必然推压附近结构，常导致第Ⅳ脑室变形并向前移位，并出现侧脑室及第Ⅲ脑室扩大等脑积水表现，但小脑蚓部存在，受囊肿压迫移位。

枕大池大于2cm×2cm者被称为巨大枕大池，发生率约为4%。临床上把巨大枕大池作为病理情况而错误进行手术者时有发生。因此，与枕大池蛛网膜囊肿和Dandy-Walker畸形鉴别有重要意义。巨大枕大池形态多不规则，第Ⅳ脑室大小、位置、形态无改变，小脑蚓部和小脑半球多正常，侧脑室不扩大。局部颅骨内板可有压痕。小脑畸形、小脑幕抬高和窦汇与人字缝关系逆转等征象是Dandy-Walker畸形诊断和鉴别诊断的主要依据。

（四）治疗

外科手术是Dandy-Walker畸形的主要治疗方法。本病有囊肿切除术、脑脊液或囊肿分流术，以及囊肿切除加分流术等三种术式。手术目的是降低颅内高压、切除囊肿并在第Ⅳ脑室和蛛网膜下腔之间建立交通。

第二节　脑憩室性畸形

原始前脑在胎儿的第4～8周经分裂与憩室化而形成端脑和间脑，并分化出脑室系统，在此期间的发育障碍引起复杂的颅脑与面部畸形，称为前脑病。过去对这类畸形曾称之为无嗅脑畸形（arrhinencephaly），后来改称全前脑畸形（holoprosencephaly）或称前脑无裂畸形（prosencephaly），以更确切地表示此类畸形的特点。实际上，这3个名称体现本畸形的不同程度。

根据大脑半球与脑室分离的程度可将本畸形分为脑叶畸形、半脑叶畸形和无脑叶畸形等3个类型。

视隔发育不良是轻型憩室形成性疾病，可与全前脑病区别，但是二者之间有许多共同胚胎学特征。

根据面部异常的严重程度，还可将前脑无裂畸形分为独眼畸形、头发育不全畸形、猴头畸形、伴正中唇裂和伴正中门齿原基等5种类型。其中独眼畸形是前脑无裂畸形中最严重的一种，其端脑为单脑室，大脑无脑叶、表面扁平，无可分辨的脑沟回。

（一）病因、病理和发病机制

脑憩室性畸形的病因不明，畸形发生于胚胎第4～8周，部分病例为常染色体显性或隐性遗传，男女发病率相等。前脑和面部中轴发育障碍由前脑前部周围的中胚层损害所致。在胼胝体形成之前，妊娠第70～120天期间，前脑憩室和大脑镰形成。随后，在大脑半球间裂深处形成间脑顶盖。某些化学制剂（如镁、吲哚丁酸、长春花碱）、低氧、高二氧化碳，以及创伤、射线辐射等物理因素在实验上可引起前脑无裂畸形。人类妊娠早期患糖尿病，被认为是引起前脑无裂畸形的一个重要原因，卵巢本身的缺陷也是致病因素之一。本畸形亦有家族性病例报道，染色体通常正常，偶然可见13～15三染色体者。

1. 无脑叶型(alobar holoprosencephaly)　为本畸形中最严重的类型，几乎都合并中线颅面畸形。前脑未分开或分裂甚小，中线处仅见一个较大的单脑室代表未分开的侧脑室与第Ⅲ脑室，周围脑组织数量少，中线结构（大脑纵裂、大脑镰、胼胝体和矢状窦等）缺如。常伴常染色体异常。病儿均在出生1年内死亡。

2. 半脑叶型(senmilobar holoprosencephaly) 畸形比无脑叶型轻，中央仍为单脑室，但已初步形成侧脑室的侧角和后角，已有第Ⅲ脑室，后大脑纵裂及大脑镰部分形成，但是透明隔缺如，视泡、嗅囊与嗅球缺如或发育不全。面部畸形不太严重，仅有腭裂等，病儿精神呆滞。

3. 脑叶型(lobar holoprosencephaly) 前脑的分裂过程几乎完成，但前部半球间裂较浅，侧脑室扩张，第Ⅲ脑室发育完好，并分开丘脑。透明隔缺如，而大脑镰和胼胝体至少部分形成。视泡和嗅球可能发育不全。患者可活至成年期，但智力迟钝。

4. 视隔发育不全(septooptic dysplasia) 视隔发育不全是脑叶型前脑畸形的轻型，1956年由DeMorsier首次报道，又称de Morsier综合征。表现为透明隔缺如，第Ⅲ脑室视交叉隐窝扩大，视神经和视交叉发育不良。可见垂体漏斗变薄或缺如(2/3的患者有下丘脑垂体功能障碍)，脑裂畸形占50%。

（二）临床表现

脑憩室性畸形发生率不低，临床上之所以少见是由于患儿（特别是无脑叶型和半脑叶型）多于宫内流产，或者死于生后不久，脑叶型和视隔发育不全者可活至成年期。受累较轻的患儿在出生时，可无异常表现，但大多数患儿有肌张力减低，可发生呼吸暂停发作和／或惊厥。其次，可出现各种神经精神症状（如运动发育迟缓、智力低下、精神迟钝等）。视隔发育不全者表现为癫痫发作、视盲、尿崩症，以及其他下丘脑功能障碍，女性发病率为男性的3倍。前脑憩室形成和面部发育与胚胎发育密切相关，因此，凭面部畸形表现即可预示大脑畸形的存在。前脑无裂畸形常伴面部异常，以面部器官距离过近最为常见。但是，面部畸形的严重程度并不总与大脑畸形的严重程度相一致。

（三）影像学检查

1. 头颅X线摄片检查 头颅X线摄片可显示鼻中隔缺损，筛骨异常或距离过近。

2. X线气脑造影检查 X线气脑造影显示大脑镰缺失，背侧囊腔内含有大量气体并与前侧单腔脑室相交通。

3. X线脑血管造影检查 X线脑血管造影可显示脑憩室性畸形的动脉血供情况，发现单支动脉干型（仅见一条大脑前动脉和一条大脑中动脉）和未分化动脉干型（由一条弯曲主干供应全脑血运，而椎基底动脉系统正常）。

4. CT和MRI检查

(1) 无脑叶型 CT和MRI均能准确显示单一脑室、位于背侧方的囊腔以及胼胝体不发育。冠状位图像显示单脑室清楚，而矢状位图像显示背侧方的囊腔及胼胝体发育不全的效果更佳。此外，还可见大脑半球纵裂、大脑镰完全缺如，单侧无脑叶的脑实质常呈盾形，鞍上单脑室呈马靴形，胼胝体及第Ⅲ室缺如。CTA和MRA均可显示上矢状窦、下矢状窦、直窦和窦汇缺如，常伴大脑内静脉缺如，单大脑前动脉，以及大脑中动脉的发育不良。

(2) 半脑叶型 CT和MRI可见大脑后部半球间裂，大脑镰及有关硬膜已部分形成，中央为单脑室，但是可辨认部分侧脑室额角、颞角、枕角，胼胝体未发育或仅具雏形，第Ⅲ脑室初步形成。CTA和MRA显示脑深静脉发育尚可。

(3) 脑叶型 CT和MRI显示大脑镰和大脑半球间裂几乎完整，侧脑室体部狭窄，枕角和颞角发育完好，两侧额角融合呈方形，伴透明隔缺如。冠状位像显示上述情况更清楚，第Ⅲ脑室已经形成，分隔两侧丘脑，大脑半球间裂以下的额叶仍有部分左右融合，灰白质直接相连，胼胝体部分或大部分形成。

(4) 视隔发育不良 视隔发育不良的CT和MRI表现为透明隔缺如，侧脑室及第Ⅲ脑室扩大，两侧侧脑室额角呈方形，尖端向下；第Ⅲ脑室视交叉隐窝扩大，视神经和视交叉小，视交叉位置异常，呈垂直位。以矢状位和冠状位图像显示得更清楚（图6-12）。

（四）影像学检查路线

普通X线摄片可作为本畸形的筛选检查方法，对筛选出的病例进行CT扫描，MRI的诊断效果更佳，可作为确定诊断的方法。其他检查方法已废弃，基本不用。

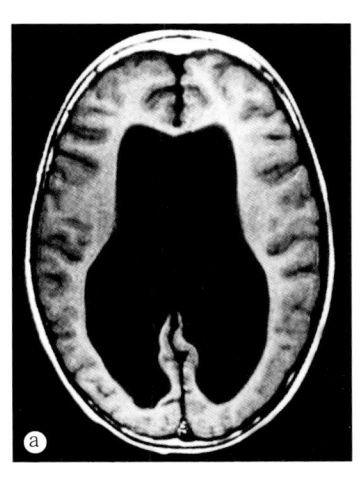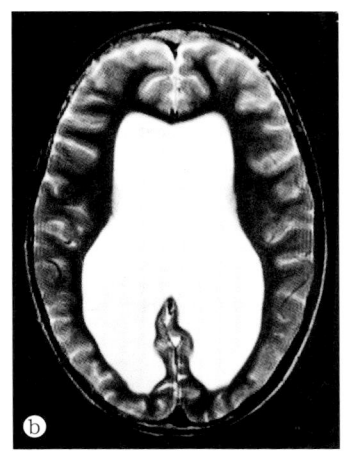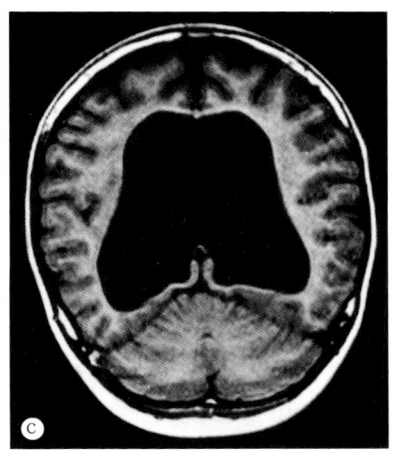

图6-12 视隔发育不良
横断T$_1$加权像(a)、T$_2$加权像(b)和冠状断T$_1$加权像(c)显示透明隔缺如，两侧侧脑室和第Ⅲ脑室显著扩大，额角呈方形。

第三节　神经元移行畸形

神经元移行畸形是一种神经元移行障碍，即最终构成脑皮质表层的神经元移行过程发生障碍，不能通过已经定位于较深层的神经元，使皮层沟回简化，而神经元在白质中异常积聚，被称为异位（heterotopia），并导致无脑回畸形。完全性脑回缺如者，大脑表面平滑，称平滑脑或无脑回畸形（lissencephaly，agyria）；而不完全性脑回缺如仅表现为脑回数目减少，但体积增大，被称为巨脑回畸形（pachygyria）。

一、无脑回畸形

（一）病因、病理和发病机制

无脑回畸形（lissencephaly or agyria）者的大脑皮层变厚、灰质增多而白质减少。无脑回畸形的新皮层由4层结构组成，分别为分子层；有锥体细胞的表浅细胞层（相当于正常新皮层的Ⅲ、Ⅴ、Ⅵ层）；细胞稀少层和深部细胞层（含有未完全移行的锥形和非锥形细胞神经元）。

无脑回的大脑外观类似于第3~4个月胎儿的大脑，脑干、胼胝体常发育不全，但是丘脑、基底节和小脑的外观形态正常。

本畸形在妊娠早期发生，大多数病例为散发性，发病机制可能为多因素。有胎儿酒精中毒综合征（外环境毒素作用于胚胎）引起神经元移行阻滞的报道。已经发现某些无脑回畸形患者有常染色体隐性遗传的特征，17~18染色体可导致小脑回和无脑回畸形。

（二）临床表现

无脑回畸形的新生儿均有小头畸形和轻微面部异常。完全性无脑回畸形多伴去大脑状态和惊厥，常在2岁之内死亡。不完全性无脑回畸形的患儿在新生儿期仅有面部异常，至婴儿期才出现明显智力发育落后，不一定伴有惊厥，常能长期存活。患儿由于上颌骨和下颌骨发育不全导致颜面比例失调，表现为头小，前额和枕部突起，面部狭小，小下巴，双耳低位，两眼眼距增宽。此外，常伴有其他先天性异常，包括先天性心脏病（例如动脉导管未闭，卵圆孔未闭，Ebstein畸形，室间隔缺损，肺动脉瓣狭窄和左上腔静脉永存等），还可见十二指肠闭锁，肾发育不良，隐睾，腹股沟疝，多趾，并趾和残留尾等畸形。

（三）影像学检查

CT和MRI均能显示患者大脑半球光滑，脑沟缺如，大脑表面仅存数个宽阔、平坦、粗大的脑回

（图6-13）。脑灰质增厚，白质变薄，灰白质分界异常平滑，无白质向灰质内突出。岛叶缺如，脑岛外露。脑室壁由于存在异常灰质，可呈结节样外观。无脑回畸形常伴有透明隔间腔，脑室扩大，蛛网膜下腔明显增宽等异常改变。大脑外侧裂明显增宽、变浅，致大脑呈"8"字形外观。

虽然CT和MRI均可拥有本畸形的诊断，但是诊断效果MRI优于CT，临床可根据具体情况加以选用。

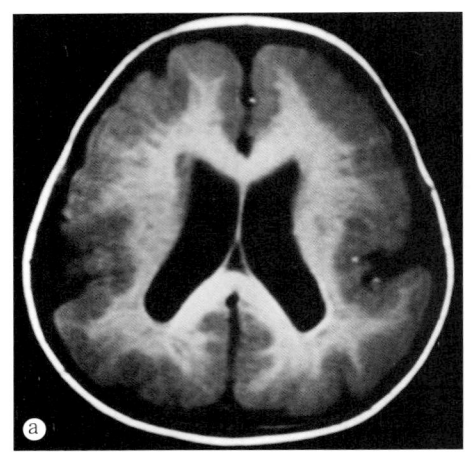
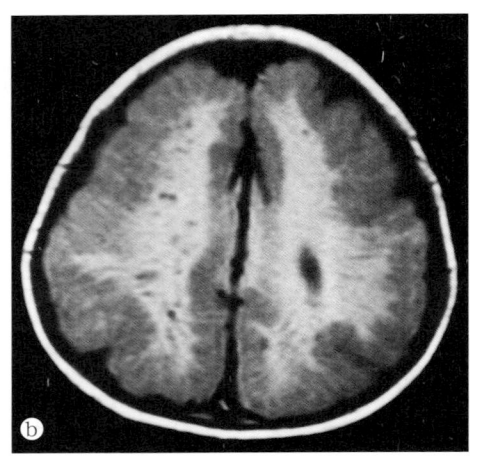
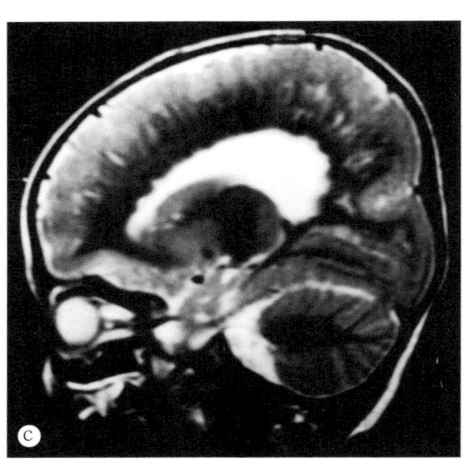

图6-13 巨脑回
经侧脑室体部(a)、半卵圆中心横断T_1加权像(b)和旁正中矢状位T_2加权像(c)显示两侧大脑半球额、顶叶无脑回，脑皮质厚度增加，无脑沟，仅见中央沟。

二、多微脑回畸形

多微脑回（polymicrogyria）畸形约发生于妊娠第5个月，为皮层分子层分离障碍所致，表现为大脑脑回小、而数目增多，以皮层表面多数浅凹为特征。本病又称多发小脑回或多小脑回，因上述名称易于与小脑病变混淆，现在称之为多微脑回。

多微脑回畸形患者可无症状，受累范围大者出现精神呆滞及神经障碍。

由于脑回很小，不易与无脑回或脑回肥厚相鉴别，但多微脑回畸形常伴白质内胶质增生，可作为与脑回肥厚的鉴别要点。CT扫描对本病的诊断有一定难度，通常无异常所见，MRI可清晰显示多微脑回的各种异常征象，与病理特征相符合，为本畸形首选和确证影像学检查方法（图6-14）。

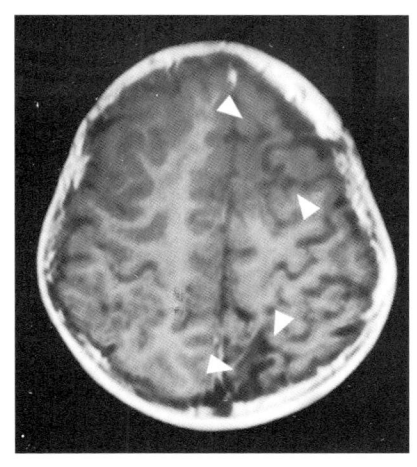

图6-14 多微小脑回

横断T₁加权像显示两侧大脑不对称、中线左偏，左侧大脑半球脑回明显变小、数目增多。

三、脑灰质异位症

（一）病因、病理和发病机制

脑灰质异位症（gray matter heterotopia）发生于胚胎第2～4个月期间。任何有害因素（如X线照射、中毒、感染、缺血、缺氧等）均可导致神经元移行过程发生障碍，以及脑灰质异位症。理论上推测本畸形发生于神经增殖晚期阶段，由神经母细胞增殖分化后，从脑室周围区向大脑边缘移行障碍所致。典型异位灰质的小岛位于脑室周围，可悬吊在室管膜上、并突入侧脑室内。大块异位灰质团块多位于脑白质内，可伴有深脑沟或与脑相连；若位于半卵圆孔中心，可压迫脑室使中线结构移位，产生"占位效应"，但是此种"占位效应"本质上是发育畸形所致脑结构异常，与肿瘤组织压迫正常脑组织产生的占位效应不同，而且其占位效应的程度较轻。

（二）临床表现

癫痫是本畸形的主要临床表现，一般认为本畸形是癫痫发作的原发病灶。小灶性灰质异位除引发顽固性癫痫发作外，可无任何其他症状。大灶性灰质异位患者常有精神呆滞、癫痫发作、头痛及脑发育异常，可合并小头畸形、胼胝体发育不良、小脑发育不良、导水管狭窄、心脏大血管及骨骼系统的畸形。

（三）影像学检查

1. CT检查（图6-15） CT可显示脑灰质异位症，异位的灰质呈孤立性、类圆形、分叶状或柱状团块。CT平扫和增强扫描均显示团块与大脑皮质密度相同，少数病灶呈稍高密度，一般病灶周围无水肿及占位效应。异位灰质病灶较大时，可出现轻度占位效应，这时与分化较好的胶质瘤（尤其是I级星形细胞瘤或部分II级星形细胞瘤）难以区别，这些肿瘤增强扫描也可不发生强化。

有些灰质异位症者在CT图像上可无异常改变。

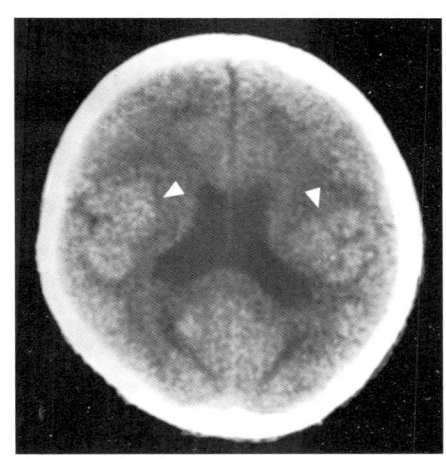

图6-15 脑灰质异位

CT平扫可见两侧额、顶叶脑白质内有异位灰质团。

2. MRI检查（图6-16～图6-17） MRI能清楚分辨脑灰白质，无论异位灰质病灶的大小如何，在所有脉冲序列图像中，均与正常脑灰质的信号相同。MRI显示小灶性异位的灰质块位于脑室周围，可悬吊在室管膜之上、或者突入脑室内，也可位于半卵圆中心的白质之内。异位的灰质块呈结节状，可单发或散在多发，位于一侧或两侧半球，不一定与正常脑灰质相连。大块灰质异位往往与正常皮层的脑灰质相连，常有占位效应（如压迫脑室等）。增强扫描病灶均不强化。

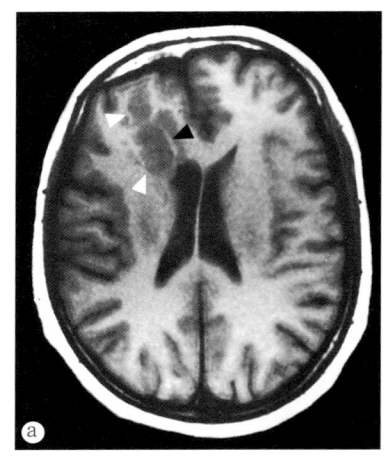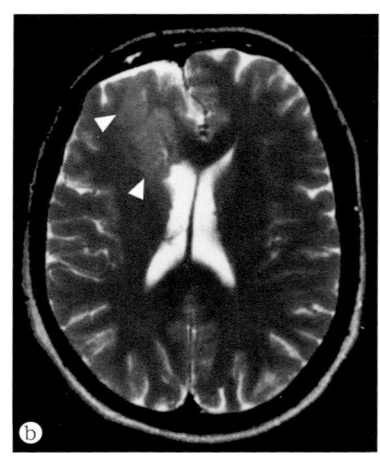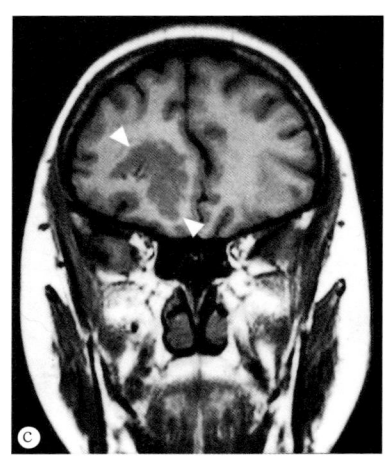

图6-16 闭唇型脑裂畸形、右额叶脑灰质异位，伴右额叶皮质发育不良

横断 T_1 加权像(a)和 T_2 加权像(b)、冠状位 T_1 加权像(c)显示：右额叶脑回少、脑沟浅，异常脑裂延伸至脑室，其周围有异位的灰质团块，后者有显著占位效应。

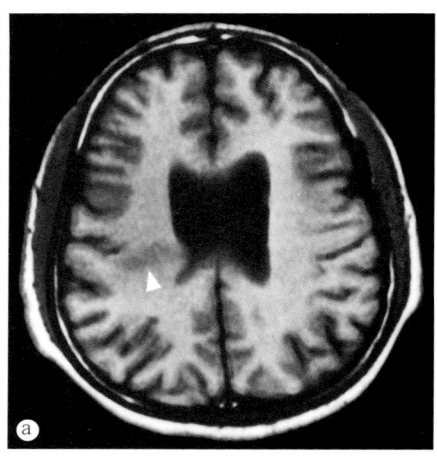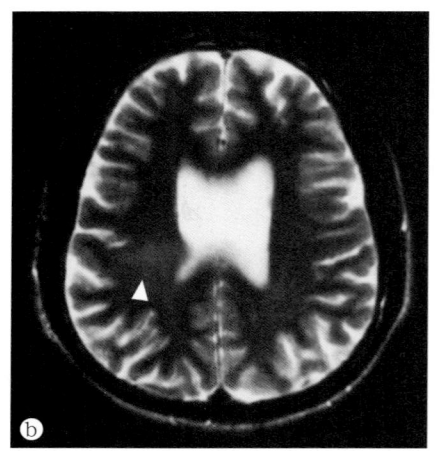

图6-17 右侧侧脑室体旁脑灰质异位

横断 T_1 加权像(a)和 T_2 加权像(b)显示右侧侧脑室旁横行条带状异位灰质，伴透明隔缺如。

根据MRI显示病灶的部位，有人主张将灰质异位分为3型：

（1）脑室周围型或称结节型 病灶位于室管膜下区，以侧脑室的前后角好发，呈对称性分布；

（2）板型 异位的灰质病灶沿脑室向皮质方向分布，或者呈桥形连接室管膜与脑皮质灰质；

（3）带型 病灶呈弥漫性分布，位于侧脑室与皮质之间，可压迫脑室。

临床以板型多见，结节型次之，带型少见。

（四）影像学检查的优缺点比较和优选检查路线

CT设备普及、价格较低，可作为本畸形的首选影像学检查方法，但是部分患者难以发现病灶，有时难以与原发脑胶质瘤相鉴别，为CT不足之处。

MRI能清楚显示异位灰质团块，其定位、定性诊断效果均明显优于CT，尤其适用于有"占位效应"的异位灰质与原发脑肿瘤的鉴别诊断，是确诊灰质异位症的最佳影像学方法，有条件时可直接选择应用。

四、脑裂畸形

脑裂畸形（schizencephaly）是最严重的神经

元移行异常，表现为大脑半球被衬有灰质的裂隙所贯穿，经裂隙连接脑室与蛛网膜下腔。

（一）病因和病理

脑裂畸形由大脑发育紊乱所致，有人认为是脑穿通畸形的发育不全类型。脑裂畸形的壁内衬有结缔组织、胶质、灰质和其他组织，而且几乎总有软脑膜-室管膜缝（pia-ependymal seam）。

脑裂畸形可发生于大脑半球的任何部位，以中央前回和中央后回多见，常为两侧对称性，单侧者少见。本畸形常分两型：

Ⅰ型：又称融合型或闭唇型（close-lip）。脑裂多位于大脑外侧裂旁，裂隙壁似"闭唇"状相互靠近，从大脑半球表面延伸至脑室，有异位灰质内衬，邻近脑组织呈多微脑回改变，伴侧脑室枕角扩大。本型临床上不常见，多为单侧性病变。

Ⅱ型：又称非融合型或开唇型（open-lip）。脑裂亦常位于侧裂区，多为两侧对称性病变，裂隙壁分开如"开唇"状，内衬灰质，伴有严重脑积水和邻近局部脑灰质发育异常（例如多微脑回、脑回肥厚等）。本型临床较常见。

脑裂畸形还可合并胼胝体发育不全、透明隔发育不全，外侧膝状体萎缩和纹状体扩大等畸形。

（二）临床表现

癫痫是脑裂畸形患者最常见临床症状，其发作与畸形的严重程度基本相符合，还可出现运动迟缓和智力障碍等表现，根据病变部位不同，可有局灶性神经缺失症状。

（三）影像学检查（图6-18～图6-20）

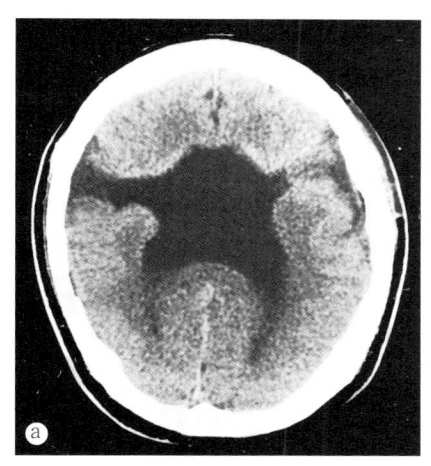
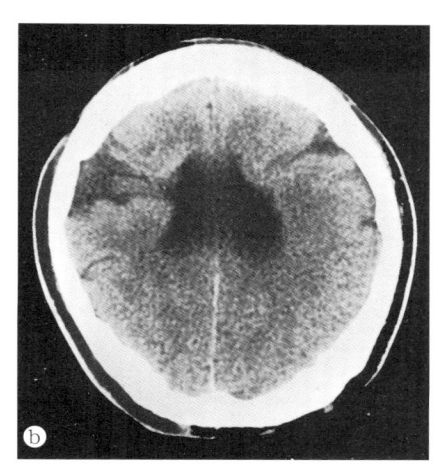

图6-18　开唇型双侧额叶脑裂畸形
CT平扫连续横断层面显示两侧额叶有较宽的开唇型脑裂，伴额叶皮质增厚，脑回粗大而数目减少，以及透明隔缺如。

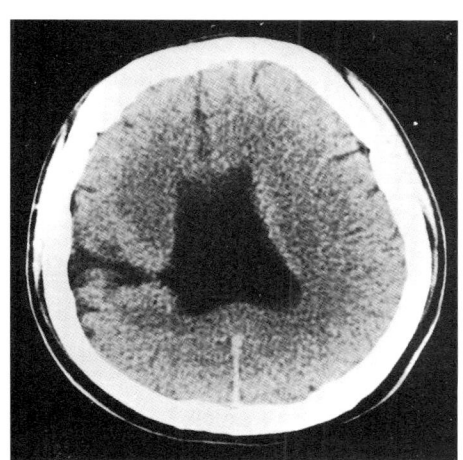

图6-19　右顶叶脑裂畸形
CT平扫显示右顶叶有单侧开唇型脑裂畸形，同侧大脑半球较小，脑回少而平滑，伴透明隔缺如。

CT和MRI均可显示单侧或两侧横跨大脑半球的裂隙，从脑表面皮质延伸至室管膜下区，并可见脑皮质沿裂隙内折，分布于裂隙两侧，为本病的特征性所见。侧脑室的外侧壁常可见一个局限性峰状突起，与裂隙相连。脑裂附近有脑回肥厚，或/和多微脑回、室管膜下异位灰质等异常改变。CT和MRI显示脑裂内衬灰质，有助于脑裂畸形与较大的脑室穿通畸形相鉴别。

（四）影像学检查的优缺点比较和优选检查路线

CT可完全或部分显示Ⅱ型脑裂畸形，而Ⅰ型脑裂畸形的CT扫描可无阳性发现。

MRI显示本畸形和伴发的其他中枢神经系统畸形更清晰，诊断效果明显优于CT，是本畸形的首选影像学检查方法。

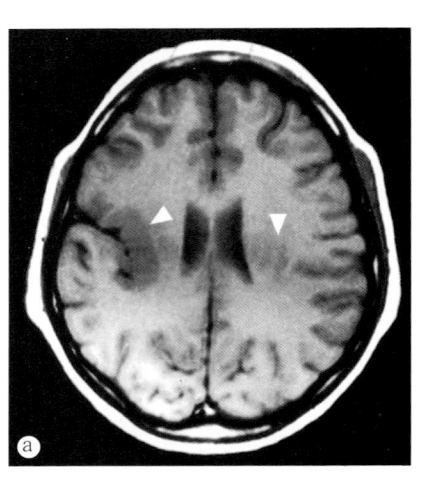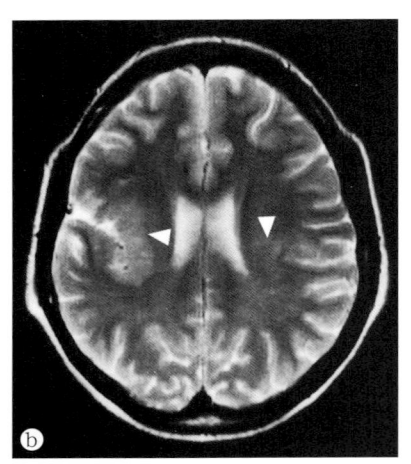

图6-20　右顶叶脑裂畸形伴灰质异位

横断T_1加权像(a)和T_2加权像(b)显示右顶叶有开唇型脑裂畸形，伴灰质异位。左侧对应脑白质亦见灰质结构（△）。

第四节　脑大小先天性发育畸形

一、脑小畸形

小头畸形（microcephaly）又称脑小畸形（microencephaly）是指头围比同年龄同性别正常小儿的平均值低3个标准差以上，发病率约为2.5/10万。

（一）病因和病理

妊娠早期环境因素所致脑损伤，遗传性疾病或染色体异常是脑体积不能正常增长的主要病因。患儿出生时即可发现头小，脑有生长障碍。脑小畸形是神经元增殖异常的遗传缺陷，一般为常染色体隐性遗传，但也有伴性遗传的报道。

脑小畸形以脑小为突出表现，患儿脑仅为正常儿童脑重量的1/4~1/3，成年患者的脑重量小于900克。患者的皮层体积减小，大脑半球变小，额回小且融合，枕叶不能遮盖小脑，岛盖发育不全而致脑岛裸露。脑沟回结构简单，并可伴有脑回肥厚、多微脑回等异常改变。但是大脑灰质和白质的体积比例尚属正常，脑白质、基底神经节和小脑受累较轻。

（二）临床表现

脑小畸形的新生儿，其头部呈特殊外形，即颅面大小比例不正常，前额狭小而后倾，颅顶尖，颅枕部扁平，与发育完整的面骨形成显著对比。鼻梁低，耳朵大，头围小于同龄儿头围平均值的3个标准差。身材矮小，身高和体重亦低于同龄儿正常值下限。由于颅盖变小，使覆盖其上的头皮增厚，在枕部容易形成深褶。85%的患儿有发型异常，额部发际后掠，头顶部无旋发。神经系统检查可无其他异常发现，也可出现运动性共济失调伴轻度痉挛，锥体束征阳性。婴儿早期精神运动发育明显落后，而且常伴惊厥，中、重度智能低下，情绪多不稳定，口齿不清。部分患儿肌张力增高，手足多动。

（三）影像学检查

CT和MRI检查均可显示患儿头颅小于正常。轻度脑小畸形影像学检查可无阳性发现，病变较严重者，CT和MRI显示颅腔缩小，以前额部更为显著，脑室系统扩大，脑池、脑沟增宽。脑皮质光滑，缺乏脑沟和脑回。本畸形可合并胼胝体发育不全、透明隔发育异常、脑穿通畸形等其他畸形。

（四）影像学检查的优缺点比较和优选检查路线

MRI显示脑容积缩小比CT更准确，分辨脑灰、白质，显示脑室和蛛网膜下腔更佳，但是在显示颅骨结构方面不如CT。CT可见患者的颅板较厚、板障增宽、颅骨内板平坦光滑，有时可见前囟和骨缝提前闭合。

CT为本畸形的首选影像学检查方法，有条件时再选择进行MRI扫描。

二、巨脑畸形

巨脑症（megalencephaon）又称脑大畸形、巨头畸形（macrocephaly），是指脑实质增大（包括脑体积过大和质量过重）。DeMyer认为（1972）巨脑畸形可分为解剖型和代谢型。前者指脑细胞体积或数目大于正常，无颅内压增高，可伴结节性硬化、软骨发育异常和神经纤维瘤病等。后者指某些先天代谢病造成代谢物在神经元内异常聚集，脑细胞体积增大，从而引起脑体积增大、颅内压增高、可伴有家族性黑矇性痴呆、神经节苷脂沉积症、黏多糖贮积病和脑白质发育不全等。

（一）病因和病理

巨脑畸形的病因尚不明确，组织学检查发现先天性大脑皮质增厚和神经胶质细胞增生。许多作者报道本病呈家族性发病，家系谱的分析提示为常染色体显性遗传。

（二）临床表现

巨脑畸形的新生儿体重、身高和头围都增大，可伴前额突出、腭嵴突起、眼距增宽、长头畸形、手足巨大和尖下颌等异常改变。出生时脑重可达1600克，或者生后头颅迅速增大，头围超过正常同龄人平均值的2个标准差以上。患儿在新生儿期，可无神经系统异常表现，偶有呼吸暂停的报道。婴儿期多数患儿出现轻度发育落后，精细动作控制功能的轻微障碍。某些患儿还有皮纹异常。儿童期常有癫痫和智能低下，头颅周径增大，外形似先天性脑积水的头颅，可有视力和听力障碍。

（三）影像学检查

CT和MRI均能显示患者的头颅较正常同龄人明显增大、颅腔扩大、前囟较大、闭合延迟，颅板较薄，大脑灰质和白质均增厚，脑室系统正常或轻度扩大。脑组织密度和MRI信号强度大致正常，有时MRI显示因髓鞘发育不良脑白质呈弥漫性轻度信号增高。

（四）影像学检查的优缺点比较和优选检查路线

CT和MRI均可作为本畸形的影像学检查方法，可以根据具体情况加以选择。

三、先天性中脑导水管狭窄

（一）病因和病理

中脑导水管狭窄（stenosis of aqueduct of midbrain）的原因很多，大多数由胎儿期感染和出血所致，但是中脑导水管先天性闭锁（完全性梗阻）或狭窄（不完全性梗阻）也可能是单独存在的畸形，导致的中脑导水管梗阻是先天性脑积水的最常见原因。

先天性中脑导水管狭窄通常为散发性，但也有伴性遗传家族性发病的病例报道，估计伴性遗传型中脑导水管狭窄占所有先天性脑积水患者的2%。

根据组织学检查所见，中脑导水管狭窄可分为中脑导水管神经胶质增生、中脑导水管分叉、中脑导水管单纯狭窄和中脑水管隔膜形成等四种情况。

正常新生儿中脑导水管最细部分的横断面积平均 $>0.1mm^2$，一般为 $0.5mm^2$。由于中脑导水管的管径与其长度相比非常小，因此，特别容易受到内部病变的影响或外来压迫而变窄。约2/3的先天性脑积水和1/3的Chiari II型畸形患者有中脑导水管狭窄。通常认为中脑导水管狭窄是脑积水的原因，但是也有人认为中脑导水管狭窄是脑积水的结果。

过去曾经根据先天畸形和后天反应性神经胶质增生的相对程度，将中脑导水管狭窄分为先天性和后天性两种。但此分类方法容易造成误解，因为，除伴性遗传型中脑导水管狭窄以外，大多数病例都具有某种程度的中脑导水管畸形、神经胶质增生，或者二者并存。伴性遗传型中脑导水管狭窄者，常见复层室管膜上皮堆积，中脑导水管分叉畸形等，但是尚未发现神经胶质增生改变。

中脑导水管狭窄使第III脑室和侧脑室扩大，两侧丘脑被隔开，透明隔和胼胝体变薄。两侧大脑半球受压使头颅进一步扩张，所以本畸形患者的脑室扩大几乎未遇到任何阻力。脑室扩大能引起侧脑室室管膜内皮破裂，使脑脊液将脑实质隔开，甚至形成脑穿通性囊肿。脑室系统的无限制扩大，终使前脑完全破坏，导致积水性无脑畸形。

（二）临床表现

患儿出生时即有脑积水，所有伴性遗传脑积水和大部分中脑导水管先天性梗阻的散发病例，均可在产前由超声做出诊断。生产时由于患儿头大，可造成头盆不相称，并影响产程进展。新生儿可表现为前额突起、头皮静脉怒张、骨缝哆开、囟门增大并紧张。这些体征在患儿哭闹时加重，眼球可呈落日征和外展麻痹。

（三）影像学检查

CT能显示幕上脑室扩张，而第IV脑室不大，间接反映中脑导水管狭窄和阻塞，可作为本畸形的筛选检查手段。

MRI正中矢状位像能直接显示中脑导水管狭窄，经测量准确判断其狭窄程度，为本畸形的最佳影像学检查方法，有条件时，应首选MRI诊断本畸形。同时，MRI还能清楚显示脑积水及其程度，作出本畸形的完整诊断（图6-21）。

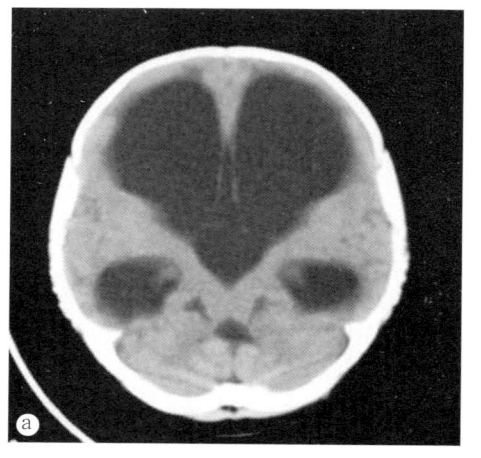
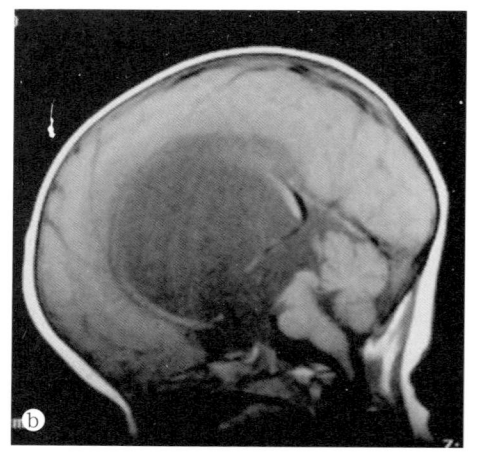
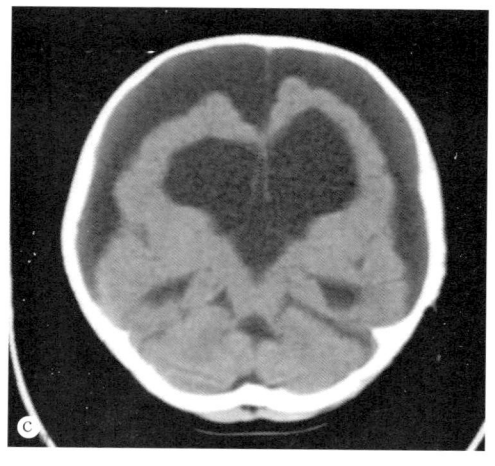

图6-21 先天性中脑导水管梗阻治疗前后
CT横断(a)和矢状位T₁加权像(b)显示幕上脑室显著扩大，丘脑被隔开，胼胝体和脑组织变薄，中脑导水管梗阻。经脑室镜中脑导水管梗阻穿刺治疗后CT横断(c)，脑室扩大明显改善，脑组织增厚。

（四）影像学检查的优缺点比较和优选检查路线

MRI 为本畸形的首选和确诊影像学检查方法，无条件时可选择 CT 扫描。

第五节　脑穿通畸形

脑穿通畸形又称孔洞脑（porencephaly），1859 年由 Heschl 首次描述。脑穿通畸形是指大脑半球内有一个充满液体的腔隙，此腔隙与脑室和/或蛛网膜下腔相通。

一、病因、病理和发病机制

该畸形是由于胚芽原生质（germplasm）发生异常或损伤，导致大脑半球内部形成异常空洞和囊肿，并与脑室或蛛网膜下腔相通。脑穿通畸形可分为先天性、（又称真性脑穿通畸形）和获得性（又称假性脑穿通畸形或脑损害性脑穿通畸形）两种。前者是由胎儿期脑破坏引起脑组织局部丧失所致；后者是由外伤、感染、缺氧、血管疾病等引起正常脑组织坏死液化造成的。脑组织大范围缺损，不管其是否与脑脊液腔隙相通，都可认为是脑穿通畸形，这种不与脑脊液相通的脑组织缺损，又称之为闭合式脑穿通畸形。

先天性脑穿通畸形的病因尚不明确，与胎儿脑血管闭塞或脑发育畸形有关。脑穿通畸形的初期病理改变为脑软化，随后发生坏死和囊性变，好发于中央回和脑岛。

二、临床表现

脑穿通畸形患者的临床表现主要依据病变范围而定，症状常呈单侧性。婴儿脑穿通畸形可以表现为不同程度的精神运动迟缓，可伴有轻偏瘫，局灶性癫痫或其他症状。运动障碍可从单瘫至严重偏瘫不等。病变位于两侧大脑半球时，可出现假性球麻痹。患儿可有严重精神发育不全。儿童期后，罕见精神发育不全，可有知觉障碍，患者可表现为痉挛性偏瘫、不对称性巨头、单侧颅骨透明或脑电图显示一侧低电压。除运动障碍外，脑穿通畸形还可有感觉障碍，出现偏身麻木和偏盲等表现。

三、影像学检查

1. 传统 X 线摄片检查　脑穿通畸形在 X 线脑血管造影图像上，表现为一个无血管的占位病变。并可显示大脑中动脉闭塞等血管性病因。X 线脑池造影或脑室造影可显示与侧脑室或/和脑池相通的穿通畸形。

2. CT 检查　CT 扫描可显示一个或多个境界清楚与脑脊液密度相同的低密度区，并与轻度至中度扩大的脑室或/和蛛网膜下腔相通。一般获得性脑穿通畸形的囊常与脑室交通，而较少与蛛网膜下腔相通。病变可单侧或双侧，多位于额叶后部、顶叶前部，同侧侧脑室多呈不对称性扩大，可伴有中线结构移位，增强扫描穿通畸形的囊不强化。脑穿通畸形周围脑组织有局限性萎缩，脑穿通畸形的囊可以与硬膜下腔相通，并形成硬膜下积液。CTA 可显示脑血管的异常改变。

3. MRI 检查（图 6-22，图 6-23）　MRI 显示脑穿通畸形孔洞的大小和形态不一，多个孔洞常对称性分布，位于脑表面的小孔洞有明显血管形成，脑回较小。大孔洞于脑皮质上可见洞口，脑穿通畸形囊的信号强度与脑脊液一致，可呈楔形，外宽内窄，灰、白质均可受累，中线结构偏向患侧，囊腔与脑室或/和脑沟相交通，囊腔邻近的脑组织信号正常，但脑回较健侧相应部位薄。MRA 也可显示脑血管的闭塞。

四、影像学检查的优缺点比较和优选检查路线

虽然 MRI 显示本畸形较 CT 更准确，但是 CT 仍为首选影像学检查方法。传统 X 线检查已经废弃不用。

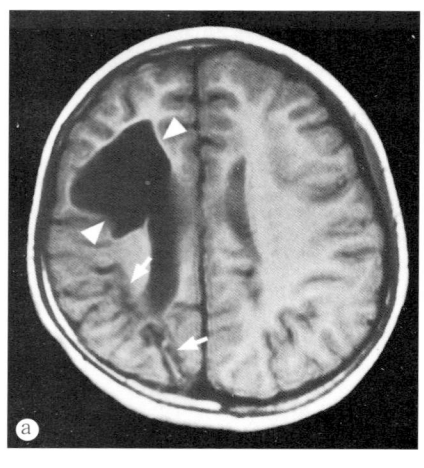
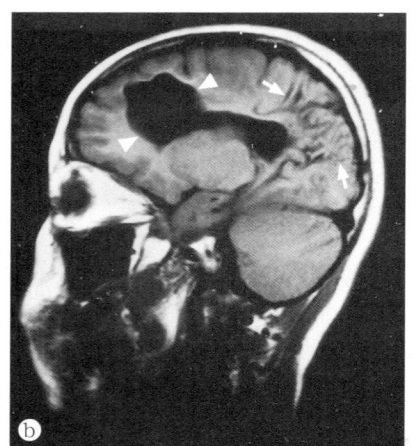
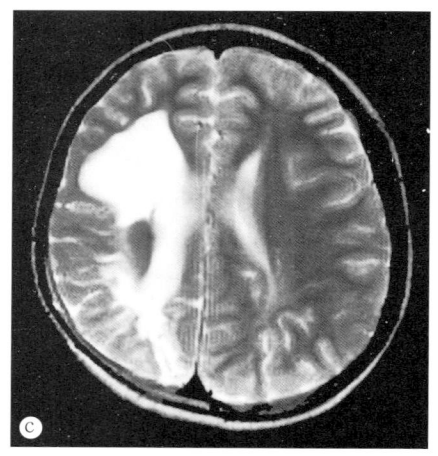

图6-22 右额叶脑穿通畸形并右顶叶发育不全
横断(a)和矢状位(b) T$_1$加权像显示右额叶内异常信号呈不规则形等信号，横断T$_2$加权像(c)为高信号，其境界清楚、边缘锐利，与右侧扩大的侧脑室相通。同侧顶叶脑回发育异常，属多小脑回畸形。

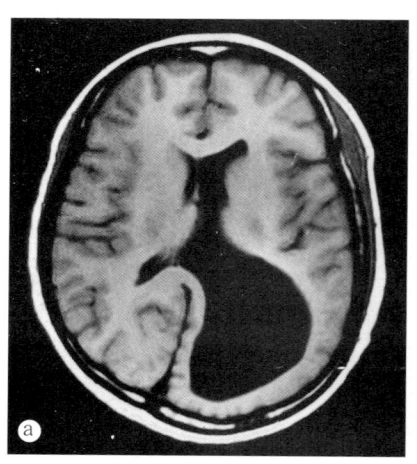
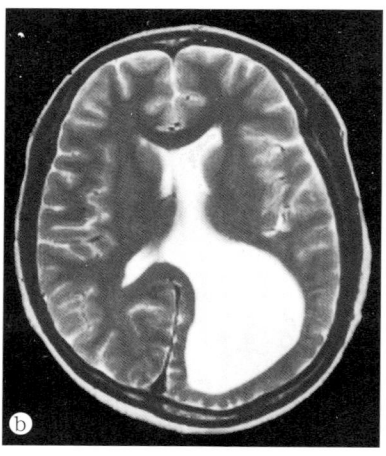
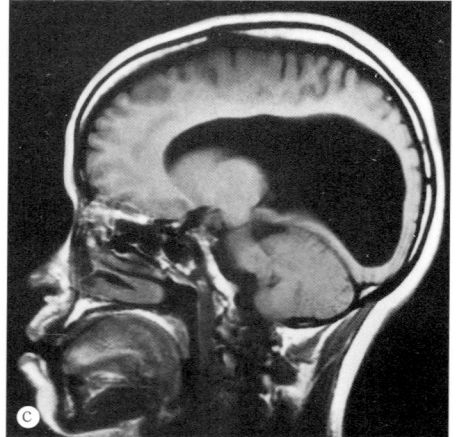

图6-23 左顶枕叶脑穿通畸形
横断T$_1$加权像(a)、T$_2$加权像(b)和旁矢状断T$_1$加权像(c)显示两侧大脑半球不对称、左侧偏大。左顶枕叶内有脑脊液样异常信号与侧脑室通连，顶枕叶皮质受压变薄，同侧侧脑室亦显著扩大。

第六节 蛛网膜囊肿

蛛网膜囊肿（arachnoid cyst）是位于颅内、脑外的良性占位病变，是由蛛网膜围成的腔隙，囊内充满清亮或黄色液体。

一、病因和病理

蛛网膜囊肿于1831年首次由Bright报道。根据病因不同，蛛网膜囊肿可分为先天性和继发性两类，前者占大多数，是由胚胎发育中脱落于蛛网膜下腔的蛛网膜小块发展而成，或者因蛛网膜发育异常所致；后者多是因炎症、外伤等引起蛛网膜广泛粘连的结果。

蛛网膜囊肿可发生在有蛛网膜分布的任何部位，多为脑裂和脑池处，幕上多见于脑外侧裂，大脑凸面等；天幕水平囊肿发生于四叠体区；幕下囊肿多见于斜坡，小脑桥脑角，中线后部，小脑蚓部和枕大池等处。

根据其发病机制可分为两类：① 蛛网膜内囊肿：系胚胎期蛛网膜发育异常所致，蛛网膜异常分裂成两层膜，构成完整的囊壁，脑脊液进入两层膜之间形成真性蛛网膜囊肿，与蛛网膜下腔不通，又称非交通性囊肿。② 蛛网膜下囊肿，系由蛛网膜粘连、继发蛛网膜下腔扩大形成，囊壁由蛛网膜构成，可将之看作为异常扩大的蛛网膜下腔，囊肿与蛛网膜下腔相通，又称交通性囊肿。

蛛网膜囊肿的囊壁主要由结缔组织（即上皮细胞和纤维细胞）构成，偶尔还存在神经组织。由于脑脊液的渗透作用，囊壁室管膜上皮分泌液体，以及囊壁口的活瓣作用，使脑脊液进入囊内，导致蛛网膜囊肿产生占位效应。

二、临床表现

本病的临床表现与颅内占位性病变相似，可出现颅内压增高所致的头颅增大和头痛、头晕伴恶心或呕吐，部分患者可有轻瘫或癫痫发作。蛛网膜囊肿多见于儿童，成人出现症状者少见。有些蛛网膜囊肿可终生无症状，仅在进行CT或MRI检查时偶尔发现，或者因头部外伤导致囊肿内出血而就诊。蛛网膜囊肿患者出现颅内压升高比局部症状多见。

查体：婴幼儿常有头颅增大，位于中颅窝、大脑半球凸面和后颅窝的囊肿可引起局部颅骨的局限性膨出。位于鞍上池的蛛网膜囊肿常引起视神经萎缩、视野缺损、垂体功能减退等表现。邻近脑室系统的囊肿常导致脑积水引起相应的临床表现。后颅窝囊肿可引起小脑共济失调和脑积水。

三、影像学检查

（一）X线摄片检查

可出现颅内压增高和脑积水的征象，以及局部颅骨膨起变薄，多呈圆形透光区。

（二）CT检查

1. CT是诊断蛛网膜囊肿的可靠方法，不仅能显示其大小、形态、部位，而且能显示其占位效应，以及是否伴发脑积水（图6-24）。蛛网膜囊肿位于脑外，呈界限清楚、边缘光滑、与脑脊液相同的低密度区，CT值在0~20Hu之间，增强扫描病灶无强化。

位于中颅窝或大脑外侧裂的蛛网膜囊肿，常伴有颞叶或/和脑岛发育不全。位于外侧裂池的蛛网膜囊肿，病灶较大者呈类圆形或不规则形，中小病灶多为四边形，较早出现明显颅骨受压（引起局限性骨壁变薄、膨出），脑室受压变形，而中线结构移位较轻，与颅骨改变不相称。

位于大脑凸面的囊肿呈半圆形或双凸透镜形，局部骨板变薄或外凸，中线结构可轻微移位。

位于后颅凹的蛛网膜囊肿多呈三角形、不规则形或类圆形，常使小脑幕显著抬高，第Ⅳ脑室向前上移位，幕上脑室系统中至重度扩张。四叠体旁囊肿常压迫中脑导水管引起梗阻性脑积水。

2. 脑池造影CT（CT cisternography，CTC）

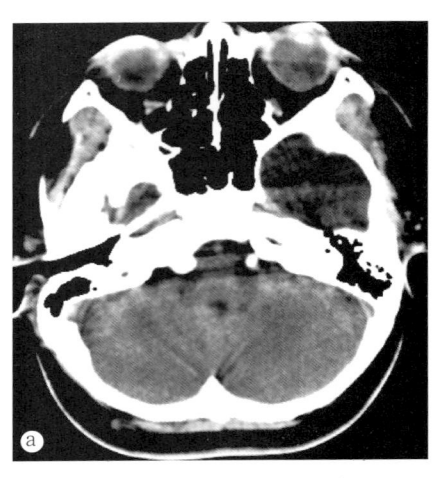
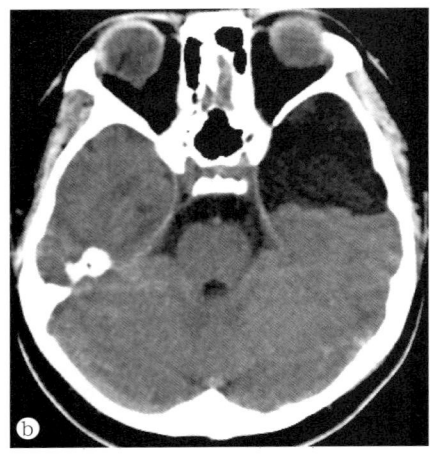

图6-24 左侧颞极、中颅窝底蛛网膜囊肿

CT平扫（a,b）：左侧颞极、中颅窝底不规则囊性病变，呈与脑脊液一致的低密度，局部颅腔稍扩大，周围脑组织体积变小。

可用于鉴别蛛网膜囊肿是否与蛛网膜下腔相通，以选择手术方式。若CTC显示蛛网膜囊肿内无对比剂充盈，则适合进行手术治疗。对CTC表现为囊肿内迅速充盈对比剂清除延迟，无明显占位效应者是否进行手术治疗的意见尚不统一，原则上如果患者有临床症状，则应该考虑手术治疗。

（三）MRI检查

MRI检查的效果优于CT，尤其显示小囊肿和位于中线旁的深部囊肿更为敏感。MRI的T_1加权像即能清楚显示蛛网膜囊肿为脑外占位病变，增强扫描病灶无强化，局部脑组织可受压变形、萎缩、移位，邻近骨板变薄、向外膨隆，但是中线结构的移位不显著，周围脑组织无水肿（图6-25）。

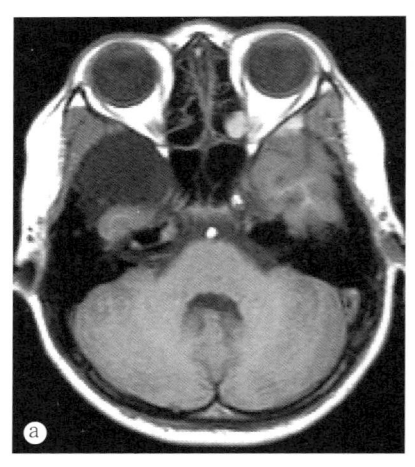
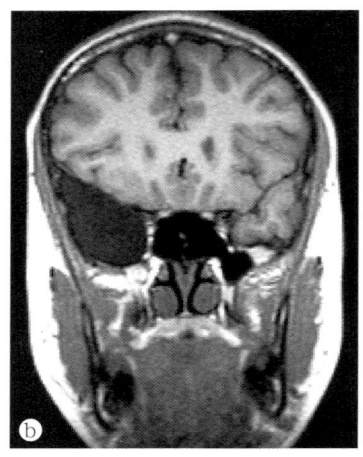
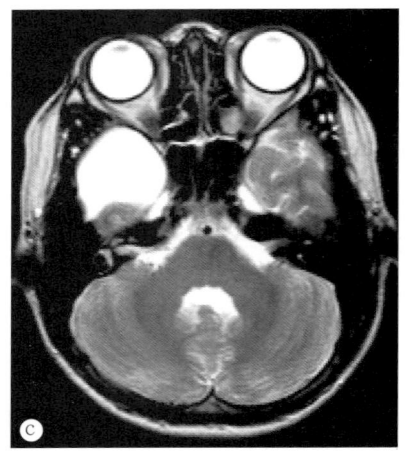

图6-25 右侧颞极、中颅窝底蛛网膜囊肿

横断(a)和冠状位(b) T_1加权像：显示右侧颞极、中颅凹底见不规则圆形低信号，T_2加权像(c)为高亮信号，与脑脊液信号一致，周围脑组织体积变小。

位于中颅窝前外侧颞部者，可见颞极萎缩或缺如，位于后颅窝枕大池者，可伴小脑萎缩，第Ⅳ脑室-导水管受压，而出现梗阻性脑积水的征象。有时可见脑干受压移位、变形和并发颈髓空洞等改变（图6-26）。

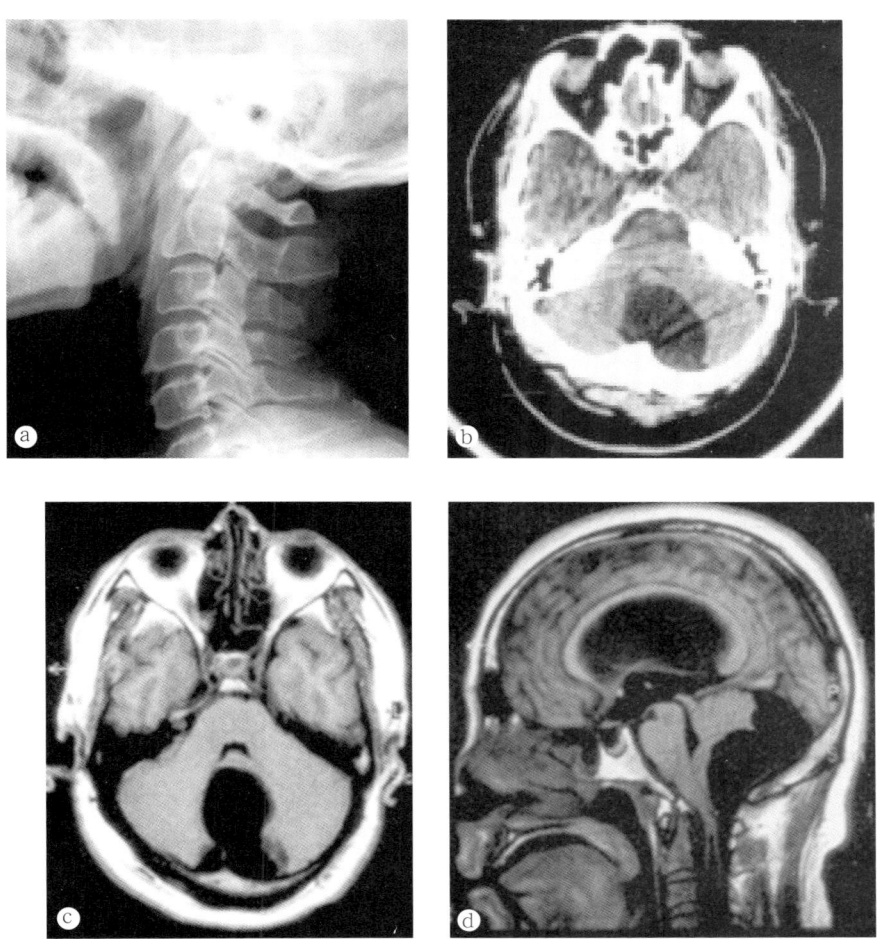

图 6-26 枕大池蛛网膜囊肿

颈椎 X 线侧位片（a）：寰枕部骨质结构正常。CT 平扫显示枕大池区形态不规则的囊性病变为低密度（b），MRI 的 T_1 加权像横断位（c）和正中矢状位（d）显示枕大池区的囊性病变为低信号，与脑脊液一致；小脑蚓部萎缩，第 IV 脑室受压前移并发梗阻性脑积水；囊肿延伸向上至小脑上池，向下至枕大孔外，延髓、上端颈髓受压向前移位、变形和缺血改变，并发颈髓空洞形成。

（四）X 线脑血管造影

虽然蛛网膜囊肿的所在部位不同，但是无血管性的占位性病变是其 X 线脑血管造影的共同表现。该项检查曾经在临床应用，但目前已经基本废弃不用。

（五）核医学

同位素脑池显像可见非脑池部位有囊状异常放射性浓聚。

（六）影像学鉴别诊断

1. 胆脂瘤　多位于桥小脑角和中颅窝内侧。虽然病灶在 CT 图像上呈低密度，增强扫描无强化，但是其外形多不规则，密度不如蛛网膜囊肿均匀。CTC 检查可见对比剂进入胆脂瘤周边形成的裂隙内，与囊肿的表现截然不同。

胆脂瘤在 MRI 的 T_1 加权像上呈不均匀低信号，其信号强度高于脑脊液；在 T_2 加权像上为高信号，其形态不规则、多位于脑池呈塑形样外观。在 DWI 图像上，蛛网膜囊肿的信号与脑脊液一致呈低信号，而胆脂瘤为等或高信号，与脑脊液不同。

2. 脑穿通畸形囊肿　CT 和 MRI 均显示病灶的形态不规则，与脑室相通，无占位效应。

3. 巨大枕大池　病灶形状不规则或呈三角形，无第 IV 脑室受压、移位的征象，CTC 检查时对比剂可直接进入病灶。MRI 显示巨大枕大池由环绕小脑半球的脑脊液构成，多数伴有小脑萎缩，而无小脑受压、幕上脑室积水，以及局部骨板变薄等改变（图6-27）。

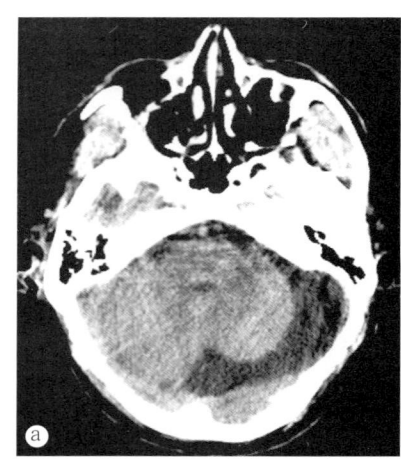
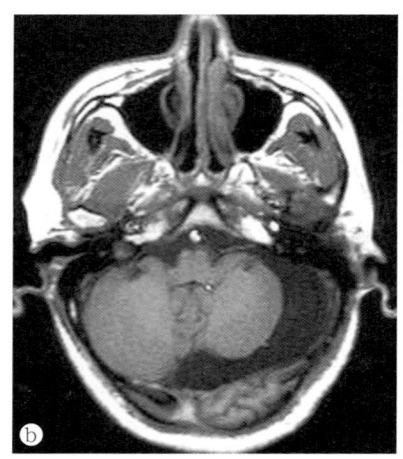
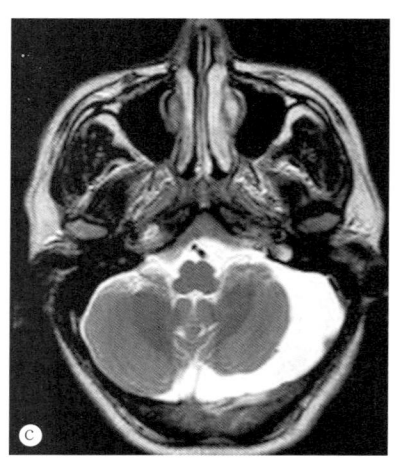

图6-27　大枕大池

CT平扫（a）显示左侧枕大池扩大，为低密度，环绕左侧小脑半球。横断面 T_1 加权像（b）显示左侧扩大的枕大池为低信号， T_2 加权像（c）为高亮信号，与脑脊液信号一致。左侧小脑半球体积缩小，无小脑受压、幕上脑室积水及局部骨板变薄的改变。

MRI诊断本病的效果优于CT，但是难以判断蛛网膜囊肿是否与蛛网膜下腔相通，而CTC和SPECT脑池造影可弥补MRI的不足。临床可根据拥有设备的具体情况和需要解决的问题，灵活选择应用影像学检查方法。

四、治疗

外科手术切除蛛网膜囊肿是有效治疗方法，对有临床症状并呈进行性加重趋势者，应积极实施手术。大多数蛛网膜囊肿患者的病情进展缓慢，可长期处于相对稳定状态，无或仅有轻度头痛、头晕等表现，可对其进行影像学随诊观察。

具有以下症状者应考虑手术：①有颅内压增高症状、局部脑组织受压移位或伴脑积水者；②有明显神经系统功能损害症状和体征者；③有颅内出血（囊肿内或硬膜下）或癫痫反复发作者；④儿童囊肿较大者亦应积极手术治疗，以利于脑发育和功能改善。手术应尽可能切除囊壁，应用显微外科和内窥镜技术是全切囊壁的最佳方式。手术的关键是有效建立囊肿与邻近脑池、蛛网膜下腔、脑室的交通。手术有囊壁全切除、囊肿-脑池引流、囊肿-脑室引流、囊肿-腹腔引流和立体定向穿刺吸引等多种方式。

第七节 脑组织发育畸形

一、结节性硬化

结节性硬化（tuberous Sclerosis，TS）又称Bourneville综合征，是由胚胎各胚层的分化发生紊乱所致。

（一）病因、病理和发病机制

约20%～50%的患者呈常染色体显性遗传伴不完全外显，其余患者可能与基因突变有关，发病与种族和性别无关。结节性硬化的发病率约为每30000个活产儿有1例。

本病的特征性脑部病理改变是位于皮层和室管膜内皮下的白色结节。结节由神经胶质细胞和各种奇特的异常神经细胞所组成，这些神经细胞具有明显的囊泡状细胞核，部分细胞有多核。结节除因占位效应产生症状外，还可使大脑丧失正常神经元群的结构。位于大脑皮质的结节病灶以额叶最多，枕叶次之，偶见于小脑皮层。

病理学大体观察，受累大脑脑回发亮、坚硬、呈白色。显微镜下观察，大脑皮层结节周围的神经元变小、变形，排列紊乱。结节中髓鞘溶解或紊乱，可见致密类纤维性神经胶质增生。室管膜下结节好发于侧脑室体部和枕角，其次为第Ⅲ脑室和第Ⅳ脑室，结节病灶常发生钙化。位于室管膜的结节向脑室内突出，使之表面粗糙不平。脑室周围结节可以转变成室管膜下巨细胞星形细胞瘤（subependymal giant-cell astrocytoma，SGCA），发生率约为1.7%～10%，此肿瘤起源于结节的巨大星形细胞，多围绕室间孔生长，生长缓慢，常有钙化，为WHO神经系统肿瘤良恶性分级的Ⅰ级，属于良性肿瘤。

结节性硬化可伴发脑白质异常，主要表现为脑白质内有异位、簇状的类神经元巨细胞及肥大多核星形细胞，呈放射状分布，好发于额叶，内部可出现髓鞘化缺失和分化良好的类纤维神经胶质增生。

结节性硬化还可发生不同程度脑萎缩，或者脑发育不良畸形。当阻塞室间孔时，可见一侧或双侧脑室扩大积水。

结节性硬化不仅局限于脑组织，还可累及人体的其他器官，大多数为错构瘤。受累脏器主要有心脏、肾脏、皮脂腺和肺脏，病灶内可见异常增生性巨细胞，伴有心脏横纹肌瘤，多囊肾和肺纤维化等病变。结节性硬化可伴发视网膜胚胎瘤，并发生钙化和骨化。有学者将结节性硬化的病理改变归纳为皮脂腺瘤、心脏和肾脏肿瘤，以及脑内神经胶质结节三联症。

（二）临床表现

结节性硬化的临床表现主要为皮脂腺瘤、智力迟钝和癫痫三联症，还出现全身各器官的并发肿瘤。皮脂腺瘤来自皮肤神经组织，属于一种斑痣，通常呈肉红色或白色的丘疹。多数患者在4岁以后才开始出现，以后随年龄增长皮脂腺瘤结节逐渐增多，至青春期时最为明显。好发于鼻旁、面颊和颌部，左右对称，呈蝴蝶状（图6-28）。患者智力低下程度的相差较大，部分患儿能保持正常智力，或者在3岁以后逐渐出现语言发育和智能落后，至学龄期时，患者的智力下降更为显著。癫痫是结节性硬化的突出临床症状，一般在4～6个月龄时出现，

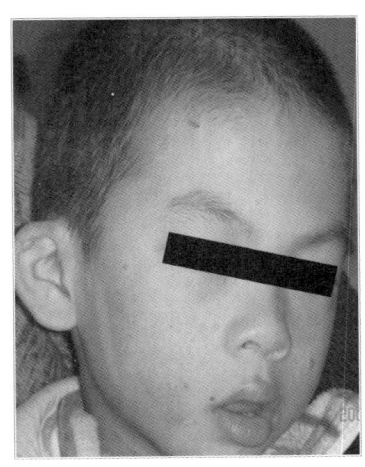

图6-28 结节性硬化患儿，鼻旁、面颊、颌部及耳廓斑痣，呈肉红色丘疹结节，面颊还可见条状色素脱失斑（附彩图）。

并逐渐加重，通常先出现屈曲性痉挛发作，然后逐渐演变成局限性发作或大发作，抗癫痫药较难控制。此外，患儿的躯干及四肢可出现色素脱失斑，多数患者出生时即有，20%~50%患者的皮肤可见鲨鱼皮斑。

患者视网膜、皮肤、肺、肾、骨和心脏均可并发肿瘤，发生于心脏者为横纹肌瘤，可引起心脏功能障碍。有些患者出现多种内分泌异常改变。

（三）影像学检查

1. 传统X线气脑造影检查　传统X线气脑造影可见脑室壁的结节为点燃后淌下的蜡烛滴样外观。

2. CT检查（图6-29~图6-30）　CT平扫显示脑皮层结节呈低密度，少有钙化，增强扫描病灶不强化；室管膜下结节容易发生钙化，CT显示钙化灶十分清楚。结节可大小不等，多为两侧对称性分布。CT平扫不能显示脑白质内的异位细胞簇，但显示室管膜下巨细胞型星形细胞瘤清楚，病灶在CT平扫图像上为等密度，内部可有更低密度的坏死囊变部分，以及高密度钙化灶，增强扫描病灶呈中等度强化。

3. MRI检查（图6-31~图6-32）　皮层结节在T_1加权像上多呈等信号，少数为低信号，在T_2加权像和FLAIR上为高信号，FLAIR序列显示病变更敏感。增强扫描皮层结节通常不强化。由于结节位于大脑皮层，可使脑灰白分界不清。病变区脑皮层扩大，脑回增宽。显示室管膜下结节以T_1加权像为好，结节的钙化部分呈低信号，非钙化部分呈中等信号；在T_2加权像上，除钙化部分为低信号外，均呈高信号，非钙化部分的结节增强扫描发生强化。

MRI还能显示脑白质内的异位细胞簇，在T_2加权像表现为脑白质内异常高信号，或者脑白质内部有特征性、呈放射状排列的高信号带。

除钙化部分为低信号外，室管膜下巨细胞型星形细胞瘤病灶在MRI的T_1加权像上呈等信号或低信号，T_2加权像呈明显高信号，同时能显示肿瘤周围的脑水肿。

（四）影像学鉴别诊断

结节性硬化应该与由其他原因引起的多发性室管膜下钙化相鉴别，后者常见于甲状旁腺功能减退、脑囊虫病、Fahr's病、弓形体病等，以CT的鉴别诊断效果为佳。甲状旁腺功能减退的钙化多位于基底节区，呈两侧对称性。脑囊虫病的钙化一般位于皮-髓质交界区，室管膜下少见。

（五）影像学检查的优缺点比较和优选检查路线

CT和MRI均为确诊结节性硬化的有效方法，能显示本病颅内的基本病变，包括皮层和室管膜下结节、室管膜下巨细胞型星形细胞瘤、脑白质内异位细胞簇等。MRI在检出CT呈等密度的较小结节方面优于CT。但是CT对钙化敏感，优于MRI。

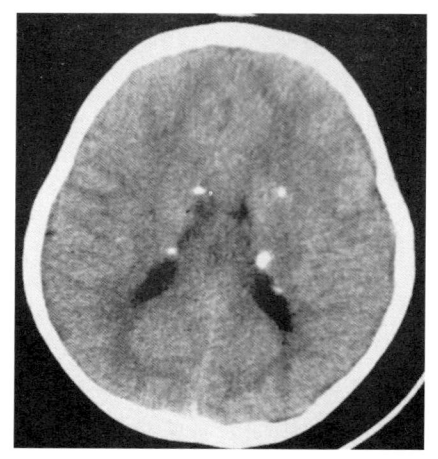

图6-29　结节性硬化
CT平扫显示两侧侧脑室旁多发小结节钙化。

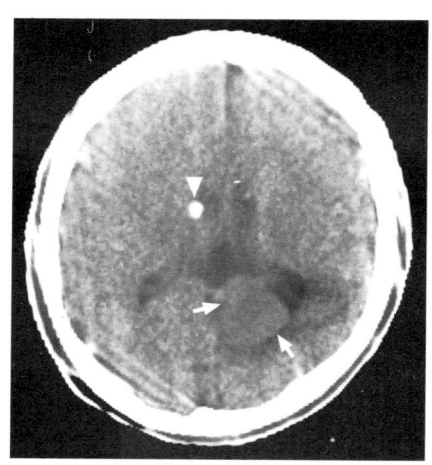

图6-30　结节性硬化
CT平扫显示右侧侧脑室旁有钙化点，左侧侧脑室后角有较低密度肿块，为室管膜下星形细胞瘤突入脑室。

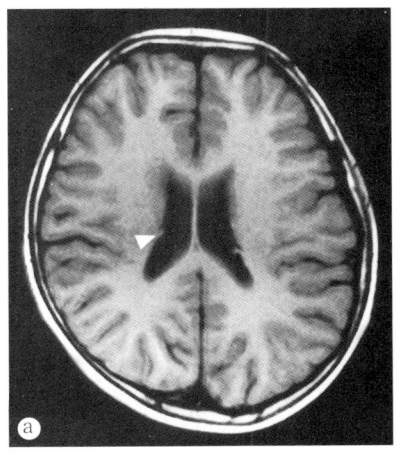
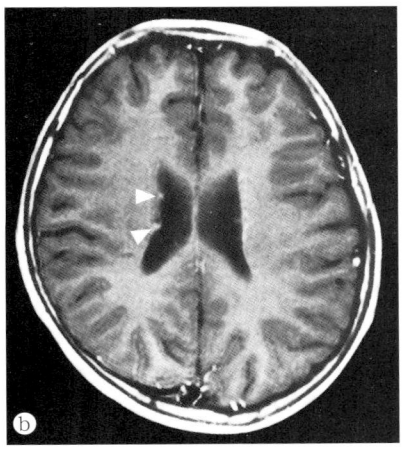

图 6-31 结节性硬化

横断面 T₁ 加权像 (a) 显示侧脑室壁结节病灶呈等信号;横断面 T₁ 加权像 (b) 可见结节强化(△)。

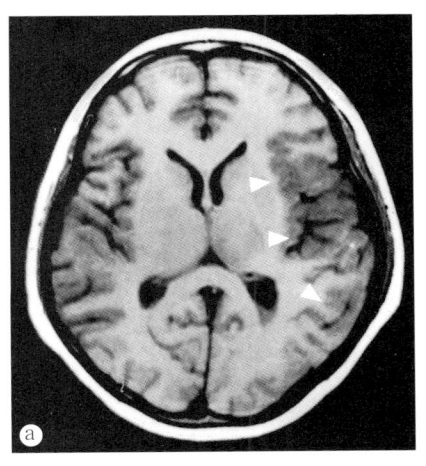
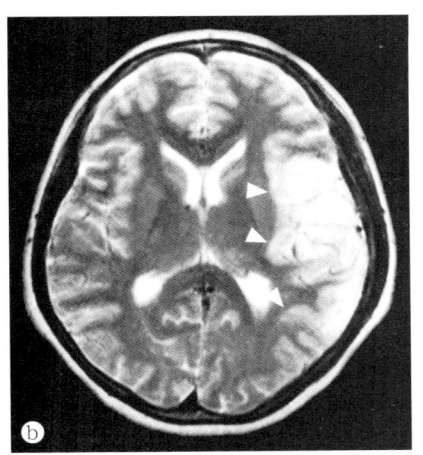
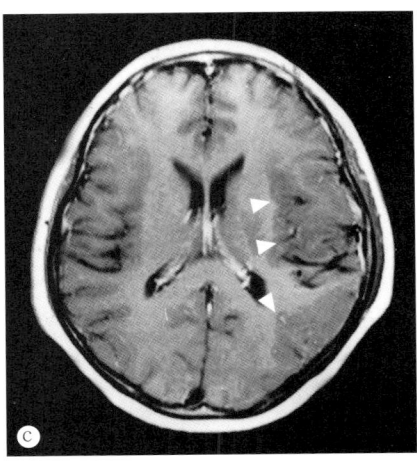

图 6-32 皮层结节硬化

横断 T₁ 加权像(a)显示左颞叶皮质呈低信号,T₂ 加权像(b)为高信号;增强扫描 T₁ 加权像(c)示颞叶皮层无强化(△)。

二、颅颜面血管瘤病

颅颜面血管瘤病（encephalofacial angiomatosis）即脑三叉神经血管瘤病（encephalotrigeminal angiomatosis），又称软脑膜血管瘤病或者 Sturge-Weber 综合征。1879 年，Sturge 首次报道 1 例一侧面部血管瘤伴同侧青光眼、偏瘫及癫痫的患者，他认为大脑症状是由与面部肿瘤相同的脑血管瘤所引起的。1928年，Weber在X线头颅平片上发现脑内钙化，这是一种伴神经皮肤综合征的静脉血管畸形，有人称之为毛细血管-静脉性血管瘤。

（一）病因和病理

本病大多数为散发，无种族和性别差异，很少有家族病史，偶有遗传因素，为不完全外显的常染色体显性遗传。

颅面血管瘤病应包括颜面上部的葡萄酒色血管痣、同侧软脑膜毛细血管扩张、对侧惊厥和偏瘫，以及智力低下。血管畸形被认为是胎儿早期脑和面部的原始血管持续存在所致，而正常情况下，这些血管在胎儿期完全退化。面部血管病变为毛细血管瘤，出生时就存在，瘤壁内面衬有上皮细胞，其周围有薄层胶质组织。血管瘤内含静脉血，压力低，血液没有明确流动方向。颅内毛细血管扩张位于软脑膜上，通常在一侧半球的顶枕部，而不累及大脑皮层。脑部血管瘤的瘤体为小静脉或毛细血管型。由于长期供血障碍以及受瘤体的挤压，病灶局部脑组织有层状坏死、胶质增生及钙盐沉积等异常改变。有人认为大脑皮层神经元丧失和脑回钙化是一种与钙盐有亲和力的胶样蛋白，经异常血管渗出达到脑膜及大脑皮层所致。血管瘤下方的脑皮层局限性萎缩，邻近脑室代偿性扩张。脑皮层钙化和血管异常引起脑实质缺氧，以及白质内胶质增生、缺血、脱髓鞘等改变，导致大脑实质出现不同程度萎缩，继而引起脑功能紊乱。

（二）临床表现

患者出生时即有颜面部血管瘤，一般为单侧（与颅内血管瘤同侧）、偶见双侧，分布于三叉神经眼支支配区之内，在面部中线的界限清楚，最小病变可仅位于眼外上缘。血管瘤略高出皮肤，呈紫红色，有时血管瘤可延伸至唇、颈和胸部。

约90%的颅颜面血管瘤病患儿有癫痫发作，通常从婴儿期发病，可为部分性发作或全身强直-阵挛发作。脑电图检查可见病变部位呈等电位或波幅降低。

约半数患者有智力发育迟缓及精神障碍。

其他临床表现还有由软脑膜血管瘤引起的对侧偏瘫、偏身感觉障碍和同向偏盲等。眼球脉络膜血管瘤和同侧软脑膜血管瘤可导致眼球内压上升、眼球突出和青光眼。

（三）影像学检查

1. X线摄片检查　软脑膜血管瘤好发于枕叶，血管瘤下的脑皮质常出现钙化，在X线头颅平片上可见线状、双轨状钙化，为本病的典型影像学表现（图6-33）。

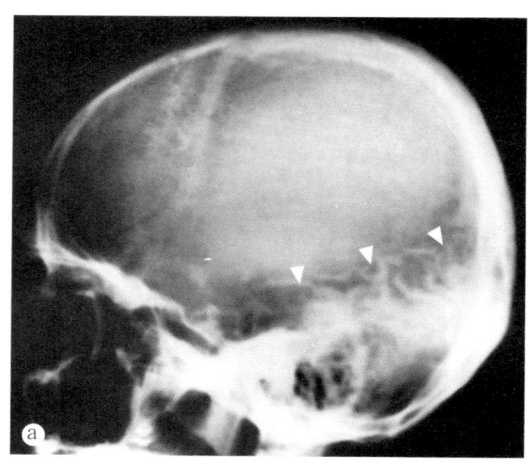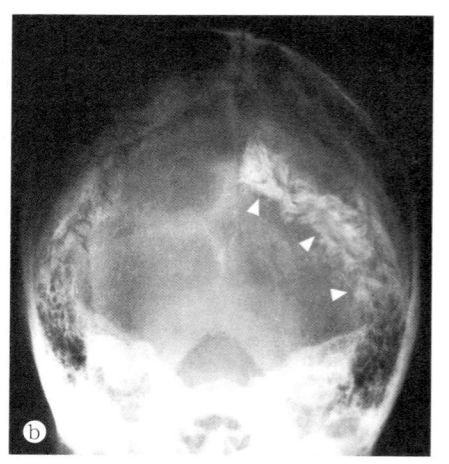

图6-33　颅颜面血管瘤病
头颅X线侧位(a)和汤氏位(b)：左颞枕部有异常弯曲双轨状钙化灶。

2. CT检查　CT是诊断本病的有效方法。CT平扫可见颞、枕叶大脑皮层下有花纹状钙化影，迂曲致密、轮廓似脑回，伴有局限性脑萎缩（图6-34, 6-35a）。增强扫描由于软脑膜血管瘤强化，可见病变区脑回状强化,是本病的特征性CT表现,部分患者还伴有侧脑室脉络丛球的异常扩大。但是如果钙化灶较多,则在增强扫描图像可能被掩盖,应仔细对比分析增强前后的图像,才能加以鉴别。通常典型的脑回状钙化出现在2岁以后。局限性脑萎缩多发生于颜面血管瘤的同侧,以顶枕区最多见,萎缩程度也更重,表现为局部脑沟加深、加宽,蛛网膜下腔扩大,侧裂池和纵裂池扩大。同时,可见病变侧颅骨的代偿性增厚,使颅骨左右不对称。

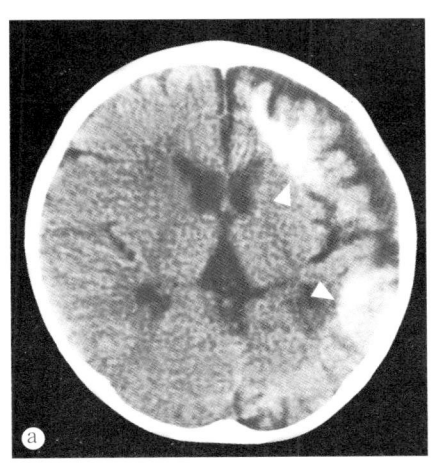
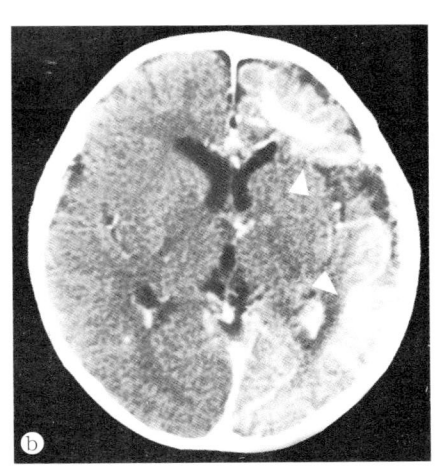

图6-34 颅颜面血管瘤病

CT平扫(a)显示左侧大脑半球脑萎缩,皮层异常不规则钙化。增强CT(b)显示左侧大脑半球皮层异常强化。

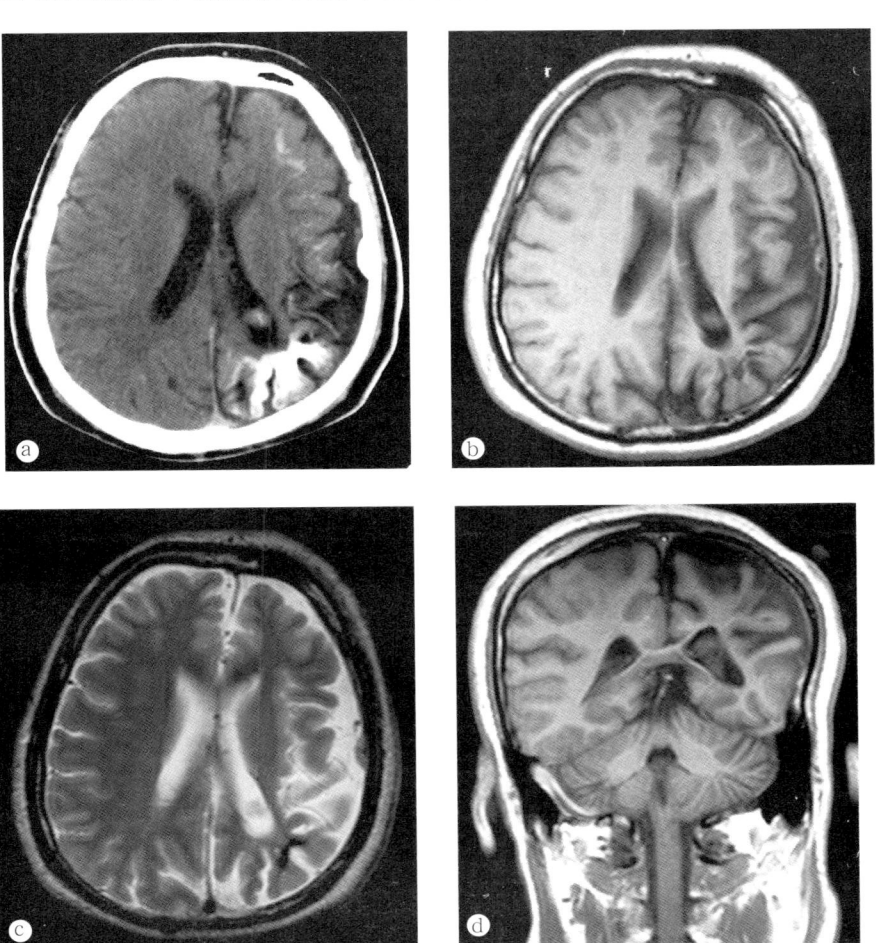

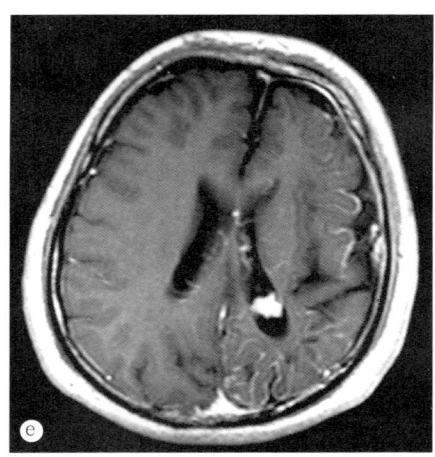
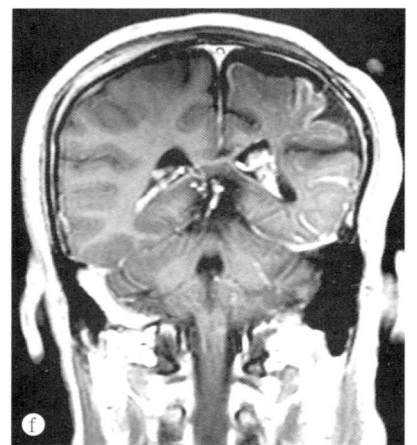
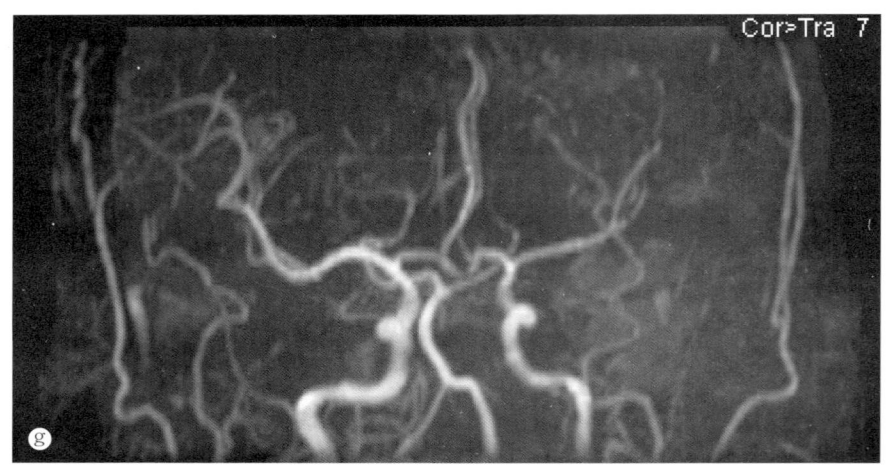

图6-35 左侧颅颜面血管瘤病

头颅CT横断面（a）：左侧大脑半球萎缩性改变，皮层片状、线状高密度钙化影，颞骨内缘脑膜局限性钙化灶。MRI横断T_1、T_2加权像和冠状位T_1加权像（b,c,d）：左侧大脑半球萎缩性改变，皮层可见T_1和T_2加权像均为低信号的钙化灶；左侧颞骨内缘脑膜局限性增厚伴钙化；左侧侧脑室三角区脉络丛球增大。增强扫描T_1加权像横断和冠状位（e,f）像：左侧大脑半球软脑膜普遍显著强化，颞骨内缘脑膜增厚处和脉络丛球强化明显。脑动脉MRA（g）：左侧大脑中动脉分支稀少。

3. MRI检查 MRI平扫即可显示颅颜面血管瘤病病灶的特征性血液流空征象，软脑膜血管瘤位于皮层下呈蚯蚓状低信号。若结合应用MRA，则显示软脑膜血管瘤的效果更佳。增强扫描在局限性萎缩的大脑皮层衬托下，可见脑回状强化（图6-35b～g）。脑颜面血管瘤病灶同侧可见脉络丛静脉血管瘤，表现为脉络丛球扩大，平均可达到8mm（正常6～15岁儿童的脉络丛球为2.5～3.5mm），由于其血流较慢及静脉血淤滞，在T_2加权像上呈高信号。

钙化灶无论在T_1还是T_2加权像上均呈低信号，以T_2加权像的显示效果更佳，呈明显黑色低信号。局限性脑萎缩以顶、枕和额叶多见，常伴额骨、顶骨和额窦的代偿性肥厚。MRI发现脑白质内的胶质增生、缺血、进行性脱髓鞘病灶等异常改变敏感，在T_2加权像上呈高信号。

4. X线脑血管造影检查 X线脑血管造影检查可显示皮质表面静脉和上矢状窦引流至深层静脉系统的静脉异常。但目前诊断颅颜面血管瘤病已经不必实施X线脑血管造影检查。

（四）治疗

本病临床主要以对症治疗为主，有癫痫者应用抗癫痫药物治疗，顽固反复发作、药物治疗无效时，可实施胼胝体离断或大脑半球切除术,也可行病变部分切除术。

三、神经纤维瘤病

神经纤维瘤病(neurofibromatosis),临床上可分为两种基本类型,Ⅰ型又称von Recklinghausen病,占绝大多数,约为Ⅱ型的10倍。神经纤维瘤病是一种神经嵴细胞分化异常的原发性疾患,Ⅰ型主要表现为皮肤色素斑和皮肤及周围神经瘤,Ⅱ型累及中枢神经系统。

(一)病因和病理

神经纤维瘤病呈常染色体显性遗传,但临床表现的差异很大,约半数病例有阳性家族史,另一部分为散发病例,一般认为是由显性基因突变所致。神经纤维瘤病是一种神经外胚层异常,主要累及中枢神经系统及皮肤组织。颅内常见神经瘤,以听神经和三叉神经为多见。听神经瘤多发于双侧,为中枢型神经纤维瘤病的特征性改变。神经纤维瘤病在小儿发生听神经瘤者罕见,发病年龄多见在30岁,而非神经纤维瘤病患者,听神经瘤的发病年龄则较晚,为50岁左右。神经纤维瘤病患者,颅内神经瘤除听神经和三叉神经多见外,还见于第Ⅲ对和第Ⅻ对颅神经。病理上肿瘤系由神经鞘膜细胞组成,细胞核似栅栏状。在神经纤维瘤的小儿中,约10%发生视神经胶质瘤,而视神经胶质瘤的小儿,约25%发生神经纤维瘤病。并发的胶质瘤主要立于基底节和丘脑,大脑及小脑相对少见。本病常与颅内脑膜瘤并存,后者以多发为特点,生长缓慢。

椎管内神经纤维瘤多位于脊神经根和马尾,大部分位于椎管内,少数病例同时累及椎管内外,呈哑铃状。

皮肤咖啡牛奶斑因表皮基底层中存在过量黑色素而形成,呈浅棕色,椭圆形,边缘光滑。皮肤的神经纤维瘤表现为皮下结节。神经纤维瘤病除神经外胚层异常外,也可伴发中胚层过度增生和肿瘤形成。因此,本病还可累及骨、软骨、肾脏等。

(二)临床表现

在婴儿或小儿患者,多数病例仅出现皮肤异常,除视神经胶质瘤外,很少发生神经系统肿瘤。皮肤异常表现为咖啡牛奶斑和皮肤及皮下神经纤维瘤形成的皮下结节。牛奶咖啡斑是神经纤维瘤病的一个重要体征,患儿出生时仅有临床表现,呈浅棕色(咖啡牛奶色),椭圆形或不规则卵圆形,边缘清楚,多见于躯干和四肢,随年龄增长其数目和大小都增加。皮下结节的大小不一,主要分布在躯干和面部。

颅内、脊髓内和周围神经肿瘤是儿童和成人神经纤维瘤病的特征性表现。约30%~40%的患者有耳鸣、耳聋、头晕、双目失明、突眼、视力下降、神经根痛、感觉异常、肢体或肌无力等神经系统症状。这些症状绝大多数由中枢和外周神经纤维瘤、脑膜瘤或胶质瘤引起。部分患者精神运动发育落后,智力下降和惊厥。

神经纤维瘤病可累及骨骼、胃肠道、肾上腺、生殖道、肺及血管等,产生相应临床症状。

(三)影像学检查

神经纤维瘤病的病变特点是多脏器发生肿瘤病变,特别是在中枢神经系统发生听神经瘤、三叉神经瘤、视神经胶质瘤、颅内脑膜瘤、基底节及丘脑胶质瘤,和椎管内的一些肿瘤,以及它们的继发性改变。

1. CT检查　CT平扫和增强扫描对发现神经纤维瘤病患者颅内和脊髓神经源性肿瘤,及其他病变均敏感而准确(图6-36)。

2. MRI检查　MRI能更好地显示神经纤维瘤病位于中枢神经系统的各种肿瘤性病变,尤其显示颅内小病灶和脊髓肿瘤的效果更佳(图6-37)。

神经纤维瘤病发生在中枢神经系统各种肿瘤的影像学特点,与中枢神经系统单发神经源性肿瘤相同,读者可参阅本书第三章第三节颅神经和脊神经肿瘤部分的相关内容。

(四)治疗

对本病出现的中枢神经系统肿瘤引起临床症状者,应实施肿瘤切除术,对癫痫发作者应用抗癫痫药物进行治疗。

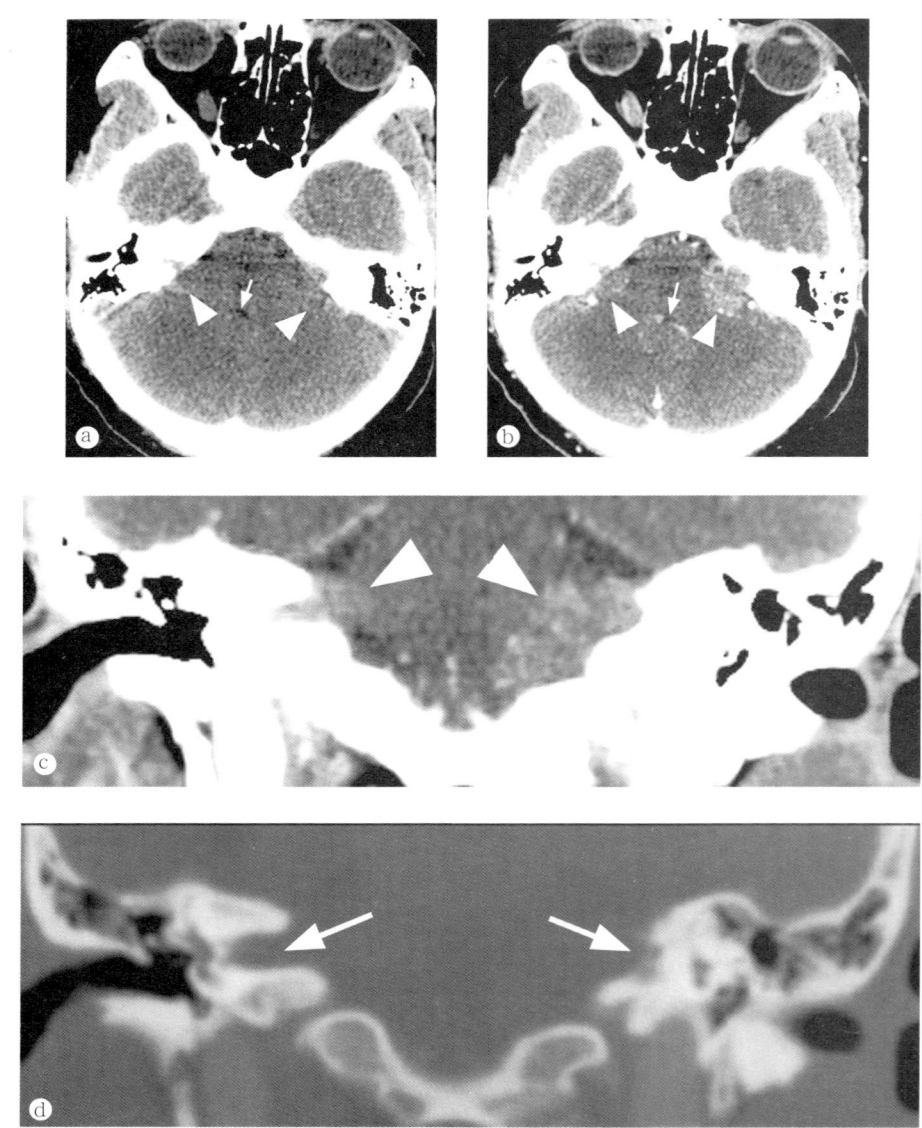

图6-36 双侧听神经瘤
头颅CT平扫和强化(a,b)：显示双侧CPA区实性等密度病灶(△)，第Ⅳ脑室受压变形(↑)，病灶显著强化，冠状位内听道层面重建软组织窗和骨窗像(c,d)：显示双侧CPA强化病灶以内听道内口为中心(△)，内听道扩大，骨质破坏(↑)。

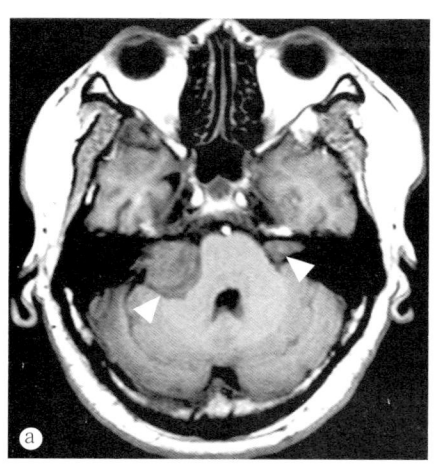
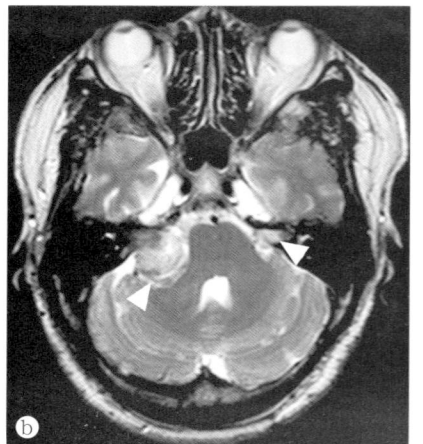

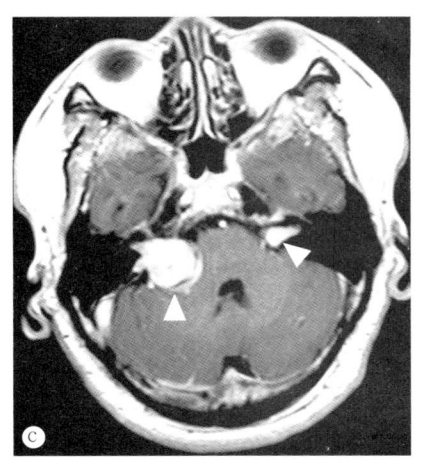
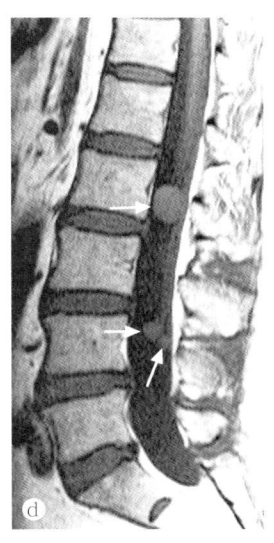
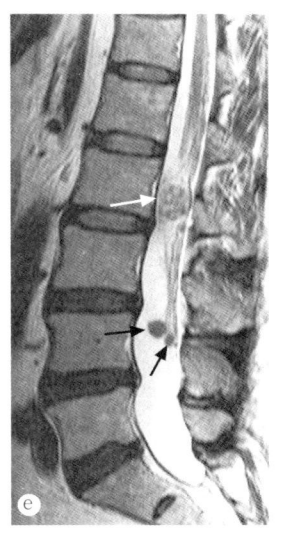
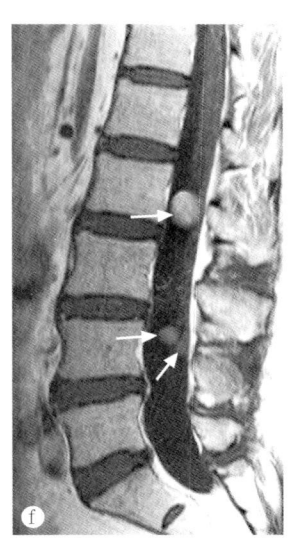

图6-37 双侧听神经和马尾神经的多发性神经纤维瘤

头颅MRI横断位T_1、T_2加权像和T_1加权增强扫描像（a,b,c）：显示双侧听神经纤维瘤（△），在T_1、T_2加权像上分别为稍低和稍高信号，增强扫描显著强化。腰椎MRI矢状位T_1、T_2加权和T_1加权增强像（d,e,f）：显示马尾神经多发神经纤维瘤（⇑），在T_1加权像上为稍低，T_2加权像低或高信号，增强扫描病灶显著强化。

第八节 寰枕部畸形

寰枕部畸形（congenital anomalies of atlanto-occipital region）是指颅底/颈椎交界区畸形。此类先天发育畸形包括：颅底凹陷症（basilar invagination）、扁平颅底（platybasia）、寰枕融合（atlanto-occipital fusion）和寰枢关节脱位（atlantoaxial dislocation）等。

一、病因和病理

从胚胎发育角度来看，颅底/颈椎交界处的神经管闭合得最晚，因此容易发生先天畸形。一般认为枕骨起源于脊椎而不是颅骨，枕骨椎的前弓发育成枕骨基底部，并形成枕骨髁，后弓融合形成寰椎，部分形成上关节面。齿状突含有2个骨化中心，出生时融合在一起，约2岁时才显出，在3～4岁时齿状突与枢椎椎体才融合。颅/颈移行部与其他脊椎关节的结构和功能不同，枕板和上位2个颈椎形成转动关节，其发育过程复杂，因此，容易遭受各种致畸因素的作用形成各种畸形。

寰枕部分为基底部、外侧部和髁部3个部分。寰枕发育不良包括枕骨与寰椎距离变窄，甚至与寰椎后弓融合；枕骨髁发育不良、两侧不对称；枕骨基底部变短、变直、高低不平，颅底呈漏斗状凹陷；寰椎出现椎板闭合不全或后弓缺如；齿状突与寰椎前结节分离呈后脱位状态，或者齿状突发育不良，甚至缺如；可伴颈椎数目缺少和颈椎不同程度融合（Klippel-Feil综合征）。

关于产生寰枢关节脱位的机制，有人认为是齿状突后方横韧带发育缺陷或齿状突变异所致；还有人认为是寰枕融合后，颅颈部伸屈动作受限，寰枢关节代偿性活动过大所致。

寰枕部畸形不仅骨质结构发育异常，常伴脑脊髓畸形或病变，例如：小脑扁桃体下疝（Arnold-Chiari畸形）、脊髓空洞症及蛛网膜粘连等。

二、临床表现

寰枕部畸形大多数在成年后发病，患者常有枕部头痛或颈痛、发际偏低、颈部软组织皱褶、斜颈，以及颈部活动受限等临床表现，主要由骨周的神经组织受压所致，并依受累部位而出现上段颈髓、小脑、自主神经系统、下组颅神经及上部颈神经综合征，甚至有脑水肿所致颅内高压的表现。合并脊髓空洞症者，可表现为分离性感觉障碍，感觉障碍呈"围巾样"分布，以面部和上肢受累为主，主要表现为上肢烧灼样痛及手部肌肉萎缩。外伤及颈椎退行性变可加重病情。

三、影像学检查

（一）X线摄片检查

寰枕部畸形的诊断曾经主要依靠头颈部X线摄片检查（图6-38～图6-41）。

1. 颅底凹陷症　表现为枕大孔向上凹陷变形，齿状突上移，可合并其他颈椎骨的发育异常，例如寰椎枕骨化、寰枢关节脱位或齿状突发育异常（包括齿状突发育不全、缺如及齿状突分离等）。

X线头颈部正侧位片结合体层摄影测量，能准确判断颅底凹陷的范围和程度。在侧位片上，取硬腭后缘与枕大孔后缘中点之间连线，观察齿状突尖端的位置，正常人齿状突尖端在此线之下或附近，如果超过此线5mm以上，则考虑有颅底凹陷。正位片上取两侧乳突内缘与颅底相交的二腹肌沟作连线，一般齿状突尖端或寰枕关节中心连线在此线以下10mm左右，接近或超过此线者则视为异常。高度指数为齿状突尖端至鞍结节和枕内粗隆连线的距离，正常情况下应>30mm，若<30mm则为异常。

根据枕大孔骨缘的形态，颅底凹陷可分为以下4种类型：

前缘型：以枕大孔前缘凹陷为主，畸形在侧位片上显示得更清楚；

侧缘型：以枕大孔侧缘的枕骨髁凹陷为主在正位片上显示更佳；

前侧缘型：枕大孔的前缘和侧缘同时凹陷；

全缘型：枕大孔全面凹陷。

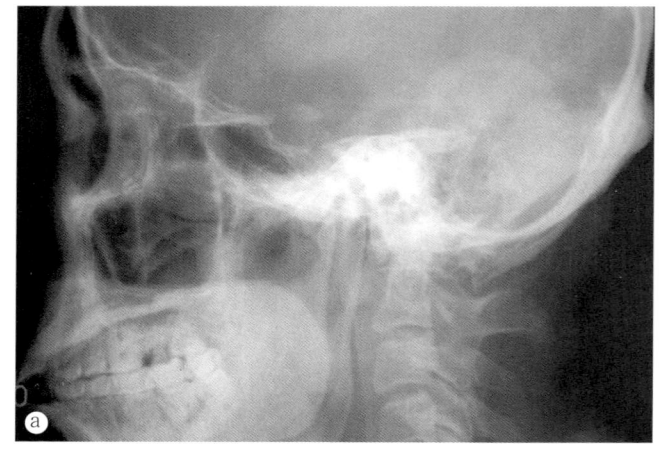

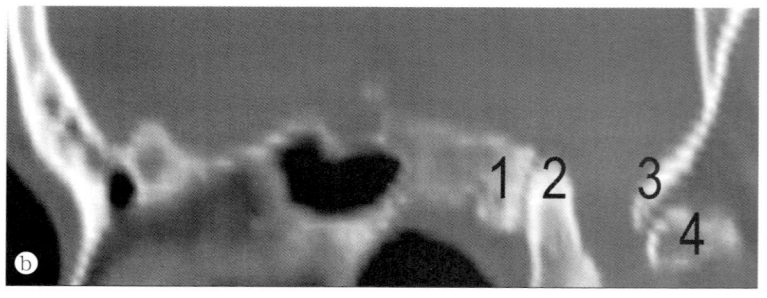

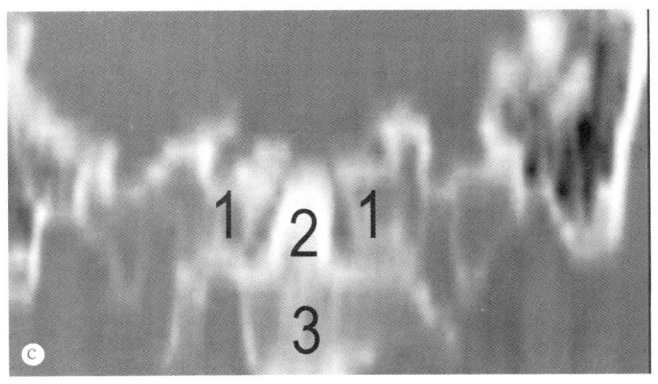

图 6-38　寰枕部畸形（颅底凹陷症和寰枕融合）
头颅上颈段侧位 X 线片（a）：寰椎前、后弓与枕骨融合，齿状突上移。颅底 CT 薄层扫描矢状位重建（b）：寰椎前、后弓与枕骨融合（1，3），齿状突上移入颅内（2），枢椎棘突肥大上翘（4）。冠状位重建（c）：两侧枕骨髁和寰椎完全融合（1），齿状突左偏上移入颅内（2），枢椎椎体（3）。

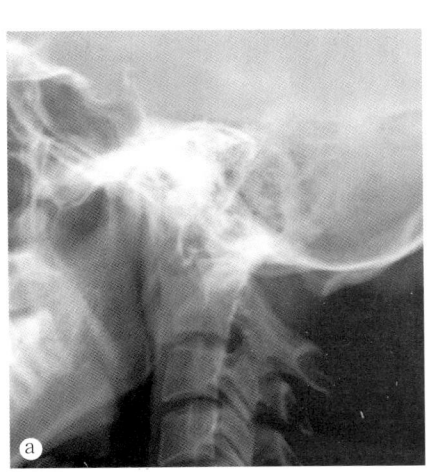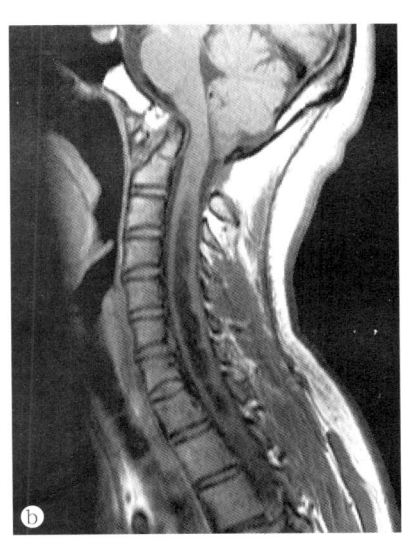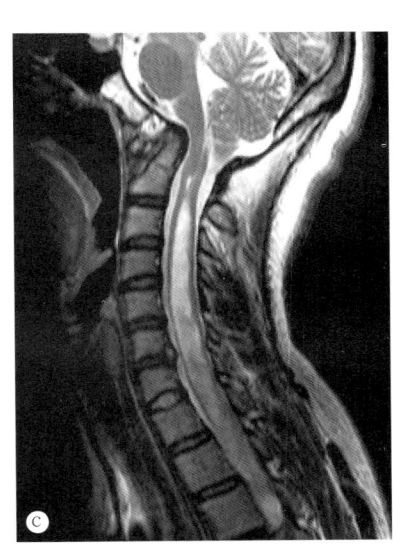

图 6-39　寰枕部畸形（颅底凹陷症、寰枕融合和寰枢关节脱位）
头颅上颈段侧位 X 线片（a）：寰椎后弓与枕骨融合，齿状突上移并向后移位。MRI 颈椎正中矢状位 T_1、T_2 加权像（b，c）：可见小脑扁桃体疝入椎管，颈髓内空洞形成。

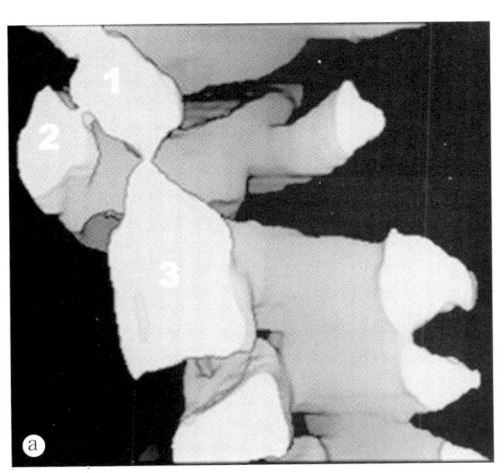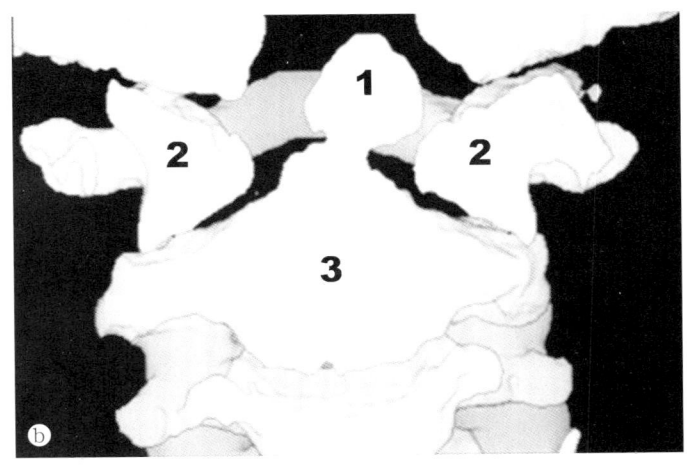

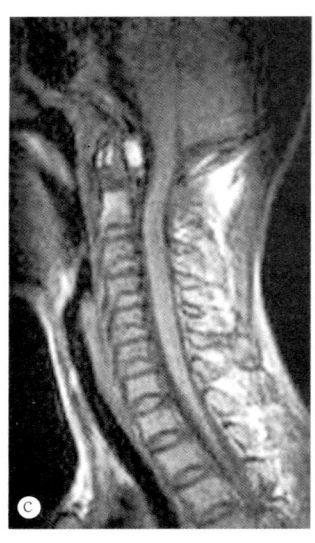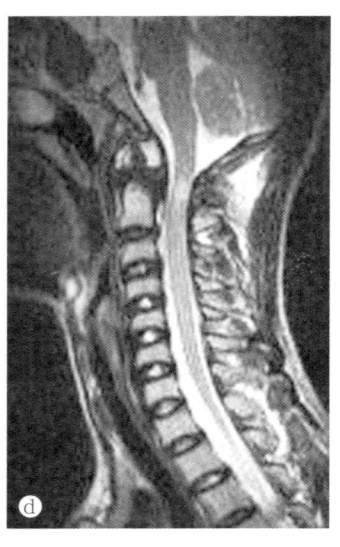

图6-40 寰枢关节脱位及齿突小骨形成

颅底CT薄层扫描三维骨质表面重建矢状位和冠状位图像(a, b):齿状突(1)与枢椎(3)分离、寰椎(2)枢椎脱位。MRI颈椎正中矢状位 T_1、T_2 加权像 (c,d):齿状突向后上移及枢椎前移,颈延髓交界区受压,T_2 加权像异常高信号,为缺血改变。

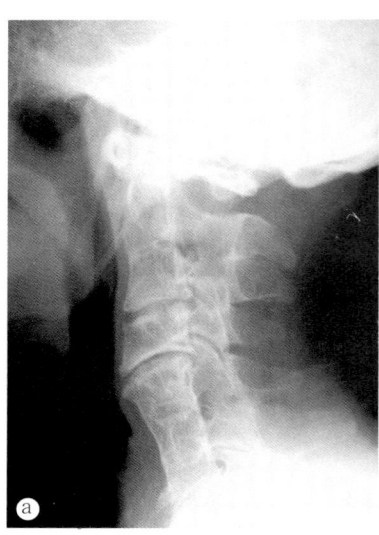
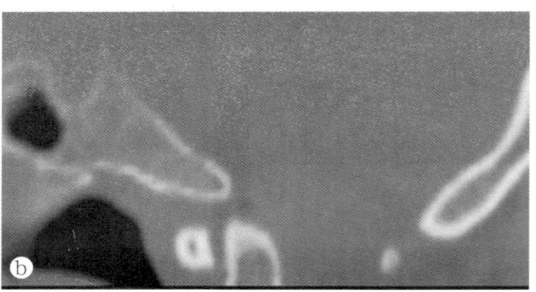
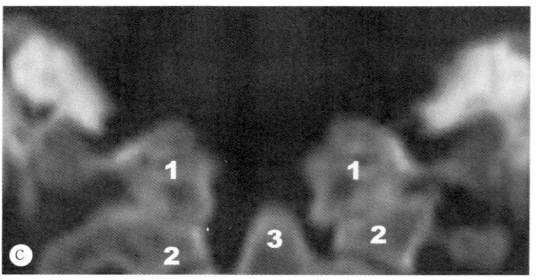

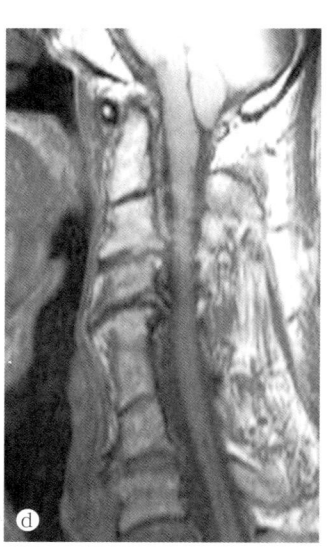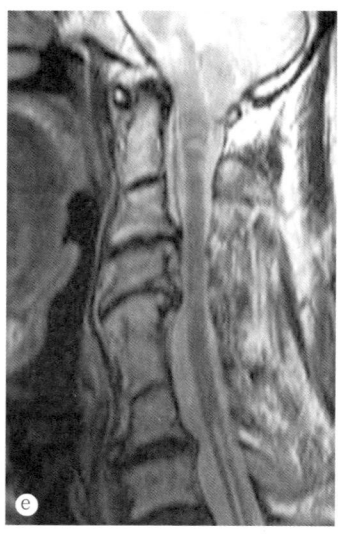

图6-41 寰枕部畸形(寰枕部分融合)、颈椎融合及小脑扁桃体下疝

颈椎侧位X线摄片(a):第2、3颈椎棘突融合,第5、6颈椎椎体融合。颅底CT薄层扫描矢状位重建(b):寰枕骨结构正常。冠状位重建(c):两侧枕骨髁(1)和寰椎(2)关节间隙变窄、部分融合,左侧寰枕关节面错位,齿状突(3)偏左。MRI T_1、T_2 加权像颈椎正中矢状位 (d, e):见小脑扁桃体疝入椎管,颈髓内空洞形成,颈椎融合畸形及椎间盘病变。

2. 扁平颅底　在侧位头颅平片上，鼻额缝和蝶鞍中心的连线与蝶鞍中心和枕大孔前缘的连线之交角，正常人为135°±10°，若＞145°即为扁平颅底。

3. 寰枕融合　表现为寰椎与枕骨互相融合，可完全（即寰椎前后弓和侧面的寰枕关节全部融合）或部分融合。

4. 寰枢关节脱位　表现为寰椎前弓与齿状突之间的关节间隙增宽，此征象为诊断寰枢关节脱位的主要依据。正常成人此间隙＜2mm，儿童＜4mm。若成年人超过2mm，则可确定寰枢关节脱位的诊断。对拟诊寰枢关节脱位的病例，可拍摄颈椎过屈位片，显示脱位的效果更佳。

正常人在X线头颈部正位片上，齿状突居中，侧块间形成的小关节左右两侧对称。当寰枢关节脱位时，齿状突偏位，导致两侧小关节不对称，为诊断寰枢关节脱位的辅助征象。

（二）CT检查

寰枕区（包括从颅底斜坡、枕骨大孔、寰椎至枢椎，以及寰枕和寰枢关节）的解剖位置关系复杂，并且与上颈段脊髓关系密切，X线摄片作为重叠成像，在显示该区的细微解剖结构方面有其局限性。常规横断位CT扫描已经广泛用于寰枕区正常解剖研究，以及临床病变的诊断和鉴别诊断。CT能清楚显示寰枕部畸形的骨性结构，但是受骨伪影的干扰，显示局部神经组织的效果欠佳。此外，横断位CT图像难以准确显示和判断颅颈交界区各组成成分的关系，尤其当患者呈强迫扫描体位时，位置不标准使判断更加困难。

应用多层螺旋CT，以枕大孔平面为中心（包括寰枢椎轴）进行横断薄层扫描，再重建各向同性的高分辨力矢状和冠状位图像，可清楚显示斜坡向颅腔内陷入、寰枕融合、寰枢椎脱位、齿状突凸入枕大孔等畸形（图6-38b,c）。由于64层以上螺旋CT获得的是容积数据，便于进行三维重建，可以多方位直观显示成像区域的所有骨结构，适用于颅/颈交界区域的检查（图6-40a,b）。SSD三维重建显示骨结构表面十分清楚，判断椎体关节之间的空间关系较好，而对寰、枢椎和枕骨之间的关节、齿状突和椎管内部结构，由于重叠遮盖而不能显示。因此，要准确评价寰枕畸形，必须结合其他重建图像（MIP、MPR、VR）进行全面分析（图6-41b,c）。

（三）MRI检查

MRI是寰枕部畸形重要的影像学检查手段，可沿用X线颅骨摄片诊断扁平颅、颅底凹陷症的方法和标准在正中矢状位图像进行测量，能准确判断有无寰枕部畸形及其程度。MRI直观显示颅底凹陷症的畸形结构，表现为枕大孔区颅骨向颅腔内凹陷，枢椎齿状突向上移入颅腔，后颅窝体积变小，颅底从鞍背至枕大孔前缘升高而扁平，基底角增大等（图6-39b,c）。

寰枕融合常使寰椎向一侧旋转与倾斜。寰椎后弓与枕骨融合时，表现为寰椎后弓缺如、或者仅枕大孔后缘与一个小骨块相连，MRI正中矢状位图像显示这些异常改变更清楚。寰椎2个侧块与枕骨可完全或部分融合，但是有时寰椎前弓与枕骨融合而不能得到辨认。综合分析MRI的矢状和冠状位图像能较好地辨认此类融合畸形。

寰枢关节半脱位在MRI图像上表现为齿状突与寰椎前结节的距离增大，齿状突后移，颈延髓交界区受压、变细，甚至发生变性、软化（图6-40c,d）。

合并小脑扁桃体疝时，MRI可清楚显示小脑扁桃体通过枕大孔疝入椎管的形态，脑干、第IV脑室移位的情况，以及伴发的其他神经系统畸形（尤其是脊髓空洞症）。MRI判断病变的程度和范围更为准确（图6-39b,c，图6-41d,e）。

（四）影像学检查的优选应用

在寰枕畸形影像学诊断中，头颈部X线摄片仍然为首选影像检查方法，它能较清楚地显示骨质结构畸形的整体状态，但是不能显示伴发的脑、脊髓畸形和异常。

CT能显示骨质结构畸形的细微异常，传统CT横断位图像，结合重建技术，显示畸形骨结构的效果更佳。

MRI不仅能显示骨结构畸形，还能同时显示伴发的脑、脊髓畸形和异常，为本畸形的确定性检查方法。

四、治疗

寰枕部畸形主要采用外科手术的方法进行治疗，但是畸形程度轻、临床症状不明显者通常无需进行手术。例如：单纯扁平颅底或寰枕融合，患者常无临床症状，故亦无需进行特殊处理。若这些畸形与颅底凹陷症等并存（尤其并发寰枢脱位出现延髓和脊髓压迫症状时），则需要实施手术治疗。

（高勇安　李坤成）

附：胎儿中枢神经系统畸形的超声检查

自20世纪50年代末期英国学者使用手动复合式超声仪观察妊娠子宫以来，历时40余年，超声仪器经不断更新换代，诊断技术日趋成熟，产科超声诊断已成为超声临床应用最广泛的领域之一。自中期妊娠（孕13周）以后，胎儿整体及各脏器迅速生长，使用高端彩色多普勒超声诊断仪能清楚显示胎儿头颅颅骨、颅内结构、脊柱及全身的生长发育情况。超声实时检测不同孕期的胎儿全身各系统的生长发育情况，可准确评估孕龄，并早期发现胎儿畸型。

自怀孕中期开始超声可清楚显示胎儿颅内结构，对胎儿颅脑进行不同切面的扫查可获取颅内脑组织的结构图像：

大脑镰位于胎头中央，声像图表现为一个条带状强回声，将大脑分为左右两个半球（图6-42）。

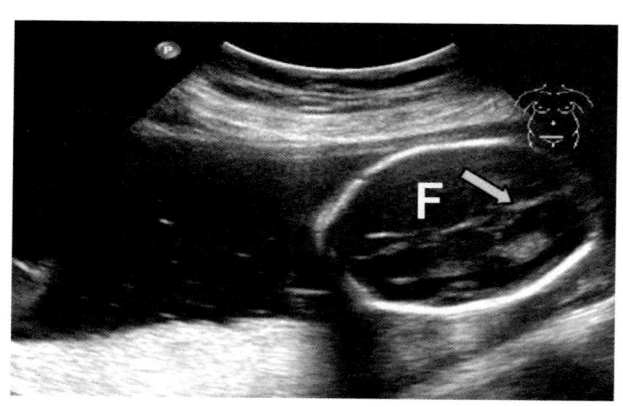

图6-42　孕20周　大脑镰结构（F）

丘脑（thalamus）为胎儿颅脑声像图中重要的解剖标志，位于头颅横断位的中心部，双侧丘脑对合呈两个卵圆形回声区（图6-43），二者之间有一条裂隙为第Ⅲ脑室。

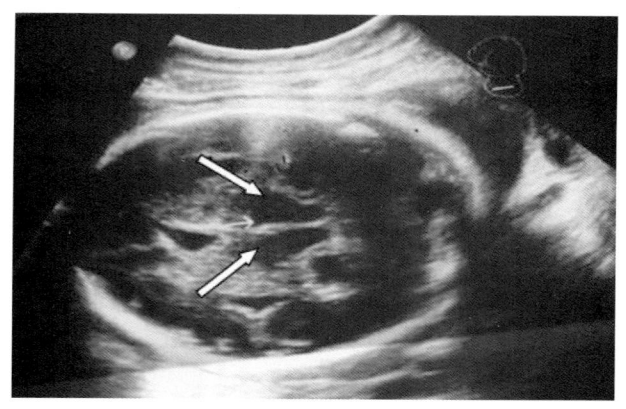

图6-43　箭头所指为孕20周　丘脑结构（CG）

侧脑室（图6-44）位于丘脑水平的上方，怀孕中期侧脑室几乎充满整个颅脑，随孕周的增加而逐渐缩小，至妊娠20周后，正常脑室率（侧脑室外侧壁至脑中线距离/颅脑内缘至脑中线的距离）＜0.3，若脑室率＞0.5，则应考虑脑积水的可能。

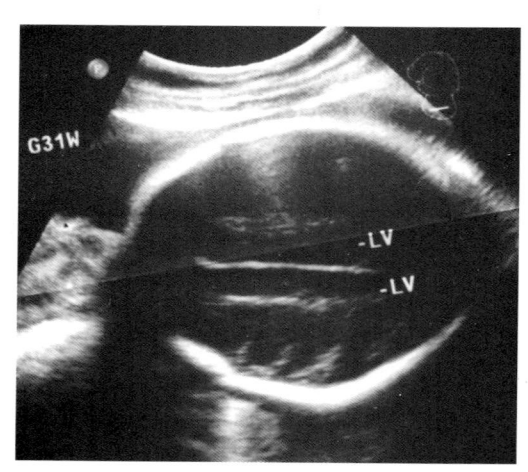

图6-44　孕31周　双侧脑室结构（LV）

脉络丛（choroid plexus，CP）为位于侧脑室内的较强回声结构（图6-45～图6-46），在妊娠中期其体积较大，约占脑室的90%，以后随孕周增长至孕20周时，而逐渐减少至占侧脑室的60%。足月胎儿脉络丛在侧脑室枕部呈"八"字线状回声。

透明隔腔（cavum septi pellucidi，CSP）为一条较窄的腔隙，位于脑中线的正前方，丘脑的上方（图6-47）。其内部充满脑液体，亦被称为第Ⅴ脑室。正常足月胎儿的内径不足1.0 cm，生后逐渐缩小，成人透明隔腔的内径＜0.5 cm。

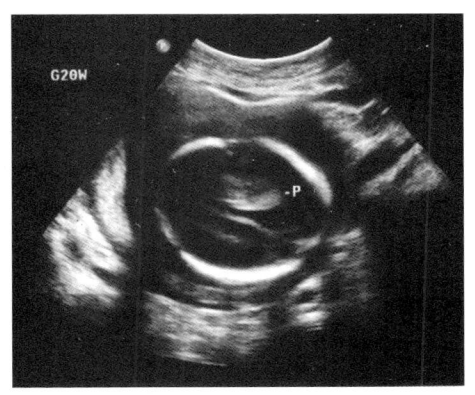

图6-45 孕20周 脉络丛（CP）

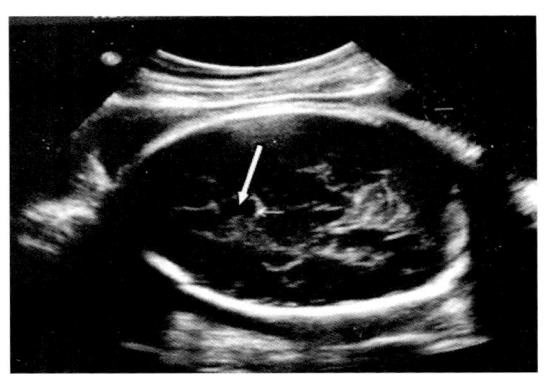

图6-47 箭头所指为透明隔（CSP）

小脑位于后颅凹内（图6-48），左右两个半球由小脑蚓部连接在一起。孕14周后超声可显示胎儿的小脑结构，测量小脑最大横径可预测胎龄。孕25周之前，小脑横径每差1mm相当于1个孕周，25周以后，小脑横径测量值逐渐大于孕周。小脑后下方与枕骨之间为小脑延髓池，正常情况下，小脑延髓池为液性无回声区。孕20周时小脑延髓池长径在4～7mm之间。足月胎儿的长径可达9 mm，如果小脑或小脑蚓部发育异常，则小脑延髓池就增大。

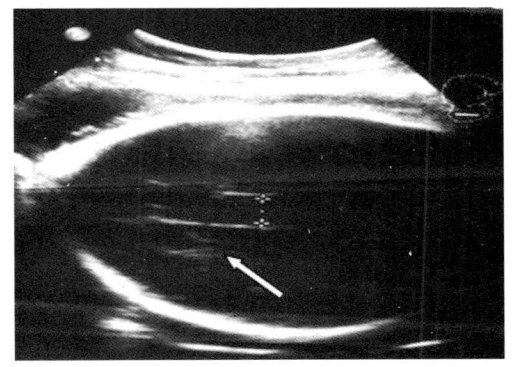

图6-46 箭头所指孕36周 脉络丛（CP）

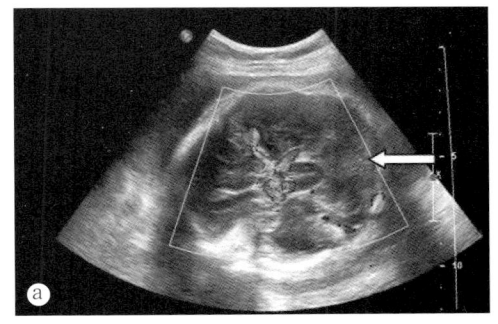
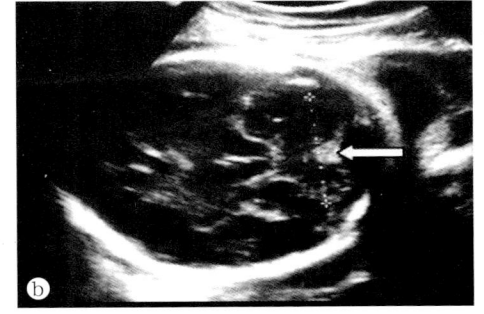

图6-48 （a～b）箭头所指为小脑（Ce）（附彩图）

脊柱：妊娠11～12周时超声可清楚显示胎儿脊柱，自胎儿背部沿颈部纵行向下扫查，可准确分辨脊柱的各段（颈、胸、腰、骶尾椎），呈两行排列整齐的串珠样回声，至骶尾锥体则融合在一起，尾椎略向上翘。脊柱横切面可显示锥体的三个骨化中心，呈"∴"状排列，其中前面一个骨化中心形成脊柱的锥体部分，靠后方的两个骨化中心形成椎弓根（图6-49）。

胎儿头颅血管：在妊娠12周以后，应用彩色多普勒可清楚探及胎儿脑动脉的血流信号，显示大脑前动脉（CAC）、大脑中动脉（MCA）、大脑后动脉（PCA）血流，以及脑Willis环的图像，应用多普勒技术可检测出这些血管的血流信号（图6-50）。

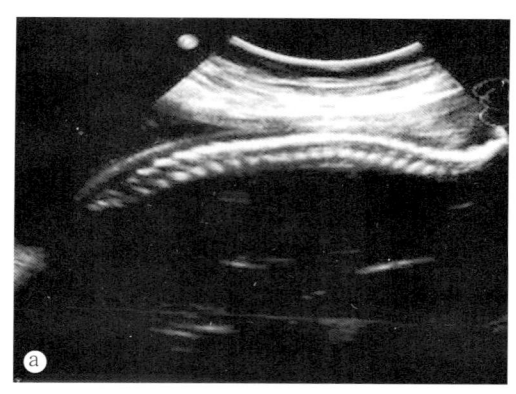 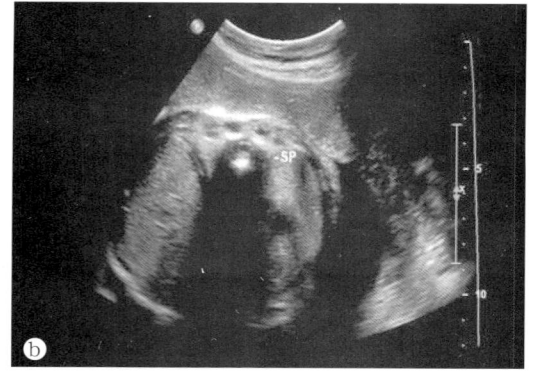

图6-49 (a~b) 脊柱 (a) 纵切面, (b) 横切面

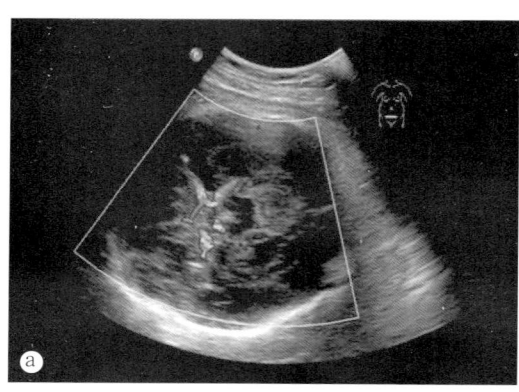 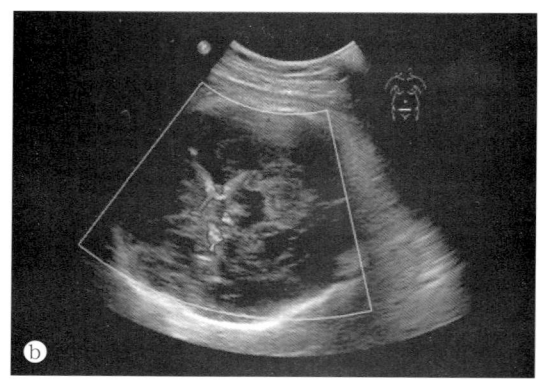

图6-50 (a~b) Willis环（附彩图）

产科依赖超声检查进行胎儿的形态学观察和多种参数测量，以评价胎儿生长发育的状况，并可早期发现胎儿畸形。绝大多数较严重畸形的胎儿导致自然流产，仅小一部分畸形胎儿可能存活。最常见胎儿中枢神经系统畸形的超声诊断如下：

一、无脑畸形

常发生于妊娠早期，因神经管缺陷致使整个大脑半球和前脑部缺失。本病的发生率为千分之一，女胎多于男胎4倍，常伴有吞咽障碍，使羊水不能吞入胃肠道吸收，引起羊水过多。

1．超声检查（图6-51）

（1）横断和纵断面扫查显示胎儿颅骨环缺如，无正常脑组织及脑中线结构的回声，代之以不规则形强回声团，在强回声团顶部可见2个圆形眼眶回声，呈"蛙面"状。

（2）羊水深度常>-9.0 cm，提示羊水增多。

（3）若合并脊柱裂或脑脊膜膨出，纵行扫查显示脊柱长轴，可见脊柱中断或有囊状物向羊水中膨出。

2．临床意义　除超声外，还可对孕妇实施羊膜穿刺进行实验室检查（例如甲胎蛋白浓度定量检测），既往还进行过X线摄影，以诊断本病。但是这两种方法均属有创伤或有射线辐射的检查，可能对母体或胎儿造成伤害。而妊娠14周时，超声即可

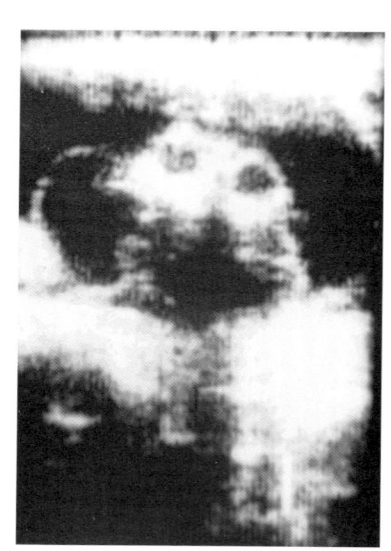

图6-51 无脑畸形

清晰辨认出正常胎儿的颅脑结构,使无脑畸形的检出率大为提高。由于超声检查操作简便、无损伤、无射线辐射危害,诊断准确,目前已经成为本病的首选检查方法。

二、脑积水

由胎儿脑室系统阻塞或脑脊液循环障碍引起的脑室扩张被称之为脑积水,常并发脑脊膜膨出。

1. 超声检查（图6-52）

（1）轻度脑积水　可见胎头轻度增大,而侧脑室宽度大于同侧大脑半球的1/3,侧脑室内部呈无回声改变,提示侧脑室扩大。

（2）中度脑积水　胎头双顶径较正常同孕周胎儿大,颅骨轮廓更清晰,脑中线结构可发生偏移,大脑镰呈薄膜样漂动。

（3）重度脑积水　胎头明显增大（头围显著大于腹围）,侧脑室高度扩张,脑中线结构偏移,脑实质萎缩变薄,胎头颅骨的回声增强。

2. 临床意义　超声可早期诊断胎儿脑积水,但在作出本病的诊断时,应注意以下两点:

（1）胎头双顶径增大亦见于正常胎儿,只有显示侧脑室扩张和大脑中线结构偏移,才能作出脑积水的诊断。

（2）妊娠20周以内,胎儿的大脑组织发育较快,亦可见侧脑室扩张的现象,此时应对之进行随诊观察,以免将正常胎儿误诊为脑积水。

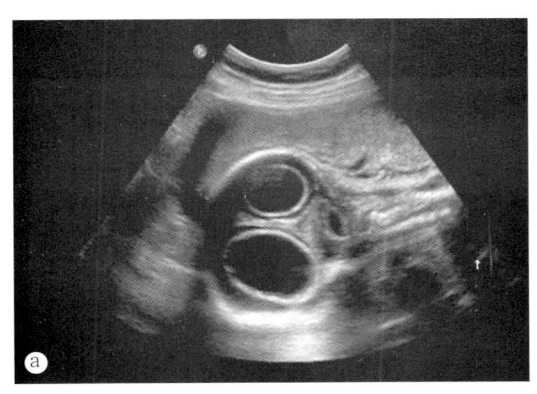
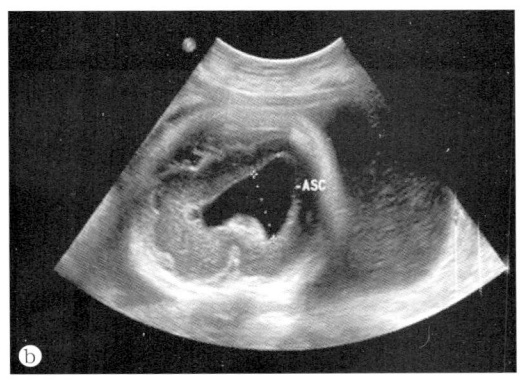

图6-52　(a~b) 脑积水

三、脊柱裂

脊柱裂可合并脑脊膜膨出、无脑畸形和脑积水等先天性疾病,根据其病变的严重程度可分为显性脊柱裂和隐性脊柱裂,前者的畸形局部无脊膜和皮肤覆盖,而后者的裂口表面有皮肤覆盖。

1. 超声检查（图6-53）

（1）隐性脊柱裂　自胎儿背部行纵行扫查时,显示脊柱呈节段性双排串珠样强回声排列,其局部椎间距增宽,并向体外隆起,而皮肤的线状回声连续。

（2）显性脊柱裂　自胎儿背部纵行扫查时,畸形所在部位的脊柱中断或缺损,呈倒"V"字或"M"形改变,严重者脊柱缩短成角。横断位扫查显示局部正常的倒"品"字形骨化点消失,呈"V"字形交叉改变。

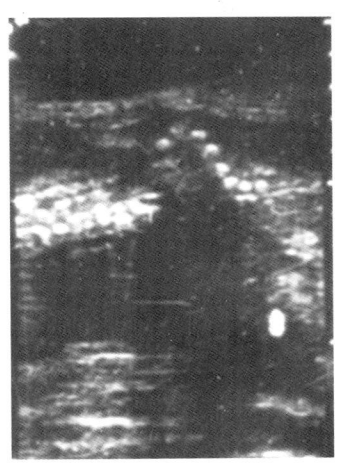

图6-53　脊柱裂

（3）合并脊髓脊膜膨　除上述征象外,还可在皮下探及囊状物,其内部呈无回声改变。严重脊柱裂者，脊髓可脱出至体外，此时囊状物中可见低回声的脊髓（图6-54）。

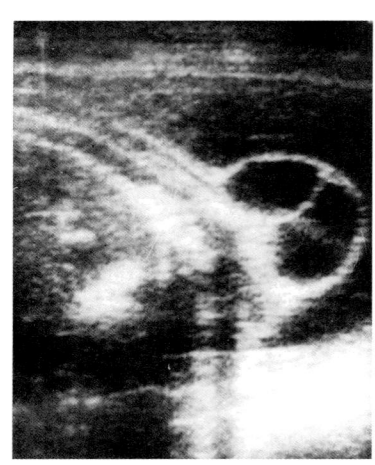

图6-54　脊髓脊膜膨出

(4) 可见羊水过多。

2. 临床意义　超声在妊娠12周后即可清晰分辨胎儿的脊柱结构，但是由于受胎儿体位改变等因素的影响，有时逐段连续扫查也难以完整显示脊柱全貌。因此，行超声检查时，应注意结合应用纵行和横向扫查，以提高诊断的准确率。

四、脑膜膨出与脑膜脑膨出

由于胎儿颅骨先天性缺损，发生硬脑膜、甚至脑组织本身经缺损向颅外膨出者称脑膜或脑膜脑膨出。

1. 超声检查（图6-55）

(1) 脑膜膨出时，可见胎儿的头颅骨缺损，其附近可见随胎儿活动在羊水中漂动的囊性肿物。

(2) 脑膜脑膨出时，超声可在囊性肿物内探及不规则中等回声，与颅内脑组织相连。

(3) 严重脑膜脑膨出的胎儿，超声显示颅骨全部缺如，脑组织完全漂动在羊水之中，同时可见脑组织内脑血管主干的搏动。

2. 临床意义　超声检查可在妊娠中期作出本畸形的诊断。

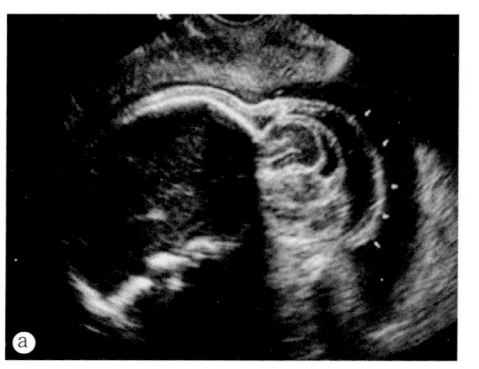
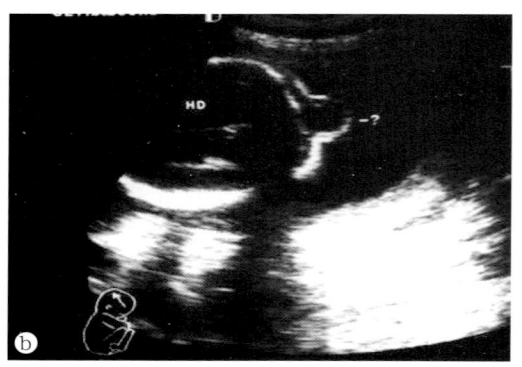

图6-55　脑膜脑膨出

五、小头畸形

患小头畸形的胎儿脑发育不全，其面部大小正常，而头颅较小。若出生后存活，则患儿常有智力低下。

1. 超声检查（图6-56）

(1) 胎儿头颅小，头顶部小而尖。

(2) 可见胎儿的脑实质回声及大脑中线结构，其胸、腹围及股骨发育正常，但是头围明显小于腹围。

2. 临床意义　在超声诊断此畸形时，需要测量胎儿的多个生长参数，根据其头围与腹围及股骨数值的比例来综合判断是否患有本病，若胎儿的头围小于正常3个标准差以上，即可确定本畸形的诊断。

图6-56　小头畸形

六、脉络丛囊肿

脉络丛囊肿常发生于中孕的早期，为胚胎发育过程中，在脉络丛中形成的囊肿。胎儿头颅脉络丛囊肿的发生与染色体特别是18-三体有一定关系，但多数病例不合并其他畸形。该脉络丛囊肿在妊娠26周左右消失，对胎儿的发育无重要意义。

1. 超声检查 在单侧或双侧强回声脉络丛结构内，出现边界清晰的圆形无回声区，为单发或多发，囊肿直径多在1.0～2.0cm。若并发其他部位的畸型，则出现相应声像图表现（图6-57）。

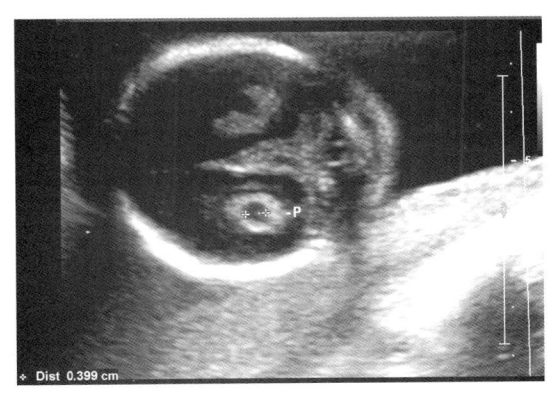

图6-57 脉络丛囊肿（双侧）

2. 临床意义

(1) 熟练掌握胎儿头颅解剖结构，熟悉胎儿脉络丛在其生长发育不同阶段的声像图变化。

(2) 如果发现胎儿脉络丛囊肿，应注意检查胎儿其他部位有无并发畸型，以除外染色体异常导致的胎儿异常。

七、先天性第Ⅳ脑室中侧孔闭锁（图6-58）

先天性第Ⅳ脑室中侧孔闭锁（Dandy-Walker畸型）是一种少见脑部畸型，发病率为1/30 000，以小脑蚓部全部或部分缺失、第Ⅳ脑室扩张、后颅凹增宽为特征性表现，约1/3的病例伴发脑积水，通常合并颅脑以外的多种畸型。

1. 超声检查

(1) 胎儿后颅凹增宽，充满液性暗区。

(2) 两侧小脑半球变小，向两侧分开，并向前移位，小脑蚓部缺如。

(3) 第Ⅳ脑室增宽，与小脑延髓池相通。

(4) 部分病例可见侧脑室轻度或明显扩张。

2. 临床意义 目前，胎儿中枢神经系统先天性

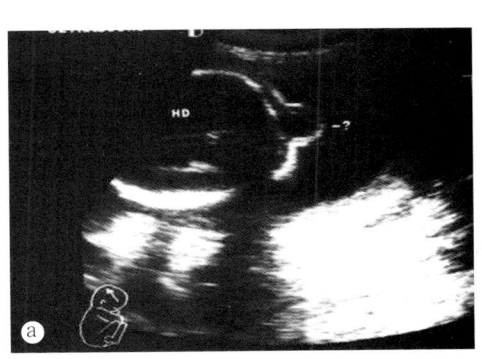
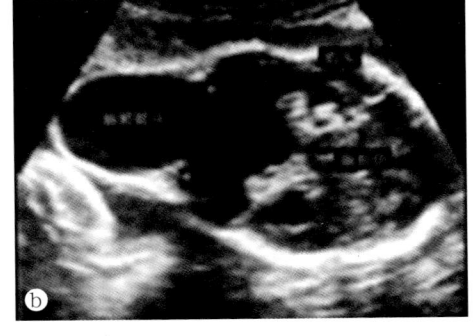

图6-58 (a~b) 丹迪沃克（Dandy-Walker）畸形

畸型的筛查主要依赖超声检查，以早期诊断胎儿的中枢神经系统先天畸型，这对优生优育、提高人口素质具有重要意义。

八、胎儿宫内窒息

胎儿宫内窒息又称胎儿宫内窘迫，常发生于围产期或产程开始之后，是产科常见急症。胎儿宫内缺氧是引起宫内窒息、新生儿窒息，以及新生儿死亡的主要原因之一。因宫内缺氧而存活的婴儿通常引起发育迟缓，神经系统损害，智力发育不良等后遗症，并可持续终生。因此，早期发现、及时纠正胎儿宫内缺氧是降低宫内窒息及胎儿死亡的主要手段。

（一）病因

1. 脐带因素 脐带绕颈、脐带绕体、脐带结节、脐带脱垂或脐带受压等均可引起胎儿缺氧。

2. 母体因素 孕妇患有心脏病、贫血、妊娠高血压综合征、肺部疾病、肾功能不全等，母体血液

中氧含量不足，可导致胎儿缺氧并发生窒息。

3．产科并发症　孕妇发生前置胎盘、胎盘早剥等疾病，破坏子宫与胎盘之间的血液循环，导致胎儿缺氧而发生窒息。

（二）病理

胎儿缺氧缺血窒息可导致其心、脑、胃肠、肾脏等多器官损伤，尤其失代偿时，引起脑细胞能量代谢障碍，甚至脑细胞坏死，颅内动脉血管痉挛，静脉淤血，最终出现血管破裂或血管通透性增高，造成颅内出血。

（三）临床表现

1．胎儿心率及心律改变　围产期正常胎儿的心率在120~160次/min之间，若心率＞160次/min或者＜120次/min均为胎儿缺氧的表现。胎儿早期轻度窒息的症状为心率加快，重度窒息时心率减慢，而且心律不规则。若出现心音高亢，呈拍击样改变，则预示胎儿严重缺氧。

2．胎动改变　胎动是预测胎儿安危的重要指标。目前常用的方法是1小时计数。在妊娠28周后，正常胎动在30~40次/d，妊娠晚期12小时内胎动小于10次则为异常。胎儿在缺氧早期表现为胎动增多，随着缺氧程度的加重胎动减少或停止。

3．羊水中混有胎便　严重的缺氧可使胎儿中枢神经麻痹，全身肌张力下降，肛门括约肌松弛，使大量胎粪排出，如在人工破膜后羊水中混有胎便则为胎儿缺氧的重要征象。

（四）超声监测

1．脐带绕颈　当胎儿出现脐带绕颈时，在二维声像图上可显示胎儿颈部的U型或W型切迹。提示脐带绕颈一周或两周，进一步应用彩色技术可对其进行验证（图6-59~图6-60）

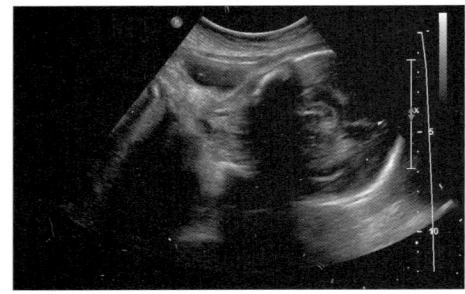

图6-59　胎儿颈部W型切迹

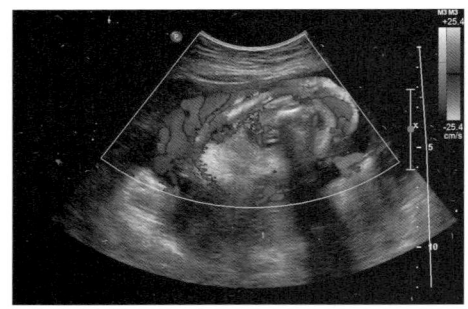

图6-60　胎儿颈部脐带绕颈两周（附彩图）

2．检测脐动脉血流参数值（图6-61）　主要有脐动脉收缩期血流速度最高值（S）和舒张期血流速度最低值（D）的比值（S/D），正常S/D比值在妊娠20周前应＜6，随孕周的增长此比值下降，在妊娠37周后S/D比值＜3。S/D值升高预示胎儿宫内缺氧。如脐动脉舒张期最低血流速度等于零或负值时，预示胎儿死于宫内。

其次为脐动脉搏动指数（PI）和阻力指数（RI），二者是评估血管阻力的最重要参数。在妊娠晚期RI在0.50~0.60之间，而PI应＜1.00。

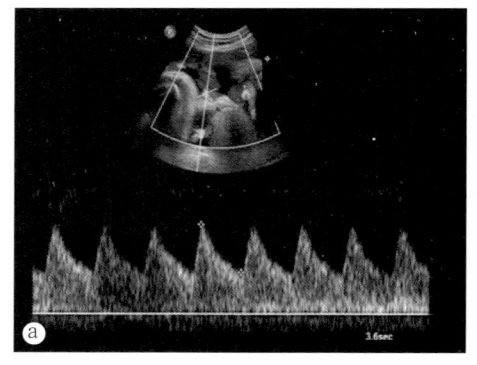
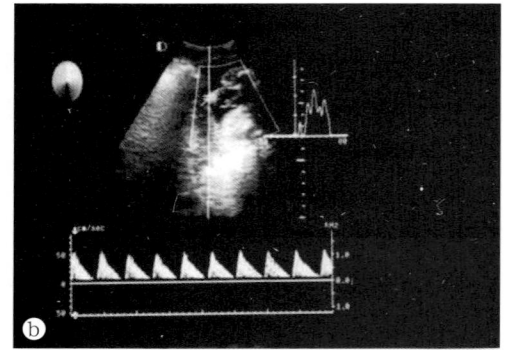

图6-61　(a~b)脐动脉S/D（附彩图）

正常（a），脐动脉S/D升高（b）

3. 胎儿大脑中动脉（MCA）血流检测 （图6-62～图6-63） 胎儿大脑中动脉是供应大脑半球的最主要的血管，其血流检测状况可以反应胎儿颅脑血液循环的动态变化。如胎儿发生缺氧引起血流动力学变化，则其周围血管的血流阻力增加，血流量减少，而脑血管阻力减低，脑血流量增加。这种血流重新分布现象被称之为"脑保护效应"。正常情况下，妊娠28周后胎儿大脑中动脉的S/D值不小于4，PI值不小于1.4，RI值不小于0.6。如果这些参数值降低，则提示胎儿颅脑血循环量减少，胎儿发生颅内缺氧。

4. 临床意义

(1) 超声作为一种无创伤性的检测手段已成为

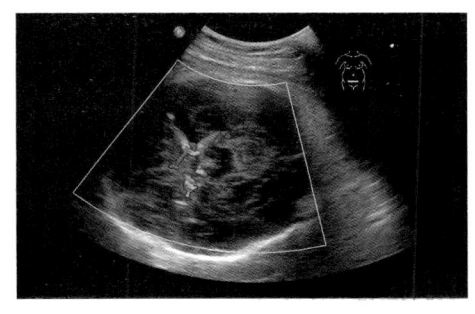

图6-62　胎儿大脑中动脉（MCA）（附彩图）

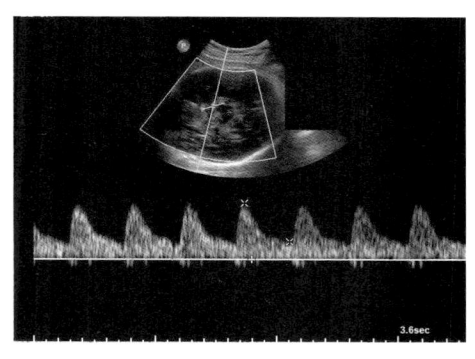

图6-63　大脑中动脉（MCA）血流频谱（附彩图）

临床产科所依赖的一种准确检查方法，在围产期保健及优生学方面发挥十分重要的作用，特别是近年来应用多普勒超声检测脐动脉血流及胎儿大脑中动脉（MCA）血流，直接监测脐动脉、脑动脉的血流阻力指标，是了解胎儿胎盘的血循环状况及胎儿颅脑血循环状况，预测胎儿宫内缺氧的一种可靠方法。

(2) 正常脐动脉各段血管的阻力不同，靠近胎盘侧的血管阻力较低，靠近胎儿侧的血管阻力高，而游离段的阻力介于二者之间，因此通常选择游离段血管作为检查对象。

（王　萍）

参 考 文 献

1　蔡宗尧，刘　文，吕耀娟．Dandy Walker综合征的CT诊断（附7例报道）．中华放射学杂志，1994，28：522～524

2　巩若箴，周存生，柳　澄．原发性颅底凹陷症的CT病理研究．中华放射学杂志，1996，30：389～391

3　王振宇，张　隆，何召首，等．Rathke裂囊肿．中华神经外科杂志，1996，12：360～361

4　张善撰，彭仁罗．后颅凹囊肿的CT-MR影像学．临床放射学杂志，1996，15：208～210

5　陈立华，马建荣，陈善成，等．颅内蛛网膜囊肿临床诊断和手术治疗．中华神经外科杂志，1996，4：238～240

6　吴保敏．先天性皮毛窦及其并发症．中国实用儿科杂志，1996，11：80～81

7　吕京光，王锡明，赵启传，等．Dandy-Walker综合征的CT诊断．中国医学影像技术，1997，13：204～205

8　伦学庆，章　翔，易声禹，等．颅内蛛网膜囊肿显微手术治疗．中华显微外科杂志，1997，2：88～89

9　孙青芳，沈健康，丁美修．颅内蛛网膜囊肿．国外医学神经病学神经外科学分册，1998，25：17～21

10　孟令平，刘安陆，肖　祥，等．空蝶鞍综合征的MRI表现（附34例分析）．中国医学影像技术，1998，14：40～42

11　周永昌，郭万学主编．超声医学．科学技术文献出版社，1998

12　何　雁，戴建平，高培毅，等．结节性硬化神经影像表现的再认识．临床放射学杂志，1998，17：326～327

13　刘利君，彭明惺，韦福康，等．三维CT重建对小儿寰枢椎旋转畸形的临床价值．中华小儿外科杂志，1999，20：212～214

14　巩若箴，柳　澄，吕京光．原发性颅底凹陷症的CT、CTM、MR特征及检查方法的选择．中国医学影像技术，2000，16：269～272

15　李　龙，池晓宇，蒋德清，等．Dandy-Walker综合征的临床CT分析（附9例报道）．临床放射学杂志，2000，19：594～594

16　徐建荣．颅内珠网膜囊肿的诊断与治疗．安徽医学，2001，

17 王满，魏少波，蔡幼铨，等．空蝶鞍与年龄改变的MRI研究．医学影像学杂志，2002，12：128～130

18 陈常佩，陆兆龄．围生期超声多普勒诊断学，北京：人民卫生出版社，2002

19 包颜明．神经纤维瘤病Ⅰ型的MRI研究．中华放射学杂志，2002，36：344～348

20 梁宗辉，王馨华，张卫军，等．Rathke囊肿：CT、MRI表现与病理对照研究．中国医学计算机成像杂志，2003，9：83～86

21 陆菁菁，张涛，李明利，等．鞍区Rathke囊肿的MRI表现．中华放射学杂志，2003，37：809～812

22 易中文，耿道颖，沈天真．CT和MRI对结节性硬化的诊断价值（附32例报道）．医学影像学杂志，2003，13：149～151

23 胡敬花．空蝶鞍综合征的MRI诊断与临床分析．医学影像学杂志，2003，13：435～436

24 张淑倩，刘连祥，吴晶，等．神经纤维瘤病MR影像表现．实用放射学杂志，2003，19：12～16

25 谭长连，袁术文，李德泰，等．螺旋CT多组织三维重建在寰枕和寰枢关节病变中的应用．实用放射学杂志，2003，19：1011～1013

26 李玉华，张永平，薛建平，等．神经纤维瘤病的颅脑和脊柱的MRI表现．中国医学影像技术，2003，19：745～747

27 汪龙霞．妇科与产科超声诊断学，北京科学技术文献出版社，2003

28 李治安．临床超声影像学，北京，人民卫生出版社，2003

29 王瑜，樊燕，熊秀琼，等．二维超声产前诊断胎儿畸形．中国医学影像技术，2003，19：785～786

30 靳松，崔世民，张蕾莉，等．鞍区Rathke's囊肿的影像学与组织学相关研究．临床放射学杂志，2004，23：932～935

31 于同刚，戴嘉中，冯晓源．Rathke囊肿的CT和MRI诊断．中国医学影像学杂志，2004，12：253～255

32 肖立志，李德泰．ChiariⅠ型MRI研究进展．国外医学临床放射学分册，2004，27：146～148

33 汤进伟，孙红菊．经蝶入路显微手术治疗原发性空蝶鞍综合征(附16例报道)．立体定向和功能性神经外科杂志，2005，18：234～236

34 吴耀贤，孔祥泉，刘晓斌．结节性硬化症的CT和MRI诊断．临床放射学杂，2005，24：478～480

35 王安明，赵汗青，程国勤．结节性硬化症CT及MRI表现．放射学实践，2006，21：30～33

36 王东海，李新钢，徐淑军，等．颅内蛛网膜囊肿的CTC诊断及临床意义．实用放射学杂志，2006，22：912～914

37 刘鹏涛，冯永恒，牛灵芝，等．脑颜面血管瘤病1例．实用放射学杂志，2007，23：1536

38 Teramoto A, Hirakawa K, Sanno N, et al. Incidental pituitary lesions in 1000 unselected autopsy specimens. Radiology, 1994, 193: 161~164

39 Shin J L, Asa S L, Woodhouse L J, et al. Cystic lesions of the pituitary: clinicopathological features distinguishing craniopharyngioma, Rathke cleft cyst, and arachnoid cyst. J Clin Endocrinol Metab, 1999, 84: 3972~3982

40 Hayashi Y, Tachibana O, Muramatsu N, et al. Rathke cleft cyst: MR and biomedical analysis of cyst content. J Comput Assist Tomogr, 1999, 23: 34~38

41 Byun W M, Kim O L, Kim DS. M R imaging findings of Rathke cleft cysts: significance of introcystic nodules. AJNR, 2000, 21: 485~488

42 McBride L A, Winston K R, Freeman J E, et al. Cystoventricular shunting of intracranial arachnoid cysts. Pediatr Neurosurg, 2003, 39: 323~329

43 Price S J, David K M, O'Donovan D G, et al. Arachnoid cyst of the cranialcervical junction: case report. Neurosurgery, 2001, 49: 212~215

44 Ammar A, Al-Sultan A, Al Mulhim F, et al. Empty sella syndrome: does it exist in children? J Neurosurg, 1999, 91: 960~963

45 Kapoor V, Johnson D R, Fukui M B, et al. Neuroradiologic-pathologic correlation in a neurenteric cyst of the clivus. AJNR, 2002, 23: 476~485

46 Nakasu Y, Nakasu S, Nakajima M, et al. Atypical Rathke's cleft cyst associated with ossification. AJNR, 1999, 20: 1287~1289

47 Cattin F, Bonneville J F. T_2 Hypointense Signal of Rathke's cleft cyst. AJNR, 2007, 28: 397~400

48 Megdiche-Bazarbacha H, Ben Hamouda K, Aicha AB, et al. Intrasphenoidal Rathke's cleft cyst. AJNR, 2006, 27: 1098~1100

49 Mukonoweshuro W, Wilkinson ID, Griffiths PD. Proton MR spectroscopy of cortical tubers in adults with tuberous sclerosis complex. Am J Neuroradiol, 2001, 22: 1920~1926

50 Garaci FG, Floris R, Bozzao A, et al. Increased brain apparent diffusion coefficient in tuberous sclerosis. Radiology, 2004, 232: 461~466

51 Ess KC, Kamp CA, Tu BP, et al. Developmental original subependymal giant cell astrocytoma intuberous sclerosis complex. Neurology, 2005, 64: 1446~1449

52 Raininko R, Thelin L, Eeg-Olofsson O. Non-neoplastic brain abnormalities on MRI in children

and adolescents with neurofibromatosis type I. Neuro Pediatrics 2001, 32:225~230

53 Aoki S, Barkovich AJ, Nishimura K, et al. Neurofibromatosis types 1 and 2: cranial MR findings. Radiology, 1989, 172:527~534

第七章 脑白质病

第一节 概 论

有多种疾病累及中枢神经系统脑白质，而脑白质病变又分为原发和继发性两类。继发于中枢神经系统感染、中毒、变性和外伤等疾病的脑白质病变，属继发性脑白质病；原发于脑白质的疾病称原发性脑白质病，简称脑白质病（leukoencephalopathy），后者是本章讨论的内容。脑白质病按发病时髓鞘是否发育成熟可以进一步分为先天性及遗传性脑白质病和获得性脑白质病两类。

1. 先天性和遗传性脑白质病　此类脑白质病通常又称之为脑白质营养不良（leukodystrophy）或遗传性脑白质营养不良（hereditory leukodystrophy），其病理基础是脑白质髓鞘形成障碍。所谓髓鞘形成障碍是指髓磷脂的产生、维持和分解异常。这类疾病通常包括：肾上腺脑白质营养不良、异染性脑白质营养不良、球样细胞脑白质营养不良、海绵状脑病、亚历山大病和皮质外轴突发育不良等。

2. 获得性脑白质病　获得性脑白质病主要指脑白质脱髓鞘（demyelination）疾病，所谓脱髓鞘是指已经发育成熟的正常髓磷脂被破坏。该类脑白质病包括：多发性硬化、视神经脊髓炎、进行性多灶性脑白质病、急性散发性脑脊髓炎、亚急性硬化性全脑炎、桥脑中央髓鞘溶解症、胼胝体变性、皮层下动脉硬化性脑病和同心圆硬化等。

一、正常脑白质结构、发育及影像学表现

（一）脑白质结构

脑白质主要由神经纤维构成，神经纤维又分为有髓和无髓两种。有髓神经纤维的外周有髓样结构包裹，称之为髓鞘。在电子显微镜下，中枢神经系统内有髓神经纤维的髓鞘，由少突神经胶质细胞突起末端的扁薄膜包卷轴突而形成。一个少突胶质细胞有多个突起可分别包卷多个轴突，而其胞体位于神经纤维之间；一个轴突亦可被邻近几个少突胶质细胞发生的突起所包绕，这些突起相互融合，形成轴突外层"绝缘"的髓鞘。在有髓神经纤维生长发育中，髓鞘伴随轴突一起生长，并反复包卷轴突多次，形成多层同心圆的螺旋"板层"样结构。髓鞘的主要化学成分是类脂质和蛋白质，习惯上称之为髓磷脂。它的类脂质含量很高，约占80%，具有嫌水性，不易使带离子的水通过，而起"绝缘"作用。当髓磷脂受损时，有较多的自由水进入髓磷脂内，则引起脑白质水含量增加。

（二）脑白质的发育

神经系统起源于胚盘的外胚层，在宫内胎儿期，通过神经元移行和塑形过程，皮质的结构和形

态优先发育。而脑白质区内的髓磷脂成熟过程主要发生于出生后,并持续到20岁以前。脑白质内髓鞘终生都在不停地改建。

髓鞘形成是脑白质发育的最后阶段。胎儿在宫内第3～6个月期间,自脊神经根和脊索、从尾侧向头侧发展开始形成髓鞘。出生时,已经有相当数量的髓磷脂存在于脑干、桥臂、内囊后肢和放射冠等部位。

(三)影像学表现

脑白质病变一般局限在脑组织内。后天性脑白质疾病的病变在脑内分布弥散,通常病灶较小,因此脑的大体形态和结构没有显著改变。脑白质疾病的晚期,均导致脑萎缩。先天性脑白质疾病只有少数能引起脑组织体积增大,多数疾病亦不引起脑的形态改变。

MRI是显示脑发育过程中脑内各种解剖结构形态变化的最佳影像学手段,显示脑白质内髓鞘发育成熟过程也以MRI为首选。在T_1加权像上,无髓鞘的脑白质是低信号,随着髓磷脂的出现,脑白质逐渐变为高信号。相反,在T_2加权像上,无髓鞘脑白质显示呈高信号,随着髓磷脂成熟,脑白质信号强度逐渐下降。脑白质信号强度在T_1加权像和T_2加权像的变化,与其化学结构有关。髓磷脂由含蛋白质的双层脂质构成,它的外层膜主要由胆固醇和糖脂构成,在生后6～8个月内,髓磷脂中的胆固醇和糖脂的比例增加,导致T_1缩短,在T_1加权像上呈高信号。另一方面,内层膜主要由磷脂构成。随着髓磷脂成熟,磷脂出现,使髓磷脂内层疏水,自由水分子减少,T_2信号强度减低。髓磷脂成熟在T_1加权像上显示得较T_2加权像早。一般来说,在出生后头6～8个月内,监测髓磷脂发育,以T_1加权像为佳;而出生6个月后,则以T_2加权像更为敏感。

脑白质各部位髓鞘形成和成熟并非同步进行,而有先后顺序。足月健康新生儿,在丘脑、小脑脚有髓磷脂沉积;1个月后,内囊后肢也可见到髓磷脂沉积;6个月时,在视放射区、内囊前肢、放射冠及中央前回均显示有髓磷脂沉积;8个月时,额顶叶脑白质出现髓磷脂沉积;1岁时,颞叶亦见髓磷脂沉积。1岁以后,髓鞘形成向周围逐渐扩大,至10岁时髓鞘形成才趋于完全。其发生顺序有一定的规律,一般从下向上、从后向前、从中心向周边。10岁以后,虽然髓鞘有轻微变化(主要是量的变化,而非质的差异),在MRI图像上白质的信号变化已经不明显。

2岁以内正常发育的小儿,根据MRI图像上脑灰白质信号强度对比形式,将MRI表现分为3种类型:

1. **婴儿型** 从出生到8个月。此期在MRI的T_2加权像上,脑白质信号强度高于灰质,与正常成人脑灰白质T_2加权像的所见相反。

2. **等信号型** 从生后8～12个月。在T_2加权像上,脑白质与脑灰质呈等信号,灰白质的信号强度差异不显著。

3. **早成人型** 生后12个月～2岁,在T_2加权像上,脑白质信号强度稍低于脑灰质,但随脑白质内髓鞘形成向周围区域扩大,有髓脑白质范围逐渐增大,增加了脑白质和脑灰质间信号强度差异的对比,至2岁时,脑白质在T_2加权像上的信号强度已接近成人的表现。

二、脑白质疾病的影像学检查

多数脑白质疾病不会造成脑的大体形态和结构的变化。CT扫描虽然可以显示部分脑白质病变,但是一般不能做出定性诊断。MRI检查是诊断脑白质疾病的最敏感方法。

1. **CT检查** 传统CT作为断面成像的检查方法,具有高密度分辨力和空间分辨力,特别是高分辨CT成像技术,可清晰区分大脑半球的白质与灰质,增强扫描可增加CT对脑白质病变的显示能力。但是CT的软组织对比分辨力较低,对脑干、小脑等处的脑白质显示不佳,不能完全显示某些脑白质病变,或者能显示脑白质病变,但是不能作出准确的定位和定性诊断。

2. **MRI检查** 正常脑白质的含水量较灰质少,含脂质成分较灰质多,MRI对脑灰、白质中水和脂肪含量的差异极为敏感,因此,MRI是显示脑白质及白质病变最敏感的方法。常规MRI扫描应以T_2加权像为主,T_2加权像对显示髓鞘病变亦最为敏感。除横断位图像外,还应包括冠状位扫描,有的病理变化只有在冠状位T_2加权像上才能充分显示,例如：沃勒变性（Wallerian degeneration）等。T_2加权像显示的髓磷脂沉积过程与尸检切片髓磷脂染色所见，相关良好。临床上脑发育迟缓的儿童，MRI在显示髓磷脂沉积的同时，还能显示脑白质髓磷脂发育延迟，和两种灰白质对比类型之间的过渡改变。在矢状位像上，MRI可显示脑干的脑白质发育情况。若常规扫描发现脑白质信号异常，可行增强扫描，以确定病变的严重程度、活动性和进行鉴别诊断。近年来，扩散张量成像、磁共振波谱成像以及脑功能成像等MRI新技术的临床应用为重新认识这些疾病提供了重要手段。

第二节 脱髓鞘性脑白质病

脱髓鞘性疾病（demyelinating disease）是指最初髓鞘发育正常而后来发生髓鞘脱失的一类疾病。尽管其病因与发病机制尚未完全阐明，但目前大多数作者认为该类疾病属于自身免疫性疾病的范畴，也有人认为可能与病毒感染有关。

一、多发性硬化

多发性硬化（multiple sclerosis，MS）是中枢神经系统脱髓鞘疾病中最常见的一种类型，在患者脑、脊髓和视神经内发生多灶性脱髓鞘斑块。根据病程，MS可分为复发缓解型、继发进展型、原发进展型和进展复发型，其中复发缓解型MS约占总数的80%以上，表现为反复发作和缓解交替。

（一）病因与病理

本病的病因不甚明了。多数人认为可能为病毒感染所致，特别是慢病毒（slow acting virus）感染诱发的自身免疫性疾病。此外，遗传及环境因素（例如寒冷、外伤和食物中毒等）亦可能与本病的发生有关。本病在20～40岁之间发病率较高，男女均可受累，女性与男性患者之比为1.4～1.9：1。西方国家的年发病率（30～40/10万）高于东方国家（1～4/10万），北方寒冷地区多于南方热带地区。近年来由于对该病的认识水平提高，尤其是CT和MRI的临床应用，本病在我国的发病率也有增高趋势。近亲结婚罹患本病者较一般人群患病率高20倍以上，表明本病有遗传因素，遗传因素决定神经纤维有易损性。

本病的病灶主要位于脑和脊髓的白质内，呈弥散分布。大脑半球外观可正常，部分患者两侧半球的脑回有轻度萎缩，脑沟增宽。切面肉眼观，大脑半球和脊髓内有大小不等的灰色斑块，多位于侧脑室周围和小脑。显微镜下观察：早期病变区的髓鞘崩解，局部组织水肿，血管周围有淋巴细胞、浆细胞浸润等炎症反应。轴索尚保持完整，损伤的髓鞘可再生。病程中期，随髓鞘崩解产物被吞噬细胞逐渐清除，形成斑点状软化坏死灶，并可见格子细胞形成，轴索消失。晚期，陈旧性病灶区内有胶质细胞和星形细胞增生，周围有网状与胶原纤维增殖，形成边界清楚的灰色斑块，直径一般在0.1～4.5cm。由于新旧病变并存，髓鞘破坏和髓鞘再生相继发生，患者的临床表现为症状多次缓解和复发。重症、病史较长的患者，最后出现脑室系统扩大，脑回变平，脑沟增宽等脑萎缩改变。MS病变亦常累及视神经和脊髓，在脊髓，容易侵犯颈段，受损严重者，亦可发生脊髓的萎缩性改变。偶尔，多发硬化可伴发胶质瘤，肿瘤起源于多发硬化的斑块。

（二）临床表现

本病发病可急可缓。发病前患者可有头痛、发热、恶心、呕吐、头晕，以及全身不适等症状。多数患者以双侧或单侧视力障碍为首发症状，两眼可先后受累，相隔数天至几年不等，经激素治疗后视力障碍很快好转，但容易复发。病程晚期出现原发性视神经萎缩。锥体束受累的患者，可有单个或多个肢体无力，双下肢病理征阳性。丘脑下部及脑室周围受损者，智力或情绪发生改变，亦可产生偏瘫、中枢性面瘫等运动障碍。小脑、脑干受损时，可出现眼球震颤、眼肌麻痹、面部感觉障碍、咬肌力弱、面肌瘫痪、听力障碍和构音及吞咽困难等。脊髓受累表现为肢体疼痛，感觉障碍及四肢瘫或截瘫，亦可发生膀胱功能障碍；部分患者可有躯体感觉障碍，但感觉平面多不完整。

MS的临床表现可概述为：患者首先出现某一局灶性症状，随之同时出现或先后出现1组与前1组症状毫无关联的病征和体征，表明中枢神经系统内存在多个病灶。在整个病程中缓解与病情加重交替发生，但临床表现有逐渐加重的趋势。每次病情加重必将导致遗留一定程度的永久性损害。

（三）实验检查

1. 脑脊液中淋巴细胞数量增多，但通常 < 50 个/mm^3；IgG增加，寡克隆IgG区带阳性。
2. 视觉诱发电位异常，表现为波形正常，但时相延长。

MS目前尚无有效根治方法。主要对患者进行一般性防治疗法，包括增强体质，预防各种病毒感染等。应用β-干扰素可减少本病的复发次数、延缓病情，急性期应用皮质类固醇治疗可加速缓解过程，但对延缓病情进展的帮助不大。

（四）影像学检查

近年来，国际学术界越来越强调影像学，尤其MRI在诊断多发性硬化中的作用，对多发硬化患者进行影像学检查的目的是协助临床诊断和排除临床表现与之类似的其他疾病。

1. 传统X线检查　头颅X线摄片不能显示多发硬化的病变，对本病的诊断无帮助。在硬化斑块较大时（2～4cm），传统X线气脑和脑血管造影检查可显示病灶的占位征象，但是不能作出定性诊断。由于大多数多发硬化的病灶较小，没有占位效应，不能为脑血管造影所显示；加之气脑和脑血管造影均为损伤性检查，这些检查方法已经基本废弃不用。

2. CT检查　在MS急性期或复发加重期，CT平扫显示分布于侧脑室周围（尤其前角和后角旁）和皮质下，边界清楚或不清楚的多发、大小不等的低密度斑块，小者直径仅数毫米，大者可达4～5cm。CT值较周围正常脑组织平均低10Hu。一般认为低密度斑块即为脱髓鞘病灶。大多数病灶无占位效应，少数低密度灶周围有水肿，可引起轻度占位表现。增强扫描低密度斑可强化，大部分呈均匀强化，少数为环状强化。强化的原因在于活动性病灶周围的血管充血，血脑屏障破坏，血管通透性增加使对比剂外渗。在多发硬化静止期和经皮质类固醇治疗后，患者的临床症状缓解，但是CT仍能显示低密度病变，无占位效应，亦无强化。这与血脑屏障和血管通透性恢复至正常有关。少数患者CT平扫可无阳性发现，但经大剂量滴注对比剂延迟扫描后可见小强化斑。这与病灶血脑屏障和血管通透性尚未完全恢复，病灶太小有关。晚期病例，CT显示低密度病变的境界清楚，无强化。有35%～50%的病例伴脑室系统扩大，脑沟增宽，脑回变平等脑萎缩改变。多发硬化常表现为缓解与复发交替进行，因此，CT扫描可同时发现低密度和等密度病灶，注射对比剂后病灶可强化或不强化，同时可见脑萎缩改变，是多发性硬化的CT特征性表现。多发硬化病变累及范围广，当病变累及小脑、脑干时，由于骨质伪影干扰，病变难以显示。病灶位于脑室周围者，因部分容积效应也会漏诊部分小病灶，使CT显示多发硬化病变的敏感性降低。有报道认为CT探测多发硬化病灶的敏感性为9%～80%。

3. MRI检查　MRI是目前检测MS病灶最敏感的影像学方法（图7-1～图7-2）。Uhlenbrock (1988)报道其诊断敏感性高达96%，其他一些研究亦得出类似结论。MRI能清晰显示MS病灶的分布、大小、形态和信号特点。MS病灶可位于脑内或脊髓内，脑内病灶好发于侧脑室旁、半卵圆中心、胼胝体、脑干及小脑等部位。典型MS病灶与侧室壁常呈垂直排列，与脑室周围白质内小血管的走行方向一致。脑内MS病灶多呈斑片状，少数呈片状，在T_1加权像上病灶为低或稍低信号，少数也可呈等信号，在T_2加权像上，多数病灶为高信号，部分为稍高信号。脊髓内的MS病灶多位于颈胸髓内，病灶多局限在2～3个椎体节段，可单发，也可多发，病灶多位于脊髓的白质区（即周边）。脊髓内MS病灶在T_1加权像上多为等信号，少数也可呈低或稍低信号，在T_2加权像上，多数病灶为高信号，部分为稍高信号（图7-3）。MS病灶除累及脑白质外，还可以累及脑灰质。最新研究表明，常规MRI图像上表观正常脑白质和脑灰质也存在隐匿性异常改变，这可能与存在小的、离散病灶，以及大病灶引起的Wallerian变性有关。增强扫描T₁加权像显示急性脱髓鞘病灶有斑点状和斑片状强化（图7-1c），少数病灶呈环形或片状强化，而陈旧瘢痕性病灶无强化。此外，MS患者还可出现一些伴随征象，如急性期可出现脊髓肿胀增粗、慢性期发生脑萎缩和脊髓萎缩。近年来，扩散张量成像、磁化传递成像及磁共振波谱成像等MRI新技术的广泛应用，为深入认识MS的病理生理过程发挥重要作用。MS病灶表现为磁化传递率(magnetization transfer ratio, MTR)降低、平均扩散率(mean diffusivity, MD)升高、分数各向异性(fractional anisotropy, FA)降低，以及NAA峰降低。此外，常规MRI图像上表现正常的脑白质和脑灰质也存在上述异常改变，只是异常程度较病灶为轻。

多发性硬化尤其复发缓解型MS多表现为缓解与复发交替进行，在系列MRI检查中，强化或未强化病灶均有变化。如果MRI显示病灶的大小不变、病灶变小或数目减少，则提示患者处于临床缓解期。病灶增大或数目增多，则提示病情加剧。但是MRI表现并不总与临床表现相关，当脑脊液检查阴性、临床疑诊多发硬化患者，应进行MRI检查，MRI检查还可用用MS患者治疗后的随访。

（五）影像学鉴别诊断

原来多发性硬化的诊断主要根据临床表现，强调病灶空间上的分布和时间上反复发作。2005年11月，国际上对多发性硬化原有的McDonald标准

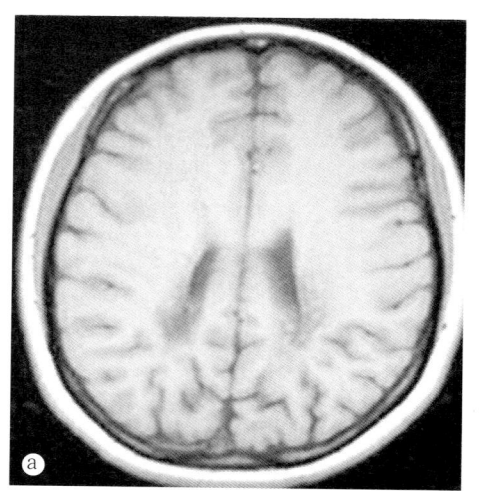
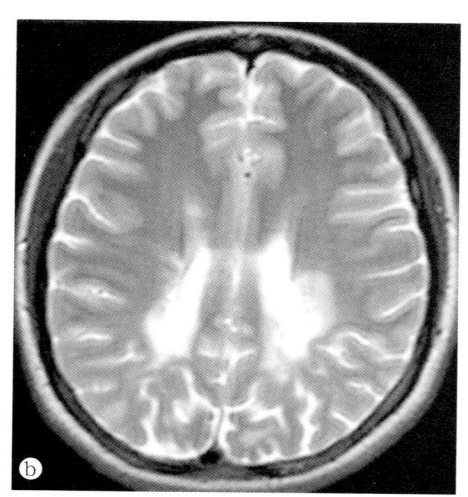
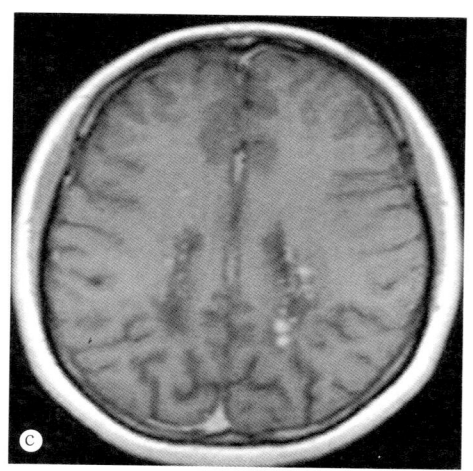

图7-1 多发性硬化

a.横断位T₁加权像显示双侧侧脑室旁后部脑白质内有斑点状稍低信号，伴大脑顶枕叶白质显著萎缩；
b.横断位T₂加权像显示上述病灶呈高信号，边界较清晰；c.增强扫描像脑内病灶有强化。

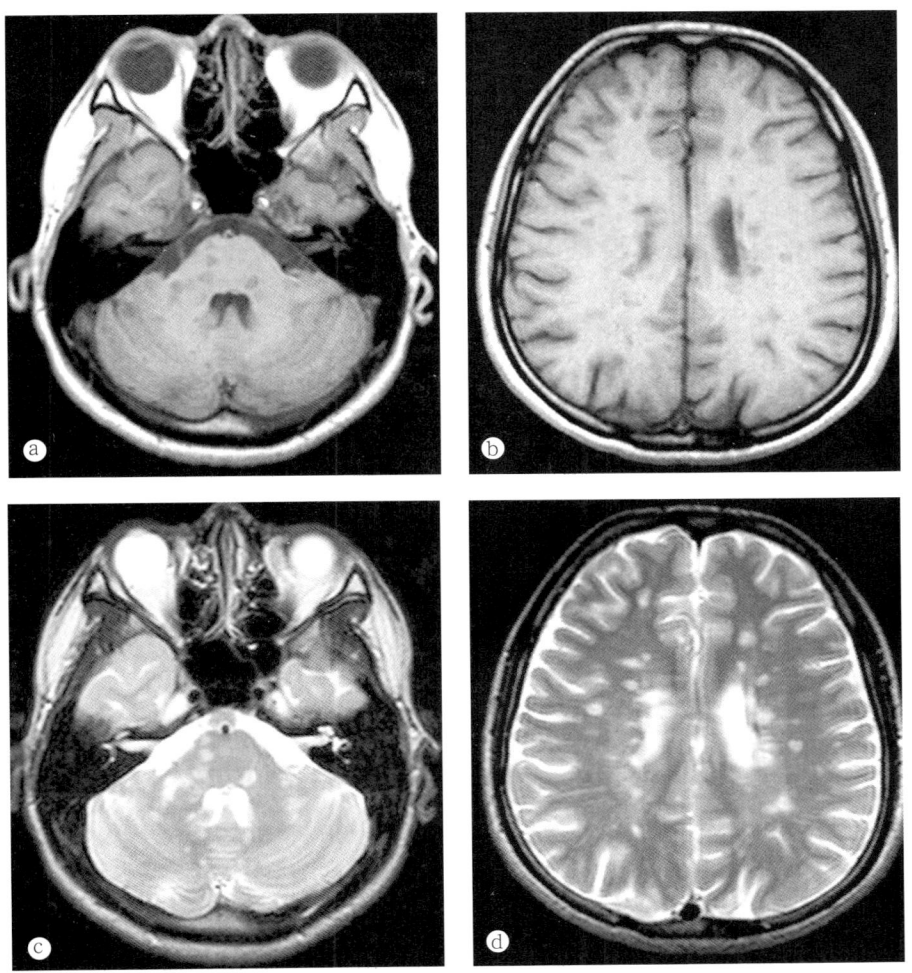

图 7-2 多发性硬化
a,b.横断位T₁加权像显示桥脑、第Ⅳ脑室及侧脑室旁多发病灶呈斑点状稍
低和低信号；c,d.横断位T₂加权像上述病灶呈高信号。

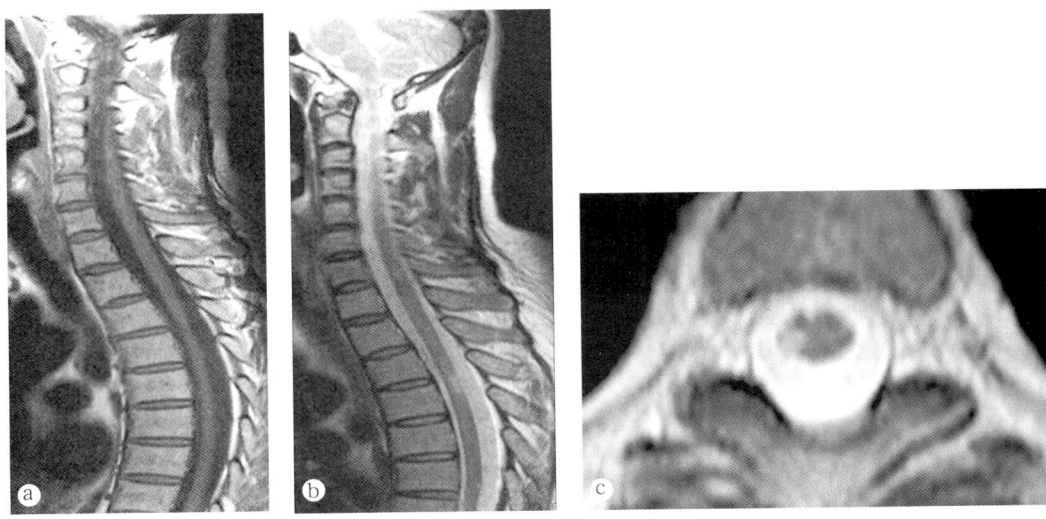

图 7-3 多发性硬化
a.矢状位T₁加权像脊髓未见异常改变；b.旁正中矢状位T₂加权像胸₃~₄椎体水平可
见脊髓内的条状高信号；c.横断位T₂加权像示高信号病灶位于脊髓边缘。

(2001)进行修订,充分强调MRI在诊断MS中的作用,即利用MRI判断MS在时间和空间的播散。MS的影像学诊断依据主要有:①常累及神经系统的多个部位,即病灶在空间上播散;②在随访检查中常出现新病灶,既病灶在时间上播散,病灶常为新旧不一;③绝大多数病灶无占位效应;④增强扫描多数急性MS斑块发生强化。

多发性硬化主要需要与下列疾病在影像学上进行鉴别:

1. 复发性视神经脊髓炎 视神经脊髓炎是一种以累及脊髓和视神经为主的脱髓鞘疾病,可以单发,亦可多发,后者被称为复发性视神经脊髓炎。MS与其鉴别要点有:复发性视神经脊髓炎以女性发病率更高、脊髓病灶长度常>3个椎体节段、脑内病灶少见,NMO-IgG抗体多为阳性。而多发性硬化的脑内病灶多见、脊髓病灶长度多<3个椎体节段,NMO-IgG抗体多为阴性。

2. 皮层下动脉硬化性脑病 皮层下动脉硬化性脑病的CT表现为脑室旁和半卵圆中心白质的大片状低密度,围绕侧脑室,其边缘多模糊不清,并伴有脑深部的腔隙性软化灶,病变无占位效应,增强扫描无强化。在MRI的T_1加权像上,双侧半卵圆中心及脑室旁深部白质呈大片状低信号,无占位效应。在T_2加权像上相应病变呈高信号。病变形状不规则,边缘不清楚。大多数患者伴脑室、脑池扩大,脑沟增宽等脑萎缩的改变。由于皮层下弓状纤维以及胼胝体不受累及,这些病变并不紧靠室管膜,常伴多发性基底节的腔隙梗死灶。增强扫描病变亦无强化。与之不同,多发硬化的异常信号分布更为广泛,多为斑片状,活动期多发硬化病灶有显著强化。

3. 多发性脑梗死 脑梗死也可多次发生,因此常可见到陈旧性与急性梗死病灶并存的现象。新鲜梗死病灶在CT平扫图像上为浅淡的低密度,边界不甚清晰,周围有水肿,并有轻度占位效应。陈旧性梗死灶在CT上为均匀低密度,轮廓清晰,常伴同侧脑室或脑沟扩大等脑萎缩改变。梗死灶的形态与血管支配区的分布一致,多呈楔形、三角形或扇形,尖端指向脑深部。脑梗死起病2~3周之内,增强扫描梗死区出现环状或脑回状强化,而陈旧梗死灶无强化。

4. 脑炎 脑炎可累及脑的任何部位,但以颞叶受累最为常见。CT平扫为片状低密度,多为一侧性,病灶周围有水肿带,有占位效应。增强扫描大部分病灶呈轻度边缘强化或无明显强化。MRI检查病变在T_1加权像为低信号、T_2加权像呈高信号,急性期病灶可强化。

(六)影像学优选检查路线

本病以MRI为首选和明确诊断的影像学检查方法。

二、视神经脊髓炎

视神经脊髓炎(neuromyelitis optica, NMO)又称Devic综合征,是一种较少见的脱髓鞘疾病。本病可单发,亦可多发,后者被称为复发性视神经脊髓炎。

(一)病理表现

NMO的病理表现为多个脊髓节段内出现广泛脱髓鞘,内部可见空洞、坏死和轴突改变,病变不仅累及白质,也可出现在灰质结构。病灶内少突胶质细胞的数量明显减少。活动性病灶内可见炎性细胞浸润,其特征性表现为广泛巨噬细胞浸润,伴有血管周围的粒细胞、嗜伊红粒细胞及T淋巴细胞浸润。

(二)临床表现

本病起病急、症状重、预后差,为其主要临床特点。约70%的患者表现为多期病程,30%为单期病程。该病主要累及视神经和脊髓,视神经炎可和脊髓炎同时或先后发生,视神经炎可双侧同时发病或单侧发病。视神经炎多表现为双侧或单侧视力障碍,严重者甚至失明。脊髓炎主要表现为单个或多个肢体无力或感觉障碍,双下肢病理征阳性。严重患者可引起呼吸衰竭,甚至死亡。

(三)实验室检查

约70%视神经脊髓炎患者的脑脊液检查有异常改变,主要包括细胞数增多(39%)、寡克隆区带阳性(34%)和总蛋白含量增高(25%)。血清NMO-IgG抗体阳性对神经脊髓炎的诊断有一定特异性。

(四) CT 和 MRI 检查

1. CT 检查 CT 检查对视神经脊髓炎的诊断价值不大。

2. MRI 检查 MRI 是诊断视神经脊髓炎的重要检查手段。视神经脊髓炎主要累及视神经和脊髓，少数患者也可同时累及脑组织。脊髓病灶多表现为长段脊髓受累，累及范围通常>3个椎体节段。急性期脊髓肿胀增粗，病灶在 T_1 加权像上为低信号，T_2 加权像呈高信号（图7-4），增强扫描脊髓内病灶显著强化。矢状位图像显示脊髓长段受累的效果更好，体轴横断位图像显示灰白质同时受累。脂肪抑制成像对显示视神经病变具有十分重要的价值，在脂肪抑制 T_2 加权像上，病灶表现为高信号，增强扫描显著强化。

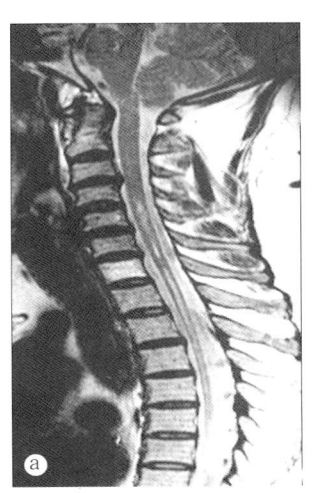 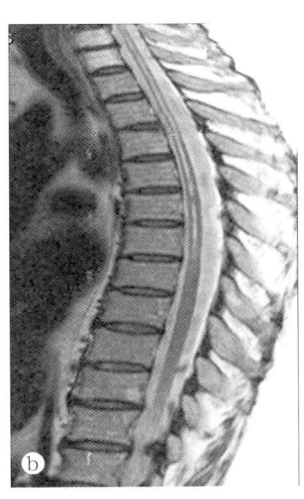

图7-4 视神经脊髓炎

a. 矢状位 T_2 加权像显示髓内高信号病灶累及2长段颈髓；b. 另一位患视神经脊髓炎3年的患者，矢状位 T_2 加权像显示胸髓内的长段高信号病灶，脊髓显著萎缩变细。

(五) 影像学鉴别诊断

虽然视神经脊髓炎属于临床诊断，但是MRI检查在该病的诊断与鉴别诊断中具有重要价值，其主要诊断依据如下：

1. MRI显示病灶通常累及脊髓和视神经，而脑组织不受累。
2. MRI显示脊髓受累节段的长度超过3个椎体。
3. 实验室检查血 NMO-IgG 抗体阳性。

但是本病还需要与多发性硬化进行鉴别。主要鉴别要点包括：复发性视神经脊髓炎的女性发病率更高、脊髓病灶长度>3个椎体节段、脑内病灶少见，以及 NMO-IgG 抗体多为为阳性；多发性硬化脑内病灶多、脊髓病灶长度多<3个椎体节段，NMO-IgG 抗体多为阴性。此外，测量胼胝体 FA 值也有助于二者的鉴别。

(六) 影像学评价

MRI 是本病的首选影像学检查方法。

三、进行性多灶性脑白质病

进行性多灶性脑白质病（progressive multifocal leukoencephalopathy, PML）是一种罕见的进行性中枢神经系统多发脱髓鞘疾病，1958年由 Astrom 首次报道。本病虽然罕见，但是世界各地均有发生。常发生于机体免疫状态低下、接受免疫抑制治疗或免疫缺陷患者再患网状内皮系统疾病时，机会性感染亦可致病。本病多见于慢性淋巴性白血病、淋巴瘤、肾移植术后、结核感染、结节病、系统性红斑狼疮和巨球蛋白血症等患者，发病年龄多在40~60岁之间，30岁以下很少发病，男性多于女性。

(一) 病因与病理

已经证明乳多空病毒科的 JC 病毒和 SV-40（Simian Virus 猴病毒）是进行性多灶性脑白质病的病原体，病毒携带者是否发病还与宿主的免疫状态有关，应用免疫抑制剂（如肾移植术后或淋巴瘤患者）能促使发病，患者脑内少突神经胶质细胞核内充满病毒颗粒。将进行性多灶性脑白质病脑组织与原代猴的肾细胞共同培养，可分离出 SV-40 病毒；把进行性多灶性脑白质病脑组织接种于人脑胶质细胞，可获得 JC 病毒。

病理上大脑白质出现广泛多发脱髓鞘改变，呈散在不对称性分布，而小脑、脑干和脊髓病变少见。病变内部有少突胶质细胞破坏和星形细胞核变性。晚期病变呈囊性萎缩。超微结构分析、免疫荧光及原位杂交研究结果表明，乳多空病毒主要存在于少突神经胶质细胞中，在星形细胞中较少。星形细胞感染后，胞核异常增大，形成巨大星形神经胶质细胞，为其特征性改变。而少突神经胶质细胞的感染呈裂解性，脱髓鞘病灶内的少突神经胶质细胞消失，围绕病灶的少突神经胶质细胞通常增大，内含较大嗜酸性核内包涵体。由此可见，乳多空病毒感染免疫抑制患者脑组织的星形细胞和少突神经胶质细胞，导致进行性多灶性脑白质病变。

（二）临床表现及实验室检查

本病常并发于慢性淋巴白血病，淋巴网状细胞肉瘤等网状内皮系统疾病，以及粟粒性结核、红斑狼疮、肾移植术后应用免疫抑制剂或皮质类固醇治疗者，但少数患者无上述诱因。本病起病缓慢，待出现神经系统症状后，才呈亚急性、进行性发展，平均病程为3~6个月或1年，最短者仅1个月，最长者可达5年，患者多死于脑部病变及其并发症。大脑半球损害导致患者出现精神症状、意识障碍、偏瘫、偏身感觉障碍及失语；眼部损害有视力障碍、视野缺损及眼球震颤，脑干、小脑及基底节损害者出现共济失调、眩晕、多动，以及延髓麻痹等症状。血清学检查显示：乳多空病毒抗体滴度增高，脑脊液常规及生化检验多正常，但少数患者的细胞数及蛋白含量轻度增高。

（三）CT和MRI检查

1. CT检查　CT平扫显示病灶位于脑白质内，但远离室系统、位于皮层下，好发于大脑的顶、枕叶。病灶多发，分布不均匀。早期病灶呈圆形或椭圆形，随之病灶逐渐融合、扩大。病灶呈低密度，CT值在10~20Hu之间，境界不清，无占位效应。增强扫描多数病灶不强化，极少数可强化。病程晚期可继发脑萎缩。

2. MRI检查　在T_1加权像上，病变呈低信号；在T_2加权像上，病变呈均匀高信号，而且异常信号较T_1加权像大，病变的边界清楚，无占位征象。少数患者有胼胝体水肿，病灶内出血。在艾滋病患者发生的进行性多灶性脑白质病，有50%的病例同时累及脑灰质（图7-5）。

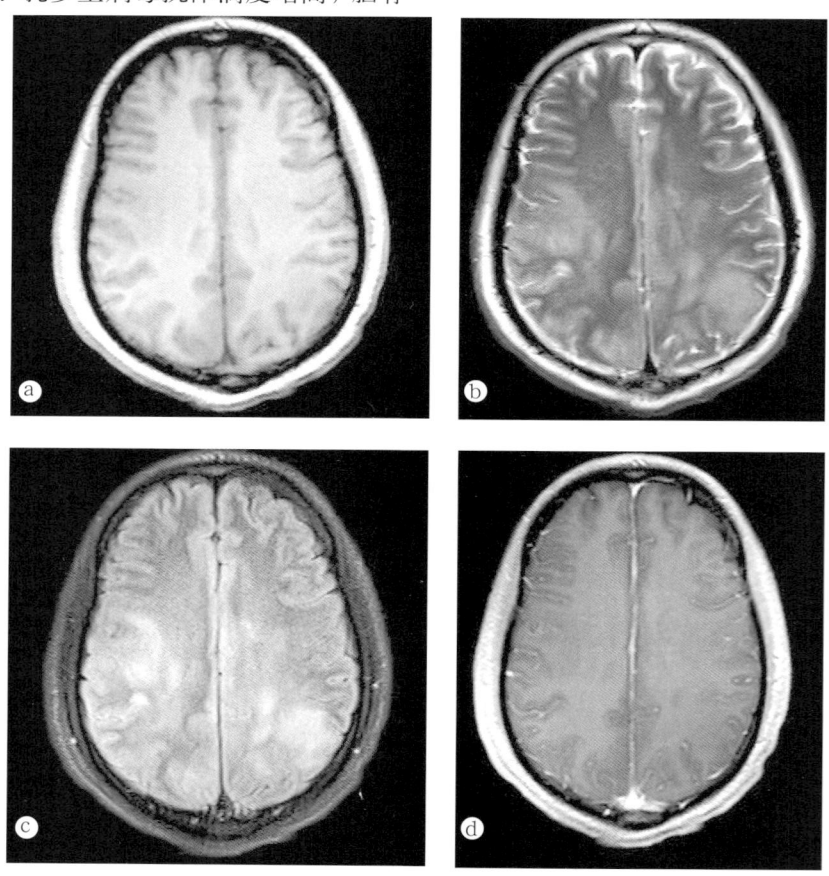

图7-5　进行性多灶性脑白质病

两侧顶叶病灶累及额叶后部，在横断位T_1加权像（a）上呈稍低信号，在T_2加权和FLAIR像（b、c）上病变呈均匀高信号，无占位效应，同时累及脑灰质。增强扫描像（d）上述病灶无强化。

（四）影像学检查方法评价

进行性多灶性脑白质病可通过脑脊液检出JC病毒DNA或者依靠脑活检或尸体解剖而确诊，脑脊液生化检测和脑电图改变都是非特异性的。虽然MRI显示进行性多灶性脑白质病的病灶较CT敏感，但仅就诊断而言，MRI所见并不比CT更具诊断特异性。

进行性多灶性脑白质病的影像学所见应该与其他脑白质病相鉴别，病变多发、远离脑室周围，好发于顶、枕叶皮质下白质内，并有逐步融合增大的趋势，是进行性多灶性脑白质病的特征性影像学征象，有较高鉴别诊断价值。多发性硬化和高龄缺血性脑白质改变者，很少出现类似表现。

进行性多灶性脑白质病的影像学表现与其他感染性脱髓鞘疾病的鉴别困难，尤其艾滋病患者并发进行性多灶性脑白质病时更是如此，可以通过脑脊液JC病毒DNA检测明确本病的诊断。

四、急性播散性脑脊髓炎

急性播散性脑脊髓炎（acute disseminated encephalomyelitis，ADEM）是一种发生在感染后（例如麻疹、风疹、天花、流行性感冒等疾病）的中枢神经系统脱髓鞘疾病，故又称为感染后脑脊髓炎。亦可偶发于牛痘、狂犬病疫苗接种之后。本病可累及任何年龄段，但多见于儿童和青年，无明显性别差异。

（一）病因与病理

急性散发性脑脊髓炎的发病主要有两种学说：
1. 病毒直接侵犯中枢神经系统。
2. 病毒感染后诱发自身免疫反应而致病。该学说认为病毒与神经组织有共同抗原成分，病毒感染后宿主的免疫系统企图清除入侵病毒时，也错误地攻击了自身神经组织，而导致脱髓鞘病灶。

病理学检查发现病灶可位于脑白质的任何部位，但主要发生于大脑和脊髓，亦可累及灰质，呈散在性分布，脑干、小脑很少受累。病灶中心是扩张的小静脉，静脉周围脑组织发生脱髓鞘、小胶质细胞增生和炎性细胞浸润。轴索一般保持完整。病灶可相互融合，形成大片状软化坏死区。

（二）临床表现和实验室检查

临床上将急性播散性脑脊髓炎分为脑型、脊髓型、脑脊髓型和脑干型等4型。多数患者在接种疫苗或感染病毒后4~14天起病，脑型主要表现为突发头痛、恶心、呕吐、嗜睡或意识不清，伴有脑膜刺激征。患者还可出现精神紊乱、脑神经麻痹、偏瘫、四肢瘫以及癫痫发作等症状，病情严重者出现昏迷及去大脑强直，少数病例有视乳头水肿，提示颅内压升高。脊髓型出现突发迟缓性四肢或下肢瘫痪，感觉缺失及大小便障碍。脑脊髓型的病情严重，一般同时存在脑和脊髓损害的症状与体征。脑干型可出现一侧或两侧脑干损害的症状和体征，以受损同侧脑神经和对侧肢体瘫痪为特征的"交叉瘫"是本型的常见临床表现。

脑脊液检查白细胞可轻度增多，以单核细胞增多为显著。髓鞘脂碱性蛋白增多，γ球蛋白和IgG抗体含量也可轻度增高，并可出现寡克隆区带。但也有脑脊液检查正常者。

（三）治疗和预后

急性散发性脑脊髓炎是一种自身免疫反应性疾病，早期使用皮质类固醇能有效控制症状。其预后视病情轻重而异，病情严重者一般在急性期死亡，死亡率达10%~30%。多数患者发病后10天开始恢复，其中约90%的患者能完全恢复，部分患者可自愈。但脑型患者可能遗留智能障碍，瘫痪和癫痫。

（四）CT和MRI检查

在疾病早期进行CT检查可能无异常改变。急性发作期CT平扫可见两侧大脑半球白质内（特别是半卵圆中心）呈弥漫性低密度区，边界不清晰，病灶周围有水肿。以后病灶不断扩大、融合，可使整个大脑表现为低密度，推压脑室使整个脑室系统变小。增强扫描病灶一般无强化。慢性期脑白质和灰质均出现萎缩征象，表现为脑室系统扩大，脑沟、脑裂和脑池增宽。

病灶在MRI的T_1加权像上为低信号，T_2加权像上为弥漫多发高信号改变，病变可累及皮层下和脑室周围脑白质、基底节及丘脑（图7-6）。治疗后病灶可变小或消失。

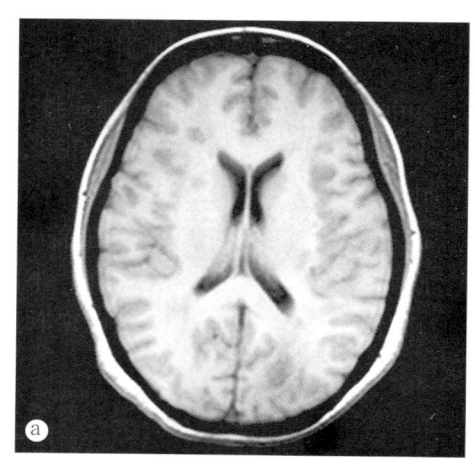
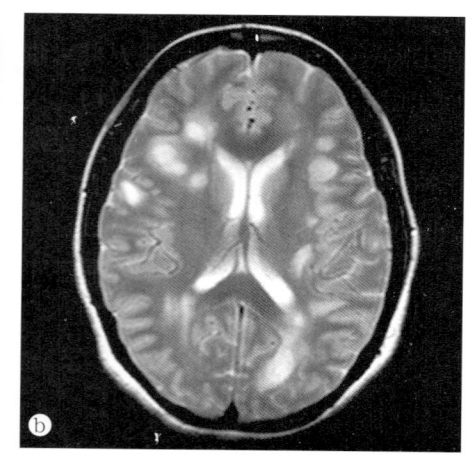
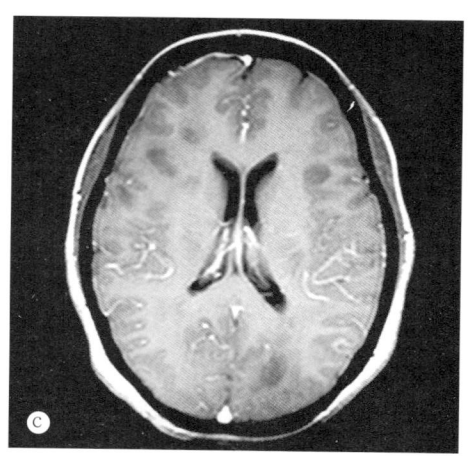

图7-6 急性播散性脑脊髓炎

急性发作期脑室周围白质多发斑片状病灶在MRI的T_1加权像（a）上为低信号，T_2加权像（b）上为高信号，病变主要位于皮层下，部分累及皮质，T_2加权像显示灶周水肿，水肿的信号强度比病灶略低。增强T_1加权像（c）病灶无强化。

（五）影像学鉴别诊断

本病缺乏特异性的影像学表现。影像学鉴别诊断应该包括所有急性、亚急性感染性脑炎，多发性硬化、进行性多灶性脑白质病等，由于缺乏影像学的特异征象，通常需要结合临床及实验室资料做出本病的诊断。

通常本病的病灶呈节段性累及脑灰白质交界区（包括弓形纤维），因此均系活动性病灶，增强扫描病灶呈均匀强化，根据此征象可与MS进行鉴别。此外，有疫苗接种史也是提示本病可能的重要线索。

五、亚急性硬化性全脑炎

亚急性硬化性全脑炎（subacute sclerosing panencephalitis, SSPE）是由麻疹病毒引起的一种脑部罕见慢性感染，多见于儿童或青少年。本病由Dawson于1934年首先报道，西欧国家的发病率为1~5例/100万例，而国内罕见。临床以进行性痴呆、共济失调、肌阵挛及去大脑强直发作等为特征，近半数患者有麻疹史。从感染麻疹病毒至发病，其潜伏期平均6~15年。

（一）病因与病理

1. 病因　1967年Conrolly首先提出本病与麻疹病毒感染有关，以后得到许多学者的证实。支持麻疹病毒感染的证据如下：

（1）患者血清和脑脊液中抗麻疹病毒抗体效价增高。

（2）行直接荧光抗体试验，在患者脑组织内和脑脊液细胞中有麻疹病毒抗原。

（3）从本病致死者脑组织中分离出麻疹样病毒，并从患者脑组织活检中分离出麻疹病毒。

（4）应用患者脑组织做动物接种，使动物成功感染本病。

目前已公认本病由麻疹病毒所引起。

2. 发病机制　本病的发病机制尚未清楚。有以下三种学说：

（1）变异性麻疹病毒学说　认为本病的致病因

子与普通自然麻疹病毒不完全相同,具很强的细胞依赖性,在自然界中不能存活,需要与细胞密切结合。当初次感染的麻疹病毒在体内增殖时,偶尔出现变异株产生"缺损型病毒"而致病。

(2) 抑制性感染学说　认为本病是由机体对麻疹病毒感染发生异常反应引起,此异常反应多发生在2岁以下患麻疹的小儿,从患麻疹至发生本病这段时间称"抑制性感染期"。由于此期是由细胞到细胞的感染,所以血清中高水平麻疹抗体并不能阻止本病的进展。一旦感染扩散进入中枢神经系统,即引起本病。

(3) 机体免疫异常学说　认为本病可能缺乏特异性细胞免疫功能,这种免疫缺陷可为先天性或者系麻疹病毒感染的后果。麻疹病毒感染胸腺后,引起淋巴依赖细胞功能损害,患者的细胞免疫功能异常,因而不能阻止麻疹病毒在细胞内长期存在,以致这些带有病毒的白细胞经淋巴结,最终进入中枢神经系统,引起特殊的慢性病毒感染。

3. 病理　本病广泛累及大脑白质与灰质,也可侵犯脑干、小脑、丘脑及颈髓。大体观察,脑外表正常,触之较硬,可有弥漫性脑萎缩,以额、颞叶为著,皮质偶有小坏死病灶。切面观察,大多无异常改变,有时可见皮质呈颗粒状。显微镜下观察,见神经细胞广泛变性、坏死,细胞数目明显减少,有噬神经细胞像,血管周围出现淋巴细胞和浆细胞严重浸润,胶质细胞明显增生,伴脑白质脱髓鞘改变。有时在神经元和胶质细胞胞核及胞浆内,可见特征性嗜酸性包涵体。免疫荧光染色后显示包涵体内存在麻疹病毒抗原。病理改变有三种基本形态:

(1) 以包涵体和炎症改变为主。

(2) 病灶主要位于白质,其内部的胶质增生和脱髓鞘改变显著。

(3) 脑白质和灰质均受累,慢性或病程较长者,以白质脱髓鞘改变为主。

亚急性或病程较短者,以出现包涵体更明显,尤其在迅速死亡病例中,包涵体的数目明显增多。

(二) 临床表现

本病多见于儿童和青少年,通常发病年龄在4~20岁之间,以5~8岁最多,20岁以上者罕见,男女之比约为3.3:1。约43.3%的患者有麻疹感染史,患麻疹至本病发生的平均潜伏期为5~8年,总病程一般为2~18个月,80%的患者在9个月内死亡,偶有存活数年的病例。死因常为并发感染或循环衰竭。根据病程演变,本病在临床上分为4个期:

1. 精神与智能障碍期　患者智能下降,性格及行为改变,易激惹,情感淡漠,嗜睡等。此期持续数周或数月。

2. 抽搐及运动障碍期　在精神与智能障碍基础上,患者出现各种形式的运动过多(如肌阵挛性抽搐、全身性癫痫发作、共济失调或运动性震颤等)的表现。此期持续1~3个月。

3. 昏迷、角弓反张期　表现为去大脑强直,木僵,四肢肌张力持久性增高,角弓反张,甚至昏迷。

4. 大脑皮质功能丧失期　表现为去皮层状态,眼球浮动,病理性哭笑,四肢屈曲,肌张力低下和尖叫等。

血清中有高水平抗麻疹病毒抗体,脑脊液免疫电泳示γ球蛋白增高,超过总蛋白量的20%,抗麻疹病毒抗体滴度升高。应用荧光抗体技术在脑脊液中发现麻疹病毒抗原。

(三) CT和MRI检查

1. CT检查　亚急性硬化性全脑炎患者的CT表现与临床病程有一定关系。

早期(发病后2~6个月)CT可表现为正常,或者CT显示两侧侧脑室变小,尾状核头至中线的距离变短,半球间裂及脑沟消失等改变,提示脑组织肿胀。但是其他异常改变,增强扫描也未见异常强化病灶。

在病程中期(6~16个月)CT显示两侧大脑额、顶、枕叶内部有片状低密度病变,累及1个或多个脑叶,增强扫描可见多发小片状强化病灶,无占位征象,提示为急性脱髓鞘。

病程晚期(17个月以后)CT可见两侧大脑半球脑内部有低密度病灶,双侧侧脑室扩大,脑沟及纵裂池增宽,提示脑灰质和白质均有萎缩,脑干和小脑也可见脑萎缩征象。

2. MRI检查　MRI检查发现本病病变的能力优于CT,多数早期亚急性硬化性全脑炎患者MRI

即能显示病灶。病变首先累及大脑皮层和皮层下白质,表现为散在分布的多发斑片状异常信号(T_1加权像呈低或等信号,T_2加权像为高信号),增强扫描少数病例脑膜或脑实质强化。随病情进展病变逐渐扩散至深部脑白质,晚期累及脑室周围白质。病变大小、形态可不对称,可累及各脑叶,但以顶叶受累最常见,胼胝体、丘脑、基底节及脑干亦可受累。病程长或晚期患者有弥漫性脑萎缩改变(皮质和白质均受累),少数病例伴有小脑萎缩(图7-7)。

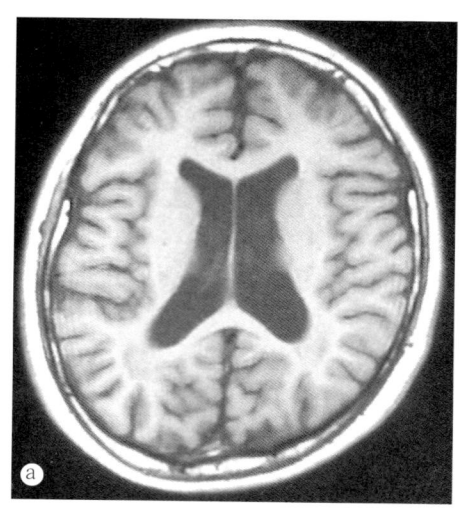
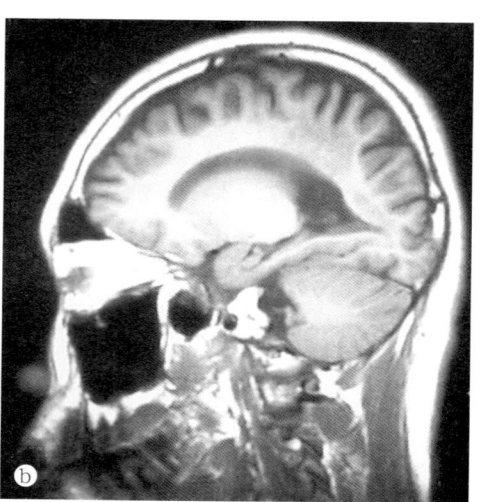
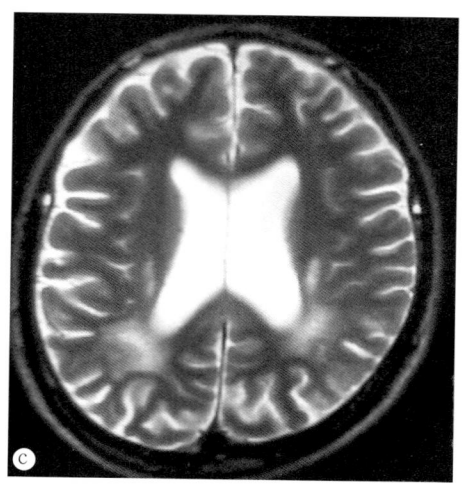

图7-7 亚急性硬化性全脑炎
横断和矢状位T_1加权像(a、b)显示两侧顶叶皮层下白质有对称性斑片状低信号,病灶在横断T_2加权像(c)上为高信号,伴有侧脑室扩大、脑沟增宽等脑萎缩改变(由北京大学第一医院放射科肖江喜教授提供病例)。

(四)影像学评价

亚急性硬化性全脑炎主要根据临床表现、脑电图变化和脑脊液中麻疹病毒抗体滴度升高等临床资料做出诊断,而且CT和MRI的表现均缺乏特异性,仅凭影像学所见难以与某些疾病进行鉴别诊断,其诊断价值有限。

六、桥脑中央髓鞘溶解症

桥脑中央髓鞘溶解症(central pontine myelinolysis, CPM)是一种罕见脱髓鞘疾病,1959年由Adams等首先报道。本病见于各年龄段人群,但好发于慢性酒精中毒者,其病因不明。患者往往先患某种消耗性疾病,如肝硬化、肾炎、糖尿病、淀粉样变性等,在此基础上引起营养不良和电解质紊乱,特别在出现低钠血症并对其进行快速矫正时,引起桥脑及桥脑外结构的髓鞘溶解。但是也有作者发现低钠血症、高钠血症和正常血钠者都可以发生桥脑中央髓鞘溶解症。

(一)病理表现

本病的主要病理改变为桥脑基底部中央的对称性脱髓鞘,从中缝处开始,向两侧发展,髓鞘脱失严重,但神经细胞与轴突仍相对完整,无炎性反应。显微镜下观察病灶主要为髓鞘破坏，而神经元、轴索和血管相对保持完好，胶质细胞的胞浆肿胀，并出现核浓缩。病灶可扩散至桥脑被盖部，并向上波及中脑，但不累及软脑膜下及脑室周围区。除桥脑外，约10%的病例，在基底节、丘脑、皮层下白质、半卵圆中心、胼胝体和小脑亦可见散发的脱髓鞘病变。

（二）临床表现

患者有严重电解质紊乱，主要为低钠血症。临床可见皮质脊髓综合征或皮质延髓综合征，引起四肢无力、轻瘫、神经反射亢进、双侧病理征阳性。表现为闭锁综合征者，虽然无昏迷，但是四肢瘫痪，不会说话，仅见眼球上下活动，脑干听觉诱发电位也保持正常。本病患者多在发病后数日或数周内死亡。

（三）CT和MRI检查

1. CT检查　CT平扫显示桥脑基底部的低密度区（图7-8a），无占位效应，一般不向上侵犯中脑或向后侵犯中央纤维束。病变常累及前额叶，偶可累及外侧基底节、丘脑和大脑皮层下白质。增强扫描病灶无强化。

2. MRI检查　MRI平扫显示急性期患者在桥脑基底部中央出现三角形或对称性圆形、卵圆形T_1加权像低信号，T_2加权像高信号病灶（图7-8b-c），增强扫描无显著强化。矢状位图像显示病灶呈球形，不累及脑室周围白质（图7-8d）。大脑皮层下白质、半卵圆中心、胼胝体、丘脑、纹状体、中脑和小脑亦可见散在异常信号病灶。经治疗后，病变可无变化、缩小或完全吸收（图7-8e），其变化主要取决于发病时病变的大小。DWI可先于常规MRI检查发现桥脑的异常改变。病变形态与血管分布范围无关。

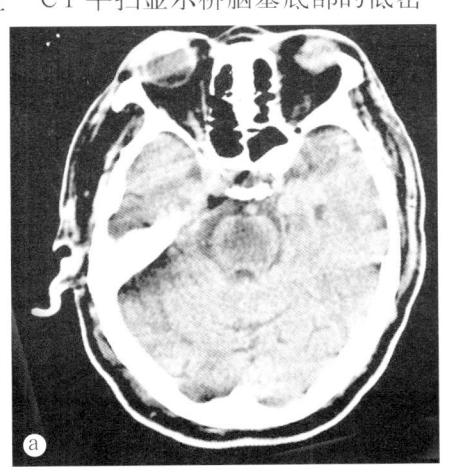
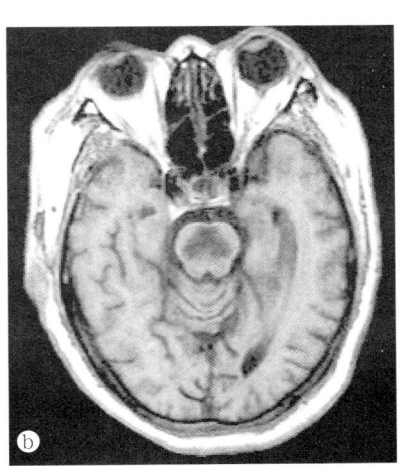
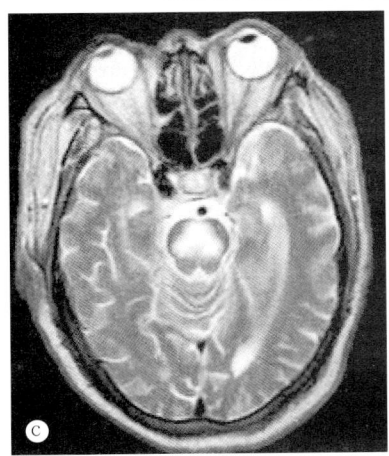
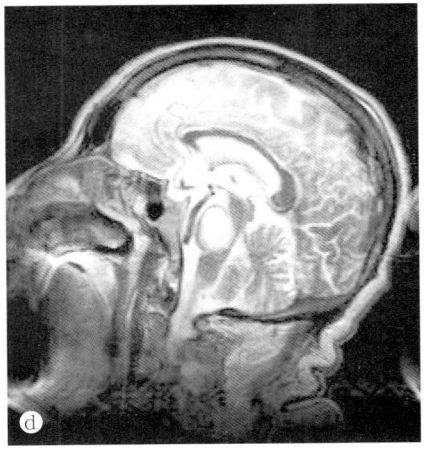
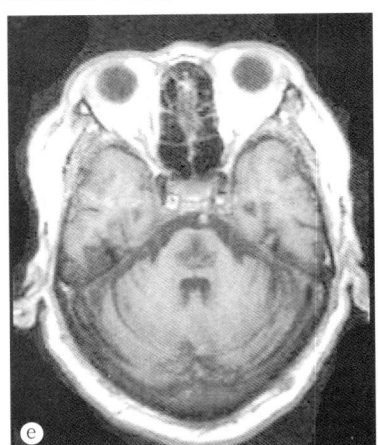

图7-8　桥脑中央髓鞘溶解

a. CT平扫显示位于桥脑中心、几乎累及整个桥脑的低密度病灶；b. MRI横断T_1加权像显示桥脑低信号病灶略呈三角形，但桥脑形态保持正常；c. 横断位T_2加权像示桥脑病灶为高信号；d. 在矢状位T_2加权像上病灶呈球形，几乎占据整个桥脑；e. 治疗3周后复查，横断位T_1加权像示桥脑低信号病灶缩小。

（四）影像学诊断和鉴别诊断

桥脑中央髓鞘溶解症诊断要点为：病灶通常局限于桥脑基底部，多见于慢性酒精中毒和营养不良患者，实验室检查血钠浓度低于130mmol/L。

但是本病需要与位于脑干的多发性硬化、脑梗死、脑干炎症及脑干肿瘤相鉴别。多发性硬化除脑干区可见斑点状低密度灶外，在两侧侧脑室周围亦可见到类似病灶；矢状和横断位T_2加权像可见脑干被盖和顶盖部亦有病变。桥脑肿瘤有明显占位效应，增强扫描病灶显著强化。结合临床病史，本病与脑干梗死、脑干炎症等疾病较容易区别。

（五）影像学评价

MRI为本病的首选影像学检查方法。

七、同心圆硬化

同心圆硬化（concentric sclerosis）又称Balo病，是一种中枢神经系统脱髓鞘疾病。本病好发于青壮年，病因不明。最常见临床表现是头痛、失语、认知及行为能力异常和癫痫发作。特征性病理改变为脑白质分层的脱髓鞘病变，髓鞘脱失区与髓鞘相对保留区相间存在。该病呈急性或亚急性发病，既往认为是一种进行性加重的单相疾病，预后差，多在数周到数月内死亡。但越来越多的证据表明部分患者也可自行缓解或呈无症状状态。

（一）病理表现

同心圆硬化的病理特点是病变位于脑白质区，肉眼观察病灶为明暗相间的条纹，呈同心圆样排列。显微镜下观察严重的髓鞘区与髓鞘保留区相间存在，呈洋葱头样。在脱髓鞘区内轴突保存相对完好，可见大量格子细胞、少量肥大细胞及反应性星形细胞增生，脑组织血管周围淋巴细胞呈"袖套"样浸润。

（二）临床表现

约半数病人有低热、倦怠、恶心、头痛等前驱症状，发病早期患者多出现意识、精神、言语、运动、行走等方面的障碍，症状在发病1～3周达到高峰。重症患者可出现去大脑强直、去皮层状态、完全性失语、痉挛性四肢瘫、大小便失禁等临床表现。本病呈急性或亚急性发病，既往认为是一种进行性加重的单相疾病，预后差，多在数周到数月内死亡。但现在观点认为该病部分患者可以自发缓解或呈无症状状态。

（三）CT和MRI检查

1. CT检查　CT平扫显示脑白质内的多发低密度病灶，增强扫描急性期病灶可强化。还可显示脑水肿所致的脑室受压和脑沟消失等征象。但是CT不能显示典型的"洋葱皮样改变"。

2. MRI检查　MRI的特征性表现是"同心圆样"或"洋葱皮样"改变，这已经成为诊断该病的直接证据。典型同心圆性病灶在T_1加权像上呈稍低或等信号，T_2加权像呈稍高或高信号交替的环状改变，增强扫描病灶呈环状或半环状强化（图7-9）。

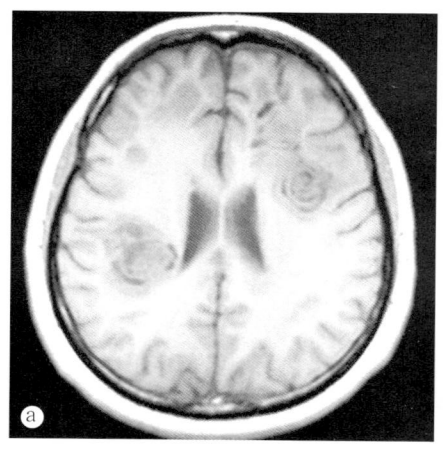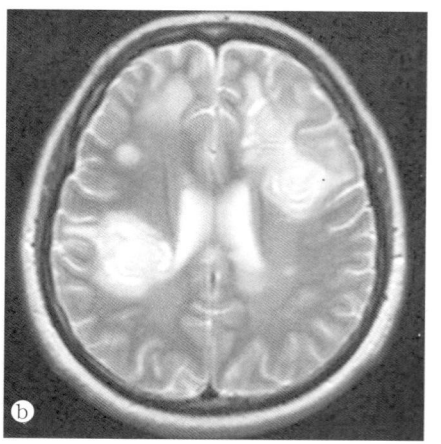

图7-9　同心圆硬化

a.横断位T_1加权像显示数个结节样低信号病灶，较大病灶呈典型"洋葱皮"样改变；b.横断位同层面T_2加权像显示病灶呈高信号，亦为"洋葱皮"样，病灶周围由高信号水肿包绕。

DWI图像显示高、低信号交替的环形病灶，常为多发，累及双侧大脑半球脑白质，大脑额叶、顶叶和半卵圆中心为其好发部位，其次为颞叶、枕叶和脑室周围白质，在视神经、视交叉、脑桥、延髓、小脑和脊髓也可见不典型同心圆病灶。经皮质激素、免疫抑制剂治疗后，增强扫描病灶转为不强化，提示病情缓解。

（四）影像学鉴别诊断

尽管同心圆硬化需要病理学检查确诊，但是MRI出现典型"同心圆"样或"洋葱皮"样信号改变已经成为诊断本病的重要依据。

本病主要应该与急性播散性脑脊髓炎（ADEM）相鉴别，后者在MRI上也表现为多灶性脱髓鞘改变，但是其主要累及皮质下白质，病灶缺乏典型"同心圆"样或"洋葱皮"样改变。在临床上，ADEM患者通常有疫苗接种史。

（五）影像学评价

MRI为本病的首选影像学检查方法。

第三节　髓鞘发育不良性脑白质病

髓鞘形成不良性疾病（dysmyelinating disease）与在髓鞘发育正常基础上发生的脱髓鞘性脑白质疾病不同。本病由染色体遗传缺陷、酶缺乏或先天性代谢障碍而导致中枢神经系统出现弥漫性髓鞘脱失，除脑白质外，整个中枢神经系统均有不同程度损害。类球状细胞型和异染性脑白质病还可影响周围神经。由于此类疾病均原发于脑白质内，故统称为脑白质营养不良或白质脑病。

一、肾上腺脑白质营养不良

肾上腺脑白质营养不良（adrenoleukodystrophy，ALD）是一种主要累及肾上腺和脑白质的X连锁隐性遗传性代谢性疾病，以脑白质脱髓鞘和肾上腺皮质功能减退为主要临床特征。该病是一种最常见的过氧化物体病（peroxisomal disease）。过氧化物体是一种细胞器，主要与脂肪代谢有关，过氧化物体异常即导致脂肪酸代谢紊乱，使长链或特长链脂肪在体内蓄积而发病。Siemerling和Crauzfeldt在1923年最先发现这种疾病的脑部变化，称之为"青铜色硬化性脑脊髓炎"。1970年Blaw发现本病不仅累及脑组织，而且肾上腺亦有异常改变。

（一）病因和病理

1. 病因　已有研究表明本病由脂肪代谢紊乱所致。患者体内缺乏乙酰辅酶A合成酶，不能将特长链脂肪酸切断，使之在组织中（尤其在脑和肾上腺皮质内）沉积，导致脑白质和肾上腺皮质破坏。但是目前尚不清楚，体内长链脂肪酸异常增多与脑内脱髓鞘病灶之间的关系。患者多为3~12岁的儿童，偶见于成人。

2. 病理表现

（1）脑的病理改变　脑皮质厚度可正常或萎缩，弥漫性脑白质减少引起脑室中~重度扩大。大脑顶叶、枕叶及颞叶白质内出现对称性脱髓鞘改变，可累及胼胝体、视神经、视束、穹窿柱、海马连合和部分皮层下弓形纤维。其中额叶的脱髓鞘病灶多左右两侧不对称性。显微镜下观察显示：脱髓鞘病灶内有许多气球样巨噬细胞，经Sudan Ⅳ染色呈橘红色。血管周围有炎性改变，可见钙质沉积。电子显微镜下观察，可见巨噬细胞、胶质细胞内有特异性层状胞浆包涵体。

（2）肾上腺的病理改变　肾上腺萎缩和发育不全并存，在肾上腺皮质中主要累及网状带和束状带，肾上腺皮质萎缩，层次结构不清。肾上腺内有气球样巨噬细胞，其胞浆丰富透明，呈空泡状或颗粒状，有板状波纹，Sudan Ⅳ染色阳性。电子显微镜下观察，肾上腺皮质细胞内亦有胞浆包涵体，其形态特征与脑巨噬细胞的所见相同。

此外，胞浆包涵体还见于睾丸、肝脏、淋巴结及脾脏的细胞内。

（二）临床表现

患者最早出现的症状是学习成绩进行性下降，随即有进行性视力减退、肌强直和共济运动失调，听力也逐渐减退，并发生构音障碍。至病程晚期，患儿呈去皮层盲、聋、哑俱全状态。在疾病进展过程中，患者可发生抽搐、皮肤色素加深和低血压。脑脊液蛋白含量增加。促肾上腺皮质激素(ACTH)兴奋实验异常，提示原发性肾上腺功能不全。肾上腺和脑活检能确定本病的诊断。本病无特异性治疗手段，以对症和支持疗法为主。患者预后不佳，常于发病后1~5年内死亡。

（三）CT和MRI检查

1. CT检查 CT平扫显示两侧侧脑室三角区周围脑白质内的大片对称性低密度影（图7-10a），似"蝶翼"样，胼胝体压部密度降低，呈横行带状低密度影，将两侧大脑半球的"蝶翼"样结构连接起来。两侧三角区病变亦可不对称性向额部发展。病变内部有时可见多个集中的点状钙化灶，多位于三角区周围。增强扫描低密度区出现花边样强化带，称中间区，它将低密度区分隔成较大的中央区与较小的周边区，中央区的密度略低于周边区。CT的上述表现与以下病理改变相符合：周边区髓鞘破坏、轴索稀疏，代表髓鞘正在被破坏的区域；还有神经胶质细胞增生和散在星形细胞，而无少突胶质细胞，有时可见钙化灶，但内部无炎性反应。显示强化的中央区内脱髓鞘和轴索脱失均显著，血管周围有炎性细胞浸润，以及血脑屏障的破坏。随着病程发展，CT可显示脑萎缩改变，以脑白质萎缩为主。脑萎缩常从脑后部开始，逐步向前发展，最后导致全脑萎缩。部分患者伴不同程度的巨脑症。

2. MRI检查 病灶主要位于双侧顶、枕和颞叶的脑白质区，呈T_1加权像低信号，T_2加权像和FLAIR像高信号改变，病灶常经胼胝体压部连接两侧三角区病变，呈"蝶翼"样形状，比CT所见病灶的轮廓更为清晰（图7-10b~d），增强扫描病灶边缘呈花边状强化（图7-10e~f）。此外，MRI

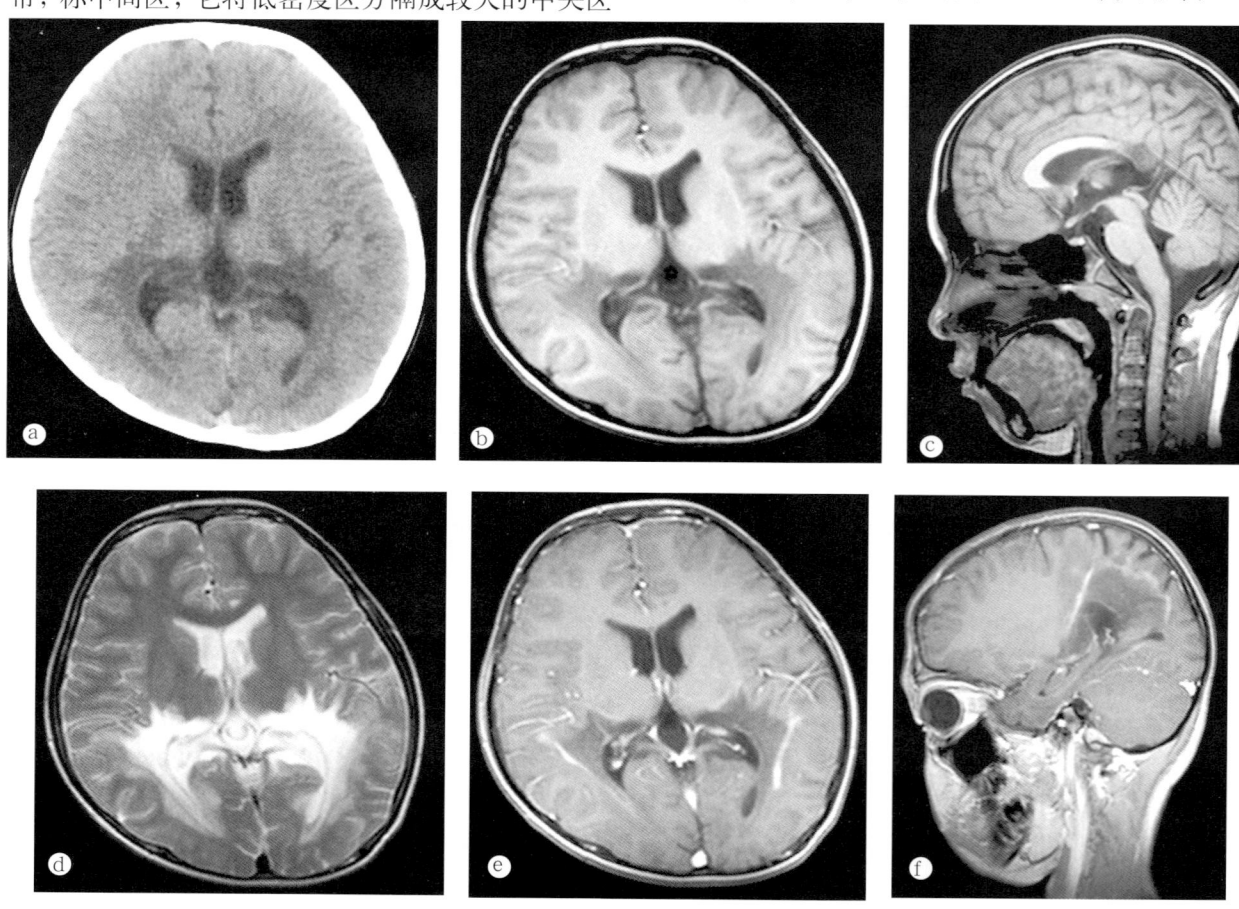

图7-10 肾上腺脑白质营养不良

a. CT平扫显示两侧侧脑室三角区旁脑白质内对称性片状密度减低区；b~c. MRI横断和矢状位T_1加权像显示两侧侧脑室三角区旁脑白质和胼胝体压部病灶均呈低信号；d. 横断T_2加权像显示两侧三角区旁脑白质高信号病灶呈典型"蝶翼状"改变；e~f. 横断和矢状位增强扫描像示病灶边缘强化，呈"花边样"。

还能显示CT不能发现的病灶，例如：显示皮质脊髓束变性，即华勒变性（Wallrian degeneration），两侧外侧膝状体、视放射和在桥脑上部平面的外侧丘系区、下丘臂、丘脑后部内侧膝状体及颞叶的听放射的异常信号。随病情进展，病灶向前漫延累及额叶。

DTI和MRS等MRI新技术能动态观察本病脑白质病变的时间-空间演变过程。Ito等发现与表现正常的脑白质区比较，本病白质病灶的MD值增高、FA值降低，而且从表现正常脑白质区至病变中央区的平均FA值逐渐降低，而平均MD值呈逐渐增高趋势。Schneider等指出DTI可先于常规MRI显示早期脱髓鞘反应。Rajanayagam等应用MRS发现，本病患者从表现正常脑白质区至病变中心，氮-乙酰天门冬氨酸(NAA)峰值逐渐下降，而胆碱(choline, Cho)和肌酐（creatine, Cr）峰值逐渐增高。

（四）影像学鉴别诊断

肾上腺脑白质营养不良的特征性影像表现为局限于脑白质的"蝶翼"状病变，病变分中央区、中间区和周边区；增强扫描中间区呈带状强化，一些平扫无异常改变的部位（如内囊、胼胝体、大脑脚等）可见强化病灶；病变从大脑后部白质区呈不对称性向前部扩展；MRI能显示视觉、听觉和运动传导通路上的异常信号。上述征象有助于本病与其他脱髓鞘疾病的鉴别。但是在疾病晚期，大脑白质普遍出现异常改变、增强扫描无强化时，仅凭影像学表现很难将本病与其他脱髓鞘疾病鉴别开来。血浆、红细胞、白细胞、皮肤成纤维细胞、肾上腺皮质或脑白质内的长链脂肪酸含量高于正常，是本病的主要诊断依据。

（五）影像学评价

MRI为本病的首选影像学检查方法，有确定诊断的价值。

二、异染性脑白质营养不良

异染性脑白质营养不良（metachromatic leukodystrophy, MLD）又称硫脂沉积症，为先天性硫脂代谢性疾病。

（一）病因和病理

异染性脑白质营养不良是一种常染色体隐性遗传性疾病，常于婴儿期、青春期及成年早期起病。患者的芳香硫酸酯酶A缺乏，不能将硫酸酯分解成脑脂和无机硫，而沉积于少突胶质细胞膜上，从而引起髓鞘形成障碍和广泛脱失。

病理上大脑和小脑白质区出现广泛对称性严重脱髓鞘病变，基底节区、脑干及脊髓也有弥漫性脱髓鞘改变，轴突数量明显减少，少突胶质细胞显著减少乃至消失，而纤维型胶质细胞增生。应用甲苯胺蓝染色后，病变区有红紫色异染颗粒为本病的特征，并由此得名。这些异染颗粒沉积于脑白质间和吞噬细胞、少突胶质细胞之内，也可见于周围神经、肾、肝、胆囊、睾丸、垂体、脾及骨髓之中。

（二）临床表现

本病临床上可分为4型：

1. 婴幼儿型　占全部病例的2/3，患儿1~2岁发病，出现步态不稳、下肢乏力、肌张力减低、腱反射弱，双侧巴宾斯基征阳性。晚期上肢和面部受累，出现吞咽困难、说话不清，最终导致痴呆，患者多在起病后7~8年死亡。

2. 少年型　3~10岁起病，表现为情绪不稳，学习成绩下降，然后出现锥体束征及痴呆，转归与婴幼儿型相同。

3. 成人型　起病隐袭，2岁出现情绪不稳，注意力不集中，智力下降等症状，逐渐发展成痴呆，可见癫痫和痉挛发作，预后比前两型好一些。

4. 特殊型　又称为多种硫酸酯酶缺乏症，从婴儿期即出现智力发育落后，伴心脏扩大，肝脾肿大，骨骼变形，逐渐表现为黏多糖症。脑脊液蛋白含量增多，脑、肝、肾及周围神经组织活检可发现异染颗粒。尿斑点试验证实有过量硫脂。尿硫酯苷酶A及静脉血白细胞内此酶的活力降低。本病尚无特异性治疗方法，主要为对症处理。

（三）CT和MRI检查

1. CT检查　在小儿型，CT显示两侧大脑半球脑室周围及半卵圆中心脑白质密度弥漫减低，形态不规则，无占位效应，增强扫描无强化，还可发现脑萎缩改变。一般认为低密度区乃髓鞘丧失的表现，而并非脂质代谢产物沉积。成人型则改变较轻，Bosch曾报道1例成年型异染性脑白质营养不良的

CT所见正常。

2. MRI检查 病灶在T_1加权像呈低信号、T_2加权像为高信号,主要累及脑室周围和半卵圆中心脑白质,呈对称性分布,内囊后肢和其他白质通路,以及小脑和脑干亦可受累,发现类似病变,并且可伴发弥漫性脑萎缩(图7-11)。

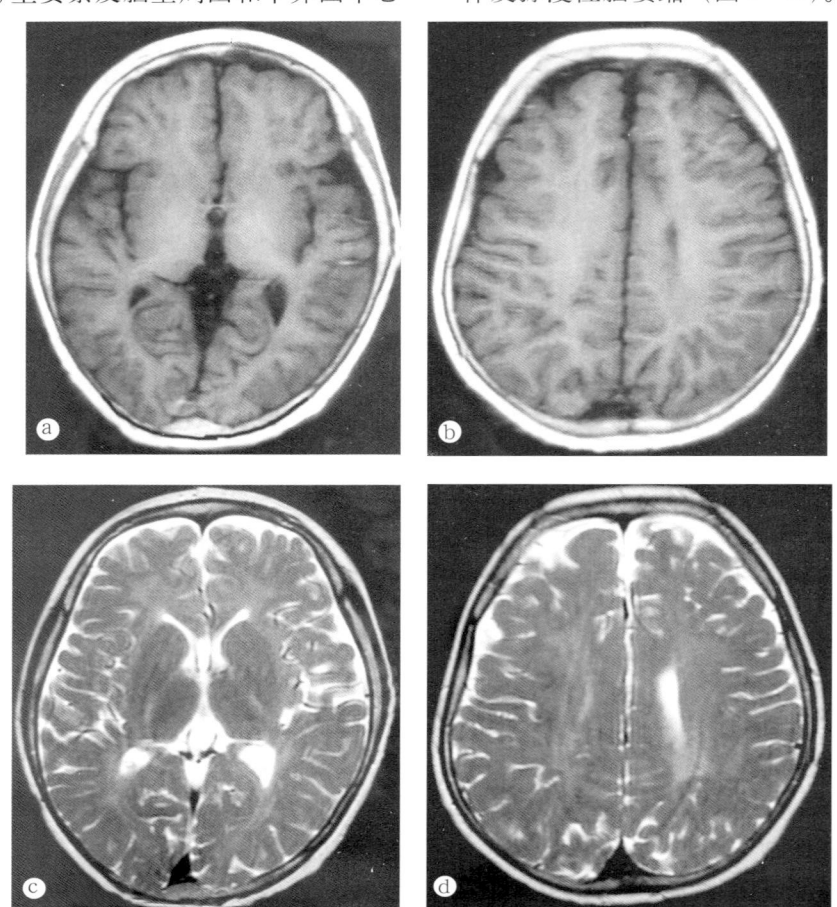

图7-11 异染性脑白质营养不良
病灶对称性分布于两侧内囊后、脑室周围和半卵圆中心脑白质,在横断位T_1加权像(a、b)上呈略低信号、T_2加权像(c、d)为高信号(由北京大学第一医院放射科肖江喜教授提供病例)。

(四)影像学鉴别诊断及其评价

本病的CT表现缺乏特异性,难以做出本病的诊断。由于海绵状脑病、亚历山大病、肾上腺脑白质营养不良等疾病,通常均累及皮层下弓形纤维,而MRI显示本病不累及皮层下弓形纤维,此点有助于本病与其他遗传性脑白质发育不良疾病相鉴别。但是有报道球样细胞脑白质营养不良患者亦可不累及皮层下弓形纤维,故本病的影像学检查仅能发挥辅助作用。

三、球样细胞脑白质营养不良

球样细胞脑白质营养不良(globoid cell leukodystrophy,GCL)又称为Krabbe病或半乳糖脑苷脂沉积症(galactosylceramide lipidosis),是一种罕见常染色体隐性遗传病。

(一)病因和病理

球样细胞脑白质营养不良由半乳糖脑苷β-半乳糖苷酶缺乏,引起神经脂质代谢障碍所致。该酶含有两种基质:一是半乳糖脑苷脂,二是神经鞘氨醇半乳糖苷。当该酶缺乏时,导致上述两种基质异常沉积。神经鞘氨醇半乳糖苷具有剧烈的细胞毒性,通常该酶在患者脑组织中的浓度超过正常人的100倍,可使髓鞘的髓磷脂大量丧失或完全不能髓鞘化。

1916年Krabbe首先报道本病,强调其病理特征为球形细胞,形体巨大,含有多个核,PAS染色阳性，并可为脂质染料染色，仅见于中枢神经系统，呈丛集状，其内充满了半乳糖脑苷脂，散布于脑白质，引起脱髓鞘、神经胶质增生及轴突消失。上述病理改变首先累及双侧侧脑室周围白质及半卵圆中心，丘脑和尾状核体部，继之累及桥脑、小脑齿状核等，大脑皮层灰质受累较轻。晚期可见明显髓鞘脱失、轴突退变、胶原化、纤维化与脑萎缩。1970年在患者脑、肝、脾、肾内发现半乳糖脑苷β-半乳糖苷酶缺乏，使这种生化缺陷成为确诊本病的依据。

（二）临床表现

出生时婴儿正常，多数于生后3～6个月发病，Hagberg将病程分为3期。

Ⅰ期：患儿烦躁、拒乳、呕吐、惊厥、发热、呆滞；

Ⅱ期：智力与运动发育明显退化，痉挛加重，出现间歇性去大脑强直或去皮层强直，对刺激无反应，深反射亢进，视力障碍，视神经萎缩；

Ⅲ期：呈去大脑或去皮层强直，感觉与深反射均丧失，吞咽困难、球麻痹、肌张力减低。

因为本病尚无特效治疗方法，患者通常于发病后1年内死亡。

（三）CT和MRI检查

1. CT检查　CT平扫，早期可见两侧丘脑、尾状核和放射冠呈对称性高密度改变。随着病变进展，脑白质内出现低密度区，增强扫描病变无强化，亦无占位效应。晚期的CT表现与其他代谢性脑白质疾病的表现类似，呈弥漫性脑萎缩。

2. MRI检查　MRI扫描显示病变呈T_1加权像低信号和T_2加权像高信号改变，主要位于脑白质的半卵圆中心和放射冠。丘脑在T_1加权像上呈低信号，小脑和脑干在T_2加权像上有散在斑片状高信号，胼胝体和内囊后肢亦可呈异常高信号。皮层下弓形纤维不受累。疾病的晚期有明显脑萎缩（图7-12）。

（四）影像学评价

球样细胞脑白质营养不良的CT和MRI表现均

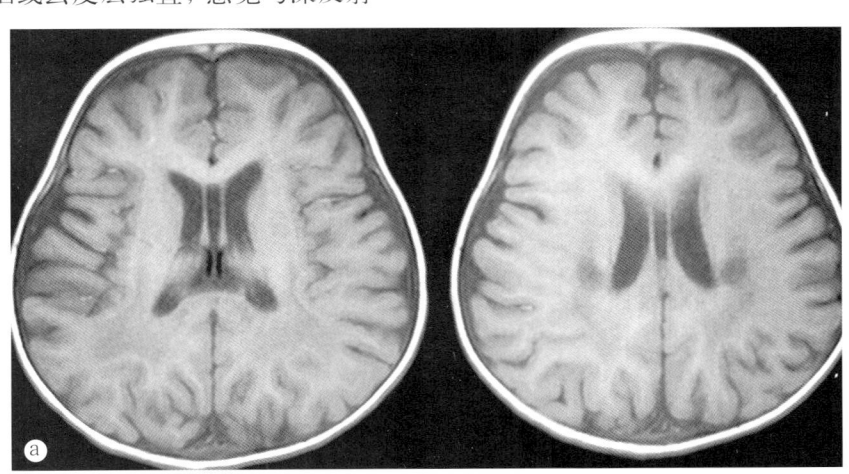

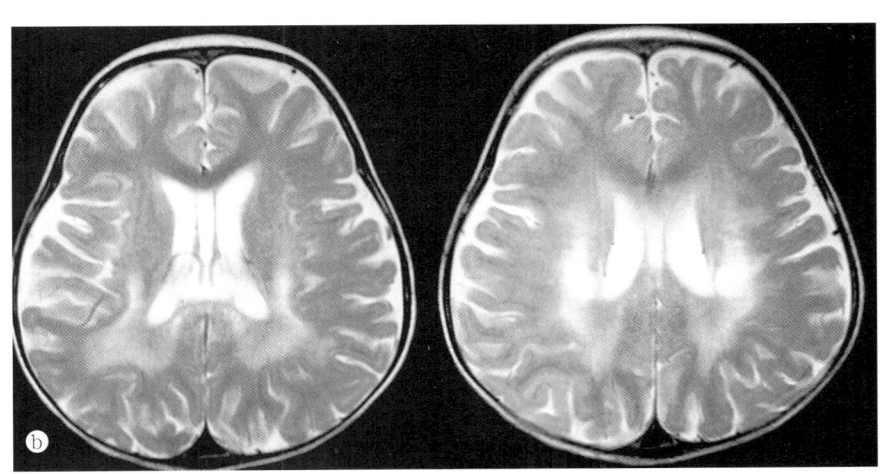

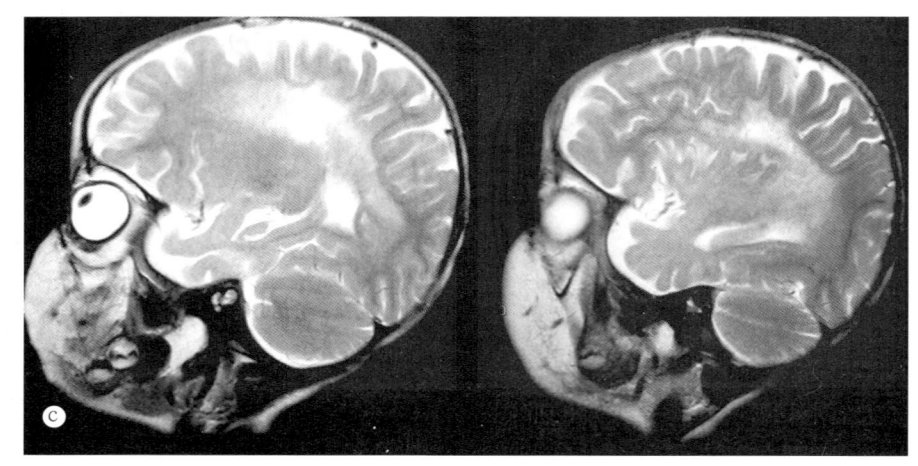

图 7-12　球样细胞脑白质营养不良

MRI 横断位 T_1 加权像（a）显示位于两侧放射冠的斑片状低信号，病灶在横断和矢状位 T_2 加权像（b、c）上呈高信号，累及胼胝体压部（由北京大学第一医院放射科肖江喜教授提供病例）。

缺乏特异性，单纯依靠影像检查不能与大多数脱髓鞘疾病相鉴别。白细胞或皮肤成纤维细胞内的半乳糖脑苷β-半乳糖苷酶活性减低是本病最可靠的诊断依据。

四、海绵状脑病

海绵状脑病（spongy degeneration）又称脑白质海绵样变性或Canavan病，是婴儿的一种常染色体隐性遗传性疾病。

（一）病因和病理

近来有人报道该病患儿缺乏天门冬氨酸酰基酶，导致血、尿中氮-乙酰天门冬氨酸堆积。常发生于3~9个月的婴儿，男孩多见，好发于犹太人。1931年Canavan首先报道本病，认为它是Schilder弥漫性硬化的另一个亚型。

病脑体积增大，重量增加，脑白质呈明胶状，广泛空泡化，类似海绵状结构，故本病由此命名。病灶主要位于大脑皮质的深层与白质的浅层，包括弓状纤维，亦可累及基底节、脑干、小脑和脊髓。病变区髓磷脂明显缺失伴髓鞘脱失，但轴突和神经细胞相对完整。星形细胞肿胀、增生，在皮质与基底节处尤为明显，缺乏三磷酸腺苷酶。病变中所有类脂物减少，提示髓鞘形成在胎儿期就已经停止。

（二）临床表现

患儿出生时貌似正常，直至2~3个月时起病并迅速进展。早期病儿表情淡漠不会笑，亦不会伊呀学语，肢体松弛，头不能竖起，手臂肌张力最初弛缓，继之转为增高，可有下肢内收性痉挛。随后有抽搐发作，失明，眼球震颤，精神活动衰退等。患儿头颅呈进行性增大，颅骨骨缝分离，这一临床特点有助于与其他类型脑白质营养不良的鉴别。既往此病主要凭脑组织活检诊断，目前，从培养的皮肤成纤维细胞、羊膜细胞和绒毛膜绒毛中监测天门冬氨酸活性，使该病生前诊断成为可能。由于该病无特效治疗方法，多数患儿于2岁内死亡。

（三）CT和MRI检查

1. CT检查　CT平扫显示患儿头颅增大，颅缝分离。两侧大脑半球半卵圆中心呈对称性大片低密度改变，以皮质下白质最为明显，广泛对称分布，增强扫描病变不强化。大脑皮质和基底节的密度正常，与白质低密度形成明显对比。晚期可有轻度脑萎缩改变。

2. MRI检查　MRI显示脑白质受累比CT更清晰，表现为病变累及大脑白质，呈两侧对称性分布，向心性进展。早期病变主要位于皮层下白质，进展期累及深部白质（如内囊和胼胝体），病变还可累及丘脑、苍白球、齿状核和脑干灰质结构（图7-13）。病变在 T_1 加权像上呈低信号，T_2 加权像上呈明显高信号。病变后期出现脑萎缩。本病MRS表现为NAA峰相对或绝对升高，伴随胆碱（Cho）和

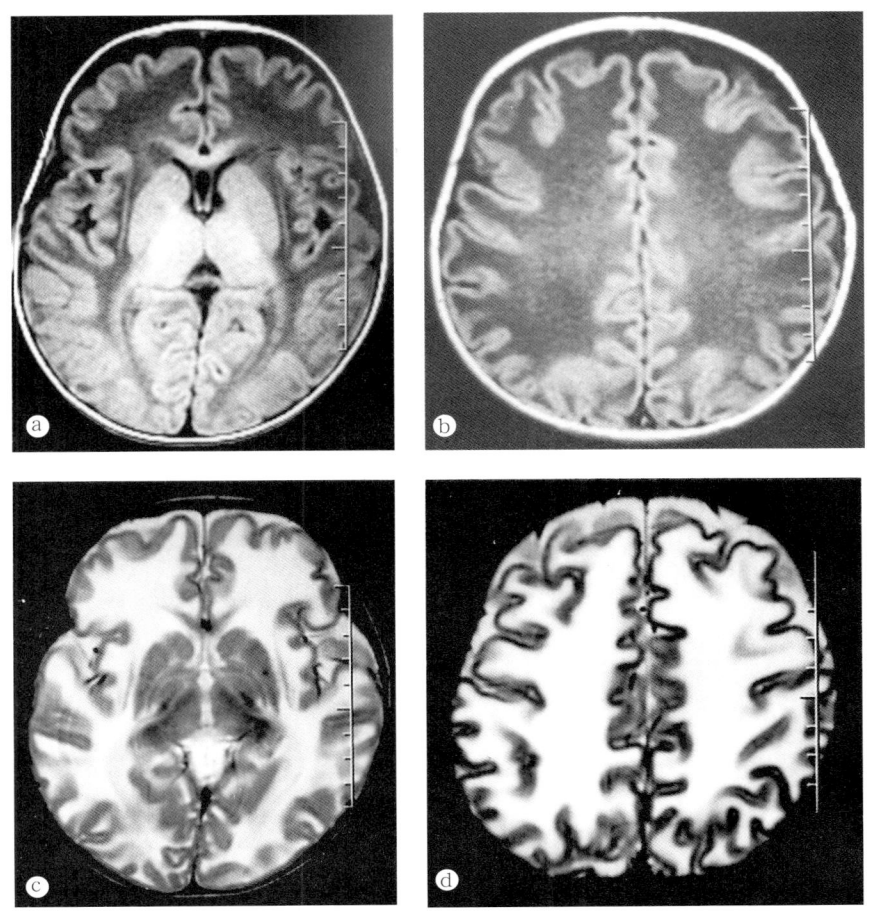

图 7-13 海绵状脑病
MRI 横断位 T_1 加权像（a、b）显示两侧大脑皮层下白质广泛分布的对称性低信号，并累及内囊和胼胝体；T_2 加权像（c、d）示病变呈高信号（由北京大学第一医院放射科肖江喜教授提供病例）。

肌酸（Cr）峰下降，常出现异常的乳酸峰。NAA 峰值升高对本病的诊断具有特异性。

（四）影像学鉴别诊断

两侧大脑半球白质对称性病变伴颅脑增大、颅缝分离是较具特征性的 CT 征象，其他类型脑白质病很少发生颅径增大的改变。MRI 显示病变累及皮质和弓状纤维有助于本病与其他脑白质病的鉴别诊断。

但是应该指出：在槭糖浆尿病，半乳糖血症，苯丙酮尿症中，由于多肽的聚积可见髓鞘形成缺乏和海绵样变性，其 CT 和 MRI 表现与 Canavan 病相似。所以，影像学检查仅起辅助诊断作用。

五、亚力山大病

亚力山大病（Alexander disease）是一种十分罕见的婴儿脑白质营养不良，1949 年由 Alexander 首先报道。

（一）病因病理和临床表现

本病多数病例散发，可有家族史，最新研究表明，几乎所有患者均存在胶质纤维酸性蛋白（glial fibrillary acidic protein, GFAP）编码基因突变。该病多见于出生后 1 年之内的婴儿，部分病例也可发生于成年人。

病理上常见脑体积增加、脑室扩张。显微镜下观察可见整个神经系统髓鞘形成不良，仅见极少的髓鞘脂染色，同时伴有大量弥漫分布的罗森塔尔（Rosenthal）纤维，为本病特异性组织学表现。该纤维主要沉积在神经纤维网、血管周围、软脑膜和室管膜下等区域，星形细胞内亦有罗森塔纤维的颗粒状物形成。由于少数神经胶质细胞丧失而脱髓鞘，半卵圆中心严重脱髓鞘可形成空腔，并累及弓形纤维。

患儿发育迟缓，头颅逐渐增大，出现进行性肌无力。本病无特效治疗方法，患儿常于几个月至几年内死亡。

（二）CT和MRI检查

1. CT检查 本病最早期CT平扫显示脑白质密度增高，可能与脑实质充血有关；随后，双侧大脑半球呈对称性广泛低密度，首先累及额叶，常伴两侧侧脑室扩大。尾状核、前连合、侧脑室周围白质亦可受累，增强扫描上述结构强化。还可见巨脑畸形，主要表现为额叶增大。

2. MRI检查 MRI除显示额叶增大、脑室扩大外，脑内异常信号主要见于额叶脑白质。此外，视交叉、视辐射、穹窿柱、纹状体以及小钳近部也可累及，随后病变向后发展累及内囊、外囊和顶叶白质。至疾病晚期，额叶可出现明显囊变和胼胝体萎缩，以胼胝体膝部和体部病变明显、皮层下弓状纤维亦可受累。增强扫描部分病例上述病灶强化，但是复查MRI时，病灶通常不再强化，但病灶边缘变得更清楚（图7-14）。

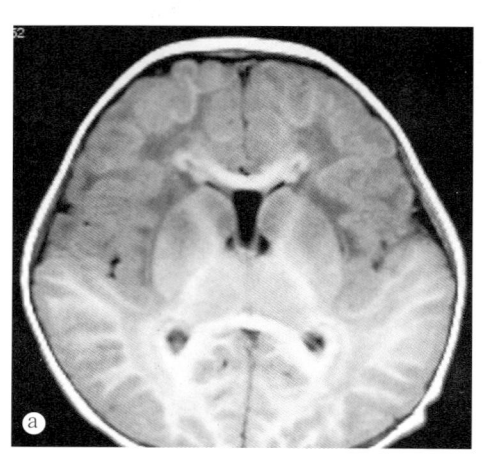
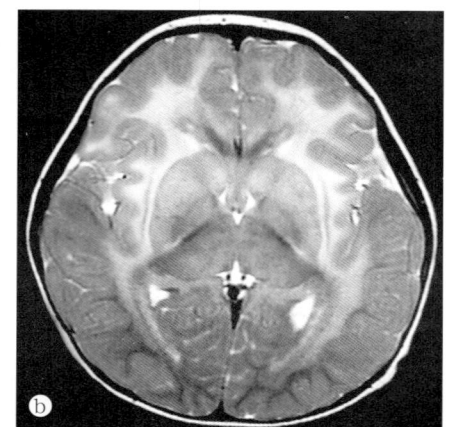
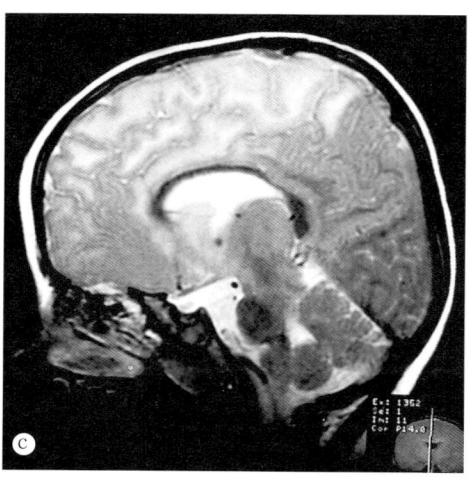

图7-14 亚力山大病
MRI横断T_1加权像（a）显示两侧额叶白质弥漫性低信号，横断和矢状位T_2加权像（b、c）病变呈高信号，还累及内囊、外囊和顶叶白质。胼胝体萎缩变薄（由北京大学第一医院放射科肖江喜教授提供病例）。

（三）影像学鉴别诊断

亚历山大病诊断要点如下：
1. 以额部增大为主的巨脑畸形。
2. 低密度病变主要累及额叶深部白质。
3. 增强扫描病灶强化。

亚历山大病需要与海绵状脑病和肾上腺脑白质营养不良相鉴别，海绵状脑病患者的头颅亦可增大，但比较弥漫，其白质受累较广泛，但一般胼胝体不受累，结合临床资料二者的鉴别并不困难。肾上腺脑白质营养不良以侧脑室三角区周围脑白质异常改变为主，本病以额叶的病变为主，二者的影像学所见差异较大，容易作出鉴别诊断。

第四节 皮层下动脉硬化性脑病

皮层下动脉硬化性脑病（subcortical ateriosclerotic encephalopathy，SAE）又称Binswanger病，是一种在脑动脉硬化基础上发生，以进行性痴呆为临床特征的脑血管病。1894年由Binswanger最先描述。按照该病的临床及病理诊断标准，此病并不罕见，在60岁以上的尸体解剖中，约有4%患此病。

一、病因和病理

该病的主要病因是由各种原因所致的动脉硬化引起大脑半球深部脑白质长穿支动脉透明变性、管壁中层增厚、弹力组织变性，以及血管周围间隙的扩大，结果造成半卵圆中心以及脑室旁脑白质局限性或弥漫性脱髓鞘和坏死，伴有胶质细胞增生，散在分布的泡沫状巨噬细胞，多发脑白质腔隙梗死。皮层下弓状纤维以及胼胝体不受累，但是常伴皮层萎缩和基底节区的腔隙性梗死。

二、临床表现

本病40岁以后发病，但是多见于60岁以上人群。其起病隐匿，表现为进行性记忆障碍，智力减退，言语不清，反复发生神经系统局灶体征（如偏瘫、失语、偏盲等）。可有高血压、卒中发作，以及慢性进行性痴呆，病情可缓解、但是反复发作并逐渐加重。

三、CT和MRI检查

1. CT检查　CT可见脑室周围白质、半卵圆中心对称性或大致对称性低密度病变，为缺血性微小梗死和白质脱髓鞘的联合表现，其密度降低不如脑梗死明显。基底节、内囊、丘脑和半卵圆中心可见单发或多发腔隙性梗死灶。增强扫描白质密度减低和腔隙性梗死灶均不强化。本病的病程很长，病变严重者可见脑室周围白质萎缩，脑室系统扩大，室管膜表面参差不齐，这与正常压力脑积水主要累及前角、室管膜表面光滑显然不同。Goto将本病的CT表现分为3型：

Ⅰ型：病变局限于额叶，尤其额叶后部；

Ⅱ型：病变围绕侧脑室体部和半卵圆中心后部；

Ⅲ型：病变环绕侧脑室，累及整个两侧大脑半球白质。

2. MRI检查　MRI显示侧脑室前角、后角及体部周围呈对称性晕状异常信号，T_1加权像呈低信号，T_2加权像为高信号，系脑白质缺血性脱髓鞘改变，为MRI诊断本病的主要依据（图7-15）。Ⅰ型

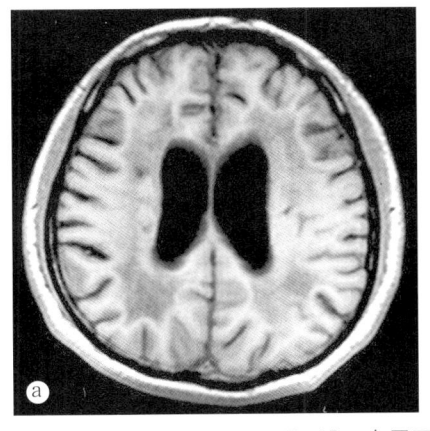 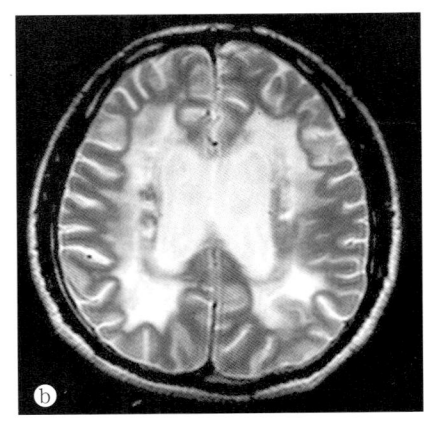

图7-15　皮层下动脉硬化性脑病

a.横断T_1加权像（a）显示两侧侧脑室周围脑白质呈弥漫性信号减低，分布对称，双侧脑室显著扩大，脑沟增深，提示脑萎缩；b.横断T_2加权像显示上述病变区呈高信号，包绕侧脑室

病例白质异常信号仅局限于双侧额角旁、额叶后部或双枕角周围白质,患者伴有轻度智能减退或无明显症状。Ⅱ型病例异常信号散布于两侧侧脑室体部及前后角周围,范围扩大,但未相互融合。Ⅲ型病例白质异常信号环绕侧脑室体部及其前后角,融合成片。脑室周围、半卵圆中心及基底节伴有多发腔隙性或大面积脑梗死。Ⅱ、Ⅲ型病例可有脑室系统扩大,脑沟、脑裂增宽。

四、影像学鉴别诊断和评价

本病应与下列疾病鉴别:① 多发性硬化(MS) 病灶主要见于室管膜下、第Ⅲ、第Ⅳ脑室及导水管周围也有异常信号,其特征性表现是"直角脱鞘征象",病灶可有占位征象,增强扫描活动期病灶强化;而皮质下动脉硬化性脑病的病灶无强化及占位效应。② 严重脑积水 渗出的脑脊液使侧脑室周围脑白质呈低密度改变,但是还有脑池、脑沟受压变浅、消失等表现,通常不累及半卵圆中心。③ 脑白质疏松症(LA)脑白质改变轻微。④ 与CO中毒、结节病及其他特异性脑白质病相鉴别 根据CT和MRI所见,结合患者的临床表现进行综合分析,有助于与本病的鉴别诊断,对难以鉴别者可以进行随访复查。⑤ 本病还应该与引起变性性痴呆的疾病(包括老年性痴呆、Pick病、皮质-纹状体脊髓变性等)进行鉴别。虽然这些疾病的临床表现与本病相似,但是影像学检查显示的病灶主要位于皮质可资鉴别。

(李坤成 梅其在 于春水)

参 考 文 献

1. 鲁晓燕,陈巨坤,张挽时,等. 多发性硬化两类MRI异常信号的分析. 实用放射学杂志,1998,14:77~78
2. 方莹莹,陶玉倩,黄如训. 皮质-纹状体-脊髓变性病理与临床诊断(附5例临床分析). 中国神经精神疾病杂志,1999,25:276~278
3. 梁秀龄. 亚急性硬化性全脑炎研究进展. 国外医学神经病学神经外科分册,1999,2:71~73
4. 肖江喜,杨开颜,蒋学祥,等. 桥-延脑皮质脊髓束受累在儿童型肾上腺脑白质营养不良的诊断中的价值. 中国医学影像技术杂志,2000,16:831~833
5. 嵇鸣,倪新瑜,苗华栋. 脑桥中央髓鞘溶解症2例. 中国计算机成像杂志,2000,6:136
6. 方莹莹,陶玉倩,吴琪,等. 亚急性硬化性全脑炎临床与病理分析. 中国神经精神疾病杂志,2000,26:354~356
7. 肖江喜,杨开颜,王霄英,等. 儿童异染性脑白质营养不良的MRI表现. 中华放射学杂志,2001,35:747~748
8. 李海燕. 异染性脑白质营养不良研究进展. 国外医学儿科学分册,2002,29:178~179
9. 于春水,李坤成. MRI技术在多发性硬化中的应用进展. 临床放射学杂志,2003,22:1067~1070
10. 王蕾,郭洪志. 脑白质疏松症与Binswanger病的临床及CT、MRI对比研究. 脑与神经疾病杂志,2003,11:147~150
11. 周俊林,何宁. 桥脑中央髓鞘溶解症的临床与MRI表现分析. 实用放射学杂志,2003,19:296~298
12. 姜涛,张雪林,刘杏元. 皮层下动脉硬化性脑病的MRI与MRA的对比分析. 中国医学影像技术,2003,19:1393~1395
13. 张巍,王朝霞,袁云,等. 婴儿晚期型异染性脑白质营养不良一例报告. 中华神经科杂志,2004,37:380~381
14. 于春水,李坤成,段云云,等. 182例多发性硬化临床与MRI分析. 中国医学影像技术,2005,15:26~27
15. 楼海燕,漆剑频,夏黎明,等. 肾上腺脑白质营养不良的MR功能成像表现分析. 中华放射学杂志,2005,6:637~640
16. 刘辉,肖恩华,谭利华,等. 幼儿暴发性亚急性硬化性全脑炎的MRI诊断. 中华放射学杂志,2006,40:60~62
17. 于春水,李坤成,林富春,等. 视神经脊髓炎皮质脊髓束与胼胝体的DTI研究. 中国医学影像技术,2006,22:985~987
18. 于春水,李坤成,林富春,等. 复发好转型多发性硬化患者脑灰质弥散张量成像研究. 中华神经科杂志,2006,39:229~231
19. 宋晓南,林世和,赵节绪. 孪生兄弟患肾上腺脑白质营养不良的临床、影像学和病理特征. 临床神经病学杂志,2006,19:352~353
20. 张灵艳,陈燕. 肾上腺脑白质营养不良的临床及影像研究进展. 医学影像学杂志,2007,17:995~997

21 夏爽,祁吉. Creutzfeldt-Jakob病的影像学研究进展. 国外医学临床放射学分册,2007,39:88~89

22 汤化民,罗天友,李咏梅. 1例同心圆硬化随访报告. 中国医学影像技术,2007,23:1905

23 Chunshui Yu, Fuchun Lin, Kuncheng Li, et al. Pathogenesis of brain normal-appearing white matter damage in neuromyelitis optica: diffusion-tensor MR imaging. Radiology, 2008, 246:222~234

24 Chunshui Yu, ChaoZhe Zhu, KunCheng Li, et al. Relapsing neuromyelitis optica and relapsing-remitting multiple sclerosis: differentiation at diffusion-tensor MR imaging of corpus callosum. Radiology, 2007, 244:249~259

25 Chunshui Yu, Fuchun Lin, Kuncheng Li, et al. Diffusion tensor imaging in the assessment of normal-appearing brain tissue damage in relapsing neuromyelitis optica. AJNR, 2006, 27:1009~1018

26 O'Riordan J I, Gallagher H L, Thompson A J, et al. Clinical, CSF, and MRI findings in Devic's neuromyelitis optica. JNNP, 1996, 60:382~387

27 Polman C H, Reingold S C, Edan G, et al. Diagnostic criteria for multiple sclerosis: 2005 revisions to the "McDonald Criteria". Ann Neurol, 2005, 58:840~851

28 Miki Y, Grossman R I, Udupa J K, et al. Relapsing-remitting multiple sclerosis: Longitudinal analysis of MR images lack of correlation between changes in T_2 lesion volume and clinical findings. Radiology, 1999, 213:395~408

29 Fazekas F, Barkhof F, Flippi M, et al. The contribution of magnetic resonance imaging to diagnosis of multiple sclerosis. Neurology, 1999, 539:448~461

30 30. Li BS, Regal J, Soher B J, et al. Brain metabolite profiles of T1 hypointense lesions in relapsing-remitting multiple sclerosis. AJNR, 2003, 24:68~75

31 Kalkers N F, Vrenken H, Uitdehaag B M, et al. Brain atrophy in multiple sclerosis: impact of lesions and of damage of whole brain tissue. Mult Scler, 2002, 8:410~422

32 Werring D J, Clark CA, Barker G J, et al. Diffusion tensor imaging of lesions and normal-appearing white matter in multiple sclerosis. Neurology, 1999, 52:1626~1630

33 Lennon V A, Wingerchuk D M, Kryzer T J, et al. A serum autoantibody marker of neuromyelitis optica: distinction from multiple sclerosis. Lancet, 2004, 364:2106~2112

34 Fernando K T, Toze D J, Miszkiel K A, et al. Magnetization transfer histograms in clinically isolated syndromes suggestive of multiple sclerosis. Brain, 2005, 128:2911~2925

35 Filippi M, Grossman R I. MRI technique to monitor MS evolution: the present and the future. Neurology, 2002, 58:1147~1153

36 Kapeller P, Brex P A, Chard D, et al. Quantitative ^{1}H MRS imaging 14 years after presenting with a clinically isolated syndrome suggestive of multiple sclerosis. Mult Scler, 2002, 8:207~210

37 Bot J C, Barkhof F, Polman C H. Spinal cord abnormalities in recently diagnosed MS patients: added value of spinal MRI examination. Neurology, 2004, 62:226~239

38 Beauchamp N J, Barker P B, Wang P Y, et al. Imaging of acute cerebral ischemia. Radiology, 1999, 212:307~318

39 de Santos-Moreno M T, Campos-Castello J. Nonspecific leukodystrophy: A new case of vacuolizing leukoencephalopathy with megalencephaly. Rev Neurol, 2002, 1:19~27

40 Loes D J, Fatemi A, Melhem E R, et al. Analysis of MRI patterns aids prediction of progession in X-linked adrenoleakodystrophy. Neurology, 2003, 3:369~374

41 Helenius J, Soinne L, Salonen O, et al. Leukoaraiosis, ischemic stroke, and normal white matter on diffusion-weighted MRI. Stroke, 2002, 33: 45~50

42 Sullivan M O, Morris R G, Huckstep B, et al. Diffusion tensor MRI correlates with executive dysfunction in patients with ischaemic leukoaraiosis. JNNP, 2004, 75:441~447

43 Sawaishi Y, Abe T, Yano T, et al. SSPE following neonatalmeasles infection. PediatrNeurol, 1999, 20:63~65

44 Lamp C, Yazai K. Central pontine myelinolysi. Eur Neurol, 2002, 47: 3210~3216

45 Kumar S K, Mone A P, Gray L C, et al. Central pontine myelinolysis: delayed chemqes on meuroinaging. Neuroimaging, 2000, 10:169~172

46 Matsusue E, Kinoshita T, Sugihara S, et al. White matter lesions in panencephalo-pathic type of Creutzfeldt-Jakob disease: MR imaging and pathologic correlations. AJNR, 2004, 25:910~918

47 Finkenstaedt M, Szudra A, Zerr I, et al. MR imaging of Creutzfeldt-Jakob disease. Radiology, 1996, 199:793~798

48 Zerr I, Pocchiari M, Collins S, et al. Analysis of EEG and CSF 14-3-3 proteins as aids to the diagnosis of Creutzfeldt-Jakob disease. Neurology, 2000, 55:811~815

49 Melhem E R, Gotwald T F, Itoh R, et al. T_2 Relaxation Measurements in X-linked drenoleukodystrophy Performed Using Dualecho Fast Fluid-attenuated Inversion Recovery MR Imaging. AJNR, 2001, 22:773~776

50 Young G S, Geschwind M D, Fischbein NJ, et al. Diffusion-weighted and fluid-attenuated inversion recovery imaging in Creutzfeldt-Jakob disease: high sensitivity and specificity for diagnosis. AJNR, 2005, 26:1551~1562

51 Poon M A, Stuckey S, Storey E. MRI evidence of cerebellar and hippocampal involvement in Creutzfeldt-Jakob disease. Neuroradiology, 2001, 43:746~749

52 Caramia F, Pantano P, Legge Di S, et al. A longitudinal study of MR diffusion changes in normal appearing white matter of patients with early multiple sclerosis. Magn Reson Imaging, 2002, 20:383~388

第八章 痴呆和神经变性病

痴呆是一种复杂的综合征，临床上以慢性、进行性智力下降为特征，患者的记忆、思维、理解、计算、学习、语言和判断能力减退，伴有不同程度的人格改变，而无意识障碍。虽然痴呆可见于任何年龄人群，但它是老年人的常见病、多发病。痴呆的致病因素很多，主要有中枢神经系统实质性疾病、全身系统性疾病、营养不良、中毒、颅内肿瘤与脑损伤、感染性疾病等，其中半数以上为阿茨海默氏病（Alzheimer's Disease，AD），本书将重点加以介绍。

第一节 老年性痴呆

老年性痴呆主要是指AD，是老年期发生的以进行性认知功能障碍和记忆损害为特征的神经退行性疾病。在美国65岁以上老年人中，AD发病率约为8%，80岁以上约为30%；我国60岁以上人群中，患有痴呆症的老人占5.1%，80岁以上老人患病率达15.9%。AD患者的死亡率高于同龄组2～4倍，是75～80岁老年人的第4位死亡原因。

一、病因

迄今为止，AD的病因还不清楚，但已经发现很多老年性痴呆发病的"危险因素"。

1. 高龄 高龄是AD发病最重要的危险因素，年龄与其发病率呈正相关，在65～85岁之间，年龄每增加5岁，AD的患病率就增加大约1.85倍。

2. 遗传因素 位于21号染色体上的淀粉样蛋白前体（APP）基因、位于14号染色体上的早老素-1（PS-1）基因和位于1号染色体上的早老素-2（PS-2）基因和家族性早发性AD有关；载脂蛋白E ε4（ApoE-ε4）基因可能与迟发性家族性AD有关。有AD家族史者其患病率是正常人群的4倍。

3. 脑血管病变 脑血管病变可使脑血流及氧供应减少，细胞代谢降低，最终导致神经细胞的死亡，引起细胞数量减少而导致痴呆。

4. 受教育水平低 受教育程度低者（尤其文盲）易患AD，据国外统计年龄超过75岁的老年人，文盲的AD发病率是受过8年以上教育者的2倍。

5. 性别 女性AD的发病率是男性的3倍，原因尚不清楚。分析可能与妇女受教育程度较低，或者绝经期后雌激素不足有关。也有人认为男性血管性痴呆的发病率较高，而女性AD的发病率相对较高。

6. 头部外伤 头部外伤或有头部外伤史（包括反复损伤，例如拳击运动员）者AD的发病率为正常人的2倍。

7. 心脏病 特别是老年妇女或心脏病反复发作者，AD的患病率明显增加。

8. AD 其他可能的致病因素还有：生活经济状况差，丧偶，铝摄入过多，母亲为高龄产妇，患有糖尿病、甲状腺疾病、情感性精神病和抑郁症等疾病。

二、AD的分类

根据年龄和家族聚集性，阿尔茨海默病分为家族遗传性（familial AD，FAD）和散发性（sporadic AD，SAD）两种。家族性AD约占全部AD患者的10%以下，为常染色体显性遗传，又可进一步分为早发型（多发病在40～60岁）和晚发型（多发病在65岁以上）。

三、病理

AD的主要病理改变为神经炎性斑（neuritic plaques）又称老年斑、神经原纤维缠结（neurofibrillary tangles，NFTs）和皮层神经元和突触丢失。但是此三种改变均缺乏特征性，亦可见于正常老年人和其他疾病。

AD患者脑组织标本大体观察，可见整个大脑半球脑皮质明显萎缩，以颞叶和额叶更为显著，蛛网膜松弛，脑萎缩主要表现为脑回变窄、脑沟变宽变深，脑室系统对称性扩大，脑体积和重量下降，但本病患者的小脑和脑干萎缩相对较轻。

神经炎性斑是AD的主要病理改变之一，是一种直径为50～200μm的嗜银球形结构：由含β折叠结构的淀粉样蛋白（Aβ）聚集而成的淀粉样蛋白物质形成核心，周围是星形胶质细胞、小胶质细胞和包含双股螺旋纤维的轴索形成的晕。神经炎性斑位于神经细胞外，主要分布于海马和大脑皮质。

神经原纤维缠结见于神经元的胞体之中，表现为增粗、嗜银和弯曲的原纤维，在电镜下NFT由成对的螺旋细丝和少量直细丝构成，免疫组织化学研究证明NFT主要由过磷酸化的tau蛋白构成。在AD病情进展过程中，大脑皮层的第Ⅱ层是出现NFT最早的皮质，最终所有第Ⅱ层神经元均含有神经原纤维缠结。

神经元丢失是AD的重要病理变化，AD神经元丢失首先出现在海马CA1区、内嗅区皮质的第Ⅱ、Ⅳ层。由于皮质第Ⅱ层和第Ⅳ层神经元对变性特别敏感，即使极轻度的AD患者，其第Ⅱ层、第Ⅳ层神经元的丧失也达50%。在重度痴呆患者，第Ⅱ层神经元总数可减少90%，第Ⅳ层减少70%，但是无痴呆症状的老年人的该区域却不受累。AD患者大脑新皮层约40%～78%的神经元丢失，其中以额叶和颞叶受害较严重。基底前脑是AD脑皮层下神经元丢失最严重区域，主要是胆碱能神经元丢失。AD患者的神经元突触亦较正常人减少约36%～46%，多发生在神经炎性斑的部位。

AD的其他病理还有颗粒空泡变性，是指空泡位于神经元胞浆之内，空泡中心有一个致密颗粒，多见于海马锥体细胞；淀粉样蛋白在软脑膜和皮层小动脉的血管内皮细胞沉积，形成淀粉样脑血管病等。

四、发病机制

目前，AD的发病机制还不十分清楚，目前比较肯定的是遗传因素，作用机制倾向于淀粉样肽瀑流学说和tau蛋白过磷酸化学说。

1. 遗传因素 1号、21号染色体上的β淀粉样蛋白前体基因突变，导致β淀粉样蛋白前体（beta-amyloid precursor protein，APP）主要经β-分泌酶和γ-分泌酶作用裂解为淀粉样蛋白Aβ，淀粉样蛋白Aβ聚集可形成神经毒性的原纤维，并进而形成老年斑。淀粉样肽瀑流学说强调Aβ聚集在老年斑形成、神经突触减少、神经功能失调、神经元死亡，以及产生痴呆临床症状等方面发挥关键作用。2号、14号染色体上的早老素-1及位于1号染色体上的早老素-2基因突变，早老素-1与早老素-2基因编码的蛋白质为早老素-1和早老素-2。这两个蛋白质对γ分泌酶从β淀粉样蛋白前体上裂解Aβ发挥关键作用，基因突变导致γ-分泌酶蛋白水解功能消失，从而导致Aβ的聚集。21号和14号染色体的基因突变和家族性早发性AD有关。3号、19号染色体的载脂蛋白（ApoE）基因：人群中存在3个等位基因ε2、ε3和ε4，这些等位基因组合形成6种表现型ε2/2、ε3/3、ε4/4、ε3/2、ε4/2和ε4/3。试验研究发现ApoE 4促进β-淀粉样蛋白沉积，而ApoE 3有防止tau蛋白异常磷酸化和维持微管稳定性的作用。流行病学调查发现每增加一个ε4等位基因，AD的患病危险因素增加2.84倍，即ε4/4表现型个体比ε2/2、ε3/3和ε3/2表现型个体的患病危险因素高8倍。载脂蛋白基因与迟发家族型和散发型AD有关。第4、17号染色体的tau蛋白基因：正常生理条件下，tau蛋白组成神经元的轴索蛋白，在细胞内与微管结合，起稳定微管装配的作用。tau蛋白还是微管蛋白聚合微管的启动子。人体内tau蛋白磷酸化／去磷酸化通常维持平衡状态，而在AD患者脑中，tau蛋白磷酸化／去磷酸化失去平衡，过磷酸化的tau蛋白形成双螺旋丝及神经原纤维缠结而沉积于神经元中，导致神经元变性。

2．炎症反应　尸体解剖发现AD患者脑中有明显的炎症反应，存在参与炎症过程的补体蛋白、细胞因子和蛋白酶。AD患者脑中的Aβ可激活胶质细胞，引起炎症反应，导致神经元丧失。体外研究发现，激活的胶质细胞可通过炎症介质，如白细胞介素1（IL-1）、化学因子及神经毒素引起神经毒作用。有报道风湿性多发性关节炎患者在长期服用抗炎药物后，与同龄老年人相比AD患病率显著降低。

3．自由基损伤　自由基可以诱导产生蛋白损伤、脂质损伤、RNA或DNA损伤。在AD患者脑中，生物分子过氧化损害涉及范围较广泛。由于神经元富含对自由基敏感的多不饱和脂肪酸，因此它较容易受到自由基的损伤。与AD致病相关的β淀粉样蛋白前体、ApoE或早老素在调节神经元凋亡或结合转运金属方面均与氧化应激作用有关。

4．金属与细胞内钙紊乱在AD发病中的作用研究显示，金属铁、铝、铜、锌等可改变AD患者的金属代谢、氧化还原作用，以及促进体外Aβ聚集。AD患者脑神经原纤维缠结和老年斑内处于氧化还原状态铁的含量明显增高。铝主要沉积在细胞核、神经原纤维缠结、老年斑等部位，促进活性氧的形成，抑制与记忆和认知功能有关的胆碱能系统和降低乙酰胆碱转移酶的活性。临床研究发现，AD患者神经元内存在明显的钙稳态紊乱，钙离子通道受损，导致活性氧等自由基的增加。

五、临床表现

AD通常隐匿起病，主要表现为认知功能障碍，包括记忆力减退，学习能力、计算力、理解力和判断力下降等，同时存在人格改变或其他大脑皮质功能紊乱的表现。患者在2～3年或更长时间内，病情呈进行性加重，期间可有一段时间病情稳定。绝大部分患者的发病年龄为65～70岁，高龄患者病情进展缓慢，但是认知功能损害较重，少数人可中年甚至更年轻发病。部分有AD家族史的患者，病情进展较快。临床上按病情的轻重分为三度：

轻度：患者有独立生活能力，保持良好的卫生状况，判断力较强，但是工作和社会交往能力明显下降；

中度：生活需要他人一定的照顾，但是日常生活能力尚未完全丧失；

重度：丧失独立生活能力，生活完全依赖他人的照顾。

六、临床诊断标准

（一）拟诊AD的标准

经临床和神经心理检查确定为痴呆的患者，无意识障碍，出现进行性记忆力下降，有两种或两种以上的认知功能损害，发病年龄在40～90岁（通常为60岁以后），并能排除系统性疾病或其他器质性脑病所致的痴呆。

1．支持拟诊AD的条件　患者有特殊认知功能（例如失语、失用或失认）的进行性减退，伴有行为异常改变和生活能力下降，家族中有类似病史。腰穿脑脊液压力正常，脑电图无异常或仅有非特异性改变（如慢波增加等）。

2．排除其他痴呆后，患者的症状呈进行性发展，出现精神异常（如抑郁、失眠、幻觉），情感异常及性功能障碍，神经系统异常（如肌张力增高、肌阵挛及异常步态等），或者在疾病发展过程中出现癫痫样发作，而头颅CT检查正常，则支持AD的诊断。

3．排除拟诊AD的标准　患者突然或卒中样起病，在病程早期即出现神经系统定位体征（如偏瘫、感觉障碍及视野缺损等），癫痫或步态异常。

（二）可疑 AD 诊断的标准

起病或在病程中没有能导致痴呆的神经、精神或全身性疾病，虽然痴呆合并全身或脑损害，但是不能用其解释痴呆的病因，或者出现无诱因的认知功能单项损害。

（三）确诊 AD 的标准

临床符合拟诊标准，脑活检或尸检有明确病理改变。

附：2007年美国国立神经病语言障碍卒中研究所（NINCDS）和阿尔茨海默病及相关疾病协会（ADRDA）修订版研究用 AD 的诊断标准

可能 AD（probable AD）：A 加上一个或多个支持特征 B、C、D 或 E

核心诊断标准：

A. 出现早期和显著的情节记忆障碍，包括以下特征：①患者或知情者主诉患者记忆功能有超过 6 个月的渐进式改变；②测试发现有情节记忆显著受损的客观证据：这通常包括经过线索或再认测试，并且在此前有对照的有效信息编码之后，无明显改善或不能正常化的回忆缺陷；③在 AD 发病或进展时，情节记忆障碍可以孤立存在或伴有其他认知变化的支持特征。

B. 内侧颞叶萎缩：使用视觉评分进行定性评定，或者对感兴趣区进行体积测量（与同年龄人对照），磁共振成像显示患者的海马、内嗅皮层、杏仁核的体积减小。

C. 脑脊液发现异常生物标志物：$A\beta_{1-42}$ 淀粉样蛋白浓度降低、总 tau 蛋白浓度升高、磷酸化 tau 蛋白浓度升高，或者三者都有改变。还应该包括未来发现并得到验证的标志物。

D. PET 显示大脑双侧颞顶叶葡萄糖代谢降低，以及其他得到验证的示踪剂，例如匹兹堡化合物 B 或 FDDNP（一种淀粉样蛋白示踪剂，可 PET）。

E. 直系亲属中有 AD 常染色体显性突变，并得到证实。

排除标准：

病史：患者突然发病，早期出现步态障碍、癫痫、行为改变等症状。

临床表现：出现局灶性神经定位体征，包括轻偏瘫、感觉缺失、视野缺损、早期锥体外系症状等。

患有其他内科疾病，病情严重到足以引起记忆和相关症状，这些疾病包括非 AD 痴呆、严重抑郁症、脑血管病、中毒和代谢异常。这还需要进行特殊检查，例如应用磁共振的 FLAIR 或 T_2 加权像显示内颞叶信号异常，符合感染性或血管性病变等。

确诊 AD 的标准：

如果有以下表现，可以确诊 AD：既有临床又有组织病理学（脑活检或尸检）的证据，AD 的死后诊断按照国家衰老研究所和里根研究所共识会议（National Institute on Aging-Reagan Institute Consensus Conference, NIA-Reagan）标准，必须满足临床和遗传学（1号、14号或21号染色体突变）AD 的两方面的标准。

七、AD 的神经心理学检查

1. 临床通常应用痴呆诊断量表进行痴呆的筛选检查，主要有以下几种量表：

（1）简短精神状态量表（mini mental state examination, MMSE），共有 30 项测试内容，包括定向力、短时记忆力、注意力、计算力、语言表达力和操作能力等。测试评分总计 30 分，文盲 ≤ 17 分，小学文化程度 ≤ 20 分，中学以上文化程度 ≤ 24 分者诊断为痴呆。

（2）长谷川痴呆量表（Hastgawa dementia scale, HDS），诊断痴呆的评分下限值分别为：文盲 < 16 分、小学 < 20 分和中学以上 ≤ 24 分。

（3）Blessed 痴呆量表（Blessed dementia scale, BDS）又称常识记忆注意测验，评分的下限值分别为：文盲 ≤ 19 分、小学 ≤ 23 分和中学以上 ≤ 26 分。

（4）韦氏成人智能测验（Wechsler adult intelligence scale, WAIS），分为词语、非词语和操作等部分。

（5）日常生活量表（activity of daily living scale, ADLS）共 20 项，评分 > 26 分，或者有 2 项以上功能丧失为异常。

2. 痴呆鉴别诊断量表，主要用于与其他疾病进行鉴别，常用的有：

（1）Hachinski 缺血指数量表（Hachinsiki

ischemic scale，HIS），用于 AD 与 VD 的鉴别诊断，18 分为满分，≤4 分者为 AD，≥7 分者为 VD，评分在 5～6 分之间为混合性痴呆。

（2）Hamilton 抑郁症量表（Hamilton depression scale，HDS），用于鉴别 AD 与抑郁症，评分＞17 者为抑郁症。

八、AD 的治疗

迄今为止，AD 尚未有效治疗方法。目前临床应用的药物和治疗方法如下：

1. 乙酰胆碱酯酶抑制剂　AD 患者边缘系统、新皮层和和基底前脑出现明显的神经元溃变。尤其基底前脑的胆碱能神经元缺失，使脑内乙酰胆碱合成、释放、摄取均减少，导致患者的学习和记忆力减退。给予乙酰胆碱酯酶抑制剂（acetykho-linesterase inhibitors，AchEIs）可抑制乙酰胆碱酯酶分解乙酰胆碱，而提高脑内乙酰胆碱的浓度，有一定疗效。目前临床常用此类药物有多奈哌齐（DonePezil）、石杉碱甲（Huperzine A，又称哈伯因）、利斯的明（ENA2713 Exelon，又称艾斯能）、加兰他敏（Galanthamine）等。需要指出的是石杉碱甲是从植物千层塔中提取的选择性、可逆性胆碱酯酶抑制剂，已成为国内研发最成功和最有前途的 AD 治疗药物。

2. 钙离子拮抗剂　脑细胞内钙离子增多导致线粒体膜破坏、钙依赖性生理生化反应超常运转、耗竭 ATP、产生自由基，引起细胞凋亡等致病作用。钙离子拮抗剂能减少细胞膜上钙通道的开放数量，阻止细胞内钙浓度的异常升高，阻止细胞死亡，并延缓 AD 病情的进展。临床常用者有尼莫地平（Nimodipine）、氟桂利嗪（Flunarizine）等。

3. 神经营养因子　临床应用神经营养因子的目的是抑制神经细胞变性，恢复神经细胞的功能。目前应用最多的是神经生长因子（nerve growth factor，NGF），基底前脑胆碱能神经元含 NGF 受体，使用 NGF 能促进胆碱能神经元的生长及修复，具有良好的预防和治疗效果，但短期内无明显疗效。

4. 激素类药物　雌激素具有神经营养作用，可调节神经生长因子（NGF），以发挥对 AD 的神经保护作用，并减轻 β-淀粉样蛋白沉积对神经的损伤，促进神经元修复，延缓老年斑的发展。但是目前对雌激素的应用尚存在较大争议。

5. 减少氧化自由基形成的药物　在需氧细胞代谢过程中产生的超氧自由基可促进脑细胞衰老和死亡，损伤染色体，因此，减少脑内自由基生成的药物有可能减缓 AD 的病情发展。此类药物主要有维生素 E、银杏提取物和褪黑激素等。

6. N 甲基-天冬氨酸（NMDA）受体阻断剂　此类药可阻断谷氨酸引起的 NMDA 受体过度兴奋，进而阻止神经细胞的凋亡，并间接抑制 β-淀粉样蛋白的作用，从而阻止 AD 的进程，改善记忆。其代表药物是美金刚（Memantine），已经用于中、重度 AD 患者的治疗。

7. 抗炎药物　主要是非甾体抗炎药，可能通过抑制与老年斑形成有关的炎症反应而影响 AD 的疾病过程，对 AD 患者具有保护作用，并可能与认知功能的维持有关。

8. 免疫疗法　Aβ 疫苗不但可以减少和消除 AD 患者脑中 Aβ 的沉积，还可以明显改善 AD 转基因鼠的行为及认知障碍。Aβ 亚单位疫苗已用于转基因动物模型进行预防及治疗 AD 的实验研究。

9. 神经干细胞治疗　此方法可修复和替代受损神经细胞，重建细胞环路和功能。一种途径是通过激活内源性神经干细胞，诱导其增殖、分化，产生各种神经细胞替代缺损的细胞，修复神经系统；另一种途径是将未分化的干细胞在体外培养分化成神经细胞，再移植到患者体内，或者直接移植神经干细胞，通过信号引导作用使其分化为神经细胞。

10. 中药治疗　对疾病进行整体调理和辨证施治是中医药的优势。近年来国内已经有益智作用的中药研究报道，动物实验结果效果尚可，临床试验正在进行之中。

九、影像学在 AD 诊断中的应用

临床诊断 AD 主要是通过从患者和／或知情人得到的痴呆病史、全部体格和精神状态检查，结合神经心理检查评估患者的认知减退情况，并通过实验室检查排除一些引起痴呆的疾病如甲状腺功能减低等。诊断标准是美国国家神经病语言障碍卒中研究所和阿尔茨海默病及相关疾病协会（National Institute of Neurological and Communicative Disorders and Stroke/Alzheimer's Disease and Related Disorders Association，NINCDS/ADRDA）标准和精神疾病诊断和统计手册（diagnostic and statistical manual of mental disorders，DSM-Ⅳ）标准。其诊断分为AD可能性大（probable AD）和可能AD（possible AD）。但是根据该标准做出的临床诊断与病理检查对照的符合率并不高。

近年来应用脑脊液蛋白质含量（主要是Aβ-42淀粉样蛋白和tau蛋白）检验诊断AD，其敏感性约为80%，但特异性偏低。脑组织活检有助于做出病理诊断，但是其属于创伤检查，并且受取材部位和多点取材的限制，AD的病理学改变还可见于部分（30%~50%）年龄>75岁的非痴呆老年人的新皮层，而且神经原纤维缠结病变随年龄增加而增多，所见不缺乏特异性，这都增加了进行AD活体病理诊断的难度。

随着影像学技术的发展，CT、MRI、SPECT和PET已经广泛应用于临床，这些无创伤性检查手段使得我们不仅可以对大脑结构进行精细而准确的分析，还能对脑功能、代谢、血流灌注等进行深入研究。研究表明：神经影像学检查在AD的诊断（尤其是早期诊断）中具有很高的价值和光明的临床应用前景。如果实现AD的早期诊断，即可以为临床早期治疗奠定坚实基础。

（一）正常老年人结构测量

AD病变最早累及内颞叶结构，有报道显示正常老年内颞叶结构的体积也随年龄增长而呈线性缩小，其中以海马头的变化最为明显，而且没有左右和性别的差异。对内嗅皮层及旁嗅皮层的研究表明，二者的体积不受年龄及受教育程度的影响。神经病理学研究也证实了这一结论，对60~90岁正常人群而言，内嗅皮层神经元的数目是恒定不变的。

（二）正常人脑标本颞叶内嗅区皮层MRI与组织学测量的对照研究

众所周知，AD的早期病理改变为颞叶的海马萎缩，进一步研究显示最初病变发生于内嗅皮质。宣武医院放射科对一组死于非神经系统疾病老年前和老年期新鲜脑标本进行MRI扫描和组织学检查的对照研究，结果显示MRI测量内嗅皮层厚度、面积和海马结构的面积均左侧小于右侧，但是左右差异无统计学意义（$P>0.05$）(如图8-1~图8-6)。由于标本经脱水处理，MRI测量值均明显大于组织学测量值，但是二者的相关较好，相关系数在0.588~0.720之间，经显著性检验有统计学意义（$P<0.05~0.01$）。老年前期与老年期比较，老年前期内嗅区皮层厚度和面积均略大于老年期，但是差异无统计学意义（$P>0.05$）。

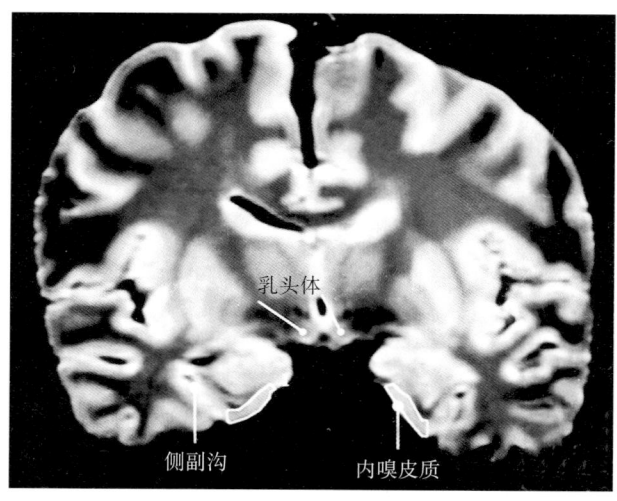

图8-1
MRI质子密度加权像经乳头体层面，两侧封闭曲线为后部内嗅皮质面积。

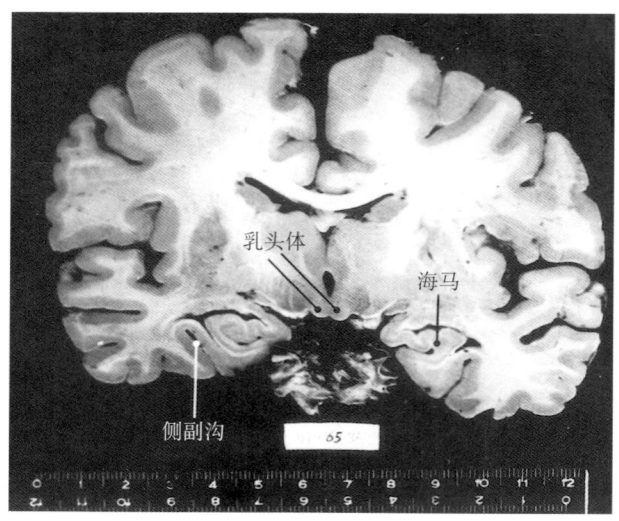

图8-2
与图8-1同层面的相应脑标本切片。

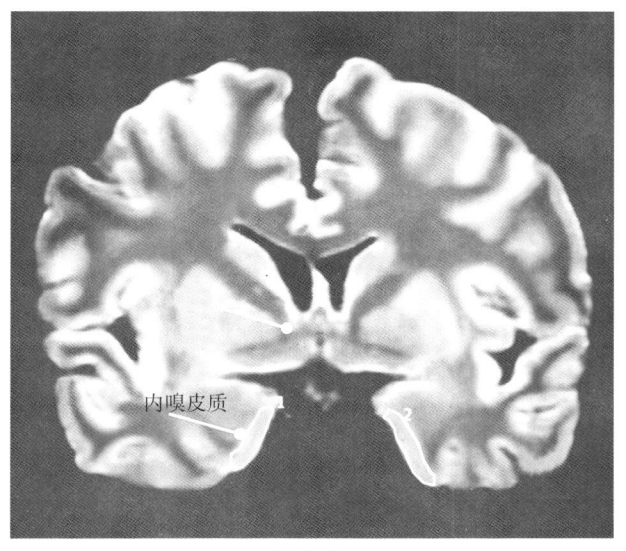

图 8-3
MRI 质子密度加权像经前连合层面，两侧封闭曲线为前部内嗅皮质面积。

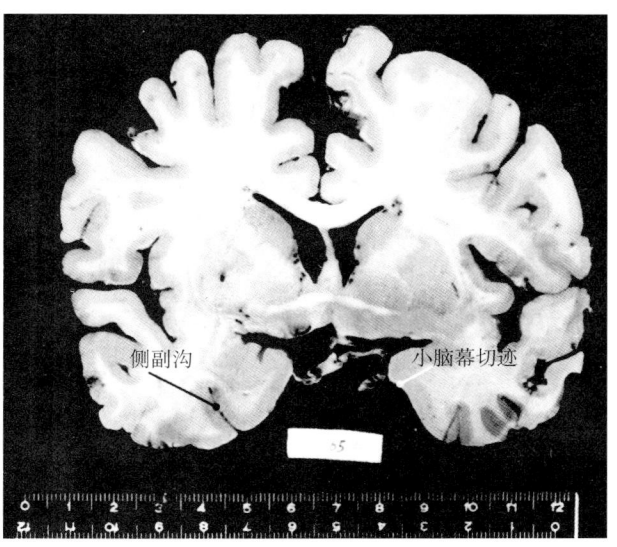

图 8-4
与图 8-3 同层面的相应脑标本切片。

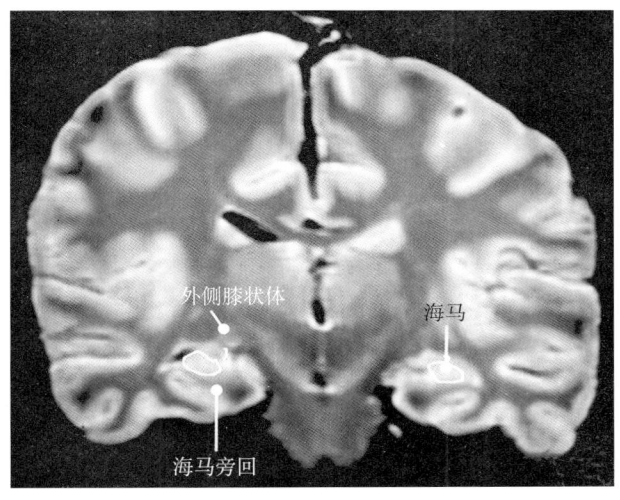

图 8-5
MRI 质子密度加权像经外侧膝状体层面，两侧封闭曲线为海马体尾部面积。

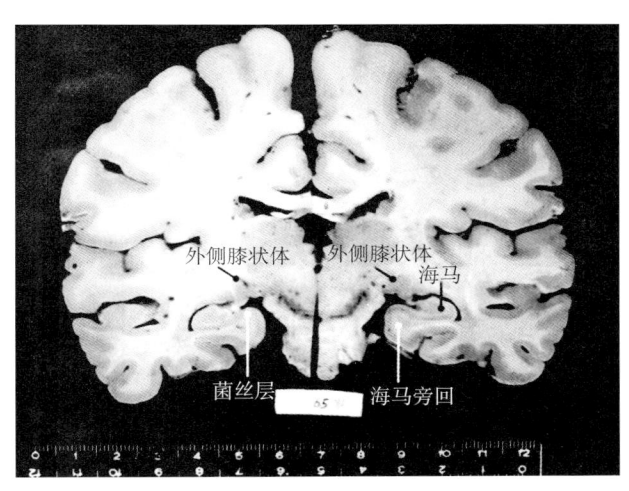

图 8-6
与图 8-5 同层面的相应脑标本切片。

（三）AD 的 CT 检查

在 CT 进入临床的初期，应用 CT 检查 AD 患者，可以显示和病理相一致的弥漫性脑萎缩改变。按照脑萎缩累及部位的不同，可将之分为脑皮质萎缩和脑白质萎缩两种情况，前者表现为脑沟和脑裂增宽、加深，后者以脑室扩大为主要表现。AD 患者脑萎缩的征象如下：① 颞叶（主要是内颞叶结构）萎缩，表现为脑沟增多、加深，内颞叶变窄，侧脑室颞角扩大、鞍上池和环池增宽等；② 脑白质萎缩，表现为第 Ⅲ 脑室和双侧侧脑室体部增宽；③ 大脑皮质普遍萎缩，可见两侧大脑半球脑沟增多、加深，脑裂普遍增宽。

为了进行脑萎缩定量分析，学者们进行了 CT 测量研究，按所用方法不同，可将之分为线性测量、面积测量和体积测量。以鞍上池的测量为例，可直接以长度单位表示其大小，或者采用鞍上池与颅内径测量值的比值来表示其大小。面积测量通常以比值表示，例如在同一层面测量 AD 患者鞍上池面积与脑实质面积的比值，脑室面积与脑实质面积的比值等，发现 AD 患者这两个比值均有增加。体积测量：应用无间隔扫描方式，先分别计算每一个层面脑脊液和脑实质的面积，乘以层厚，再将所有层面的测量值相加，即得到脑脊液和脑实质的体积。AD患者脑脊液体积增加，脑实质体积减少（图8-7~图8-8）。测量可以手工操作，但多数应用计算机软件辅助进行，使测量更加快速、准确。

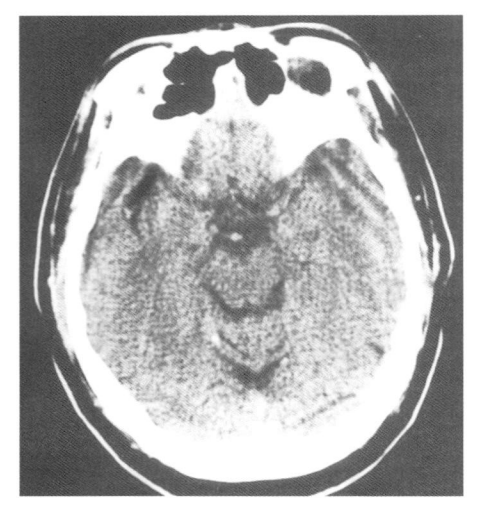

图8-7
正常老年人经中脑层面CT平扫：显示两侧内颞叶结构正常，周围脑池正常。

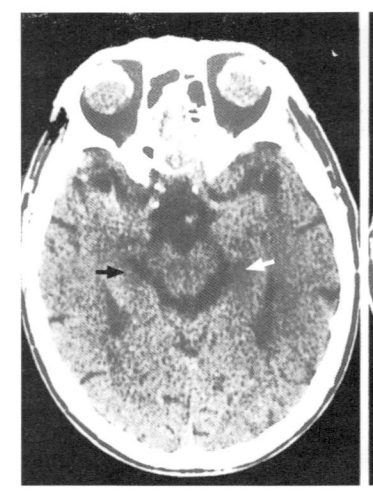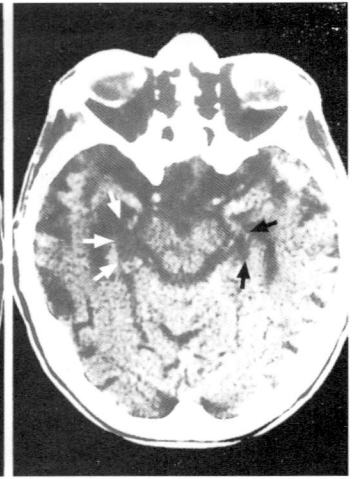

图8-8
左图：男性，80岁AD患者，经中脑层面CT平扫显示右颞叶海马轻度萎缩（↑），左侧可疑萎缩（⇧）。右图：女性，55岁AD患者，CT横断像，显示右侧颞叶海马重度萎缩（3个↑），左侧中度萎缩（2个↑）。

CT的断面图像能显示AD患者脑萎缩，并反映其病理学的形态改变，在20世纪80年代，CT在AD的诊断中发挥了作用。有文献报道以CT显示的颞叶萎缩为指标，诊断AD的敏感性、特异性和准确性分别达到93%、84%和89%，而且CT对AD与其他类型痴呆或抑郁症的鉴别诊断也有重要价值。曾有报道认为：两侧侧脑室横径总计一年增大≥3cm，有确定AD诊断的意义，脑室扩大也可能有助于AD与其他类型痴呆的鉴别等。但是，随着对AD病理学研究的不断深入，认识到AD首先累及边缘系统结构，包括海马结构和内嗅皮层，但是CT对靠近颅底的结构显示不佳，因此，CT对AD早期诊断不能提供更多有用信息。还有学者将CT检查结果与神经病理诊断对比，结果发现CT诊断AD的误诊率高达28%。之后，随MRI在临床的广泛应用，CT几乎不用于AD的诊断。

（四）MRI结构成像在AD诊断中的应用

MRI的优势在于：多参数成像可以增加诊断信息；软组织对比度高，能很好地区分脑灰质与白质；可以从三维角度全面显示脑结构；不受气体和骨伪影的干扰，能清晰显示靠近颅底和后颅凹的解剖结构，使精确测量脑组织成为可能，有利于对早期AD进行测量研究。目前临床多应用三维梯度回波脉冲序列（主要是MPRAGE和SPGR等）获得脑组织的容积数据，然后再进行多方位重建，并进而对相应脑组织进行结构测量。与CT类似，MRI也有线性、面积和体积测量三种测量方法。

1. MRI线性测量　线性测量是最早应用于临床的测量方法，具有测量简便、易行、省时等优点，缺点是可能受脑特定结构解剖形态不规则的影响，使有些测量指标欠准确。从发病过程来说，AD的病变最先累及边缘系统，主要是内嗅皮层和海马结构，所以对AD的线性测量多集中于这些结构。宣武医院放射科在平行于脑干长轴经中脑大脑脚前缘的重建冠状断位图像上，测量海马高度、脉络膜裂纵向宽度和侧脑室颞角宽度（图8-9），在平行于前后连合的横断位重建图像上，测量侧脑室前角宽度（两侧侧脑室前角尖端最大宽径）、大脑横径（两侧大脑额叶的宽度之和），并计算双额指数（前角宽度与大脑横径的比值），纵裂宽度（图8-10）和钩回间距（图8-11），在平行于颞叶长轴的斜横断位图像上，测量内颞叶最小厚度（图8-12）。结果显示颞角宽度是诊断AD最敏感的指标，脉络膜裂宽度和钩回间距也能反映海马和颞叶的萎缩程度。双侧颞角水平恰好与海马中部紧邻，此区域包含大量联系纤维（如内嗅区、海马、海马旁回及海马钩回

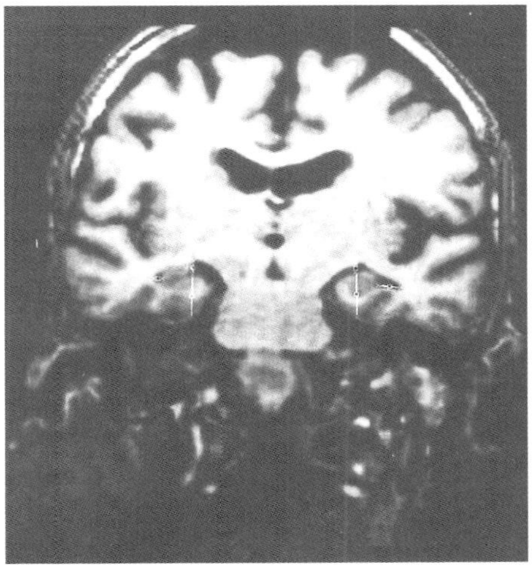

图8-9

三维磁化准备快速梯度回波成像脉冲序列，层厚1.2mm，重建冠状位像：显示海马高度、脉络膜裂宽度和颞角宽度的测量线（正常老年人）。

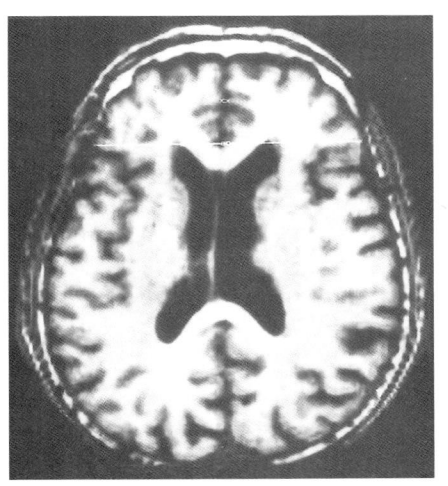

图8-10

三维磁化准备快速梯度回波成像脉冲序列，层厚1.2mm，重建横断位像：显示双额角宽度、纵裂宽度和大脑内径的测量线，可据此计算出双额指数（正常老年人）。

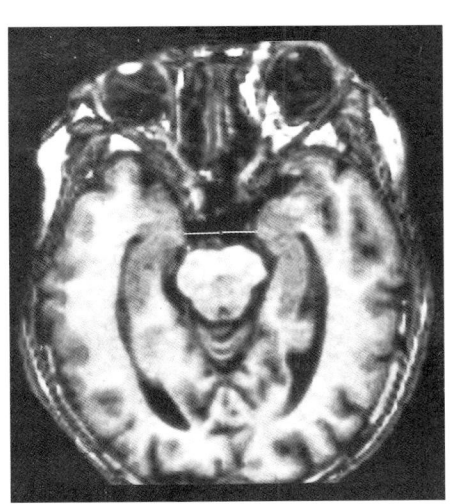

图8-11

三维磁化准备快速梯度回波成像脉冲序列，层厚1.2mm，重建斜横位像：显示回间距的测量线（正常老年人）。

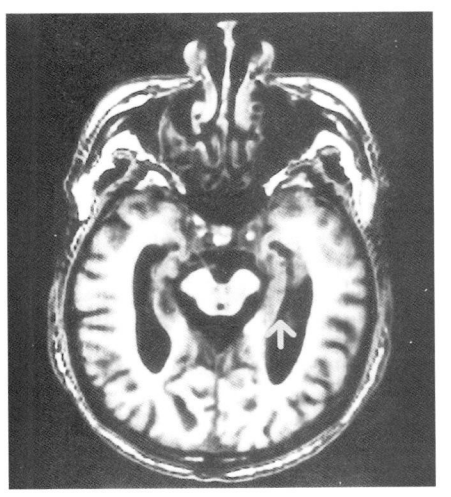

图8-12

三维磁化准备快速梯度回波成像脉冲序列，层厚1.2mm，平行于前后连合的重建斜横断位像，显示AD患者的内颞叶显著变薄。

等与大脑额、颞叶的纤维联系），AD的早期病理改变常局限在此。Frisoni等研究认为海马高度、脉络膜裂宽度、颞角宽度的线性测量能区分AD患者与健康对照者，其特异性为95%，敏感性为85%，且在所有线性指标中，以颞角宽度的敏感性最高。De Leon等对AD尸体标本进行MRI扫描，发现海马和海马旁回的体积缩小，反映出其周围脑裂的扩大，而其相邻丘脑、中脑结构没有病理改变及体积减少，可以认为侧脑室颞角宽度增加在一定程度上反映海马的萎缩程度。MRI测量可以了解内颞叶和整个颞叶的萎缩程度。有报道认为颞角宽度增加和海马萎缩与患者认知功能减退具有一致性，这些都

说明颞角宽度测量是鉴别AD的一个信度较高的指标。宣武医院放射科进行测量研究后，认为内嗅皮层厚度对早期AD患者与正常对照组的鉴别有重要价值，若结合颞角宽度的测量值，则诊断特异性更高。由于AD早期病理改变局限于海马或颞叶，而额叶新皮质不受累或受累程度较轻，所以反映额叶萎缩的指标（例如纵裂宽度、双额指数、侧脑室额角间宽度等）诊断早期AD的敏感性较差。Tanabe等利用MRI对脑灰质和脑沟进行平面测量，发现痴呆和健康老年对照组的所有测量值均有较大重叠，无鉴别诊断意义。

线性测量指标有男女性别差异，男性的异常改变以左侧占优势，女性患者有诊断意义的指标较多，以双侧受累为主。

无论正常对照组、还是AD组，年龄与内颞叶宽度、颞角宽度和钩回间距均有显著相关，提示随年龄增加海马逐渐发生萎缩。正常老年人简易智能量表与侧脑室额角宽度和大脑横径显著相关，提示正常老年人的认知功能减退主要与大脑额叶的退行性变有关；而AD患者的简易智能量表与钩回间距相关显著，提示其认知功能下降主要与颞叶海马的萎缩有关。

近年来的研究发现，AD患者最早发生病理改变的部位不是海马结构，而是内嗅皮层。研究证实，轻度AD与健康老年对照者的内嗅皮层厚度存在显著性差异。

MRI线性测量提示的海马和颞叶萎缩是早期诊断AD的方法之一，其操作简便易行。但是由于线性测量仅局限于某一个层面，被测量结构较小，分界不甚清楚，尤其是在图像分辨力较低的情况下，测量的重复性和特异性均不高，为其不足之处。

2. MRI面积测量　与线性测量比较，面积和体积测量反映脑结构变化更为准确。宣武医院放射科对符合NINCDS/ADRDA"可能AD"诊断标准的患者和年龄、性别及文化程度相匹配的正常老年人进行对照研究，计算额叶、颞叶、侧脑室体部断面、颞角和外侧裂在前后连合间的面积，并利用同层面颅内面积进行标准化处理，以消除性别和个体差异对测量结果的影响。结果表明：正常对照组与AD组之间各指标的差异均十分显著，表现为患者的脑结构萎缩，其中萎缩率最高的是颞角，然后依次为侧脑室体部、外侧裂、颞叶，最后为额叶。也有进行内嗅皮层面积测量的报道，以内嗅皮层与脑脊液相邻的边界长度乘以层厚进行多个层面累加后得到其面积，在观察者间的误差仅为1.6%，也说明了面积测量的操作简便，可重复性好。

3. MRI体积测量　皮层的表面积测量忽略了皮层厚度对萎缩程度的影响，不能精确反映皮层萎缩情况。早期有研究报道AD整体脑实质萎缩的情况，结果表明AD脑体积与颅内容积的比值比对照组下降约6%，灰质体积下降约10%，而白质体积虽然低于对照组，但是差异无统计意义。对皮层下核团萎缩程度研究结论有所不同。

进行体积测量首先需要采集图像的容积数，然后在正中矢状位图像上进行定位，重建垂直海马长轴的斜冠状位图像，其前界过颞极，后界经过胼胝体压部前缘，重建图像的层厚为3mm，无层间隔（图8-13）。由于AD患者最早出现的症状是记忆力

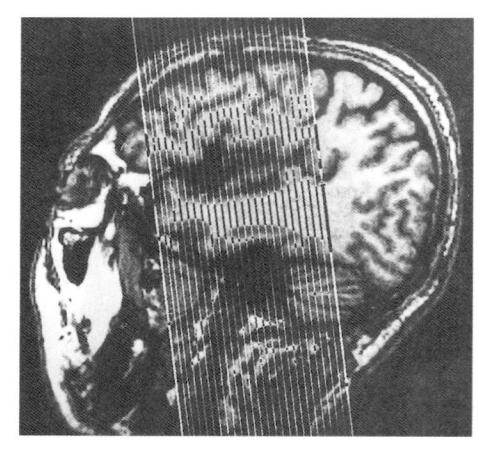

图8-13
三维磁化准备快速梯度回波成像脉冲序列,层厚1.2mm,重建矢状位像,显示垂直海马长轴的斜冠状断位定位线。

减退，与记忆功能有关的内颞叶结构是最早受累的部位，因此，测量海马和内嗅皮层在AD诊断中意义重大。轻度AD患者海马萎缩约为15%~22%，严重AD患者的萎缩高达40%。多数研究报道以海马萎缩程度区分AD与正常对照组的准确性达到88%~92%。但是由于AD脑结构萎缩均伴有胶质细胞增生，而且海马结构萎缩并非AD的特异性表现，亦见于其他类型的痴呆，所以，还不能把海马

萎缩作为诊断AD的唯一指标。AD最早期病理学改变在内嗅皮层/内嗅皮层移行区，与正常对照组相比，AD患者的内嗅皮层、旁嗅皮层及颞极皮层的体积均显著减小，其中以内嗅皮层最为明显。有报道轻度AD患者的右侧内嗅皮层体积较正常人减少25%，左侧减少27%。AD患者内嗅皮层萎缩的速度较正常对照组快，并与AD患者记忆力减退有相关性。以初次检查的内嗅皮层体积数据为基础值，连续观察内嗅皮层体积随时间的变化，并以此指标区分AD患者与正常对照组的效果更佳，换言之，随访观察比单次检查对AD的诊断更有价值。宣武医院放射科测量AD患者以上4个结构的体积，发现上述脑实质结构均明显萎缩（图8-14～图8-15），其中萎缩率最高的是颞角，然后依次为侧脑

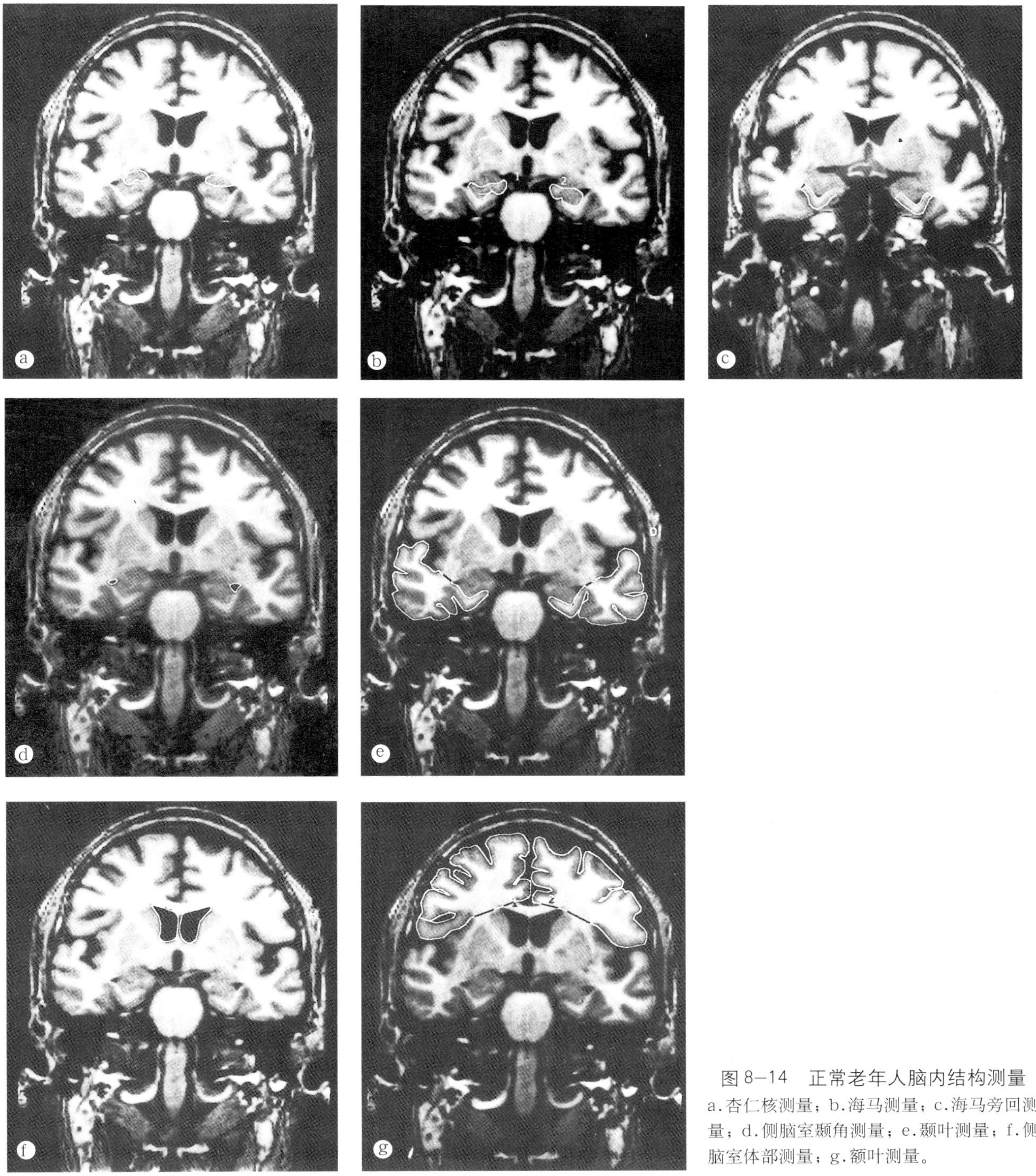

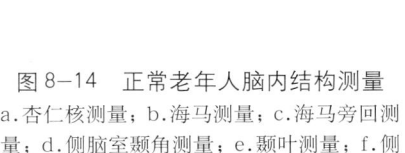

图8-14 正常老年人脑内结构测量
a.杏仁核测量；b.海马测量；c.海马旁回测量；d.侧脑室颞角测量；e.颞叶测量；f.侧脑室体部测量；g.额叶测量。

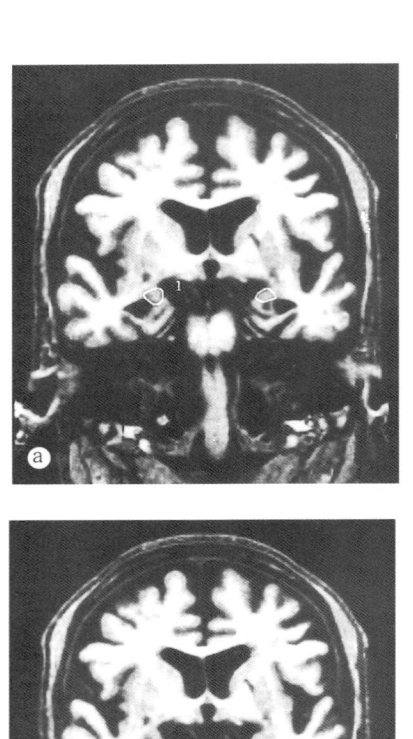
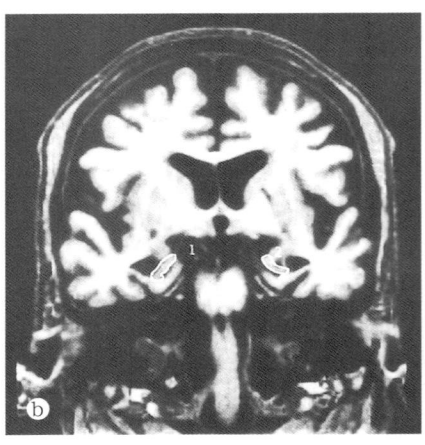
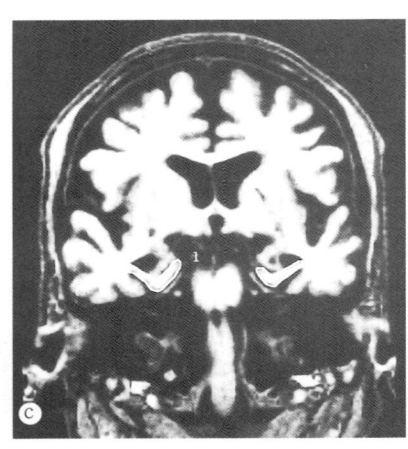
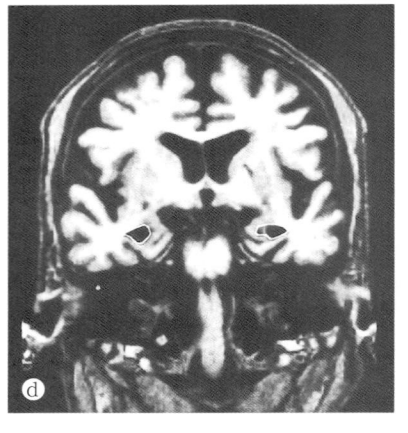
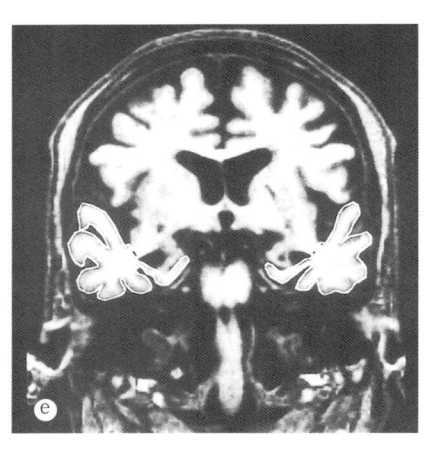
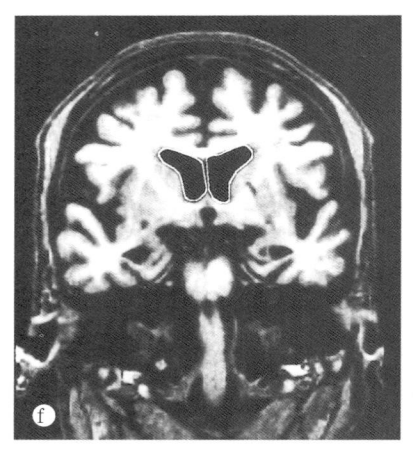
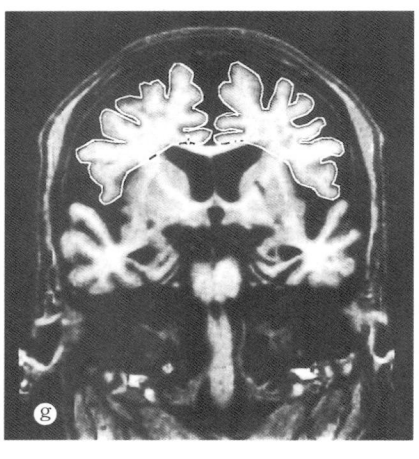

图 8-15 AD 患者脑内结构测量
a.杏仁核测量；b.海马测量；c.海马旁回测量；d.侧脑室颞角测量；e.颞叶测量；f.侧脑室体部测量；g.额叶测量。

室体部、外侧裂、海马旁回、海马和颞叶，最后为额叶。AD 患者内颞叶结构体积减小的速度是正常对照组的 2.5 倍，其中海马及内嗅皮层体积的萎缩早于出现痴呆症状的时间，因此，这两个指标可作为早期诊断 AD 的重要依据。海马及内嗅皮层体积在 AD 患者与正常老年有显著差异，应用这两个指标诊断 AD，将诊断准确性提高到 85%～94%。虽然内嗅皮层的萎缩程度重于海马，但由于其解剖变异大，受 Willis 环动脉搏动和鞍上池脑脊液流动伪影的影响，难以准确确定内嗅皮层的边，而海马结构的解剖变异较小，解剖边界的界定较为容易和准确，因此，目前大多数研究中心仍然将海马体积测量用于 AD 的早期诊断，而不是内嗅皮层。海马旁回和杏仁核的体积测量也被用于 AD 的诊断，因为海马旁回的解剖变异比海马结构大，确定杏仁核边界也较为困难，所得测量值的差异较大，提示其诊断的可靠性较低，故临床应用得较少。

4．基于体素的形态学测定法　随计算技术的发展，基于体素的形态学测定问世，该技术在AD脑结构分析的应用，加深了我们对AD脑形态学改变的认识。基于体素的形态学测定法（voxel based morphometry，VBM）减少了兴趣区选择和观察者／操作者差异所致的偏倚，可客观评价全脑神经结构的变化。应用VBM研究AD不仅证实了传统MRI结构测量的结果，即内颞叶结构（包括内嗅皮层、海马和杏仁核等）萎缩是AD出现最早、受累最严重、诊断最敏感的指标，而且发现AD患者存在大脑皮层的不对称性萎缩，但是感觉运动皮层、枕叶及小脑相对保持完好；同时尾状核头、扣带回和内侧丘脑也有明显萎缩（图8-16）。VBM技术还可同时分析大脑白质及脑脊液的变化情况。

5．人工神经网络　在上述MRI对AD进行诊

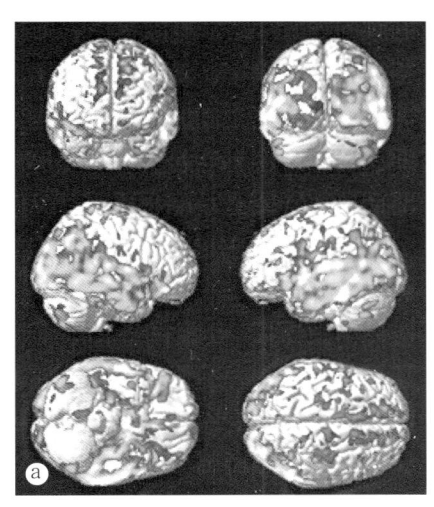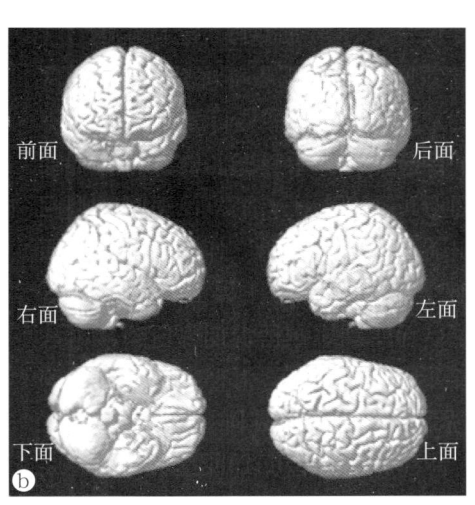

图8-16　轻度AD（附彩图）
（a、b）患者两侧颞叶、后扣带回以及两侧基底前脑的灰质显著减少（彩图上的红色区域）

断和鉴别诊断的定量研究中发现，很难利用单项测量指标数据将AD患者与正常对照组鉴别开来，即使应用多指标进行综合判别，由于传统线性判别函数模型的限制，其判别效果也不十分理想。宣武医院放射将人工神经网络理论应用于AD的MRI测量研究之中，以建立新的模式判别方法，用于鉴别AD患者与正常对照组。

人工神经网络属反馈网络（back propagation network，BPN），是由非线性变换单元组成的多阶层前馈式神经网络及误差逆传播学习算法结合而成的一种网络的简称，其核心是误差逆传播算法。BPN是目前使用最广泛的神经网络，约有90%的模式识别采用此网络。其拓扑结构分输入层、输出层和中间层等3层。输入节点数随实际要求而定，根据不同数量指标的组合，选择相应的网络输入节点数，根据一定原则中间层节点数进行调整，而将输出节点数确定为2，第一个网络输出节点为0，第二个网络输出节点为1，约定（01）组合为正常对照组，（10）组合代表AD患者。实际应用时，当网络的第1个输出节点的输出值远小于第2个节点的输出值时，判定为正常老年人；反之，判定为AD患者。我们将右颞角、右颞叶、右海马及右海马旁回的联测量值导入人工神经网络进行判别分析，结果判别AD与正常对照组的敏感性从83.3%（10/12）提高至91.7%（11/12），特异性从97.2%（35/36）提高至100%（36/36）。将右杏仁核、右海马、右旁回、右颞叶及右颞角组合，应用人工神经网络进行判别，网络分辨AD的敏感性从75%（9/12）提高至100%和特异性也从97.2%（35/36）提高至100%。左侧杏仁核、海马、旁回、颞叶及颞角组合具有同样的诊断价值。可以认为人工神经网络作为判别工具，有可能成为诊断AD实用而可靠的方法。

6．感兴趣区脑组织的纵向弛豫时间（T_1）和横向弛豫时间（T_2）测量　文献报道AD患者大脑

颞、顶叶的T_1值延长，其延长程度与痴呆的严重程度呈正相关。对海马进行T_2值测量研究，结果表明AD患者的T_2值显著长于其他类型痴呆者和正常人，而且其测值与痴呆的严重程度相关，提示此征象有鉴别诊断意义。进一步测量双侧海马头、体、尾的T_2值，发现左侧海马头部和右侧头、尾部的T_2值也与AD的严重程度相关。还有人认为AD患者的０病变区先出现T_1值延长，T_2值的延长出现略晚，若发现患者仅有T1值延长，则考虑为早期AD。对杏仁核进行T_2值测量研究也是热点之一，但研究结果不尽一致。也有作者认为AD患者大脑特定部位的弛豫时间与正常人相比，并无有意义的差别，因此，测量弛豫时间对AD的诊断和鉴别诊断没有价值，笔者同意该观点。

（五）MRI功能成像在AD诊断中的应用

随着磁共振设备硬件和软件技术的不断发展，功能磁共振（Functional MRI, fMRI）检查已经广泛应用于中枢神经系统的研究之中，部分已经应用于临床。广义的ｆＭＲＩ包括ＭＲＩ灌注成像（perfusion weighted imaging, PWI）、扩散成像（diffusion weighted imaging, DWI）和血氧水平依赖成像（blood oxygen level dependent, BOLD），而狭义的fMRI仅指基于BOLD的技术。

1. 磁共振灌注成像在AD诊断中的应用　磁共振灌注成像是反映组织微血管分布和血流灌注情况的磁共振技术，通过测量血流动力学的不同指标，能评估脑组织灌注情况。有研究表明，PWI显示AD患者双侧颞顶叶联合皮层、后扣带回、额叶联合皮层的血流灌注降低，而初级运动、感觉皮层的血流灌注相对正常，这与PET检查显示AD患者顶叶葡萄糖代谢降低较为一致。正常老人也可检测出大脑顶叶葡萄糖代谢率降低，但是程度较轻。学术界认为，AD患者脑代谢与血流灌注降低并非由体积萎缩所致，而是神经元和突触数目减少的结果。有报道认为PWI对轻至中度AD的诊断敏感性为87%~95%，特异性为88%~95%。目前，一种不需要外源性对比剂的MRI灌注方法，即动脉自旋标记（arterial spin labeling, ASL）法已经用于临床。应用该方法进行AD患者脑灌注检查，发现右顶下小叶至双侧后扣带回，以及双侧额中回的血流灌注降低。ASL作为一种无创性检查手段，由于不存在对比剂副反应问题，有希望替代SPECT和PET常规用于AD的科学研究和临床诊断之中。

2. 磁共振扩散成像在AD诊断中的应用　AD的主要病理改变（如淀粉样蛋白沉积、神经炎性退变和细胞骨架不稳定等）会影响水分子在脑组织中的扩散。髓鞘、轴突的部分丢失和脑白质内部的反应性胶质增生等，也可使正常结构限制水分子运动的障碍消失，导致脑组织扩散的各向异性的改变，DWI有可能在AD早期显示这些异常改变。在某种程度上，扩散异常还可能与血管源性组织疏松及皮层病变导致的wallerian变性有关。与AD相关皮层联系的脑白质异常似乎呈不均匀分布，选择性累及与相关皮层联系的白质区域（如胼胝体、扣带束及颞顶额叶的白质），而其他与运动相关的内囊或与视觉相关的视放射等白质区则相对保存完整。利用MRI的DWI成像对AD患者进行研究，结果发现患者海马、颞顶叶、扣带回的表观扩散系数（ADC）值增高，与对照相比较，差异有显著性意义。但是仅应用海马ADC值诊断AD的特异性为80%，敏感性仅为57%。也有报道认为包括海马在内的内颞叶结构及整个大脑不同区域的ADC值在AD患者MCI和正常对照组间并无显著差异。DWI可以更准确地显示脑组织内部水的微观运动，可以发现常规T_2加权像表现正常的脑白质水扩散异常，也许能在患者未出现临床症状之前，发现能反映AD脑结构的微细病变。可能由细胞膜氧化损伤、水肿、离子或流体稳态性改变，以及细胞骨架功能异常相关的轴流减少等所致。在DWI基础发展起来的扩散张量成像（DTI）能根据水分子在脑白质纤维束中扩散的各向异性，发现髓鞘破坏更为敏感，其中分数各向异性（fractional anisotropy, FA）测量能定量反映髓鞘的完整性。研究发现早期AD患者大脑颞、顶叶的DTI指标异常（图8-17）。由于颞顶联合皮质在AD早期即受累，待病情发展至中～重度时，才出现明显的额叶受累，DTI所见与之相符合。在早期还出现联系双侧颞顶叶的胼胝体压部的扩散张量异常，而联系双侧额叶的胼胝体膝

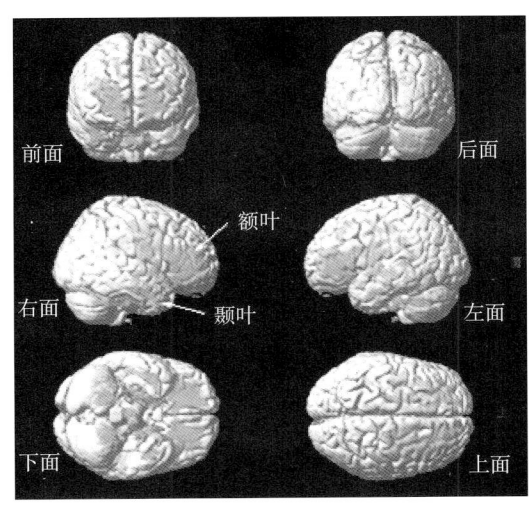

图 8-17　轻度 AD（附彩图）
患者双侧颞顶叶及额叶白质 FA 显著减低（灰色区域）。

部则相对保持正常。扣带作为联系后扣带回与边缘系统的白质结构，在 AD 发病中具有重要意义，AD 患者扣带（尤其左侧扣带）的 FA 值显著降低。此外，除胼胝体、扣带等较大纤维束外，脑内其他与 AD 累及皮层相关的钩束、穹窿、颞干、膝状束等白质纤维束的 FA 值也降低，其降低程度还与患者的神经心理评分显著相关。在控制白质萎缩导致的部分容积效应后，AD 患者大脑皮层之间的投射纤维（包括胼胝体、扣带、穹窿、额颞叶白质）的完整性降低，而皮层外投射纤维（包括锥体和锥体外系统，以及感觉投射）则相对保持完整，这与 AD 的病理改变也相一致。少数学者报道晚期 AD 的内囊、胼胝体膝部也出现 FA 值降低。

虽然扩散张量成像在 AD 早期诊断中有明显意义，但是文献报道的结论不尽相同。考虑到 MRI 设备及所用成像参数不同、患者病情的各异、设定的测量感兴趣区不同，以及影响 AD 患者扩散张量改变的因素（如缺血、沉积、外伤等）众多，其具体临床应用价值尚有待于深入研究。此外，目前多数研究都属于横向、单时间点研究，为了观察随病情进展扩散张量的动态变化，还需要进行纵向研究。最后，随 MRI 技术的不断发展，其图像分辨力得到逐步增高，也许将能实现对纤细白质结构（如穿通通路等）的 DTI 测量，届时 DTI 的诊断和鉴别诊断价值会得到进一步提高。

3. 磁共振血氧水平依赖成像 fMRI 在 AD 诊断中的应用　BOLD 技术在中枢神经系统疾病研究中已经得到广泛应用，是探索神经系统和各种认知功能的有力工具。AD 早期累及大脑边缘系统，然后向新皮层扩展，其功能异常主要有记忆障碍、视空觉感知障碍、语言障碍和执行功能障碍等，这些都可以应用 fMRI 加以研究。

皮层和皮层下神经元的丢失是 AD 的特征性病理改变之一，而 BOLD 可以在 AD 症状出现之前就发现其功能异常，从而为早期诊断奠定基础。AD 的神经原纤维缠结病变最早累及内颞叶结构（包括内嗅皮层和海马），二者对记忆功能都至关重要，因此，AD 患者的最早出现近记忆功能损害，其中情节记忆最早受累，受累程度也最显著。有学者应用 fMRI 研究 AD 大脑结构损害与相应功能障碍的关系，证实 AD 患者外显记忆障碍与内颞叶结构病变有关，表现为记忆任务中内颞叶结构以及与记忆编码相关的颞、顶叶皮层激活减少。同样利用数字、字母、单词或者面孔图片等作为刺激，对早期 AD 患者进行记忆任务研究，发现前额叶和颞叶内侧皮层的激活强度均有所下降，激活范围缩小。Remy 等发现在轻至中度 AD 患者中，内颞叶结构以及与记忆编码相关的颞、顶叶皮层激活程度与海马灰质体积成正相关，海马体积越小、其激活程度就越低，而且 AD 患者内颞叶结构激活程度与简短精神状态检查量表（MMSE）分值及外显记忆的行为绩效之间也存在这种关系。早期研究认为 AD（即使是轻度）患者，fMRI 检查显示与记忆功能相关的颞叶内侧皮质的激活度也下降，激活范围缩小，但是也有报道认为早期 AD 的海马激活降低，但是顶叶中部和后扣带回区激活却明显增强，被认为是一种代偿效应。轻度 AD 患者的功能代偿是指在有足够功能神经元存在时，脑激活区比对照组增大、增强，以代偿激活减低区的功能。但是在神经元功能减退或数量减少至失代偿时，就会出现脑激活的减低。通过面孔-姓名联合编码检测的 fMRI 检查发现，早期 AD 的内颞叶激活，以后随病情进展激活减少。而在高危人群中出现的与 AD 病变相关的多脑区激活，也提示存在神经元功能上调。执行较简单任务的轻度AD患者和执行较难任务的正常对照组，在激活模式上无明显差别，这也从另外一个方面支持了功能代偿理论。

众所周知，随AD病变的发展，NFTs和Aβ沉积从内颞叶结构发展至颞叶新皮层，然后逐渐累及顶叶和额叶，导致相关皮层的功能逐渐受损，产生语言障碍、视空间障碍和注意执行功能障碍等。在AD病变发展过程中，额叶受累最晚，但是与额叶相关的注意执行功能却在病程早期就已经发生异常改变，通常认为该异常发生于情节记忆障碍之后，先于语言和视空间功能障碍。对于这种临床症状与病理不相符合的情况，有人认为与基底前脑胆碱能神经元丢失导致向额叶走行的胆碱能投射功能缺陷有关，也有人认为是AD选择性累及皮层大锥体细胞导致皮层之间的纤维完整性被破坏所致，这些观点都有待于进一步研究来验证。工作记忆、计划性、注意控制等启动和组织新行为的功能被称为执行功能（executive function）。顶叶后部、前扣带回和背外侧前额叶是完成注意控制的关键结构，对不恰当刺激行为反应的抑制是执行控制的一个重要方面，AD患者存在明显注意控制和抑制功能的缺陷，其忽略干扰信息的能力明显比正常对照组差，而AD患者的学习和记忆功能减退可能与对无关刺激的选择性抑制功能早期减退有关。在执行准备和抑制优势反应的任务中，AD的顶叶后部和背外侧前额叶激活增加，其中顶叶激活随任务难度有所增强，提示大脑对AD早期病变注意控制能力的代偿；而背外侧前额叶激活程度不随任务难度而增强，可能提示病变引起的失代偿。

AD患者在视空间功能方面发生异常改变，表现为与大脑视空间加工背侧通路（顶叶皮层）有关的视觉注意损伤，而参与对颜色、面容等视觉刺激加工的腹侧通路（包括枕颞叶皮层）相对病变较轻。类似的研究利用角度辨别任务来证实AD不对称的视觉系统病变对相应功能的影响，AD患者的视觉背侧通路——顶上小叶激活较少，可能与皮层受累导致的萎缩有关；而腹侧通路——枕颞叶皮层包括楔叶激活幅度增加，可能是对顶上小叶功能减退的代偿。进行行为学和fMRI研究结果一致认为，AD患者在需要大量注意资源参与才能完成的视觉任务中，存在不同程度的缺陷，其主要神经病理基础是顶叶功能缺陷，同时伴有前扣带回和额叶的功能不良。

在对AD患者外显记忆的研究中，除情节记忆在病变早期阶段就已经出现异常外，对语义记忆的fMRI研究也显示AD患者的激活强度及激活区位置发生变化。与外显记忆受损比较，AD患者通常保持内隐记忆，可能与二者的神经生物基础不同有关。

与常规fMRI研究功能激活区的定位不同，功能连接从功能整合的角度研究AD脑功能改变。功能连接起始于神经科学最常用的电生理研究，被认为是空间位置不同的脑区在时间上的相关性。功能连接研究的最大优势在于，利用fMRI数据中丰富的时间信息，把大脑作为一个神经元网络，各不同脑区作为神经元网络中的一个节点，从整体角度研究病理状态下脑功能的改变。对健康志愿者的研究显示，在初级运动区与辅助运动区之间、视觉、听觉和语言功能区之间均存在脑功能连接。现在对于功能连接的研究不仅显示内颞叶结构和扣带回后部的功能连接破坏，还发现早期AD患者与执行功能相关的前额叶功能连接，以及与情节记忆、语义提取和情绪处理等密切相关的默认状态网络被破坏。后扣带回是AD最早出现的脑代谢减低区，该区域和内颞叶共同参与情节记忆的提取，其代谢异常具有特别重要的意义。此异常改变被认为由内颞叶结构破坏这两个区域之间的功能连接所致，在fMRI上表现为该区域的激活降低（图8-18~图8-20）。

4.氢质子磁共振波谱在AD诊断中的应用　磁共振波谱是真正无损伤活体测定组织代谢改变的方法，以氢质子磁共振波谱（^{1}H-MRS）最为常用。^{1}H-MRS可显示的主要代谢产物有：仅存在于神经元和轴索中的氮-乙酰天门冬氨酸（NAA），其浓度减低提示神经元变性或缺失；肌醇（myoinosinal），其浓度增高被认为与胶质增生有关；胆碱（Cho）参与细胞膜的构成；肌酸（Cr）在脑内一般保持恒定，所以多被选择为参照物。在AD早期即可有内颞叶、后扣带回、额叶等区域的

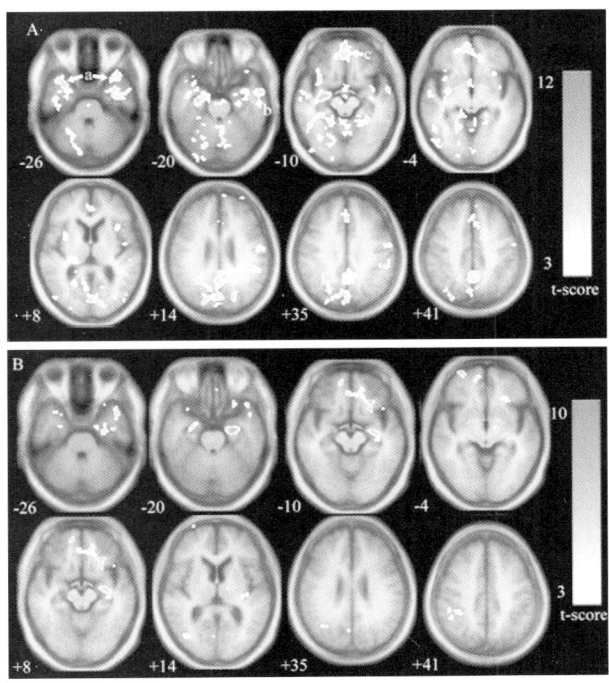

图 8-18 老年对照者与右侧 (A) 海马和左侧 (B) 海马具有显著功能连接的脑区 (附彩图)

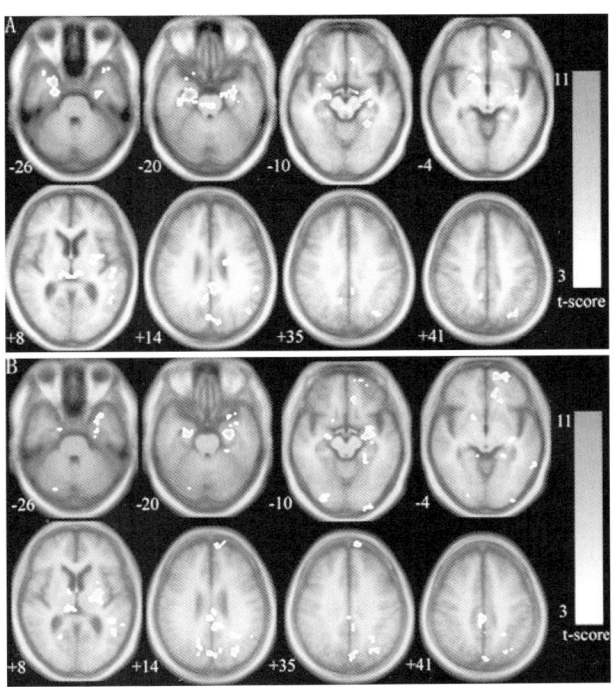

图 8-19 AD 患者与右侧 (A) 海马和左侧 (B) 海马具有显著功能连接的脑区 (附彩图)

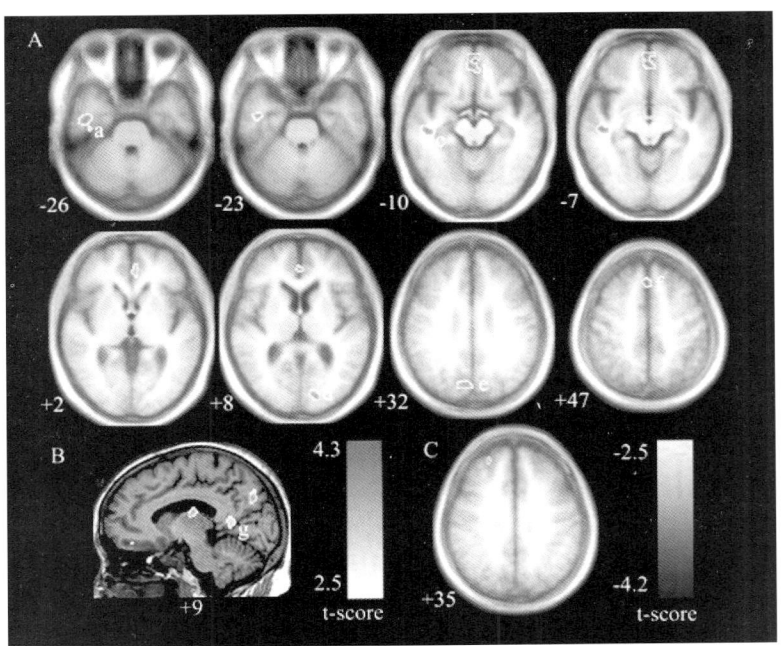

图 8-20 AD (附彩图)

暖色提示早期 AD 与右侧海马功能连接减弱的脑区,冷色为与左侧海马功能连接增强的区域。图 A:AD 患者与右侧海马功能连接减弱的脑区;a:右侧下颞皮层 (包括 BA 20 区和嗅周皮层);b:内侧前额叶/腹侧前部扣带回;c:右侧颞上回和颞中回;d:左侧楔叶;e:右侧楔叶延伸至楔前叶;f:背侧内侧前额叶。图 B:右后扣带回的 10 个体素大小的 (270mm³),满足幅度阈值但不满足范围阈值。g:右侧后扣带回。图 C:右侧背外侧前额叶皮层 (BA 9) 的一个 20 个体素大小的簇 (540mm³) 与左侧海马功能连接增强。

NAA/Cr 比值下降,还可出现 mI/Cr 和 mI/NAA 比值升高。由于 AD 大脑皮层和皮层下神经元丢失常伴有胶质增生,使大脑皮层的萎缩被部分掩盖,在结构测量中会出现假阴性。¹H-MRS 可以显示神经元特异性的 NAA 含量,由于增生的胶质细胞不含 NAA,故根据 NAA 峰值可以准确估计 AD 皮层和皮层下轴索的丢失程度。胶质细胞增生则可通过 mI 的改变反映出来,据文献报道 AD 早期 mI 峰即有升高,并认为颞叶 mI 峰升高和 AD 病程进展以及病变的严重程度相关。由于 NAA 和 mI 的改变都独立于常规 MRI 所示的形态学改变,二者可以用于 AD 的早期诊断。有报道 mI/NAA 比值对 AD 早期诊断的敏感性和特异性分别为83%和98%。但是对¹H-MRS所见与患者认知功能之间相关性的研究，却没有得到一致性结论。此外，关于Cho在AD脑内改变的报道也一致，甚至有结论相反的结果。

与正常对照组相比，AD患者的¹H-MRS检查显示NAA峰降低和mI峰升高，但是由于波谱技术复杂以及其结果的特异性不高，目前，¹H-MRS还难以用于AD的临床诊断。有人应用¹H-MRS对AD进行随访观察，结果显示AD患者随病情进展，除可见海马萎缩外，相应区域（尤其左侧海马）的NAA峰值也明显降低。

（六）核医学显像在AD诊断中的应用

早期AD患者出现脑血流分布异常，SPECT检查显示约80%可见双侧或一侧大脑颞、顶叶血流灌注减低或灌注缺损，以颞、顶叶后部为著。有文献报道此征象的敏感性在轻症AD患者为67%、中度患者为86%、重症者高达92%，总体特异性为91%。¹⁸F-FDG PET在评价脑组织葡萄糖代谢时，可兼顾脑血流和氧含量的测定。应用¹⁸F-FDG PET检查早期AD患者，可见大脑半球颞、顶叶皮层葡萄糖代谢降低，表现为低代谢或代谢缺损区（图8-21～图8-22），累及单侧（以左侧多见）或双侧大

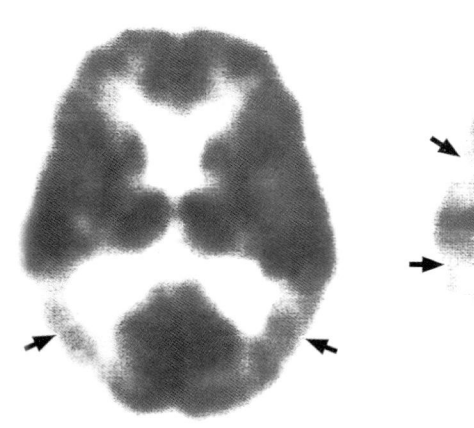
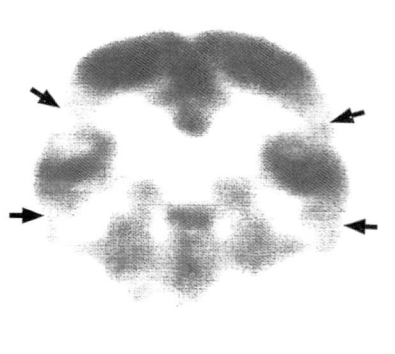

图8-21　AD
¹⁸F-FDG PET脑扫描横断（左图）和冠状位（右图）显像：显示大脑半球顶叶后部和颞叶皮层的葡萄糖代谢率下降（↑），为AD患者的特征性改变。

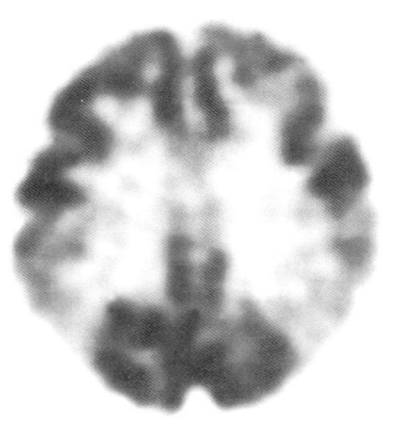

图8-22　AD
¹⁸F-FDG PET脑扫描横断显像：显示两侧颞顶叶对称性放射性减低。

脑半球。轻度AD患者的额叶很少受累，重度AD患者亦可出现额叶的代谢异常。当采用胆碱类或其他药物对AD患者进行治疗时，若治疗有效，则可见低血流灌注区的局部脑血流量（rCBF）明显增加。

许多关于SPECT和PET的研究已经证实，AD患者大脑双侧或单侧颞-顶叶交界区血流灌注和葡萄糖代谢均显著降低，其原因尚未完全清楚。一般认为此现象可能与AD所致老年斑和神经原纤维缠结更易于累及颞、顶叶新皮层有关，或者与颞叶胆碱能神经末梢选择性丢失，以及继发于海马结构病变的颞、顶叶皮层神经传入阻滞有关。虽然痴呆的严重程度与代谢障碍程度显著相关，我们还不能简单地把代谢障碍等同于神经元的缺失。神经元活动的有效性是脑功能基础，大脑激活时的脑葡萄糖代谢率是反应神经元功能更敏感的指标。葡萄糖代谢在更大程度上反应神经突触活性，而突触连接缺失在AD患者有非常重要的作用。研究发现，脑葡萄糖代谢与脑血流量减低并非仅由轻度脑体积萎缩或微血管病变所致，而主要是神经元及其神经突触数目减少的结果。

在试图确定SPECT和PET区分AD与正常对照组的研究中，因搜集样本的数量、患者痴呆严重程度，以及图像分析方法不同，而尚无定论。大多数报道其敏感性和特异性在80%～90%之间。Holman等应用定量分析方法对132例患者进行SPECT研究，经1年随访证实，以双侧颞、顶叶低灌注为指标诊断AD的准确性为82%，而以单侧颞、顶叶或额叶低灌注为诊断标准，其准确性要低得多。而一组经病理证实AD的SPECT研究结果表明，其敏感性和特异性分别为86%和73%。

对记忆力下降者进行纵向研究,发现最终转化为AD者,最早出现代谢异常的部位是后扣带回,对无痴呆症状的ApoE 4纯合子携带者的研究亦发现,后扣带回出现低代谢区。产生这一征象的原因尚未明确,也许与海马病变导致扣带回传入阻滞有关,而非扣带回本身的病变所致。Pietrini等观察静息状态和声光刺激时,拟诊AD者脑葡萄糖代谢率的变化,结果在静息状态下AD组与对照组无差异,给予声光刺激时,AD者的脑葡萄糖代谢率显著减低。根据后扣带回低代谢和上述认知负荷试验的结果,可以认为PET检查有助于AD的早期诊断。

当AD发展至中期时,随病情加重,SPECT显示脑皮质低灌注区的数目增加、范围扩大,可由一侧变为双侧。晚期病情严重者,病变累及全脑(覆盖额、顶、颞、枕各叶),同时出现脑皮质变薄、脑室扩大等脑萎缩的征象。而PET显示脑代谢改变则出现双侧大脑半球不同脑区不对称的现象。有明显语言功能障碍或出现失语者,可见左大脑半球皮质(包括整个额、颞和顶叶),以及外侧裂区的代谢明显减低;有视觉功能失调者出现视觉空间缺损,右顶叶皮质的代谢减低;而以记忆缺失为主要症状的患者,则显示双侧颞中叶的灌注缺损,以右侧更明显。

近来的研究发现AD患者的匹兹堡复合物B(Pittsburgh compound-B, PIB)结合率较高,其PIB的潜在结合值(binding potential values, BP)显著高于对照组($P < 0.0001$),而在41例非痴呆患者中,仅4例皮层的BP值增高。研究认为非痴呆患者的PIB潜在结合值增高,提示PIB淀粉状蛋白显像可能对显示临床前期AD比较敏感。^{18}F-FDDNP (2-(1-{6-[(2-[^{18}F]Fluoroethyl)(methyl)amino]-2-naphthyl}ethylidene)malononitrile)是一种在体外能与老年斑和神经元纤维缠病变结合的大分子化合物。初步研究表明,FDDNP-PET检查能获得与FDDNP的整体结合值(即颞顶叶、后扣带回和额叶的平均值),此值正常对照组低于MCI组,而MCI组又低于AD组。应用此指标区分正常对照、MCI与AD的效果优于^{18}F-FDG PET和MRI容积测量,能准确区分三者。该技术能无创性显示脑老年斑和神经原纤维缠结的局部含量,有潜在的临床应用价值。

(七) 经颅多普勒超声检查

TCD能测量基底动脉环脑血管的血流速度和血流量等生理参数,观察指标较多,但对AD的诊断无何特殊意义。临床仅应用TCD对AD与血管性痴呆进行鉴别,后者的脑动脉血流流速增加,提示动脉狭窄,或者探测不到血流,提示血管闭塞等异常改变,而AD患者的脑血流无特征性异常改变。

十、AD的影像学鉴别诊断

AD患者通常需要与其他类型痴呆、老年抑郁症等疾病进行鉴别,影像学检查有重要鉴别诊断价值,下面依次进行介绍。

(一) 血管性痴呆(vascular dementia, VD)

VD也是为一种常见的老年痴呆,其发病年龄与AD重叠,影像学所见有一定特征性:

1. VD的脑形态学改变　CT或/MRI显示VD患者大脑白质有弥漫性异常改变和多发梗死灶,伴脑室扩大。病情的严重程度可用脑室与脑实质的径线或体积比值标示。此外,还可见脑皮质萎缩的征象。

VD的上述4种影像学改变的特异性不高,而且与AD有重叠。但是,若4种改变同时出现,病灶数量越多、程度越重,患VD的可能性就越大。有学者测量所有脑白质(或左侧大脑半球)病灶或/和梗死灶的体积,与同龄正常人对比,发现病灶体积越大,诊断VD的可能性就越大。还有研究认为VD胼胝体萎缩以膝部明显,而AD的胼胝体萎缩以嘴部和压部为明显,体部相对正常,该指标有鉴别诊断价值。

2. 血管性痴呆的脑功能改变　有人应用TCD测量大脑中动脉、基底动脉,以及颈总动脉,结果发现VD患者的血流速度增加,血流量下降,认为此征象鉴别VD与其他类型痴呆的准确性可达90%。对VD患者进行SPECT检查,结果大脑皮层有单发或多发血流灌注减低或缺损区,病灶呈斑片状,分布范围广泛。

3. 血管性痴呆脑代谢改变　应用 FDG-PET 检查 VD 患者,大脑皮层有单发或多发斑片状弥漫分布的葡萄糖代谢减低区,而双侧顶叶代谢异常与 AD 有关。

(二) 额颞叶痴呆 (frontotemporal dementia, FTD)

FTD 是一组与额颞叶变性有关的疾病,包括 Pick 病、非 AD 型额颞叶痴呆、局灶性额叶萎缩等。影像学检查在本病的诊断和鉴别诊断方面具有重要价值。

1. 额颞叶痴呆的形态结构改变　CT 和 MRI 检查可见对称或不对称性额颞叶萎缩,而大脑半球后部形态相对正常,侧脑室可扩大,尾状核头部萎缩。受累皮质下脑白质在 T_2 加权像上为显著高信号。虽然 AD 与 FTD 都引起大脑多部位萎缩,但 FTD 在额中部和颞前区的萎缩较 AD 明显,而且萎缩左右不对称,无内颞叶萎缩改变;进展期的 FTD 也可见顶叶和中央区萎缩。AD 患者大脑额、颞、顶叶联合区可见轻至中度皮层萎缩,左右两侧萎缩程度基本对称。FTD 和 AD 引起海马萎缩的类型不同,前者表现为海马前端的萎缩,而 AD 的海马各部分均有萎缩。

2. 额颞叶痴呆脑功能改变　不同类型的痴呆具有不尽相同的灌注模式。前额叶的灌注降低与 FTD 相关,而与 AD 无相关性,但双侧顶叶灌注异常与 AD 有关。MRI 的 ASL 脑灌注检查显示 FTD 的右侧额叶呈低灌注,而顶叶和后扣带回的灌注高于 AD。联合应用额叶灌注和灰质萎缩可以使 FTD 与正常对照组的区分率达到 74%,顶叶灌注和灰质萎缩联合应用的区分率为 75%,而联合应用额叶和顶叶灌注可以使得 FTD 与 AD 的鉴别率达到 87%。^{1}H-MRS 检查显示 FTD 肌醇峰升高,显著高于 AD 患者,用于 FTD 与 AD 的鉴别,准确率高达 92%。

(三) 路易体痴呆 (dementia with Lewy bodies, DLB)

DLB 是一组以波动性认知功能障碍、视幻觉和帕金森综合征为临床特点,以路易体和路易神经元为病理特征的神经变性疾病。它是老年期神经变性性痴呆的常见原因,约占神经变性性痴呆的 15%~20%,发病率仅次于 AD 而居于第二位。

该病的临床表现主要有波动性认知功能障碍、反复发生并持续存在的视幻觉和锥体外系运动障碍。MRI 扫描可见大脑半球萎缩和脑室扩大,脑室周围脑白质有 T_2 加权像高信号,但海马和颞中回的萎缩程度比 AD 轻。SPECT 和 PET 检查发现,路易体痴呆和 AD 都有双侧颞叶的代谢减低,但前者枕叶也出现明显代谢降低。利用特异性示踪剂(如 CIT、^{99m}Tc-ECD)进行 SPECT 或 PET 扫描,发现路易体痴呆患者有严重的多巴胺功能障碍,而 AD 患者无此异常改变,此点有助于二者的鉴别诊断。利用 PIB-PET 检测技术,AD 患者大脑皮层与 PIB 结合显著增多,而路易体痴呆的 PIB 结合减少,且变化较大。

(四) 帕金森病 (Parkinson's disease, PD)

PD 是黑质-黑质-纹状体通路变性性疾病,50~65 岁之间发病,部分患者可伴发痴呆。PD 的主要影像学改变如下:

1. PD 的脑形态学改变　CT 和 MRI 扫描显示基底节区有轻微异常改变,表现为在 CT 图像上纹状体的密度略低,在 MRI 的 T_2 加权像纹状体的信号强度略高,但是大部分患者并无形态学异常改变。

2. PD 的脑功能和代谢改变　应用 ^{123}I-IMP 进行 SPECT 扫描,显示 PD 的大脑皮层出现弥漫分布的灌注缺损区,额、颞和顶叶均可受累。左旋-^{18}F-多巴 (L-^{18}F-Dopa) PET 显示纹状体对多巴的摄取量显著下降至 0.154ml/min,而正常对照组为 0.69ml/min,所以,PET 可准确评价黑质-纹状体退行性变,与其他痴呆可资鉴别。^{18}F-FDG PET 显示伴有痴呆的 PD 患者在病程早期,大脑半球颞、顶叶及纹状体区葡萄糖代谢减低,而不伴有痴呆的 PD 患者的葡萄糖代谢未见异常改变。

(五) 进展性核上瘫 (progressive supranuclear palsy, PSP)

PSP 是一种主要累及额叶的原发皮层下病变,继之使皮层失去活性,其临床初期表现酷似帕金森病。进展性核上瘫的影像学所见有:MRI 可见中脑和第 III 脑室周围区萎缩,为其主要形态学改变。应用 ^{123}I-IBZM 进行 SPECT 扫描,显示基底节区碘摄取率降低，基底节与额叶白质的摄取率比值亦下降，提示纹状体内多巴胺D_2受体缺乏，而帕金森病无此改变，故可据此将二者鉴别开来。^{18}F-FDG PET显示尾状核、豆状核、中脑上部等部位的葡萄糖代谢率减低，而大脑皮层几乎无异常改变。进展性核上瘫的上述影像学改变与AD截然不同，可资鉴别。

（六）皮层下动脉硬化性脑病（Binswanger's disease，BD）

BD是一种由动脉硬化引起大脑皮层下白质小动脉病导致脱髓鞘的疾病。临床上BD患者呈进行性痴呆，并发多变的脑定位体征。

CT和MRI均显示脑室周围深部白质大片状异常改变，脑室扩大，可并发腔隙梗死灶。^{123}I-IMP SPECT显示斑片状低灌注区位于额叶感觉运动区和小脑，此征象对本病与AD、PD，以及正常人的鉴别有重要意义。但另外有报道认为BD的灌注缺损区与AD相似，亦位于颞顶区，因此根据SPECT表现无法与AD相鉴别。SPECT扫描对本病的诊断和鉴别诊断作用还有待于进一步观察。

（七）胼胝体变性（Marchiafava-bignami disease，MBD）

MBD发生于大量饮酒，特别是饮葡萄酒的中老年人，患者出现渐进性精神异常、抽搐、震颤、构音障碍、共济失调等症状，可伴有痴呆。

MRI的T_2加权像显示胼胝体有斑片状高信号，对本病有诊断和鉴别诊断意义。^{18}F-FDG PET显示大脑额、顶、枕叶的皮质葡萄糖代谢率均显著降低。

（八）CJ病（Creutzfeldt-Jakob's disease）

临床上本病以进行性痴呆、肌阵挛和特征性脑电图改变为特点，其主要影像学表现有：

发病初期MRI的T_2加权像显示两侧丘脑信号强度减低，而尾状核、壳核的信号强度轻度增高，继之，出现大脑皮质萎缩。CT通常仅能显示脑萎缩改变。

^{123}I-IMP的SPECT显示大脑额叶有非对称性低灌注区，此征象早于CT和MRI发现病灶的时间。^{18}F-FDG PET扫描则显示整个大脑半球的葡萄糖代谢下降。

（九）艾滋病痴呆（AIDS dementia）

部分艾滋病患者伴有痴呆，在这些痴呆患者中，约30%在CT和MRI图像上有脑萎缩改变，35%的患者在MRI图像上有脑白质异常信号，主要位于胼胝体（特别是胼胝体的后部）。^{18}F-FDG PET扫描显示基底节区、丘脑的葡萄糖代谢率增高，而颞叶的代谢率减低，此改变与痴呆严重程度相关。^{123}I-IMP SPECT显示大脑皮质额、顶叶有低灌注区。^{1}H-MRS显示大脑半球的广泛代谢异常，表现为脑白质区NAA峰降低，Acho峰升高，在脑脊液中检出乳酸峰。

尽管上述影像学所见与AD有一定重叠，可能导鉴别诊断困难，但是，本病患者多合并脑内感染，产生相应的CT和MRI征象，根据这些并存征象通常能将二者区分开来。

（十）其他类型的痴呆

亨廷顿病患者的额、顶叶皮质和尾状核的葡萄糖代谢率降低，而Wilson病伴痴呆者豆状核的葡萄糖代谢率降低，提示PET能在这两种疾病与AD的鉴别诊断方面发挥作用。

十一、多种医学影像学技术联合应用对AD的诊断价值

上述医学影像学检查均各有优缺点，如果将两种以上分别观察脑形态学改变和显示脑功能或代谢变化的影像学技术联合应用，互相取长补短，则能增加诊断和鉴别诊断信息，必将提高影像学检查对AD的诊断效果。CT和MRI均能显示AD脑组织的形态学改变，但是无法观察脑组织功能和代谢的变化；SPECT和PET能显示脑组织的血流变化，但是，其空间分辨力较低，不利于对病变进行空间定位；PET和MRS则能显示脑代谢改变，前者的敏感极高，却属于有射线检查，后者虽然显示代谢产物的敏感性较低，但是无射线辐射危害，其空间定位能力均较差为它们共同的缺点。已经有文献报道，联合应用CT和SPECT诊断AD，可将敏感性提高至90%、特异性达97%。仅由SPECT或MRI诊断AD的敏感性为80%或略多，二者联合应用，

可使诊断敏感性提高至95%、特异性达92%，并且更适用于AD的早期诊断。另有一组病例报道的效果更好，敏感性高达100%。虽然，文献报道的这些诊断效果还有待于进一步研究验证，但是，各种医学影像学技术联合应用，是今后AD诊断和鉴别诊断的发展方向之一。

直接将两种优势互补的医学影像学技术融合，产生一种新的图像，用于疾病的诊断是近年的一个发展趋势。目前，CT/PET和MRI/PET已经开始临床应用，所获得的融合图像，在多种中枢神经系统疾病的诊断和鉴别诊断方面取得良好效果。还有将脑电图信号与CT或MRI融合的报道，由于脑电图的时间分辨力最高，可达几个毫秒，可以弥补其他影像学技术时间分辨力较低的不足。近年来，医学影像学设备联网已经逐渐普及应用，使图像融合的操作更加方便，与之同步发展的远程医学，使甲地的一种图像与乙地的另外一种图像进行融合成为可能，这必将推进此技术的进一步发展。

十二、影像学优选检查路线

AD的影像学检查首选MRI扫描，不仅可以显示脑形态结构、功能和代谢改变，早期做出AD的诊断，还能排除脑内其他器质性病变，并做出鉴别诊断。有条件者可行PET检查，补充有关脑代谢及血流灌注的信息。

附：轻度认知障碍

轻度认知障碍（mild cognitive impairment, MCI）是近年来提出的一个较新概念，特指那些记忆或者认知功能降低但尚未达到痴呆诊断标准的老年人。虽然有关MCI概念的争论较多，但是MCI的提出使我们把AD的研究提前到前驱阶段，对更早期做出AD诊断并加以预防具有重要意义。目前认为，MCI是介于正常脑老化与痴呆之间的临床状态，部分MCI逐渐发展成AD。据文献报道每年有10%~15%的MCI转化为AD，而普通老年人每年只有1%~2%转化为AD，MCI具有进展为AD的高度危险性。

一、MCI的分类

目前神经心理医师多倾向于将MCI分为3类：

（1）以记忆损害为主，其他认知功能相对保持完整，称之为遗忘型MCI，该型MCI多发展成AD；

（2）具有多种认知功能的轻度损害而不一定包括记忆损害，但是其严重程度达不到痴呆的诊断标准，此类型的MCI可能进展成AD，也可能发展成血管性或其他类型的痴呆，以及其他非痴呆疾病；

（3）出现单个非记忆认知功能损害，如单纯语言障碍、单纯注意障碍或动作和执行功能障碍等。前者可进展成原发性进行性失语，后者则可进展成额颞叶痴呆。从认知损伤范围以及临床转归来看，MCI所代表的人群具有异质性。

二、病理改变

MCI患者的神经病理改变为AD的极早期阶段，表现为内嗅区皮层、海马等部位出现老年斑、神经原纤维缠结，以及轻度神经元丢失，但这些改变也见于正常老年人。MCI患者内嗅区皮层的神经细胞减少约32%，而内嗅区皮层的第Ⅱ层神经元的丢失高达60%。Meynert核团为重要的胆碱能神经元核团，在AD患者很容易受损，MCI的Meynert核团亦可出现神经元减少，故MCI患者的神经病理改变介于正常老年与AD之间。

根据NFTs在AD进展过程中的不同分布部位，Braak将AD的病程分为6期：

第Ⅰ、Ⅱ期病变局限于穿内嗅区、内嗅皮层和海马的CA1区，表现为NFTs形成和神经元缺失，而新皮层不受累，此期患者的认知障碍也仅局限于情节记忆受损；

第Ⅲ、Ⅳ期表现为内嗅区及海马病变加重，但新皮层病变仍然不明显，患者开始出现语言、视空间技能、注意和执行功能受损的表现；

第Ⅴ、Ⅵ期海马的各个结构都出现大量NFT，新生皮层广泛受累，导致初级记忆受累。在一项关于MCI和AD病理相关性研究中发现，MCI组约2/3的患者处于Braak分期的第Ⅲ、Ⅳ期，其余病例分别处于第Ⅰ、Ⅱ和Ⅴ、Ⅵ期；而AD组约50%处于第Ⅴ、Ⅵ期，其余病例大多处于第Ⅲ、Ⅳ期；正常对照组约50%处于第Ⅲ、Ⅳ期，其他人大多属于第Ⅰ、Ⅱ期。该研究进一步证实MCI向AD发展的演变过程。

三、MCI 的诊断标准

目前关于轻度认知障碍的诊断标准较多，Peterson等提出一套操作性较强的MCI诊断标准：

1. 存在由患者自己、家属或知情人提供的记忆减退的主诉。
2. 记忆测验成绩低于年龄和文化程度相匹配的正常对照人群1.5个标准差，而且MMSE评分至少24分，或者Mattis痴呆量表（DRS）至少123分。
3. 患者的总体认知分级量表属于轻度异常，即总体衰退量表（GDS）为2～3级，或者临床痴呆评定量表（CDR）评分为0.5分。
4. 其一般认知功能正常。
5. 日常生活能力保持正常。
6. 能除外痴呆或任何可以导致脑功能紊乱的躯体和精神疾患。

四、临床和神经心理检查

MCI患者最突出的临床表现为记忆障碍，超过80%的MCI患者至少有轻度主观记忆减退的主诉，可合并其他认知功能障碍和人格行为改变，但是其一般生活能力保留。MCI患者一般没有神经系统定位体征。从临床角度观察，MCI的记忆损害与早期AD很相似，如果患者表现为延时记忆障碍，而且不被语义线索所改善，其他认知功能相对保留，则可考虑MCI的诊断。

神经心理检查可以发现MCI患者不仅有记忆损害，而且有执行功能、视空间功能、注意力、定向力和计算能力的减退，与正常老人比较差异显著。对临床前AD和MCI的横向和纵向（前瞻性）研究发现，MCI的神经心理学改变与临床前期AD非常相似，情节记忆是其最突出的认知功能损害，最早损害言语性情节记忆，然后出现视觉性情节记忆损害，而语义记忆（包括词语流畅性、命名和其他认知功能）最初不受累，只有当病程进展至临床发病前后，才出现其他和总体认知功能的下降。在认知功能方面，词语情节记忆损害可能是预示MCI转归的最好指标。神经心理测试如听觉词汇学习、词汇流畅性、分类、小标记、视觉推理、连线和空间结构测验等，可能对认知功能改变具有早期诊断价值。另有研究发现时间定向力减退或轻微的画钟实验问题，都预示MCI转变为AD的概率增高，事实上超出记忆损害的异常均预示转化为AD的风险增加。

五、轻度认知障碍的治疗

MCI作为正常老化与痴呆之间的过渡阶段，若在此期间对其进行临床干预，有可能延缓认知功能损害的进展。由于MCI病例以遗忘型最为多见，所以对MCI的治疗在很大程度上与AD的治疗类似。

1. **改善脑组织供血和细胞代谢的药物** 用药主要针对MCI患者脑血流量减少和代谢减退，例如给予银杏叶提取物，可以有效改善MCI患者的认知功能，延缓MCI向AD的转化；甲磺酸阿米三嗪萝巴新片（都可喜）既可提高血氧饱合度，又能改善神经细胞的有氧代谢，进而改善脑细胞功能。吡拉西坦（piracetam）和普拉西坦（pramiracetam）均属γ-氨基丁酸的衍生物，通过降低血小板活性和血细胞对血管壁的附着作用而改善微循环，并能刺激中枢胆碱能神经活性，以改善患者的记忆力，另外，此类药物还具有促进大脑皮质细胞代谢的作用，能增加大脑对氨基酸、蛋白质，以及葡萄糖的吸收和利用，从而增强脑细胞存活能力，使受损的神经细胞功能得以恢复。

2. **改善神经递质传递的药物** 胆碱酯酶抑制剂是治疗AD最常用且疗效最为肯定的药物。第二代胆碱酯酶抑制剂（如盐酸多奈哌齐、加兰他敏、重酒石酸卡巴拉汀等）已经广泛应用于AD的治疗。但是胆碱酯酶抑制剂对MCI是否有疗效，还处于争论之中。有学者进行多奈哌齐对MCI患者疗效的多中心随机双盲安慰剂对照研究，结果表明治疗后的MCI患者的神经心理评分比未用药的对照组有较大提高。

3. **抗氧化和抗炎症药物** 氧化损害和炎症在神经退行性疾病和脑衰老改变中具有重要作用。基础研究表明，小胶质细胞产生的反应性氧化物和炎性物质与AD的发生有关。目前主要有两类药物可预防氧化损害，即抗氧化药物（减少自由基的产生）和自由基清除剂。盐酸司来吉兰（Selegiline）属于单胺氧化酶抑制药，有抗氧化作用，而维生素E是常用的自由基清除药物。

4．性激素　基础神经科学研究证明，雌激素通过海马和基底前脑部的受体影响大脑功能（特别是学习和记忆功能），它还可以通过促进胆碱能神经元活性、刺激轴突出芽和树突棘形成、改善脑血流量、调节载脂蛋白E基因的表达、增加神经递质释放和清除自由基等作用而起到脑保护剂的作用。但是由于一项对雌激素和孕激素的大型随机双盲试验显示，联合用药组发生心脑血管病、肺癌和乳腺癌的危险性增加，而且有研究显示联合用药不仅不能防止MCI向AD的转化，反而会增加65岁以上老年妇女罹患痴呆的危险性。

5．谷氨酸受体调节药物　谷氨酸受体调节药物对记忆和学习能力具有改善作用。目前研究较多的谷氨酸受体主要有N-甲基-D-天门冬氨酸（NMDA）和a-氨基-3-羟-5-甲基-4-异噁唑丙酸（AMPA）等两种类型，目前这两种受体激动剂正尝试用作增强记忆的药物。

6．钙拮抗剂　钙拮抗剂可以改善AD患者的认知功能，但对轻症MCI和正常老年人是否具有预防作用，还未经严格设计的临床试验加以证明。

7．中医药　虽然国内有报道针灸可以改善轻～中度AD患者的认知功能，但是其机制尚不清楚。对MCI患者进行针灸治疗能否延缓病情进展，也需要进一步研究。目前，有关中药复方促智药的研究很多，但大多局限于动物实验阶段，临床疗效尚有待于积累更多的病例资料加以证实。

六、轻度认知功能障碍的影像学检查

由于MCI是正常老化与痴呆之间的过渡状态，所以对于MCI的早期诊断将有助于减少或延缓MCI向AD的转化。

（一）MRI结构测量在MCI中的应用

虽然MCI是AD的前驱期改变，但是MRI检查已经显示MCI患者边缘系统有结构的异常改变。神经病理研究显示，MCI患者最早发生病理改变的部位是内嗅皮层。MRI研究也证实，MCI、轻度AD与健康老年人的内嗅皮层体积存在显著性差异，AD组患者内嗅皮层的体积最小，健康老年对照组的内嗅皮层体积最大，而MCI患者的内嗅皮层体积介于二者之间。有报道认为，鉴别AD与对照组，内嗅皮层体积测量比海马体积测量效果更好，敏感性分别为80%与78%，特异性分别为92%与90%，而在鉴别MCI与正常对照组时，二者作用相似，内嗅皮层体积测量并不比海马体积测量的效果更好。由于内嗅皮层难以准确确定边界，而海马的定界较为容易和准确，因此，目前仍将海马体积测量作为发现MCI的判断方法。正常老年人海马体积随年龄增加而下降，MCI患者的海马体积较正常老年人下降得更明显，与同年龄老年人相比，MCI患者海马体积下降大约14%。随访测量MCI患者海马体积，仅凭海马体积萎缩预测MCI发展为AD的敏感性为91%，特异性为89%，因此，海马体积测量的随访研究对判断MCI预后有重要意义，可以作为判定MCI向AD发展的特异性指标。有研究利用VBM方法来评估MCI向AD转化过程中灰质的丢失情况，将MCI转化成AD组、未转化成AD组与正常对照组比较，发现转化为AD者较未转化成AD者灰质密度丢失得更广泛，其异常改变模式与AD类似，因此，认为MCI的不同灰质密度分布模式可能与MCI的不同转化结果有关。类似的研究认为海马和内嗅皮层萎缩严重对预测MCI向AD的转化有意义，换言之，海马和内嗅皮层萎缩得越明显，其转化成AD的可能性就越大。对遗忘型MCI向AD转化过程的纵向研究，显示灰质丢失模式与病情进展过程一致。

（二）功能磁共振成像在轻度认知功能障碍中的应用

1．磁共振灌注成像在MCI中的应用　由于SPECT、PET等手段进行脑血流检查的优势明显，磁共振PWI在MCI中的应用报道较少。ASL技术显示MCI患者脑灌注左右两侧不对称，右侧顶下小叶的灌注降低，这与AD所见类似，并且与SPECT、PET的脑血流显像检查结果相符合。

2．磁共振扩散成像在MCI中的应用　MCI在病理上的表现类似于AD，只是程度和范围较轻。各种病理改变如淀粉样蛋白沉积、神经炎性退变和细胞骨架不稳定都会影响水在脑组织中的扩散。MCI患者DWI检查显示双侧海马扩散异常,其ADC值介于正常人与轻度AD患者之间,但胼胝体压部的ADC值低于AD组,这可能有助于MCI的诊断。对遗忘型MCI患者进行纵向随访观察,发现受试者在随访开始时海马的ADC值越高,就越容易进展为AD。虽然DWI可以反映MCI的病理改变,但由于ADC值在AD、MCI和正常对照之间有重叠,所以不能可靠地用于MCI的早期诊断或者预测MCI向AD发展的趋势。由于髓鞘、轴突丢失以及胶质细胞增生等病理改变,导致限制水分子流动的障碍物丢失和各向异性改变,可以利用DTI的FA值来评价脑白质病变。在健康老年中,DTI显示的异常主要位于额叶,包括额叶白质、扣带前部和胼胝体膝部。而MCI患者的表现与AD类似,在海马旁回、颞叶白质、胼胝体压部和后扣带等后部区域出现异常改变。对MCI和AD的对照研究显示,多个大脑后部白质区域的扩散异常,表现为FA值降低,但这些异常改变在二者有很大重叠,提示MCI在发展成为AD之前就已经出现脑白质的异常。MCI和AD病变最早累及内嗅皮层,表现为双侧内嗅皮层的MD明显升高,而且与患者的神经心理评分值相关。扣带回是最早出现代谢异常的部位,扣带纤维是多个皮层区域之间的投射纤维,MCI患者扣带纤维的FA值较对照组明显降低。穿通通路(perforant path)是通向边缘系统入口的纤维通道,利用DTI显示穿通通路,结合应用海马和内嗅皮层高分辨力MRI和体素间的相关分析,显示MCI穿通通路的体素间的相关值明显降低,而且与其认知损害程度明显相关,被认为是鉴别MCI与正常对照组的唯一参数。

3. 磁共振血氧水平依赖成像在MCI中的应用　遗忘型MCI是最多见的临床类型,其主要表现为近事记忆力减退,通过fMRI可以发现MCI患者与记忆相关的内颞叶激活降低,提示边缘系统功能在MCI阶段就已经开始减退。MCI患者出现脑局部激活强度减弱的原因可能一方面与脑毛细血管淀粉样变性导致局部灌注有关,由于该区域氧合血红蛋白含量降低,与脱氧血红蛋白的比值下降,因此磁共振信号强度降低;另一方面MCI患者的认知功能缺陷使得患者不能完成所测试任务,无法充分调动神经元网络活动,使神经元电活动反馈性引起脑局部血供减少,导致脑激活降低。但也有报道认为MCI患者在病程的起始点时,由于神经元丢失程度较轻,内颞叶激活强度增加是一种代偿,对AD高危人群进行fMRI检查也发现左侧内颞叶结构激活增强高,被认为是患者在AD发病前多年就已经出现记忆系统功能的上调。执行经典面孔识别任务显示MCI患者的顶叶激活增强,加提示功能代偿。文献报道的结论的不同,可能与入组MCI患者的病变严重程度不同有关,但总体上可以认为早期MCI由于功能代偿而使激活增强,至MCI后期因病变加重导致失代偿使激活强度降低。类似的报道显示记忆损害较轻的MCI与正常对照比较海马激活增强,病情较重MCI则出现显著低激活,这些表现与轻度AD者类似。

有关MCI脑功能连接的研究显示,MCI患者与记忆力损害相关的双侧海马和左侧后扣带回的功能连接缺失,而左侧后扣带回和同为默认网络组成部分的右侧前额叶内侧皮质的连接异常,同时与注意功能相关的双侧顶上小叶和双侧额下回也受累,这与AD患者情节性记忆和执行注意功能最早受累相符合。

4. 磁共振波谱在MCI诊断中的应用　MCI患者内颞叶结构神经元丢失和胶质细胞增生的MRS表现为NAA峰值和NAA/Cr比值降低,而反映胶质细胞特异性的mI峰升高,NAA/mI比值降低也有助于MCI的诊断。MCI的NAA/Cr和NAA/mI比值均高于AD。有研究显示AD患者后扣带回的NAA/Cr比值低于MCI和健康对照组,AD和MCI患者后扣带回的mI/Cr比值高于健康对照组,mI/Cr比值升高提示MCI向AD的转变;应用后扣带回NAA/Cr比值鉴别AD与MCI的敏感性为67%。

(三) 放射性核素显像在轻度认知功能障碍的应用

SPECT显示MCI最早出现的灌注异常部位是后扣带回,楔前叶也出现血流降低。随病情发展出现左侧海马及海马旁回的血流灌注进行性下降,进而出现大脑联合皮质区的广泛血流灌注减低区,这些表现与MCI向AD转化过程中的病理演变相一致。对MCI患者进行随访研究发现,进展型MCI的脑血流灌注较稳定型MCI降低7%~10%。利用^{18}F-FDG PET对MCI患者进行随访研究发现,进展型MCI的顶叶和后扣带回代谢进一步减低,并且前额叶的代谢也对称性减低,而稳定型MCI却无类似改变。有报道将能与老年斑和神经原纤维缠结结合的大分子化合物FDDNP用于PET检查,MCI的大脑总结合值处于正常人与AD患者组之间,应用该指标的鉴别诊断效果优于FDG PET和MRI体积测量,可以将MCI从AD和正常对照组区分出来。

第二节 血管性痴呆

血管性痴呆(Vascular dementia,VD)是指由脑血管和心血管病变引起缺血性或/和出血性脑损害所导致的认知功能障碍。VD是仅次于AD,是第二常见的痴呆类型,欧美国家的统计资料表明,VD占痴呆患者总数的20%,而我国的血管性痴呆更多见。血管性痴呆的发病率随年龄增长呈线性上升,在调整年龄和性别因素的影响之后,65岁以上老年人的发病率为1.2%~4.2%,其发病率每5.3年翻一倍。在经济水平和医疗服务体系欠发达的情况下,血管性痴呆的高发病率给社会带来巨大经济和心理压力。

一、血管性痴呆的分类

按照病灶的位置VD可以分为:

1. 多发脑梗死性痴呆(multi-infarct dementia,MID),梗死灶位于皮质或皮质下区。

2. 累及重要功能区的单发梗死性痴呆(strategic single-infact dementia,SSID),此型梗死灶多位于角回、丘脑、顶叶或基底节等部位。

3. 多发小血管病变所致痴呆,包括多发腔隙性脑梗死、白质疏松症(leukoaraiosis)、皮层下动脉硬化性脑病(BD)等。

4. 心功能不全或低血压等引起脑组织低灌注导致分水岭脑梗死。

5. 出血性痴呆 因大脑内血肿、慢性硬膜下血肿或蛛网膜下腔出血后遗症所致的痴呆。

6. 其他脑血管病 包括肌纤维发育异常(fabromuscular dysplasia,FMD)和烟雾病(moyamoya's disease)。

按照发病情况VD可分为:

1. 急性起病的VD 包括卒中后多发脑梗死性痴呆、由单个关键梗死灶所致的痴呆和与内囊下膝部腔隙性脑梗死相关的痴呆;

2. 亚急性起病的VD 包括腔隙状态、Bing-swanger型老年性痴呆、CADASIL痴呆和淀粉样脑血管病。

二、血管性痴呆的发病机理

1. 多发梗死性痴呆 由继发于血栓形成或栓塞的多发脑梗死引起。血栓形成多为动脉粥样硬化的并发症,栓塞的栓子多来源于心脏。梗死灶多同时累及皮质和皮质下。是否引起痴呆,梗死灶的位置比梗死灶的大小更重要,相同体积的多个梗死灶比单病灶引起痴呆的可能性更大。

2. 重要部位脑梗死引起的痴呆 重要部位脑梗死是指累及皮质、皮质下重要功能区的若干小梗死灶或单个梗死灶。这些重要功能区以角回为代表,其次还有海马、丘脑、扣带回、内囊膝部、尾状核和苍白球等部位。这些重要部位的小梗死即可导致多个认知功能损害。

3. 丘脑梗死性痴呆 指双侧丘脑局灶性梗死所引起的痴呆,以精神症状为主。

4. 分水岭区梗死性痴呆 分水岭区梗死是指大脑前、中、后动脉供血区因长期低灌注,导致其交界区的梗死,常引起脑功能障碍(包括痴呆)。

5. 皮质下动脉硬化性脑病 发病较为隐匿,表现为进行性痴呆,伴有反复发作的局限性神经功能缺失。多数学者认为本病是因高血压及弥漫性动脉硬化引起深部白质血液循环障碍所致，尤其是深部穿支动脉供血不足，导致皮质下白质广泛脱髓鞘和多发性小梗死灶，主要见于脑室周围的深部白质。

6. 伴皮质下梗死和白质脑病的脑常染色体显性动脉病　与19号染色体上Notch3基因突变有关的家族性遗传性血管性痴呆，以白质脱髓鞘和多发皮质下腔隙性梗死以及脑小血管特异性病变为主。

7. 出血性痴呆　以脑实质内出血引起的痴呆最为常见，其次是蛛网膜下腔出血。高血压是脑出血的主要原因，淀粉样脑血管病为老年人和痴呆患者原发非创伤性脑实质出血的常见原因，由淀粉样蛋白沉积在脑皮质和软脑膜血管所致。

三、血管性痴呆的危险因素

一般认为VD的危险因素与脑血管病的危险因素相同，VD常见的危险因素有高龄、中风病史、左半球中风、脑白质损害、高血压、糖尿病、心肌梗死、房颤等，而吸烟、饮酒、高胆固醇血症、肥胖、男性、低教育程度等可能也是VD的危险因素。流行病学研究显示，控制高血压和其他血管性因素有可能预防VD的发生。

四、血管性痴呆的病理表现

脑血管病变是VD的病理基础，大脑实质内部有缺血或者出血性病灶，以前者多见。常见病理改变为多发腔隙性梗死、大面积梗死，以及脑蛋白质动脉硬化引起的弥漫性脱髓鞘改变，可为皮质损害或者以皮质下病变为主，常伴发脑萎缩。

五、血管性痴呆的诊断标准

很可能血管性痴呆诊断标准

1. 痴呆　符合《美国精神病协会精神障碍诊断与统计手册》第4版-修订版（Diagnostic and Statistical Manual of Mental Disorders 4th Edition-Revised，DSM-IV-R）的诊断标准，主要表现为认知功能明显下降，尤其进行自身前后对比出现记忆力下降，以及2种以上的认知功能障碍，如定向力、注意力、语言、视空间功能、执行功能和运动控制能力等，其严重程度已经干扰了患者的日常生活，并经神经心理学测试所证实。

2. 确认存在脑血管疾病　临床检查有局灶性神经系统症状和体征，如偏瘫、中枢性面瘫、感觉障碍、偏盲、语言障碍等，可有/无中风史。CT或MRI发现责任病灶，表现为多个腔隙性脑梗死、大面积梗死、位于重要功能区（如丘脑、基底前脑）的梗死灶，或者脑室周围白质的广泛损害。

3. 痴呆与脑血管病密切相关　痴呆发生于中风后3个月之内，并持续6个月以上；或者其认知功能障碍突然加重，病情严重程度波动或者呈阶梯样逐渐进展。

4. 支持血管性痴呆诊断：
(1) 认知功能损害呈不均匀性（斑块状损害）；
(2) 人格保持相对完整；
(3) 病程波动、有多次脑中风病史；
(4) 可呈现步态障碍、假性球麻痹等体征；
(5) 存在脑血管病的危险因素。

可能血管性痴呆的诊断标准

1. 符合上述痴呆的诊断条件。
2. 有脑血管病和局灶性神经系统体征。
3. 痴呆可能与脑血管病有关，但时间或影像学的证据不足。

确诊血管性痴呆的标准

临床诊断为很可能或可能血管性痴呆，并由尸检或活检证实脑组织不含超过年龄相关的神经原纤维缠结（NFTs）和老年斑（SP）的数目不具有其他变性疾病的组织学特征。

<u>排除血管性痴呆的标准</u>

1. 有意识障碍。
2. 发现其他神经系统疾病所致的痴呆（如AD等）。
3. 由全身性疾病引起的痴呆。
4. 患精神疾病（如抑郁症等）。

六、血管性痴呆的临床表现

多发梗死性痴呆可以突然发病，也可隐匿发病，病程呈阶梯式进展，每次脑血管病发作后，均遗留或多或少的神经精神症状，这些症状叠加后，使患者出现智能的全面衰退。患者常有记忆缺失、失语、失用、失认等皮质功能减退的表现。关键部位脑梗死的临床症状与梗死部位相关，例如：角回梗死可导致多种认知损害，包括急性发作的流利型言语困难、视空间定向力障碍、失写、记忆力丧失等；内囊膝部、尾状核、苍白球的梗死灶也会引起明显的认知损害。丘脑梗死后可以出现睡眠综合征、眼麻痹、淡漠、迟钝和记忆丧失。分水岭梗死的症状与所损害脑区有关，双侧病变的症状更严重。皮下动脉硬化性脑病多隐匿发病，表现为进行性加重的痴呆，伴反复发作的局限性神经功能缺失，并且病情进行性加重。CADASIL以反复发作的皮质下缺血性中风、进行性血管性痴呆为临床特征。

七、血管性痴呆的防治

由于致病因素和病因明确，因此VD是目前唯一可以预防的痴呆类型。积极控制其危险因素，干预脑血管病的发生，预防其复发均具有重要意义。

1．病因性预防　避免和控制引起脑血管病和VD的各种危险因素。以控制高血压为主要措施，延缓患者的认知功能减退。

2．通过早期诊断和早期治疗来减轻痴呆症状和病情进展。

（1）改善脑循环　应用钙离子拮抗剂以减少脑血管阻力，增加血流量或降低血液黏滞度。

（2）脑细胞代谢赋活剂　此类药物具有促进脑细胞摄氧能力，影响脑组织代谢，促进脑细胞对氨基酸、磷脂及葡萄糖的利用等能力，用药能改善脑功能，保护脑组织免受损害，促进神经元ATP合成，并增强记忆力。

（3）脑保护药物　主要包括钙离子拮抗剂、兴奋性氨基酸（EAA）受体拮抗剂和自由基清除剂。

（4）神经生长因子（NGF）　如神经节苷脂，可能通过阻止胆碱能细胞退变，使VD患者残余的胆碱能神经元得以保存，而改善患者的记忆障碍。

（5）对伴发症状的对症治疗　患者通常有抑郁状态或睡眠障碍，其次为焦虑及澹安、偏执、躁狂、刻板动作等症状，应予以对症处理。

（6）VD患者也存在胆碱能系统的损害，因此可以应用胆碱酯酶抑制剂来阻止乙酰胆碱的降解。

八、血管性痴呆的影像学检查

（一）血管性痴呆的形态学改变（图8-23）

1．脑梗死　VD患者的脑梗死多表现为双侧性、多发性。根据其发病机制和受累部位，可将之分为大血管病变和小血管病变两类。小血管病变以双侧多发病变多见，提示皮层下多部位受损，当病变累积达一定程度时，即导致痴呆的发生。大血管病变通常引起某一个脑叶或神经中枢的功能障碍。

研究表明，脑梗死引起的痴呆与梗死灶大小、数目及发生部位有关。早期研究认为病灶体积与痴呆严重程度相关，VD患者的梗死灶至少为50mm³，

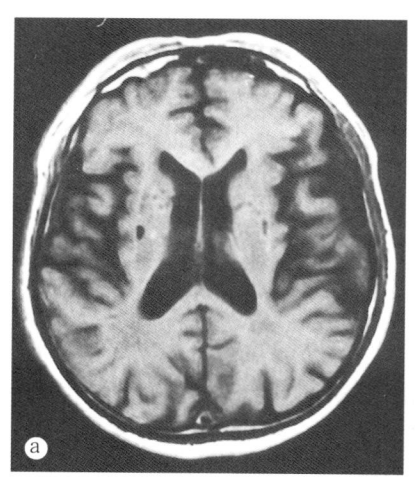 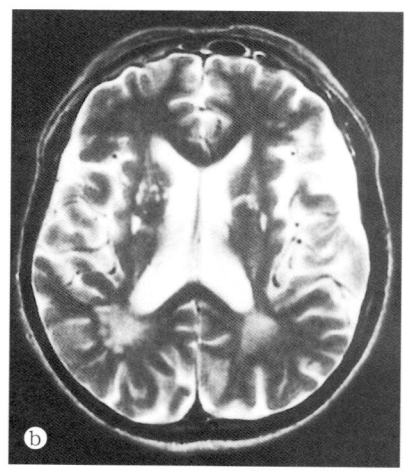 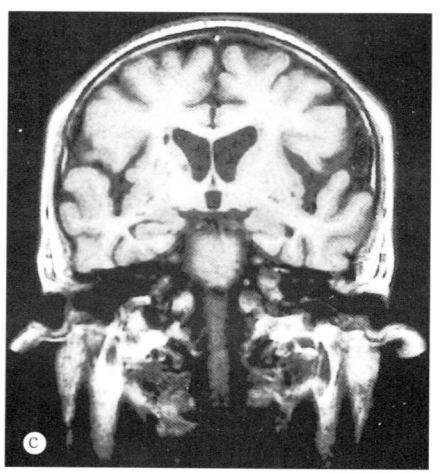

图8-23　血管性痴呆

MRI横断T₁加权像（a）、T₂加权位（b）和冠状位T₁加权像（c）显示双侧侧脑室旁多发斑点、条状异常信号（T₁加权像低信号，T₂加权像高信号），为多发腔隙梗死灶；双侧侧脑室后角旁可见对称性异常信号，为白质变性；脑室扩大，脑沟加深，提示脑萎缩；但双侧海马未见明显萎缩。

而当梗死灶的体积超过100 mm³时,则多数患者出现痴呆的表现。目前认为,梗死灶数目和痴呆的发生呈正相关,同样体积的脑梗死灶,多发比单发病灶更容易引起痴呆。提示梗死灶数目和范围是中风后发生痴呆的重要因素,这可能与多发病灶造成皮层下传导纤维的多处损害有关。研究显示,血管性痴呆中,左侧皮层梗死面积比非痴呆组高8倍,而右侧皮层梗死灶的大小在两组人群中类似。经多元回归分析,左侧半球皮层及皮层下梗死灶可预测是否发生VD,提示位于优势半球(通常为左半球)及边缘结构的梗死灶更容易引起VD。关键部位(如丘脑、内囊膝部、尾状核、左侧角回等)的单发梗死灶也会引起痴呆。将痴呆与非痴呆组进行梗死灶部位、侧向(单、双侧)、梗死是否伴白质病变,梗死是否伴脑萎缩等进行Logistic多因素分析,结果提示颞叶梗死对痴呆的影响程度最大,其次为梗死伴脑萎缩、梗死伴皮质下白质脑病,以及双侧基底节梗死。海马CA1区神经元含有丰富的谷氨酸受体,对脑缺血性损伤非常敏感。经动物实验证实,无论局灶性还是全脑缺血,海马均产生不可逆性损伤。Kril等对小血管病变引起痴呆患者进行尸检,发现海马CA1区大量锥体细胞丢失,此病理改变与AD的异常蛋白沉积明显不同,因此认为小血管病变是痴呆的独立发病因素。类似研究提示,皮质下缺血性病变引起的痴呆与海马和大脑皮质萎缩显著相关,而海马萎缩与皮质萎缩相关,认为海马萎缩和皮质萎缩是引起VD各自独立的叠加因素。

2. 脑白质损伤　脑白质损伤表现为白质内的斑点或斑片状病灶,在CT图像上为低密度,MRI的T_1加权像为等或低信号,T_2加权像为高信号,病变多位于脑室周围的白质,被称之为脑室周围高信号(PVHs)。与AD比较,VD脑白质损伤的发生率更高,CT检查75%~99%的VD患者可见此征象,而MRI显示此征象的概率是100%。因此若CT或?和MRI见脑白质病变,则不考虑VD的诊断。也有学者认为脑白质损伤可见于约50%的老年人,是非特异性的征象。MRI定量研究发现,VD组脑白质损伤面积显著大于非痴呆组,而且受损范围更广,鉴于痴呆组皮质损害的面积也较大,故认为VD可能并非仅由脑白质损伤所致,白质病变可能加重VD患者的病情。虽然有报道认为VD患者皮质代谢功能障碍和脑灌注受损与白质病变高度相关,而且常规MRI显示深部白质和脑室周围白质有广泛异常,但是目前仍然不能确定脑白质异常与脑血管病危险因素之间的关系,对有脑白质损伤的老年人进行前瞻性研究,将有助于确定这些损害对认知功能的影响。

3. 脑萎缩　在MRI上测量VD患者的相关脑萎缩指数,发现痴呆组的脑室-脑比例(VBR)显著高于非痴呆组,应用年龄做协方差分析后,这种显著性差异仍然存在。这表明脑组织总量丢失是导致VD的一个重要因素。但是也有报道认为,虽然多发性梗死性痴呆比对照组的脑皮质萎缩得更明显,但是经统计学分析,并未显示脑萎缩对VD有预测意义。应该指出,脑萎缩并非VD的特征性表现,路易体痴呆(DLB)、AD和VD患者均发生脑萎缩,而且比较这三种疾病患者的脑体积也无显著性差异。应用MRI对AD和VD胼胝体进行测量研究,结果发现AD胼胝体体积显著减小,尤其以胼胝体嘴部更显著,而VD无此改变。也有报道认为,与对照组比较,VD的胼胝体明显萎缩。第III脑室扩大意味着与认知功能有关的关键区域(丘脑和附近联络结构)的脑组织萎缩,根据此征象有可能预测VD的发生。

(二) 血管性痴呆的脑功能改变

1. 磁共振扩散／扩散张量成像　DWI通过探测水分子扩散的受限程度,显示脑缺血性病变的敏感性很高,是目前用来诊断急性缺血性脑血管病的最佳手段。利用DWI技术对血管性痴呆患者进行随访,可以监测VD的病情进展,发现VD患者在临床症状无恶化时的新发梗死灶。血管性痴呆患者常伴发脑白质疏松,DWI可以显示脑白质微结构的改变,比常规MRI检查提供更多信息,发现常规MRI表现正常脑白质的缺血性白质疏松,这些异常改变与执行功能相关。对CADASIL患者进行MRI检查,无论T_1加权像、还是T_2加权像均未发现脑深部灰质核团(如豆状核、丘脑)梗死灶,但DTI图像可显示这些部位的微结构改变,这可能由缺血性脑白质损害继发丘脑皮质通路变性所致。

2. 磁共振波谱　血管性痴呆的主要病理改变是脑缺血和脑梗死，¹H-MRS显示NAA峰和NAA/Cr比值降低，脑白质病灶的Cho峰增高。与正常对照组相比，皮层下血管性痴呆额叶白质的NAA/Cr比值降低。将皮质下缺血性血管性痴呆的MRI测量和MRS表现进行评价，发现合并腔隙性梗死的痴呆患者额叶皮质的NAA峰降低与脑组织萎缩无关，但是与腔隙性脑梗死病灶的数量和T_2加权像脑白质异常高信号的体积显著相关，由于丘脑和基底节腔隙性梗死灶能破坏额叶皮质下环路使之中断，故考虑丘脑前额叶环路受损是引起皮层下血管性痴呆的原因。

3. 脑血流灌注的改变　脑血管或心血管病变引起的血管性痴呆患者，有两种脑血流灌注异常形式：

(1) 整个大脑半球弥漫性血流灌注降低；

(2) 以额叶血流灌注降低为主。

VD患者的低灌注或灌注缺损区与供血脑血管的支配区一致，皮层的低灌注以局灶性、多发不对称性为特点，主要表现为位于皮层不同脑区的"补丁状"血流降低灶，以运动区皮质为著。SPECT研究表明，VD患者脑缺血区广泛而严重，而且与脑梗死所在部位有关，以颞叶、顶叶、额叶、丘脑及基底节核团的血流灌注减少为主，患者的智能障碍严重程度与颞叶血流灌注降低程度呈正相关。有关Binswanger VD (VDBT)的研究结果表明，患者早期额叶受累，随后呈进行性加重。Binswanger型VD的脑血流改变与病情程度有关，轻度痴呆多表现为弥漫性脑白质疏松和脑灌注降低，SPECT检查显示本病脑白质血流和氧代谢率下降54%~77%，血流和氧代谢在顶、额叶皮层均降低。但CT和MRI检查尚未发现这些异常表现。有理由认为，本病可能由脑白质缺血性损害造成脑皮层和皮层下结构失联系所致。有人对VD和AD患者的血管储备能力进行评价，结果表明仅22%的VD患者保留血管储备能力，而AD中则为73%，差异有显著性意义，故在SPECT检查中应用乙酰唑胺试剂有望将二者鉴别开来。利用¹³³氙气吸入来显示局部脑血流，结果多发脑梗死性痴呆（MID）和AD患者的脑血流量均降低，前者脑血流降低较弥漫而且不对称，但后者则表现为局部脑血流降低，以顶后区为著。对VD脑灌注和脑白质疏松的相关性进行研究，结果采用多变量分析显示壳核和丘脑的低灌注与脑白质疏松严重程度有相关。

应用PET进行脑代谢研究，认为PET显示的VD患者皮层代谢功能异常与皮层下缺血性损害相关。尤其额叶皮层的代谢水平与皮层下核团的病变程度相关。FDG-PET扫描可见大脑皮层的单发或多发斑片状葡萄糖代谢减低区（图8-24）。

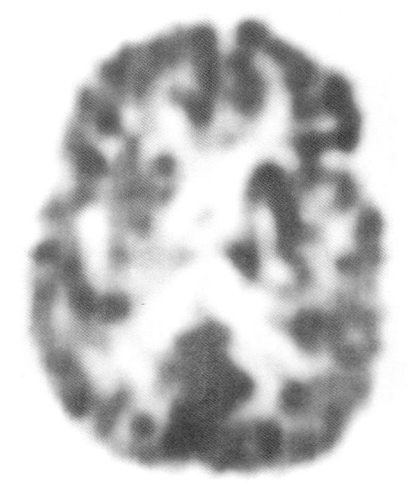

图8-24　血管性痴呆
FDG-PET显示大脑皮层多发斑片状葡萄糖代谢减低区。

应用TCD测量头颈部动脉显示VD患者的血流速度增加，血流量下降。

VD的影像学鉴别诊断如前述（本章第一节中的鉴别诊断相关内容）。应该指出，PET在鉴别VD与AD方面有一定价值，VD的脑代谢异常易累及基底核/丘脑和额叶皮层，而AD的脑代谢改变好发于颞、顶叶及额叶皮层，这有助于两种类型的痴呆的鉴别。¹H-MRS研究显示，AD和VD均可以出现NAA/Cr比值降低，mI/Cr比值增高，但代谢异常所在区域不同：AD的异常区位于颞顶叶，VD见于全脑个部位，但以皮质下最明显。

与阿尔茨海默病和路易体痴呆相比，血管性痴呆患者深部白质区域和基底节病变严重得多，而脑室周围病变严重程度与前两者相似。虽然以上三种痴呆MRI均显示广泛分布的高信号,但血管性痴呆者以腔隙性梗死和严重深部白质高信号最常见,其诊断特异性较高,而敏感性低,不能作为血管性痴呆的诊断依据。也有报道应用DWI扫描发现VD患者额叶脑白质的病变最重,而AD患者顶枕叶脑白质的病变更严重,认为据此可以将血管性痴呆与伴脑白质异常的AD区分开来。

VD的检查路线如下:

VD应首选MRI检查,必要时可以进行SPECT或PET扫描,以了解脑血流灌注和代谢减低的情况。

第三节 慢性进行性舞蹈病

慢性进行性舞蹈病(chronic progressive chorea)是一种罕见常染色体显性遗传疾病。1872年George Huntington发表了"论舞蹈病"的文章后不久,人们即采用亨廷顿舞蹈病(Huntington's Chorea)来描述神经变性性疾病。但神经变性性疾病的临床表现多,舞蹈症只是其中之一,而且有些病例并无舞蹈症的表现,因此,将该疾病称之为亨廷顿病(Huntington's diease)更为合适。本病男女发病机会相等,欧洲和北美的发病率高,约为5~10人/10万例,亚洲和非洲人的发病率较低。从全球范围看,其发病区域分布广泛,但患病率有显著地区差异,从0.2~0.4/10万至560~700/10万不等。

一、慢性进行性舞蹈病病因和病理

1983年首次通过连锁分析将亨廷顿病的致病基因定位于第4号染色体,随着分子克隆定位技术的发展,目前已经进一步明确亨廷顿病是由其致病基因的胞嘧啶-腺嘌呤-鸟嘌呤(CAG)-三核苷酸重复序列异常扩增突变[(CAG)n]所引起的。

病变主要累及基底节区的尾状核、壳核,以及大脑皮层,以尾状核受累更明显,神经元内存在由突变的亨廷顿蛋白(Huntingtin)、泛素、共核蛋白等成分组成的核内包涵体。大脑皮质(特别是额叶)也受累,其突出的改变为皮质萎缩。在纹状体内,无论从受累部位的解剖形态还是从丢失神经元的特定类型来看,均存在显著的选择易感性。在解剖形态方面,尾状核、壳核背部和中部的神经元丢失较早,而且较为严重;而腹部和两侧的神经元丢失则随病程进展逐渐加重。就受累神经元特定类型而言,中等多棘投射神经元,尤其合成脑啡肽和γ-氨基丁酸(GABA)神经元的丢失最严重;而大和中等非多棘中间神经元则相对得以保留。同时还伴有星形胶质细胞的反应性增生。在疾病晚期,上述病理组织学变化可弥漫发生在全脑,但主要位于苍白球、丘脑运动核和额叶皮质。

二、慢性进行性舞蹈病临床表现

本病通常成年期起病,发病年龄在30~50岁之间,但是青年及儿童期发病亦不少见。本病进展缓慢,以慢性进行性舞蹈样动作、痴呆和精神症状为临床特征,绝大多数有阳性家族史。

舞蹈样动作多为首发症状,始于颜面及上肢,在面部发病后,多经过较长停滞期,以后才逐渐累及全身。舞蹈样动作较缓慢,幅度大,无节律性,两次舞蹈样动作的发作间隔时间较长。患者面部肌张力低,颜面松弛,外貌无神,缺乏表情,在精神紧张和谈话时面部出现舞蹈样动作,口半张,撅嘴,舌伸缩乱动,头不自主前屈后仰,扭转或做鬼脸。手指足趾有小震颤,有时有大幅度运动,以致书写、穿衣及进食困难,上肢远端有明显舞蹈样动作,行走不稳,可有构音障碍。精神障碍多于不自主运动发生数年后出现,早期表现为智能减退、偏执、幻觉、妄想等,最终发展成痴呆。患者的肌张力可高可低,其变化特点为时高时低,晚期可出现锥体束征阳性。

三、慢性进行性舞蹈病临床诊断依据

1. 成年后发病。

2．有明显家族遗传史，符合孟德尔常染色体显性遗传规律。

3．有舞蹈样动作和精神智能障碍。

4．病情呈慢性进行性恶化，其自然病程变异较大，成年期发病者病后15年死亡，青少年发病者病后8～10年死亡。

四、慢性进行性舞蹈病影像学检查

（一）CT检查

CT扫描显示患者的尾状核萎缩，与尾状核接触的侧脑室壁平坦或外凸，失去正常内凹的形态，可伴发全脑萎缩。CT可以对本病尾状核及全脑萎缩进行定量研究，主要应用尾状核测量指数，是指两侧尾状核内侧面之间的距离与其他解剖结构测量值的比值。用于参考的其他结构测量值有：在同层面图像上测量两侧侧脑室前角宽度、颅骨内板宽度，以及其比值，后者被称之为额角指数。还可以应用最大颅骨内径做参考值。本病随病情进展，尾状核间距逐渐加大，反映纹状体的萎缩。本病患者的总体功能状况与尾状核间距绝对或相对比值的相关性较好。正常人尾状核间距为12.5～15mm，而本病有症状患者的尾状核间距超过21mm；正常人额角间距（FH）/尾状核间距（CC）的比值通常为2～3，而有症状本病患者的FH/CC比值≤2.0。

早期有症状的亨廷顿病患者和无症状的亨廷顿病患者，头颅CT扫描均未见异常改变。而晚期亨廷顿病患者与正常人比较，其侧脑室形态及上述测量值有很大差别。CT异常改变可作为确定本病诊断的依据，CT对晚期亨廷顿病弥漫脑萎缩的定性诊断也有一定价值。

（二）MRI检查

MRI图像显示有症状的亨廷顿病患者的纹状体萎缩（图8-25），无论舞蹈型还是强直型亨廷顿病尾状核萎缩均很明显，但是后者出现豆状核信号强度增高。

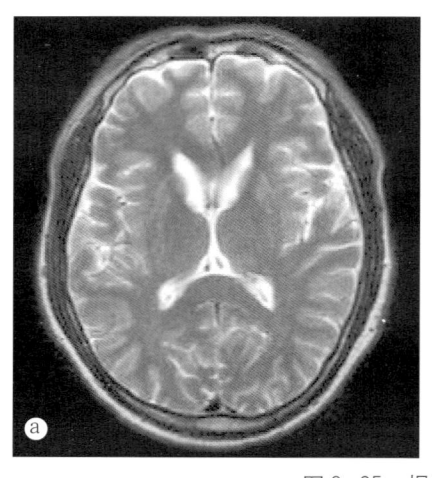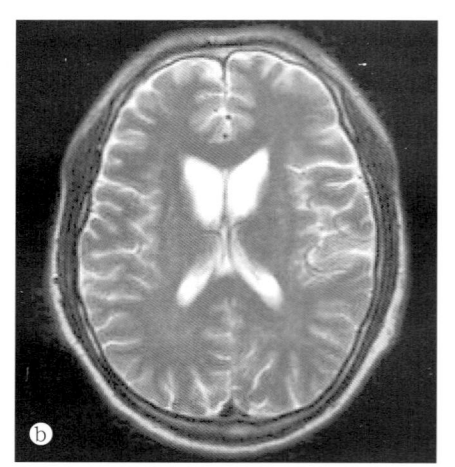

图8-25 慢性进行性舞蹈病
横断位T_2加权像（a,b）显示双侧尾状核头部萎缩，导致双侧脑室前角扩大；双侧豆状核对称性萎缩变小。

应用高场强MRI扫描仪（1.5T），除显示尾状核萎缩外，还可见纹状体在T_2加权像上呈低信号。有研究表明：早期亨廷顿病患者由于纹状体内部有铁沉积，纹状体信号强度在T_2加权像上降低，而晚期亨廷顿病，因胶质增生补偿和掩盖了铁质沉积的效应，使其信号强度增加。T_2加权像还显示黑质、小脑齿状核及中脑红核的信号强度降低。最近有文献报道MRI所示双侧丘脑背内侧核和中央内侧/腹外侧核的灰质减少程度与亨廷顿病患者的认知损害程度协同变化，提示除纹状体和额叶外，丘脑也在本病认知功能障碍中发挥重要作用。丘脑损害导致闭合联系环路的直接通路受损，最终造成亨廷顿病执行功能衰退。

（三）慢性进行性舞蹈病影像学诊断和鉴别诊断

影像学显示尾状核萎缩，两侧侧脑室扩大，外侧壁外凸，失去正常脑室形态，同时可伴有全脑萎缩，结合患者有家族遗传史，符合孟德尔常染色体显性遗传规律，成年后发病，有舞蹈样动作和精神智能障碍，病情呈进行性恶化等临床资料，可作出本病的诊断。

由于梗阻性脑积水患者尾状核绝对值或相对指数改变均与亨廷顿病患者相似，故本病需要与梗阻性脑积水进行鉴别。通常结合临床资料作出鉴别诊断并不困难。

（四）慢性进行性舞蹈病的影像学优选检查路线

MRI为本病首选影像学检查方法。

第四节　肝豆状核变性

肝豆状核变性（hepatolenticular degeneration）又称Wilson病，是一种由13号染色体异常所致的常染色体隐性遗传性铜代谢障碍疾病，目前认为系由编码铜转运的P型ATP酶基因突变而致病。本病由Wilson于1912年首先记载，近年来学者们认为该病的中枢神经系统病变广泛，不仅局限在豆状核，故又称之为肝脑变性。

一、肝豆状核变性的病因和病理

肝豆状核变性系由铜代谢障碍所致。正常人肠道吸收的铜，在肝内与α_2球蛋白结合为铜蓝蛋白，另有一小部分与血浆中的白蛋白结合。肝豆状核变性时由于先天性α_2球蛋白合成降低，铜与血中白蛋白结合增加，并弥漫沉积于全身各脏器，引起全身性疾病。

对称性豆状核变性及软化（以壳核最显著）是本病神经系统的主要病理改变，豆状核除变性软化外，尚发生囊肿、空洞形成，以及萎缩等异常改变。在豆状核未完全变性的区域内，有血管增生、扭曲，以及血管周围结缔组织增生。脑白质内的血管周围有软化、色素沉着，血管外膜增厚，但无血管闭塞及炎症。脑内其他部位如大脑皮层、脑白质以及小脑齿状核等亦可受累。

过量的铜沉积于肝脏，使肝细胞变性坏死、纤维化，引起慢性活动性肝炎，以及坏死后肝硬化等病变。铜沉积于肾脏，使肾小管功能失常，形成肾结石，还能导致骨质疏松、佝偻病或骨软化病等。铜亦可沉积在角膜，出现"K-F环"。

二、肝豆状核变性的临床表现

本病男女均可发生，男性多见，男女之比为2～5∶1。开始出现症状的年龄从4～42岁不等。80%的患者在16～20岁发病，平均为16.8岁。6岁之前和50岁以后几乎不发病。有学者报道92例肝豆状核变性，98.9%的患者出现锥体外系症状，89.1%有K-F环，83.7%有精神症状，但发生肝损害者为27.2%，皮肤呈褐色或者古铜色者仅7.6%。壳核和尾状核受累者均有构音障碍、肌张力增高及运动徐缓，中脑受累者表现为不自主运动及震颤，小脑齿状核受累者表现为共济失调，有额叶萎缩者出现精神异常及智能减退。精神症状表现为强制性哭笑，情绪不稳定，行为幼稚等。肝损害可表现为急性或亚急性肝炎，呈周期性发作。一般肝功能检验多无异常发现。生化检查血清铜含量增加，铜蓝蛋白量减少，尿铜排出增多。

三、肝豆状核变性的CT和MRI检查

（一）CT检查

绝大多数Wilson病有神经系统症状的患者CT扫描发现异常改变，仅不足5%的患者CT未见异常改变。整个神经系统均可受累，主要累及组成锥体外系的基底节神经核团，包括豆状核、尾状核、屏状核，以及与锥体外系功能有关的丘脑底核、黑质和红核，其中尤以壳核的病变最为明显。壳核最

早发生变性、萎缩、色素沉着,严重者可形成空洞,在CT图像上表现为两侧对称性片状或裂隙样低密度(图8-26a)。其次为苍白球及尾状核,伴广泛脑萎缩,累及大脑皮质、脑干和小脑。病变亦可局限在基底节、丘脑或内囊。增强扫描上述病灶强化。皮层下脑白质呈低密度改变,以额叶明显,伴两侧侧脑室扩大。

CT所示病灶的部位和大小与患者临床症状和体征之间相关性的说法不一,有人认为二者之间有相关性,而另外一些学者持否定观点。有报道发现患者经铜螯合物治疗后,影像学显示的局灶性病变和脑萎缩均有显著吸收和改善,认为引起影像学病变好转的原因是胶质增生导致的神经组织体积增加,而非神经元的再生。有个案报道肝移植术后脑CT表现有显著改善。但是多数学者认为根据CT表现不能判断患者的预后,CT也不能用于监测疗效。

仅有肝脏症状的Wilson患者,头颅CT检查有截然相反的结果。一些研究报道这些患者的头颅CT未见异常改变,而另有发现脑内有一处或多处病灶的报道。

(二) MRI检查(图8-26b~e)

肝豆状核变性脑部MRI异常主要发生于基底节、丘脑、中脑和小脑。中脑损害以黑质、红核及中

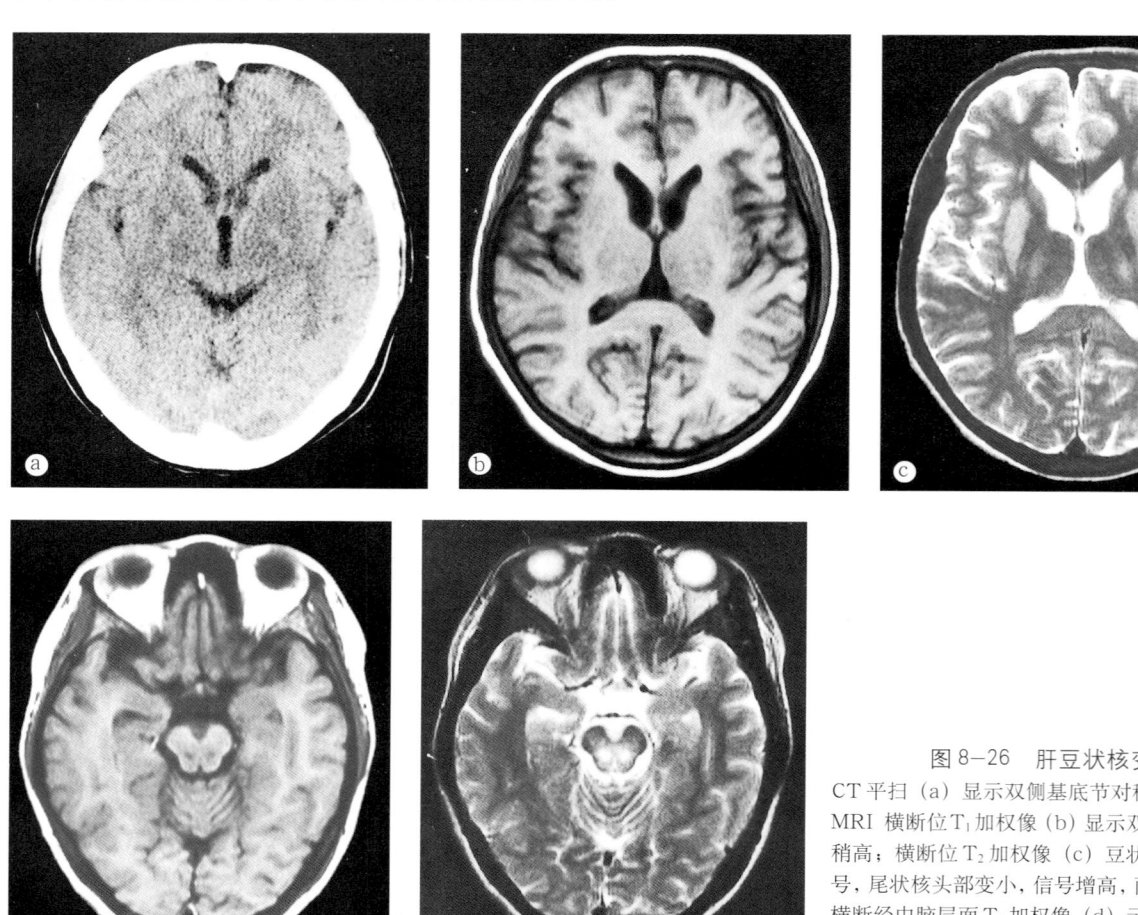

图8-26 肝豆状核变性
CT平扫(a)显示双侧基底节对称性密度减低;MRI 横断位T_1加权像(b)显示双侧豆状核信号稍高;横断位T_2加权像(c)豆状核对称性高信号,尾状核头部变小,信号增高,两侧额角扩大;横断经中脑层面T_1加权像(d)示双侧红核对称性低信号,而在T_2加权像(e)上呈对称性高信号。

脑导水管周围灰质块为主,小脑损害以齿状核为主,多为双侧对称性,也可累及脑白质。有报道认为86%的患者豆状核者受累,82%脑桥有病灶,77%累及中脑,而丘脑和尾状核受累率分别为54%和45%。de Haan J等将Wilson病头部MRI改变分为三种:

(1)最常见的异常改变是T_2加权像显示高信号,以豆状核受累最多见。

(2)T_1加权像高信号,主要见于苍白球,常见

于肝豆状核变性合并肝功能衰竭者。

（3）T_2加权像低信号，常见于基底节区。文献报道在未经治疗或治疗效果较差的患者，铜在脑组织的聚积量逐渐增多，同时病变部位铁的沉积量也随之增加，这些顺磁性物质的集聚使病变局部表现为T_2加权像低信号。当上述顺磁性作用与水肿及胶质增生并存时，T_2加权像也可表现为高-低混杂信号。目前认为MRI信号改变是铜异常沉积引起局部神经组织变性水肿、髓鞘脱失、胶质细胞增生所致，随病情发展，会出现神经元坏死、海绵样空泡变性，而与铜离子的顺磁作用无关。

文献报道肝豆状核变性脑白质病变具有以下特征：

（1）分布在额叶或顶叶皮层下白质内。
（2）见于病程较长者。
（3）常伴有癫痫。
（4）在青霉胺治疗期间病变加重。
（5）上述改变在治疗后无变化。

脑萎缩也是本病较常见的脑部异常。铜在脑组织中的广泛沉积导致基底节、丘脑、脑干、小脑不同程度的变性，当病变发展到一定的程度时，将出现局限或弥漫性脑萎缩。

有报道利用DWI对Wilson病灶的ADC值进行分析，将其分为细胞毒性水肿样病灶和血管源性水肿样病灶，前者与铜沉积和慢性缺血引起的细胞损害有关，病灶内水分子移动受限；后者与血管毒性损害引起的脑组织坏死、海绵样变性以及髓鞘脱失有关，病灶内水分子移动相对增加。

关于肝豆状核变性的^1H-MRS的报道较多，但结论并不一致。多数报道认为患者基底节部位NAA/Cr和Cho/Cr比值低于对照组，未经治疗或致死性肝豆状核变性患儿较治疗后患儿的NAA/Cr和Cho/Cr比值显著降低。NAA是神经元的标记物，NAA/Cr比值降低提示神经元变性坏死和功能减退，而Cho是细胞膜的组成成分，参与细胞膜转化，Cho/Cr比值升高反映细胞膜破坏和水解增加，以及胶质细胞增生。

绝大多数有神经系统症状和体征的Wilson病患者，头颅MRI检查有异常表现，不伴有神经系统症状和体征的肝型患者，也有异常MRI表现。有人研究患者神经系统症状和体征与MRI所示病灶之间的关系，结果显示二者之间无确切相关。无神经系统、肝脏和眼症状和体征的患者，头颅MRI表现正常。大多数患者在治疗后，随临床症状的改善，脑部异常病灶随之减少或消失。

四、肝豆状核变性的诊断和鉴别诊断

肝豆状核变性有4个诊断依据：

1. 临床上有锥体外系症状为主的神经系统障碍表现，肝硬化和角膜缘K-F环（呈绿色色素环）等3种典型变表现。

2. 生化检查发现铜蓝蛋白低于20mg/dl，血清铜氧化酶活性低于正常值，血清总铜量低于正常值的50%，尿铜>100 μg/d。

3. CT显示尾状核萎缩，豆状核、丘脑、脑干、齿状核、大脑与小脑白质异常低密度，还可以显示肝硬化的相应改变。

4. MRI显示豆状核、尾状核、丘脑、红核、黑质、中脑导水管周围的灰质、桥脑、齿状核、大脑与小脑白质在T_1加权像呈低信号、T_2加权像高信号改变，豆状核空洞形成或尾状核头部萎缩等征象。

本病需要和一氧化碳中毒、霉变甘蔗中毒、维生素B_1缺乏症等疾病相鉴别：一氧化碳中毒严重者脑白质肿胀，脑室受压，基底节出现卵圆形对称性T_1加权像低信号、T_2加权像高信号，以苍白球为明显。而霉变甘蔗中毒的MRI检查也可见两侧基底节的异常信号，可累及尾状核，患者主要临床表现为锥体外系症状。结合病史、角膜K-F环阴性及血铜氧化酶不低等临床资料可以鉴别二者。

维生素B_1缺乏症经对症治疗后基底节异常改变可以恢复至正常。

壳核的局灶性低密度还见于亚急性坏死性脑脊髓病（Leigh病）、中风和脑肿瘤等疾病。因此，在进行影像学诊断时，需要结合临床资料。

五、肝豆状核变性的影像学优选检查路线

MRI为本病最佳影像学检查方法。

第五节 橄榄体桥脑小脑萎缩

橄榄体桥脑小脑萎缩（olivopontocerebellar atrophy，OPCA）是以小脑皮质、下橄榄体和桥脑区神经元变性为主要病理改变的进行性神经系统疾病。1891年，Menzel首先报道1例显性遗传的患者，尸检发现有脊髓、橄榄、桥脑、小脑的萎缩变性。1897年Thomas详细描述了首例散发性患者，其尸检结果与Menzel的病例类似。1900年Dejerine和Thomas正式将本病命名为橄榄桥脑小脑萎缩，在审慎回顾以往关于小脑异常的报道后，提出该类疾病的临床和病理特征，以及与其他疾病的鉴别要点和可能存在的本质区别。OPCA的命名是在疾病形态学改变的基础上提出的。

一、橄榄体桥脑小脑萎缩的病因和病理

OPCA的发生可能与某些酶缺陷引起的代谢性异常有关。Reynolds等提出丙酮酸脱氢酶缺乏与小脑共济失调有关，患者组织中该酶的活性可降低至正常人的15%~30%。Duvoisin发现，谷氨酸脱氢酶缺陷与散发型OPCA有关。在32例散发型OPCA患者中，9例有谷氨酸脱氢酶活性减低，其平均值为对照组的40%。谷氨酸是一种神经兴奋毒素，谷氨酸脱氢酶缺陷可导致谷氨酸代谢异常，使谷氨酸在神经突触部位积蓄过多，而引起神经细胞中毒，进而导致神经细胞由Reynolds兴奋到死亡Reynolds。此外，紧张、某种食物等也可能对本病的发生起一定作用。Perry报道OPCA小脑皮质中谷氨酸、天门冬氨酸、γ-氨基丁酸等物质含量减少，这与谷氨酸脱氢酶缺陷时，小脑皮质谷氨酸的含量增高颇有不同。此外，部分OPCA患者小脑皮质中牛磺酸含量也增多。这些生化改变引起小脑、脑干细胞减少等损害，表现出橄榄、桥脑、小脑萎缩的形态学特征。

本病常有家族遗传史，为常染色体显性或隐性遗传，以前者多见，偶有伴性遗传方式。有学者指出，OPCA的一些类型与人类白细胞抗原（Human leukocyte antigen，HLA）有连锁，其病变基因位点在6号染色体上。OPCA的散发病例也不少见，其中有些可能是新的显性突变，也可能是隐性遗传家族中的唯一病例。Landis等从2例OPCA患者小脑活检电镜检查中发现，小脑分子层轴索中有结晶样包涵体和蚓状管，故推测病毒感染在本病的发生上发挥一定作用。

OPCA的临床、病理表现各异，分型混乱，目前尚无一个统一、公认的分类标准。Konigsmark依病理、临床及遗传学特征将OPCA分为5个类型，但仍有一些病例不能归类，表现为处于各型之间的过渡型。Spokes等则主张将OPCA、Shy-Drager综合征和各种病因不明、病变范围超出纹状体系统的纹状体－黑质变性疾病统称为多系统萎缩（multiple system atrophy，MSA）。Harding在他提出的遗传性共济失调疾病分类标准中，则将OPCA分别归入早发性小脑共济失调类、迟发性小脑共济失调类和代谢性疾病类等。现在临床上使用较广泛的OPCA疾病分类标准是由Greenfield于1954年提出的，即将OPCA分为遗传型（Menzel型）和散发型（Dejerine-Thomas型）。

OPCA的基本病变为桥脑、下橄榄和小脑萎缩，大脑半球也可有一定程度的改变。显微镜下观察，延髓、下橄榄核有严重神经元丢失和显著胶质增生。桥脑腹侧萎缩，神经元和横行纤维均减少。小脑蒲肯野细胞、颗粒细胞、中间神经元、爬行纤维、苔藓纤维及平行纤维减少，颗粒层变薄。小脑半球中央白质和小脑中脚纤维脱髓鞘，小脑上脚和齿状核偶见轻度变性。脊髓病变的差异较大，病变可累及脊髓小脑束、背柱、皮质脊髓束及Clarke柱，脊髓前角也可受累。黑质、红核、蓝斑、纹状体、颅神经核（如面神经核、舌下神经核、三叉神经核）以及大脑皮质等部位也可发生神经元丢失。

二、橄榄体桥脑小脑萎缩的临床表现

Berciano报道117例经尸检证实的OPCA病例（共146篇文献），其中遗传型OPCA为54例，散发型OPCA为63例，其临床特点如下：

发病年龄：遗传型OPCA的平均发病年龄为(28.25 ± 1.18)岁（2个月～53岁），散发型OPCA的平均发病年龄为(49.22 ± 1.64)岁（由先天发病～66岁）。二者有明显差别（$P < 0.001$）。

性别：遗传型OPCA病例的男女之比为1.9∶1；而散发型OPCA病例的男／女之比为1∶1。

病程：遗传型OPCA病例的平均病程为(14.88 ± 1.22)岁（3个月～38年）；散发型OPCA的平均病程为(6.31 ± 0.53)年（4个月～22年）。二者也有明显差异（$P < 0.001$）。

遗传方式：为常染色体显性或隐性遗传，偶有性连锁遗传。

首发症状：小脑共济失调占全部病例的76.9%，双下肢易疲劳占13.6%，帕金森综合征占9.4%，精神异常占3.4%，其他症状共占16.2%。而当首发症状为痴呆或锥体外系强直时，这些症状在整个病程中一直存在。

症状和体征：

1. 小脑功能障碍是本病的突出临床表现，构音障碍也较常见，并早期出现，有时很严重，表现为球麻痹和假性球麻痹，说话呈断续、缓慢、单调或表现为上述形式的混合方式。

2. 锥体外系和小脑体征并存，前者可减轻并掩盖小脑体征。

3. 遗传型OPCA出现不自主运动的概率较高，表现为肌阵挛、痉挛性斜颈、舞蹈－跳跃运动、舞蹈样或手足徐动样运动，这些症状通常出现在病程晚期。

4. 痴呆作为本病的主要特征，在遗传型OPCA占22.2%，在散发型OPCA占11.1%，可见于病程的任何时期，但是以中晚期多见。

5. 锥体束征 大部分患者仅表现为腱反射和/或伸侧跖反射亢进，并经常在首次体检时被发现。

6. 其他脊髓征 较多见于遗传型OPCA，出现肌萎缩、肌束震颤、下肢震动觉减退、闪电样疼痛、反射消失、脊柱后侧凸、弓状足等临床表现。

7. 在脊髓的锥体束、后柱及前角经常可见病变，但其相应临床表现却少见，出现病理与临床表现明显分离的现象。

8. 括约肌功能障碍既往未被充分注意，但事实上并不少见，尿失禁一般出现在病程晚期，也可发生二便失禁，但是尿潴留少见。

9. 核上性或核性眼肌麻痹，主要见于遗传型OPCA患者，多为核上性眼肌麻痹，核性眼肌麻痹较少见。

10. 遗传性OPCA患者可有各种视觉缺陷，例如黄斑变性、弥漫性视网膜色素变性、视神经萎缩、球后视神经炎以及白内障等。

11. 吞咽困难、进食呛咳等既往也未被重视，现在发现这也是OPCA常见症状之一，通常见于病程晚期。

此外，还有OPCA患者虽有病理改变、却无临床共济失调症状的报道。

三、橄榄体桥脑小脑萎缩的临床诊断

（一）遗传型OPCA的诊断依据

1. 有家族史，符合常染色体显性遗传。

2. 青中年发病，以小脑性共济失调为主，呈慢性进行性发展。在首发症状中，小脑性共济失调占76.6%，双下肢乏力占13.6%，帕金森综合征占9.4%，自主神经系统症状占16.2%。

3. 病理上有小脑、桥脑、橄榄体的显著萎缩，大脑皮层和深部核团变性，脊髓后柱和侧索的变性改变。

（二）散发型OPCA的诊断依据

1. 散发发生，无家族史。

2. 中年发病，往往以小脑性共济失调症状为主。

3. 病理上小脑、桥脑、橄榄体严重萎缩，通常无脊髓受累。

四、橄榄体桥脑小脑萎缩的影像学检查

1. CT检查 CT显示后颅凹体积缩小，小脑

萎缩，脑干变细，第Ⅳ脑室及枕大池扩大，小脑上池、桥小脑角池也扩大，小脑沟、裂增宽加深，小脑半球白质萎缩可呈"裸眼"征，桥脑、桥脑臂和大脑脚盖萎缩。大脑半球额、顶叶也可出现萎缩。Huang等从放射学角度深入研究各种类型OPCA的CT表现，对小脑、脑干、大脑，以及脑室、脑池、蛛网膜下腔径线等22项指标进行测量，并将测量结果与年龄配对的正常对照组进行比较，提出CT诊断OPCA的定量标准。

由于传统CT后颅凹骨伪影较多，受亨氏暗带等因素的影响，显示小脑、脑干结构欠佳，降低了CT对OPCA的诊断价值。

2. MRI检查（图8-27） MRI可直接行多角度成像，无骨性伪影干扰，在显示桥脑基底部和橄

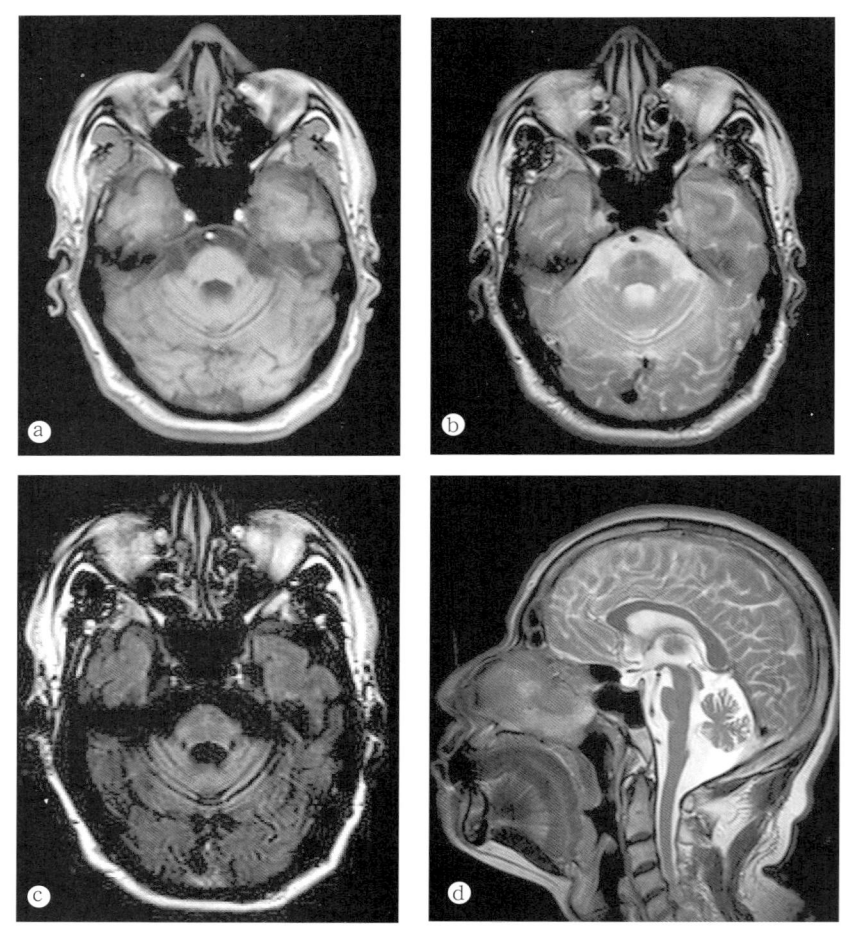

图8-27 橄榄体桥脑小脑萎缩
MRI横断位T_1加权像（a）显示桥脑、小脑及小脑中脚萎缩；T_2加权像（b）和FLAIR（c）显示典型桥脑"十字"征；正中矢状T_2加权像（d）示桥脑基底部明显萎缩，合并小脑萎缩。

榄体下核萎缩方面比CT更敏感，提供的诊断信息也多于CT。OPCA的形态学改变在T_1加权像上显示得最佳，尤其正中矢状位图像显示桥脑萎缩十分清楚。T_2加权像可以显示典型的"十字"征，其形成机制为：脑桥核及其发出通过小脑中脚到达小脑的纤维变性，而由齿状核发出构成小脑上脚的纤维束和锥体束未受到损害，桥横纤维和小脑中脚的变性和神经胶质增生使其含水量增加和导致脑桥在T_2加权像上出现十字形的高信号。由于齿状核发出构成小脑上脚（结合臂）的纤维和锥体束（皮质核束、皮质脊髓束）、内侧丘系、脑桥背盖部未受损，这种选择性受累是MRI图像显示"十字征"的重要原因。OPCA的萎缩性改变通常不伴有病变结构的信号异常，如出现信号异常改变，则提示为其他疾病，其

中以缺血性疾病后遗病灶和多发性硬化为常见。OPCA不累及小脑核、桥脑被盖及小脑下部。

3. SPECT检查 研究显示OPCA患者有局部脑血流低灌注改变，累及脑干、小脑及基底节，大脑皮质亦可部分受累，这些区域与MRI所显主要病变部位基本相符，提示患者有多发区域性脑代谢改变。

SPECT检查还用于本病与AD、PD的鉴别诊断。SPECT显示AD的灌注异常累及大脑皮质，以额叶、颞叶多见，为局部放射性稀疏；而大脑基底节局部异常放射性稀疏为PD患者SPECT显像异常的特点。

五、橄榄体桥脑小脑萎缩的鉴别诊断

OPCA的临床表现以小脑共济失调为主，一般呈进行性加重，病程越长，其病情就越重。结合CT和MRI的典型影像学表现，通常诊断不难。OPCA、Shy-Drager综合征，以及纹状体-黑质变性疾病（striatonigral degeneration, SND）均属于多系统萎缩，三者之间的鉴别诊断主要依据临床表现。在MRI图像上，Shy-Drager综合征和SND常出现壳核（特别是壳核后外侧部）的信号减低，而小脑橄榄体萎缩（cerebello-olivary degeneration, COD）则主要表现为小脑蚓部萎缩，小脑半球的萎缩程度较轻，脑干和第Ⅳ脑室无确切异常改变。

此外，本病还需要与小脑出血、肿瘤、感染、Fridereich共济失调症，以及多发性硬化等疾病进行鉴别。

1. 小脑出血（cerebellar hemorrhage） 起病突然，首发症状为头痛、呕吐等急性颅压增高的表现，以及眩晕。多数患者起病时意识清楚，出现共济失调步态，少数患者突然出现瘫痪，瞳孔正常或较小，两侧可以不对称，两眼共同凝视，多向病灶对侧，少数患者出现眼球震颤。小脑出血的诊断依据为：突然发病，出现呕吐、肌张力低、瞳孔缩小或两侧不对称，角膜反射迟钝或消失。

2. 小脑肿瘤（cerebellar tumor） 多见于儿童，以小脑半球的肿瘤多见，主要临床症状为运动性共济失调，早期出现病灶同侧肢体共济失调，意向性震颤，肌张力减低，以后相继出现前庭迷路症状和以头痛、呕吐、视乳头水肿为主征的颅内压增高症状，并伴有外展神经麻痹、脉搏缓慢、婴儿前囟突出、颅缝分离与头皮静脉怒张等。肿瘤压迫附近结构可出现面部麻木，角膜反射减低或丧失。晚期出现肢体力弱及锥体束损害体征。

3. 小脑脓肿（cerebellar abscess） 为常见颅内化脓性病变。主要症状有发热、寒颤、头痛、呕吐、颈部抵抗，Kernig征阳性等。一般在发病2～3周内出现颅内压增高的表现。头痛主要位于枕部，向颈部或前额部放射。病灶侧出现明显共济失调，肌张力低，眼球震颤。晚期可见颅神经麻痹的表现。当病灶波及脑干时，患者出现眩晕、头痛、呕吐、共济失调、发音和咽下困难，水平性眼震和第Ⅳ、第Ⅶ对颅神经麻痹。

4. Fridereich共济失调症（Friedreich's tataxia） 为一种后索合并小脑病变的疾病。患者有明显共济失调、静止性协调障碍较运动性共济失调更为明显，躯干共济失调较四肢突出。一般症状先从下肢开始，出现站立与步行不稳，左右偏斜等表现，以及肌张力减低、测度不良、眼球震颤，Romberg征阳性。有深感觉障碍，经常出现Babinski征阳性，腱反射消失，小脑性构音障碍，伴足内翻畸形和脊柱侧弯等。

5. 急性小脑炎（acute cerebellitis） 见于1～4岁幼儿，偶发于30岁左右成人。患者出现急性共济失调，构音障碍。经常伴有意识障碍，有时可见轻度锥体束损害体征。

6. 多发性硬化（multiple sclerosis） 本病呈急性或亚急性起病，早期可出现眩晕、疼痛。颅神经障碍表现为动眼神经和滑车神经麻痹，亦可出现眼球震颤，可为水平性、旋转性或垂直性。常因小脑病损引起发音不清，语音轻重不等。深感觉障碍明显，严重时出现感觉性共济失调，感觉症状通常在数周内缓解，可因锥体束损害引起痉挛性瘫痪，并出现以欣快为主的精神症状。具有痛性痉挛和核间性眼肌麻痹的特征表现。

六、橄榄体桥脑小脑萎缩的影像学优选检查路线

MRI为本病最佳影像学检查方法。

第六节 肝性脑病

肝性脑病(hepatic encephalopathy，HE)是在慢性肝病基础上，肝硬化失代偿，伴门脉高压、门静脉内栓子和肝动脉-门静脉瘘等，产生门-体静脉分流、血氨升高和代谢异常引起神经系统综合征。

一、肝性脑病的病因

肝性脑病是各种严重肝病晚期的临床表现，主要发生于晚期肝硬化，其次为急性重型病毒性肝炎，也可见于晚期肝癌，严重急性肝中毒及门-体静脉分流术后尽管其病因尚不完全清楚，但是肝功衰竭及肠源性毒性物质代谢异常这两点已被广泛接受。由于肝脏不能清除来自肠道中的有毒代谢产物，或门-腔静脉之间有分流时，有毒物质绕过肝脏进入体循环而引起中枢神经系统的功能障碍。本病发病机制的学说很多，每一种假说都不能做出圆满解释，主要有以下几种：

1. 氨中毒学说　在各种神经毒性物质中，氨是引起肝性脑病的最主要物质。动物与人体实验研究都表明氨与肝性脑病之间有明显相关。

2. 假性神经递质学说　该学说认为本病正常神经递质合成减少，或者因肝病产生的假性递质在突触部堆积，假性递质与真性递质相互竞争或激活了突触后受体，使冲动传递障碍，最终导致患者昏迷。

3. 氨基丁酸学说　氨基丁酸是大脑的主要抑制性神经递质，肝性脑病时，肠源性GABA的血浓度增加，穿过异常的血脑屏障与高敏感性突触后受体结合，产生大脑抑制。

4. 锰沉积学说　该学说认为，锰是一种神经毒性金属，正常时从胆汁排泄，肝病时聚集在体循环而进入大脑，并引起脑损害。MRI的T_1加权像显示肝硬化患者两侧苍白球的对称高信号，系锰离子局部沉积造成的。

二、肝性脑病的病理改变

本病急性病例的脑部病变主要为弥漫性神经细胞变性坏死，胞体肿胀，尼氏小体消失，核浓缩或溶解。这种病变主要累及大脑皮质、基底节的核团、中脑黑质、脑桥、小脑等部位。胶质细胞增生，特别是星形胶质细胞，核圆而大，空而透亮，染色质极细，形成所谓Alzheimer II型细胞。

而慢性病例则表现为弥漫性片状坏死，皮、髓质交界处出现腔隙状态。显微镜下观察发现神经细胞和白质变性，有弥漫性原浆型星形细胞增生，部分细胞核内可见包涵体。本病主要引起星形细胞的异常变化，而不累及神经元。因为星形细胞内存在一种特异性谷氨酰胺合成酶，能催化氨与谷氨酸合成谷氨酰胺，从而参与氨代谢和解毒作用。星形细胞受累可导致神经元周围微环境改变，从而影响神经元的功能。慢性门-体分流性脑病(porto-systemic encephalopathy，PSE)主要引起Alzheimer II型星形细胞(其特点是细胞增大肿胀、核扩大、细胞骨架蛋白成分表达减少等)增生，星形细胞肿胀相对轻微。

三、肝性脑病的临床分类

根据2002年世界消化病学大会(World Congress of Gastroenterology，WCOG)工作小组出台的《肝性脑病的定义、命名、诊断及定量》，建议将肝性脑病分为三型：

A型(acute)是与急性肝衰竭相关的肝性脑病；

B型(bypass)是由明显门-体分流引起、无肝细胞改变的肝性脑病；

C型(cirrhosis)指肝硬化、门脉高压或与门-体分流相关的肝性脑病，此型是最常见的形式。

目前认为肝功能不全是促发C型肝性脑病的主要因素，而门-体分流居次要地位，但二者具有协同作用。根据肝脏病神经学表现的持续时间和特性，C型又可分为以下3个亚型：

(1)发作性肝性脑病　此型患者在短时间发病，病情严重程度反复波动，患者以"谵妄"为临床特征，即出现意识障碍伴认知功能改变，不能用先前存在或有关精神失常来解释。

(2)持续性肝性脑病　此型指患者出现持续性神经精神异常，包括认知功能受损，而影响社会和工作，还具有非认知功能异常（如锥体外系异常或睡眠障碍等）。

(3)轻微型肝性脑病　与上述两型不同，本型患者没有可识别的神经系统异常临床表现，仅在进行电生理和心理智能测试时发现异常改变而诊断。有报道认为临界闪烁光频率（critical flickcr frequency，CFF）是一种定量检测轻微型肝性脑病的高敏感性、简单可靠的新方法，可用于本型肝性脑病的诊断和疗效监测。

四、肝性脑病的临床表现

本病的典型表现为是出现行为及神经心理异常，这些异常表现与患者的脑功能损害一致。其次，还有可见扑翼样震颤、神经肌肉异常（如行动过缓、构音障碍、僵硬等）等特征性表现。根据患者的神经、精神功能异常程度，可将肝性脑病分为以下4期：

Ⅰ期（前驱期）：表现为焦虑、欣快激动、淡漠、睡眠倒错、健忘等轻度精神异常，可有扑翼样震颤。

Ⅱ期（昏迷前期）：表现为嗜睡、行为异常、随地大小便、言语不清、书写障碍、定向力障碍等，有共济失调、扑翼样震颤、腱反射亢进等体征。

Ⅲ期（昏睡期）：表现为昏睡，但能唤醒，有扑翼样震颤、肌张力增高、腱反射亢进、Babinski征阳性等体征。

Ⅳ期（昏迷期）：表现为昏迷、不能唤醒，浅昏迷时对各种刺激尚有反应，深昏迷时各种反射均消失。

近年来对亚临床性肝性脑病的研究较多，是指处于潜伏期或程度很轻的肝性脑病，患者出现一些复杂的注意力减退、精细运动能力及视觉空间感的选择性损伤，无明显肝性脑病的临床表现及生化检测异常，应用敏感的智力测试或电生理检测通常可以发现患者的认知功能减退。

五、肝性脑病的诊断标准

1. 有严重肝病和（或）广泛门-体侧支循环。
2. 出现精神错乱、昏睡或昏迷。
3. 有肝性脑病的诱因。
4. 肝功能损害明显或血氨增加。

出现扑翼样震颤和典型脑电图改变对本病的诊断有重要参考价值。神经心理检查（如数字连接试验、韦氏成人智力测验）、视觉和听觉诱发电位对肝性脑病的诊断也有一定帮助。

六、肝性脑病的治疗

1. 消除诱因　及时控制上消化道出血和感染，避免快速、大量排钾利尿和释放腹水，注意纠正机体的水、电解质和酸碱平衡紊乱。

2. 减少肠内毒物的生成和吸收　调整饮食，清除肠道含氮物质，口服乳果糖降低结肠的pH值，口服抗生素抑制肠道细菌生长，调节肠道微生态环境。

3. 促进氨的代谢清除　给予鸟氨酸、天门冬氨酸、精氨酸、谷氨酸钠和谷氨酸钾等。

4. 纠正氨基酸代谢紊乱。

5. 给予GABA/BZ复合受体拮抗剂。

6. 应用其他治疗肝性脑病的药物。

7. 改善脑水肿。

8. 进行人工肝或肝移植。

七、肝性脑病的影像学检查

1. 常规磁共振检查　大多数慢性门-体分流性脑病患者MRI的T_1加权像可见双侧基底节区（尤其苍白球）的对称性高信号（图8-28）。研究表明，这是顺磁性物质锰的异常沉积所致，已经被动物试验所证实。Ahl等认为脑血流和代谢的区域性差别是引起锰在基底节区异常沉积的主要原因。锰异常沉积主要与肝性脑病患者的帕金森样神经功能障碍有关，而与神经精神障碍无直接关系，异常信号越强，范围越大，帕金森样运动障碍的临床种类就越多、程度越重。多数研究表明基底节高信号与肝性脑病神经精神症状缺乏相关性，苍白球高信号

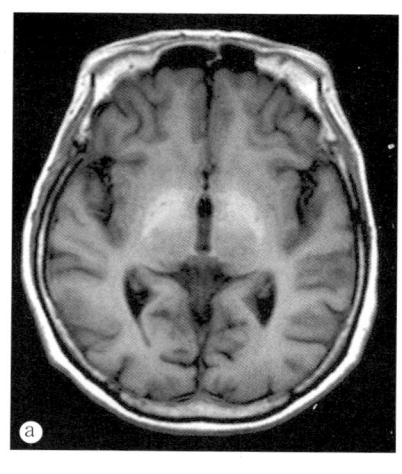
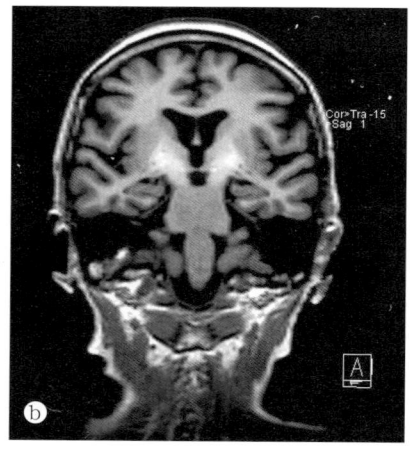

图 8-28 肝性脑病
MRI 横断位（a）和冠状位 T_1 加权像（b）显示双侧基底节区对称性高信号，主要位于苍白球。

与肝性脑病分级亦无相关。在经过对症治疗或者肝移植术后，基底节区高信号可部分或完全消失，但是此过程比较缓慢。FLAIR 图像可显示大脑白质区（特别是双侧皮质脊髓束）的对称性 T_2 加权像高信号，被认为是由轻微脑肿胀所致，反映深部白质的假层状海绵样变性，该征象在治疗后可以消失。

2. **磁化传递成像检查** 磁化传递成像（MTI）是基于组织中自由氢质子与静止氢质子（如细胞壁大分子内的氢质子）相互作用的成像技术。MTI 可提供脑结构改变的信息。常用脑组织磁化传递率（MTR）来反映脑组织结构完整性的变化。MTR 降低表示脑组织中水含量增多，或者脑组织与周围水分子进行磁化交换的大分子物质减少。本病苍白球的 MTR 显著低于正常对照组，其降低程度与肝硬化严重程度正相关，但是与血锰浓度无明显相关，表明 MTR 下降不完全由血锰浓度增高所致。常规 MRI 表现正常脑白质的 MTR 也降低，经 ^{1}H-MRS 分析证实轻微脑水肿为其主要原因。肝移植术后 MTR 逐渐升高，而苍白球 T_1 加权像高信号的消失时间明显晚于 MTR 的降低，均说明脑肿胀是 MTR 下降的主要原因，细胞肿胀改善后 MTR 即可恢复正常。

3. **磁共振扩散成像** 虽然肝性脑病患者星形细胞肿胀轻微，但 DWI 研究显示患者尾状核、壳核、苍白球及大脑白质的平均 ADC 值，均比正常对照组明显升高，其中以 Ⅱ 级肝性脑病患者的 ADC 值最高，0 级和 Ⅰ 级肝性脑病的 ADC 值无显著性差异。ADC 值与患者的血氨浓度呈线性相关，表明氨和伴随的谷氨酸胺增高是造成脑细胞水运动和容量变化的主要原因，其产生机制可能是细胞肿胀引起细胞容积增大，而引起影响水分子扩散的限制因素减少。

4. **磁共振波谱成像** 肝性脑病的典型 ^{1}H-MRS 改变为 Glx/Cr 比值升高，mI/Cr 和 Cho/Cr 比值下降，NAA/Cr 比值无变化。Glx 反映谷氨酰胺与谷氨酸盐的浓度。Glx 升高的主要原因是大脑氨浓度升高，星形细胞谷氨酰胺合成酶代谢增强，导致 Gln 增加，Glx/Cr 比值升高与肝性脑病的严重程度相关。mI 是星形细胞内的一种重要渗透压调节物质，由于 Gln 的聚积，造成细胞内渗透压升高而引起其他渗透递质代偿性减少，造成 mI 耗竭。在肝性脑病早期 mI/Cr 比值下降，Gln 轻度升高，由于 Glu 代偿性减少，Glx/Cr 比值可无变化，可以认为 mI 降低是肝性脑病最敏感、最特异诊断的指标。NAA 峰无变化，说明肝硬化及肝性脑病患者并未引起神经元丧失和突触密度减少。多数研究发现，无肝性脑病症状的肝硬化患者进行 ^{1}H-MRS 检查，可检出与肝性脑病患者相似的脑代谢异常，认为其脑代谢改变早于临床表现。但是肝性脑病的神经精神症状与 ^{1}H-MRS 无相关。

^{1}H-MRS 显示脑代谢异常是可逆的，Haseler 等对口服乳果糖治疗的 Ⅰ～Ⅲ 级肝性脑病患者进行

^{1}H-MRS 监测，结果发现 mI/Cr、Cho/Cr 和 (mI+Cho)/Glx 比值均明显上升，而 Glx/Cr 比值和肝性脑病分级下降，认为 mI/Cr 和 (mI+Cho)/Glx 比值是监测乳果糖疗效的敏感指标。对肝性脑病患者进行肝移植手术前后的类似研究发现，肝移植后 3～7 个月脑代谢逐渐恢复正常，早于苍白球高信号的消失，肝移植术后肝性脑病症状的消失与 ^{1}H-MRS 变化趋于一致。

5．脑血流检查　PWI 显示急性肝性脑病的脑血流灌注量增加，慢性肝性脑病的脑灌注却普遍减低。脑血流灌注减低可能因谷氨酰胺对一氧化氮合成的抑制作用所致，后者是一种血管扩张剂。对亚临床肝性脑病进 PWI 行检查可见基底节区脑灌注增加，以左侧苍白球更明显，被认为是血流从脑皮质向基底节的重新分布。

八、肝性脑病的鉴别诊断

诊断肝性脑病必须排除其他疾病：

1．肝性脑病若以精神症状为唯一突出表现，则容易被误诊为精神病，应注意排除。

2．肝性昏迷还应与引起昏迷的其他疾病相鉴别，这包括代谢性脑病（如糖尿病酮症酸中毒、低血糖、尿毒症、高钠血症、低钠血症等）、颅脑病变（如脑血管意外、颅内肿瘤和感染等）、中毒性脑病（酒精、药物、重金属中毒等）。

九、肝性脑病的影像学优选检查路线

本病首选常规 MRI 检查，必要时行 ^{1}H-MRS 检查。

第七节　帕金森病

帕金森病（Parkinson's disease，PD）由 Parkinson 于 1817 年首先描述，是中老年人的常见慢性神经系统退行性疾病，其发病率随年龄增长而增高，50 岁以上人群的年发病率为 500/10 万，60 岁以上人群的发病率升高至 1000/10 万，男女性别的差异不大。

一、帕金森病的病因

本病在临床上分为原发性、继发性和症状性三种，原发性帕金森病主要由中脑黑质和纹状体的神经介质多巴胺减少所致，其病因主要与以下几个因素有关：

1．老化　PD 主要见于老年人，40 岁以前发病者极少见，提示 PD 发病与年龄有关。但是只有在黑质多巴胺（DA）能神经元减少 50% 以上，纹状体多巴胺递质减少 80% 以上时，患者才出现临床症状，而正常老化不会达到此程度。

2．环境因素　一种吡啶类衍生物 1-甲基-4-苯基 1,2,3,6-四氢吡啶（MPTP）注射后可以引起猴出现类似人原发性 PD 的某些病理变化和行为症状，MPTP 可以导致黑质多巴胺神经元变性坏死，所以环境中与 MPTP 结构类似的工业或农业毒素可能是 PD 的病因之一。

3．遗传因素　PD 在一些家族中呈聚集现象。10% 的 PD 患者有家族史，呈不完全外显率的常染色体显性遗传。

目前认为可能由多种因素共同参与而引起 PD 的发病。

二、帕金森病的病理

本病的主要病理改变是含色素的神经元变性、缺失，尤其黑质致密带的黑质多巴胺能神经元显著缺失。出现临床症状时，患者的黑质多巴胺能神经元丢失率通常超过 50%，症状明显者的神经元丢失更加明显。残留神经元有变性，胞浆内出现特征性嗜酸性包涵体（即 Lewy 小体）。

多巴胺和乙酰胆碱作为纹状体内两种重要的神经递质系统，其功能上相互拮抗，二者之间的平衡对基底节环路活动发挥重要调节作用。PD 患者的黑质多巴胺能神经元变性缺失，黑质-纹状体多巴胺通路变性,纹状体多巴胺含量明显减低,导致乙酰胆碱功能相对亢进,基底节输出过多,丘脑-皮质反馈活动受到过度抑制,其对皮层运动功能的易化作用受到削弱,产生肌张力增高、动作减少等运动症状。多巴胺递质减少的程度和患者症状的严重程度一致。

三、帕金森病的临床表现

本病起病隐袭,缓慢发展,逐渐加剧。主要症状是静止性震颤、肌张力增高、运动迟缓、慌张步态等。症状多自一侧上肢开始,逐渐波及同侧下肢、对侧上肢及下肢,呈"N"字形进展,部分病例自一侧下肢开始。

四、帕金森病的诊断和鉴别诊断

根据发病年龄、临床表现和病程,诊断PD并不困难。

临床确定帕金森病的标准为:静止性震颤、强直、少动和体位姿势障碍4个症状中出现3个症状,其中有2项表现明显者;在前三项中有一项不对称者。

临床拟诊帕金森病的标准:任何2个症状联合(包括姿势反射障碍)出现,在不对称性震颤、强直、少动中有一项表现明显者。

临床可能帕金森病标准:临床出现以上4个症状之一。

老年人帕金森病的鉴别诊断主要依据帕金森病的主要症状,以及帕金森病与帕金森综合征的表现。

五、帕金森病的临床治疗

帕金森病药物治疗主要有两大方面:一是进行对症治疗,以改善患者的病残状态;二是实施保护性治疗,以阻止黑质多巴胺能神经元进一步变性,延缓疾病的进展。

PD患者黑质纹状体多巴胺含量显著减少,如何使黑质纹状体系统多巴胺的含量恢复、调节多巴胺能递质的作用、综合递质间的动态平衡是PD治疗的基本出发点。

对症治疗的主要药物如下:

1. 增加脑内多巴胺含量 补充多巴制剂,其中左旋多巴(levodopa)是治疗PD最有效、最基本的药物。金刚烷胺(amantadine)能促进多巴胺在突触前膜的合成和释放,减少多巴胺的再摄取。司来吉兰(selegiline)通过抑制单胺氧化酶能抑制多巴胺的分解,增加脑内多巴胺的释放和合成,延长多巴胺的作用时间。

2. 多巴胺受体激动剂 多巴胺受体激动剂早期与复方多巴合用,不仅能提高疗效,减少复方多巴的用量,还可减少或避免症状波动或运动障碍症状的发生。

3. 抗胆碱药物 调节其他神经递质系统的平衡。

保护性药物包括抗氧化剂、多巴胺受体激动剂、兴奋性氨基酸受体拮抗剂和神经营养因子等。其治疗目的既要控制症状,又要防止黑质纹状体多巴胺能神经元变性进一步加重。

六、帕金森病的影像学检查

(一) 常规MRI检查

1. 黑质致密带 黑质是中脑内最大核团,腹侧紧靠大脑脚,背内侧为红核,根据组织学和病理学研究,黑质可以分为致密带和网状带,前者多数细胞含黑色素,后者的色素细胞较少,含铁较多。在常规自旋回波脉冲序列的T_2加权像上,黑质网状带和红核的含铁量丰富,表现为低信号,而含铁量仅为网状带一半的黑质致密带则信号相对较高。有报道认为MRI自旋回波脉冲序列T_2加权像所示致密带和网状带的位置与尸检结果不相符合,MRI低信号还包括部分大脑脚内侧组织。自旋回波脉冲序列质子加权成像显示黑质致密带为类似灰质信号的新月形区域,则与尸检结果一致。测量PD患者黑质致密带宽度,发现其与正常对照组比较显著变窄,边缘变得模糊,随患者的临床病情加重,致密带变得更窄(图8-29)。

PD患者黑质致密带变窄的病理机制可能是:

(1) 黑质细胞变性和死亡导致黑质致密带萎缩;

(2) 铁在致密带的沉积。

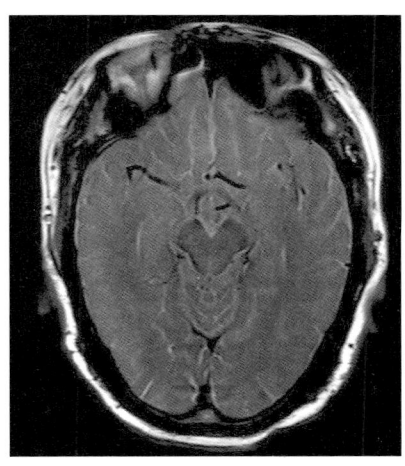

图 8-29 帕金森病
MRI 横断位质子密度加权像显示黑质致密带变窄，边缘模糊，以左侧明显。

PD 患者与正常对照组有明显差异。但也有计算 PD 患者黑质面积和厚度，结果与对照组无明显差异的报道。虽然体积测量较面积和厚度测量反映黑质改变更准确，但是对 MRI 黑质体积测量还存在争议，可能与以下几个因素有关：

(1) 在 MRI 图像上难以界定黑质边界，黑质网状带与大脑脚白质纤维之间，以及致密带与红核之间的界限不清。

(2) 黑质体积太小，单侧黑质体积仅约为 $0.3\,cm^3$，难以准确测量其体积的轻微变化。

(3) PD 患者的黑质在丧失多巴胺能神经元的同时还有胶质细胞增生，因此，黑质的体积可能不发生显著变化。

2. 基底节　壳核后外侧部的铁沉积引起 T_2 加权像纹状体区呈低信号，还有多个基底节核团体积的缩小（图 8-30）。文献报道显示 PD 患者的壳核、尾状核、丘脑和苍白球的体积均小于对照组。但也

铁代谢紊乱、铁诱导的氧化应激及自由基生成与 PD 的发病密切相关，大量影像学、生物化学和病理研究表明，PD 患者致密带内铁含量增加。有报道测量致密带宽度和中脑直径的比值，结果表明

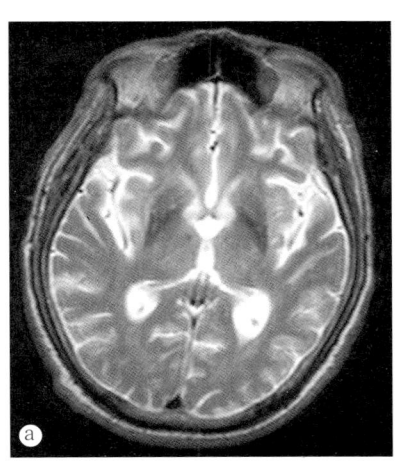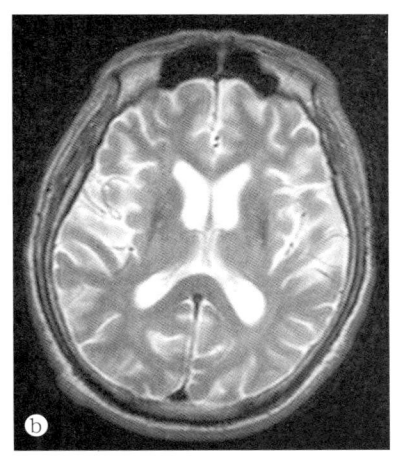

图 8-30 帕金森病
MRI 横断位第 Ⅲ 脑室和侧脑室 T_2 加权像显示双侧壳核体积缩小，信号强度减低。

有作者认为，PD 患者基底节的体积与对照组比较并无显著改变，而且基底节的体积也与病程长短无关。国内研究认为，PD 患者壳核体积显著小于正常人，此结果与病理学改变相符合。PD 黑质多巴胺能神经元缺失导致黑质-纹状体多巴胺通路功能减退，以壳核的多巴胺含量减少最为严重（较少 95% 以上），尾状核的多巴胺减少较轻（为 70%）。因为壳核接受黑质致密部腹外侧多巴胺能神经元投射最多，PD 患者黑质多巴胺能神经元丢失多先由黑质致密部腹外侧开始，所以是基底节核团中受损最

为严重的核团，以后壳核为著。动物实验也证实壳核是基底节中调节运动功能的最主要核团。PD 患者壳核体积大小与疾病严重程度呈负相关，与临床症状严重程度有呈负相关的趋势。

3. 脑白质　有报道认为 PD 患者脑室周围白质高信号的发生率较对照组增加，但是半卵圆中心高信号的发生率变化不大，认为可能是由灰质功能紊乱导致继发 Wallerian 变性的髓鞘脱失所引起。

4. 脑萎缩　主要累及锥体外系引起第 Ⅲ 脑室增宽。其次，大脑也发生弥漫性皮层萎缩，表现为

脑沟、脑裂脑池的增宽。其病理机制还不十分清楚，推测可能是黑质纹状体与大脑皮层发生联系障碍，多巴胺输入至大脑皮层减少，引起局部脑血流减少所致。

（二）磁共振波谱检查

PD的主要病理改变是含色素的神经元（尤其黑质致密带多巴胺能神经元）的变性和缺失，^{1}H-MRS通过检测NAA含量来反映神经元结构和功能的完整性。^{1}H-MRS检查发现黑质、壳核、苍白球等处的NAA/Cr、NAA/（Cho + Cr）比值可以反映黑质纹状体系统神经元变性的程度。有学者对单侧症状PD患者的症状侧和无症状侧基底节进行^{1}H-MRS检查，结果显示黑质和壳核-苍白球的NAA/Cr比值两侧有显著性差异，有症状侧的NAA/Cr比值降低，反映神经元的变性和丢失。对比PD患者治疗前后的^{1}H-MRS检查结果，发现早期未服用多巴制剂的PD患者纹状体的NAA/Cho比值降低，而服用左旋多巴制剂后，纹状体的NAA/Cho比值接近正常，提示神经元功能的改善，可能反映多巴制剂对PD的疗效，有助于PD疗效的随访观察。

（三）磁共振血氧水平依赖成像检查

许多研究证实，躯体运动功能是由大脑运动皮质-基底节-丘脑-大脑运动皮质通路协调和控制的，而PD患者由于黑质纹状体的退行性变导致该环路及神经递质功能发生改变，使丘脑皮质通路和脑干神经元受抑制，引起PD患者的运动症状。应用fMRI研究复杂系列运动任务，证实PD的运动徐缓与基底节向辅助运动区（SMA）、额叶相关皮质、以及背外侧前额叶神经投射的选择性fMRI信号降低有关；PD患者执行手指运动任务时，辅助运动区活动范围明显减少，而且这种减少在YahrI～Ⅱ级与Ⅲ级间亦有明显差异。Pelled等应用fMRI对单侧6-羟基多巴胺损毁侧大鼠PD模型进行研究，结果发现无论刺激大鼠左侧还是右侧前肢，损毁侧和非损毁侧大脑皮层都出现广泛信号增强，说明双侧大脑内部均存在与基底节环路的联系，而且双侧环路是相互影响的。利用药理学磁共振（pharmacological MRI, PhMRI）技术，通过测量BOLD变化，评价基底节对阿朴吗啡刺激的反应，来研究清醒猴桥脑内基底节环路与年龄相关的变化，结果发现老年猴黑质和壳核对阿朴吗啡的反应与PD动物模型不同，而外侧苍白球的刺激反应与PD患者和动物模型对阿朴吗啡诱导而产生的活动增强相一致。因此推论，外侧苍白球在调节运动行为中发挥重要作用，老化的外侧苍白球功能改变可能是导致老年人或PD患者行动迟缓和运动功能障碍的主要原因。这在PD患者预防性的治疗中发挥关键作用。Haslinger等利用事件相关fMRI研究PD患者服用左旋多巴前后大脑皮质的功能变化。在随意肢体运动的基础上，观察服用与不服用左旋多巴引起大脑皮质BOLD的信号变化，结果与正常人相比较，PD患者辅助运动区的兴奋性减弱，初级运动区与运动前区外侧部的兴奋性增强；而服用左旋多巴可以改善辅助运动区减退的随意运动功能，同时减弱初级运动区与运动前区外侧部的功能亢进。

（四）PET显像在PD中的应用

PD的PET检查主要分为代谢显像、多巴胺受体显像及多巴胺转运蛋白(dopamine transporter, DAT)显像等。PD的PET脑代谢显像主要包括普遍应用的^{18}F-FDG葡萄糖代谢率显像，以及能够特异性反映脑内多巴脱羧酶活性的^{18}F-DOPA PET显像。

PET研究已经发现早期PD患者基底节区、黑质代谢的不对称性，该不对称性与患者两侧肢体症状的不对称性完全符合。对中晚期PD患者，^{18}F-FDG-PET检查显示脑静止期糖代谢与健康对照组相比即发生明显改变。其中双侧丘脑、中央前回及豆状核的代谢率增加，而额叶运动前区和双侧顶枕部代谢率减低。PD患者的这种豆状核和丘脑高代谢，伴随运动前区低代谢的模式与患者症状的严重程度相关。对经手术治疗的患者进行PET扫描，术前豆状核的葡萄糖代谢与术后临床症状改善程度呈正相关，换言之，术前豆状核高葡萄糖代谢率的患者，手术治疗效果更好。

PET神经递质功能显像：应用^{18}F-Dopa进行PET扫描是黑质纹状体突触前神经递质功能显像的

一种方法，经MPTP制成的动物模型和人体尸检研究，发现如果黑质细胞数目减少50%，则纹状体区^{18}F-Dopa的摄取也下降50%。应用6-OHDA制成的PD猴模型，纹状体区的^{18}F-Dopa摄取也明显下降。研究显示^{18}F-Dopa PET显像有助于发现那些已出现多巴胺减少，而尚未出现临床症状的"临床前PD"：

（1）无症状的PD患者直系亲属有25%的纹状体Ki值比正常对照组降低2.5个标准差，提示这些人处于脱羧酶环节异常状态；

（2）早期PD即出现纹状体Ki明显降低，PD患者壳核Ki值降低50%时，尾核仅降低20%，这时纹状体多巴脱梭酶活性约降低60%，黑质致密带细胞计数则相应降低50%~80%。有报道利用F-Dopa-PET扫描，发现偏侧PD患者起病时"同侧"（正常侧）和"对侧"（患侧）壳核的多巴胺摄取均减少，而仅有"对侧"尾状核的多巴胺摄取减少。

多巴胺受体显像：对早期未经左旋多巴替代治疗的PD患者进行研究表明，其纹状体D_2受体出现明显上调效应，并且这种上调效应与^{18}F-Dopa的摄取呈负相关，这与尸检结果是一致的，表明早期黑质多巴胺能神经元退变引起纹状体多巴胺含量下降时，导致突触后D_2受体超敏；而经过左旋多巴替代治疗或病程很长未经治疗的患者纹状体的D_2受体显像则无明显变化或出现下调，这表明左旋多巴的替代治疗补充了多巴胺递质含量，反馈性引起D_2受体下调，对于病程较长未经治疗的患者，因长期多巴胺含量降低，导致其突触后D_2受体的超敏代偿作用逐渐减弱，D_2受体由超敏逐渐降至正常水平，甚至低于正常水平。

多巴胺转运体（DAT）显像：DAT位于中枢多巴胺能神经元突触前膜，是一种膜蛋白，对多巴胺能神经元之间的信息传递发挥重要作用，多巴胺转运体显像直接反映其功能和密度变化，比突触后膜受体的变化更敏感。研究表明早期PD与转运体的功能变化并不平行，多巴胺转运体功能显著减弱，而D_1受体的功能变化不明显，转运体功能成像可以为早期、亚临床期的PD提供敏感的诊断指标。

正常人每10年约有13%的黑质细胞死亡，但体内可以通过一套复杂而有效的代偿机制来加以调整，所以绝大多数人直至晚年仍然保持正常运动功能，而不出现PD症状。只有当致密带的黑质细胞严重变性，损失超过80%时，才表现出PD的相应症状。因此许多人（尤其65岁以上的老年人）很可能已经存在轻~中度的黑质纹状体功能减退，但临床症状轻微，甚至无任何临床表现，这部分人群被称之为PD的临床前期。推测这些个体随退化过程不断发展，最终可出现PD的典型临床症状。通过活体检测黑质纹状体功能的方法，现在可以对临床做出诊断。如果人们能找到预防或者对退变进行有效修复的治疗方法，准确做出临床前PD诊断就有十分重要的意义。

七、帕金森病鉴别诊断

临床上具有帕金森病的基本表现，但病因、发病机制和临床特征又有所不同的一组椎体外系病变，称为帕金森叠加综合征其中纹状体黑质变性和进行性核上麻痹是帕金森综合叠加综合征中两种最容易与原发性PD混淆的神经变性疾病。由于其治疗与预后与PD完全不同，故准确的鉴别诊断十分重要。PD主要应该与下列疾病进行鉴别：

1. **纹状体黑质变性** 纹状体黑质变性（striatonigral degeneration，SND）的主要临床表现为运动过缓和僵直，无静止性震颤，对左旋多巴反应较差或无反应。其病理改变为神经元细胞丢失和胶质增生，累及壳核、黑质、蓝斑、丘脑底核、桥脑核团、下部橄榄和小脑锥体细胞层。

纹状体黑质变性的MRI诊断研究表明：单纯T_2加权像上壳核后外侧部低信号见于多种对左旋多巴治疗反应差的帕金森综合征，若同时出现壳核外侧缘高信号则是纹状体黑质变性的特异性表现。Kraft等进行PD与纹状体黑质变性的对比研究，结果65例PD患者没有1例出现上述征象。纹状体黑质变性出现此种MRI信号改变的病理基础尚未完全明确，但一般认为壳核后外侧部低信号与铁沉积、反应性小胶质细胞及星形胶质细胞增生有关，而壳核外侧缘高信号为胶质增生引起。Konagaya等报道纹状体黑质变性壳核外侧缘高信号是由壳核萎缩引起组织疏松所致。事实上该征象的诊断特异性较高，但敏感性不足，若患者无上述表现也不能排除纹状体黑质变性。

Schulz等对纹状体黑质变性进行MRI体积测量研究，发现其纹状体、小脑及脑干体积均较PD萎缩得更严重，在逐步判别分析中可将二者完全区分开来。

对本病进行^{1}H-MRS研究，发现壳核（或豆状核）的NAA/Cr、NAA/Cho和Cho/Cr比值均较正常对照或PD低，提示纹状体神经元缺失，此征象亦是纹状体黑质变性与PD的鉴别要点。

与PD相似，纹状体黑质变性的PET显像亦见壳核摄取^{18}F-FDG降低，通常仅为正常对照组的50%，而且其降低程度与疾病严重程度相关。纹状体黑质变性的尾状核摄取^{18}F-FDG也下降，与PD有一定程度重叠，据此征象区分二者的准确性仅约70%。在^{11}C-SCH23390和^{11}C-raclopride的PET显像中，本病壳核的D_1和D_2受体均显著减少，但由于此征象与PD有重叠，并非是区分二者的有效指标。^{18}F-FDG PET研究发现纹状体黑质变性患者在静息状态下纹状体葡萄糖代谢率减低，而PD患者则正常或升高，Eidelbeg等发现以纹状体低代谢率鉴别临床诊断的PD与纹状体黑质变性，准确性可达80%。

2. 进行性核上麻痹　进行性核上麻痹（progressive supranuclear palsy，PSP）的主要临床特点为帕金森病症状群伴垂直性凝视麻痹和明显平衡障碍。其大体病理改变包括中脑及桥脑背盖萎缩，显微镜下观察，可见神经元丢失及星形胶质细胞增生、神经原纤维缠结和颗粒空泡变性等异常改变。这些病变累及苍白球-丘脑-额叶传导通路的起源，纹状体多巴胺能通路的黑质致密带，位于上丘、中脑导水管周围的灰质及脑干的控制眼球运动的中枢神经核团。

MRI检查显示进行性核上麻痹患者的中脑萎缩，继发的第Ⅲ脑室扩张和桥脑背盖萎缩。Schulz等应用MRI体积测量对本病与原发性PD进行对比研究，发现前者的纹状体、小脑及脑干体积均小于后者，这与进行性核上麻痹病变较为弥漫有关。应用逐步判别分析法，可将6名进行性核上麻痹中的5名与原发性PD区分开来。

^{1}H-MRS也是鉴别PD与进行性核上麻痹的有效手段。Davie等发现9例进行性核上麻痹中，有7例显示豆状核的NAA/Cr比值下降。Federico等亦发现本病患者豆状核的NAA/Cr和NAA/Cho比值均显著低于PD，并认为这与本病患者的豆状核神经元缺失有关。

进行性核上麻痹的脑^{18}F-FDG PET显像发现其壳核和尾状核的^{18}F-FDG摄取均匀减低，这与PD尾状核相对不受累完全不同，Burn等认为据此可将90%的进行性核上麻痹与PD区分开来。此外，进行性核上麻痹壳核和尾状核的D_2受体结合数显著减低，其基底节脑血流、葡萄糖及氧代谢率均减低，全部大脑皮层和额叶后部的葡萄糖及氧代谢率亦减低。总之，^{1}H-MRS和^{18}F-FDG PET都是PD与进行性核上麻痹的有效鉴别诊断手段。

多巴胺受体显像：早期未经治疗的PD患者，其纹状体D_1受体、D_2受体密度均增高，且这种增高与多巴胺转运体（DAT）的降低程度相关，长期左旋多巴替代治疗可以反转这种D_1、D_2受体的上调。对进行性核上麻痹患者的受体显像研究表明，其突触后D_2受体比正常组明显降低，这也从受体水平解释了为何这些患者对左旋多巴替代治疗的效果较差。因此，多巴胺转运体显像对PD早期诊断，以及原发性PD与继发性PD的鉴别诊断，左旋多巴替代治疗对象的筛选和疗效监测等均有指导作用。

有报道认为多系统萎缩和进行性核上麻痹患者的壳核和苍白球的NAA/Cho和NAA/Cr比值均显著低于对照组和PD组。由于各组间Cho和Cr峰值无显著差别，所以NAA/Cho和NAA/Cr比值下降主要是NAA峰值降低的结果，提示在进行性核上麻痹和多系统萎缩患者基底节区存在显著的神经元破坏或缺失，并且NAA峰值降低幅度与神经元的破坏程度相关。如果^{1}H-MRS显示基底节区NAA峰值降低，则支持多系统萎缩和进行性核上麻痹的诊断，如果基底节区NAA值正常，则支持

PD的诊断。所以，¹H-MRS是鉴别PD与多系统萎缩和进行性核上麻痹的手段之一。

八、帕金森病的影像学优选检查路线

本病首选MRI检查，有条件的情况下可以补充进行PET的多巴胺转运体显像检查。

(李坤成　齐志刚　梅其在　张琳瑛　马云川)

参 考 文 献

1. 母其文，谢敬霞．Alzheimer病相关结构MRI的研究现状(着重早期阶段Alzheimer病)．中华放射学杂志，1998,32:800~802
2. 邓小元，李坤成．Alzheimer病的MRI形态学测量研究进展．中华放射学杂志，1998,32:803~806
3. 刘树良，李坤成，徐庆中，等．正常人脑标本内嗅区皮层及海马MRI测量与组织学对照研究．中华放射学杂志，1998,32:833~836
4. 邓小元，李坤成，刘树良．人工神经网络在Alzheimer病的MRI诊断研究中的应用．中华放射学杂志，1998,32:812~816
5. 母其文，谢敬霞，文宗曜，等．轻度Alzheimer型痴呆海马结构等的MRI定量与临床智能精神检查相关性研究．中华放射学杂志，1999,33:89~93
6. 张桂青，谢敬霞，杜湘珂，等．阿尔茨海默病额叶的磁共振质子波谱研究．中国医学影像技术，2001,17:513~515
7. 高文清，孔玲玲，刘鹏程，等．肝豆状核变性的影像学表现及成像相关因素探讨．中华放射学杂志，2002,36:402~406
8. 袁慧书，谢敬霞，刘溢，等．阿尔茨海默病与血管性痴呆的胼胝体MR定量研究．中华放射学杂志，2003,37:243~246
9. 王蕊，李坤成，刘树良，等．MRI线性测量与体积测量在Alzheimer病诊断中的比较研究．中华放射学杂志，2003,37:389~393
10. 王亮，李坤成，刘树良．内颞叶结构MR体积测量在Alzheimer病和皮层下血管性痴呆鉴别诊断中的价值．中华放射学杂志，2003,37:322~325
11. 刘树良，李坤成，王蕊，等．轻度认知障碍者MR体积测量内颞叶结构对照研究．临床放射学杂志，2004,23:916~917
12. 丁美萍，宣夏清，毛善英，等．"十字"征和橄榄体脑桥小脑萎缩．中华神经科杂志，2004,37:168~169
13. 肖景坤，刘斌．磁共振成像在肝性脑病研究中的价值．国外医学临床放射学分册，2005,28:373~376
14. 孙伯民，李殿友，左传涛，等．中晚期帕金森病患者的脑功能影像研究．中华神经科杂志，2005,38:175~178
15. 林浩，赵重波，吕传真．肝豆状核变性的磁共振成像特殊改变二例报告．中华神经科杂志，2005,38:186~188
16. 李涛，马林，周卫华，等．脑血流灌注成像在亚临床肝性脑病中的应用．中华放射学杂志，2006,40:1241~1245
17. 邬海博，马林，蔡幼铨，等．亚临床肝性脑病患者脑MRI与¹H-MRS研究．中国医学影像技术，2007,23:1282~1284
18. 唐翠松，李文彬．轻度认知障碍的神经影像学研究现状及进展．中国医学影像技术，2008,24:1134~1136
19. Jack C R, Petersen R C, Xu Y, et al. Medial temporal atrophy on MRI in normal aging and very mild Alzheimer's disease. Neurology,1997, 49：786~794
20. Juottonen K, Laakso M P, Insausti R, et al. Volume of the entorhinal and perirhinal cortices in Alzheimer's disease. Neurobiol Aging, 1998, 19:15~22
21. Tanabe J L, Amend D, Schuff N, et al. Tissue segmentation of the brain in Alzheimer disease. AJNR,1997,18:115~123
22. Jack C R, Petersen R C, Xu Y, et al. Rate of medial temporal lobe atrophy in typical aging and Alzheimer's disease. Neurology,1998,51:993~999
23. Deng X Y, Li K C and Liu S L. Preliminary study on application of artificial neural network to the diagnosis of Alzheimer's disease with magnetic resonance imaging. Chinease Medical Journal,1999,112(3):232~237
24. Morys J, Bobek-Billewicz B, Dziewiatkowski J, et al. Changes in the volume of temporal lobe structures related to Mzheimer's type dementia. Folia Neuropatho1,2002,40:47~55
25. Harris G J, Lewis R F, Satlin A, et al. Dynamic susceptibility contrast MR imaging of regional cerebral blood volume in Alzheimer disease：a promising alternative to nuclear medicine. AJNR, 1998,19:1727~1732
26. Johnson N A, Jahng G H, Weiner M W, et al. Pattern of cerebral hypoperfusion in Alzheimer

27 Kantarci K, Jack C R, Xu Y C, et al. Mild cognitive impairment and Alzheimer disease: regional diffusivity of water. Radiology, 2001, 219: 101~107

28 Rose S E, Chen F, Chalk J B, et al. Loss of connectivity in Alzheimer's disease: an evaluation of white matter tract integrity with colour coded MR diffusion tensor imaging. J Neurol Neurosurg Psychiatry, 2000, 69:528~530

29 Zhang Y, Schuff N, Jahng G H, et al. Diffusion tensor imaging of cingulum fibers in mild cognitive impairment and Alzheimer disease. Neurology, 2007,68:13~19

30 Teipel S J, Stahl R, Dietrich O, et al. Multivariate network analysis of fiber tract integrity in Alzheimer's disease. Neuroimage, 2007, 34: 985~995

31 Machhulda M M, Ward H A, Borowski B, et al. Comparison of memory fMRI response among normal, MCI, and Alzheimer's patients. Neurology, 2003, 61:500~506

32 Sperling R A, Bates J F, Chua E F, et al. fMRI studies of associative encoding in young and elderly controls and mild Azheimer's disease. J Neurol Neurosurg Psychiatry, 2003, 74:44~50

33 Machulda M M, Ward H A, Bomwski B, et al. Comparison of memory fMRI response among normal MCI and Alzheimer's patients. Neurology, 2003, 61:500~506

34 Remy F, Mirrashed F, Campbell B. Verbal episodic memory impairment in Azheimer's disease: a combined structural and functional MRI study. Neuroimage, 2005, 25:253~266

35 Dickerson B C, Salat D H, Greve D N, et al. Increased hippocampal activation in mild cognitive impairment compared to normal aging and AD. Neurology, 2005, 65:404~411

36 Gould R L, Arroyo B, Brown R G, et al. Brain mechanisms of successful compensation during learning in Alzheimer disease. Neurology, 2006, 67: 1011~1017

37 Prvulovic D, Hubl D, Sack A T. Functional imaging of visuospatial porcessing in Alzheimer's disease. Neuorimage, 2002, 17:1403~1414

38 Reiman E M, Chen K, Alexander G E, et al. Functional brain abnormalities in young adults at genetic risk for late-onset Alzheimer's dementia. PNASU, 2004, 101:284~289

39 Wang L, Zang Y F, He Y, et al. Changes in hippocampal connectivity in the early stages of Alzheimer's disease: Evidence from resting state fMRI. Neuroimage, 2006, 31:496~504

40 Dixon R M, Bradley K M, Budge M M, et al. Longitudinal quantitative proton magnetic resonance spectroscopy of the hippocampus in Alzheimer's disease. Brain, 2002, 125:2332~2341

41 Pietrini P, Furey M L, Alexander G E, et al. Association between brain functional failure and dementia severity in Alzheimer's disease: resting versus stimulation PET study. Am J Psychiatry, 1999, 156:470~473

42 Bozzao A, Floris R, Baviera M E, et al. Diffusion and perfusion MR imaging in cases of Alzheimer's disease: correlations with cortical atrophy and lesion load. AJNR, 2001, 22:1030~1036

43 Bonte F J, Weiner M F, Bigio E H, et al. Brain blood flow in dementia: SPECT with histopathologic correlation in 54 patients. Radiology, 1997, 202:793~797

44 Small G W, Kepe V, Ercoli L M, et al. PET of brain amyloid and tau in mild cognitive impairment. New Engl J Med, 2006, 355:2652~2663

45 Gomez-Isla T, Prece J, Mckeel D J, et al. Profound loss of layer entorhinal cortex neurons occurs in very mild Alzheimer disease. J Neurosci, 1996, 16: 4491~5000

46 Bennett D A, Schneider J A, Bienias J L, et al. Mlid cognitive impairment is related to Alzheimer's disease pathology and cerebral infarctions. Neurology, 2005, 64:834~841

47 Petersen R C, Smith G E, Waring S C, et al. Mild cognitive impairment: clinical characterization and outcome. Archive Neurol, 1999, 56: 303~305

48 Salloway S, Ferris S, Kluger A, et al. Efficacy of donepezil in mild cognitive impairment: a randomized placebo-controlled trial. Neuorlogy, 2004, 63:651~657

49 Du A T, Schuf N, Amend D, et al. Magnetic resonance imaging of the entorhinal cortex and hippocampus in mild cognitive impairment and Alzheimer disease. J Neurol Neurosurg Psychiatry, 2001, 71:441~447

50 Bozzali M, Filippi M, Magnani G, et al. The contribution of voxel-based morphometry in staging patients with mild cognitive impairment.

Neurology,2006,67:453~460

51 Devanand D P, Pradhaban G, Liu X, et al. Hippocampal and entorhinal atrophy in mild cognitive impairment: prediction of Alzheimer disease. Neurology,2007,68:828~836

52 Whitwell JL, Przybelski S A, Weigand S D, et al. 3D maps from multiple MRI illustrate changing atrophy patterns as subjects progress from mild cognitive impairment to Alzheimer's disease. Brain, 2007,130: 1777~1786

53 Johnson N A, Jahng G H, Weiner M W, et al. Pattern of cerebral hypoperfusion in Alzheimer disease and mild cognitive impairment measured with arterial spin-labeling MR imaging: initial experience. Radiology,2005,234:851~859

54 Stahl R, Dietrich O, Teipel S J, et al. White matter damage in Alzheimer disease and mild cognitive impairment: assessment with diffusion-tensor MR imaging and parallel imaging techniques. Radiology,2007,243:483~492

55 Kantarci K, Peterson R C, Boeve B F, et al. DWI predicts future progression to Alzheimer disease in amnestic mild cognitive impairment. Neurology, 2005,64:902~904

56 Rose S E, McMahon K L, Janke A L, et al. Diffusion indices on magnetic resonance imaging and neuropsychological performance in amnestic mild cognitive impairment. J Neurol Neurosurg Psychiatry,2006,77: 1122~1128

57 Zhang Y, Schuff N, Jahng G H, et al. Diffusion tensor imaging of cingulum fibers in mild cognitive impairment and Alzheimer disease. Neurology, 2007,68:13~19

58 Kalus P, Slotboom J, Gallinat J, et al. Examining the gateway to the limbic system with diffusion tensor imaging: the perforant pathway in dementia. Neuroimage,2006,30:713~720

59 Bokde A L, Lopez-Bayo P, Meindl T, et al. Functional connectivity of the fusiform gyrus during a face-matching task in subjects with mild cognitive impairment. Brain,2006,129:1113~1124

60 Kril J J, Patel S, Harding A J, et al. Patients with vascular dementia due to microvascular pathology have significant hippocampal neuronal loss. J Neurol Neurosurg Psychiatry,2002,72:747~751

61 Fein G, Di Sclafani V, Tanabe J, et al. Hippocampal and cortical atrophy predict dementia in subcortical ischemia vascular disease. Neurology, 2000,55:1626~1635

62 Mungas D, Jagust W J, Reed B R, et al. MRI predictors of cognition in subcortical ischemic vascular disease and Alzheimer's disease. Neurology,2001,57:2229~2235

63 O'Sullivan M, Summers P E, Jones D K, et al. Normal-appearing white matter in ischemic leukoaraiosis: a diffusion tensor MRI study. Neurology,2001,57:2307~2310

64 Molko N, Pappata S, Mangin J F, et al. Diffusion tensor imaging study of subcortical gray matter in CADASIL. Stroke,2001,32:2049~2054

65 Capizzano A, Schuff N, Amend D L, et al. Subcortical ischemic vascular dementia: assessment with quantitative MR imaging and ^{1}H MR spectroscopy. AJNR,2000,21:621~630

66 Herminghaus S, Frolich L, Gorriz C, et al. Brain metabolism in Alzheimer disease and vascular dementia assessed by in vivo proton magnetic resonance spectroscopy. Psychiatry Res,2003,123: 183~190

67 Hanyu H, Imon Y, Sakurai H, et al. Regional differences in diffusion abnormality in cerebral white matter lesions in patients with vascular dementia of the Binswanger type and Alzheimer's disease. Eur J Neurol,1999,6:195~203

68 KassubekJ, Juengling F D, Ecker D, et al. Thalamic atrophy in Huntington's disease co-varies with cognitive performance: a morphometric MRI analysis. Cereb Cortex,2005,15:846~853

69 King A D, Walshe J M, Kendall B E, et al. Cranial MR imaging in Wilson's disease. AJR, 1996,167:1579~1584

70 Sener R N. Diffusion MRI findings in Wilson's disease. Comput Med Imaging Graph,2003,27:17~21

71 Alanen A, Komu M, Penttinen M, et al. Magnetic resonance imaging and proton MR spectroscopy in Wilson's disease. Br J Radiol,1999,72: 749~756

72 Van Den, Heuvel A G. Differentiation between portal systemic encephalopathy and neurodegenerative disorders in patients with Wilson's disease: ^{1}H-MR spectroscopy. Radiology,1997,203: 539~543

73 Jayasunder R, Sahani A K, Gaikwad S, et al. Proton MR spectroscopy of basal ganglia in Wilson's disease: case report and review of literature. Magn Reson Imaging,2002,20:131~135

74 Kircheis G, Wettstein M, Timmermann L, et al.

75 Maeda H, Sato M, Yoshikawa A, et al. Brain MR imaging in patients with hepatic cirrhosis: relationship between high intensity signal in basal ganglia on T1-weighted images and element mental concentrations in brain. Neuroradiology,1997,39: 546~550

76 Ahl B, Weissenborn K, van-den-Hoff J, et al. Regional differences in cerebral blood flow and cerebral ammonia metabolism in patients with cirrhosis. Hepatology,2004,40:773~794

77 ShahN J, Neeb H, Zaitsev M, et al. Quantitative T_1 mapping of hepatic encephalopathy using magnetic resonance imaging. Hepatology,2003,38: 1219~1226

78 Naegele T, Grodd W, Viebahn R, et al. MR imaging and ^{1}H spectroscopy of brain metabolites in hepatic encephalopathy: time course of renormalization after liver transplantation. Radiology,2002,16: 683~691

79 Rovira A, Grive E, Pedraza S, et al. Magnetization transfer ratio values and proton MR spectroscopy of normal-appearing cerebral white matter in patients with liver cirrhosis. AJNR,2001,22:1137~1142

80 Lodi R, Tonon C, Stracciari A, et al. Diffusion MRI shows increased water apparent diffusion coefficient in the brains of cirrhotics. Neurology, 2004,62:762~766

81 Tarasow E, Panasiuk A, Siergiejczyk L, et al. MR and ^{1}H MR spectroscopy of the brain in patients with liver cirrhosis and early stages of hepatic encephalopathy. Hepatogastroenterology, 2003,50:2149~2153

82 Cordobal J, Alonso J, Rovira A, et al. The development of low grade cerebral edema in cirrhosis is supported by the evolution of ^{1}H-magnetic resonance abnormalities after liver transplantation. Hepatol,2001,35:598~604

83 Oikawa H, Sasaki M. The substantia nigra in Parkinson's disease: proton density-weighted spin-echo and fast short inversion time inversion-recovery MR findings. AJNR,2002,23:1742~1756

84 Jellinger K A. Recent developments in the pathology of Parkinson's disease. J Neural Transm Suppl, 2002,62:347~376

85 Borie C, Gasparini F, Verpillat P, et al. Association study between iron-related genes polymorphisms and Parkinson's disease. J Neurol, 2002,249:801~804

86 Schulz J B, Skalej M, Wedekind D, et al. Magnetic resonance imaging-based volumetry differentiates idiopathic Parkinson's syndrome from multiple system atrophy and progressive supranuclear palsy. Ann Neurol,1999,45:65~74

87 Ghaemi M, Hilker R, Rudolf J, et al. Differentiating multiple system atrophy from Parkinson's disease: contribution of striatal and midbrain MRI volumetry and multi-tracer PET imaging. J Neurol Neurosurg Psychiatry,2002, 73:517~523

88 Levy R, Hazrati L N, Herrero M T, et al. Re-evaluation of the functional anatomy of the basal ganglia in normal and Parkinsonian states. Neuroscience,1997,76:335~343

89 Buhmann C, Glauche V, Sturenburg H J, et al. Pharmacologically modulated fMRI-cortical responsiveness to levodopa in drug-naive hemiparkinsonian patients. Brain,2003,126:451~461

90 Pelled G, Bergman H, Goelman G, et al. Bilateral overactivation of the sensorimotor cortex in the unilateral rodent model of Parkinson's disease-a functional magnetic resonance imaging study. Eur J Neurosci,2002,15:389~394

91 Zhang Z, Andersen A, Gorndin R, et al. Pharmacological MRI mapping of age-associated changes in basal ganglia circuitry of awake rhesus monkeys. Neuroimage,2001,14:1159~1167

92 Haslinger B, Erhard P, Kampfe N, et al. Event-related functional magnetic resonance imaging in Parkinson's disease before and after levodopa. Brain,2001,124:558~570

93 Eidelberg D, Moller J R, Ishikawa T, et al. Assessment of disease severity in Parkinsonism with Fluorine-18 Fluorodexyglucose and PET. J Nucl Med,1995,36:378~393

94 Heiss W D, Hilker R. The sensitivity of 18-fluorodopa positron emission tomography and magnetic resonance imaging in Parkinson'disease. Eur J Neurol,2004,11:5~12

95 Konagaya M, Sakai M, Matsuoka Y, et al. Pathological correlate of the slit like changes on MRI at the putaminal margin in multiple system atrophy. J Neurol,1999,246:142~143

96 Schulz J B, Skalej M, Wedekind D, et al. Magnetic

resonance imaging-based volumetry differentiates idiopathic Parkinson's syndrome from multiple system atrophy and progressive supranuclear palsy. Ann Neurol,1999,45:65~74

97 Axelson D, Bakken I J, Susann Gribbestad I, et al. Applications of neural network analyses to in vivo ^{1}H magnetic resonance spectroscopy of Parkinson disease patients. J Magn Reson Imaging, 2002,16:13~20

第九章 癫痫

第一节 概论

癫痫是一种不同原因引起的慢性脑疾病，其特点是由大脑神经元反复过度异常放电引起发作性、突然性、短暂性脑功能紊乱。其患病率约为0.5%～1%，其中75%的患者应用抗癫痫药物治疗可控制或减少癫痫发作，其余25%的患者药物治疗不能控制，称难治性癫痫，需要进行手术治疗，手术前对癫痫患者进行影像学检查可发现致痫病灶。其病因主要有海马硬化、局灶性脑发育不良、脑血管畸形、脑肿瘤及其继发皮质损害等。随着医学影像学技术的飞速发展，对癫痫的认识和理解不断提高，准确地定位致痫病灶，为制定合理的治疗方案提供了依据。

一、癫痫的分类

（一）1989年国际抗癫痫联盟提出的最新分类

此种分类同时考虑其临床多种特征，包括其发作类型、年龄、病因和转归等。有利于制定防治措施和预后估计。

1. 与部位有关的（局灶性、局部性、部分性）癫痫和综合征

（1）自发性

①良性儿童期中央-颞区棘波灶癫痫

②儿童期枕叶阵发癫痫

③原发性阅读癫痫

（2）症状性

①儿童期慢性进行性部分性癫痫持续状态（kojewnikow综合征）

②以特殊方式诱发发作为特点的综合征

③颞叶癫痫

④额叶癫痫

⑤顶叶癫痫

⑥枕叶癫痫

（3）隐源性癫痫被推测是症状性的，但其原因不明。

2. 全身性癫痫和综合征

（1）自发性

①良性家族性新生儿惊厥

②良性新生儿惊厥

③良性婴儿期肌阵挛癫痫

④儿童期失神癫痫

⑤少年期失神癫痫

⑥少年期肌阵挛癫痫

⑦觉醒时的大发作

⑧其他全身的自发性癫痫未列于上者

⑨特殊激发形式诱发发作的癫痫

(2) 隐原性

① 婴儿痉挛症（West综合征）

② Lennox-Gastaut综合征

③ 伴有肌阵挛-起立不能发作的癫痫

④ 肌阵挛性失神癫痫

(3) 症状性

① 非特异性原因

早期肌阵挛性发作

具有抑制暴发的早期婴儿癫痫性脑病

其他症状性全身性癫痫

② 特异性综合征

3. 不能确定为局灶性或全身性的癫痫和综合征

(1) 兼有全身性和局灶发作

① 新生儿发作

② 婴儿期重度肌阵挛癫痫

③ 慢波睡眠相对有持续性棘-慢波的癫痫

④ 获得性癫痫失语症（Landau-Kleffner综合征）

⑤ 其他未定性的癫痫

(2) 无明确的全身性或局灶性特点

(二) 1985年中华医学会第一届全国癫痫学术会议癫痫发作的国内分类

1. 部分性发作（局限性、局灶性）

(1) 单纯部分性发作无意识障碍

① 运动性（局限性、扩展性、转动性）

② 感觉性（躯体性、特殊感觉性）

③ 自主神经性

④ 精神性

(2) 复杂部分性发作

① 仅有意识障碍

② 精神症状

③ 自动症

(3) 部分性发作发展至全身性发作

2. 全身性发作（普遍性）

(1) 大发作（全身强直-阵挛发作）

(2) 小发作（失神发作）

(3) 其他肌阵挛发作、阵挛发作、强直发作、失张力发作

3. 不能分类

(三) 按可能的病因学分类

1. 特发性癫痫

(1) 遗传性

(2) 隐原性脑内结构异常（如轻度发育异常、神经元缺失和胶质细胞异常增生等）

2. 症状性（继发性）癫痫

二、癫痫的影像学检查

(一) CT检查

CT扫描可发现癫痫患者脑形态学的异常改变，而且无创伤，简便易行，已经成为寻找癫痫病灶和进行癫痫病因诊断的常用方法。癫痫患者CT检查发现异常征象的概率为30%～50%，以脑萎缩最常见，可以为局限性、弥漫性或半侧性萎缩。其次为脑发育异常、颅脑术后、脑外伤性脑软化灶、脑血管病、颅内肿瘤及脑脓肿等，但这些病因引起癫痫发作相对较少见。CT在显示颅骨结构及钙化方面具有显著优势，并且不受磁性物质（如心脏起搏器、动脉瘤金属夹）的限制。

但是CT也有其局限性，例如传统CT受骨性伪影的干扰，显示颅后窝和脑干结构及病变的效果欠佳。CT的软组织分辨力不如MRI为其另一个不足之处。有报道指出，对儿童癫痫患者进行颅脑CT检查，仅1/3显示异常改变。因此，对婴幼儿癫痫患儿，特别是3岁以下、较顽固抽搐、有颅内感染病史、智力和运动功能障碍、精神行为异常者，应该进行MRI检查，以提供更多的诊断信息。

(二) 磁共振成像

磁共振成像（magnetic resonance imaging, MRI）可以直接行多方位成像，获得清晰的三维图像，定位癫痫病灶更直观、精确，MRI能清楚辨别脑灰、白质，显示脑组织病变清晰，对皮层发育不良、白质脱髓鞘、脑炎、脑梗死、脑血管畸形、胶质瘤等病灶显示得更清楚，目前MRI已经成为鉴别症状性癫痫病因敏感性、特异性和准确性均较高的影像学方法。

应该指出，脑组织的传统MRI检查以形态和信号强度的异常变化作为诊断的依据，而大多数癫痫患者并无明显解剖形态的异常改变，因此，传统的

MRI结构成像曾经在检出癫痫灶方面有一定限度。近年来，一些MRI新技术在临床逐步应用，PWI、DWI、DTI、MRS和fMRI等，在脑血流灌注、水分子扩散、白质纤维束追踪、脑代谢和脑功能成像等方面取得长足进步，使MRI在癫痫的诊断、鉴别诊断、病情和预后判定、选择治疗方法、制订手术方案、病情随访和术后康复等方面发挥更多作用，也极大推动了癫痫的诊断和治疗进步。

（三）单光子发射体层摄影

单光子发射体层摄影（single photon emission computed tomography，SPECT）用于癫痫的诊断，在发作间期，癫痫病灶表现为放射性稀疏，提示为低血流灌注区，而发作期的致癫痫灶的局部脑血流高于正常脑组织，表现为核素的浓聚，提示为高血流灌注区。SPECT检查诊断癫痫常具有较高的特异性。

（四）正电子发射体层摄影

正电子发射体层摄影（positron emission computed tomography，PET）用于癫痫的诊断，可进行脑血流、脑代谢和脑受体显像，其示踪剂主要有 ^{18}F、^{11}C、^{13}N、^{15}O 等正电子核素标记的化合物，其中以 ^{18}F-FDG最为常用。由于癫痫灶的葡萄糖代谢率与其他脑组织不同，^{18}F-FDGPET能准确显示癫痫灶，并与皮层脑电图（EEG）所见有较高的吻合率。

（五）脑磁图

脑磁图（magnetoencephalography，MEG）是一种无创伤性功能成像技术，它在颅外采集大脑皮层神经元电活动产生的磁信号，经处理后再将磁信号源融合到与之对应的MRI图像上，可直观反映局部神经元的活动情况，MEG具有极高的时间分辨率（1ms）和空间分辨率，可动态探测直径<3mm的皮层癫痫灶的电活动，判断脑功能区，确定致痫病灶，及其与脑功能区的关系。

目前虽然临床上仍以脑深部电极监控作为定位癫痫灶的"金标准"方法，但是研究表明，MEG定位癫痫病灶与侵入性电极定位的符合率超过80%。因此，MEG已经成为癫痫术前评估的重要手段。

第二节 海马硬化

海马硬化（hippocampal sclerosis，HS）是引起难治性颞叶癫痫的最常见病因，一直是癫痫研究的热点问题。1880年Sommer首次提出海马硬化的概念，指出本病患者的海马（包括杏仁核）出现神经元变性、死亡和神经胶质增生，是颞叶癫痫的致病原因。海马硬化引起的痫性放电经海马环路多次循环，反复强化后，再经边缘系统下传。

一、海马结构的解剖和组织学特征

海马结构（hippocampal formation，HF）包括海马（hippocampus）、齿状回（dentate gyrus）和下托（subiculum）等结构，下托是位于海马旁回皮质与海马之间的过渡区域。海马又称海马本部或Ammon's角，位于侧脑室下角的底部，在冠状面图像上呈C字形，与齿状回相连，共同形成S形的结构。海马表面覆盖一层室管膜，其深面是一层被称为海马槽（alveus）的白质，其纤维向后内方聚集，形成纵行的海马伞与穹窿脚相延续。齿状回是一条狭长的皮质带，除内侧面外，皆为海马所包绕。尽管它是海马结构中最简单的皮质区，但是它在向其他海马区传递内质信息的过程中发挥关键作用。

海马细微结构：海马及齿状回主要由灰质成分构成，海马自脑室向海马沟方向分为海马槽、起始层、锥体细胞层、透明层、辐射层和腔隙-分子层等6层结构。齿状回主要由分子层、颗粒细胞层和多形层组成，在冠状位图像上固有海马又可分为CA1、CA2、CA3和CA4区，而齿状回的3层排列成U或V字形，其开口部位称为门（hilus）区，对向海马伞，海马的CA4区恰好伸入齿状回的门，CA4区和门区合称为终板（end folium）。下托是移行区，按其移行变化的状况通常将下托再分为旁下托、前下托、下托和下托尖等4个带。旁下托与海马旁回的内嗅皮层相延续。

海马结构的纤维联系：海马的传入纤维主要来自内嗅区皮层的"穿纤维通路"（perforant paths, PP）和来于隔核的隔核-海马纤维，前者主要投射于齿状回分子层和CA1区的腔隙分子层，后者主要投射至CA3、CA4区及齿状回。穹窿是海马的主要传出纤维，除终止于乳头体外，还有纤维终止于扣带回、隔核、视前区、下丘脑外侧区及丘脑前核等处。此外，海马结构与大脑皮质、皮质下中枢均有广泛的纤维联系。

二、海马硬化的病因和发病机制

海马硬化又叫内颞叶硬化。其病理特征主要是神经元丢失和胶质细胞增生，往往同时伴颞叶萎缩。婴幼儿期的各种损伤（外伤、惊厥、高热痉挛等）为其可能的致病原因。婴幼儿期海马等结构处于生长成熟时期，各种损伤很容易导致海马神经元的死亡及丢失，而神经细胞的丢失则刺激剩余神经元的生长，产生神经元突触的异常重组，这些重组的网络即引起异常放电而诱发癫痫。

海马硬化的主要病理改变为：30%~50%的海马神经元（尤其抑制性神经元）丢失，神经突触进行重新组合，产生神经胶质增生和水肿，神经突触有脱髓鞘改变。上述病变累及双侧海马，引起对称性病变，也可以累及单侧海马引起不对称性受累。典型海马硬化的病变主要位于CA1区，其次为CA3、CA4区和齿状回，CA2区的受累最轻，而且海马前部病变比后部重。

三、海马硬化的治疗和预后

外科手术切除病灶为本病的首选和有效治疗方法，约2/3的海马硬化患者在进行海马和前颞叶切除术后，癫痫症状得到有效控制，术前准确定位海马硬化病灶是外科手术能否成功的关键。

四、海马硬化的影像学检查

（一）MRI检查

1. 海马硬化的扫描方案和相关测量方法　本病的MRI扫描多获取T_1加权像、T_2加权像和FLAIR图像，以及垂直于海马长轴3mm层厚的斜冠状位像。T_1加权像可清楚显示海马结构萎缩，在T_2加权像病变海马的信号强度异常增高。FLAIR图像能抑制脑脊液信号，使海马的异常高信号显示得更清楚（图9-1）。

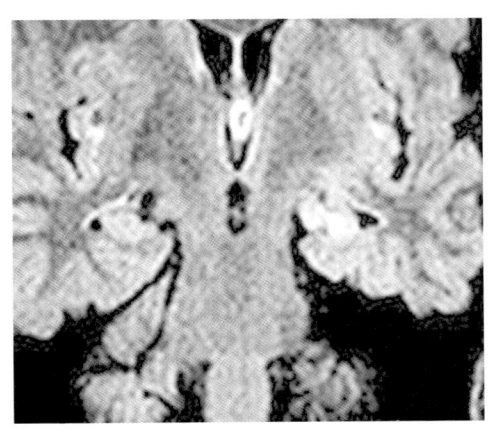

图9-1　左侧海马硬化
MRI垂直于海马长轴的斜冠状位FLAIR像，显示左侧海马体积减小，信号增高。

海马硬化的MRI表现如下：

（1）海马萎缩，MRI显示海马体积缩小，反映海马神经元的丢失，是MRI诊断海马硬化的最常见、最可靠征象。

（2）T_2加权像和FLAIR图像显示海马信号强度增高，以FLAIR图像显示得更明显。海马高信号提示胶质细胞增生引起T_2弛豫时间延长，也与伴发的脱髓鞘和海绵状变性有关。应该指出，在FLAIR图像上，海马上方和侧脑室颞角内的脉络丛也呈高信号，不要将之误认为是海马的信号增高。

（3）MRI还可显示颞叶萎缩以及灰白质境界不清、海马头部突起消失、颞角扩张等颞叶的改变。此外，还可见穹窿萎缩硬化、乳头体萎缩等颞叶以外的异常改变。

正常海马结构变异、扫描位置偏斜等可能引起海马的轻度不对称，分析图像时应该注意仔细辨认。在肉眼直视下有时很难发现一侧轻度或双侧对称性海马硬化的改变，需要进行海马体积测量，才能确认海马硬化病灶。有文献报道经容积测量93%的海马硬化患者可以准确做出定位诊断。还有研究表明，对一侧颞叶癫痫患者进行对侧杏仁核、海马、海马旁回等结构测量，结果发现这些结构的平均容积也显著低于正常对照组，提示颞叶癫痫多为双侧受累性病变。此外，非颞叶病变所致癫痫的患者，也发现有海马硬化的MRI征象。容积测量过程耗时，对操作者的要求较高，为其不足之处。

对海马结构进行T_2值测量也是诊断海马硬化的重要方法。研究表明正常海马的T_2值较短，为99～106ms，而硬化海马的T_2值延长。有学者报道79%颞叶癫痫患者的癫痫灶的T_2弛豫时间延长（>106ms），而65%患者的同侧海马T_2值>116ms。海马T_2值>116ms的患者均为病理证实的海马硬化患者，而除海马肿瘤外，海马T_2值通常不超过116 ms，而且海马T_2值超过116ms与海马硬化有显著相关。研究还发现29%的海马硬化患者双侧海马的T_2值均异常延长，可能提示海马硬化为双侧异常。研究还表明，病变侧海马T_2值的延长程度与海马结构的萎缩程度成正比，根据T_2值不仅可以诊断海马硬化，还可用于对其病理改变程度进行评价。

2. 扩散加权像和扩散张量成像检查　DWI和DTI利用脑内水分子扩散运动存在各向异性的原理，能反映活体组织的细微结构和功能改变，从分子水平显示海马硬化的病理改变，提高癫痫灶术前评价的准确度。研究表明DTI改变与神经细胞轴突直径、神经细胞膜成分及结构、神经细胞轴突髓鞘化程度及完整性、神经胶质细胞的数量和排列、细胞外间隙的容积等多种因素相关。

DWI和DTI常用定量参数有：

（1）表观扩散系数（apparent diffusion coefficient，ADC）。

（2）平均扩散率（mean diffusivity，MD）　表示单位时间内分子自由扩散的范围，组织内自由水含量越多，其平均扩散度就越大。

（3）分数各向异性（fractional anisotropy，FA）　表示组织纤维的各向异性的大小，是扩散张量各向异性值与张量值之比，FA值的范围在0～1之间，0代表各向同性扩散最大，1代表假想状况下各向异性扩散最大。

致痫灶和癫痫发作时脑内异常神经元放电，均可导致脑组织的代谢和生理变化，进而引起水分子扩散改变，ADC、FA和MD等参数能准确显示癫痫发作继发的脑白质改变。但是应该注意各参数测量值受邻近区域脑脊液部分容积效应、病灶大小、癫痫发作与检查时的间隔时间、癫痫发作持续时间和发作类型等影响（图9-2）。

Yoo等对19例健康志愿者和18例MRI提示单侧海马硬化的难治性颞叶癫痫患者进行DWI检查，结果显示虽然DWI不能定位癫痫病灶，但是患侧

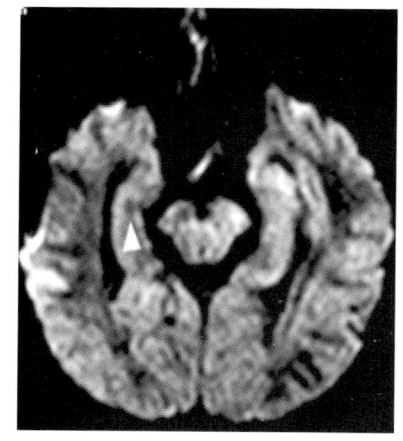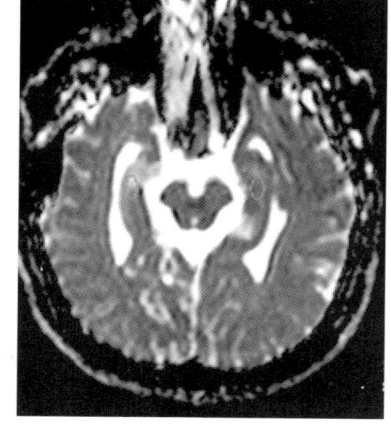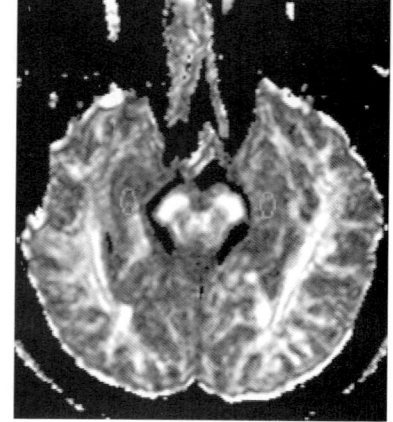

图9-2　右侧海马硬化

男，34岁，发作性四肢抽搐伴意识丧失。感兴趣区在双侧海马，同层面DTI分别为b=1000s/mm² 原始图像（a）显示右侧海马信号（△）较对侧略减低，提示右侧海马水分子弥散较对侧快，细胞外间隙较对侧扩大。MD图（b）显示右侧海马信号略增高，MD值为右侧9.3×10⁻⁴mm²/s，左侧8.2×10⁻⁴mm²/s，右侧显著高于左侧。FA图(c)显示右侧海马信号略减低，FA值右侧0.16，左侧0.17右侧略低于左侧。病理证实为右侧海马硬化改变。

海马的平均ADC值显著高于对侧和健康志愿者，根据ADC值异常做出定侧诊断的准确率达到100%。Wieshmann等进行DTI研究发现，发作间期患侧海马的MD值显著升高、FA值显著降低。但是由于海马主要是灰质结构，其内部水分子扩散的各向异性不如白质明显，因此FA值检测海马的价值不如MD值。Assaf等研究发现，颞叶癫痫发作间期患侧海马MD值显著升高，FA值虽有减低，但是没有统计学意义，提示患侧海马细胞外间隙明显增宽，而纤维束结构则相对完整。在常规MRI检查无异常改变的颞叶癫痫患者中，MD值对隐匿性病灶的定位敏感性也高于FA值。Rugg-Gunn等包括30例患者的研究也显示对常规MRI检查未见异常改变的颞叶癫痫病例，MD值对定位癫痫灶有重要意义。

尽管FA值检测海马病变不如MD值敏感，但它能反映脑组织内水分子扩散方向性的异常变化，间接描述扩散屏障，因此，对显示颞叶癫痫发作后脑白质区异常改变的敏感性高。Arfanakis等研究发现，颞叶癫痫患者内囊、外囊和胼胝体的FA值均减低，以外囊和胼胝体压部为著，而MD值则无显著异常。

3. 磁共振波谱检查　MRS利用化学位移和自旋耦合现象可无创伤性活体测定脑内代谢产物的浓度改变，近年来已经成为癫痫研究的热点之一，在多种能进行MRS检查的原子核中，以^{1}H-MRS最为常用，通过分析NAA、Cho和Cr等代谢产物，间接反映病灶内神经元损伤和神经胶质细胞增生等组织病理学改变。

MRS的早期研究仅能采用单体素方法，近年来随MR的技术进步多应用多体素采集的化学位移成像（chemical shift imaging，CSI）方法。单体素MRS的采集时间短，但其采样容积大，1次扫描仅能获得1条MRS曲线，敏感度较低为其突出缺点。而CSI为多体素矩阵采集数据，覆盖范围大，采样容积较小，受邻近结构的部分容积效应干扰小，通过融合技术以不同伪彩色将代谢物浓度标记到MRI图像上，能直观显示代谢物浓度分布的情况，又被称为磁共振波谱成像（magnetic resonance spectroscopy imaging，MRSI）。MRSI能提供更多的诊断信息，使MRS定位诊断的准确度得到提高（图9-3，图9-4）。

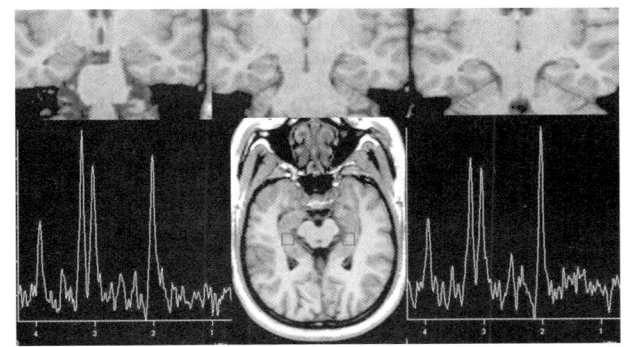

图9-3　右侧海马硬化
MRI显示两侧海马形态信号无明显差异，MRS示右侧NAA较对侧降低，Cho较对侧升高，提示右侧海马硬化，诊断经手术病理证实。

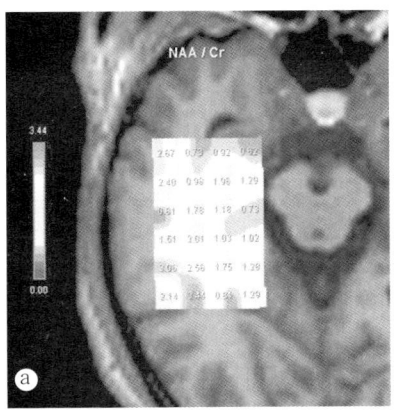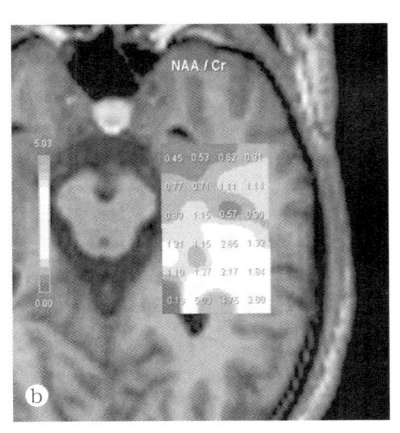

图9-4　左侧海马硬化（附彩图）
MRSI显示融合在MRI图像上多个体素块的代谢物浓度分布图，并以不同色彩区分，可直观显示不同区域的代谢物改变情况，右侧为正常(a)、左侧(b)为海马硬化，显示NAA/Cr比值下降，表现为冷色调。

海马硬化 ^{1}H-MRS 有以下表现：NAA 峰，NAA/Cr 和 NAA/(Cho+Cr) 比值降低，提示神经元丢失和/或功能障碍，Cho 和 Cr 峰升高，提示反应性胶质细胞增生。目前多数文献将 Cr 和 Cho 峰合并，计算采用 NAA/(Cho+Cr) 比值作为癫痫灶定位诊断的标准。关于 NAA/(Cr+Cho) 比值各家报道的具体数值不同，究其原因可能与测量方法不同有关。多数报道采用单体素 ^{1}H-MRS，NAA/(Cr+Cho) 的正常最低值是 0.72，若低于此值的 0.05 为异常，则提示为海马硬化。

^{1}H-MRS 评价颞叶癫痫的作用如下：

（1）对癫痫的定侧诊断的敏感性较高，因为颞叶癫痫的主要病因是海马硬化，据估计应用高分辨力 MRI 约 70% 海马硬化的患者可发现异常病灶，其余 30% 在常规 MRI 图像上无异常改变。MRS 可以显示脑组织代谢物的异常改变在结构改变之前发现病灶，可早期做出癫痫的定性和定位诊断。

（2）常规 MRI 未见异常改变或者仅显示一侧病变时，^{1}H-MRS 可发现双侧病变。表现为 NAA 峰不仅在致痫灶同侧降低，对侧颞叶海马的 NAA 峰值也降低。认为是起源于一侧癫痫灶的异常放电，经海马联合和前连合扩散至对侧海马和杏仁核，而引起对侧脑组织的继发异常改变。尸检结果提示 50% 的颞叶癫痫为双侧性。MRS 显示双侧异常颞叶癫痫的效果优于脑电图和常规 MRI。

（3）^{1}H-MRS 在评价癫痫患者手术效果方面具有较高临床应用价值。多项研究一致认为，两侧颞叶均有异常改变者的预后较差。Ng 等对 48 例儿童颞叶癫痫进行 ^{1}H-MRS 的术后随访研究，发现 MRS 显示双侧颞叶均有异常改变者，切除右侧颞叶后，患儿出现言语记忆缺失。Ende 等研究也发现，存在双侧 NAA/(Cho+Cr) 比值均降低者的手术治疗效果差。这些研究结果表明，MRS 可以用于术前评估颞叶癫痫的效果。

4. 血氧水平依赖的功能磁共振成像检查　血氧水平依赖的功能磁共振成像 (BOLD-fMRI) 具有无创伤、高空间分辨力、可重复性好等优点，已经应用于癫痫的基础和临床研究之中。目前 BOLD-fMRI 在癫痫病的应用主要有：①在外科手术前进行临床心理学评价和判定大脑优势半球，以设计手术方案，避免手术对运动、感觉、语言、记忆等功能中枢的副损伤；②用于癫痫灶的定位诊断，具有更重要的临床应用价值。

外科手术是治疗难治性癫痫的重要手段，手术前确定感觉、运动、语言、记忆等功能区具有重要意义，而 fMRI 在评价癫痫灶与脑功能区解剖关系方面能发挥重要作用，fMRI 检查结果有助于指导神经外科医生制订手术方案，以预防手术导致的副损伤。临床传统上采用颈内动脉戊巴比妥试验 (intracarotid ambarbital test, IAT) 又称 Wada 试验确定语言记忆等脑功能区，该试验属于创伤性方法，试验结果受动脉解剖分型、个体对药物反应等因素影响有一定偏差。有研究报道证实 fMRI 检查与 Wada 试验在确定语言和记忆中枢优势半球方面的相关性较好。

虽然 fMRI 具有最佳软组织对比度和较高空间分辨力，能确定癫痫病灶的解剖部位，但是癫痫本质上是神经元的异常放电，而 BOLD 是局部脑组织血氧浓度（包括血流速度、血流容积、氧耗量等）的继发性复杂反应，二者之间必然存在空间和时间的差异。fMRI 可以和脑电图同步进行，其实施方法分为脑电图触发 fMRI 和脑电图监测 fMRI 技术。前者是近年发展起来的新技术，通过癫痫患者发作间期的异常放电，触发 fMRI 进行采集，可获得神经元激活信号随时间变化的资料，然后将 fMRI 激活区、头皮 EEG 记录癫痫波的位置，以及 MRI 结构图像所示的异常改变进行综合分析，能提高确定癫痫起源病灶的准确性。脑电图监测 fMRI 又称连续脑电图 fMRI 技术，在进行 fMRI 扫描过程中，记录脑电图的发放时间，再利用此时间进行癫痫活动灶的定位，相当于进行完全随机事件相关设计的模式。目前联合使用录像监测脑电图 (video-EEG, VEEG) 和 fMRI 方法，也取得了良好效果，经临床实践证实，fMRI 显示激活信号的位置与术中确定的癫痫病灶非常吻合。

近年来，有学者将静息态 fMRI 的方法用于癫痫灶的定位。Morgan 等分别应用 1.5T 和 3.0T 的 MRI 设备，对已经由其他方法（如常规 MRI 等）诊断为癫痫的 12 例患者进行静息状态 fMRI 检查，然后应用时间聚类分析方法对所获数据进行分析，结果发现静息fMRI显示的兴奋区与已知癫痫灶吻合良好。该方法比脑电图fMRI操作简单,适用范围更广。但是静息状态采集数据对环境、设备硬件,以及扫描参数的要求更加严格,患者处于癫痫发作间期,引起的BOLD信号十分微弱或稀少,而扫描时的呼吸、心跳等生理运动伪影所致的干扰较大。故静息fMRI的价值还有待于进一步研究。

(二) 放射性核素显像检查

1. SPECT检查 近年来国内外采用SPECT进行脑灌注显像,观察脑血流癫痫病灶的定位作用,并与传统诊断技术进行比较,结果表明SPECT在癫痫发作期对致痫病灶的定位诊断率高达97%,在颞叶癫痫发作间期癫痫病灶检出率在11%~80%之间,平均为50%,发作后期为71%。故有学者提倡在发作期进行SPECT检查,以提高癫痫诊断和病灶定位诊断的准确性。应该指出,局部脑血流量受多种因素影响,仅根据血流量的改变做出癫痫的诊断并不具有特异性,其他非致痫病灶亦可能有类似表现,因此,难免出现假阳性和假阴性结果,而且SPECT所示脑血流改变的范围远远超过癫痫源区的范围。虽然SPECT能显示致痫灶的血流灌注情况,在致痫灶定位诊断上有一定优势,但是还需结合其他影像学检查方法进行全面分析,以进一步提高致痫病灶定位诊断的准确性。

2. PET检查 ^{18}F-FDG PET检查能显示无解剖结构异常改变的原发癫痫患者的癫痫灶,为其临床优势。癫痫病灶发作间期在^{18}F-FDG PET图像上表现为局部区葡萄糖代谢率降低,其诊断敏感性和特异性分别达到84%和86%,而发作期癫痫病灶在^{18}F-FDG PET图像上表现为局部区域的葡萄糖代谢率增高。值得注意的是,发作期^{18}F-FDG PET并不总是表现为高代谢,典型的发作期高代谢仅出现在少数癫痫持续状态、频繁发作,以及癫痫发生在^{18}F-FDG摄取早期的病例。

五、影像学优选检查路线

随着神经影像学技术的迅速发展,癫痫术前定位已经不再局限于脑电图一种方法,综合影像学表现进行定位,不仅可提高癫痫病灶的定位准确性,而且可以从脑结构、代谢、血流和功能等各方面为癫痫的术前评价提供更多信息。MRI、^{1}H-MRS、SPECT和PET是评价颞叶癫痫的不同检查方法,各自反映了癫痫的病理生理改变、血流灌注情况以及代谢的变化。

海马硬化首选影像学方法是MRI(包括MRI常规检查获得结构图像、DWI及DTI、^{1}H-MRS和fMRI)。然后选择SPECT或PET,尽可能发作期进行扫描。

难治性癫痫诊断和治疗的整体流程见图9-5。

第三节 肿瘤和血管畸形

一、关于继发癫痫的脑肿瘤

(一) 边缘叶肿瘤

1878年,法国解剖学家Broca将哺乳类动物脑干周围的弯曲脑回称为"大脑边缘叶"(legrandlobelimbique)。它包括扣带回、海马旁回、海马结构、隔区和梨状叶等结构。后来边缘叶的概念逐渐扩大,把与其皮层结构相似的区域(额叶眶回后部、岛叶前部和颞极),以及功能和联系上较密切的一些皮层下结构(如隔核、杏仁核、下丘脑、上丘脑、丘脑前核以及中脑被盖内侧区等)也联系在一起,称为边缘系统。

人的大脑皮层包括种系发生上比较古老的异生皮层(如海马和齿状回的古皮层,隔区和杏仁核等结构),发生上较新、占据人类皮层绝大部分的新皮层,以及介于二者之间的中间皮层(包括眶额皮层的后部、岛叶、颞极、扣带回和部分海马旁回),Filimin等发现,起源于边缘系统的肿瘤在种系发生上与原始皮层区有一定亲和力。肿瘤开始时可能仅局限于异生皮层的某个区域,肿瘤增大后虽然向

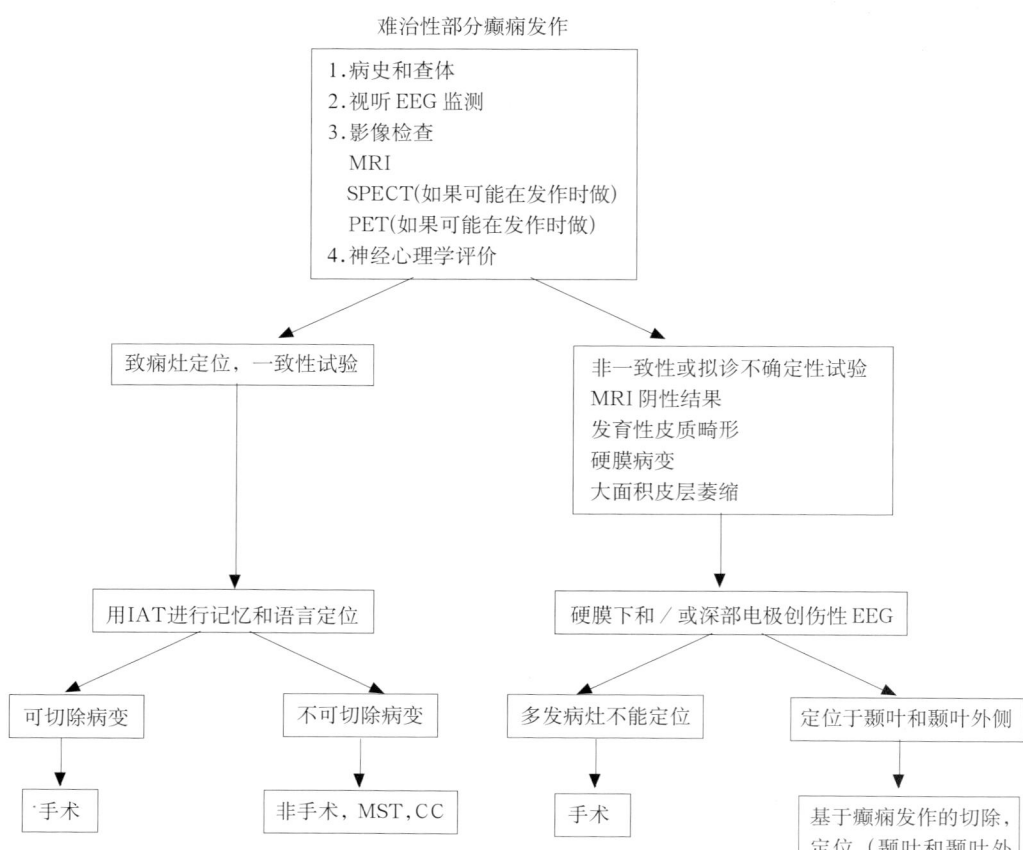

IAT：颈动脉内异戊巴比妥试验；MST：软膜下多点横切（治疗致痫性功能组织）；CC：胼胝体切除术

图 9-5 难治性癫痫的诊断和治疗流程图

周围扩展，但仍然局限在异生皮层，或者从异生皮层扩展到中间皮层，除晚期恶性肿瘤外，一般不侵犯附近的新皮层区和内侧深部结构（如屏状核、壳核、苍白球和内囊）。

最近关于海马病变分析的研究认为，海马硬化和肿瘤是颞叶癫痫最常见的病理改变。肿瘤位于颞叶皮质或者海马本身，占全部颞叶癫痫病例的15%~47%，其主要病理类型为混合性神经元－胶质肿瘤（mixed neuronal glial tumours），这类肿瘤生长缓慢，病史较长。临床主要表现为病史较长的癫痫发作，而很少出现神经系统的定位体征，肿瘤的良恶性多为WHO分级的Ⅰ~Ⅱ级，属于良性或低度恶性，其中以胚胎发育不良性神经上皮瘤（dysembryoplastic neuroepithelial tumors,DNT）和神经节胶质瘤（ganglioglioma, GG）为常见。此类肿瘤的手术治疗效果较好。

由于肿瘤周围多伴发皮层结构异常，可见形态异常的神经元或胶质细胞，推测这类肿瘤的发生机制与皮层发育不良关系密切，值得进一步研究。

这类肿瘤在影像学上无明显占位效应和瘤周水肿，多伴囊性变和钙化，有时病变隐匿，影像学检查难以发现，因此，原发于海马和邻近颞叶的肿瘤经常被误诊为海马硬化。笔者认为对位于海马及其邻近结构、T_2加权像高信号、形态较为饱满的颞叶癫痫，应考虑原发肿瘤的可能，应该积极选择手术治疗（图9-6，图9-7）

（二）引起癫痫的常见肿瘤

脑肿瘤是继发癫痫的常见原因之一，一项评估认为，肿瘤伴癫痫的发生率为5%，其中5%~10%为难治性癫痫。以癫痫为主要临床表现的常见脑肿瘤有：星形细胞瘤、少胶质细胞瘤、神经节细胞胶质瘤、胚胎发育不良性上皮细胞瘤等（图9-8~图9-11）。详细情况请参见第三章的内容。

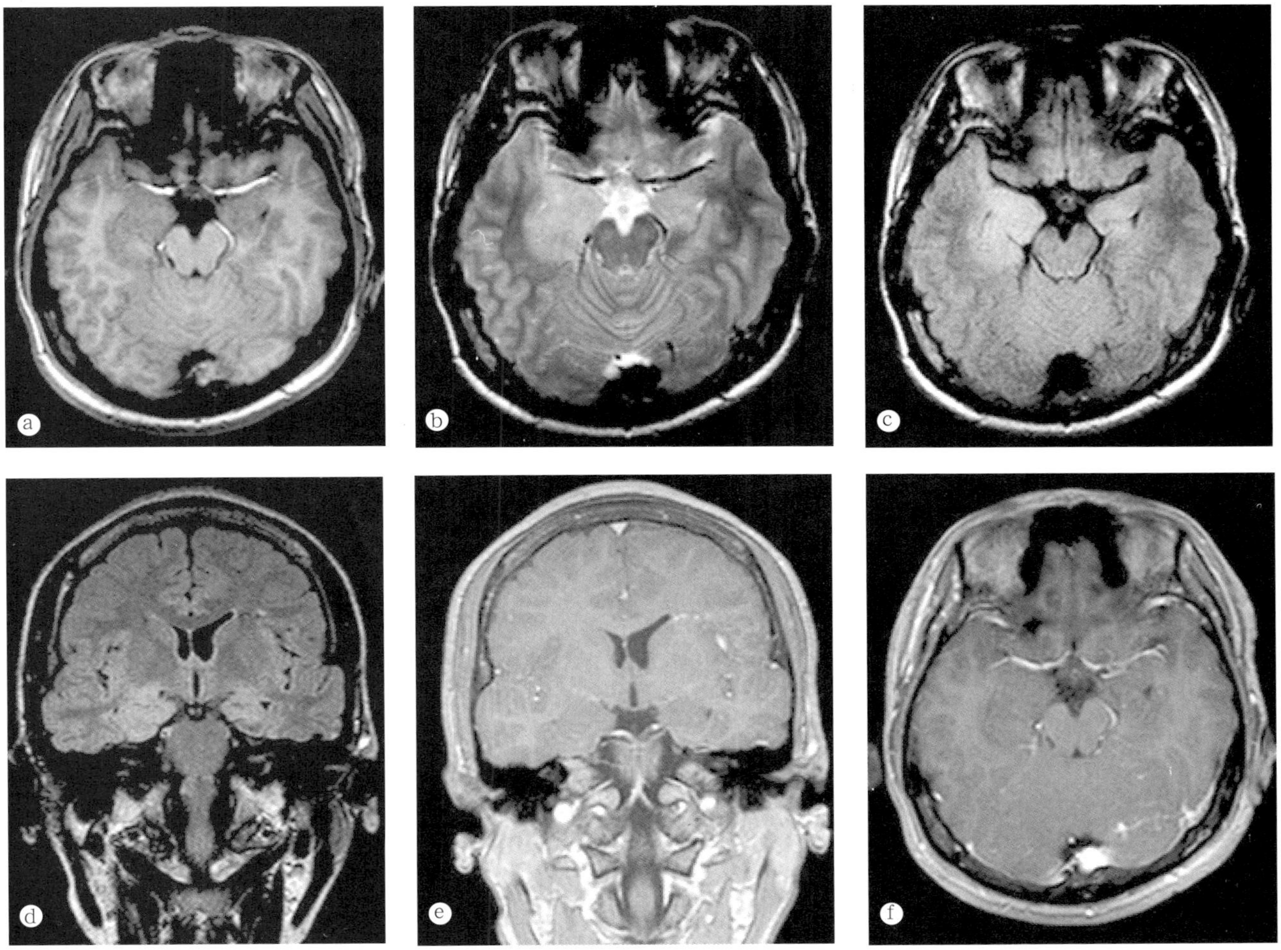

图 9-6 星形细胞瘤

MRI 横断 T_1 加权像（a）显示右侧海马体积明显增大、形态饱满，信号强度减低；T_2 加权像（b）和 FLAIR 横断像（c）FLAIR 冠状位像（d）显示右海马呈均匀高信号；增强扫描冠状位（e）和横轴位像（f）示病变无强化，亦无周围脑水肿。术后病理证实为星形细胞瘤 II 级。

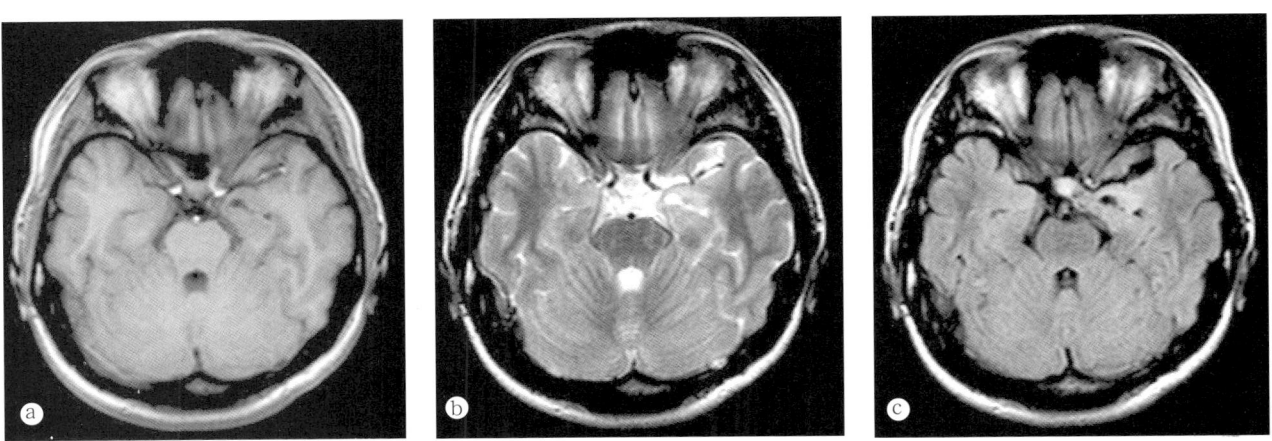

图 9-7 神经元-胶质混合性肿瘤

MRI 横断 T_1 加权像（a）示左侧海马萎缩，内部有低信号区，颞角扩大；T_2 加权像（b）和 FLAIR 像（c）左侧海马信号强度增高，海马旁的内颞叶局部皮层信号增高，其结构境界欠清，无占位效应。手术切除病灶显微镜下见到两种肿瘤组织成分，一种为 Neun 阳性的神经元样细胞，另一种为 Vimentin 和 GFAP 阳性的胶质细胞，最终诊断为神经元-胶质混合性肿瘤（I 级）。

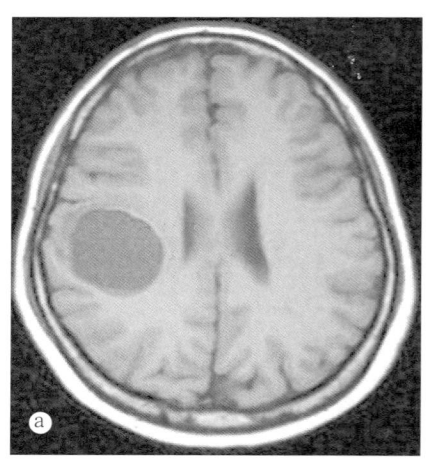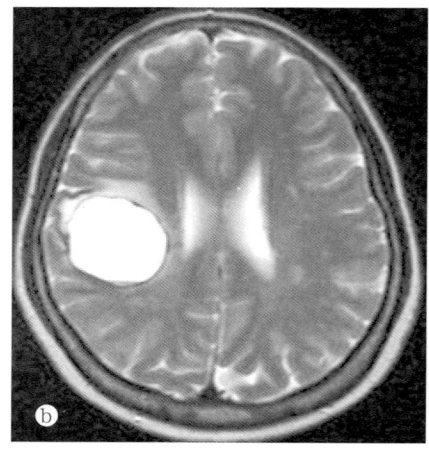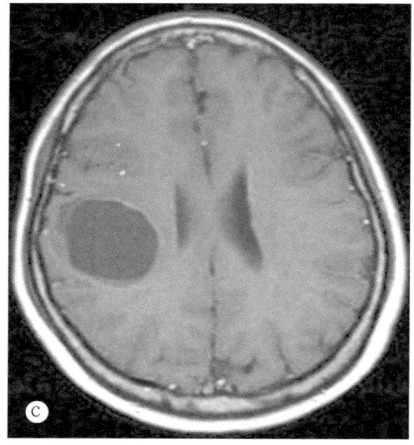

图 9-8 低级别星形细胞瘤

MRI 横断 T_1 加权像（a）、T_2 加权像（b）和增强扫描像（c）可见右顶叶境界清楚的椭圆形病灶，T_1 加权像呈低信号，T_2 加权像为高信号，周围有轻度水肿，增强扫描无强化。手术病理证实为星形细胞瘤（I级）。

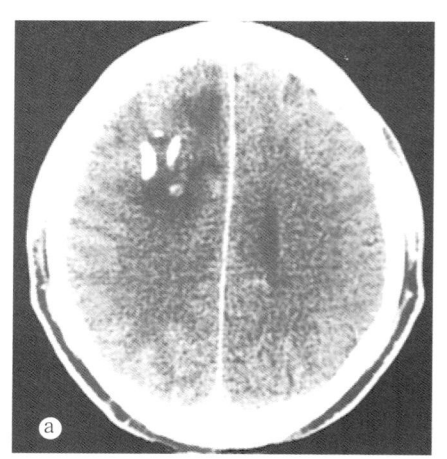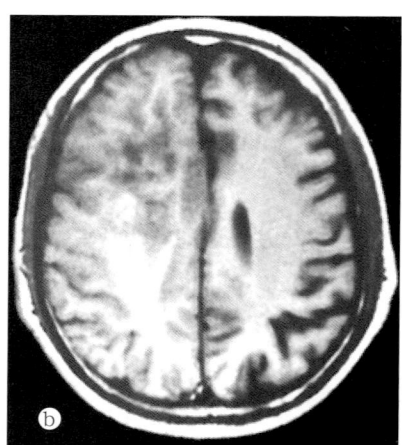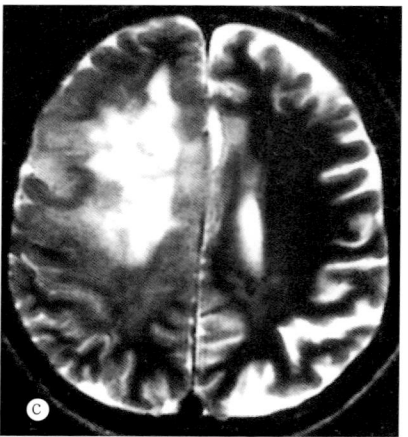

图 9-9 少突胶质细胞瘤

CT 平扫（a）示右额叶皮层下白质内有等密度团块，内部有几个小条形钙化灶，周围不规则片状低密度。MRI 横断 T_1 加权像（b）示右额叶皮层下白质为不规则片状低信号，T_2 加权像（c）为高信号，信号欠均匀，边界不清，周围有水肿。手术病理证实少突胶质细胞瘤。

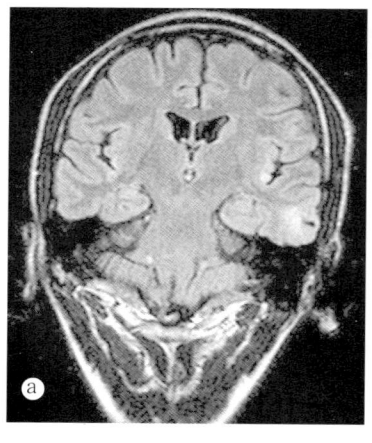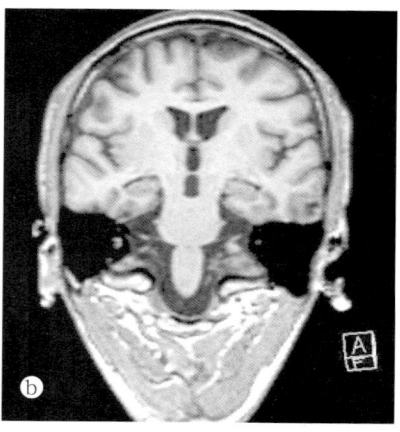

图 9-10 神经节细胞胶质瘤

MRI 冠状位 FLAIR（a）见左侧颞叶皮层及皮层下有不规则形高信号，内部小囊状低信号；在 T_1 加权像（b）上病灶呈灰质样低信号，内部的小囊状灶的信号更低，灶周无明显水肿。手术病理证实为神经节细胞胶质瘤。

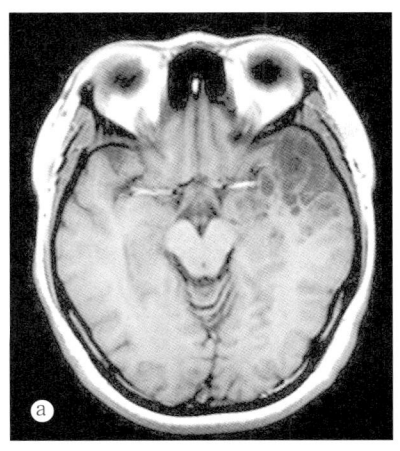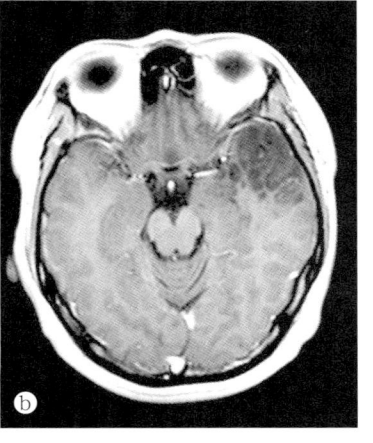

图 9-11 胚胎发育不良性神经上皮瘤

MRI 横断 T_1 加权像（a）显示左侧颞叶略膨胀，有多发小囊状低信号，境界尚清楚，周围无明显水肿及占位效应；增强扫描像（b）病灶无明显强化。手术病理诊断：胚胎发育不良性神经上皮瘤。

二、关于继发癫痫的脑血管畸形

脑血管畸形也是引发癫痫的主要疾病之一，在病理学分型主要有动静脉畸形（AVM）、海绵状血管瘤（CA）、静脉性血管畸形（VM）和毛细血管扩张症（telangiectasia）等血管畸形（图 9-12～图 9-17）。详细情况请参见第二章内容。

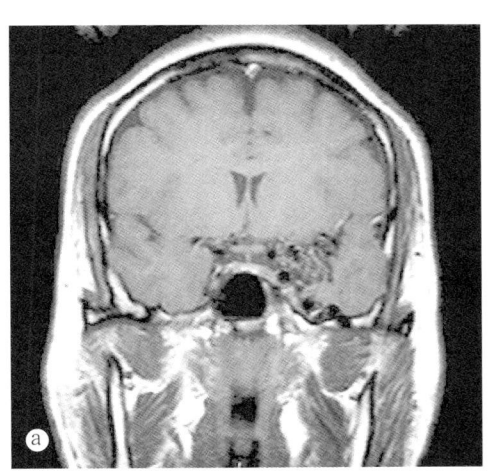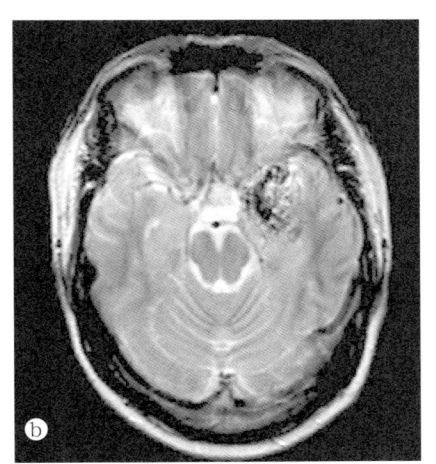

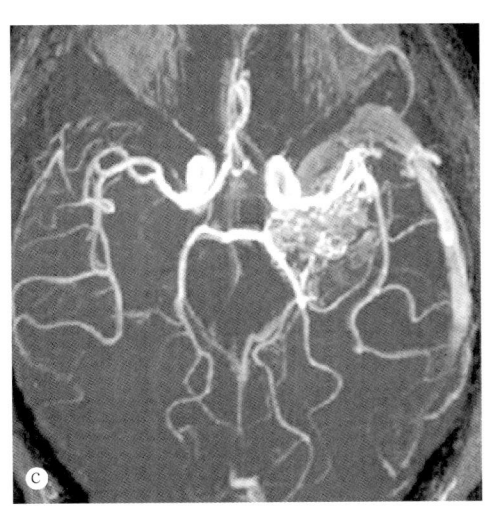

图 9-12 左侧颞叶动静脉畸形

MRI 冠状位 T_1 加权像（a）示左颞叶有蜂窝状低信号，无占位效应；横断位 T_2 加权像（b）病灶仍然以低信号为主，但内部夹杂多发点状高信号；MRA（c）显示动静脉畸形的畸形血管团。

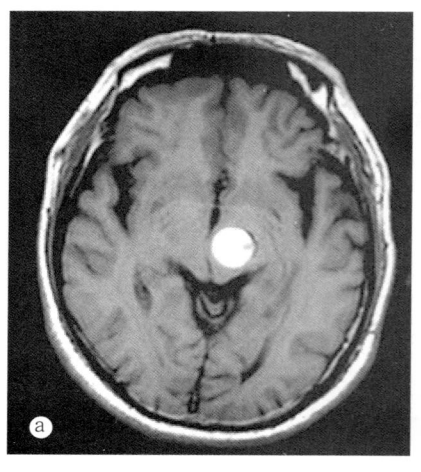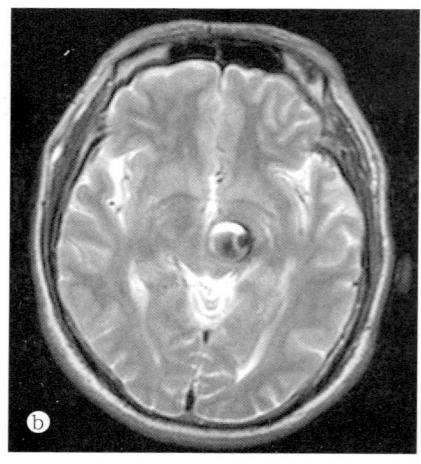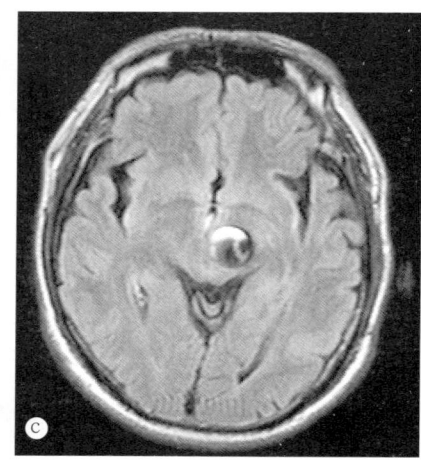

图9-13 左侧丘脑海绵状血管瘤并发出血
MRI横断T_1加权像(a)左丘脑有一个小球形不均匀高信号病灶；T_2加权像(b)和FLAIR像(c)主要为低信号，边缘有弧形高信号，周围无明显水肿。第Ⅲ脑室受压，轻度右移。

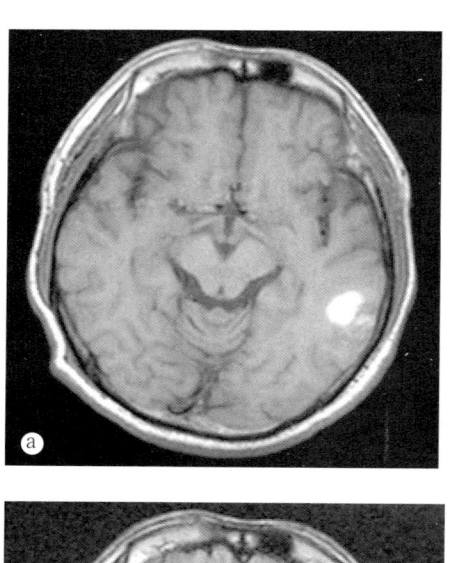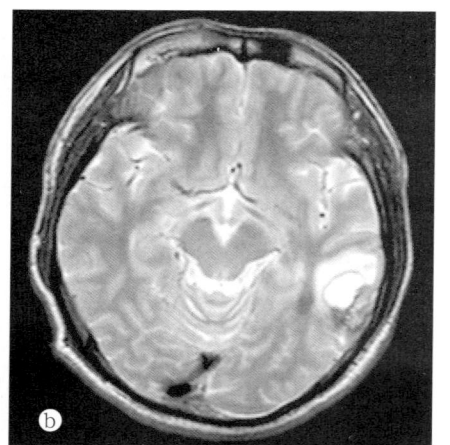

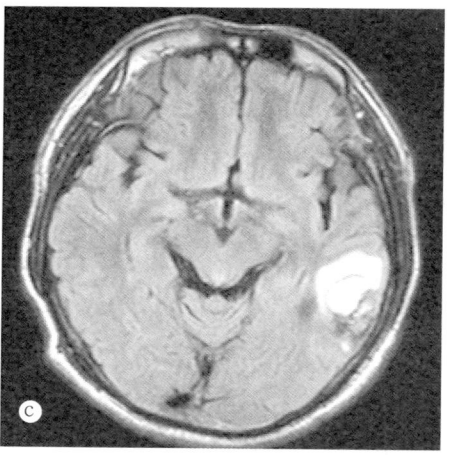

图9-14 左侧颞叶海绵状血管瘤合并出血
MRI横断T_1加权像（a）上左颞叶皮层下累及皮层，有类圆形高信号病灶，在T_2加权像（b）和FLAIR像（c）上，病灶主要为高信号，周围有较高信号水肿带包绕。

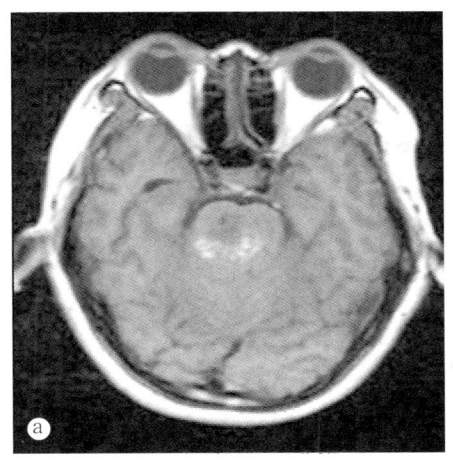
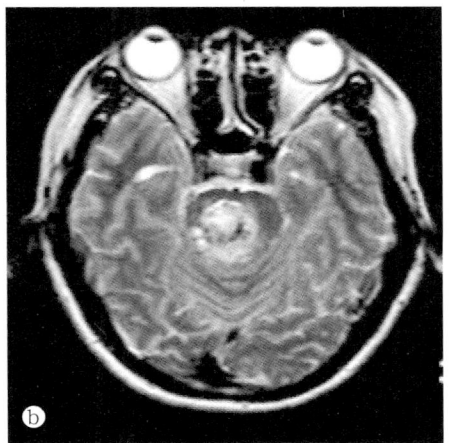
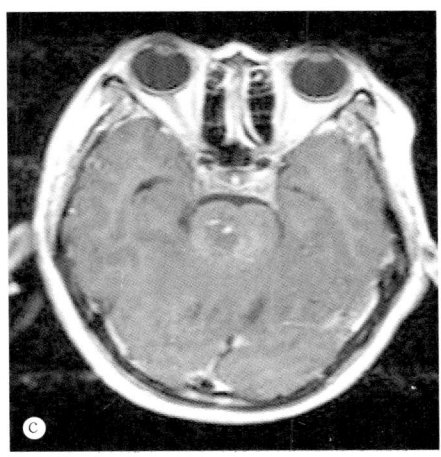

图 9-15　脑桥出血性海绵状血管瘤

MRI 横断 T_1 加权像（a）显示桥脑中部有斑片状低信号，境界不清，后部有聚集成团的点状高信号；在 T_2 加权像（b）上，桥脑的病灶主要为高信号，内部混杂有低信号。增强扫描像（c）桥脑病灶有多灶状轻度强化，病灶的境界不清。

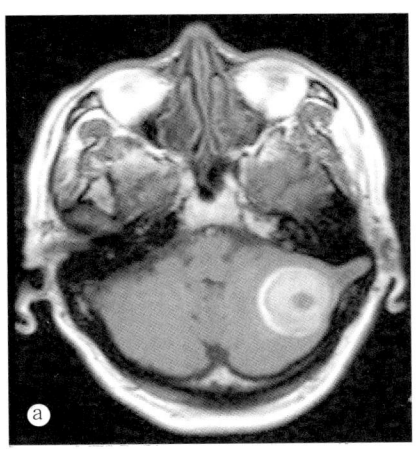
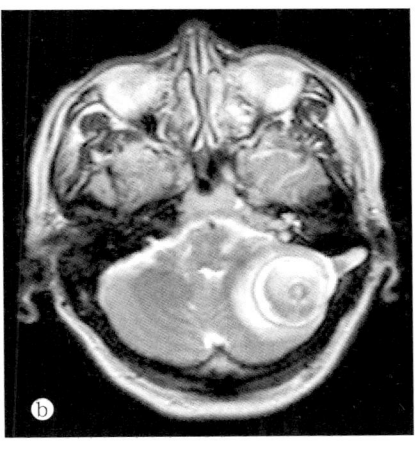
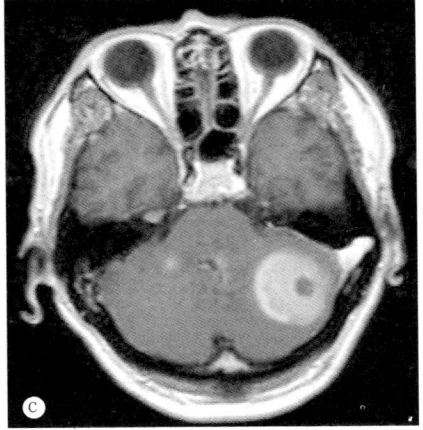

图 9-16　左侧小脑出血性海绵状血管瘤

MRI 横断 T_1 加权像（a）显示左小脑半球有类圆形多层高低信号相间的同心圆形病灶，有占位效应；T_2 加权像（b）示病灶的形态不变，但层次更多；增强扫描像（c）病灶轻度强化，表现为内部信号均匀。

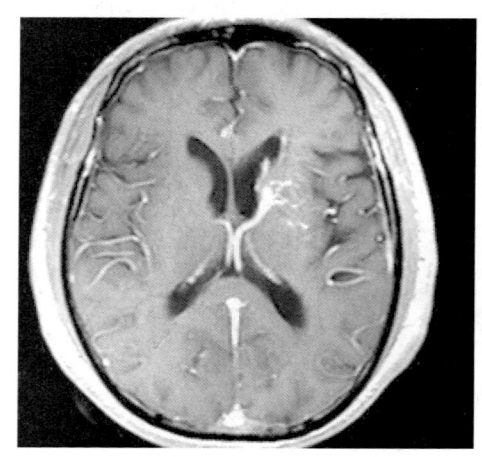

图9-17 静脉性血管畸形
MRI横断T_1加权增强扫描像显示左侧基底节及侧脑室旁的静脉性血管畸形呈海蛇头样。

第四节 脑皮层发育不良

一、病因和发病机制

脑皮层发育不良（malformation of cortical development，MCD）是一种神经发育缺陷，为一组局灶性或弥漫性皮层结构异常病变的总称。胚胎大脑皮层的发育经历原始神经上皮细胞分裂增殖、成神经细胞迁移、分化和皮层结构形成等三个主要阶段。其中任何一个阶段受遗传因素或周围环境有害因素的影响，均导致MCD的发生。

MCD通常根据病理学改变分为三类：

1. 局灶性皮层发育不良（focal cortical dysplasia，FCD）。

2. 灰质异位（gray matter heterotopia），按其发生部位可进一步划分为：

（1）软脑膜型异位（leptomeningeal heterotopia，LH）。

（2）皮层下带状异位（subcortical band heterotopia，SBH）。

（3）脑室旁异位（periventricualar heterotopia，PRH）。

3. 脑回形成重度紊乱（major disruption of gyration），包括无脑回（lissencephaly）、脑回肥厚（pachygyria）、多小脑回（polymicrogyria）、分裂脑畸形（schizencephaly）、半脑巨脑回（hemime-galencephaly）等。

局灶性皮层发育不良是胚胎早期神经元和神经胶质细胞增生与分化受影响，使局部大脑皮层发育受到阻碍，引起的局部皮层病理改变。采用Palmini的病理分型标准，本病可分为两型：

Ⅰ型：没有异形神经元细胞或气球样细胞，又进一步分为：

Ⅰa型：仅有皮层结构异常（伴或不伴其他轻度发育不良）；

Ⅰb型：结构异常伴大型或未成熟神经元，但没有异形神经元；

Ⅱ型：又称Taylor型局灶性发育不良，有异形神经元伴或不伴气球样细胞，又进一步分为：

Ⅱa型：结构异常伴异形神经元细胞，但没有气球样细胞；

Ⅱb型：结构异常伴异形神经元细胞和气球样细胞。

二、脑皮层发育不良的临床表现

脑皮层发育不良与癫痫、认知功能障碍有关，与癫痫的关系尤其密切。统计资料显示，本病占儿童难治性癫痫的50%以上，占成人难治性癫痫的20%左右。

三、脑皮层发育不良的影像学检查

脑皮层发育不良的病变轻微，在众多影像学技术中，MRI以其高软组织对比度、直接进行多方位成像、显示脑解剖结构及其异常改变清楚等特点，十分适合本病的检查，而其他影像学方法（包括CT）在本病的诊断和鉴别诊断中的价值不大。

1. 高分辨力常规MRI检查　灰质异位和脑回重度紊乱的影像表现详见本书第六章第三节神经元移行畸形。在此不再赘述，但有时灰质异位的病灶较小，容易漏诊（图9-18）。

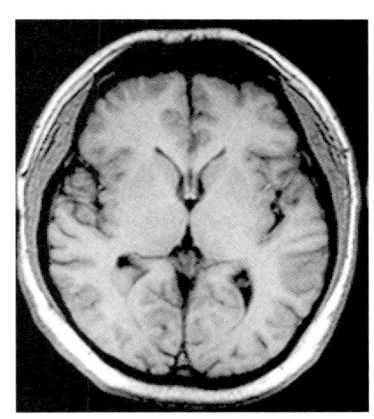

图9-18　灰质异位
MRI横断T₁加权像显示右侧脑室后角旁有小结节状灰质异位灶。

局灶性皮层发育不良的影像学表现如下：

Ⅰ型局灶性皮层发育不良的MRI突出特点为灰白质分界不清，局部皮层增厚，形态异常（图9-19）。好发于颞叶，常伴海马硬化改变。此型的病理改变相对轻微，部分患者MRI检查可能无任何异常改变，因此，对难治局灶性癫痫患者，既使影像学正常，也应考虑可能存在局灶性皮层发育不良。

Ⅱ型局灶性皮层发育不良的MRI通常可见局灶性病变，表现为局灶性皮质增厚，灰白质分界不清，T₂加权像、质子密度加权像或FLAIR像高信号，高信号的灰质由脑表面延伸至脑室（穿通型发育不良）。这些表现可单独或联合出现，病变多位于颞叶之外。与Ⅰ型比较，由于病理上存有异常细胞，MRI更容易发现病灶（图9-20）。

2. 扩散张量成像检查　应用DTI研究皮质发育不良的癫痫患者取得一定进展。研究证实，本病病灶的MD和FA值有异常改变。Eriksson等对22例脑皮层发育不良有癫痫的患者进行DTI检查，结果发现常规MRI所示病灶的MD值升高、FA值减低，而且DTI发现的异常区范围明显大于常规MRI，认为DTI不仅可以对皮层发育不良做出定位诊断，还能明确病灶范围。Lee等应用DTI技术对12例额枕叶局灶性皮层发育不良患者进行研究，发

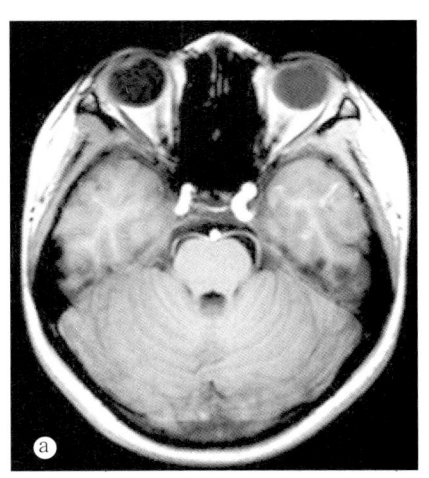 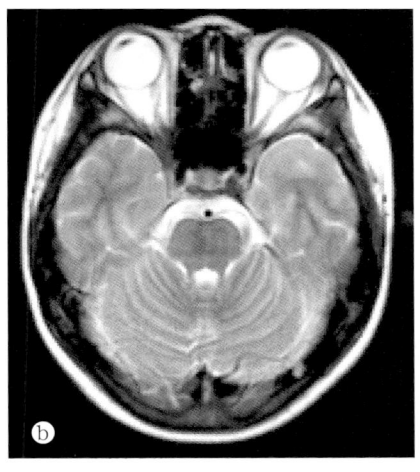 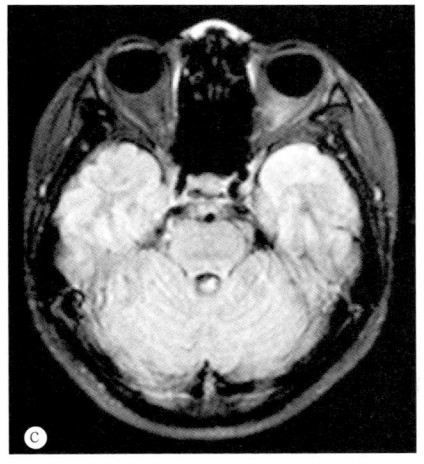

图9-19　局灶皮层发育不良（FCD Ⅰ型）
MRI横断T₁加权像（a）、T₂加权像（b）和FLAIR像（c）均显示左颞前叶局灶性皮层增厚，信号强度无异常改变。

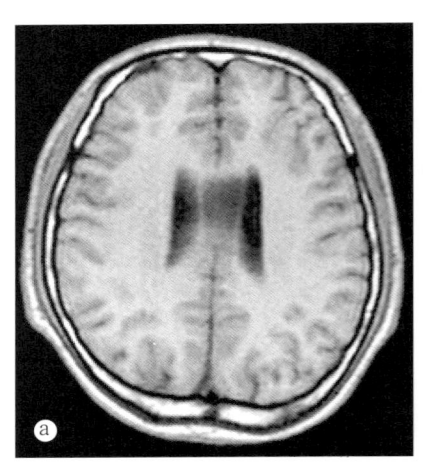 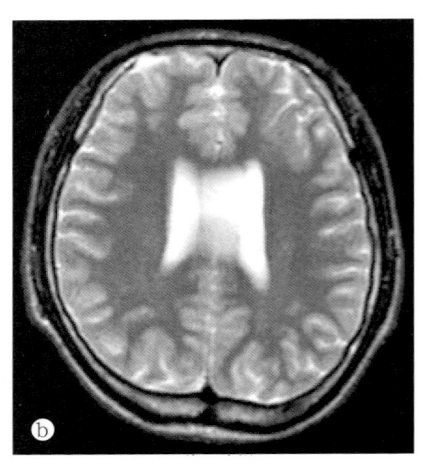 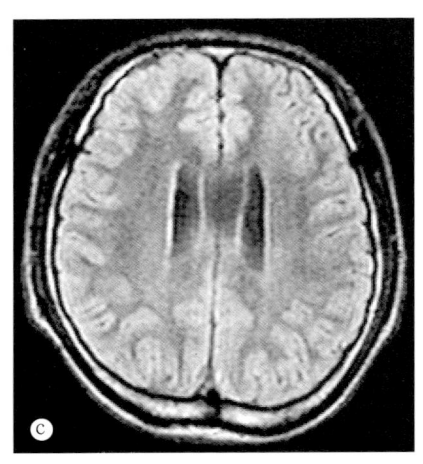

图 9-20 局灶皮层发育不良（FCD Ⅱ型）
MRI 横断 T_1 加权像（a）示左额叶有楔形略低信号，其边界不清；T_2 加权像（b）和 FLAIR 像（c）为高信号，向左侧脑室方向延伸。

现发育不良皮层周围纤维束的FA值较对侧显著减低，与皮层病灶相邻白质纤维束的数量明显减少，认为DTI对局灶性皮层发育不良的定位诊断有很高价值，并且能显示病灶相邻皮层下白质的病理改变。

3. fMRI的检查　fMRI在皮质发育不良中的应用主要包括以下两个方面：

（1）用于术前定位　fMRI在CT和MRI未见明显改变的皮质发育不良小病灶的显示方面具有优势，高场强MRI设备下应用同步脑电图记录技术使fMRI确定皮质发育不良致痫灶的准确性得到提高。Lazeyras等通过脑电图触发fMRI技术对11例M皮质发育不良伴难治性癫痫的患者进行检查，结果表明，同步获得的脑电图清晰，fMRI图像可及时捕捉致痫灶的局部兴奋信号，从而提高了定位诊断的准确性。

（2）用于术前脑功能评估　fMRI可以为评价定位皮质发育不良病灶与病灶周围的脑功能区的关系，为准确切除病灶、避免重要结构的副损伤发挥指导作用。Heilbrun等对术前5例皮质发育不良患者进行fMRI运动和语言区定位，结果显示fMRI的定位准确。Janszky等研究一组皮质发育不良患者，包括9例多微小脑回、4例半侧巨脑回、8例灰质异位、9例局灶性皮层发育不良，分别给予感觉、运动、视觉、语言和记忆的条件刺激fMRI检查，结果显示部分发育不良的皮质参与正常神经功能活动，提示术前必须对发育不良皮质进行功能评估，以避免损害脑的重要功能区。

第五节　脑胶质细胞增生

一、脑胶质细胞增生的病因和发病机制

脑胶质细胞增生（gliosis）是中枢神经系统对各种损害因子的反应性修复改变，但胶质细胞增生过多又成为阻碍神经元髓鞘和轴索生长的机械性屏障，影响神经元结构的修复和功能恢复，从而产生一系列临床症状，被称之为脑胶质增生。脑胶质增生属于良性病变，应该注意其与脑内肿瘤的鉴别。脑胶质增生症的病因及发病机制迄今尚未完全阐明，多数作者认为其发生与脑内感染、脑组织缺血和缺氧、脑外伤，以及放射线照射、手术创伤等有关。

Hortega提出主要有星形胶质细胞、少突胶质细胞和小胶质细胞构成脑胶质增生，小胶质细胞在正常中枢神经组织中很少或根本不存在，而在炎症

和损伤脑组织中却普遍存在，具有吞噬和清除坏死组织及细胞碎片的功能。有多种因素可引起脑组织缺血、缺氧，由于神经元对缺血、缺氧的耐受性很差，无论急性还是慢性缺血、缺氧，其修复过程均伴有胶质细胞增生，后者逐渐充填神经元死亡遗留的空间。缺血、缺氧可引起脑内小动脉壁的增厚、玻璃样变而导致血管狭窄，从而加重神经元的缺血、缺氧，促进血管周围的小胶质细胞增生，形成恶性循环。

遭受放射线过大剂量照射或个体对射线敏感均可引起脑损伤，后者通常发生在放射治疗后5个月～5年期间，患者出现不同程度的神经损害和胶质细胞增生。

二、脑胶质细胞增生的病理

脑胶质细胞增生时在显微镜下观察，可见胶质纤维明显增多，胶质细胞排列稀疏、分布不均匀，细胞边界欠清晰，胞浆较少，胞核呈圆形，大小一致，染色质细而均匀，未见核分裂象，局部血管略有增多，但内皮细胞无明显增生。

三、脑胶质细胞增生的临床表现

本病常见于儿童和青年，男性多于女性。病变主要位于大脑半球，小脑次之，脑干少见。发生于大脑半球者的病灶主要位于脑白质，可累及任何脑叶，约1/3同时累及2个或2个以上脑叶。患者的临床症状以头痛最常见，发生率约为65%～73%。其次是癫痫，发生率约为56%，以癫痫大发作多见，而出现呕吐、肢体运动障碍、感觉障碍和失语等表现少见。

四、脑胶质细胞增生的影像学检查

CT和MRI诊断胶质增生的要点如下（图9-21）：

1. 有脑组织损伤的病史。
2. 病灶无占位效应，其周围无水肿包绕。
3. CT和MRI均可显示脑胶质细胞增生的病灶，在CT图像上为均匀高密度，MRI的T_2加权像和FLAIR像上为均匀高信号，以MRI显示病灶更

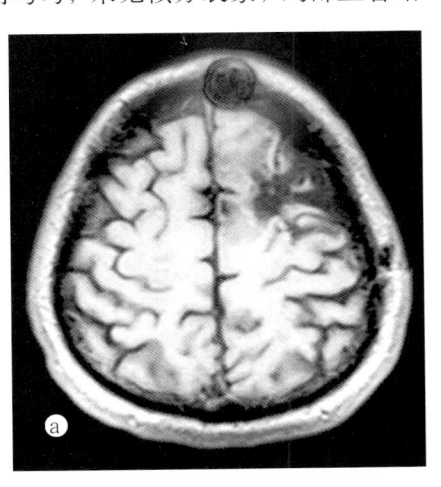

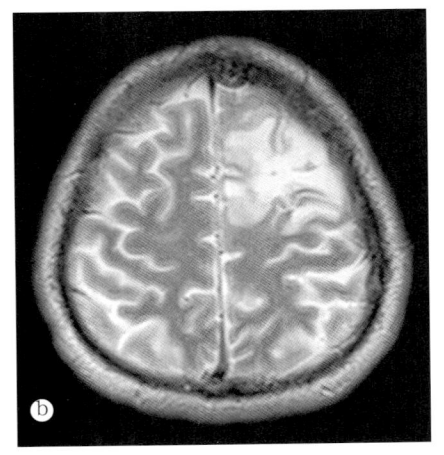

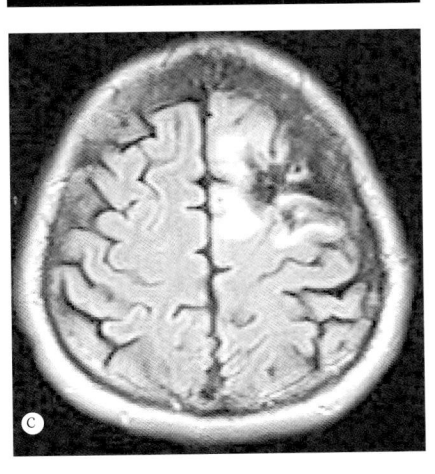

图9-21 胶质增生
左额部脑膜瘤术后，横断位T_1加权像（a）显示左额叶软化灶周围的胶质增生呈略低信号，在同层面T_2加权（b）和FLAIR像（c）呈高信号。

清楚。

4. 增强扫描病灶无强化或出现轻微条索状强化。

5. 病灶多位于脑皮层或皮层下区域。

五、脑胶质细胞增生的鉴别诊断

本病主要与下列疾病相鉴别：

1. 低级别星形细胞瘤　病灶较大，占位征象显著，增强扫描可有强化，为主要鉴别要点。

2. 急性脑炎　病灶多为大片状，占位征象显著，增强扫描呈斑片状或弥漫性脑回状显著强化。结合患者有发热、意识障碍等表现，可资鉴别。

3. 脑软化灶　在CT图像上为低密度，MRI的T_1加权像为低信号、T_2加权像高信号，周围伴有脑萎缩改变。

（李坤成　王志群）

参 考 文 献

1. 王峻，谢维娜，金俊英．癫痫的MRI检查及其价值．中国医学影像技术，1997,13:29~30
2. 刘翔，戴建平，詹炯，等．颅内海绵状血管瘤的影像学诊断．中华放射学杂志，1999,33:232~233
3. 于新华，吕耀娟，陈宁．脑血管畸形致癫痫患者的MRI表现．临床神经病学杂志，2000,13:301~302
4. 齐静，杜湘珂，栾国明，等．海马硬化MR质子波谱分析与MRI的对比研究．中华放射学杂志，2000,34:511~514
5. 何慧瑾，沈天真，陈星荣，等．^{1}H-MRS在颞叶癫痫定侧诊断中的价值．中国计算机成像杂志，2000,6:361~366
6. 林志国，王丹，沈红，等．海马特殊扫描在颞叶癫痫海马硬化诊断中的应用．中国临床神经外科杂志，2003,8:203~205
7. 李文华，沈天真，朱锦勇，等．海马头部浅沟消失对海马硬化诊断价值的探讨．实用放射学杂志，2003,19:502~504
8. 田昭俭，杨新国，姜法伟，等．脑实质内海绵状血管瘤的CT和MRI诊断．临床放射学杂志，2003,22:274~276
9. 李春德，罗世祺，马震宇，等．胚胎发育不良性神经上皮瘤．中华神经外科杂志，2004,20:455~458
10. 陈子怡，周列民．磁共振波谱成像在癫痫临床诊断和研究中的应用和进展．中国神经精神疾病杂志，2004,30:160~163
11. 冯占辉，晏勇．皮质发育障碍的研究进展．国外医学神经病学神经外科学分册，2004,31:307~309
12. 白玫，罗述谦．弥散张量磁共振成像的新进展．国外医学生物医学工程分册，2004,27:198~203
13. 沈天真，陈星荣．神经影像学（第1版）上海：上海科学技术出版社，2004
14. 陶晓娟，孙波，戴建平，等．MR表观扩散系数值在海马硬化术前评定中的价值．中华放射学杂志，2004,38:1277~1280
15. 孙振荣，邸飞，赵继宗，等．海马病变临床特征分析．中华医学杂志，2005,85:3286~3288
16. 周铨，周列民，朱丹．难治性颞叶癫痫患者海马病理研究．临床神经电生理学杂志，2005,14:217~222
17. 付永娟，朴月善，卢德宏．难治性癫痫的神经病理学特点．中风和神经疾病杂志，2006,13:62~64
18. 于爱红，朴常福，李坤成，等．扩散张量成像在癫痫中的研究进展．临床放射学杂志，2006,25:379~380
19. 张志强，卢光明，谭启富，等．功能磁共振成像对癫痫灶定位的研究进展．中国医学影像技术，2006,22:1915~1917
20. 遇涛，李勇杰，王玉平，等．皮质发育不良导致的难治性部分性癫痫临床特征分析．中华神经科杂志，2006,39:148~151
21. 王志业，祁吉．颞叶癫痫海马硬化的研究现状．国外医学临床放射学分册，2006,29:20~24
22. 俞凯，于士柱，张建宁，等．胚胎发育不良性神经上皮瘤临床及病理分析．中华神经外科杂志，2006,22:206~211
23. 程彦昊，蔡立新，李坤成，等．局灶性脑皮质发育不良病理分型的MRI特点．中华放射学杂志，2007,41:493~495
24. 田国才，姚振威，龚沈初，等．CT和MRI诊断脑节细胞胶质瘤．中国医学影像学杂志，2007,15:94~96
25. 何慧瑾，冯晓源．MR扩散成像在癫痫研究中的应用．国外医学临床放射分册，2007,30:240~243
26. Rosenow F, Lüders H. Presurgical evaluation of epilepsy. Brain, 2001,124:1683~1700
27. Kuzniecky R, Hugg J, Hetherington H, et al. Relative utility of ^{1}H spectroscopy imaging and hippocampal volumetry in the lateralization of mesial temproal lobe epilepsy. Neurology,1998,51:66~71
28. Araujo D, Santos A C, Velasco T R, et al.

Volumetric evidence of bilateral damage in unilateral mesial temporal lobe epilepsy. Epilepsia,2006,47: 1354~1359

29 Scott R C, Gadian D G, Cross J H, et al. Quantitative magnetic resonance characterization of mesial temporal sclerosis in chlidhood. Neurology, 2001, 26:1659~1665

30 Oertzen J V, Urbach H, Blumcke I, et al. Time-efficient T_2 realxometry of the entire hipppcampusis feasible in temporal lobe epilesy. Neurology,2002, 58:257~264

31 Tassi L, Colombo N, Gerbelli R, et al. Focal cortical dysplasia: europathological subtypes, EEG, neuroimaging and surgical outcome. Brain,2002, 125:1719~1732

32 Gomez-Anson B, Thom M. Imaging and radiological-pathological correlation in histologically proven cases of focal cortical dysplasia and other glial and neuronoglial malformative lesions in adults. Neuroradiology,2000,42:157~167

33 Widdess-Walsh P, Diehl B, Najm I. Neuroimaging of focal cortical dysplasia. Neuroimaging,2006, 16:185~196

34 Siegel A M. Presurigical evaluation and surgical treatment of medically refractory epilepsy. Neurosurg Rev,2004,27:1~18

35 Vermathen P, Kenneth D, Laxer, et al. Evidence of Neuronal Injury Outside the Medial Temporal Lobe in Temporal Lobe Epilepsy: N-Acetylaspartate Concentration Reductions Detected with MultisectionProton MR Spectroscopic Imaging-Initial Experience. Radiology,2003,226:195~202

36 Stanley J A, Cendes F, Dubeau F, et al. Proton magnetic resonance spectroscopy imaging in patients with extratemporal epilepsy. Epilepsia,1998,39: 267~273

37 Miller S P, Li L M, Cendes F, et al. Medical temporal lobe neuronal damage in temporal and extratemporal lesional epilepsy. Neurology, 2000, 54:1465~1470

38 Arfanakis K, Hermann B P, Rogers B P, et al. Diffusion tensor MRI in temporal lobe epilepsy. Magn Reson Imaging,2002,20:511~519

39 Rugg-Gunn F J, Eriksson S H, Symms M R, et al. Diffusion tensor imaging of cryptogenic and acquired partial epilepsies. Brain,2001,124: 627~636

40 Woermann FG, Jokeit H, Luerding R, et al. Language lateralization by Wada test and fMRI in 100 patients with epilepsy. Neurology,2003,61: 699~701

41 Vingerhoets G, Deblaere K, Backes W H, et al. Lessons for neuropsychology from functional MRI in patients with epilepsy. Epilepsy Behav,2004,5: 81~89

42 Salek Haddadia A, Lemieux L, Merschhemkea M, et al. EEG quality during simultaneous functional MRI of interictal epileptiform discharges. Magn Reson Imaging,2003,21:1159~1166

43 Morgan V L, Price R R, Arain A. Resting functional MRI with temporal clustering analysis for localization of epileptic activity without EEG. NeuroImage,2004,21:473~481

44 Kuzniecky R I. Neuroimaging of epilepsy: advances and practical applications. Rev Neurol Dis,2004, 1:179~189

45 Willmann O, Wennberg R, May T, et al. The role of ^{1}H magnetic resonance spectroscopy in pre-operative evaluation for epilepsy surgery. A meta-analysis. Epilepsy Res,2006,71:149~158

46 Riederer F, Bittsansky M, Schmidt C, et al. ^{1}H magnetic resonance spectroscopy at 3T in cryptogenic and mesial temporal lobe epilepsy. NMR Biomed,2006,19:544~553

47 Spencer S S, Bautista R E. Functional neuroimaging in localization of the ictal onset zone. Adv Neurol, 2000,83:285~296

48 Petroff OA. GABA and glutamate in the human brain. Neuroscientist,2002, 8:562~573

49 Petroff O A, Mattson RH, Rothman DL. Proton MRS: GABA and glutamate. Adv Neurol,2000, 83:261~271

50 Diehl B, Najm I, Ruggieri P, et al. Postictal diffusion-weighted imaging for the localization of focal epileptic areas in temporal lobe epilepsy. Epilepsia,2001,42:21~28

51 Yoo S Y, Chang K H, Song I C, et al. Apparent diffusion coefficient value of the hippocampus in patients with hippocampal sclerosis and in healthy volunteers. AJNR,2002,23:809~812

52 Salmenpera T M, Simister R J, Bartlett P, et al. High-resolution diffusion tensor imaging of the hippocampus in temporal lobe epilepsy. Epilepsy Res,2006,71:102~106

53 Flugel D, Cercignani M, Symms M R, et al. Diffusion tensor imaging findings and their correlation with neuropsychological deficits in patients with temporal lobe epilepsy and interictal psychosis. Epilepsia,2006,47:941~944

54 Diehl B, Symms M R, Boulby P A, et al. Postictal diffusion tensor imaging. Epilepsy Res,2005,65: 137~146

55 Bammer R, Skare S, Newbould R, et al. Foundations of advanced magnetic resonance imaging. Neuro Rx,2005,2:167~196

56 Adcock J E, Wise R G, Oxbury J M, et al. Quantitative fMRI assessment of the differences in lateralization of language-related brain activation in patients with temporal lobe epilepsy. Neuroimage,2003, 18:423~438

57 Stern J M. Simultaneous electroencephalography and functional magnetic resonance imaging applied to epilepsy. Epilepsy Behav,2006,8: 683~692

58 Yu A H, Li K C, Piao C F, et al. Application of functional MRI in epilepsy. Chin Med J(Engl), 2005,118:1022~1027

59 Palmini A, Luders H O. Classification issues in malformations caused by abnormalities of cortical development. Neurosurg Clin N Am, 2002,13: 1~16

60 Widdess-Walsh P, Kellinghaus C, Jeha L, et al. Electro-clinical and imaging characteristics of focal cortical dysplasia: correlation with pathological subtypes. epilepsy Res,2005,67:25~33

61 Jenssen S, Sperling M R, Tracy J I, et al. Corpus callosotomy in refractory idiopathic generalized epilepsy. Seizure,2006,15:621~629

62 N G T C, comair Y G, Xue M, et al. temporal lobe epilepsy:Presurgial localization with proton chemical shifo imaging. Radiology,1994,193:465~427

63 Assaf B A, Mohamed F B, Abou-Khaled K J, et al. Diffusion tensor imaging of the hippocampal formation in temporal lobe epilepsy. AJNR,2003, 24: 1857~1862

64 Ende G R,Laxer K D,Knowlton R C,et al. Temporal lobe epilepsy:bilateral hippocampal metabolite changes revealed at prooon MR spectroscopic imageing. Radiology,1997,202:809~817

65 Eriksson S H, Rugg-Gunn F J, Symms M R, et al. Diffusion tensor imaging in patients with epilepsy and malformations of cortical development. Brain,2001,124(Pt3):617~626

66 Dumas de la Roque A, Oppenheim C, Chassoux F, et al. Diffusion tensor imaging of partial intractable epilepsy. Eur Radiol,2005,15:279~285

67 Rugg-Gunn F J, Eriksson S H, Symms M R, et al. Diffusion tensor imaging in refractory epilepsy. Lancet,2002,359:1748~1751

68 Lee S K, Mori S, Kim D J, et al. Diffusion tensor MRI and fiber tractography of cerebellar atrophy in phenytoin users. Epilepsia, 2003,44:1536~1540

69 Lazeyras F,Blanke O, Perring S, etal. EEG-triggered functional MRI in patients with pharmacoresistant epilepsy. J Magn Reson Imaging, 2000,12:177~185

70 Heilbrun M P,Lee J N,Alvord L.practical application of fMRI for surgial planning. Stereotact Funct Neurosurg, 2001, 76:168~174

71 Janszky J,Ebner A,Kruse B, et al.Functional organization of the brain with malformations of cortical development. AnnNeurol,2003,53:759~767

72 Bastos A C, comeau R M, Andermann F,et al. Diagnosis of Subtle focal dysplastic lesions: curvillnear reformatting from three-dimensional magnetic resonance imaging. Ann Neurol, 1999, 46:88-94

第十章 脑理化生物学损伤

第一节 概 论

在正常情况下，皮肤、肌肉、骨骼、脑膜、脑脊液以及血脑屏障等周围各种组织结构良好的保护中枢神经系统，能防止细菌、病毒以及各种物理、化学和生物性有害物质进入中枢神经系统。但是这些结构对有害物质的防御并非万无一失或全面有效。在某些情况下，物理、化学和生物学因素可破坏这些防御结构，经多种途径损害中枢神经系统，并引起相应临床症状。物理、化学和生物学因素损害中枢神经系统的途径有：

1. 直接破坏中枢神经系统结构及其正常功能，特别是通过影响各种酶与辅酶而阻碍能量代谢。
2. 通过影响血管而间接妨碍神经系统的营养。
3. 引起人体过敏反应或造成免疫功能障碍。

一、病因

一般通过询问接触史、调查现场环境即能明确导致脑损害的物理、化学和生物学病因。

1. 物理因素 不良气象条件、噪声、射线辐射、机械震动和微波等均能对人体产生损害作用。
2. 化学因素 人们在生产、生活中接触化工原料、化工产品的中间产物和成品，生产过程中产生的废气、废水和废渣等，这些对人体有毒害作用的化学物质即毒物主要经呼吸道或皮肤进入人体，其危害性与毒物的挥发和溶解性等因素有关。毒物污染皮肤后，按其理化性质和毒性，有的起腐蚀或刺激作用，有的引起过敏反应，有的经皮肤吸收，导致接触毒物者全身中毒。还有一些毒物可污染食物，经消化道进入人体而引起中毒。

3. 生物因素 除对人体影响比较大的食物中毒外，还有生物毒素能引起中枢神经系统的中毒，例如蛇咬伤、蝎子或蜂蛰伤等中毒，若抢救不及时，可迅速导致中毒者死亡。

人体损害的性质和部位主要取决于有害因素的理化和生物学性质，其次为有害因素的数量。但是有些有害因素在体内可以蓄积，故长期少量接触有害因素，也会引起人体损害。有些物质本身虽然不在体内蓄积，但其所引起人体功能的改变可以积累（例如放射线对人体的损害）。由于物理、化学和生物学因素对人体损害具有个体差异，因此，人体本身的健康（特别是肝、肾功能）状况是决定是否发病以及病情轻重的重要因素。

二、临床表现

物理、化学和生物学因素损害人体的临床表现具有多样性，患者可出现多系统受累的症状。

1. 造血系统表现 患者出现血细胞减少，可表现为再生障碍性贫血、铁粒幼细胞性贫血、溶血性贫血、白细胞和血小板减少等。亦可引起血红蛋白变性，例如高铁血红蛋白、硫血红蛋白症等。还可引起血细胞增多和白血病，尤其放射性损害是引起白血病的重要原因之一。

2．呼吸系统表现　患者可出现呼吸功能抑制、上呼吸道感染和肺炎等临床表现。尤其化学性肺炎主要表现为广泛支气管肺炎，部分患者为局灶性肺炎。化学性肺炎易继发细菌感染、肺水肿和肺实质弥漫性纤维化等病变。

3．消化系统表现　物理、化学和生物学因素引起中毒的常见症状为急性胃肠炎，由于有害因素大多在肝脏解毒，故可引起中毒性肝炎，而慢性中毒性肝炎较急性中毒性肝炎更为常见。

4．泌尿系统表现　部分患者表现为肾病综合征、间质性肾炎和其他肾脏病变，严重者导致尿毒症、甚至急性肾功能衰竭。

5．循环系统表现　中毒患者可引起心肌损害、心律紊乱、肺源性心脏病，导致的血流动力学改变可影响心功能。

6．骨骼病变　中毒可引起骨坏死，患者出现相应的临床表现。

7．神经系统表现　中毒引起的中枢神经系统表现分为急性和慢性两种，患者一次性或在很短时间内接触有害因素多引起急性损害，而长期受有害因素的影响则多导致慢性损害，后者往往需要接触有害物质几个月，甚至数年后，才逐渐出现临床症状。

（1）急性中毒性脑病　各种物理、化学和生物学因素对神经细胞的毒害作用机理不同，有的尚未完全明了。急性中毒性脑病主要表现为颅内压增高和神经细胞损害的临床症状，而前者的原因是神经细胞肿胀和间质性水肿引起的脑水肿。急性中毒性脑病一般在接触有毒物质数小时后发病，并且病情逐渐加重，渡过急性期后，少数病例遗留精神或神经系统的症状。

（2）慢性中毒性脑病　慢性中毒性脑病多由长期接触有毒物质所致，可出现各种特殊的神经系统临床表现。

（3）其他神经系统症状　此外，患者还可出现多发性神经炎和神经衰弱等表现。

不同物理、化学和生物学因素引起中枢神经系统中毒可以产生相似的临床表现。因各种毒素对人体各器官与组织的亲和力不同，如果有两种或两种以上毒性因素并存，则可产生复杂的协同作用。若患者同时患有其他疾病，则中毒的临床表现还受这些疾病的影响。因此，物理、化学和生物学因素所致中毒性脑病的临床表现十分复杂，给诊断和鉴别诊断带来较大困难。

三、临床诊断

物理、化学和生物学对脑损害的诊断要点如下：

1．患者接触致病的有害理化和生物学因素　应该仔细询问病史，明确患者是否接触有害因素，其生活和工作环境中是否存在有害因素，若有接触史，则应该了解有害因素的量及其浓度，并比较人体对此有害因素可以接受或者能够耐受的量和浓度。

2．确定患者是否具有物理、化学和生物学因素所致的脑损害　分析患者脑损害的主要和特异性临床表现、实验室检查和影像学征象，综合做出本病的诊断。

3．注意证实遭受相同有害因素损伤者有无类似表现　若其他接触有害因素的人有类似临床表现，则有助于确定本病的诊断。

对某些一时不能确诊的病例，可进行密切随诊观察，多数患者经过一段时期的观察后，可确定本病的诊断。

四、影像学检查

由于多种物理、化学和生物学有害因素造成中枢神经系统损伤的中毒原理基本相同，因此，其影像学表现大致相同而缺乏特异性。另一方面，相同有害因素对不同患者造成的损害可以不同，其影像学表现可能具有很大差别。故在分析影像学表现时，要密切结合患者的临床表现，参考各种实验室检查结果，进行综合分析。

1．CT检查　本病的CT所见一般无特异性，可表现为脑梗死、脑出血，出现钙化灶和脑软化灶等。部分患者可见脑萎缩的CT征象。

2．MRI检查　一些物理、化学和生物学因素可损害脑血管和脑白质，引起脑缺血缺氧性改变，放射性损伤可造成脑坏死。病变主要累及脑白质,有时累及皮质下U形纤维。病变通常在MRI的T_1加权像上呈低信号,T_2加权像为高信号。

与CT相同,MRI所见亦不具有特征性,需综合分析患者的病史、接触中毒物质的情况和影像学所见,才能做出正确诊断。

五、治疗与预防

1. 迅速脱离有害环境,使有害因素无法继续损伤人体。

2. 有针对性地使用解毒药物。

3. 为促进有毒物质的排泄,可采取补液、利尿、腹膜或血液透析,甚至换血等疗法。

4. 进行对症处理,除采取上述治疗措施外,还要注意维持人体重要器官(特别是心脏、肺脏、脑和肾脏)的功能,以平稳渡过危险期。

5. 积极预防和治疗脑水肿,由于急性脑水肿通常与脑实质病变同时存在,因此,应用降低颅内压药物治疗急性脑水肿是抢救急性中毒性脑病的重要环节。但是在进行降颅压治疗的过程中,应注意水与电解质的平衡。

在治疗中毒的过程中,应针对不同毒物采取不同治疗方法,即使是同一种毒物中毒,也应当根据患者原有健康状况、中毒后所采取的初步急救措施、应用治疗药物后的反应等具体情况,及时调整治疗方案,以获取最佳治疗效果。

脑理化生物学损伤临床优选检查路线见框图10-1。

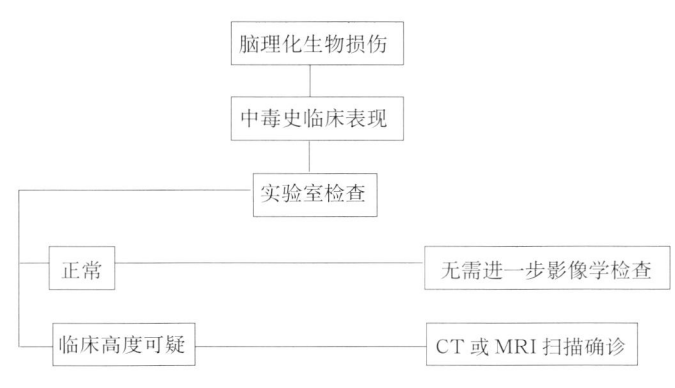

图 10-1

第二节 一氧化碳中毒

一氧化碳为无色、无味的气体,比重0.967,几乎不溶于水,但易溶于氨水。一氧化碳的空气含量在12.5%~74%之间时,有发生爆炸的危险,当空气浓度超过30 mg/ml时,即引起人体一氧化碳中毒(carbon monoxide poisoning)。空气中一氧化碳浓度增高的主要原因是含碳物质燃烧不充分。

一、中毒原因

1. 采用火炉取暖,在煤碳燃烧不充分时产生一氧化碳,同时因门窗密闭使之不能及时扩散,是引起人体一氧化碳中毒的最常见原因。

2. 应用爆炸法采矿、挖掘隧道,冶金工业的炼焦、炼钢、炼铁,化学工业的合成氨、合成甲醇,汽车排放尾气等也是产生较高浓度一氧化碳引起患者中毒的原因。

3. 吸入二氯甲烷(一种除漆剂)可在体内产生一氧化碳,使血液中碳-氧血红蛋白浓度升高,亦可引起人体的一氧化碳中毒。

4. 吸烟也是一氧化碳进入人体的重要来源,

若吸入烟气中的一氧化碳含量达到4%，则可引起中毒。

二、中毒原理

一氧化碳中毒的严重程度主要取决于其空气中的浓度和患者接触一氧化碳的时间，以前者更为重要。

一氧化碳经呼吸道进入体内，由于其与血红蛋白的亲合力比氧气与血红蛋白的亲合力大300倍左右，因此很快将氧合血红蛋白中的氧气替换出来，形成碳-氧血红蛋白。而碳-氧血红蛋白阻碍氧合血红蛋白的离解，使患者产生低氧血症，进而引起组织缺氧。高浓度一氧化碳还可与细胞色素氧化酶的铁结合，直接抑制细胞内呼吸，造成细胞内窒息。一氧化碳中毒主要造成低氧血症，导致脑缺氧，从而形成脑组织的急、慢性损伤。脑干缺氧可使心排出量减少，血压降低，反过来又使脑缺氧加重，而形成恶性循环。

由于中枢神经系统和心肌对缺氧特别敏感，所以在一氧化碳中毒时的损害也最为严重。一氧化碳中毒所致中枢神经系统病变以大脑白质和苍白球等部位最为严重，而大脑颞叶海马和小脑则受损较轻。一氧化碳中毒可引起脑血管痉挛、脑缺血、脑出血，严重者出现弥漫性脑水肿，继发脑血栓形成，在脑皮质或深部基底节区形成局灶性软化灶，皮质下脑白质出现广泛脱髓鞘病变。急性中毒者可同时发生肺水肿，胸膜及肠黏膜出血。血液呈樱红色，凝血缓慢，所有组织均呈红色。

若中毒患者及时脱离高浓度一氧化碳环境，血液中的碳-氧血红蛋白可逐渐解离，释放出一氧化碳，并经呼吸道排出，其半排出期通常为4～5小时。如果将患者置于高压氧的环境中，可缩短其半排出期。

三、临床表现

急性一氧化碳中毒的严重程度除与空气中一氧化碳的浓度和接触时间有密切关系外，还与个人身体健康的状况有关。

血液中碳-氧血红蛋白浓度为10%～20%时，为轻度中毒，患者出现头痛、头晕、心悸、恶心、呕吐和四肢无力等症状，及时脱离一氧化碳中毒环境，吸入新鲜空气，患者的上述症状会迅速消失。

血液中碳-氧血红蛋白浓度在30%～40%之间时，属中度中毒，除轻度中毒症状加重外，患者还可出现昏迷或虚脱，典型病例的皮肤和黏膜均呈樱红色。

血液中碳-氧血红蛋白浓度达50%以上者为重度中毒，患者迅速进入昏迷状态，可持续数小时至数天，通常并发脑水肿、肺水肿、心肌损害（表现为心律紊乱或传导阻滞），可有高热或惊厥，部分患者四肢或躯干皮肤出现类似烫伤样小水疱。

一氧化碳是一种非蓄积性毒物，脱离接触后，碳-氧血红蛋白逐渐解离而排出体外，不存在慢性中毒作用。但是若长期接触一定浓度的一氧化碳（如吸烟），也可增加心、脑血管病的发病率。

四、防治和预后

一氧化碳中毒重在预防，避免位于高浓度一氧化碳环境和降低环境中一氧化碳浓度是预防一氧化碳中毒的根本措施。

对已经发生急性中毒者，应立即将其搬离中毒场所，吸入新鲜空气或氧气，并注意保暖。对患者进行高压氧治疗，对减轻中毒症状，防治脑水肿有很大帮助。

一般患者在清醒后，绝大多数都能完全恢复。个别患者清醒后出现遗忘症，经数日或2～3周后可恢复。极个别患者发生远期神经系统并发症，系由于继发脑血管病变所致。

五、临床诊断和鉴别诊断

急性一氧化碳中毒一般不难做出诊断。当患者出现不明原因的昏迷时，需要与脑外伤、感染、血管病，以及代谢障碍等其他脑疾病所引起的昏迷相鉴别。及时测定血液碳-氧血红蛋白浓度，有助于早期做出本病的诊断。

六、影像学检查

(一) CT检查

1. CT的特征性表现　一氧化碳中毒的典型CT表现为两侧基底节区对称性低密度，以苍白球最为明显（图10-2）。有时也可见到两侧大脑半球内的广泛低密度区（图10-3）。个别病情严重者既有基底节区对称性低密度病灶，又有两侧大脑半球内广泛低密度改变（图10-4）。

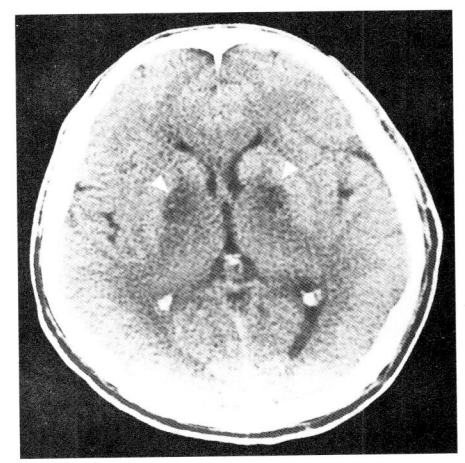

图10-2 一氧化碳中毒
CT平扫显示两侧苍白球对称性密度减低，脑室系统较小。

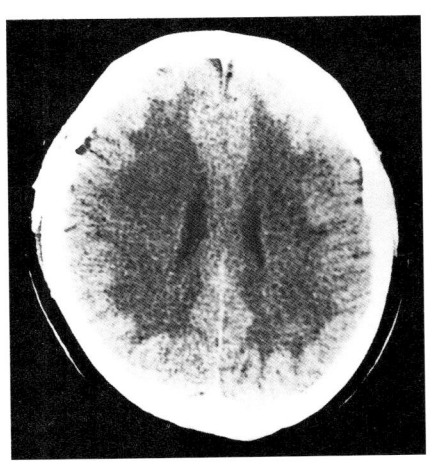

图10-3 一氧化碳中毒
CT平扫可见两侧大脑白质弥漫性低密度。

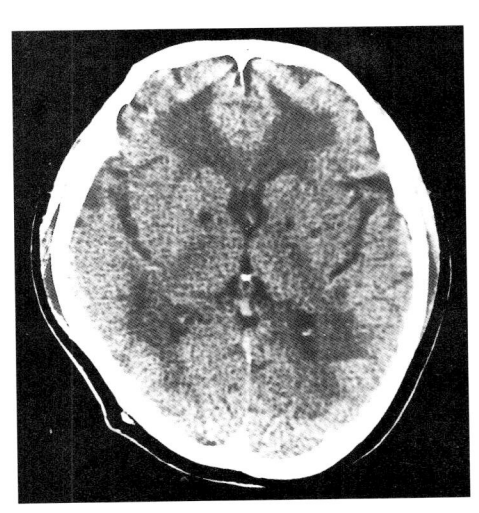

图10-4 一氧化碳中毒
CT平扫显示两侧苍白球对称性点状低密度，脑室周围脑白质广泛低密度改变。

2. 脑水肿　重度一氧化碳中毒患者迅速进入昏迷状态，通常并发脑水肿。CT表现为弥漫分布于一侧或双侧大脑半球脑白质的大片状低密度区，CT值一般为8～10Hu，通常脑室受压显著变小，严重病例的脑沟、脑池、脑裂消失，灰、白质分界不清。上述大脑半球的低密度区也可较为局限。

一氧化碳中毒所致脑水肿应该主要与外伤和脑肿瘤所致脑水肿相鉴别。通常前者有明确外伤史，而后者在CT平扫即可显示瘤体，增强扫描肿瘤多有强化，一般鉴别诊断并不困难。

3. 脑白质脱髓鞘病变　一氧化碳中毒可引起脑白质发生弥漫性脱髓鞘改变。CT可见脑白质内多发大小不等的低密度灶，边缘可清楚或略模糊，但多无占位效应。

（二）MRI检查

1. MRI的特征性表现　MRI能清楚显示两侧基底节区的斑片状异常信号，与脑皮质相比，病灶在T_1加权像呈低信号，而T_2加权像为高信号（图10-5）。

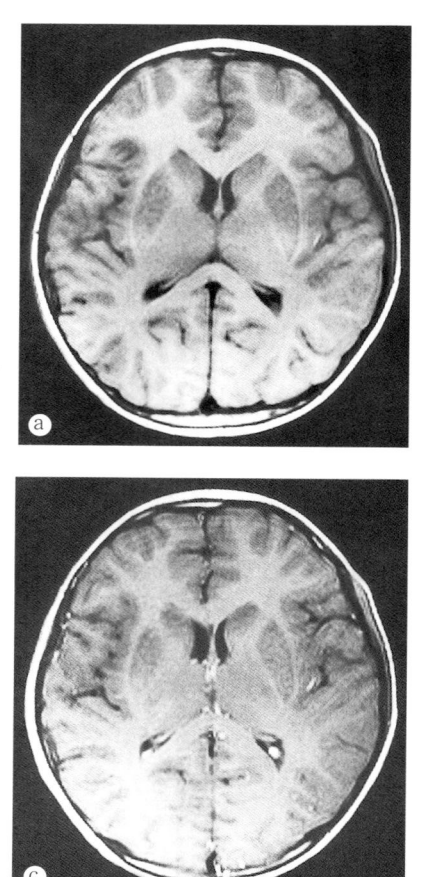
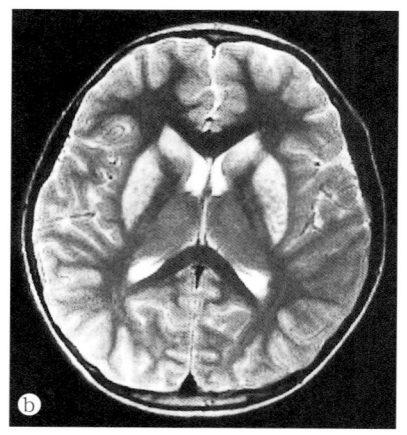

图 10-5 一氧化碳中毒

横断 T_1 加权像（a）显示两侧豆状核和尾状核头对称性低信号；T_2 加权像（b）豆状核和尾状核头呈高信号；增强扫描（c）上述病灶无强化。

2. 显示脑水肿　MRI的T_2加权像显示脑水肿十分敏感，能发现CT无异常所见的轻度脑水肿。采用多回波脉冲序列进行MRI扫描，可以准确鉴别脑水肿与脑肿瘤，对比观察不同回波的图像，可见随TE时间延长，脑水肿区的信号强度逐渐增高，而肿瘤病灶信号强度增加的幅度不大。必要时行增强扫描，肿瘤病灶可发生强化，而脑水肿则无异常对比增强。

3. 皮层下脑白质的广泛脱髓鞘病变　MRI显示脑白质脱髓鞘病变敏感，表现为脑白质内多发异常信号，在T_1加权像上呈低信号，T_2加权像为高信号（图10-6）。除常规横断位图像外，冠状位图

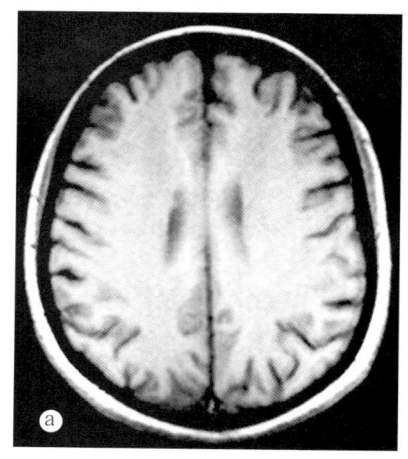
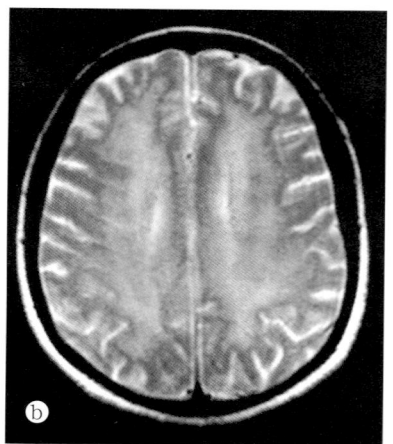

图 10-6 一氧化碳中毒

MRI平扫横断 T_1 加权像（a）显示两侧半卵圆中心呈弥漫低信号，而 T_2 加权像（b）为高信号

像在纵向显示病灶形态更为清楚。增强扫描活动性脱髓鞘病灶强化,这有助于准确判断病情和进行鉴别诊断。

4. MRI新技术应用　磁共振波谱(MRS)通过定量检测脑内特定化合物含量,能反映脑组织的局部代谢状况,虽然可以进行多种元素原子核的MRS检查,但目前以^{1}H-MRS最为常用。一氧化碳中毒的^{1}H-MRS具有一定特征性,早期表现为胆碱/肌酸峰(Cho/Cr)比值升高,而氮-天门冬氨酸/肌酸(NAA/Cr)峰比值降低,出现乳酸(Lac)峰。患者经高压氧治疗后,Cho/Cr峰比值进一步升高,3个月后才开始缓慢下降,乳酸峰逐渐消失,而NAA/Cr峰比值逐渐升高至正常水平的60%。患者^{1}H-MRS的完全恢复可能需要3~5个月甚至更长时间,提示其有氧代谢受抑制情况逐渐得以改善,髓鞘和轴索结构、功能完整性的恢复。

扩散加权像(DWI)的表观扩散系数(ADC)、扩散张量成像(DTI)利用分数各向异性指数(FA)和平均扩散率(MD)等指标可对脑组织进行定量分析,发现病变的敏感性远高于常规MRI。一氧化碳中毒患者在发病早期,脑白质的ADC值和FA值显著下降,以后者的敏感性更高,以后随病情进展,ADC值缓慢回升,直至超过脑损伤初始阶段的ADC值,提示从细胞毒性水肿到血管源性水肿的病理变化过程。

有文献报道,磁化传递成像(MT)可用于评价本病预后,随访认为中毒早期磁化传递率(MTR)持续下降的患者会发生缺氧性脑病,而早期MTR无显著降低的患者中毒后能完全恢复、脑内不留病灶。

(三) **各种影像学方法的优缺点比较**

本病的影像学诊断主要依靠CT和MRI检查,其他检查方法的帮助不大。MRI发现病灶比CT更敏感,诊断更为准确。尤其MRI新技术是常规MRI的重要补充,能在一氧化碳中毒早期发现病灶,适用于监测病情进展,预测患者预后转归和判断疗效。

应该指出:由于临床上很容易做出急性一氧化碳中毒的诊断,影像学检查的主要目的是判断患者的病情和预后,以及随访观察治疗效果。当部分慢性一氧化碳中毒病例诊断困难时,影像学检查有助于排除其他疾病。

第三节　霉变甘蔗中毒

误食霉变甘蔗能引起中枢神经系统中毒,一般于2~3月份在我国北方地区散发,迄今为止尚未见国外文献报道。

一、病因及发病机制

甘蔗储藏在适宜霉菌生长繁殖的温度和相对湿度条件下,可发生甘蔗霉变,并产生毒素。霉变甘蔗外观皮色灰暗,失去光泽,在甘蔗表面肉眼可见黑色菌斑或白色菌膜菌丝;甘蔗瓤呈浅褐至深褐色,质软。一般霉变甘蔗入口无异味,但亦可有酸味或酒糟味。

霉变甘蔗中毒(mouldy suggracane poisoning)患者均有进食变质甘蔗史,以进食甘蔗头部或根部者发病为多。潜伏期最短30分钟,最长20小时,大部分在1~3小时之间。

研究表明,节菱孢霉菌是霉变甘蔗的主要致病菌,其产生的毒素为3-硝基丙酸(3-nitropropionic acid)。中毒患者先引起运动功能障碍,继之导致中枢神经系统功能衰竭而死亡。

二、病理改变

急性期霉变甘蔗中毒可引起脑水肿,继发脑血液循环障碍,导致两侧豆状核发生缺血性改变,遗留不可修复的软化灶,造成锥体外系的持续损害,患者出现相应临床表现。

三、临床表现

(一) 急性期

急性霉变甘蔗中毒患者大多为儿童和青年，起病急骤。发病初期出现恶心、非喷射性呕吐、腹胀不适，继之有乏力、表情淡漠、烦躁，然后出现抽搐，病情较重者陷入昏迷状态。多数患者无发热，脑脊液检查正常，外周血检查白细胞增高，脑电图呈广泛异常。其他重要脏器如：心、肺、肝、肾等均不受累。临床上本病分为以下三型：

1. 轻型　起病急剧，通常在食霉变甘蔗2~3小时后，患者出现恶心、呕吐、腹痛等症状，但是无中枢神经系统的临床表现。

2. 中型　患者在上述轻型表现基础上，出现嗜睡、精神萎靡、两眼上翻或向一侧凝视、垂直或水平眼震、运动性失语等中枢神经系统症状。

3. 重型　患者出现抽搐、迅速昏迷等严重脑损害的临床表现，甚至急速死亡。

(二) 慢性期

轻~中度中毒患者，经治疗后可治愈，但重症患者可遗留扭转痉挛、手足徐动、四肢痉挛、行走困难、指鼻试验不稳及轮替动作困难等锥体外系神经损害的临床表现，为本病的慢性期。

四、治疗和预后

本病无特效疗法，可按一般食物中毒的治疗原则进行处理。还应该注意保护肝、肾等重要脏器。急性期应积极治疗脑水肿，改善脑血液循环，这对预防后遗症有重要意义。

霉变甘蔗中毒若治疗及时，一般经1~3周痊愈。少数处理不当或病情严重者可遗留语言障碍、眼球运动功能障碍和锥体外系症状。病情极重者可死于呼吸衰竭。

五、影像学表现

(一) CT检查

脑CT平扫显示豆状核（特别是苍白球）有对称性、形态相似的低密度病灶，呈三角形、卵圆形或条状，其境界清楚，无占位效应，病灶周围无水肿。增强扫描病灶无强化。部分病例两侧大脑半球（以额叶为主）脑白质可见斑片状低密度灶。

(二) MRI检查

MRI扫描显示双侧豆状核有对称性境界清楚的异常信号，病灶形态与CT所见相同，在T_1加权像上呈低信号，T_2加权像为高信号，增强扫描病灶无强化。MRI可清楚显示病灶周围的脑水肿，表现为两侧大脑半球的弥漫异常信号（T_1加权像呈较低信号，T_2加权像为高信号），以T_2加权像更为敏感。

六、鉴别诊断

1. 腔隙性脑梗死　虽然也可多发，并位于基底节区，但是病灶大小、形态不同，两侧不对称，无进食甘蔗的病史，一般鉴别不困难。

2. 轻症一氧化碳中毒　患者通常首先累及双侧基底节区，表现为对称分布的低密度病灶，以苍白球最为明显，其影像学所见与本病相似，仅凭影像学所见进行鉴别诊断有一定困难，需要结合临床病史及实验室检查结果进行综合分析。

七、各种影像学检查方法的优缺点比较

CT设备普及、价格较低为其优点，但是显示早期病灶不敏感，有时需要进行增强扫描。MRI（尤其T_2加权像）显示病灶和并发脑水肿十分敏感，可早期发现小病灶，一般无需进行增强扫描即可做出本病的诊断，并有助于判断病情和评估预后。

八、临床优选检查路线

本病诊断的关键是患者有误食霉变甘蔗病史，影像学检查的目的是证实临床拟诊，并观察病情的严重程度。通常首选CT扫描，有条件时也可首选MRI检查。

第四节 慢性酒精中毒性脑病

一、病因及发病机制

酒精是脂溶性物质，对脑组织有较强的亲和力，其代谢产物能与脑组织中丰富的卵磷脂结合，对神经细胞造成直接毒性作用，影响大脑皮层和有关感觉通路的完整性。长期饮酒又可导致胃肠功能紊乱，直接影响维生素和其他营养物质的吸收，影响神经组织髓鞘脂类的合成，导致中枢神经及周围神经发生脱髓鞘和轴索变性。酒精神经毒性作用和硫胺缺乏均可以引起基底神经核损伤，使脑中乙酰胆碱含量减少，引起记忆障碍，甚至会发展成痴呆。此外，酒精能作用于纤溶酶原激活物使其失活，从而影响纤溶酶原转化为纤溶酶，使血管内血栓形成机会增加，因此更容易发生缺血性脑卒中。

二、病理变化

慢性酒精中毒性脑病（encephalopathia alcoholica）的患者均有不同程度大脑重量的减轻，皮质的萎缩，脑室的扩大以及脑白质容量的减少。其病理学主要改变是大脑皮层神经细胞萎缩、缺失，神经细胞轴突和树突减少，脱髓鞘可以发生在胼胝体、大脑半球脑白质，尤其是半卵圆中心和前交叉、视交叉、小脑中脚等处。韦尼克脑病（Wernicke encephalopathy）的患者大脑皮层和皮层下出现更广泛、更严重的病理改变，以两侧乳头体至第Ⅲ脑室附近，中脑导水管周围或第Ⅳ脑室底部灰白质发生毛细血管内皮细胞增生和血管增生、神经胶质增生，甚至发生出血性坏死，但神经细胞胞体可保持正常。

三、临床表现

长期大量持续饮酒可导致中枢神经系统功能受损、神经心理障碍及精神症状，而中枢神经系统损害的程度和症状的轻重与饮酒量及饮酒时间呈正相关。由于神经系统损害的部位、程度不同，临床症状具有多样性，主要表现为以下几类：

1. 脑萎缩　临床表现为不同程度的定向力、注意力及记忆力障碍，计算困难，判断和分析能力下降，甚至伴有人格改变。

2. 韦尼克脑病　多为急性发病，1/3的患者出现典型的"三联症"：眼肌麻痹、共济失调和精神障碍。当具备10年以上饮酒史时三联征中任何一项单独出现均应考虑本病。

3. 桥脑中央髓鞘溶解症　发病较急，以进行性四肢瘫和假性球麻痹为特征，进一步发展为闭锁状态，部分患者出现谵妄和情感变化。

4. 小脑变性　临床表现为共济失调、眼球震颤、言语缓慢、行走不稳。

5. 脑白质脱髓鞘　表现为精神障碍、行走困难、肌张力高、病理征阳性等。

6. 部分患者出现脑缺血性疾病的症状和体征。

四、诊断与治疗

（一）慢性酒精中毒性脑病的诊断标准

1. 长期、持续、大量饮酒史。
2. 出现上述一项或多项精神神经系统的临床表现。
3. 出现营养缺乏症状。
4. 排除其他原因引起者。

（二）治疗

对慢性酒精中毒患者进行及时、正确的治疗是必要的。

1. 慢性酒精中毒的治疗首先是逐渐彻底戒断，酒量宜在1周内递减，以防发生戒断综合征。

2. 增加营养，多进含丰富维生素B族的食物，并应用大量维生素B族的药物，特别是肌注维生素B_1，此外尚应补充烟酸、叶酸、能量合剂等。

3. 心理治疗对防止复发也起重要作用。

4. 对脑萎缩精神障碍痴呆者，可给予脑细胞活

五、影像学检查

酒精中毒性脑病在影像学上有多种表现形式，可以单独存在，也可以几种表现并存，其中韦尼克脑病和小脑、胼胝体变性具有一定的特征性。

1. **广泛性脑皮质萎缩** 表现为与年龄不符的广泛皮层萎缩，皮质变薄，脑沟增宽，部分伴有白质脱髓鞘。多为本病最早出现的影像学改变，可早于临床症状体征的出现。

2. **韦尼克脑病** 典型的影像学特征为第Ⅲ、第Ⅳ脑室旁及导水管周围、乳头体、四叠体、丘脑等部位对称性T_1加权像低信号、T_2加权像高信号。韦尼克脑病可见于酒精中毒性脑病，也见于其他引起维生素B_1缺乏的疾病。有学者提出乳头体强化是酒精性韦尼克脑病的特征性表现。

3. **小脑变性** 为慢性酒精中毒的特征性改变，半数以上的患者可以合并大脑萎缩，以小脑蚓部萎缩为主，环池、小脑上池、枕大池扩大。

4. **胼胝体变性** 急性期表现为胼胝体膝部、体部和压部对称性、弥漫性肿胀，CT上为等密度，或表现为大片状略低密度，MRI上表现为T_1加权像等或稍低信号、T_2加权像高信号（图10-7）。慢性期胼胝体萎缩，FLAIR像可出现囊性低信号。

5. **桥脑中央髓鞘溶解症** 脑桥中央对称性受累，CT上为略低密度，MRI上表现为T_1加权像低信号、T_2加权像高信号，而皮质脊髓束和周围桥脑组织相对不受影响。

6. **脑白质脱髓鞘** CT表现为皮层下白质及侧脑室周围多发点状或斑片状低密度；MRI上表现为T_1加权像低信号、T_2加权像高信号。

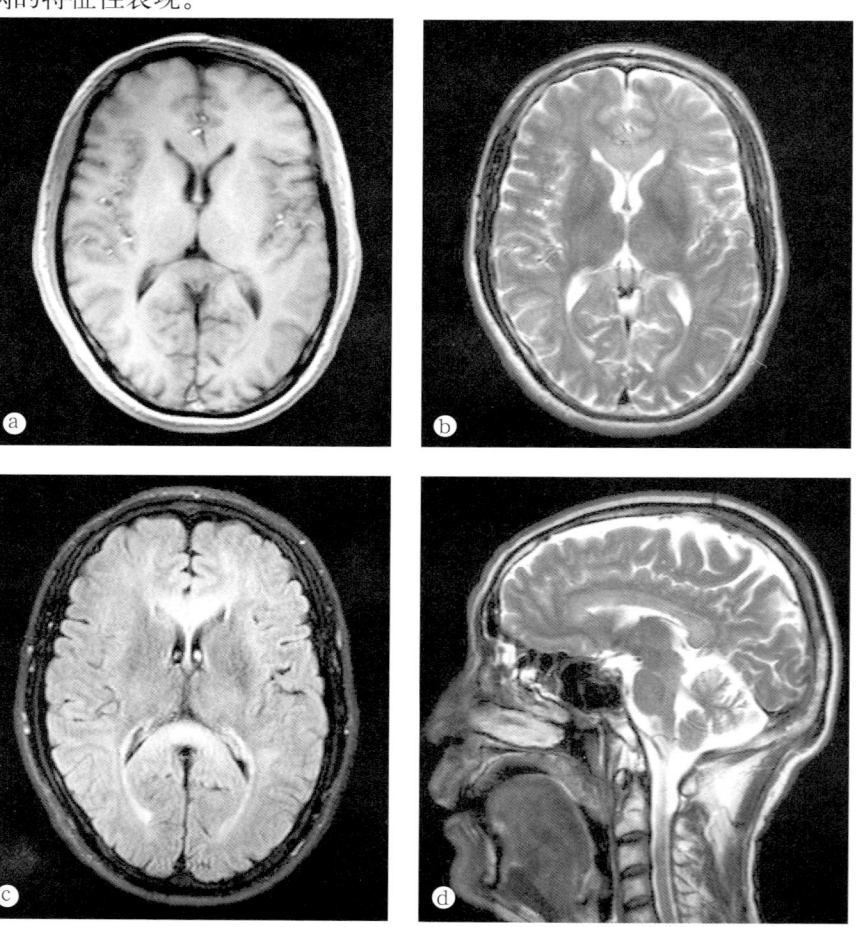

图10-7 酒精中毒性脑病

MRI平扫横断T_1加权像（a）显示胼胝体呈稍低信号，而在横断和矢状位T_2加权像（b、d）和FLAIR像（c）上胼胝体呈弥漫性高信号。

六、优选检查路线

CT能显示比较严重的病变，如较明显的脱髓鞘，但对轻微病变和桥脑病变的显示有局限性。MRI能够提供更多的诊断信息，与常规MRI相比，DWI能够更敏感地反映早期病变，提高病变检出率。因此常规MRI加DWI是首选检查方法。

DTI图像可为累及白质纤维束的病变提供客观评价标准，有利于早期发现慢性酒精中毒性脑病引起的神经系统弥漫性损害，对了解主要传导通路受损程度及定位诊断有重要价值。

第五节　有机磷中毒性脑病

一、病因及发病机制

有机磷中毒(organophosphate poisoning)是农药中毒致死最常见的原因，据不完全统计，在急性中毒患者中接近一半是有机磷中毒。其发病机制是乙酰胆碱在中枢神经系统大量聚积，影响中枢神经系统之间的冲动传导，使神经功能失调，导致脑干网状结构功能受损，出现意识障碍。

二、病理改变

有机磷中毒性脑病急性期的病理变化主要是脑组织及软脑膜充血、水肿，小血管周围渗血。中毒后脑组织能量代谢障碍致脑细胞肿胀，细胞毒性水肿和血管性水肿同时存在或先后并存，并伴有白质纤维脱髓鞘和神经胶质增生。长期接触者可出现脑萎缩，如海马萎缩、胼胝体变薄或广泛皮层萎缩。

三、临床表现

临床主要表现为毒蕈碱样症状、烟碱样症状和中枢神经系统症状。重度有机磷中毒可出现神志不清、烦躁、谵妄、抽搐或中枢性呼吸衰竭。过渡期患者可出现颅神经麻痹，肌无力和有机磷中毒导致的延迟多发性神经病。恢复期除脑组织缺氧及脑水肿的后遗改变外，残留有机磷还可导致脑组织延迟性损伤。

四、影像学表现

早期也是最主要的影像学表现为脑水肿。

CT表现为弥漫性脑水肿，脑实质密度弥漫性降低，灰白质均受累，脑沟消失、脑池变浅。

MRI表现为脑灰白质分界不清，脑回增宽，脑沟、脑裂变浅，脑室变小等脑水肿改变。双侧尾状核、豆状核和大脑皮层可出现异常信号，T_1加权像为等或略低信号、T_2加权像高信号，部分患者随着时间延长可以出现基底节渗血。有机磷中毒性脑病恢复期的MRI表现主要累及尾状核、苍白球、丘脑、中脑和小脑，严重者皮质出现软化灶，并伴有脑萎缩。

五、优选检查路线

CT和MRI是最常用、最有效的方法，两者比较，CT简便易行，检查时间短，而MRI能反映脑内更微细的解剖和病理、生理变化，从而为临床提供更多更重要的信息。DWI早于T_2加权像和FLAIR像反映细胞毒性水肿，为临床准确及时治疗提供依据。

六、其他的有机溶剂中毒

此外，引起中毒性脑病比较常见的原因还有有机溶剂中毒，有机溶剂是一类应用广泛的工业原料，部分有机溶剂对机体具有明确的毒性作用，如苯对造血器官的损害，正己烷对周围神经的毒性等。大多数有机溶剂由于其高亲脂性，极易通过细胞膜，可存在于中枢神经系统内，对中枢神经系统的毒性作用具有明显的共性。临床上可以出现慢性溶剂中毒综合征、慢性油漆工综合征、有机溶剂所致神经精神功能紊乱、心理－器官综合征等症状。影像学上没有特异性。

第六节 放射性脑病

放射性脑病又称放射性白质脑病（radiation leukoencephalopathy），是人脑接受大剂量射线辐射所引起的脑病，一般分为急性和慢性放射性脑病两种。

一、病因

1. 急性放射性脑病主要由核武器袭击、核电站事故、核物质外泄使人体遭受大剂量射线照射而引起。

2. 慢性放射性脑病主要见于脑部疾病（主要是脑肿瘤）放射治疗所致的副损伤。

二、病理

射线照射人体后引起全身各系统和器官的复杂病理变化，进而导致机体代谢、功能和形态的改变，其中以造血细胞生成障碍、出血、感染及胃肠道损害最为突出。射线引起中枢神经系统损害主要表现为脑血管炎引起脑血管闭塞、脑缺血和脑梗死，脑水肿，白质脱髓鞘，脑出血，脑内出现小坏死软化灶，晚期病灶可发生钙化，并出现脑萎缩。放射性脑病的早期病变通常位于脑白质，引起白质脱髓鞘病灶，血管周围有淋巴细胞浸润。部分患者可同时累及邻近皮质。脑放射坏死多见于大脑半球，小脑很少受累，脑干损伤罕见。

三、临床表现

脑放射损伤可以急性发作，即发生在放射治疗过程或放射治疗早期（开始照射后3个月之内）；也可出现于照射后6个月之内，甚至放射治疗后10年，后者称晚发性放射性脑病，其发病的高峰期在放疗后3年。放射性脑病患者常见乏力、头昏、记忆力减退、睡眠障碍、食欲不振等神经衰弱症状，其他临床表现因照射野不同而有所不同，部分病例症状进展到一定程度后停顿不再发展。

虽然本病与遭受射线辐射的种类及剂量有关，但是是否引起放射性脑病还与个体对射线的耐受力有关，发病与否与剂量之间的关系极为复杂。故患者的临床表现也因人而异。

四、治疗及预后

对放射性脑病患者应该实施综合治疗方案。若放射性脑病不严重，而恶性肿瘤有明显好转，则可适当延长2次放疗之间的间隔时间；而对放射损伤严重者，应立即停止放射治疗。通常放射性脑病的预后较好。

五、影像学检查

（一）CT检查

大多数早发型放射性脑病患者在进行放射治疗后2个月时，CT平扫显示一侧或两侧大脑半球脑白质呈大片状低密度（图10-8a），同侧侧脑室受压变小，增强扫描无明显强化。晚发型放射性脑病可以出现局限性脑坏死和弥漫性脑白质损伤两种表现：前者在CT图像上呈局限性斑片状低密度，可发生在肿瘤所在区域，也可位于照射野之外的区域，增强扫描病灶多无强化，部分病灶呈结节状、曲线状或不规则形强化，可伴不同程度占位效应，这些所见与肿瘤复发的表2现类似；后者呈弥漫性大片状低密度，多见于颅内多发转移瘤或胶质瘤病经全脑照射之后，病灶以累及脑白质为主，无明显占位效应，增强扫描无强化。在放射性脑病晚期，脑室周围、壳核、苍白球和大脑皮层均可出现斑片状钙化灶，局部伴脑萎缩改变。患者的病程越长，上述改变越明显。结合患者有放射治疗史，CT显示的异常改变位于放疗部位，特别是发现钙化灶，有助于本病的诊断。

（二）MRI检查

早发型放射性脑病的病灶在T_1加权像上呈等或低信号，T_2加权像呈低或高信号。晚发型放射性脑病发生局限性脑坏死时，T_1加权像呈低信号或低-等混杂信号，T_2加权像呈高信号，病灶周围水肿明显；而弥漫性脑白质损伤在T_1加权像上呈等或略低信号，T_2加权像呈高信号，边界不清，信号多较均匀，若病灶内部发生囊变、坏死、出血，则其信号不均匀。增强扫描病灶显著强化（图10-8b~d）。晚期可伴有脑萎缩的征象。

^1H-MRS检查发现早发型放射性脑病患者

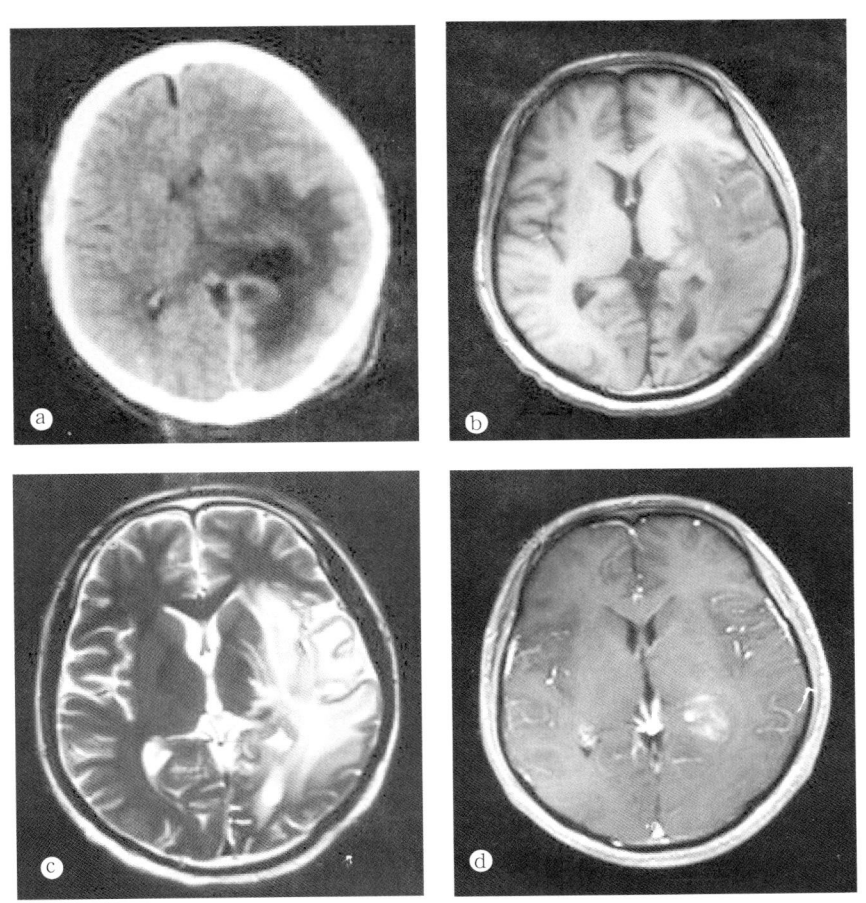

图10-8　左顶叶胶质母细胞瘤手术加放射治疗后放射性脑炎
CT平扫（a）显示左基底区和侧脑室三角区周围大片状低密度区，占位效应显著，大脑中线结构向对侧移位。MRI横断T_1加权像（b）左颞顶叶及额叶后部弥漫低信号，灰白质同时受累；上述病变在T_2加权像（c）上为高信号，灶周水肿明显；增强扫描像（d）左侧三角区旁有团块状显著强化。

NAA和Cr峰下降，Cho峰升高，后者在放射治疗后4个月时最为明显，以后逐渐下降，液化坏死病灶的NAA、Cr和Cho峰均基本消失；而肿瘤复发区的Cho峰升高，二者有显著不同，可资鉴别。

PWI检查显示放射性坏死灶因缺乏新生血管，使局部脑血容量（rCBV）显著降低，多数情况下合并局部脑血流量（rCBF）降低、平均通过时间（MTT）延长等异常改变。rCBV、rCBF降低和MTT延长程度与放射性脑坏死的严重程度、照射剂量均呈正相关；而肿瘤复发病灶的rCBV升高，二者的PWI所见完全不同，为放射性坏死与肿瘤复发的鉴别诊断提供了另一种可靠证据。

DWI和DTI检查：早期放射性脑病病灶因脑水肿使ADC值和FA值均短暂下降，其发现病灶的敏感性均高于常规MRI。待发生放射性坏死时，其病灶的ADC值显著高于正常脑组织，而FA值则明显低于正常脑组织。

由于传统影像学检查方法难以准确鉴别放射性脑坏死与肿瘤复发，而二者的治疗完全不同，如果误诊必然导致误治，而严重影响患者的预后。上述

MRI新技术有助于二者的鉴别诊断,在很大程度上改善了患者的预后,因此,MRI检查具有更大的临床应用价值。

六、放射性脑脓肿的影像学检查

在放射治疗的过程中,若患者的机体抵抗力下降,在放射治疗引起脑组织坏死基础上,可继发感染引起放射性脑脓肿。

(一) CT检查

在脓肿形成早期,CT平扫即能显示脑脓肿病灶中心呈低密度,为坏死脑组织和脓液。增强扫描见低密度病灶的边缘(即脓肿壁)出现均匀环形强化,强化环的周围由低密度水肿带包绕,病灶有占位效应。在脓肿形成晚期,脓肿包膜不断增厚,增强扫描脓肿壁呈厚壁环形强化,但脓肿周围的水肿减轻。

放射性脑脓肿一般单发,与放射治疗的照射野相符合,个别病例表现为多发小脓肿。

(二) MRI检查

MRI显示放射性脑脓肿病灶位于放射治疗的照射部位,表现为T_1加权像低信号,其中心区的信号强度更低;在T_2加权像上呈高信号,病灶范围比T_1加权像大。增强扫描脓肿壁显著环形强化,强化环的厚度均匀,其内、外缘均较光滑。个别病例在放射性脑炎基础上形成脑脓肿,可合并斑状或片状钙化,则脑脓肿壁不光滑(图10-9a~d)。

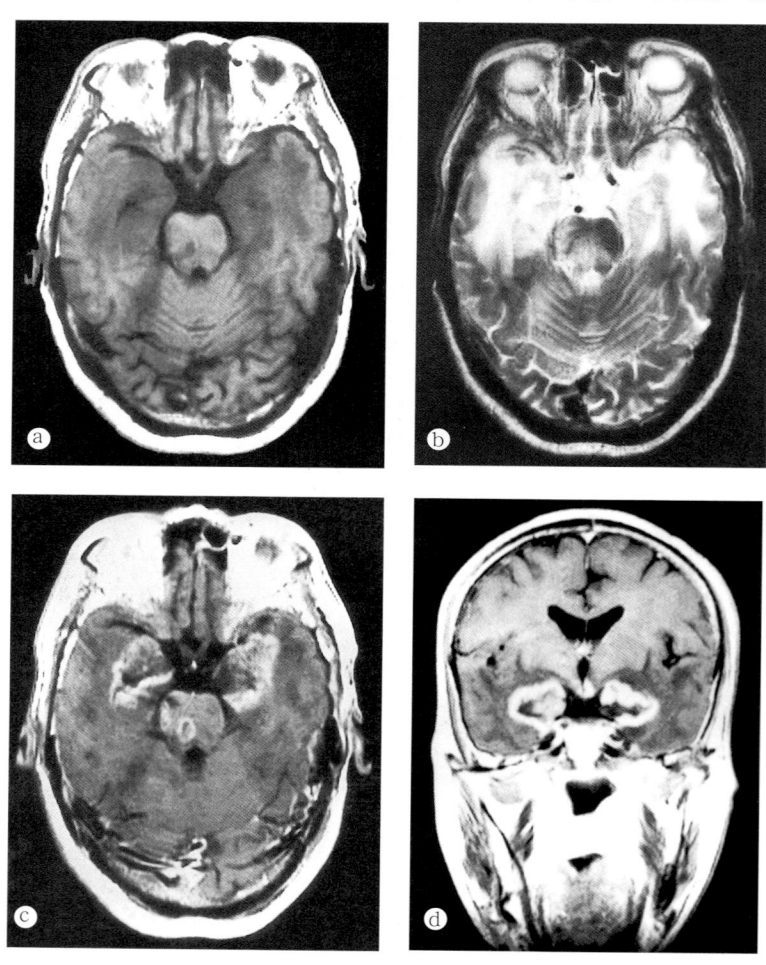

图10-9 鼻咽癌放疗后放射性脑脓肿

横断T_1加权像(a)显示两侧颞叶大片状低信号,中脑内部也有斑片状信号减低区,这些病变在T_2加权像(b)上呈大片状高信号。增强扫描横断(c)和冠状(d)像显示双侧内颞叶和桥脑后部显著强化,提示为脓肿壁。

七、CT与MRI的优缺点比较

CT显示钙化灶比较敏感，MRI的软组织对比度高，无射线辐射损伤，二者都常规用于放射性脑病及放射性脓肿的诊断和与肿瘤复发的鉴别诊断，但是无论平扫还是增强扫描，传统CT和MRI检查均难以准确鉴别放射性坏死与肿瘤复发。误诊必然导致误治，并严重影响患者的预后。

MRI新技术的临床应用，使放射性脑病及放射性脓肿的诊断和与肿瘤复发的鉴别诊断能力得到大幅度提高，故MRI具有更高的临床应用价值。

八、放射性脑病及放射性脑脓肿的影像学优选检查

本病以MRI为首选和明确诊断的检查手段。

(李坤成　段云云　朱凤水)

参 考 文 献

1. 胡文娟，等．变质甘蔗节菱孢毒性物质：3-硝基丙酸的分离与鉴定．中华预防医学杂志，1986，20：321~322
2. 刘茂松，等．变质食物中毒34例．中华预防医学杂志，1987，21：188~189
3. 梁露霆，等．高能直线加速器照射后人放射性脑病的MRI及病理对照．中华放射学杂志，1993，27：778~780
4. 张屹辉，崔凤．CO中毒致脑损伤的MRI与CT对比分析．中国医学影像技术，1996，12：479~480
5. 高培毅，林燕．脑桥中央髓鞘溶解症的MR影像诊断．中华放射学杂志，1999，33：28~30
6. 孙烨，杜湘柯．急性一氧化碳中毒后迟发性脑病的MR扩散张量表现一例．临床放射学杂志，2002，21：578
7. 阎立民，董季平，宁文德，等．一氧化碳中毒脑损伤的CT、MRI研究．实用放射学杂志，2003，19：681~683
8. 王喜军．有机磷农药中毒致脑部基底节对称性出血一例．临床放射学杂志，2003，22：460
9. 孙黎明，徐坚民．中毒性脑病的CT与MRI表现．中国医学计算机成像杂志，2004，10：427~429
10. 张雪林，蒋猛，邱士军，等．鼻咽癌放疗后放射性脑病的^{1}H-MR波谱研究．中华放射学杂志，2004，38：570~572
11. 付少红，贺斌．慢性酒精中毒性脑病18例临床分析．中华神经科杂志，2004，37：185
12. 杨艳梅，刘怀军，李书玲，等．有机磷农药中毒的脑部影像学研究．中华放射学杂志，2004，38：820~823
13. 赵继泉，梁碧玲，沈君，等．颞叶迟发性放射性脑病磁共振脑血流灌注表现．癌症，2005，24：1102~1104
14. 刘怀军，杨艳梅，王藏海，等．急性有机磷中毒后脑水肿MRI表现和病理改变的实验研究．中华放射学杂志，2005，39：599~603
15. 曾斯慧，陈志光，梁碧玲．磁共振在早期预测鼻咽癌颞叶放射性脑病的研究进展．影像诊断与介入放射学，2007，16：39~41
16. 陈学强，张云枢，罗庆华，等．慢性酒精中毒性脑病的MRI表现．中国医学影像技术，2007，23：1285~1287
17. 方向明，胡晓云，胡春洪．放射性脑损伤的影像学研究进展．国外医学临床放射学分册，2007，30：16~19
18. 金晓，朱君明，陈书达，等．3T多体素MRS在放射性脑损伤与胶质瘤复发鉴别诊断中的应用．中华神经外科杂志，2007，23：210~212
19. 董建军，高波，吕翠，等．慢性酒精中毒所致脑病的影像学表现．医学影像学杂志，2008，18：590~592
20. 刘庆先，夏爽，祁吉，等．中毒性脑病的影像学表现及DWI的价值．中国医学影像技术，2009，25：54~57
21. Murata T, Kimura H, Kado H, et al. Neuronal damage in the interval form of CO poisoning determined by serial diffusion weighted magnetic resonance imaging plus ^{1}H magnetic resonance spectroscopy. J Neurol Neurosurg Psychiatry, 2001, 71：250~261
22. Terajima K, Igarashi H, Hirose M, et al. Serial Assessments of Delayed Encephalopathy after Carbon Monoxide Poisoning Using Magnetic Resonance Spectroscopy and Diffusion Tensor Imaging on 3.0T System. Eur Neurol, 2008, 59：55~62
23. Kado H, Kimura H, Murata T, et al. Carbon monoxide poisoning：two cases of assessment by magnetization transfer ratios and ^{1}H-MRS for brain damage. Radiat Med, 2004, 22：190~194
24. Mullins M E, Barest G D, Schaefer P W, et al. Radiation necrosis versus glioma recurrence：conventional MR imaging clues to diagnosis. Am J Neuroradiol, 2005, 26：1967~1672
25. Asao C, Korogi Y, Kitajima M, et al. Diffusion-weighted imaging of radiation-induced brain injury

for differentiation from tumor recurrence. AJNR, 2005,26:1455~1460

26 Sugahara T, Korogi Y, Tomiguchi S, et al. Posttherapeutic intraaxial brain tumor: the value of perfusion-sensitive contrast-enhanced MR imaging for differenti-ating tumor recurrence from nonneoplastic contrast-enhancing tissue. AJNR, 2000,21:901~909

27 Chong V F, Khoo J B, Chan LL, et al. Neurological changes following radiation therapy for head and neck tumours. Eur J Radiol,2002, 44: 120~129

28 Weybright P, Sundgren P C, Maly P, et al. Differentiation between brain tumor recurrence and radiation injury using MR spectroscopy. AJR, 2005,185:1471~1476

29 Mochizuki H, Masaki T, Mat sushita S, et al. Cognitive impairment and diffuse white matter atrophy in alcoholics clinical. Neurophysiology, 2005,116:223~228

30 Sullivan V. Using magnetic resonance imaging and diffusion tensor imaging to assess brain damage in alcoholics. Alcohol Research & Health,2003,2: 146~152

31 Teke E, Sungurtekin H, Sahiner T, et al. Organophosphate Poisoning Case with Atypical Clinical Survey and Magnetic Resonance Imaging Findings. J Neurol Neurosurg Psychiatry,2004, 75:936~937

32 Bhatt M H, Elias M A, Mankodi A K. Acute and Reversible Parkinsonism Due to Organophosphate Intoxication: Five Cases. Neurology,1999,52: 1467~1478

33 Aydin K, Sencer S, Demir T, et al. Cranial MR findings in chronic toluene abuse by inhalation. AJNR,2002,23:1173~1179

34 Arbelaez A, Pajon A, Castillo M. Acute Marchiafava-Bignami disease : MR findings in two patients. AJNR,2003,24:1955~1957

35 Heinrich A, Runge U, Khaw V. Clinicoradiologic subtypes of Marchiafava-Bignami disease. J Neurol, 2004,251:1050~1059

36 Zuccoli G, Gallucci M, Capellades J, et al. Wernicke encephalopathy MR findings at clinical presentation in twenty-six alcoholic and nonalcoholic patients. Am J Neuroradiol,2007,28: 1328~1331

第十一章 脑积水

第一节 概 论

因脑脊液产生和吸收不平衡，导致过量脑脊液在一个或多个脑室和蛛网膜下腔内积聚称脑积水（hydrocephalus）。如果大量液体积聚在大脑半球之上，则为硬膜下水瘤或硬膜下积液。

正常脑脊液由各脑室（主要是侧脑室）的脉络丛所分泌，经室间孔依次进入第Ⅲ脑室、中脑导水管、第Ⅳ脑室，经第Ⅳ脑室的正中孔至小脑延髓池，部分脑脊液返回至基底池，再上行至大脑半球的蛛网膜下腔；部分脑脊液由小脑延髓池下行至脊髓蛛网膜下腔，然后再返回大脑半球的蛛网膜下腔。大部分脑脊液由蛛网膜颗粒吸收，经静脉窦进入血循环，少部分由脊髓蛛网膜绒毛所吸收。

一、病因、发病机制和分类

按照病因不同，脑积水可分为先天性和后天性两种。先天性脑积水由脑先天畸形或其他发育异常所引起，以中脑导水管发育异常和第Ⅳ脑室中、侧孔闭塞症为常见。后天性脑积水则由多种脑疾病所致，以颅内肿瘤、慢性脑膜炎和蛛网膜下腔出血等最常见。

按发生机制不同，可将脑积水分为以下三类：
1. 脑脊液循环受阻。
2. 脑脊液吸收障碍。
3. 脑脊液分泌增加。

其中以脑脊液循环受阻最为常见，常发生于侧脑室与第Ⅲ脑室交通的孟氏孔、中脑导水管、第Ⅳ脑室的出口和基底池等部位。脑脊液吸收障碍常见于蛛网膜颗粒的吸收异常。第三类因脑脊液分泌增加所致的脑积水非常少见，主要见于脑室内的肿瘤（如脉络丛乳突状瘤）患者。

脑积水还可分为高压性和正常压力性脑积水，而高压性脑积水又进一步分为梗阻性和交通性脑积水。

通常将阻塞发生在第Ⅳ脑室以前（包括第Ⅳ脑室出口）者称为梗阻性脑积水，又称之为非交通性脑积水或脑内积水；将阻塞发生在第Ⅳ室出口以后、脑脊液分泌增多或者吸收障碍引起的脑积水，称为交通性脑积水或脑外积水。

二、影像学检查

（一）X线摄片检查

脑积水的X线摄片表现主要为颅内压增高导致的颅骨改变，表现为颅腔各径线增大、囟门扩大、颅缝分离、颅骨变薄及密度减低等。在儿童脑积水发展缓慢者，其颅腔形态随脑室积水范围不同而改变，例如：中脑导水管狭窄引起第Ⅲ脑室以上脑积水，使幕上颅腔扩大，横窦位置低下，幕下后颅窝相对窄小；第Ⅳ脑室正中孔和侧孔阻塞，引起全脑室系统扩大，但以后颅窝膨大更为突出，使横窦位置升高。成年人脑积水导致颅内高压主要引起蝶鞍的继发改变，表现为蝶鞍扩大及骨质吸收，最早见于后床突和鞍背，可见后床突和鞍背变短变薄，轮廓模糊，密度减低，逐渐发展为鞍背及后床突完全破坏消失。慢性颅内高压者的蝶鞍扩大时，表现为其前后径或上下径加大时，以前者更为常见。蝶鞍的上述改变主要因颅内压普遍增高，扩大、搏动的第Ⅲ脑室压迫蝶鞍，使蝶鞍内外的静脉循环障碍所致。部分患者还可出现颅骨脑回压迹增多的表现。

颅骨X线摄片的上述所见仅能做出颅内压增高的诊断，若结合临床资料可提示脑积水的可能，但是不能做出脑积水的肯定诊断。仅凭X线摄片也难以与其他颅内病变所致的颅内压增高相鉴别。当颅内压迅速增高时，虽然患者有相应临床表现，但是X线摄片可无异常所见或者仅发现可疑异常改变。颅骨X线摄片未见异常改变并不能完全排除颅内高压的存在。

（二）X线特殊造影检查

1．X线气脑和气脑室造影检查　方法如前述（见本书第一章第一节），在梗阻性脑积水时，检查过程中需要变动患者的头颅位置，使气-水交换，才能逐渐全面了解脑室扩大范围并确定阻塞的具体部位。在梗阻性脑积水患者进行气脑造影时，气体不能进入侧脑室。若侧脑室极度扩大，可见侧脑室边缘的细小凹陷，为脑室扩大受室壁上血管束缚所致。此时，需要与因气-水振动产生的小气泡相鉴别。

在交通性脑积水进行气脑造影时，气体可进入侧脑室，并可见脑室系统及部分蛛网膜下腔的扩大（图11-1）。

2．X线脑室及蛛网膜下腔碘剂造影检查　该

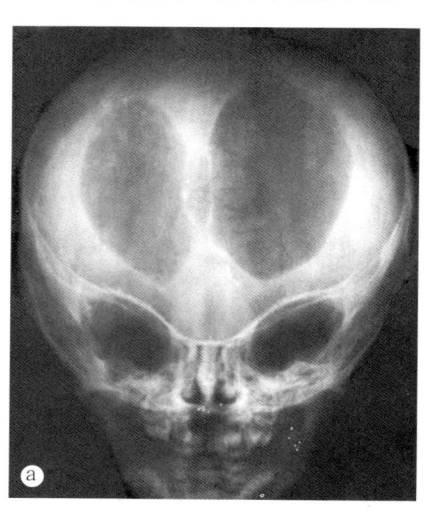 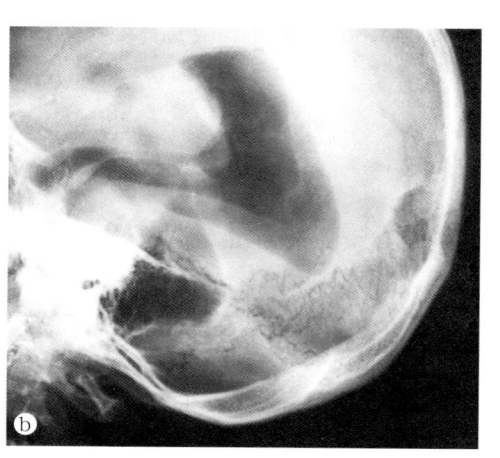

图11-1　脑积水X线气脑造影
正位像（a）显示侧脑室和透明隔间腔扩大，颅腔亦增大，侧位像（b）除见侧脑室中后部扩大外，尚可见第Ⅲ和第Ⅳ脑室扩大。

项检查可显示扩大的脑室及基底池蛛网膜下腔情况，曾经用于本病与其他病变的鉴别诊断。在CT问世后，曾结合CT平扫进行观察，又称脑池或脑室CT造影检查，用于脑积水类型的鉴别。例如：CT平扫难以准确判断中脑导水管狭窄是粘连性，还是由占位性病灶压迫所致，而脑池和脑室CT造影可区分两者，并有助于确定脑积水的病因。此外，该检查可对第Ⅳ脑室出口梗塞性脑积水与交通性脑积水进行鉴别。

3．X线脑血管造影检查　脑积水患者扩大脑室附近脑血管可随之移位和伸直，失去正常的走行形态。例如：在动脉期侧位像上，本病患者大脑前动脉绕胼胝体的弧度加大，水平段上移，平直或呈弧形隆起；而在后前位像上大脑前动脉则表现为平直贴近中线，无侧移改变（图11-2）。

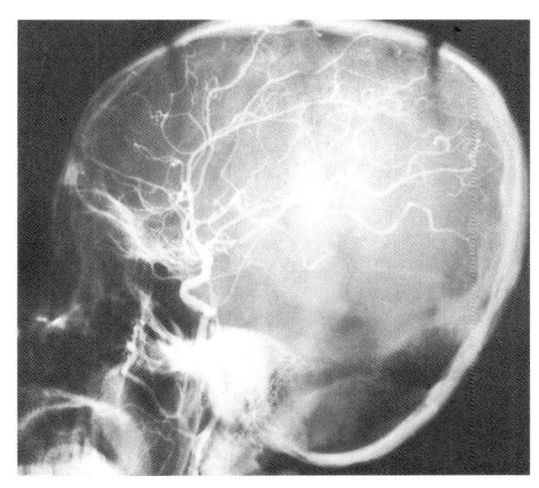

图 11-2　脑积水 X 线脑血管造影
大脑前动脉伸直并向前上移位，膝部圆隆开大，大脑中动脉侧裂段也略向上移并拉直，提示侧脑室扩大。

（三）CT 和 MRI 检查

CT 和 MRI 均可用于脑积水的诊断，但目前尚无 CT 和 MRI 诊断脑积水的公认诊断标准。在实际临床工作中，放射科医师多凭经验做出脑室扩大的判断。脑积水所致幕上脑室扩张通常以侧脑室角部（尤其是颞角和额角）和第 Ⅲ 脑室更明显。在 CT 和 MRI 图像上均表现为侧脑室扩大，其扩大程度与蛛网膜下腔的大小不成比例，侧脑室积水表现为各角均扩大、圆钝，其中以侧脑室枕角的扩大出现得较晚，但是一旦出现，其诊断脑积水的意义更大。第 Ⅲ 脑室积水表现为球形扩张，各隐窝消失，并压迫丘脑使之向下移位。

MRI 的矢状位图像发现中脑导水管狭窄或闭塞的效果更好，若伴双侧侧脑室和第 Ⅲ 脑室扩大，则可做出梗阻性脑积水的诊断。若 CT 和 MRI 显示一侧侧脑室扩大，颅内未见占位性病灶，则可应用斜冠状或矢状位图像显示单侧侧脑室室间孔的狭窄或闭塞。由于 CT 和 MRI 均难以显示第 Ⅳ 脑室正中孔和侧孔，所以当小脑幕上下脑室均出现普遍成比例扩大时，仅凭常规 CT 和 MRI 图像难以做出是交通性脑积水还是梗阻性脑积水的鉴别诊断。此时，进行 MRI 脑脊液水成像检查，可显示脑脊液的流动方式，根据第 Ⅳ 脑室正中孔和枕大孔有无脑脊液流动，可做出交通性脑积水与第 Ⅳ 脑室正中孔梗阻的鉴别诊断。

如何定量判断脑积水，国内外许多学者作了大量尝试，提出一些脑室测量的方法，下面介绍一组基于横断位图像测量的较为简便的测量标准。

正常成年人两侧侧脑室前角尖端之间的最大距离平均为 35mm，若此间距 > 45mm，则为侧脑室扩大；两侧尾状核内缘之间的平均距离为 15mm，> 25mm 则为异常；第 Ⅲ 脑室的平均宽度为 4mm，> 6mm 为异常；第 Ⅳ 脑室平均宽度为 11mm，> 20mm 为异常。

CT 和 MRI 还可用于脑积水分流术后疗效判断和随访检查。脑积水分流术后进行 CT 和 MRI 检查还可评价分流术是否成功，有无并发症（如并发颅内血肿、分流系统堵塞、分流过度等），并能发现手术失败的原因。分流术成功患者的 CT 和 MRI 检查均可显示脑室缩小、脑沟变宽、脑室周围间质水肿减轻以致消失等（图 11-3）或者原有脑积水征象完全或部分恢复正常（图 11-4）。这些改变在引流术后数天即可显示，多数学者认为实施分流手术 2 周后进行 CT 和与 MRI 检查比较合适。此外，CT 和 MRI 检查还可显示是否有引流障碍、硬膜下积水、水瘤形成、合并感染和脑室内引流不畅等并发症。

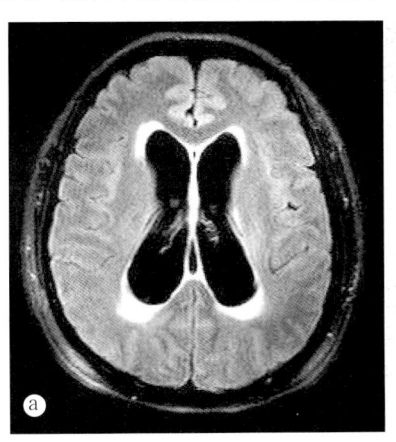
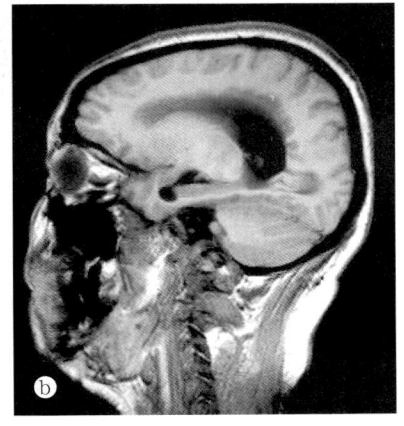

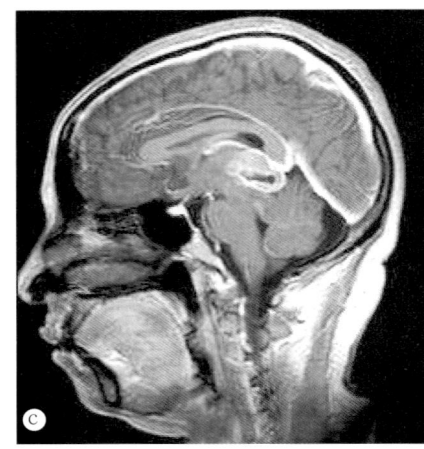
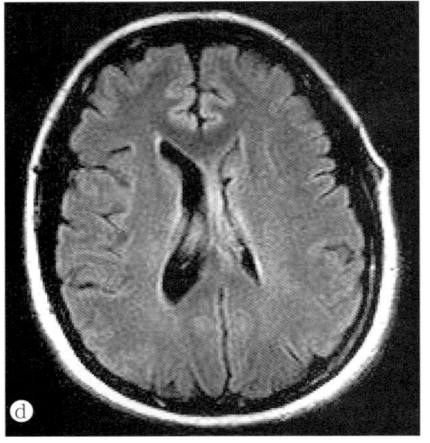

图 11-3 间质性脑水肿，松果体区生殖细胞瘤

MRI 横断 FLAIR 像（a）显示侧脑室对称性扩大，有高信号带包绕侧脑室；矢状位 T_1 加权像（b）显示扩大的侧脑室周围有低信号带；增强扫描像（c）显示松果体区生殖细胞瘤显著强化；脑室引流术后横断位 FLAIR 像（d）显示侧脑室变小，包绕侧脑室的高信号明显减少。

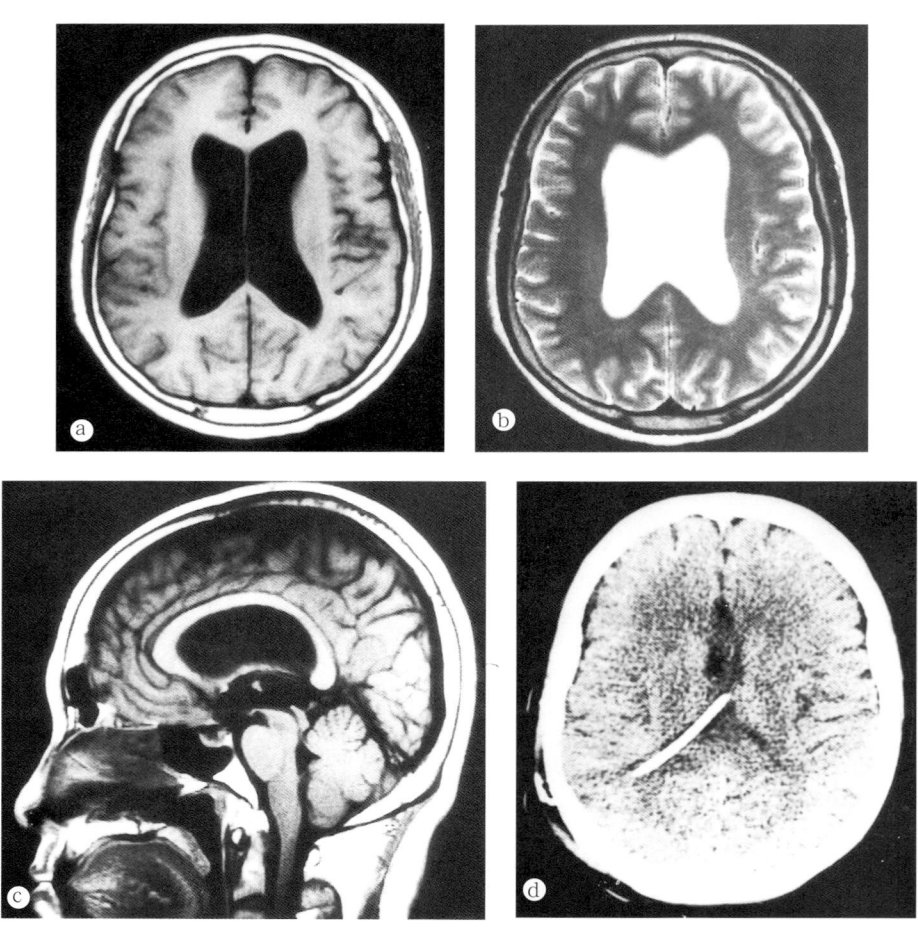

图 11-4 梗阻性脑积水分流术后

MRI：横断 T_1 加权像（a）、T_2 加权像（b）及矢状断 T_1 加权像（c）显示，由中脑导水管狭窄导致了幕上脑室扩大积水。(d) 行侧脑室-腹腔分流术后，脑室基本恢复正常大小，侧脑室内可见高密度引流管。

(四)超声检查

超声是检查婴幼儿脑积水敏感、可靠的影像学方法,其声像图表现如下:

1. 脑室扩大　于各方位切面均可见侧脑室扩大,多为两侧对称性。扩大的侧脑室呈均匀无回声区,边界清楚。矢状位切面显示侧脑室前角和下角扩大饱满,冠状切面显示侧脑室前角失去正常锐角形或裂隙状形态,呈茄形或长圆形。根据上述征象可以目测诊断脑积水,方法简便而诊断准确性很高。

按照超声显示侧脑室的宽度可以对脑积水进行半定量分级:侧脑室宽度在4~6mm为轻度脑积水,7~10mm属中度脑积水,侧脑室宽度>10mm为重度脑积水。

2. 脑皮质变薄　当脑积水所致脑室重度或极重度扩张时,侧脑室宽度可达数厘米,此时可导致脑实质受压变薄,应用超声可直接测量颞叶、顶叶和额叶的厚度,根据其厚度减薄的程度推测脑积水的严重程度。

3. 超声冠状位切层显示脑中线结构的回声光带直而居中,扩大的侧脑室位于中线两旁,中线下方可见扩张的第Ⅲ脑室,脑室内部均呈无回声区。

此外,超声检查还能显示脑积水的并发脑内畸形,常见有以下几种:

(1)脑穿通性畸形或囊肿　超声可见脑实质内的囊性病变,外形不规则或呈分叶状,囊壁厚薄不均,内壁不光滑,囊内为无回声区,若为脑内血肿后遗囊腔,囊内可见残存血块引起的强回声。此囊与扩张的侧脑室相通连。

(2)室管膜下囊肿　超声发现室管膜下有小囊泡样改变,可位于单侧或双侧,为圆形低回声或无回声区,与扩张的侧脑室不相通连。

(3)超声尚显示透明隔囊肿、蛛网膜下腔囊肿等囊肿性病变。表现为位于透明隔、枕大池、小脑延髓池等部位异常囊性无回声区。

(五)各种影像学检查方法的优缺点比较

1. X线摄片检查　X线摄片可显示清晰脑积水所致颅骨的改变(包括颅缝分离,蝶鞍扩大,鞍背骨质吸收,脑回压迹增多等),提示脑积水的诊断。但是上述这些异常X线改变与脑积水的轻重、持续时间的长短均有关,X线摄片所示头颅异常改变的患者均属发展极为缓慢的脑积水病例。由于X线摄片不能直接显示脑内结构,因此,并不能直接判断脑室有无扩张,不能对脑积水的病因及分类做出正确判断,更不能与颅内占位病变引起的颅内高压进行鉴别。此外,有明显颅高压症状的急性脑积水患者,X线检查可能为阴性或仅发现可疑病变。因此,X线摄片检查对脑积水的诊断有很大限度。目前,该技术已经很少用于本病的检查。

2. CT检查　CT检查可以直接显示各脑室有无扩张、扩张的程度,以及脑室周围白质的继发改变,从而做出脑积水的定性诊断。CT平扫加增强扫描,可显示部分引起梗阻性脑积水的原因(例如肿瘤、出血、炎症性病变等)。CT检查还可用于脑积水分流术后的随诊观察,可显示引流管的位置,若分流有效,则脑室缩小,并可发现有关术后颅内并发症的征象。但是常规CT横断位图像难以确定某些部位(尤其中脑导水管)的梗阻,必须行非离子型对比剂脑池或脑室造影CT检查,才可能有助于脑积水的病因及鉴别诊断。

传统CT横断位图像检查后颅窝伪影较多,难以判断后颅窝肿瘤所致第Ⅳ脑室梗阻,目前64排以上容积CT扫描可进行冠、矢状位图像重组,可清楚显示后颅窝和中脑导水管,使CT诊断梗阻性脑积水的能力得到很大提高,但是CT对本病与多发硬化晚期、深部白质多发脱髓鞘病变等引起脑萎缩的鉴别诊断还有一定限度。

3. MRI检查　MRI在脑积水的诊断及鉴别诊断方面具有明显的优越性,表现在如下几方面:

(1)MRI可进行冠状面、矢状面及横断面多方位扫描,对脑室扩张形态的变化显示较清晰、明确。如第Ⅲ脑室扩大时,在矢状面MRI上显示视隐窝及漏斗隐窝的尖角变钝,甚至消失。脑萎缩导致第Ⅲ脑室的形态改变轻微。对脑室疝的显示,以MRI优越:第Ⅲ脑室前疝时,MRI矢状面显示前壁波浪状隆起,前下端的2个隐窝疝入基底池;第Ⅲ脑室后疝矢状面可见松果体上隐窝扩大如球状,并疝入四叠体池;侧脑室疝时,三角区可向下疝至小脑幕下,冠状面呈菱形,其顶达小脑幕,矢状面呈三角形或球形;第Ⅳ脑室疝时,矢状面显示第Ⅳ脑室后上壁向小脑幕局限隆起。此外，矢状面还可直接显示室间孔与第Ⅲ脑室内梗阻。

(2)中脑导水管的阻塞，矢状面冠状面MRI为最有效的诊断方法，它能基本上显示中脑导水管的全貌，常需一次检查即可肯定诊断，又能明确病因。中脑导水管狭窄分先天性及后天性狭窄：先天性中脑导水管狭窄往往合并于脊髓脊膜膨出等先天性发育障碍，后者多为Chiari畸形的一部分；而生后颅内出血或感染引起的胶质增生是中脑导水管狭窄最常见的原因，称后天性中脑导水管狭窄。MRI表现为：①中脑导水管异常狭窄；②中脑导水管分叉，其中有多个憩室袋；③中脑导水管内膜性增厚；④周围胶质增生使中脑导水管缩窄。其他肿瘤等病变造成中脑导水管的阻塞，MRI矢状面亦可清晰显示。

(3)对于交通性脑积水，MRI矢状面及冠状面扫描可全面显示脑池及蛛网膜下腔的改变，并常可发现致病原因。

(4)MRI对脑室周围间质水肿显示较敏感，表现为脑室周围长T_2高信号带，与脑白质病变引起的脑萎缩脑室周围的改变较易区别。

(5)静脉窦血栓形成引起的脑积水，以MRI检查最为安全、适合，尤以磁共振血管造影成像技术显示清晰。而CT增强扫描及静脉性血管造影虽可显示，但此时对比剂可能加重病情。

(6)MRI检查不受颅骨伪影干扰，对中脑导水管及后颅窝区导致梗阻性脑积水病变的显示较清晰。

(7)运用MRI门控电影相位对比序列(cine pc)能无创性地研究人体脑脊液的流动和比较精确地确定脑脊液的流速、流量和反向，同时对各型脑积水的脑脊液流动情况可显示不同特征，并能定量测定。交通性脑积水中脑导水管水平脑脊液流速和流量明显增大，脑室系统内脑脊液搏动幅度很大，表现为信号流空。阻塞性脑积水阻塞处未见明显脑脊液流动表现，阻塞处流速和流量基本为0。

MRI检查的缺点：对脑积水造成颅骨骨质及蝶鞍改变的显示较头颅X线摄片差，对第Ⅳ脑室出口梗塞性脑积水与交通性脑积水的鉴别亦有限度。

(六) X线特殊造影检查

脑积水X线特殊造影检查包括气脑及脑室造影；碘剂脑室造影；脑池及脑室CT造影；脑血管造影。这些均属于有创性检查，且有一定的危险性，因此均较少使用，尤其是X线气脑、气脑室及血管造影检查已废弃不用。脑室及脑池CT造影主要用于显示蛛网膜下腔病变、中脑导水管及脑室与蛛网膜下腔的通畅情况。

(七) 临床优选检查路线

对于临床上怀疑脑积水的患者，在以上诸检查方法中，应首选CT或MRI检查，因为此两项属无创性检查直观的显示颅内情况。常常一次即能肯定诊断，又能明确病因，只有在个别情况下，如上述提到的需了解脑室与蛛网膜下腔通畅等情况时，才能进一步行CT脑室或脑池造影检查。当需要了解颅骨骨质及蝶鞍的改变时，行头颅X线摄片检查。

婴幼儿患者应首选超声检查。而X线气脑、气脑室造影及血管造影等属于有创性检查，且具有一定危险性，对诊断及鉴别诊断有限度，目前已被淘汰。

对于急性脑出血导致的急性梗阻性脑积水患者，应首选CT检查。需做增强扫描，而又对碘剂过敏者，应选择MRI检查。其他绝大多数情况均可任选甚至均做此两项检查。从整体上来看，对脑积水病变而言，MRI检查优于CT。

脑积水的影像学检查路线见图11-5：

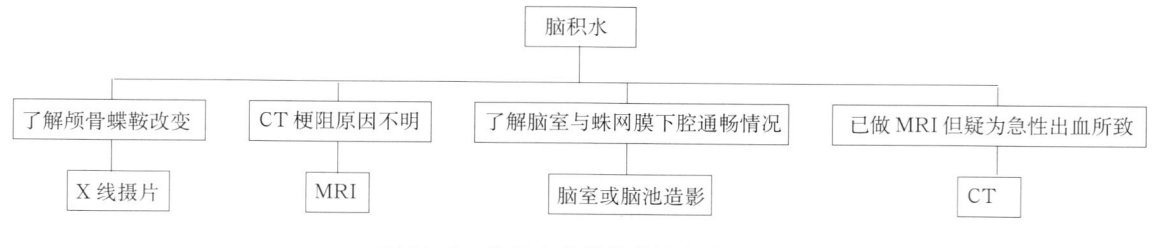

图11-5 脑积水的影像学检查路线图

第二节 脑积水

一、先天性脑积水

先天性脑积水（congenital hydrocephalus）的发病率大约为8例/10000新生儿，可出生即有临床表现、或生后几个月出现症状。症状可突然出现，称急性脑积水，也可隐匿性发病，称慢性脑积水。

（一）病因

绝大多数先天性脑积水的病因不清楚，其中仅3%的患儿系遗传性中脑导水管狭窄。此外，Chiari畸形Dandy-Walker综合征等先天性发育异常，亦可导致第Ⅳ脑室出口闭塞，或流通不畅，也可产生脑积水（详见后述）。

（二）临床表现

先天性脑积水多见于婴幼儿，患儿最突出的临床表现为头围进行性增大，囟门扩大、张力增高，颅缝分离，两眼下斜，呈"落日"征。有时伴有癫痫、肢体功能障碍和颅内压增高的表现。

（三）影像学检查

1. X线摄片检查　头颅X线摄片可显示颅骨变薄，颅缝分离等改变。

2. CT检查　CT除可显示颅骨变薄、颅缝分离等改变外，还可见脑室扩大，脑室周围的脑白质密度减低，脑实质受压变薄，严重者可似纸样菲薄。

3. MRI检查　MRI除显示上述征象外，能更清楚地显示脑室内梗阻的部位。先天性脑积水经常合并其他脑内畸形，包括脑穿通畸形、胼胝体发育不良、积水性无脑畸形和蛛网膜囊肿等，MRI可同时准确显示并发畸形。所以，MRI检查对本病的诊断有重要意义。

（四）治疗与预后

若为单纯先天性梗阻性脑积水，如果能在3个月内解除梗阻，患儿的发育和智力可恢复至正常水平。复杂脑积水的预后取决于合并畸形的类型和程度，多数患者的预后不良。

二、梗阻性脑积水

梗阻性脑积水（obstructive hydrocephalus）临床最为常见，是指第Ⅳ脑室出口以上任何部位发生梗阻所造成的脑积水。

（一）病因

主要由肿瘤、炎症、出血及先天性疾病等所致。引起室间孔阻塞的常见病因有胶样囊肿、室管膜炎、邻近部位的脑肿瘤及急性出血的凝血块等，先天性室间孔闭锁罕见。

婴幼儿中脑导水管阻塞最常见的原因是先天性中脑导水管狭窄或闭锁，患儿多并发其他脑内畸形，例如Chiari畸形和胼胝体发育不全等。成年人中脑导水管狭窄的最常见病因是肿瘤，主要为脑干胶质瘤的浸润性生长所致中脑导水管阻塞。此外，脑干及中脑导水管的炎症或脑囊虫，以及松果体区肿瘤也可导致中脑导水管的阻塞。

第Ⅳ脑室出口的阻塞也同样见于先天性发育异常，例如Dandy-Walker综合征患者，先天性第Ⅳ脑室出口狭窄或闭塞导致第Ⅳ脑室囊状扩张，并造成小脑蚓部发育不良。第Ⅳ脑室内及邻近部位的肿瘤也是造成第Ⅳ脑室阻塞的主要原因，儿童以髓母细胞瘤、星形细胞瘤最常见，成年人主要为转移瘤。第Ⅳ脑室内的脑囊虫、表皮样囊肿、桥小脑角区肿瘤亦可压迫第Ⅳ脑室，导致梗阻性脑积水。

（二）病理

梗阻性脑积水引起脑室内压力增高和脑室系统扩大。因病因和梗阻部位不同，可见全脑室系统或部分脑室（例如单侧脑室）扩大，其扩大程度也有区别。脑室扩大导致脑实质出现继发改变，包括大脑半球的脑回变平，脑实质变薄，白质发生脱髓鞘，胶质增生，神经细胞退行性变和脑萎缩等。第Ⅲ脑室明显扩大时，其前方向下隆起，可压迫垂体及视交叉，导致蝶鞍扩大，鞍背骨质吸收变薄。严重脑积水还可发生脑室疝、小脑幕疝或小脑扁桃体下疝等，而危及患者的生命。在显微镜下可见由于室管膜内皮变平和撕裂，以及细胞外间隙扩大所致的室管膜下坏死和水肿。

（三）临床表现

梗阻性脑积水的主要临床表现由颅内压增高所引起。脑先天发育异常或在出生过程中发生的颅内疾患所致脑积水的患儿，大多在幼儿期出现临床症状，少数患者（例如先天性中脑导水管狭窄，脑脊液通而不畅）的临床症状出现得较晚。患儿生后头颅生长速度和头围都超过正常婴儿，前囟门扩大隆起、张力高，颅缝分离，额颞部头皮静脉怒张，两侧眼球下旋，呈"落日"征。成人患者的颅缝已经闭合，主要临床表现为头痛、呕吐、复视、视神经乳头水肿等颅内高压征象，部分患者的临床表现类似脑肿瘤。

（四）治疗和预后

梗阻性脑积水的治疗包括去除病因治疗和进行脑脊液分流手术两项。例如：由颅内占位病变引起的梗阻性脑积水，可行手术切除；对Dandy-Warker畸形所致者，可行第Ⅳ脑室正中孔切开术等。对于不能用手术根治的脑积水患者，可行脑积水分流术。分流术的方法较多，目前常用的有两种，即：脑室-静脉分流和脑室-腹腔分流术，两种手术方法均可发生并发症，由于后者操作简单，为神经外科医师普遍应用。梗阻性脑积水的预后和手术效果主要取决于有否合并其他异常。

（五）CT和MRI检查

CT和MRI检查不仅可以诊断梗阻性脑积水，并且可以判定梗阻的部位及病因。本病主要表现为梗阻近侧的脑室扩大，梗阻远侧的脑室正常或缩小。由于梗阻部位不同，脑室可部分性或全部扩大。

若单侧室间孔阻塞，引起阻塞侧的侧脑室扩大，而对侧的侧脑室大小正常，中线结构亦可移向对侧；若两侧室间孔同时阻塞，则两侧侧脑室同时扩大。

中脑导水管阻塞表现为第Ⅲ脑室和两侧的侧脑室扩大（图11-6～图11-7），第Ⅳ脑室大小正常或略小。

MRI的冠状、矢状断像显示第Ⅳ脑室出口的阻塞，表现为除幕上脑室的扩大外，第Ⅳ脑室也扩大。并可显示阻塞的病因，例如：Dandy-Walker表现后颅凹巨大水样密度区，小脑蚓部很小；第Ⅳ脑室内及邻近部位的肿瘤、第Ⅳ脑室内囊虫、表皮样囊肿；桥小脑角区的肿瘤亦可压迫第Ⅳ脑室导致幕上脑室扩大。

MRI冠状及矢状像能清楚显示严重梗阻性脑积水形成脑室疝，主要包括：第Ⅲ脑室前后疝，侧脑室小脑幕下疝及第Ⅳ脑室小脑幕上疝等。侧脑室还可穿破透明隔，使透明隔消失。

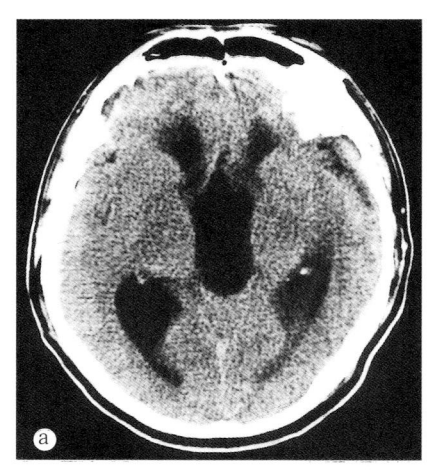 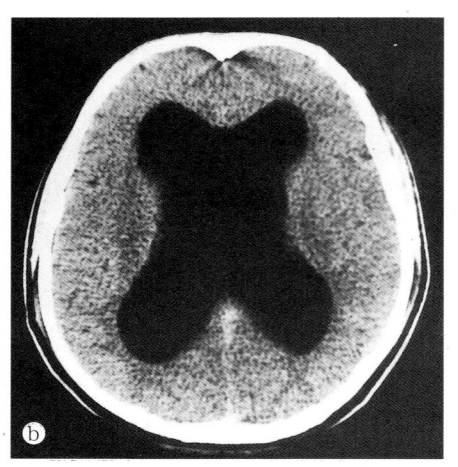

图11-6　梗阻性脑积水

头颅CT平扫经基底节层面（a）：显示第Ⅲ脑室扩大，为导水管梗阻所致。经侧脑室体部层面（b）：双侧侧脑室亦显著扩大。

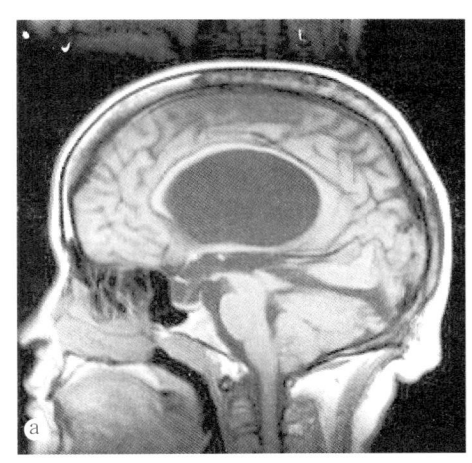 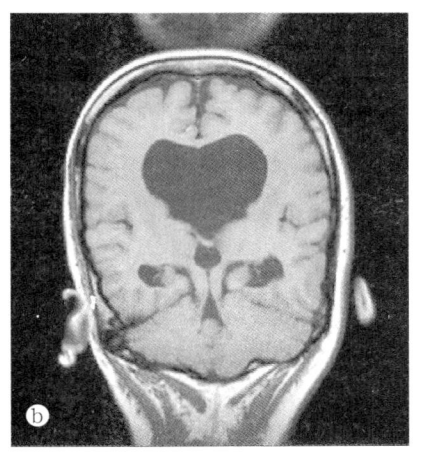

图11-7 梗阻性脑积水

MRI正中矢状位T₁加权像（a）显示中脑导水管变窄、模糊不清，幕上脑室扩大，四叠体、小脑受压变形，第Ⅳ脑室形态正常；冠状位T₁加权像（b）显示中脑导水管狭窄，第Ⅲ脑室和侧脑室显著扩大，第Ⅳ脑室形态正常。

严重梗阻性脑积水可导致脑室旁间质水肿，以侧脑室的额角和枕角周围明显，多为可逆性，在引流术后可逐渐消退。MRI显示脑室旁间质水肿较CT更清楚。

（六）影像学鉴别诊断

CT和MRI诊断梗阻性脑积水并不困难，定位梗阻部位也较准确。但是仍要注意本病的鉴别诊断。

1. 梗阻性脑积水主要与脑萎缩所致的脑室扩大相鉴别。脑积水的脑室扩大呈中心性膨胀扩张，尤其是两侧侧脑室额角圆钝，呈球状，而脑萎缩的额角较锐利；脑积水时脑沟变浅、或消失，脑池变窄或不增大，而脑萎缩累及皮质时，脑沟加深，脑池扩大；脑积水在一侧脑室扩大、或双侧扩大而以一侧更明显时，中线结构向对侧移位，而脑萎缩者中线结构则向脑室扩大的一侧移位。

2. 第Ⅳ脑室出口梗阻的梗阻性脑积水与交通性脑积水鉴别有一定困难，应用非离子型对比剂行MRI脑池造影或CT脑室造影检查观察第Ⅳ脑室与蛛网膜下腔交通情况，有助于二者的鉴别诊断。

三、交通性脑积水

交通性脑积水（communicating hydrocephalus）又称脑室外梗阻性脑积水，是由第Ⅳ脑室出口以后脑脊液循环通路障碍所致的脑积水。

（一）病因

主要有：脑膜炎、静脉窦血栓、Arnold-Chiari畸形、脑外伤、脑膜瘤和脑脊液吸收功能障碍等。

（二）病理

交通性脑积水的原发病变常累及大脑底部脑池和大脑半球凸面的蛛网膜下腔，主要表现为脑室系统普遍扩大，脑沟变浅、变平或消失。此外，还可见到原发病的相应病理改变，例如：脑膜炎引起的基底池闭塞及蛛网膜颗粒粘连，脑外占位病变引起的邻近脑池、脑沟的扩大等。

（三）临床表现

交通性脑积水的临床表现主要由颅内压增高所致：可出现头痛、呕吐、复视和视神经乳头水肿等。

（四）治疗及预后

与梗阻性脑积水相同。

（五）CT和MRI检查

1. 交通性脑积水的CT与MRI典型表现为脑室系统普遍扩大，伴脑沟正常或消失。交通性脑积水最先出现侧脑室额角扩大，两侧额角内壁之间的夹角变钝，扩张的第Ⅲ脑室可呈球形，脑沟变浅，变平，但灰白质的界限清楚。第Ⅳ脑室和侧脑室枕角出现扩大较晚，但是一旦出现，则有利于交通性脑积水的诊断（图11-8～图11-9）。

2. CT与MRI在显示交通性脑积水的同时，还

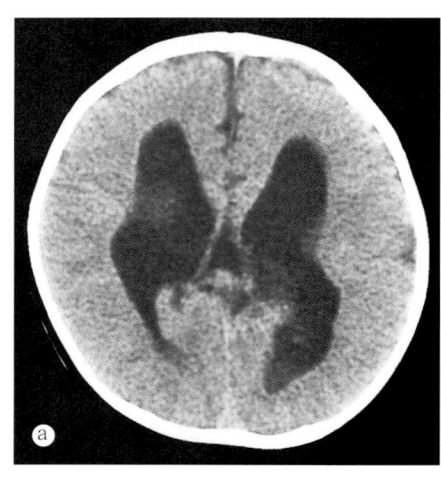 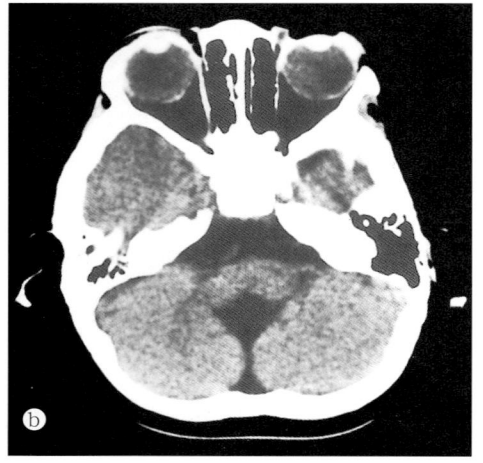

图 11-8 交通性脑积水
头颅 CT 平扫经侧脑室体部层面（a）显示双侧脑室和第Ⅲ脑室显著扩大，经小脑半球层面（b）示第Ⅳ脑室亦扩大，脑沟基本正常（本例合并有胼胝体发育不全）。

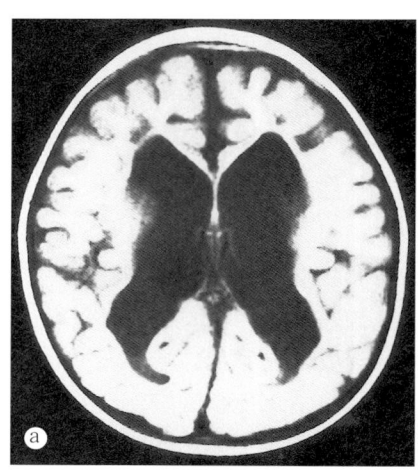 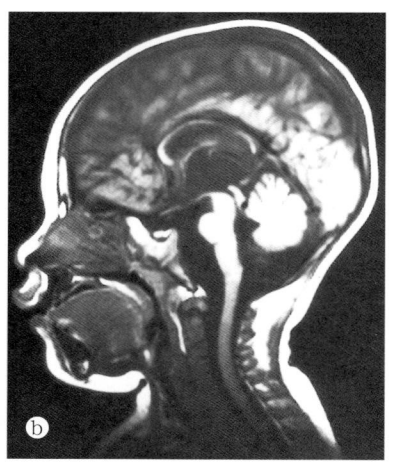

图 11-9 交通性脑积水
MRI 横断（a）和正中矢状位 T_1 加权像（b）显示双侧脑室，第Ⅲ、第Ⅳ脑室及枕大池、桥池均扩大，无局部梗阻和狭窄改变。

能发现导致脑脊液循环通路阻塞的病因。

（1）炎症和肿瘤引起的脑基底池闭塞　CT 和 MRI 平扫可见基底池局限或弥漫性变窄、填塞，增强扫描有强化，MRI 的 T_2 加权像上呈高信号等改变。

（2）蛛网膜下腔出血　可由动脉瘤破裂，脑外伤及动静脉畸形出血所致。蛛网膜下腔出血造成蛛网膜颗粒吸收障碍，在 CT 和 MRI 上表现为在短时间内脑室系统急剧扩大，即急性脑积水。

（3）肿瘤脑膜转移　肿瘤脑膜转移所致的脑积水呈隐匿性，儿童及青年以颅内肿瘤（例如生殖细胞瘤、髓母细胞瘤）的脑膜播散最为常见；成年人则以脑外恶性肿瘤（例如肺癌、乳腺癌）的转移多见。

（4）脑膜炎　主要为细菌性脑膜炎，病源包括多种化脓菌（如脑膜炎球菌和肺炎球菌等）及结核杆菌，也可引起急性脑积水，增强 MRI 扫描显示脑膜有明显强化。

（5）静脉窦血栓形成　静脉窦血栓形成也可阻碍蛛网膜颗粒吸收脑脊液而导致脑积水，X 线脑血管造影、CT 和 MRI 均可显示静脉窦血栓形成，以 MRI 检查安全可靠。

3.交通性脑积水引起脑室旁间质水肿的发生率为40%，由于慢性交通性脑积水的脑室高压引起室管膜受损，继发胶质增生形成室管膜瘢痕，阻止脑脊液漏入脑室旁白质，所以，脑室旁间质水肿以急性期患者多见。

（六）放射性核素检查

放射性核素脑池造影用于交通性脑积水的诊断，并显示脑脊液吸收障碍所致脑脊液动力学异常改变。应用^{99m}Tc-DTPA为示踪剂，剂量：74～185mBq（2～5mCi），经腰穿或脑室穿刺给药，于给药后1、3、6、24、48小时观察示踪剂在脑池的分布情况。正常人给药后1小时放射性示踪剂进入枕大池，6小时后各基底池显影完整，24小时后上矢状窦有较多放射性示踪剂浓集，各基底池放射性明显减低至本底水平，大脑实质吸收较多示踪剂，并进入静脉系统。交通性脑积水的典型放射性核素显像表现为：

1.放射性示踪剂提前进入侧脑室，并在侧脑室内潴留达24～48小时。

2.给药后24～48小时上矢状窦未出现放射性示踪剂。

但是，交通性脑积水也有不典型表现，例如：示踪剂在脑室内潴留及清除延缓，可伴有大脑半球凸面示踪剂延缓出现；或短暂出现示踪剂脑室反流，基底池内放射性的浓集。

（七）诊断与鉴别诊断

本病主要应与脑萎缩相鉴别，鉴别诊断的要点见前述。但是个别交通性脑积水的患者合并脑萎缩，导致诊断困难。必要时可结合临床病史，腰穿脑脊液滴注试验和脑脊液压力测定来确诊。

四、正常压力性脑积水

正常压力性脑积水（normal pressure hydrocephalus，NPH）是交通性脑积水的一种特殊类型，又称隐匿性脑积水、低位性脑积水、或慢性交通性脑积水。本型脑积水由于脑脊液代偿性分泌功能下降、吸收功能加强，形成新的平衡，使患者脑脊液压力处于相对正常状态。

（一）病因、病理和发病机制

正常压力脑积水的病因分为两类：

1.病因不明、为特发性，可能由隐匿性蛛网膜下腔出血、或感染所致。

2.继发于其他颅脑疾病，以蛛网膜下腔出血、脑外伤、炎症、颅脑手术术后粘连常见。据文献报道，蛛网膜下腔出血后发生正常压力脑积水者约为10%～30%，可高达74%～83%。

大多数正常压力脑积水患者脑脊液压力波动幅度较大，可导致神经系统的损害，部分患者既往脑脊液压力偏低，患病后虽然脑脊液压力上升，产生了临床症状，但是脑脊液压力测定的绝对值，仍为正常或正常值的上限。

动物试验证明，交通性脑积水最初发生的病理生理改变是脑脊液分泌与吸收之间的不平衡，继而发生脑室内压力升高，导致脑室扩大。2周后脑脊液吸收与分泌之间重新建立平衡，脑室扩大、但脑室内的压力下降，若此状态持续存在，则为正常压力脑积水。实际上大多数正常压力脑积水患者的脑压经常有波动，有时能明显高于正常值。

（二）临床表现

正常压力脑积水好发于中年以上，患者无颅内压增高的征象，其典型临床表现为"痴呆－步态不稳－二便失禁"三联症，并呈进行性加重。此外，患者的精神症状较突出，包括神志淡漠、记忆障碍及精神运动迟缓。少数病例还可有发作性肢体无力、眩晕及短暂性意识障碍等。临床上对脑积水患者行腰椎穿刺检查，脑脊液压力正常或者偏低，可确定正常压力脑积水的诊断。

（三）治疗

对正常压力性脑积水是否采取手术治疗尚无一致意见，有人认为行脑室分流术是治疗正常压力脑积水唯一有效方法，相反，另有学者认为正常压力脑积水不宜行分流术治疗。目前已知继发于蛛网膜下腔出血的正常压力脑积水患者，行脑室分流手术的治疗效果最好，有作者报道其有效率可达80%～97.5%，但是大多数作者报道有效率约为30%。个别病例术后症状立即改善，甚至产生戏剧性的效果。

(四) CT 与 MRI 检查

正常压力性脑积水的 CT 与 MRI 表现多不典型，有时甚至与脑萎缩相混淆，但是患者的脑室扩大更为明显。部分患者 MRI 的 T_2 加权像脑实质内可见短细条状异常高信号，可能由脑室内压力波动所致，这种病灶有时很细，不易觉察，它的出现说明已有脑白质的受累，此时，最好选择实施脑积水分流术。

另外，应用交替速度敏感性快速小角度脉冲序列，可以观察中脑导水管脑脊液流动及幕上脑脊液产生的变化过程。在正常压力脑积水，中脑导水管局部脑脊液流动峰速增高，而幕上脑脊液产生无明显变化（图 11-10）。MRI 脑脊液电影检查亦可发现正常压力脑积水患者第Ⅳ脑室的顺应性减低。

(五) 放射性核素检查

由于正常压力性脑积水是交通性脑积水的一种特殊类型，放射性核素显像的所见与交通性脑积水相同。

应用 SPECT 测定患者的脑血流量，有助于对整个脑实质内、侧脑室和第Ⅲ脑室放射性进行定量分析，而 SPECT 脑池放射性定量测定是诊断正常压力性脑积水的有效方法。

此外，也可应用 ^{99m}Tc-HMPAO 1000mBq 进行 SPECT 扫描，经静脉给药测量正常压力脑积水患者的全脑血流量(CBF)和局部脑血流量(rCBF)。对比观察分流术前后脑血流量，患者术前表现为皮层下有低血流量区域，rCBF 明显减少，中央白质的 rCBF 呈不对称增加，特别是颞下回和颞中回的 rCBF 左右不对称，但是全脑 CBF 正常。分流术后，皮质下低血流量区域缩小，全脑 CBF 仍然无变化。因此，SPECT 可用于判断手术疗效。

（李坤成　高　艳　杜祥颖　郑金兰）

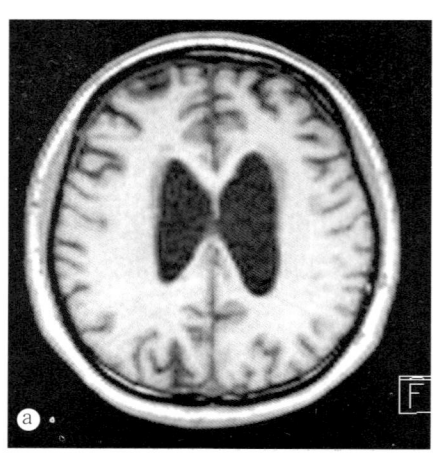

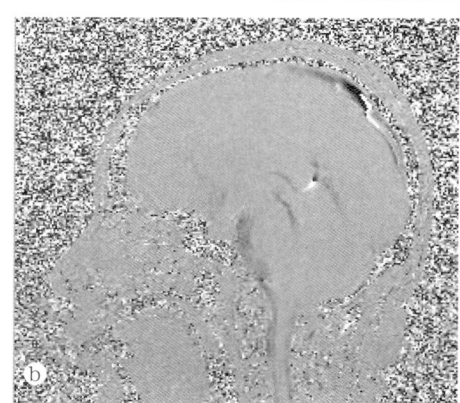 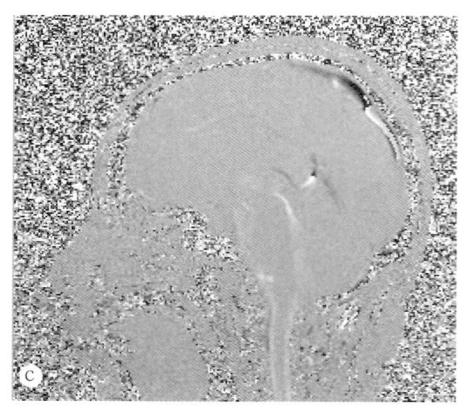

图 11-10　正常压力脑积水

MRI 经侧脑室体部横断 T_1 加权像（a）显示双侧脑室扩大，周围有低信号带包绕，脑沟基本正常。脑脊液电影像（b）显示心脏收缩期时中脑导水管脑脊液呈低信号（b），舒张期中脑导水管脑脊液呈高信号（c）。

参 考 文 献

1. 梁漱溟，黄仲奎，李胜云，等．先天性四脑室中、侧孔闭锁(DANDY-WALKER SYNDROME)的CT诊断．实用放射学杂志，1996，12：84～85
2. 王连庆，刘连祥，吴杰，等．磁共振脑脊液电影对Ⅳ脑室囊虫病诊断意义的研究．中华放射学杂志，1997，31：318～320
3. 彭仁罗，黎光煦，肖剑秋．我国正常人脑灰白质及脑室系统的CT测量．实用放射学杂志，1998，14：304～305
4. 李少武，戴建平，张迅等．核磁共振脑脊液电影在中枢神经系统中的应用．中华神经外科杂志，2000，16：382～385
5. 熊茵，孔祥泉，徐海波，等．中脑导水管狭窄：3D-CISS序列的应用．临床放射学杂志，2002，21：764～766
6. 姚洁民，朱晟，魏凤，等．脑积水腹腔镜下脑室腹腔分流术．中华神经外科杂志，2003，19：471～472
7. 鲍南，顾硕，朱铭，等．婴幼儿脑外积水的诊断和治疗．中华小儿外科杂志，2003，24：311～313
8. 孟文，康文杰．婴幼儿外部性脑积水42例临床分析．中国小儿急救医学，2004，11：404～405
9. Gideon P, Ståhlberg F, Thomsen C, et al. Cerebrospinal fluid flow and production in patients with normal pressure hydrocephalus studied by MRI. Neuroradiol, 1994, 36: 210~219
10. Van Roost D, Solymosi L, Funke K. Characteristic ventricular shape in myelomeningocele-associated hydrocephalus? A CT Stereology Study. Neuroradiol, 1995, 37: 412~417
11. Hofmann E, Becker T, Jackel M, et al. Corpus callosum in communicating and noncommunicating hydrocephalus. Neuroradiol, 1995, 37: 212~218
12. Feinberg D A, et al. Functional magnetic resonance imaging: application to degenerative brain disease and hydrocephalus. Neuroimage Clin North Am, 1995, 5: 125~132
13. Dastgir G, Awad A, Salam A, et al. Unilateral hydrocephalus due to foramen of monro stenosis. Minim Invasive Neurosurg, 2006, 49: 184~186
14. Fukuhara T, Vorster S J, Luciano M G. Risk factors for failure of endoscopic third ventriculostomy for obstructive hydrocephalus. Neurosurgery, 2000, 46: 1100~1111
15. Morota N, Watabe T, Inukai T, et al. Anatomical variants in the floor of the third ventricle: implications for endoscopic third ventriculostomy. J Neurol Neurosurg Psychiatry, 2000, 69: 531~534
16. Aleman J, Jokura H, Higano S, et al. Value of constructive interference in steady state three dimensional. Fourier transformation magnetic resonance imaging for the neuroendoscopic treatment of hydrocephalus and intracranial cysts. Neurosurgery, 2001, 48: 1291~1296
17. 姚伟武，陈星荣，沈天真．脑积水的脑脊液MRI定量研究，临床放射学杂志，2002，21：759～763

第十二章 脑萎缩

第一节 概 论

脑组织体积减少继发脑室和蛛网膜下腔扩大称为脑萎缩（brain atrophy）。脑萎缩可分为生理性（老年性脑改变）和病理性两种，可分别或同时累及脑灰质和脑白质。若按脑萎缩的部位划分，还可将之分为局限性和弥漫性。但是，局限性脑萎缩常伴一定程度的全脑萎缩，只是脑萎缩在脑的某一部位更明显，很难将二者截然分开。

一、一般资料

脑萎缩见于正常老年人或者继发于脑外伤、感染、血管病、脑缺氧、中毒和变性疾病。前者属生理性脑萎缩，多无任何临床表现；后者为病理性，患者有相应脑功能减退的临床表现。近期研究发现抑郁症、精神分裂症等精神心理疾病，以及一些全身性疾病（如高血压、糖尿病等）均可发生不同程度的脑萎缩。

脑萎缩是一种退行性病变，临床上无特效治疗手段。同时，应该强调脑萎缩仅是一种病理改变，并非一种独立疾病，其治疗和预后均取决于引起脑萎缩的原发疾病。

二、影像学检查

（一）X线检查

脑萎缩的X线检查包括普通头颅摄片、气脑造影和脑血管造影检查。头颅X线摄片脑萎缩无异常改变。在CT应用以前，X线气脑造影曾经是诊断脑萎缩重要而有效的影像学检查方法。为充分显示脑室和蛛网膜下腔的情况，气脑造影的注气量较大，通常为60~100ml。当两侧大脑半球皮质萎缩时，气脑造影表现为蛛网膜下腔和脑沟普遍增宽。脑沟增宽多见于大脑半球的额叶和顶叶，枕叶和颞叶少见。脑白质广泛萎缩者，气脑造影表现为双侧侧脑室对称性扩大，或者以一侧侧脑室扩大得更为明显，属于脑室代偿性积水的表现（图12-1）。脑白质萎缩所致脑室扩大的表现与梗阻性脑积水的改变类似，但是两侧侧脑室顶之间的夹角（简称室顶角）的大小有区别。在仰卧前后位片上，脑萎缩患者的室顶角加大（通常>140°）；而梗阻性脑积水患者两侧侧脑室顶与大脑镰间的脑组织无萎缩，胼胝体随脑室扩大而上移，其中央部受大脑镰的限制，使室顶角小于正常（<120°）。此外，脑白质

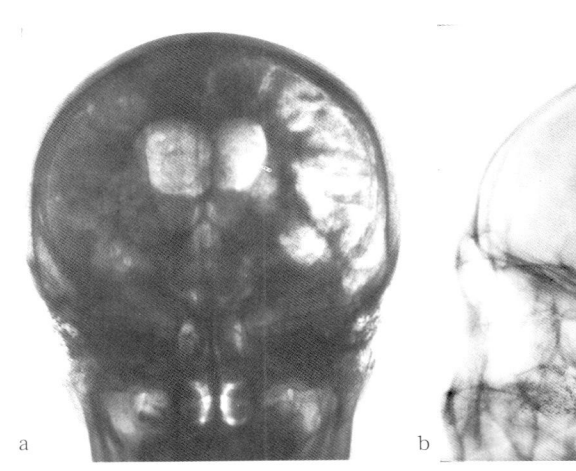
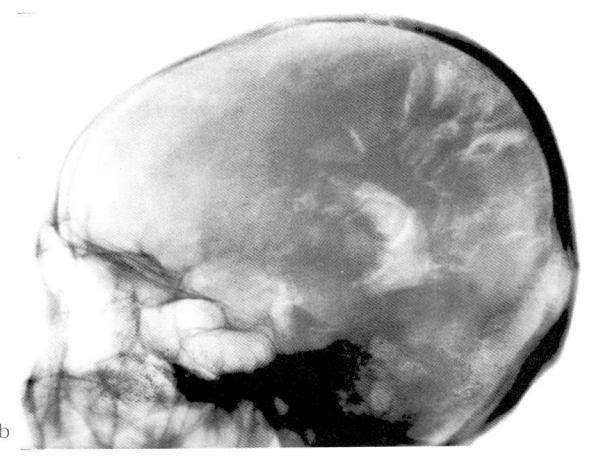

图 12-1 脑萎缩 X 线气脑造影
X 线气脑造影正位像（a）显示两侧侧脑室扩大，脑沟增宽。侧位像（b）可见顶枕部脑沟增宽。

萎缩所致侧脑室扩大的程度一般不如脑积水者重，第Ⅲ脑室常相应稍大，位置稍偏上方，常与侧脑室内颞角的投影重叠，尤其在小舞蹈病等基底节退行性疾病时重叠得较显著。

X 线气脑造影显示脑沟扩大而脑室改变不明显者，病理学检查仍可显示伴有脑白质的萎缩；气脑造影显示局限性脑萎缩的患者，在病理检查却发现属于弥漫性脑萎缩。所以，气脑造影诊断脑萎缩的敏感性和准确性均不够高。此外，由于气脑造影不能显示脑实质，因此不能明确引起脑萎缩的原因。

X 线脑血管造影显示脑萎缩的异常改变很少。重度脑萎缩脑室明显扩大者，除豆纹动脉略向外移位外，脑动脉多无明显异常改变。老年性脑萎缩患者的脑血管造影片显示脑动脉迂曲、延长，动脉粗细不均，为动脉硬化的表现，并不具有脑萎缩的诊断特异性。单侧大脑半球的脑萎缩，可表现为大脑前动脉向同侧移位。静脉期前后位血管造影片上可见纹丘静脉随脑室扩大而向下外方移位，而非梗阻性脑积水由于扩大脑室的压迫，导致纹丘静脉膨隆牵直的表现。纹丘静脉的改变对脑萎缩和脑积水有鉴别诊断意义。

（二）CT 和 MRI 检查

CT 和 MRI 对脑萎缩的诊断有特别重要的意义，二者均能在活体直接观察生理状态下的颅脑情况，显示脑组织的形态学改变，做出脑萎缩的定性和定量诊断。由于 CT 和 MRI 显示脑萎缩的基本征象相似，因此，将脑萎缩的 CT 和 MRI 检查一并讨论。

在 CT 和 MRI 图像上，脑萎缩主要表现为脑实质缩小，脑室和蛛网膜下腔扩大。脑萎缩好发于额叶和颞叶，表现为侧脑室的额角和颞角扩大，外侧裂池、大脑脑沟和蛛网膜下腔增宽，而脑室仍基本保持正常形态。若脑萎缩累及胼胝体，则在横断和冠状位图像上，两侧侧脑室顶之间的夹角变大（>140°），两侧侧脑室额角的夹角>100°；在矢状位图像上，第Ⅲ脑室扩大，其下部的视隐窝和漏斗隐窝仍较尖锐。根据上述征象可以将脑萎缩与脑积水所致的脑室扩大鉴别开来。脑积水患者两侧侧脑室顶的夹角变小（<120°），侧室额角之间的夹角<90°；第Ⅲ脑室呈球形扩大，视隐窝和漏斗隐窝变钝、变浅或消失。

CT 和 MRI 区分局限性和弥漫性脑萎缩较 X 线气脑造影更为清楚。

局限性脑萎缩在 CT 和 MRI 图像上表现为局限性脑沟增宽和脑室、脑池扩大，可见萎缩脑组织的密度下降，而在 MRI 的 T_2 加权图像上萎缩脑实质的信号强度可轻度增加。

弥漫性脑萎缩表现为脑实质弥漫性缩小，而脑室和蛛网膜下腔广泛扩大，脑实质缩小可分别累及脑灰质和脑白质，CT和MRI根据病变累及灰、白质的程度不同，将之分为皮质型和白质型脑萎缩。

CT和MRI的测量：为了准确判断脑萎缩的程度，可对颅脑结构进行CT和MRI测量，具体测量方法很多，概括起来有线性测量法和体积测量两种，下面分别加以介绍。

1. 线性测量法　在某一选定层面上，对脑结构进行线性测量，例如：最大颅内径、侧脑室额角间距、第Ⅲ脑室最大横径等。还可在获取线性测量数据的基础上，计算不同数据之间的比值。

2. 体积测量法　应用CT和MRI也能测量颅脑结构（例如脑室）的面积和体积，与线性测量相似，亦可计算不同测量值的比值，以定量评价脑萎缩的程度。CT和MRI均具有像素统计和测量能力，可应用像素法完成颅脑结构的体积测量。时首先分别选定纯粹脑组织和脑脊液区域，多次测定各自的CT值后，取二者的中间值，以CT值高于此中间值代表脑组织，低于中间值者代表脑脊液，然后，分别计算两种像素的面积，即可得出脑室、脑室外脑脊液腔及颅腔的面积，将面积值逐层相加可计算出体积。分别计算脑室或脑室外脑脊液占整个颅腔面积或体积的比值，可更准确地定量测量脑萎缩的程度。像素测量法可减少部分容积效应对测量精确度的影响。应用专门测量软件可在MRI上自动化分割脑灰白质、脑脊液，并剥离颅骨，进而计算出各自的体积。

对上述两种测量方法进行比较，可见线性测量法简便、易行，基本上能反映脑组织局部萎缩的情况，故临床上广为采用；但是其测量精确性不够高，测量值受人为因素的影响较大。体积测量法较精确，但是其测量方法复杂，操作繁琐，而且不能反映局部脑萎缩的情况，因此，临床上较少采用。在放射科的实际工作中，医师判断脑萎缩常根据自己的经验，用肉眼直接观察做出脑萎缩的诊断，而较少采用测量方法。

（三）脑萎缩的TCD和SPECT检查

TCD和SPECT对诊断脑萎缩无帮助。

（四）各种影像学检查方法优缺点比较

1. X线摄片不能显示脑萎缩改变，无临床诊断价值。

2. X线脑血管造影和气脑造影对脑萎缩诊断有一定意义，尤其气脑造影可以显示脑室、脑沟的改变，在CT问世前曾是诊断脑萎缩主要手段；但是二者均属于创伤性检查，目前，X线气脑造影已经被废弃不用。

3. CT和MRI能在活体直接显示颅脑结构，对脑萎缩做出定性和定量诊断，由于MRI的软组织对比分辨力更高，可直接行多方位成像，无颅骨伪影的干扰，显示脑萎缩更为清楚。MRI还能清楚显示脑深部灰质核团，显示脑白质脱髓鞘病变更为敏感，因此，MRI具有较大的鉴别诊断价值。

4. TCD仅能测量脑血流速度和血流量等指标，对脑萎缩本身的诊断意义不大，但可用于脑萎缩的鉴别诊断，以了解脑内血供的情况。

5. SPECT和PET的空间分辨力较低，虽然显示脑血流和代谢敏感，但是对脑萎缩的诊断并无实用价值。

（五）脑萎缩的影像学优选检查路线

对拟诊脑萎缩者，应首选CT检查。在CT扫描不能提供足够诊断信息时，再进一步行MRI检查。

第二节　局限性脑萎缩

局限性脑萎缩（focal atrophy）的病因主要有：脑外伤、感染、脑血管病、脑发育不良和Pick病等变性疾病。虽然局限性脑萎缩致病原因不同，但是其CT和MRI表现基本相同。对本病患者进行CT和MRI检查，除可见脑萎缩的征象外，还可显示不同原发病的异常表现。

局限性脑萎缩局部相应脑室和蛛网膜下腔扩大，严重病例脑室可向病灶处牵拉移位，最多见于脑外伤后遗症。小脑萎缩表现为第Ⅳ脑室扩大，小脑叶间沟增宽、数量增多，可清除衬托出缩小的小脑轮廓。小脑萎缩患者亦可伴有小脑延髓池的扩大，由于正常人小脑延髓池的变异很大，不能单独将小脑延髓池扩大作为小脑萎缩的诊断依据。

现将常见类型脑萎缩介绍如下。

一、出血吸收后局部脑萎缩

1. 病因　常继发于高血压性脑出血、脑血管畸形出血、出血性脑挫裂伤等疾病，当脑内血肿吸收后，即形成软化灶、引起脑萎缩改变，以大脑半球多见。

2. CT和MRI检查　CT和MRI图像均显示局部脑室和蛛网膜下腔扩大，脑实质内的原发血肿吸收后遗留病灶在CT上为低密度，而在MRI的T_1加权像上则显示为裂隙状或斑点状低信号，在T_2加权像上为高信号周围包绕低信号环（图12-2）。若脑内血肿较小，病灶在T_1加权像尚可无异常改变，但T_2加权像原血肿部位呈斑点状低信号。少数严重脑外伤患者，亦可引起弥漫性脑萎缩。

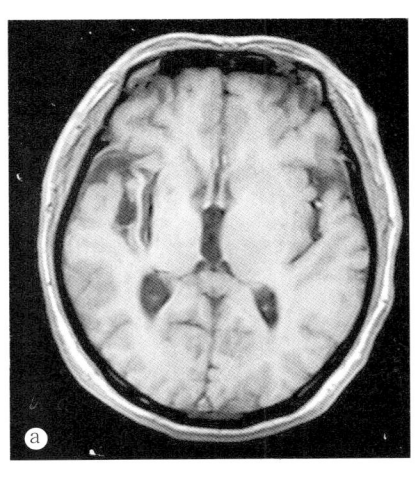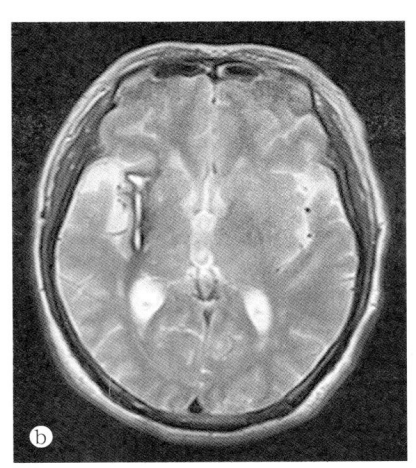

图12-2　右基底节陈旧性出血

MRI横断T_1加权像（a）显示右基底节区近外囊处有裂隙状低信号病灶，邻近病灶的右外侧裂增宽，右岛叶萎缩变薄。T_2加权像（b）病灶中心高信号，边缘为低信号，提示为脑出血后遗软化灶，低信号为含铁血黄素沉积引起。

二、感染后脑萎缩

1. 病因　感染后形成的局限性脑萎缩多继发于脑脓肿和病毒性脑炎，在病灶局部脑组织液化坏死、吸收或引流后形成局限性脑萎缩。而弥漫性脑萎缩则多继发于脑炎或脑膜脑炎。

2. CT和MRI检查　脑感染痊愈后多表现为一侧或两侧颞叶或额颞叶的萎缩（图12-3），其CT和MRI所见并无特征性，仅表现为脑室和蛛网膜下腔扩大，常须结合临床资料和病史进行综合分析，才能做出本病的诊断（图12-4）。

三、脑梗死后脑萎缩

1. 病因　脑梗死后脑萎缩患者多有明确的脑卒中病史，一般见于脑梗死的第3~6个月，或者见于反复发作的TIA和有高血压病史者。少数患者无明确脑卒中病史。

2. CT和MRI检查　CT和MRI除显示局限性脑萎缩的一般表现外，其病变位于梗死的好发区，分布与脑血管的支配区一致（图12-5），萎缩区或附近脑组织内常可见到陈旧性梗死病灶。

四、Pick病

1. 病因　本病又称脑叶萎缩症，是一种常染色体显性遗传性疾病，临床表现与Alzheimer病较难鉴别，患者可有智力下降、痴呆、锥体外系症状和共济失调等表现。

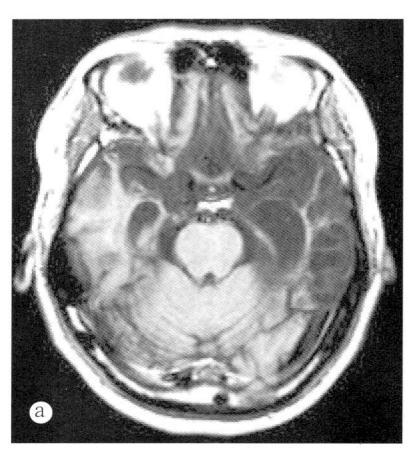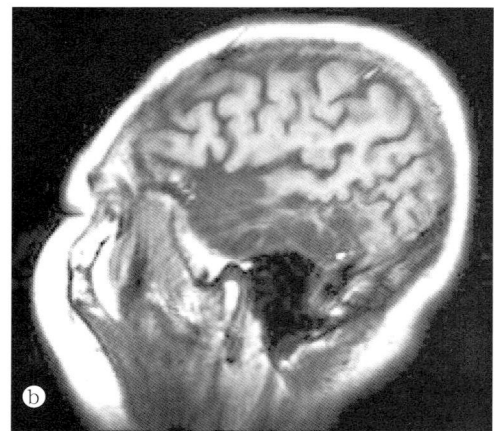

图12-3 病毒性脑炎后脑萎缩

MRI横断（a）和旁矢状位T_1加权像（b）可见两侧颞叶正常结构消失，代之以低信号，内部有分隔，邻近的颞角扩大，病变以左侧为著。

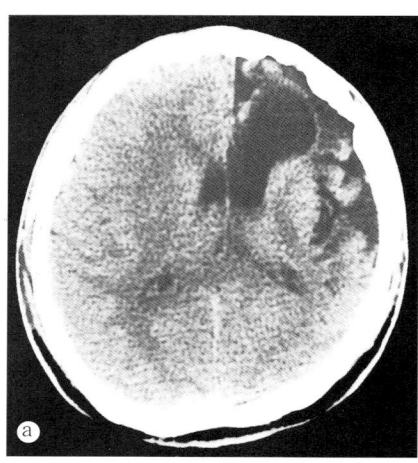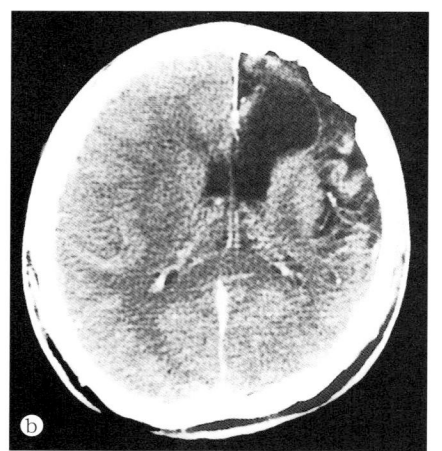

图12-4 脑炎后脑萎缩

头颅CT平扫（a）可见左额叶体积缩小，呈不规则低密度，局部脑沟显著增宽，左额角扩大与病灶相连，中线结构向病灶同侧移位。增强扫描像（b）左额叶病灶无强化。

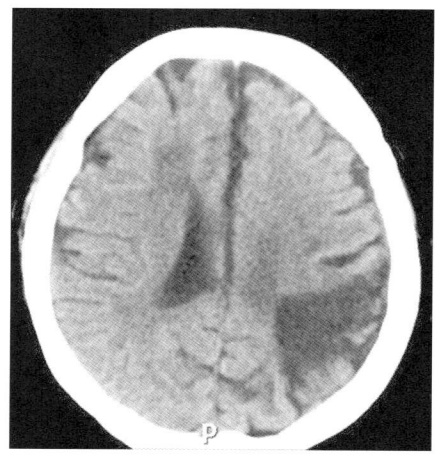

图12-5 脑梗死后局限性脑萎缩

CT平扫显示左侧后分水岭区脑实质楔形低密度病灶，局部脑回萎缩变小、脑沟增宽，中线结构向同侧移位。

2. CT和MRI检查 CT和MRI显示Pick病患者的两侧大脑外侧裂增宽，左侧较右侧明显，伴额叶脑沟增宽，侧脑室颞角扩大，顶－枕叶的脑沟比额－顶叶的脑沟窄小（图12-6）。

五、大脑半球萎缩

1. 病因 大脑半球萎缩系胎儿或新生儿期脑血管闭塞引起大面积脑梗死所致，但是多数患者在青少年期才被发现。

2. CT和MRI检查 CT和MRI图像显示几乎整个一侧大脑半球萎缩，同时可伴有病侧颅骨增厚、颅腔狭小，健侧侧脑室向病侧移位等异常改变，有时可见眶上壁隆起（图12-7）。

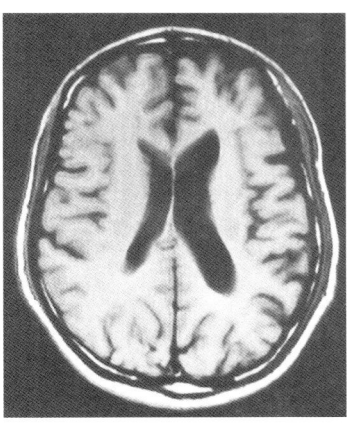

图 12-6 Pick 病

MRI横断T_1加权像显示额叶体积缩小，脑沟增宽，以左侧为著，左侧脑室扩大，而其他脑叶未见脑萎缩的改变。

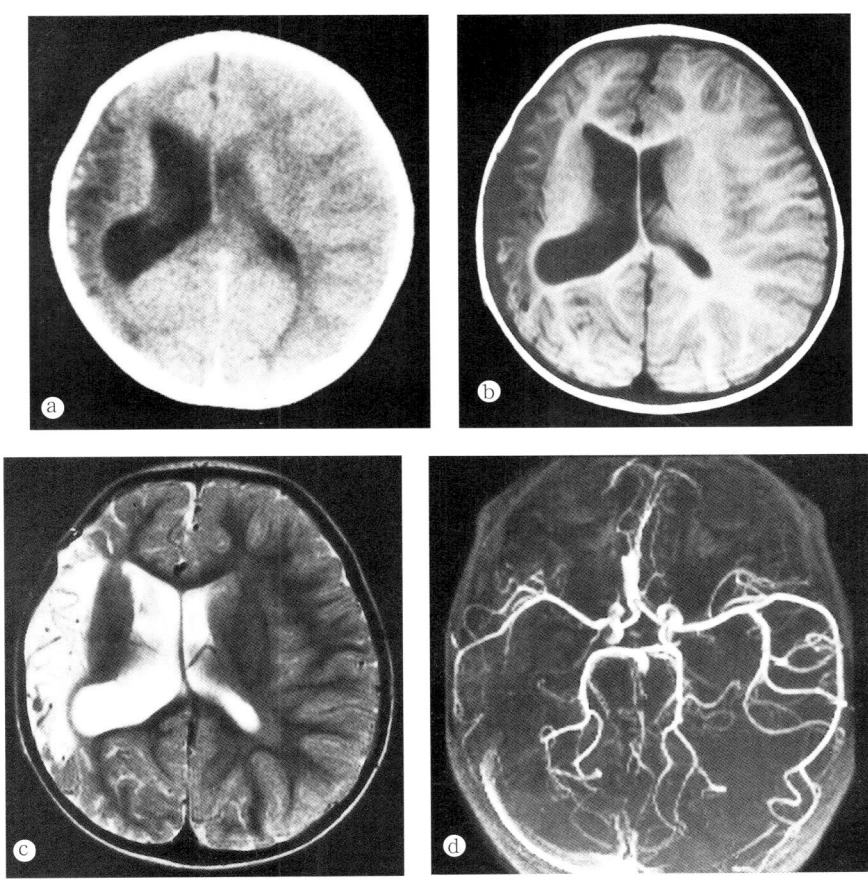

图 12-7 大脑半球萎缩

头颅CT平扫（a）显示右侧大脑半球皮质变薄，密度减低，右侧侧脑室显著扩大，中线结构右移。MRI横断T_1加权像（b）可见右侧大脑半球皮质变薄，呈低信号。T_2加权像（c）呈高信号。MRA（d）显示右侧大脑中动脉血管变细，分支明显减少。

第三节 弥漫性脑萎缩

弥漫性脑萎缩（diffuse atrophy）在临床上更多见，可见于正常老年人或者多种变性性疾病、脑缺氧、中毒及全身消耗性疾病等。

一、老年性脑萎缩

1. 一般资料　正常老年人发生脑萎缩已经为尸检、CT和MRI检查所证实。脑灰质在20～50岁期间即开始发生萎缩，年龄在65岁以上老年人的脑萎缩程度与痴呆并无线性相关关系。一般认为，慢性轻度脑缺血是造成老年人脑萎缩的基本原因。

2. CT和MRI检查　正常老年人多有轻度弥漫性脑萎缩，少数人可以达到中度脑萎缩。CT和MRI可见脑室、脑池轻度扩大和脑沟轻度增宽，通常脑沟宽度>5mm，两侧对称，以大脑额叶和镰旁顶叶较为明显，可同时伴有大脑半球纵裂前部及小脑扁桃体周围的蛛网膜下腔扩大。脑室扩大以侧脑室的额角、颞角和第Ⅲ脑室较为明显。

此外，老年性脑萎缩还具有以下特点：

（1）随年龄增长男性老年人脑萎缩的速度快于女性；

（2）老年人幕上脑萎缩程度随年龄增长加重，而幕下脑萎缩并无此种发展趋势。表12-1为130例健康老年人脑结构测量的正常值范围。

表12-1　老年人脑结构测量的正常值范围

测量指标	正常值范围（mm）	
	下限	上限
平均脑沟宽度	2.15	4.22
平均外侧裂宽度	3.39	7.46
第Ⅲ脑室宽度	3.48	8.15
额角指数	30.83	36.22
尾状核指数	10.91	15.62
侧脑室指数	21.54	27.46
侧脑室脑面积指数	4.59	8.70

额角指数＝两额角间最宽距离／同层面颅骨内板的间径×100%，尾状核指数＝额角部两侧尾状核头间最小距离／同层面颅骨内板的间径×100%，侧脑室指数＝两额角间最宽距离／侧脑室三角区脉络球钙斑间距×100%。

在少数无临床症状和体征的正常老年人，CT和MRI在脑室周围可见斑片状白质异常改变，在CT图像上呈月晕状低密度；在MRI的T_1加权像呈大片状低信号、T_2加权像高信号区（图12-8），有人认为此种改变属于"白质疏松症"（leukoaraiosis）的范畴。

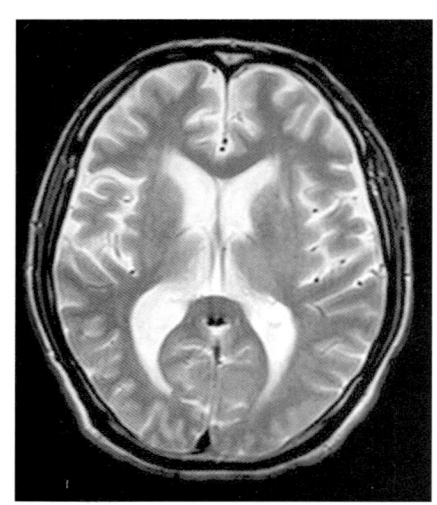

图12-8　正常老年人脑萎缩
MRI横断T_2加权像可见脑室扩张，脑沟增宽，脑室周围白质可见斑状高信号。

在T_2加权像上，正常老年人大脑基底节区和侧脑室旁脑白质还可见小斑点状、境界清楚的高信号，呈弥漫分布，而且随年龄增长其数目有所增加。这些高信号与脑萎缩（尤其脑室增大）的程度相关。有研究认为高信号为小血管周围间隙（Virchow-Robin space）因脑萎缩而扩大所致，间隙内含少量水，所以在T_2加权像呈高信号。

老年生理性脑萎缩应与各种病理性脑萎缩相鉴别，除脑萎缩程度有差异外，各种病理性脑萎缩都具有各自的特点。

二、Alzheimer病

Alzheimer病晚期发生大脑弥漫性萎缩，CT和

MRI扫描可见整个大脑的脑沟和脑室扩大，但以颞叶、海马萎缩得更为严重（图12-9）。

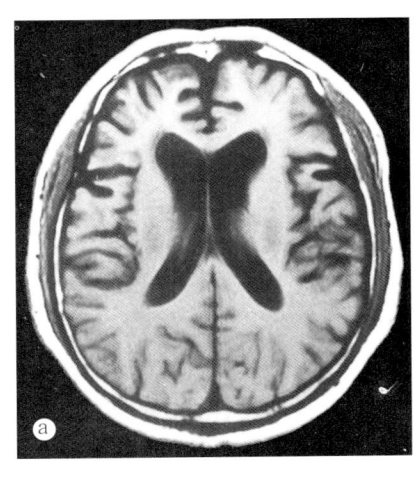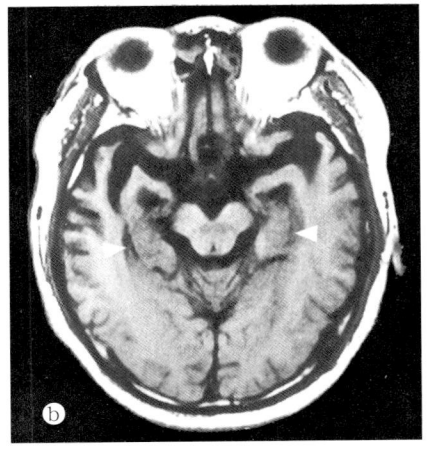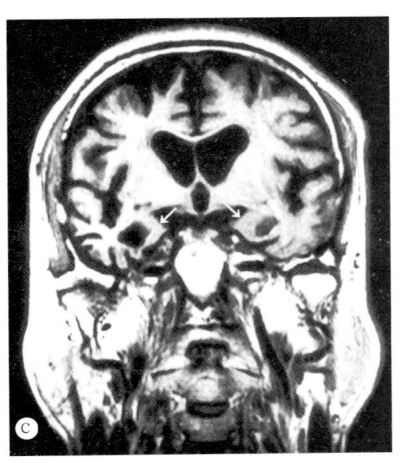

图12-9 Alzheimer病
MRI横断T₁加权像（a, b）显示弥漫性脑萎缩，脑沟加深、增宽，脑室对称性扩大，以颞叶萎缩为著。冠状断位T₁加权像（c）显示双侧海马显著萎缩，颞角扩大。

三、Hungtington 病

1. 一般资料　Hungtington病是基底节和大脑皮质变性的一种常染色体显性遗传性疾病，患者主要表现为慢性进行性舞蹈样动作和痴呆，病程晚期患者有大脑皮质的显著萎缩。

2. CT和MRI检查　CT和MRI显示两侧侧脑室扩大和脑沟增宽等弥漫性脑萎缩表现，同时发现尾状核严重萎缩，导致侧脑室额角与体部明显扩大，两侧壳核萎缩伴胶质增生，在CT图像上呈对称性低密度；而MRI的T₁加权像低信号、T₂加权像为高信号改变（参见本书第八章）。由于苍白球前部与内囊后肢可有铁沉积，在T₂加权像上呈低信号。

一般情况下，若在弥漫性脑萎缩的基础上发现尾状核萎缩即可做出本病的影像学诊断。

四、Parkinson 病

1. 一般资料　Parkinson病又称震颤麻痹，是一种锥体外系慢性退行性疾病，其病变主要累及黑质、苍白球及纹状体，其中以黑质受累最为严重。患者主要表现为震颤、肌张力增高和运动障碍，部分患者伴弥漫性脑萎缩。

2. CT和MRI检查　CT和MRI可见脑室扩大，脑沟、脑裂增宽，CT还显示基底节钙化；MRI的T₂加权像可见黑质和苍白球的局灶性高信号（参见本书第八章），为胶质增生所致，若有顺磁性物质沉着，则显示相应部位的信号减低。

五、多发性硬化

1. 一般资料　多发性硬化（multiple sclerosis, MS）是一种好发于中轻年的脱髓鞘性疾病，脑白质脱髓鞘、脑水肿、感染、轴索变性和髓鞘修复为其主要病理改变，主要累及大脑、脊髓的白质和视神经，患者出现相应临床表现。

2. CT和MRI检查　本病患者脑萎缩程度的差异很大，CT和MRI可见不同程度的脑沟、脑裂增宽，脑室增大（图12-10），病变亦可累及脑灰质，胼胝体好发而出现萎缩（图12-11）。多发性硬化患者的病灶较常见于脑室周围、皮质下、脑干等，CT为斑块状低或等密度，MRI的T₁加权像呈等或低信号，T₂加权像呈高信号，增强扫描病灶强化提示为活动性病灶。

六、Creutzfeldt-Jacob 病

1. 一般资料　本病又称海绵状脑病或者皮质-纹状体-脊髓变性、传染性病毒性痴呆等，是一种

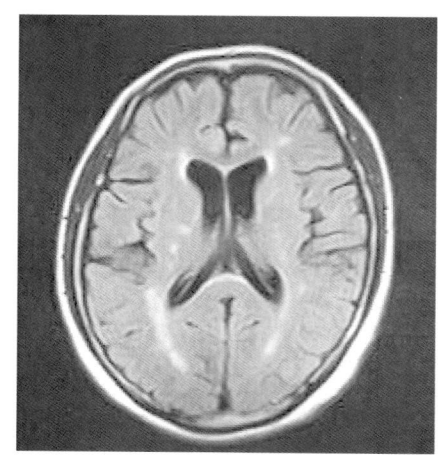

图12-10 复发缓解型多发性硬化患者脑萎缩
MRI横断FLAIR像显示双侧脑室扩张，脑沟、脑裂增宽，脑室周围及右内囊的斑点状异常高信号。

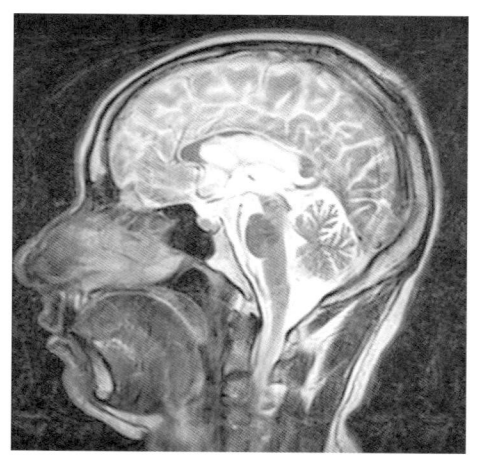

图12-11 复发缓解型多发性硬化
MRI矢状位T_2加权像可见胼胝体萎缩变薄，体部萎缩为主。

慢性病毒感染性疾病。病理上出现明显脑萎缩，以灰质为主，亦常累及白质，脑实质外观呈海绵状。患者迅速发展出现精神衰退和痴呆，并出现共济失调和肌阵挛等表现。

2. CT和MRI检查 本病可并发弥漫性脑萎缩，CT和MRI均显示大脑皮层两侧对称、弥漫性脑萎缩，病程早期可仅累及灰质，以后脑萎缩进行性加重，并累及脑白质，在DWI和FLAIR像上，萎缩变薄的皮层灰质和基底节呈弥漫性信号强度增高改变（图12-12）。同时出现脑室周围的大片状病

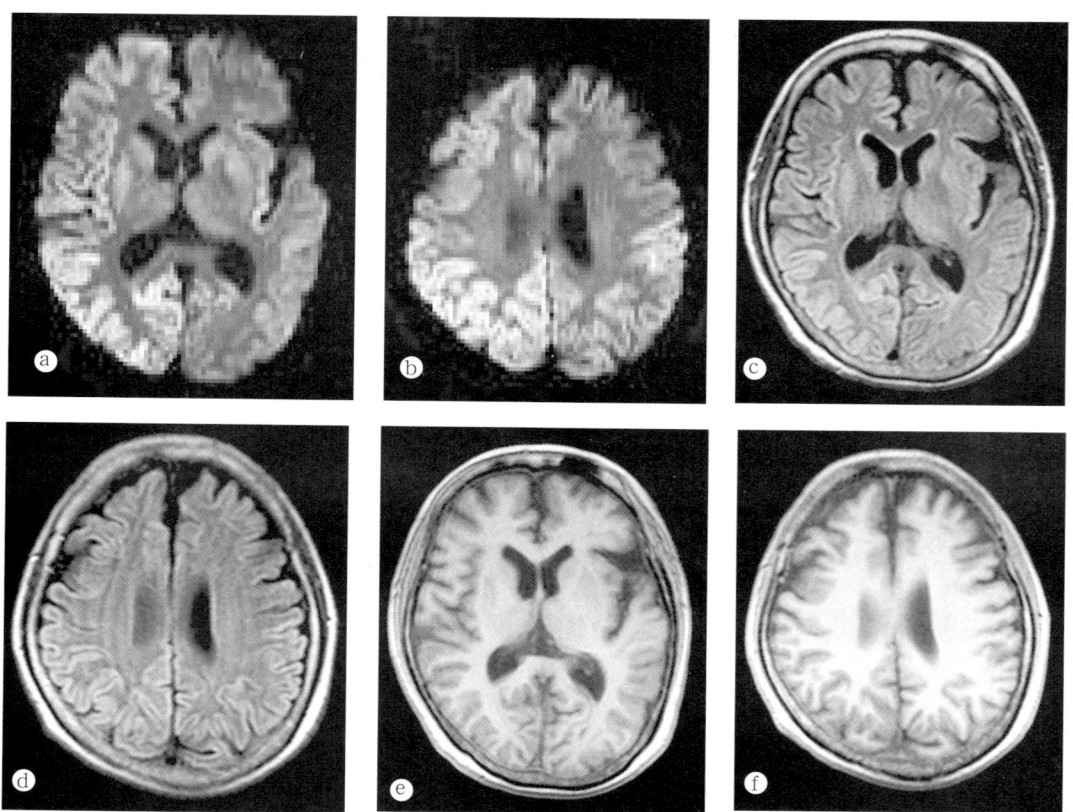

图12-12 Creutzfeldt-Jacob病
MRI横断位DWI (a、b) 和FLAIR (c、d) 显示右侧额顶枕叶及左侧额顶叶皮层、两侧基底节信号增高；横断位T_1WI (e、f) 显示上述病变为等信号，侧脑室扩大，外侧裂增宽。

灶，CT为低密度，MRI的T_2加权像呈高信号。

七、缺氧性脑萎缩

1. 一般资料　大脑皮质对缺氧极为敏感，依次为脑白质、小脑和脑干，其中脑干对缺氧缺血的耐受力最强。缺氧后幸存患者常出现弥漫性脑组织萎缩。患者出现严重脑皮质损害的临床症状和痴呆。

2. CT和MRI检查　CT和MRI可见脑皮层萎缩，甚至结构消失，脑沟、脑裂和脑池明显加宽，脑室明显扩大等弥漫性脑萎缩的改变。还可显示脑室周围白质脱髓鞘、脑深部灰质核团软化坏死等改变，以双侧苍白球最为常见，双侧壳核次之（图12-13）。后者有鉴别诊断意义。

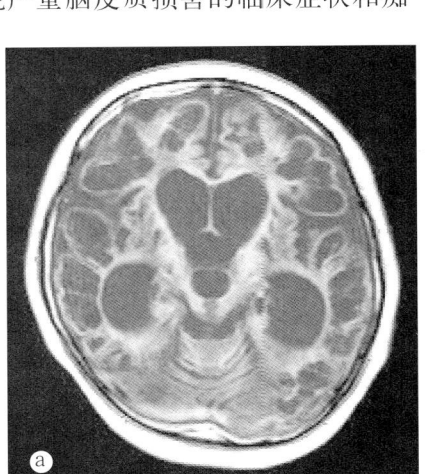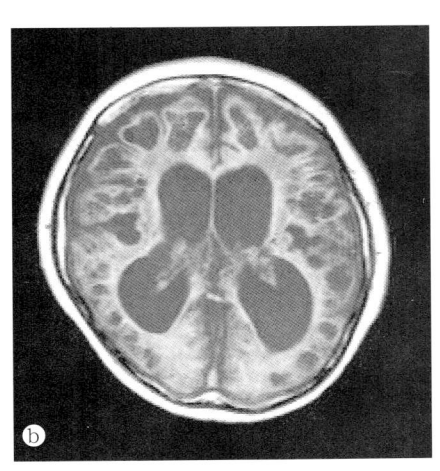

图12-13　缺氧性脑萎缩
女性，10岁，游泳溺水后昏迷呈植物状态。MRI不同层面，横断T_1加权像（a）和（b）显示大脑弥漫性分布低信号病灶，脑沟、脑裂和脑池明显加宽，脑室系统显著扩大。

八、中毒性脑萎缩

应用药物不当、一氧化碳、霉变甘蔗中毒等均可引起脑萎缩，根据不同病因，其表现亦各不相同。

1. 应用皮质类固醇药物过多可引起脑室扩大、脑沟增宽等脑萎缩改变，停药后脑室和脑沟可恢复正常。

2. 应用氨基甲叶酸可引起局灶性脑室扩大和脑室周围低密度区，CT增强扫描可见脑室周围的局灶性强化。

3. 酒精中毒可引起大脑弥漫性脑萎缩，以皮质萎缩为主，脑室可无明显增大，亦可累及小脑，MRI还可显示乳头体明显缩小。酒精中毒所致脑萎缩的程度与优势半球功能损害有关，戒酒后可逐渐恢复。

4. 重度一氧化碳中毒可导致弥漫性脑萎缩，以脑白质受累为主。CT和MRI主要表现为脑室扩大，脑室周围有大片状低密度或MRI的异常信号。由于本病多累及苍白球，CT可见苍白球对称性低密度区，MRI在T_1加权像示两侧苍白球呈对称性低信号，T_2加权像为高信号（图12-14），这是本病的特征性影像学征象，具有鉴别诊断意义。

5. 重症霉变甘蔗中毒可引起弥漫性脑萎缩，CT和MRI可见脑室和蛛网膜下腔扩大。此外，还显示两侧苍白球及壳核、尾状核的异常改变，CT为对称性低密度，MRI为异常信号（T_1加权像低信号、T_2加权像高信号）。

九、全身消耗性疾病所致脑萎缩

全身消耗性疾病主要包括恶性肿瘤晚期、代谢失调、脱水及长期饥饿等，这些疾病均导致脑组织营养不良，进而引起弥漫性脑萎缩。CT和MRI显示脑室扩大，脑沟增宽等弥漫性脑萎缩的表现，但是并无特征性，诊断需要结合患者的临床资料和病史。

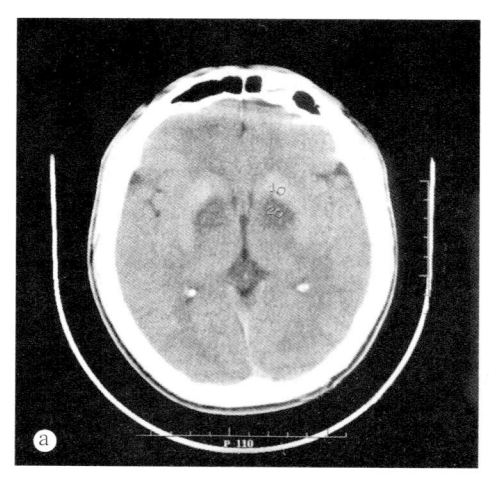
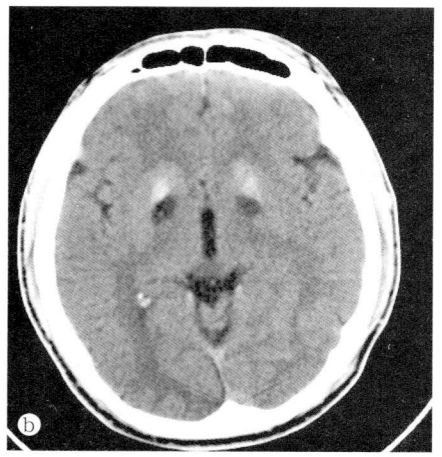

图 12-14　一氧化碳中毒

头颅CT平扫（a）显示两侧苍白球对称性密度减低；5年后复查CT平扫（b）可见两侧苍白球病灶变小，形成软化灶，第Ⅲ脑室略扩大。

第四节　小脑萎缩

一、病因

小脑萎缩（cerebellar atrophy）可分为原发性和继发性两类。原发性小脑萎缩可见于Friedreich共济失调、遗传性共济失调伴肌萎缩、遗传性小脑共济失调（图12-15）、橄榄桥脑小脑萎缩（图12-16）、小脑橄榄变性、类橄榄桥脑萎缩、Joesph病等疾病。继发性小脑萎缩则见于正常老年人、苯妥英钠和酒精中毒等。

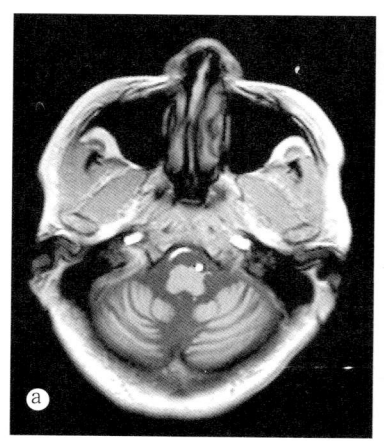
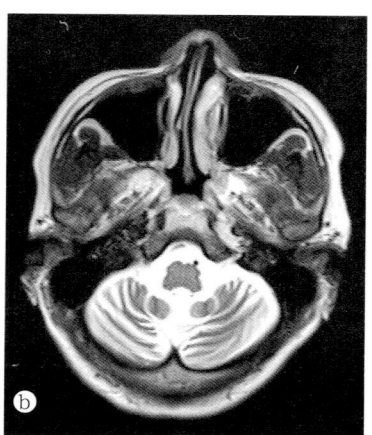

图 12-15　遗传性共济失调小脑萎缩

MRI横断T₁加权像（a）和T₂加权像（b）显示小脑脑沟增宽、加深，数量增多，第Ⅳ脑室扩张

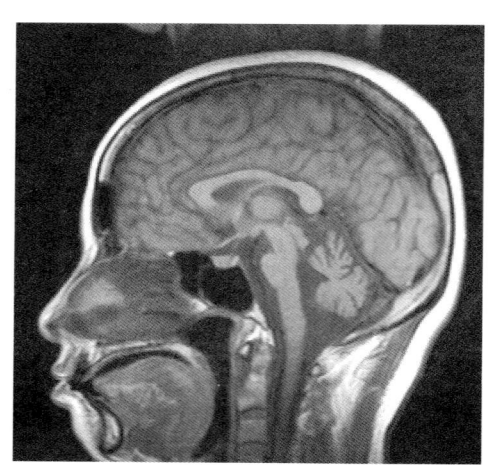

图 12-16　橄榄桥脑小脑萎缩

MRI 矢状位T₁加权像显示小脑脑沟增宽、加深，第Ⅳ脑室增宽，脑桥基底部略扁平。

二、CT 和 MRI 检查

虽然引起小脑萎缩的病因很多，但是 CT 和 MRI 表现有其共同特点：

1. 脑基底池扩大。
2. 第Ⅳ脑室横径、前后径及其与横径的比值增大。

3. 小脑半球及蚓部的脑沟增宽、增多。

4. 枕大池和小脑半球蛛网膜下腔扩大。

由于传统CT显示幕下结构欠佳，临床主要应用MRI诊断小脑萎缩，近年来64排以上MSCT用于临床获取容积数据，可重组出冠状位和矢状位图像，显示后颅窝结构清楚，CT对本病的诊断和鉴别诊断能力得到显著提高，临床也可加以选用。

除上述共同点外，由不同病因所致的小脑萎缩还可有各自的特点。例如：遗传性共济失调中Marie共济失调的小脑萎缩，主要累及小脑皮质，白质受累较轻，可见橄榄萎缩，但是桥脑正常。橄榄桥脑小脑萎缩MRI可见小脑、桥脑腹侧及延髓橄榄明显萎缩，但是小脑深部核团、桥脑被盖和小脑下部则不受累等。

第五节 关于脑萎缩研究的新进展

高场磁共振的发展和广泛应用，使磁共振图像分辨力和信噪比不断提高，而且随后处理技术不断发展可以精细评价脑萎缩程度，例如可以应用SPM等软件将高分辨力MRI图像分割成脑白质、脑灰质、脑脊液以及病灶，从而可以分别计算出其各自的体积，并且利用这些数值计算出：全脑体积（total intracranial volume，TTV）、脑实质分数（brain parenchyma volume）、灰质分数和白质分数，应用基于体素的测量方法（Voxel-based morph-ometry，VBM）能定量测量局部脑组织结构（如岛叶、基底节、丘脑等）的体积，从而可以从整体到局部对脑萎缩做出全面量化评价，尤其对纵向观察脑萎缩改变，以及监测药物治疗某种疾病的疗效等具有重要作用。

MRI新技术的发展为从分子影像学角度评价脑萎缩提供可能，应用DTI所得FA图像可以评价某些特定纤维（如皮质脊髓束、弓形纤维等）的萎缩，同时应用弥散张量纤维束追踪技术（diffusion tensor tractography，DTT）经过特定后处理可以计算出特定神经纤维束的相对纤维密度，从而可以定量比较神经纤维束萎缩的程度，DTI所获参数（MD，FA，ADC ∥，ADC ⊥）还可以提供脑萎缩可能的病理基础如感染、脱髓鞘、轴索变性等。

（杜祥颖　李坤成　刘亚欧）

参 考 文 献

1. 杨连海，牛冬梅，廉宗澄，等．前纵裂池扩大的CT诊断及临床意义：附153例分析．中国医学影像技术，1995，11：1~3

2. 李坤成．阿茨海默病的影像学诊断．国外医学临床放射学分册，1997，2：226~228

3. 丁美萍，宣夏清，毛善英，等．"十字征"和橄榄体脑桥小脑萎缩．中华神经科杂志，2004，37：168~169

4. 王亮，李坤成，李勇杰，等．颞叶癫痫的¹H MRS和MRI体积测量研究．中国医学影像技术，2005，21：52~55

5. 李传富，周康源，陈曾胜，等．颅脑CT检查的自动化脑萎缩定量诊断算法．中国医疗器械杂志，2005，29：316~319

6. 李传富，周康源．计算机自动定量诊断脑萎缩的初步研究．中华放射学杂志，2006，40：642~646

7. 夏爽，祁吉．Creutzfeldt-Jakob病的影像学研究进展．国外医学临床放射学分册，2007，39：88~89

8. 谢晟，肖江喜，王伟．脑血管疾病患者脑萎缩的MR随访研究．中国医学影像技术，2008，24：637~640

9. Megnro K, Yamaguchi T, Hishinuma T, et al. Periventricular hyperintensity on magnetic resonance imaging, correlated with brain aging and atrophy. Neuroradiol, 1993, 35: 125~129

10. Pagani E, Horsfield M A, Rocca M A, et al. Assessing atrophy of the major white matter fiber bundles of the brain from diffusion tensor MRI

data. Magnetic Resonance in Medicine, 2007, 58: 527~534
11 Sahraian M A, Radue E W. MRI Atlas of MS Lesions, Springer-Verlag Berlin Heidelberg, 2008
12 Ashburner J, Friston K J. Voxel-based morphometry:the2 methods. NeuroImage, 2000, 11:805~821
13 Mungas D, Reed B R, Jagust W J, et al. Volumetric MRI predict srate of cognitive decline related to AD and cerebrovascular disease1. Neurology, 2002, 59:867~873
14 Mungas D, Harvey D, Reed B R, et al. Longitudinal volumetric MRI change and rate of cognitive decline1. Neurology, 2005, 65:565~571
15 Enzinger C, Fazekas F, Matt hews P M, et al. Risk factors for progression of brain at rophy in aging: six-year follow-up of normal subjects. Neurology, 2005, 64:704~711
16 Smith S M, Zhang Y, Jenkinson M, et al. Accurate, robust, and automated longitudinal and cross-sectional brain change analysis. Neuroimage, 2002, 17:479~489
17 Kassubek J, Bernhard L G, Ecker D, et al. Global cerebral atrophy in early stages of Huntington's disease: quantitative MRI study. Neuroreport, 2004, 15:363~365
18 18. Calmon G. Roberts Automatic measurement of changes in brain volume on consecutive 3D M R images by segmentation propagation. Magn Reson Imaging, 2000, 18:439~453
19 Jack C R, Petersen R C, Xu Y, et al. Rate of medial temporal lobe atrophy in typical aging and Alzheimer's disease. Neurology, 1998, 51:993~999
20 Morys J, Bobek-Billewicz B, Dziewiatkowski J, et al. Changes in the volume of temporal lobe structures related to Alzheimer's type dementia. Folia Neuropathol, 2002, 40:47~55
21 Poon M A, Stuckey S, Storey E. MRI evidence of cerebellar and hippocampal involvement in Creutzfeldt-Jakob disease. Neuroradiology, 2001, 43:746~749
22 Kalkers N F, Vrenken H, Uitdehaag B M, et al. Brain atrophy in multiple sclerosis: impact of lesions and of damage of whole brain tissue. Mult Scler, 2002, 8:410~419

第十三章 脊柱和脊髓肿瘤

第一节 概 述

椎管内肿瘤包括发生于椎管内各种组织的原发性肿瘤和来源于椎管外身体其他部位的继发性肿瘤，人群发生率为 0.9～2.5 人/10 万人。临床通常根据肿瘤生长部位及其与脊髓的关系，将之分为髓内肿瘤、髓外硬膜下肿瘤和髓外硬膜外椎管内肿瘤 3 种类型，其中髓外硬膜下肿瘤发病率较高，硬膜外肿瘤次之，髓内肿瘤较少见。

第二节 髓内肿瘤

髓内肿瘤（intramedullary tumors）占椎管内肿瘤的 10%～15%。髓内肿瘤约 95% 为神经胶质瘤，其中约 65% 为室管膜瘤，30% 为星形细胞瘤，前者为后者的 1 倍。其他较少见的髓内肿瘤还有血管母细胞瘤、脂肪瘤等。宣武医院 1 组 592 例手术证实的椎管内肿瘤，髓内胶质瘤占 15%，星形细胞瘤和室管膜瘤占大多数，但是以星形细胞瘤略多，与文献报道不符合。髓内肿瘤好发于中年人，以胸段及颈段多见，主要侵犯脊髓灰质，多为浸润性生长，肿瘤组织无完整包膜，与正常神经组织分界不清，主要沿脊髓纵轴生长，肿瘤所在脊髓局部膨大，通常不引起脊髓移位。髓内肿瘤生长较缓慢，内部可发生液化、坏死和囊变。肿瘤所在部位蛛网膜下腔变窄，多数病例仅引起脑脊液循环的部分阻塞。肿瘤可侵犯脊髓传导束，而较少累及神经根。髓内肿瘤患者起病即可出现感觉障碍，从躯干逐渐向下肢发展。其痛温觉节段性丧失，而触觉存在，出现"感觉分离"的表现，为髓内肿瘤的早期典型表现。髓内肿瘤患者有钝痛及牵拉样痛，常伴痛性感觉缺失，疼痛的性质与根痛不同，属传导束痛，疼痛的程度不如髓外肿瘤严重。患者的运动障碍为双侧性，一侧较重，布-塞综合征（Brown-Séquard's syndrome）少见。括约肌功能障碍出现得较早，特别见于脊髓圆锥的髓内肿瘤，少数患者以排尿功能障碍为首发症状。鉴于室管膜瘤以膨胀性生长为主，肿瘤与邻近正常脊髓组织分界较清，可望手术完全切除；而星形细胞瘤以浸润性生长为主，其境界不清，难以全部切除，因此，影像学准确区分室管膜瘤与星形细胞瘤有重要临床意义。

一、室管膜瘤

（一）室管膜瘤的病因和病理

室管膜瘤（ependymomas）系由脊髓中央管室管膜上皮细胞分化而成，故肿瘤多位于髓内中央管或终丝等部位。起源于中央管的室管膜瘤，在上下方向蔓延生长，肿瘤可长达数个脊髓节段。通常位于颈髓和胸髓的室管膜瘤呈梭形膨胀样外观，而圆锥或终丝的肿瘤通常较大，充满整个椎管。病理大体横切面观察，肿瘤居于脊髓中央，呈灰红色，表面光滑、质地均匀，内部可有小颗粒状囊肿形成。绝大多数室管膜细胞瘤都具有假包膜，与正常脊髓分界明显，属于良性肿瘤。室管膜母细胞瘤的肿瘤细胞分化不良，呈恶性浸润性生长，仅占约全部病例的3%。显微镜下观察，肿瘤由柱状上皮细胞和室管膜细胞两种细胞成分组成，肿瘤形成假菊形团状结构，表现为瘤细胞围绕小血管，排列成环形，在血管周围形成一个放射状红染的无核区，为室管膜瘤的病理学特征性改变。分化不良的肿瘤细胞呈多形性及异型性，易见核分裂象。

（二）室管膜瘤的临床表现

本病好发于中年男性，根据宣武医院资料16～40岁患者占全部病例的77%，男女之比为1.6:1。好发部位依下列顺序排列：腰段（约占50%）、胸段和颈段。首发症状常为感觉障碍，根性疼痛少见。肿瘤侵及脊髓白质前连合，所以，发病早期即可出现感觉分离现象，出现受损平面以下两侧对称性痛、温觉丧失。若后柱受损，则产生受损平面以下触觉、本体觉、振动觉丧失。由于肿瘤常沿脊髓纵轴发展，故感觉水平的上界常不恒定。当肿瘤增大侵及脊髓前角及皮质脊髓束时，患者出现运动障碍，多呈离心发展，即先出现病变节段症状，逐步向远侧扩展。终丝室管膜瘤的患者出现马尾区病变的症状，主要有下肢疼痛与括约肌功能障碍。本病临床上出现椎管梗阻较髓外肿瘤患者晚。腰穿脑脊液检查蛋白含量变化不大，通常在正常范围。

（三）室管膜瘤的治疗和预后

室管膜瘤的瘤体与正常脊髓之间的分界较明显，适于进行手术治疗，特别是终丝室管膜瘤与周围马尾神经根无粘连，可以完全切除。

（四）影像学检查

1. X线检查

（1）X线平片检查 室管膜瘤较小或呈中等大小时，X线平片脊柱骨质结构可无异常改变。肿瘤位于终丝或下胸段脊髓者，脊髓呈梭形膨大达数个椎体节段，通常出现明显骨质改变，表现为椎管前后径增宽，椎弓根变薄、变形和多个椎体后缘凹陷等椎体受压的改变。

（2）X线脊髓碘剂造影检查 X线脊髓碘剂造影显示脊髓多节段膨大，提示肿瘤范围较长，肿瘤与正常脊髓的分界不清，椎管部分阻塞时，对比剂对称性周边分流，完全阻塞时，对比剂呈"大杯口"样截断。脊髓无移位，脊髓两侧蛛网膜下腔均变窄、外移，其与椎弓根内侧缘之间的距离<1.5mm（正常值为1.5～2.0mm），甚至可超过上、下椎弓根内缘的连线，神经鞘袖无变形移位。

（3）X线鉴别诊断 终丝室管膜瘤与马尾区硬膜下肿瘤（神经鞘瘤和蛛网膜囊肿等）的X线表现相似，需要进行鉴别诊断。多数神经鞘瘤的体积小于室管膜瘤，肿瘤侧的神经鞘袖发生移位变形；而终丝室管膜瘤的X线脊髓造影除发现有大杯口样充盈缺损外，神经鞘袖呈小三角形，可见一系列小三角形神经鞘袖与线样狭窄的蛛网膜下腔相连，呈串珠样改变；蛛网膜囊肿少有椎管显著膨大的表现，而常见蛛网膜粘连的征象。

2. CT检查 CT平扫可见脊髓不规则膨大，边缘模糊，肿瘤多呈较低密度，少数肿瘤病灶的密度与脊髓相等，极少数病灶的密度高于脊髓密度，肿瘤与正常脊髓的分界不清，增强扫描肿瘤呈轻度强化或不强化，有时在接近脊髓中央的部位出现异常强化。椎管造影CT（即CTM）扫描，可见蛛网膜下腔变窄、移位，甚至闭塞。

3. MRI检查 MRI显示脊髓呈梭形增粗，位于圆锥以下的髓内肿瘤可呈球形或分叶状，肿瘤通常较大。室管膜瘤常位于脊髓中央，使脊髓呈对称性增粗。在T_1加权像上，室管膜瘤呈等信号或低信号，在T_2加权像上信号强度较高。当肿瘤内部发生囊变时，由于肿瘤坏死液中富含蛋白质、陈旧血液等，使其信号强度在T_1加权像和T_2加权像上均呈高、低混杂信号。增强扫描T_1加权像显示肿瘤均匀或不均匀强化，边界通常清楚（图13-1），囊壁有强化。在T_2加权像上，在肿瘤头端或尾端边缘可见低信号，提示肿瘤边缘有含铁血黄素沉积，这对脊髓室管膜瘤的诊断具有一定特异性（图13-2）。若邻近肿瘤的脊髓节段继发脊髓空洞，则空洞内的信号强度与脑脊液相似，增强扫描无异常强化。

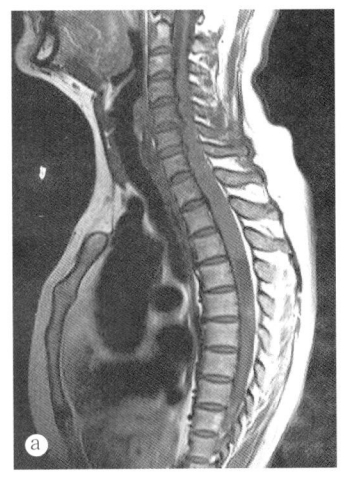
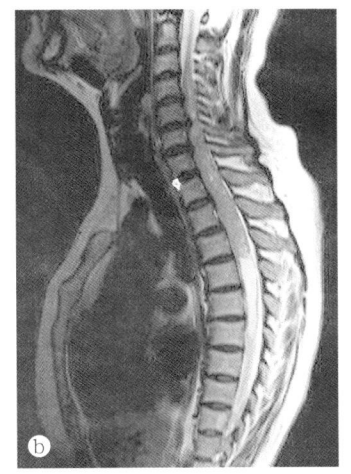
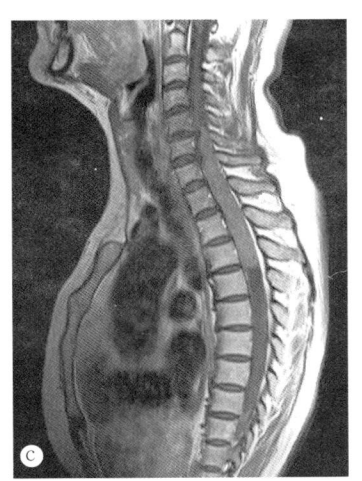
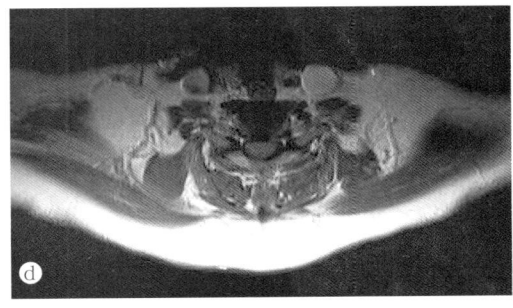

图13-1　髓内室管膜瘤

MRI矢状位显示颈$_6$～胸$_3$椎体水平脊髓梭形增粗，T_1加权像（a）呈等信号，T_2加权像（b）呈稍高信号，其内可见小点状T_1加权低、T_2加权高信号。病灶上下方伴脊髓空洞。增强扫描矢状位（c）和横断像（d）可见病变呈轻度均匀强化，其边界清楚。

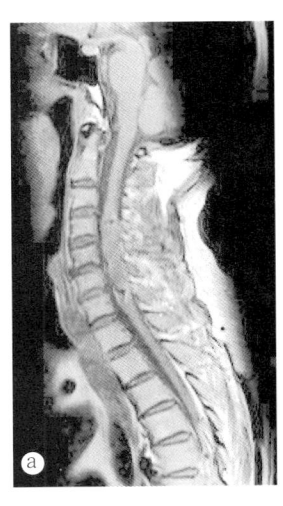
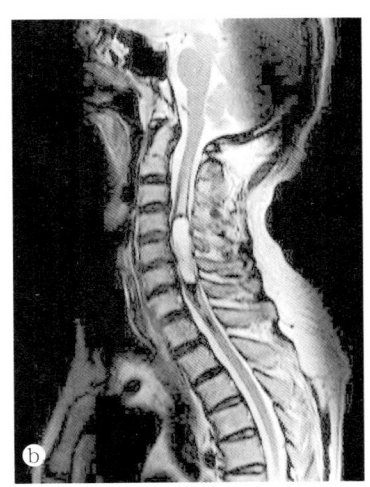
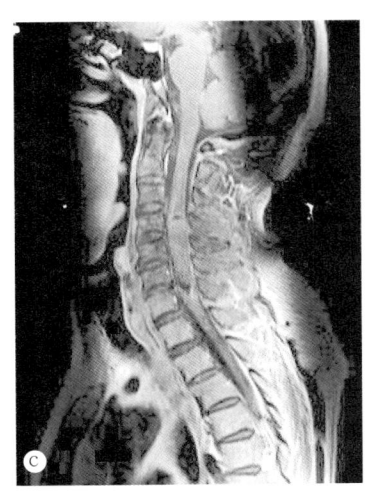

图13-2　髓内室管膜瘤

MRI矢状位T_1加权像（a）和T_2加权像（b）显示颈$_4$～$_6$椎体水平脊髓梭形膨胀，髓内可见长圆形异常信号，T_1加权像为稍低信号，T_2加权像为高信号，其上下两端低信号与正常脊髓分隔。增强扫描像（c）病灶轻度不均匀强化。

此外,尽管绝大多数室管膜瘤起源于髓内及马尾神经,但是极少数椎管内室管膜瘤可起源于髓外硬膜下的非神经组织。宣武医院有1例手术证实的髓外硬膜下室管膜瘤,其MRI表现与硬膜下肿瘤的征象相同,肿瘤在T_1加权像上为等信号,T_2加权像为高信号,增强扫描肿瘤部分显著强化,脊髓受压变扁、移位(图13-3)。有学者认为髓外硬膜下室管膜瘤来源于异位胶质细胞(heterotopic glial cells),该肿瘤位于硬膜囊内,并未附着于中枢神经组织表面,脑内或脊髓内均无原发肿瘤,患者可出现神经损害症状,最终还需经手术或活检病理检查证实本病的诊断。

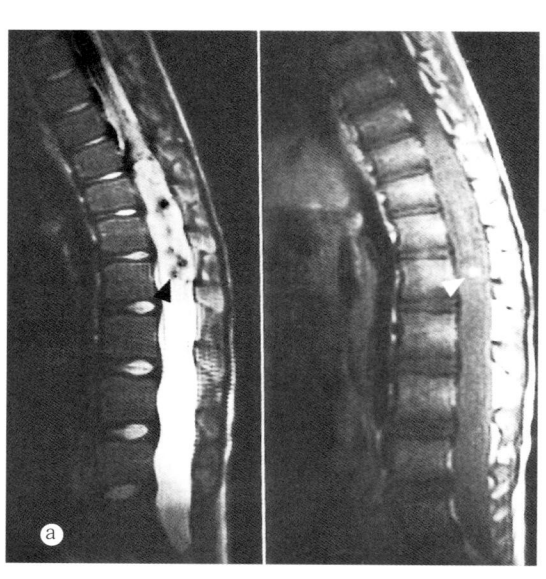
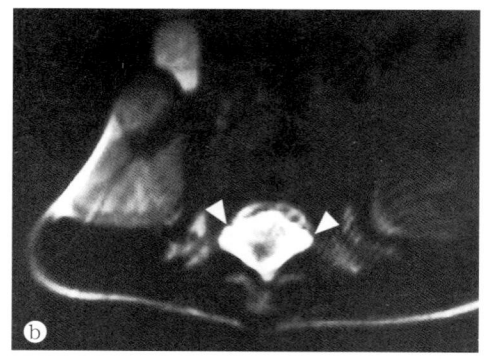
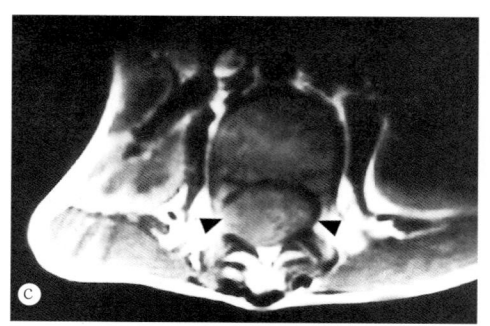
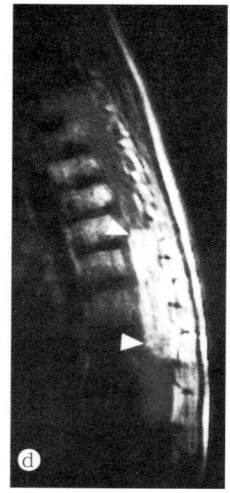

图13-3 髓外硬膜下室管膜瘤伴出血

MRI矢状位T_2加权和T_1加权像(a),横断T_2加权(b)和T_1加权像(c)可见胸$_{10}$~骶$_1$椎管增宽,内部有"腊肠样"异常信号病灶,在T_1加权像呈稍高信号,内部有斑点状高信号;T_2加权像为高信号,内部混杂斑点状低信号。矢状位增强扫描像(d)病灶显著不均匀强化。

二、星形细胞瘤

(一)星形细胞瘤的病因和病理

星形细胞瘤(astrocytomas)起源于脊髓的星形细胞,其生长缓慢,沿脊髓纵轴浸润性生长,通常累及脊髓的多节段,甚至脊髓全长。肿瘤处脊髓明显增粗,多数肿瘤与正常脊髓组织无明显分界,个别囊性病灶的边界清楚,可引发邻近部位的脊髓空洞形成。大体观察,肿瘤横断面质地柔软,色灰红。显微镜下观察,按照肿瘤分化程度不同将之分为4级,其分级标准与颅内星形细胞瘤相同,最常见者为弥漫纤维型星形细胞瘤,而原浆型星形细胞瘤少见。

(二)星形细胞瘤的临床表现

本病好发于青年男性的颈、胸段脊髓。宣武医院资料表明:80%的患者<30岁,男女之比为3:2,以胸段最多见(占40%),其次为颈段(27%)和胸腰段(17%)。临床表现以疼痛最常见,起病缓慢,所致的脊髓功能损害渐进性进展。疼痛一般并不剧烈,位于肿瘤所在脊髓节段的后背侧。患者还可出现一侧或双侧肢体瘫痪、感觉减退(甚至消失)和括约肌功能障碍等临床表现。

(三)星形细胞瘤的治疗和预后

若肿瘤病灶为实质性、非浸润性生长、边界清楚的良性星形细胞瘤,可行显微外科手术将肿瘤全部切除。若肿瘤呈浸润性生长，边界不清，则只能实施肿瘤部分切除，术后再给予放射治疗。患者术后生存期长短主要取决于肿瘤的恶性程度：Ⅰ～Ⅳ级肿瘤的平均生存期分别约为 101、64、16 和 12 个月。

（四）影像学检查

1. X 线摄片检查　脊髓内的星形细胞瘤和室管膜瘤均为慢性生长肿瘤，其骨质结构的异常改变相似，绝大多数患者的 X 线摄片检查无异常改变，仅少数患者可见多个椎体的后缘萎陷，椎管内径增大，椎弓根和椎弓板受侵蚀。X 线脊髓造影表现为脊髓梭形肿大，与其他髓内肿瘤的表现相同，不能彼此区别。

2. CT 检查　CT 平扫可见脊髓不规则增粗，邻近蛛网膜下腔变窄，多数肿瘤为等密度，少数内部发生出血的肿瘤，血肿为高密度。肿瘤边界不清，常累及多个脊髓节段，若肿瘤发生囊性变，则可在肿瘤中心或表面出现低密度病灶。增强扫描肿瘤实质强化，囊变为肿瘤病灶边缘环状强化。CTM 扫描显示脊髓膨大，其周围蛛网膜下腔受压变窄，甚至完全闭塞。偏良性的星形细胞瘤可见骨性椎管扩大的改变。

3. MRI 检查　星形细胞瘤通常累及多个脊髓节段，肿瘤局部脊髓梭形增粗，肿瘤在 T_1 加权像上多呈低信号，个别分良化好肿瘤也可呈等信号，其边界不清。绝大多数肿瘤内部伴有囊变，邻近脊髓有继发空洞，在 T_1 加权像上呈囊状、条状不均匀低信号。T_2 加权像显示肿瘤、肿瘤内部囊变和肿瘤周围脊髓水肿均呈高信号，但多数肿瘤病灶的信号不均匀。肿瘤常呈偏心性生长，多位于脊髓背侧。增强扫描多数星形细胞瘤表现为散在斑片状强化、结节状或团块状实体强化或者大片状强化（图 13-4）。有些低度恶性星形细胞瘤的血脑屏障较完整，可不表现强化，但延时 30～60 分钟后再扫描，可见肿瘤实质强化，累及连续多个脊髓节段。

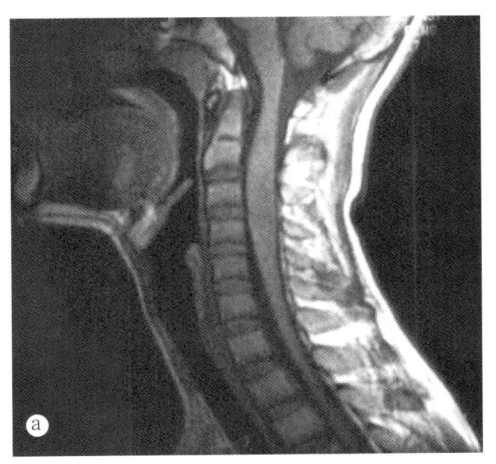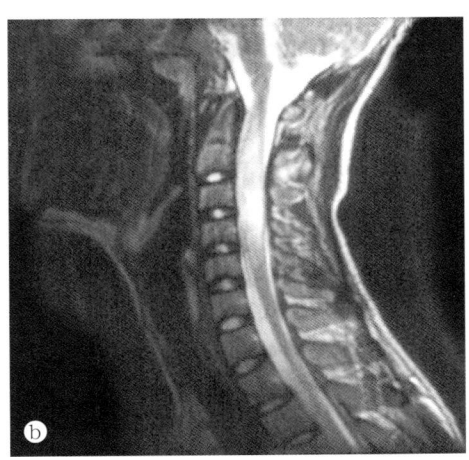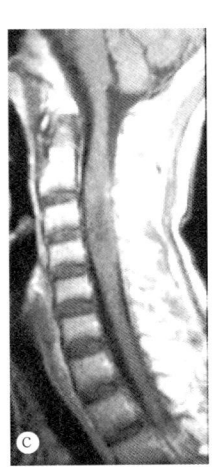

图 13-4　髓内星形细胞瘤

MRI 矢状位 T_1 加权（a）和 T_2 加权像（b）可见颈 $_{1\sim 5}$ 椎体水平脊髓呈梭形增粗，在 T_1 加权像上呈稍低信号，T_2 加权像为高信号，病变边界不清。增强扫描像（c）肿瘤呈轻度斑点状强化。

4. 影像学鉴别诊断　星形细胞瘤与室管膜瘤的形态和信号特点均无特异性表现，鉴别诊断通常较困难。一般认为，累及全脊髓的髓内肿瘤多为星形细胞瘤，该肿瘤可无强化或者出现长段脊髓的强化。但局限于脊髓中央管周围或者位于圆锥、终丝的肿瘤多为室管膜瘤，该肿瘤可呈多灶性发生，出现"跳跃性强化"的表现，容易合并肿瘤内部出血。无论在 T_1 加权还是 T_2 加权像上，有时室管膜瘤周围出现低信号环包绕病灶，为肿瘤合并陈旧出血形成假包囊所致，而星形细胞瘤则无此改变。

脊髓多发硬化急性期脊髓亦可增粗，在 T_1 加权像上，病灶为低信号或等信号，增强扫描有多发灶性强化，但是病灶周围有正常脊髓组织环绕，占位征象多不明显，经动态随访观察，可见占位征象逐渐减轻，最终出现脊髓萎缩，可资鉴别。

三、血管母细胞瘤

血管母细胞瘤（hemangioblastomas）占髓内肿瘤的1%～3%。好发于胸段、颈段脊髓，绝大多数位于脊髓背侧。

（一）血管母细胞瘤的病因

本病可有家族性，也可散发，确切病因不详。一般认为，肿瘤起源于残余中胚层细胞，这种细胞在胚胎第3个月时应发育为中枢神经系统的血管组织。WHO(2007)肿瘤分类将其归入脑膜肿瘤类、其他膜相关性肿瘤。该肿瘤常伴发视网膜血管瘤和内脏囊肿，有家族倾向，提示其具有遗传因素，通常认为以常染色体显形遗传方式遗传，男女具有相同外显率。

（二）血管母细胞瘤病理

血管母细胞瘤一般无包膜，多呈囊状，囊壁上有瘤结节，通常位于脊髓背侧。肿瘤的血运丰富，有较粗的引流静脉，有时瘤壁可出现钙化灶。肿瘤导致较广泛脊髓水肿，并引起继发脊髓空洞。位于髓内的血管母细胞瘤约80%为单发病灶，10%为多发肿瘤，即与小脑血管母细胞瘤、视网膜血管瘤病等并发。1926年Lindau首先描述小脑血管母细胞瘤，称之为Lindau病，而仅发生于视网膜的血管母细胞瘤则称von Hippel病，二者同时发生者称von Hippel-Lindau病。约10%的患者还合并其他脏器（如胰腺、肾上腺和肾脏）的肿瘤或囊肿，占小脑血管母细胞瘤的3%～16%。由于肿瘤供血丰富，位于脊髓表面者，容易发生蛛网膜下腔出血。血管母细胞瘤的组织发生至今尚无定论，肿瘤主要含内皮细胞、周细胞和间质细胞等3种成分，前2种细胞构成细胞构架，其性质无疑问，但间质细胞却没有特异性。

（三）血管母细胞瘤的临床表现

本病常见于20～30岁之间的年轻人，男女发病率无明显差别。脊髓压迫征象为其主要临床表现，受压征象的平面与肿瘤所在部位有关，多数患者的病程为数月之久。部分患者病变刺激脊髓的脊神经根，产生剧烈根性痛成为本病的惟一症状。由于其临床表现无特异性，仅凭临床表现不能做出本病的定性诊断。若本病伴发视网膜血管瘤、皮肤血管瘤或其他先天性病变，则出现相应临床表现。

（四）血管母细胞瘤的治疗和预后

囊性肿瘤可行手术全部切除，预后良好；而实质性血管母细胞瘤术中出血多，止血极为困难，手术完全切除肿瘤的难度很大，但是可行立体定向聚焦放射治疗（如：γ-刀，X-刀），有一定疗效。

（五）影像学检查

1. X线摄片检查 若血管母细胞瘤的瘤壁发生钙化，则X线摄片可见范围较长的多发致密钙斑，分布于脊髓的不同节段。有些病例在X线脊髓造影和X线脊髓血管造影图像上，可见脊膜静脉曲张的改变。

2. CT检查 CT平扫显示脊髓呈不规则增粗，在颈、胸段有大范围异常低密度，有时可见等密度病灶，边缘有多发点、条状钙化。等密度病灶内部可见局限性更低密度区，为肿瘤的囊变部分。增强扫描肿瘤囊壁上低密度或等密度结节显著均匀强化。有时在邻近脊髓背侧可见迂曲扩张的强化血管。

脊髓血管母细胞瘤CT平扫示脊髓长段不规则增粗，增强扫描壁结节显著强化，与其他脊髓肿瘤无明显强化比较差别很大，故容易与其他髓内肿瘤相鉴别。

3. MRI检查 血管母细胞瘤的MRI扫描具有特征性表现，由于肿瘤富含血管，MRI能清楚显示位于脊髓背侧异常扩张的引流静脉，呈流空低信号，肿瘤结节亦常位于脊髓背侧，在T_1加权像上呈低信号，T_2加权像上呈高信号，肿瘤的囊液内信号强度高于脑脊液。增强扫描肿瘤壁结节显著强化，边缘清晰（图13-5），有时可见多个大小不等的肿瘤壁结节，结节也可以位于脊髓实质之内，但是囊壁无强化。MRI有时还可显示蜿蜒走行的供肿瘤血动脉。

此外，血管母细胞瘤与星形细胞瘤、室管膜瘤类似，出现脊髓长段增粗和继发脊髓空洞。脊髓空洞范围与原发肿瘤大小的关系不密切，一个小结节病灶甚至可引起纵贯脊髓的空洞，部分患者空洞内

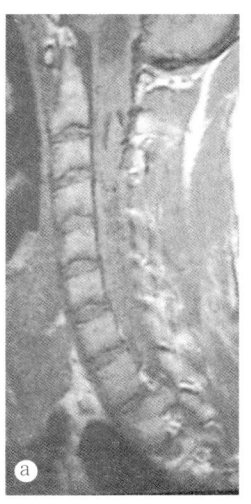
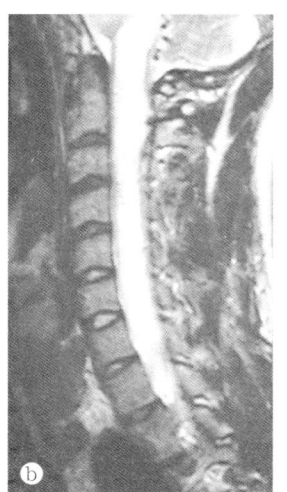
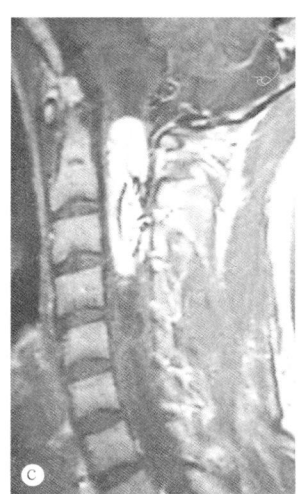
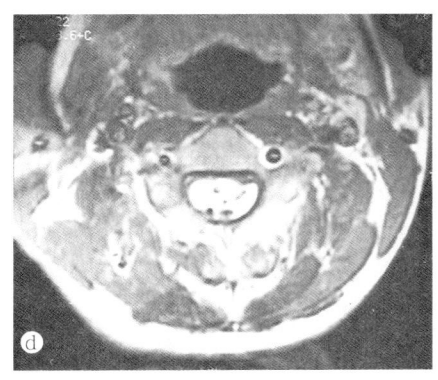

图13-5 髓内血管母细胞瘤
MRI矢状位T_1加权（a）和T_2加权像（b）显示第1～4颈椎水平脊髓呈梭形膨胀，髓内可见长圆形病灶，T_1加权像为稍低信号，T_2加权像为高信号，内部可见血管流空影。增强扫描矢状位（c）和横断像（d）示病灶显著增强，其背侧可见流空的血管影。

部有分隔。

偶尔，血管母细胞瘤在T_1加权像上呈"环"征，表现为中心低信号，边缘围绕环状高信号。低信号为囊液，高信号为囊壁上含有脂肪的神经胶质结构，"环"征是脊髓血管母细胞瘤的一种特征性表现。肿瘤并发蛛网膜下腔出血者，可出现相应的征象。

MRI显示囊壁上的瘤结节显著强化，髓内有血管流空现象是脊髓血管母细胞瘤的特征性表现。脊髓血管母细胞瘤主要应该与脊髓空洞症相鉴别，后者虽然脊髓亦有增粗，但是其边缘光滑，空洞壁较薄，信号均匀一致，空洞中心在T_1加权像的低信号较肿瘤囊变者低，增强扫描空洞壁无强化。多发脊髓血管母细胞瘤的诊断一般不困难，但有时需要与脊髓转移瘤相鉴别，转移瘤患者年龄通常较大，病情进展较快，多沿脊髓蛛网膜下腔播散性生长，可资鉴别。

四、脊髓的其他髓内肿瘤

发生于脊髓内的其他髓内肿瘤少见，主要有脂肪瘤和转移瘤，可累及脊髓的任何节段，亦可导致引起脊髓局部增粗、蛛网膜下腔受压变窄等髓内占位的征象。

（一）髓内脂肪瘤

髓内脂肪瘤（intramedullary lipomas）在CT和MRI图像上均具有特征性表现，CT平扫肿瘤灶为明显低密度，CT值在$-2.0\sim-100$Hu之间，增强扫描肿瘤无强化；在MRI的T_1加权像和T_2加权像上均呈高信号，应用脂肪抑制T_1加权像扫描，其脂肪信号被抑制而显著降低，据此可准确做出与亚急性期血肿的鉴别诊断。

（二）髓内转移瘤

髓内转移瘤（intramedullary metastases）少

见，在中枢神经系统转移瘤中，发生脊髓转移者不超过5%，并通常并发于硬膜外转移，单纯髓内转移罕见。髓内转移瘤主要来源于颅内肿瘤（例如髓母细胞瘤、室管膜瘤，以及少突胶质瘤）经脑脊液发生的种植转移，肿瘤先累及柔脑（脊）膜，再直接蔓延至脊髓。部分髓内转移瘤来源于肺癌、乳腺癌、黑色素瘤、淋巴瘤等其他部位的原发性肿瘤，经血运转移至脊髓。转移瘤病灶可单发或多发，大小不一，其中淋巴瘤转移往往弥漫性浸润蛛网膜下腔及其邻近神经根。

脊髓内转移瘤无特异性影像学征象，应该注意结合临床资料进行综合分析。通常CT平扫显示脊髓内的多发异常低密度病灶，经血行播散者常引起局限性脊髓增粗，而沿蛛网膜播散者则形成长段脊髓增粗。在MRI的T_1加权像上，转移瘤病灶多呈低信号，T_2加权像呈高信号，增强扫描绝大多数转移瘤病灶有显著强化（图13-6）。脊髓内转移瘤也可引起继发性脊髓空洞。

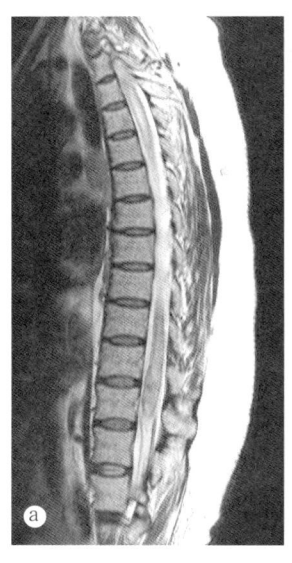
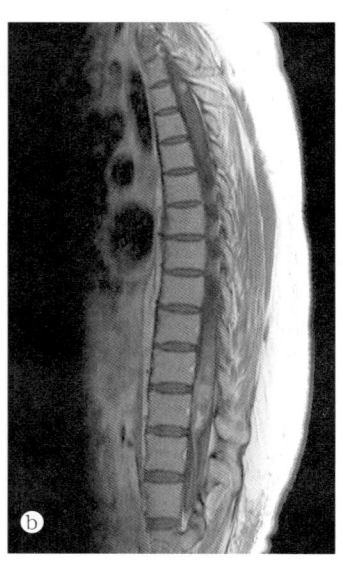
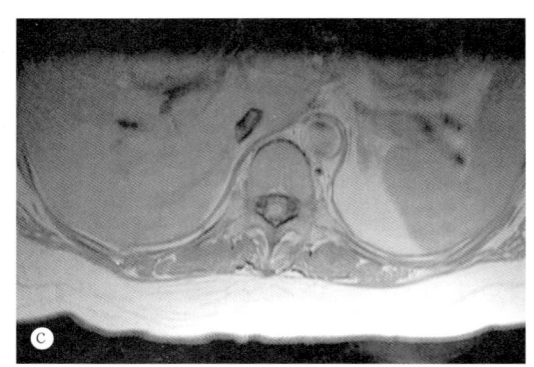

图13-6　髓内多发转移瘤

MRI矢状位T_2加权像（a）可见上胸段和腰段脊髓局部增粗，信号强度增高。增强扫描矢状位（b）和横断像（c）显示髓内多发病灶，呈结节样显著强化，周围软脊膜亦强化。

（三）其他脊髓内肿瘤的影像学鉴别诊断

由于非肿瘤性髓内病变亦可引起脊髓增粗，因此，其他髓内原发性肿瘤需要与其进行鉴别诊断，鉴别诊断要点如下：

1. 髓内肿瘤与脊髓空洞的鉴别有时较困难，特别是当髓内肿瘤合并脊髓空洞时更是如此。通常CT检查难以准确鉴别二者，MRI是鉴别诊断首选影像学方法。MRI显示脊髓空洞内的信号强度与脑脊液相似或者相等，其边界清楚，可无脊髓增粗的改变，甚至出现脊髓萎缩；而髓内肿瘤所致空洞都伴占位效应，由于肿瘤呈浸润性生长，使其境界不清，并出现瘤周水肿。肿瘤内部容易出血坏死、囊变、出血等，使髓内肿瘤囊液的信号不均匀。增强扫描脊髓空洞无异常对比增强，而肿瘤则有强化改变。

2. 急性脊髓损伤出血导致脊髓增粗，病变边界不清，脊髓密度或信号强度不均匀，增强扫描可有不规则强化等影像学所见，有时也需要与原发髓内肿瘤相鉴别（图13-7）。结合临床病史对二者的鉴别诊断具有十分重要的价值，急性脊髓出血主要由外伤或血管畸形所致，患者突然发病，伴剧烈背痛，继之出现迟缓性截瘫或四肢瘫为其临床特点。由于CT显示急性出血及血肿十分敏感，因此急性期鉴别诊断应首选CT。CT平扫即可显示脊髓内部的高密度病灶，CT值<100Hu。MRI显示急性期血肿不敏感，在T_1加权像上血肿的信号改变不明显，在

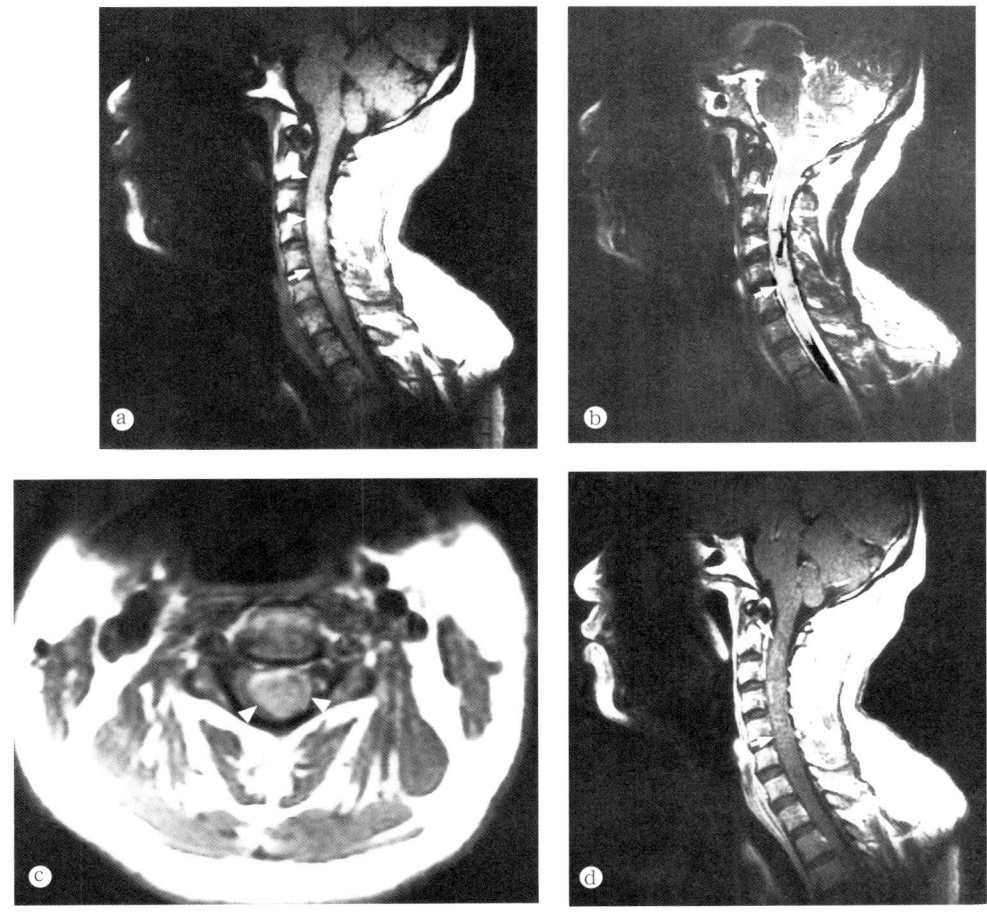

图 13-7 髓内出血伴脱髓鞘及胶质增生

MRI矢状位T_1加权像（a）和T_2加权像（b）及横断T_1加权像（c），可见2～5颈椎水平的脊髓增粗，在T_1加权像上髓内有高信号（△），T_2加权像为高信号内部混杂有低信号，病灶形态不规则，边界不清。增强扫描像（d）显示病变段脊髓呈条索、点片状强化。

T_2加权像上血肿呈非特异性低信号。但是MRI显示亚急性期血肿十分敏感，且具有较高特异性，亚急性期血肿表现为T_1加权像和T_2加权像均呈高信号，增强扫描病灶周围环形强化。

3. 放射性脊髓病 为放射治疗较为严重的并发症之一，多见于头颈部肿瘤放疗后的患者，好发于颈段和上胸段脊髓。这可能与该部位血液供应较薄弱有关，也可能与对鼻咽癌患者行面部和颈部联合放射治疗时，照射部位与脊髓颈段发生重叠有关。临床上行下胸部和腹部放射治疗的患者，很少发生放射性脊髓病。

急性短暂性放射性脊髓病通常发生于放疗后几周之内，病情持续几个月后可完全恢复，属于可逆性的脊髓脱髓鞘病变。放疗引起急性横贯性脊髓损伤者少见，而通常导致慢性进行性脊髓病，一般于在放疗后6～12个月期间发病。

急性期放射性脊髓病，CTM和MRI均能显示脊髓肿胀增粗，连续累及多个节段，在T_1加权像上病灶为低信号，T_2加权像呈高信号，增强扫描病变有灶性强化。随访复查可见脊髓肿胀持续存在几个月后逐渐消退，最终出现脊髓萎缩。由于放疗后邻近部位椎体的骨髓发生脂肪沉积，导致T_1加权像椎体呈高信号，边界锐利，此征象是脊髓放射损伤与脊髓肿瘤的重要鉴别要点。

第三节 髓外硬膜下肿瘤

髓外硬膜下肿瘤（intradural extramedullary neoplasms, IEN）以发生于脊神经根的神经鞘瘤和神经纤维瘤最为常见，其次为好发于软脊膜及蛛网膜的脊膜瘤。此类肿瘤约占全部脊髓肿瘤的60%～70%，好发于胸段，其次为颈段及腰段。肿瘤多属良性，呈局限性生长，有完整包膜，边界清楚。

一、脊膜瘤

脊膜瘤（meningiomas）的发病率仅次于神经鞘瘤，居椎管内肿瘤的第2位，占全部椎管内肿瘤的25%。多见于中年女性，好发于胸段，其次为颈段，位于腰骶段者甚少。宣武医院1组手术证实的83例脊膜瘤，男女之比为1：2.3，绝大多数位于胸段（67%），其次为颈段（21.4%）。

（一）脊膜瘤的病理

肿瘤多起源于蛛网膜粒细胞，其基底部通常坚固地黏附于硬脊膜表面，绝大多数位于髓外硬膜下，仅7%的肿瘤同时累及硬脊膜内外，仅位于硬脊膜外者少见。肿瘤多位于脊髓的背外侧，其次是腹外侧。肿瘤表面光滑，包膜完整，呈圆形或卵圆形，亦可呈结节状，偶尔可呈斑块状沿硬脊膜紧贴在脊髓表面匍形生长，并包绕脊髓，但是肿瘤与脊髓发生粘连者较少。脊膜瘤呈广基底与硬脊膜连接，境界清楚，呈实质性，质地较硬，其血液供应来自脊膜血管，故常见肿瘤附近的脊膜血管增粗，肿瘤易发生钙化为其病理学显著特征。显微镜下观察，肿瘤细胞为脊膜内皮细胞，呈漩涡状排列，形成沙砾小体，瘤体中央可有钙化灶，间质为纤维组织。脊膜瘤还可引起邻近骨质结构的增生性改变。

（二）脊膜瘤的临床表现

脊膜瘤的典型临床表现是脊髓压迫症状。由于脊膜瘤与神经根的关系不密切，所以，引起神经根刺激症状的程度较轻，并且发生率较低。多数患者以疼痛为起病症状，继之出现运动感觉障碍，表现为发冷、酸胀、麻刺和紧束感，肌力减退，括约肌障碍等。上述症状一旦出现，就不再缓解，呈缓慢进行性加重，为本病的重要临床特点。由于肿瘤在蛛网膜下腔生长，较早出现椎管梗阻，腰椎穿刺有椎管阻塞，脑脊液外观呈黄色，蛋白含量明显增高。

（三）脊膜瘤的治疗和预后

脊膜瘤自脊膜长出，肿瘤边界清楚，手术可将肿瘤及受累硬脊膜一并全部切除，使患者得到根治。但是若手术切除不完全，则容易导致肿瘤复发。

（四）影像学检查

1. 普通X线检查　X线摄片可显示肿瘤所在椎管增宽、邻近骨硬化等椎管内占位病变的征象。沙砾型脊膜瘤可见椎管内的结节状钙化影，为其特征性表现。

X线椎管造影可见硬膜下肿瘤的共同征象，表现为肿瘤侧蛛网膜下腔增宽，脊髓受压向对侧移位，梗阻端呈偏心性小杯口状（图13-8）。若见瘤体的宽基底与脊膜相连，脊髓受压较浅平而不规则等表现，则有助于与神经鞘瘤或神经瘤的鉴别诊断，并做出本病的定性诊断。

2. CT检查　CT平扫显示脊膜瘤通常位于胸段蛛网膜下腔，多为实质性，呈椭圆或圆形，有完整包膜，密度多等于或高于邻近脊髓，有时瘤体内部可见不规则钙化灶，邻近椎管的骨质有硬化改变。增强扫描肿瘤呈均匀显著强化。CTM扫描可见肿瘤侧蛛网膜下腔部分或完全阻塞，脊髓受压变细明显向对侧移位。

3. MRI检查　脊膜瘤多位于髓外硬膜下，以宽基底附着于硬脊膜，MRI的T_1加权像显示脊膜瘤呈等信号，少数为低信号，T_2加权像上为稍高信号或接近等信号。增强扫描绝大多数脊膜瘤显著强化，邻近肿瘤的硬脊膜亦明显强化并与肿瘤相连，此征象又称"硬脊膜尾征"。脊膜瘤伴钙化时，MRI显示肿瘤信号强度不均匀，而T_2加权像肿瘤内部有低信号为其特征性MRI表现（图13-9）。肿瘤邻近部位的椎体、椎板以及椎弓根的反应性骨质增生在

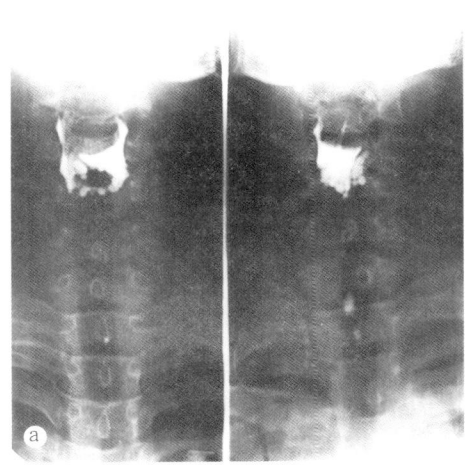
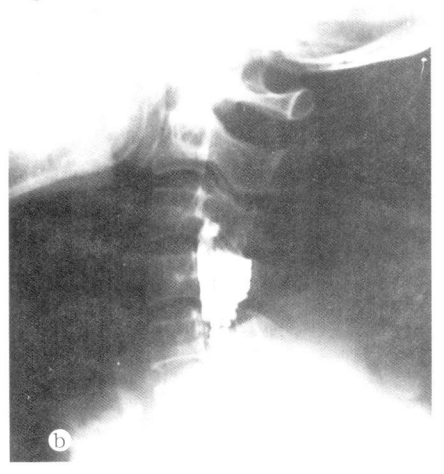

图 13-8 脊膜瘤

X线脊髓碘油造影正位像（a）：其中左图为俯卧位、右图为仰卧位像，图b为侧位像。显示第4颈椎水平蛛网膜下腔完全梗阻，梗阻端为偏心性杯口状，脊髓受压左移，右侧蛛网膜下腔增宽，左侧蛛网膜下腔变窄。

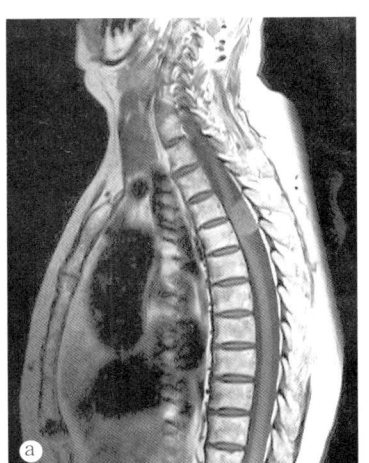
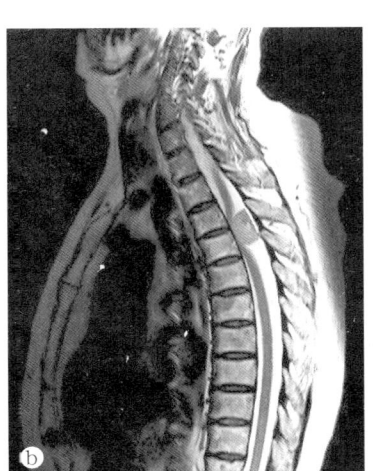
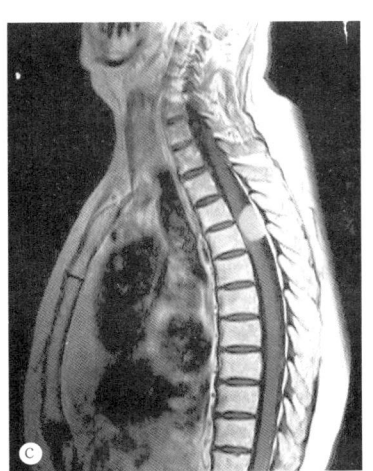
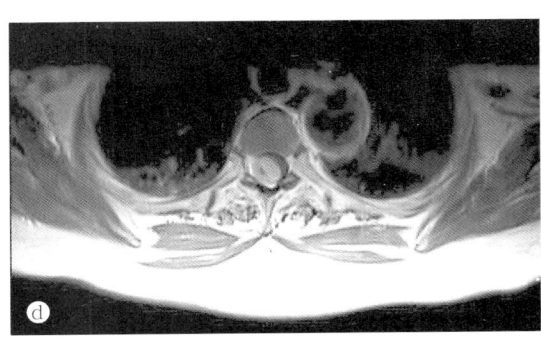
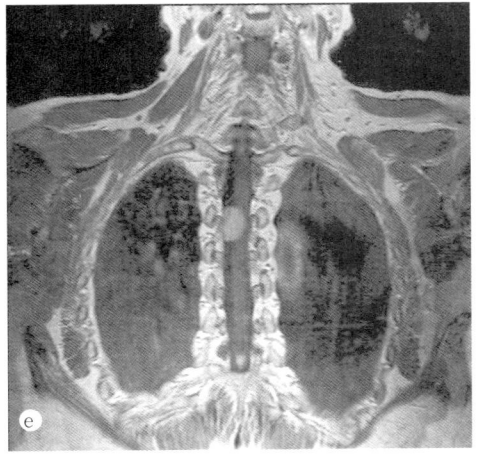

图 13-9 脊膜瘤

MRI矢状位T_1加权像（a）和T_2加权像（b）显示胸2～3椎体水平脊髓右后方髓外硬膜下异常信号，T_1加权像为等信号，T_2加权像为稍高信号，信号欠均匀。增强扫描矢状位（c）；横断（d）和冠状位像（e）可见肿瘤位于脊髓右后方，脊髓受压变扁向左前移位，脊髓右后方蛛网膜下腔增宽。肿瘤显著强化，呈宽基底与脊膜相连。

T_2加权像上均为低信号。

4．影像学鉴别诊断　脊膜瘤与神经根瘤很容易混淆，但本病发生钙化的概率较高，肿瘤以宽基底与邻近强化脊膜相连，为其病理和影像学的特征性改变，可以据之与神经根瘤相鉴别。此外，脊膜瘤很少引起椎间孔扩大，若发现椎间孔扩大、肿瘤呈哑铃形，则多为神经根瘤。

二、神经根瘤

神经根瘤多见于30～40岁的中年人，发病的男女性别差异不大，在髓外硬膜下肿瘤中占第1位。根据宣武医院手术病理证实的233例资料分析，青壮年（16～50岁）占94%，好发于胸段（占40%），其次为颈段（26%）和腰段（20%）。

（一）神经根瘤的病理

神经根肿瘤是髓外硬膜下最常见的原发性肿瘤，既往病理上分为神经鞘瘤（nerve sheath tumors）和神经纤维瘤（neurofibromas）两种，以前者居多。按WHO的新分类，将之分为雪旺细胞瘤（Schwannoma）或称为神经鞘瘤（neurilemmoma）和神经瘤（neurinoma）。雪旺细胞瘤起源于神经鞘的雪旺细胞，肿瘤多为单发。神经瘤起源于神经纤维母细胞，组织学上可见肿瘤内有雪旺细胞、纤维母细胞、有髓鞘和无髓鞘的神经纤维等多种成分，神经瘤可为多发病灶，除位于椎管内，还同时发生于其他部位，多发者称神经瘤病。大体观察：这两种肿瘤的形态学所见相同，多起源于脊神经后根，位于椎管后外侧，呈圆形或分叶状，其直径为数毫米至10cm不等，但是通常为数厘米。肿瘤外形光滑和有完整包膜，较大肿瘤内部易发生囊变，甚至出血，肿瘤的血液供应主要来自与神经根并行的根动脉。肿瘤可发生于椎管内的任何部位，但以上中颈段和上胸段多见。肿瘤多位于硬膜下，不与脊髓粘连，但是随肿瘤生长，逐渐将脊髓压向对侧，甚至将之压成扁平状。有时肿瘤沿神经根生长，穿过硬脊膜到达硬膜外，或者穿过椎间孔长至椎管外，形成"葫芦"状或"哑铃"状外观，引起椎间孔扩大和破坏。显微镜下观察：神经鞘瘤的肿瘤细胞为雪旺细胞，而神经瘤的肿瘤细胞为梭形，排列成束状、编织状，细胞核并列呈栅栏状。肿瘤内部可出现水肿、囊变或坏死灶，在神经瘤周围可见正常雪旺细胞及小梁结构。

（二）神经根瘤的临床表现

脊神经根痛为本病早期突出症状，因为肿瘤多位于脊髓背外侧，因此早期刺激脊神经后根，引起患侧神经根分布区的放射性疼痛。以后，神经根逐渐被肿瘤破坏，脊髓受压，疼痛反而减轻，发病初期在疼痛区即出现感觉障碍。若肿瘤位于脊髓背侧，则压迫或侵入脊髓后索和后角，出现病变以下位置觉丧失及感觉性共济失调。若肿瘤位于脊髓腹侧，则常引起锥体束征，并出现相应节段支配区的局限性肌肉萎缩。晚期患者出现脊髓完全横贯性损害，表现为病变水平以下肢体痉挛性瘫痪、感觉障碍、自主神经功能紊乱、膀胱和直肠括约肌功能障碍等。腰穿检查脑脊液蛋白含量显著增高。有的患者伴皮肤咖啡色素斑及皮下多发性小结节状（神经瘤）肿瘤。

（三）神经根瘤的治疗和预后

绝大多数神经根肿瘤有完整包膜，与周围组织结构的分界清楚，手术容易将之完全切除，无复发倾向，术后患者的神经症状多能迅速缓解。少数患者的肿瘤呈哑铃形或肿瘤多发，则手术不容易将之彻底切除，一旦残留小片包膜或瘤体，则可导致肿瘤术后复发。此外，肿瘤发生急性囊性变和表现为迟缓性瘫痪者，其术后神经功能的恢复较差。

（四）神经根瘤的影像学检查

1．普通X线检查

（1）X线摄片检查　若瘤体较小X线摄片可无任何异常所见。瘤体较大者可见椎弓、椎体和椎板受压、推移和骨质吸收等异常改变。呈哑铃状生长的肿瘤可见相应部位的椎间孔扩大，位于胸段脊柱者，X线胸片可示肿瘤的硬膜外部分，表现为后纵隔占位性病变（图13-10）。

（2）X线脊髓造影检查　X线脊髓造影可显示典型硬膜下肿瘤的征象（图13-11）。若同时发现硬膜下和硬膜外肿瘤的征象，则为哑铃状肿瘤的特征性表现，可初步做出本病的诊断（图13-12），若见

图 13-10 胸$_{4\sim5}$椎体水平神经瘤
胸部X线正位（a）和侧位片（b）显示上后纵隔占位性病变，向右肺野突出，其边缘光滑，密度均匀。

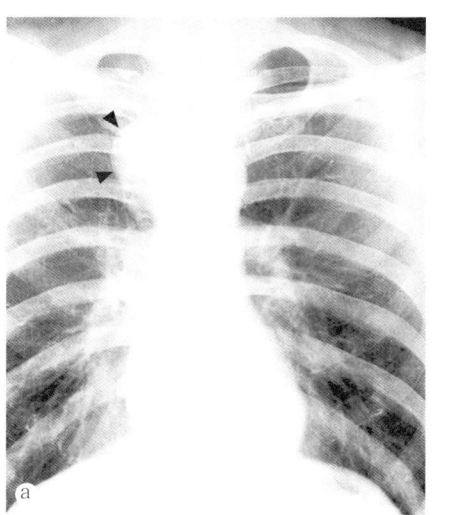
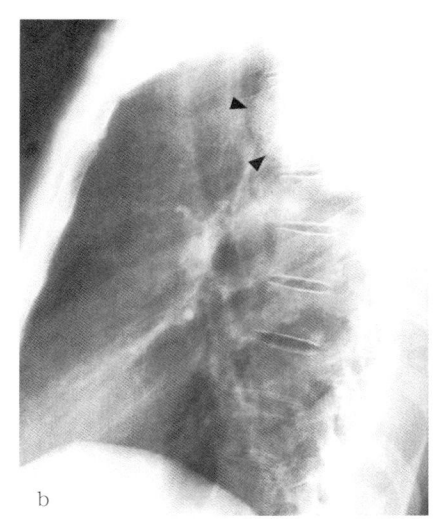

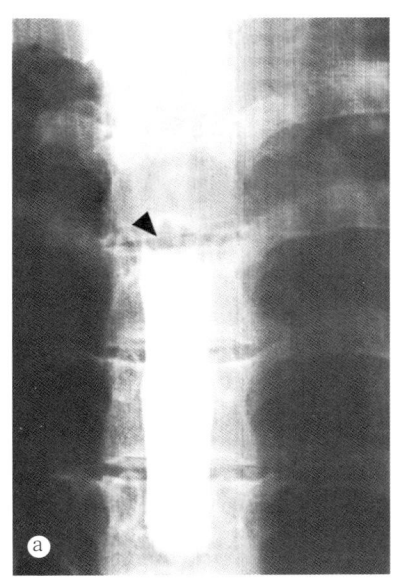
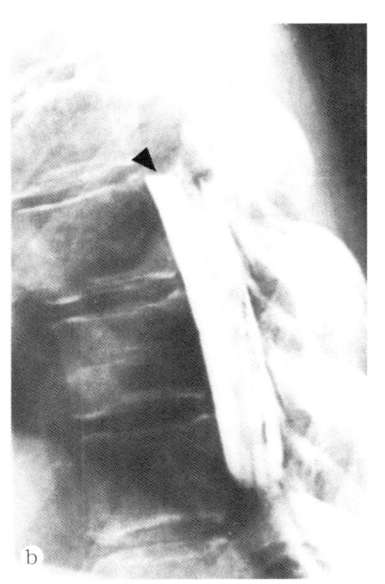

图 13-11 髓外硬膜下神经瘤
X线脊髓碘剂造影正位片（a）显示胸$_{5\sim6}$椎体水平蛛网膜下腔完全梗阻，梗阻端呈小杯口状。侧位片（b）上见脊髓受压后移，前方蛛网膜下腔增宽。

图 13-12 颈部神经鞘瘤
X线脊髓碘剂造影正位片（a）：其中左图为俯卧像，右图为仰卧像，显示颈$_2$椎体水平蛛网膜下腔完全梗阻，梗阻端呈笔尖状变窄并向左偏移，脊髓受压左移，右侧蛛网膜下腔较对侧宽。侧位像（b）见梗阻端呈杯口状，颈$_{1\sim2}$椎间孔明显扩大。

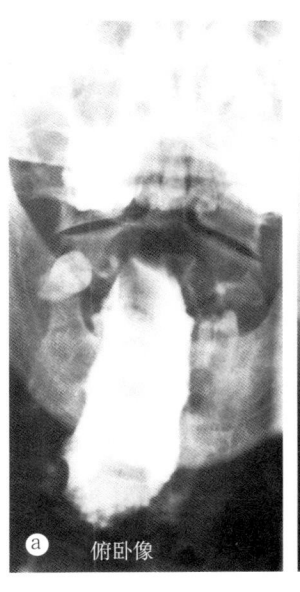
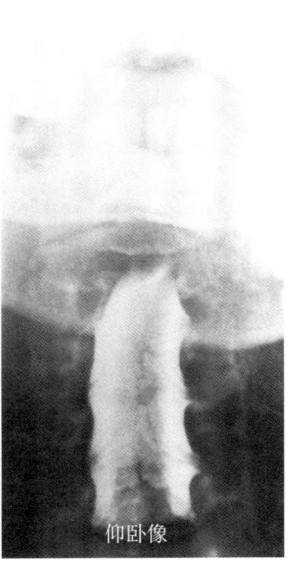
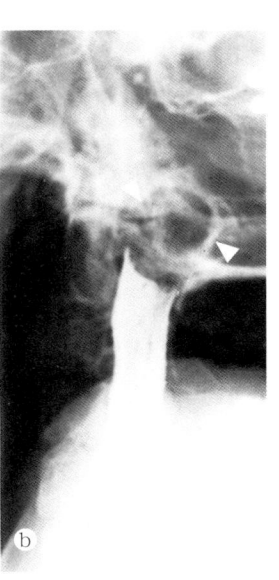

多发硬膜下肿瘤的表现,并伴有皮下结节,则可做出本病的定性诊断。

2. CT检查 CT平扫可见肿瘤所在椎管或椎间孔扩大,椎弓根骨质吸收破坏,肿瘤呈圆形实质性块影,通常比脊髓的密度略高,CT值在40~60Hu之间,容易经椎间孔向椎管外生长,脊髓受压向对侧移位(图13-13)。增强扫描肿瘤呈中等度均匀强化,CT值升高至80~120Hu。肿瘤较大并阻塞蛛网膜下腔时,CTM扫描可清晰显示阻塞部位,脊髓受压移位情况和肿瘤上、下方的蛛网膜下腔扩大。当瘤体经神经根鞘穿过硬膜囊向硬膜外生长时,可见哑铃状肿瘤骑跨于硬脊膜的内外。

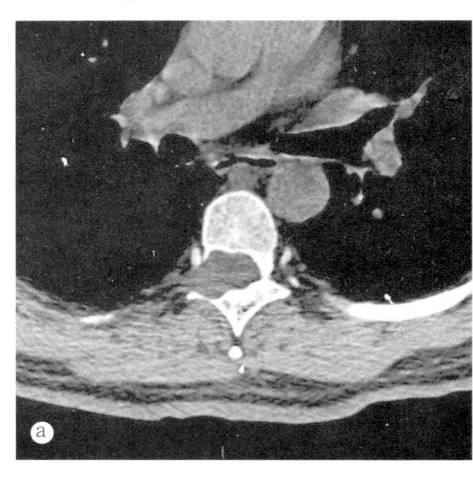 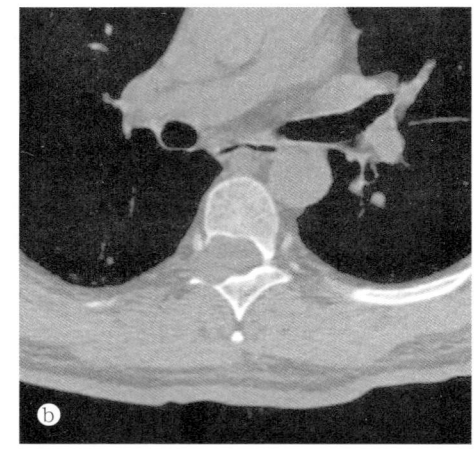

图13-13 神经鞘瘤
CT胸部平扫软组织窗(a)和骨窗像(b)显示肿瘤延右侧椎间孔向椎管外生长,右侧椎板受压变薄,椎间孔明显扩大,肿块密度与脊髓相近。

3. MRI检查 MRI显示神经鞘瘤呈圆形或卵圆形,在T_1加权像上呈低信号,T_2加权像为高信号。肿瘤包膜无论在T_1加权像还是T_2加权像上均呈线状低信号,包绕瘤体。邻近肿瘤的脊髓和硬脊膜囊受压、移位、变扁,同侧蛛网膜下腔增宽、对侧蛛网膜下腔变窄。增强扫描肿瘤呈显著均匀强化,在冠状位和横断像上可清晰显示骑跨椎间孔的哑铃状肿瘤全貌(图13-14)。

神经瘤的MRI表现与神经鞘瘤相似,但是由于神经瘤内部存在纤维组织,在T_2加权像瘤体内部可呈低信号,为其特殊改变。肿瘤多为单发,长度为数厘米,少数为多发肿瘤(图13-15),长度可达十

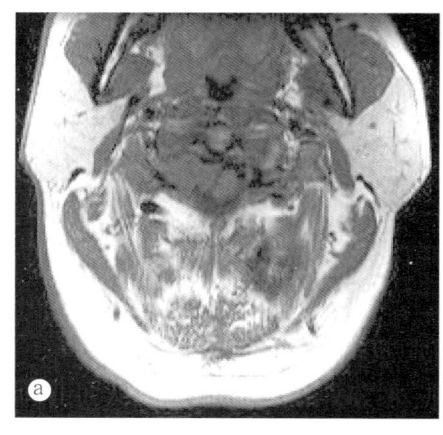 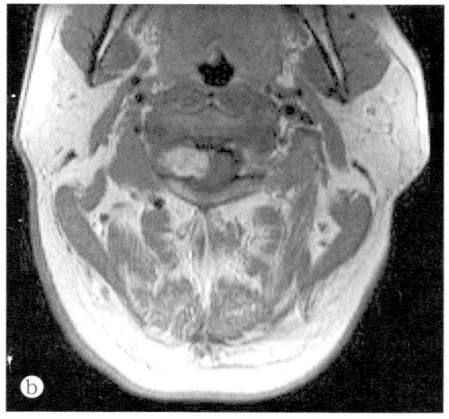 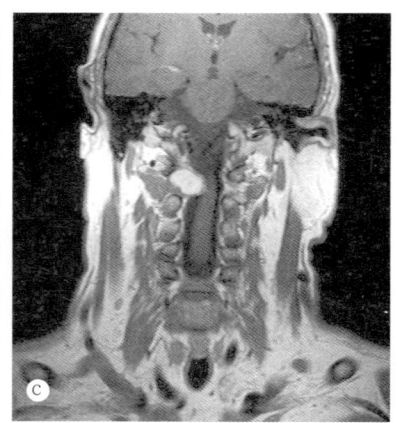

图13-14 神经鞘瘤
MRI横断T_1加权像(a)显示肿瘤呈团块状,于右侧椎间孔跨椎管内外生长,呈稍低信号,信号均匀。增强扫描横断(b)和冠状位像(c)见肿瘤显著均匀强化,边界清楚,脊髓受压左移。

几厘米，呈腊肠样外观（图13-16）。肿瘤内部可发生缺血、坏死而形成囊变（图13-17）。

4. 影像学鉴别诊断　神经根肿瘤主要与脊膜瘤相鉴别，主要有二个鉴别要点：

（1）神经根肿瘤通常有椎弓根吸收破坏、相应椎间孔扩大等骨质结构改变，肿瘤跨椎间孔呈哑铃状成长，而脊膜瘤很少见到上述征象。

（2）脊膜瘤容易出现内部钙化。

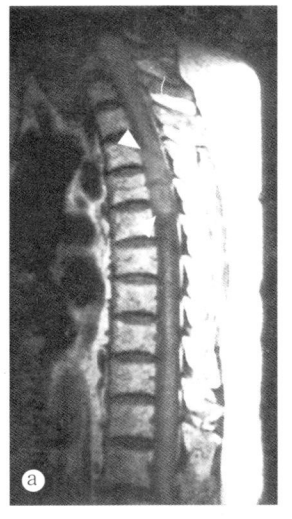 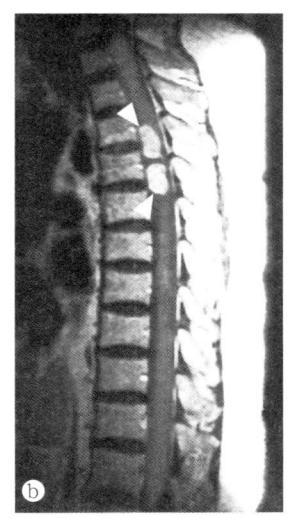

图13-15　神经鞘瘤
MRI矢状位T_1加权像（a）显示胸$_{3~4}$、胸$_{4~5}$椎体水平椎管内有2个上下排列的椭圆形异常低信号团块，脊髓受压后移。增强扫描像（b）这2个病灶显著强化，边界清楚。

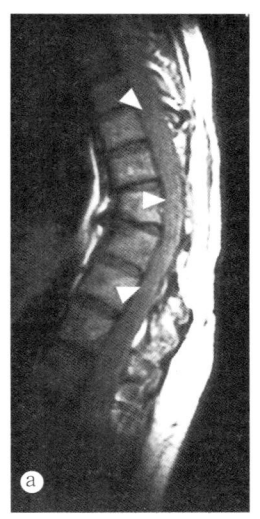 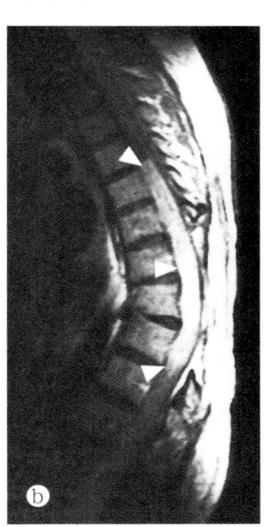

图13-16　神经鞘瘤
MRI矢状位T_1加权像（a）显示胸$_5$~腰$_1$段椎管内有腊肠样为等信号病灶，增强扫描（b）病灶显著强化，边界清楚，长约17cm，脊髓受压向后移位。

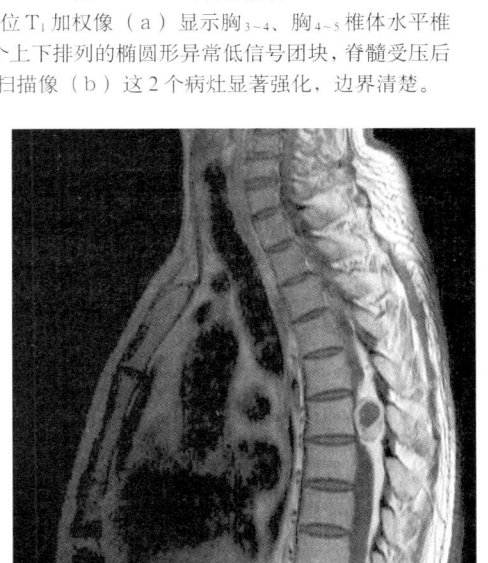 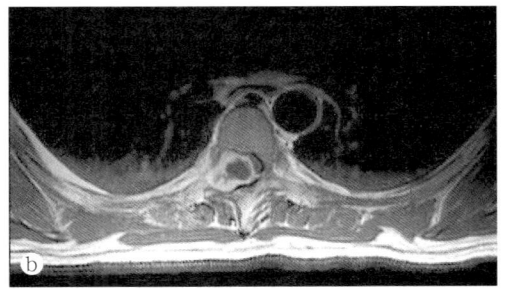

图13-17　神经鞘瘤伴囊变
MRI增强扫描矢状位（a）和横断位像（b）显示胸$_{4~5}$椎体水平肿瘤呈哑铃状，位于椎管内外，椎间孔扩大，肿瘤呈不均匀强化，内部有囊变坏死，边缘不规则。

第四节　椎管内硬膜外肿瘤

椎管内硬膜外肿瘤（extradural tumors, ET）约占椎管内肿瘤的20%~30%。此类肿瘤可来自脊柱的骨质结构、椎管内软组织、先天性组织，以及各种转移性肿瘤，以转移性肿瘤最为多见，而骨瘤、软骨瘤、血管瘤、脂肪瘤、神经瘤、脊索瘤、神经节细胞瘤、畸胎瘤、皮样囊肿等良性肿瘤少见。

一、椎管内转移瘤

（一）椎管内转移瘤的病因和病理

椎管内转移瘤就其来源可分为转移和种植两种类型，前者占绝大多数。转移型系由身体其他部位的恶性肿瘤转移而来，其转移途径有3种：

1. 经血行（动脉或椎静脉逆行扩散）播散。
2. 邻近病灶直接侵入椎管。
3. 经淋巴系统播散。

血行转移者主要来自肺癌、乳腺癌、肾癌、甲状腺癌和前列腺癌，此类肿瘤大多位于硬脊膜外腔的后方或侧后方，因为此处软组织血管丛较丰富，而硬脊膜前方实际仅为一个潜在腔隙，不利于肿瘤成长。转移瘤常偏于一侧，由于硬脊膜较坚硬，肿瘤很少穿入蛛网膜下腔，而主要沿硬脊膜纵轴发展，形成硬膜外肿块。硬膜外脂肪受压消失，可完全或不完全性阻塞脑脊液循环。若肿瘤向前方生长，甚至可侵蚀椎体及附件，但是一般不侵犯椎间盘。恶性淋巴瘤可经淋巴系统侵入椎管内，也常分布于硬膜外，但较少累及椎体。

种植型转移瘤多来源于颅内髓母细胞瘤、室管膜瘤等，通过脑脊液循环种植于椎管内，通常侵犯硬脊膜，可单发或在脊膜上形成大小不等的结节病灶，使脊膜与脊髓牢固粘连，偶可侵入脊髓内。白血病和黑色素瘤可浸润硬脊膜、脊髓或神经根，白血病细胞形成的结节容易产生严重的脊髓压迫症，同时浸润脊髓血管壁，引起脊髓动脉血栓形成、栓塞或导致脊髓出血，甚至脊髓软化等继发病理改变。

（二）椎管内转移瘤的临床表现

本病多见于50岁以上患者，其次为中年人。据宣武医院资料，患者的年龄多＞40岁，男性略多。胸段好发（占50%以上），其次为腰段。患者多急性发病，病程进展很快，常在1个月内完全截瘫，少数病情进展较慢，可长达数月。由于肿瘤破坏脊柱的骨质结构，疼痛为临床最常见的首发症状，表现为脊柱局部的剧烈疼痛，夜间重于白天，查体病变部位的棘突有明显叩痛。疼痛部位局部穿刺显微镜检查常可找到肿瘤细胞。

（三）椎管内转移瘤的治疗和预后

由于转移瘤多无包膜，常侵入硬脊膜及其附近的椎管骨质结构及椎旁肌肉，可环绕硬脊膜向椎管前侧方生长，因此，难以应用外科手术方法切除肿瘤。对瘫痪患者而言，通常仅能部分或大部分切除肿瘤，以达到椎管减压的目的，并防止瘫痪的进一步发展。术后通常联合应用化疗或放射治疗，在一定程度上可缓解患者的疼痛。对无瘫痪症状的患者可直接给予化疗和放射治疗。

（四）椎管内转移瘤的影像学检查

1. 普通X线检查

（1）X线摄片检查　X线脊柱摄片可显示骨质破坏，以椎体骨质破坏更为显著，多伴有椎弓根和椎板破坏，椎间隙一般不受累。

（2）X线脊髓造影检查　X线脊髓造影可显示肿瘤推移硬膜，使蛛网膜下腔受压变窄，肿瘤侧碘柱外侧缘至椎弓根内侧缘的间距＞2mm，脊髓受压向健侧移位。有时梗阻端呈梳齿状完全性梗阻（图13-18）。经脑脊液种植转移瘤的患者，可见硬脊膜下多发大小不等圆形充盈缺损，可伴有马尾神经、蛛网膜的粘连，但是很少引起蛛网膜下腔完全阻塞。

2. CT检查　CT平扫显示椎体、椎弓根有不同程度破坏，大多呈溶骨性破坏，其CT值低于或等于邻近骨质，并显示边缘不规则的硬膜外肿块，肿块多向椎旁弥漫浸润性生长，其密度通常与椎旁肌肉组织相似。肿瘤压迫硬膜囊，使蛛网膜下腔变窄、阻塞，脊髓常受压向对侧移位。有时肿瘤可穿破硬脊膜向硬膜下或脊髓内生长，当脊髓受累时，其外形不规则，与正常组织的分界不清楚。增强扫描部分肿瘤强化。CTM能较清晰地显示转移性小病灶，表现为马尾神经根局灶性增粗，以及附着在脊髓上的小病灶。特别当X线脊髓造影显示椎管完全梗阻时，CTM显示肿瘤邻近部位有少量对比剂，有助于准确判断肿瘤的位置和范围，与X线脊髓造影所见相互补充，做出准确诊断。

3. MRI检查　MRI能清楚显示转移瘤多位于

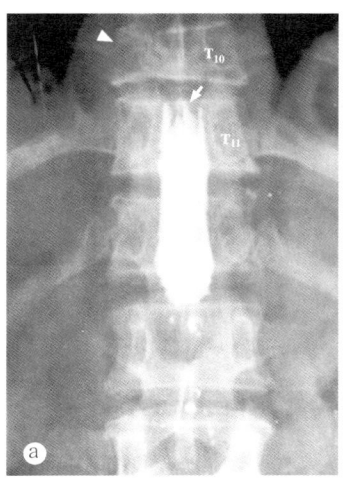
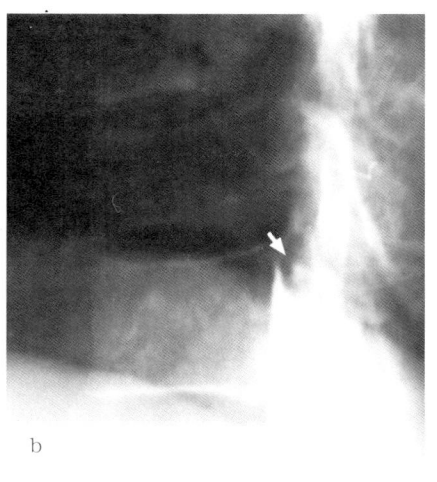

图13-18 转移瘤

X线脊髓造影正位(a)和侧位像(b)显示T_{10}椎体及右侧椎弓根破坏,造影剂先端于T_{11}椎体上缘受阻,断端呈梳齿状,以侧位更明显。

硬膜外的侧后方,形成软组织肿块,伴多个受累椎体出现异常信号,上述病变在T_1加权像上呈境界清楚的低信号,T_2加权像上呈等信号或高信号,增强扫描病灶强化。转移瘤的信号较均匀,外形较规则,受累椎体有时塌陷,但椎间盘大多正常,肿瘤很少穿破硬脊膜向脊髓内生长(图13-19)。

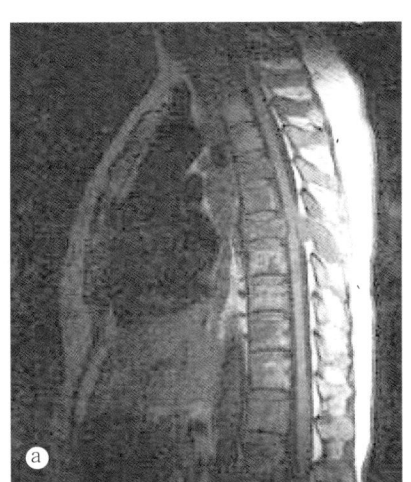
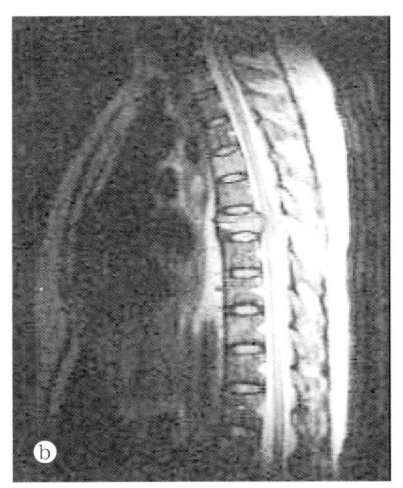
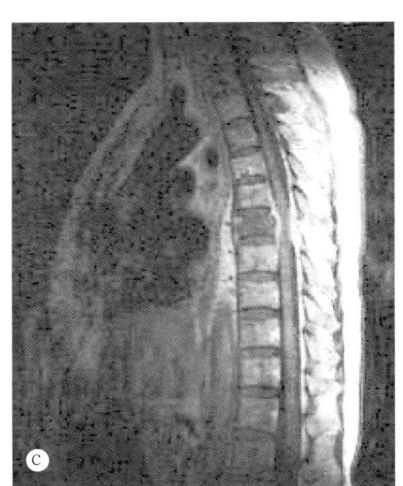
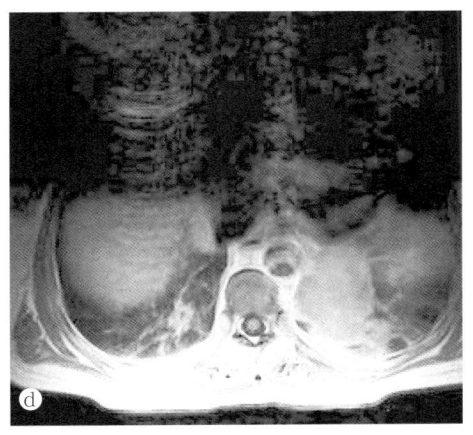

图13-19 左下肺肺癌胸椎转移瘤

MRI矢状位T_1加权像(a)显示多个胸椎椎体及附件信号减低,其中胸$_6$椎体骨质破坏、变扁,椎管变窄,脊髓受压变形;T_2加权像(b)显示病变胸椎椎体及附件为高信号。增强扫描矢状位像(c)见异常椎体轻度强化,胸$_6$椎体周缘及硬脊膜增厚强化;横断位(d)显示左下肺团块状肿瘤显著强化。

4.影像学鉴别诊断 本病主要应该与慢性肉芽肿性炎症（包括脊柱结核和慢性炎症）相鉴别，其鉴别要点如下：

（1）本病的影像学检查常见多椎体骨质破坏，呈跳跃性分布，椎间隙多无狭窄，在硬膜外可见不规则软组织块影，多侵犯椎旁软组织，硬膜囊和脊髓均有程度不同的受压和移位。增强扫描肿瘤病灶强化。而慢性肉芽肿性炎症的椎体破坏累及相邻椎体及椎间隙，破坏病灶的边缘常有硬化带，椎间隙变狭窄，甚至消失，可形成椎旁冷脓肿，后者有相对特异性的影像学表现。

（2）转移瘤有原发肿瘤病史，患者年龄较大，一般情况较差，病程进展较快；而慢性肉芽肿性炎症常有感染史和感染的病原学证据，以年轻人多见，病程相对较长。

二、脊索瘤

脊索瘤（chordoma）少见，占全身恶性肿瘤的1%~4%，好发于男性骶尾部，占骶骨原发性肿瘤的40%。在全部脊索瘤中，发生于骶骨者占50%以上，颅底蝶枕骨部位占35%，其余15%位于颈椎上段、胸椎和腰椎，以胸椎最少见。脊索瘤发展缓慢、很少转移，但是对周围组织侵犯较重，切除后容易复发，在生物学行为上属于低度恶性肿瘤。

（一）脊索瘤的病因和病理

脊索瘤起源于脊索残余组织，位于脊椎的脊索瘤起源于椎体或椎间盘，可向后侵入椎管内，或向前凸出至颈部或胸、腹腔。少数脊索瘤起源于硬脊膜外向前侵入椎体。

肿瘤呈圆形或分叶状，周围由纤维组织包绕，质地脆软，有时呈胶胨状，肿瘤内部可发生出血、坏死、囊性变及钙化等。在脊索瘤发病早期，肿瘤一般具有包膜，以后肿瘤逐渐增大，可穿过包膜侵入附近骨骼和软组织，故肿瘤附近常见碎骨片和死骨。起源于骶骨的脊索瘤通常使骶骨大部破坏，并向前侵入盆腔，向后压迫马尾神经根。显微镜下观察，肿瘤细胞体积较小，边缘清晰，形态多样，分化较差，排列紧密，细胞内外的黏液成分较少。分化较成熟肿瘤的瘤细胞排列稀疏，体积较大，胞浆呈泡沫状，内部含有大量空泡故称空泡细胞，肿瘤间质有纤维间隔。肿瘤高度恶化时，则可见核分裂象。

（二）脊索瘤的临床表现

通常脊索瘤患者最早出现的症状是疼痛，多由肿瘤生长扩大、侵犯或压迫邻近重要组织或器官所致。发生于骶尾部的肿瘤常引起尾部疼痛，随后局部出现肿块，逐渐长大，可见肿瘤局部皮下隆起，也可向盆腔内发展，压迫膀胱及直肠等器官，引起尿失禁、便秘、坐骨神经痛等症状。

（三）脊索瘤的治疗和预后

可行手术治疗切除脊索瘤，或者进行放射治疗，但治疗后常有局部复发，可见远处转移，以血行转移至肺、脊柱，以及硬膜内常见。患者手术后的生存期长短取决于病变所在部位。在颈椎脊索瘤患者中，有2/3的患者术后生存期不足1年，胸、腰段者约1/3可达5年，但位于脊柱各节段的脊索瘤都有约10%的患者，术后生存期超过5年。患者主要死亡原因为截瘫后继发性败血症、泌尿系感染和坠积性肺炎。

（四）脊索瘤的影像学检查

1.普通X线检查

（1）X线摄片检查 脊索瘤X线摄片可以显示肿瘤局部椎体溶骨性破坏，患骨明显膨胀，有厚薄不一的骨性不完整包壳，骨内正常结构消失而呈毛玻璃样密度，随病程进展，病变部位的骨质结构呈溶骨性缺损，骨破坏区边缘硬化。有时可见边缘清楚的软组织肿块影，其内部可见残存骨片或钙化灶，穿破骨皮质向臀部或／和盆腔内扩展。

（2）X线造影检查 X线造影检查可示直肠、膀胱、子宫等邻近器官或组织受压和移位改变。X线脊髓造影检查发现病变部位有硬膜外阻塞的征象。

2.CT检查 CT平扫除可显示肿瘤所在部位的骨质破坏外，还可观察肿瘤侵犯软组织的情况，软组织内实质性肿瘤的密度与肌肉相等，边缘多有钙化。肿瘤也可呈蜂窝状低密度囊变区，其密度可均匀或不均匀，增强扫描肿瘤强化，显示瘤体内部的囊变坏死区较平扫更为清晰。CTM能清楚显示肿瘤侵犯和推移硬膜外脂肪、硬膜囊或神经根的情况。

3. MRI检查　MRI扫描T_1加权像显示脊索瘤的信号强度与肌肉信号相等呈中等信号，也可呈分隔状低信号，T_2加权像为高信号（图13-20）。富含黏蛋白成分的脊索瘤在T_1加权像和T_2加权像上均呈高信号。脊索瘤的边界较清晰，邻近组织结构受压移位，并可显示膨胀性骨质破坏和椎管内硬膜外的占位征象。增强扫描肿瘤强化。MRI还可清楚显示肿瘤向周围组织的侵犯情况，表现为周围组织出现异常信号和增强扫描有强化改变。

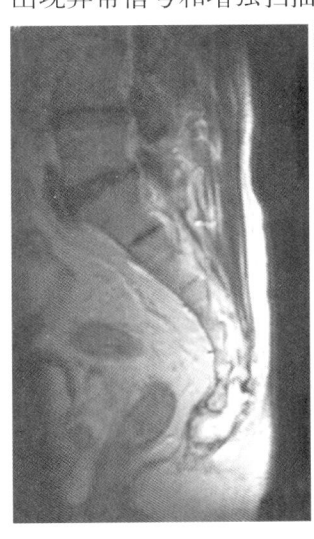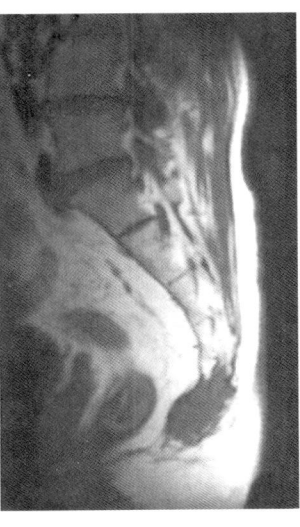

图13-20　骶骨脊索瘤

MRI矢状位T_1加权像（右图）显示骶$_{4-5}$局部膨大，病灶形态不规则，其信号强度与肌肉相同，为中低信号，边界清楚；在T_2加权像（左图）上为高信号。

4. 鉴别诊断　位于骶椎的脊索瘤主要应该与骨巨细胞瘤相鉴别，主要鉴别要点如下：骨巨细胞瘤常累及骶骨上段，影像学检查示肿瘤呈分隔状、肥皂泡样改变，无散在钙化，虽然骶骨显著膨大，但是其轮廓尚存在，肿瘤可推压直肠使之移位，但直肠与骶骨之间并无真正肿块存在；而骶椎脊索瘤的影像学检查虽然也可显示骶椎膨胀，但其骨性包壳不完整，骨破坏区与正常骨质分界不清，伴有钙化，并且好发于下位骶椎。

（五）影像学的优选检查路线

本病的影像学检查以普通X线摄片为首选，CT平扫加增强扫描可确定诊断。MRI显示肿瘤向周围组织（尤其软组织）的侵犯情况更佳，可作为CT的补充。

三、淋巴瘤

（一）淋巴瘤的病因和病理

淋巴瘤（lymphoma）可分为霍奇金病或非霍奇金淋巴瘤，多见于男性，淋巴瘤可为原发性，也可为继发性。据文献报道约0.5%～15%的淋巴瘤患者累及椎管，主要由后腹膜淋巴结扩散所致，肿瘤多位于硬膜外，少数位于硬膜内，多为血行转移或者经神经周围的淋巴管播散而来。

淋巴瘤好发于胸、腰椎和骨盆，以硬膜外和硬膜囊受侵犯最为常见。肿瘤容易通过椎间孔直接侵犯椎旁或硬膜外腔，常围绕硬膜囊及神经根生长。肿瘤多为单发，也可多发，后者引起硬膜囊的多节段环形狭窄。有时肿瘤可经血管周围间隙侵犯脊髓实质，偶尔可致脊髓周围静脉和毛细血管破裂，引发硬膜下血肿，极少数淋巴瘤也可累及椎体的骨质结构。

（二）淋巴瘤的临床表现

椎管淋巴瘤的主要表现为脊髓和神经根受压症状，以局部疼痛最为多见，患者逐渐出现下肢运动、感觉和括约肌功能障碍。

（三）淋巴瘤的治疗和预后

淋巴瘤对放射治疗和化疗均十分敏感，尤其放疗可短期内使肿瘤完全消退，其预后通常也好于其他恶性肿瘤。

（四）影像学检查

1. 普通X线检查　本病的X线摄片检查多无阳性所见，个别可见椎体溶骨性破坏或溶骨与成骨混合性破坏，椎旁出现软组织肿块，椎间隙多在正常范围。

X线脊髓造影可见硬膜外肿瘤的表现，但是不能做出本病的定性诊断。

2. CT检查　CT平扫可显示脊柱呈溶骨性破坏，椎旁软组织肿块从椎间孔侵入硬膜外腔，肿瘤多呈实质性，密度均匀，环绕脊髓和神经根生长，硬膜囊变窄甚至闭塞，脊髓受压、移位，脊髓通常为多节段受累。增强扫描肿瘤边缘不规则强化。

3. MRI检查　MRI显示肿瘤主要在椎管纵向方向上浸润性生长，其形状不规则，脊髓有受压改变。在 T_1 加权和 T_2 加权像上，淋巴瘤均呈中等信号，可清楚显示肿瘤与脊髓之间隔以线条状低信号的硬脊膜（图 13-21）。椎旁伴有较大软组织肿块，肿瘤局部脊柱呈溶骨与成骨混合性骨质破坏，T_1 加权像表现为高低混杂信号。增强扫描淋巴瘤显著强化。

4. 淋巴瘤的影像学鉴别诊断　椎管淋巴瘤主要应该与转移瘤相鉴别，后者病灶多累及不相邻的多个椎体，可直接侵犯脊髓，并找到原发病灶。若鉴别诊断困难，还可进行试验性放射治疗，由于淋巴瘤对放射治疗的反应极为敏感，在进行放射治疗后病灶很快消失，从而可确定淋巴瘤的诊断。

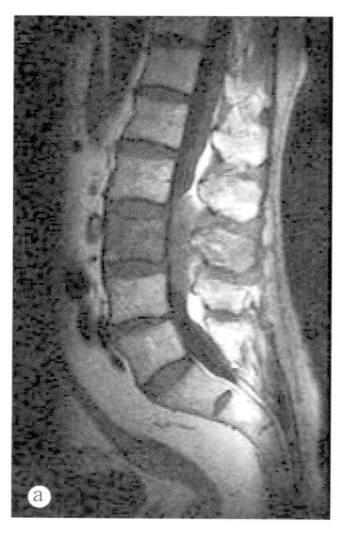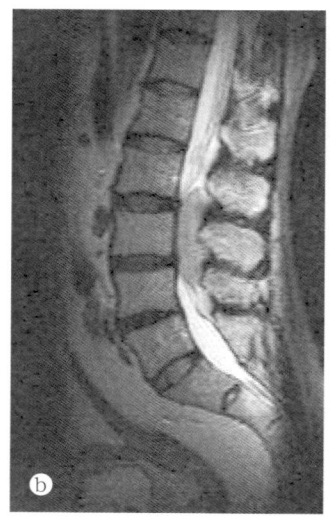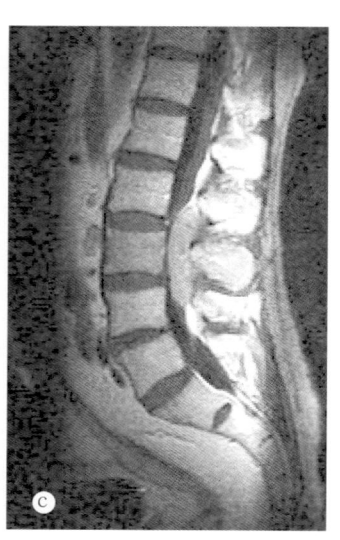

图 13-21　淋巴瘤

MRI 矢状位 T_1 加权像（a）和 T_2 加权像（b）显示肿瘤位于腰$_{2\sim4}$ 椎体水平，在 T_1 加权像呈低信号，T_2 加权像呈稍高信号，硬膜囊受压向前移位，椎管变窄，腰$_3$ 椎体及附件受肿瘤侵犯。矢状位增强扫描像（c）显示肿瘤显著强化。

第五节　椎管内先天性肿瘤及瘤样病变

一、畸胎瘤

（一）畸胎瘤的病因和病理

脊柱畸胎瘤（teratomas）系罕见病例，约占椎管内肿瘤的 1.7%。起源于胚胎早期的多极胚芽细胞，肿瘤内含有 2 个或 3 个胚层的组织。根据其组织分化成熟程度不同，可将之分为良性畸胎瘤和恶性畸胎瘤两类。有学者认为脊髓畸胎瘤是由于胚胎早期胚细胞增生和细胞分离混乱，而引起原始胚细胞漏出至脊髓而引发的先天性肿瘤。有人认为脊髓畸胎瘤是由潜能胚细胞错误放置所引发。

与中枢神经系统有关的畸胎瘤可发生于颅内及椎管内各处，其中 50%～80% 在松果体区，位于鞍区和椎管内者约各占 1/6。椎管内畸胎瘤占椎管内原发肿瘤的 0.63%，多位于中段胸椎以下，以腰骶部最常见，可生长在硬膜外、硬膜下或脊髓内。文献报道的发生部位比例有分歧，有学者认为 70% 的畸胎瘤位于髓内，而其他报道却认为以硬膜外者占绝大多数，其次为硬膜下，而髓内最少见。成人脊髓髓内畸胎瘤的男女发病比例为 1∶0.83。儿童男女比例为 1∶0.15。发病的高峰年龄为生后 17 小时～15 岁。

畸胎瘤多位于脊髓背侧及背外侧，肿瘤表面不规则或呈分叶状，与周围组织粘连，肿瘤切面大体观察，可见瘤体内部含软骨、骨、皮肤及其附属组织，呼吸道和消化道黏膜、肌肉等组织，内部通常伴囊变、自发性出血和中央坏死。显微镜下观察，肿瘤成分混杂，含有来自各胚叶的结构。瘤细胞为腺泡状排列，一些细胞呈柱状样，能分泌黏液，另一些则为矩形未分化上皮细胞，这些腺泡被基质所分隔。

（二）畸胎瘤的临床表现

本病发展缓慢，多见于儿童和青少年，患者常并发病变所在部位的脊柱畸形（如隐性脊柱裂、脊柱融合等）。局部表面皮肤有多毛、色素沉着、血管痣等。畸胎瘤主要引起脊髓压迫症状，患者出现运动和感觉障碍等临床表现。

（三）畸胎瘤的治疗和预后

本病若能早期诊断，则可尽早实施手术切除肿瘤。对实质性畸胎瘤可以完整切除，粘连较重的囊性肿瘤无法游离时，可先吸除或刮除肿瘤内容物，然后再行肿瘤囊壁的分块切除，遗留与神经根或脊髓紧密粘连的部分，对手术疗效并无严重影响。但是如果延误诊断，或未尽早施行手术治疗，则肿瘤压迫周围神经组织可引起变性，甚至坏死等继发改变，即使经手术完全切除肿瘤，患者的临床症状也难以完全消失，导致手术治疗效果欠佳。

（四）畸胎瘤的影像学检查

1. 普通X线检查　畸胎瘤的X线摄片检查有特征性表现，为脊柱多个椎体的椎管增宽，合并椎管内骨化、牙齿以及含脂肪组织的透光区。X线脊髓造影表现为硬膜下或硬膜外肿瘤的占位征象。

2. CT和MRI检查　畸胎瘤的CT和MRI表现多样，主要取决于肿瘤内部含有的组织成分。CT平扫见椎管扩大，无骨质破坏，肿瘤密度不均匀，瘤体内部可出现钙化、骨化病灶。增强扫描肿瘤多无强化，邻近的组织结构有受压移位等继发改变。MRI无论T_1加权像还是T_2加权像，均显示肿瘤呈混杂信号，其边界清楚，有占位征象，同时伴有脊柱畸形、脊髓低位等先天发育异常，增强扫描肿瘤无强化或轻度强化。

3. 影像学优选检查路线　MRI是本病的首选检查方法，X线摄片、CT为补充检查手段。

二、脂肪瘤

椎管内脂肪瘤（lipomas）少见，约占全部椎管内肿瘤的1%。

（一）脂肪瘤的病因

脂肪瘤的组织学来源不详，约1/3的患者合并其他先天畸形（如脊柱裂），故被认为是先天畸形的一部分。目前认为脂肪瘤由软脊膜间充质多极结缔组织细胞化生而来，从而形成异位脂肪组织。

（二）脂肪瘤的病理

椎管内脂肪瘤好发于胸段（占40%），同时累及颈胸段者次之（30%），仅累及颈段者较少见（15%）。可位于硬膜外或蛛网膜下，后者多在脊髓内。髓内脂肪瘤多位于脊髓背侧，绝大多数靠近中线，少数偏于脊髓一侧。通常肿瘤部分突出于脊髓表面，沿脊髓后柱纵向生长；也可在髓外硬膜下或硬膜外生长，与脊髓、脊膜或马尾神经粘连，使脊髓拉紧并固定（tethering of the cord），这被称之为脊髓栓系。本肿瘤常伴有脊髓低位、腰骶部皮下脂肪瘤、脊柱裂、椎体发育不良、脊膜膨出等先天性畸形。

肿瘤常累及脊髓数个节段，大体观察呈乳黄色、半透明、条索状，可占据整个脊髓断面与脊髓无明显分界。显微镜下观察，可见瘤细胞较大，胞浆呈泡沫状，肿瘤由大量空泡状的脂肪细胞组成，有时不易与正常脂肪组织相鉴别，但脂肪瘤的血管成分增多，可见成血管性组织，肿瘤内部有不均匀结缔组织间隔，常伴有钙质沉着。

（三）脂肪瘤的临床表现

多数患者出生后并无神经和泌尿系统症状，随身体生长发育，由于脊髓受牵拉、变直至引起脊髓缺血时，才出现临床症状，被称为脊髓终丝牵拉综合征（tight filum terminal syndrome）。本病通常在20～30岁的年轻人发病，男女性别差异不大。出现症状后，病情进展缓慢，逐渐出现脊柱侧弯，病变平面以下感觉运动障碍，少见根性疼痛。

（四）脂肪瘤的治疗和预后

位于髓外硬膜内的脂肪瘤大多起自终丝或脊髓

神经根，而长出椎管，肿瘤有完整包膜，与脊髓无粘连或仅有少量粘连，手术易于分离而将之完整切除。本肿瘤生长缓慢，对髓内硬膜下脂肪瘤只要切除凸出于脊髓表面的瘤组织并进行减压，即可使患者的症状长期缓解。硬膜外脂肪瘤通常较为局限，很容易完整切除而治愈。

（五）脂肪瘤的影像学检查

1. 普通 X 线检查　X 线摄片可显示椎管有多节段膨大，椎弓根受压变扁等改变。X 线脊髓造影所见按脂肪瘤的生长部位不同，分别显示髓内、髓外硬膜下或硬膜外肿瘤的表现。

2. CT 检查　CT 平扫显示椎管内有边界清楚的均匀低密度肿块，CT 值为 $-20 \sim -100 \mathrm{Hu}$ 之间，为本病的特征性表现，病灶多位于脊髓背侧。位于髓外的肿瘤可经发育不全的椎弓向背侧生长，但很少突破表皮。增强扫描肿瘤多无强化。髓内脂肪瘤多位于颈、胸段，较少伴发椎管骨质结构的异常改变。

3. MRI 检查（图 13-22）　椎管内脂肪瘤在 MRI 的 T_1 加权像上呈圆形或长条形高信号，在 T_2 加权像上呈中等度高信号，沿脊髓纵向生长。位于胸段者常位于脊髓背侧，腰段者可位于脊髓背侧或腹侧，或环绕硬膜囊外生长，使之受压。尽管其境界较锐利，但是其前方常与脊髓背部粘连，呈参差不齐的表现。

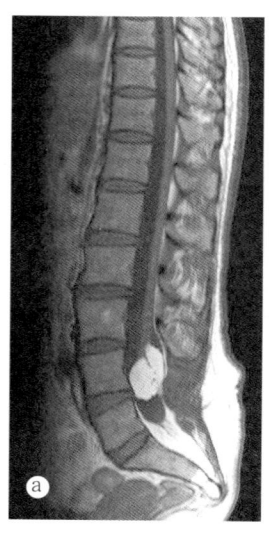
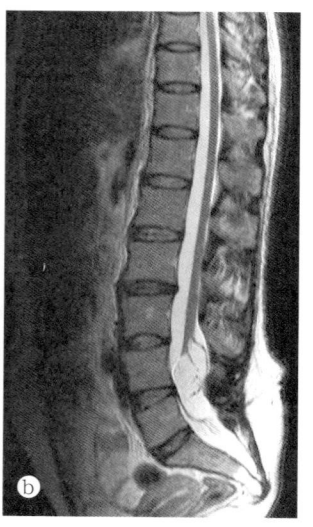
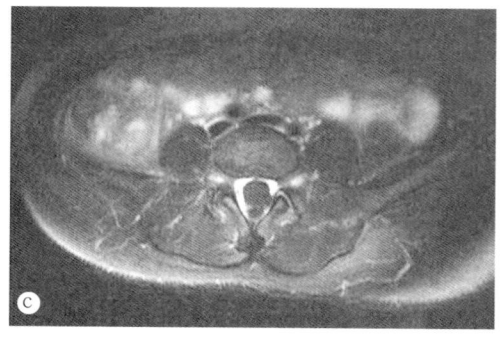

图 13-22　椎管内脂肪瘤伴终丝牵拉综合征

MRI 矢状位 T_1 加权像（a）和 T_2 加权像（b）显示肿瘤位于腰$_{2\sim4}$椎体水平，在 T_1 和 T_2 加权像上均呈高信号，边界清楚；脊髓低位，下缘达第 4 腰椎椎体水平。脂肪抑制横断 T_2 加权像（c）上述高信号被抑制，提示为脂肪瘤。

4. 影像学鉴别诊断　本病主要应该与亚急性期椎管内血肿相鉴别，后者在 MRI 平扫 T_1 加权和 T_2 加权像上均呈高信号，与皮下脂肪的信号相似。为了进行二者的鉴别，可进行脂肪抑制扫描，在脂肪抑制图像上脂肪瘤的信号被抑制呈低信号，而血肿仍呈高信号。

CT 平扫亦能做出二者的准确鉴别诊断，血肿表现为高或等密度，而脂肪瘤呈低密度，其 CT 值为负值。

三、表皮样囊肿和皮样囊肿

（一）表皮样囊肿和皮样囊肿的病因

椎管内表皮样囊肿和皮样囊肿（epidermoids and dermoids）为来源于胚胎残留组织的病变，并非真正肿瘤，二者均少见。胚胎发育过程中皮肤组织与神经索组织同属外胚层，在胚胎第 3~4 周时，神经管逐渐关闭，若上皮组织形成的皮凹与神经索相连，在神经管关闭时就造成上皮组织残留于椎管之中，形成皮样或表皮样囊肿。因此，这类病变大多数位于中线或中线附近,病变部位的皮肤可保留皮凹,甚至形成一条瘘管,伴不同程度的脊柱裂。但也有人认为此类病变与反复腰椎穿刺或外科手术引起皮肤组织植入有关,其中表皮样囊肿远较皮样囊肿多见。

(二) 表皮样囊肿和皮样囊肿的病理

皮样囊肿和表皮样囊肿多位于腰骶段,颈胸段少见,绝大部分(3/4)发生于在第12胸椎以下,多数病变位于髓外硬膜下,而硬膜外或髓内少见。表皮样囊肿和皮样囊肿的组织学区别主要在于前者内部含上皮碎屑、胆固醇和其他脂质,而皮样囊肿除上述成分外,还含有头发和皮脂腺。病理学大体观察,上皮样囊肿色白光亮,表皮呈小结节状,其囊壁薄而透明,囊内容物呈豆腐渣样,含较多胆固醇结晶体,病变与脊髓组织分界清楚。显微镜下观察,囊壁主要由复层鳞状上皮构成。上皮层内面有很多角化细胞,并不断脱落使囊内容物呈葱皮样排列。皮样囊肿壁较厚,囊内含黄色较浓液体或糊状物。显微镜下观察,囊壁主要由鳞状上皮覆盖,其基底含较多纤维组织及真皮层,囊壁上可见毛囊、皮脂腺和汗腺。

(三) 表皮样囊肿和皮样囊肿的临床表现

本病多见于儿童和青年,大多数患者于20岁以下发病,临床病程长,症状常自行缓解并复发。由于病变增长缓慢,质地柔软,故受损组织的功能代偿较好,神经损害症状较轻。患者常见皮下脂肪瘤、发斑,以及脊髓低位等其他畸形的相应表现。囊肿所在部位表面皮肤可有窦道,容易引发皮肤局部、囊肿内感染和椎管内脓肿。囊肿内含有胆固醇和胆酸等刺激性物质,若逸入蛛网膜下腔,则引起无菌性(化学性)脑膜炎。脑脊液检查可有椎管梗阻及蛋白含量增高等表现。

(四) 表皮样囊肿和皮样囊肿的治疗和预后

手术切除是治疗本病的有效根治疗法。

(五) 表皮样囊肿和皮样囊肿的影像学检查

1. X线摄片检查 X线摄片可见椎管扩大,脊柱发育畸形等改变,但对本病定性诊断的价值不高。

2. CT检查 CT平扫描显示椎管内有占位病变,呈高、低、等或混杂密度,可伴有或不伴有CT值的负值改变。增强扫描病灶无强化。CTM适于检查髓外硬膜下的肿瘤,对髓内病变不敏感。

3. MRI检查 由于肿瘤成分复杂多样无论在MRI的T_1加权还是T_2加权像上,多为混杂信号,也表现为T_1加权像低信号、T_2加权像高信号和T_1权像高信号、T_2加权像低信号。肿瘤边界清楚,位于髓内或硬膜下,邻近结构受压移位,增强扫描肿瘤不强化。应用脂肪抑制扫描,可抑制肿瘤内部脂肪成分的高信号(图13-23)。

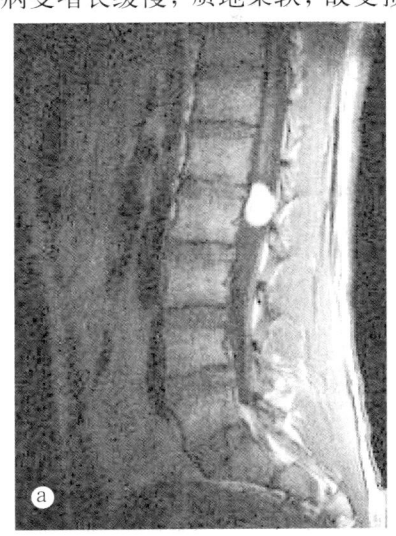
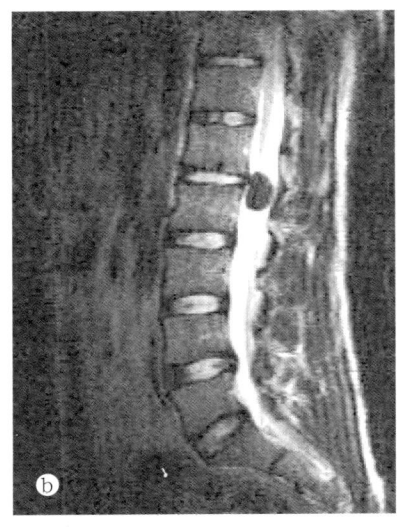
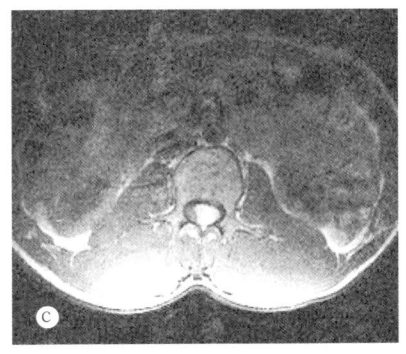

图13-23 表皮样囊肿

MRI矢状位T_1加权(a)和T_2加权像(b)显示卵圆形病灶位于腰$_{1-2}$椎体水平,在T_1加权像上为高信号,T_2加权像上为低信号,边界清楚。在横断脂肪抑制T_1加权像(c)上高信号未被抑制,提示病灶为非脂肪成分。

皮样囊肿与表皮样囊肿在影像学上不容易鉴别，通常瘤体内部含脂肪成分，提示更可能是皮样囊肿，但也不能完全除外表皮样肿瘤。同样，无脂肪成分提示更可能是表皮样囊肿，但也不能完全除外皮样囊肿。

四、肠源性囊肿

肠源性囊肿（enterogenous cyst）罕见，约占椎管肿瘤的0.4%。

（一）肠源性囊肿的病因

脊髓肠源性囊肿是胚胎发育早期胚层分化异常的结果。在胚胎第3周时，原始中胚层与内胚层连接紧密，在继续分离时，部分内胚层与中胚层分离障碍，内胚层进一步发育为前肠，中胚层进一步发育为脊索，从而形成残存前肠附着于脊索，一方面残存的前肠形成椎管内囊肿，并可能与其余正常发育的前肠所衍生的消化道和呼吸道相通，另一方面，由于残留前肠的存在，使脊索发育成椎体的过程也发生变异，可形成脊柱裂、半椎体和椎体融合等畸形。

（二）肠源性囊肿的病理

本病的组织学特点为内层被覆有分泌黏液功能的单层高柱状上皮细胞，该细胞无纤毛与肠上皮相似。肠源性囊肿的囊壁上皮细胞内可见杯状细胞，细胞内有黏液滴，而室管膜囊肿表层则无此现象。肠源性囊肿内多含无色液体和黏蛋白，外观可混浊或呈黏稠状。

（三）肠源性囊肿的临床表现

本病多见于青少年，男女发病之比为3∶2，好发于下颈段和上胸段脊髓腹侧的硬膜下，腰骶段罕见。多位于髓外硬膜下间隙，少数在髓内或硬膜外。患者以颈部及上肢的神经根痛为首发症状，病程为数月或数年，呈进行性加重，可逐渐出现下肢运动和感觉障碍等临床表现。患者可出现病情加重或缓解交替的现象，囊肿周期性破裂及囊壁黏蛋白产生和吸收波动可能是引起病情波动的原因。

（四）肠源性囊肿的治疗及预后

本病预后良好，手术切除为有效治疗方法，多数患者完全治愈。手术应首先抽出囊液，然后分离囊肿与脊髓或椎体的粘连，并尽可能将囊肿全部切除，以避免囊肿复发。

（五）肠源性囊肿的影像学检查

1. CT和MRI检查　CT和MRI显示肠源性囊肿多位于颈髓腹侧髓外硬膜下，呈椭圆形，边缘光滑，境界清楚。CT示囊肿为水样密度，增强扫描无强化。MRI显示囊肿的信号强度与脑脊液相似，如囊内含有较多蛋白质成分或合并出血，则T_1加权像显示病灶为高信号和／或T_2加权像低信号。囊肿与椎体关系较紧密，可见有蒂与椎体相连。增强扫描囊壁无强化。在MRI横断位或矢状位图像上，囊肿部分或大部分镶嵌在脊髓之中，呈"脊髓嵌入征"（图13-24）。病灶较小者，可见囊肿与脊

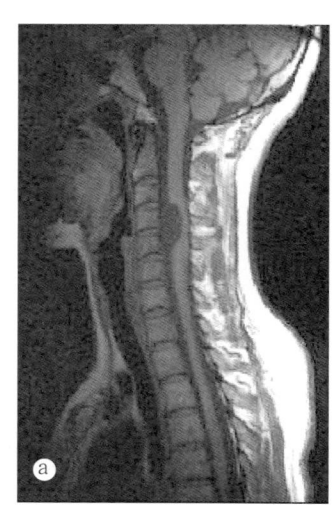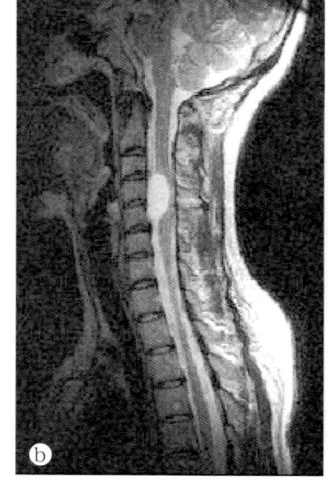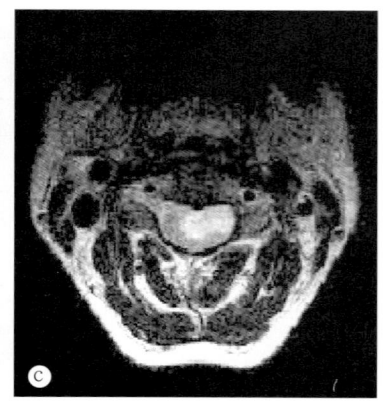

图13-24　肠源性囊肿

MRI矢状位T_1加权（a）和T_2加权像（b）显示颈$_{3\sim5}$椎体水平脊髓受压呈弧形向后移位，其前方占位性病灶为脑脊液样信号，边缘光滑。横断T_2加权像（c）显示囊肿大部分被镶嵌在脊髓之中，呈"脊髓嵌入征"。

髓经蒂相连，病灶较大者，囊肿与相邻脊髓的交界锐利，呈不同程度的"成角"征，但部分界面可略不规则。可显示合并的其他脊椎畸形和/或纵隔的囊肿。

2. 影像学鉴别诊断　具有典型发病部位、发病年龄及MRI表现者，不难做出肠源性囊肿的诊断，但表现不典型者，需要与以下疾病相鉴别：

（1）蛛网膜囊肿　临床上少见，一般位于椎管后部脊髓的背侧，信号强度在各种脉冲序列图像上均与脑脊液相同，一般不合并脊椎的畸形。

（2）囊性神经鞘瘤　肿瘤一般沿神经根走行，病灶信号强度不均匀，增强扫描囊壁及肿瘤实性部分显著强化。

第六节　椎管内肿瘤影像学检查方法的评价

由于MRI成像参数多，能多方位显示病变，软组织对比分辨力最高，无骨伪影干扰，无射线辐射危害，能直接显示脊髓病变的影像学方法，因此，MRI检查能清楚显示椎管内肿瘤的部位、大小、数目，及其与邻近组织结构的关系，根据肿瘤信号强度的变化，可推测肿瘤内部的组织成分，对大多数椎管内肿瘤而言，MRI是最佳影像学检查方法。但是MRI设备的在磁场环境下运行，个别人可能有绝对禁忌证不能进行MRI扫描，为其检查限度。

CT显示骨质结构和钙化敏感，根据CT值可推断肿瘤的组成成份，对以钙化、骨质破坏为主要表现或者含脂肪成分的肿瘤，CT检查有助于做出准确的定性诊断。但是对脊髓检查而言，常规CT仅能进行横断位扫描，不利于全面显示病变范围，还有骨伪影干扰问题，可能导致误漏诊。近年来随着64排以上MSCT的临床应用，CT已经能直接获取容积数据，经后处理也可得到冠、矢状位图像，上述问题已经在很大程度上得到解决。

虽然CTM能显示脊髓增大，但不能详细观察脊髓内部的情况，容易遗漏小病灶或多发病灶，并且CTM属于创伤性检查方法，可能产生检查带来的并发症。部分患者对含碘对比剂过敏，在进行CT增强扫描和CTM检查时，可能发生较严重毒副反应为其主要不足。目前，随MRI临床应用，CTM已经基本废弃不用。

普通X线摄片有助于观察脊柱骨质结构的异常改变和病灶内钙化等情况，可作为本病的一种初步筛选检查方法。

X线脊髓造影检查曾经在椎管内肿瘤的诊断和鉴别诊断方面发挥重要作用，但是其属于创伤性、有射线辐射危害的检查方法，不能直接显示肿瘤本身，在CT和MRI问世后，其临床应用逐年减少，MRI大量临床应用后，已基本上废弃不用。

脊髓超声检查无射线辐射危害、无创伤、能进行多平面成像、无需对比剂、术中可在脊髓超声引导下进行介入性诊治、检查费用低，操作简便等优点，是近年迅速发展的一种检查方法。术中超声（intraoperation sonography, IOS）根据回声强度、均匀度，以及回声的形态变化，可辨认髓内病变与硬脊膜，指导选择硬膜的切开点；显示肿瘤大小、肿瘤周边水肿程度、肿瘤与脊髓分界、异常扩张血管腔和动静脉畸形、肿瘤内血流及血管异常改变等。在外科手术中应用，能及时显示残余肿瘤，以便于肿瘤的完整切除。超声图像的空间分辨力不高，难以做出肿瘤的定性诊断，为其主要缺点，因此，其临床应用受到很大限制。

（杨小平　李坤成　彭　靖　张念察）

参 考 文 献

1. 方绍明，李坤成，韩小涛，等．脊髓肠源性囊肿：附2例报告．中国医学影像技术，1996,12:154~156
2. 刘军，李正仪，陈炜，等．椎管内脊髓外占位性病变针吸活检的临床价值．中国医学影像技术，1997,13:124~126
3. 孙吉林，张新船，张华宁，等．椎管内胚胎性肿瘤的MRI诊断．中华放射学杂志，1997,31:156~157
4. 孙殿敬，庄悦新，张良明．CT脊髓造影诊断椎管内硬膜外蛛网膜囊肿1例．中华放射学杂志，1998,32:35
5. 朱明旺，戴建平，尚京伟，等．脊髓成血管细胞瘤的MR诊断．中华放射学杂志，1999,33:24~26
6. 王忠诚，张俊廷，刘亚乐，等．延髓血管母细胞瘤47例报告．中华神经外科杂志，1999,15:263~268
7. 李放，时述山，朱兵，等．椎管内血管脂肪瘤．中国脊柱脊髓杂志，1999,9:276~277
8. 张明，鱼博浪，王璐，等．椎管内囊肿的MR诊断．中华放射学杂志，2000,34:174~177
9. 由昆，何宝明．髓外硬膜外肿瘤的MRI诊断．中国医学影像学杂志，2000,8：100~102
10. 董珉，卢光明，孙淑霞，等．脊髓成血管母细胞瘤的诊断．临床放射学杂志，2001,20:89~91
11. 苗延巍，宋清伟，康建蕴，等．椎管内硬膜外海绵状血管瘤的MR表现．中华放射学杂志，2002,36:1101~1103
12. 周旭峰，张丽雅，张璐，等．椎管内硬膜外原发恶性淋巴瘤的MRI表现．中国医学影像学杂志，2002,10:327~329
13. 侯黎升，阮狄克．椎管内血管脂肪瘤．中国脊柱脊髓杂志，2002,12：148~149
14. 尚京伟，戴建平，高培毅．脊髓畸胎瘤的影像诊断．实用放射学杂志，2003,19:212~213
15. 何新红，陆建．椎管内囊性病变的诊断与鉴别诊断．中国医学影像技术，2003,19:773~774
16. 张淑倩，刘连祥，吴晶，等．神经纤维瘤病的MR影像表现．实用放射学杂志，2003,19:12~14
17. 耿道颖，冯晓源．脑与脊髓肿瘤影像学．人民卫生出版社,北京：2004
18. 高明勇，张永芬，卢瑞梁．少见和不典型椎管肿瘤的MRI诊断和误诊分析．临床放射学杂志，2004,23:755~757
19. 关丽明，戚喜勋，孙文阁，等．椎管内肠源性囊肿的CT和MRI影像．中国医学影像技术，2005,21:327~328
20. 宁尚峰．椎管内原始神经外胚层肿瘤1例．中国医学影像技术，2005,21:190
21. 杨晓萍，马强华，陈纲，等．少见原发椎管占位病变的MRI表现．临床放射学杂志，2005,24:210~213
22. 魏新华，戴建平，高培毅，等．椎管内肠源性囊肿的MRI表现．中国医学影像技术，2006,22:395~397
23. 徐安辉，王承缘，夏黎明．椎管内肠源性囊肿的MRI与临床诊断．临床放射学杂志，2006,25:1010~1012
24. 卢又燃，耿道颖．鞍区肠源性囊肿MRI诊断．实用放射学杂志，2006,22：1154~1156
25. Klisch J, Spreer J, Blcss H G, et al. Radiological and histological findings in spinal literature. Neuroradiology,1999,41:584~595
26. Kapoor V, Johnson D R, Fukui M B, et al. Neuroradiologic-pathologic correlation in a neurentric cyst of the clivus. AJNR,2002,23:476~479
27. Shin J H, Lee H K, Rhim S C, et al. Spinal epidural cavernous hemangioma：MR findings. J Comput Assist Tomogr,2001,25:257~261
28. Talacchi A, Spinnato S, Alessandrini F, et al. Radiologic and surgical aspects of pure spinal epidural cavernous angiomas：report on 5 cases and review of the literature. Surg Neurol,1999,52:198~203
29. Kahan H, Sklar E M, Post M J, et al. MR characteristics of histopathologic subtypes of spinal ependymoma. AJNR,1996,17:143~150
30. Duffau H, Gazzaz M, Kujas M, et al. Primary intradural extramedullary ependymoma：case report and review of the literature. Spine,2000,25:1993~1995
31. Riffaud L, Morandi X, Massengo S, et al. MRI of intramedullary spinal schwannomas：case report and review of the literature. Neuroradiology,2000,42:275~279
32. Reinders J W, Wesseling P, Hilkens P H. Intramedullary enterogenous cyst presenting with spastic paraparesis during two consecutive pregnancies：a case report. J Neurol Neurosurg Psychiatry,2001,71：528~530
33. Preece M T, Osborn A G, Chin S S, et al. Intracranial Neurenteric Cysts：Imaging and

Pathology Spectrum. AJNR,2006,27:1211~1223

34 Klisch J, Spreer J, Blcss H G, et al. Radiological and histological findings in spianl literature. Neuroradiology,1999,41:584~596

35 Shimada H, Umehara S, Monobe Y, et al. International neuroblastoma pathology classification for prognostic evaluation of patients with peripheral neuroblastic tumors : a report from the Children's Cancer Group. Cancer,2001,92:2451~2459

第十四章　脊椎病

第一节　概　论

脊椎退行性病变多发于中年以后,常累及下位颈椎、胸椎及腰椎,主要为椎间盘退行变,椎体、椎小关节骨质增生,骨刺形成,脊椎周围韧带肥厚、钙化及骨化。脊柱围成的椎管及椎间孔内有脊髓及神经根通过,当脊椎退行性病变引起椎管及椎间孔狭窄时,患者即出现脊髓神经根的压迫症状。应该指出,临床上许多患者的影像学所见与其临床症状不无必然联系,例如椎体有很大骨赘形成的患者,却无任何临床症状;而有的患者症状很严重,影像学显示的异常改变却很轻,这种患者的临床症状与其影像学所见不一致的现象,在颈部最为多见。

脊椎退行性改变最先发生在椎间盘,表现为椎间盘纤维环变性并出现裂隙,髓核脱水,软骨终板变厚和玻璃样变。椎间盘的退行性改变可诱发椎体边缘骨赘形成,以及小关节突骨质增生,此外,脊椎的诸条韧带可见钙化和骨化,特别是黄韧带肥厚,这些改变均可引起椎管、椎间孔和侧隐窝等骨性结构不同程度的狭窄,进而压迫脊髓和神经产生临床症状。

在脊椎病的诊断和鉴别诊断中,医学影像学检查占有重要地位,主要检查方法有X线摄片、X线脊髓造影、CT和MRI扫描等。

X线摄片可清楚显示脊椎全貌和骨质病变所在部位及其严重程度、脊柱生理曲度改变和各种脱位的情况,对选择进一步影像学检查有一定指导作用。

X线脊髓造影的优点是显示范围大,图像空间分辨力高,可确定椎管梗阻的部位和程度,显示硬脊膜内部形态,对运动伪影干扰不敏感,容易实施某些激发性试验。其缺点是属有创伤性检查方法,不能显示神经根袖以外的情况。

CT的优点是属于无创伤性检查技术,扫描速度极快,清楚显示脊柱的骨质结构、椎管及椎旁区,直接显示椎间盘突出,椎管、神经根管和侧隐窝的狭窄,确定椎管狭窄的病因。但是CT平扫不能显示硬膜囊内的结构,容易漏诊硬膜内病变。若实施鞘内注射含碘对比剂再进行扫描的CT脊髓造影检查,则可显示硬膜内结构及病变,但是该方法属于创伤性检查。常规CT一次扫描能检查的椎间隙数目有限,一般仅能获取体轴横断位图像为其主要缺点,64排MSCT能弥补常规CT的上述不足。

MRI检查的优点是亦属于无创性检查方法,能直接进行任意角度扫描,获取多方位体层图像,可纵向显示脊髓全貌,能十分清楚地显示硬膜囊内结构、神经根管和椎旁区。MRI检查可发现早期骨病变,但是不能显示骨小梁结构、扫描时间较长,为其主要不足。

随MRI技术的不断进步，目前MRI的扫描时间已经明显缩短。应用一体化线圈可一次扫描获取整个脊髓和头颅的全中枢神经系统图像，这使传统脊柱MRI检查按颈、胸、腰段分段进行的检查效率大为提高。应用新型脉冲序列可以进行脊髓神经根成像，能清楚显示神经根的形态及其病变，显著提高了MRI对脊椎病的诊断价值（图14-1）。

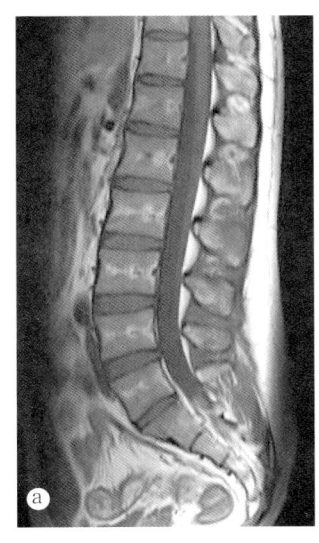
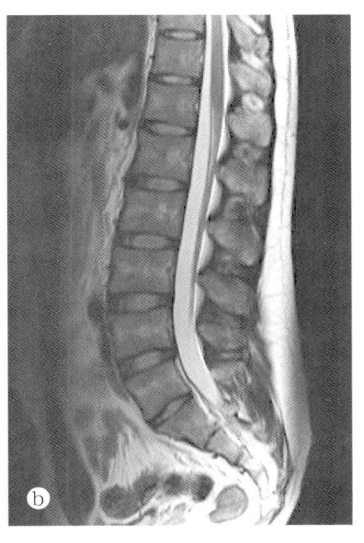
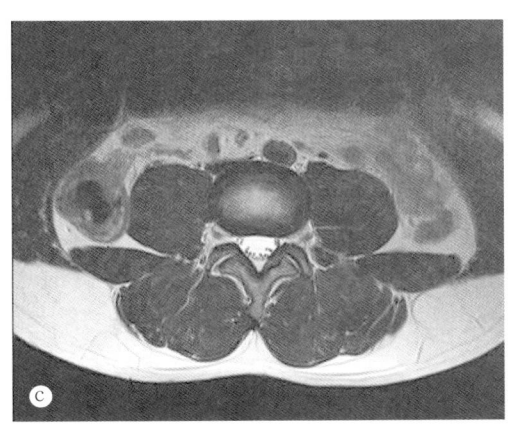

图14-1　MRI正常腰椎

正中矢状位T₁加权像（a）显示腰椎生理曲度凸向前，椎体呈较高信号，椎间盘和马尾神经呈中等信号。同层面T₂加权像（b）示椎间盘的信号为三明治样（上下为高信号、中间低信号），椎管内脑脊液为高信号，其中的马尾神经呈中等信号。横断T₂加权像（c）显示椎管大致为扇形高信号，与两侧椎间孔相连，神经根和马尾均呈中等信号。

第二节　椎间盘突出

1543年Vesalius首先叙述了椎间盘外观，1742年Weitbrecht描述位于椎体之间的软骨与椎体韧带组织（即能将两个椎体连接在一起的椎间盘）。1838年Key报道2例椎间盘突出而致截瘫的病例。1843年Riador首先认识到椎间盘发生退行性改变，可在椎间孔处压迫神经根产生疼痛。1857年Virchow首先描述因外伤所致、尸检中发现的椎间盘突出（disk herniation）。1929年Dandy报道2例截瘫患者椎管内发现游离软骨片，但未能认识到这是椎间盘脱出所游离的组织碎片。1927－1931年德国医生Schmorl对椎间盘进行了广泛研究，先后发表11篇有关椎间盘解剖和病理的文章。

椎间盘突出是由椎间盘变性或外伤引起髓核、纤维环向椎管内突出，压迫脊髓或神经根所出现的综合征。临床上以腰椎间盘突出最为多见，颈椎次之，胸椎罕见。

人类在18岁步入成年阶段时，椎间盘即开始退行性改变的进程，表现为盘变薄。20岁时，髓核就发生变性，表现为弹性减弱小，与纤维环之间出现明显分界。至40岁时，椎间盘明显变性，表现为髓核逐渐失去水分，并被纤维组织所替代。由于椎间盘没有血液供应，其修复能力较差，其所承受的躯体压力较大，加之不断进展的椎间盘变性构成椎间盘突出的内因；而外伤、腰肌劳损等引起纤维环破裂是椎间盘突出的外因。

椎间盘纤维环在后部较薄弱，由于脊椎后部中央有后纵韧带使之得到加强，而两侧方无韧带覆盖，因此椎间盘突出多发在脊椎的后外侧。与其他节段不同，胸椎椎管相对较窄，几乎被后纵韧带所覆盖，故胸椎间盘突出较少见。

椎间盘依突出方向不同，可分后正中突出、后外侧突出、侧方突出和前方突出。依据突出的程度不同以及纤维环是否完整，椎间盘突出又可分为：

1. 椎间盘突出（disk protrusion） 髓核局限性突出于椎体之外，突出部分的大小、部位可有不同，但是纤维环最外缘的环状纤维完整，突出物仍局限于纤维环之内。

2. 椎间盘脱出（disk extrusion） 髓核已经穿破纤维环，但仍然局限在后纵韧带前方。

3. 椎间盘游离碎片（free disk fragment） 病变髓核与椎间盘脱离，并穿过后纵韧带，向上或向下方移行，远离原来的椎间盘。游离的椎间盘碎块穿过硬膜进入硬膜囊内的情况极为罕见。

一、腰间盘突出

国内对本病有多种称谓，包括腰椎间盘纤维环破裂症、腰椎间盘脱出症、腰椎间软骨盘突出症、腰椎软骨板破裂症等，但公认病名是腰椎间盘突出症，系指椎间盘中的髓核物质经纤维环向周围组织突出，多伴有髓核和纤维环的变性，患者出现脊髓或神经根的压迫症状。

（一）腰间盘突出的病因

椎间盘突出的病理基础是椎间盘的退行性改变，其诱发因素有多种，以腰椎慢性损伤最为常见，但腰椎的急性损伤可使患者原有临床症状加重。

（二）腰间盘突出的病理

椎间盘髓核组织和纤维环的含水量约为70%~80%，随年龄增长，其含水量逐渐减少，使之失去弹性，干燥的髓核容易破裂。此外，椎间盘的血液供应差，而它所承受的压力却很大，故损伤后不容易被修复，这些因素都导致椎间盘容易发生变性改变。体力劳动和外伤可引起椎间盘纤维环破裂，变性的髓核可随纤维环破裂突入椎管之内。腰$_{4\sim5}$和腰$_5$骶$_1$是椎间盘突出最常见部位。

腰椎间盘突出可分为以下三型：

1. 后外侧型 最为多见，椎间盘向中线旁突出，压迫同侧神经根；

2. 外侧型 椎间盘向椎间小关节及其外侧突出，可压迫同侧上下相邻的两根神经根。

3. 中央型 椎间盘在中线部突出，通常突出的体积较大，可压迫马尾神经，为腰椎间盘突出最为严重的一种类型。

（三）腰间盘突出的临床表现

本病的主要症状为腰腿痛，95%以上的本病患者出现该症状。多数为单侧，腰痛和腿痛同时发作，而且腿痛呈放射性。疼痛常因咳嗽、打喷嚏或排便而加重。查体腰椎棘突旁有局限性压痛，严重者可出现下肢麻木、运动障碍和肌肉萎缩。

（四）腰间盘突出的治疗

本病主要有三种治疗方法：

1. 非手术治疗 主要应用以下疗法：

（1）卧床休息 选择硬板床，完全卧床休息2~3周，直到临床症状明显缓解为止。

（2）牵引疗法 采取重力牵引方式将椎间盘在头足方向拉开，其主要作用机制为减轻椎间盘的压力，促使髓核不同程度地回缩。

（3）其他 其他有局部按摩、针灸、理疗和病灶局部封闭治疗等方法。

2. 外科手术治疗 适用于经非手术治疗无效或者脊髓、神经根有较明显压迫症状者。手术方法有经椎板间开窗或行椎板切除减压，摘除压迫神经根的突出髓核。

3. 介入治疗 介入治疗是近些年发展起来的一种微创治疗的方法，包括经皮腰椎间盘切除术、经皮腰椎间盘减压术、髓核化学溶解疗法、经皮激光气化减压术以及CT引导下臭氧消融治疗等方法。

（五）腰间盘突出的预后

多数患者病情反复发作，但经保守治疗可缓解。约半数患者经手术治疗后症状完全消失，另有1/3患者术后症状有所减轻，15%的患者手术治疗无效，5%的患者术后复发。

（六）腰间盘突出的影像学检查

1. X线摄片检查 部分患者腰椎X线摄片无任何异常改变，部分患者可见以下异常改变：腰椎正位像可见腰椎侧弯，侧弯的方向与突出髓核及神经根受压有关。突出髓核位于神经根外侧时，腰椎侧凸向患侧，若突出髓核位于神经根内侧，则腰椎侧凸向健侧（图14-2）。

腰椎侧位像显示腰椎顺列的生理曲度变直或消

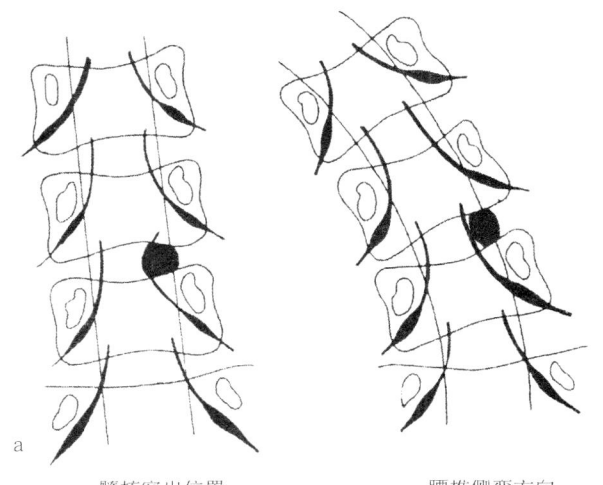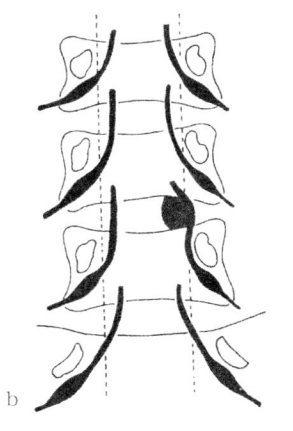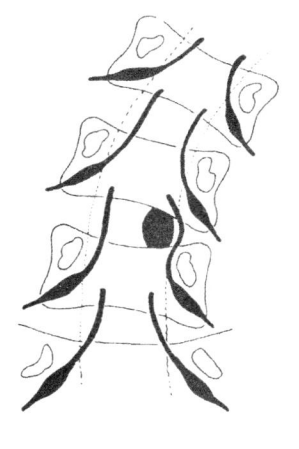

髓核突出位置　　　腰椎侧弯方向　　　髓核突出位置　　　腰椎侧弯方向

图14-2　髓核突出部位与脊柱侧弯的关系
图a：突出的髓核位于神经根外侧，腰椎侧凸向患侧。
图b：突出的髓核位于神经根内侧，腰椎侧凸向健侧。

失，甚至后凸。椎间隙前窄后宽提示椎间盘向后突出，均匀狭窄提示椎间盘变性或膨出。还可见椎体后缘上翘和骨质增生。因椎体退行性改变也可出现类似征象，故此征象并无诊断特异性。部分患者椎体上缘或下缘可见半圆形压迹，称为Schmorl结节，系髓核经软骨盘边缘突入椎体所致（图14-3）。少数患者可见椎间盘钙化、腰椎滑脱等异常改变。

2. X线脊髓造影检查　在CT和MRI问世之前，X线脊髓造影是诊断腰椎间盘突出的重要检查手段，包括椎管造影和椎间盘造影两种方法。

（1）X线椎管造影（图14-4）　当椎间盘向后外侧突出时，正位摄影显示对比剂药柱单侧出现压迹，伴同侧神经根袖抬高或截断。侧位摄影可见脊髓硬膜囊前侧缘轻度受压。椎间盘向后正中突出

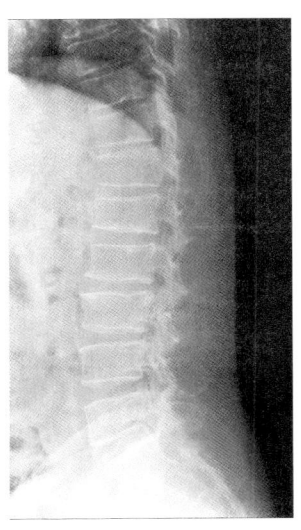

图14-3　腰椎Schmorl结节
X线摄片显示腰椎多个椎体上缘和下缘可见半圆形压迹（Schmorl结节），提示髓核脱出，经软骨盘突入椎体。

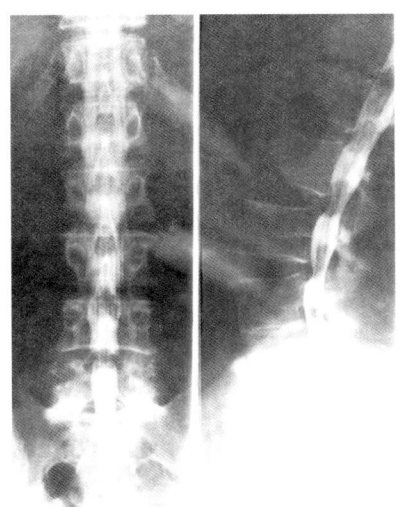

图14-4　X线腰椎椎管脊髓造影
可见多个椎间盘向后正中突出，正位片示造影剂有轻度截断征象，侧位片造影剂柱前缘可见浅弧形受压改变，以腰$_{3-4}$、腰$_{4-5}$更为显著。

时，正位摄影显示对比剂药柱呈沙漏形，当突出很重时，可完全阻断椎管，表现出现对比剂药柱完全截断。侧位摄影可见脊髓硬膜囊前缘受压，深度超过2 mm。椎间盘向侧方突出时，X线脊髓造影可无明显改变。

（2）椎间盘造影　在CT问世之前，椎间盘造影是诊断腰椎间盘突出直接和可靠的方法。椎间盘向后突出时，髓核影像超过椎体后缘进入椎管，至后纵韧带的前方，或者对比剂漏入硬脊膜外腔，形成硬膜外造影。在髓核影像的前方和侧方出现呈宽带状的无对比剂充盈区。

3．CT检查　椎间盘后缘变形，呈局限性突出，CT值在60～120Hu之间，略高于硬膜囊的密度。突出椎间盘压迫硬膜外脂肪，使其移位或消失。还可压迫硬膜囊前缘使之产生变形。椎间盘向侧后方突出时（图14-5），侧隐窝前后径缩短，压迫神经根鞘向后移位。突出的髓核可发生钙化（图14-6），也可发生碎裂，穿过纤维环和后纵韧带进入椎管，形成游离碎块，碎块向上或向下移行，可远离原来椎间盘，形成硬膜外间隙中的软组织密度影。此外，有时可见椎间盘变性的髓核积气，称为"真空"现象（图14-7）。

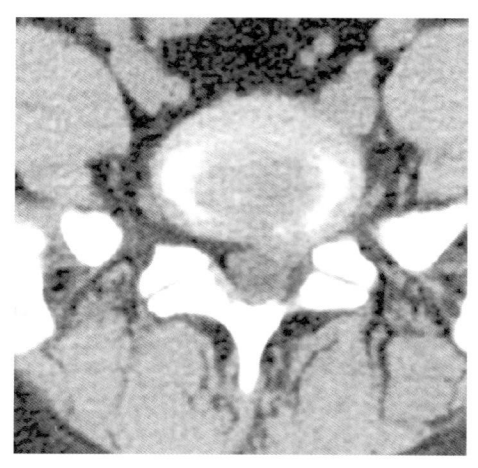

图14-5　腰椎间盘突出
CT横断平扫像显示腰₅～骶₁椎间盘向左后方突出，压迫左侧神经根，左侧侧隐窝变窄。

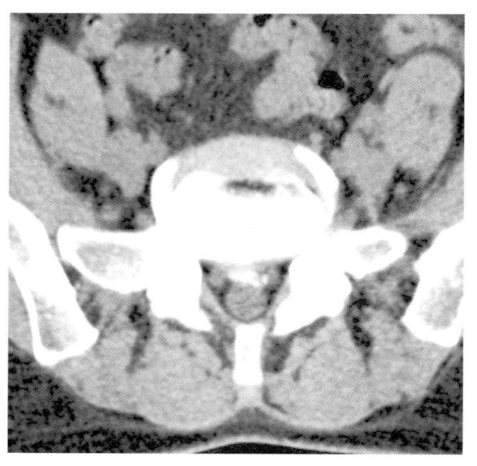

图14-6　腰椎间盘突出
CT横断平扫像显示腰₄~₅椎间盘向后突出，突出间盘后缘发生钙化。

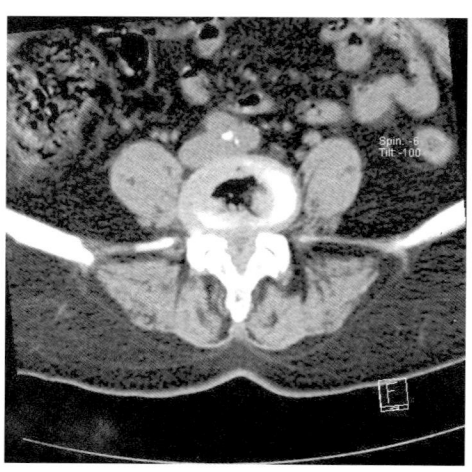

图14-7　腰椎椎间盘退行性变
CT横断平扫像显示腰₄~₅椎间盘中心呈极低密度（提示为气体），即为"真空"现象。

4．CT椎管造影（CTM）检查　CTM检查是将对比剂注入蛛网膜下腔，通过均匀弥散于蛛网膜下腔的对比剂，勾画出脊髓、脊神经根及终丝的轮廓，并可测量脊髓和蛛网膜下腔的宽度等。根据突出椎间盘造成蛛网膜下腔不规则的充盈缺损，判断突出椎间盘的形态和大小，并能进行直接测量。

5．MRI检查　MRI显示突出的髓核为境界清楚，扁平状、圆形、卵圆形或不规则形的异常信号，在T_1加权像上其信号与脊髓相等；在T_2加权像上为低信号（图14-8）。矢状位图像可清晰显示突出与未突出的髓核形成"哑铃"形外观。突出髓核若发生钙化，则形成一个极低信号的团块。后正中突出的椎间盘压迫脊髓，而侧方突出者压迫神经根。

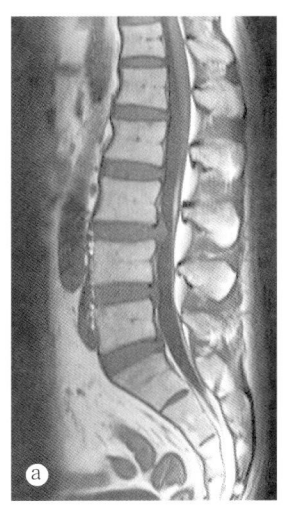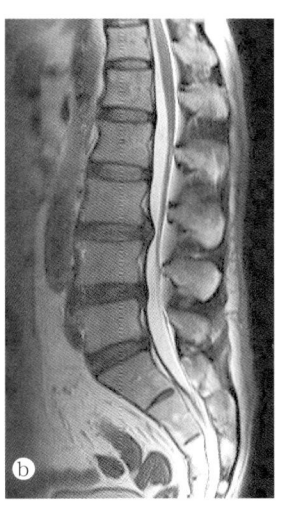

图 14-8 腰$_{3\sim4}$间盘突出

MRI正中矢状位T$_1$加权像(a)显示突出的髓核呈中等信号,压迫硬膜囊,而脑脊液为低信号。同层面T$_2$加权像(b)示突出髓核为低信号,在高信号脑脊液的衬托之下显示得更为清楚。

如果突出的髓核与椎间盘脱离,就形成游离的髓核碎片,可离开原椎间隙向上、下方移位,移动范围可达10mm之远,其周围环绕低信号带。MRI还可清楚显示邻近椎间盘,以及硬膜囊和脊髓受压等情况。增强扫描急性椎间盘突出可呈轻度强化,而陈旧性椎间盘突出则无强化。

6.影像学诊断和鉴别诊断 腰椎间盘突出多有典型临床表现,X线摄片显示腰椎侧弯及椎间隙改变,X线脊髓造影显示硬膜囊前缘受压,一侧神经根袖抬高或截断,或者对比剂药柱呈沙漏形改变。CT和MRI显示突出于椎体后方的半圆形椎间盘,相应硬膜外脂肪、硬膜囊或神经根受压移位,一般即确立本病的诊断。表现不典型的椎间盘突出,需要与以下疾病相鉴别。

(1)椎管内原发肿瘤 神经源性肿瘤表现为椎管内软组织块影,多位于髓外硬膜下者或脊髓内,而椎间盘突出位于硬膜外。CT显示原发肿瘤的密度通常低于突出的椎间盘,增强扫描肿瘤强化,病程较长的肿瘤可出现椎间孔扩大。MRI具有多方位直接成像能力和最佳的软组织对比度,使之成为本病鉴别诊断的最佳影像学检查方法。

(2)椎管内转移性肿瘤 转移瘤也可在硬膜外间隙形成软组织肿块,引起椎间孔扩大,但是根据转移瘤的边缘通常模糊,浸润椎旁脂肪组织,伴有脊椎骨质结构的明显破坏,并有原发肿瘤病史,可以准确做出二者的鉴别诊断。

(3)联体神经根鞘(conjoint root sheath) 通常为单侧发生,累及腰$_5$和骶$_1$神经根,二者共用一个神经根鞘,而具有各自独立的蛛网膜腔。CT和MRI显示两侧神经根鞘不对称,共同根鞘的一侧偏大,增强扫描不强化。在MRI图像上,其信号强度高于游离的椎间盘碎块,CTM或MRI的T$_2$加权像可清晰显示其形态。

(4)硬膜外瘢痕组织 来源于既往的手术,瘢痕多位于硬膜囊与手术部位之间,硬膜囊可向手术一侧移位。瘢痕组织的CT值低于椎间盘,增强扫描的强化程度亦不如椎间盘明显。MRI显示瘢痕组织为边缘不规则的条索状影,在T$_1$加权像上的信号强度低于椎间盘,T$_2$加权像上的信号更低,邻近硬膜囊无受压改变。15min延时增强扫描显示瘢痕组织均匀强化,而正常椎间盘则无强化。

二、颈椎间盘突出

由于颈椎间盘突出压迫神经根引起上肢放射痛,其临床表现与根型颈椎病相同,特点为颈痛、上肢放射性疼痛及麻木感。压痛点位于棘突及其椎旁组织,可同时有放射痛。

(一)颈椎间盘突出的病因

颈椎间盘突出多由急性或慢性反复轻微外伤而引起。

(二)颈椎间盘突出的病理

颈椎与相对固定的胸椎相连,是人体活动度和负重均较大的部位。在日常工作和生活中,虽然无明确外伤史,因颈部长期负重,持续不断地承受压力、磨损及髓核脱水改变,导致椎间盘变性。在纤维环变性引起弹性减退,不能承受椎间盘内张力的基础上,遭受头颅重力作用,肌肉牵拉或外伤时,不仅纤维环向外膨出,髓核也可经破裂纤维环间隙向外突出至椎管。颈椎间盘突出多为中央型,仅压迫脊髓,若突出组织成分较多,亦可在椎管内向上或向下延伸,压迫相应的神经根。颈椎间盘突出好发于颈$_{5\sim6}$和颈$_{6\sim7}$。

(三)颈椎间盘突出的临床表现

本病主要临床表现为颈部疼痛,活动受限,疼痛可向肩向患侧上肢放射。由于病变多发生在颈$_{5\sim6}$和颈$_{6\sim7}$椎间隙，因此上肢运动和感觉障碍主要为臂丛神经受累的表现，可伴根性感觉障碍。当突出椎间盘压迫脊髓时，可逐渐或急剧出现损害平面以下的感觉减退（甚至消失）和运动障碍。奎肯试验阳性表明椎管内有梗阻，进行该试验时做颈部前屈、中间及后仰3个位置，椎间盘轻度脱出者，仅在颈部后仰或前屈位时才出现椎管梗阻。

（四）颈椎间盘突出的治疗和预后

1．非手术治疗　适用于病情较轻，无脊髓或神经根明显压迫征象者。主要采用卧床休息、针灸、按摩、局部理疗、牵引，以及病灶区局部封闭等疗法，同时可应用中、西等医药物治疗。多数患者的病情可缓解。

2．手术治疗　经非手术治疗无效者或脊髓、神经根压迫症状显著者可采用手术治疗。术式包括：椎板切除术、脊柱融合术、脊髓和神经根减压术等。

3．预后　经手术治疗后约半数患者的症状完全消失，1/3患者的症状改善，15%患者治疗无效，个别患者的病情加重。

（五）颈椎间盘突出的影像学检查

1．X线摄片检查　本病在X线摄片上变化并不显著，部分患者在正位片上可见颈椎侧弯，侧位片可见颈椎生理曲度变直、消失或呈反弓状，病变椎间隙变窄，椎体后缘有唇突状骨质增生，甚至形成骨桥（图14-9）。

2．X线脊髓造影检查　X线脊髓造影可显示椎间盘突出部位对比剂药柱有局部压迹，或者出现对比剂药柱梗阻的征象，有时其表现与髓外肿瘤不易鉴别。

3．CT检查　本病CT的诊断效果优于X线摄片检查，是颈椎间盘突出症最常用影像学检查方法。颈椎间盘突出以中央型多见，表现为椎间盘后缘向椎管正中突出，为软组织密度，一般呈半圆形超出椎体后缘2mm以上，境界清楚。颈椎间盘突出部分易发生钙化或骨化，CT平扫即可清楚显示这些高密度病灶（图14-10）。CTM能清楚显示突出间盘的大小及形态，以及脊髓和神经根受压情况等。此外，增强扫描侧隐窝内的髓核碎片可发生边缘强化，伴硬膜囊移位，而增强的根静脉受压后移，可衬托出突出至椎间孔内的椎间盘。

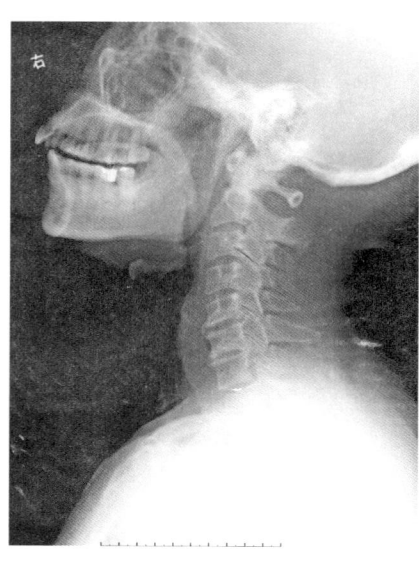

图14-9　颈椎退行性变
X线摄片显示颈椎曲度变直，颈$_{5\sim7}$椎体前后缘骨质增生，椎间隙变窄。

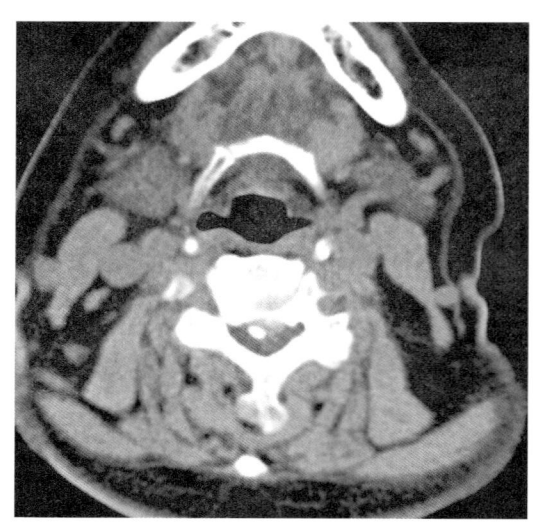

图14-10　颈椎间盘突出
颈椎CT横断像显示颈$_{5\sim6}$椎间盘向后突出，后者呈类圆形，密度略高于脊髓，压迫硬膜囊和脊髓前缘，其右后缘可见点状钙化。

4. MRI检查　MRI能清晰显示椎管及其内外的软组织结构。高分辨力MRI图像还能清楚显示背、腹侧神经根以及呈H型的脊髓内灰质。轻度中央型颈椎间盘突出，压迫脊髓硬膜囊向后移位，脊髓形态尚保持正常；而重度中央型颈椎间盘突出，向后压迫硬膜囊和脊髓，使之移位并变形；部分病例脊髓受压严重，可导致局部脊髓组织水肿、变性，甚至发生囊变，引起患者双下肢运动障碍。脊髓水肿使脊髓局部增粗，在T_1加权像上呈略低信号，境界欠清晰，T_2加权像呈高信号。脊髓变性病灶在T_1加权像上呈低信号，境界清晰，T_2加权像呈高信号，可伴脊髓轻度萎缩，表现为脊髓轻度变细。脊髓囊变病灶在T_1加权像上呈很低信号，境界十分清晰，T_2加权像呈亮白高信号。

椎间盘向后外侧方向突出可压迫局部神经根。颈椎间盘突出形成间盘碎片、游离者罕见。MRI有时难以区分骨赘与钙化的椎间盘突出对脊髓的压迫，这时X线摄片检查可能有助于显示骨赘或/和韧带钙化的成分（图14-11）。

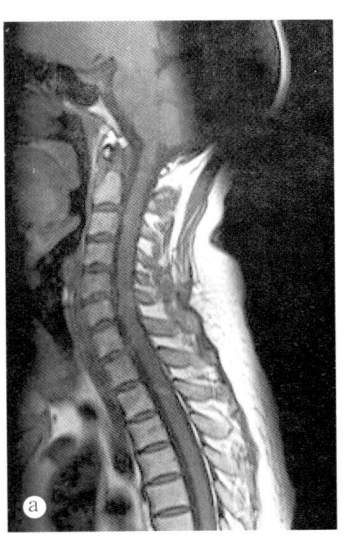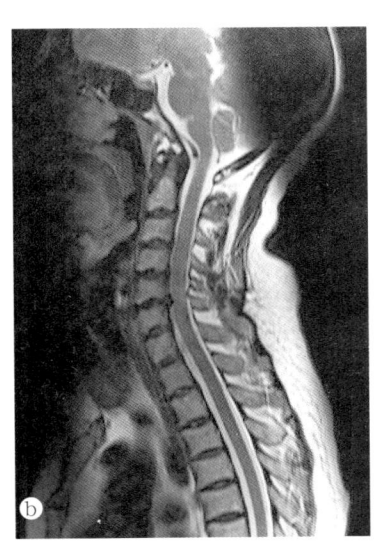

图14-11　颈椎间盘突出

正中矢状位T_1加权像（a）显示颈$_{5-6}$间盘突出，呈中等信号，压迫硬膜囊和脊髓；同层面T_2加权像（b）显示突出椎间盘呈低信号轻度压迫脊髓。

5.影像学诊断和鉴别诊断　根据病史、临床查体、X线摄片、CT或/和MRI表现，典型颈椎间盘突出的诊断通常不难。但是本病有时还需要与其他疾病进行鉴别。

（1）神经根型颈椎病　其临床表现与颈椎间盘突出类似，X线摄片显示颈椎这些顺列的生理曲度改变，椎体及钩椎关节骨质增生，骨赘突入椎间孔，使椎间孔变小，椎间隙变窄，项韧带钙化，MRI检查未见颈椎间盘突出的征象。

（2）颈部椎管内原发肿瘤　以神经纤维瘤多见，临床多表现为起病缓慢的持续根性疼痛，可有束带感及脊髓运动和感觉障碍，椎管梗阻现象严重。X线摄片可见椎弓根间距增宽或者椎间孔扩大，但椎间隙在正常范围，腰穿脑脊液化验检查发现蛋白含量高，MRI检查能清楚显示肿瘤病灶而确定其诊断。

三、胸椎间盘突出

胸椎具有肋骨的机械性支撑，稳定性良好，与颈椎、腰椎比较，很少发生退行性改变，胸间盘突出亦少见，仅约占椎间盘突出的1%，好发于胸椎中下段，以胸$_{9-12}$发生的机会较多。有文献报道尸检发现胸椎间盘突出占椎间盘突出的15%，多数患者在生前无症状，而未在生前做出胸椎间盘突出的诊断。

（一）胸椎间盘突出的病因

外伤为本病的主要病因，多为垂直坠落伤，其次为旋转扭伤。胸椎退行性改变也可引起椎间盘破裂或钙化。Cloward等人认为当患者具有后天性驼背畸形时,在后凸部位易发生髓核突出而引起脊髓压迫。

(二)胸椎间盘突出的病理改变

胸椎间盘突出的病理改变与颈、腰椎间盘突出相同,胸椎退行性改变伴椎间盘变性时,在外力的作用下,椎间盘随纤维环向后方突出。

(三)胸椎间盘突出的临床表现

胸椎间盘向后外侧突出引起单侧神经根受压,可使患者出现强烈疼痛,而无脊髓压迫症状。中央型胸椎间盘突出直接压迫脊髓,可引起患者运动功能障碍,伴疼痛及感觉异常。胸$_{12}$~腰$_1$椎间盘突出,可压迫脊髓圆锥和马尾,故疼痛放射至腰部及下肢,或者出现马尾损伤的相应征象。

(四)胸椎间盘突出的治疗

胸椎间盘突出大多为进行性发展,致残率较高,一般主张早期手术治疗,可切除多个椎板,并切除下关节突,摘除突出物等。

(五)胸椎间盘突出的影像学检查

1. X线摄片检查　通常本病的X线摄片检查无特异性所见。若显示髓核钙化、椎体压迹(Schmorl结节)等仅能作为行进一步影像学检查的间接依据(图14-12)。

2. X线脊髓造影检查　X线脊髓造影可见对比剂药柱在胸椎间盘局部的充盈缺损,当脊柱处于过屈位时,椎间盘突出引起对比剂药柱的梗阻。

3. CT检查　胸椎椎管内脂肪组织含量较少,CT的对比度不佳。由于55%突出的胸椎间盘发生钙化,因此,在椎间盘钙化衬托下,可准确做出胸椎间盘突出的定位和定性诊断。

4. MRI检查　胸椎间盘在MRI的T_1加权像上为中等信号,其中心部可出现更低信号为"真空"现象,突出髓核多发生钙化呈极低信号,向正后方突出显著压迫硬膜囊和脊髓,椎间盘在T_2加权像上为低信号(图14-13)。胸椎间盘突出亦可压迫脊髓引起水肿、变性和囊变等病灶,其MRI所见与颈椎间盘突出相同。

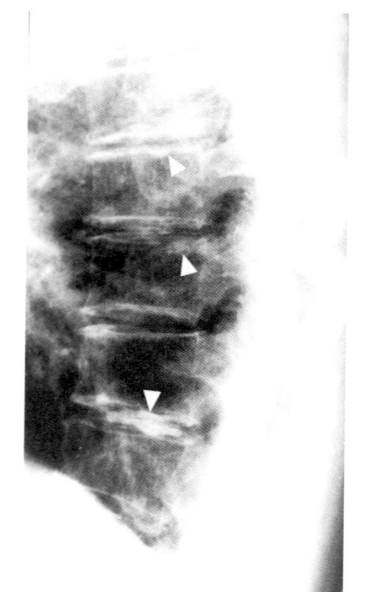

图14-12　胸椎间盘突出X线摄片
本病通常无阳性所见,但是此片可见胸$_{10~11}$椎间盘钙化,胸$_{8~9}$椎体上缘可见Schmorl结节。

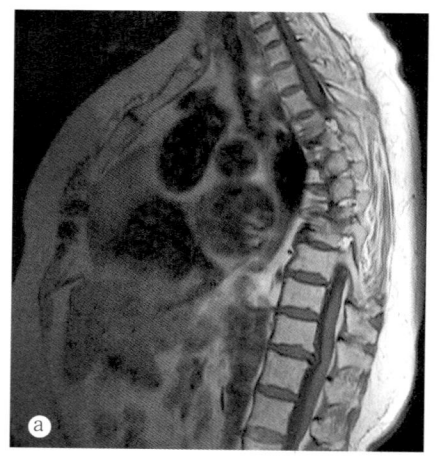 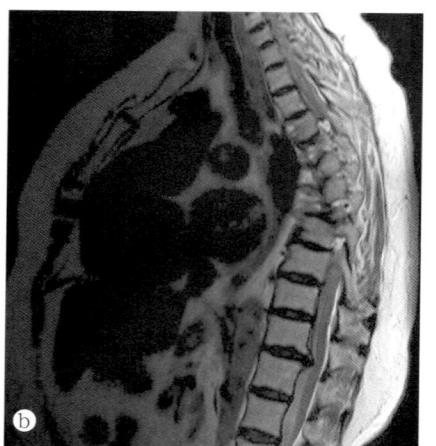

图14-13　胸椎间盘突出MRI
矢状位T_1加权像(a)显示胸$_{11~12}$间盘突出,呈中等信号,局部脊髓受压。同层面T_2加权像(b)示胸椎间盘呈低信号,间盘突出和脊髓受压改变等。

四、各种影像学技术诊断椎间盘突出性能比较

（一）X线摄片检查

为临床首选影像学检查方法。其优点有：操作简单、设备普及、价格便宜，可以纵向观察脊柱全貌，显示脊椎顺列的生理曲度，发现侧弯，明确椎体骨质增生和椎间隙改变的情况，为进一步检查奠定基础。

其主要缺点是：不能显示椎间盘及其突出，无法观察脊髓和神经根受压以及脊柱韧带的情况。

（二）X线脊髓造影检查

X线脊髓造影检查既往曾经是诊断椎间盘突出的确证性检查手段，可以观察椎间盘突出压迫硬膜囊和相应神经根的情况，在进行过伸过屈位投照时，可显示硬膜囊受压甚至出现梗阻的征象为其优点。属创伤性检查，椎管内注入对比剂可刺激脊膜，并进入脑脊液循环，引起被检查者头痛等症状；腰椎穿刺通路有感染的危险；对比剂很快被脑脊液稀释，影响图像质量等为其主要缺点。目前，随CT和MRI的临床广泛应用，该方法已经基本废弃不用。

（三）CT检查

CT是椎间盘突出的确证性影像学检查方法。CT直接显示椎间盘突出的部位、形态、大小和突出程度，椎间盘变性、钙化、骨化和"真空"征，椎体退行变及骨质增生改变等情况，还可观察硬膜外脂肪、硬膜囊和神经根受压移位情况，显示黄韧带肥厚、侧隐窝狭窄及其程度等为其优点。常规CT仅能选择地扫描若干椎间隙，获得体轴横断位图像，在纵向重建图像质量欠佳，虽然64排以上MSCT克服了此种不足，但是CT的软组织对比分辨力较低，不能分辨硬膜囊与脊髓，难以显示脊髓水肿、变性病灶，且有射线辐射危害等为其主要缺点。

（四）MRI检查

MRI的多方位直接成像和高软组织对比分辨力使之能清楚显示椎间盘、脊髓、硬膜囊和脊柱韧带及其异常改变，根据间盘突出病变的信号特点，判断其性质，尤其能清楚显示脊髓水肿、变性和囊变等继发病变为其主要优点。

被检查者体内植有金属异物（脊椎矫形钢板、避孕环和手术银夹等），安装心脏起搏器者不能进行此项检查，价格较贵，为主要缺点。

五、椎间盘突出的临床优选检查路线

1. 在具备MRI设备的医院，本病的影像学检查路线按照以下路线进行：

（1）首选X线摄片进行常规基础检查，对病变性质做出初步判断；

（2）然后进行MRI扫描，做出确证性诊断。

2. 在没有MRI设备的医院或者受经济条件限制的患者，按照以下路线进行影像学检查：

（1）首选X线摄片检查；

（2）然后进行CT检查，必要时加CTM检查。

椎间盘突出的临床优选检查路线框图如下：

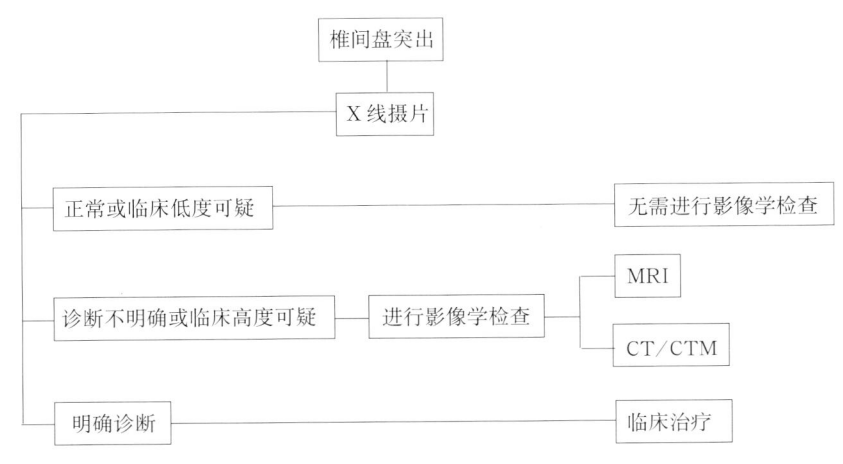

第三节 增生性骨关节病和椎管狭窄

一、脊椎退行性改变

脊椎退行性改变(degeneration disease of the spine)在临床上极为常见，累及部位包括椎间盘、椎小关节及脊椎韧带的连接处。多发生在脊椎活动度较大的下颈段、下胸段及腰段脊柱。在老年人或轻或重几乎都患有本病，但是许多老年人可以不出现临床症状或者症状不明显。只有当退行性病变导致椎管及椎间孔狭窄，压迫脊髓或/和神经根时，才出现相应的临床症状。

（一）脊椎退行性改变的病理

脊椎退行性改变首先以椎间盘和小关节软骨的退化变性开始，然后椎体边缘出现唇样骨质增生。由于椎间盘的血液供应差，负重大及运动多，因此磨损较多，通常发生退行性改变最早。退行性改变的间盘在体重或负重压力下被压缩，纤维环向四周挤出，在间盘隆起处的韧带与椎体边缘骨质被部分推开，形成小三角空隙。继之，有少量血液和成骨细胞进入，此过程逐渐深化形成骨唇。随着上述病理改变不断进展、病变扩大，骨唇逐渐增长。骨唇多见前侧方，亦可发生于后方或侧方。同时椎体周围韧带增厚和钙质沉着，小关节亦有骨质增生，周围韧带增厚钙化，相应椎间隙和关节间隙变窄，椎间孔变小，可导致脊柱后突或侧突畸形。

（二）脊椎退行性改变的临床表现

本病多发生在中年以后，出现症状者以男性居多。椎体后缘和小关节骨刺形成，韧带增厚，可压迫神经引起局部或放射性疼痛。在颈段，可有肩臂痛，手指麻木，临床上称为颈椎病。在胸段可引起肋间神经痛，类似心绞痛发作。在腰段可引起腰背痛和坐骨神经痛，严重者可挤压脊髓和马尾，产生相应的临床症状。但临床症状与影像学所见可不相吻合。

（三）脊椎退行性改变的治疗

1.颈椎退行性改变

（1）非手术治疗　包括推拿、理疗、牵引、局部封闭等疗法和/或应用止痛药物进行治疗，对大多数患者可以减轻或缓解临床症状。

（2）手术治疗　对有持久或顽固性颈神经痛的患者，施行椎管开放术、关节突关节切除术等可解除椎管（孔）后壁压力，缓解对神经根的压迫，也可实施椎间盘和骨刺切除术、椎间植骨融合术等。

2.胸椎退行性改变

（1）非手术治疗　主要为物理治疗。对根性疼痛亦应睡硬板床，可应用推拿、牵引，以及局部封闭或/和应用止痛药物进行治疗。

（2）手术治疗　对有关节骨质增生的患者，经非手术治疗方法无效，而且症状局限在1～2个关节，可施行关节融合术。

3.腰椎退行性改变

（1）非手术治疗　对一般患者可进行推拿、牵引、理疗、应用止痛药物和关节神经电烙术等疗法，可以缓解临床症状。

（2）手术治疗　对已经长期应用非手术疗法治疗无效的患者，可采用腰椎关节融合术。

（四）脊椎退行性改变的影像学检查

1. X线摄片检查

（1）颈椎　正位像显示双侧钩突增生变尖，侧位像可见颈椎顺列曲度变直或后凸，椎体边缘骨刺形成，以前后缘为著，好发于颈$_{5\sim6}$、颈$_{4\sim5}$和颈$_{6\sim7}$。椎间隙变窄，前纵韧带或/和后纵韧带钙化。斜位像显示椎间孔变小，可伴发韧带钙化（图14-14～图14-15）。

（2）胸椎　椎体边缘骨质增生，常见于胸椎中段前凸椎体的前缘，侧凸胸椎椎体凹陷侧的边缘或者狭窄椎间隙的上下面。关节突变尖，以及肋椎关节和胸肋关节的退行性改变，胸椎间盘明显压缩时，可引起肋椎关节半脱位。

（3）腰椎　椎体前、侧缘骨唇形成，严重时可上下连接形成骨桥。间盘退行性改变表现为程度不同的椎间隙变窄，特别当髓核突出时，其变窄更为

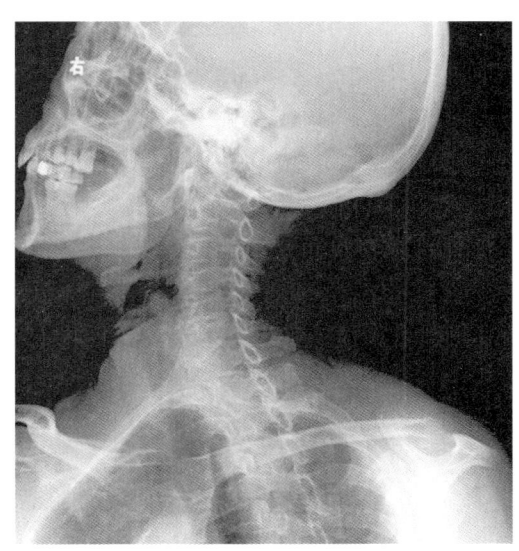

图14-14 颈椎退行性变
X线颈椎右斜位片显示颈$_{5\sim7}$椎体骨质增生，颈$_{5\sim6}$椎间隙变窄，椎间孔变小。

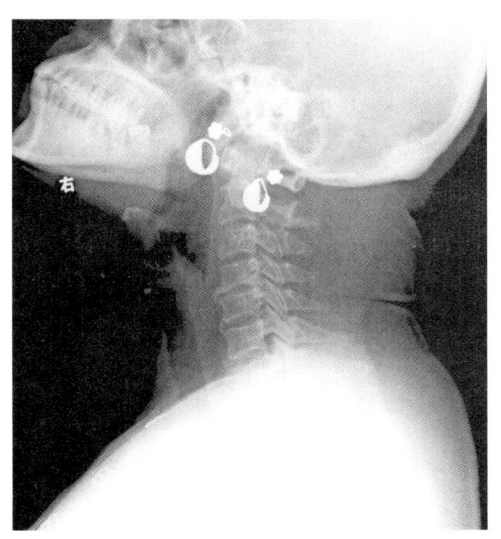

图14-15 颈椎退行性变
X线颈椎侧位片显示颈$_{4\sim7}$椎体骨质增生，颈$_{5\sim6}$前纵韧带局限性钙化。

明显。变性的髓核和韧带可钙化呈高密度。因韧带退行性改变、松弛或损伤可引起椎体滑脱，小关节间隙通常变窄，受小关节和临近椎体后缘骨刺形成及椎间隙变窄的影响，椎间孔横径和上下径均可变小（图14-16～图14-17）。

2．CT检查

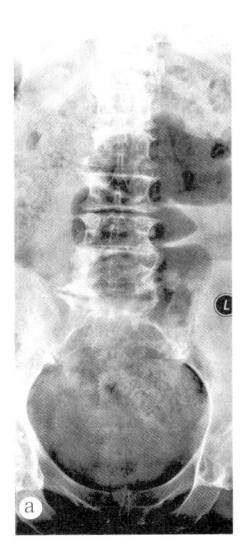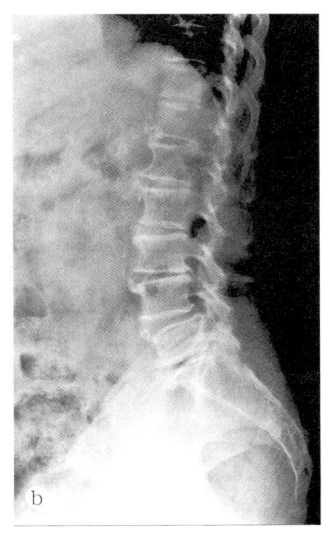

图14-16 腰椎退行性变
X线腰椎正（a）侧位片（b）显示腰椎椎体前缘、侧缘骨质增生，部分形成骨桥，腰$_{3\sim4}$、腰$_{5}$～骶$_{1}$椎间隙狭窄。

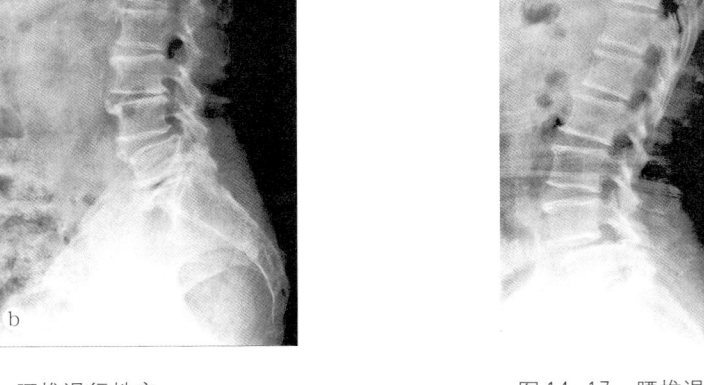

图14-17 腰椎退行性变
X线腰椎侧位片显示腰$_4$椎体向前Ⅰ°滑脱，腰$_{4\sim5}$椎间隙变窄，椎间孔变小。

（1）椎间盘退行性病变 表现为椎间盘膨出，椎体边缘之外出现对称性、规则的环形软组织影，其外缘可有钙化，椎体边缘可见唇突样骨赘（图14-18）。

（2）椎小关节退行性改变 好发于腰椎和颈椎中下段，表现为关节突肥大，骨赘形成，关节软骨及软骨下骨质破裂，关节间隙积液和滑膜囊肿等。椎小关节的退行性改变可引起椎管狭窄症，特别在腰椎椎管、侧隐窝和椎间孔都可发生狭窄（图14-19）。

3．MRI检查

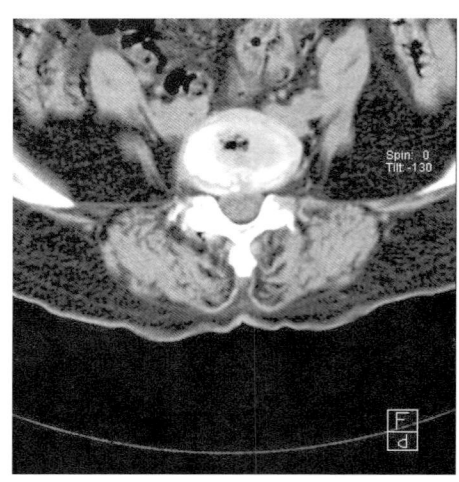

图14-18 腰椎间盘退行性变
CT扫描示腰₅~骶₁椎间盘向后膨出，表现为位于椎体边缘的环形软组织影，并可见椎间盘变性的"真空"征。

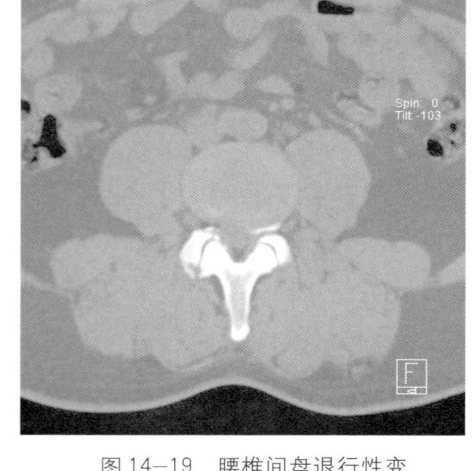

图14-19 腰椎间盘退行性变
CT显示腰₃₋₄椎间盘向左后突出，伴钙化，右侧椎小关节骨质增生，双侧侧隐窝狭窄，以左侧为著。

（1）椎间盘膨出（disk bulge） 在MRI矢状位图像上椎间盘后缘呈弧形突出。横断位像显示椎间盘呈边缘光滑的对称性膨出，硬膜囊前缘和两侧椎间孔的脂肪光滑，有对称性轻度压迹（图14-20）。伴随发生的椎间盘变性在T_2加权像上为低信号。

（2）椎小关节骨质增生和黄韧带肥厚 椎小关节骨质增生可引起侧隐窝狭窄，若旁正中矢状位图像显示关节突至椎体后缘的距离<4mm，则提示侧隐窝狭窄，此征象在T_1加权像上显示清楚。在T_1加权和T_2加权像上，正常黄韧带的信号强度比后纵韧带和棘间韧带高，若黄韧带钙化，则呈极低信号（图14-21），黄韧带肥厚和后纵韧带骨化均可引起椎管狭窄。

（3）脊椎滑脱（spondylolisthesis） 脊椎退行

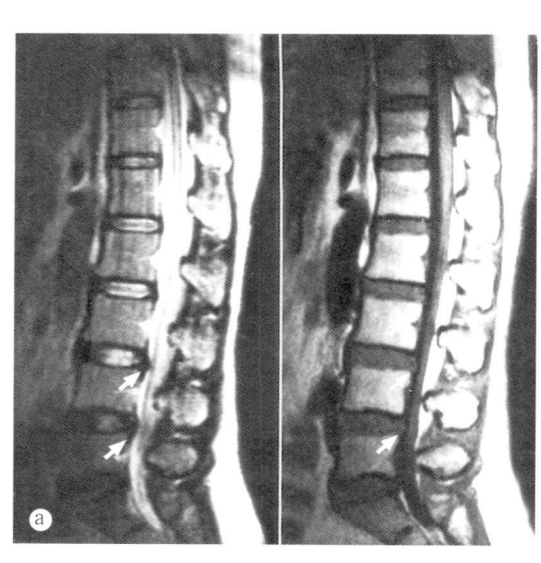
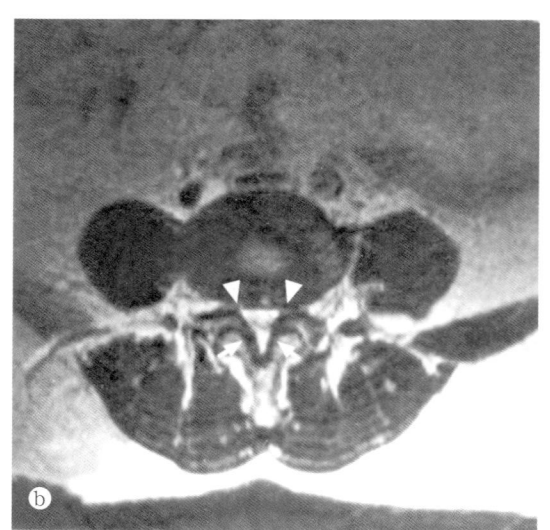

图14-20 腰间盘膨出伴椎管狭窄
MRI正中矢状位T_2加权像（a左）显示腰₃₋₄和腰₄₋₅椎间盘向后成弧形膨出，腰₃₋₄椎间盘信号减低。同层面T_2加权像（a右）显示膨出的椎间盘边缘光滑，信号强度轻度减低。横断T_2加权像（b）显示腰₄₋₅椎间盘向后膨出，边缘光滑（△），硬膜囊前缘变平直，椎管横径变窄，椎板夹角变小（↕），提示有椎管狭窄。

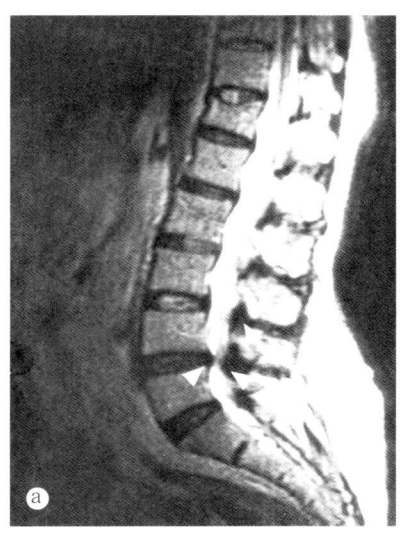
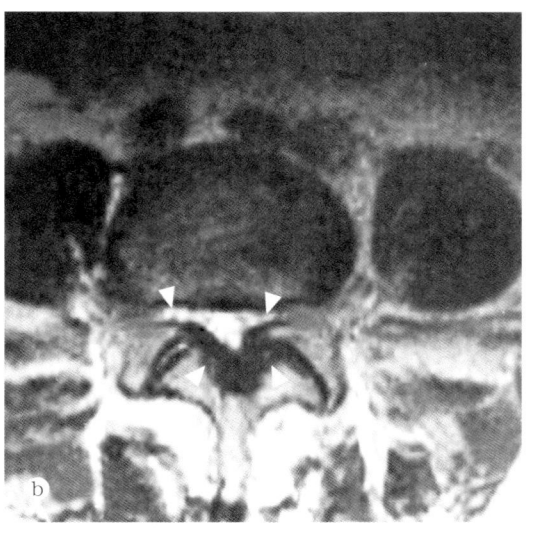

图 14-21　腰椎黄韧带增厚致椎管狭窄

MRI 正中矢状位 T_2 加权像（a）显示腰椎黄韧带增厚，以腰$_{4\sim 5}$为著（后部△），导致继发性椎管狭窄。（b）横断 T_2 加权像显示黄韧带增厚呈低信号（后部△），加之椎突关节肥大侧隐窝也相应变窄（前部△），使椎管呈倒三角形显著狭窄。

性改变可引起椎小关节半脱位及脊椎滑脱。MRI矢状位图像显示椎体滑脱清楚（图14-22）。

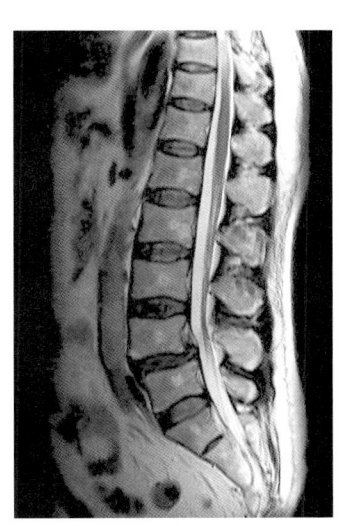

图 14-22　腰椎椎体脱位伴间盘突出

MRI 矢状位 T_2 加权像显示腰 4 椎体向前 I 滑脱，腰$_{4\sim 5}$椎间隙略窄，间盘向后突出，呈低信号，硬膜囊前缘受压，向后移位。

4.影像学鉴别诊断　本病主要应该与脊椎类风湿病变相鉴别，后者骨质稀疏明显，关节面和小关节有小囊状骨质破坏，椎间隙很少变窄，但小关节破坏融合，脊椎强直，呈竹节样改变。

二、椎管狭窄

椎管狭窄（spinal stenosis）是指各种原因引起的椎管径线缩短，压迫硬膜囊、脊髓和神经根，导致患者出现相应神经功能障碍的一类疾病。它与脊柱发育异常、椎间盘突出、肥大性骨关节病、韧带肥厚及钙化等多种原因有关。可分为先天性和后天性两大类。先天性椎管狭窄为出生时或出生后椎弓发育障碍所致，它可以是全身骨发育障碍的脊柱局部表现，也可以仅限于椎弓发育障碍，椎弓发育障碍者又称发育性椎管狭窄，是先天性椎管狭窄中最为常见的一种。多种病因可引起后天性椎管狭窄，脊柱退行性改变为其主要原因，通常被称为退行性椎管狭窄。混合性椎管狭窄是在先天性椎管狭窄的基础上发生退行性改变，使椎管狭窄加重，导致患者原有症状加重。椎管狭窄的好发部位为颈椎和腰椎。

（一）椎管狭窄的病理

先天性椎管狭窄可由软骨发育不全、黏多糖病、脊柱骨骺发育不全等疾病引起，多在胚胎3个月～3岁之间形成，一般在成年后才出现临床症状，主要病理改变为椎弓缩短、椎管均匀性狭窄。

后天性椎管狭窄多由椎体后缘及椎板的骨质增

生肥大，引起中央性椎管狭窄，椎小关节增生向椎管内膨出，造成侧隐窝狭窄，使椎管横断面呈三叶形。椎间盘突出是造成腰椎、颈椎椎管狭窄的重要原因。外伤后椎体滑脱、手术瘢痕增生、植骨片突入椎管内及放疗后改变等亦可导致椎管狭窄，使硬膜囊和神经根受压。胸椎的黄韧带肥厚、钙化也是引起椎管狭窄的常见原因。

（二）椎管狭窄的临床表现

颈椎椎管狭窄多为颈椎病的表现，轻者以颈部酸、痛、胀及不适感为主，颈部活动受限或被迫体位，重症患者表现为与脊神经根分布相一致的感觉、运动及反射障碍。胸椎椎管狭窄少见，引起脊髓及神经根病变者更少见。腰椎椎管狭窄的发病缓慢，病程较长，临床症状多反复发作，进行性加重，主要特征是间歇性跛行，慢性反复发作的腰痛、坐骨神经痛，卧床休息后症状可缓解，活动后症状再次加重。

（三）椎管狭窄的治疗

1. 颈椎椎管狭窄　以保守治疗为主，通常应用理疗、牵引等疗法。重者可行开放椎管的手术治疗。

2. 腰椎椎管狭窄　外科手术为主要治疗手段。对先天性椎管狭窄可行全椎板切除术，对后天性椎管狭窄，应根据引起椎管狭窄的原因和程度而采取部分椎板或肥大小关节切除术治疗。此外，还可进行椎管前、外或后方的局部减压手术。对黄韧带肥厚增生所致胸椎椎管狭窄者，可行手术切除病变的黄韧带。

（四）椎管狭窄的影像学检查

1. X线摄片检查

（1）颈椎　发育性椎管狭窄主要表现为椎管矢状径减小，在标准侧位像上进行椎管矢状径测量是确立本病诊断准确而简易的方法，正常人颈$_{3\sim7}$的矢状径>15mm，一旦<12mm，则可确立发育性颈椎管狭窄的诊断。此外，当下关节突背侧皮质缘接近棘突椎板线时，要警惕有发育性椎管狭窄的可能。

（2）胸椎　X线摄片诊断尚无统一标准，Jirout等报道正常胸椎椎管矢状径平均值为14.4mm（T_{10}），14.3mm（T_{11}），15.9mm（T_{12}）。

（3）腰椎：在标准正侧位X线摄片上测量椎管矢状径和横径，矢状径的测量方法与颈胸椎相同，横径为两侧椎弓根内缘的最短距离。正常人腰椎管矢状径和腰$_5$椎管横径的下限值，分别为16mm和22mm。一般腰椎椎管的横径<20mm，矢状径<15mm，就可以做出椎管狭窄的诊断。

X线摄片测量椎管的局限性：径线相同的椎管，其横断面可有截然不同的形状及面积。由于平片测量不能反映椎弓根平面后方椎管的形态及大小，而该部椎管由椎板及小关节所围成，是发育性及退行性椎管狭窄容易被累及的区域。因此，应用X线摄片测量方法诊断椎管狭窄有一定局限性。

2. X线脊髓造影检查　继发于椎间盘变性的退行性椎管狭窄是脊髓型及神经根型颈椎病的原因。X线脊髓造影所见：在侧位片上可见硬膜囊前、后缘的压迹。前缘压迹来自椎间盘突出或椎体后缘的骨赘，而后缘压迹则为黄韧带肥厚所致。正位片显示由前、后方压迫所致脊髓的假性膨大，蛛网膜下腔在1个或几个椎间隙水平出现横行压迹。

3. CT检查　椎管狭窄从病因上可分为先天发育性和后天性两种，按照狭窄部位又分为椎管狭窄、侧隐窝狭窄和椎间孔狭窄三种。

（1）先天发育性脊椎狭窄症　常发生于颈$_{3\sim6}$或腰$_{2\sim4}$椎体水平，主要表现为椎弓根变短，椎管前后径变短，椎板增厚变宽。诊断椎管狭窄不能仅依靠前后径的测量值（图14-23），还要看观察椎管与

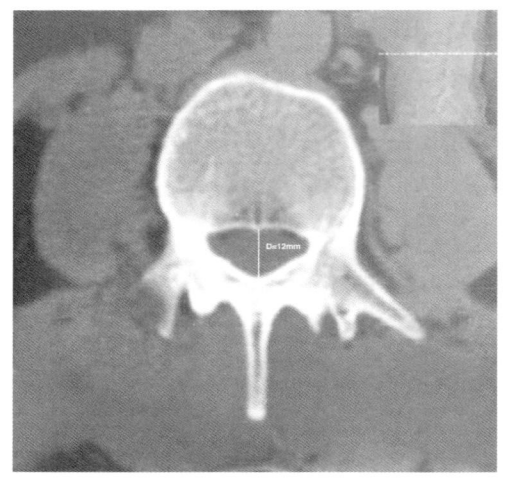

图14-23　先天性腰椎椎管狭窄
CT显示腰$_3$椎体水平椎管前后径为12mm，小于正常下限值16mm，伴有硬膜外脂肪层消失，诊断椎管狭窄。

硬膜囊的比例。在硬膜囊较大者，椎管稍有狭窄即可压迫硬膜囊产生临床症状；而硬膜囊较小者，椎管狭窄较重也可能不产生临床症状。CT显示硬膜外脂肪层消失是诊断椎管狭窄的重要依据。

(2) 继发性椎管狭窄症

A. 黄韧带肥厚是造成胸、腰椎椎管狭窄的主要原因。通常黄韧带并非真正肥厚，而是由椎间隙变窄使韧带起褶所致，肥厚黄韧带的厚度通常＜5mm（图14-24）。

B. 后纵韧带钙化及骨化可压迫硬膜囊（甚至脊髓），可单发或多发，后者可连续或不连续发生于脊柱的多个部位（图14-25）。

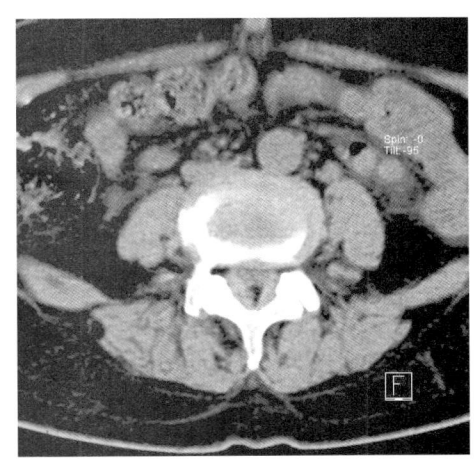

图14-24 继发性腰椎椎管狭窄
CT显示腰椎间盘膨出，双侧黄韧带增厚，椎管前后径狭窄。

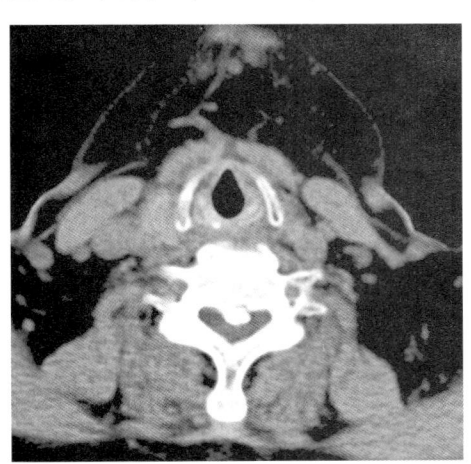

图14-25 继发性颈椎椎管狭窄
CT显示颈₄水平后纵韧带骨化，使椎管前后径缩短，引起继发性椎管狭窄。

C. 椎小关节退行性病变可压迫硬膜囊引起脊髓前移。

(3) 侧隐窝狭窄症 侧隐窝为神经根进入椎间孔的通道，其入口处的前后径最窄，也是神经根极易遭受挤压的地方。在CT横断位图像上，正常侧隐窝的前后径应＞3mm，当椎板的上下关节突增生肥大时，即导致侧隐窝狭窄，使其前后径变小（＜2mm）。高分辨CT能清楚显示侧隐窝内神经根受压的现象（图14-26）。

(4) 椎间孔狭窄 椎间孔下壁是椎弓根，前壁是椎体和椎间盘，后壁是椎小关节突。钩突增生是引起颈椎椎间孔变窄的主要原因，而小关节突增生肥大和椎体骨赘形成是引起胸腰椎椎间孔狭窄的最常见原因。应用64排以上MSCT获取容积数据，再进行多方位图像重组，可直接显示椎间孔狭窄以及脊神经根（图14-27），以及在狭窄椎间孔内走行的神经根受压的情况。

(5) 其他 术后残留间盘组织、瘢痕增生和移位的植骨片等亦可压迫脊髓，它们在CT图上均呈低密度，很容易识别。

4. MRI检查 MRI能清楚显示中心型椎管狭窄，并发现其致病原因。例如：横断位像可见椎间盘病变在椎间隙水平压迫硬膜囊前缘，矢状位T₂加权像在高信号脑脊液衬托下，可见硬膜囊呈串珠状或糖葫芦样改变，其前部压迹由椎间盘病变引起，后部压迹是肥厚的黄韧带所致。中心性椎管狭窄可使神经根相互靠拢，在T₁加权像发现椎管中有中等信号强度"团块"影。椎管狭窄妨碍脑脊液流动，

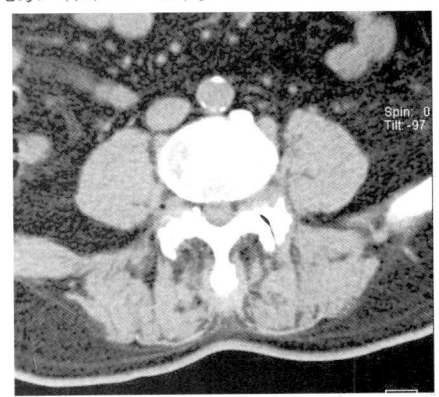

图14-26 腰椎退行性变侧隐窝狭窄症
腰₄₋₅双侧椎体小关节增生，右侧隐窝显著狭窄。

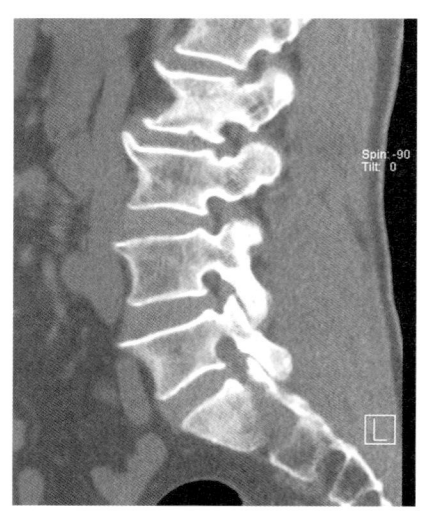

图14-27 椎间孔狭窄
MSCT重组经椎间孔矢状位像显示,腰椎椎体普遍唇突样增生,腰$_2$椎体后缘骨赘形成并向后突出,导致右侧椎间孔狭窄。还可显示脊神经根。

在狭窄远端矢状位和横断位图像上,椎管可表现为弥漫或局限性较高信号,而在T_2加权像上脑脊液的信号强度在正常范围。根据此征象可与蛛网膜炎或硬膜内肿块相鉴别。

5. 各种影像学技术的优缺点比较

(1) X线摄片 X线摄片为本病的首选和常用检查方法,能显示脊椎病骨质结构的异常改变,整体观察脊椎侧弯和各种脱位,为手术定位提供依据,而且其操作简单,设备普及,价格低廉,为其主要优点。其为有射线辐射危害技术,不能提供软组织信息为其主要缺点。

(2) X线脊髓造影 X线脊髓造影的优点是成像范围大,有利于显示病变全貌,能准确显示髓腔梗阻的部位及形态,但是其属于创伤性检查,不能显示神经根轴以外的部位,为其主要缺点。虽然该方法曾经在临床广泛使用,但在CT和MRI临床应用之后,已经基本废弃不用。

(3) CT CT属于无创伤性检查技术,可显示脊柱骨质结构、神经根管及椎旁组织结构的变化,明确椎间盘突出和其他造成椎管狭窄、神经根管狭窄和/或侧隐窝狭窄的骨质增生原因,准确鉴别临床表现可能相同的椎间盘突出与侧隐窝狭窄,进而为制订手术方案提供重要依据。CT是诊断椎管狭窄的确证性方法。

(4) MRI MRI属无创伤、无射线辐射危害技术,能直接获取多方位体层图像,直观的显示脊柱和脊髓全貌,以及硬膜囊、神经根管和椎旁区,诊断本病的特异性高,诊断效果优于其他影像学方法。但是MRI显示骨小梁、骨皮质方面不如CT,价格较贵,设备普及率不如X线摄影和CT,为其不足之处。

6. 椎管狭窄的影像学优选检查路线 对于拟诊脊椎椎管狭窄的患者,建议采取以下检查路线:

首选X线摄片检查,然后进行CT检查确定本病的诊断。必要时再进行MRI扫描。

第四节 脊椎术后评价

1978年有文献报道,对腰椎间盘切除术患者进行4年随访,其中58%的患者腰背痛完全缓解,72%的患者坐骨神经痛症状完全得到缓解,但仍有15%的患者存在放射痛。又有作者指出,手术对坐骨神经痛的缓解率可达到80%,但对腰背痛的缓解率仅为55%。

手术治疗腰椎间盘突出无疑是一种终极治疗手段,在各种治疗方法中的疗效最好。对多数症状较重、病程较长,经非手术治疗效果不明显的患者,最后仍然需要进行手术治疗。经验表明:凡术前腰椎间盘突出神经受累症状较重者,其术后正常反射难以恢复,少数患者肌力下降和感觉异常等症状也难以恢复至正常水平,因此,对累及括约肌和性功能的患者,应该尽早进行手术治疗。

腰椎椎管狭窄手术后约10%~40%的患者仍然具有疼痛和某些功能不全的症状,产生该症状的主要原因有：再发椎间盘突出，中央型椎管狭窄，引发蛛网膜炎，发生硬膜外纤维化，其次还有假性脊膜膨出、脊柱结构不稳定和神经受损等少见原因。

（一）术后再次出现症状的原因

早在1951年，Armstrong就发表了对腰椎手术失败综合征问题的分析结果，列出了12种原因（见表14-1）。

有学者对再手术的病因进行分析，认为导致腰椎手术失败综合征的一个重要因素是椎管狭窄。

表14-1 椎间盘切除术失败的原因

定位失误
有2个间盘突出，遗漏1处未行手术切除
两侧病变，仅手术一侧而遗漏另一侧
原间盘突出部位再次发生突出
在其他部位新出现间盘突出
损伤神经根
神经根粘连
永久性损伤神经根
损伤关节突
椎间关节关节炎
感染
损伤硬膜马尾神经

（二）术后再次出现症状的临床表现

患者在手术后临床症状可以缓解或消失，经过一段时间后再发；或者术前的症状术后一直未缓解，甚至有所加重。若出现术前没有的症状，则提示为新发病变。

（三）术后再次出现症状者的治疗

对再发症状患者的治疗仍然分为非手术和手术治疗两种。

1. 非手术治疗　对患者给予各种对症治疗，能在一定程度上缓解患者的临床症状。非手术治疗的疗效不佳者，可再行手术治疗。

2. 手术治疗　1963年Barr等对120例因第1次手术失败而行2次手术的患者进行分析，其中67人为同部位椎间盘的再发突出，对其中合并脊柱不稳定者行再次手术，术后多数患者（79%）取得良好效果。对第1次手术术后发生感染和椎管内肿瘤未完全切除的患者，再次手术治疗的效果较差，仅1/5患者的症状得到缓解。

（四）对术后症状再次出现者的影像学检查

影像学检查必须对比上次手术前、后图像，这对确定引起症状再发的病因和制订再次案均具有重要意义。

1. X线摄片检查　X线摄片检查能确定上次手术的部位和范围，了解有无椎管狭窄，若X线摄片所见与上次手术前相同，则多为原部位病变的再发，若异常改变在其他部位，则考虑有新发病变。进行腰椎过屈、过伸位摄影，能判断腰椎的稳定性，发现影响腰椎稳定性的异常改变。

2. X线脊髓造影检查　X线脊髓造影虽然可以显示硬膜囊的受压情况，但是不能明确受压原因是硬膜外瘢痕，还是突出的椎间盘组织，仅对诊断术后蛛网膜粘连有较高价值，而多次手术患者可伴有严重蛛网膜粘连，进行该项检查的意义不大。

3. CT检查　CT检查对明确椎间盘手术失败原因有较大意义，可清楚显示椎管狭窄、手术部位的骨质缺损、骨质增生和退行性椎管狭窄等表现。增强扫描可准确区分复发的椎间盘突出与瘢痕组织形成，前者无血管组织，增强扫描不强化，而后者血运丰富，增强扫描强化明显。术后椎间盘炎在CT平扫图像上表现为低密度，增强扫描低密度显示得更加清晰，术后蛛网膜炎则表现为局限性硬脊膜增厚。

4. MRI检查　MRI平扫对鉴别硬膜外瘢痕与复发椎间盘突出的敏感性高达100%、特异性为71%，准确性为89%，增强扫描可进一步提高诊断准确性。与临近椎间盘比较，位于硬膜前方的瘢痕组织在T_1加权像上呈低或等信号，在T_2加权像上为高信号。位于硬膜囊外侧及后方椎板切除部位瘢痕组织的信号变化较大，有时在T_1加权和T_2加权像上均略低于椎间盘信号，但并无规律性。瘢痕组织的占位效应通常不明显，若压迫硬膜囊，则多表现为硬膜囊局部受压，其压迹范围大于椎间盘突出，但是比较柔和。突出的椎间盘与椎间隙内的母体相连，引起的局限性硬膜囊压迹呈圆形，突出椎间盘体积较大时，在T_2加权像上表现为中央高信号边缘包绕环形低信号，其信号强度通常高于位于椎间隙内母体或邻近椎间盘。

若手术撕裂硬脊膜,则可导致假性脊膜膨出,病灶为圆形,位于原椎板切除部位紧邻硬膜囊的后面,其信号强度与脑脊液信号相似(T_1加权像低信号、T_2加权像高信号),病灶边缘清楚,位于中线或略偏于一侧。应该注意:不要将假性脊膜膨出误认为是术后正常硬膜囊位置后移。

在术后椎管狭窄患者中,椎间盘突出占67%,合并骨性椎管狭窄占60%。骨性椎管狭窄的MRI信号取决于椎体所含黄骨髓的比例、骨性融合及骨质硬化的情况等,骨赘和硬化骨质在T_1加权和T_2加权像上均呈低信号。

椎管内手术后常引起蛛网膜炎,MRI对其诊断的敏感性为92%,特异性达100%。主要表现为神经根粘连,粘连的神经根可向中央部集聚,也可向外与蛛网膜粘连,粘连严重者,其软组织信号增多,可掩盖正常脑脊液信号(图14-28)。

因颈椎的部位重要,无论前入路还是后入路颈椎手术,都更容易引起较严重并发症。颈椎椎管狭窄手术后进行MRI检查主要目的如下:

(1)显示骨性椎管狭窄和新发椎间盘突出;

(2)在进行枕骨下部切除减压术后,可出现假性脊膜膨出,后者多位于上颈部硬膜囊后方,在矢状和横断位图像上可显示其全貌,及其与蛛网膜下腔相通连的部位;

(3)显示脊髓弥漫性萎缩、脊髓空洞症和脊髓炎等脊髓异常改变。

(许 卫 李坤成 梁志刚)

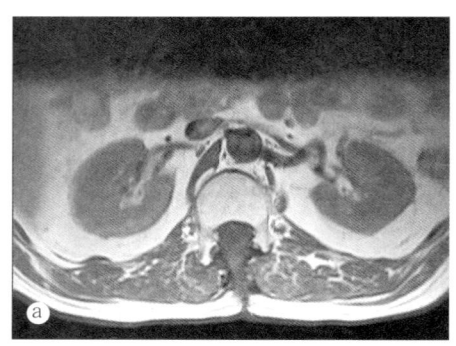
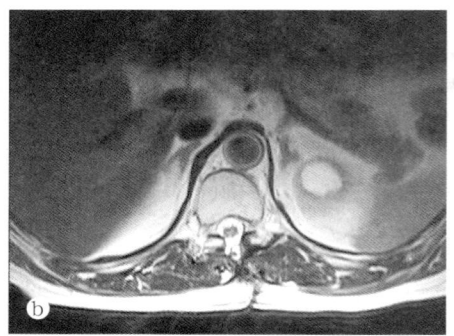
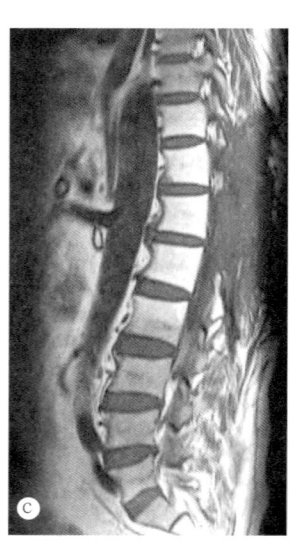

图14-28 胸$_{10}$~腰$_2$椎管狭窄椎板切除减压术后

经胸$_{11}$椎体横断位T_1加权像(a)显示椎板缺如,局部软组织结构紊乱。经胸$_{10}$椎体横断位T_2加权像(b)脊膜向后膨出,其内可见脑脊液信号。正中矢状位T_1加权像(c)显示胸$_{10}$~腰$_2$椎板和棘突缺如。综合上述图像可见脊髓圆锥呈异常信号,在T_1加权像为等信号,T_2加权像为高信号,局部结构紊乱。

参 考 文 献

1 王仁贵,常剑虹,高玉洁,等. 胸椎黄韧带肥厚的磁共振表现. 中华放射学杂志,1997,31:185~187

2 翁文杰,陈 亮,朱丽华. 极外侧型腰椎间盘突出症的诊断和治疗. 中华骨科杂志,1997,17:655~657

3 张光铂,绳厚福,史振才. 腰椎小关节不对称与椎间盘变性. 中国脊柱脊髓杂志,1997,7:199~201

4 生琦瑞,郑延波,邹 萍,等. 前入路经皮穿刺腰5~骶1椎间盘髓核摘除术的可行性研究与探讨. 中华放射学杂志,1999,33:542~546

5 西水明,胡有谷. MRI对椎间盘退行改变的评估. 中国脊柱脊髓杂志,2000,10:53~55

6 任建政,徐 杰,冯 晨,等. 颈椎间盘突出症146例CT分析. 实用放射学杂志,2001,17:287~288

7 张 毅,马 平,杨 炎. X线检查在黄韧带骨化症诊断中的价值. 中国医学影像技术,2001,17:376~377

8 尚铁松,王云钊. 腰椎间盘退变的X线、MRI表现与病理对照. 中华放射学杂志,2002,36:828~832

9 胡小新,陈时洪,孙 兰. 螺旋CT多平面重建对极

外侧型腰椎间盘突出症的诊断. 中华放射学杂志,2003, 37:629~632
10 洪庆山,马春浓. 螺旋CT扫描后图像重建在颈椎病的临床应用. 放射学实践,2003,4:264~265
11 曹和涛,施裕新,朱小东. 腰椎间盘突出方向与关节突不对称的关系. 中国医学影像学杂志,2005,13:37~38
12 马润辉,李文生,陈维,等. CT诊断颈椎间盘突出症的探讨(附640例报告). 中国医学影像技术,2008, 24:170~172
13 王子轩,陈祥民,胡有谷,等. 腰椎间盘MRI局限性高信号区的影像学分析. 中国医学影像技术,2008,24: 743~746
14 Shiokawa K, Hanakita J, Suwa H, et al. Clinical analysis and prognostic study of ossified ligamentum flavum of the thoracic spine. J Neurosurg, 2001, 94:221~226
15 Payer M, Bruder E, Fischer J A, et al. Thoracic myelopathy due to enlarged ossified yellow ligaments. Case report and review of the literature. J Neurosurg, 2000, 92:105~108
16 Nishiura I, Isozumi T, Nishihara K, et al. Surgical approach to ossification of the thoracic yellow ligament. Surg Neurol, 1999, 51:368~372
17 Thornbury JR, Fryback D G, Turski P A, et al. Disk-caused nerve compression in patients with acute low-back pain: Diagnosis with MR, CT myelography and CT. Radiology, 1993, 186:731~738
18 Reul J, Gievers B, Weis J, et al. Assessment of the narrow cervical spinal: a prospective comparison of MRI, myelography and CT-myelography. Neuroradiology, 1995, 37:187~191
19 Benitah S, Raftopoulos C, Balériaux D, et al. Upper cervical spinal cord compression due to stenosis of the spinal canal. Neuroradiology, 1994, 36:231~233
20 Yayama T, Uchida K, Kobayashi S, et al. Thoracic ossification of the human ligamentum flavum: histopathological and immunohistochemical findings around the ossified lesion. J Neurosurg Spine, 2007, 7:184~193
21 Xiong L, Zeng Q Y, Jinkins J R. CT and MRI characteristics of ossification of the ligamenta flava in the thoracic spine. Eur Radiol, 2001, 11:1798~1802
22 Miyakoshi N, Shimada Y, Suzuki T, et al. Factors related to long-term outcome after decompressive surgery for ossification of the ligamentum flavum of the thoracic spine. J Neurosurg, 2003, 99(3 Suppl): 251~256
23 Lim C H, Jee W H, Son B C, et al. Discogenic lumbar pain: association with MR imaging and CT discography. EJR, 2005, 54:431~437
24 Carragee E J, Hannibal M. Diagnostic evaluation of low back pain. Ort hop Clin North Am, 2004, 35:7~16
25 Bohm B, Meinig H, Eckardt A, et al. Correlation of degenerative intervertebral disk displacement using MRI with discography findings in patients with back pain. Orthopade, 2005, 34:1144~1149
26 Lee K S, Doh J W, Bae H G, et al. Diagnostic criteria for the clinical syndrome of internal disc disruption: are they reliable? Br J Neurosurg, 2003, 17:19~23
27 Block A R, Vanharanta H, Ohnmeiss D D, et al. Discographic pain report. Influence of psychological factors. Spine, 1996, 21:334~338
28 Derby R, Kim B J, Lee S H, et al. Comparison of discographic findings in asymptomatic subject discs and t he negative discs of chronic LBP patients: can discography distinguish asymptomatic discs among morphologically abnormal discs? Spine J, 2005, 5:389~394
29 Auer M, Stollberger R, Regitnig P, et al. 3D reconstruction of tissue components for at herosclerotic human arteries using exvivo high-resolution MRI. IEEE Trans Med Imaging, 2006, 25:345~357
30 Carragee E J, Barcohana B, Alamin T, et al. Prospective controlled study of the development of lower back pain in previously asymptomatic subjects undergoing experimental discography. Spine, 2004, 29:1112~1117
31 Boos N, Weissbach S, Rohrbach H, et al. Classification of Age-Related Changes in Lumbar Intervertebral Discs. 2002 Volvo Award in Basic Science. Spine, 2002, 27:2631~2644

第十五章 椎管内血管畸形

一、概论

椎管内血管畸形也常称为脊髓血管畸形（spinal vascular malformations），即包括脊髓本身的血管畸形，以及硬膜、硬膜外和椎旁组织的血管性病变。目前对其分类尚不统一，本章所述椎管内血管畸形主要是指由脊髓血管先天发育异常或获得性血管病变而形成的一类疾病，也包括全身弥漫性血管畸形累及椎管内者。

脊髓血管畸形的发病率约占脊髓病变的3.1%～11.8%，虽然发病率不高，但致残率较高，对患者、家庭及社会的危害极大，而且通常诊断和治疗困难。脊髓血管畸形可发生于脊髓各个节段，据Shapiro统计，颈段占12%，上胸段占28%，下胸及腰骶段为60%。位于上胸段的病变范围通常较大，多累及3个以上脊髓节段，而位于腰骶部者一般病变范围较小。

近年来，随影像技术的发展，特别是MRI、MSCT和脊髓选择性血管造影术在椎管内血管畸形的诊断和分类方面发挥了决定性作用，介入治疗则为大多数脊髓血管畸形提供了一条新的治疗途径。

二、脊髓血管畸形的分型和病理

根据异常血管的形态和结构，椎管内血管畸形可分为以下5类：

1. 动静脉畸形(arteriovenous malformation) 病变由异常供血动脉、畸形血管团和引流静脉构成，系动静脉之间的短路或直接交通。当形成动静脉瘘时，可无畸形血管团存在。临床上本型最为多见。

2. 海绵状血管瘤(cavernous angioma(cavernoma)) 本型少见，由高度扩张的薄壁血管样组织构成。

3. 单纯静脉畸形 主要由异常曲张的静脉团组成，由于血流缓慢，畸形血管内常伴血栓形成。

4. 单纯动脉畸形 由多条异常动脉集聚而成，常位于脊髓表面。

5. 毛细血管扩张症(telangiectasis) 由大小不等的毛细血管组成，常伴有神经系统其他部位的血管畸形。

根据X线血管造影和血液动力学特点，血管畸形还可分为2类：

1. 循环缓慢的血管畸形，包括毛细血管扩张症、静脉性血管畸形和海绵状血管瘤。

2. 循环较快的血管畸形，包括动静脉瘘（AVF）和动静脉畸形（AVM）。

本书从临床诊断和治疗的角度出发，对脊髓血管畸形进行分类（见表15-1）。

表15-1 椎管内血管畸形的分类
单纯性椎管内血管畸形
　髓内血管畸形
　　髓内动静脉畸形
　　海绵状血管瘤
　　毛细血管扩张症
　　静脉瘤
　髓外血管畸形
　　髓周动静脉瘘
　　硬脊膜动静脉瘘
复合性血管畸形
　Cobb综合征(体节性血管瘤病)
　Osler-Weber-Rendu综合征

脊髓单纯动脉性及静脉性血管畸形罕见，绝大多数为动静脉畸形和动静脉瘘。

髓内动静脉畸形常见，表现为位于脊髓深部单发或多发畸形血管团，好发于颈膨大和腰膨大（占70%）。该畸形多数为团块状，称成熟型AVM，少数为弥散状，又称幼稚型AVM。畸形血管团可有多支供血动脉和引流静脉，脊髓前动脉为主要供血动脉。

脊髓的海绵状血管瘤很少见，病灶由扩张的薄壁血管样组织构成。大体观察病灶为暗红色、境界清楚、柔软的海绵状血管团，内部充满血液；显微镜下观察，血管瘤组织由内衬内皮细胞但缺乏肌层和弹力层的血窦组成，无包膜，血窦为可见不同时期的出血和含铁血黄素沉着，少数病灶伴有钙化。血管瘤可单发或多发，累及脊髓的任何节段，但是以胸髓最为常见（占50%以上），其次为颈髓。

毛细血管扩张症由大小不一扩张的毛细血管组成，多位于脊髓后索，血管破裂出血可形成髓内血肿，常伴神经系统其他部位的血管畸形。本病少见，可发生于脑桥、延髓和脊髓，尸检时可偶然发现。

静脉性血管畸形以脑内多见，脊髓内十分罕见。病理上由比较成熟的曲张静脉构成，常伴血栓形成，静脉之间夹杂少量正常组织，一般无胶质增生或钙化。静脉性血管畸形通常引起蛛网膜下腔出血。

髓周动静脉瘘（perimedullary arteriovenous fistula）是指脊髓前、后动脉与脊髓静脉之间的直接交通，位于髓外硬膜下，可发生于从颈髓到马尾神经的任何脊髓节段，以圆锥和马尾部受累居多。

硬脊膜动静脉瘘（spinal dural arteriovenous fistula）系由肋间动脉或腰动脉发出的硬膜支供血，在椎间孔处穿过硬脊膜时与脊髓引流静脉直接交通，导致静脉反向引流至脊髓表面。通常病灶位于神经根鞘附近的硬脊膜上，血管团一般较小，血流较为缓慢。本病主要发生在胸段至骶段。

复合性血管畸形主要包括Cobb综合征和Osler-Weber-Rendu综合征。前者又称体节性血管瘤病，该病被认为是先天性的。由于胚胎发育的缘故，人类椎体、脊髓及肌肉皮肤的血供呈节段性分布，来自各节段的背外侧动脉。因此，某个节段血管发育异常可以弥漫累及相应节段的皮肤、椎体、脊膜、脊髓、神经根甚至肌肉和内脏，此即本病的病理基础和特征，病变包括动静脉畸形和动静脉瘘。Osler-Weber-Rendu综合征又称先天性出血性全身毛细血管扩张症，可伴髓内动静脉畸形，也可累及髓外组织。脊髓内外的血管畸形可发生在脊髓各节段。此外，还可伴有口唇、颌面、内脏甚至脑组织的血管畸形。

脊髓血管畸形的病理生理改变如下：① 畸形血管盗血引起脊髓缺血、坏死；② 血管畸形的较大病灶压迫脊髓；③ 畸形血管或异常静脉引流使椎管内静脉高压，继发脊髓水肿；④ 畸形血管破裂引起髓内或蛛网膜下腔出血。

三、脊髓血管畸形的临床表现

本病患者可急性起病或者表现为进行性进展的脊髓功能障碍。血管畸形压迫脊髓可引起亚急性脊髓病变的症状和体征，例如分离性感觉障碍、病变节段以下运动障碍等，患者的瘫痪常可自行缓解，但临床上反复发作。

血管畸形造成的出血可引起该脊神经支配区突发剧烈根痛、根性分布感觉障碍或感觉异常，受累水平以下的神经功能缺失，少数病例出现后索性感觉障碍或脊髓性间歇性跛行，括约肌功能障碍表现为早期排尿、排便困难，晚期二便失禁。少数患者发生单纯脊髓蛛网膜下腔出血，表现为颈强直和查体Kernig征阳性等。

脊髓血管畸形常与相同脊髓节段的其他畸形相伴发，约1/3~1/4的患者合并脊柱附近皮肤血管瘤、血管痣、椎体血管畸形、颅内血管畸形、脊髓空洞症，以及下肢静脉曲张等，对脊髓血管畸形的定位诊断有一定参考价值。

本病腰穿脑脊液检查可见椎管梗阻，脑脊液蛋白含量增高，压力减低。血管畸形破裂引发蛛网膜下腔出血者可见血性脑脊液。

髓内AVM以年轻人发病居多，多见于男性，主要症状是进行性肢体功能障碍、蛛网膜下腔出血或脊髓内出血。

髓内海绵状血管瘤多见于中青年，常引起进行性或阶段性感觉运动障碍。

髓周动静脉瘘（arteriovenous fistula，AVF）的发病年龄以20～40岁为主，性别无差异。主要临床症状亦为出血、进行性肢体功能障碍及神经根疼痛等，1/3的患者在儿童期可能有被遗忘的脑膜炎病史。其瘘口位置越低，椎管内静脉压力越高，则越容易发生因静脉压力梯度改变而导致的脊髓功能障碍。

硬脊膜AVF的发病年龄多在50岁以上，男性显著多于女性，男女之比为7.8∶1。本病主要发生在胸段至骶段脊髓，缓慢起病，其主要临床症状为自下而上的进行性肢体麻木无力，间歇性跛行，继之出现括约肌功能障碍，病程多为6个月～2年之间。少数患者以大小便及性功能障碍为首发症状，随病情逐渐进展再出现其他症状。本病常被误诊为坐骨神经痛、蛛网膜炎等。通常起病后4年之内患者完全瘫痪，而且基本上无法恢复。若本病能早期诊断和及时治疗，则大部分患者可以被治愈，故影像学的早期诊断具有十分重要的价值。

四、脊髓血管畸形的影像学检查

（一）X线检查

1. X线摄片检查　椎管内血管畸形的X线摄片检查多无阳性发现，偶尔可见椎弓根间距增宽，椎管扩大变形，以及椎体骨质结构异常等非特异性征象。Cobb综合征患者可见椎体、椎板和椎弓等骨质结构的破坏（图15-1）。

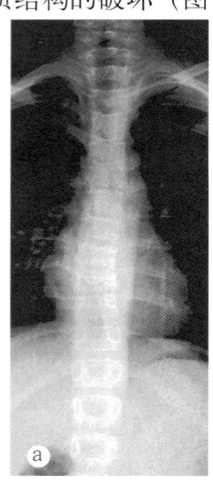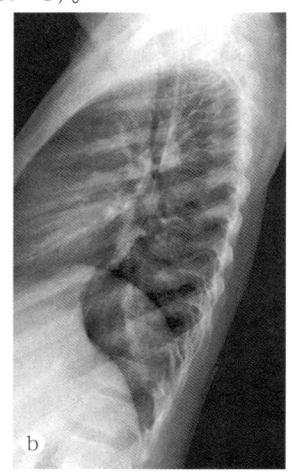

图15-1　Cobb综合征

X线胸椎正位（a）示胸$_{8、9}$椎体略变扁，胸$_9$椎体左侧椎弓根形态不规则；侧位（b）显示胸$_{10、11}$椎体略呈膨胀性改变，椎体内密度不均。

2. X线脊髓造影检查　X线脊髓造影可显示脊髓血管畸形的间接征象和髓周血管畸形的直接征象。一般选用非离子型水溶性对比剂，其在蛛网膜下腔扩散得较为均匀，副作用也小。正常情况下，X线脊髓造影可见髓周血管，主要为呈直线状的脊髓前静脉和弯曲的脊髓后静脉。髓内动静脉畸形的脊髓造影显示，病变区脊髓增粗，局部蛛网膜下腔变窄，出现类似髓内占位的征象，蛛网膜下腔中可见由迂曲引流静脉形成的充盈缺损。在高密度对比剂的衬托下，清楚显示髓周血管畸形，表现为粗大弯曲走行的透光条影，或者呈多囊状充盈缺损，提示为畸形血管团或扩张迂曲的异常血管。伴发硬膜下血肿者，可见蛛网膜下腔梗阻的征象；此外，脊髓表面的静脉团亦可导致椎管梗阻。

（二）CT检查

CT平扫可见病灶所在部位的脊髓局限性增粗或萎缩变细，但CT平扫难以显示脊髓血管畸形的直接征象。当病变伴钙化时，其密度不均匀；伴髓内或蛛网膜下腔出血时，出血灶呈斑点状、条状高密度。海绵状血管瘤病灶在CT平扫图像上，多呈等密度或不均匀高密度影，部分病灶内部可见钙化，无占位征象或者仅有轻度占位征象。CT还可清晰显示脊髓血管畸形压迫邻近椎体或附件所致的骨质吸收、破坏等异常改变。增强扫描脊髓内或其表面可见扩张的畸形血管呈迂曲或团块状异常强化，并显示粗大的供血动脉及引流静脉，后者多位于脊髓的背外侧。增强扫描异常强化病灶的时间-密度曲线与邻近大血管的密度变化一致。海绵状血管瘤增强扫描病灶的强化程度取决于瘤内血栓形成及钙化的多少。

对拟诊本病的患者进行CT脊髓造影扫描（CTM），可见蛛网膜下腔内有粗大点状或蚯蚓状、簇状，由引流静脉血管形成的充盈缺损。若血管紧贴脊髓表面，则脊髓边缘呈不规则形或波浪状改变。伴硬膜下血肿时，可见位于脊膜外、密度均匀的梭形占位性病灶，压迫脊髓并导致椎管梗阻。

随CT技术的快速发展，64排以上MSCT的时间和空间分辨力均显著提高。近年来，国内外均有应用MSCT获得CTA图像进行脊髓血管畸形研究的报道。其扫描显著加快、检查范围明显扩大，能获得高质量三维各向同性高分辨力的图像，清晰显示位于椎管内外、椎体及皮下软组织内部的血管畸形，尤其对复合性血管畸形的诊断有很大价值。CTA还可通过容积重组（VR）、多平面重组（MPR）、曲面重组（CPR）、最大密度投影（MIP）等后处理方法，全面、立体、直观地显示脊髓畸形血管的部位、累及范围和组成结构等，确定主要供血动脉和引流静脉，其效果已经基本达到DSA的水平（图15-2）。对于组织结构相对简单的动静脉瘘，CTA还能判断瘘口的具体位置（图15-3）。

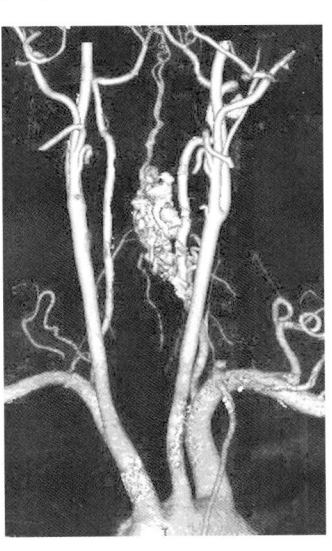

图15-2 颈髓AVM（附彩图）
MSCT颈部CTA的VR图像清晰显示颈髓AVM的畸形血管团，供血动脉主要为脊髓前动脉，还有源于两侧椎动脉和锁骨下动脉的分支供血。

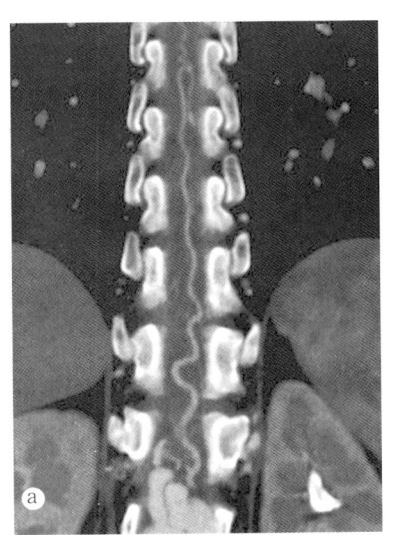 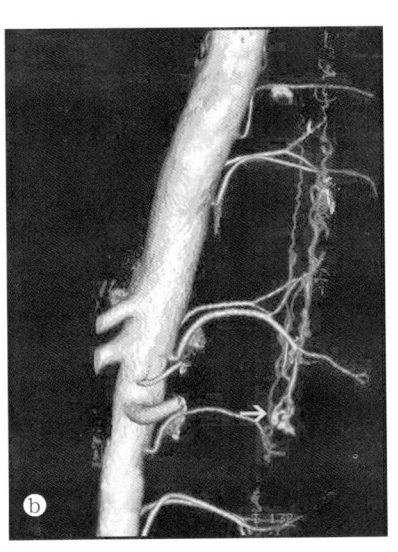 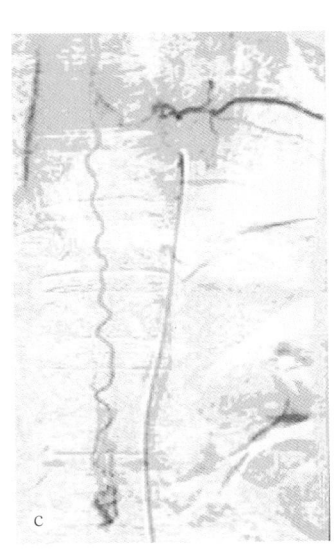

图15-3 脊髓圆锥部髓周动静脉瘘（附彩图）
VR图像（b）显示瘘口位置（⇧）

（三）MRI检查

本病除进行常规MRI扫描外，还可应用三维动态对比增强MRA技术，显示畸形血管及其供血动脉和引流静脉更为清楚。下面按具体病种加以介绍。

1. 髓内动静脉畸形 病灶好发于颈膨大和腰膨大，MRI能清楚显示髓内动静脉畸形，表现为脊髓实质内的异常血管团，病变所在部位局限性膨大。由于畸形血管团内部的血流速度较快，在T_1加权像和T_2加权像上均呈多条圆形、管状的"流空"信号，以T_2加权像显示得更为清楚。当血管畸形伴血栓形成时，血管团内血流缓慢或无血流，表现为高信号团块状结构。MRI矢状位T$_2$加权像显示粗大引流静脉更为清晰，病灶多位于脊髓背侧，异常血管向头侧或尾侧方向走行（图15-4）。

MRI还可准确显示畸形血管团和脊髓内部的出血，尤其对亚急性或慢性期出血更为敏感。畸形血管团内部出血表现为供血动脉和引流静脉的流空征象不明显，在T$_1$加权像上病灶呈混杂或高信号，T$_2$加权像上亚急性出血呈高信号，向慢性期转化的血肿则在高信号周围包绕薄层低信号环（为含铁血黄素沉积）。

脊髓内动静脉畸形病灶较小或不出现血管流空征象时，MRI平扫难以将之与海绵状血管瘤相鉴别。此时，进行增强扫描有助于发现畸形血管团病灶，而动态增强MRA显示畸形血管团及其供血动脉和引流静脉更加清晰（图15-4d）。

2. 海绵状血管瘤　海绵状血管瘤可单发或多发，累及脊髓的任何节段，但是以胸髓最为常见，占全部病例的一半以上，其次为颈髓。其病灶通常较小，无占位效应或仅有轻微占位效应。在T$_1$加权像多呈等信号或略高信号，T$_2$加权像多呈不均匀高信号，其内部可夹杂主要由钙化引起的低信号(图15-5)。病灶无论在T$_1$加权像还是T$_2$加权像上都由低信号包绕，提示其周边有多次出血所致的含铁血黄素沉

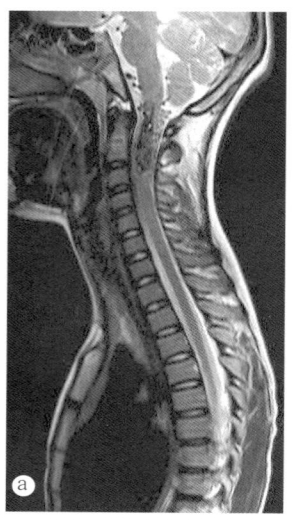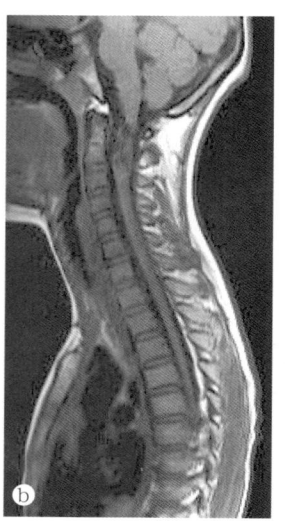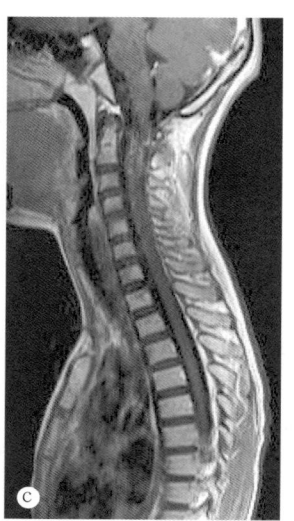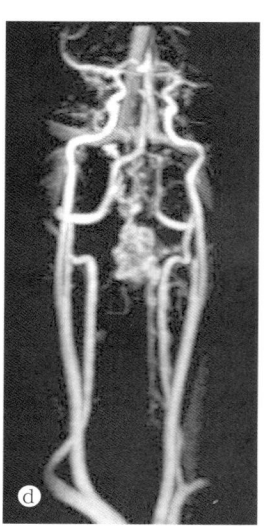

图15-4　颈$_{1\sim3}$髓内动静脉畸形

矢状位T$_2$WI（a）显示颈$_{1\sim3}$髓内有不规则异常信号影，信号强度不均匀，其周围蛛网膜下腔内可见多发流空信号影，以背侧为著；同层面T$_1$WI（b）显示颈$_{1\sim3}$髓内不规则异常信号影，以低信号为主，周边少许稍高信号；增强扫描像（c）显示颈$_{1\sim3}$髓内病灶不均匀强化；三维动态对比增强MRA（d）清晰显示位于上颈段的畸形血管团，供血动脉为脊髓前动脉和椎动脉的分支，并可见向上、向下走行的引流静脉。

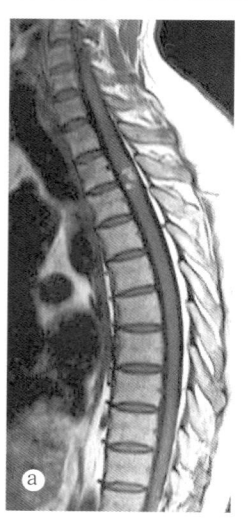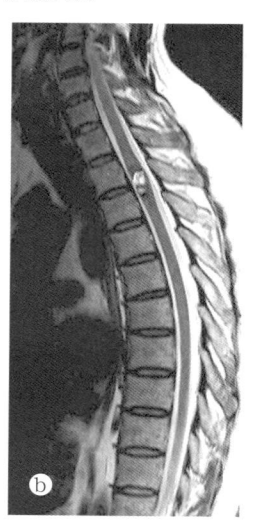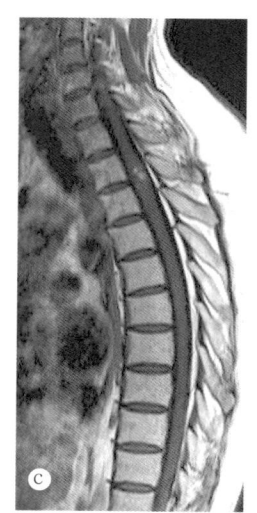

图15-5　胸髓内海绵状血管瘤

MRI矢状位T$_1$加权像（a）显示胸髓内的不规则形异常信号影，主要为高信号，混杂有少许低信号；同层面T$_2$加权像（b）病灶仍然为高-低混杂信号，但是呈类圆形，其周围由薄层低信号环包绕；增强扫描像（c）病灶无强化。

着。增强扫描病灶无明显强化或轻度强化，未见供血动脉和引流静脉。

3. 髓周动静脉瘘　髓周动静脉瘘可发生于脊髓的任何节段，但以位于脊髓圆锥和马尾部者居多。MRI 平扫 T_1 加权像可见脊髓肿胀，T_2 加权像显示病变所在局部脊髓信号强度增高，脊髓内部未见畸形血管团，而脊髓表面有扩张迂曲的血管流空信号，增强扫描这些血管被部分强化。MRI 增强扫描有助于诊断瘘口较小的髓周动静脉瘘。

关于本病的 MRA 研究很少，Mascalchi 等应用 20cm/s 和 30cm/s 流速编码分别清晰显示了 2 例高流速髓周动静脉瘘的供血动脉和延伸几个椎体扩张的髓周静脉。

4. 硬脊膜动静脉瘘　本病主要发生在胸段以下脊髓。MRI 平扫 T_1 加权像即能显示硬脊膜动静脉瘘的间接征象，表现为脊髓表面的蛛网膜下腔有迂曲扩张的血管流空信号，以胸腰段背侧为多；T_2 加权像在脊髓内部可见边缘模糊的高信号，脊髓局部增粗，提示为脊髓水肿（图 15-6）。硬脊膜动静脉瘘易并发硬膜外血肿，常见于胸段脊髓，病变可累及脊髓的数个节段，急性血肿在 T_1 加权像上通常呈等信号，在 T_2 加权像上先呈低信号，然后逐渐演变为高信号。硬膜外血肿可压迫相应节段的脊髓，并可经椎间孔向椎管外蔓延。

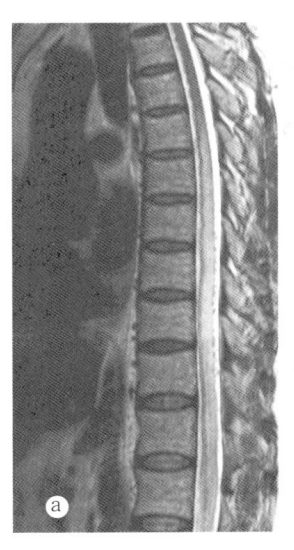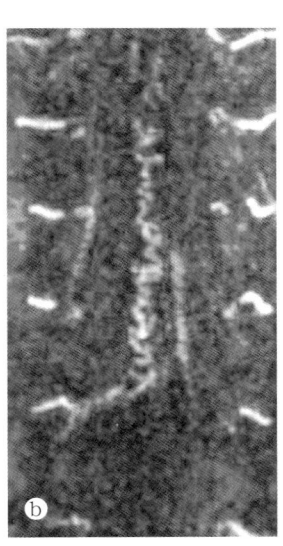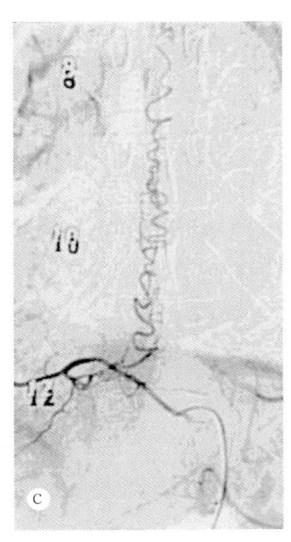

图 15-6　胸段硬脊膜动静脉瘘.
MRI 矢状位 T_2 加权像（a）示胸段脊髓增粗，信号强度弥漫增高，提示脊髓水肿，局部脊髓周围有丰富迂曲的低信号血管流空影。三维对比增强 MRA 的最大强度投影（MIP）冠状位（b）和 DSA 正位图像（c）显示右侧胸$_{11}$肋间后动脉分出的硬脊膜支形成动静脉瘘口，引流静脉向上方走行。

增强扫描对评估硬脊膜动静脉瘘有重要价值：因为许多硬脊膜动静脉瘘的血流速很低，在 MRI 平扫图像上看不到流空血管，有时轮廓可能是扩张的引流静脉的唯一征象。而延迟增强扫描显示脊髓弥漫强化，提示脊髓病变节段有静脉迂曲和继发脊髓缺血。在脊髓后缘发现斑点状强化，是诊断硬脊膜动静脉瘘的关键征象。故对临床高度拟诊硬脊膜动静脉瘘的患者，若常规 MRI 扫描未异常改变，则应该进行增强扫描。

Farb 等应用对比增强三维 MRA 技术进行脊髓硬膜动静脉瘘的诊断研究，结果在 9 例患者中成功显示 8 个瘘口，诊断准确性达到 89%（8/9）。

5. Cobb 综合征　患者出现呈节段性分布的多发血管畸形为 Cobb 综合征的特点，血管发育异常可以弥漫累及受累节段内的皮肤、椎体、脊膜、脊髓、神经根，甚至肌肉和内脏。病变包括动静脉畸形和动静脉瘘。MRI 的优势在于可以多方位全面显示病变所累及的组织结构，特别是显示累及椎管内外、肌肉软组织的血管畸形（图 15-7）。MRI 是本病确诊性诊断方法。

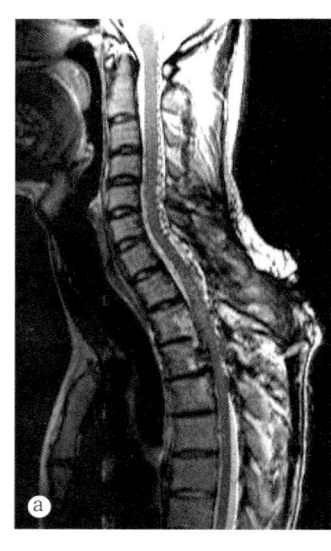
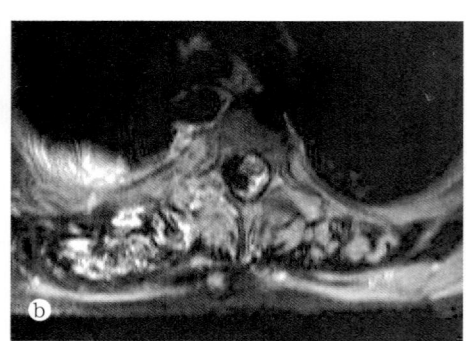
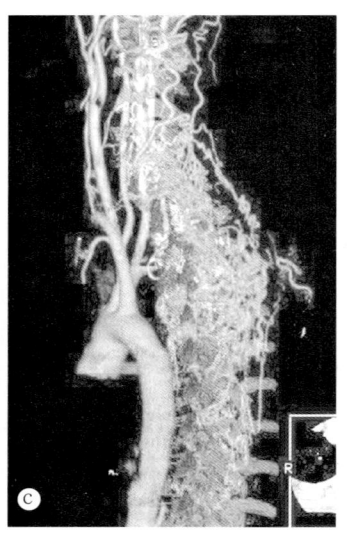

图 15-7 Cobb 综合征

MRI 矢状位（a）和横断位 T₂ 加权像（b）显示，颈胸段髓外硬膜下可见大量低信号的流空血管影，胸₃水平脊髓受压变细，胸₂₋₃水平髓内可见稍高信号影，胸₂₋₄椎体内可见局限性高信号影，颈₅～胸₂水平颈肩部软组织内可见团片状混杂信号影。MSCT 的 VR 图像（c）显示颈、肩、背部弥漫分布的异常血管。

（四）X 线脊髓血管造影检查

选择性 X 线脊髓血管造影对确诊脊髓血管畸形具有重要价值，可明确区分血管畸形的类型，显示血管畸形的供血动脉、引流静脉、畸形团，及其与脊髓的关系等，明确动静脉瘘的瘘口部位、大小，以及循环速度等，有助于选择治疗方法和制定手术方案。

1．髓内动静脉畸形　X 线脊髓血管造影能显示位于脊髓内部的畸形血管团，呈团块状或弥散状，主要累及颈、上胸或胸腰段脊髓，畸形血管团常有多支供血动脉和引流静脉，脊髓前动脉为其主要供血动脉。X 线脊髓血管造影检查对制定手术方案有重要意义。对本病进行手术治疗时，若畸形血管靠近脊髓中线，则应该经后连合入路切除病灶，而对位于脊髓侧方的病灶，则不能经后连合入路手术，而且术后容易造成较为严重的脊髓副损伤。

2．髓周动静脉瘤　X 线脊髓血管造影可清楚显示脊髓动脉（如脊髓前、后动脉）与静脉之间在脊髓周围的直接交通，病灶可位于脊髓任何节段，但以圆锥和马尾部多见。根据脊髓血管造影的表现，本畸形的动静脉瘘被分为以下 3 型：

Ⅰ型：低流量单瘘口，表现为供血动脉和引流静脉口径正常或略扩张，血管轻度迂曲，瘘口位于动脉管径改变之处；

Ⅱ型：高流量单瘘口，供血动脉增粗迂曲，引流静脉扩张，瘘口处常伴有动脉化的静脉瘤（图 15-3c）；

Ⅲ型：高流量多供血动脉，供血动脉和引流静脉均粗大，血液流速快，常伴巨大动脉化的静脉瘤，后者甚至可占据整个椎管腔，通常难以辨认瘘口。

3．毛细血管扩张症和静脉型血管畸形　X 线脊髓血管造影难以显示毛细血管扩张症和静脉型血管畸形，通常动脉期和毛细血管期均无异常改变，部分病例在静脉期可显示畸形静脉。

4．硬脊膜动静脉瘘　X 线脊髓血管造影显示硬脊膜动静脉瘘，表现为血流缓慢地从一至数根纤细的硬脊膜动脉经硬脊膜内的微小瘘口，引流至一根迂曲扩张的静脉之内（图 15-6c）。多数患者仅有 1 个瘘口，少数病例有多个瘘口，好发于胸腰段脊髓，以胸₅₋₇和胸₁₂～腰₃更常见，累及颈段者罕见。硬脊膜动静脉瘘的供血动脉可来自肋间动脉、腰动脉或骶动脉。典型病例在全脊髓后方从颈至腰段可见扩张迂曲的静脉血管影。

（五）各种影像学检查方法的优缺点比较

1．X 线摄片对本病的诊断价值较小。

2. X线脊髓造影能直接显示部分脊髓血管畸形的病灶，但是属于创伤性检查，目前临床已经很少应用该方法进行本畸形的诊断。

3. CTM和CTA检查均可显示畸形血管，并做出本畸形的定性诊断，尤其64排以上MSCT可显示本畸形的直接征象，成为重要的诊断方法。但是在显示畸形血管与脊髓的关系，以及合并脊髓水肿方面不及MRI敏感。

4. MRI平扫即容易显示位于椎管内的脊髓血管畸形，还可评估脊髓的继发改变，联合对比增强MRA检查，其诊断本畸形的效果优于CT。MRI与其他检查方法相比较，具有无创伤、无射线辐射危害、软组织对比度高等优点，甚至能显示X线脊髓血管造影所不能发现的隐匿型血管畸形。因此，MRI应该作为本病的首选和确诊影像学检查方法。

MRI的时间和空间分辨力不够高，显示微小瘘口的能力还有待于改善为其主要不足。

5. 除隐匿型血管畸形外，X线脊髓血管造影是确诊椎管内血管畸形的主要方法，同时还可为血管栓塞或手术治疗提供有价值的血流动力学信息。

与其他影像学检查方法相比，X线脊髓血管造影可准确定位动静脉瘘的瘘口位置、大小，以及血流动力学特征等，能做出本畸形的定量诊断为其主要优点。但是，它属于有射线辐射危害、创伤性检查方法，将导管超选择性插入脊髓动脉的操作复杂，对操作者的技术水平要求高，还受设备和技术普及率不高等因素的限制，为其主要缺点。

（六）临床优选检查路线（见图15-8）

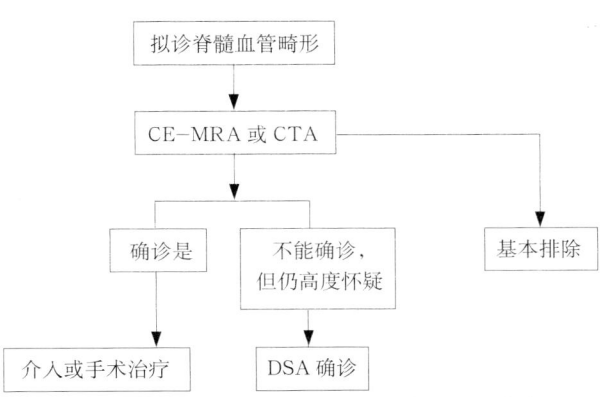

图15-8　脊髓血管畸形的临床优选检查路线

（李坤成　高勇安　杨延辉）

参 考 文 献

1. 黄克维. 脊髓血管的解剖和临床意义. 中华神经精神科杂志, 1984, 17: 311~313
2. 沈晓文. 脊髓动静脉畸形的CT诊断. 临床放射学杂志, 1993, 12: 77~79
3. 梁玉敏, 白如林, 张光霁, 等. 脊髓动静脉畸形的MRI表现. 临床放射学杂志, 1993, 12: 74~76
4. 曾幼鲁, 颜红兵, 汪志勇, 等. 脊髓造影CT扫描在脊髓动脉畸形诊断中的价值. 中华放射学杂志, 1993, 27: 758~760
5. 施增儒, 陶晓峰, 刘和平. 脊髓血管畸形磁共振成像研究（附15例报告）. 中华放射学杂志, 1994, 28: 466~468
6. 高勇安, 李慎茂, 王跃, 等. 颈髓动静脉畸形的临床和影像诊断. 临床放射学杂志, 1995, 14（增）: 5~7
7. 魏崇健, 王颂章, 高保安, 等. 脊髓血管畸形的血管造影和栓塞治疗（附26例报告）. 中华放射学杂志, 1996, 30: 607~610
8. 凌锋, 李铁林, 鲍遇海, 等. 介入神经放射影像学. 北京: 人民卫生出版社, 1999
9. 李萌, 张鸿祺, 支兴龙, 等. 硬脊膜动静脉瘘的诊断和治疗. 中华外科杂志, 2003, 41: 99~102
10. 潘力, 马廉亭, 余泽, 等. 硬脊膜动静脉瘘MRI与DSA诊断的对比研究. 介入放射学杂志, 2002, 11: 163~165
11. 徐骁, 华佳, 许建荣. 脊髓动静脉畸形的MRI诊断. 上海医学, 2002, 25: 716~717
12. 邱大胜, 孔祥泉, 刘定西, 等. 脊髓血管畸形的MRI诊断价值. 临床放射学杂志, 2004, 23: 663~666
13. 凌锋, 张鸿祺, 李萌, 等. 脊髓血管畸形的治疗和长期随访. 中华神经外科杂志, 2004, 20: 122~126
14. 沈天真, 陈星荣. 神经影像学. 上海科学技术出版社, 上海: 第一版 2004
15. 陈爽, 祝瑞江, 冯晓源. 多层螺旋血管成像在评价脊髓血管畸形中的价值和限度. 中华放射学杂志, 2006, 40: 830~833
16. 杨延辉, 刘亚欧, 李坤成, 等. Cobb综合征的临床表现和比较影像学分析（附4例报告和文献复习）. 医学影像学杂志, 2006, 16: 895~898

17 刘亚欧，杨延辉，李坤成，等．64层螺旋CT血管成像对脊髓血管畸形的初步研究．中国医学影像技术，2006,22:1528~1531
18 王维治．神经病学．北京：人民卫生出版社,2006
19 徐启武，宋冬雷，冷冰，等．脊髓动静脉性血管病变的诊断与治疗(附99例报告)．中国神经精神疾病杂志，2007,33:131~135
20 刘亚欧，杨延辉，李坤成，等．64层螺旋CT血管造影对Cobb综合征的诊断价值．临床放射学杂志,2007,26:167~170
21 Mascalchi M, Bianchi M C, Quilici N, et al. MR angiography of spinal vascular malformations. AJNR,1995,16:289~297
22 Shigematsu T, Korogi Y, Yoshizumi K, et al. Three cases of spinal dural AVF: evelution with first-pass gadolinium-enhanced three-dimensional MR angiography. J Magn Reson Imaging, 2000, 12:949~952
23 Farb R I, Kim J K, Willinsky R A, et al. Spinal dural arteriovenous fistula localization with a technique of first-pass gadolinium-enhanced MR angiography: initial experience. Radiology, 2002, 222:843~850
24 Takase K, Sawamura Y, Igarashi K, et al. Demonstration of the artery of Adamkiewicz at multi-detector row helical CT. Radiology,2002, 223:39~45
25 Lai P H, Pan H B, Yang C F, et al. Multi-detector row computed tomography angiography in diagnosing spinal dural arteriovenous fistula. Stroke, 2005,36:1562~1564
26 Krings T, Mull M, Gilsbach J M, et al. Spinal vascular malformations. Eur Radiol,2005,15:267~278
27 Thomas J M, Ross J S, Modic M T, et al. Radiculomeningeal Vascular Malformations of the Spine: MR Imaging. Radiology,1987,164:845~849
28 Doppman J L, Di Chiro G, Dwyer A J, et al. Magnetic Resonance Imaging of Spinal Arteriovenous Malformations. J Neurosuyg,1987,66:830~834
29 Choi IS, Berenstein A. Surgical Neuroangiography: the Spine and Spinal Cord. Radio Clin of North America,1988,26:1131~1141
30 Di Chiro G, Wener L. Angiography of the spinal cord. A review of contemporary techniques and applications. J Neurosurg,1973,39:1~29
31 Hurst R W, Kenyon L C, Lavi E, et al. Spinal dural arteriovenous fistula: The pathology of venous hypertensive myelopathy. Neurology, 1995, 45:1309~1313

第十六章 脊柱脊髓感染

一、概论

脊柱脊髓感染（inflammation of spine and spinal cord）包括病毒、细菌、霉菌、寄生虫等病原体引起脊柱和脊髓的特异性和非特异性炎症，常见者有脊柱结核、脊柱化脓性骨髓炎、脊髓炎、脊髓蛛网膜炎、脊髓硬膜外脓肿等。在各种感染中，以细菌性感染发生率为高，其中累及脊柱、脊髓的化脓性和结核性炎症最多见。

细菌性脊柱、脊髓感染最常见的致病菌为化脓性球菌和结核杆菌等。感染多由周身其他部位的炎症病灶经血行播散所致，少数病例由脊柱邻近软组织的炎症直接蔓延，甚至直接种植（"医源性"）而发病。

任何年龄段的人群均可发病。化脓性感染多起病急骤，而结核性感染多为慢性或亚急性起病。大部分脊柱、脊髓感染患者均有疼痛，由于病变累及的部位和范围不同，可出现相应的神经系统症状和体征。细菌性脊柱、脊髓炎必须早期作出准确诊断，以便及时应用有效抗生素或进行外科手术治疗，一旦延误诊断，则可能产生截瘫、四肢瘫等严重后果。

二、脊柱脊髓感染的影像学检查

（一）X线摄片检查

X线摄片检查对脊柱炎性病变有一定特异性诊断价值。分析椎体终板的骨质改变，对诊断和随诊脊柱炎性病变有关键性作用。X线摄片可以清楚地显示脊柱骨质结构的侵蚀、破坏、软骨下或局部骨质硬化、骨质疏松，以及脊柱弯曲等情况。在疾病发展和治疗过程进行X线摄片的复查，可以评价病情演变过程，得出好转、无变化、治愈或进展恶化的结论。由于X线摄片的异常改变通常晚于患者的临床表现，其骨质异常晚于局部软组织的改变，因此，X线摄片对早期脊柱感染性病变的诊断不敏感。X线摄片只能显示骨质结构、不能显示软组织改变，故对脊髓炎无诊断价值。

（二）放射性核素骨显像检查

应用^{99m}Tc进行放射性核素骨显像对发现骨髓炎、椎间盘炎和无菌性脊椎病均有很高的敏感性（90%以上）。但是骨扫描是非特异性的，类似改变还见于骨肿瘤、骨退行性改变和骨手术术后等情况。应用铟标记的白细胞进行骨扫描，使放射性核素骨显像诊断骨感染性疾病的特异性有所增加，但是由于放射性核素体层摄影的空间分辨力较低，难以准确判定脊柱感染性病变的位置和范围，也不能将骨与软组织感染准确区分开来。

（三）CT检查

早期椎体终板的破坏是脊柱炎的一个重要征象，但传统CT的体轴横断位图像，受部分容积效应的影响，可能会漏诊此征象；CT能显示感染椎体内部的骨质破坏，但是CT所示的椎体骨质破坏缺乏特异性，这些异常改变既可见于肿瘤性破坏，也可能为炎症性破坏；因此，CT用于脊柱炎性病变的特异性诊断价值并不优于X线摄片。

CT检查可以确定椎旁脓肿和硬膜外脓肿的部位和范围，而常规X线摄片上不容易发现这些病变。此外，CT还可引导经皮穿刺活检，或者在CT引导下进行经皮穿刺引流椎旁脓肿和积聚的液体，这些都是CT的优点。

脊髓感染性病变而言，CT的诊断价值有限。

（四）MRI检查

MRI能清楚显示椎体、椎间盘、脊髓，以及椎旁软组织感染性病变的特征性变化，尤其使用脂肪抑制脉冲序列进行MRI的增强扫描，对脊柱、脊髓感染性疾病具有很高的诊断敏感性，通常能做出明确诊断。

MRI对脊柱、脊髓感染性疾病的诊断效果优于其他影像学检查方法，是诊断脊柱、脊髓感染性病变的最佳影像学手段。

第一节 脊柱结核

脊柱结核或结核性脊柱炎（tuberculous of spine）为结核杆菌引起的脊柱损害，骨关节结核中最为多见，发病率约占全部病例的40%。本病好发于儿童和青少年，发病部位以腰椎最多见，其次为胸椎、颈椎和骶尾椎，后者罕见。少数病例可同时或相继累及两个以上不同节段。

一、脊柱结核的病理

脊柱结核通常继发于身体其他部位的结核性感染，多见于肺结核感染之后。结核杆菌大都经血行播散，也可由消化道淋巴结结核直接蔓延至脊柱。根据其传入途径，脊柱结核可分为中央型和边缘型两类。若结核杆菌由椎体中央动脉进入椎体，则椎间盘不受影响，为中央型；结核病变由椎体上缘或下缘开始，侵入并破坏椎间盘，再进一步扩展侵及邻近椎者，为边缘型。成年人的脊柱结核以边缘型多见。此外，结核性脓液常可沿前纵韧带向上、下方向蔓延，而形成椎旁脓肿，进而再侵及其邻近椎体的前缘，使之破坏，产生椎体的广泛破坏和塌陷，在胸椎可造成脊柱后凸畸形。脊柱结核好发于胸椎，以胸$_{10\sim12}$和腰椎多见。

二、脊柱结核的临床表现

脊柱结核好发于儿童和青少年，患者多有结核病接触史或肺结核患病史。发病初期多出现低热、盗汗等全身性结核中毒症状。其神经系统临床表现取决于病变累及的部位和范围。患者可出现脊柱局部疼痛、肢体运动障碍、脊柱弯曲，皮肤形成长期不愈的窦道和瘘管，若累及脊髓，则出现行动无力、运动障碍，甚至截瘫。

三、脊柱结核的诊断

本病起病缓慢或隐匿，早期可有全身不适、消瘦、夜间盗汗等结核性中毒症状。病变局部疼痛，活动后加重，严重者脊柱活动受限，晚期可产生脊柱畸形、截瘫等脊髓受累症状。在疾病早期，X线摄片显示脊柱骨质结构的改变不明显，CT和MRI可以发现椎旁脓肿的早期改变，并确定脓肿的位置和范围、脓肿与椎旁大血管、肌肉，以及与其它组织的关系，脓肿侵入椎管压迫脊髓的情况等。医学影像学检查在确定本病诊断中发挥重要作用。

四、脊柱结核的治疗

当确诊为脊柱结核后患者应该卧床休息，并应用链霉素、异烟肼及对氨基水杨酸、利福平、乙胺丁醇等抗痨药物进行足量全程正规治疗。一般病情在用药2～3周内可有所好转。若应用保守治疗后，病情日趋恶化，则可考虑进行外科手术清除病灶。

五、脊柱结核的影像学检查

（一）X线摄片检查

早期脊柱结核在X线摄片上，可见一个或二个邻近椎体或者椎体边缘骨质出现破坏性透亮区，病灶周围无骨质增生征象。随病情进展上述骨质破坏加重，受累椎体可塌陷变扁，病变常累及邻近椎间盘，使椎间隙变窄（图16-1a），发生于中上段胸椎的病变可引起驼背畸形。脊柱结核的骨质破坏局限性累及椎弓、棘突和横突者极为少见。受累脊柱旁可见梭形、向两旁突出、境界清楚的软组织较高密度阴影，提示为椎旁结核性寒性脓肿（图16-1b）。

（二）CT检查

病变早期椎体中央松质骨破坏，其边缘模糊，病情加重时，受累椎体塌陷变扁，骨质破坏区逐渐扩大，在脊柱两旁有液性密度区，CT值接近水的密度，为寒性脓肿（图16-2）。CT显示椎旁寒性脓肿较X线摄片敏感。当椎体结核好转愈合时，CT显示受累椎体骨质破坏停止进展，破坏区的境界转锐利，密度增高，出现骨质硬化现象。椎旁寒性脓

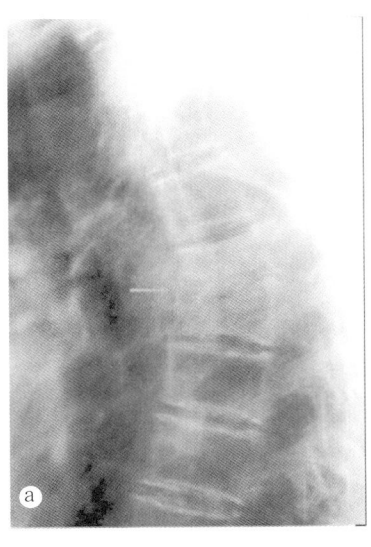
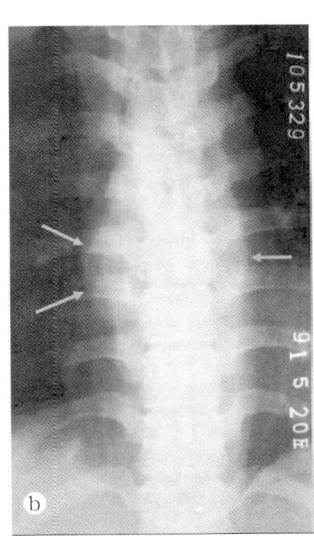

图16-1 胸$_{7、8}$椎体结核

X线胸椎侧位片（a）示胸$_{7、8}$椎体略变扁，椎间隙变窄；胸椎正位片（b）可见胸$_{7、8}$椎体旁的软组织梭形肿胀。

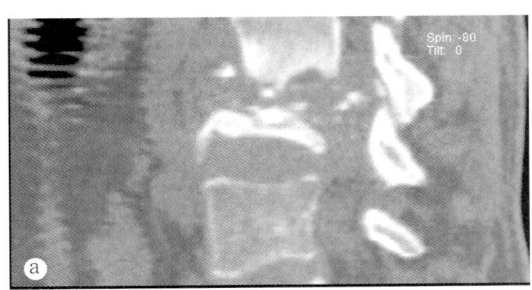
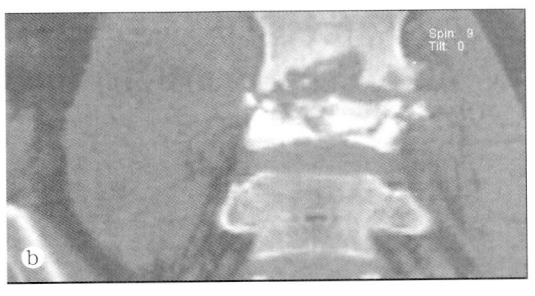

图16-2 腰椎结核

腰椎CT矢状（a）和冠状位（b）重组图像显示腰$_{3~4}$椎体骨质破坏、变形，伴有死骨片，椎旁腰大肌肿胀。

肿可逐渐吸收，后期病灶可发生钙化。CTM检查还可判断硬膜囊和脊髓的受累情况。

（三）MRI检查

MRI可显示脊柱结核椎体及附件的骨质破坏，病灶在T_1加权像上为低信号，T_2加权像为高信号。与邻近正常椎间盘相比，受累椎间盘在T_1加权像和T_2加权像上均呈较低信号。病变区相邻椎间盘受累，椎间隙变窄。MRI还可清楚显示骨膜下型结核和椎旁寒性脓肿的大小、形态、范围，以及对周围组织的推压改变。椎旁寒性脓肿在T_1加权像上的信号强度与肌肉相似，在T_2加权像上为亮白高信号。此外，MRI能显示脊柱结核的干酪样坏死、肉芽组织，以及骨质破坏形成的骨碎片对硬膜囊和脊髓的压迫，或者结核病变侵犯脊髓的范围和程度。增强扫描可见受累椎体、椎间盘及寒性脓肿的外缘强化。在冠状和矢状位图像上，评价寒性脓肿位置和范围的效果更佳（图16-3）。

（四）影像学鉴别诊断

1. X线摄片的鉴别诊断　脊柱在X线摄片上应该与下列疾病鉴别：

（1）化脓性脊柱炎　也可出现椎体破坏、椎间隙变窄和椎旁脓肿形成等异常改变，与脊柱结核的所见类似。但是其临床发病急骤，椎体和椎间隙改变进展得快，在破坏的同时较早出现骨质增生改变，有明显新骨形成，而且容易累及附件。

（2）椎体滑膜肉瘤　亦可出现椎体破坏、椎间隙变窄和椎旁软组织肿块影，但是滑膜肉瘤的椎体破坏多偏于一侧，椎旁软组织肿块影比较局限，椎

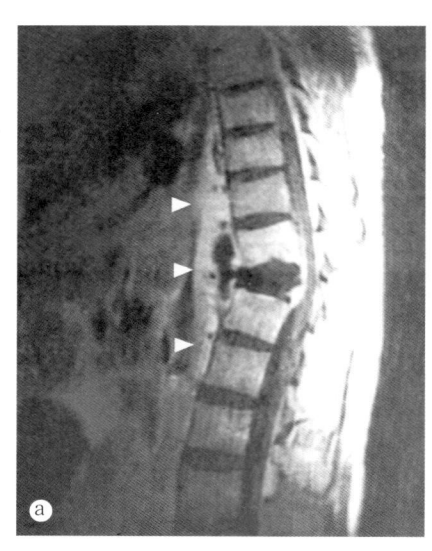
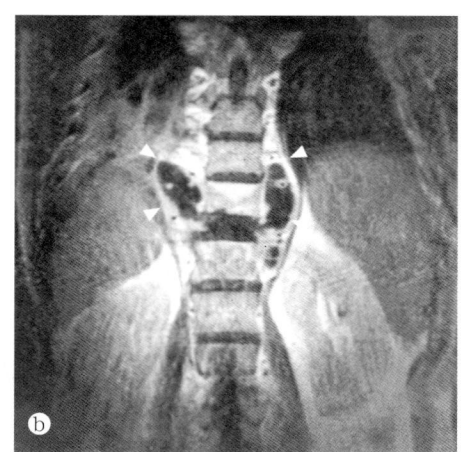

图 16-3　胸椎结核

MRI增强扫描矢状位（a）和冠状位T_1加权像（b）显示胸$_{10-12}$椎体破坏，其中胸$_{11}$完全破坏，伴椎旁冷脓肿形成，脓肿壁有强化，脊髓明显受压。

体上无局灶性骨质缺损。

2．CT的鉴别诊断

（1）脊柱化脓性骨髓炎　通常急性起病，伴急性感染中毒症状，骨质破坏区边缘骨质硬化明显，而脊柱结核的发病缓慢，脓肿内部常有钙化成分。

（2）椎体转移性瘤　通常病变不累及相邻椎间盘，脊柱周围有无软组织影为脊柱结核与转移瘤鉴别诊断的重要依据（图16-4）。

3．MRI的鉴别诊断

（1）脊柱化脓性骨髓炎　受累椎体在T_1加权像上为低信号，T_2加权像为高信号，椎间盘变窄呈低信号，这些MRI表现与脊柱结核相似，应该注意，进行鉴别。脊柱结核的寒性脓肿范围较大为主要鉴别要点，再结合患者的临床病程和X线摄片表现，通常二者不难鉴别。

（2）椎体转移瘤　转移瘤容易累及椎弓根和附件，而不累及椎间盘（图16-5），受累椎体不连续；而脊柱结核主要累及相邻椎体及椎间盘，引起脊柱成角改变，为主要鉴别诊断要点。

（3）椎间盘退行性改变　退变的椎间盘在T_2加权像上呈低信号，无椎体、附件的破坏以及椎旁寒性脓肿；脊柱结核累及椎间盘使之信号强度升高，可资鉴别。

（五）影像学优选检查路线

对临床拟诊早期脊柱结核者，可直接选用CT或MRI扫描；对中晚期的脊柱结核患者，应首选脊柱的X线摄片检查，再进一步行CT扫描，若有条件的医院，也可直接行MRI检查。

脊柱结核的影像学优选检查路线（见图16-6）：

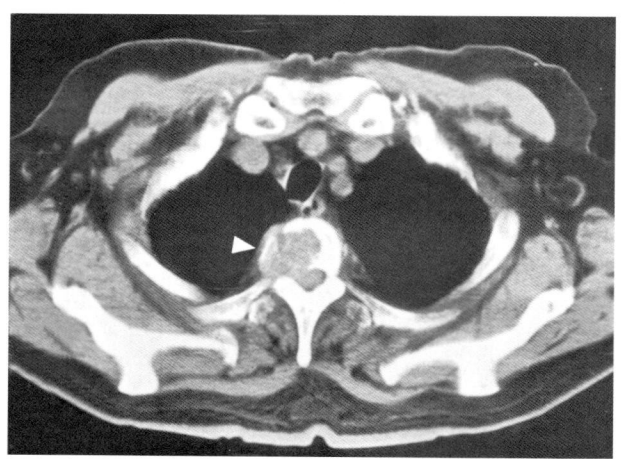

图 16-4　肺癌伴胸椎骨转移

可见胸椎椎体骨质破坏，椎旁未见软组织影。

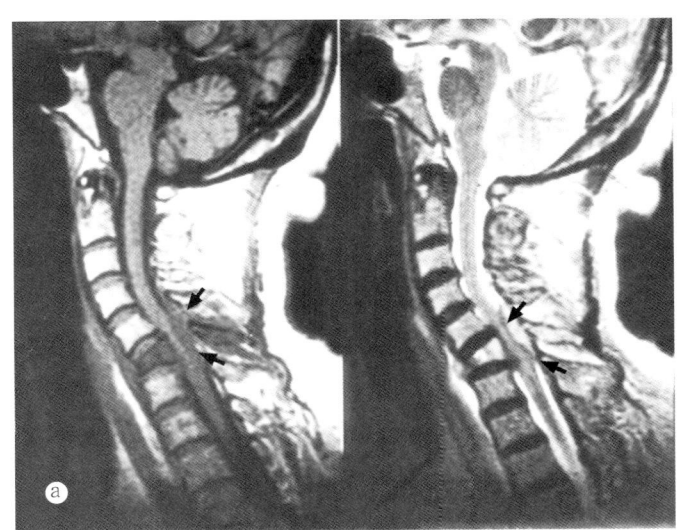
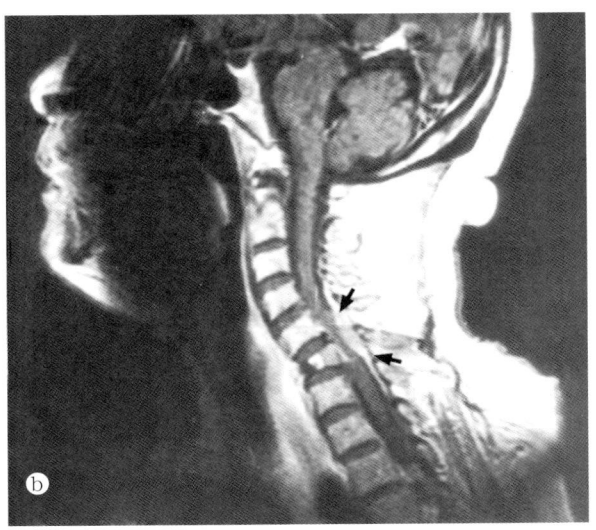

图 16-5 颈₆椎体转移瘤

MRI矢状位T₁加权像（a左）可见颈₆椎体楔形变，呈低信号，向后脱位，压迫脊髓，但是邻近椎间盘正常；同层面T₂加权像（a右）显示病变椎体呈高信号，局部椎管内硬膜外亦有异常高信号从后向前压迫脊髓。增强扫描矢状T₁加权像（b）可见病变椎体和局部硬膜外病变强化，显示脊髓受压情况更为清楚。

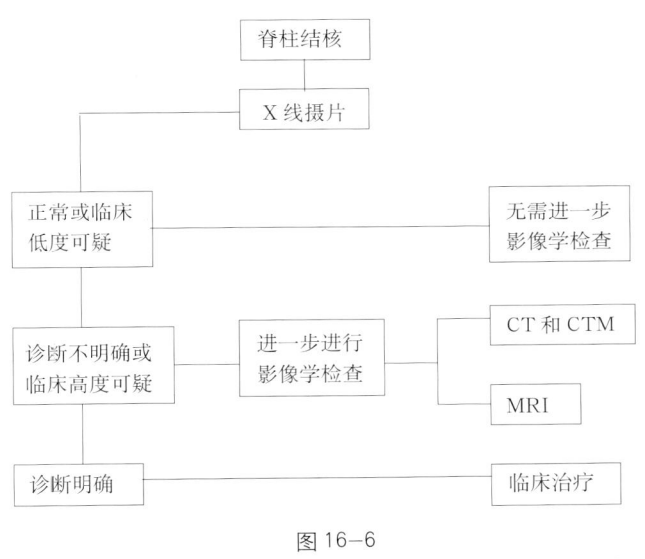

图 16-6

第二节 脊柱化脓性骨髓炎

脊柱化脓性骨髓炎(purulent osteomyelitis of the spine)的发病率占全身骨髓炎的0.2%～4.0%，可以累及脊柱的任何节段，但好发于腰椎，其次为胸椎，颈椎少见。

一、脊柱化脓性骨髓炎的病因

脊柱化脓性骨髓炎的致病菌多为(60%～80%)金黄色葡萄球菌，白色葡萄球菌和链球菌次之。主要为血行感染，常继发于痈疖或内脏感染。非血行感染多为局部脓肿扩散，外伤后感染，椎间盘手术和腰椎穿刺术后感染等。

二、脊柱化脓性骨髓炎的病理

脊柱椎体髓质骨内存在较大的窦样静脉系统，

有利于细菌的停留和生长繁殖，并容易形成化脓性病灶而破坏骨质。炎症一般起自椎体软骨下区，也首发于椎体中心、骨膜下或附件。受累椎体的骨质破坏和增生、硬化并存，脊柱周围韧带有明显钙化。椎体感染一般不产生死骨，晚期才破坏椎间盘使椎间隙变窄，相邻椎体发生融合。

三、脊柱化脓性骨髓炎的临床表现

本病通常急剧起病，患者有持续高热、寒战等败血症表现，脊柱病变局部剧痛，伴脊柱运动受限，棘突有叩击痛，不能坐立或行走。急性感染期可持续10余天至1个月以上。在起病1个月内发生截瘫的患者，多由化脓性病变侵入椎管，在椎管内形成脓肿所致；而于起病1个月后出现截瘫者，则是椎管内肉芽肿形成或瘢痕组织压迫脊髓的结果。

四、脊柱化脓性骨髓炎的诊断

根据绝大多数患者能确切说出发病日期，病变主要累及椎体，但多同时累及附件，骨质破坏与新骨增生并存，甚至出现完全性骨融合，少见脊柱变形，脊柱两旁软组织受累较轻，可做出本病的诊断。

五、脊柱化脓性骨髓炎的治疗

急性期首先给予足量有效抗生素进行对因治疗，并重视全身支持疗法和补充液体。若椎体出现广泛破坏，椎旁脓肿明显，则应尽早进行切开引流术。

六、脊柱化脓性骨髓炎的预后

在临床推广应用抗生素以后，除非有并发症，本病的死亡率已下降至10%以下，6岁以下儿童可痊愈，椎间隙可恢复至正常。较大儿童和成年人一般在半年至2年内椎体发生融合，以颈椎和上胸椎多见，其中约10%的患者可复发。

七、脊柱化脓性骨髓炎的影像学检查

（一）X线摄片检查

本病早期X线摄片可无任何异常改变。发病后2~8周期间进行X线摄片检查可显示异常改变。其最早的异常表现为椎旁软组织肿胀，颈椎可见咽后壁软组织增厚，胸椎为椎旁梭形软组织影，腰椎为一侧或两侧腰大肌影膨隆或模糊。骨质病灶初期位于椎体边缘、椎体中央或椎弓等附件。起源于椎体边缘者，开始仅为椎体上缘或下缘的骨质密度减低，逐渐发展为边缘模糊的骨质破坏区，伴椎间隙变窄或消失，相邻椎体可同时受累，严重者发生椎体融合；起源于椎体中央者，通常仅累及一个椎体，先出现骨质密度减低，然后出现骨质破坏，严重者发生病理性压缩骨折，同时伴骨质增生、硬化和椎体边缘的骨刺形成；起源于椎弓或附件者十分少见，早期仅有骨质疏松改变，晚期表现为骨质破坏。

（二）CT检查

CT显示脊柱骨质破坏，主要位于髓质骨，脊柱周围软组织肿胀或脓肿形成，同时可伴椎间盘炎的改变。骨质破坏开始时边缘模糊，数天后破坏区边缘逐渐清楚，常出现骨质硬化。

（三）MRI检查

在T_1加权像上，化脓性骨髓炎受累椎体骨髓呈低信号，相邻椎间隙变窄，椎间盘亦为低信号。在T_2加权像上感染骨髓呈异常高信号，椎间隙通常有呈亮白高信号的液体积聚。增强扫描病变显著强化（图16-7）。

（四）鉴别诊断

1. 脊柱结核　脊柱化脓性骨髓炎和脊柱结核均常出现椎体骨质破坏和椎间隙狭窄改变，在急性期无骨质增生改变时，仅凭影像学所见难以鉴别二者，结合临床资料对鉴别诊断更为重要。

2. 椎体转移瘤　起源于椎体中央部的脊柱化脓性骨髓炎者，引起整个椎体破坏和增生改变，而无椎间隙变窄时，应该与椎体转移瘤相鉴别。后者多无死骨，病变常累及一侧椎弓根，椎旁软组织影不对称，一般鉴别不难。

（五）各种影像学检查技术的比较

X线摄片不能早期做出脊柱骨髓炎的诊断，诊断的敏感性不足。

CT发现本病的异常骨质硬化改变，改变远较普通X摄片为早，具有足够的诊断敏感性，其密度分辨力高，有助于显示伴发骨质硬化改变和与脊柱结核的鉴别诊断。

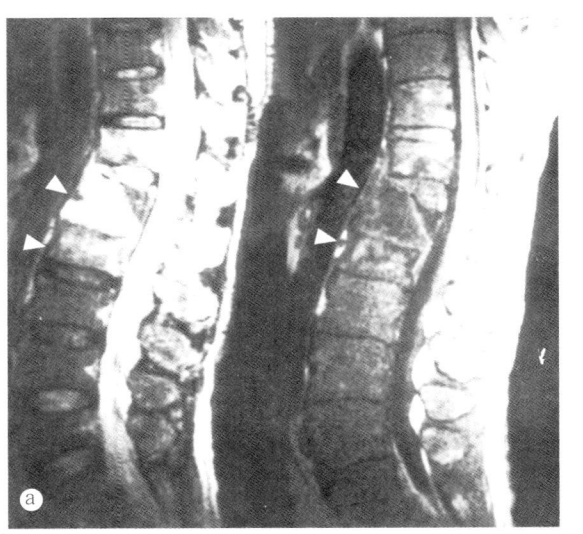
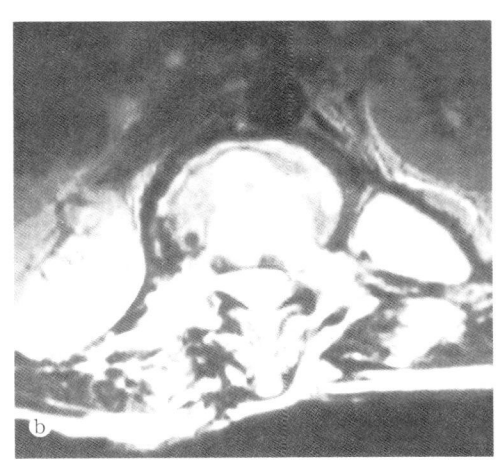
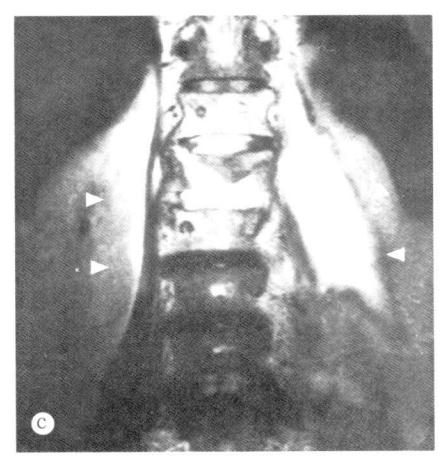

图 16-7 胸腰段椎体化脓性骨髓炎

MRI 矢状位 T_1 加权（a 右）和 T_2 加权像（a 左）显示胸$_{12}$～腰$_2$ 椎体破坏、明显楔形变，累及椎间盘，在 T_1 加权像上呈不均匀低信号，而在 T_2 加权像上呈胸$_{12}$～腰$_2$ 为不均匀高信号。横断位（b）和冠状位（c）T_2 加权像可见两侧腰大肌受累呈高信号，以左侧为著。

MRI 检出脊柱骨髓炎的敏感性更高，为无创伤、无射线辐射危害，其优异的软组织对比分辨力使其在本病的早期诊断，以及诊断效果方面明显优于其他影像学检查方法。

（六）影像学优选检查路线

对拟早期脊柱骨髓炎的患者，可直接选用 CT 或 MRI 扫描，对中、晚期患者应该首选 X 线摄片检查，再进一步行 MRI 扫描，没有 MRI 设备时，可选用 CT 检查。

脊柱化脓性骨髓炎的影像学优选检查路线（见图 16-8）：

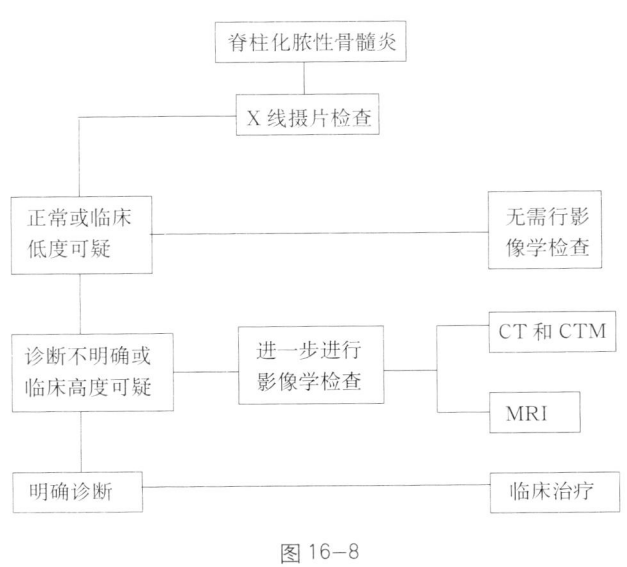

图 16-8

第三节 脊髓硬膜外脓肿

脊髓硬膜外脓肿（epidural spinal abcess）是椎管内硬膜外脂肪和静脉丛的化脓性感染，引起硬膜外间隙积脓或大量肉芽组织增生造成脊髓压迫，多见于胸$_{4\sim8}$水平。

一、脊髓硬膜外脓肿的病因

病原菌以金黄色葡萄球菌为主（约占60%以上），大多继发于全身感染，感染途径主要为血源性，其次为经淋巴道，亦有局部感染病灶（例如椎旁、脊椎及椎间盘的炎性病变）直接播散，或者沿脊神经鞘进入椎管者。

二、脊髓硬膜外脓肿的病理

脊髓硬膜外脓肿可分为急性、亚急性及慢性三种类型。

1. 急性硬脊膜外脓肿　通常形成大小不同的袋状脓腔，有时病变可累及软脊膜或/和蛛网膜；
2. 亚急性硬脊膜外脓肿　硬膜外腔的脓液和肉芽组织并存；
3. 慢性硬脊膜外脓肿　硬膜外主要为肉芽组织，外观无感染的征象，有时可培养出致病菌。

三、脊髓硬膜外脓肿的临床表现

患者首先出现全身感染中毒症状，很快发生脊髓压迫和神经根受压的症状和体征。若为急性脓肿形成，可突然发生神经症状，而且病程进展迅速，在数小时至几天内病情恶化，出现双下肢弛缓性瘫痪。若为亚急性或慢性脓肿，一般病情进展缓慢，表现与脊髓肿瘤相似。

四、脊髓硬膜外脓肿的诊断

根据患者有感染病史，全身中毒反应，椎旁脓肿及神经系统的体征等，多数可以明确做出本病的诊断。少数患者临床症状不典型，容易造成延误诊断而影响治疗效果和预后。

五、脊髓硬膜外脓肿的治疗

一旦确立本病的诊断，应该立即进行手术以清除脓肿，实现减压的目的，并配合局部及全身给予抗生素治疗，辅以针灸、理疗等疗法，以促进脊髓功能的恢复。

六、脊髓硬膜外脓肿的预后

手术后患者脊髓功能的恢复情况与脊髓受压程度和持续时间长短有关，其肢体瘫痪的时间越长，脊髓受压程度越重，手术后脊髓功能恢复得越差。

七、影像学检查

（一）X线摄片检查

本病在急性和亚急性期进行X线摄片检查，可无任何异常所见。慢性期患者则可显示椎旁脓肿或脊柱骨质的破坏等异常表现。

（二）X线脊髓造影检查

本病的X线脊髓造影表现与硬膜外肿瘤相似，但其梗阻平面呈不规则梳齿状或齿状压迹，对比剂越接近梗阻平面越窄，其侧缘受压变平，而脊髓无移位（图16-9）。

（三）CT检查

CT扫描可以准确显示脊髓硬膜外脓肿的部位和范围。根据硬膜外脂肪消失，代之以密度增高的硬膜外脓肿，使硬膜囊与硬膜外间隙的对比度减低，导致正常血管、神经结构模糊。

亚急性和慢性硬膜外脓肿内部可见密度更高的肉芽组织，邻近骨质可出现轻度增生或不规则破坏，病变压迫硬膜囊使之不规则变形。进行CTM扫描，不强化脓肿在高密度对比剂衬托下显示得更加清晰。

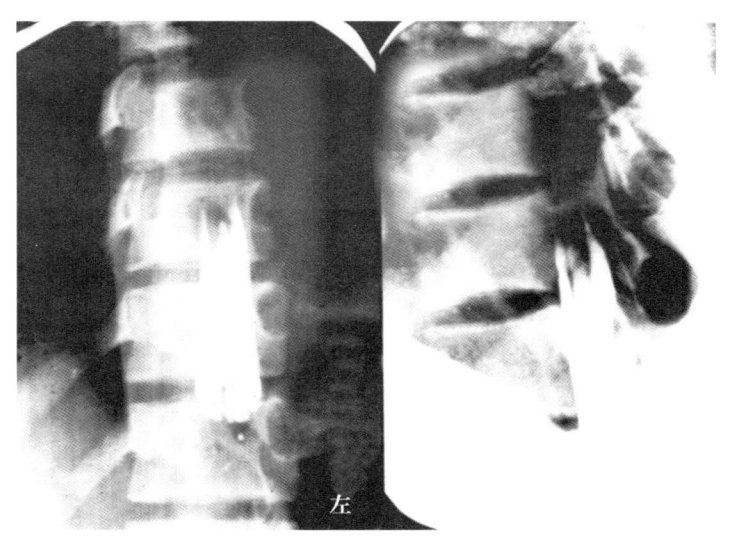

图 16-9 脊髓硬膜囊脓肿

X线脊髓造影显示胸$_{10}$椎体水平碘油梗阻端呈不规则梳齿状压迹，对比剂越近梗阻端越窄，其侧缘被压变扁，脊髓无移位。

（四）MRI检查

本病MRI的所见与感染所在部位密切相关。与其他节段比较，胸段硬膜外间隙较大，更容易发生蜂窝组织炎而形成脓肿，脓肿也更容易扩散。脓肿在硬膜外聚集、扩张可压迫椎管内结构，脓肿也可环绕硬膜囊分布，使其显著变窄。在横断位T_1加权像上，脊髓呈中等信号，周围蛛网膜下腔受压、变窄呈低信号，而脊髓周围脓肿的信号高于蛛网膜下腔；在T_2加权像上，脓肿呈亮白高信号，脓肿的形状多不规则，分布范围较广，通常累及若干个脊髓节段（图16-10）。

（五）影像学鉴别诊断

1. 普通X线检查的鉴别诊断

（1）急性脊髓炎　X线摄片检查对急性脊髓炎与急性硬膜外脓肿的鉴别诊断无价值。急性脊髓

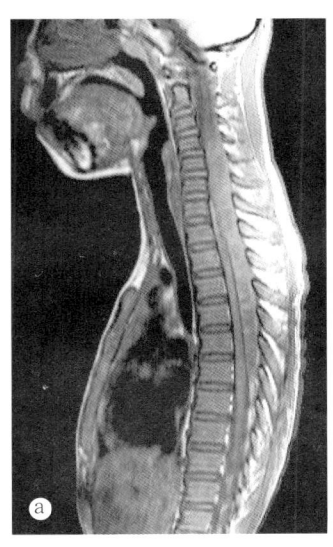 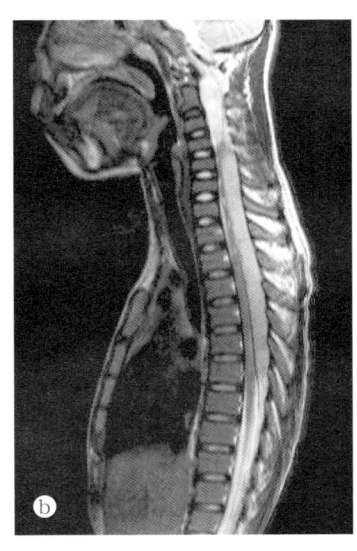 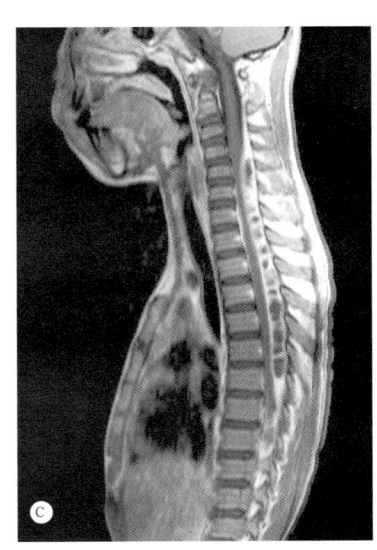

图 16-10 颈胸段硬膜外脓肿

MRI矢状位T_1加权像（a）显示颈胸段硬膜外有梭形稍高信号，中间可见低信号，脊髓受压前移。同层面T_2加权像（b）病变为较高信号。增强扫描像（c）示椎管内脓肿显著强化，内部有多发分隔。

炎的 X 线脊髓造影检查蛛网膜下腔无明显梗阻，而急性硬膜外脓肿有显著梗阻，为二者的主要鉴别要点。

(2) 脊柱转移瘤　脊柱转移瘤的 X 线摄片主要改变为脊柱骨质破坏，以及椎体塌陷。结合该病多见于老年人，无感染的全身和局部表现等临床资料，能做出与本病的鉴别诊断。

2. MRI的鉴别诊断

(1) 硬膜外脂肪　当胸段硬膜外脓肿伴出血时，应该与本病进行鉴别。硬膜外脂肪呈节段性分布，不压迫硬膜囊等椎管内结构，无论T_1加权像还是T_2加权像，硬膜外脂肪均呈中等度高信号，与皮下脂肪的信号强度相同；而脓肿组织在T_2加权像上呈亮白高信号，可资鉴别。

(2) 脊髓转移瘤　患者多有原发肿瘤病史，转移瘤病灶虽然多位于硬膜外，但是T_1加权像上呈低信号，T_2加权像上为高信号，多伴局部骨质结构的破坏，不累及椎间隙，为主要鉴别要点。

(3) 急性脊髓脓肿或化脓性脊髓炎　根据X线摄片所见不能做出急性脊髓脓肿或化脓性脊髓炎与本病的鉴别诊断。前者腰穿脑脊液中白细胞数显著增高，患者较早出现严重脊髓神经功能障碍为其临床特点。急性脊髓脓肿或化脓性脊髓炎在MRI上表现为脊髓增粗，边缘模糊，病变脊髓在T_1加权像上信号强度略低，在T_2加权像上为高信号。这与硬膜外脓肿截然不同。因此，MRI的鉴别诊断价值较高，可以将二者区分开来。

(4) 脊髓蛛网膜炎　脊髓蛛网膜炎的起病缓慢，临床症状及神经系统体征均不典型，病变主要累及腰骶段，MRI上表现为马尾神经集结，其境界欠清晰，以及蛛网膜下腔闭塞等。该病的诊断和鉴别诊断主要依赖MRI检查。

(六) 影像学优选检查路线

对临床拟诊脊髓硬膜外脓肿的患者，首先可拍摄脊柱X线摄片，以除外其他骨质病变，有条件的医院，可直接进行MRI检查。

第四节　急性脊髓炎

一、急性非特异性脊髓炎

急性非特异性脊髓炎又称急性脊髓炎（acute myelitis）是指一组原因不明的急性横贯性脊髓损害，可累及整个脊髓或若干脊髓节段，以胸段受累最为多见。

(一) 急性脊髓炎的病因

本病的病因尚不清楚。目前认为可能是病毒感染后所诱发的一种自身免疫性疾病，外伤和过度疲劳可能为其诱发因素。

(二) 急性脊髓炎的病理

脊髓炎可累及脊髓的任何节段，以胸段(74.5%)最为多见，其次为颈段(12.7%)和腰段(11.7%)。病变可仅累及脊髓或者同时累及脊膜、神经根等结构。病变可为局灶性、横贯性、多灶融合或散在分布于脊髓多个节段，但以局灶性为最多见。本病的主要病理改变为脊髓充血、水肿和神经纤维的脱髓鞘改变。最初血管周围出现颗粒细胞、炎性细胞及胶质细胞浸润，血管内皮细胞肿胀使部分血管的管腔闭塞，继之，邻近病变融合成片，引起脊髓软化，甚至坏死形成空洞；晚期脊髓和脊膜显著萎缩，伴神经胶质增生，软化区可形成瘢痕。

(三) 急性脊髓炎的临床表现

本病可累及任何年龄段人群，但以青壮年居多，发病率无性别差异，部分人发病前有负重、扭伤等诱因。患者多出现横贯性脊髓炎（acute transverse myelitis）的临床表现，通常急性发病，症状在数小时至数日内发展至顶峰。起病时伴有发热、头痛、全身不适等感染中毒症状。其脊髓损害症状取决于受累脊髓的节段和病变范围。以胸段脊髓损害为例，急性期患者以下肢弛缓性瘫痪、腱反射消失等运动障碍为主要表现。待数周后，渡过脊髓休克期，下肢则出现痉挛性瘫痪、腱反射亢进、病理征等表现。在下肢瘫痪期间，还有损伤平面以下各种深、浅感觉消失，在感觉消失与正常感觉区之间存在一个感觉过敏带。此外，患者还伴有自主神经功能障碍，表现为损害平面以下皮肤排汗和二便功能障碍。但上升性脊髓炎和弥漫性脊髓炎的表现均较少见。

（四）急性脊髓炎的诊断

根据患者临床急性发病，有全身感染中毒症状，继之出现截瘫或四肢瘫、伴传导束型感觉障碍和二便功能障碍，辅以腰椎穿刺脑脊液为炎性改变，即可确定本病的诊断。

（五）急性脊髓炎的治疗

主张同时应用皮质类固醇和抗生素，以减少炎性渗出，减轻脊髓水肿，防止蛛网膜粘连。并可应用脱水药物治疗脊髓水肿，补充多种维生素，有呼吸麻痹者行气管切开和辅助呼吸，有尿潴留者应留置导尿管，在恢复期可进行物理治疗等。

（六）急性脊髓炎的影像学检查

X线摄片、X线脊髓造影、CT以及放射性核素显像等影像学检查方法对本病的诊断和鉴别诊断均无帮助。只有MRI能发挥重要作用。

急性横贯性脊髓炎MRI的T_1加权像显示脊髓增粗、肿胀信号强度略有降低，T_2加权像脊髓内可见大小不等、弥漫分布的斑点状高信号，增强扫描多数病灶不强化，少数病灶仅有小斑片状轻度强化（图16-11）。

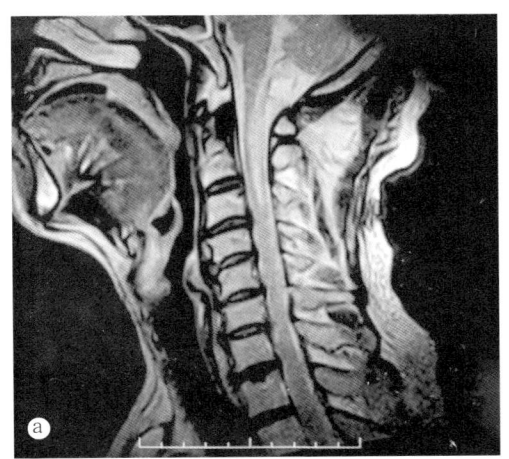

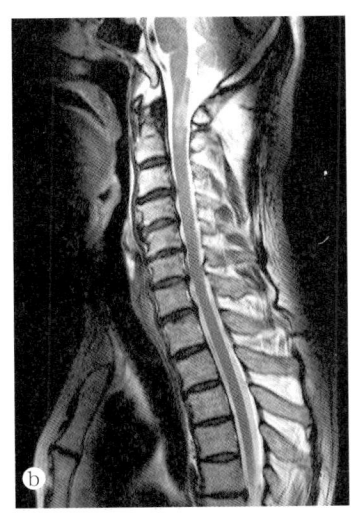
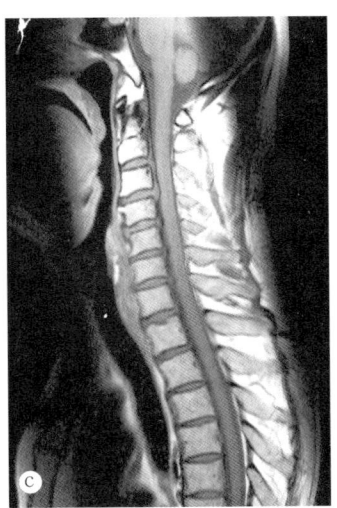
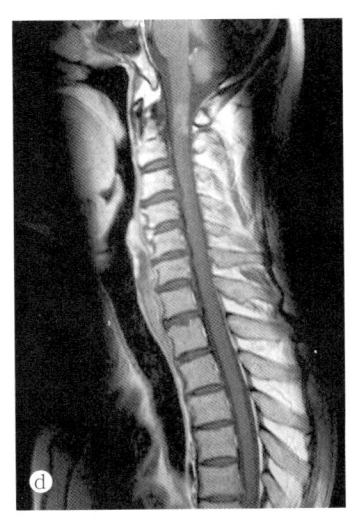

图16-11 脊髓炎

MRI矢状位T_2加权像（a）显示上颈髓略增粗，髓内信号强度增高。抗炎治疗3周后复查矢状位T_2加权像（b），见上颈髓的高信号范围缩小；同层面T_1加权像（c）病灶呈等信号；增强扫描T_1加权像（d）上颈髓病灶有轻度不规则形强化。

应用 MRI 可以评价急性横贯性脊髓炎患者的预后。T_2加权像显示脊髓增粗伴弥漫高信号、增强扫描病灶有强化者的预后较差；若 MRI 显示脊髓病变轻微，预后较好或者患者可完全康复。

（七）急性脊髓炎的影像学鉴别诊断

1. 髓内肿瘤

（1）急性脊髓炎发病急、病史短，病变范围长，脊髓肿胀相对较轻，且均匀一致，外缘光整；而脊髓肿瘤多隐袭起病，病变范围较局限，脊髓增粗显著，而且不规则，脊髓外缘可凹凸不平。

（2）体积较大的脊髓肿瘤内部常出现囊变或空洞。

（3）增强扫描脊髓炎病灶多不强化，或者仅有小斑片状轻度强化，而脊髓肿瘤通常显著强化。

2. 多发性硬化　有时严重多发性硬化（MS）的 MRI 表现与急性脊髓炎类似，但 MS 病灶通常为斑点状、弥漫分布的高信号，多数患者的脊髓肿胀不明显，除脑白质内同时有病灶存在，症状较脊髓炎轻。除脊髓外，脑白质内多有多发病灶。

3. 放射性损伤或外伤性水肿　放射性损伤或外伤性水肿的 MRI 表现也可能与急性脊髓炎类似，需要结合患者的病史进行综合分析，鉴别诊断并不困难。

（八）急性脊髓炎的影像学优选检查路线

MRI 是本病首选和确诊影像学检查手段，对临床拟诊急性脊髓炎的患者，应直接进行 MRI 检查。

二、急性化脓性脊髓炎

急性化脓性脊髓炎（acute suppurative myelitis）系由细菌急性感染所引起的急性脊髓炎症。

（一）急性化脓性脊髓炎的病因

多数患者继发于急性硬膜外或硬膜下脓肿，少数人为细菌直接感染脊髓的结果。致病菌以金黄色葡萄球菌最为多见，大肠杆菌次之。病菌经血液循环或直接蔓延等途径侵犯脊膜和脊髓。

（二）急性化脓性脊髓炎的病理

本病的病理特点与致病菌进入脊髓的途径有关。局部侵入者的脊髓损害多局限于几个节段，而血行感染者可见多发或弥漫散在分布的病灶，以胸段、腰段最为多见。大体观察，脊髓肿胀病变区血管充血、脊髓水肿，表面有脓性渗出物。病情严重者脊髓呈紫灰色、质软，可出现坏死；脊膜明显增厚，有炎性渗出物附着，伴肉芽肿形成；脊髓的供血动脉充血、渗出，管壁增厚，甚至管腔闭塞。显微镜下观察，脊膜血管充血，有炎症细胞浸润；脊髓内神经元变性或消失，神经元轴突和髓鞘脱失、退变，并有弥漫性炎性细胞浸润，出现吞噬巨细胞和胶质细胞增生。脊髓内出现多发小脓肿，并可融合成较大脓肿和发生大块坏死。继发于硬膜外或硬膜下脓肿的化脓性脊髓炎，以脊膜增厚、粘连，血管阻塞改变为主，受累脊髓除炎性细胞浸润外，发生缺血坏死为其重要特点。

（三）急性化脓性脊髓炎的临床表现

虽然本病可累及任何年龄段人群，但以 20～50 岁多见。儿童病例以女性多见。其起病急骤，在脊髓症状出现之前，先有高热、寒战等全身感染中毒症状，此后，在数天内出现完全性或不完全性截瘫，以胸段最为常见。平时身体强壮患者也可无任何先驱全身感染中毒症状，而突然出现截瘫，或者突然截瘫时（后）伴有发热。患者常主诉背部或全身肌肉酸痛。神经系统检查可见脑膜和脊神经根刺激症状，以及脊髓炎的典型症状和体征。外周血液检验发现白细胞增多，以中性粒细胞为主，血液细菌培养可阳性。腰椎穿刺椎管通畅，脑脊液透明或微黄，细胞数增多，以中性粒细胞为主，蛋白含量增高，而糖或氯化物降低。

（四）急性化脓性脊髓炎的诊断

根据患者有全身或局部的化脓性感染，继之急性起病，出现高热、截瘫的表现，血液细菌培养阳性，腰椎穿刺椎管通畅，脑脊液细胞数和蛋白增高等特点，可以做出本病的诊断。

（五）急性化脓性脊髓炎的治疗

本病应该尽早应用足量有效的抗生素，为防止蛛网膜粘连，还可同时应用皮质类固醇激素。若能早期诊断、及时治疗、精心护理、避免发生并发症，则患者有望恢复，否则预后极差。

（六）急性化脓性脊髓炎的影像学检查

本病在X线摄片、X线脊髓造影和CT上均无异常改变，因此，这些影像学检查对本病的诊断和鉴别诊断都无帮助。

MRI扫描有助于急性化脓性脊髓炎的诊断。本病在MRI的T_1加权像上表现为受累脊髓局限性增粗，信号强度轻度降低，但髓内脓肿的信号强度更低，脓肿灶在T_2加权像表现为亮白高信号，与普遍水肿脊髓的信号强度增高程度不同。增强扫描脓肿病灶周边有均匀环形强化（图16-12）。

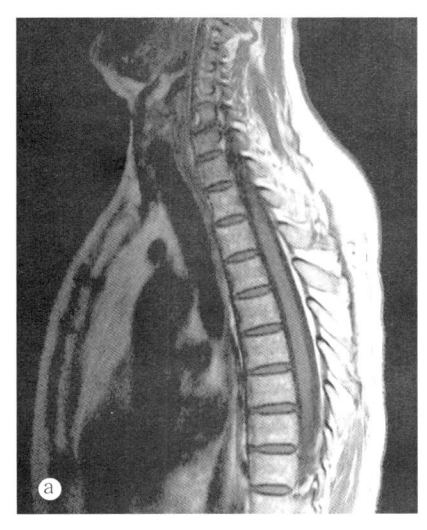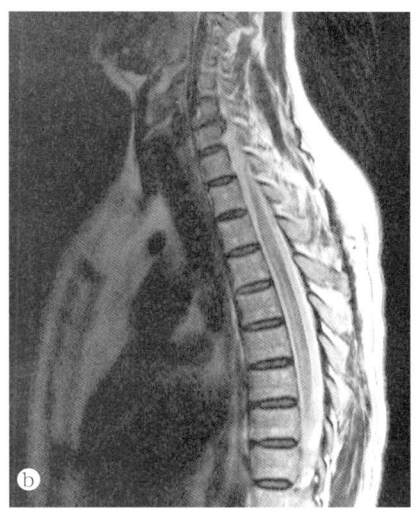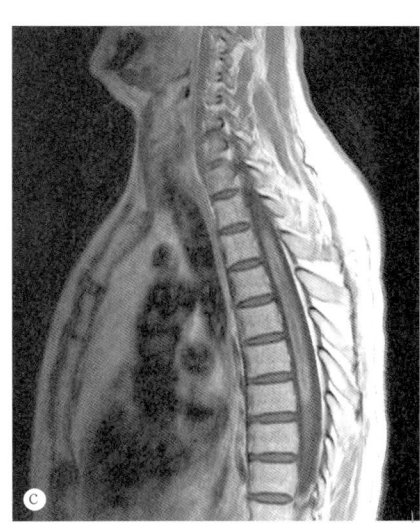

图16-12 急性化脓性脊髓炎

MRI矢状位T_1加权像（a）显示胸$_{3\sim7}$椎体水平脊髓轻度增粗、肿胀，髓内见有纵行条状稍低信号。同层面T_2加权像（b）显示髓内病变为高信号，边缘模糊。增强扫描T_1加权像（c）示上述髓内病变呈不均匀强化。

（七）影像学优选检查路线

对临床拟诊急性化脓性脊髓炎的患者，可先行X线摄片检查，除外其他骨质病变，条件允许也可直接进行MRI扫描。

三、结核性脊膜脊髓炎

结核性脊膜脊髓炎（tuberculous menigomyelitis）系由结核杆菌经血行播散或直接蔓延至脊膜、脊髓而引起的脊膜脊髓感染。

（一）结核性脊膜脊髓炎的病因病理

结核杆菌经血液循环系统到达脊髓及脊膜，或者由脊柱骨结核浸润脊膜、脊髓血管，引起蛛网膜炎和脊髓的结核性肉芽肿，累及脊髓血管可进一步产生脊髓缺血。

（二）结核性脊膜脊髓炎的临床表现

本病多起病缓慢，亦可亚急性起病，患者出现病变水平以下的肢体瘫痪和二便功能障碍。若病变以硬脊膜和蛛网膜损害为主，则出现根性痛或分散性、不对称性，甚至脊髓感觉水平面不清等症状。腰椎穿刺示脑脊液无色透明，白细胞数可轻度升高，以单核细胞增多为主，蛋白含量轻度增高，而糖和氯化物含量降低。

（三）结核性脊膜脊髓炎的诊断

根据有患者结核病史，以慢性或亚急性方式起病，出现脊髓损害的临床表现，结合脊柱X线摄片、CT和MRI的所见，做出本病的诊断并不困难。

（四）结核性脊膜脊髓炎的治疗

确诊后应该进行正规抗结核治疗。

（五）结核性脊膜脊髓炎的影像学检查

继发于脊柱结核的结核性脊膜脊髓炎者，其脊柱结核的X线摄片、CT和MRI表现参见本章第一节内容。

而结核性脊髓炎的MRI表现为脊髓增粗，髓内出现纵行的片状异常信号，在T_1加权像为稍低或等信号，T_2加权像为高信号，其边缘模糊，增强扫描病变多无明显强化。结核性脊膜炎的MRI表现为脊膜出现不均匀增厚，局部可呈结节状，可压迫邻近的脊髓，增强扫描病变显著强化。

有文献报道：脑脊液小房、蛛网膜下腔消失伴脊髓轮廓不清和神经根增厚等异常改变也是脊膜结核的MRI征象，即使增强扫描上述部位未见强化，也不能除外脊膜受累（图16-13）。

（六）各种影像学检查方法的比较和优选检查路线

MRI是本病首选和确证检查手段，其影像学技术诊断价值不大，对临床拟诊结核性脊膜脊髓炎的患者，应该首选MRI扫描。

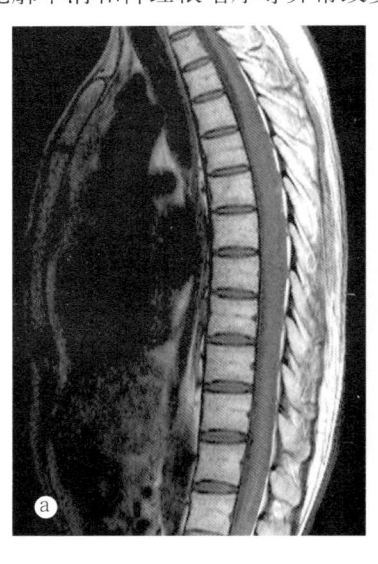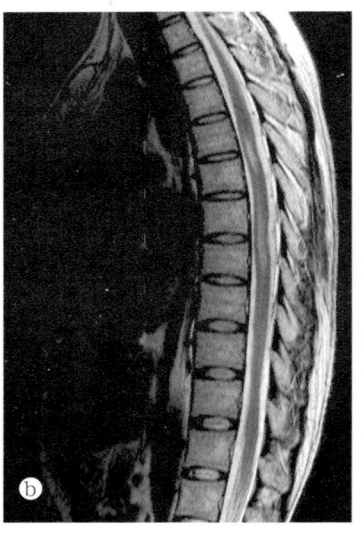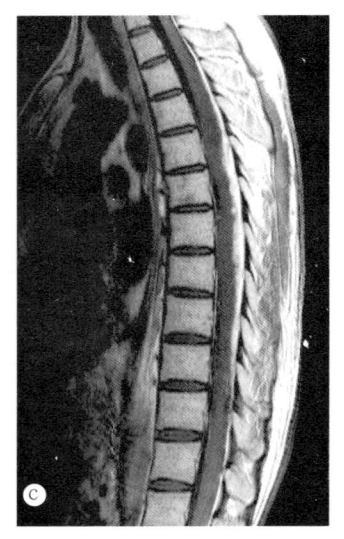

图16-13　结核性脊膜脊髓炎

MRI矢状位T_1加权像（a）和T_2加权像（b）显示胸$_{2\sim10}$椎体水平脊膜硬脊膜增厚，局部呈结节状，压迫相应节段脊髓，致脊髓后缘凹凸不平；胸$_{9\sim12}$椎体水平脊髓轻度增粗、肿胀，髓内见有纵行条状异常信号，T_1为稍低或等信号，T_2为高信号，边缘模糊。增强扫描T_1加权像（c）显示胸$_{2\sim10}$椎体水平增厚的硬脊膜明显强化，胸$_{9\sim12}$椎体水平脊髓病变未见强化。

第五节　脊髓蛛网膜炎

脊髓蛛网膜炎（spinal arachnoiditis）是脊髓蛛网膜在某些病因的作用下产生的反应性炎症。蛛网膜炎性增生与脊髓神经根粘连或形成囊肿，以及缺血所致的脊髓空洞形成等均可导致脊髓功能障碍。

一、脊髓蛛网膜炎的病因

脊髓蛛网膜炎的病因颇多，颅内外病毒或细菌感染均可引起脊髓蛛网膜炎，其中以结核性脑膜炎引起者最为多见。脊髓外伤或脊髓手术造成的蛛网膜创伤，异物进入蛛网膜下腔（包括实施腰椎穿刺、椎管造影、椎管内给药、腰椎麻醉，患椎管内肿瘤或结节病和发生脊髓蛛网膜下腔出血等）也是致病因素。

二、脊髓蛛网膜炎的病理

脊髓蛛网膜炎主要累及腰骶部。在病变初期，脊髓表面血管扩张，正常光泽消失，继之蛛网膜增厚显油白色，失去透明度，晚期蛛网膜形成坚韧的纤维瘢痕组织，并与软脑膜、脊髓及神经根相互粘连，病灶压迫脊髓可导致脊髓缺血。蛛网膜粘连可使局部脑脊液异常聚集，形成一个或多个囊腔，由增厚的蛛网膜构成囊腔的壁,伴随囊内液体的逐渐增多,引起椎管梗阻,压迫供应脊髓的血管造成局部缺血,并导致继发性神经退行性变。

三、脊髓蛛网膜炎的临床表现

本病多见于中年男性,慢性病程,病情发展有波动。患者多以脊髓后根刺激症为首发症状,出现自发性疼痛,呈根性分布,但是范围较广,常累及若干个神经根。在症状出现数月至数年后,出现传导束损害症状,表现为逐渐进展的截瘫或四肢瘫,以及二便功能障碍。

四、脊髓蛛网膜炎的诊断

根据患者有脊神经和脊髓损害的临床表现,X线脊髓造影呈特殊的"烛泪"影或"杯口"状缺损等特点和MRI所见,可以做出本病的诊断。

五、脊髓蛛网膜炎的治疗

本病的治疗要点如下:

1. 应用皮质类固醇,对防止和治疗蛛网膜粘连有一定疗效。
2. 对因感染所致蛛网膜炎的病例,选用足量、有效的抗生素。
3. 应用能溶解蛛网膜粘连的药物。
4. 向椎管内注入气体,在一定程度上有助于分离蛛网膜粘连。
5. 应用局部物理疗法(例如紫外线或碘离子透入)。
6. 对有颅内压增高或有形成蛛网膜粘连性囊肿的患者,可进行切除囊肿、分离粘连或减压的手术治疗。

六、脊髓蛛网膜炎的影像学检查

(一) X线摄片检查

本病的X线摄片检查多无异常改变,无助于本病的诊断。

(二) X线脊髓造影检查

本病脊髓造影有特殊征象,表现为碘油流动缓慢,出现部分甚至完全梗阻,但梗阻平面不一定与临床症状相符合,梗阻端的对比剂药柱多呈不规则的尖形、分叉状,形成蛛网膜囊肿者,可见"杯口"状充盈缺损。通常对比剂在流动过程中不规则弥散于各处,呈点状或斑块状高密度,类似"烛泪"样改变(图16-14)。

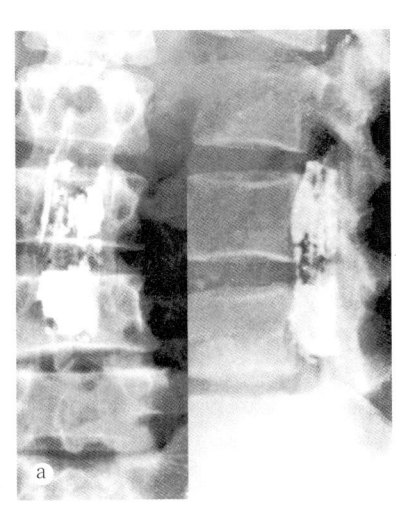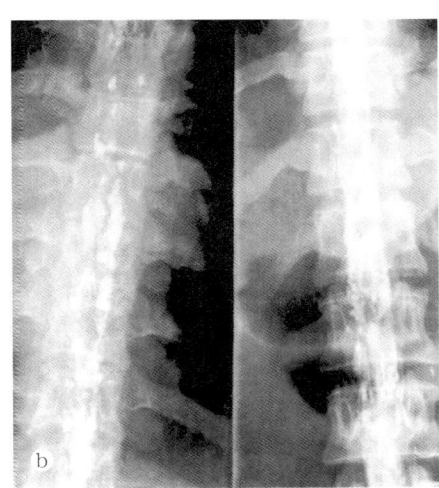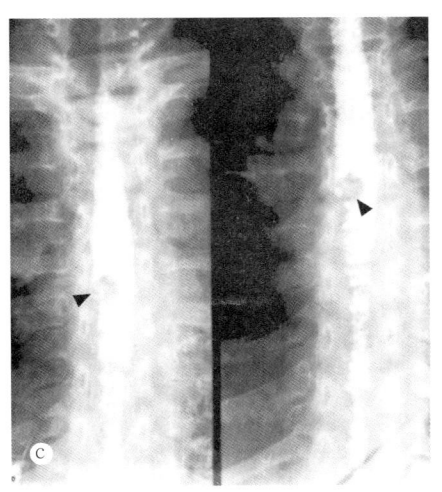

图16-14 脊髓蛛网膜炎X线脊髓造影
(a) 碘油柱出现部分梗阻,梗阻端碘油柱呈不规则分叉。(b) 碘油在流动过程中不规则地弥散于各处,呈点状或斑块状,类似"烛泪"。(c) 胸₅水平碘油柱内可见类圆形充盈缺损,为蛛网膜囊肿形成。

(三) CT 检查

CT平扫未见异常改变,但CTM检查可见脊髓偏于硬膜囊的一侧,或者神经根聚集在一起。有时神经根粘贴在增厚的蛛网膜上,使硬膜囊呈空虚状。硬膜囊变小或不规则,神经根被截断。严重的病例蛛网膜下腔可完全阻塞。

(四) MRI 检查

本病主要有三点MRI所见(图16-15):

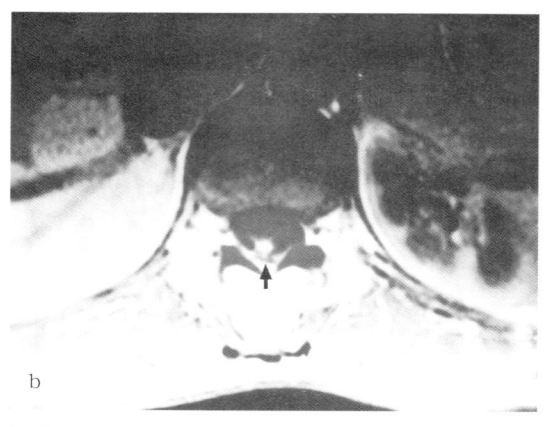

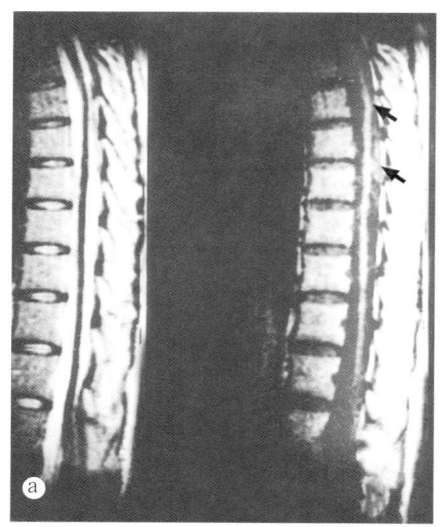

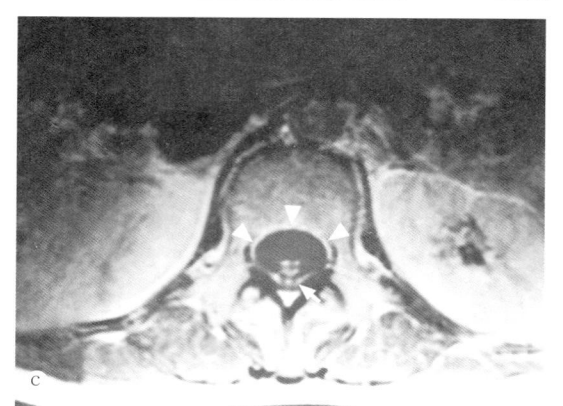

图16-15 胸段脊髓蛛网膜炎
MRI矢状位(a)T$_1$加权像(右)和T$_2$加权像(左)显示胸段脊髓边缘不规则,走行不自然。横断T$_1$加权像(b)见脊髓与椎管后壁偏侧粘连。增强扫描横断T$_1$加权像(c)显示硬膜有强化。

1.马尾神经向心性集结。马尾神经在T$_1$加权横断位像上呈圆形,矢状位像呈索条状中等信号,T$_2$加权像显示马尾神经聚集更加清楚。

2.马尾神经偏心性集结。T$_1$加权像显示聚集的马尾神经附着在脊膜之上,脊膜局部增厚,而蛛网膜下腔内未见神经走行,T$_2$加权像显示增厚的脊膜和偏心粘连的马尾神经比T$_1$加权像更清楚,硬膜囊内几乎无马尾神经,此征象被称为"空硬膜囊"征。

3.圆锥以下硬膜囊内梗阻。MRI显示该部位蛛网膜下腔大部分闭塞,T$_1$加权像为中等信号充填,T$_2$加权像硬膜囊呈弥漫性高信号,不能分辨马尾神经。

(五) 脊髓蛛网膜炎的影像学鉴别诊断

1.脊髓肿瘤 蛛网膜炎形成局限型囊肿者应该与脊髓肿瘤相鉴别。二者均可出现脊髓受压改变,Queckenstedt试验显示椎管内梗阻,腰穿脑脊液化验示蛋白定量增高等表现,但蛛网膜炎多有感染、外伤及蛛网膜下腔异物史,病程进展过程中的临床症状可有缓解,其发病早期的脊髓症状比脊髓肿瘤更明显。二者的鉴别诊断主要依赖影像学检查。

2.腰椎椎管狭窄 腰椎椎管狭窄患者MRI扫描有时也可见到神经根聚集的征象,与蛛网膜炎的改变类似,但是椎管狭窄有椎体骨质及韧带的改变,可资鉴别。

3.腰椎椎管转移瘤 中枢神经系统肿瘤经脑脊液种植转移常见于腰骶部椎管内,也可表现为硬膜囊内的软组织块影,容易与蛛网膜炎相混淆。根据蛛网膜炎向心性集结的马尾神经光滑、变细,而转移瘤呈大小不等的结节样外观，据此，可以将二者区分开来。

（六）影像学优选检查路线

对临床拟诊脊髓蛛网膜炎的患者，可先行X线摄片检查除外其他骨质病变，然后再行MRI检查。无MRI设备的医院可行CTM或者X线脊髓造影检查。

（李坤成　许　卫　曹丽珍）

参 考 文 献

1. 鱼博浪，王泽忠，杨广夫，等．急性脊髓炎的磁共振诊断．中华放射学杂志，1995，29：604～607
2. 刘伟，金耀东，李淑娟．脊髓蛛网膜炎的MRI诊断．中华放射学杂志，1995，29：334～335
3. 吴振华，潘诗农，杨本强，等．脊柱结核的MRI表现．中华放射学杂志，1996，30：159～162
4. 柯祺，许灼新，潘锦伟，等．脊柱结核与脊柱转移瘤的CT形态差异．实用放射学杂志，1998，14：472～475
5. 张永利，欧阳墉，王琦，等．椎管内结核性蛛网膜炎的MR成像．中华放射学杂志，1998，32：239～240
6. 梁宏军．急性脊髓炎的MRI特征．中国脊柱脊髓杂志，1999，9：42～43
7. 孙西河，王滨，常光辉．脊柱结核的MRI表现及早期诊断．临床放射学杂志，2000，19：302～304
8. 刘兴炎，葛宝丰，甄平，等．非典型脊柱结核的诊断与治疗．中国脊柱脊髓杂志，2001，11：116～117
9. 李奕钊，刘建明，柯勇，等．脊柱结核的CT诊断．影像诊断与介入放射学，2002，11：207～209
10. 张光柏．脊柱结核诊断中的几个问题．中国脊柱脊髓杂志，2003，13：645～647
11. 张银刚，焦宁，李靖，等．脊柱结核的影像学分析．实用放射学杂志，2004，20：54～56
12. 张树清，巴奇，龚沈初，等．脊柱结核的比较影像学研究．医学影像学杂志，2005，15：301～304
13. 魏龙晓，王玮，魏经国，等．脊柱结核的MR表现．实用放射学杂志，2005，20：609～611
14. 宋其韬，王林森，张晓光，等．脊柱结核的MRI表现．中国脊柱脊髓杂志，2006，16：901～904
15. 王洪新，郭玖，许健．不典型胸椎管内硬膜外脓肿1例报告化脓性脊椎炎与结核性脊椎炎的MRI鉴别．中国中西医结合影像学杂志，2006，4：331～333
16. 张焱，程敬亮，高剑波，等．急性脊髓炎的磁共振诊断．实用放射学杂志，2006，22：1301～1304
17. Sinan T, Al-Khawari H, Ismail M, et al. Spinal tuberculosis: CT and MRI feature. Ann Saudi Med, 2004, 24:437～441
18. Jung N Y, Jee W H, Ha K Y, et al. Discrimination of tuberculous spondylitis frompyogenic spondylitis on MRI. AJR, 2004, 182:1405～1410
19. Liu G C, Chou M S, Tsai T C, et al. MR evaluation of tuberculous spondylitis. Acta Radiologica, 1993, 34:554～558
20. Georgy B A, Snow R D, Hesselink J R, et al. MR imaging of spinal nerve roots: techniques, enhancement patterns, and imaging findings. AJR 1996, 166:173～179
21. Sharif H S. Role of MR imaging in the management of spinal infection. AJR, 1992, 158:1333～1342
22. Hadjipavlou A G, Mader J T, Necessary J T, et al. Hematogenous pyogenic spinal infections and their surgical management. Spine, 2000, 25: 1668～1679
23. Chen W J, Wu C C, Jung C H, et al. Combined anterior and posterior surgeries in the treatment of spinal tuberculosis spondylitis. Clin Orthop Relat Res, 2002, 398:50～59
24. Pande KC, Babulkar SS. Atypical spinal tuberculosis. Clin Orthop Relat Res, 2002, 398:64～74
25. Lang IM, Hughes D G, Jenkins JP, et al. MR imaging appearance of cervical epidural abscess. Clinical Radiology, 1995, 50:466～471
26. Jung N Y, Jee WH, Ha K Y, et al. Discrimination of tubculous spondylotis from pyogenic spondylotis on MRI. AJR, 2004, 182:1405～1410
27. Transverse Myelitis Consortium Working Group. Proposed diagnostic criteria and nosology of acute transverse myelitis. Neurology, 2002, 59: 499～505
28. Harzheim M, Schlegel U, Urbach H, et al. Discriminatory features of acute transverse myelitis: a retrospective analysis of 45 patients. J Neurol Sci, 2004, 217:217～226
29. Deseze J, Stojkovic T, Breteau G, et al. Acute myelopathies: clinical, laboratory and octcome profiles in 79 cases. Brain, 2001, 124:1509～1521
30. Cordonnier C, de Seze J, Breteau G, et al. Prospective study of patients presenting with acute

partial transverse myelopathy. J Neurol,2003,250: 1447~1452

31 Friedman J A, Maher C O, Quast L M, et al. Spontaneous disc space infections in adults. Surg Neurol,2002,57:81~86

32 Dimar J R, Carreon L Y, Glassman S D, et al. Treatment of pyogenic vertebral osteomyelitis with anterior debridement and fusion followed by delayed posterior spinal fusion. Spine,2004,29:326~332

第十七章　脊髓脊柱先天性畸形

早期胚胎体轴的支柱是位于中心的脊索，从每个体节腹内侧面分化出由间叶细胞组成的生骨节，生骨节从两侧向脊索靠拢，逐渐包绕在脊索的周围，并环绕脊索快速生长形成软骨性椎体，然后在椎体两侧出现第2对软骨中心，在神经管两侧向后生长而形成软骨性椎弓，胎儿第4周形成软骨性脊柱。在胚胎第5～第6周时，骨化中心将软骨体分为两个厚软骨板，进行软骨内骨化，椎体的骨化沿椎体前方及侧缘进行，出现马蹄状软骨板，形成青年时期骨性骨突环的原基，而椎体后外部的骨化系由椎弓骨化中心的扩展所致。在眷柱软骨化过程中，在胚胎第9周时，骨膜血管进入软骨性椎体，产生前后切迹。

妊娠第3个月出现椎间盘，与脊索平行的血管沿椎体边缘走行，并按一定间距进入椎间软骨，向髓核方向呈辐射状延伸。

髓核起源于挤压进入椎间盘的脊索细胞。脊索细胞进入椎间盘后，发生退化，聚集成黏液样核心形成髓核，周围为纤维组织和透明软骨所包绕，同时来自附近纤维软骨囊的胶原纤维亦进入此胶状黏液样结构之内形成纤维环。二者共同形成椎间盘。

脊髓起源于外胚层的神经沟，后者在发育过程中闭合形成神经管，脊髓的中央管即是胚胎神经管的遗留产物。在胎儿第3个月时，脊髓与椎管的长度相同，以后脊髓的生长速度慢于椎管，至出生时脊髓下极一般相当于第3腰椎椎体水平，成人后通常位于第1～第2腰椎椎体水平。

在胚胎发育早期，硬脊膜紧贴椎管，然后二者逐渐分离，形成硬脊膜外腔，内部为疏松结缔组织和血管。硬脊膜附着于椎间盘，颈部硬脊膜固定于枕大孔和第2、第3颈椎。硬脊膜两侧向椎间孔外伸出，包裹相应的脊神经。

脊髓的蛛网膜与颅内蛛网膜相连续，其远端包绕马尾，脊髓和脑的蛛网膜下腔直接交通，脑脊液在蛛网膜下腔循环。脊神经亦由疏松的蛛网膜包绕。

软脊膜紧密包裹脊髓并沿脊神经向外延伸，终止于脊髓圆锥以下，形成终丝，后者向下延伸，成为马尾的中心，在第2骶椎椎体水平与硬脊膜混合，向下至尾椎与骨膜融合。

先天性脊柱裂分为显性和隐性两种，后者在临床上相当多见，好发于下腰椎和上骶椎，尤其以腰$_5$和骶$_1$多见。病因为胚胎时期成软骨中心或成骨中心发育障碍，两侧椎弓在后部不愈合，导致棘突及椎板亦产生不同程度的裂隙。通常脊柱裂仅累及骨骼，在骨缺损的表面覆盖纤维组织，而无脊膜和脊髓的膨出，脊神经正常。而显性脊柱裂除有椎弓、椎板和棘突的不愈合外，还有因神经管形成或神经孔闭合障碍，以及在发育过程中脊髓远端的圆锥及马尾神经的发育异常、神经轴的发育不良等所导致的皮肤背部皮毛窦、脊髓纵裂和低位，以及脊膜膨出。临床以患者背部中线部位出现软组织包块为特征，伴有运动、感觉、反射及括约肌功能障碍。

第一节 显性脊椎裂

脊柱的骨性椎弓先天性缺损称显性脊柱裂（spina bifida aperta），患者可合并脊膜和脊髓等椎管内结构向椎管外突出，临床根据突出成分不同，将显性脊柱裂分为以下4型。

一、单纯后位脊膜膨出

（一）单纯后位脊膜膨出的病因和病理

在神经管形成阶段发生神经孔闭合障碍，可致单纯脊膜经椎板缺损部位向背部突出，由硬脊膜和蛛网膜构成囊壁，形成内部含脑脊液的囊腔，称单纯后位脊膜膨出（spinal posterior spinal meningocele）

（二）单纯后位脊膜膨出的临床表现

患者在背部中线处可见囊性包块，表面有皮肤覆盖，常伴轻度下肢运动和感觉功能，以及直肠和膀胱功能障碍。

（三）单纯后位脊膜膨出的治疗和预后

本病应尽早实施手术治疗修补缺损，多数患者的预后良好。

（四）单纯后位脊膜膨出的影像学检查

1. X线诊断　X线摄片可见腰骶段1~2个脊椎的椎板闭合不全（图17-1），可有软组织包块经骨缺损向背部中线突出。

2. CT检查　CT平扫显示腰骶部椎管闭合不全，经骨缺损部分有向背部突出的软组织囊状结构，囊内为均匀水样低密度，囊壁光滑，囊腔借蒂与椎管蛛网膜下腔相连。

3. MRI检查　MRI平扫横断位和矢状位T_1加权像可见椎管后部中线骨缺损，内部有与椎管蛛网膜下腔沟通的囊性包块凸向后背部，囊内呈均匀低信号，其边缘光滑锐利，部分患者伴脊髓低位（图17-2），T_2加权像囊内的信号转为均匀亮白高信号，与脑脊液相同。

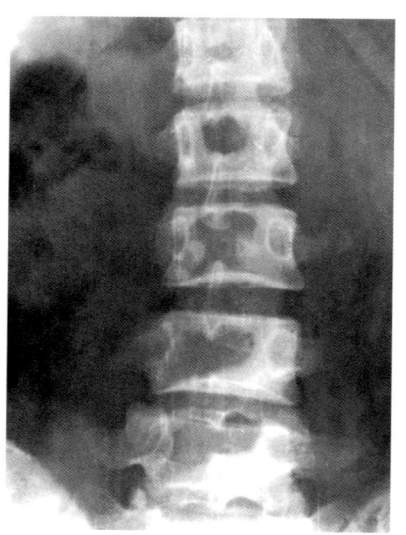

图17-1　显性脊椎裂
X线腰椎摄片正位像可见腰$_{3~5}$的左右椎板未融合，棘突游离。

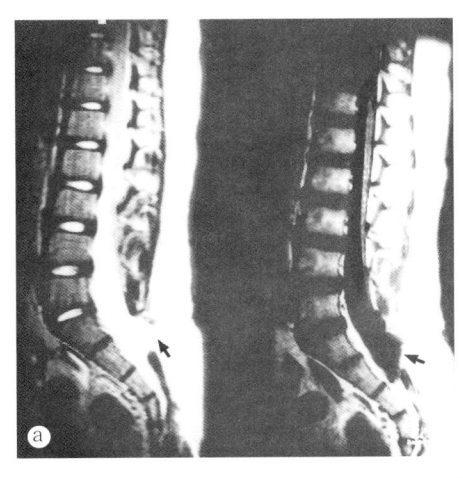
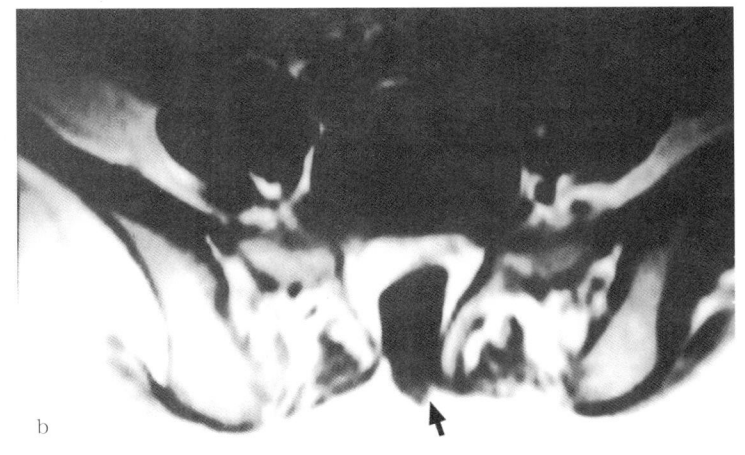

图17-2 单纯后位脊膜膨出

MRI正中矢状位T_1和T_2加权像（a）、横断T_1加权像（b）显示骶₁椎板未融合，脊膜向椎管外膨出，后者在T_1加权像呈低信号，T_2加权像为高信号。

二、脊髓脊膜膨出

（一）脊髓脊膜膨出的病因和发病机理

脊髓脊膜膨出（miningomyelocele）为脊柱中、外胚层发育障碍，脊髓、脊神经、马尾与脊膜粘连，经脊柱发育不全部位从椎管突出于背部，形成囊状膨出，囊壁由蛛网膜、硬脊膜及皮肤构成，局部继发蛛网膜下腔扩大，囊内含大量脑脊液。患者常伴有中枢神经和骨骼系统的其他缺陷。

（二）脊髓脊膜膨出的临床表现

本畸形好发于腰骶椎，颈椎次之，胸椎最少见。患者在病变部位出现软组织肿块，伴不同程度的疼痛，严重者可出现程度不同的下肢迟缓性瘫痪，以及二便功能障碍。

（三）脊髓脊膜膨出的治疗和预后

本畸形可实施修补手术进行治疗，但是疗效有限。

（四）脊髓脊膜膨出的影像学检查

1. X线摄片检查　X线摄片显示病变区椎板闭合不全和软组织块影，并发现伴发的骨骼和其他神经系统畸形（例如 Chiari Ⅱ型或脑积水）的相应表现。

X线脊髓造影显示脊髓圆锥下移、粘连，经骨质结构缺损向外膨出的囊袋内充盈对比剂，衬托出囊内的异常膨出的脊髓。

2. CT检查　CT平扫显示在椎管闭合不全的后方有边界清楚的圆形或椭圆形低密度软组织影，与硬膜囊相交通，周围环形薄层略高密度的囊壁，在膨出的囊内可见类圆形、较低密度的异位脊髓组织。增强扫描上述结构无强化。

3. MRI检查　MRI横断和矢状位T_1加权像显示腰骶椎椎板棘突缺如，脊髓和脊膜局限性向后膨出，形成团块状异常信号，内部主要充盈均匀低信号，其中可见呈中等信号的脊髓和脊神经，病变局部的蛛网膜下腔扩大。部分病例可见脊髓低位和栓系（tethered cord），脊柱闭合不全的部位通常由脂肪组织充填。个别病例合并颅脑发育畸形，如Chiari Ⅱ型和脑积水（图17-3）。

三、脂肪脊髓脊膜膨出

（一）脂肪脊髓脊膜膨出的病因和发病机理

脂肪脊髓脊膜膨出（lipomyelomeningocele）为脊柱的中、外胚层发育障碍，脊髓经缺损的硬脊膜和脊柱发育不全部位、与皮下脂肪一起呈囊状从椎管突出于背部，囊内充满脑脊液、脊髓和脂肪组织。本畸形好发于腰骶部。

（二）脂肪脊髓脊膜膨出的临床表现

患者腰骶部中线处可见有皮肤覆盖的软组织肿块，可伴有多毛、皮肤窦道和皮肤血管瘤等皮肤病损害，常出现下肢运动、感觉，以及二便功能障碍。

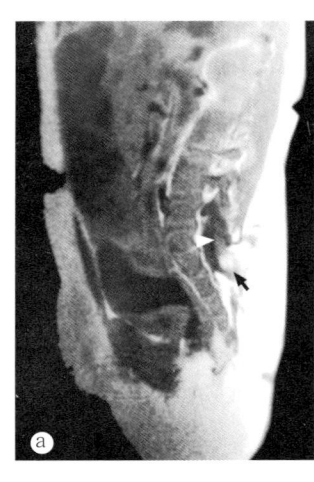 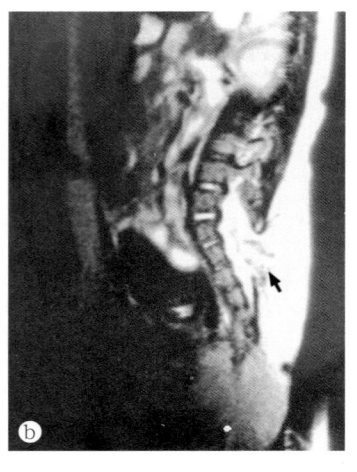 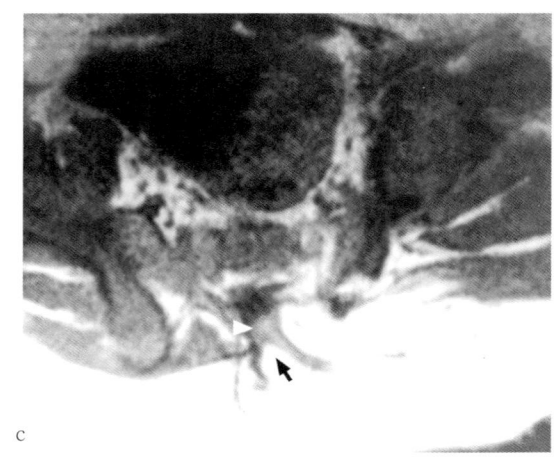

图17-3 脊髓脊膜膨出

MRI矢状位T$_1$加权像（a）、T$_2$加权像（b）和横断T$_1$加权像（c）显示下位腰椎椎板未融合，合并脊髓低位，脊髓与脊膜均向椎管外膨出，前者无论T$_1$加权还是T$_2$加权像均呈中等信号。

（三）脂肪脊髓脊膜膨出的治疗和预后

本病应尽早实施手术治疗，以切除软组织膨出物，修复骨质及软组织缺损。若无手术禁忌证，生后一个月即可进行手术。一般情况下，手术并不能使已经损害的神经组织恢复功能，故手术实施得越早，其疗效就越好。

（四）脂肪脊髓脊膜膨出的影像学检查

1. X线摄片检查　X线摄片能显示病变区脊柱椎板的闭合不全，由缺损处突向背部的软组织肿物呈脂肪密度，病灶与周围皮下脂肪无明显界限，其边缘的密度相对增高。

2. CT检查　CT平扫显示在椎板闭合不全的背部有边界清楚的类圆形囊性肿物，与硬膜囊相交通，其密度与脑脊液相同，周边由高于脑脊液密度的薄层环形影包绕。增强扫描除可见囊内的脑脊液呈低密度外，还能清楚显示异位的脊髓组织为较低密度，而脂肪组织的密度更低，增强扫描上述结构均无强化。由于CT有骨伪影干扰，软组织对比分辨力较低，诊断本畸形的效果远不如MRI。

3. MRI检查　MRI横断位T$_1$加权像显示由中等信号脊髓、高信号脂肪和低信号的脑脊液所共同形成的异常团块影，经脊柱缺损部位膨出至皮下。矢状位T$_1$加权像还可显示皮下脂肪经缺损区进入椎管，与脊髓圆锥固定在一起的情况（图17-4）。

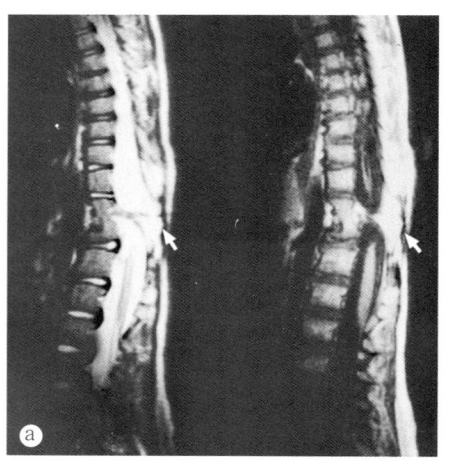 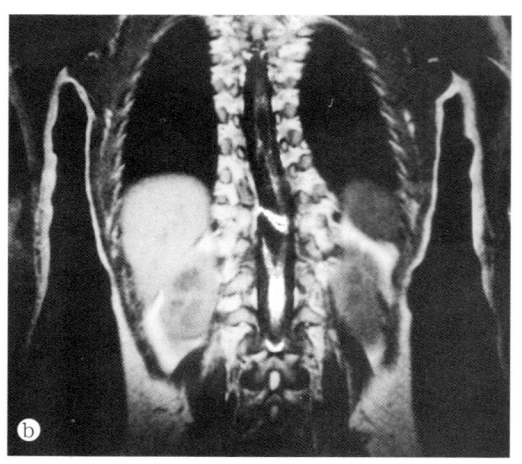

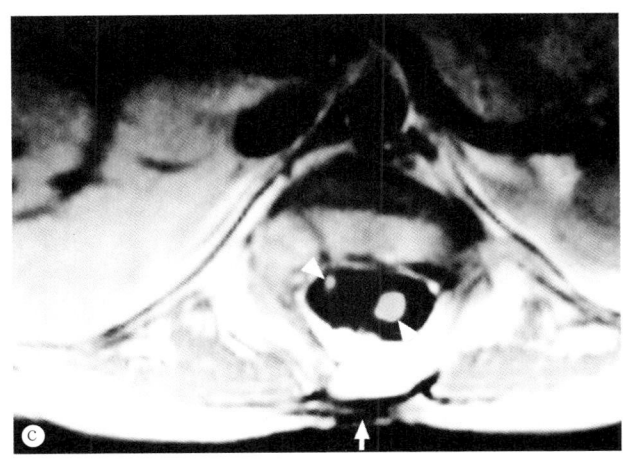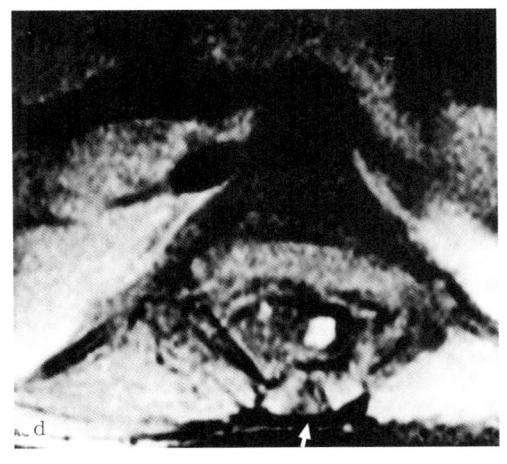

图 17-4 脂肪脊髓脊膜膨出

MRI 正中矢状位像（a）显示胸$_{9\sim10}$为融合椎，相应部位脊柱裂，脊髓脊膜膨出。冠状断 T$_1$加权像（b）可见病变部位上方合并脊髓空洞。横断 T$_1$加权像（c）显示脊柱裂局部有高信号充填，同层面脂肪抑制 T$_1$加权像（d）显示上述高信号明显衰减，而脊髓的信号未变。

四、脊膜脊髓囊性膨出

（一）脊膜脊髓囊性膨出的病因和病理

在神经管形成阶段，如果神经后孔闭合障碍，可使神经管极度扩张，在脊髓内形成扩张的囊腔，脊神经根从囊腔的外表面发出，称脊膜脊髓囊性膨出（myelomeningocystocele）。

（二）脊膜脊髓囊性膨出的临床表现

本病较罕见，可发生于脊柱的任何节段，但以腰骶段好发。患者出现下肢运动和感觉障碍，以及二便功能障碍，在背部中线处出现软组织包块。

（三）脊膜脊髓囊性膨出的治疗和预后

本畸形应实施手术治疗，但术后受损的脊髓神经功能很难恢复。

（四）脊膜脊髓囊性膨出的影像学检查

1. X 线摄片检查　X 线摄片可显示病变处脊柱的椎板有裂隙，有软组织包块经缺损处向背部突出。

2. CT 检查　CT 平扫显示病变部位脊柱椎管的缺损，缺损处脊髓呈囊性扩张，随软组织包块向椎管外突出，包块内部主要为均匀低密度与脑脊液类似，包块边缘的神经组织为中等密度。

3. MRI 检查　MRI 平扫 T$_1$加权像显示脊髓呈囊性扩张，并通过椎板的骨质缺损区向后背部突出，囊内容物与脑脊液信号相似呈低信号，但其信号强度不均匀，囊壁可见呈中等信号强度的神经组织（图 17-5）。T$_2$加权像显示囊内容主要为高信号，囊壁仍呈中等信号。

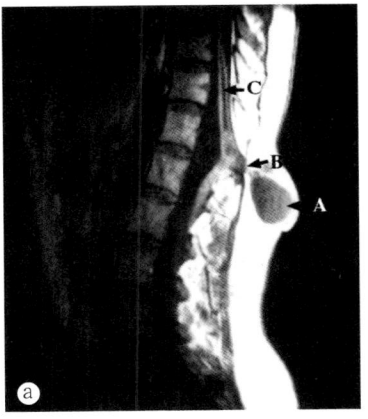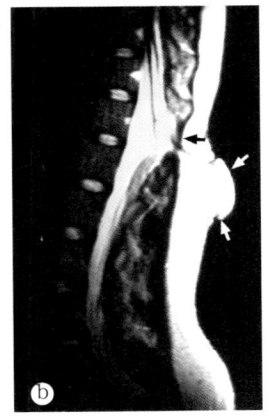

图 17-5 脊膜脊髓囊性膨出

MRI 矢状位 T$_1$加权像（a）显示胸$_{12}$～腰$_1$椎间盘水平脊柱裂，局部脊髓向椎管外膨出（↑B），其椎管外部分呈囊状水滴样均匀低信号（↑A），病变部位上方合并脊髓空洞。同层面 T$_2$加权像示囊状膨出为高信号。

附：脊髓膨出

由于胚胎原始脊髓沟未闭合，可导致脊髓膨出（myelocele），在脊柱椎板闭合不全的基础上，膨出的脊膜囊内为胶质组织结节，后者从脊髓背侧伸出，内部有中央管呈憩室样直接开放于身体后背部。此脊髓膨出结节无功能，正常脊髓位于病灶下方椎管内。本病属罕见畸形，发生于脊柱的上胸段或颈段，患者多于出生后不久即死亡。由于脊髓中央管憩室直接开放在身体背面，周围皮肤缺如，可见脑脊液由此裂隙逸出，神经组织亦直接暴露于体表，可并发局部出血。本畸形无法治疗，若进行X线摄片检查，可显示患儿的严重脊椎、椎板的闭合不全。MRI可见脊髓呈结节样经缺损直接暴露在体表的情况。

五、显性脊柱裂各种影像学检查方法的优缺点比较

X线摄片检查，设备普及，价格便宜，操作简单，可清楚显示本类畸形椎管闭合不全及其程度，并能确定是否合并其他骨骼畸形，亦可显示膨出物，但是不能准确分辨其软组织内容，无法观察椎管内脊髓和脊神经情况，为其主要不足之处。

传统X线脊髓造影曾经在本类畸形的诊断上发挥重要作用，由于其属于有射线辐射、创伤性的检查方法，在CT和MRI问世后，已基本淘汰不用。

CT具有密度分辨力高的优点，可清楚显示本类畸形的椎管闭合不全，以及合并的其他骨骼畸形和软组织膨出物，目前，64排以上MSCT直接获得容积数据，便于进行各种图像重组，显示本畸形骨质结构异常更为直观和清楚。但是其软组织对比分辨力远不如MRI，区分膨出物内部软组织的能力不足，检查价格较贵为其主要缺点。

MRI的软组织对比度高，无骨伪影干扰，可行任意方位的切层，尤其能在冠状位、矢状位纵向显示本畸形，便于观察脊髓整体情况为其主要优点，但其价格较贵，设备普及率尚不够高，为其主要缺点。

六、显性脊柱裂的影像学优选检查路线

本类畸形的影像学检查首选X线摄片，以观察脊柱骨质缺损的情况，然后再行MRI检查确定诊断。无MRI设备时，可行CT扫描。

第二节　隐性脊椎裂

脊柱裂的程度较轻，无软组织经裂隙突出，患者无任何临床症状者，称隐性脊柱裂（spinal bi-fida occulta），按其伴发畸形不同，可分为以下3型。

一、脊髓纵裂

（一）脊髓纵裂的病因和发病机制

胚胎期神经板和神经管在生长过程中闭合不良，使脊髓纵向出现裂隙（diastematomyelia）。

（二）脊髓纵裂的病理表现

脊髓部分或全部纵向出现裂隙，由骨性、纤维性或软骨性间隔分隔，间隔的表面覆以硬脊膜，脊髓被固定在椎管的背侧，分裂开的两半脊髓各发出同侧神经根。脊髓纵裂内也可无任何间隔，仅由脑脊液充填裂隙。

（三）脊髓纵裂的临床表现

大多数患者在病变局部出现背部皮肤异常（例如局部毛发增多、胎痣、皮窦等），个别患者在畸形表面发生营养性溃疡，还可出现尿失禁、截瘫、下肢感觉和运动障碍等临床表现。

（四）脊髓纵裂的治疗和预后

若患者无临床症状，则无需治疗，有临床症状者可实施手术进行修补，术后疗效尚可。

（五）脊髓纵裂的影像学检查

1.X线摄片检查　X线摄片可见多种椎体畸形，例如：半椎体、脊柱未分节或椎体发育不全、椎间隙狭窄、脊柱侧凸和后凸，以及椎弓根间距增宽等。

若正位片显示椎体或椎弓畸形区域有骨质间隔,即"骨刺",则提示本畸形的诊断。

2. X线脊髓造影检查　X线脊髓造影正位像显示中线部位有纵行线状低密度影,提示为软骨性或纤维性间隔。同时因蛛网膜粘连,可见对比剂药油柱的形态不规则,脊髓圆锥下移等异常改变。

3. CT检查　CT平扫可见脊髓被高密度的骨性间隔或低密度的纤维性间隔分割,以及脊髓被分裂为两半的形态。个别患者合并椎管内脂肪瘤,亦可被纤维性间隔分割成左右两半。

4. MRI检查　MRI平扫横断位和冠状位无论T₁加权像还是T₂加权像均可清楚显示脊髓分裂为两半,呈"双脊髓"征象,可明确其所在部位及长度,骨性和纤维性分隔呈低信号,而软骨性分隔呈中高信号,并见双脊髓之间有脑脊液充盈(图17-6)。

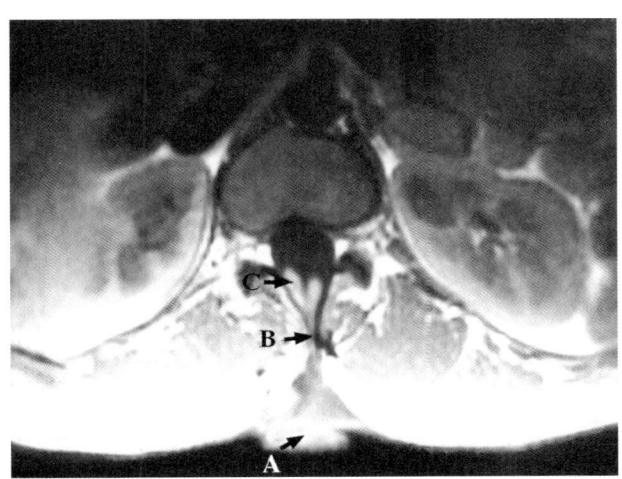

图17-6　脊膜纵裂合并脊柱裂
MRI横断T₁加权像可见脊髓自中部裂开,其后部呈夹角状。A为皮毛窦,B示脊柱裂,C是后移分裂的脊髓。

(六) 各种影像学检查方法的优缺点比较

X线摄片只能显示本畸形的骨骼异常情况,无法显示脊髓分裂的情况。X线脊髓造影属创伤性检查,有发生椎管内感染的风险。CT通常不显示裂隙中无间隔的脊髓纵裂的情况,但是显示骨性间隔的效果良好。MRI扫描可直接行横断位、冠状位和矢状位扫描,是活体确诊脊髓纵裂的最佳影像学方法,尤其在纵向显示分裂的"双脊髓"形态、长度和位置,发现裂隙中无间隔的脊髓纵裂等方面,具有明显优势。

(七) 脊髓纵裂的影像学优选检查路线

本畸形首选X线摄片检查,然后行MRI扫描确诊。无MRI设备或者患者不能进行MRI扫描者,可选择CT检查。

二、脊髓低位

(一) 脊髓低位的病因和发病机制

在正常胚胎早期,脊柱与脊髓的长度大致相等,以后伴随胚胎发育过程,脊柱的生长发育速度较脊髓快,导致脊髓位置上升,至出生3个月时,脊髓圆锥位于腰₁~₂椎体水平,基本上与成人相同。若由于某些原因(例如先天性畸形、肿瘤牵拉)使脊髓上升受限,脊髓圆锥位于腰₂椎体水平以下,则称脊髓低位(spinal cord in low position)。

(二) 脊髓低位的病理

本畸形可单独发生,或者并发于其他先天性畸形。脊髓圆锥位于腰₂椎体水平以下,伴有脊髓终丝增粗和椎管内脂肪的过度沉积为其主要病理改变。

(三) 脊髓低位的临床表现

本畸形患者背部无软组织肿物,皮肤外观可正常或者有毛发增多、色素沉着和小陷窝等轻微改变,通常无任何临床症状。

(四) 脊髓低位的治疗和预后

无症状的患者不需要治疗。

(五) 脊髓低位的影像学检查

1. X线摄片检查　X线摄片见本畸形可能伴发的腰骶部椎板未愈合及游离棘突。

2. CT检查　CT扫描可见脊髓圆锥低于腰₂椎体水平。

3. MRI检查　MRI扫描结合横断位、矢状位和冠状位T₁加权像,可清楚显示脊髓圆锥位置低于第2腰椎体水平,终丝直径>2mm,椎管内有脂肪沉积呈高信号(图17-7)。

(六) 脊髓低位的各种影像学方法的优缺点比较

X线摄片可清楚显示脊柱骨骼异常,但是不能

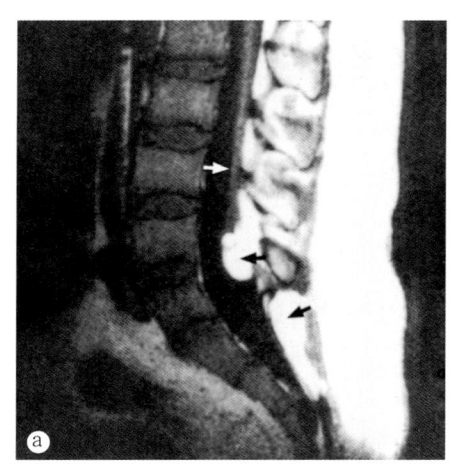
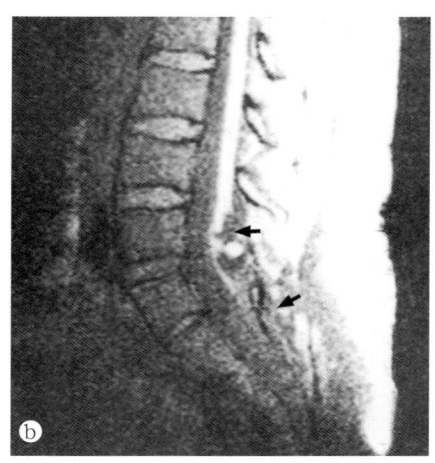

图17-7 脊膜低位合并隐性脊柱裂
MRI正中矢状位T_1加权像（a）显示脊髓低位，达腰₄椎体水平，局部伴有脂肪沉积（箭头）。同层面脂肪抑制T_1加权像可见脂肪的信号衰减（b）。

显示脊髓，在本畸形的诊断方面有很多限度，通常仅有排除其他疾病的作用。

CT扫描显示脊柱的骨质结构清楚，能做出脊髓位置的判断，其诊断效果显著优于X线摄片。

MRI综合冠状位、矢状位像可在纵向清楚显示脊髓低位，及其伴发的椎管内肿瘤、先天性畸形等其他异常改变，为本病的确诊性影像学检查手段。

（七）脊髓低位的临床优选检查路线

本畸形通常首选X线摄片检查，排除其他疾病后，再行MRI扫描确定诊断。若无MRI设备或患者不能实施MRI检查，则可行CT扫描。

三、背部皮毛窦

（一）背部皮毛窦的病因

背部皮毛窦（dermal sinus）由胚胎期神经管闭合不全所致。

（二）背部皮毛窦的病理

背部皮毛窦位于腰骶部中线区，为内衬上皮的皮肤瘘管，瘘管穿过硬脊膜，与终丝或栓系的脊髓相连。个别病例伴发脊髓低位、椎管内或皮肤下的囊肿或脂肪瘤等病变。

（三）背部皮毛窦的临床表现

患者在下腰部中线区有皮肤瘘管，瘘管外口局部皮肤凹陷，伴皮肤色素沉着及疣状隆起，开口部还可见毛发。

（四）背部皮毛窦的影像学检查

1. X线摄片检查　X线摄片可见脊柱下腰段或腰骶段椎管闭合不全。

2. CT检查　CT扫描可见下腰段或腰骶段椎管闭合不全，但是难以显示皮毛窦本身。

3. MRI检查　MRI扫描T_1加权像可清楚显示位于脊柱下腰段或腰骶段，呈低信号的瘘管连接硬脊膜与皮肤表面，椎管内可出现高信号的脂肪组织（图17-8）。

（五）背部皮毛窦影像学检查方法的优缺点比较

X线摄片仅能显示本畸形并发的骨骼结构发育异常，无法显示病变本身，对本畸形诊断价值不大。

传统CT检查仅能获取横断位图像，加之其软组织对比分辨力较差，难以显示硬脊膜囊与皮肤的关系以及窦道，对本畸形诊断有较大限度。

MRI软组织对比分辨力高，可行多方位扫描清楚显示本畸形，以及病变区脊髓、硬脊膜和皮肤结构，是诊断本畸形的最佳影像学检查手段。

（六）背部皮毛窦的临床优选检查路线

有条件时可首选MRI扫描确定本畸形的诊断。

（李坤成　董岩青　杨　旗）

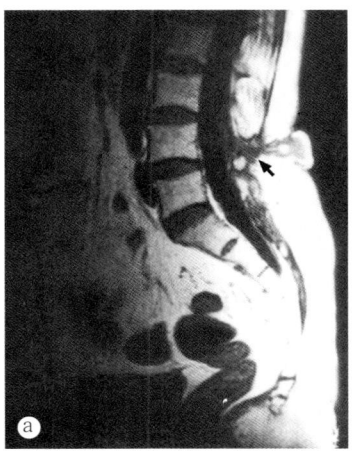
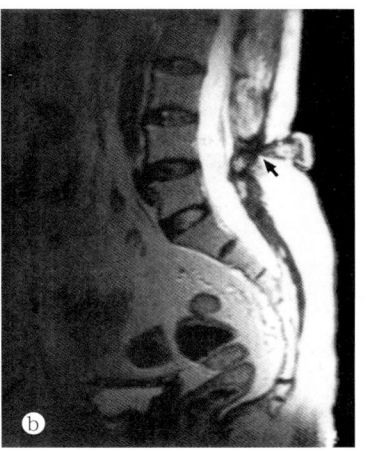
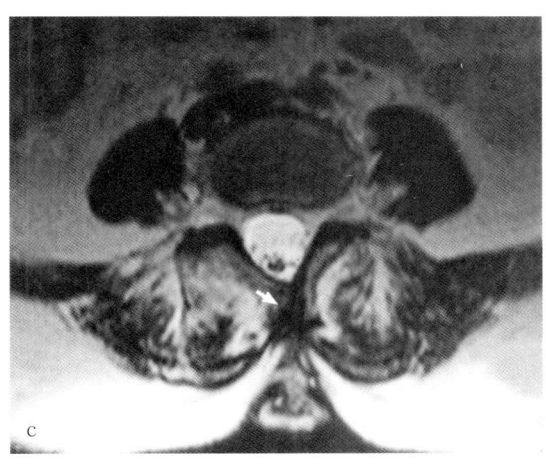

图17-8 背部皮毛窦
MRI正中矢状位T_1加权像（a）、T_2加权像（b）和横断T_1加权像（c）显示腰$_{4\sim5}$椎间盘水平，有低信号条索连接硬脊膜与皮肤表面。

参 考 文 献

1 杜湘珂，栗周海，赵克秋，等．脊髓纵裂及影像诊断．中华放射学杂志，1993，27：52～53
2 高培毅，林 燕，戴建平，等．脊柱闭合不全的MRI影像学诊断（一）开放性脊柱闭合不全．中华发射学杂志，1994，28：469～472
3 高培毅，林 燕，戴建平，等．脊柱闭合不全的MR影像诊断（二）隐性脊柱闭合不全．中华发射学杂志，1994，28：530～533
4 鲍 南，施诚仁，金惠明．先天性脊柱裂近期分类及手术治疗现状．中华小儿外科杂志，1999，20：248～250
5 李玉华，高 煜，朱 铭，等．儿童隐性神经管闭合不全的MRI诊断．临床放射学杂志，2000，19：723～726
6 王中秋，周述岭，秦志宏，等．脊髓栓系综合征的CT、MRI诊断．临床放射学杂志，2000，19：218～219
7 兰斌尚，王坤正，闫传柱，等．脊髓纵裂分型及临床意义．中华骨科杂志，2000，20：69～71
8 孙小兵，李金良，陈雨历．腰骶部脊髓脊膜膨出的诊断与治疗．中国脊柱脊髓杂志，2001，11：291～292
9 张小安，赵 鑫，曲金荣，等．螺旋CT多平面重建在儿童脊髓栓系综合征诊断中的应用．临床放射学杂志，2002，21：649～652
10 朱建忠，程玉卉，孟凡华，等．脊髓栓系综合征MRI诊断的临床价值．医学影像学杂志，2003，13：3～5
11 王学健，宋玲玲，魏渝清，等．156例成人脊髓圆锥和硬膜囊下端位置的MRI研究．临床放射学杂志，2003，22：101～104

12 刘勃,张增俊,谌天华,等.小儿脊髓纵裂畸形的CT诊断.实用放射学杂志,2004,20:260~262
13 王亭,邱贵兴,李其一.CT三维重建在先天性脊柱侧凸诊疗中的价值.中华骨科杂志,2005,25:449~452
14 诸静其,郝楠馨,常时新.脊髓纵裂的影像学诊断进展.临床放射学杂志,2006,25:86~88
15 马兆龙,邱勇,王斌,等.先天性脊柱侧凸患者中的脊髓畸形和脊椎畸形.中国脊柱脊髓杂志,2007,17:588~592
16 Babcook C J, Drake C M, Goldstein R B, et al. Spinal level of fetal myelomeningocele: does it influence ventricular size? AJR,1997,167:207~214
17 Brugie'res P, Malapert D, Adle-Biassette H, et al. Idiopathic Spinal Cord Herniation: Value of M R Phase-Contrast Imaging Idiopathic spinal cord herniation. AJNR,1999,20:935~939
18 Hausmann ON, Moseley IF. Idiopathic dural herniation of the thoracic spinal cord. Neuroradiol,1996,38:503~510
19 Uchino A, Kato A, Momozaki N, et al. Spinal cord herniation report of two cases and review of the Literature. Eur Radiol,1997,7:289~292
20 Byrd S E, Harvey C, Darling C F, et al. M R of terminal myelocystoceles. Eur Radiol,1995,20:215~220
21 Rastogi H, Behari S, Phadke R V, et al. Spinal segmental maldevelopment with a dermal sinus. Neuroradiol,1996,38:658~660
22 Akay KM, Izci Y, Baysefer A, et al. Split cord malformation in adults. Neurosurg Rev,2004,27:99~105
23 Skalej M, Duffner F, Stefanou A, et al. 3D spiral CT imaging of bone anomalies in a case of diastematomyelia. Eur Radiol,1999,29:262~270
24 Chen-Yin Chen, Kuang-Lin Lin, Huei-Shyong Wang, et al. Dermoid cyst with dermal sinus tract complicated with spinal subdural abscess. Pediatric neurology,1999,20:157~160
25 Tortori-Donati P, Rossi A, Cama A. Spinal dyscraphism: a review of neuroradiological features with embryological correlations and proposal for a new classification. Neuroradiology,2000,42:471~491
26 Rossi A, Biancheri R, Cama A, et al. Imaging in spine and spinal cord malformations. EJR,2004,50:177~200
27 Rossi A, Cama A, Piatelli G, et al. Spinal dysraphism: MR imaging rationale. J Neuroradiol,2004,31:3~24
28 Tortori-Donati P, Rossi A, Cama A. Spinal dysraphism: a review of neuroradiological features with embryological correlations and proposal for a new classification. Neuroradiology,2000,42:471~491
29 Van-Der K, Valk J. Classification of congenital abnormalities of the CNS. Am J Neuroradiol,1998,9:315~326
30 Kumar R, Bansal KK, Chhabra DK. Occurrence of split cord malformation inmeningomyelocele: complex spina bifida. Pediatr Neurosurg,2002,36:119~127

第十八章　脊柱脊髓外伤

脊柱脊髓外伤约占全身损伤的0.3%，其中车祸、运动、火器伤为最常见原因，根据暴力种类与方向，脊椎外伤可分为过屈外伤、过伸外伤、轴位压迫外伤和旋转外伤。脊柱脊髓损伤常导致椎体骨折、韧带破裂、脊髓损伤，严重影响脊柱的稳定性和脊髓的功能，因此，对其早期诊断和治疗有利于尽可能结构和功能的恢复，减少并发症。影像学检查方法不仅能早期诊断脊柱脊髓损伤部位、范围和程度，而且对预后判断、疗效评价均具有重要意义。本章将对各种影像学方法在急、慢性脊柱脊髓损伤诊断的价值进行阐述。

第一节　脊柱脊髓急性损伤

【脊柱的骨折和脱位】

一、脊柱骨折

脊柱骨折多由传递性暴力引起，少数由直接暴力打击所致。传递性暴力大多来自从上向下的外力打击，亦可为自下而上的外力（例如高处坠落）所致。活动范围较大的脊柱节段容易发生骨折，脊柱骨折的好发部位是颈椎上、下段和胸腰椎交界处。

脊柱骨折均有明确外伤史，一般查体发现的间接压痛部位即为骨折部位，在阅读X线摄片时要重点仔细观察压痛部位的骨质结构，同时需要与脊柱的常见解剖变异进行鉴别。

脊柱的解剖变异较多，主要包括：

1. 椎体永存骨骺，X线摄片显示椎体前上缘有一个三角形的多余小骨。
2. 棘突、横突和上下关节突的永存骨骺，X线摄片在上述骨突处发现分离小骨。
3. 枢椎齿状突与椎体不联合。
4. 第4、第5腰椎和第1骶椎的椎弓峡部不联合。

通常根据骨质结构有无移位、局部有无骨质增生改变，可将上述脊柱的先天性变异与陈旧性骨折相鉴别。X线摄片显示骨质结构先天性解剖变异的断端边缘光滑，存在骨皮质，无移位等征象，可以据此与新鲜骨折相鉴别。

脊柱骨折可分为椎体骨折和附件骨折。

（一）椎体骨折

1. 临床资料 在脊柱骨折中，椎体的压缩性骨折在发病率上占首位，以老年人、下胸椎（$T_{11\sim 12}$）和上腰椎（$L_{1\sim 2}$）最为多见。椎体的压缩性骨折以单发为主，偶尔可见相邻2个椎体同时发生压缩性骨折，但外伤同时引起多个椎体的压缩性骨折罕见，若发生此种情况，往往其中1个椎体的压缩最为严重。由于椎体骨折碎骨片可突入椎管，引起脊髓损伤，产生四肢瘫或截瘫等严重后果，因此，及时准确地做出椎体骨折的诊断，对患者及时得到治疗和获得较好预后都具有极其重要的作用。

2. 影像学检查

（1）X线摄片检查 在X线脊柱正位像上，椎体压缩性骨折表现为椎体上缘不连续、椎体上部塌陷／或终板消失。椎体两侧或一侧边缘的骨皮质向内凹陷折断，有时可呈锐角，椎体横径可略增宽。椎体被压缩部位的骨密度增高，骨小梁排列紊乱。在X线脊柱侧位像上，椎体压缩性骨折呈楔形，为其特征性改变。椎体前部压缩得较重，骨皮质嵌压进入髓质。由于断端嵌入，所以不仅看不见骨折线，反而出现横形不规则的线状致密带（图18-1）。有时，椎体前上方出现与椎体分离的碎骨片。其上下椎间隙通常保持正常形态。严重的椎体骨折常导致脊柱的后凸成角和侧移，甚至发生椎体错位。椎体骨折还经常并发棘间韧带撕裂，使棘突间隙增宽，甚至发生棘突撕脱骨折。此外，横突也可发生骨折。

（2）CT检查 CT可清楚显示脊椎椎体骨折及其类型、骨折片移位程度、椎管变形、椎管内骨碎片情况，以及椎管内血肿等。在CT图像上椎体骨折可分为暴裂骨折和单纯压缩骨折。前者为椎体在垂直方向遭受外力引起的粉碎骨折，表现为椎体正常外形及结构丧失，骨折碎片向四周各方向移位，椎体出现楔形改变。后者仅表现为椎体密度增高，而看不到骨折线，在矢状位重建图像上，椎体变扁呈楔形。CT很容易发现附件骨折（如椎弓骨折、椎板骨折和横突骨折等）和椎间小关节脱位。CT的横断位图像有利于显示碎骨片向椎管内的移位情况，可见脊髓和椎管内其他结构损伤所致的血肿。此外，64排以上MSCT的三维重组图像显示椎体骨折更加直观，受到外科医师的欢迎，为制定手术方案提供依据（图18-2）。

（3）MRI检查 MRI显示骨折线的能力不如X线摄片和CT，但是MRI很容易发现椎体错位、突入椎管的游离骨折碎片、附件骨折、椎间关节脱位、椎间盘损伤、韧带断裂、神经根撕脱、硬膜囊撕裂和脊髓损伤等情况。对椎体的暴裂骨折而言，MRI除能显示CT所见的骨折情况外，在矢状位和冠状位图像上还可显示椎体上下骨板的骨皮质低信号带失去完整性，变为凹凸不平或者部分陷入椎体。由于骨质椎体内部有渗出和水肿，因此骨折的椎体在T_1加权像上呈低信号，在T_2加权像上呈高信号（图18-3）。而骨折线的信号强度与之比较，分别相对更低和更高。单纯压缩骨折在MRI矢状位图像上可见典型楔形变，骨折椎体的信号改变与暴裂骨折相同。

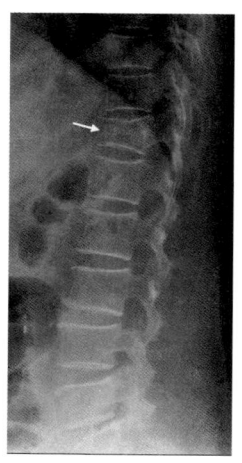

图18-1 胸$_{12}$椎体压缩骨折
X线摄片侧位像见胸$_{12}$椎体楔形变，断端呈横形不规则线状致密带。

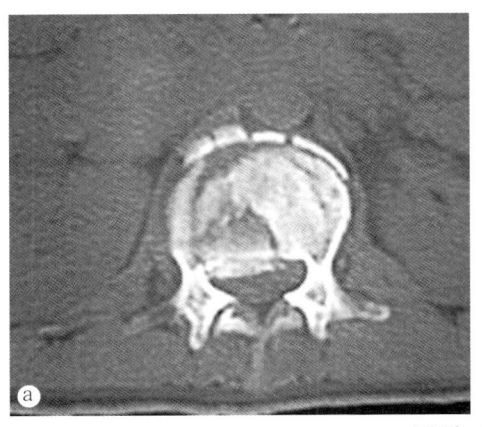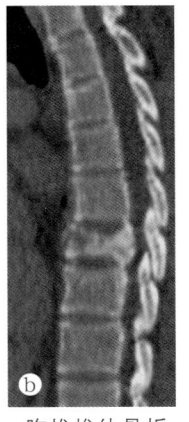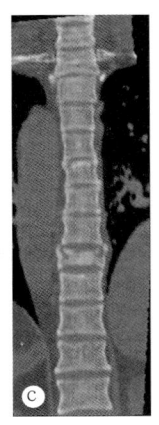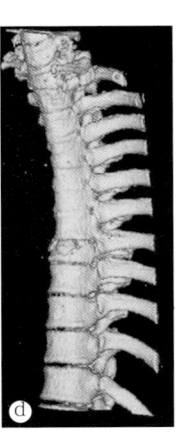

图18-2 胸椎椎体骨折

CT平扫清楚显示胸$_8$椎体碎裂骨折（a）；矢状位（b）和冠状位（c）显示椎体明显变扁，可见骨片突向椎管内，引起椎管显著狭窄；三维重组图像（d）显示椎体骨折情况更直观。

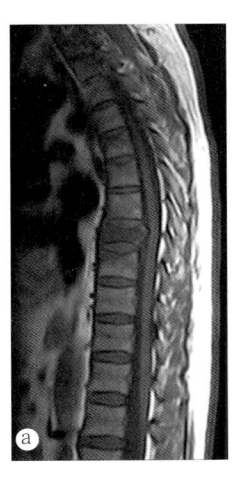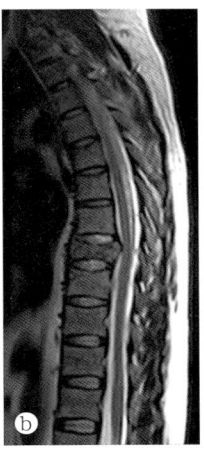

图18-3 胸椎椎体骨折

MRI矢状位T_1加权像（a）显示T_8椎体压缩变扁，椎体的信号强度普遍减低，但椎体后缘为高信号，T_2加权像（b）骨折椎体明显后突，呈高低混杂信号，局部椎管变窄，硬膜囊和脊髓受压。

（二）附件骨折

1.临床资料 除椎体骨折外，脊椎的其他结构亦可发生骨折。椎弓和关节突是保持椎间关节稳定的重要结构，一旦发生骨折，常伴脊柱脱位，多见于下腰部。棘突和横突的骨折常并发于椎体骨折，有时由于外伤时肌肉和韧带的强烈牵拉与收缩，亦可引起单发棘突或横突骨折。因腰椎横突和下颈椎的棘突较长，所以更容易发生骨折。此外，部分患者在脊柱受伤当时，无任何脊柱损伤的X线异常征象，但是半年或1年后复查X线摄影，可显示单个或相邻数个椎体的楔形变，椎间隙可变窄或正常，此改变好发于下胸椎和胸腰段脊柱。有学者认为此情况系椎体营养血管损伤所致。

2.影像学检查

（1）X线摄片检查 应该在X线侧位像上观察棘突骨折，而正位像显示横突骨折清楚（图18-4a），椎弓骨折需要拍摄斜位像观察。

（2）CT检查 CT可多方位显示横突（图18-4b～c）、椎弓（图18-5）、部分脊椎关节突骨折，在X线摄片上显示不清，CT能清楚显示，优于X线摄片64排以上MSCT的三维重组图像更有利于显示这些骨折。

（3）MRI检查 与X线摄片和CT比较，MRI在显示椎弓、脊椎关节突、横突和棘突的骨折不敏感，一些骨折在X线摄片和CT图像上显示得很清楚，但是在MRI图像上仅有信号改变，而骨折线显示不清。

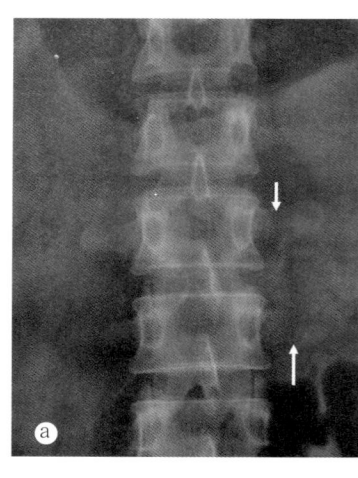
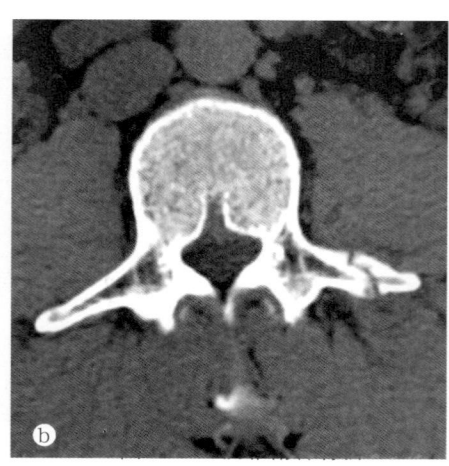
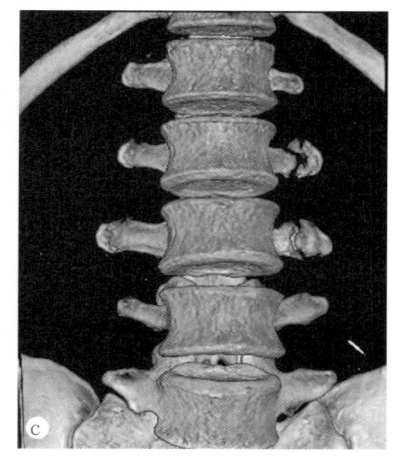

图18-4 腰椎附件骨折
图a~d为同一车祸伤患者，X线摄片显示腰$_{2~3}$左侧横突骨折（↑），但肠内容物干扰明显，CT横断位（b）和冠状位重组图像（c）清楚显示腰$_{2~3}$左侧横突骨折部位及形态。

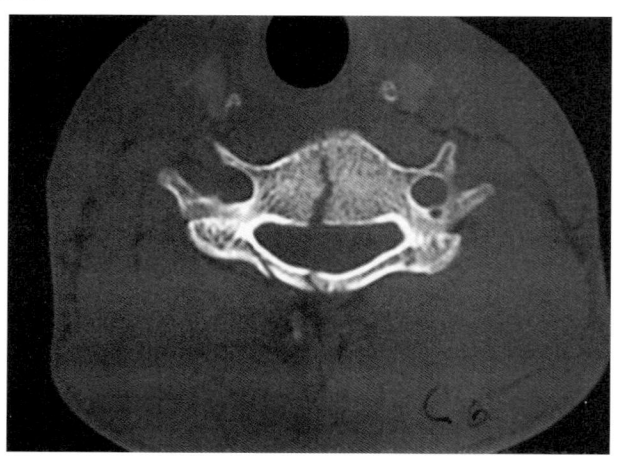

图18-5 椎板骨折
CT横断位图像显示椎体、椎弓根骨折。

二、脊柱脱位和特殊类型骨折

（一）颈椎脱位和骨折

颈椎脱位和骨折是导致颈髓损伤的主要原因，因此，外伤后迅速而正确的影像学检查对确定诊断和及时治疗都具有极其重要的意义。引起颈椎骨折、脱位的最常见原因是运动损伤和车祸。颈椎承受过度屈曲、伸展、旋转和压迫，以及直接遭受到打击，暴力作用于椎体、椎间盘、椎弓和椎管内容物（包括脊髓）上，即可导致颈椎骨折和脱位。根据外力作用的方向和强度，以及患者受伤时的体位和肌肉张力情况，脊柱损伤有所不同。因为脊柱的结构非常复杂，通常以两种或两种以上的组合方式活动，所以明确脊柱损伤的机制十分重要。分析引起脊柱损伤的外力，对判断损伤脊柱的稳定性很有帮助。例如屈曲和伸直、侧曲和旋转，以及压缩和牵拉等常以联合方式引起脊柱、脊髓损伤。屈曲牵拉所致的损伤不同于伸直牵拉，而旋转损伤与单纯沿脊柱纵轴的压缩伤也有不同。

寰椎的损伤可累及颈椎的任何部位，各部位损伤的影像学表现有所不同，而同一部位的损伤，因受伤机制不同，其影像学表现亦各异。

1. 寰枢椎脱位　脊柱的寰枢椎与其他椎体都不同，为轴承状关节，以枢椎齿状突为轴心，寰椎可围绕齿状突进行旋转运动。

（1）寰枢椎脱位的临床资料　寰枢椎关节脱位可分为过伸性和过屈性损伤，以过屈性损伤造成的寰枢椎关节脱位更为多见。寰枢椎关节脱位导致神经（特别是脊髓）、血管损伤，引起相应临床表现。

仅有寰枢椎关节脱位未损伤脊髓者，经牵引和复位治疗可治愈，患者的预后良好；若损伤脊髓，可引起四肢瘫痪，后果十分严重。寰枢椎关节脱位的诊断主要依靠影像学检查。

(2) 环枢椎脱位的影像学检查

① 寰枢椎脱位的 X 线摄片检查

A. 寰枢椎关节间隙增宽

在侧位X线摄片上观察寰椎前弓后缘与齿状突前缘的间距，正常情况下儿童在4mm以下，成人不超过2mm，此间距增宽为诊断寰枢椎关节脱位的主要依据。具体诊断标准如下：成人寰椎前弓后缘与齿状突前缘的间距＞2mm，应怀疑有寰枢椎关节脱位的可能，＞2.5mm，确定寰枢椎脱位的诊断；儿童寰椎前弓后缘与齿状突前缘的间距＞4mm，应疑诊脱位，＞4.5mm，则可确定寰枢关节脱位的诊断。若在标准位置X线摄片上疑诊寰枢椎脱位，可加照颈椎过屈位片，后者显示寰枢椎关节脱位的征象更为明显，但对已经达到寰枢椎关节脱位诊断标准的患者，则不宜进一步拍摄颈部过屈位片，以避免加重脱位，引起或加重脊髓压迫及损伤。

B. 脊柱椎管的前后缘连线不连续

在侧位片上观察，自枕大孔前后缘向下，颈椎椎管前后缘连成自然弧形曲线。当此连线在寰枢椎水平不连续（错位）时，即可诊断寰枢椎脱位。

C. 齿状突与寰椎侧块的关系失常

正位张口位摄影能直接显示寰枢椎关节，正常人枢椎齿状突居中，与寰椎侧块间形成的小关节间隙两侧对称。若寰枢椎关节脱位较明显，则齿状突偏位，两侧小关节不对称（图18-6a）。因为正常人也可两侧略不对称（特别当头部向一侧旋转时），所以，齿状突偏位仅为诊断环枢椎脱位的辅助征象。

② CT检查：常规CT平扫即可显示寰枢椎关节的相对关系（图18-6b），根据寰椎前弓后缘与齿状突前缘的间距增宽、齿状突与寰椎侧块的间隙两侧不对称等征象，可准确诊断寰枢椎关节脱位。

③ MRI检查：MRI亦可准确显示寰枢椎脱位，由于骨皮质不含质子在MRI图像上呈低信号，所以，在判断骨质结构之间的距离时，应比X线摄片和CT加大1mm。MRI能直接进行横断和冠、矢状位扫描，结合多方位图像所见进行综合分析，使诊断寰枢椎脱位更为可靠（图18-7）。此外，MRI还能清楚显示脊髓压迫和损伤的征象。

2. 其他颈椎的骨折和脱位

(1) 临床资料　除寰枢椎脱位外，其他颈椎的脱位亦经常与椎体、椎弓或小关节突骨折并存。一般根据椎体移位程度将颈椎脱位分为半脱位和全脱位两种类型。

(2) 影像学检查　椎体移位程度轻微的颈椎半脱位在常规X线颈椎侧位像上，可无明显异常所

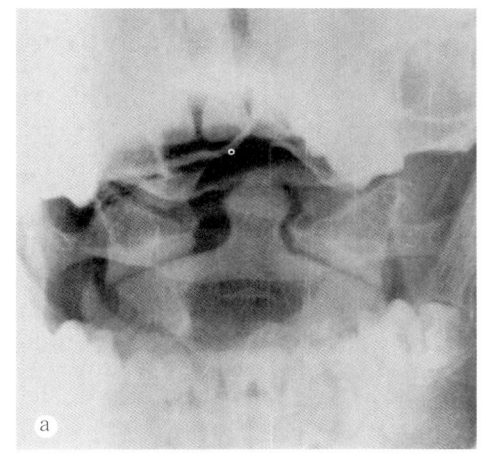 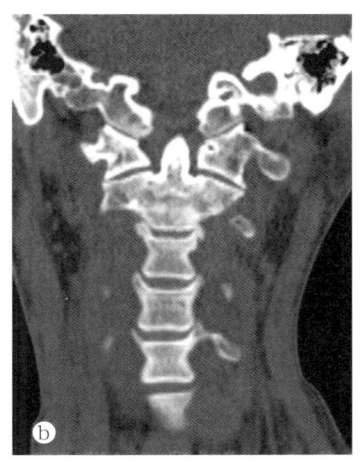

图18-6　寰枢椎脱位

X线正位像（a）显示齿突偏向左侧。CT冠状位重组图像（b）显示寰枢椎关节的关系更清楚。

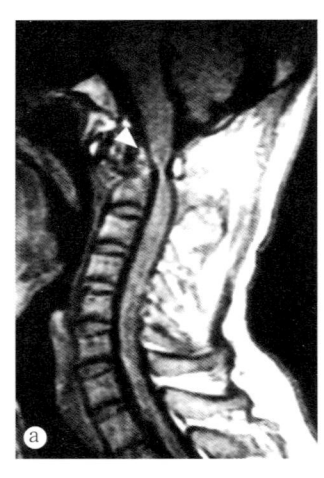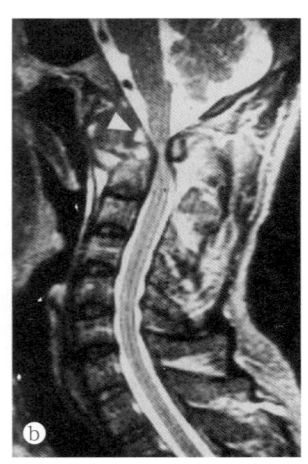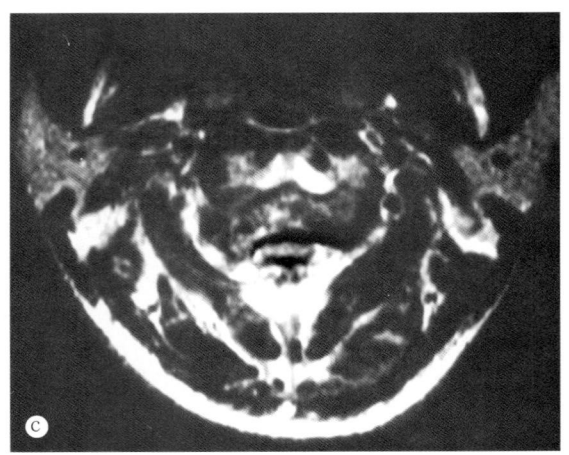

图18-7　枢椎齿状突后脱位

MRI正中矢状位T_1加权像（a）和T_2加权像（b）显示齿状突后脱位，使延颈髓交界处显著受压。横断T_2加权（c）像可见脊髓明显受压变扁。

见，只有在过屈位摄影图像上才能显示椎体移位的征象。通常颈椎半脱位不合并骨折。CT矢状位重组和MRI矢、冠状位图像有利于显示颈椎的脱位，尤其对轻微脱位的诊断效果更佳（图18-8）。

（二）胸腰椎骨折和脱位

1. 临床资料　胸腰椎脱位常并发于脊柱（尤其是椎弓和小关节突）的严重骨折，骨折是引起胸腰椎脱位的重要原因。

2. 影像学检查　胸腰椎脱位的影像学所见与颈椎脱位大致相同（图18-9），但是为了更好地显示椎弓和小关节突骨折，通常应该加摄X线斜位像。

三、各种影像学检查方法对脊柱骨折及脱位诊断的优缺点比较

（一）X线摄片检查

X线摄片检查简单易行，设备普及，价格低廉，能确诊脊柱骨折、脱位或骨折伴脱位，为脊柱损伤的首选影像学检查方法。

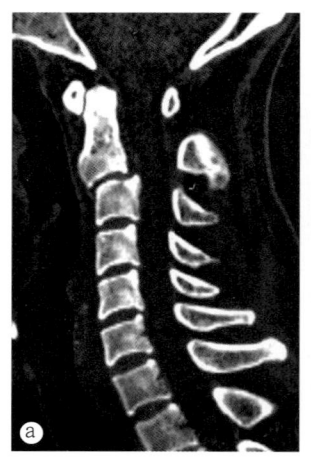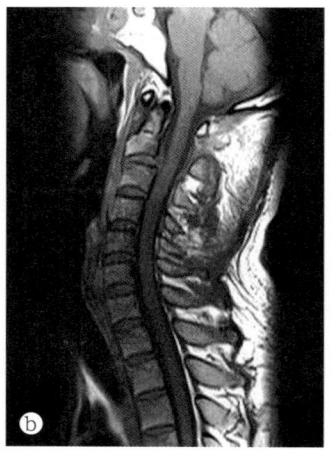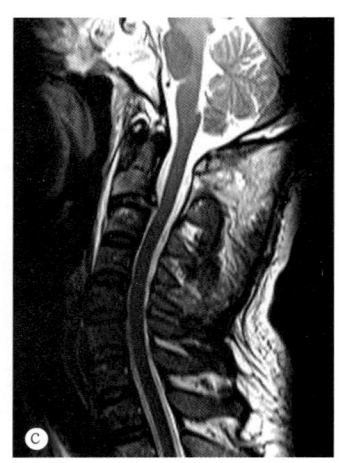

图18-8　颈椎脱位

CT矢状位重组图像（a）显示颈$_{2\sim3}$椎体脱位，MRI正中矢状位T_1（b）和T_2加权像（c）显示颈椎脱位，并清楚显示硬膜囊受压情况。

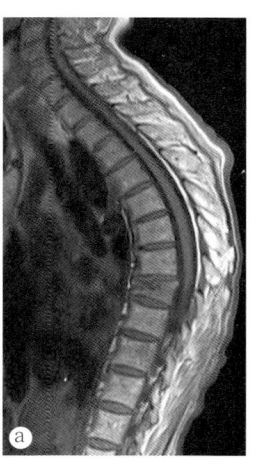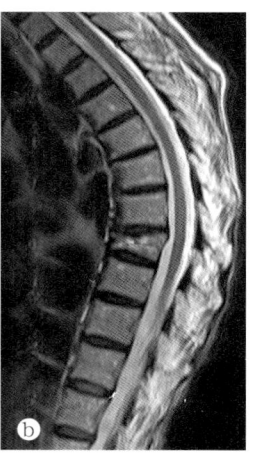

图18-9 胸椎骨折伴轻度脱位
MRI正中矢状位显示胸₉椎体楔形变并轻度后凸，椎体骨折在T₁加权像（a）低信号，T₂加权像（b）高低混杂信号。

（二）CT检查

CT可清楚显示脊柱（尤其脊柱后部结构）骨折的骨折线、碎骨片，以及脊柱骨折伴发的其他损伤，例如胸腰段脊柱骨折合并的胸腔积血、肝脏破裂等严重损伤，腰椎横突骨折常伴发的腰大肌血肿等，并能准确判断脊柱骨折的类型。CT还可显示某些X线摄片和MRI不能显示的细小骨折线，显示硬膜囊及脊髓受压的情况。

传统CT属于横断位体层图像，显示脊柱脱位不敏感，价格比X线摄片贵，软组织对比分辨力远不如MRI，显示并发的脊髓损伤情况欠佳等为其缺点。

（三）MRI检查

与其他影像学检查手段比较，MRI能直接显示脊柱韧带撕裂、骨折对脊髓的压迫和脊髓损伤情况，可准确估价患者的预后，为其主要优点。但是MRI的价格较贵，扫描时间较长，对运动伪影敏感，急性脊柱损伤患者难以配合检查，抢救和监控设备多不能进入扫描室内等，限制其在脊柱外伤诊断中的应用。

四、影像学的优选检查路线

对临床拟疑脊柱损伤者，应首选普通X线正侧位摄影检查，必要时可增加颈椎正位开口位，以及双斜位、过屈位和过伸位等摄影。在实施上述特殊位置检查时，应密切观察患者的病情变化，病情危重者应在临床医师的监护下进行检查。一般情况下，X线摄片检查都能做出脊柱损伤的明确诊断。

对少数X线摄片不能确定脊柱损伤诊断、拟诊脊柱后部损伤或者怀疑并发胸腹部脏器损伤的患者，可行CT平扫检查确定诊断。个别拟诊合并脊髓损伤者，再行MRI检查。

【脊髓损伤】

外伤性脊髓损伤（spinal cord injure，SCI）是指外力导致脊髓结构和功能损害，造成损伤节段水平以下不同程度的运动、感觉及排泄功能障碍的一类疾病。脊髓损伤是一种高发病率、高致残率疾病，在全球范围内，现有脊髓损伤患者约300万人，每年新增15万人左右，且主要发生于青壮年人群，在幸存者中，约95%以上的患者丧失劳动和生活能力，严重影响患者的生存质量，给家庭和社会带来沉重负担。由于脊髓损伤的临床表现、预后与其病理改变密切相关,若能及时发现并解除脊髓的器质性损害,则有可能恢复其脊髓功能,因此,明确脊髓有无损伤、损伤部位、损伤类型,以及病情严重程度(脊髓是否受压、截断、水肿、出血,以及是否出现碎裂等),对制定治疗方案、随访疗效等均具有重要意义。

在不同国家和地区,脊髓损伤的具体原因有所不同,既往我国以高处坠落伤多见(约占30%),目前与西方发达国家类似,也以交通事故为主,并有逐年增加的趋势。

一、脊髓损伤的分类

(一)按损伤方式分类

按照损伤方式可将脊髓损伤分为开放性损伤和闭合性损伤两种。开放性损伤多见于战伤,常伴发于脊椎损伤,致伤原因为枪击弹、刀刺、爆炸等直接作用于脊椎,使其发生骨折或脱位,进而损伤脊髓。其损伤部位与外力作用点一致,损伤程度与外力大小成正比,可发生于脊髓的任何节段,以胸髓最为多见。闭合性损伤多见于和平时期,主要因车祸伤、坠落伤、运动性扭伤、脊柱扭伤、过重负荷等因素,使脊柱发生过度伸展、屈曲、扭转,造成脊柱骨折、脱位,脊椎附件、韧带及脊髓供血血管的损伤,最终导致脊髓闭合性损伤。

闭合损伤按损伤方式又可分为直接损伤和间接损伤,前者指暴力直接作用于脊髓,可与椎体骨折和脱位伴发;后者指暴力作用于身体其他部位再传导至脊柱,而引起脊髓损伤。

(二)按脊髓损伤的功能状态分类

按照脊髓损伤的功能状态可将之分为不完全脊髓损伤和完全脊髓损伤。

1.不完全性脊髓损伤,又分为4个类型。

(1)脊髓中央性损伤 产生脊髓损伤节段的分离性感觉障碍,即痛觉、温度觉消失而触觉基本存在。损伤以下肢体呈痉挛性瘫痪,因脊髓运动纤维的排列是上肢位于脊髓的内侧,下肢靠外侧,所以在颈段脊髓中央损伤时,一般上肢瘫痪比下肢重,而且恢复得慢。

(2)脊髓前部损伤 表现为损伤平面以下完全性瘫痪,痛觉、温度觉迟钝或消失,而深感觉存在。

(3)脊髓半侧损伤 又称Brown-séquard综合征,表现为损伤平面以下同侧肢体痉挛性瘫痪及深感觉丧失,损伤平面以下对侧痛、温度觉丧失。

(4)脊髓后部损伤 由于脊髓后索损伤而前索和侧索尚完整,故患者出现损伤平面以下的深感觉障碍,而浅感觉迟钝或完整,肌力正常。

2.完全性脊髓损伤 患者表现为损伤脊髓节段平面以下的各种感觉、运动和括约肌功能完全丧失,上述症状出现在外伤之后,并持续存在24小时以上,或者在此期间2次诱发电位(SEP)均为阴性,提示系完全性截瘫。

(三)按损伤后的病理变化分类

按照损伤后脊髓的病理变化可将本病分为:脊髓震荡、脊髓实质性损伤(挫裂伤)和脊髓横断三类。本章将按脊髓损伤的病理分类对其影像学表现进行详细阐述。

二、脊髓损伤的临床和影像学表现

(一)脊髓震荡和脊髓休克

脊髓震荡(concussion of the spinal cord)为脊髓损伤中病情最轻的病理类型,是指脊髓组织遭受强烈震荡刺激后,局部虽无器质性损伤,但是震荡平面以下的脊髓功能遭受暂时完全或不完全性抑制,为一种可逆性功能紊乱。患者临床表现为肌力低下的弛缓性瘫痪,各种脊髓反射(包括病理反射)均消失,二便功能障碍,这些症状在24~48h之内迅速恢复。本类型在临床上很少见,其发生率仅占脊柱脊髓损伤的1%,发病机制尚不清楚。

由于脊髓震荡属于临床诊断,脊髓并无实质性病变,影像学检查无任何异常所见。

脊髓休克(shock of the spinal cord)是脊髓损伤后病理生理的一个发展变化阶段,特指脊髓损伤后恢复反射的前期。脊髓休克表现为损伤平面以下感觉、运动、括约肌功能及病理、生理反射均丧失的临床症候群。如果脊髓无器质性损伤(脊髓震荡),这些症状在数日至数周之内完全恢复,不遗留任何神经系统的后遗症;若脊髓有器质性损伤

(脊髓挫裂伤、断裂伤)，则患者渡过脊髓休克期后，仍残留程度不同的截瘫表现。脊髓休克通常持续数小时至数周，有时持续数月。脊髓休克的结束以损伤平面以下反射的恢复为标志。在恢复过程中，较为原始的简单反射（如肛门反射、球海绵体反射、小腿屈肌反射等）最先恢复，复杂反射后恢复，而且这些反射恢复后，反而比正常情况亢进。引起脊髓休克的原因可能与接收器与突触传递变化有关，当脊髓横断或完全损伤后，上级中枢的传导路（特别是锥体束中断），使损伤远端脊髓功能处于抑制状态，而经过一定时间后抑制状态消失，而出现非突触传递，使远端功能得以恢复。

脊髓休克的影像学表现与脊髓损伤的相应病理变化密切相关。

（二）脊髓挫裂伤

脊髓挫裂伤(contusion and laceration of the spinal cord)临床较多见，患者的损伤程度可轻重不等，使脊髓功能出现不可逆性损害。

1. 脊髓挫裂伤的病理　脊髓实质损伤而软脊膜完整者为脊髓挫伤，损伤局部有肿胀、出血等异常改变；若软脊膜撕裂，伴脊髓不同程度破裂、出血和坏死，则为脊髓裂伤，二者合称脊髓挫裂伤。急性期脊髓挫裂伤的基本病理改变为脊髓内点、片状出血、水肿和坏死，严重者在脊髓中心出现出血性坏死病灶。脊髓挫裂伤后最先出现髓内出血和脊髓水肿，继之发生神经细胞肿胀、坏死，神经轴索明显肿胀、退变，髓鞘破坏等改变。在脊髓挫裂伤的慢性期（数月至数年），损伤病灶上方脊髓内可形成囊肿，称创伤性脊髓空洞。

2. 脊髓挫裂伤的发病机制　近年来国内外许多学者通过实验研究发现，脊髓损伤后，由于微血管损伤造成脊髓血液供应和微循环功能障碍，引起脊髓的进行性中心性坏死，脊髓中央部位的出血性坏死灶是导致脊髓许多重要结构发生不可逆损害的根源。

3. 脊髓挫裂伤的临床表现　完全性脊髓挫裂伤患者，伤后出现脊髓损伤节段以下的感觉、运动功能完全丧失，而且永远不能恢复。部分性脊髓挫裂伤患者，视损伤部位不同，可产生多种临床表现，例如脊髓内点状出血灶引起损伤节段神经分布区的痛、温觉丧失，而保留触觉，患者出现肌力、肌张力减退，反射减弱或消失，这些临床表现类似脊髓空洞症。在脊髓休克期间，脊髓损伤节段以下的生理反射均消失，待休克恢复后，生理反射逐渐恢复，并呈亢进状态，肢体瘫痪由弛缓性逐渐转变为痉挛性。

4. 脊髓挫裂伤的影像学检查

(1) X线摄片检查　可显示脊柱有无骨折、脱位及其严重程度，对临床判断有无脊髓损伤有一定帮助。

(2) CT检查　CT平扫可显示急性期脊髓内部的出血灶，并据之做出脊髓挫裂伤的定性诊断。CTM检查显示蛛网膜下腔变窄，脊髓增大，边缘模糊，脊髓内部可见点片状高密度影，提示为髓内出血（图18-10）。

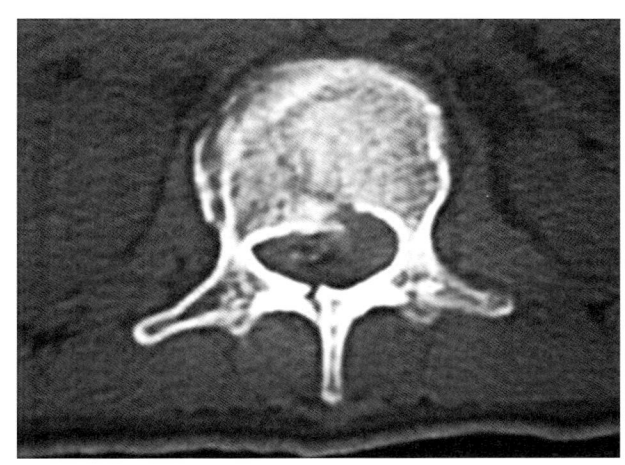

图18-10　脊髓挫裂伤
CT横断图像显示椎体及椎板骨折，椎体骨折片突入椎管，脊髓膨大，内见片状高低混杂密度影。

(3) MRI检查　MRI具多方位、多种脉冲序列成像，优良软组织对比度、无射线危害损伤、无骨伪影干扰等显著优点，在发现脊髓损伤病灶、辨认损伤类型、判断其严重程度和预后等方面均优于X线摄片和CT，成为脊髓损伤首选和明确诊断的影像学检查方法。

按急性脊髓损伤的MRI信号表现可将脊髓挫裂伤分为以下3种类型：

①脊髓挫伤伴髓内出血型：根据血肿的不同时

期MRI上有不同的表示，急性期血肿最初无论在T_1加权像还是T_2加权像上均呈斑点或片状低信号；继之，T_1加权像转为高信号，高信号先出现于病灶边缘部逐渐向中心区延伸，而在T_2加权像上仍为低信号；步入亚急性期，出血灶无论在T_1加权像还是T_2加权像上均呈高信号（图18-11）。慢性期脊髓血肿的T_1加权像的高信号逐步变低，伴随病灶的逐渐缩小，T_2加权像病灶周边出现低信号改变，提示含铁血黄素沉积。此型患者的预后较差。

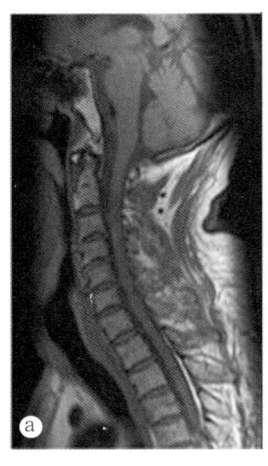 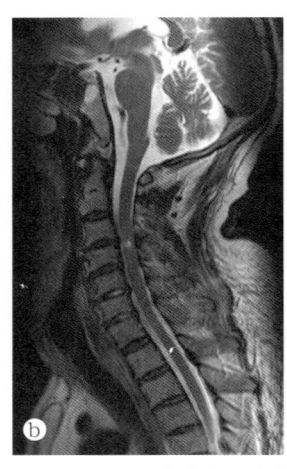 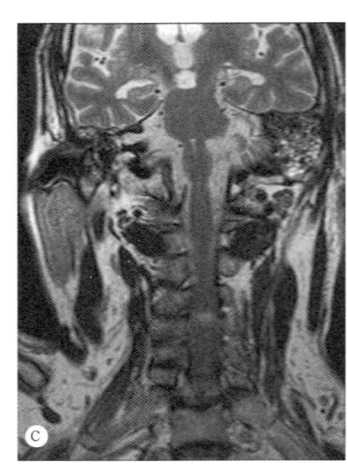

图18-11 脊髓内亚急性出血

MRI正中矢状位T_1加权像（a）显示颈$_{3～4}$椎间隙水平脊髓内有斑点状高信号，同层面T_2加权像矢状位（b）和冠状位（c）所示髓内高信号范围大于T_1加权像。

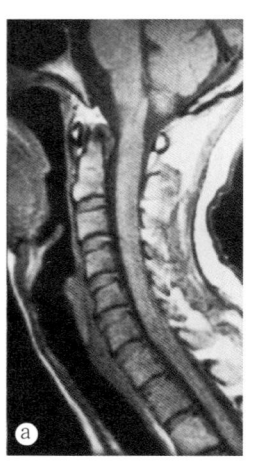 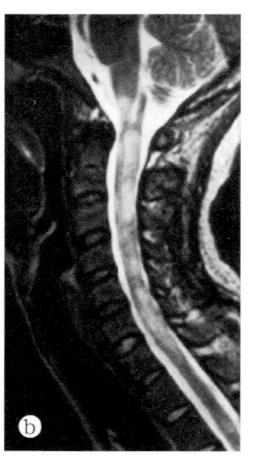

图18-12 脊髓外伤性水肿

患者为汽车撞伤2h，MRI矢状位T_1加权像（a）显示脊髓无明确异常改变，但同层面T_2加权像（b）显示颈髓内有弥漫高信号，为外伤性脊髓水肿。

②脊髓水肿为主型：脊髓水肿在MRI的T_1加权像上信号无改变或者略有减低，在T_2加权像上表现为沿脊髓纵向走行的梭形高信号（图18-12），此型患者的预后良好。

③脊髓髓内出血和水肿混合型：此型的典型MRI表现为：在T_1加权像上出现弥漫低信号，T_2加权像病灶为斑点状高低信号混杂，或者病灶中央低信号、周围高信号，提示脊髓水肿内部伴出血，或者脊髓水肿－出血病灶内部掺杂破碎的脊髓组织，通常本型患者经及时正确治疗后，其神经损伤症状有一定程度恢复。此外，MRI还能直接显示神经根撕脱和硬脊膜囊撕裂等伴发损伤。此型患者的

预后居中。

(三) 脊髓横断

脊髓横断属于完全性脊髓损伤 (complete lesion of the spinal cord)，患者损伤平面以下的所有感觉、运动和括约肌功能（包括解剖和生理功能）均消失。下肢屈曲，多数患者各趾跖屈肌的肌肉呈痉挛状态，少数为松弛状态；相应支配区的感觉完全消失，下肢任何部位受到震动或刺激，均可立即引起广泛而显著的肌肉痉挛，还可出现髋关节和膝关节屈曲，踝关节跖屈，双下肢内收，前腹壁肌肉痉挛等表现，部分患者出现反射性排尿，瘫痪部位的皮肤出汗等症状。脊髓损伤后从数天开始至数周甚至数月后，患者的脊髓功能仅部分恢复。

1. 脊髓横断的病因和病理 导致脊髓横断的原因与脊髓挫裂伤相同，只是遭受的外力更为强大，以屈曲性和伸展性损伤多见，脊柱的骨折片刺入脊髓是造成脊髓横断的主要原因，其次，严重钝性打击伤、切割伤及火器伤等也可导致脊髓横断。外伤后脊髓横断部位发生进行性出血性坏死，伤后4h在横断的两个断端，脊髓中央灰质呈片状出血，而白质的神经纤维受累较轻。伤后24h，邻近断端的脊髓灰质全部坏死，白质也开始发生坏死。损伤后72h，坏死进展至最严重程度。以后，断端坏死区逐渐被瘢痕组织所代替。

2. 脊髓横断的主要临床表现 脊髓完全横断后患者的临床表现经历3个发展阶段：

(1) 弛缓期 损伤脊髓节段支配区的肌肉完全瘫痪，所有反射均消失，肌张力丧失，肌肉位置随重力改变。所有感觉亦完全消失，但在损伤平面可出现痉挛性疼痛。此即为脊髓休克期。

(2) 反射性活动期 待脊髓休克期过后，患者首先恢复平滑肌功能，然后是膀胱括约肌恢复，但逼尿肌功能恢复慢。骨骼肌的肌张力在伤后2~3周恢复。

(3) 反射活动消失期 患者的全部反射消失，其反射阈值均提高，仅剩余少数肌肉参予运动反应，肌肉呈弛缓性萎缩，此期患者的一般情况逐渐恶化，可合并全身感染或脓毒血症，而导致死亡。

3. 脊髓横断的影像学检查

(1) X线摄片检查 应常规拍摄脊柱正侧位和双斜位片，以明确椎体有无骨折和脱位，骨折片是否突入椎管之内，椎间隙有无狭窄、增宽，关节突有无骨折及错位，横突、椎弓根、椎板和棘突有无骨折等。

(2) CT检查 CT能显示脊柱骨折、脱位和椎管狭窄等异常情况，脊髓横断者相应硬膜囊必然破裂，CTM扫描可见高密度对比剂充满椎管之内，脊髓变形和遭受骨质结构压迫等异常征象，从而提示本病的诊断。

(3) MRI检查 MRI扫描能准确显示脊髓横断损伤，以T_1加权像显示为佳，表现为脊髓中断。MRI可确定脊髓横断的部位、形态，以及并发的其他脊髓损伤（图18-13），例如邻近部位脊髓的出血

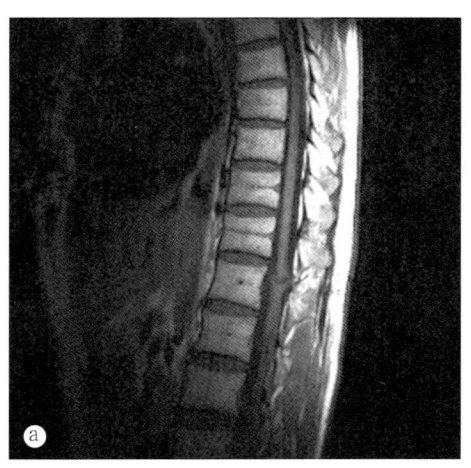 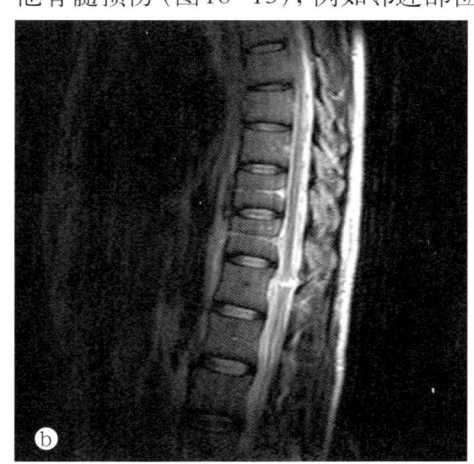

图18-13 脊髓横断损伤

MRI正中矢状位T_1加权（a）和T_2加权像（b）显示胸$_{12}$椎体水平，脊髓有横断损伤，病变在T_1加权像呈横行低信号，而T_2加权像为高信号。

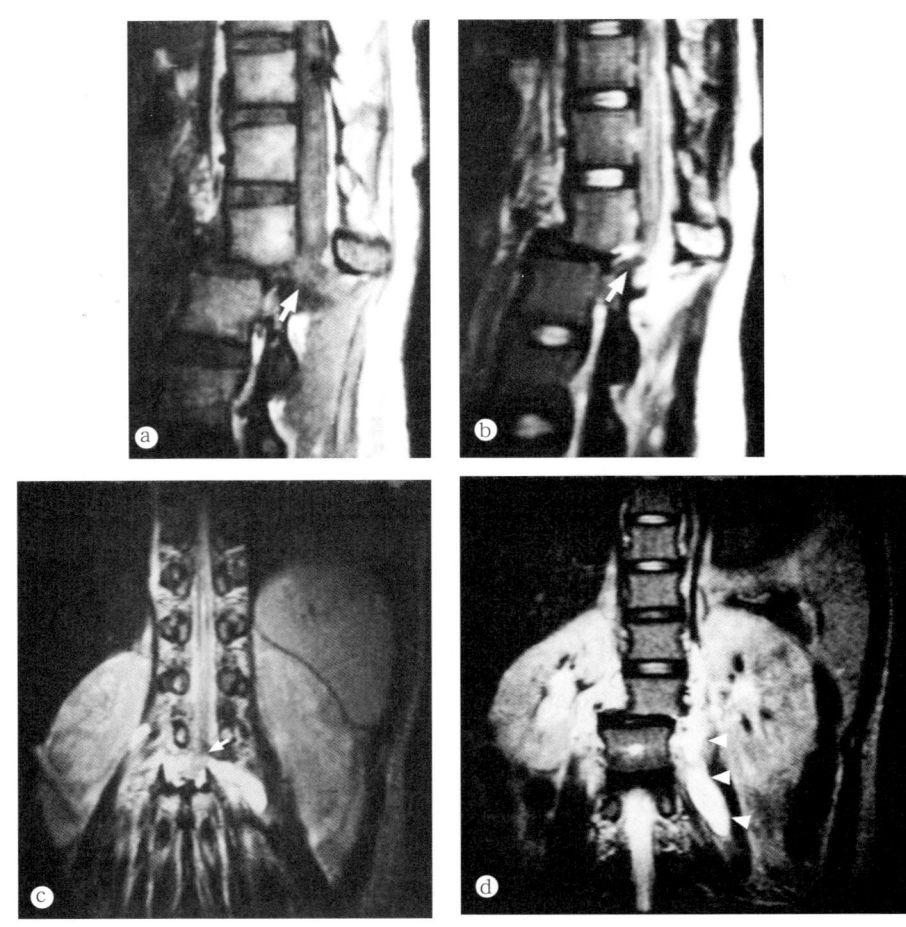

图 18-14 脊髓横断、硬膜囊撕裂

MRI 矢状位 T_1 加权像（a）和 T_2 加权像（b）显示脊髓圆锥横断损伤。冠状位 T_2 加权像（c~d）显示硬膜囊撕裂腰椎左侧有渗出液，呈高信号。

和水肿等，并直接显示神经根撕脱和硬脊膜囊撕裂的情况（图18-14）。目前MRI的DWI能早期发现脊髓损伤，有报道认为，脊髓损伤2h后，即可在DWI图上发现异常信号病灶。

三、各种影像学方法脊髓损伤诊断的优缺点比较

普通X线摄片检查能准确发现脊柱骨折和脱位，虽然X线摄片不能显示脊髓及其损伤情况，但是能为脊髓损伤提供基础诊断信息。

CT可发现X线摄片不能发现的细小骨折，特别在显示骨折碎片突入椎管内的情况，椎弓骨折的位置，显示急性期脊髓内血肿病灶等方面的效果明显优于MRI。但是CT对血肿以外的其他脊髓损伤病灶不敏感为其不足之处。

MRI是显示脊髓损伤的最佳影像学方法。

四、脊髓损伤的影像学优选检查路线

所有脊柱脊髓损伤的患者都应首选X线摄片检查；对怀疑有脊髓横断损伤者，如情况允许，应迅速进行MRI检查，以尽早明确脊髓横断的诊断，使患者得到及时有效的治疗，进而减少致残率，减轻后遗残疾的程度。

若无MRI设备，或者患者不能进行MRI扫描，则可进行CT（包括CTM）检查，亦可确定脊髓横断的诊断。

五、脊髓损伤的磁共振研究进展

随着科学技术的不断进步，非磁性抢救仪器和开放式MRI设备的开发问世，原来不能进行MRI

检查的急诊患者，现在已经可以完成MRI扫描，使患者的诊断和治疗更加及时。但是，临床常规应用的CT、MRI检查方法通常仅能判断脊髓损伤的部位及大体形态学改变，难以准确区分脊髓震荡、脊髓部分断裂或完全断裂，导致治疗和预后判断的困难。近年来动物经实验和初步临床研究证实，常规MRI检查结果与患者脊髓功能残疾评价的相关性较差，与神经病学和组织学组织损伤程度也无相关。MRI还低估脊髓病变的严重程度，不能反映脊髓白质纤维束的状态，不能有效定量观察轴突损伤及再髓鞘化过程，不适用于评价脊髓的功能状态。

随着影像学的发展，特别是MR功能成像等新技术的应用，能全面、直接显示脊髓灰质、白质形态，传导纤维束，神经细胞膜和髓鞘的完整性，以及细胞内代谢产物的变化等，这为判断脊髓损伤程度和预后，评价损伤后的修复过程和疗效等都奠定了必要的基础。目前脊髓MR功能成像主要包括以下二种。

（一）磁共振扩散成像

DWI是目前唯一能无创性显示活体组织水分子扩散的成像技术，能动态观察组织结构的空间构成信息，以及病理状态下各构成成分之间水分子的交换功能状态，从而使MRI显示正常组织的微观结构和病变更为准确，DWI具有更大的定性和定量诊断价值。脊髓灰白质细胞内外水分子的扩散状况能微观地反映感觉、运动功能的变化，因此，对显示脊髓的生理功能和病理变化具有重要意义。1999年Clark首次将扩散加权成像技术应用于活体人类脊髓后，脊髓DWI成像开始引起许多学者的关注。应用高磁场、新的成像序列（如多次激发导航回波平面序列、线性扫描自旋回波序列等）、呼吸和心电门控等技术能最大限度地降低脊髓成像的磁化率伪影和脑脊液波动、呼吸、心跳的运动伪影，加之应用新算法（如高b值q空间）和螺旋桨技术，使活体脊髓成像成为可能。

脊髓损伤后引起神经细胞变性、轴突脱髓鞘，以及再髓鞘化后延伸至相应靶细胞，形成新的突触联系，重建相应神经回路的这一病理变化过程，必然引起细胞内、外水分子运动方向和扩散率的改变，而扩散张量成像（DTI）利用多个扩散敏感梯度，在活体能无创伤反映该病理变化。通过测量脊髓的ADC值和FA值，能定量反映脊髓损伤后脱髓鞘和修复期轴突再髓鞘化的过程，可作为判断脊髓损伤和修复的重要指标，DTI对脊髓损伤病变的显示明显早于常规MRI。通过ADC值和FA值测量能判断损伤后脊髓传导障碍的程度，评价脊髓传导功能恢复的情况，为制定手术治疗方案提供更及时准确的客观指标。

Schwartz通过大鼠脊髓横断损伤后脑源性神经营养因子成纤维细胞植入动物模型，应用DTI检测到脊髓白质ADC值的改变与其运动功能恢复程度和解剖证实的轴突再生程度相关，证实DTI观察脊髓病变及其修复过程是可行的。DWI在脊髓损伤诊断中有如下作用：

1. **具有早期诊断价值**　根据Matsumoto的报道，T_2加权像对检出脊髓损伤病灶的敏感性很低，仅为15%～65%，T_2加权像所示高信号的病理过程已多为晚期不可逆性脊髓损伤，DWI在细胞毒性水肿阶段即能显示脊髓损伤的病灶，且具有很高的敏感性和特异性，有助于脊髓损伤的超早期诊断。

2. **有助于脊髓损伤的定性和定位诊断**　多数脊髓损伤病灶在DWI图像上呈高信号，并且以损伤中心区更为显著，因此与传统T_2加权像出现高信号改变比较，更容易确定脊髓损伤病灶的中心。

3. **有助于评价脊髓传导功能完整性及其改变情况**　脊髓损伤区细胞内、外水分子运动的方向和扩散率均变化，故利用ADC值和FA值可判断脊髓传导障碍程度，并能评价脊髓传导功能的恢复情况。此外，由于脊髓遭受急性压迫时，脊髓纤维束中的水分子扩散受阻，引起ADC值降低，故对单纯脊髓受压的病例，应用DWI显示脊髓受压更为敏感，有助于判断脊髓受压损伤的程度，为制定手术方案提供更准确的客观指标。

4. **有助于脊髓出血病灶的检出**　通常认为急性期脊髓损伤区内部有弥漫性出血灶，这些出血渗透至变性、坏死的神经组织之间，而脑脊液也通过脊髓表面的创伤性裂隙进入脊髓组织。此期MRI的主要表现是T_1加权像为等信号或低信号，根据信号改变很难区分水肿与出血。而DWI图像显示急性期脊髓出血灶为显著低信号,这一征象为发现脊髓出血病灶提供了可靠的新证据。

5.反映神经纤维束损伤和修复情况　DTI能直观显示神经纤维束损伤和治疗后的修复情况,测量ADC值和FA值能区分神经纤维与瘢痕组织,为选择治疗方案、判断预后和评价疗效提供了新的依据。

(二) 磁共振波谱成像

MRS是一种无创伤性定量检测活体组织代谢和生化改变的成像技术。脊髓损伤区发生乳酸的进行性积聚,使局部pH值下降、高能磷酸产物减少,在脊髓修复过程中,pH值和高能磷酸产物也发生相应变化,因此,MRS能显示损伤脊髓和修复中的某些代谢改变,为脊髓损伤的诊断和治疗又提供了一种有效评估手段。

虽然脊髓损伤的MRI功能成像尚处于研究阶段,但是有理由相信,随着磁共振硬件和脉冲序列的不断改善,MRI检查在脊髓损伤影像学评价中必然发挥更重要的作用。

第二节　脊柱脊髓的陈旧性损伤

【脊柱畸形愈合】

脊柱和脊髓在损伤急性期(10～14d)骨折尚未愈合时,即可以将脱位进行复位。若损伤超过2～3周处于陈旧期,除非应用手术切开的方法,已不能整复脊柱的骨折和脱位。在急性期若对脊柱骨折和脱位处理不当或未处理,则使损伤脊柱畸形愈合,表现为脊柱轴线弯曲,显著偏离正常状态。脊柱的畸形愈合常合并脊髓的陈旧性损伤。

一、脊柱畸形愈合的病因和病理

脊柱畸形愈合的主要原因是未对脊柱骨折和脱位进行适当整复治疗。脊柱畸形以驼背居多,甚至可形成严重脊柱畸形。由脊柱畸形愈合导致的脊髓陈旧性损伤主要为脊髓软化、脊髓和神经根萎缩等。

部分脊柱脊髓损伤患者的症状经治疗一度减轻,但是在损伤陈旧期临床症状再次出现,甚至表现更为严重。导致这些情况发生的主要原因如下:

1.损伤后的脊柱稳定性不好,见于椎体压缩性或粉碎性骨折后,碎骨片向后移位使脊柱成角畸形愈合。

2.脊柱损伤继发椎间盘突出、椎体骨质增生,形成骨嵴压迫脊髓。

3.脊椎骨折骨痂形成过度,向椎管内生长或者椎管内囊肿形成,以及引起慢性蛛网膜炎压迫脊髓等。

二、脊柱畸形愈合的临床表现

陈旧性脊髓损伤因其损伤部位不同,患者的临床表现各异。部分患者在脊柱脊髓损伤初期并未发生截瘫,或虽然损伤初期出现截瘫,但经治疗截瘫程度有所恢复,但是在若干个月或1～20年后,又逐渐出现新的神经功能障碍,严重者甚至完全截瘫。

胸腰段脊髓损伤多数较严重,即使患者得到及时诊断和治疗,其神经功能恢复的可能性也甚小。脊柱胸$_{12}$～腰$_1$节段的骨折和脱位,通常截瘫平面亦位于胸$_{12}$的水平,该处脊髓与腰神经根混合存在,急性期脊柱损伤可能压迫T_{12},及其以下的几个神经根。若脊髓完全性损伤,则患者的临床症状难以恢复,但是神经根的损伤多为不完全性,故解除压迫后,神经根受压所致的临床症状可逐步恢复。

三、脊柱畸形愈合的影像学检查

(一) X线摄片检查

X线摄片检查应拍摄脊柱标准正侧位片,可清楚显示脊柱畸形愈合的情况,针对畸形的中心部位,可拍摄侧位过屈和过伸位,这有助于明确椎体后上角或后缘是否突入椎管,脊柱损伤畸形愈合部位的稳定性等。对上位颈椎损伤的患者,应该特别注意在侧位像上观察齿状突有无移位、成角和畸形愈合等情况,并拍摄正位开口像。对陈旧性腰骶椎损伤者,虽然拍摄正侧位X线片即能显示病变,但加摄斜位像观察关节突及椎弓根峡部有无断裂及移位的效果更好。

X线摄片检查还可对畸形愈合的椎管进行测量,以确定创伤性椎管狭窄症的诊断。

(二) CT检查

CT检查有利于显示陈旧脊柱损伤所致脊柱畸形愈合,附件和椎管结构的复杂解剖关系,其优点是图像不受骨质结构重叠和周围软组织遮盖的影响,清楚显示普通X线摄片难以显示部位(例如寰枕结合部、颈胸段等)的畸形。传统CT的横断位图像,能准确测量椎管径线,做出创伤性椎管狭窄的诊断。CTM可以显示脊柱畸形对硬膜囊的压迫,对选择手术方式有一定指导作用。

(三) MRI检查

MRI检查可明确脊柱畸形愈合所致脊髓损伤的类型、显示脊髓受压的原因和脊髓病变的部位等情况。脊髓损伤的MRI表现因病灶性质、部位、严重程度不同而多样。脊髓断离在T_1加权矢状位像上可见脊髓与硬脊膜断离,呈二个彼此分离的盲端,在横断位图像上,正常中等信号的脊髓消失,邻近断端的脊髓萎缩变细。脊髓萎缩变细可为仅有异常征象,病变可累及数个椎体节段。萎缩脊髓在横断位图像上仅占椎管前后径的1/3以下,而脊髓变性则表现为脊髓结构严重紊乱,伴T_2加权像高信号。

仅有脊柱畸形愈合时,MRI可显示椎体或/和椎间盘压迫脊髓使之变形,但是无论在T_1加权还是T_2加权像上,脊髓本身的形态和信号强度均无明显改变。

四、脊柱畸形愈合各种影像学检查方法的比较

脊柱畸形愈合及脊柱脊髓陈旧性损伤的各种影像学检查方法,优势与限度如下:

X线摄片检查可大范围清楚地显示脊柱畸形愈合的情况,但是显示脊柱的后部结构不清楚,由于投照技术的原因,下颈段和上胸段脊柱显示得不理想。

传统CT为横断位图像,其密度分辨力高,64排以上MSCT获得容积数据,能重组出不同方位的图像,有利于显示畸形愈合椎管的复杂解剖结构,弥补X线摄片的不足,明确有无外伤后椎管狭窄,及其病变范围,对制定手术方案及选择手术入路均有很大帮助。必要时还可进行CTM扫描,可进一步显示椎管内及脊髓的病变。CT显示脊髓及软组织病变效果不如MRI为其主要缺点。

MRI是矢状位和冠状位扫描可清楚显示脊柱畸形愈合对脊髓的影响,观察脊髓全貌,发现脊髓内部的出血、水肿、坏死、空洞形成、胶质增生及萎缩等一系列病理改变最为清楚,有助于准确判断患者的预后和制定治疗方案。

五、脊柱畸形愈合的影像学优选检查路线

对脊柱畸形愈合、脊髓慢性损伤患者进行影像学检查,应首选X线摄片检查,对畸形部位进行定位和分类。

欲进一步显示畸形愈合脊柱的复杂解剖关系,观察脊髓或神经根受压的程度,可选择CT检查。

有条件时,也可在进行X线摄片检查之后,直接进行MRI扫描。

脊髓损伤后引起脊髓萎缩囊变,可导致患者临床症状加重,截瘫平面的上升。

【脊髓萎缩囊变】

一、脊髓萎缩囊变的病因和病理

脊髓萎缩的主要病理改变是脊髓变细，其主要致病因素有：

1. 脊髓损伤导致神经细胞坏死。

2. 脊髓供血动脉损伤，导致脊髓缺血。脊髓缺血时间超过30min，则发生脊髓的不可逆性缺血性损害，引起脊髓缺血坏死。脊髓缺血性坏死是渐进性发展的过程，在缺血最初1h之内，脊髓组织无明显异常改变；几小时以后，出现神经元和神经纤维坏死病灶，主要累及脊髓灰质。此时，在显微镜下观察，坏死灶内的神经元消失，神经纤维退变，髓鞘碎裂，同时出现神经胶质细胞浸润，最终脊髓坏死局部由瘢痕组织所代替，并可形成脊髓囊变。

3. 除脊髓损伤外，还有其他多种原因导致脊髓萎缩，其中以肌萎缩侧索硬化、多发性硬化、脊髓血管畸形、脊髓前动脉闭塞、脊髓炎和寄生虫感染等常见。在诊断脊髓损伤性萎缩囊性变时，应该注意与这些疾病所致的脊髓萎缩进行鉴别。脊髓损伤所致脊髓囊变位于损伤局部，一般居脊髓中央，可形成损伤性脊髓空洞症。

二、脊髓萎缩囊变的临床表现

脊髓萎缩囊变位于颈段者，临床有四肢瘫痪，感觉障碍区涉及两侧上肢、颈部、后枕部，甚至面部。病灶位于胸段者，临床特征性表现相对较少，患者常出现双下肢痉挛性瘫痪，而上肢不受累。病灶位于腰段的特征性临床表现是双下肢截瘫，感觉障碍位于腹股沟以下。

脊髓囊变形成外伤性脊髓空洞时，破坏中央管前方的感觉传导通路，由于痛、温觉传入纤维在进入脊髓1~2个节段内交换神经元，然后交叉至对侧；而轻触觉传入纤维进入脊髓后分成上行与下行纤维，分别在若干个节段内交换神经元，再交叉至对侧。因此，脊髓囊变患者主要临床表现是对侧相应脊髓节段支配区的痛、温觉消失，而轻触觉基本保留，辨别觉完全不受影响，即引起典型的感觉障碍分离。

三、脊髓萎缩囊变的影像学检查

（一）X线摄片检查

X线摄片仅可发现脊柱畸形愈合，对脊髓萎缩囊变无诊断价值。

（二）CT诊检查

CT平扫即可显示脊髓变细，形态多不规则，但是脊髓的密度可以无异常改变，受累脊髓局部蛛网膜下腔相对增宽。有学者报道正常人脊髓颈膨大的前后径为0.8cm，左右径为1.3cm；胸髓最窄处脊髓的前后径为0.6cm，左右径为0.8cm。因此，若脊髓颈膨大前后径＜0.6cm，左右径＜1.1cm；胸髓前后径＜0.5cm，左右径＜0.6cm时，即诊断脊髓萎缩。这些CT征象以CTM检查显示得更清楚。

（三）MRI检查

MRI诊断脊髓萎缩和囊变十分准确，矢状位T_1加权像直接显示萎缩的脊髓变细（图18-15），其信号强度无异常改变，萎缩常累及数个脊髓节段，其境界清楚，局部蛛网膜下腔增宽。若脊髓内部发生囊变或形成创伤性脊髓空洞症，则MRI表现为脊髓内部有囊性异常信号（在T_1加权像上呈低信号，T_2加权像上为亮白高信号，其境界清楚，边缘锐利（图18-16）。

四、脊髓萎缩囊变的影像学检查方法比较

X线摄片对脊髓萎缩囊变的诊断意义不大。

CT虽然也能诊断脊髓萎缩，但CTM扫描显示病变更清楚，由于后者属于创伤性检查方法，操作有一定难度，因此，其临床应用受到较大限制。

MRI系无创伤性检查方法，能准确显示本病的全貌，除价格较贵外，有条件时应作为诊断本病的首选影像学方法。

脊柱脊髓外伤优选检查路线框图见图18-17：

（陈　楠、李坤成、刘　英）

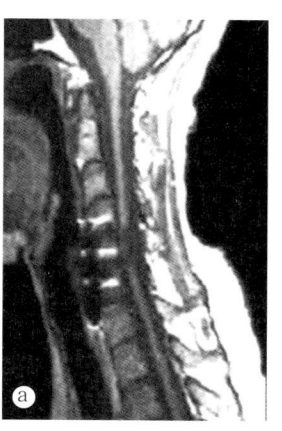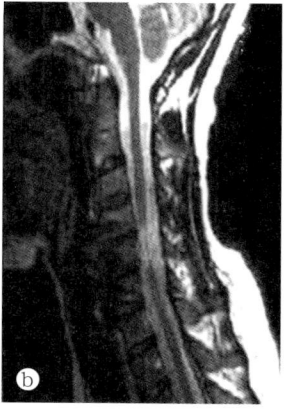

图18-15 脊髓萎缩

脊髓外伤术后2年，MRI矢状位显示脊髓显著萎缩，损伤区在T_1加权像（a）颈$_{4～5}$水平脊髓内呈低信号，在T_2加权像（b）上呈高信号。

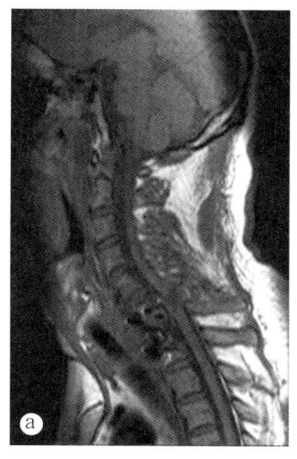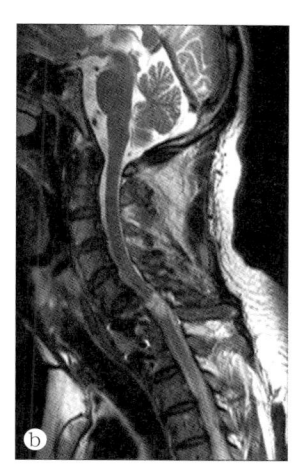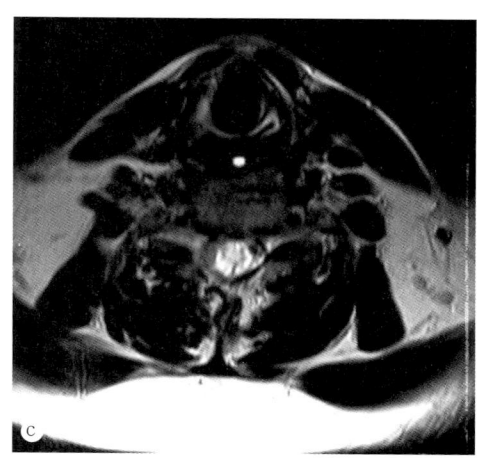

图18-16 颈髓外伤后局部囊变

MRI正中矢状位T_1加权像（a）显示颈$_6$椎体水平颈髓内有梭形低信号，境界清楚，边缘锐利，为脊髓囊变。同层面矢状位（b）和横断位T_2加权像（c）显示病灶呈高信号。

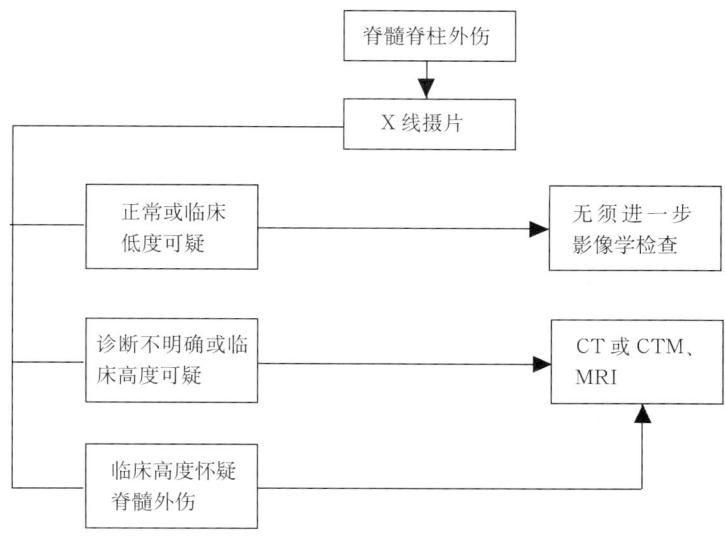

图18-17 脊柱脊髓外伤优选检查路线图

参 考 文 献

1. 李均强,李坤成. 脊髓损伤的MRI诊断. 实用放射学杂志,1994,10:450~454
2. 卢光明. MRI对急性脊髓损伤的评价. 中华放射学杂志,1997,31:250~254
3. 王学键,魏渝清,曹建初,等. 放射性脑脊髓坏死的MRI诊断. 中华放射学杂志,1999,33:754~757
4. 张芳,王仁法,王承缘. 颈段脊髓损伤的MRI诊断. 临床放射学杂志,2000,19:365~366
5. 袁明远,陶晓锋,贾连顺,等. 慢性脊髓创伤的MRI表现. 临床放射学杂志,2001,20:578~581
6. 贾宁阳,王晨光,肖湘生. 急性脊髓损伤MRS. 中国医学计算机成像杂志,2001,7:370~374
7. 陈学明,关骅,徐建民,等. 胸腰段脊柱脊髓损伤后期的MRI研究. 中国脊柱脊髓杂志,2001,11:76~78
8. 李谷买,黄仲奎,龙莉玲,等. 外伤性脊髓损伤的MRI表现与临床对照分析. 临床放射学杂志,2003,22:362~365
9. 于春水,李坤成. 弥散张量成像纤维跟踪技术的研究进展. 中国医学影像技术,2004,20:477~479
10. 张伶,王仁法,王承缘,等. 寰枢椎失稳的MRI诊断价值. 临床放射学杂志,2005,24:613~616
11. 王霄英,谭可,倪石磊,等. 用MR扩散张量成像评价犬急性脊髓损伤后神经前体细胞移植的作用. 中华放射学杂志,2006,40:17~21
12. 陈细香,魏文洲,郑晓华,等. DTI在脊髓型颈椎病中的应用价值. 中国医学影像技术,2007,23:1860~1862
13. Clark C A, Barker G J, Tofts P S. Magnetic resonance diffusion imaging of the human cervical spinal cord in vivo. Magn Res Med,1999,41:1269~1273
14. Melhem E R. Technical challenges in MR imaging of the cervical spine and cord. Magn Reson Imaging Clin N Am,2000,8:435~452
15. Schwartz E D, Cooper E T, Fan Y, et al. MR diffusion coefficients in spinal cord correlate with axon morphometry. Neuroreport,2005,16:73~76
16. Nevo U, Hauben E, Yoles E. Diffusion anisotropy MRI for quantitative assessment of recovery in injured rat spinal cord. Magn Reson Med,2002,45:1~9
17. Bammer R, Augustin M, Prokesch R W, et al. Diffusion-weighted imaging of the spinal cord: Interleaved echo-planar imaging is superior to fast spin-echo. J Magn Reson Imaging,2002,15:364~373
18. Tsuchiya K, Fujikawa A, Suzuki Y. Diffusion tractography of the cervical spinal cord by using parallel imaging. AJNR,2005,26:398~400
19. Schwartz E D, Hackney D B. Diffusion-weighted MRI and the evaluation of spinal cord axonal integrity following injury and treatment. Exp Neurol,2003,184:570~589
20. Facon D, Ozanne A, Fillard P, et al. M R diffusion tensor imaging and fiber tracking in spinal cord compression. AJNR,2005,26:1587~1594
21. Gulani V, Webb A G, Duncan I D, et al. Apparent diffusion tensor measurements in myelin-deficient rat spinal cords. Magn Reson Med,2001,45:191~195
22. Shen H, Tang Y, Huang L, et al. Applications of diffusion-weighted MRI in thoracic spinal cord injury without radiographic abnormality. Int Orthop,2007,31:375~383
23. Shanmuganathan K, Gullapalli R P, Zhuo J, et al. Diffusion tensor M R imaging in cervical spine trauma. AJNR,2008,29:655~659
24. Ellingson B M, Ulmer J L, Schmit B D. Morphology and morphometry of human chronic spinal cord injury using diffusion tensor imaging and fuzzy logic. Ann Biomed Eng,2008,36:224~236
25. Vargas M I, Delavelle J, Jlassi H, et al. Clinical applications of diffusion tensor tractography of the spinal cord. Neuroradiology,2008,50:25~29
26. Vink R, Knoblach S M, Faden AI. ^{31}P magnetic resonance spectroscopy of traumatic spinal cord injury. Magn Reson Med,1987,5:390~394
27. Loy D N, Kim J H, Xie M, et al. Diffusion tensor imaging predicts hyperacute spinal cord injury severity. J Neurotrauma,2007,24:979~990
28. Rossi C, Boss A, Lindig T M, et al. Diffusion tensor imaging of the spinal cord at 1.5 and 3.0 Tesla. Magn Reson Med,2007,179:219~224
29. Hori M, Okubo T, Aoki S, et al. Line scan diffusion tensor MRI at low magnetic field strength: feasibility study of cervical spondylotic myelopathy in an

30. early clinical stage. J Magn Reson Imaging, 2006, 23:183~188
31. Tsuchiya K, Katase S, Fujikawa A, et al. Diffusion weighted MRI of the cervical spinal cord using a single shot fast spin echo technique: findings in normal subjects and in myelomalacia. Neuroradiology, 2003, 45:90~94
32. Flynn J M, Closkey R F, Mahboubi S, et al. Role of magnetic resonance imaging in the assessment of pediatric cervical spine injuries. J Pediat Orthop, 2002, 22:573~577
33. Gunnarsson T, Fehlings M G. Acute neurosurgical management of traumatic brain injury and spinal cord injury. Curr Opin Neurol, 2003, 16:717~723
34. Dickerman R D, Lefkowitz M, Epstein J A. A traumatic central cord syndrome occurring after adequate decompression for cervical spondylosis: biomechanics of injury case report. Spine, 2005, 30:611~613
35. Rajabally Y A, Hbahbih M, Messios N. Brachial diplegia as a result of cervical cord injury. Spinal Cord, 2005, 43:389~391
36. Quencer R M, Bunge R P, Egnor M. Acute traumatic central cord syndrome: MRI pathological correlations. Neuroradiology, 2002, 34:85~94

第十九章 脊髓空洞症

脊髓空洞症（syringomyelia）是一种缓慢进展的脊髓病变。

一、脊髓空洞症的病因和发病机制

脊髓空洞症的病因和发病机制尚未完全清楚，目前已知有多种因素与脊髓空洞症的发病有关。其中主要有脊髓先天发育缺陷，继发于脊髓肿瘤、损伤、出血或蛛网膜炎等。

脊髓先天发育缺陷主要发生于胚胎第6~第8周，原始第Ⅳ脑室出口穿通之前，由于原始脑室和脊髓中央管扩张，产生胚胎生理性脑室脊髓积水（hydrocephalomyelia）。若第Ⅳ脑室出口薄膜未能穿破，则导致胎儿脑积水和脊髓空洞症。脊髓先天发育缺陷造成的脊髓空洞症，常与脊柱裂、扁平颅底、脊柱融合、延髓小脑扁桃体下疝等先天畸形不合并其他异常并存。

继发于脊髓肿瘤、损伤、出血或蛛网膜炎的脊髓空洞症属于原发疾病的并发症。脊髓外伤、瘢痕收缩和脊髓供血动脉闭塞等均能引起脊髓缺血、坏死、软化，最终形成脊髓空洞症。

按照脊髓空洞与脑脊液循环的关系，可将本病分为交通型和非交通型两种，前者的脊髓空洞与蛛网膜下腔相交通，临床上比较常见；后者的脊髓空洞与蛛网膜下腔不交通，通常继发于脊髓的其他疾病。

二、脊髓空洞症的病理

大体观察，脊髓空洞症患者的脊髓外形可表现正常，呈梭形扩大或者萎缩变细。在脊髓剖面上可见空洞内壁不规则，空洞内部含黄色或无色液体。显微镜下观察，可见脊髓空洞的壁由环形排列的胶质细胞和纤维组织构成。空洞可单发或多发，可累及脊髓的任何节段，但是以颈髓下段和胸髓上段多见，空洞亦可向上延伸累及脑干，偶见向下累及脊髓全长，止于腰膨大部。

三、脊髓空洞症的临床表现

脊髓空洞症患者的发病高峰年龄为20~30岁，男性多于女性。本病起病隐匿、病情进展缓慢，病程可长达数十年。由于空洞累及脊髓的部位不同，其临床症状的差异很大。典型临床表现为感觉分离现象，患者出现节段性痛、温感觉消失，而触觉正常。

四、脊髓空洞症的治疗和预后

（一）外科手术是治疗脊髓空洞症的主要手段，主要有以下几种术式：

1.脊髓空洞-蛛网膜下腔分流术　适用于患者病情不断加重或有轻度扁桃体下疝者。

2.后颅凹减压术　适用于脊髓空洞症合并Chiari Ⅰ型畸形出现延髓症状者。手术开放枕大孔后缘，以解除小脑扁桃体疝对脊髓和延髓的压迫，部分患者术后可阻止脊髓空洞症进展。

3.脊髓空洞切开引流术 以减轻空洞对脊髓的压迫。

4.脊髓空洞终末端切开术。使空洞内的液体引流进入蛛网膜下腔，缓解患者的临床症状。

5.脊髓空洞-腹腔引流术 该手术的疗效较好，75%的患者术后临床病情好转或病情稳定，不再进一步恶化。

（二）其他治疗方法

还可对脊髓空洞症患者采用放射治疗，但是其疗效尚不肯定。

口服同位素^{131}I亦曾用于本病的治疗，对部分病例有一定疗效。

五、脊髓空洞症的影像学检查

（一）X线摄片检查

脊髓空洞症的X线摄片检查可无异常改变，或者仅见伴发的颅颈部骨质畸形。偶尔可见脊髓空洞症病灶所在部位的骨性椎管扩张，表现为椎弓根间距加大，椎体后缘出现扁平压迹和椎管的前后径加大等。外伤所致的脊髓空洞症可见脊柱骨折的征象。

（二）X线脊髓造影检查

在CT应用之前，脊髓空洞症的诊断有赖于X线脊髓检查，其主要表现如下：

1.在椎管内注入含碘对比剂的X线脊髓造影片上，本病的特征性改变为脊髓呈梭形肿大，边缘光滑，将椎管内的对比剂向边缘推移。应该指出，X线脊髓造影检查范围应该包括枕大孔区，以明确是否有扁桃体下疝。

2.脊髓空洞症的X线脊髓造影最好应用气体阴性对比剂，在检查过程中可以变换患者体位，当由卧位转为直立位时，在卧位观察脊髓增宽的程度随患者变为立位而减轻，据此，可间接判断脊髓空洞的动力学改变。

3.若同时应用含碘的阳性对比剂和空气阴性对比剂，可进行双重对比脊髓造影检查，显示脊髓空洞症形态学改变的效果更佳。穿刺脊髓将阳性对比剂直接注入脊髓空洞症的腔内，可以准确显示空洞的大小和范围。

在进行X线脊髓空气造影前10天，不可进行腰椎穿刺检查释放脑脊液，以增加检查的阳性发现。

（三）CT检查

1.CT平扫 CT平扫脊髓空洞症的典型表现为相应节段的脊髓膨大，其髓内可见边界清楚的低密度区，其CT值与蛛网膜下腔的脑脊液相同，比相应节段脊髓的CT值低得多。

有少数病例空洞内压力较低，脊髓呈萎缩状态，或者由于空洞内压力不均匀，可导致脊髓空洞的外形不规则。部分患者脊髓空洞较小，空洞内液体蛋白含量较高，使其密度改变不明显，可能导致CT平扫漏诊脊髓空洞症病灶。

2.CT增强扫描 CT增强扫描显示脊髓空洞无强化，这有助于本病与脊髓肿瘤的鉴别诊断，通常脊髓肿瘤所在部位的脊髓外形也有不规则膨大，其密度不均匀，常伴有厚壁空洞，增强扫描脊髓肿瘤的实体部分显著强化，据此可以做出二者的鉴别诊断。

3.椎管内碘水造影24hCT延时扫描 椎管内碘水造影24h后CT延时扫描，有助于显示脊髓空洞症。碘水（通常应用非离子型对比剂）能很好地溶解于脑脊液，对患者刺激小，所获影像十分清晰。当脊髓空洞与蛛网膜下腔相交通时，碘水可直接进入脊髓空洞之中；若空洞不与蛛网膜下腔直接相通，对比剂亦可通过脊髓血管间隙或经第Ⅳ脑室的交通进入空洞内部。进行椎管内碘水造影24h后CT延迟扫描，在脊髓空洞内见到高密度对比剂，即可做出本病的诊断。

（四）MRI检查

1.典型脊髓空洞症的MRI所见 MRI不仅能准确显示脊髓空洞症从而做出本病的定性诊断，而且可在矢状位图像上清晰显示脊髓空洞的全貌，明确单发空洞或多个囊腔相连的空洞（图19-1）。

脊髓空洞在矢状位T_1加权像上显示脊髓呈中等信号，内部的空洞呈管状低信号；在T_2加权像上脊髓空洞转呈亮白高信号，而受压变薄的脊髓为低

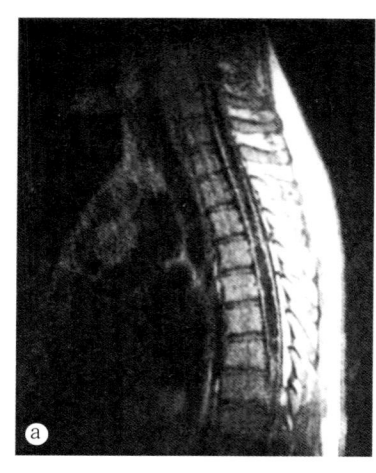
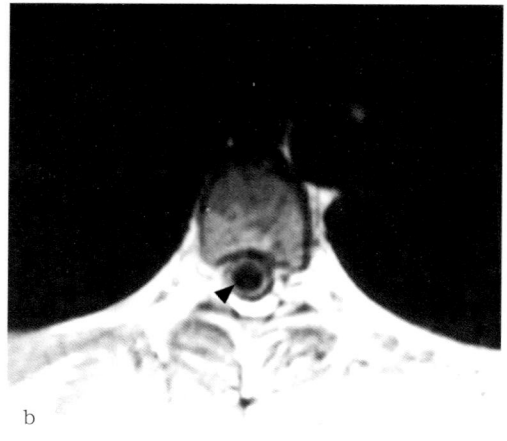

图19-1 颈₂~胸₇脊髓空洞症

MRI正中矢状断T₁加权像（a）显示颈胸段脊髓普遍增粗，中心呈低信号；横断T₁加权像（b）显示脊髓呈环状，中心为低信号（▲）。

信号，脊髓外侧的脑脊液又为高信号，故形成类似竹节剖面的外观。在横断位图像上观察，脊髓呈同心圆样表现。无论是T₁加权像还是T₂加权像，脊髓空洞的信号都很均匀，空洞所在节段脊髓可增粗、变细或正常。脊髓空洞膨胀严重者，压迫周围脊髓，可使之明显变薄。

2. 脊髓空洞的流空效应　交通型脊髓空洞症患者，在空洞内部可见脑脊液的流空征象，表现为T₂加权像上脑脊液呈低信号，与T₁加权像所见相似。由于空洞内脑脊液搏动的程度不同，其T₂加权像所示低信号区的形态可以与T₁加权像的范围不一致。部分脊髓空洞内部有分隔，呈多房性空洞，导致空洞内脑脊液的搏动减弱，则不出现流空征象。非交通型脊髓空洞则无流空效应。

3. 脊髓空洞症的MRI鉴别诊断　本病应该与继发脊髓空洞症相鉴别（图19-2）。特别是由髓内肿瘤（星形细胞瘤或室管膜瘤等）中心液化坏死引发囊变者。MRI检查不仅能发现继发性脊髓空洞，还同时显示原发脊髓肿瘤，表现为脊髓的局限性增粗，其内部信号不均匀。肿瘤内部囊变区的信号强度通常高于脊髓空洞内含脑脊液，因肿瘤坏死囊变区不与蛛网膜下腔相通，所以肿瘤性空洞不出现流空效应。增强扫描显示脊髓肿瘤的实质部分显著强化，而脊髓空洞症则无强化。据此，MRI可以准确鉴别原发脊髓肿瘤与脊髓空洞症。

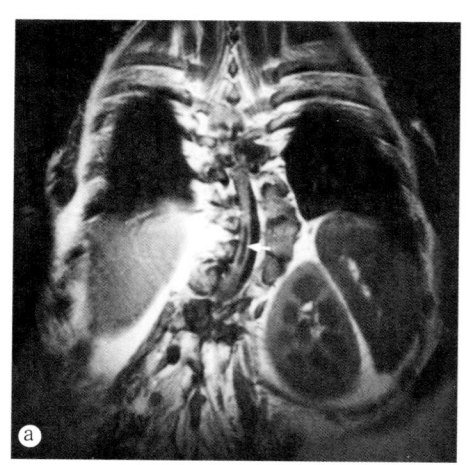
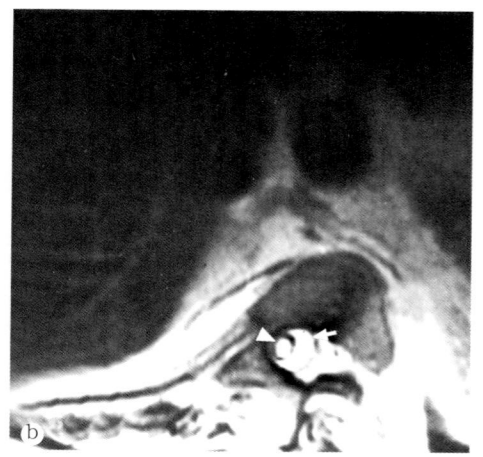

图19-2 脊柱侧弯继发脊髓空洞症

MRI冠状断T₁加权像（a）显示胸部脊柱侧弯，凸向左侧，脊髓中心呈条状低信号（⇧）。横断T₂加权像（b）示脊髓位于椎管的右侧，呈环状中等信号，中心高信号为脊髓空洞（△），蛛网膜下腔的脑脊液为高信号（↑）。

(五）各种影像学检查方法的比较

1. X线摄片检查　可以发现扁平颅底、颅底凹陷等脊髓空洞症的并发骨质结构畸形，以及骨性椎管扩张、椎弓根间距增大等间接征象，结合患者的临床表现，可以推测有脊髓空洞征的可能。由于脊髓空洞症患者可能并不合并颅颈部骨性畸形，因此，X线摄片检查并不能对本病做出肯定诊断。

此外，X线摄片还可发现脊髓空洞症的一些骨性合并症（例如charoot关节等）。综上可见X线片对本病的诊断价值有限。

2. X线脊髓造影检查　对脊髓空洞症的诊断有一定帮助，特别是脊髓碘水造影能发现脊髓空洞症的更多征象，在检查过程中变换体位，发现脊髓宽度改变对本病具有特征性诊断意义。但是X线脊髓造影属于创伤性检查方法，对患者有一定危险，并带来痛苦，所以难以重复检查。而且X线脊髓造影的诊断敏感性较低，不能确定表现不典型的脊髓空洞症的诊断。因此，即使X线脊髓造影无阳性发现，也不能否定本病的诊断。有文献报道，应用碘苯酯进行X线脊髓造影可引发蛛网膜炎，因此，反对进行此项检查诊断脊髓空洞症。

3. CT检查　简便易行，患者无痛苦，能直接显示绝大多数脊髓内的空洞，弥补了X线脊髓造影的不足。脊髓碘水造影24hCT延迟扫描，可见高密度对比剂进入脊髓空洞之内，对脊髓空洞症的诊断有重要意义，可据此征象准确做出脊髓空洞症的定性诊断。但是传统CT仅能进行横断位扫描，CT扫描覆盖范围不够大，不利于确定脊髓空洞的范围。目前，64排以上MSCT能获得容积数据，经重组可获得与纵向一致的冠状和矢状位图像，使CT诊断本病的能力得到显著提高。

4. MRI检查　在脊髓空洞症的诊断上具有独到之处，能获得横断位、矢状位和冠状位图像，是迄今为止惟一直接在纵向上显示脊髓及其空洞的影像学技术，能准确全面地显示脊髓空洞症病变、确定空洞累及的范围，显示空洞内部分隔情况等，并可准确鉴别交通型与非交通型脊髓空洞。由于患者在施行分流术后，空洞内的搏动幅度明显减弱，甚至消失，因此观察空洞内的流空效应，可作为评价手术疗效的一项指标。

此外，MRI能同时显示颅颈部的其他合并畸形，尤其有利于判断是否有小脑扁桃体下陷及其程度。还能准确做出本病与髓内肿瘤的鉴别诊断，确定引起脊髓空洞症的原因（图19-3a~d）。

（六）影像学优选检查路线

根据脊髓空洞症有定位体征等典型临床表现，可初步拟诊脊髓空洞症，MRI是本病的首选影像学检查方法。

无MRI设备或不能进行MRI检查时，可进行CT检查，特别是脊髓碘水造影24h延时CT扫描，能做出本病的定性诊断。

X线脊髓造影虽然有一定特征性改变，但是由于其属于创伤性检查，目前已经基本废弃不用。

X线摄片检查仅可发现脊髓空洞症的某些骨骼的间接征象，有筛选检查价值。

（七）脊髓空洞症影像学优选检查路线（见图19-4）。

（李坤成　朱凤水）

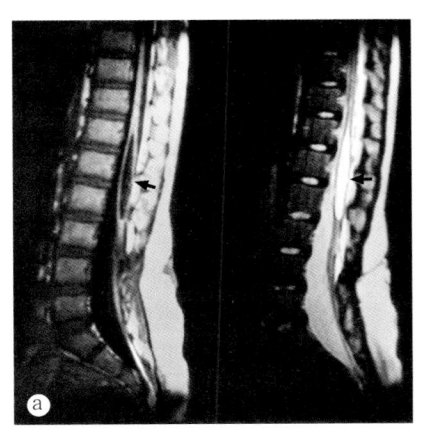
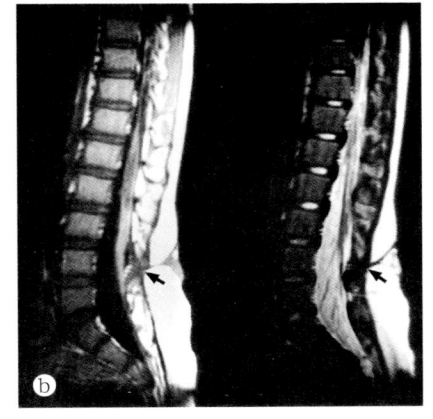

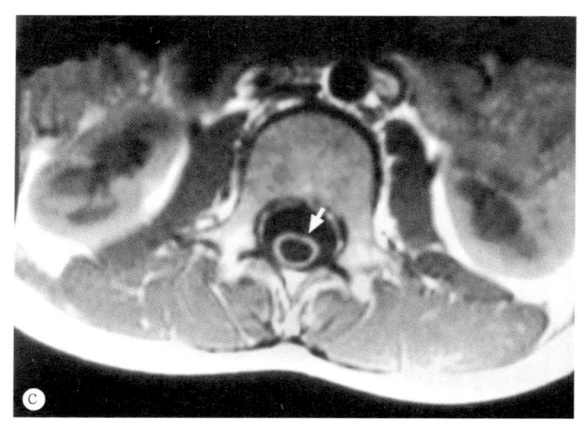 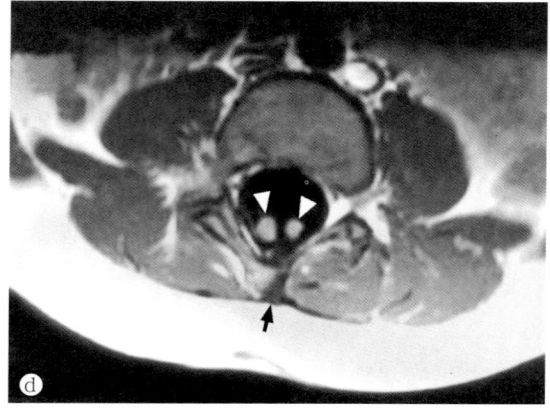

图19-3 脊柱裂脊膜膨出伴脊髓空洞症

MRI正中矢状位T_1（左）和T_2（右）加权像（a）显示胸$_{12}$～腰$_2$脊髓局限性膨大，中心的空洞T_1加权像呈低信号，T_2加权像为高信号，而脊髓呈中等信号。旁正中矢状位像（b）显示腰$_4$椎体水平脊柱裂脊膜膨出（↑），横断T_1加权像（c）示空洞呈环状中等信号（⇑）。经脊柱裂的横断位像（d）显示裂口（↑）、脊髓低位并分裂（△）。

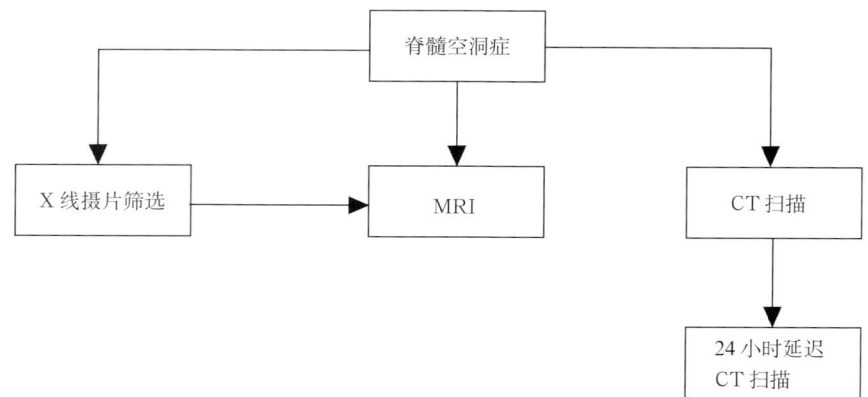

图19-4 脊髓空洞症影像学优选检查路线图

参 考 文 献

1 申存瑛, 等. 脊髓空洞症的MRI诊断和手术方法的改进. 中华神经杂志, 1993, 9:68

2 张汉伟, 等. 脊髓空洞症的治疗. 中华神经外科杂志, 1995, 11:133

3 杨俊, 徐宇伦, 范涛, 等. Chiari畸形并脊髓空洞症的MRI分型及其治疗 中华神经外科杂志, 2000, 16:82～84

4 郑晓风, 高培毅, 张晖, 等. Chiari I 型畸形的颅脑MRI测量及发病机理初探. 中华放射学杂志, 2000, 34:473～475

5 肖治明, 王晓鹏. 脊髓空洞症的临床与MRI诊断. 放射学实践, 2000, 15:20～21

6 王振福, 吴伟, 李振之, 等. Chiari畸形的MRI表现 现医学影像学杂志, 2001, 11:158～159

7 王振福, 李振芝, 李振敏, 等. Chiari I 型畸形并发脊髓空洞症的MRI颅脑测量及临床意义. 中华放射学杂志, 2001, 35:588～591

8 李建峰, 张庆俊. Chiari I 型畸形无症状期的研究进展. 国外医学神经病学神经外科学分册, 2001, 28:159～161

9 肖立志, 李德泰. Chiari畸形 I 型MRI研究进展. 国外医学临床放射学分册, 2004, 27:146～148

10 裴新龙, 韩鸿宾, 刘彬, 等. Chiari I 畸形合并脊髓空洞病人脑脊液动力学MRI定量研究. 中国医学影像技术, 2004, 20:985～988

11 王寿江, 高士伟. 脊髓空洞症的MRI表现(附123例分

析). 医学影像学杂志, 2005, 15: 731~733
12 刘伟国, 曹飞, 杨小锋, 等. 外伤后颈髓空洞症九例临床分析. 中华神经外科杂志, 2007, 23: 344~346
13 Pinna G, Alessandrini F, Alfieri A, et al. Cerebrospinal fluid flow dynamics study in Chiari I malformation: implications for syrinx formation. Neurosurg Focus, 2000, 8: 1~8
14 Depreitere B, Van Calenbergh F, Van loon J, et al. Posterior fossa de compressioin syringomyelia associated with a Chiari malformation: a retrospective analysis of 22 patients. Clin Neurol Neurosrug, 2000, 102: 91~96
15 Wolpert S M. The presyrinx state: a reversible myelopathic condition that may precede syringomyelia. AJNR, 2000, 21: 984~985
16 Levine D N. The pathogenesis of syringomyelia associated with lesions at the foramen magnum: a critical review of existing theories and proposal of a new hypothesis. J Neurol Sci, 2004, 220: 3~21

第二十章 药物成瘾和戒毒

药物成瘾(drug addiction)一般被界定为强迫性药物寻求和药物摄入的行为模式,是一个由偶尔用药逐渐过渡到强迫性用药模式的过程。药物成瘾是世界上当前最严重的公共卫生问题之一,但是对药物成瘾的确切机制,目前尚未完全清楚。成瘾药物主要包括吗啡类、可卡因类、苯丙胺类,还有酒精和烟草等。

与成瘾有关的神经影像学检查技术包括CT、常规MRI、SPECT、PET、MRS和fMRI等。CT和MRI可以显示脑内的形态改变,以MRI显示的效果更佳;SPECT、PET、MRS和fMRI能反映脑血流灌注、脑代谢和功能情况,各种影像学检查方法各有特点。MRI的时间分辨力和空间分辨力均较高,在关于患者药物渴求程度研究,以及大量用药后急性效应的观察方面有很大优势,但是不能进行受体水平成像。PET活体具脑代谢敏感性极高,有在受体水平进行显像的优势,主要用于观察成瘾物质对不同脑区、不同脑功能的影响,以及脑功能变化与成瘾、渴求、复吸等现象的关系,探索成瘾机制,评价成瘾治疗效果,并寻找新的治疗方法和药物等。PET的不足之处在于,其特异性示踪剂不能显示靶分子之外的组织,而且其空间分辨力和信噪比均较低,设备普及率差,设备和检查费昂贵。SPECT的空间分辨力比PET还低,但其设备普及率较高,价格较低,为其优势。

静脉使用各种成瘾药物(如可卡因、海洛因等)的最常见影像学改变是脑实质出现缺血或/和梗死灶,而慢性成瘾以脑萎缩常见。CT和MRI检查均可发现上述病变。上述药物成瘾者脑MRS的主要表现是NAA和Cho峰降低,Cr峰升高,提示神经元及线粒体损伤。1982年学者在荷兰发现"烫吸"海洛因引起脑白质病,其病理表现为脑白质海绵状变性,少突胶质细胞空泡形成,好发于大脑半球后部脑白质、内囊后肢、胼胝体膝部和中脑大脑脚,也可以累及皮质脊髓束、内侧丘系和U型纤维,此外孤束核和脑灰质也可受累,但是不累及脊髓和周围神经。

神经影像学表现与上述病理表现具有较好的对应关系。药物成瘾者早期CT检查未见脑白质病变,而晚期可见上述部位呈低密度(图20-1a)。MRI的T_2加权(图20-1b)和FLAIR像显示脑白质病变十分敏感,表现为脑白质的信号强度增高,在药物成瘾者发展过程中,脑白质病变表现为从后向前进展的模式,脑灰质通常无异常改变。此外,皮质脊髓束、内侧丘系及孤束核可出现非对称性高信号。CT和MRI增强扫描上述异常信号均无强化。应用DWI技术发现上述区域呈高信号(图20-1c),提示为空泡变性引起的弥散受限所致。文献报道,MRI异常改变反映脑白质变性,但MRI所见通常落后于患者的临床表现。吸入某种有机溶剂成瘾者,在T_2加权像上表现为大脑和小脑的对称性高信号,病理上系胶质病变引起。由于MRI显示药物成瘾者的脑内病变敏感,成为本病的首选影像学检查手段。

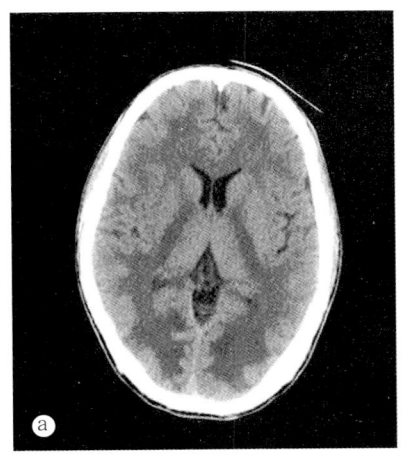
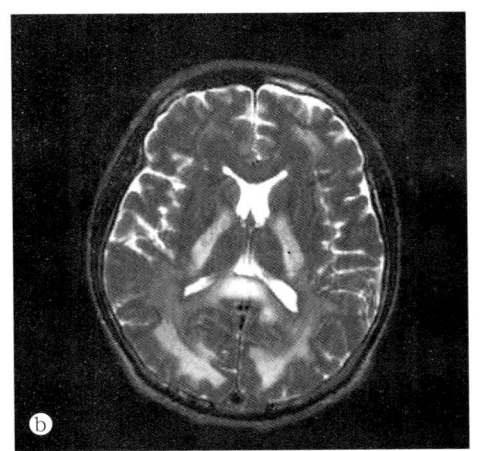
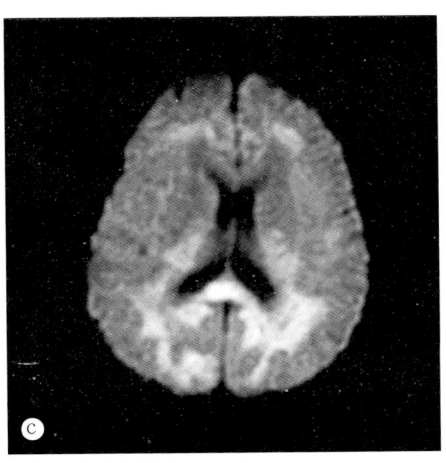

图20-1　晚期吸毒者影像学检查

头颅CT平扫（a）可见大脑后部白质对称性密度减低，累及内囊后肢。头颅MRI横断T_2加权像（b）显示内囊后肢及膝部、胼胝体压部和枕叶白质信号强度对称性增高。MRI的DWI图像（c）侧脑室周围白质（包括半卵圆中心、胼胝体压部）信号强度增高，后部显著。

目前fMRI关于药物成瘾研究形成两个研究方向，一个方向是以线索诱发药物渴求感为内容，通过认知加工理论解释药物相关线索诱发复吸行为的心理机制；而另一个方向是以压力或负性情绪诱发药物渴求感为内容，通过回避基于戒除症状的负性情绪，或者行为"去抑制"的概念来解释依赖者药物滥用或复吸行为的心理机制。主要研究阿片类、可卡因，以及苯丙胺等药物，其次，还有酒精、哌醋甲酯、烟草等其他成瘾性物质的研究。病态社会行为中的赌博、网络成瘾也正在进行积极研究。

成瘾对脑的直接作用包括急性和慢性作用两个方面。药物的急性作用是指给予药物后短时间脑功能发生的变化。有关给予可卡因后急性效应的研究结构证明，产生强烈欣快感与前额叶皮质和前扣带回的激活有关，关于"上冲感(red flu)"的自我报道结果亦显示，其与腹侧被盖区、脑桥、基底前脑、尾状核、扣带回和前额叶外侧皮质的激活一致。一项PET研究发现可卡因与多巴胺转运体的结合率与受试者主观"飘"的感受呈正相关，而且主观感受的时间与可卡因浓度变化一致。尽管因检测方法和被试对象不同而研究结果不尽相同，但是使用成瘾物质后，无论人还是动物，其脑功能都发生急性变化，这些变化的趋势相似，无论精神兴奋剂还是阿片类药质都激活前额叶和扣带回，认为这与它们的正性强化效应相关。

成瘾物质的慢性作用是指长期反复使用成瘾物

质后，人脑发生的一系列变化。了解成瘾物质慢性作用涉及的脑区、神经环路，以及其他生物学基础是明确成瘾行为产生机制，并寻找有效治疗的根本所在。长期反复使用可卡因等成瘾药物引起包括额叶萎缩、尾状核和豆状核变大等结构改变。而长期使用精神兴奋剂和阿片类物质，都会导致额叶、颞叶、眶额皮质和扣带回等特定脑区的改变。

成瘾者除对成瘾物质有急慢性反应外，与成瘾相关的特殊状态是成瘾行为的独特表现，已经成为了解成瘾过程、复吸原因的重要研究内容，这些特殊状态包括戒断症状、渴求、认知和情感异常等。

戒断症状是指停止使用成瘾物质、减少使用剂量或使用拮抗剂占据受体后所出现的特殊心理生理症状群。其形成机制是长期用药后的突然停药引起了适应性的反跳。目前认为，戒断症状在成瘾行为形成和保持中发挥很大作用，同时也是导致复发的重要原因之一。了解戒断状态时脑功能的变化，可以使我们加深对成瘾机制的理解。急性戒断的脑功能研究主要针对阿片类物质。发现被试者颞叶、额叶、前扣带回的血流量下降。

而渴求是一种病理性动机状态，通常先于寻药和用药行为，是导致复吸的主要原因之一。理解渴求的生物学本质是理解成瘾病理机制的基础。主要应用与成瘾物质相关的视觉或听觉刺激、用药体验的回忆和药理学方法等三种方式在实验中诱发渴求。总体上看，成瘾者在渴求时发生特征性脑功能变化，尽管研究结果并不尽相同，但是渴求涉及前额叶、扣带回、杏仁核、眶额皮质、基底节、岛叶和伏隔核等脑区被认同，而这些脑区与注意、记忆、情绪反应调节、行为控制、动机和价值判断等密切相关。

心理学研究证实成瘾者常伴有认知障碍。经Iowa赌博测验、先期任务的两种选择（two choice predictor task）和颜色与冲突实验（stroop task）等任务刺激的影像学的脑功能研究显示，成瘾者的认知功能损害主要与眶额皮质、扣带回前部、前额叶背侧部等脑区有关。其中恶劣情绪是导致复吸的重要原因之一。有些观点认为由于长期用药，成瘾者的快感感受点上调，使其很难感受到快感，故经常处于负性情绪之中。影像学的脑功能研究还证实成瘾者常伴情感障碍，例如在观看使人悲伤的录像时，其局部脑激活反应异常，多巴胺转运体成像（DAT）水平与汉密尔顿抑郁量表的分数负相关，使人愤怒的情景引起额叶多个区域（特别是右侧额叶下部）、左侧岛叶，以及中脑局部脑血流下降。此外，成瘾还涉及复杂的神经递质、受体的变化，在这方面，PET能在分子水平进行成像，具有较大优势，在研究成瘾有关的神经递质、受体等变化发挥了重要作用，研究主要集中在纹状体多巴胺受体（$D_{2/3}$）、GABA受体和鸦片受体等。

功能影像学方法为成瘾研究提供了优异手段，其成像技术正在以日新月异的速度发展，有理由相信，成瘾研究有可能从影像学方面获得突破性进展。

（刘江涛 李坤成）

参 考 文 献

1　Robinson T E, Berridge K C. Addiction. Annual Review of Psychology, 2003, 54:25~53
2　Wolters E C, van Wijngaarden G K, Stam F C, et al. Leukonencephalopathy after inhaling "heroin" pyrolysate. Lancet, 1982;2:1233~1237
3　Keogh C F, Andrews G T, Spacey S D, et al. Neuroimaging features of heroin inhalation toxicity: "chasing the dragon." Am J Roentgenol, 2003; 180:847~850
4　Jeffrey Hagel, Gordon Andrews, Talia Vertinsky, et al. "Chasing the Dragon"—Imaging of Heroin Inhalation Leukoencephalopathy, Can Assoc Radiol J, 2005, 56(4):199~203
5　C. Offiah, E. Hall. Heroin-induced leukoenceph-alopathy: characterization using MRI, diffusion-weighted imaging, and MR spectroscopy. Clinical Radiology, 2008, 63, 146~152
6　Kriegstein A R, Shungu D C, Millar WS, et al.

Leukoencephalopathy and raised brain lactate from heroin vapor inhalation ("chasing the dragon"). Neurology, 1999,53:1765~1773

7 Breiter H C, Gollub R L, Weisskoff R M, et al. Acute effects of cocaine on human brain activity and emotion. Neuron, 1997, 19 (7):591~611

8 Krystal J H, Woods S W, Kosten T R, et al. Opiate dependence and withdrawal: p reliminary assessment using single photon emission computerized tomography SPECT. Am J Drug Alcohol Abuse, 1995, 21 (1):47~63

9 Mark R C, Dgalish, M B, Psyeh M R, et al. Chnages in Regional Ceerbarl Blood Flow Elieited by Crvaing Memories in Abstinent Opiate-Dependent Subjeets, Am J Psyehiatyr, 2001,158: 1680~1686

10 MalisonR, BestSE, vna DyekCH, et al. Elevated srtial dopmaine trnasporters during acute cocaine abstinence as measured by [1231]beta~CIT SPECT, Am J Psyehiatry,1998, 155(6):832~834

11 Diana M, Jong-Hoon K, John K, et al. Imaging the Neurochemistry of Alcohol and Substance Abuse. Neuroimaging Clinics of North America. 2007,17: 539~555

中英文对照索引

A

阿茨海默病 Alzhermer's Disease, AD3
艾滋病痴呆 ADIS dementia
艾滋病痴呆综合征 AIDS dementia complex, ADC

B

靶征 target sign
白色念珠菌 candida albicans
百万分率 parts permillion, ppm
板状波纹 striae
半脑叶型 senmilobar holoprosencephaly
半乳糖脑苷脂沉积症 galactosylceramide lipidosis
背部皮毛窦 dermal sinus
闭唇型 close-lip
闭经-溢乳-不孕三联征 forbis-albright syndrome
闭锁综合征 locked-in syndrome
扁颅底 platybasia
扁桃体动脉 tonsilarbranch
表观弥散系数 apparent diffusion coefficient, ADC
表面遮盖显示 surface shaded display, SSD
表皮葡萄球菌 S.epiermidis
病毒性脑膜炎 acute viral meningitis
病毒性脑炎 viral cerebritis
布-塞征 Brown-Sequant's sign

C

侧裂窝 sylvius's fossa
层面进入现象 slice entry phenomena
长谷川痴呆量表 Hastgawa Dementia Scale, HDS
超高速 CT ultrafast CT, UFCT
超快速成像 ultrafast MR imaging, UFMRI
成像板 image plate, IP
成形性 plasticity
出血性葡萄球菌 S.hemolicus
窗宽 window width, WW
窗中心 window level, WL
垂体癌 pituitary carcinoma
垂体细胞瘤 pituicytoma
垂体腺瘤 pituitary adenoma
纯泛影葡胺 angiografin
磁共振波谱 magnetic resonance spectrum, MRS
磁共振成像 magnetic resonance imaging, MRI
磁共振血管造影 magnetic resonance angiography, MRA
磁化转移对比 magnetization transfer contrast, MTC
磁敏感加权成像 susceptibility-weighted imaging, SWI
磁敏感性效应 susceptibility effects
促黄体生成素 luteinizing hormone, LH
促甲状素激素 thyroid-stimulating hormone, TSH
促甲状素激素释放激素 thyrotropin-releasing hormone, TRH
促卵泡成熟素 follicle-stimulating hormone, FSH
促肾上腺皮质激素 adrenocorticotropic hormone, ACTH

D

达峰时间 time to peak, TTP
大肠杆菌 E.coli

大脑大静脉 great cerebral vein
Galen 大脑大静脉 great cerebral vein of Galen
大脑后动脉 posterior cerebral artery
大脑胶质瘤病 gliomatosis cerebri
大脑内静脉 internal cerebral vein
Galen 氏大脑小静脉 small cerebral vein of Galen
大脑前动脉 anterior cerebral artery
大脑浅静脉 superficial cerebral vein
大脑上静脉 superior cerebral vein
大脑外侧裂 sylvius's fissure
大脑下静脉 inferior cerebral vein
大脑中动脉 middle cerebral artery
大脑中静脉 middle cerebral vein
大腺瘤 macroadenoma
带征 cord sign
单纯后位脊膜膨出 spinal posterior spinal meningocele
单纯疱疹病毒 herpes simplex virus
单纯疱疹病毒性脑炎 herpes simplex encephalitis, HSE
单发梗塞性痴呆 stratgic single-infact dementia, SSID
单光子发射计算机断层 single photon emisson computed tomography, SPECT
低灌注 hypoperfusion
狄克森法 Dixon method, DM
第Ⅲ脑室脊索瘤样胶质瘤 chordoid glioma of the 3rd ventricle
点解析波谱 point resolved spectroscopy, PRESS
电子束 CT electron beam CT, EBCT
调制回波获取方式 stimulated echo acquisition mode, STEAM
蝶顶窦 sinus sphenoparietalis
蝶腭动脉 sphenopalatine artery
顶后动脉 posterior parietal artery
顶前动脉 anterior parietal artery
顶枕动脉 parieto-occipital artery
顶支 parietal branch
动静脉畸形 arteriovenous malformation, AVM
动静脉瘘 arteriovenous fistula
动脉瘤 aneurysm
动脉粥样硬化性脑梗死 atherosclerotic brain infarction, ABI

动脉自旋标记技术 arterial spin labeling, ASL
豆纹动脉 lenticulostriate artery,
纹状动脉 striate artery
短时反转恢复 short time of inversion recovery, STIR
对比度分辨率 contrast resolution
多发脑梗塞性痴呆 multi-infarct dementia, MID
多发性硬化 multiple sclerosis, MS
多回波脉冲序列 multiple echo pulse sequences, MEPS
多排螺旋 CT multi-detector spiral CT, MSCT
多平面重建 multi-planar reconstruction, MPR
多平面重建重组 multi-planar reconstruction, MPR
多微脑回 polymicrogyria
多系统萎缩 multiple system atrophy, MSA
多形性黄瘤星形细胞瘤 pleomorphic xanthoastrocytoma

E

额极动脉 frontopolar artery
额颞叶痴呆 frontotemporal dementia, FTD
额前动脉 prefrontal artery
额支 frontal branch
恶性黑色素瘤 malignant melanoma
腭升动脉 ascending palatine artery
耳后动脉 posterior auricular artery
耳前支 anterior auricular branches
耳深动脉 deep auricular artery

F

泛影葡胺 meglumini diatrizoatis
仿真内窥镜 virtual endoscopy, VE
放射性白质脑病 radiation leukoencephalopathy
分辨率 resolution
分数各向异性 fractional anisotropy, FA
复方泛影葡胺 urografin
副神经节瘤 paraganglioma, chemodectoma
钆-二乙烯三胺五乙酸 gadolinium-diethylene triamine pentaacetic acid
肝豆状核变性或称 Wilson 病 hepatolenticular degeneration

G

感兴趣区 region of interest，ROI
橄榄体桥脑小脑萎缩 olivopontocerebellar atrophy，OPCA
高血压性脑出血 hypertensive intracerebral hemorrhage，Dejerine-Roussay syndrome
隔静脉 septal vein
各向异性指数 index of diffusion anisotropy，IDA
根髓大动脉 adam kiewicz artery，AA
梗阻性脑积水 obstructive hydrocephalus
弓形体病 toxoplasmosis
骨软骨瘤 osteocartilagenous tumor
鼓室前动脉 anterior tympanic artery
鼓室球瘤 glomus tympanicum tumor
鼓室下动脉 inferior tympanic artery
灌注成像 perfusion imaging，PI
灌注加权图像 perfusion weighted imaging，PWI
过氧化体病 peroxisomal disease

H

海马硬化 hippocampal sclerosis，HS
海绵窦 cavernous sinus
海绵窦动-静脉瘘 arteriovenous fistula in cavernous sinus
海绵状脑病 canavan'disease
海绵状血管瘤 cavernous angiomas，CA
核磁共振 nuclear magnetic resonance，NMR
颌外动脉 maxillary external artery
黑色素细胞瘤 melanocytoma
亨特角 Hunter's Angle
横窦 lateralsinus
横断性脊髓炎 acute transverse myelitis
虹吸弯 siphon
喉上动脉 superior laryngeal artery
后交通动脉 posterior communicating artery
后胼周动脉 posterior pericallosal artery
华勒变性 Wallerian degeneration
化脓性脑脓肿 pyogenic brain abscess
化脓性脑炎 pyogenic cerebritis
化学饱和法 chemical saturation，CS
化学位移 chemical shift imaging，CSI
寰枢椎脱位 atlantoaxial dislocation
寰枕融合 assimilation of the atlas
回波平面成像 echo-planar imaging，EPI
回波时间 time of echo，TE
混合性胶质瘤 mixed glioma
混合性松果体瘤 mixed pineal tumors
获得性免疫缺陷综合征又称艾滋病 acquired immunodeficiency syndrome,AIDS

J

肌醇 MT
肌纤维发育异常 fibromuscular dysplasia,FMD
积水型无脑畸形 hydranencephaly
积水性脑膨出或称囊性脑膨出 encephalocystocele
基底动脉 basilar artery
基底静脉 basilar vein
畸胎瘤 teratoma
急性化脓性脑膜炎 acute pyogenic meningitis
急性脊髓炎 acute myelitis
急性散发性脑脊髓炎 acute dissenminated encephalomyelitis，ADEM
棘球蚴病 echinococcusis
脊膜脊髓囊性膨出 myelomeningocystocele
脊膜瘤 meningiomas
脊髓肠源性囊肿 enterogenous cyst
脊髓挫裂伤 contusion and laceration of the spinal cord
脊髓低位 spinal cord in low position
脊髓多发硬化 multiple sclerosis in the spinal cord，MSSC
脊髓后动脉 posterior spinal artery，PSA
脊髓脊膜膨出 miningomyelocele
脊髓空洞症 syringomyelia
脊髓内转移瘤 intramedullary metastases
脊髓膨出 myelocele
脊髓前动脉 anterior spinal artery
脊髓前动脉 anterior spinal artery，ASA
脊髓栓系 tethering of the cord
脊髓血管畸形 spinal vascular malformations
脊髓硬膜外脓肿 epidural spinal abcess

脊髓造影CT扫描 computed tomography myelography, CTM
脊髓震荡 concussion of the spinal cord
脊髓终丝牵拉综合征 tight filum terminal syndrome
脊髓蛛网膜炎 spinal arachnoiditis
脊髓纵裂畸形 diastematomyelia
脊索 notochord
脊索瘤 chordoma
脊柱的骨折和脱位 fractures and dislocations of the spine
脊柱化脓性骨髓炎 purulent osteomyelitis of the spine
脊柱脊髓炎症 inflammation of spine and spinal cord
脊椎滑脱 spondylolisthesis
脊椎结核 tuberculous of spine
脊椎退行性变 degeneration disease of the spine
计算机断层摄影 computed tomography，CT
计算机摄影 computed radiography，CR
甲状腺上动脉 thyroid superior artery
间变型少枝胶质细胞瘤 anaplastic oligodendroglioma
间变型少枝星形细胞瘤 anaplastic oligoastrocytoma
间变型室管膜瘤 anaplastic ependymoma
间变型星形细胞瘤 anaplastic astrocytoma
间变型星形细胞瘤 anaplastic astrocytoma
间叶肿瘤 mesenchymal tumours
简短精神状态量表 mini mental state examination, MMSE
浆细胞瘤 plasmacytoma
交通性脑积水 communicating hydrocephalus
胶质母细胞瘤 glioblastoma
胶质肉瘤 gliosarcoma
胶质细胞增生 gliosis
椒盐征 salt and pepper
角回动脉 angular artery
节菱孢霉菌 arthrinium SP
节旁体瘤和血管球瘤 paraganglioma and glomus tumors
节细胞胶质瘤 ganglioglioma
节细胞瘤 gangliocytoma
结核瘤 tuberculoma
结核性脑膜炎 tubercular meningitis
结节病 sarcoidosis

结节性硬化 tuberous sclerosis，TS
金黄色葡萄球菌 S aureus
进行性多灶性白质脑病 progresive multifocal leukoencephalopathy,PML
进展性核上瘫 progresive superanuclear palsy,PSP
经颅多普勒超声诊断法 TCD
精原细胞瘤 seminoma
颈动脉-海绵窦瘘 carotid-cavernous fistula,CCF
颈动脉体瘤 carotid body tumor
颈静脉球瘤 glomus jugulare
颈内动脉 internal carotid artery
颈外动脉 external carotid artery
颈总动脉 common carotid artery
酒精中毒性脑病 encephalopathia alcoholica
局部脑血流量 regional cerebral blood flow，rCBF
局部脑血容量 regional cerebral blood volume，rCBV
局灶性皮层发育不良 focal cortical dysplasia，FCD
巨脑回畸形 pachygyria
巨脑症 megalencephaon
巨头畸形 macrocephaly
巨细胞病毒 cytomegalovirus
距状裂动脉 calcarine artery

K

开唇型 open-lip
抗利尿激素 antidiuretic hormone，ADH
颏下动脉 submental artery
颗粒细胞瘤 granular cell tumour
克雅病 Creutzfeldt-Jakob disease，CJD
空间分辨率 spatial resolution
快速自旋回波序列 fast spin echo sequences，FSES
眶额动脉 orbitofrontal artery
扩散张量成像 diffusion tesion imaging，DTI
扩散张量纤维束跟踪成像 diffusion tensor tractography，DTT

L

类球状细胞型脑白质营养不良 globoid cell leukodystrophy，GCL
联体神经根鞘 conjoint root sheath

淋巴瘤 lymphoma
流空效应 effect of flow，EF
颅底凹陷症 basilar invagination
颅骨骨折 fracture of skull
颅颊囊 craniobuccal cyst
颅面血管瘤病 sturge-weber syndrome
颅内出血 intracranial hemorrhage
颅内毛细血管扩张症 intracranial capillary telangiectasia，ICT
颅内血管畸形 intracranial vascular malformation，IVM
颅内血肿 intracranial hematoma
颅神经和脊神经肿瘤 tumors of cranial and spinal nerve
颅咽管瘤 craniopharyngioma
颅颜面血管瘤病 encephalotrigeminal angiomatosis，
路易体痴呆 dementia with Lewy bodies，DLB
露脑畸形 exencephaly

M

脉络丛癌 choroid plexus carcinoma
脉络丛乳头状瘤 choroid plexus papilloma，CPP
脉络丛肿瘤 choroid plexus tumors
脉络膜后内动脉 medial posterior choroid artery
脉络膜后外动脉 lateral posterior choroid artery
脉络膜前动脉 anterior choroidal artery
脉络膜支 chorioid branch
慢病毒 slow acting virus
慢性进行性舞蹈病 chronic progressive chorea
亨廷顿病 Huntington's diease
毛细胞黏液样星形细胞瘤 pilomyxoid astrocytoma
毛细胞星形细胞瘤 pilocytic astrocyloma
毛细血管扩张症 telangiectasis
毛细血管母细胞瘤 capillary hemangio blastoma
梅毒瘤 gumma
霉变甘蔗中毒 mouldy sugarcane poisoning
霉菌感染 fungal infections
孟氏孔 Monro's foramen
弥漫型星形细胞瘤 diffuse astrocytoma
弥散成像 diffusion imaging，DI
弥散加权成像 diffusion weighted imaging，DWI
迷路动脉 labyrinthine artery

迷走神经球瘤 glomus vagale tumor
泌乳素 prolactin，PRL
面包圈征 dough-nut sign
面动脉 facial artery
面横动脉 transverse facial artery
模/数转换器 analog to digital converters，ADC

N

囊虫病 cysticercosis
囊性脑与脑膜膨出 或称囊性脑膜脑膨出 encephalocystomeningocele
脑白质病 leukoencephalopathy
脑白质疏松症 leukoaraeosis，LA
脑白质脱髓鞘 demyelination
脑白质营养不良 leukodystrophy
脑包虫病 hydatid disease
脑池造影CT扫描 computed tomography cisternography，CTC
脑穿通畸形 porencephaly
脑干损伤 brain-stem injury
脑功能成像 functional magnetic resonance imaging，fMRI
脑灰质异位症 gray matter heterotopia
脑积水 hydrocephalus
脑静脉畸形 cerebral venous malformation，CVM
脑裂畸形 schizencephaly
脑膜副动脉 accessory meningeal artery
脑膜后动脉 posterior meningeal artery
脑膜瘤 meningioma
脑膜脑膨出 meningoencephalocele
脑膜膨出 meningocele
脑膜支 meningeal branch
脑膜中动脉 middle meningeal artery
脑膨出 encephalocele
脑皮层发育不良 malformation of cortical development，MCD
脑葡萄糖代谢显像 rCMR Glu
脑桥支 pontine branch
脑室外神经细胞瘤 extraventricular neurocytoma
脑室炎和室管膜炎 ventriculitis and ependymitis

脑室造影CT扫描 computed tomography ventriculography, CTV
脑水肿 encephaledema
脑小畸形 microencephaly
脑血管病 cerebrovascular disease, CVD
脑血管造影 cerebral angiography
脑血流量 cerebral blood flow, CBF
脑血容量 cerebral blood volume, CBV
脑血吸虫病 brain schistosomiasis
脑氧代谢显像 rCMRO
脑叶型 lobar holoprosencephaly
脑转移瘤 cerebral metastasis
内侧豆纹动脉 medial lenticulostriate artery
颞后动脉 posterior temporal artery
颞极动脉 temporopolar artery
颞眶动脉 zygomaticorbital artery
颞前动脉 anterior temporal artery
颞浅动脉 superficial temporal artery
颞深动脉 deep temporal artery
颞下后动脉 posterior infratemporal artery
颞下前动脉 anterior infratemporal artery
颞中动脉 middle temporal artery

O

欧乃派克 omnipaque, Iohexol
偶数回波复相位 even-echo rephasing

P

帕金森病 Parkinson's disease, PD
胚胎发育不良性神经上皮肿瘤 dysembryoplastic neuroepithelial tumour, DNT
胚胎性肿瘤 embryonal tumours
胚芽原生质 germplasm
皮层下动脉硬化性脑病 subcortical ateriosclerotic encephalopathy, SAE
皮样囊肿 dermoid cyst
匹克病 Pick's disease, PD
胼缘动脉 callosomarginal artery
胼胝体变性 marchiafava-bignami disease, MBD
胼胝体动脉 callosal artery
胼胝体发育不良 dysgenesis of the corpus callosum, DCC
胼周动脉 pericallosal artery
平均通过时间 mean transit time, MTT
葡萄酒色血管痣 port-wine nevus

Q

前交通动脉 anterior communicating artery
前脑无裂畸形 prosencephaly
前中央动脉 precentral artery
桥脑中央髓鞘溶解症 central pontine myelinolysis, CPM
轻度认知障碍 mild cognitive impairment, MCI
丘脑后穿支 posterior thalamoperforating branches
丘纹静脉 thalamostriate vein
全脑葡萄糖代谢率 CMR Glu
全前脑畸形 holoprosencephaly
缺乏半乳糖神经酰胺酶引起的溶酶体累积病 Krabbe's disease

R

人工神经网络属反馈网络 back propagation network, BPN
人乳多孔病毒 papovarirus
日常生活量表 activity of daily living scale, ADLS
容积再现 volume rendering, VR
肉芽肿性病变 granulomatous lesions
乳头状胶质神经元肿瘤 papillary glioneuronal tumour
软骨瘤 chondroma
软骨肉瘤 chondrosarcoma
软脑膜-室管膜缝 pia-ependymal seam

S

腮腺支 parotid branches
三叉神经瘤 trigeminal neuroma
三磷酸腺苷 adenosine triphosphate, ATP
散发型 Dejerine-Tthomas
上唇动脉 superior labial artery
上颌动脉 maxillary artery
颌内动脉 internal maxillary artery

上皮样囊肿 epidermoid cyst
上矢状窦 superior sagittal sinus
少枝胶质细胞瘤 oligodendroglioma
少枝星形细胞瘤 oligoastrocytoma
舌背动脉 dorsal lingual branches
舌动脉 lingual artery
舌骨支 hyoideus branch
舌深动脉 profound lingual artery
舌下动脉 sublingual branch
深度补偿 DGC
神经瘤 neurinoma
神经梅毒 neurosyphilis
神经鞘瘤 nerve sheath tumors
神经鞘瘤 neurinoma 或 schwannoma
神经微丝 neurofilaments
神经系统梅毒 neurosyphilis
神经纤维瘤 neurofibroma
神经纤维瘤病Ⅰ型 von recklinghausen disease
神经元和混合性神经元-胶质肿瘤 neuronal and mixed neuronal glial tumours
肾上腺脑白质营养不良 adrenoleukodystrophy
肾源性系统性纤维化症 nephrogenic systemic fibrosis, NSF
生长激素 growth hormone, GH
生殖细胞瘤 germinoma, GE
生殖细胞肿瘤 germ cell tumors, GCTs
失联络现象 diaschisis
时间飞越 time of flight, TOF
视隔发育不全 septo-optic dysplasia
视觉诱发电位 VEP
视神经脊髓炎 neuromyelitis optica, NMO
室管膜瘤 ependymoma
室管膜母细胞瘤 ependymoblastoma
室管膜下巨细胞星形细胞瘤 subependymal giant cell astrocytoma
室管膜下瘤 subependymoma
室管膜肿瘤 ependymal tumors
舒张期假门控效应 diastolic pseudo gating
术中超声 intraoperative sonography, IOS
数模转换器 digital to analog converter, DA

数字化摄影 digital radiography, DR
数字减影血管造影 digital subtraction angiography, DSA
顺磁性对比剂 paramagnetic contrast medium, PCM
松果体母细胞瘤 pineoblastoma
松果体区乳头状肿瘤 papillary tumour of the pineal region, PTPR
松果体区肿瘤 tumors of pineal region
松果体细胞瘤 pineocytoma
髓母细胞瘤 medulloblastoma
髓内脂肪瘤 intramedullary lipomas
髓内肿瘤 intramedullary tumors
髓鞘形成不良性疾病 dysmyelinating disease
髓上皮瘤 medulloepithelioma
髓外硬膜下肿瘤 intradural extramedullary neoplasms, IEN
髓周动静脉瘘 perimedullary arteriovenous fistula

T

探测器 detector
梯度回波 gradient echo, GE
体感诱发电位 SEP
听神经瘤 acoustic neurinoma
同心圆硬化 concentric sclerosis
头襻 rostral loop
突触素 synaptophysin
图像存储与传输系统 picture archiving and communication system, PACS
脱髓鞘性疾病 myelinoclastic disease

W

外侧豆纹动脉 lateral lenticulostriate artery
外伤性颅内积气 traumatic intracranial pneumatosis
外伤性脑内血肿 intracerebral hematoma
完全性脊髓损伤 complete lesion of the spinal cord
微腺瘤 microadenoma
韦尼克脑病 Wernicke encephalopathy
韦氏成人智能测验 WAIS
尾襻 caudal loop
纹状体-黑质变性疾病 striatonigral degeneration, SND

无机磷 Pi
无脑回畸形 lissencephaly
无脑型积水 water-no-brain
无脑叶型 alobar holoprosencephaly
无性细胞瘤 dysgerminoma
无嗅脑畸形 arhinencephaly

X

下齿槽动脉 inferior alveolar artery
下唇动脉 inferior labial artery
下矢状窦 inferior sagittal sinus
先天性第Ⅳ脑室中侧孔闭锁 Dandy-Walker syndrome，DWS
先天性脑积水 congenital hydrocephalus
显性脊柱裂 spina bifida aperta
腺垂体梭形细胞嗜酸细胞瘤 spindle cell oncocytoma of the adenohypophysis
腺支 glandular branch
相对各向异性 relative anisotropy，RA
相位对比 phase contrast，PC
相位重聚 rephasing
小脑扁桃体延髓联合畸形 arnold-chiari malformation，ACM
小脑发育不良性节细胞瘤 dysplastic gangliocytoma of cerebellum（Lhermitte-Duclos disease，LDD）
小脑橄榄萎缩 cerebello-olivary degeneration，COD
小脑后下动脉 posterior inferior cerebellar artery
小脑前下动脉 anterior inferior cerebellar artery
小脑上动脉 superior cerebellar artery
小脑支 cerebellar branch
小头畸形 microcephaly
楔前动脉 precuneus artery
新生儿缺氧缺血性脑病 hypoxie-ischemic encephalopathy，HIE
新鲜血流成像 flesh blood imaging，FBI
新型隐球菌 cryptococcus neoformans
星形母细胞瘤 astroblastoma
星形细胞瘤 astrocytoma
星形细胞肿瘤 astrocytic tumors

胸锁乳突肌动脉 sternocleidomastoid artery
血管母细胞瘤 hemangioblastoma
血管外皮细胞瘤 hemangiopericytoma
血管性痴呆 vascular dementia，VD
血管中心性胶质瘤 angiocentric glioma
血管周围间隙 virchow-robin space
血管周细胞瘤 hemangiopericytoma
血氧水平依赖 blood oxygen level dependent，BOLD

Y

亚急性硬化性全脑炎 subacute sclerosing panencephalitis，SSPE
咽升动脉 pharyngeal ascending artery
咽支 pharyngeal branches
烟雾病 moyamoya's disease
延髓支 medullary branch
岩上窦 sinus petrosus superior
岩下窦 sinus petrosus inferior
眼动脉 ophthalmic artery
药物成瘾 drug addiction
一氧化碳中毒 carbon monoxide poisoning
婴儿脑白质营养不良 Alexander disease
遗传型 Menzel
遗传性脑白质营养不良 hereditory leukodystrophy
乙酰天门冬氨酸酶 NAA
乙酰唑胺 ACZ
乙状窦 sigmoid sinus
异染性脑白质营养不良 metachromatic leukodystrophy，MLD
异位 heterotopia
异位的胶质细胞 heterotopic glial cells
隐球菌脑膜炎 cryptococcalmeningitis
隐性脊柱裂 spinal bifida occulta
婴儿促纤维增生性星形细胞瘤/节细胞胶质瘤 desmoplastic infantile astrocytoma/ganglioglioma
婴儿紧抱反射 moro's
硬脊膜动静脉瘘 spinal dural arteriovenous fistula
硬膜窦 dural sinuses
硬膜外脓肿 epidural empyema

硬膜外血肿 extradural hematoma
硬膜下脓肿 subdural empyema
硬膜下血肿 subdural hematoma
优微显 ultravist
游离碎片 free disk fragment
有机磷中毒 ganophosphate poisoning
原发性黑色素肿瘤 primary melanocytic lesions
原发性颅内出血 primative intracranial hemorrhage
自发性颅内出血 idiopathic intracranial hemorrhage
原发中枢神经系统霍奇金淋巴瘤 primary CNS non-Hodgkin's lymphoma, PCNSLs

Z

载脂蛋白 EApo E
增强 MRA contrast enhancement MRA, CE-MRA
增强扫描 contrast enhancement, CE
增益补偿 TGC
栅隔机制 the cascade mechanism
黏液乳头型室管膜瘤 myxopapillary ependymoma
枕动脉 occipital artery
正常灌注压突破理论 normal perfusion pressure break through theory
正电子发射计算机断层 positron emission tomography, PET
脂肪脊髓脊膜膨出 lipomyelomeningocele
脂肪瘤 lipoma
脂肪抑制 fat superation, FS
直窦 straight sinus

质子密度加权像 proton density weighted imaging, PDWI
中等分化的松果体实质肿瘤 pineal parenchymal tumour of intermediate differentiation
中脑导水管狭窄 stenosis of aqueduct of midbrain
中枢神经系统海绵样变性 Canavan's disease
中枢神经系统神经节神经母细胞瘤 CNS ganglioneuroblastoma
中枢神经系统神经母细胞瘤 CNS neuroblastoma
中枢神经系统原始神经外胚层肿瘤 central nervous system primitive neuroectodermal tumors, CNS PNETs
中枢神经细胞瘤 central neurocytoma
中央动脉 central artery
中央静脉 Rolando vein
重复时间 time of repetition, TR
轴索剪切伤 diffuse axonal shearing injury
蛛网膜囊肿 arachnoid cyst
蛛网膜绒毛 arachnoid villi
蛛网膜颗粒 granulationes pacchioni
椎动脉 vertebral artery
椎管内硬膜外肿瘤 extradural tumors, ET
椎管狭窄 spinal stenosis
椎间盘膨出 disk bulge
椎间盘突出 disk herniation
椎间盘脱出 disk extrusion
自旋回波 spin echo, SE
最大强度投影 maximal intensity projection, MIP

向您推荐我社部分优秀畅销书

超声医学类

书名	价格
胎儿心脏畸形彩色多普勒超声筛选与诊断	62.00
胎儿畸形超声诊断图谱	118.00
妇科与产科超声图谱	118.00
现代超声诊断学	268.00
腹部超声诊断与鉴别诊断学（第三版）	278.00
超声心动图临床疑难病例解析	199.00
超声诊断基础与临床检查规范	198.00
超声心动图综合解析与诊断（第二版）	45.00
超声掌中宝——心血管系统	65.00
超声心动图规范化检测心脏功能与正常值	20.00

注：邮费按书款总价另加 20％

图书在版编目(CIP)数据

比较神经影像学（第二版）/李坤成 主编.－北京：科学技术文献出版社，2011.1
ISBN 978-7-5023-6696-4

Ⅰ.①比… Ⅱ.①李… Ⅲ.①神经系统疾病—影像诊断 Ⅳ.①R741.04

中国版本图书馆 CIP 数据核字(2010)第 115359 号

出　版　者	科学技术文献出版社
地　　　址	北京市复兴路 15 号（中央电视台西侧）/100038
图书编务部电话	(010) 58882938, 58882087（传真）
图书发行部电话	(010) 58882866（传真）
邮 购 部 电 话	(010) 58882873
网　　　址	http://www.stdph.com
E-mail:stdph@istic.ac.cn	
策 划 编 辑	陈玉珠
责 任 编 辑	付秋玲
责 任 校 对	唐　炜
责 任 出 版	王杰馨
发　行　者	科学技术文献出版社发行　全国各地新华书店经销
印　刷　者	北京时尚印佳彩色印刷有限公司
版（印）次	2011 年 1 月第 2 版第 1 次印刷
开　　　本	889×1194　16 开
字　　　数	1308 千
印　　　张	48.75　彩插 8 面
印　　　数	1～3000
定　　　价	195.00 元

© 版权所有　违法必究

购买本社图书，凡字迹不清、缺页、倒页、脱页者，本社发行部负责调换。

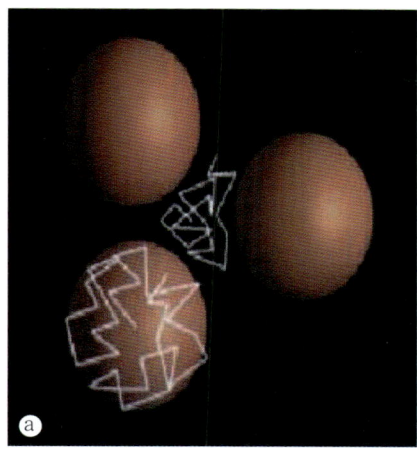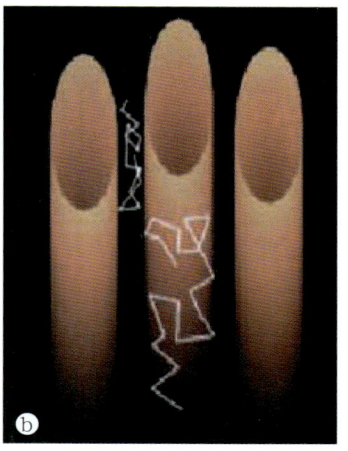

图1-44　扩散张量成像原理示意图

DTI原理图：a. 圆球体中的水分子在各个方向上的运动范围和弥散速率相同，称为各向同性。b.生理条件下体内水分子的运动轨迹近似为椭球体，在垂直于椭球体长轴方向上的弥散速率低于平行于长轴方向上的弥散速率，称为各向异性。

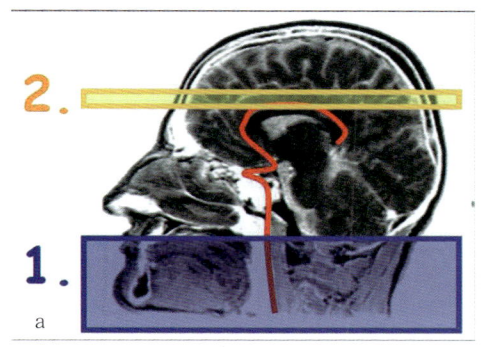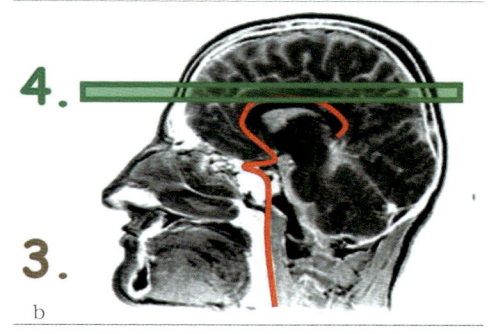

图1-45　ASL原理示意图

ASL原理图：a. 利用反转恢复脉冲序列标记动脉血中的水质子（1），位于成像层面（2）的近端；b. 标记过的水质子（3）流入成像层面后，与组织中未标记过的水质子混合（4），引起局部组织纵向弛豫时间T_1变化；c. 将所得图像与没有标记的图像相减，从而得到灌注的CBF图像。

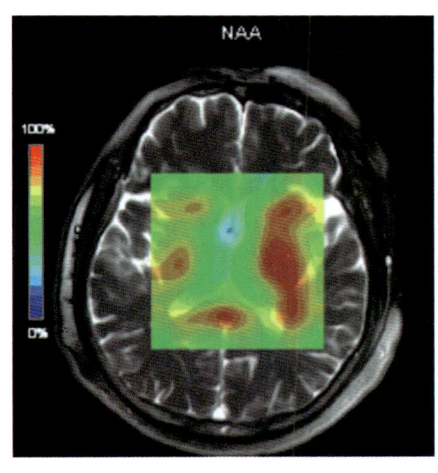

图1-49　磁共振波谱成像

男，60岁，发作性左肢无力3月，DSA证实为右侧大脑中动脉狭窄。MRI平扫FLAIR像（a）：显示两侧基底节区无显著差异，而两侧脑室旁白质有轻度变性改变。MRSI图像（b）：以颜色标示NAA的浓度，红色代表高浓度、蓝色代表NAA低浓度，结果显示右侧基底节区NAA浓度显著低于左侧，为脑缺血所致异常改变。

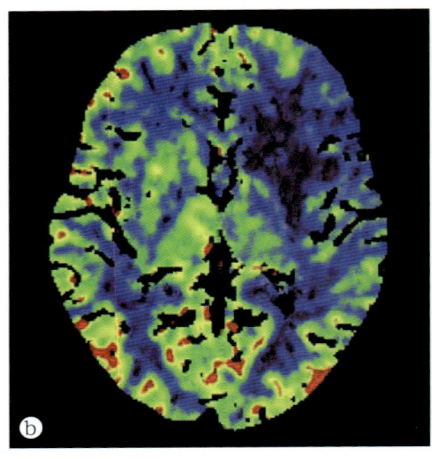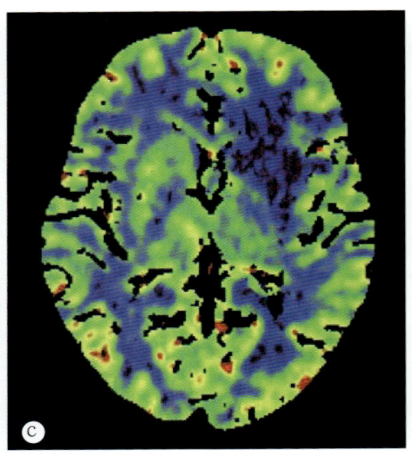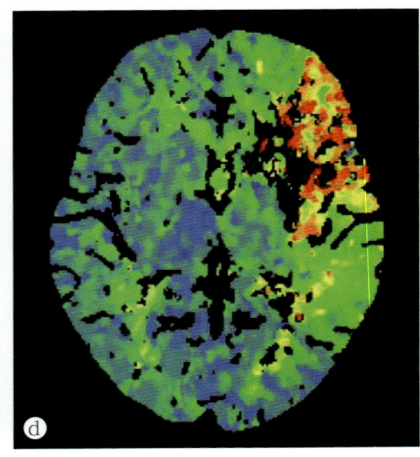

图 2-12　超急性期脑梗死 CT 与 CT 灌注

患者右侧肢体无力 3h。CTP 的脑血流量图（CBF）显示左侧基底节区、左额颞叶的脑血流量明显降低（b）；脑血容量图（CBV）显示左侧基底节区、左额叶白质脑血容量降低，而左额颞叶皮质脑血容量正常（c）；达峰时间图（TTP）显示左侧大脑中动脉供血区达峰时间延迟（d）。

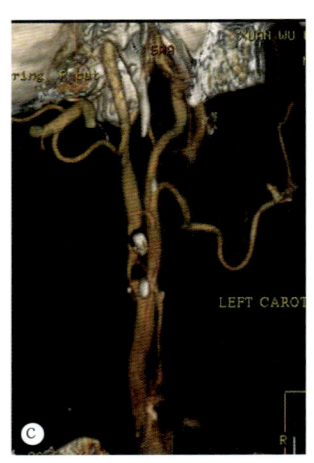

图 2-23　颈内动脉狭窄的 CT 血管造影与 DSA 比较

CT 血管造影的容积再现（VR）像能直观显示颈内动脉狭窄及钙化全貌（c）。

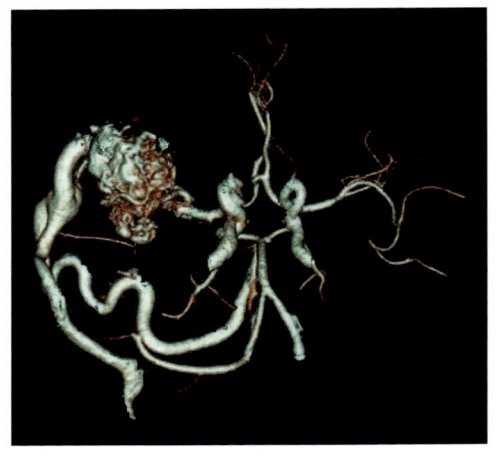

图 2-54　右颞 AVM 的 CT 血管造影

脑 CT 血管造影的容积重建（VR）像显示右颞部 AVM，由右侧大脑中动脉供血，向上矢状窦及右侧横窦引流。

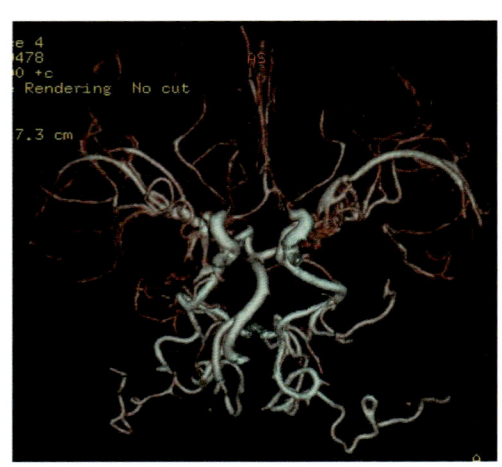

图 2-72　烟雾病 CT 血管造影

CT 血管造影的容积重建（VR）像显示双侧大脑前动脉及大脑中动脉细小、狭窄，周围可见大量纤细异常血管网。

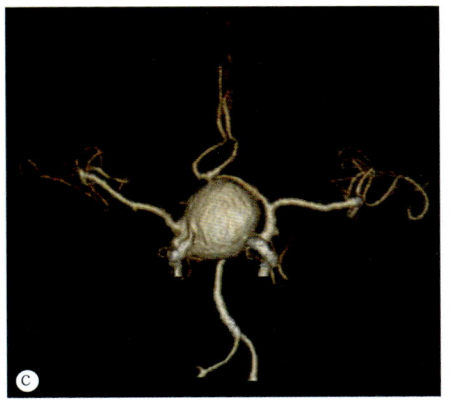

图2-81 右颈内动脉动脉瘤CT血管造影
脑CT血管造影的容积再现（VR）像（c）显示右侧颈内动脉床突旁较大球形动脉瘤，邻近血管受压、推移。

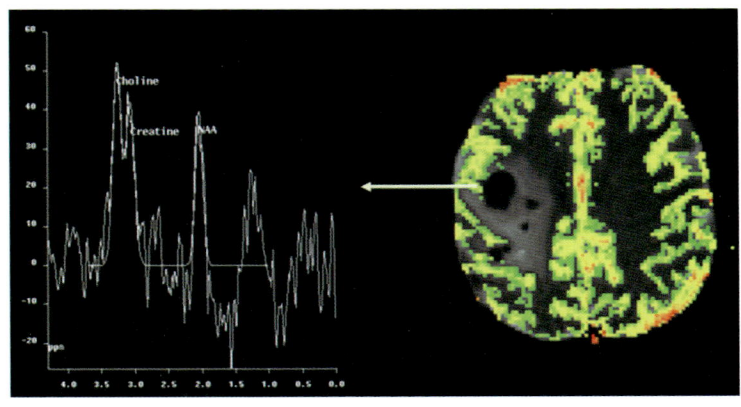

图3-97 黑色素细胞瘤脑转移
MRI横断T₂加权和灌注融合图像（右图）显示黑色素转移瘤呈均匀低信号，周围较宽的高信号水肿带，肿瘤灶局部灌注无增加。1H-MRS（左图）转移瘤灶，NAA峰降低、胆碱峰升高的典型肿瘤谱改变。

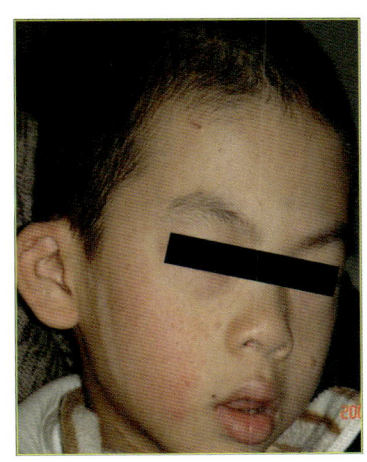

图6-28 结节性硬化患儿，鼻旁、面颊、颌部及耳廓斑痣，呈肉红色丘疹结节，面颊还可见条状色素脱失斑。

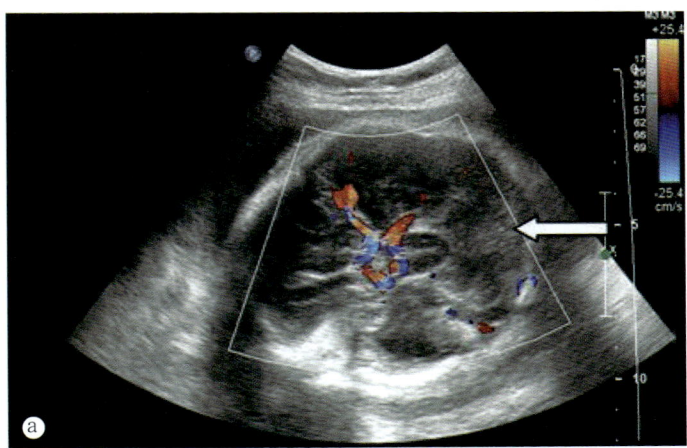

图6-48（a） 箭头所指为小脑（Ce）

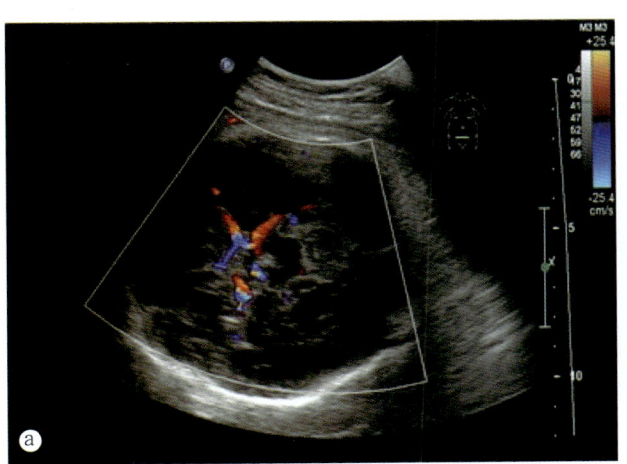

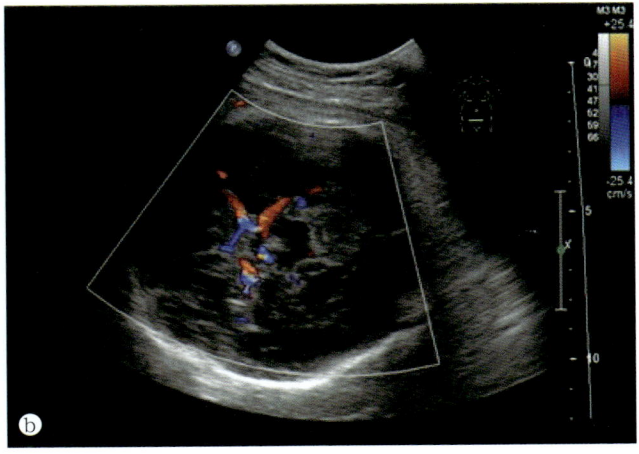

图6-50（a～b） willis环

彩色插图

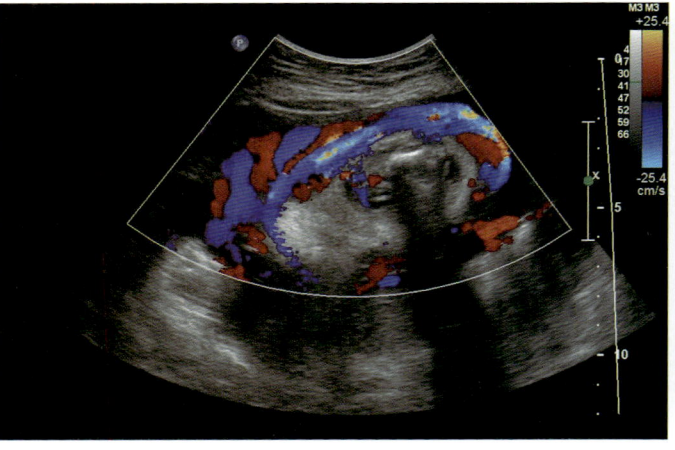

图6-60　胎儿颈部脐带绕颈两周

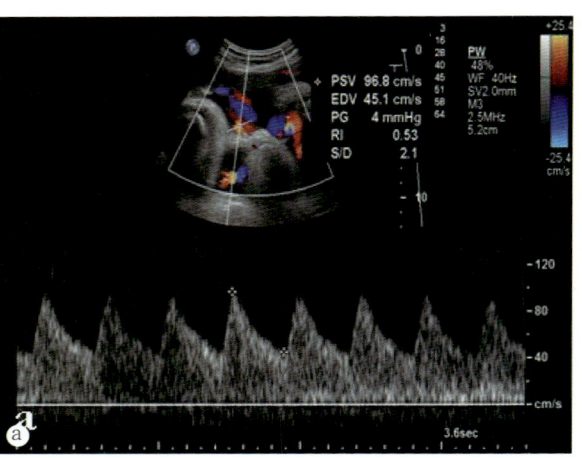

图6-61(a)　脐动脉S/D 正常

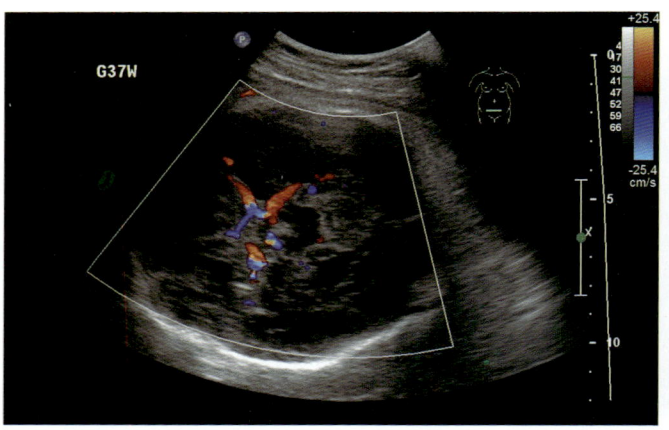

图6-62　胎儿大脑中动脉（MCA）

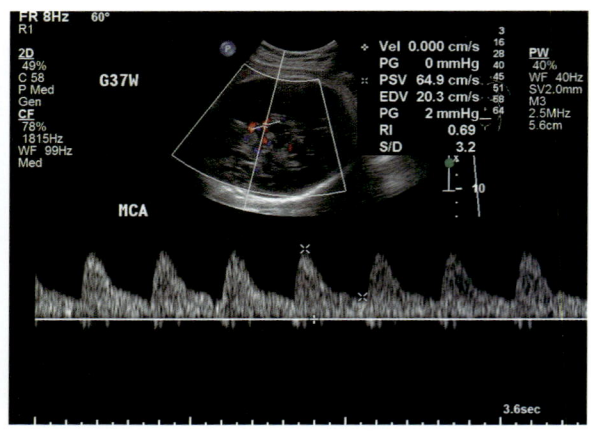

图6-63　大脑中动脉（MCA）血流频谱

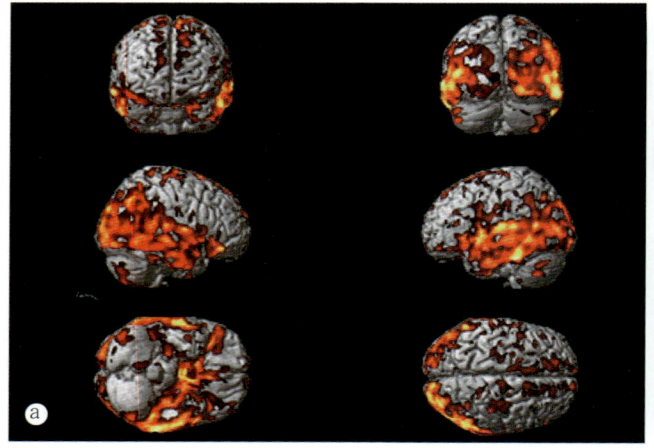

图8-16　轻度AD
患者两侧颞叶、后扣带回以及两侧基底前脑的灰质显著减少（红色区域）

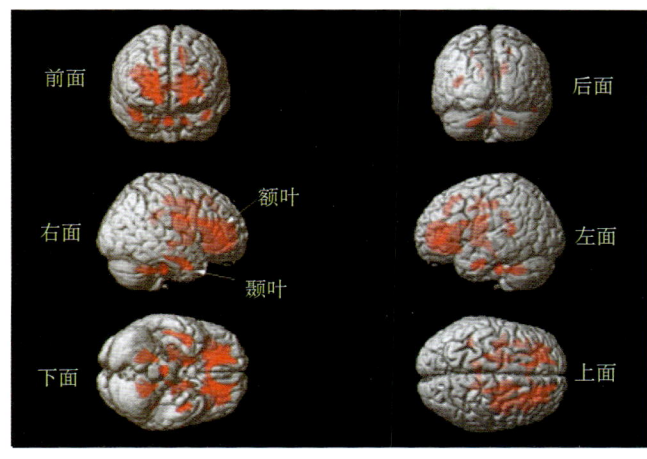

图 8-17 轻度 AD
患者双侧颞顶叶及额叶白质 FA 显著减低（红色区域）

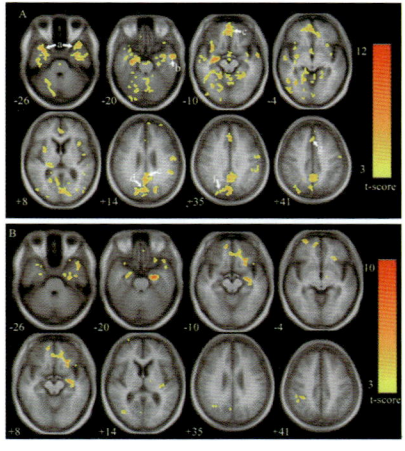

图 8-18 老年对照者与右侧（A）海马和左侧（B）海马具有显著功能连接的脑区

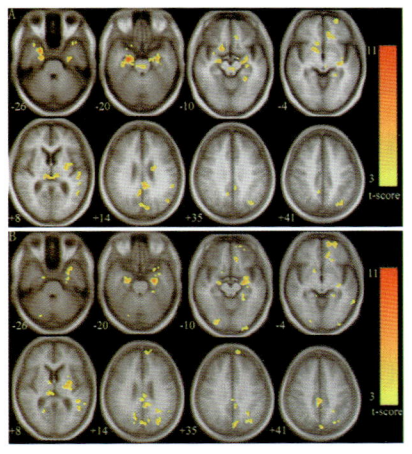

图 8-19 AD 患者与右侧（A）海马和左侧（B）海马具有显著功能连接的脑区

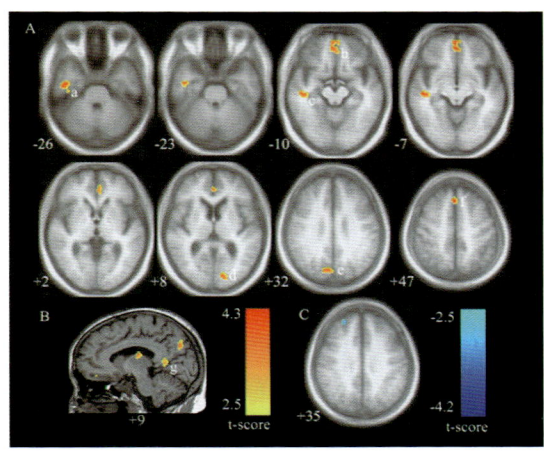

图 8-20 AD
暖色提示早期 AD 与右侧海马功能连接减弱的脑区，冷色为与左侧海马功能连接增强的区域。图 A：AD 患者与右侧海马功能连接减弱的脑区。a：右侧下颞皮层（包括 BA 20 区和嗅周皮层）；b：内侧前额叶/腹侧前部扣带回；c：右侧颞上回和颞中回；d：左侧楔叶；e：右侧楔叶延伸至楔前叶；f：背侧内侧前额叶。图 B：右后扣带回的 10 个体素大小的簇块（270mm³），满足幅度阈值但不满足范围阈值。g：右侧后扣带回。图 C：右侧背外侧前额叶皮层（BA 9）的一个 20 个体素大小的簇块（540mm³）与左侧海马功能连接增强。

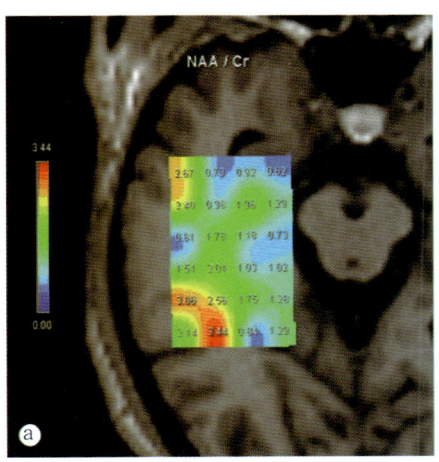
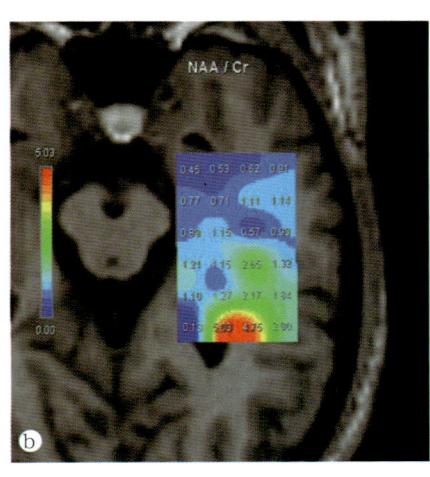

图 9-4 左侧海马硬化
MRSI 显示融合在 MRI 图像上多个体素块的代谢物浓度分布图，并以不同色彩区分，可直观显示不同区域的代谢物改变情况，右侧为正常（a）、左侧（b）为海马硬化，显示 NAA/Cr 比值下降，表现为蓝色。

彩色插图

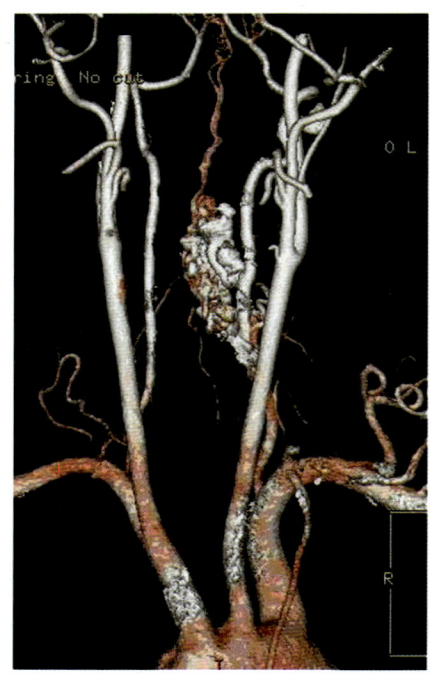

图15-2 颈髓AVM
MSCT颈部CTA的VR图像清晰显示颈髓AVM的畸形血管团，供血动脉主要为脊髓前动脉，还有源于两侧椎动脉和锁骨下动脉的分支供血。

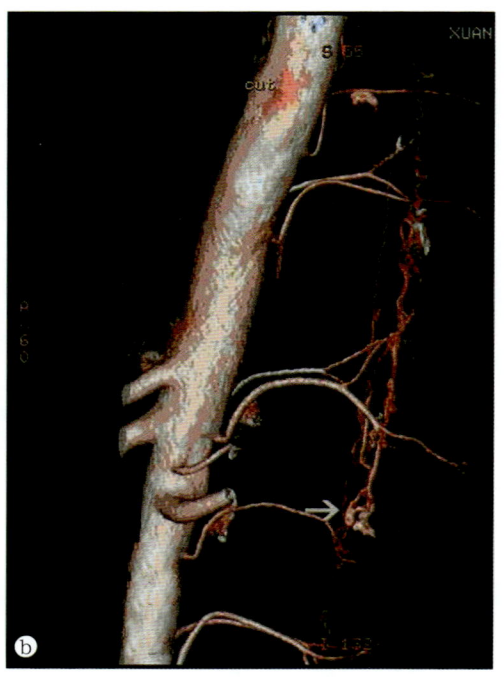

图15-3 脊髓圆锥部髓周动静脉瘘
MSCT的冠状位MPR重组图像（a）可见由左侧胸10肋间动脉发出的根髓大动脉在脊髓圆锥水平与脊髓静脉直接交通，引流静脉呈瘤样扩张。VR图像（b）显示瘘口位置（↑）。DSA（c）证实CTA对供血动脉和瘘口位置的判断。

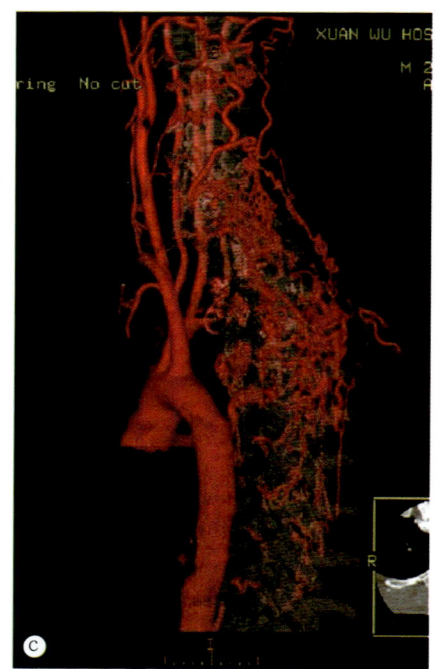

图15-7 Cobb综合征
MSCT的VR图像（c）显示颈、肩、背部弥漫分布的异常血管。

6　比较神经影像学（第二版）